U0233471

慢性冠状动脉疾病

——《Braunwald 心脏病学》姊妹卷

Chronic Coronary Artery Disease

A Companion to Braunwald's Heart Disease

慢性冠状动脉疾病

——《Braunwald 心脏病学》姊妹卷

Chronic Coronary Artery Disease

A Companion to Braunwald's Heart Disease

原　著　James A. de Lemos, Torbjørn Omland

主　译　李虹伟　陈　晖　赵树梅

副主译　郭春艳　贺　毅　杨吉刚

北京大学医学出版社

MANXING GUANZHUANGDONGMAI JIBING——《BRAUNWALD XINZANGBINGXUE》ZIMEIJUAN

图书在版编目（CIP）数据

慢性冠状动脉疾病:《Braunwald 心脏病学》姊妹卷 /（美）詹姆斯 · 德莱莫斯，（挪威）托比约恩 · 奥姆兰原著；李虹伟，陈晖，赵树梅主译 . —北京：北京大学医学出版社，2021.11

书名原文：Chronic Coronary Artery Disease：A Companion to Braunwald's Heart Disease

ISBN 978-7-5659-2511-5

Ⅰ. ①慢… Ⅱ. ①詹… ②托… ③李… ④陈… ⑤赵… Ⅲ. ①心脏血管疾病 – 诊疗 Ⅳ. ① R54

中国版本图书馆 CIP 数据核字（2021）第 199706 号

北京市版权局著作权合同登记号：图字：01-2021-1298

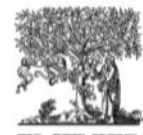

Elsevier（Singapore）Pte Ltd.
3 Killiney Road，#08-01 Winsland House I，Singapore 239519
Tel:（65）6349-0200；Fax:（65）6733-1817

慢性冠状动脉疾病——《Braunwald 心脏病学》姊妹卷

主　　译：李虹伟　陈　晖　赵树梅
出版发行：北京大学医学出版社
地　　址：（100191）北京市海淀区学院路 38 号　北京大学医学部院内
电　　话：发行部 010-82802230；图书邮购 010-82802495
网　　址：http://www.pumpress.com.cn
E-mail：booksale@bjmu.edu.cn
印　　刷：北京信彩瑞禾印刷厂
经　　销：新华书店
策划编辑：高　瑾
责任编辑：梁　洁　　**责任校对**：靳新强　　**责任印制**：李　啸
开　　本：889 mm×1194 mm　1/16　　**印张**：34.5　　**字数**：1082 千字
版　　次：2021 年 11 月第 1 版　2021 年 11 月第 1 次印刷
书　　号：ISBN 978-7-5659-2511-5
定　　价：280.00 元

李虹伟简介

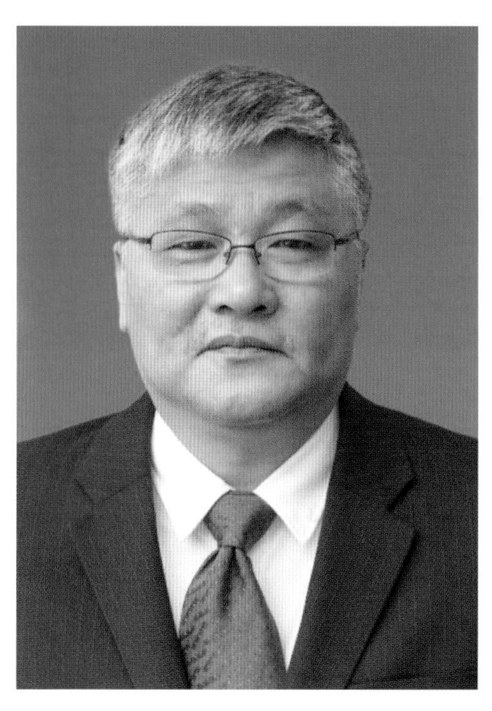

李虹伟，主任医师、教授、博士生导师。从事内科、心血管内科临床、科研、教学和预防工作34年。现任首都医科大学附属北京友谊医院心血管中心、老年科主任。历任中华医学会心血管病学分会第七届青年委员、中华医学会心血管病学分会第八、九届委员，中国医师协会心血管内科医师分会常委兼副总干事，中国医师协会高血压专业委员会副主任委员，中华医学会心血管病学分会动脉粥样硬化与冠心病学组委员，中国康复医学会心血管病专业委员会常务委员，中国老年医学学会心血管病分会委员，北京医学会心血管病学分会副主任委员，北京医师协会心血管内科医师分会常务理事，首都医科大学心脏病学系副主任委员，《北京医学》副总编，欧洲心脏病学会资深会员（Fellow of European Society of Cardiology，FESC）、美国心脏病学会资深会员（FACC），《中华心血管病杂志》《中国心血管杂志》编委。

承担国家自然科学基金、北京市自然科学基金、美国心脏协会（American Heart Association，AHA）博士后基金、教育部博士点基金、十百千工程基金、北京市教委课题、北京医疗卫生系统人才培养基金（学科带头人层面）、北京市医院管理局临床医学发展专项——扬帆计划重点扶持项目等多个科研项目。主要研究方向为糖代谢异常与冠心病关系的基础和临床研究。在*Circulation Research*、*Diabetes*、*American Journal of Physiology*等杂志发表SCI文章90余篇。主编、主译专著11部。

译者名单

主　译　李虹伟　陈　晖　赵树梅
副主译　郭春艳　贺　毅　杨吉刚

译　者（按姓名汉语拼音排序）
崔贺贺　邸北冰　高惠宽　公绪合
何晓全　化　冰　蓝迪慧　李晓冉
梁　拓　刘　洁　刘锐锋　刘霄燕
罗　南　汪　漫　王　媛　张茗卉
张抒欣　张　悦　朱　超　左　波

翻译秘书
高红丽　何晓全　高惠宽

原著者名单

Stephan Achenbach, MD
Professor of Medicine
Department of Cardiology
Friedrich-Alexander-Universitat Erlangen-Nurnberg
Erlangen, Germany

Krishna G. Aragam, MD
Fellow in Cardiovascular Medicine
Massachusetts General Hospital
Boston, Massachusetts, USA

Suzanne V. Arnold, MD, MHA
Associate Professor of Medicine
University of Missouri-Kansas City
Department of Cardiology
St. Luke's Mid America Heart Institute
Kansas City, Missouri, USA

Magnus Bäck, MD, PhD
Associate Professor of Cardiology
Department of Cardiology
Karolinska University Hospital
Center for Molecular Medicine
Karolinska Institutet
Stockholm, Sweden

Michael J. Blaha, MD, MPH
Assistant Professor of Medicine
Director of Clinical Research
Division of Cardiology
Johns Hopkins Ciccarone Center for the Prevention of Heart Disease
Baltimore, Maryland, USA

Stefan Blankenberg, MD
Professor of Internal Medicine
Director
Clinic for General and Interventional Cardiology
University Heart Center Hamburg
Hamburg, Germany

Roger S. Blumenthal, MD
The Kenneth Jay Pollin Professor of Cardiology
Johns Hopkins Professor of Medicine and Epidemiology
Director
Ciccarone Center for the Prevention of Heart Disease
Baltimore, Maryland, USA

Paolo G. Camici, MD
Professor of Cardiology
Vita Salute University and San Raffaele Hospital
Milan, Italy

Mina K. Chung, MD
Professor of Medicine
Cleveland Clinic Lerner College of Medicine
Case Western Reserve University
Staff, Cardiovascular Medicine
Cleveland Clinic
Cleveland, Ohio, USA

Joaquin E. Cigarroa, MD
Associate Professor of Medicine
Oregon Health and Science University
Knight Cardiovascular Institute
Portland, Oregon, USA

Filippo Crea, MD
Professor of Cardiology
Department of Cardiovascular Sciences
Catholic University of the Sacred Heart
Rome, Italy

Karina W. Davidson, PhD, MASc
Professor of Medicine and Psychiatry
Vice Dean, Organizational Effectiveness
Chief Academic Officer
New York Presbyterian Hospital-Columbia University College of Physicians and Surgeons
New York, New York, USA

Alban De Schutter, MD, MSc
Interventional Cardiology Fellow
New York University Langone Medical Center
New York, New York

Marcelo F. Di Carli, MD
Assistant Professor of Radiology and Medicine
Harvard Medical School
Chief of Nuclear Medicine
Brigham and Women's Hospital
Boston, Massachusetts, USA

Pamela S. Douglas, MD, MACC
Ursula Geller Professor of Research in Cardiovascular Disease
Department of Medicine (Cardiology)
Duke University School of Medicine
Durham, North Carolina, USA

Gregory Ducrocq, MD, PhD
Department of Cardiology
Bichat Hospital
Assistance Publique Hopitaux de Paris
Paris, France

Connor A. Emdin, HBSc
Broad Institute of Massachusetts
Institute of Technology and Harvard
Cambridge, Massachusetts, USA

Obi Emeruwa, MD, MBA
Postdoctoral Resident
Department of Medicine
New York Presbyterian Hospital-Columbia University
Medical Center
New York, New York, USA

Jonathan R. Enriquez, MD
Associate Professor of Medicine
Division of Cardiology
University of Missouri- Kansas City
Director, Coronary Care Unit
Truman Medical Center
Kansas City, Missouri, USA

William F. Fearon, MD
Professor of Medicine
Director of Interventional Cardiology
Stanford University Medical Center
Stanford, California, USA

Christopher B. Fordyce, MD, MSc
Clinical Assistant Professor
Division of Cardiology
University of British Columbia
Associate Director
Cardiac Intensive Care Unit
Vancouver General Hospital
Vancouver, British Columbia, Canada

Thomas A. Gaziano, MD, MHS, MSc
Assistant Professor
Harvard Medical School
Physician
Cardiovascular Medicine
Brigham and Women's Hospital
Boston, Massachusetts, USA

Bernard Gersh, MB, ChB, DPhil
Professor of Medicine
Mayo Clinic College of Medicine
Rochester, Minnesota, USA

Gitsios Gitsioudis, MD
Department of Cardiology
Friedrich-Alexander-Universitat Erlangen-Nurnberg
Erlangen, Germany

Yuanlin Guo, MD
Professor of Cardiology
David Geffen School of Medicine at UCLA
Los Angeles, California, USA
National Center for Cardiovascular Disease and FU WAI
Hospital
Beijing, China

Rory Hachamovitch, MD
Staff Cardiologist
Department of Cardiovascular Medicine
Cardiovascular Imaging Section
Cleveland Clinic
Cleveland, Ohio, USA

Göran K. Hansson, MD, PhD
Professor of Cardiovascular Research
Department of Medicine and Center for Molecular
Medicine
Karolinska University Hospital
Karolinska Institute
Stockholm, Sweden

Kristopher Heinzman, MD
Assistant Professor of Medicine
University of Texas Dell Medical School
Director of Clinical Electrophysiology
Seton Heart Institute
Austin, Texas, USA

Timothy D. Henry, MD
Director, Division of Cardiology
Lee and Harold Kapelovitz Chair in Research Cardiology
Cedars-Sinai Medical Center
Los Angeles, California, USA

Ayman A. Hussein, MD
Department of Cardiovascular Medicine
Heart and Vascular Institute
Section of Cardiac Electrophysiology and Pacing
Cleveland Clinic
Cleveland, Ohio, USA

Jesper K. Jensen, MD, PhD
Department of Cardiology
Aarhus University Hospital
Skejby, Denmark

E. Marc Jolicoeur, MD, MSc, MHS
Associate Professor of Medicine
Université de Montréal
Interventional Cardiologist
Montreal Heart Institute
Montréal, Quebec, Canada

Sekar Kathiresan, MD
Clinical Cardiologist and Human Geneticist
Director of Preventive Cardiology
Center for Human Genetic Research
Massachusetts General Hospital
Boston, Massachusetts, USA

Rajdeep S. Khattar, DM
Consultant Cardiologist and Head of Adult
Echocardiography
Department of Cardiology and Echocardiography
Laboratory
Royal Brompton and Harefield NHS Trust
Honorary Clinical Senior Lecturer
Cardiovascular Biomedical Research Unit
National Heart and Lung Institute, Imperial College
London, United Kingdom

Amit V. Khera, MD
Associate Professor of Internal Medicine
Director, Preventive Cardiology Program
University of Texas Southwestern Medical Center
Dallas, Texas

Mikhail Kosiborod, MD
Professor of Medicine
Department of Cardiology
Saint Luke's Mid America Heart Institute
University of Missouri-Kansas City
Kansas City, Missouri, USA

Lawrence Kwon, MD
Cardiology/Hypertension Research Fellow
Icahn School of Medicine at Mount Sinai and
James J. Peters VA Medical Center
Bronx, New York, USA

Carl J. Lavie, MD
Professor of Medicine
Medical Director, Cardiac Rehabilitation
Department of Cardiovascular Disease
John Ochsner Heart and Vascular Institute
New Orleans, Louisiana, USA
Department of Preventive Medicine
Pennington Biomedical Research Center
Baton Rouge, Louisiana, USA

Matthew Lawlor, MD
Clinical Fellow in Medicine
Brigham and Women's Hospital
Boston, Massachusetts, USA

Steven P. Marso, MD
Chief Medical Officer of Cardiovascular Services
HCA Midwest Health Research Medical Center
Kansas City, Missouri, USA

Seth S. Martin, MD, MHS
Assistant Professor of Medicine (Cardiology)
Ciccarone Center for the Prevention of Heart Disease
Johns Hopkins Hospital
Baltimore, Maryland, USA

Nikolaus Marx, MD
Professor of Medicine/Cardiology
Head of the Department of Internal Medicine
University Hospital Aachen
Aachen, Germany

Puja K. Mehta, MD
Assistant Professor of Medicine
Director of Women's Translational
Cardiovascular Research
Emory Women's Heart Center
Emory University
Atlanta, Georgia, USA

C. Noel Bairey Merz, MD
Professor of Medicine
Women's Guild Endowed Chair in Women's Health
Director, Barbra Streisand Women's Heart Center
Director, Linda Joy Pollin Women's Heart Health Program
Director, Preventive Cardiac Center
Barbra Streisand Women's Heart Center
Cedars-Sinai Medical Center
Los Angeles, California, USA

Erin D. Michos, MD, MHS
Associate Professor of Medicine (Cardiology) and
Epidemiology
Johns Hopkins Ciccarone Center for Prevention of Heart
Disease
Baltimore, Maryland, USA

Richard V. Milani, MD
Chief Clinical Transformation Officer
Vice-Chairman
Cardiovascular Diseases
Ochsner Health System
New Orleans, Louisiana, USA

Christopher J. O'Donnell, MD, MPH
Associate Clinical Professor
Harvard Medical School
Associate Director, Framingham Heart Study
Senior Advisor to the Director of NHLBI for Genome Research
Chief, Cardiovascular Epidemiology and Human Genomics
Branch
NHLBI Division of Intramural Research
Boston, Massachusetts, USA

Lionel Opie, MD, DPhil (Oxon), DSc
Emeritus Professor and Scholar
Hatter Cardiovascular Institute for Research in Africa
University of Cape Town and Groote Schuur Hospital
Observatory, Cape Town
Western Cape, South Africa

Shailja V. Parikh, MD
Assistant Professor of Medicine
Division of Cardiology
University of Missouri- Kansas City
Director, Cardiac Rehab
Truman Medical Center
Kansas City, Missouri, USA

Eva Prescott, MD, DMSc
Clinical Professor
Department of Cardiology
Bispebjerg Hospital, University of Copenhagen
Copenhagen, Denmark

Sebastian Reith, MD
Department of Cardiology
University Hospital RWTH Aachen
Aachen, Germany

Ornella E. Rimoldi, MD
Senior Investigator
Institute of Molecular Bioimaging and Physiology
Consiglio Nazionale delle Ricerche
Segrate, Italy

Jennifer G. Robinson, MD, MPH
Professor of Epidemiology
Departments of Epidemiology and Medicine
University of Iowa
Director, Prevention Intervention Center
Department of Epidemiology
College of Public Health
Iowa City, Iowa, USA

George Rodgers, MD
Assistant Professor of Medicine
Seton Heart Institute
University of Texas Dell Medical School
Austin, Texas, USA

Anand Rohatgi, MD, MSCS
Associate Professor of Internal Medicine
Internal Medicine/Cardiology
University of Texas Southwestern Medical Center
Dallas, Texas, USA

Clive Rosendorff, MD, PhD, DScMed
Professor of Medicine
Icahn School of Medicine at Mount Sinai
New York, New York, USA
Physician and Director, Graduate Medical Education
Medicine
James J. Peters VA Medical Center
Bronx, New York, USA

Sheila Sahni, MD
Interventional Cardiology Fellow
David Geffen School of Medicine at UCLA
Los Angeles, California, USA

Daniel Sedehi, MD
Assistant Professor of Medicine
Knight Cardiovascular Institute
Oregon Health and Science University
Portland, Oregon, USA

Roxy Senior, MD
Professor of Clinical Cardiology
Consultant Cardiologist and Director of Echocardiography
Department of Cardiology and Echocardiography Laboratory
Royal Brompton Hospital and Harefield NHS Trust
Cardiovascular Biomedical Research Unit
National Heart and Lung Institute
Imperial College
London, United Kingdom

Philippe Gabriel Steg, MD
Professor of Cardiology
Universite Paris-Diderot
Professor, National Heart and Lung Institute
Imperial College
London, United Kingdom

Lauren Wasson, MD, MPH
Assistant Professor of Medicine
Division of Cardiology
Columbia University Medical Center
New York, New York, USA

Karol E. Watson, MD, PhD
Professor of Medicine/Cardiology
David Geffen School of Medicine at UCLA
Los Angeles, California, USA

Janet Wei, MD
Assistant Medical Director of the Biomedical Imaging Research Institute
Barbra Streisand Women's Heart Center
Cedars-Sinai Medical Center
Los Angeles, California, USA

Peter W. F. Wilson, MD
Professor of Medicine
Atlanta VA Medical Center and Clinical Cardiovascular Research Institute
Emory School of Medicine
Atlanta, Georgia, USA

Tanja Zeller, MD
Professor for Genomics and Systems Biology
Clinic for General and Interventional Cardiology
University Heart Center Hamburg
Hamburg, Germany

译者前言

冠状动脉疾病是心血管内科最常见的病种，是患者致死、致残的重要病因。目前，世界范围内的冠状动脉疾病患病率居高不下，冠状动脉疾病患者已经形成了一个庞大的人群。近年来，关于冠状动脉疾病机制、诊断和治疗的研究快速发展，新理念、新技术不断创新。提高自身的诊疗水平、业务素养，更好地为广大人民群众服务，是临床医师的责任与使命。

《慢性冠状动脉疾病——Braunwald 心脏病学姊妹卷》是著名的《Braunwald 心脏病学》系列丛书中的一部，保证一以贯之的高品质、先进性和实用性。本书适应临床需求，内容从基础到临床一应俱全。全书包括概述、发病机制、临床评估、临床管理和预防五大部分。开篇主要介绍流行病学、遗传学、微血管功能障碍的机制；临床评估部分的亮点在于对标准和新生物标志物以及影像学评估的全面描述（涉及超声心动图、核素显像和 PET、CT 和心脏 MRI）。临床管理部分梳理了肥胖和肥胖悖论、抑郁、焦虑和应激，以及糖尿病等特定情况合并慢性冠状动脉疾病时的处理策略；阐述针对心肌缺血且无冠状动脉狭窄病变的心绞痛和难治性心绞痛的临床决策；同时总结了抗栓（抗血小板、抗凝）治疗和再血管化治疗的要点和进展等。本书的主要读者包括心血管内科医师、全科医生和社区医生、医学生等各个层面的医务人员。

译著力求精准呈现原著的内容和特色；但受译者业务能力及认知水平所限，书中难免有一些瑕疵，欢迎广大读者指正，我们期待在相互沟通中共同进步。白云苍狗，沧海桑田，当代医学科学迅速发展，信息具有很强的时效性；考虑到原著的撰写时间、译著的翻译时间以及出版周期，书中部分内容可能已有新的发展，希望广大读者在阅读过程中有所注意。最后，感谢北京友谊医院心血管中心的翻译团队，感谢出版社各位编辑的辛苦付出。

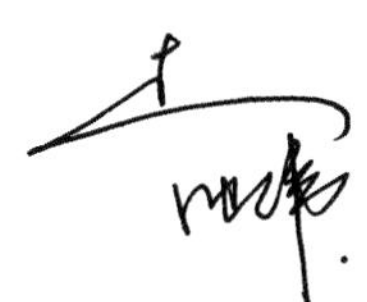

原著序

冠状动脉疾病是工业化社会最常见的死亡原因，过去50年中在治疗和预防方面取得了显著成就。自20世纪70年代以来，急性心肌梗死的死亡率下降超过50%，冠状动脉疾病也日益成为一种慢性疾病。慢性缺血性心脏病患者的预后具有异质性，许多患者的生存期很长，而其他高危人群死亡或主要并发症的风险明显增加。管理不断增加的慢性冠状动脉疾病患者，需要了解冠状动脉疾病的全部临床疾病谱，包括晚期无症状患者，以及有心力衰竭和心脏性猝死风险的缺血性心肌病患者。重要的是，在这种慢性疾病中，了解心绞痛和其他症状对生活质量和功能状态的影响尤为重要。在慢性冠状动脉疾病人口增长的同时也伴随着预防策略、诊断方法和新的治疗选择等方面的快速进展。

本书全面覆盖慢性冠状动脉疾病，包括30章，旨在为临床从业者和研究人员提供疾病发展的深度理解及诊断和治疗模式的速查信息。我们集结了一个优秀的国际团队，他们提供了其专业领域的权威性知识。

本书分成5个部分，第一部分介绍慢性冠状动脉疾病的流行病学，提供疾病谱的全球视角，随后的部分涵盖发病机制、临床评估和管理。与基础而宽泛的心血管教科书相比，本书“深入”到冠状动脉疾病这一重要的领域。例如，我们将评估冠状动脉疾病的每种检查方法分别呈现在相应的章节。这些章节之后为综合章节，为临床医生提供选择检查方法的流程。

在慢性冠状动脉疾病的临床管理部分中，我们通过确定慢性冠状动脉疾病患者特定的治疗目标及其与急性冠脉综合征的差异为治疗打好基础。考虑到疾病表型和结果的异质性，风险评估工具对指导治疗至关重要。因此，多个章节涵盖了现有的和新兴的风险评估工具。尽管不良生活方式因素与动脉粥样硬化发展的相关性已得到充分证实，但肥胖是一个“特例”。肥胖与冠状动脉疾病患者临床结果的关系是复杂的，第19章集中阐述肥胖悖论。关于药物治疗的章节中不仅包括那些已经明确疗效的药物，还包括一系列新的和正在研究中的能减轻症状和改善结果的药物。同时，我们将深入讨论冠状动脉重建术的作用，包括经皮冠状动脉介入和旁路移植术之间的选择，以及无法行血管重建术的难治性心绞痛患者的治疗选择。此外，无心外膜冠状动脉疾病的心绞痛越来越被人们所认识，本书中将概述针对这类患者缺血的病理生理学基础，以及新的诊断和治疗流程。

本书是冠状动脉疾病相关领域医护人员宝贵的资源，便于其诊疗所有冠状动脉疾病谱的患者，包括既往有心肌梗死的患者、有症状的心绞痛患者以及有患冠状动脉疾病风险的患者。我们期望读者能够利用书内知识提高对慢性冠心病患者的管理。

James A. de Lemos, MD

Torbjørn Omland, MD, PhD

献　言

致敬我的妻子 Zena，孩子们 Nick、Mikaela 和 Ben
感谢你们一直以来的支持和爱
并让我一直专注于真正重要的事情

James A. de Lemos

致敬 Anne Karin，还有我的孩子们 Dagne、Åsne、Tarjei 和 Erlend
纪念我的父亲 Geirmund

Torbjørn Omland

致　谢

我们对所有支持《Braunwald心脏病学》姊妹卷的人致以诚挚的感谢。首先，最重要的是感谢Braunwald博士邀请我们参与这部杰出的系列丛书。其次，我们在此感谢Elsevier的Margaret Nelson、Cindy Thoms和Dolores Meloni，感谢他们让我们（以及其他作者）始终专注于工作，并在每一个出版流程中都提供了专业建议和指导。最后，感谢各位作者，他们付出了大量的时间和专业知识，使这本书有了如此重要的贡献。向每一位作者表示衷心的感谢。

James A. de Lemos, MD
Torbjørn Omland, MD, PhD

目　录

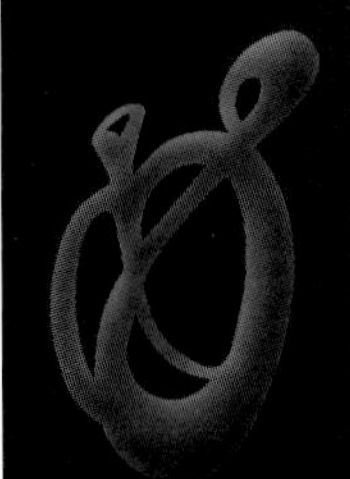

第一部分 概 述

1 慢性冠状动脉疾病的流行病学

Peter W.F. Wilson，Christopher J. O'Donnell
公绪合 译

引言

冠状动脉疾病（coronary artery disease，CAD）是发达国家死亡和致残的主要原因。尽管过去 40 年里 CAD 的全球死亡率已经下降，但是在 35 岁以上的人群中，CAD 引起的死亡约占所有死亡的 1/3 或更多，另外，据估计美国近 1/2 的中年男性和 1/3 的中年女性将发展为临床 CAD 患者[1]。

基于人群的流行病学数据和良好的调查可提供对 CAD 危险因素的最佳评估，这些危险因素和 CAD 的预后相关，与临床研究数据不同，流行病学数据很少受到不可避免的选择偏倚的影响。此外，流行病学数据为 CAD 的一级预防和二级预防提供了重要信息。

定义

本章中使用的一些术语，即发病率、患病率、CAD 和心血管疾病的定义如下：

患病率——一种疾病的现有病例数除以某个时间点的总人数。

发病率——一段时间内新发病例数除以风险人数。

发病率和患病率是衡量人群疾病负担的指标。

CAD——又称 CHD，通常是指影响冠状动脉的病理过程（通常是动脉粥样硬化）。CAD 包括心绞痛、心肌梗死、无症状性心肌缺血和 CAD 引起的猝死。CAD 的主要危险事件包括心肌梗死（myocardial infarction，MI）和死亡。CHD 和 CAD 通常可以互换使用。

CAD 死亡——包括心脏性猝死（sudden cardiac death，SCD）指症状突然发作后 24 h 内发生死亡，而非 SCD 指从临床表现到死亡的时间超过 24 h 或时间不能明确的情况。

动脉粥样硬化性心血管疾病（atherosclerotic cardiovascular disease，ASCVD，简称 CVD）——不仅指 CAD，而是累及整个动脉系统的病理过程。卒中、短暂性脑缺血发作、心绞痛、MI、CAD 病死亡、跛行和严重肢体缺血都是 ASCVD 的表现。

流行病学数据的来源

参加观察性研究的受试者不一定需要临床医生的

严密监测，但需要谨慎地将研究或调查的结果推广到临床。例如，报告中的观察结果可能要经过多年整理，诊断结果可以由受试者自己报告，也可能基于实地调查得出，并且由于方法的差异，可能很难比较各个研究的结果。此外，对观察性研究中治疗效果的解释可能很困难。行为干预和药物可能是确定的，但实际上很难确定受试者是否很好地遵守了处方和建议。

冠状动脉疾病的患病率

2016 年美国心脏协会（American Heart Association，AHA）更新版心脏病和卒中的统计数据显示，美国有 1550 万成人（占成人总人口的 6.2%）患 CAD，其中包括 760 万（2.8%）MI 和 820 万（3.3%）心绞痛患者。美国国家健康和营养调查报告（National Health and Nutrition Examination Survey，NHANES）显示女性和男性 MI（图 1.1）和心绞痛的患病率（图 1.2）随着年龄增长而增加。NHANES 数据依赖于健康随访中患者自我报告的 MI 和心绞痛，这可能低估了晚期 CAD 的实际发病率。晚期闭塞性患者通常没有症状或症状不明显。

在美国，心脏病支出位列直接医疗支出的首位，每年花费约 1000 亿美元。约 60% 用于医院，16% 用于药物，11% 用于医生，7% 用于疗养院，5% 用于家庭医疗保健，剩余部分用于其他费用。据估计，由心脏病导致的生产力损失将使社会再损失 1000 亿美元[1]。

在美国，每年行心血管手术的出院患者有 700 万，仅次于产科手术例数[1]。美国每年约有 750 万住院患者接受心血管手术。一些住院心血管手术与 ASCVD 相关，按照年频率从高到低排列如下：心导管检查（每年 1029 000 例）、经皮冠状动脉介入治疗（每年 500 000 例）、外科冠状动脉旁路移植（每年 397 000 例）和起搏器植入术（每年 370 000 例）[1]。

2013 年全球疾病负担研究小组报告估计，2013 年全球 1730 万人的死亡与 ASCVD 相关，这一数字自 1990 年以来增加了 41%[2]。虽然自 1990 年以来 ASCVD 死亡的绝对数量显著增加，但同期年龄标准化的死亡率下降了 22%，这主要是由于全球人口年龄特征和死亡原因的变化。在 2009 年一项使用美国 NHANES 数据的报告中，比较了 1988—1994 年和 1999—2004 年不同性别中年人（35~45 岁）MI 患病率的差异[3]。结果显示，虽然在两个时期男性的 MI 患病率明显高于女性（1988—1994 年分别为 2.5% 和 0.7%，1999—2004 年分别为 2.2% 和 1.0%），但总体趋势是男性患病率下降，女性患病率上升。

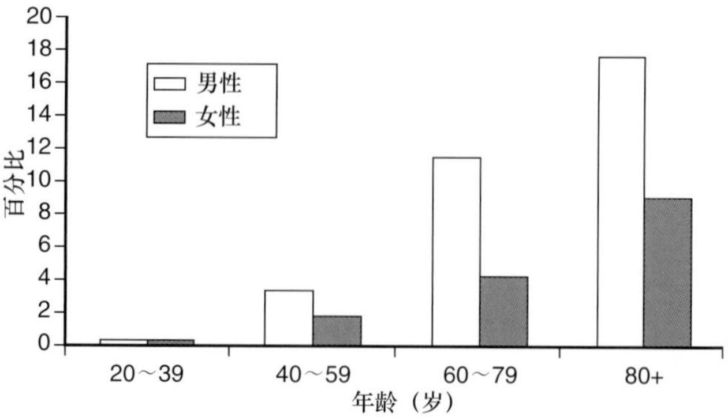

图 1.1 美国 20 岁以上成人 MI 的患病率。NHANES 2007—2012 年。[From Mozaffarian D，Benjamin EJ，Go AS，et al. Heart Disease and Stroke Statistics—2016 update：a report from the American Heart Association. Circulation. 2016；133（4）：e38-e360；chart 19-1.]

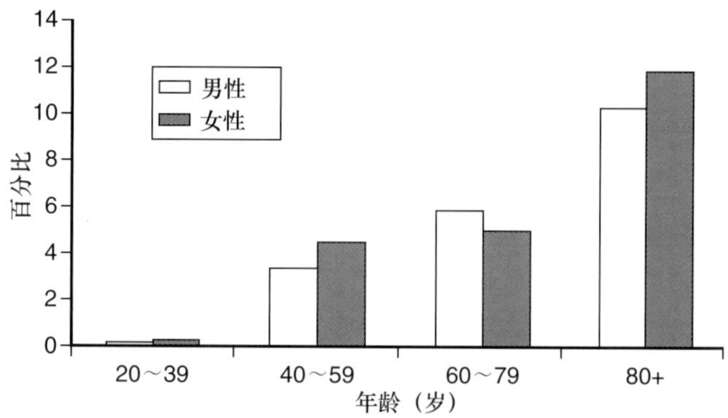

图 1.2 美国 20 岁以上成人自我报告的心绞痛患病率。NHANES 2009—2012 年。[From Mozaffarian D，Benjamin EJ，Go AS，et al. Heart Disease and Stroke Statistics—2016 update：a report from the American Heart Association. Circulation. 2016；133（4）：e38-e360；chart 19-9.]

尸检数据显示，随着时间的推移，解剖型 CAD 在普通人群和军人中的患病率都有所下降。对 3832 例在 2001 年 10 月至 2011 年 8 月期间死于战斗或意外伤害的美国军人（98% 为男性，平均年龄为 26 岁）进行尸检发现，CAD 的患病率为 8.5%[4]。这与 20 世纪 50 年代朝鲜战争（77%）和 20 世纪 60 年代越南战争（45%）时尸检证实的 CAD 患病率相比明显下降。

冠状动脉疾病的发病率

从历史角度来看，ASCVD 的发病率包括疾病事件（如心绞痛、MI）和心血管死亡（心血管疾病相关的死亡）。确定心血管事件具有一定的难度，这需要查阅住院记录和标准化的诊断过程。这种方法已经在队列研究、注册研究，以及偶尔在成人参加的保险计划随访等中实施。另外，疾病事件的标准也在不断完善。例如，在 20 世纪 50 年代，MI 的诊断很大程度上依赖于心电图的信息。随着时间的推移，可以根据血液检测来做出诊断（如血清肌钙蛋白），因为它们越来越准确、可靠，并且比过去更有能力识别更小面积的 MI[5]。同样，心绞痛的诊断已经发展为基于既往史和缺血评估的综合诊断方法（如结合运动试验和药物试验的心电图和影像技术），这些方法大大提高了诊断的准确性[6]。

以下数据是关于 CAD 终身发病率的观察结果。

在 55 岁以上的美国人群中，随访至 80 岁时，与有两个或更多主要危险因素的患者相比，危险因素控制良好的患者（总胆固醇水平＜ 180 mg/dl，血压＜ 120/80 mmHg，不吸烟，无糖尿病），ASCVD 死亡的风险显著降低（男性为 29.6% *vs.* 4.7%，女性为 20.5% *vs.* 6.4%）。危险因素控制良好的患者也具有较低的致死性 CAD 或非致死性 MI 风险（男性为 3.6% *vs.* 37.5%，女性为＜ 1% *vs.* 18.3%）以及致死或非致死性卒中风险（男性为 2.3% *vs.* 8.3%，女性为 5.3% *vs.* 10.7%）。在黑人、白人和不同出生队列的人群中，根据危险因素分层也观察到了类似的趋势（表 1.1）[7]。Berry 等认为个体的危险因素数量可以转化为心血管疾病终身风险的显著差异，并且这些差异在种族和出生队列中是一致的[7]。对于总的冠状动脉事件，发病率随着年龄的增长而急剧上升，在性别方面，女性 CAD 的发病年龄比男性晚 10 年。

表 1.1　55 岁时无心血管疾病的成人患心血管疾病的终身风险

危险因素	80 岁	90 岁
＞ 2 个主要危险因素	30%	42%
1 个主要危险因素	18%	32%
＞ 1 个危险因素	14%	28%
＞ 1 个次要危险因素	9%	21%
所有危险因素控制良好	5%	18%

Data from Berry JD，Dyer A，Cai X，et al. Lifetime risks of cardiovascular disease. N Engl J Med. 2012；366（4）：321-329.

尽管非阻塞性 CAD 症状不明显，但与没有 CAD 的成人相比，它的程度与更差的预后相关[9-10]。在一项回顾性队列研究中，对既往没有 CAD 的美国退伍军人进行冠状动脉造影检查并随访 1 年，结果显示随后 1 年的 MI 风险显著增加，并且非阻塞性（至少 1 个狭窄≥ 20% 但＜ 70%）和阻塞性（至少 1 个狭窄≥ 70%）CAD 的程度成比例进展[9]。

关于 MI 的发病率，ARIC 研究（Atherosclerosis Risk in Communities）是过去 30 年重要的信息来源，近期结果如图 1.3 所示。黑人男性发病率最高，其次是白人男性、黑人女性和白人女性。一般来说，女性发病比男性晚 20 年，但这种性别差异随着年龄的增长而缩小。与 35～64 岁的人群相比，65～94 岁的人群中男性发病率增加 2 倍，女性发病率增加 3 倍。

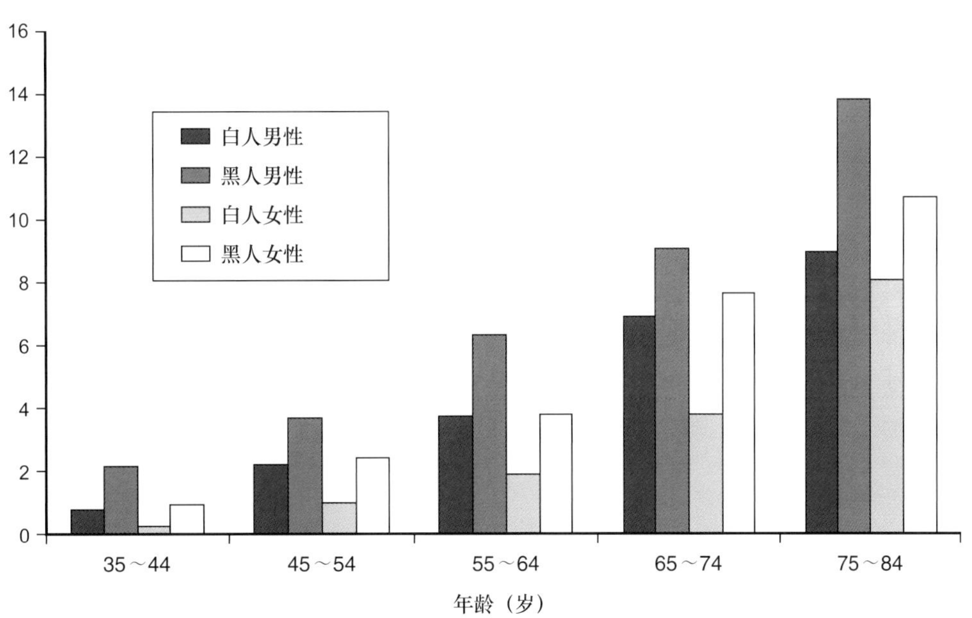

图 1.3　美国 35 岁以上人群 MI 的发病率。ARIC 研究 2007—2012 年。[From Mozaffarian D，Benjamin EJ，Go AS，et al. Heart Disease and Stroke Statistics—2016 update：a report from the American Heart Association. Circulation. 2016；133（4）：e38-e360；chart 19-5.]

在绝经前的女性中，严重 CAD（如 MI 和 SCD）相对较少[1]。男性和女性在 ASCVD 的表现和治疗方面存在明显差异，并且因 ASCVD 死亡的女性多于男性[1]。尽管目前 ASCVD 总体死亡率下降，但在过去的 20 年中，55 岁以下女性 ASCVD 的死亡率并未发生变化[11]。ASCVD 的危险因素更常见于女性，急性心肌梗死相关死亡也是如此[12]。目前尚不清楚这种疾病的性别差异是否与影响女性 ASCVD 风险的特有病理生理因素有关，还是与检查和治疗的性别差异有关。

自 20 世纪 70 年代以来，发达国家的 CAD 发病率，特别是 CAD 死亡率已经有所下降[13-14]，但包括心绞痛、MI 和 CAD 相关死亡在内的总 CAD 趋势信息很难获得。只有长期队列研究可获得这样的数据，并且研究主要集中在美国。分析 2003—2007 年 REGARDS 研究（REasons for Geographic And Racial Differences in Stroke）和 KPSC 研究（Kaiser Permanente Southern California）受试者的基线血脂数据，与 1987—1989 年 ARIC 研究受试者的基线血脂测量结果进行比较，结果显示近年来 CAD 发病率有所下降，而在现代研究中通过在高风险人群中优先使用他汀类药物使血脂与 CAD 之间的联系被减弱[15]。

尽管美国 CAD 的死亡率下降，但 MI 发病率的降低幅度不如预期大[16-18]。此外，2000 年前后开始应用更敏感的肌钙蛋白检测方法，使较小面积的 MI 也能得到诊断，这可能会掩盖 MI 发病率随时间的降低。

近些年，与 ST 段抬高型心肌梗死（ST elevation MI，STEMI）相比，非 ST 段抬高型心肌梗死（non-ST elevation MI，NSTEMI）相对增加[17, 19]。例如，美国国家心肌梗死注册报告显示，1990—2006 年共有超过 250 万例 MI，且由 NSTEMI 导致的 MI 比例从 1994 年的 19% 增加到 2006 年的 59%。该变化与 STEMI 发病率的绝对下降，以及 NSTEMI 发病率的上升［使用由肌酸激酶同工酶（creatine kinase isoenzyme，CK-MB）或肌钙蛋白标准定义的 MI］或没有变化（仅使用由 CK-MB 标准定义的 MI）有关[20]。

总之，在过去的 40 年里美国缺血性 CAD 的发病率有所下降。现代实验室检测可以识别比过去更小面积的 MI，且降脂药物的广泛使用使胆固醇水平的作用变得更加复杂。

冠状动脉疾病的死亡率

自 20 世纪 70 年代以来，在美国以及经济和医疗体系相对先进的一些地区，心脏病的死亡率有所下降。但缺血性心脏病仍然是全球导致成人死亡的首要原因[2]。2014 年，使用来自欧洲和亚洲北部的 49 个国家的世界卫生组织数据的研究显示，每年有 400 多万人死于 ASCVD[21]。目前对全球心脏病死亡率的估计显示，东欧国家的 ASCVD 死亡率最高（每年＞200/10 万），其次是大多数发达国家［每年（100～200）/10 万］，欧洲国家和少数拥有先进医疗系统的非欧洲国家最低［每年（0～100）/10 万］（表 1.2）。对欧洲国家数据的详细分析显示，1980—2009 年 CAD 死亡率下降超过 50%，且几乎所有欧洲国家的男性和女性 CAD 死亡率均下降。该报告的作者认为下降趋势似乎并未出现平台期。相反，整个欧洲的 CAD 死亡率稳定或将持续下降[22]。美国进行的

表 1.2 全球心血管疾病死亡率

心血管疾病死亡风险（每 10 万人年）	男性	女性
＞800	白俄罗斯、俄罗斯联邦、乌克兰	
600～800	保加利亚	
400～600	匈牙利	乌克兰、俄罗斯联邦、白俄罗斯
200～400	克罗地亚、捷克、美国	保加利亚、罗马尼亚、匈牙利
100～200	英国、奥地利、新西兰、比利时、瑞典、意大利、葡萄牙、丹麦、西班牙、日本、荷兰、澳大利亚、挪威、法国、瑞士、韩国	捷克、美国
0～100		德国、新西兰、英国、奥地利、比利时、芬兰、瑞典、葡萄牙、荷兰、意大利、丹麦、韩国、澳大利亚、挪威、日本、西班牙、瑞士、以色列、法国

Data from Mozaffarian D，Benjamin EJ，Go AS，et al. Heart Disease and Stroke Statistics—2016 update：a report from the American Heart Association. Circulation. 2016；133（4）：e38-e360；Table 13-3.

进一步分析证明 CAD 的死亡率在 20 世纪 70 年代达到顶峰，之后开始下降[1]。

2016 年 AHA 心脏病和卒中统计数据更新显示，2013 年 ASCVD 总死亡率为每年 230/10 万，CAD 死亡率约为每年 100/10 万（图 1.4）[1]。男性死亡率高于女性（25～34 岁男性死亡率比女性高 3 倍，75～84 岁降至 1.6 倍），黑人死亡率高于白人，当年龄超过 75 岁时无明显差异。在西班牙裔人群中，CAD 死亡率低于黑人和白人人群。

虽然 ASCVD 和 CAD 死亡率的下降自 1990 年开始放缓，但自 1975 年以来，大多数发达国家的男性和女性以及黑人和白人的 ASCVD 和 CAD 死亡率下降了 24%～50%。1996—2006 年，ASCVD 死亡率下降了约 29%[23]。这一趋势与总 CAD 人数减少及 CAD 死亡率的下降有关[14]。有研究评估了美国 1980—2000 年 25～84 岁成人 CAD 死亡率降低的原因[14]。结果显示，约 1/2 的下降是由于治疗的改善，包括 MI 或血运重建后的二级预防措施、急性冠脉综合征的初始治疗、心力衰竭的治疗和慢性缺血性心脏病的血运重建。另一半下降的原因是危险因素的变化，包总胆固醇下降（24%）、收缩压下降（20%）、吸烟率下降（12%）和体力活动不足的下降（5%）。这些变化部分被体重指数（body mass index，BMI）和糖尿病患病率的升高所抵消，最终导致死亡人数增加 18%[13-14]。

心血管事件结局的改善常见于发达国家。许多地区 CAD 死亡率的趋势是相似的，然而东欧各国的结果差异较大，在 20 世纪 90 年代初，一些国家（波兰和捷克）表现出 CAD 死亡率先上升随后下降的现象。CAD 死亡率最高的是俄罗斯联邦（1995—1998 年男性和女性死亡率分别为 330/10 万和 154/10 万）。这与 1985—1989 年的数值相似。在日本，CAD 死亡率历来远低于美国和欧洲。预计发展中国家（包括中国、印度、撒哈拉以南非洲、拉丁美洲和中东）的 CAD 死亡人数会增加，将从 1990 年的约 900 万增加到 2020 年的 1900 万。这种预计的增长被认为是由非西方国家的社会和经济变化引起，其导致预期寿命缩短、饮食西方化、缺乏运动和吸烟人数增加[2]。

无症状心肌缺血和心肌梗死

虽然许多 MI 似乎是在没有先兆的情况下发生，然而有许多无症状的晚期 CAD 可以从看似突然发生的事件中被发现。这些人可能患有无症状的缺血性心脏病。无症状心肌缺血最特异的心电图表现是在没有典型症状的情况下发现 Q 波 MI[24-25]。糖尿病是公认的未被识别的 MI 的危险因素，MESA 研究（Multi-Ethnic Study of Atherosclerosis）显示空腹血糖调节受损的受试者具有更高的未被识别的 MI 发生率[24]。鹿特丹的

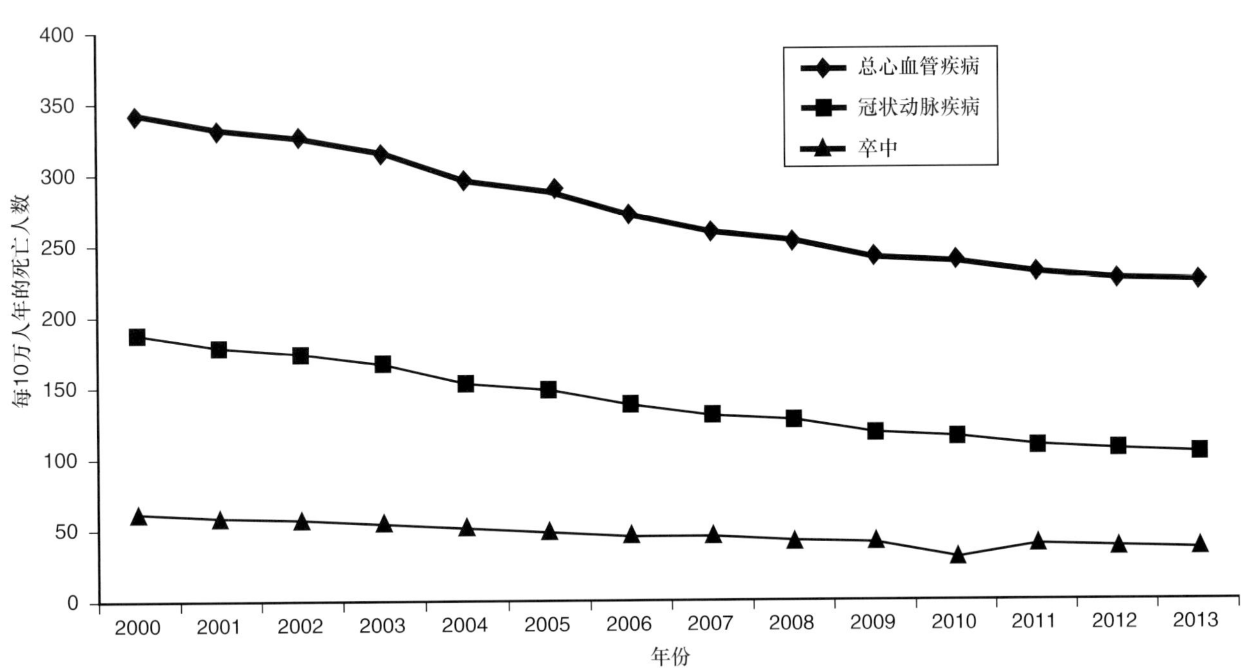

图 1.4 2000—2013 年美国由心血管疾病导致的年龄标准化死亡率。［From Mozaffarian D，Benjamin EJ，Go AS，et al. Heart Disease and Stroke Statistics—2016 update：a report from the American Heart Association. Circulation. 2016；133（4）：e38-e360；chart 2-14.］

研究人员发现，对于男性和女性心血管死亡和非心血管死亡的长期预后，未识别的MI患者比无MI者预后更差[25]。虽然未识别和已识别的MI的发生率随着高血压的严重程度而升高，但高血压人群的发生率并未明显比血压正常人群高。即使已排除有糖尿病、抗高血压治疗和左心室肥大（left ventricular hypertrophy，LVH），高血压患者中这种倾向仍持续存在[26-27]。

心脏性猝死

心脏停搏后的生存率与立即接受的治疗类型密切相关。复苏终点研究报告了自2006年以来紧急治疗成功的案例。心肺复苏的生存率约为45%，按生存率降序排列如下：首次可电击节律、现场急救、非专业人员使用自动体外除颤器[1，28]。

SCD与CAD明确相关。临床和尸检研究以及死亡证明的数据发现62%～85%的院外SCD患者既往有CAD证据，10%有其他结构性心脏病，只有5%无结构性心脏病[29]。爱尔兰的一项关于SCD的研究结果显示，SCD的成功复苏与当时表现为心室颤动相关[30]。

15% CAD患者的初次临床冠状动脉事件表现为SCD。大多数猝死为心源性。心律失常和缺血性心脏病是最常见的诱因。对于缺血性或非缺血性心肌病患者，严重的左心室收缩功能不全是猝死的一个关键危险因素[31]。在Ore-SUDS研究（Oregon Sudden Unexpected Death）中，女性患严重左心室功能不全［比值比（odds ratio，OR）= 0.51］或诊断为CAD（OR= 0.34）的可能性显著低于男性[29，32]。

在体力活动增加期间或活动停止后，疲劳可能会导致SCD。例如，芬兰的一项研究显示滑雪、骑自行车和铲雪会增加SCD风险[29]。研究者认为运动期间或运动后即刻发生的SCD与男性、缺血性心脏病、心脏肥大、心肌瘢痕相关[29]。有关SCD的更多信息请参阅第22章。

冠状动脉疾病的危险因素

CAD的危险因素可以分为几种不同的类型。常用于简单临床评估或筛查的传统危险因素是本章关注的重点，包括年龄、性别、种族/民族、地域、心率、血压、总胆固醇和低密度脂蛋白胆固醇（low-density lipoprotein cholesterol，LDL-C）、高密度脂蛋白胆固醇（high-density lipoprotein cholesterol，HDL-C）、糖尿病、肥胖、吸烟和社会阶层。心电图异常通常被列为传统危险因素，因为心电图信息通常易获得。这些常见因素的延伸是医疗条件和暴露状况，如环境污染和噪音刺激，这可能使个体更易患动脉粥样硬化性疾病。第二组因素是血液或其他标本（如尿液）中的生物标志物，例如炎症标志物，包括C反应蛋白、尿酸、醛固酮、凝血因子和同型半胱氨酸。候选危险因素很多且不断增加。第三组因素包括亚临床动脉粥样硬化性疾病、心血管功能、心脏成像表现、血管钙化、大动脉内膜中层厚度和血管硬度。更多延伸内容详见第17和29章。第四组因素包括遗传学信息，第3章将对遗传学因素进行全面说明。

传统危险因素

CAD的危险因素众多，高龄是一个特别重要的决定因素，在大多数成人中，男性患CAD的风险高于女性。在纳入52个国家患者的全球INTERHEART研究中，研究者确定了9种潜在的可纠正因素，这些因素占首次MI患者90%以上的归因危险度，包括吸烟、血脂异常、高血压、糖尿病、腹部肥胖、社会心理因素、每日食用水果和蔬菜量、规律饮酒、规律进行体育锻炼[29]。以下内容提供了有关这些危险因素的更多信息。

年龄

40岁之下的男性和绝经前女性较少出现动脉粥样硬化性CAD。绝经后女性患CAD的绝对风险显著增加，70～80岁男性和女性CAD的发病率基本相同。

性别

女性CAD的首发症状更倾向于心绞痛，而男性首次CAD事件更常见MI。男性和女性CAD发病率的差异将在后续章节进行讨论。

吸烟

吸烟通常会使CAD的风险翻倍[34]，重度吸烟者的相对风险可能要高得多。早期研究表明，过滤嘴和非过滤嘴香烟对CAD风险有相似的不利影响[35]。多危险因素干预试验显示，对吸烟的CAD患者来说，戒烟与长期生存率改善有关。戒烟后的几年内其益处显而易见[36]。在过去的50年里，美国的吸烟人数已经下降，目前男性吸烟率为15%～25%，女性为

5% ～ 25%[1]。

血脂异常

高水平的总胆固醇、LDL-C或非HDL-C都是CAD事件的高危因素。近些年人们更加关注LDL-C、非HDL-C、载脂蛋白B和LDL颗粒水平，这些都是ASCVD风险的主要危险因素[37-38]。较高水平的HDL-C似乎具有心脏保护作用，生活方式因素（如较低的BMI、更多的酒精摄入、较高的雌激素水平、避免吸烟和增加体育锻炼）是HDL-C发挥有利作用的部分原因。当与胆固醇一起分析时，甘油三酯水平升高是CAD的危险因素。然而，当综合分析胆固醇、HDL-C和甘油三酯时，甘油三酯的影响似乎不大。大量临床试验表明，降低致动脉粥样硬化脂质（如LDL-C）的浓度可降低CAD风险[39]。

高血压

血压升高是CAD由来已久的危险因素。应用美国2007—2012年NHANES数据的人群研究表明，连续的血压升高会增加CAD的风险，即使是非高血压范围内的血压升高也会增加CAD的风险[1]。高血压（＞140/90 mmHg或使用降压药）患病率在无情地增加，估计从年轻人的8%到75岁以上人群的80%，且男性和女性高血压患病率的差异不大。在对黑人、白人和西班牙裔人的分析中，高血压的知晓率通常在70% ～ 90%，高血压的治疗率在60% ～ 80%，高血压的控制率在40% ～ 60%。这些数据在不同种族人群中的差异很大[1]。与舒张压相比，收缩压对CAD的影响更大，且收缩压通常被用于CAD事件的风险评估[34]。对于收缩压＞120 mmHg或舒张压＞80 mmHg的肥胖患者，建议减少钠盐摄入和控制体重。根据专家指南的建议，对于收缩压＞140 mmHg或舒张压＞90 mmHg的患者，通常建议进行药物治疗[40]。由于积极降压组获益明显，由美国国立卫生研究院（National Institutes of Health，NIH）资助的一项大型SPRINT试验（Systolic Blood Pressure Intervention Trial）被提早终止。研究表明，与低于140/90 mmHg的传统目标值相比，目标血压低于120/80 mmHg组获益明显[41]。

糖尿病

糖尿病（通常为2型糖尿病）可使男性CAD风险增加2倍，女性CAD风险增加3倍。糖尿病患者的CAD风险增加可归因于血压升高、血脂异常、血糖水平升高和炎症标志物水平升高[42]。2013年LOOK AHEAD试验（Action for Health in Diabetes）研究了体重减轻是否会影响糖尿病患者ASCVD结局的风险，结果显示减轻体重并不减少结局事件[43]。

过度肥胖和代谢综合征

腹型肥胖与CAD风险增加有关，这种风险主要体现在其对血压、血脂和糖尿病的影响上。在过去的几十年里，美国肥胖的患病率大幅上升，NHANES调查估计35%的男性和女性患有肥胖且BMI ＞ 30 kg/m^2[1]。具有以下至少3种表现者被定义为代谢综合征：腹型肥胖、血压升高、低HDL-C、甘油三酯升高和空腹血糖受损。每个因素约增加1.5倍的ASCVD风险，且代谢综合征患者发生CAD的风险升高，发生2型糖尿病的风险非常高[44]。

社会心理因素

人格类型、教育状况、收入水平、职业、医疗保险状况等因素均被认为是CAD的危险因素。社会心理文化方面的评估比较困难，英国研究者已将此类因素评估纳入CAD危险评估[45]。

每日食用的水果和蔬菜量

一般来说，多食用水果和蔬菜以及健康的饮食通常与致动脉粥样硬化的脂质浓度较低相关并对其他血液指标发挥良好作用，从而降低CAD风险。AHA开发了一项名为“Life’s Simple Seven”的计划，强调有益的7种生活方式：不吸烟、正常BMI、规律体育锻炼、饮食健康、血胆固醇正常、血压正常和空腹血糖正常。调查显示，健康饮食是最不可能实现的措施之一，在美国，50%的20 ～ 49岁的成人以及31%的50岁以上成人的饮食习惯较差[1]。

规律体育锻炼

在许多情况下，体育活动和身体素质本身与较低的CAD风险相关。2008年《美国体育活动指南》推荐每周进行150 min以上的中等强度体力活动或75 min的高强度有氧运动或等效组合运动量。2008年，43.5%的美国成人进行有氧活动，高强度运动的比例为28.4%，21.9%达到肌肉增强指南，18.2%既达到肌肉增强指南又进行有氧活动。符合指南的人群往往有以下特点：男性、年轻人、非西班牙裔白人、受教育程度较高、低BMI[46]。2014年美国全国健康访谈调查数据显示，约30%的成人没有在业余时间进行体育活动。一般来说女性不运动的现象更

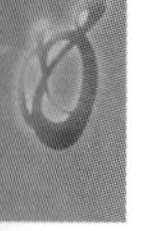

常见，随着年龄增长这种情况更明显，西班牙裔和非西班牙裔黑人比白人更缺乏体育活动（表 1.3）[1]。

心电图异常

与心电图正常的人群比较，无症状的静息心电图异常患者患 CAD 的风险增加 2～10 倍，异常心电图包括 ST 段压低、T 波倒置、LVH 或左心室应变、室性早搏[47]。例如，在基线年龄超过 65 岁的 Health ABC 队列研究受试者中有轻微心电图异常（占 13%）和严重心电图异常（占 23%），这些异常心电图与 CAD 风险增加有关。当心电图异常被添加到仅包含传统危险因素的模型中时，心电图异常会将 CAD 风险提高到中度。同样，在 65 岁以上的哥本哈根心脏研究受试者中，心电图异常的患病率为 30%，异常基线心电图患者发生致死性 ASCVD 的风险明显增高［与正常基线心电图患者相比风险比（hazard ratio，HR）=1.33，95% 置信区间（confidence interval，CI）1.29～1.36］。对入组的 2192 例 70～79 岁且既往没有 ASCVD 的受试者，随访 8 年，结果显示，与基线心电图正常人群相比，有轻微心电图异常（定义为轻微 ST-T 异常）和严重心电图异常（定义为 Q 波、LVH、束支传导阻滞、心房颤动或扑动、预激综合征或严重 ST-T 改变）的受试者更容易发生 ASCVD（HR＝1.35，95% CI 1.02～1.81 和 HR＝1.51，95% CI 1.2～1.9）[48]。

心电图上的过渡区（指 R 波和 S 波）通常在胸前导联中的振幅相等，一般发生在 V_3 和 V_4 导联。在一项对 9067 例受试者（44% 为男性）随访 24 年的队列研究中，顺钟向转位（也称为晚期过渡）与 ASCVD 风险增加相关（HR＝1.49，95% CI 1.12～1.98），而逆钟向转位（也称为早期过渡）与 ASCVD 呈负相关（HR＝0.74，95% CI 0.59～0.94）。虽然这些心电图异常表现很容易从体表心电图中被识别出来，但心电图上心脏转位改变致 ASCVD 风险的确切机制尚不明确[49]。

表 1.3 美国成人符合联邦有氧运动和加强体育活动指南的比例

人群	2014 年比例（年龄＞18 岁，%）
男性和女性	21.4
男性	25.4
女性	17.6
非西班牙裔白人	23.6
非西班牙裔黑人	20.0
西班牙裔或拉丁裔	15.3
亚洲人	17.0
美洲印第安人 / 阿拉斯加原住民	24.0

Data from Mozaffarian D，Benjamin EJ，Go AS，et al. Heart Disease and Stroke Statistics—2016 update：a report from the American Heart Association. Circulation. 2016；133（4）：e38-e360；Table 4-1.

LVH 与高血压、高龄和肥胖有关。ARIC 研究中对 15 000 多例患者随访 15 年，结果显示，无论女性和男性，基线心电图有 LVH 的患者死于 ASCVD 的可能性明显高于非 ASCVD 病因（女性 HR＝8.4，95% CI 4.5～15.6；男性 HR＝4.9，95% CI 3.0～7.8）[50]。

静息心率和最大运动心率与 CAD 和 ASCVD 死亡率增加有关[51-53]。静息心率已在多项基于人群的队列中被研究，结果显示静息心率与 ASCVD 事件的轻度增加相关。在近期的 Framingham 研究中，11 次 / 分的心率正差异与更高的全因死亡率（HR＝1.17，95% CI 1.11～1.24，$P < 0.0001$）和心血管死亡率（HR＝1.18，95% CI 1.04～1.33）相关[52]。与静息心率＜ 60 次 / 分的人相比，静息心率≥ 80 次 / 分的人全因死亡率（HR＝1.66，95% CI 1.45～1.89）和心血管死亡率（HR＝1.87，95% CI 1.52～2.30）明显增高。静息心率随时间的变化也与 CAD 死亡风险的增加相关。在一项前瞻性队列研究中，无已知 CAD 的 29 325 例挪威人（46% 为男性）相隔约 10 年分别测量两次静息心率，之后平均随访 12 年。初次就诊时静息心率＜ 70 次 / 分但第二次就诊时＞ 85 次 / 分的受试者 CAD 死亡的风险显著高于两次静息心率均为 70 次 / 分的受试者［校正风险比（AHR）＝1.9，95% CI 1.0～3.6］。对于初次就诊时静息心率为 70～85 次 / 分但第二次就诊时＞ 85 次 / 分钟的受试者，也有类似的结果（AHR＝1.8，95% CI 1.2～2.8）[54]。

可能增加冠状动脉疾病风险的合并疾病和系统性疾病

雄激素缺乏

血清睾酮浓度降低的男性雄激素缺乏与随后发生的代谢综合征、糖尿病和 C 反应蛋白水平升高以及总体死亡率升高相关[55]。在 930 例经血管造影

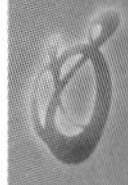

诊断CAD的英国男性中，平均观察7年，睾酮水平低的患者（生物可利用的睾酮< 2.6 nmol/L，占总人数的21%）死亡率明显高于睾酮水平正常的男性[56]。此外，一些观察性研究和随机试验的回顾性分析显示，治疗后（如前列腺癌的治疗）雄激素水平的降低与ASCVD风险和死亡率升高相关。另一方面，对外源性睾酮替代疗法（testosterone replacement therapy，TRT）随机试验的系统综述和meta分析显示，TRT与心血管死亡风险增加无关[57]。其他报告表明，TRT使睾酮水平正常化可能会改变ASCVD的风险。在一项回顾性队列研究中，对83 010例总睾酮水平较低的男性退伍军人进行分析，将患者分为三组：TRT后睾酮水平正常的患者（$n = 43\ 431$）、TRT后睾酮水平持续降低的患者（$n = 25\ 701$）、不使用TRT的患者（$n = 13\ 378$）[58]。平均随访6年，倾向性分析结果显示，接受TRT后睾酮水平正常的患者总死亡率、MI和卒中风险显著降低。两项关于TRT对退伍军人影响的研究产生了不一致的结果。Basaria等[59]的研究显示TRT使CAD风险增加，而Sharm等[58]的研究显示TRT使CAD风险降低。为了解决这个问题，由NIH资助的睾酮试验目前正在进行中。

雌激素状况

20世纪80年代，大量研究报道绝经后服用雌激素的女性患CAD的风险降低。随后，NIH发起了妇女健康倡议，并进行了多项临床试验以严格评估绝经后使用雌激素的益处和安全性。然而，没有一项试验表明CAD风险降低[60-61]。

胶原血管疾病

患有胶原血管疾病的患者［尤其是类风湿性关节炎（rheumatoid arthritis，RA）和系统性红斑狼疮（systemic lupus erythematosus，SLE）］ASCVD的发病率显著升高[62]。已证实患SLE的年轻女性有较高的CAD风险[63]。目前临床试验正在评估免疫制剂是否能减少炎症和临床CAD事件[64]。

急性感染性疾病

急性感染性疾病可能会短暂增加ASCVD事件的风险，而接种流行性感冒疫苗降低了临床CAD事件的风险[65-66]。已有研究发现特定类型的感染可能通过建立低水平持续性炎症过程而在动脉粥样硬化的发病机制中起作用。急性或慢性炎症可能导致内皮功能障碍，从而导致心脏事件。已被研究的与慢性炎症和ASCVD相关的主要病原体包括肺炎衣原体、巨细胞病毒、幽门螺杆菌、肠病毒（柯萨奇病毒感染）、甲型肝炎病毒、1型和2型单纯疱疹病毒。一项meta分析显示，大型随机试验结果显示抗肺炎衣原体的抗生素治疗不能够降低CAD风险[67]。

非酒精性脂肪性肝病

非酒精性脂肪性肝病（nonalcoholic fatty liver disease，NAFLD），又称非酒精性脂肪性肝炎，是一种临床–组织病理学病变，其特征类似于酒精引起的肝损伤。虽然其病因不明，但NAFLD常与肥胖、2型糖尿病和高脂血症有关。NAFLD患者通常符合代谢综合征的诊断标准，有证据表明其发生心血管疾病的风险增加，且独立于传统危险因素和代谢综合征组成部分所带来的风险[68-69]。

阻塞性睡眠呼吸暂停

阻塞性睡眠呼吸暂停与CAD、心律失常和高血压的风险增加有关[70]。在这类患者中很难区别肥胖和呼吸障碍对CAD风险的影响[71]。

早产儿

早产儿成年后缺血性心脏病和相关疾病的风险增加，包括高血压、卒中、糖尿病和高胆固醇血症[72]。报告显示，早产儿的母亲也可能面临更高的CAD发生风险[73]。

环境因素

空气污染

空气污染已成为ASCVD的潜在可纠正危险因素。多项观察性研究表明，细颗粒物空气污染（主要来自汽车、发电厂和加热时使用化石燃料）与心血管死亡和心肺死亡相关，并可增加急性冠脉综合征的发病风险。近期的研究对常见CAD危险因素进行了分析。空气中较高浓度的颗粒物可使ASCVD死亡风险增加25%。2010年AHA和2015年欧洲心脏病学会发布官方声明，讨论长期暴露于细颗粒物空气污染与心血管疾病风险增加之间的关系[74-75]。在数小时至数周内暴露于直径< 2.5 μm的颗粒物可引发与心血管疾病相关的死亡和非致死性事件；与暴露数天相比，多年长期暴露可使心血管死亡风险增加，且暴露程度更高的人群，其预期寿命会缩短数月到

数年。从预防的角度来看，在短短几年内，颗粒物水平的降低与心血管死亡率的降低有关。细颗粒物空气污染增加 ASCVD 风险的可能机制包括升高平均静息动脉血压、通过血浆黏度短暂增加和内皮功能紊乱引起血栓形成、促进动脉粥样硬化的发生[75-77]。

环境噪声

有观察性研究将环境噪声作为 CAD 的危险因素。长期暴露于环境噪声水平增加的道路、飞机和其他情况下将增加 ASCVD 的发生风险。据推测，这种效应是由压力相关的自主神经系统失调引起，从而导致高血压和随后 ASCVD 风险的增加[78]。

社会经济因素

社会经济因素（包括一个人生活的地方、教育程度、职业和收入，或这些因素的组合）与 ASCVD 的风险有关，尤其是 CAD 死亡和 ASCVD 死亡。在这些研究中，糟糕的社会经济状况始终与较高的 ASCVD 风险相关[79-81]。

同型半胱氨酸水平升高

横断面和前瞻性研究显示，同型半胱氨酸水平升高与 CAD 风险增加有关。较高的血清同型半胱氨酸浓度通常伴随着叶酸和维生素 B_{12} 的摄入量减少和水平降低。另一方面，许多前瞻性随机试验表明，低同型半胱氨酸患者补充叶酸和维生素 B_{12} 并没有减少 ASCVD 结局事件[82]。在 Framingham 风险评分中加入血清同型半胱氨酸可以提高风险预测能力，两个队列中 13% ～ 20% 的患者被重新分类[83]。受同型半胱氨酸指标影响的大多数患者被重新分到更高的风险等级。

亚临床动脉粥样硬化性疾病

颈动脉内膜中层厚度（intima-media thickness，IMT）与已知的心血管危险因素有关，进而与动脉粥样硬化过程有关。颈总动脉 IMT 增大与 CAD 事件的风险高度相关。远端颈总动脉 IMT 与 CAD 事件的相关性最强，而平均 IMT 与危险因素的相关性最强[84-87]。以颈动脉和股动脉之间的主动脉脉搏波传导速度（pulse wave velocity，PWV）测量的动脉硬度也可以预测 ASCVD 事件。纳入 17 项研究包括 15 000 多例患者的 meta 分析显示，主动脉 PWV 与临床结局相关[88]。与低主动脉 PWV 组相比，高主动脉 PWV 组的总体 ASCVD 事件、ASCVD 死亡率和全因死亡率的相对风险显著增加：分别为 2.26（95% CI 1.89～2.70）、2.02（95% CI 1.68～2.42）、1.90（95% CI 1.61～2.24）。

大动脉中的钙沉积（特别是在主动脉弓和腹主动脉）可能是临床 ASCVD 和总体死亡率增加的一个风险预测指标[89]。腹主动脉钙化也与 ASCVD 风险增加相关，纳入 5 项研究共 11 250 例患者的 meta 分析显示腹主动脉钙化与 CAD 风险显著增高相关［相对危险度（relative risk，RR）=1.81，95% CI 1.54～2.14］[90]。

通过电子束计算机断层扫描或多层计算机断层扫描检测到的冠状动脉钙化（coronary artery calcification，CAC）可用于量化冠状动脉中的钙含量。40 岁以后冠状动脉钙化很常见，可以从影像图像中计算出冠状动脉钙化积分，且 CAD 的风险与冠状动脉钙化量相关[91]。冠状动脉斑块体积、钙密度和钙化进展都与 CAD 事件的风险增加有关[92-93]。

遗传风险和遗传因素

一级亲属中有 ASCVD 病史

父母有 CAD 病史与后代 CAD 的风险更大有关。如果父母一方有心脏病病史，后代心脏病的发生风险约增加 1 倍，如果父母双方都有心脏病病史，特别是父母双方在 50 岁之前发病，则后代心脏病风险会更高[1]。此外，如果兄弟姐妹中有 ASCVD 病史，则 CAD 风险也增加[94]。

危险因素的遗传性

危险因素的遗传性是 CAD 遗传风险的重要因素。Framingham 研究等在一代以上的人群中全面评估危险因素，并对年龄相近的几代人进行了比较，为危险因素的遗传率提供可靠的估计。表 1.4 显示了几种常见 CAD 危险因素的遗传性分层。特别值得注意的是，常用于评估 CAD 风险的血脂指标的遗传性较强。

遗传变异

在多项研究中，遗传变异与更高的 CAD 风险相关[95-96]。在各种互相关联的单核苷酸多态性（single-nucleotide polymorphism，SNP）中，出现在 9p21 位点的变异与 CAD 风险的相关性最强。在 2010 年的一项评估了 47 个不同数据库的系统综述中，包括 35 872 例病例和 95 837 例对照，结果显示与具有 1 个风险

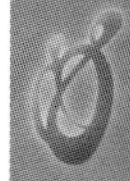

表 1.4 Framingham 心脏研究中对危险因素遗传性的评估

遗传水平	危险因素
高（＞0.5）	腹部皮下脂肪、高密度脂蛋白胆固醇、总胆固醇、低密度脂蛋白胆固醇
较高（0.4～0.5）	收缩压、腰围、甘油三酯
较低（0.3～0.4）	舒张压、内脏脂肪、空腹血糖、C 反应蛋白、估算的肾小球滤过率
低（＜0.3）	左心室质量、糖化血红蛋白、踝肱指数

Data from Mozaffarian D，Benjamin EJ，Go AS，et al. Heart Disease and Stroke Statistics—2016 update：a report from the American Heart Association. Circulation. 2016；133（4）：e38-e360；Table 7-3.

等位基因的受试者相比，在该位点上具有两个异常等位基因的受试者更可能患有 CAD［OR＝1.25，95% CI 1.21～1.29］[97]。在既往没有 CAD 病史且年龄＞70 岁的患者中，9p21 SNP 与患 CAD 的风险增加相关[96]。2014 年对 31 个队列共 193 372 例患者进行的系统综述和 meta 分析显示，9p21 变异与首次 CAD 事件发生相关（每个风险等位基因的 HR＝1.19，95% CI 1.17～1.22）[95]。然而，9p21 变异与 CAD 患者再发 CAD 事件无关（每个风险等位基因的 HR＝1.01，95% CI 0.97～1.06）。尽管基因变异和 CAD 事件之间存在明确关联，但是与传统危险因素相比，尚未明确 9p21 SNP 能否显著改善识别 CAD 风险的能力或等级[95-101]。在 950 例早发 CAD（平均年龄 56 岁）的非糖尿病患者中，冠状动脉造影显示至少有 1 处冠状动脉狭窄＞50%，9p21 基因型与左主干病变（每个风险等位基因拷贝的 OR＝2.38，95% CI 1.48～3.85）、三支血管病变（每个风险等位基因拷贝的 OR＝1.45，95% CI 1.18～1.79），以及需要旁路移植术相关（每个风险等位基因拷贝的 OR＝1.37，95% CI 1.04～1.79）。这些数据表明 9p21 变异的患者会在较年轻时发生更严重的 CAD。

不同的遗传变异与不同 CAD 诊断类型有关。一些增加冠状动脉粥样硬化的风险，另一些则增加斑块破裂和急性心肌梗死的风险，这表明遗传变异有不同的生物学效应[101-102]。遗传变异的病理生理学影响可能因合并症的不同而发生改变。在一项纳入 5 个大型队列的 CAD 病例和对照的研究中，染色体 1q25 上的相同 SNP 与糖尿病患者 CAD 的风险显著增加相关（与无此 SNP 的糖尿病患者相比，OR＝1.36，95% CI 1.22～1.51），但与非糖尿病患者的 CAD 风险无关（OR＝0.99，95% CI 0.87～1.13）[103]。这些发现表明其他生物学因素在 CAD 发展中的重要性，包括糖尿病患者发生 CAD 的不同机制。

据报道，许多遗传变异与 ASCVD 风险相关。在一项针对 180 个和身高有关的遗传变异的研究中，共纳入 193 449 例受试者（包括 65 066 例 CAD 患者和 128 383 例没有 CAD 的对照组），结果显示身材矮小的患者 CAD 风险显著增加［身高每降低 1 个标准差（6 cm），CAD 风险增加 13.5%，95% CI 54～22.1］，随着身高变高的遗传变异数量的增加，CAD 风险显著降低[104]。

尽管个别遗传标志物与 ASCVD 相关，但它们对传统危险因素以外的风险的总体影响尚未确定。对调整了传统危险因素的 19000 多例白人女性进行研究显示，使用根据与 ASCVD 相关的 101 个 SNP 创建的遗传风险评分并未改善识别 CAD 风险的能力或等级[105]。研究认为，外周血细胞基因表达可以作为评估 ASCVD 风险的方法，特别是阻塞性 CAD，基于有限的数据，该技术在 CAD 诊断的准确性方面与心肌灌注成像的负荷试验相当[106-108]。

首次 ASCVD 事件的预测

目前已经开发出多变量风险模型以评估基线时无血管疾病的患者 10 年和 30 年的 ASCVD 风险。在 20 世纪 90 年代，Framingham 心脏研究开发了多变量模型，模型中使用传统危险因素，包括年龄、性别、收缩压水平、血压治疗情况、总胆固醇（或 LDL-C）、HDL-C、糖尿病状态和目前吸烟情况，以此评估首次发生 CAD 事件的风险。

自 20 世纪 90 年代末以来，各种各样的多变量 CAD 预测模型在世界范围内得到了发展。欧洲开发了系统性冠状动脉风险评估（SCORE）工具，用于预测 CAD 死亡[109]。英国研究人员开发了 QRISK 工具，已更新至 QRISK2，其最新版本成为英国联合学会（JBS3）估算工具。英国的模型涉及整个英国地区，模型中的预测因素包括社会经济状况、ASCVD 家族史、心房颤动、类风湿性关节炎和 BMI 变量[45]。在美国，制定预防心血管疾病指南的专家委员会将严重 ASCVD 作为关注的血管终点事件，该预测方法发表在 2013 年美国心脏病学会（American College of Cardiology，ACC）/AHA 报告中[34]。2013 年的评估方法是基于 Framingham 研究、ARIC 研究、CHS 研究（Cardiovascular Health Study）和 CARDIA 队列研究（Coronary Artery Risk Development in Young Adults）的经验，并经 REGARDS 研究进行了外部验证。Reynold 和 MESA 的研究人员使用 Reynold 风险评分和 MESA 队列进行的后续验证表明，2013 年 ACC/AHA 可能高估了 ASCVD 的风险[110-111]。

自 20 世纪末至 21 世纪初以来，通过使用调查死亡原因且进行长期随访的方法，使估计 CAD 和其他血管事件的终身风险成为可能。2012 年的一份报告中包括来自 18 个队列共 200 000 多例成人的数据信息，结果表明 55 岁时没有危险因素的人 ASCVD 的终身风险为 15%，而有≥2 个传统危险因素的人发生 ASCVD 的绝对风险上升到约 40%[7]。

图 1.5 是使用 2013 年 ACC/AHA 风险评估工具，进行严重 ASCVD 事件 10 年风险评估的示例，假设 55 岁成人有不同的危险因素组合，如胆固醇、HDL-C、收缩压、血压治疗情况、吸烟状况和糖尿病状况。

ASCVD 再发的预测

有症状的缺血患者再发缺血相关事件的风险更大，包括因急性冠脉综合征住院、卒中和 ASCVD 死亡[112]。对再发心血管事件预测因子的研究主要在急性冠脉综合征或 MI 的幸存者中进行。从既往研究看，大多数风险评分主要来自住院患者或急诊患者的信息，如 TIMI 研究（Thrombolysis in Myocardial Infarction）、GRACE 研究（Global Registry of Acute Coronary Events）、HEART 研究（the emergency department History，ECG，Age，Risk factors，Troponin）和 DAPT 研究（Dual Antiplatelet Therapy）[113-116]。在门诊和观察性研究中，REACH 研究（Reduction of Atherothrombosis for Continued Health）和 SMART 研究（the Secondary Manifestations of ARTerial disease）的研究者开发了预测算法[117-118]。我们将重点关注使用门诊信息对再发 ASCVD 事件的预测。

表 1.5 显示了 REACH 和 SMART 风险模型中的各种变量。在 REACH 中，研究人员根据 49689 例受试者 2 年的随访数据（2394 例心血管事件和 1029 例心血管死亡）开发了 ASCVD 预测模型[117]。年龄、性别、有临床疾病的血管病变数目、糖尿病、吸烟、低 BMI、心房颤动病史、心力衰竭、地区和 1 年内心血管事件病史均增加了心血管事件再发的风险。SMART 研究人员获得的欧洲数据包括 5788 例高危患者和 788 例复发患者，结果发现年龄、性别、颈动脉粥样硬化、吸烟、收缩压和实验室生物标志物与血管疾病复发显著相关。

结论

ASCVD 的流行病学显示全球范围内心绞痛、MI 和 CAD 死亡的情况非常普遍。主要的传统因素如

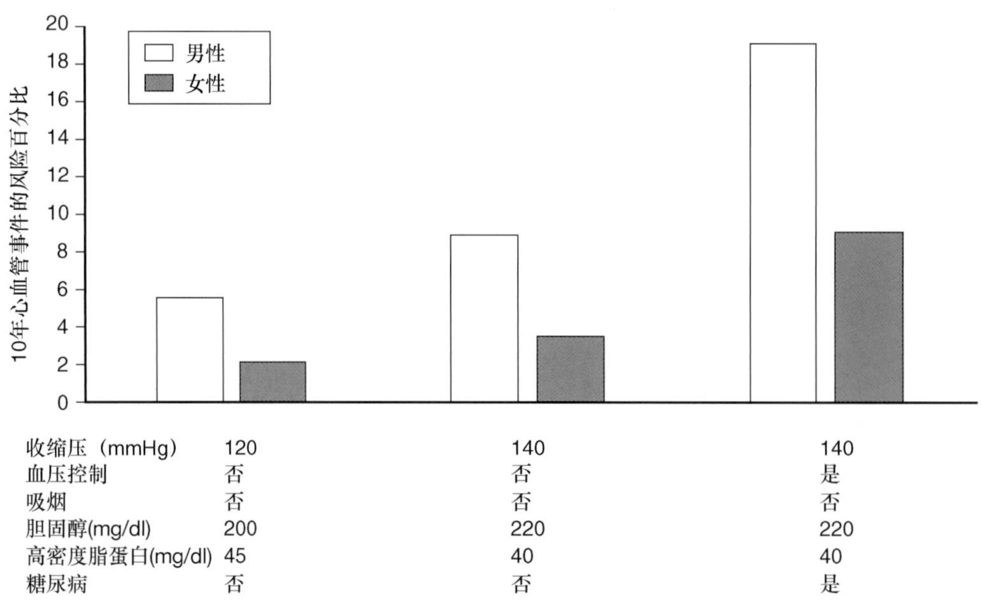

图 1.5　根据 2013 年 ACC/AHA 风险评估工具估计的 10 年严重心血管疾病风险。［Data from algorithm by Stone NJ，Robinson JG，Lichtenstein AH，et al. 2013 ACC/AHA guideline on the treatment of blood cholesterol to reduce atherosclerotic cardiovascular risk in adults：a report of the American College of Cardiology/American Heart Association Task Force on Practice Guidelines. Circulation. 2014；129（25 suppl 2）：S1-45.］

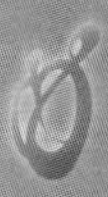

表 1.5 心脏病复发的门诊预测算法

研究分组	REACH 研究	SMART 研究
入组患者	MI 后门诊患者	有动脉疾病病史的门诊患者
性别	√	√
年龄	√	√
目前吸烟	√	√
糖尿病	√	√
父母有 60 岁前 MI 病史		√
血压		√
血脂		√
估算的肾小球滤过率		√
BMI > 20 kg/m²	√	
近期心脏停搏		√
脑血管疾病、周围动脉疾病或腹主动脉瘤	√	√
首次血管事件的时间	√	√
心力衰竭	√	√
颈动脉中层内膜厚度	√	√
颈动脉狭窄		
心房颤动	√	
抗血小板治疗	√	√
他汀类药物或降脂治疗	√	√
降压治疗		√
地理区域	√	

√表示该变量包含在算法中

年龄、男性、吸烟、糖尿病、高血压和高血脂等是ASCVD重要的危险因素。新的生物标志物仍在继续研究，遗传变异的问题也被补充到危险因素当中。此外，各种其他情况、状态和疾病（如使用睾酮或雌激素产品、吸入污染物和肥胖）可能会影响临床缺血性心脏病的风险。最后，使用冠状动脉钙化积分和其他方式评估亚临床心脏病有望改善对某些个体ASCVD的风险评估能力。

参考文献

1. Mozaffarian D, Benjamin EJ, Go AS, et al.: Heart Disease and Stroke Statistics—2016 update: a report from the American Heart Association, *Circulation* 133(4):e38–e360, 2016.
2. GBD: 2013 Mortality and Causes of Death Collaborators. Global, regional, and national age-sex specific all-cause and cause-specific mortality for 240 causes of death, 1990–2013: a systematic analysis for the Global Burden of Disease Study 2013, *Lancet* 385(9963):117–171, 2015.
3. Towfighi A, Zheng L, Ovbiagele B: Sex-specific trends in midlife coronary heart disease risk and prevalence, *Arch Intern Med* 169(19):1762–1766, 2009.
4. Webber BJ, Seguin PG, Burnett DG, et al.: Prevalence of and risk factors for autopsy-determined atherosclerosis among US service members, 2001–2011, *JAMA* 308(24):2577–2583, 2012.
5. Roe MT, Messenger JC, Weintraub WS, et al.: Treatments, trends, and outcomes of acute myocardial infarction and percutaneous coronary intervention, *J Am Coll Cardiol* 56(4):254–263, 2010.
6. Fihn SD, Gardin JM, Abrams J, et al.: 2012 ACCF/AHA/ACP/AATS/PCNA/SCAI/STS guideline for the diagnosis and management of patients with stable ischemic heart disease: a report of the American College of Cardiology Foundation/American Heart Association Task Force on Practice Guidelines, and the American College of Physicians, American Association for Thoracic Surgery, Preventive Cardiovascular Nurses Association, Society for Cardiovascular Angiography and Interventions, and Society of Thoracic Surgeons, *Circulation* 126(25):e354–e471, 2012.
7. Berry JD, Dyer A, Cai X, et al.: Lifetime risks of cardiovascular disease, *N Engl J Med* 366(4):321–329, 2012.
8. Reference deleted in proofs.
9. Chow BJ, Small G, Yam Y, et al.: Incremental prognostic value of cardiac computed tomography in coronary artery disease using CONFIRM: COroNary computed tomography angiography evaluation for clinical outcomes: an InteRnational Multicenter registry, *Circ Cardiovasc Imaging* 4(5):463–472, 2011.
10. Maddox TM, Stanislawski MA, Grunwald GK, et al.: Nonobstructive coronary artery disease and risk of myocardial infarction, *JAMA* 312(17):1754–1763, 2014.
11. Wilmot KA, O'Flaherty M, Capewell S, et al.: Coronary heart disease mortality declines in the United States from 1979 through 2011: evidence for stagnation in young adults, especially women, *Circulation* 132(11):997–1002, 2015.
12. Gupta A, Wang Y, Spertus JA, et al.: Trends in acute myocardial infarction in young patients and differences by sex and race, 2001 to 2010, *J Am Coll Cardiol* 64(4):337–345, 2014.
13. Capewell S, Ford ES, Croft JB, et al.: Cardiovascular risk factor trends and potential for reducing coronary heart disease mortality in the United States of America, *Bull World Health Organ* 88(2):120–130, 2010.
14. Young F, Capewell S, Ford ES, et al.: Coronary mortality declines in the U.S. between 1980 and 2000 quantifying the contributions from primary and secondary prevention, *Am J Prev Med* 39(3):228–234, 2010.
15. Colantonio LD, Bittner V, Reynolds K, et al.: Association of serum lipids and coronary heart disease in contemporary observational studies, *Circulation* 133(3):256–264, 2016.
16. Chen J, Normand SL, Wang Y, et al.: Recent declines in hospitalizations for acute myocardial infarction for Medicare fee-for-service beneficiaries: progress and continuing challenges, *Circulation* 121(11):1322–1328, 2010.
17. Roger VL, Weston SA, Gerber Y, et al.: Trends in incidence, severity, and outcome of hospitalized myocardial infarction, *Circulation* 121(7):863–869, 2010.
18. Parikh NI, Gona P, Larson MG, et al.: Long-term trends in myocardial infarction incidence and case fatality in the National Heart, Lung, and Blood Institute's Framingham Heart study, *Circulation* 119(9):1203–1210, 2009.
19. Kontos MC, Rennyson SL, Chen AY, et al.: The association of myocardial infarction process of care measures and in-hospital mortality: a report from the NCDR(R), *Am Heart J* 168(5):766–775, 2014.
20. Rogers WJ, Frederick PD, Stoehr E, et al.: Trends in presenting characteristics and hospital mortality among patients with ST elevation and non-ST elevation myocardial infarction in the National Registry of Myocardial Infarction from 1990 to 2006, *Am Heart J* 156(6):1026–1034, 2008.
21. Nichols M, Townsend N, Scarborough P, et al.: Cardiovascular disease in Europe 2014: epidemiological update, *Eur Heart J* 35(42):2929, 2014.
22. Nichols M, Townsend N, Scarborough P, Rayner M: Trends in age-specific coronary heart disease mortality in the European Union over three decades: 1980–2009, *Eur Heart J* 34(39):3017–3027, 2013.
23. Lloyd-Jones D, Adams RJ, Brown TM, et al.: Executive summary: heart disease and stroke statistics—2010 update: a report from the American Heart Association, *Circulation* 121(7):948–954, 2010.
24. Brandon Stacey R, Leaverton PE, Schocken DD, et al.: Prediabetes and the association with unrecognized myocardial infarction in the multi-ethnic study of atherosclerosis, *Am Heart J* 170(5):923–928, 2015.
25. Dehghan A, Leening MJ, Solouki AM, et al.: Comparison of prognosis in unrecognized versus recognized myocardial infarction in men versus women >55 years of age (from the Rotterdam Study), *Am J Cardiol* 113(1):1–6, 2014.
26. Valensi P, Lorgis L, Cottin Y: Prevalence, incidence, predictive factors and prognosis of silent myocardial infarction: a review of the literature, *Arch Cardiovasc Dis* 104(3):178–188, 2011.
27. Arenja N, Mueller C, Ehl NF, et al.: Prevalence, extent, and independent predictors of silent myocardial infarction, *Am J Med* 126(6):515–522, 2013.
28. Sasson C, Meischke H, Abella BS, et al.: Increasing cardiopulmonary resuscitation provision in communities with low bystander cardiopulmonary resuscitation rates: a science advisory from the American Heart Association for healthcare providers, policymakers, public health departments, and community leaders, *Circulation* 127(12):1342–1350, 2013.
29. Toukola T, Hookana E, Junttila J, et al.: Sudden cardiac death during physical exercise: characteristics of victims and autopsy findings, *Ann Med* 47(3):263–268, 2015.
30. Byrne R, Constant O, Smyth Y, et al.: Multiple source surveillance incidence and aetiology of out-of-hospital sudden cardiac death in a rural population in the West of Ireland, *Eur Heart J* 29(11):1418–1423, 2008.
31. Kuriachan VP, Sumner GL, Mitchell LB: Sudden cardiac death, *Curr Prob Cardiol* 40(4):133–200, 2015.
32. Chugh SS, Uy-Evanado A, Teodorescu C, et al.: Women have a lower prevalence of structural heart disease as a precursor to sudden cardiac arrest: the Ore-SUDS (Oregon Sudden Unexpected Death Study), *J Am Coll Cardiol* 54(22):2006–2011, 2009.
33. Yusuf S, Hawken S, Ounpuu S, et al.: Effect of potentially modifiable risk factors associated with myocardial infarction in 52 countries (the INTERHEART study): case-control study, *Lancet* 364(9438):937–952, 2004.
34. Goff Jr DC, Lloyd-Jones DM, Bennett G, et al.: 2013 ACC/AHA guideline on the assessment of cardiovascular risk: a report of the American College of Cardiology/American Heart Association Task Force on Practice Guidelines, *Circulation* 129(25 suppl 2):S49–S73, 2014.
35. Castelli WP, Garrison RJ, Dawber TR, et al.: The filter cigarette and coronary heart disease: the Framingham study, *Lancet* 2(8238):109–113, 1981.
36. Hammal F, Ezekowitz JA, Norris CM, et al.: Smoking status and survival: impact on mortality of continuing to smoke one year after the angiographic diagnosis of coronary artery disease, a prospective cohort study, *BMC Cardiovasc Dis* 14:133, 2014.
37. Sniderman AD, Lamarche B, Contois JH, et al.: Discordance analysis and the Gordian knot of LDL and non-HDL cholesterol versus apoB, *Curr Opin Lipidol* 25(6):461–467, 2014.
38. Sniderman AD, Williams K, Contois JH, et al.: A meta-analysis of low-density lipoprotein cholesterol, non-high-density lipoprotein cholesterol, and apolipoprotein B as markers of cardiovascular risk, *Circ Cardiovasc Qual Outcomes* 4(3):337–345, 2011.
39. Cholesterol Treatment Trialists' (CTT) Collaboration, Baigent C, Blackwell L, et al.: Efficacy and safety of more intensive lowering of LDL cholesterol: a meta-analysis of data from 170,000 participants in 26 randomised trials, *Lancet* 376(9753):1670–1681, 2010.
40. James PA, Oparil S, Carter BL, et al.: 2014 evidence-based guideline for the management of high blood pressure in adults: report from the panel members appointed to the Eighth Joint National Committee (JNC 8), *JAMA* 311(5):507–520, 2014.
41. Group SR, Wright Jr JT, Williamson JD, et al.: A randomized trial of intensive versus standard blood-pressure control, *N Engl J Med* 373(22):2103–2116, 2015.
42. Regensteiner JG, Golden S, Huebschmann AG, et al.: Sex differences in the cardiovascular consequences of diabetes mellitus: a scientific statement from the American Heart Association, *Circulation* 132(25):2424–2447, 2015.
43. Look ARG, Wing RR, Bolin P, et al.: Cardiovascular effects of intensive lifestyle intervention in type 2 diabetes, *N Engl J Med* 369(2):145–154, 2013.
44. Wilson PW, D'Agostino RB, Parise H, et al.: Metabolic syndrome as a precursor of cardiovascular

disease and type 2 diabetes mellitus, *Circulation* 112(20):3066–3072, 2005.
45. JBS3 Board: Joint British Societies' consensus recommendations for the prevention of cardiovascular disease (JBS3), *Heart* 100(Suppl 2):ii1–ii67, 2014.
46. Carlson SA, Fulton JE, Schoenborn CA, et al.: Trend and prevalence estimates based on the 2008 physical activity guidelines for Americans, *Am J Prev Med* 39(4):305–313, 2010.
47. Auer R, Bauer DC, Marques-Vidal P, et al.: Association of major and minor ECG abnormalities with coronary heart disease events, *JAMA* 307(14):1497–1505, 2012.
48. Jorgensen PG, Jensen JS, Marott JL, et al.: Electrocardiographic changes improve risk prediction in asymptomatic persons age 65 years or above without cardiovascular disease, *J Am Coll Cardiol* 64(9):898–906, 2014.
49. Nakamura Y, Okamura T, Higashiyama A, et al.: Prognostic values of clockwise and counterclockwise rotation for cardiovascular mortality in Japanese subjects: a 24-year follow-up of the National Integrated Project for Prospective Observation of Noncommunicable Disease and Its Trends in the Aged, 1980–2004 (NIPPON DATA80), *Circulation* 125(10):1226–1233, 2012.
50. Desai CS, Ning H, Lloyd-Jones DM: Competing cardiovascular outcomes associated with electrocardiographic left ventricular hypertrophy: the Atherosclerosis Risk in Communities Study, *Heart* 98(4):330–334, 2012.
51. Saxena A, Minton D, Lee DC, et al.: Protective role of resting heart rate on all-cause and cardiovascular disease mortality, *Mayo Clin Proc* 88(12):1420–1426, 2013.
52. Ho JE, Larson MG, Ghorbani A, et al.: Long-term cardiovascular risks associated with an elevated heart rate: the Framingham Heart Study, *J Am Heart Assoc* 3(3):e000668, 2014.
53. Bohm M, Reil JC, Deedwania P, et al.: Resting heart rate: risk indicator and emerging risk factor in cardiovascular disease, *Am J Med* 128(3):219–228, 2015.
54. Nauman J, Janszky I, Vatten LJ, et al.: Temporal changes in resting heart rate and deaths from ischemic heart disease, *JAMA* 306(23):2579–2587, 2011.
55. Ohlsson C, Barrett-Connor E, Bhasin S, et al.: High serum testosterone is associated with reduced risk of cardiovascular events in elderly men. The MrOS (Osteoporotic Fractures in Men) study in Sweden, *J Am Coll Cardiol* 58(16):1674–1681, 2011.
56. Malkin CJ, Pugh PJ, Morris PD, et al.: Low serum testosterone and increased mortality in men with coronary heart disease, *Heart* 96(22):1821–1825, 2010.
57. Nguyen PL, Je Y, Schutz FA, et al.: Association of androgen deprivation therapy with cardiovascular death in patients with prostate cancer: a meta-analysis of randomized trials, *JAMA* 306(21):2359–2366, 2011.
58. Sharma R, Oni OA, Gupta K, et al.: Normalization of testosterone level is associated with reduced incidence of myocardial infarction and mortality in men, *Eur Heart J* 36(40):2706–2715, 2015.
59. Basaria S, Coviello AD, Travison TG, et al.: Adverse events associated with testosterone administration, *N Engl J Med* 363(2):109–122, 2010.
60. Clarkson TB, Melendez GC, Appt SE: Timing hypothesis for postmenopausal hormone therapy: its origin, current status, and future, *Menopause* 20(3):342–353, 2013.
61. Dous GV, Grodman R, Mornan A, et al.: Menopausal hormone treatment in postmenopausal women: risks and benefits, *South Med J* 107(11):689–695, 2014.
62. Mason JC, Libby P: Cardiovascular disease in patients with chronic inflammation: mechanisms underlying premature cardiovascular events in rheumatologic conditions, *Eur Heart J* 36(8):482–489c, 2015.
63. Kahlenberg JM, Kaplan MJ: Mechanisms of premature atherosclerosis in rheumatoid arthritis and lupus, *Annu Rev Med* 64:249–263, 2013.
64. Ridker PM, Howard CP, Walter V, et al.: Effects of interleukin-1beta inhibition with canakinumab on hemoglobin A1c, lipids, C-reactive protein, interleukin-6, and fibrinogen: a phase IIb randomized, placebo-controlled trial, *Circulation* 126(23):2739–2748, 2012.
65. Madjid M, Alfred A, Sahai A, et al.: Factors contributing to suboptimal vaccination against influenza: results of a nationwide telephone survey of persons with cardiovascular disease, *Tex Heart Inst J* 36(6):546–552, 2009.
66. Madjid M, Miller CC, Zarubaev VV, et al.: Influenza epidemics and acute respiratory disease activity are associated with a surge in autopsy-confirmed coronary heart disease death: results from 8 years of autopsies in 34,892 subjects, *Eur Heart J* 28(10):1205–1210, 2007.
67. Baker WL, Couch KA: Azithromycin for the secondary prevention of coronary artery disease: a meta-analysis, *Am J Health-System Pharm* 64(8):830–836, 2007.
68. Targher G, Day CP, Bonora E: Risk of cardiovascular disease in patients with nonalcoholic fatty liver disease, *N Engl J Med* 363(14):1341–1350, 2010.
69. Lonardo A, Ballestri S, Targher G, Loria P: Diagnosis and management of cardiovascular risk in nonalcoholic fatty liver disease, *Exp Rev Gastroenterol Hepatol* 9(5):629–650, 2015.
70. Weinreich G, Wessendorf TE, Erdmann T, et al.: Association of obstructive sleep apnoea with subclinical coronary atherosclerosis, *Atherosclerosis* 231(2):191–197, 2013.
71. Kim SH, Cho GY, Baik I, et al.: Association of coronary artery calcification with obstructive sleep apnea and obesity in middle-aged men, *Nutr Metab Cardiovasc Dis* 20(8):575–582, 2010.
72. Banci M, Saccucci P, Dofcaci A, et al.: Birth weight and coronary artery disease. The effect of gender and diabetes, *Int J Biol Sci* 5(3):244–248, 2009.
73. Bukowski R, Davis KE, Wilson PW: Delivery of a small for gestational age infant and greater maternal risk of ischemic heart disease, *PloS One* 7(3):e33047, 2012.
74. Brook RD, Rajagopalan S, Pope III CA, et al.: Particulate matter air pollution and cardiovascular disease: an update to the scientific statement from the American Heart Association, *Circulation* 121(21):2331–2378, 2010.
75. Newby DE, Mannucci PM, Tell GS, et al.: Expert position paper on air pollution and cardiovascular disease, *Eur Heart J* 36(2):83–93b, 2015.
76. Sun Q, Hong X, Wold LE: Cardiovascular effects of ambient particulate air pollution exposure, *Circulation* 121(25):2755–2765, 2010.
77. Bauer M, Moebus S, Mohlenkamp S, et al.: Urban particulate matter air pollution is associated with subclinical atherosclerosis: results from the HNR (Heinz Nixdorf Recall) study, *J Am Coll Cardiol* 56(22):1803–1808, 2010.
78. Munzel T, Gori T, Babisch W, Basner M: Cardiovascular effects of environmental noise exposure, *Eur Heart J* 35(13):829–836, 2014.
79. Virtanen M, Nyberg ST, Batty GD, et al.: Perceived job insecurity as a risk factor for incident coronary heart disease: systematic review and meta-analysis, *BMJ* 347:f4746, 2013.
80. Kivimaki M, Nyberg ST, Batty GD, et al.: Job strain as a risk factor for coronary heart disease: a collaborative meta-analysis of individual participant data, *Lancet* 380(9852):1491–1497, 2012.
81. Kivimaki M, Jokela M, Nyberg ST, et al.: Long working hours and risk of coronary heart disease and stroke: a systematic review and meta-analysis of published and unpublished data for 603,838 individuals, *Lancet* 386(10005):1739–1746, 2015.
82. Rafnsson SB, Saravanan P, Bhopal RS, I, et al.: Is a low blood level of vitamin B12 a cardiovascular and diabetes risk factor? A systematic review of cohort studies, *Eur J Nutr* 50(2):97–106, 2011.
83. Veeranna V, Zalawadiya SK, Niraj A, et al.: Homocysteine and reclassification of cardiovascular disease risk, *J Am Coll Cardiol* 58(10):1025–1033, 2011.
84. Polak JF, O'Leary DH: Edge-detected common carotid artery intima-media thickness and incident coronary heart disease in the multi-ethnic study of atherosclerosis, *J Am Heart Assoc* 4(6):e001492, 2015.
85. Polak JF, Szklo M, O'Leary DH: Associations of coronary heart disease with common carotid artery near and far wall intima-media thickness: the multi-ethnic study of atherosclerosis, *J Am Soc Echocardiogr* 28(9):1114–1121, 2015.
86. Berry JD, Liu K, Folsom AR, et al.: Prevalence and progression of subclinical atherosclerosis in younger adults with low short-term but high lifetime estimated risk for cardiovascular disease: the coronary artery risk development in young adults study and multi-ethnic study of atherosclerosis, *Circulation* 119(3):382–389, 2009.
87. Polak JF: Carotid intima-media thickness: an early marker of cardiovascular disease, *Ultrasound Q* 25(2):55–61, 2009.
88. Vlachopoulos C, Aznaouridis K, Stefanadis C: Prediction of cardiovascular events and all-cause mortality with arterial stiffness: a systematic review and meta-analysis, *J Am Coll Cardiol* 55(13):1318–1327, 2010.
89. Ong KL, McClelland RL, Rye KA, et al.: The relationship between insulin resistance and vascular calcification in coronary arteries, and the thoracic and abdominal aorta: the Multi-Ethnic Study of Atherosclerosis, *Atherosclerosis* 236(2):257–262, 2014.
90. Bastos Goncalves F, Voute MT, Hoeks SE, et al.: Calcification of the abdominal aorta as an independent predictor of cardiovascular events: a meta-analysis, *Heart* 98(13):988–994, 2012.
91. Detrano R, Guerci AD, Carr JJ, et al.: Coronary calcium as a predictor of coronary events in four racial or ethnic groups, *N Engl J Med* 358(13):1336–1345, 2008.
92. Budoff MJ, Young R, Lopez VA, et al.: Progression of coronary calcium and incident coronary heart disease events: MESA (Multi-Ethnic Study of Atherosclerosis), *J Am Coll Cardiol* 61(12):1231–1239, 2013.
93. Criqui MH, Denenberg JO, Ix JH, et al.: Calcium density of coronary artery plaque and risk of incident cardiovascular events, *JAMA* 311(3):271–278, 2014.
94. Murabito JM, Pencina MJ, Nam BH, et al.: Sibling cardiovascular disease as a risk factor for cardiovascular disease in middle-aged adults, *JAMA* 294(24):3117–3123, 2005.
95. Patel RS, Asselbergs FW, Quyyumi AA, et al.: Genetic variants at chromosome 9p21 and risk of first versus subsequent coronary heart disease events: a systematic review and meta-analysis, *J Am Coll Cardiol* 63(21):2234–2245, 2014.
96. Dutta A, Henley W, Lang IA, et al.: The coronary artery disease-associated 9p21 variant and later life 20-year survival to cohort extinction, *Circ Cardiovasc Genet* 4(5):542–548, 2011.
97. Palomaki GE, Melillo S, Bradley LA: Association between 9p21 genomic markers and heart disease: a meta-analysis, *JAMA* 303(7):648–656, 2010.
98. Paynter NP, Chasman DI, Buring JE, et al.: Cardiovascular disease risk prediction with and without knowledge of genetic variation at chromosome 9p21.3, *Ann Intern Med* 150(2):65–72, 2009.
99. Dandona S, Stewart AF, Chen L, et al.: Gene dosage of the common variant 9p21 predicts severity of coronary artery disease, *J Am Coll Cardiol* 56(6):479–486, 2010.
100. Palomaki GE, Melillo S, Neveux L, et al.: Use of genomic profiling to assess risk for cardiovascular disease and identify individualized prevention strategies—a targeted evidence-based review, *Genet Med* 12(12):772–784, 2010.
101. Fan M, Dandona S, McPherson R, et al.: Two chromosome 9p21 haplotype blocks distinguish between coronary artery disease and myocardial infarction risk, *Circ Cardiovasc Genet* 6(4):372–380, 2013.
102. Hernesniemi JA, Lyytikainen LP, Oksala N, et al.: Predicting sudden cardiac death using common genetic risk variants for coronary artery disease, *Eur Heart J* 36(26):1669–1675, 2015.
103. Qi L, Qi Q, Prudente S, et al.: Association between a genetic variant related to glutamic acid metabolism and coronary heart disease in individuals with type 2 diabetes, *JAMA* 310(8):821–828, 2013.
104. Nelson CP, Hamby SE, Saleheen D, et al.: Genetically determined height and coronary artery disease, *N Engl J Med* 372(17):1608–1618, 2015.
105. Paynter NP, Chasman DI, Pare G, et al.: Association between a literature-based genetic risk score and cardiovascular events in women, *JAMA* 303(7):631–637, 2010.
106. Elashoff MR, Wingrove JA, Beineke P, et al.: Development of a blood-based gene expression algorithm for assessment of obstructive coronary artery disease in non-diabetic patients, *BMC Med Genom* 4:26, 2011.
107. Rosenberg S, Elashoff MR, Beineke P, et al.: Multicenter validation of the diagnostic accuracy of a blood-based gene expression test for assessing obstructive coronary artery disease in nondiabetic patients, *Ann Intern Med* 153(7):425–434, 2010.
108. Thomas GS, Voros S, McPherson JA, et al.: A blood-based gene expression test for obstructive coronary artery disease tested in symptomatic nondiabetic patients referred for myocardial perfusion imaging the COMPASS study, *Circ Cardiovasc Genet* 6(2):154–162, 2013.
109. Conroy RM, Pyorala K, Fitzgerald AP, et al.: Estimation of ten-year risk of fatal cardiovascular disease in Europe: the SCORE project, *Eur Heart J* 24(11):987–1003, 2003.
110. Ridker PM, Cook NR: Statins: new American guidelines for prevention of cardiovascular disease, *Lancet* 382(9907):1762–1765, 2013.
111. DeFilippis AP, Young R, Carrubba CJ, et al.: An analysis of calibration and discrimination among multiple cardiovascular risk scores in a modern multiethnic cohort, *Ann Intern Med* 162(4):266–275, 2015.
112. Fihn SD, Gardin JM, Abrams J, et al.: 2012 ACCF/AHA/ACP/AATS/PCNA/SCAI/STS Guideline for the diagnosis and management of patients with stable ischemic heart disease: a report of the American College of Cardiology Foundation/American Heart Association Task Force on Practice Guidelines, and the American College of Physicians, American Association for Thoracic Surgery, Preventive Cardiovascular Nurses Association, Society for Cardiovascular Angiography and Interventions, and Society of Thoracic Surgeons, *J Am Coll Cardiol* 60(24):e44–e164, 2012.
113. Antman EM, Cohen M, Bernink PJ, et al.: The TIMI risk score for unstable angina/non-ST elevation MI: a method for prognostication and therapeutic decision making, *JAMA* 284(7):835–842, 2000.
114. Eagle KA, Lim MJ, Dabbous OH, et al.: A validated prediction model for all forms of acute coronary syndrome: estimating the risk of 6-month postdischarge death in an international registry, *JAMA* 291(22):2727–2733, 2004.
115. Brieger D, Fox KA, Fitzgerald G, et al.: Predicting freedom from clinical events in non-ST-elevation acute coronary syndromes: the Global Registry of Acute Coronary Events, *Heart* 95(11):888–894, 2009.
116. Yeh RW, Secemsky EA, Kereiakes DJ, et al.: Development and validation of a prediction rule for benefit and harm of dual antiplatelet therapy beyond 1 year after percutaneous coronary intervention, *JAMA* 315(16):1735–1749, 2016.
117. Wilson PW, D'Agostino Sr R, Bhatt DL, et al.: An international model to predict recurrent cardiovascular disease, *Am J Med* 125(7):695–703, 2012.
118. Dorresteijn JA, Visseren FL, Wassink AM, et al.: Development and validation of a prediction rule for recurrent vascular events based on a cohort study of patients with arterial disease: the SMART risk score, *Heart* 99(12):866–872, 2013.

2 缺血性心脏病的全球展望

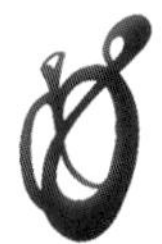

Matthew Lawlor，Bernard Gersh，Lionel Opie，Thomas A. Gaziano
何晓全 译

引言

心血管疾病（cardiovascular disease，CVD）[特别是缺血性心脏病（ischemic heart disease，IHD）]长期以来一直是高收入国家的主要死亡原因；美国疾病预防控制中心数据显示，自1921年以来心脏病一直位居死亡病因的首位[1]，其中CAD占疾病负担的主要部分。

随着全球发展与不断进步，心血管疾病负担越来越多地由中低收入国家承担，全球高达80%的CVD死亡发生在中低收入国家[2]。最初在高收入国家面临的CVD负担越来越多地影响到发展中国家，这种流行病学特征的转变代表着环境卫生、公共卫生、工业化、城市化和经济发展的作用：一方面减少了传染性疾病负担，另一方面却增加了CVD相关危险因素。

流行病学趋势

流行病学转变包括4个基本阶段（图2.1）：瘟疫和饥荒期、流行性疾病消退期、退行性疾病和人为疾病期及迟发性退行性疾病期[3]。目前CVD负担的趋势是由中低收入国家向第3阶段（即退行性疾病和人为疾病期）过渡所驱动的[4-5]。在这个阶段，经济环境的改善和城市化进程的加快以及随之而来的社会心理压力，导致饮食模式改变、活动水平降低、吸烟等与CVD相关的行为增加。这些变化导致动脉粥样硬化和CVD的增加。这一阶段35%～65%的死亡原因为CVD，其中IHD是主要原因。这一阶段的绝大多数心血管死亡发生在社会经济地位较高的个体中，因为他们是最先从这些条件的改善中获益的人群[4]。

高收入国家目前处于过渡中的第4阶段：迟发性退行性疾病期。在这一阶段，一级和二级预防以及新的治疗方法使年龄校正后的死亡率显著下降。CVD仍占该阶段总体死亡的40%～50%，但主要影响老年人。需要强调的是，高收入国家CVD疾病负担过早转移到社会经济地位较低的人群，是因为社会地位较高的人群最先从上述改善措施中获益[3-4]。

重要的是，越来越多的证据表明流行病学转变可能存在第5个阶段：肥胖和缺乏运动期。在一些高收入国家，随着吸烟和高血压发病率趋于稳定，年龄校正后CVD死亡率的下降已趋于平稳；但肥胖及其相关的糖尿病和血脂异常的发病率仍呈上升趋势。尽管总体年龄校正后死亡率继续趋于下降，但一些危险因素的增加（特别在儿童群体中）有可能在未来几年使年龄校正后CVD死亡率的趋势转而上升[3-4]。

疾病负担

随着全球流行病学转变的进展，全球死亡的主要病因已从营养不良、传染性疾病和婴幼儿死亡转向更多的慢性非传染性疾病。2010年全球疾病负担（Global Burden of Disease，GBD）的调查结果显示，非传染性疾病已经占全球总体死亡的65.5%，约占寿命损失年（years of life lost，YLL）的43%，YLL指因过早死亡而损失的寿命年数。非传染性疾病中最主要的是CVD，其中IHD是全球死亡的首要病因。从1990年到2010年，IHD一直是全球首要死因，并且在2010年超过下呼吸道感染，成为YLL和伤残调整生命年（disability-adjusted life years，DALY）的首要病因[2, 6]。2010年，IHD导致了全球13.3%的死亡[6]。

IHD临床表现为慢性稳定型心绞痛、缺血性心力衰竭和急性心肌梗死（acute myocardial infarction，

描述	预期寿命	CVD死亡占比（%）	CVD死亡的主要类型
第1阶段 瘟疫和饥荒期			
• 营养不良 • 传染性疾病	35岁	<10	传染性（风湿性心脏病） 营养相关疾病
第2阶段 流行性疾病消退期			
• 营养和公共卫生改善	50岁	10～35	传染性（风湿性心脏病）
• 慢性疾病 • 高血压			卒中-出血性疾病
第3阶段 退行性疾病和人为疾病期			
• 脂肪和热量摄入增加 • 烟草使用	>60岁	35～65	缺血性心脏病*
• 慢性疾病导致的死亡>感染性疾病和营养不良导致的死亡		卒中	— 出血性疾病 — 缺血性疾病
第4阶段 迟发性退行性疾病期			
• CVD和癌症成为死亡的首要病因	>70岁	40～50	• 缺血性心脏病** • 卒中-缺血性疾病 • 充血性心力衰竭
• 预防和治疗迟发疾病 • 年龄校正的心血管死亡减少			

* 社会经济地位较高的群体中更为常见
** 年轻患者的社会经济地位较低，而老年患者的社会经济地位较高

图 2.1 流行病学转变阶段

AMI）3 种形式。虽然 AMI 导致的 YLL 在 IHD 导致的 DALY 中占最大比例（男性 94%，女性 92%）[7]（图 2.2），但慢性稳定型心绞痛、缺血性心肌病和非致死性 AMI 导致的健康寿命损失年（years lived with disability，YLD）不断增加。慢性稳定型心绞痛是 IHD 所致 YLD 的最主要类型，2010 年其男性和女性的患病率分别为 20.3/10 万和 15.9/10 万。缺血性心力衰竭是慢性 IHD 越来越重要的结局，男性和女性的患病率分别为 2.7/10 万和 1.9/10 万。非致死性 AMI 导致的残疾（包括 AMI 后 28 天），占 IHD 所致 YLD 的一小部分（图 2.3）。

重要的是，流行病学的转变是 IHD 发病率和患病率趋势及全球疾病负担不断增加的基础。1990—2010 年，全球因 IHD 死亡的人数从 520 万增加到 700 万，尽管同一时期内年龄校正的死亡率从 131.1/10 万下降到 105.7/10 万，几乎降低了 20%[2]。同样地，1990—2010 年继发于 IHD 的所有慢性后遗症的 YLD 呈持续增加趋势：慢性心绞痛从 500 万增加到 720 万（增加 44%），缺血性心肌病从 89 万增加到 150 万（增加 70%），非致死性 AMI 从 29 000 增加到 42 000（增加 45%）[7]。与致死性 IHD 导致的死亡率一样，年龄标准化慢性稳定型心绞痛和非致死 IHD 的患病率从 1990 年到 2010 年有所下降，尽管年龄标准化缺血性心肌病的患病率略有上升。虽然在这期间年龄标准化 IHD 发病率和患病率普遍降低，但以 DALY 衡量的 IHD 全球疾病负担绝对值增加了 29%。这一增长主要是由世界人口老龄化和人口规模扩大推动的，分别导致 32.4% 和 22.1% 的在 DALY 增长。由于年龄校正的 IHD DALY 率总体下降 25.3%，这些变化有所减弱。值得注意的是，在低收入和中等收入国家，IHD DALY 的增长主要由人口增长所驱动，而在高收入国家，这一增长主要由人口老龄化所致[7]。

AMI 发病率和缺血性心脏病流行病学数据有良好的记录；但是大量证据表明，作为 IHD 病因的冠状动脉粥样硬化存在一个很长的可检测到的临床前

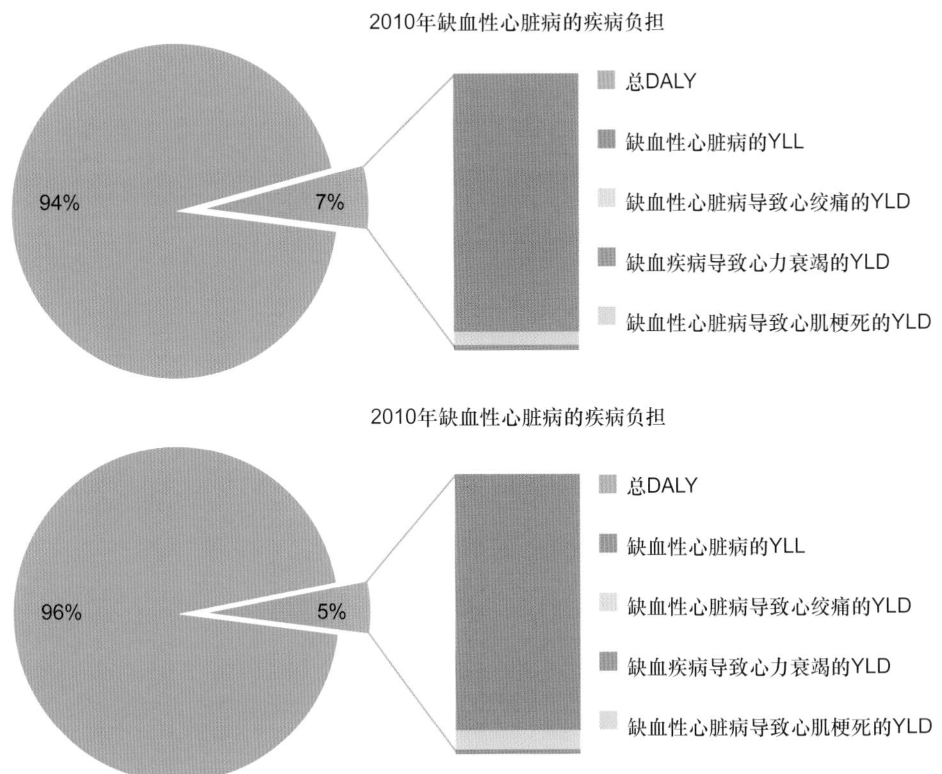

图 2.2 缺血性心脏病导致的伤残调整生命年（DALY）。YLL，寿命损失年；YLD，健康寿命损失年。[From Moran AE, Forouzanfar MH, Roth GA, et al. The global burden of ischemic heart disease in 1990 and 2010: the Global Burden of Disease 2010 study. Circulation. 2014；129（14）：1493-1501.]

阶段[8]。IHD 的生物学发病远早于临床症状的出现，导致疾病长期无临床症状。目前已确立风险评分系统，可评估发展为 IHD 的低、中、高风险。然而，冠状动脉造影作为 IHD 诊断的金标准，因其为侵入性检查，故在临床症状出现前不被推荐。技术的进步使冠状动脉计算机断层扫描（computed tomography，CT）血管造影可以评估冠状动脉钙化和狭窄。与冠状动脉造影相比，该方法对＞ 50% 狭窄的检测具有高度的敏感性和特异性[9]。在多项大规模试验中，对 45 ～ 74 岁且没有 IHD 病史的中年患者进行 CT 筛查，结果发现 1/2 ～ 2/3 的患者存在不同程度的冠状动脉钙化[10-11]。这些数据可能只反映了高收入国家的无症状 IHD 患者，然而随着低收入、中等收入国家流行病学转变的不断进展，这些数据可能很快就能代表全球更广泛的人口。事实上，一项印度北部冠状动脉粥样硬化患者的尸检研究显示，约 30% 的病例（平均年龄 35 岁）存在冠状动脉狭窄；这些病例中约 2/3 是＜ 50% 的非阻塞性冠状动脉管腔狭窄[12]。这些结果与低收入和中等收入国家 IHD 不断增加的疾病负担相一致。

不同地区的疾病负担

如前所述，随着社会流行病学转变的进展，中低收入国家 IHD 发病率和死亡率已占据大多数。本部分我们将详细介绍按照 GBD 研究定义的不同地区 IHD 的发病率、患病率及其趋势[2, 6-7, 13-14]。图 2.4 和图 2.5 分别显示不同地区 IHD DALY 的时间趋势，以及由 YLD 所致 DALY 的比例。本部分涉及的地区的社会学和人口学统计指标数据均来自世界银行世界发展指标（World Development Indicator, WDI）。

高收入国家

社会学和人口统计学指标

按照 GBD 的定义，超过 10 亿人生活在高收入国家，包括拉丁美洲南部、西欧、北美高收入地区、澳大拉西亚和亚太高收入地区。美国是其中人口最多的国家，约有 3.18 亿居民。这些国家的人均预期寿命相对较长，2013 年出生于该地区的男性和女性预期寿命分别约为 80 岁和 83 岁。这些国家 65 岁以上人口百分比的中位数为 17%，尽管这是一个很大

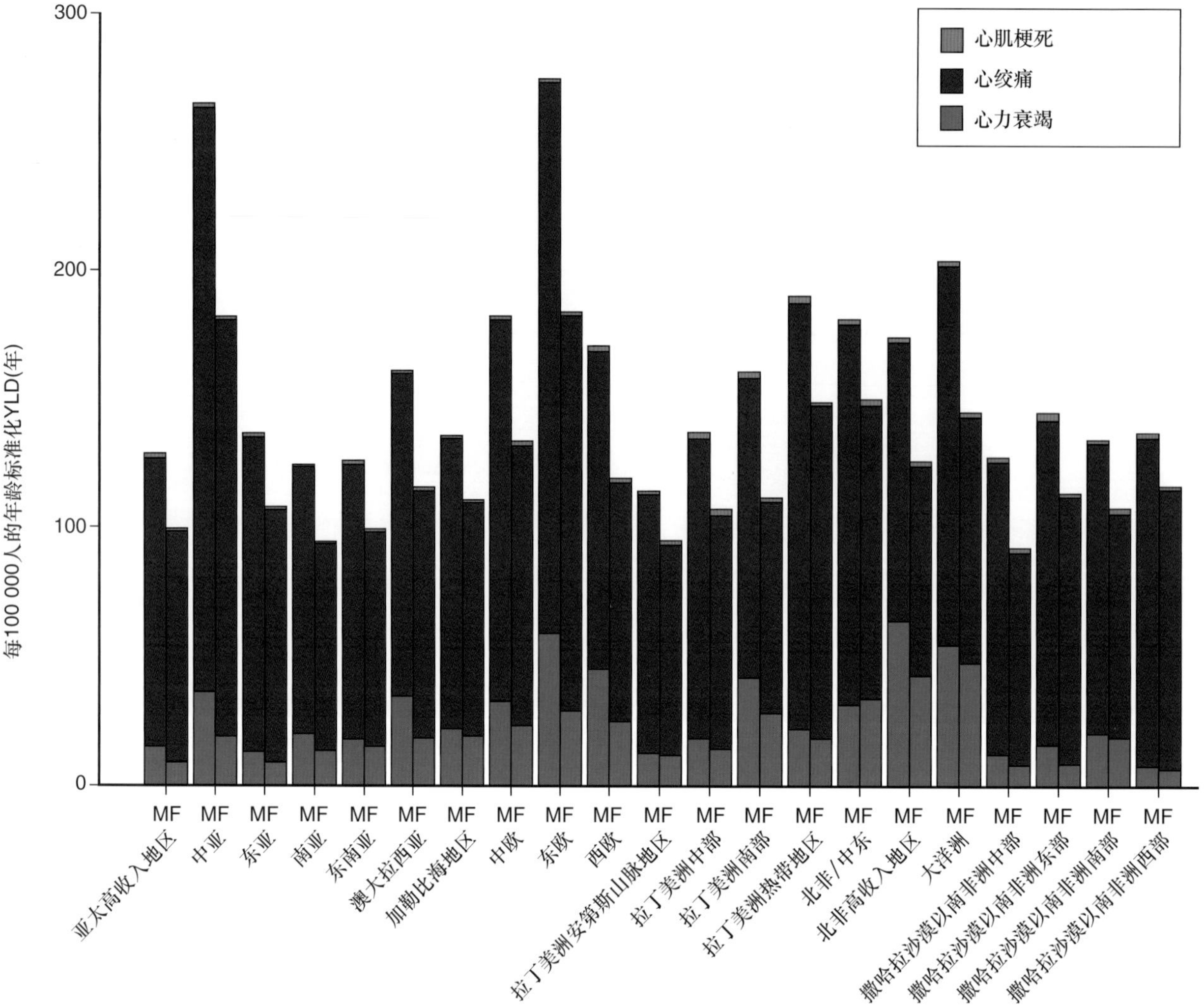

图 2.3 继发于慢性缺血性心脏病的健康寿命损失年（YLD）。［From Moran AE，Forouzanfar MH，Roth GA，et al. The global burden of ischemic heart disease in 1990 and 2010：the Global Burden of Disease 2010 study. Circulation. 2014；129（14）：1493-1501.］

的范围，从拉丁美洲南部的 10% 到西欧的 18% 以上。值得注意的是，超过 25% 的日本人口年龄＞ 65 岁。高收入国家人均国民总收入的中位数为 46 550 美元，人均卫生支出中位数为 3965 美元。公共卫生支出占总支出的百分比中位数约为 75%。

疾病负担及其趋势

高收入国家作为一个整体，2010 年人均 IHD 的 DALY 最低，但这些地区 IHD 的流行病学存在很大的异质性，从亚太高收入地区较低的 654/10 万人到北美高收入地区的 1636/10 万人。作为总发病率和死亡率的一部分，IHD 占该地区 2010 年 DALY 的 4.7%，而 1990 年这一比例为 7.88%。亚太高收入地区 IHD 所致 DALY 的占比最低，仅为 2.7%，而北美高收入地区为 6.1%。值得注意的是，亚太高收入地区的卒中负担异常偏高，缺血性卒中几乎占该地区 CVD 负担的 1/2。与之相比，全球 CVD 死亡率中，IHD 超过卒中的两倍。

如前所述，IHD 导致 DALY 丢失的主要驱动因素是 AMI 导致的 YLL。在 2010 年高收入国家 IHD 所致超过 2100 万的 DALY 中，只有约 10% 与 IHD 发病率相关，包括非致死性 AMI、心绞痛和缺血性心肌病。而 1990 年，该数字不足 7%，这掩盖了 IHD 的疾病负担从急性事件转变到慢性过程的事实。2010 年亚太高收入地区 15% 以上的 DALY 与 YLD 相关，而北美和拉丁美洲南部高收入地区的这一比例不足 9%。1990—2010 年，心绞痛的平均发病年龄从 60.2 岁上升到 62.2 岁，平均持续时间为 14 年，且在近几十年内没有变化。首次 AMI 的平均年龄从 69.9 岁上升至 71.4 岁。

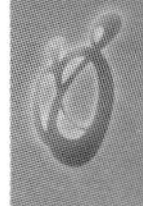

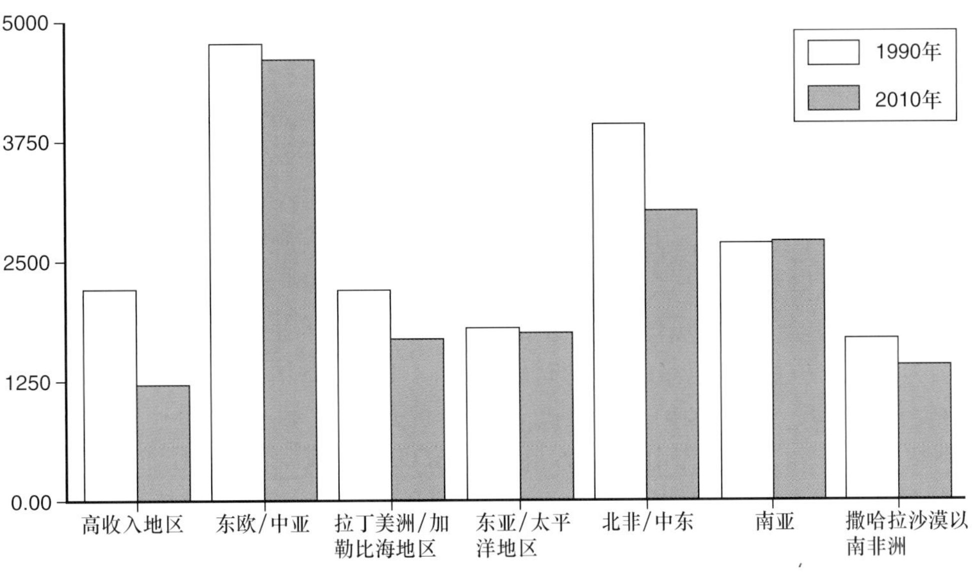

图 2.4　每 10 万人中缺血性心脏病伤残调整生命年

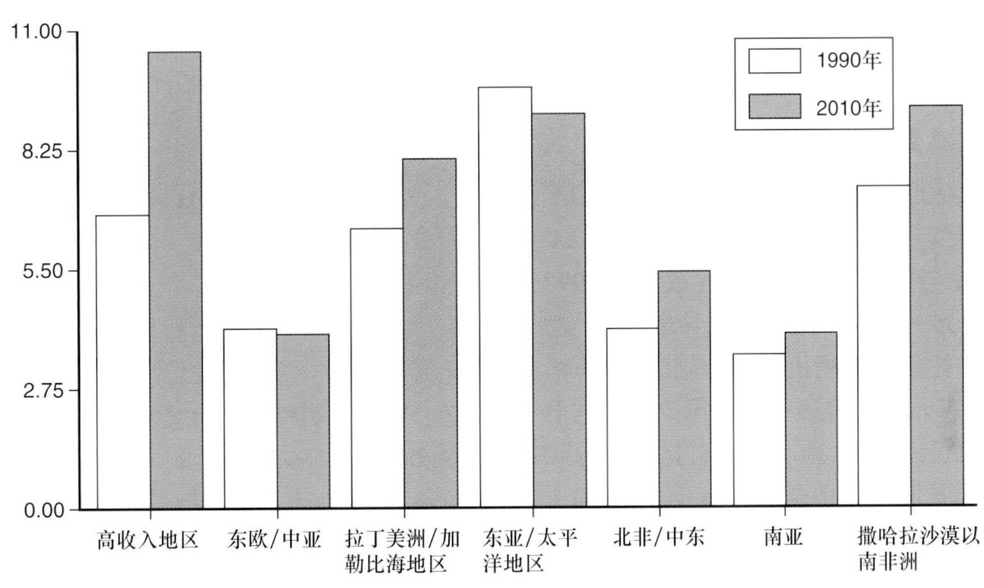

图 2.5　由健康寿命损失年导致的缺血性心脏病伤残调整生命年的比例

随着流行病学阶段转变的进展，IHD 发病率和死亡率的降低很大程度上归因于更好的预防和治疗措施，其降低了 IHD 年龄标准化的发病率和患病率。1990—2010 年，男性和女性 AMI 的年龄标准化发病率分别为从 245/10 万下降至 119/10 万和从 173/10 万下降至 85/10 万。同样地，男性和女性心绞痛的年龄标准化发病率分别为从 24/10 万下降至 18/10 万和从 17/10 万降至 13/10 万。需要注意的是，虽然低于 AMI 或心绞痛，但是缺血性心肌病的患病率在同一时期内有所上升，男性和女性分别从 3.2/1000 和 2/1000 增长至 3.7 和 2.3/1000。

尽管 IHD 的年龄标准化发病率和死亡率有所改善，但 IHD 的全球疾病负担继续呈上升趋势。这种现象在高收入国家例外，1990—2010 年，在西欧、北美高收入地区和澳大拉西亚的共 5 个地区中，IHD 的年龄校正后患病率和绝对 DALY 均有下降；而亚太和拉丁美洲南部的高收入地区的总负担保持相对平稳。由于年龄校正后发病率的大幅改善，西欧、澳大拉西亚和北美高收入地区 IHD 导致的 DALY 总负担分别下降了约 30%、28% 和 17%。澳大拉西亚年龄校正后 IHD 发病率在 20 年内几乎减半。此外，亚太高收入地区年龄校正后发病率大幅下降约 75%，

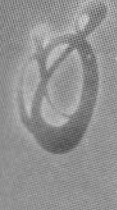

但是由于人口老龄化的急剧增加，该地区 IHD DALY 的总负担增加了 10%。

东欧 / 中亚地区

社会学指标

中欧、东欧和中亚地区约有 4 亿居民。这 3 个地区的人口分布平均，俄罗斯是其中人口最多的国家，拥有 1.4 亿人口。该地区 65 岁以上人口比例的中位数较高，约为 14%；但这个数字掩盖了不同地区间人口结构的巨大差异。东欧和中欧 65 岁以上人口的比例分别超过 15% 和 16%，而中亚的这一比例仅为 4.6%。尽管该地区男性和女性的预期寿命中位数分别约为 71 岁和 78 岁，但中亚和东欧的男性预期寿命分别为 66 岁和 67 岁。这些地区的人均国民总收入中位数为 7590 美元，范围从东欧的 13 220 美元到中亚的 4020 美元。卫生支出中位数为 462 美元，占国内生产总值（gross domestic product，GDP）的 6.5%，公共支出占该地区卫生总支出的 60%。

疾病负担及其趋势

东欧 / 中亚地区是全球 IHD 导致的 DALY 负担最重的地区。在 2010 年，年龄校正 DALY 为 4614/10 万人，且近 20 年无明显改变（1990 年为 4741/10 万人）。1990—2010 年，这两个地区的 IHD DALY 比例均有所上升，分别为 5776/10 万人和 5459/10 万人，位居第一位和第二位，占各自总 DALY 的 12.8% 和 15.3%。事实上，由于 IHD DALY 的持续增长，这是全球仅有的两个 YLL 增长速度超过 YLD 的地区。在东欧，IHD 导致的 YLD 占 3.65%，在中亚占 4.08%。相比之下，中欧地区不仅年龄校正的 IHD DALY 从 3936/10 万人降低到 2608/10 万人，而且 1990—2010 年 IHD DALY 的总负担也有所下降，这是唯一取得这样进步的非高收入地区。该地区 IHD DALY 在总 DALY 中所占比例不足 8%，而且 DALY 占比的逐渐增加是由 YLD 引起，从 1990 年的 4.11% 上升到 2010 年的 5.54%。

该地区心绞痛的平均发病年龄为 60 岁，范围从中亚的 56 岁到中欧的 62.3 岁。心绞痛的发病率在该地区整体保持稳定，2010 年男性和女性的发病率分别为 30.5/10 万和 22/10 万。AMI 的平均发病年龄为 69.5 岁，范围从中亚相对年轻的 66.6 岁到中欧的 71.9 岁。作为一个整体，该地区 1990—2010 年 AMI 的发病率已经下降，男性和女性 AMI 的发病率分别从 343/10 万和 186/10 万下降到 338/10 万和 175/10 万，尽管东欧和中亚的男性以及东欧的女性发病率有所增加，但这个趋势被中欧地区 AMI 发病率的显著改善所抵消。所有地区男性和女性缺血性心肌病的患病率均有所增加，分别为 4/1000（东欧 5.5/1000，中欧 3.0/1000）和 2/1000。

中欧地区年龄校正后 IHD DALY 已下降 40% 以上，使该地区 IHD DALY 从 1990 年到 2010 年实际改善了 12%。相比之下，中亚地区的年龄校正后 IHD DALY 基本保持平稳，而东欧地区则出现了超过 15% 的增幅。这两个地区的实际 IHD 疾病负担分别增加超过 37% 和 31%。人口增长和人口老龄化等因素共同导致中亚实际 IHD DALY 增加，而上述年龄校正后发病率增加和人口老龄化进展推动了东欧地区 IHD DALY 的增长；值得注意的是，1990—2010 年该地区人口净减少 6% 以上。中欧的总人口也出现了净减少，人口老龄化抵消了年龄校正后死亡率的部分改善。

拉丁美洲 / 加勒比海地区

社会学指标

拉丁美洲 / 加勒比海地区包括拉丁美洲的加勒比海、中部、热带和安第斯山脉地区，人口超过 5.5 亿。该地区男性和女性的预期寿命中位数分别为 70 岁和 77 岁，65 岁以上人口占 6.8%。国民总收入中位数为 6770 美元，人均卫生支出中位数为每年 431 美元：范围从海地的 76 美元到巴西、哥斯达黎加、巴哈马和巴巴多斯的超过 1000 美元。卫生支出占 GDP 的 6.5%，其中 57% 来自公共支出。

疾病负担及其趋势

拉丁美洲 / 加勒比海地区 IHD DALY 比例相对较低，范围从拉丁美洲安第斯山脉地区的 1144 到加勒比海地区的 2169。1990—2010 年，其年龄标准化 IHD DALY 总体上有所改善，从 1990 年的 2216/10 万人降低到 2010 年的 1699/10 万人，占该地区总体 DALY 损失的 5.25%。在此期间，IHD DALY 占总体 DALY 的比例保持稳定；但是这种情况掩盖了不同区域疾病比例的变化。1990—2010 年，拉丁美洲中部和安第斯山脉地区 IHD DALY 损失的比例相对增加，分别从 6.1% 和 3.5% 上升到 6.7% 和 4.2%。相

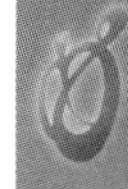

比之下，加勒比海地区可归因于IHD的DALY从6.3%急剧下降到5.3%；尽管该地区年龄校正后IHD DALY比例有所改善，但这可能是因为2010年海地地震造成的自然灾害后DALY损失的大幅增加导致。除了年龄校正后IHD DALY的总体比例改善外，该地区DALY越来越多地由YLD所驱动，从1990年的6.5%上升到2010年的8.1%。这一比例在拉丁美洲热带地区最高，为9.3%，而加勒比海地区占比最低，为5.6%。

该地区心绞痛的平均发病年龄为57岁，平均病程为16年。AMI事件的平均发病年龄为67岁。1990—2010年，男性和女性心绞痛的发病率分别从20.9/10万和17/10万降至19.2/10万和15.3/10万，呈稳定或轻度下降趋势。AMI的发病率同样呈下降趋势，同一时期男性和女性的发病率从219/10万和144/10万降至191/10万和121/10万。该地区缺血性心肌病的发病率有所增加，男性从1.47/1000上升至1.77/1000，女性从1.32/1000上升至1.51/1000。

将这一地区作为一个整体，则IHD DALY的绝对增加主要是由于人口增长和人口老龄化的加剧。例如，尽管拉丁美洲中部地区年龄校正后IHD的发病率和死亡率下降了30%以上，但实际IHD DALY跃升了62.2%，其中50%以上是由于人口老龄化，约40%是由于人口增长。其他地区也有类似情况（除加勒比海地区外），这些地区人口只小幅增长了3.4%，因此IHD DALY的实际增长率最低，只有22%。

东亚/太平洋地区

社会学指标

东亚、东南亚和大洋洲等地区人口超过20亿。该地区男性和女性的预期寿命中位数分别为67岁和73岁，65岁以上人口百分比的中位数为5.18%，但值得注意的是，中国为9.18%。人均国民总收入中位数为3460美元，人均卫生支出中位数为123美元。卫生支出占该地区GDP百分比的中位数为4.57%，其中67%为公共支出。

疾病负担及其趋势

包括人口众多的中国在内，东亚/太平洋地区IHD DALY的比例为1759/10万，在过去20年一直保持稳定。包括中国在内的东亚地区的比例较低，为1242/10万，而该区域的大洋洲地区比率最高，为2324/10万。IHD DALY占大区总DALY损失的5.2%，其中9%源于IHD导致的YLD。值得注意的是，东亚地区IHD导致的YLD接近190万，占总IHD DALY的10%以上。南亚和西欧地区也为全球贡献了超过100万的YLD。

东亚/太平洋地区心绞痛的平均发病年龄为55.3岁，AMI事件的平均发病年龄为63.7岁。大洋洲地区发病明显早于该区域其他地区，其心绞痛平均发病年龄为52.6岁，AMI的平均发病年龄为60.7岁，而东亚地区分别为57.5岁和67.5岁。心绞痛男性发病率为19.4/10万，女性为13.3/10万，男性和女性AMI发病率分别为179.5/10万和103.3/10万，均较20年前略有改善。与东亚相比，大洋洲男性和女性AMI事件的发生率几乎翻倍：男性为212/10万 *vs*.132/10万，女性为130/10万 *vs*.78/10万。该地区缺血性心肌病的患病率同样有所增加，男性和女性患病率分别从2.3/1000和2.1/1000上升到2.7/1000和2.3/1000。大洋洲男性和女性缺血性心肌病患病率分别为5.22/1000和4.53/1000，疾病负担显著高于该区域其他地区，而东亚地区男性和女性的这一比例分别为1.19/1000和0.83/1000。

作为一个大区，东亚/太平洋地区IHD总DALY增长了70.9%，仅次于南亚大区。尽管作为一个大区的实际DALY增加，但每个地区受不同原因的影响而达到相似结果。包括中国在内的东亚地区的实际DALY增加了75.5%，其中47.1%归因于人口老龄化，11.4%归因于年龄校正后DALY比例的增加。这种增加中只有17%是人口增长的结果，再加上老龄化带来的巨大影响，很可能与过去30年来中国奉行的独生子女政策有关。相比之下，东南亚的年龄校正后DALY比例下降了16%，但由于人口老龄化（44.4%）和人口增长（33.2%），实际疾病负担增加了61.5%。大洋洲由于人口增长（31.6%）、人口老龄化（29.9%）和年龄校正后DALY比例（10.9%），实际疾病负担增加了72.3%。

北非/中东地区

社会学指标

4.83亿人口居住在北非/中东地区。该地区男性和女性的预期寿命中位数分别为72岁和76岁，其中3.7%的人口年龄超过65岁。该地区人均国民总收入中位数为6500美元，人均卫生支出为432美元，范围从叙利亚的42美元到科威特的1507美元。卫生支出占GDP比例的中位数为5.1%，其中65%为公共支出。

疾病负担及其趋势

2010年北非/中东地区的IHD DALY的比例相对较高，为3019/10万；但相比于1990年的约4000/10万已有显著改善。该地区IHD导致的DALY在总体DALY所占比例，为10.8%，且这一比例还在增加（1990年为9.7%），而YLD占比仅5.5%。

该地区心绞痛的平均发病年龄为54.7岁，AMI的平均发病年龄为63.8岁。1990—2010年，心绞痛和AMI的发病率均有所改善：男性和女性心绞痛发病率分别从25.3/10万和20.5/10万降至23.2/10万和18.0/10万，男性和女性AMI发病率分别从290/10万和178.1/10万降至257.5/10万和152.6/10万。缺血性心肌病的患病率长期保持稳定，2010年男性和女性分别为3/1000和3.2/1000。

1990—2010年，北非/中东地区的IHD DALY实际增长了37.2%。尽管年龄校正后DALY比例降低了47.2%，但实际比例由人口增长（45.4%）和老龄化（39%）驱动。

南亚地区

社会学指标

南亚共约17亿人口，其中13亿人居住在印度。该地区男性和女性的预期寿命中位数分别为67岁和69岁；在阿富汗和孟加拉国，中位数范围分别为男性58～70岁，女性61～72岁。65岁以上人口比例的中位数为4.9%。人均国民收入中位数为1240美元，人均卫生支出中位数为47美元。卫生支出占GDP的3.85%，其中36%为公共支出。

疾病负担及其趋势

包括印度在内的南亚地区的IHD DALY略有增加，从1990年的2685/10万人增至2010年的2728/10万人。值得注意的是，2010年南亚地区IHD对全球总体DALY的贡献超过3000万，超过任何其他大区。2010年，该地区IHD DALY损失占全部DALY损失的6.46%。其中仅4%来源于YLD，比1990年的3.5%有所增长。

2010年南亚地区心绞痛的平均发病年龄为54.7岁，平均病程为16年。AMI事件的平均发病年龄为63.8岁。1990—2010年，男性心绞痛发病率从13.7/10万升至16.3/10万，女性心绞痛发病率相对稳定，从12.3/10万升至12.5/10万。男性和女性AMI的发生率均有所下降，分别从254/10万和169/10万降至245/10万和155/10万。缺血性心肌病的发病率在男性和女性中都相对较低，2010年分别为1.87/1000和1.32/1000。

1990—2010年，南亚地区实际的IHD DALY损失增幅最大，为75.5%。这种显著变化主要是由于人口老龄化（47.1%）、人口增长（17%）和年龄校正后疾病发病率（11.4%）升高。

撒哈拉沙漠以南非洲地区

社会学指标

约有10亿人生活在撒哈拉沙漠以南非洲地区，其中绝大多数居住在撒哈拉沙漠以南非洲的东部和西部。该地区男性和女性的预期寿命中位数分别为58岁和61岁，男性为54～60岁，女性为58～64岁。人均国民总收入中位数为975美元；在多数人（＞4亿）居住的撒哈拉沙漠以南非洲东部，这一数字为790美元。相比之下，撒哈拉沙漠以南非洲的南部比较富裕，其人均国民总收入为4590美元。该地区的人均卫生支出为54美元，范围从撒哈拉沙漠以南非洲西部和东部的48美元和49美元到撒哈拉沙漠以南非洲南部的397美元。卫生支出占该地区GDP的5.4%，其中50%为公共支出。

疾病负担及其趋势

除高收入地区外，2010年撒哈拉沙漠以南非洲地区IHD年龄校正后DALY比例最低，为1425/10万人，低于1990年的1693/10万人。该地区IHD DALY占总DALY的比例是所有区域最低的，为2%。这一比例在该地区几乎没有明显变化。YLD占总IHD总DALY的9.26%，范围从撒哈拉沙漠以南非洲中部的5.5%到撒哈拉沙漠以南非洲东部的11%。

该地区心绞痛的平均发病年龄为52.75岁，AMI事件的平均的年龄为61.4岁，在所有大区中平均发病年龄最小。1990—2010年，男性和女性心绞痛的发病率几乎没有变化，2010年分别为19/10万和15/10万。在此期间，男性和女性的AMI发生率均略有改善，分别从199/10万和147/10万降至188/10万和142/10万。整体AMI发病率掩盖了本地区不同区域间的差异，男性AMI发病率在撒哈拉沙漠以南非洲南部（210/10 万到 174/10 万）、东部（191/10 万到 173/10 万）和中部地区（226/10 万到 223/10 万）有所改善或稳定，而同期撒哈拉沙漠以南非洲西部地区的男性 AMI 发病率略有上升，从 168/10 万增至 181/10 万。该地区总体缺血性心肌病患病率低于其他任何大区，男性和女性分别为 1.31/1000 和 0.98/1000。

1990—2010 年，撒哈拉沙漠以南非洲所有大区的 IHD DALY 负担均有增加，从撒哈拉南部非洲南部的 20.8% 到中部的 58.8%。所有地区的年龄校正后 IHD DALY 比例均有所改善，从撒哈拉沙漠以南非洲南部地区 57% 的降幅到撒哈拉沙漠以南非洲中部 10.5% 的降幅。该区域 4 个地区的抵消因素均为人口增长，除了撒哈拉沙漠以南非洲南部的人口老龄化使 IHD DALY 实际负担增加了 42.5%，几乎所有其他地区实际 IHD DALY 的增长都是因为人口增长。撒哈拉沙漠以南非洲中部地区的人口老龄化趋势已得到扭转，由于 2010 年人口平均年龄比 1990 年更小，该地区实际 IHD DALY 下降了 9%。

危险因素

基于人群的队列研究（包括 Framingham 心脏研究）首次确定了 IHD 的危险因素，包括吸烟、高血压和血脂异常。虽然这些研究有助于确定 IHD 的病因，但这些危险因素与 IHD 的关系主要在高收入国家的欧洲裔人群中被验证。为了研究这些危险因素对其他种族群体和包括中低收入国家在内的其他环境的适用性，2004 年 INTERHEART 研究公布了每个大陆地区共 52 个国家首次 AMI 相关危险因素的数据。该病例对照研究的结果再次强调了 IHD 和 MI 传统危险因素跨种族和地理界限的重要性[15]。类似于 Framingham 心脏研究和其他研究，利用该研究结果设计的 INTERHEART 评分系统可用于预测 CVD 事件的发生风险。

在一项随访研究［PURE 队列研究（Prospective Urban Rural Epidemiology）］中，调查了这些危险因素的患病率及其与 CVD 事件的相关性[16]。值得注意的是，高收入国家中由 INTERHEART 危险评分确定的危险因素负担比低收入和中等收入国家更高（图 2.6）。尽管如此，低收入国家与中等收入国家相比，以及中等收入国家与高收入国家相比，CVD 死亡、MI、卒中和心力衰竭等主要心血管事件的发生率更高。这些研究结果掩盖了城市和高收入地区对于危险因素控制和适宜管理 CVD 事件的努力。

接下来我们将探讨 CVD 主要危险因素的全球流行趋势及其与 CVD（包括 IHD）进展的病因学关系。表 2.1 总结了按地理区域划分的单个危险因素的人口归因风险（population-attributable risk，PAR）。

吸烟

吸烟是与 IHD 相关的最重要的生活方式危险因素，也是 IHD 全球总发病率和死亡率的第二大危险因素，2010 年全球男性和女性因吸烟导致的 DALY 分别超过 1.15 亿和 4100 万[2]。GBD 研究报道，31% IHD 导致的 DALY 损失归因于吸烟[17]（表 2.2）。事实上，当前吸烟者 *vs.* 未吸烟者发生 AMI 的 OR 值为 2.95，并且随着吸烟数量的增加而增大；每天吸烟超过 40 支（相当于 2 包）的人 AMI 的 OR 值为 9.16[15]。

如前所述，IHD 发病和死亡的负担从高收入国家转向低收入和中等收入国家，但疾病的危险因素在高收入国家仍然存在，除了吸烟明显例外。虽然烟草使用和明确吸烟史仍然是高收入国家人群发病率和死亡率的最重要原因之一，但低收入和中等收入国家人群的当前吸烟率比高收入国家更高。这种趋势的例外是女性吸烟者，尽管她们在高收入国家中更为普遍，但她们在全球吸烟者中所占比例很小。在前文提及的 PURE 研究中，高收入国家中约 16% 的男性和 11% 的女性为当前吸烟者，而这一比例在低收入和中

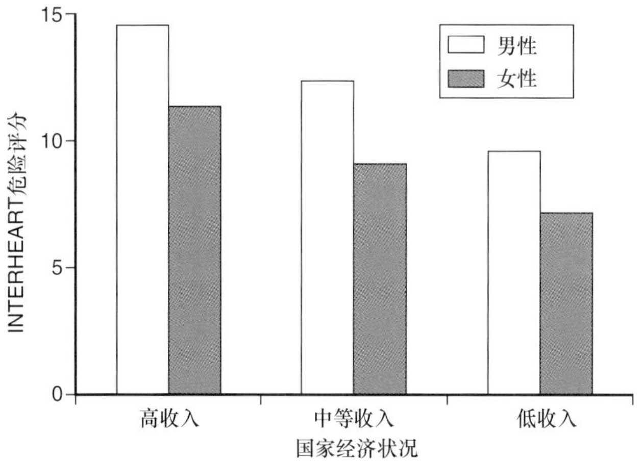

图 2.6　按 INTERHEART 危险评分计算的高收入、中等收入和低收入国家的危险因素负担。［Data from Yusuf S，Rangarajan S，Teo K，et al. Cardiovascular risk and events in 17 low-，middle-，and high-income countries. N Engl J Med. 2014；371（9）：818-827.］

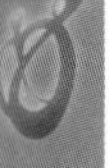

表 2.1 按人口归因风险确定的危险因素负担的地区差异

	吸烟	饮食	锻炼	高血压	糖尿病	肥胖	血脂异常
西欧	39	13.337.7	20.5	12.8	68.6	36.7	
中欧和东欧	40.4	7.6	−0.4	15.9	5.8	31.7	38.7
中东	51.4	5.8	1.9	5.8	13.1	23.9	72.7
非洲	45.2	−4.4	15.9	26.8	11.6	60.4	73.7
南亚	42	16	25.5	17.8	10.5	36	60.2
中国	45.3	15.1	16.6	19.9	7.9	4.9	41.3
东南亚和日本	39.2	8.5	31.4	34.3	19.1	57.9	68.7
澳大利亚和新西兰	46.1	8.0	20.6	18.3	5.6	49.5	48.7
南美洲	42.4	7.1	27.6	28.1	9.7	35.2	41.6
北美洲	30.9	22.4	24.7	13.9	6.1	64.7	60

From Yusuf S，Hawken S，Ounpuu S，et al. Effect of potentially modifiable risk factors associated with myocardial infarction in 52 countries（the INTERHEART study）：casecontrol study. Lancet. 2004；364（9438）：937-952.

等收入国家中约为男性 40% 和女性不足 10%。此外，低收入和中等收入国家似乎并不存在教育程度与 CVD 危险因素之间的反比关系[18]。

高血压

高血压是导致 IHD DALY 损失最多的危险因素；超过 50% 的 PAR 可归因于高血压[17]。重要的是，高血压也是全球任何原因导致 DALY 损失的主要危险因素。如表 2.2 所示，高血压与非高血压患者 AMI 的 OR 值为 2.48[15]。

在针对全球 CVD 风险和事件的 PURE 研究中，高收入国家 49% 的男性和 37% 的女性自我报告有高血压病史，中等收入国家的这一比例分别为 45% 和 44%，低收入国家为 32% 和 34%。高血压导致 AMI 的 PAR 因地理位置而异，在东南亚和日本（高达 38%）、南美洲（32.7%），非洲（29.6%）最高。

Danaei 等对收缩压水平和趋势的大型系统综述显示，1980—2008 年全球男性和女性收缩压每 10 年分别下降了 0.8 mmHg 和 1.0 mmHg。北美高收入地区（每 10 年下降 2.8 mmHg）、澳大拉西亚和西欧地区（每 10 年下降超过 2.0 mmHg）的男性收缩压水平下降幅度最大。澳大拉西亚和西欧地区女性收缩压每 10 年下降超过 3.5 mmHg。相比之下，大洋洲、撒哈拉沙漠以南非洲东部、东南亚和南亚地区男性和女性收缩压均有所上升，男性每 10 年上升 0.8～1.6 mmHg，女性每 10 年上升 1.0～2.7 mmHg。男性收缩压水平最高的地区是东欧和撒哈拉沙漠以南非洲东部和西部地区，平均收缩压为 138 mmHg 甚至更高。女性收缩压最高的地区是撒哈拉沙漠以南非洲东部和西部地区，平均达 135 mmHg。

血脂异常

尽管高血压被认为是全球 IHD DALY 的最重要危险因素，但血脂异常占 IHD DALY PAR 的 29%，可能与 IHD 相关性更大。Yusuf 关于 AMI 相关危险因素的研究中，以载脂蛋白 B/ 载脂蛋白 A1 的比值来衡量血脂异常，其最大的五分位数与 AMI 事件 OR 值为 3.87 相关；事实上，这项研究发现血脂异常的严重程度与疾病之间的等级相关性，且没有发现平台效应[15]。据 GBD 研究报道，包括 YLD 在内所有 IHD DALY 中血脂异常的 PAR 为 29%[17，20]。

IHD 的危险因素随着人口城市化和社会正在经历的流行病学转变而增加。高血压、糖尿病和即将在后面详述的肥胖已越来越多地影响低收入和中等收入国家的患者，高胆固醇血症仍然是高收入国家重要的危险因素。在 PURE 研究中，高收入国家中 48% 的男性和 53% 的女性患高胆固醇血症。相比之下，中等收入国家的这一比例分别为 32% 和 37%，低收入国家为 17% 和 23%。但这些研究主要针对总胆固醇水平，而非低密度脂蛋白（low-density lipoprotein，LDL）或载脂蛋白 B。

Farzadfar 等对胆固醇水平的地理和时间趋势进

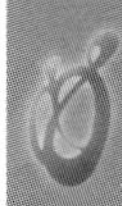

表 2.2　2010 年全球缺血性心脏病伤残调整生命年（DALY）

	DALY（%）
生理危险因素	
高血压	53
高总胆固醇	29
体重指数偏高	23
空腹血糖升高	16
饮酒	5
吸烟，包括二手烟	31
饮食危险因素和缺乏运动	
坚果和种子类食物摄入不足	40
缺乏锻炼或锻炼不足	31
水果摄入不足	30
海鲜 ω-3 脂肪酸摄入不足	22
全谷类摄入不足	17
高钠饮食	17
加工肉类摄入过多	13
蔬菜摄入不足	12
纤维摄入不足	11
不饱和脂肪酸摄入不足	19
反式脂肪酸摄入过多	9
高糖饮料摄入过多	2
空气污染	
环境颗粒物污染	22
固体燃料对家庭空气的污染	18
其他环境风险	
铅暴露	4

From Lim SS, Vos T, Flaxman AD, et al. A comparative risk assessment of burden of disease and injury attribute to 67 risk factors and risk factor clusters in 21 regions, 1990-2010: a systematic analysis for the Global Burden of Disease Study 2010. Lancet. 2012；380（9859）：2224-2260.

行了系统综述，也支持以上结论[21]。他们也对总胆固醇进行了研究，发现在高收入国家人群中总胆固醇的水平最高，特别是澳大拉西亚、北美高收入地区和西欧。这些地区男性和女性的平均总胆固醇水平分别为 5.24 mmol/L 和 5.23 mmol/L。相比之下，撒哈拉沙漠以南非洲地区的总胆固醇水平最低，男性的平均水平为 4.08 mmol/L，女性为 4.27 mmol/L。该研究强调了高收入地区（包括总胆固醇浓度最高的地区）以及中欧和东欧的胆固醇水平逐渐下降的时间趋势，这些地区男性和女性的平均下降速度为每 10 年 0.2 mmol/L。相比之下，东亚和东南亚等低收入和中等收入国家的总胆固醇水平有所上升，男性为每 10 年增加 0.08 mmol/L，女性为 0.09 mmol/L；然而，这些趋势不足以抵消高收入国家与低收入和中等收入国家之间总胆固醇水平的差异。

糖尿病

尽管糖尿病不是传统的危险因素，但被越来越多地认为是 IHD 的主要易感性因素。在 INTERHEART 研究中，这一风险在女性中尤为突出：与对照组相比，男性糖尿病患者发生 AMI 的 OR 值为 2.67，而女性 OR 值为 4.26，PAR ＞ 19%，而男性 PAR 为 10%。在 PURE 研究中，糖尿病在高、中、低收入国家的患病率基本均衡，男性患病率为 7.6% ～ 10.9%，女性为 7.2% ～ 8.3%[16]。

Danaei 等进行了一项针对 1980—2008 年糖尿病的患病率和时间趋势的大规模研究。结果显示[22]，与 PURE 研究中不同收入水平国家糖尿病患病率的同质性相比，其细微差距更明显。该研究显示，糖尿病患病率最高为大洋洲地区，男性和女性患病率分别为 15.5% 和 15.9%，其次是南亚、拉丁美洲和加勒比海地区、中亚、北非和中东地区。在高收入地区中，北美高收入地区和澳大拉西亚的糖尿病患病率也很高。以上是与糖尿病患病率低的高收入及中低收入国家相比，包括亚太高收入地区、西欧、东亚和东南亚以及撒哈拉沙漠以南非洲。1990—2008 年，全球男性年龄标准化糖尿病患病率从 8.3% 增至 9.8%，女性从 7.5% 增至 9.2%。几乎所有地区的每个国家均出现了增长。

肥胖

作为高血压、血脂异常和糖尿病的危险因素，肥胖同样被认为是 IHD 的独立预测因子。事实上，肥胖在 IHD 一级预防的评分系统中已取代血脂异常，且具有良好的相关性。在 INTERHEART 研究中，腹型肥胖患者（男性腰臀比＞ 0.95，女性＞ 0.90）AMI 的 OR 值为 2.24，在校正年龄、性别和吸烟等危险因素后，发生 AMI 事件的 PAR ＞ 33%[15]。在控制肥胖的其他混杂危险因素后，结果虽略下降但仍有显著意义：OR ＝ 1.62，PAR 为 20.1%。在 PURE 研究中，以BMI而非腰臀比来衡量肥胖，结果显示肥胖在高收入国家及低收入和中等收入国家之间的分布存在显著差异：在高收入国家中，超过25%的男性和女性的BMI超过30 kg/m^2。中等收入国家，男性和女性的肥胖率分别为14%和21%，低收入国家分别为5%和11%[16]。

在一项关于肥胖的全球地理和时间趋势的研究中，Finucane等发现，1980—2008年全球男性和女性分别增加0.4 kg/m^{2}和0.5 kg/m^2[23]。这一趋势在全球所有地区基本一致，除了撒哈拉沙漠以南非洲中部和南亚男性的平均BMI略有下降。大洋洲男性和女性BMI的增幅最大，分别为1.3 kg/m^{2}和1.8 kg/m^2。2008年男性平均BMI最高的地区为北美高收入地区（28.4 kg/m^2）和澳大拉西亚（27.6 kg/m^2）；而女性平均BMI最高的地区包括北美高收入地区、北非和中东地区，以及撒哈拉沙漠以南非洲南部地区，这些地区的女性平均BMI＞28 kg/m^2。男性BMI最低的地区是撒哈拉沙漠以南非洲的中部、东部和西部以及东亚、东南亚和南亚，均＜23 kg/m^2。撒哈拉沙漠以南非洲中部和东部、南亚、东亚和亚太高收入地区的女性BMI平均值最低（＜23 kg/m^2）。总体而言，高收入地区的男性BMI大于女性，而大多数低收入和中等收入地区的男性BMI则小于女性。全球范围内肥胖（BMI＞30 kg/m^2）普遍存在，男性和女性的肥胖患病率分别约为9.8%和13.8%，几乎比1980年增加了1倍。

饮食和体育活动

除了对IHD危险因素的影响外，饮食（特别是水果和蔬菜的摄入）以及缺乏体育活动对IHD的进展及其全球总发病率和死亡率起着重要作用。在一份关于疾病负担和危险因素的GBD报告中，水果摄入不足被列为全球第四大导致DALY损失的原因，缺乏运动排在第十位，蔬菜摄入不足排在第十七位。2010年，全球范围内水果摄入不足和蔬菜摄入不足分别与超过1亿和4000万的DALY损失有关。加上缺乏体育活动和其他饮食危险因素（包括饮食中全谷物、坚果、种子和牛奶含量低，而红肉和加工肉类含量高），这些危险因素导致2010年DALY损失超过2.5亿[17]。

在INTERHEART研究中，规律摄入水果和蔬菜以及规律体育锻炼与AMI事件的OR值均为0.70。这些生活方式危险因素中，水果和蔬菜摄入的PAR为12.9%，规律体育活动的PAR超过25%[15]。PURE研究中这些危险因素的比例存在差异，与低收入和中等收入国家相比（男性20.1%～22.5%，女性13.8%～17.1%），高收入国家中缺乏体力活动的人较少（男性10.8%，女性11.7%）。有趣的是，与低收入和中等收入国家相比，高收入国家的男性发生AMI更可能归因于不健康的饮食（40.4% *vs.* 30.1%～32.5%），但女性则不存在这种现象，不同收入水平国家女性不健康饮食的比例相似（28.4%～33.1%）[16]。除传统危险因素外，空气污染、移民带来的压力和HIV感染等非传统的危险因素也可能在低收入和中等收入国家的CVD风险中发挥作用[24-25]。

不同地区的疾病管理

IHD的发病率和患病率不断上升，促使人们在一级和二级预防方面作出努力。在此，我们将回顾个体治疗、人群管理和防治IHD政策措施方面的全球趋势。

预防

20世纪初，CVD在高收入国家中日益流行，促使欧洲和美国开展了以人群为基础的研究，以发现与疾病发生相关的危险因素。包括Framingham心脏研究在内的这些研究使人们对CVD的自然史有了许多基本了解。利用收集到的疾病危险因素数据开发的预测模型有助于指导临床医生识别发生IHD的高风险个体。尽管这些模型在很大程度上仍依赖于吸烟、高血压和血脂异常等几个基本的危险因素，但多年来这些模型已有所更新，以便为个体患者的临床决策提供信息。这些风险评分已正式纳入胆固醇治疗指南中，以达到预防的目的[26]。

近期，ACC/美国心脏病学会基金会发布了胆固醇管理指南，为ASCVD的一级和二级预防制定了标准。指南建议包括对所有临床明确ASCVD患者（二级预防）和所有由新风险评分系统确定的ASCVD高危患者（一级预防）应用他汀类药物治疗。后者突破了以往的指南，鼓励基于胆固醇水平和整体IHD风险的治疗阈值和目标[20, 27]。HOPE-3研究同样支持这样的观点，即包括年龄在内的总体风险可能比LDL胆固醇水平更重要，至少是对于胆固醇水平处于中等水平的患者。其他指南建议[28]，治疗决策应依赖于终身风险，这会降低年龄作为危险因素的重要性，但关于从年轻时开始终身治疗血脂的数据有限，尚无法证实这种策略是否更具成本效益。

确定 IHD 的危险因素和建立预测 IHD 事件的风险评分使 IHD 的一级预防筛查和治疗指南得以实施。参考这些治疗指南，我们可以从公共卫生和经济水平两方面检验一级和二级预防工作的成效。

高收入国家

一级预防

针对 IHD 的筛查工作主要面向两个相关但不完全相同的人群：具有血脂异常、高血压等疾病危险因素的患者，以及上述总体风险评分提示为 IHD 高危患者。虽然目前的筛查工作更倾向于总体风险评分方法，但既往指南主要针对血脂的治疗阈值和目标等危险因素，而非总体风险。这些指南包括对 LDL 和甘油三酯等不同脂质成分提出的治疗建议。高血压指南情况相似，主要基于血压治疗的阈值和目标。

根据关于筛查对象和如何筛选的动态建议，衡量筛查项目成功的指标已发生了相应的变化。筛查项目的结果可通过根据指南治疗的患者数量来衡量，也可通过治疗后控制有效性、危险因素的改善或复合心血管结局的改善来衡量。

20 世纪 90 年代中期，Steinberg 等回顾了临床确诊的以 CVD 或相关危险因素（包括血脂异常、高血压、糖尿病和代谢综合征）的门诊患者，分析其血压、胆固醇水平等危险因素控制目标的实现情况。这项研究于 1998—2006 年在美国和欧洲进行，历时 9 年。在一级预防组中，2006 年 58% 的美国 CVD 高危患者 LDL 水平达到或低于目标水平（基于当时的治疗目标）。欧洲这一数字为 35%，少数存在 CVD 风险的患者没有接受 LDL 水平的检测。该研究小组发现，2006 年 65% 的美国受试者血压降至 140/90 mmHg 以下这一目标，而在欧洲只有 49%[29]。FREEDOM 研究（Future Revascularization Evaluation in patients with Diabetes mellitus: optimal management of Multivessel disease）同样发现危险因素的控制程度仍然不足[30]。

在一项一级预防（以及二级预防）治疗目标的类似研究中，Bhatt 等于 2006 年发表了 REACH 注册研究（REduction of Atherothrombosis for Continued Health）人群的基线特征，这是一项大型全球注册研究，涉及 LDL 和有 CVD 危险因素的患者[31]。研究者将存在患病风险的受试者定义为有≥ 3 个 CVD 危险因素，其中包括高血压、高胆固醇血症、糖尿病和吸烟。在高收入地区（北美、西欧、澳大利亚和日本）的所有高血压患者中，96% 的患者至少服用 1 种降压药，包括有危险因素和临床确诊 CVD 的患者。在同一组地区中，66% 的患者经处方服用阿司匹林，72% 的患者经处方服用他汀类药物。尽管做了这些努力，高收入国家中 40% ～ 60% 的受试者血压控制仍未达标，并且在这些区域中，25% ～ 50% 的受试者胆固醇水平升高[31]。

REACH 注册研究的随访数据于 2010 年发布。历经 4 年，入选时有 CVD 风险但无明确临床疾病的患者中，9.1% 经历了 MI 和卒中等缺血性事件。该组患者发生心血管死亡的 HR 为 4.34，非致死性 MI 的 HR 为 2.26，这些数据包括高收入国家及低收入和中等收入国家的患者。重要的是，阿司匹林和他汀类药物治疗均与心血管死亡、MI 或卒中风险降低相关[32]。

二级预防

IHD 药物治疗最有力的证据来自已确诊 IHD 患者的二级预防。在该人群中，4 类药物与改善生存率明确相关：抗血小板药物、他汀类药物、β 受体阻滞剂和血管紧张素转化酶抑制剂（angiotensin-converting enzyme inhibitor，ACEI）（部分患者）。与一级预防的动态治疗目标不同，目前一致认为在可耐受的情况下，二级预防人群可从这 4 类药物的最佳治疗中获益。

如前所述，PURE 研究是 2011 年首次发表的一项多个国家的 CVD 流行病学调查，共纳入来自 5 大洲 17 个国家的 1.5 亿受试者。在高收入国家有 IHD 史的患者中，他汀类药物处方率为 70.9%，抗血小板药物（包括阿司匹林）为 64.1%，β 受体阻滞剂为 46.5%，ACEI 为 51.7%。在高收入国家的 IHD 患者中，近 50% 报告应用至少 3 种上述药物，只有 12% 的患者报告未服用任何药物[33]。

REACH 注册研究的数据表明，高收入国家中有相当比例的确诊和有危险因素的患者使用抗高血压、抗血小板和他汀类药物。在该注册研究的所有 IHD 患者（包括高收入及中低收入地区受试者）中，86% 的患者使用抗血小板药物，76% 使用他汀类药物，63% 使用 β 受体阻滞剂，51% 的患者使用 ACEI。2010 年发表的随访数据显示，12.2% 的基线为稳定的 CVD 患者经历了心血管事件。既往有缺血性事件病史的患者的这一比例为 18.3%。阿司

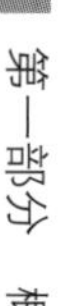

匹林和他汀类药物对随访中心血管事件的发生均具有保护作用[31-32]。SYNTAX 研究（Synergy Between Percutaneous Coronary Intervention with Taxus and Cardiac Surgery）同样表明 IHD 患者应用最佳药物治疗尚不充分[34]。

低收入和中等收入国家

随着人口老龄化和人口规模的不断扩大，低收入和中等收入国家越来越多地承担着 IHD 的负担；如前所述，目前约 80% 的 IHD 疾病负担由低收入和中等收入国家承担。CVD 一级和二级预防治疗指南是基于高收入国家 CVD 结局改善的证据而制定，其中讨论的很多诊断和治疗方法在低收入和中等收入国家中并不容易实现。因此，有人呼吁调查这些指南在医疗资源匮乏的环境中是否适用。在此，我们提供关于应用替代风险评分来指导 IHD 一级和二级预防治疗和用药的数据，以及低收入和中等收入国家的治疗成本经济分析。

一级预防

在患病高风险的患者中，前文所述的复合风险评分已被用来指导临床医生选择适当的一级预防治疗。这些风险评分的一个关键组成部分是实验室检查结果（包括胆固醇水平），可帮助确定风险分层。在低收入和中等收入国家中，这些常规数据通常缺乏，使得风险评分系统在很大程度上处于确定高危人群没有帮助。因此，世界卫生组织（World Health Organization，WHO）设计并实施了非基于实验室数据的风险预测工具，以指导资源匮乏地区的一级预防治疗[35]。2008 年，Gaziano 等提供了支持这些替代风险预测工具准确性的数据。他们的研究结果表明，结合 BMI 而非胆固醇数据的风险评分可以预测未来心血管事件，准确性与传统的基于实验室数据的模型类似[36]。这些工具允许在不牺牲风险预测准确性的前提下，对资源匮乏地区的高危人群进行重点治疗。

与高收入国家相比，低收入和中等收入国家 IHD 的一级和二级预防在很大程度上没有得到充分利用。在 PURE 研究中，中等收入国家在一级预防中使用已证明有效的药物的比例仅为高收入国家的 15% ～ 65%，其中 ACEI 是最常用的处方药，而他汀类药物最少。低收入国家的情况类似，一级预防使用经证明有效的他汀类药物的比例仅为高收入国家的 3%[16]。

在 REACH 注册研究纳入的接受 CVD 一级和二级预防的低收入和中等收入国家受试者中，96.3% 的高血压患者至少服用 1 种降压药，75.6% 服用阿司匹林，63.5% 服用他汀类药物。药物使用的区域差异如图 2.7 所示。低收入和中等收入国家中 55% ～ 65% 的受试者血压控制不佳，35% ～ 65% 的受试者胆固醇水平高于目标值[31]。值得注意的是，4 年的随访中，东欧和中东与该研究中其他中低收入地区相比，心血管死亡、MI 或卒中风险显著增加[32]。

二级预防

与高收入国家一样，低收入和中等收入国家人

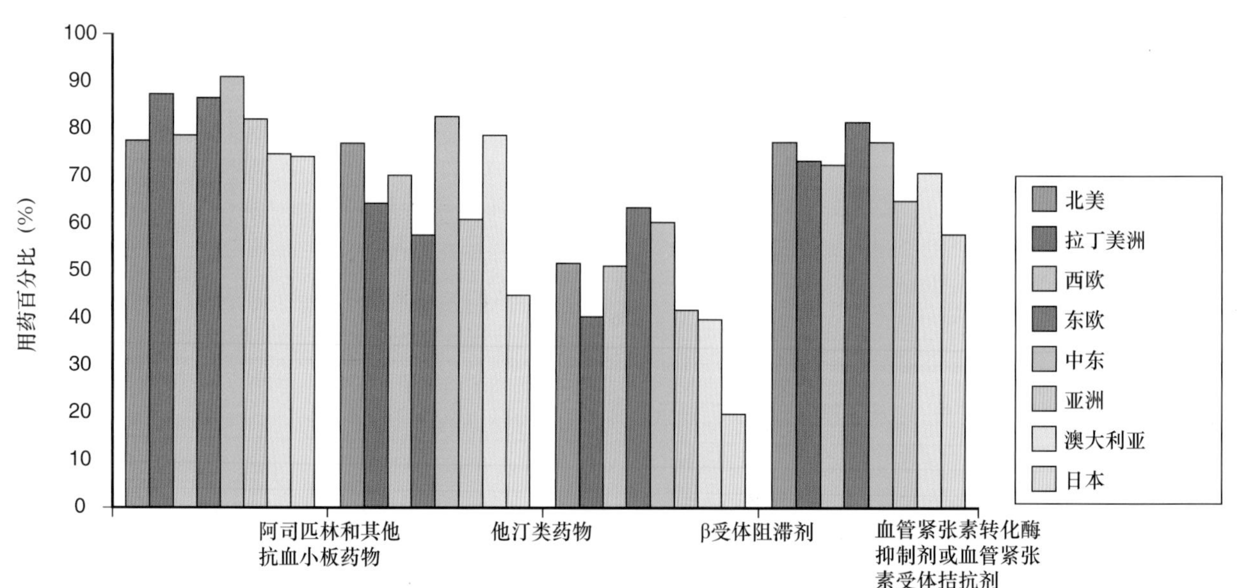

图 2.7 REACH 注册研究中用药患者占人群百分比。[Data from Bhatt DL，Steg PG，Ohman EM，et al. International prevalence，recognition，and treatment of cardiovascular risk factors in outpatients with atherothrombosis. JAMA. 2006；11；295（2）：180-189.]

群应用已证明有效的药物进行IHD二级预防几乎没有争议。尽管如此，这些地区仍有相当比例的CVD患者未得到治疗或治疗不足。

在PURE研究中，低收入和中等收入国家中已证明有效的CVD二级预防药物的使用率明显低于高收入国家。接受他汀类药物治疗的IHD患者在中高、中低和低收入国家的比例分别为21.1%、4.9%和4.5%，降压药（51.0%、36.1%和21.8%）和抗血小板药物（27.1%、20.1%和11.0%）也存在类似的趋势。此外，城市和农村地区也存在差异，城市中心地区接受治疗的受试者比例更高；城乡差距的趋势与该国家的富裕程度成反比：高收入国家城乡受试者之间的处方率差别不大，而低收入和中等收入国家受试者很可能未接受治疗，中高、中低和低收入国家分别有48.4%、67.5%和82.8%的受试者未服用上述四种已证实有效的药物[33]（图2.8）。

解决药物可用性和经济负担的一种方法是给予所有CVD高风险的成年患者联用心血管仿制药或“复方制剂”[37]。据估计，仅这种干预就可使IHD事件减少50%。复方制剂用于一级预防的潜在优势包括减少剂量调整、提高依从性以及在单一制剂中使用廉价的仿制药[38]。

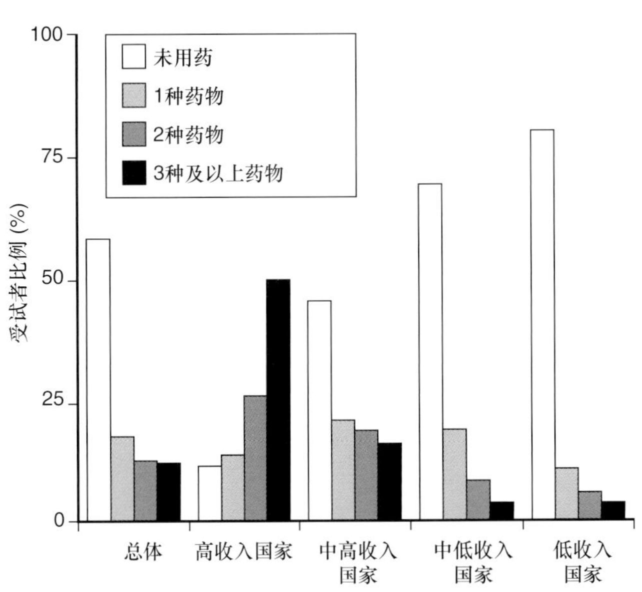

图2.8 **按照国家经济状况划分的个人用药数量。计数的药物为阿司匹林、β受体阻滞剂、他汀类药物、血管紧张素转化酶抑制剂或血管紧张素受体拮抗剂。**［From Yusuf S，Islam S，Chow CK，et al. Use of secondary prevention drugs for cardiovascular disease in the community in highincome，middle-income，and low-income countries（the PURE Study）：a prospective epidemiological survey. Lancet. 2011；378（9798）：1231-1243.］

虽然多项研究显示高血压和高胆固醇血症等危险因素发生率有所下降，以及依从性有所改善[39]，目前尚未发表关于IHD或卒中终点降低的研究，但有几项相关研究正在进行中[38-40]。

二级预防中使用复方制剂的争议较少，因为尽管没有研究证明复方制剂在这种情况下的有效性，但多项研究表明复方制剂中的单个成分（阿司匹林、他汀类药物、β受体阻滞剂和肾素-血管紧张素系统阻滞剂）可改善CVD或高危患者的预后[38]。此外，英国一项纳入13 029例IHD患者的大型病例对照研究结果显示，联用药物（他汀类药物、阿司匹林和β受体阻滞剂）可降低确诊CVD患者的死亡率，而非单药治疗[41]。此外，应用联合治疗进行一级和二级预防对于低收入和中等收入国家来说具有成本效益，二级预防具有最佳的成本效益比[42-43]。

成本效益

在资源有限的情况下，扩大对治疗方案的大规模投资之前必须处理好成本效益的问题。WHO制定了基于国家资源的治疗成本效益指南，并将标准定为人均国民总收入3倍的增量成本效益比。增量成本效益比允许在不同方案间进行比较，计算方法是成本差除以获得质量调整生命年（quality adjusted life year，QALY）的差。尽管这一方案受到争议，但这些准则至少为讨论最佳利用有限资源提供了一个指标。

另一项研究中，低收入和中等收入国家的一级和二级预防策略使所研究的区域获得了2年的预期寿命增长，二级预防的成本低于400美元/QALY，确定为高危患者（10年绝对CVD风险评分＞25%）的一级预防的成本低于900美元/QALY[44]。研究方案采用前文所述被证明有效的药物，一级预防中用钙通道阻滞剂替代β受体阻滞剂。由于为了预防某一事件所需治疗的人数增加，每增加1个QALY，一级预防的费用就会增加。然而，在研究的所有区域中，当一级预防绝对CVD风险为5%的患者时，根据WHO的标准，这些治疗手段是具有成本效益的。值得注意的是，如果该方案在预防CVD方面的效果仅有预期的1/2，那么在这些地区对绝对风险为25%的患者进行治疗仍然具有成本效益[44]（表2.3）。

Lim等对扩大CVD一级和二级预防范围的成本效益进行了类似研究[45]，结果发现，在研究的23个低收入和中等收入国家中，10年内可以减少超过

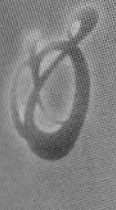

1790万例死亡。这是按照每人每年平均节省1.08美元费用计算的，范围从低收入国家每年不足1美元到中等收入国家每年不足3美元。该研究评估了已证实有效的药物在二级预防中的应用，并且在一级预防中以β受体阻滞剂替代降压药物。一级预防分析仅限于10年CVD绝对风险为15%或更高的患者，该研究使用国家特异性风险表进行计算，纳入易于测量的变量，包括前文提及的用BMI替代胆固醇水平。

政策和社区干预

尽管在个体层面扩大IHD预防和管理范围的努力对改善高收入国家患者的预后至关重要，也是低收入和中等收入国家发展的重点，但通过政策和社区干预来控制危险因素也有可能大幅遏制IHD发病率的增加。在此，我们将探讨各种人口层面的干预措施在高收入国家及低收入和中等收入国家的有效性，并对这些措施的成本效益进行评价。

高收入国家

政策

改善人口危险因素状况的公共政策研究模型已经产生了有效且具有成本效益的机制，以对抗IHD日益严重的流行趋势。GBD项目的一项研究侧重于针对食品加工生产商的自愿协议和立法行动减少盐摄入量，以及通过大众媒体进行胆固醇和BMI教育。这些研究人员对全球3个区域（包括西欧高收入地区）的干预效果、健康结果和干预措施的成本进行了分析。他们对高收入地区的这些干预措施进行评估发现，通过干预加工食品减少盐摄入量和（或）通过大众媒体宣传活动降低胆固醇水平和BMI，每年可减少70万～240万DALY。将这些基于人群的措施与个人干预血压和血脂进行比较发现，基于政策的干预在预防发病率和死亡率方面更具成本效益，尽管基于个人干预的策略更能显著减少DALY[46]。个人和非个人措施的结合可以使CVD DALY损失降至最低。值得注意的是，政策和（或）个人措施在高收入地区均具有成本效益。

另一项美国通过政策措施减少盐摄入量的类似研究，使用了"冠心病政策模型"（美国基于IHD发病率、患病率、死亡率和相关成本的计算机模型）的健康结果估计数据。该模型预测每天减少3 g膳食盐，IHD病例每年减少6万～12万例；这意味着IHD发病率下降6%～10%。这些结果表明减少盐摄入可以节省成本，保守估计每年节省约100亿美元[47]。

社区

作为控制IHD人口风险政策的补充，以教育、筛查和预防为中心的社区工作同样证明可有效降低IHD的发病率。最著名的事例是20世纪70年代芬兰北卡雷利亚开展的社区干预项目成功预防了IHD。该项目将大众媒体传播、教育、医疗专业人员以及"非专业"人员（包括记者和社区领导等）宣传结合起来，带头开展了一项观察危险因素（包括胆固醇水平、舒张压和吸烟率等）发生率的项目，结果发现前5年危险因素发生率较同期该国其他地区下降速度更快[48]。重要的是，与该国其他地区相比，这一系列干预措施降低了相关社区的心血管死亡率[49]。美国也开展了类似的Stanford Five City Project研究，比较了被随机分配到通过媒体和直接教育开展宣教的社区与对照社区人群IHD危险因素和死亡率的差异。结果显示，接受强化教育的社区人群与对照组相比，5年内吸烟、胆固醇水平和血压等重要危险因素的发生率较低；然而，同一时期两组间的心血管死亡率并无显著差异[50-51]。

表2.3 发展中国家选择缺血性心脏病干预措施的成本效益

措施	成本效益比（美元/DALY）
药物治疗	
一级预防	
降低胆固醇（巴西）	441/LY
多药方案（AR > 20%～25%）（全球）	771～1195
二级预防	
多药方案（ASA、BB、ACEI、他汀类药物）	306～388
政策干预	
烟草	
价格上涨33%	2～85
非价格干预	33～1432
限盐	
血压降低2～8 mmHg	成本节约250
脂肪相关干预措施	
减少饱和脂肪酸摄入	成本节约2900
反式脂肪替代——冠心病减少7%	50～1500

ACEI，血管紧张素转化酶抑制剂；ASA，阿司匹林；BB，β受体阻滞剂；AR，绝对风险；DALY，伤残调整寿命年

低收入和中等收入国家

政策

人群层面管理疾病的政策努力是运行良好的卫生系统的基础；这些干预措施在资源匮乏的环境中具有重要意义，在这些环境中，对非传染性疾病（包括 IHD）的个人干预常被视为奢侈品。前文提及的 GBD 研究发现，政策和非政策性干预在高收入地区都可以有效地预防 CVD DALY 损失，并且具有成本效益。不意外的是，运用相同方法进一步在低收入和中等收入国家中探索可得出相同的结论。具体而言，政策干预措施（包括通过针对食品加工生产商的自愿协议和立法行动减少食盐摄入量，以及针对胆固醇和 BMI 的大众媒体宣传活动）在降低低收入地区（成人和儿童死亡率高）和中等收入地区（成人和儿童死亡率低）DALY 损失方面既有效又具有成本效益。如果这些措施得到应用，可以降低拉丁美洲（该研究关注的中等收入地区）30 万～ 120 万 DALY，而在东南亚地区（该研究关注的低收入地区），这一数字几乎翻了一倍。这些干预措施对每个研究地区都具有成本效益[46]。如表 2.1 所示，Gaziano 等的数据也支持发展中地区降低盐摄入和肥胖相关干预措施具有成本效益。

此后的进一步研究也发现类似的结果，即低收入和中等收入国家政策层面的干预措施在降低 CVD 发病率和死亡率方面的有效性和成本效益。一项结合控烟（通过税收、禁止工作场所吸烟、包装显示吸烟危害的警告以及禁止烟草的广告等方式）结合和限盐运动（减少加工食品中含盐量和大众媒体教育高盐饮食影响健康等方式）的研究显示，在 23 个中低收入国家的样本中，10 年心血管死亡人数减少了 1000 多万[52]。本研究所纳入的国家中，这些计划的实施成本为每人每年 0.36 美元；范围从低收入和中低收入国家的 0.14 ～ 0.38 美元到中高收入国家的 0.52 ～ 1.04 美元。如表 2.1 所示的其他研究中，提高烟草价格和非价格干预的成本效益模型也发现了类似的结果。在有这些措施的地区，施行这些措施的数据显示其具有一定前景；例如南非的吸烟率与烟草税率成反比[53]。

社区

关于低收入和中等收入国家社区干预的研究很少，已有的数据结果也不一致。一项南非社区大型媒体教育（包括高危人群的大众传媒教育）和人际教育的研究显示，与对照组相比，干预组的血压、吸烟率和总体风险状况均有所改善；不同干预措施之间没有显著差异，该研究没有显示出血脂水平或 BMI 的差异，尽管由于抽样模式的原因无法确定统计学意义。虽然这项研究仅代表单一经验，但它提示高收入国家与中低收入国家社区层面的干预措施有望改善危险因素，并有可能预防 IHD 的发病率和死亡率[54]。

结论

IHD 仍然是全球最常见的死亡原因，也是全球发病率日益严峻的重要因素。随着社会进步导致老龄化、人口增长以及疾病危险因素的流行，IHD 负担正在从高收入国家转移到低收入和中等收入国家。经证实有效的治疗可改善高收入国家 IHD 患者的预后，因为高收入国家人群对上述治疗的应用最为普遍；然而在所有研究的情况中，这些药物都具有成本效益。随着流行病学转变的不断进展，推广药物治疗以及加强政策和社区干预有望改善低收入和中等收入地区人群 IHD 的结局。

参考文献

1. Historical Data, 1900–1998. Centers for Disease Control and Prevention, *Centers for Disease Control and Prevention* 12, Nov. 2009. Web. 27 Mar. 2016. http://www.cdc.gov.
2. Murray CJL, Vos T, Lozano R, et al.: Disability-adjusted life years (DALYs) for 291 diseases and injuries in 21 regions, 1990–2010: a systematic analysis for the Global Burden of Disease Study 2010, *Lancet* 380:2197–2223, 2012.
3. Gaziano T, et al.: Fundamentals of cardiovascular disease. In Libby P, Bonow RO, Mann DL, Zipes DP, editors: *Braunwald's Heart Disease: A Textbook of Cardiovascular Medicine*, ed 8, Philadelphia, 2008, Saunders, pp 1–21.
4. Ruff CT, Braunwald E: The evolving epidemiology of acute coronary syndromes, *Nat Rev Cardiol* 8(3):140–147, 2011.
5. Gaziano TA, Bitton A, Anand S, et al.: Growing epidemic of coronary heart disease in low- and middle-income countries, *Curr Probl Cardiol* 35(2):72–115, 2010.
6. Lozano R, Naghavi M, Foreman K, et al.: Global and regional mortality from 235 causes of death for 20 age groups in 1990 and 2010: a systematic analysis for the Global Burden of Disease Study 2010, *Lancet* 380(9859):2095–2128, 2012.
7. Moran AE, Forouzanfar MH, Roth GA, et al.: The global burden of ischemic heart disease in 1990 and 2010: the Global Burden of Disease 2010 study, *Circulation* 129(14):1493–1501, 2014.
8. Joseph A, Ackerman D, Talley JD, et al.: Manifestations of coronary atherosclerosis in young trauma victims—an autopsy study, *J Am Coll Cardiol* 22(2):459–467, 1993.
9. Janjua SA, Hoffmann U: New insights from major prospective cohort studies with cardiac CT, *Curr Cardiol Rep* 17(4):19, 2015.
10. Detrano R, Guerci AD, Carr JJ, et al.: Coronary calcium as a predictor of coronary events in four racial or ethnic groups, *N Engl J Med* 358(13):1336–1345, 2008.
11. Arad Y, Goodman KJ, Roth M, et al.: Coronary calcification, coronary disease risk factors, C-reactive protein, and atherosclerotic cardiovascular disease events: the St. Francis Heart Study, *J Am Coll Cardiol* 46(1):158–165, 2005.
12. Bansal YS, Mandal SP, Kumar S, et al.: Prevalence of atherosclerotic coronary stenosis in asymptomatic north Indian population: a post-mortem coronary angiography study, *J Clin Diagn Res* 9(9): HC01–4, 2015.
13. Roth GA, Forouzanfar MH, Moran AE, et al.: Demographic and epidemiologic drivers of global cardiovascular mortality, *N Engl J Med* 372(14):1333–1341, 2015.
14. Roth GA, Huffman MD, Moran AE, et al.: Global and regional patterns in cardiovascular mortality from 1990 to 2013, *Circulation* 132(17):1667–1678, 2015.
15. Yusuf S, Hawken S, Ounpuu S, et al.: Effect of potentially modifiable risk factors associated with myocardial infarction in 52 countries (the INTERHEART study): case-control study, *Lancet* 364(9438):937–952, 2004.
16. Yusuf S, Rangarajan S, Teo K, et al.: Cardiovascular risk and events in 17 low-, middle-, and high-income countries, *N Engl J Med* 371(9):818–827, 2014.
17. Lim SS, Vos T, Flaxman AD, et al.: A comparative risk assessment of burden of disease and injury attributable to 67 risk factors and risk factor clusters in 21 regions, 1990–2010: a systematic analysis for the Global Burden of Disease Study 2010, *Lancet* 380(9859):2224–2260, 2012.
18. Goyal A, Bhatt DL, Steg PG, et al.: Attained educational level and incident atherothrombotic events in low- and middle-income compared with high-income countries, *Circulation* 122:1167–1175, 2010.

19. Danaei G, Finucane MM, Lin JK, et al.: Global Burden of Metabolic Risk Factors of Chronic Diseases Collaborating Group (Blood Pressure). National, regional, and global trends in systolic blood pressure since 1980: systematic analysis of health examination surveys and epidemiological studies with 786 country-years and 5.4 million participants, *Lancet* 377(9765):568–577, 2011.
20. Yusuf S, Bosch J, Dagenais G, et al.: Cholesterol lowering in intermediate-risk persons without cardiovascular disease, *N Engl J Med* 374(21):2021–2031, 2016.
21. Farzadfar F, Finucane MM, Danaei G, et al.: Global Burden of Metabolic Risk Factors of Chronic Diseases Collaborating Group (Cholesterol). National, regional, and global trends in serum total cholesterol since 1980: systematic analysis of health examination surveys and epidemiological studies with 321 country-years and 3.0 million participants, *Lancet* 377(9765):578–586, 2011.
22. Danaei G, Finucane MM, Lu Y, et al.: Global Burden of Metabolic Risk Factors of Chronic Diseases Collaborating Group (Blood Glucose). National, regional, and global trends in fasting plasma glucose and diabetes prevalence since 1980: systematic analysis of health examination surveys and epidemiological studies with 370 country-years and 2.7 million participants, *Lancet* 378(9785):31–40, 2011.
23. Finucane MM, Stevens GA, Cowan MJ, et al.: Global Burden of Metabolic Risk Factors of Chronic Diseases Collaborating Group (Body Mass Index). National, regional, and global trends in body-mass index since 1980: systematic analysis of health examination surveys and epidemiological studies with 960 country-years and 9.1 million participants, *Lancet* 377(9765):557–567, 2011.
24. Gersh BJ, Sliwa K, Mayosi BM, et al.: Novel therapeutic concepts: the epidemic of cardiovascular disease in the developing world: global implications, *Eur Heart J* 31:642–648, 2010.
25. Sliwa K, Acquah L, Gersh BJ, et al.: Impact of socioeconomic status, ethnicity, and urbanization on risk factor profiles of cardiovascular disease in Africa, *Circulation* 133:1199–1208, 2016.
26. Tsao CW, Vasan RS: Cohort profile: The Framingham Heart Study (FHS): overview of milestones in cardiovascular epidemiology, *Int J Epidemiol* 44(6):1800–1813, 2015.
27. Stone NJ, Robinson JG, Lichtenstein AH, et al.: 2013 ACC/AHA guideline on the treatment of blood cholesterol to reduce atherosclerotic cardiovascular risk in adults: a report of the American College of Cardiology/American Heart Association Task Force on Practice Guidelines, *J Am Coll Cardiol* 63(25 Pt B):2889–2934, 2014.
28. Board J: Joint British Societies' consensus recommendations for the prevention of cardiovascular disease (JBS3), *Heart* 100:ii1–ii67, 2014.
29. Steinberg BA, Bhatt DL, Mehta S, et al.: Nine-year trends in achievement of risk factor goals in the US and European outpatients with cardiovascular disease, *Am Heart J* 156(4):719–727, 2008.
30. Bansilal S, Farkouh ME, Hueb W, et al.: The Future REvascularization Evaluation in patients with Diabetes mellitus: optimal management of Multivessel disease (FREEDOM) trial: clinical and angiographic profile at study entry, *Am Heart J* 164:591–599, 2012.
31. Bhatt DL, Steg PG, Ohman EM, et al.: International prevalence, recognition, and treatment of cardiovascular risk factors in outpatients with atherothrombosis, *JAMA* 295(2):180–189, Jan 11, 2006.
32. Bhatt DL, Eagle KA, Ohman EM, et al.: Comparative determinants of 4-year cardiovascular event rates in stable outpatients at risk of or with atherothrombosis, *JAMA* 304(12):1350–1357, 2010.
33. Yusuf S, Islam S, Chow CK, et al.: Use of secondary prevention drugs for cardiovascular disease in the community in high-income, middle-income, and low-income countries (the PURE Study): a prospective epidemiological survey, *Lancet* 378(9798):1231–1243, 2011.
34. Iqbal J, Zhang YJ, Holmes DR, et al.: Optimal medical therapy improves clinical outcomes in patients undergoing revascularization with percutaneous coronary intervention or coronary artery bypass grafting: insights from the Synergy Between Percutaneous Coronary Intervention with TAXUS and Cardiac Surgery (SYNTAX) trial at the 5-year follow-up, *Circulation* 131:1269–1277, 2015.
35. Mendis S, Lindholm LH, Mancia G, et al.: World Health Organization (WHO) and International Society of Hypertension (ISH) risk prediction charts: assessment of cardiovascular risk for prevention and control of cardiovascular disease in low and middle-income countries, *J Hypertens* 25(8):1578–1582, 2007.
36. Gaziano TA, Young CR, Fitzmaurice G, et al.: Laboratory-based versus non-laboratory-based method for assessment of cardiovascular disease risk: the NHANES I Follow-up Study cohort, *Lancet* 371(9616):923–931, 2008.
37. Wald NJ, Law MR: A strategy to reduce cardiovascular disease by more than 80%, *BMJ* 326:1419, 2003.
38. Lonn E, Bosch J, Teo KK, et al.: The polypill in the prevention of cardiovascular diseases: key concepts, current status, challenges, and future directions, *Circulation* 122:2078–2088, 2010.
39. Yusuf S, Pais P, Afzal R, et al.: Effects of a polypill (Polycap) on risk factors in middle-aged individuals without cardiovascular disease (TIPS): a phase II, double-blind, randomised trial, *Lancet* 373:1341–1351, 2009.
40. Heart Outcomes Prevention Evaluation-3 (HOPE-3).
41. Hippisley-Cox J, Coupland C: Effect of combinations of drugs on all cause mortality in patients with ischaemic heart disease: nested case-control analysis, *BMJ* 330:1059–1063, 2005.
42. Gaziano TA, Steyn K, Cohen DJ, et al.: Cost-effectiveness analysis of hypertension guidelines in South Africa: absolute risk versus blood pressure level, *Circulation* 112:3569–3576, 2005.
43. Lim SS, Gaziano TA, Gakidou E, et al.: Chronic disease 4—prevention of cardiovascular disease in high-risk individuals in low-income and middle-income countries: health effects and costs, *Lancet* 370:2054–2062, 2007.
44. Gaziano TA, Opie LH, Weinstein MC: Cardiovascular disease prevention with a multidrug regimen in the developing world: a cost-effectiveness analysis, *Lancet* 368(9536):679–686, 2006.
45. Lim SS, Gaziano TA, Gakidou E, et al.: Prevention of cardiovascular disease in high-risk individuals in low-income and middle-income countries: health effects and costs, *Lancet* 370(9604):2054–2062, 2007.
46. Murray CJ, Lauer JA, Hutubessy RC, et al.: Effectiveness and costs of interventions to lower systolic blood pressure and cholesterol: a global and regional analysis on reduction of cardiovascular-disease risk, *Lancet* 361(9359):717–725, 2003. Erratum in Lancet 366(9481):204, 2005.
47. Bibbins-Domingo K, Chertow GM, Coxson PG, et al.: Projected effect of dietary salt reductions on future cardiovascular disease, *N Engl J Med* 362(7):590–599, 2010.
48. Vartiainen E, Puska P, Jousilahti P, et al.: Cardiovascular diseases and risk factors in Finland, *Prev Med* 29(6 Pt 2):S124–129, 1999.
49. Tuomilehto J, Geboers J, Salonen JT, et al.: Decline in cardiovascular mortality in North Karelia and other parts of Finland, *BMJ (Clin Res Ed)* 293(6554):1068–1071, 1986.
50. Farquhar JW, Fortmann SP, Flora JA, et al.: Effects of communitywide education on cardiovascular disease risk factors. The Stanford Five-City Project, *JAMA* 264(3):359–365, 1990.
51. Fortmann SP, Varady AN: Effects of a community-wide health education program on cardiovascular disease morbidity and mortality: the Stanford Five-City Project, *Am J Epidemiol* 152(4):316–323, 2000.
52. Asaria P, Chisholm D, Mathers C, et al.: Chronic disease prevention: health effects and financial costs of strategies to reduce salt intake and control tobacco use, *Lancet* 370(9604):2044–2053, 2007.
53. Gaziano TA, Pagidipati N: Scaling up chronic disease prevention interventions in lower- and middle-income countries, *Annu Rev Public Health* 34:317–335, 2013.
54. Gaziano TA, Galea G, Reddy KS: Scaling up interventions for chronic disease prevention: the evidence, *Lancet* 370(9603):1939–1946, 2007.

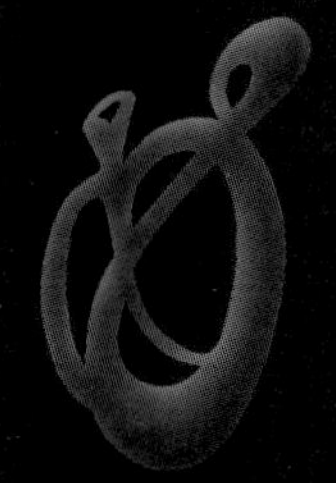

第二部分 发病机制

3 冠状动脉粥样硬化的遗传学

Krishna G. Aragam，Sekar Kathiresan
汪 漫 译

引言

本章回顾了当前人们从孟德尔遗传学及常见或复杂的疾病遗传形式中总结出的对冠状动脉粥样硬化遗传结构的认识。在讨论遗传学检测对于CAD诊断、预后和治疗的作用之前，我们将重点介绍新发现的通路和生物学机制。

冠状动脉疾病的遗传性

长期以来，人们都能观察到CAD的家族聚集性，提示着CAD及其并发症—心肌梗死（MI）的遗传学基础[1-3]。在Framingham心脏研究的后代队列中，在校正了传统CAD危险因素后，父母有早发CAD病史使年龄特异性心血管事件发生率增加2～3倍，提示观察到的CAD易感性的遗传学基础[4]。双胞胎和家庭研究估计CAD的遗传率为40%～60%[5]。遗传效应在早发性CAD中表现最为明显，这表明遗传因素比后天危险因素对早发性CAD的发展更重要[6]。此外，CAD的多个危险因素（包括血脂、血压和2型糖尿病）本身具有遗传性，因此有助于CAD/MI表型的整体遗传性[7-11]。

不同的遗传模式为了解CAD的遗传学基础提供了见解。某些形式的CAD表现出简单的孟德尔遗传模式，即在没有环境危险因素的影响下年轻时就会表现出来，以效应量大的单个致病基因为特征[12]。通过对具有极端表型的患者和家族的研究，应用候选基因和连锁分析已阐明了这些单基因疾病，以确定导致目标疾病的致病基因。

然而，大多数CAD患者表现出与孟德尔比率不一致的更复杂和多因素的遗传模式。这种多基因形式的CAD涉及许多常见的中小效应量的DNA变异的相互作用，以及生活方式和环境等非遗传因素的作用[13]。高通量DNA微阵列技术的进步使得通过大规模遗传关联研究鉴定与CAD/MI相关的近60种常见DNA突变成为可能，约占CAD累积遗传变异的13%[14]。新一代测序技术和其他关于潜在的基因-环境交互作用的研究为CAD的遗传性及其危险因素之间建立了桥梁[15-17]。

冠状动脉疾病的孟德尔遗传模式成因

CAD孟德尔遗传模式的实例主要涉及导致血浆

LDL-C 浓度极度升高的基因缺陷。其中之一是家族性高胆固醇血症（familial hypercholesterolemia，FH），该疾病患者 LDL 受体的缺陷导致其无法从血液中摄取细胞 LDL 颗粒[18]。在纯合子 FH 患者的研究中对 LDL 受体基因（*LDLR*）突变进行了测序和鉴定，这种突变可导致 LDL-C 的细胞摄取缺陷[19-20]。*LDLR* 突变与 LDL-C 血浆浓度升高、严重高胆固醇血症的典型体征［肌腱黄色瘤和角膜环（见第 7 章及图 7.4 和图 7.5）］，以及早发性冠状动脉粥样硬化有关。FH 以显性模式遗传，其中异常等位基因拷贝数（1 或 2）与 FH 表型的严重程度直接相关[18]。

对没有 *LDLR* 突变的 FH 患者的后续研究发现，在 *APOB* 和 *PCSK9* 基因中存在着其他致病突变，分别编码载脂蛋白 B（apolipoprotein B，ApoB）和蛋白质原转换酶枯草杆菌蛋白酶 /kexin 9 型（proprotein convertase subtilisin/kexin type 9，PCSK9）。ApoB 是 LDL 颗粒上的一种关键蛋白，可促进其与 LDL 受体的结合以进行细胞摄取和降解。与 FH 相关的 *APOB* 突变阻断了 ApoB 蛋白与细胞表面 LDL 受体的结合，导致 LDL 摄取减少和血浆 LDL 浓度升高[21]。

PCSK9 在肝中高度表达，通过与 LDL 受体结合并诱导其降解来调节胆固醇稳态。*PCSK9* 基因功能获得突变与 FH 相关可能是由于该突变降低了 LDL 受体的利用率从而导致 LDL 颗粒摄取减少[22]。与 *LDLR* 和 *APOB* 基因类似，*PCSK9* 突变也表现为常染色体显性遗传模式，即 1 个突变等位基因的拷贝导致了 FH 表型。值得注意的是，*PCSK9* 基因的功能失去突变与 LDL 受体上调有关，可使 LDL-C 浓度显著降低，CAD 风险降低 88%[23]。

其他由符合孟德尔遗传模式的高胆固醇血症介导的 CAD 呈常染色体隐性遗传。*LDLRAP1* 基因的两个拷贝异常是导致常染色体隐性高胆固醇血症（autosomal recessive hypercholesterolemia，ARH）的原因，其机制尚不明确，但可能涉及一种连接蛋白质缺陷，这种缺陷破坏了 LDL 受体和网格蛋白包被小窝之间的相互作用。ARH 患者的高胆固醇血症表现介于 *LDLR* 杂合子和 *LDLR* 纯合子之间[24]。谷固醇血症是一种与植物固醇代谢相关的罕见常染色体隐性遗传性疾病，由编码参与膳食植物固醇排泄的三磷酸腺苷结合盒（ATP-binding cassette，ABC）转运蛋白的基因缺陷引起。该疾病与 FH 具有几个共同的临床特征，如肌腱黄色瘤和早发性 CAD。然而与 FH 不同，该疾病的特征在于植物固醇水平升高，而总胆固醇水平可能是正常的[25-27]。

试图发现不依赖于上述脂蛋白途径的 CAD/MI 孟德尔遗传模式并未成功。在一个有 13 位受影响个体的共 21 位成员的家族中，*MEF2A* 基因内的 21kb 缺失［编码在冠状动脉内皮细胞中高度表达的心肌细胞增强因子（myocyte enhancer factor，MEF）2A 转录因子］最初被认为是 CAD/MI 的常染色体显性遗传形式[28]。然而在随后的队列分析中，上述基因缺失和其他形式的 *MEF2A* 基因缺失未能与该疾病的发生分离，使人怀疑该基因是否会导致 CAD/MI[29-30]。

常见及复杂的冠状动脉疾病遗传形式

全基因组关联分析

除了导致特殊疾病风险的罕见孟德尔基因变异，效应量较小的常见 DNA 变异［次等位基因频率（minor allele frequency，MAF）> 0.05］也被证明会影响 CAD 风险。基于人群的关联性研究［即全基因组关联分析（genome-wide association study，GWAS）］比较了 CAD 患者和非无 CAD 对照组的 DNA 谱，以发现有统计学意义的差异。通过对人类基因组中数百万个单核苷酸多态性（SNP）的系统分类以及能在单个微阵列芯片上探测超过 100 万个 SNP 的高通量 DNA 测序和基因组学技术，GWAS 得以应用[31]。由于连锁不平衡（即不同位点等位基因的非随机关联），可以用约 500 000 个标记 SNP 覆盖特定人群的整个人类基因组，以检测常见的 DNA 变异[32]。

GWAS 可对大量人群进行基因分型，并在病例和对照中比较每个 SNP 的等位基因频率，以相对无偏倚的方式检测常见变异与特定表型之间的关联。对于 GWAS 的量化特征分析（如血脂浓度），分析重点在于 SNP 是否与该特征的增加或减少相关。如果同时检测多达 100 万个 SNP 以确定其与疾病或量化特征的相关性，则需要 5×10^{-8} 甚至更低的 *P* 值标准才能获得全基因组的统计学差异。因此，这些研究依靠全球范围内的合作来招募数万名不同基因分型的个体。

CAD/MI 的 GWAS

第一个与 CAD 有全基因组水平显著相关性的基因位点于 2007 年由 3 个独立的研究组采用不同的队

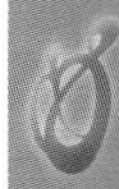

列和基因型阵列同时报道。这3项研究均表明，位于染色体9p21上的58kb区间包含多个与CAD密切相关的具有高等位基因频率和强大效应量的SNP[33-35]。20%～25%的人群被发现携带这种变异的纯合子，该纯合性使CAD的风险增加60%以上。该基因位点也与CAD的范围和严重程度相关，因为有报道显示早发和多支冠状动脉病变的患者该等位基因频率增加[36]。值得注意的是，已反复证明9p21基因位点与传统的CAD危险因素（如血脂、血压、糖尿病、高龄或肥胖）无关。此外，该58 kb区间没有任何被注释的基因，这使得该基因位点导致CAD风险升高的确切机制尚不明确。然而，有研究表明9p21基因位点与颈动脉粥样硬化、腹主动脉瘤、周围动脉疾病和颅内动脉瘤等其他血管表型相关，提示致病过程与血管壁完整性相关[37-41]。

随后对GWAS进行的meta分析涉及国际合作组织的研究，如MIGen、CARDIoGRAM、C4D，以及其合并而成的CARDIoGRAMplusC4D联盟[42-45]。这些大型队列共确定了48种在全基因组水平与CAD显著相关的常见变异。尽管这些CAD风险相关基因位点中包括一些与脂蛋白代谢、高血压和其他相关通路相关的基因，但还有大部分位于以往未涉及CAD发病机制的基因区域。正如对一个具有多因素起源的复杂表型的预期那样，这些常见变异中的大多数具有相对小的效应量，仅有两个易感位点｛9p21基因位点和*LPA*基因［编码脂蛋白（lipoprotein，Lp）（a）］｝可增加CAD风险超过15%[46]。

既往的研究仅限于来自International HapMap项目的常见SNP（MAF＞0.05）。2015年发表的GWAS利用了来自1000 Genomes项目中更广泛的人类遗传数据，包括较低频变异和插入/缺失变异（得失位）。该GWAS meta分析包括超过185 000例CAD病例和对照，并检测了670万个常见变异以及270万个低频变异（MAF＝0.005～0.05）。该研究在全基因水平上确定了大多数已知的CAD易感性位点，并鉴定出8个与CAD显著相关的新基因位点，使经重复验证的CAD易感基因位点总数达到56个，约占CAD总体遗传率的13%（表3.1）。值得注意的是，8个新的CAD相关基因位点和除1个外的所有先前确定的位点均由MAF＞0.5的风险等位基因代表[14]。这表明低频变异和插入/缺失多态性对这种复杂疾病的遗传性缺失没有显著影响，进一步支持CAD的常见疾病-常见变异假说[47]。

冠状动脉疾病危险因素的全基因组关联分析

常见的DNA变异以相似的、多基因的方式影响着多个重要的CAD危险因素。GWAS在过去的10年中识别出许多与血脂水平、血压、2型糖尿病和一些非传统CAD危险因素［如C反应蛋白（C-reactive protein，CRP）］相关的遗传基因位点。

首次报道的关于血脂水平的GWAS评估了2800例来自Diabetes Genetics Initiative的个体的约400 000个SNP，并确定了3个达到全基因组水平显著性的位点，1个位点与LDL-C、HDL-C和甘油三酯的水平相关[48]。另外两个与已知的血脂调节相关，从而也验证了GWAS方法。具体而言，LDL-C的索引SNP被定位于*APOE*［编码介导乳糜微粒和极低密度脂蛋白（very-low-density lipoprotein，VLDL）细胞摄取的载脂蛋白］附近的区域，而HDL-C的索引SNP定位于*CETP*［编码胆固醇酯转运蛋白（cholesteryl ester transfer protein，CETP），一种介导胆固醇酯从HDL转运到其他脂蛋白上的成分］附近的区域。此外，GWAS还确定了一种在*GCKR*（编码葡萄糖激酶调节蛋白）中与甘油三酯水平相关的索引SNP[49-50]。

其他GWAS研究增加了已知的血脂相关基因位点数量。2010年，一项对约100 000人进行的大规模GWAS确定了95个与血浆LDL-C、HDL-C和甘油三酯水平相关的基因位点，后续对约190 000人的研究将基因位点数量增加到157个[51-52]。在这些基因位点中，有9个与LDL-C相关性最强，46个与HDL-C相关性最强，16个与甘油三酯相关性最强，18个与总胆固醇相关性最强，并且许多基因位点影响多种脂质成分。在已发现的基因位点中还包含其他特征明显的脂质调节相关基因，包括*APOB*、*PCSK9*、*LDLR*、*LPL*（参与甘油三酯代谢的脂蛋白脂酶）和*HMGCR*（编码3-羟基-3-甲基戊二酰辅酶A还原酶——他汀类药物的药理学靶点）。已知多个基因位点包含与单基因性脂质疾病（如FH）相关的罕见突变。值得注意的是，许多符合孟德尔遗传模式的疾病的致病基因也具有常见变异，可以对基因功能产生微妙的影响，从而导致血脂水平在一定程度上的变化。

关于血压遗传相关性的大规模研究已经在全基因组水平上确定了29个与持续性高血压和间歇性高血压相关的独立基因变异[53-55]。尽管据报道有3个

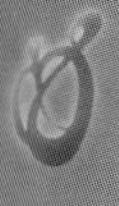

表 3.1　使用全基因组关联分析方法确定的与 CAD 相关的基因区域

CHR	基因名称	起始 SNP	EAF	CAD 风险（OR）	基因变异与传统危险因素的关系
1p32	*PPAP2B*	rs17114036	0.92	1.13	
1p32	*PCSK9*	rs11206510	0.85	1.08	LDL
1p13	*SORT1*	rs7528419	0.79	1.12	LDL、HDL
1q21	*IL6R*	rs4845625	0.45	1.06	
1q41	*MIA3*	rs17465637	0.66	1.08	
2p24	*APOB*	rs515135	0.75	1.07	LDL
2p21	*ABCG5-ABCG8*	rs6544713	0.32	1.05	LDL
2p11	*VAMP5-VAMP8-GGCX*	rs1561198	0.46	1.06	
2q22	*ZEB2*	rs2252641	0.44	1.03	
2q33	*WDR12*	rs6725887	0.11	1.14	LDL
3q22	*MRAS*	rs9818870	0.14	1.07	
4q31	*EDNRA*	rs1878406	0.16	1.06	
4q32	*GUCY1A3*	rs7692387	0.81	1.07	BP
4q12	*REST-NOA1*	rs17087335	0.21	1.06	
5q31	*SLC22A4-SLC22A5*	rs273909	0.12	1.06	LDL
6p21	*ANKS1A*	rs17609940	0.82	1.03	
6p24	*PHACTR1*	rs9369640	0.43	1.14	
6p21	*KCNK5*	rs10947789	0.78	1.05	
6q23	*TCF21*	rs12190287	0.62	1.06	
6q25	*SLC22A3-LPAL2-LPA*	rs2048327	0.35	1.06	LDL
		rs3789220	0.02	1.42	
6q26	*PLG*	rs4252120	0.74	1.03	
7p21	*HDAC9*	rs2023938	0.10	1.06	
7q22	*7q22*	rs10953541	0.78	1.05	
7q32	*ZC3HC1*	rs11556924	0.69	1.08	HDL、BP
7q36	*NOS3*	rs3918226	0.06	1.14	BP
8p21	*LPL*	rs264	0.85	1.06	HDL、TG
8q24	*TRIB1*	rs2954029	0.55	1.04	LDL、HDL、TG
9p21	*CDKN2BAS1*	rs4977574	0.49	1.21	
		rs3217992	0.39	1.14	
9q34	*ABO*	rs579459	0.21	1.08	LDL
10p11	*KIAA1462*	rs2505083	0.40	1.06	
10p11	*CXCL12*	rs501120	0.81	1.08	
		rs2047009	0.48	1.06	
10q23	*LIPA*	rs11203042	0.45	1.04	
		rs1412444	0.37	1.07	
10q24	*CYP17A1-CNNM2-NT5C2*	rs12413409	0.89	1.08	BP、BMI

表 3.1（续） 使用全基因组关联分析方法确定的与 CAD 相关的基因区域

CHR	基因名称	起始 SNP	EAF	CAD 风险（OR）	基因变异与传统危险因素的关系
11p15	*SWAP70*	rs10840293	0.55	1.06	
11q22	*PDGFD*	rs974819	0.33	1.07	
11q23	*ZNF259-APOA5-APOA1*	rs964184	0.18	1.05	LDL、HDL、TG
12q24	*SH2B3*	rs3184504	0.42	1.07	LDL、HDL、BP、BMI
12q21	*ATP2B1*	rs7136259	0.43	1.04	
12q24	*KSR2*	rs11830157	0.36	1.12	
13q12	*FLT1*	rs9319428	0.31	1.04	
13q34	*COL4A1-COL4A2*	rs4773144	0.43	1.05	
		rs9515203	0.76	1.07	
14q32	*HHIPL1*	rs2895811	0.41	1.04	
15q25	*ADAMTS7*	rs7173743	0.56	1.08	
15q22	*SMAD3*	rs56062135	0.79	1.07	
15q26	*MFGE8-ABHD2*	rs8042271	0.90	1.10	
15q26	*FURIN-FES*	rs17514846	0.44	1.05	BP
17q23	*BCAS3*	rs7212798	0.15	1.08	
17p11	*RAI1-PEMT-RASD1*	rs12936587	0.61	1.03	
17p13	*S mg6*	rs2281727	0.35	1.05	BMI
17q21	*UBE2Z*	rs15563	0.51	1.04	
18q21	*PMAIP1-MC4R*	rs663129	0.26	1.06	HDL、BMI
19p13	*LDLR*	rs1122608	0.77	1.08	LDL
19q13	*APOE-APOC1*	rs2075650	0.13	1.07	LDL、HDL、TG、BMI
		rs445925	0.09	1.09	
19q13	*ZNF507-LOC400684*	rs12976411	0.09	0.67	
21q22	*KCNE2*	rs9982601	0.13	1.12	
22q11	*POM121L9P-ADORA2A*	rs180803	0.97	1.20	

BMI、体重指数；*BP*、血压；*CAD*、冠状动脉疾病；*CHR*、染色体；*EAF*、欧洲血统中效应等位基因频率；*HDL*、高密度脂蛋白；*LDL*、低密度脂蛋白；*OR*、比值比；*TG*、甘油三酯

位点的变异对收缩压和舒张压有着不一致的影响，但这些变异中的绝大多数对收缩压和舒张压的影响是一致的[56]。大多数情况下，每个基因与血压表型相关性的潜在机制尚不明确。与其他 CAD 危险因素的遗传变异相比，血压的已确定变异对整体表型的影响较小，29 个已明确变异仅占收缩压和舒张压变异的不到 1%。值得注意的是，在一项对 200 000 人进行的 GWAS 中，由上述遗传变异组成的综合遗传风险评分与 CAD 和卒中等表型呈正相关，但与慢性肾脏病或肾功能无关，提示血压升高和心血管疾病之间存在很强的因果关系，而血压升高和肾功能不全则无这种因果关系[55]。

2 型糖尿病已经通过多项 GWAS 得到了广泛的研究，包括通过早期相对较小的 GWAS（2000 例病例和 3000 例对照）发现与 *TCF7L2*（编码一种调节胰高血糖素原基因在胃肠道中表达的转录因子）的相关性[57]。随后更大规模的 meta 分析使 2 型糖尿病相关位点的总数增至 63 个，约占总疾病风险变

异的 6%[58]。这些风险基因位点中有多个包含改变胰腺 β 细胞合成和分泌胰岛素的基因，而其中一小部分基因可能介导了胰岛素抵抗。因此，这些位点的 SNP 与空腹血糖和胰岛素水平以及其他代谢特征（如血脂和肥胖）相关。值得注意的是，2 型糖尿病的风险基因位点与 1 型糖尿病的风险位点几乎没有重叠，并且不能很好地预测后者的疾病过程[59-60]。

包括 CRP 在内的其他多种风险相关生物标志物也通过 GWAS 研究鉴定出了许多相关的风险位点。CRP 是经流行病学队列研究充分证明的可预测 CAD/MI 的炎症生物标志物。GWAS 已鉴定出至少 18 个与 CRP 水平相关的位点，包括在 *CRP* 基因中编码目标蛋白的 SNP[61-63]。在已鉴定的风险位点上的其他注释基因可直接或间接地涉及免疫应答通路和与糖尿病相关的各种代谢调节通路。

因果推理研究——孟德尔随机化法

自从发现血浆总胆固醇与 CAD 相关性以来，观察性流行病学研究已经确定了许多与 CAD 相关的其他可溶性生物标志物[64]。然而，由于混杂因素和反向因果关系，观察性流行病学作为一种方法在得出因果推论的能力上存在固有的缺陷。治疗与鉴别生物标志物是否与疾病存在因果关系密切相关，因为只有致病生物标志物才有可能成为治疗靶点。

名为“孟德尔随机化”的研究设计可通过利用孟德尔等位基因分离定律（后代的遗传变异在受孕时随机组合）来评估因果关系。该原则类似于随机临床试验，可以产生一个自然随机化过程，并减少了混杂因素和反向因果关系的影响。与生物标志物相关的 DNA 变异被用作评估生物标志物和疾病之间的流行病学关联是否反映因果关系的工具。该方法基于以下前提：如果生物标志物与疾病存在因果关系，那么该生物标志物的遗传决定因素也应与该疾病相关。此外，相关性的程度应与 DNA 变异对该生物标志物和该生物标志物对疾病的效应大小相一致[65]。假定具有足够的研究效力，若生物标志物相关的 DNA 变异（或一组变异）与某疾病之间缺乏关联，则表明该生物标志物不是该病发病的原因。

孟德尔随机化法有几个局限性。重要的是，这些研究依赖于变异-生物标志物和生物标志物-疾病之间关联性的效应大小估计，尤其强调从中得出这些估计值的研究。此外，至关重要的是，遗传载体上的变异仅通过目标生物标志物影响疾病。基因多效性的存在（单个基因影响许多不相关的表型特征）会导致因果关系难以确定，因为提出的因果生物标志物可以作为另外一个受遗传变异影响的病理学机制的代表性生物标志物。

在过去的 10 年中，孟德尔随机化研究系统地评估了与 CAD 风险有因果关系的血浆生物标志物。这些研究为 LDL-C、甘油三酯和 Lp（a）作为 CAD 的危险因素提供了支持证据。相反，这些研究对 HDL 和 CRP 作为 CAD 的危险因素提出了质疑。

LDL

对 LDL-C 和 CAD 存在因果关系的最初认识来自对 FH 患者的研究。如前所述，*LDLR*、*APOB* 和 *PCSK-9* 基因中的致病性（FH）突变可导致血浆 LDL-C 浓度升高，并且与早发性 CAD 相关，为 LDL-C 和 CAD 风险之间存在因果关系提供了强有力的证据。一项纳入 50 000 例病例和对照的标准孟德尔随机化试验采用了 LDL-C 遗传评分，该评分由仅与 LDL-C 相关的 13 个 SNP 组成。值得注意的是，遗传因素导致的 LDL-C 升高（每增加 1 个标准差，约 35 mg/dl）与 MI 风险增加 113% 有关，超过了从流行病学评估中得到 LDL 每增加 1 个标准差 MI 风险增加 54% 的预期（图 3.1）[66]。这些结果证实了 LDL 和 CAD/MI 之间的因果关系。此外，这些数据表明累积或终身暴露于 LDL-C（通过遗传风险评分

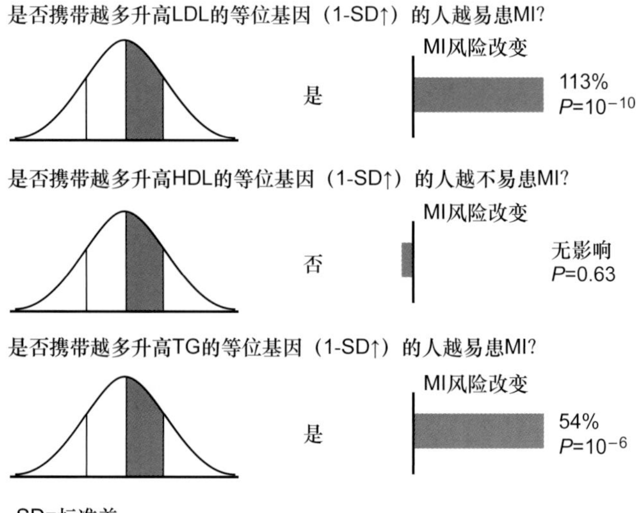

图 3.1　提高血浆低密度脂蛋白（LDL）胆固醇、高密度脂蛋白（HDL）胆固醇和甘油三酯（TG）水平的遗传变异累积效应对心肌梗死（MI）风险的影响。（From Musunuru K, Kathiresan S. Surprises from genetic analyses of lipid risk factors for atherosclerosis. Circ Res. 2016；118：579-585.）

衡量）尤为有害。

另外一系列对 LDL 和 CAD/MI 之间因果关系的证据支持是对涉及降脂治疗（如依折麦布和他汀类药物）相关机制的遗传变异研究。依折麦布通过抑制 Niemann-Pick C1 样蛋白 1（NPC1L1，一种胃肠道中负责摄取食物和胆汁中胆固醇的转运蛋白）来降低 LDL-C。尽管早期的随机临床试验显示依折麦布对颈动脉内膜中层厚度没有显著益处，但其他利用 *NPC1L1* 基因内或附近基因变异的孟德尔随机研究均显示出较低的血浆 LDL-C 水平和 CAD 风险的下降。一项对 MIGen 联盟中 7364 例 CAD 病例和 14 728 例对照进行的研究确定了 *NPC1L1* 基因中 34 种功能失去突变，在一个较大的重复队列中，这些失活突变之一（p.Arg406X）与 LDL-C 降低 12 mg/dl 相关，并且 CAD 风险降低 50%[67]。在一项针对 14 项临床试验的超过 10 万例受试者的 2×2 析因研究设计中，携带使 *NPC1L1* 和（或）*HMGCR* 失活的常见基因突变的患者 LDL-C 分别降低 2.4、2.9 和 5.8 mg/dl，并且相应的 CAD 风险分别降低 4.8%、5.3% 和 10.8%[68]。这些研究通过显示抑制 NPC1L1 和 HMGCR 降低 LDL-C 和 CAD 风险的独立和累加效应进一步证实了 LDL-C 与 CAD 风险之间的因果关系，从而为他汀类药物、依折麦布或联合治疗降低 LDL 提供了依据。实际上，前文提到的遗传数据得到了 IMPROVE-IT 研究（Improved Reduction of Outcomes: Vytorin Efficacy International Trial）的证实，试验表明，依折麦布联合基线他汀类药物治疗具有累加获益，可降低平均 LDL-C 浓度以及急性冠脉综合征（acute coronary syndrome，ACS）住院患者复合终点事件（包括心血管死亡、非致死性 MI 和非致死性卒中）的发生率[69]。

甘油三酯

流行病学研究最多只能在一定程度上表明血浆甘油三酯水平与 CAD 的相关性[70]。甚至降低甘油三酯治疗的随机临床试验（即吉非罗齐、非诺贝特和 ω-3 脂肪酸）在降低心血管事件的效果方面也有不同的结果[71-74]。然而，遗传数据支持富含甘油三酯的脂蛋白（triglyceride-rich lipoproteins，TRL）及其残留物在冠状动脉粥样硬化中的因果作用。血浆甘油三酯的代谢主要由脂蛋白脂肪酶（lipoprotein lipase，LPL）介导，降低 LPL 功能的遗传变异体与心血管风险增加有关[75-77]。载脂蛋白 A5 可增强 LPL 功能，而载脂蛋白 C3 和血管生成素样蛋白 3（angiopoietin-like proteins 3，ANGPTL-3）和 ANGPTL-4 可抑制 LPL 功能。因此，这些因子的遗传决定因素与血浆甘油三酯水平和 CAD 相关[78-82]。

然而，许多孟德尔随机化方法被甘油三酯相关 SNP 和其他脂质标志物之间的多效性关系所混淆，因为几乎所有鉴定为甘油三酯相关的 SNP 都对 LDL-C 或 HDL-C 有额外的影响。已开发了一种被称为“多变量孟德尔随机化”的方法，以将甘油三酯介导的遗传变异对 CAD 的影响与其他脂质组分介导的影响区分开。对所有甘油三酯相关的 SNP 采用多变量分析方法来控制其他脂质组分的多效性效应，校正对 LDL-C 和 HDL-C 的影响后显示，甘油三酯水平的遗传决定因素与 CAD 密切相关，其相关程度与 LDL-C 的相当[83]。数据表明，血浆甘油三酯可介导 CAD（可能通过 TRL 和残余胆固醇），而与其他脂质组分无关。在前面提到的试验中，降低甘油三酯的治疗对于降低心血管事件的获益不一致，这可能反映了试验人群的特殊特征和每个研究中甘油三酯降低程度的不同。

脂蛋白（a）

Lp（a）是由附着于糖蛋白载脂蛋白（a）上的 LDL 样颗粒组成的脂蛋白。队列研究发现，血浆 Lp（a）水平升高与 CAD 风险增加相关（见第 8 章）[84]。载脂蛋白（a）由 *LPA* 编码，*LPA* 在很大程度上控制着 Lp（a）的血浆水平。孟德尔随机化研究利用在 *LPA* 基因中或附近的常见拷贝数变异和 SNP，将遗传性 Lp（a）升高与 CAD 风险增加相联系，为 Lp（a）和 CAD 之间的因果关系提供了有力的证据[85-86]。

血压

目前已发现近 30 个与收缩压和舒张压相关的 SNP[55]。在对来自 CARDIoGRAM 联盟的 22 500 例 CAD 病例和 65 000 例对照的分析中，88% 的 SNP 与 CAD 风险呈正相关。与收缩压相关的 SNP 平均每等位基因增加的 CAD 风险为 3.0%，与舒张压相关的 SNP 平均每等位基因增加的 CAD 风险为 2.9%。采用由血压相关 SNP 组成的遗传风险评分，与最低五分位数的患者相比，遗传评分的最高五分位数患者患 CAD 的概率高出 70%。与 LDL-C 的遗传变异相似，与血压相关的 SNP 对 CAD 风险的影响要比流行病学所预期的更强[87]。大多数与血压相关的 SNP 会增加 CAD 的风险，这一发现支持了血压升高和

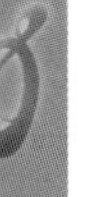

CAD 之间的因果关系。

HDL

观察性研究数据表明，HDL 和 CAD/MI 之间存在很强的负相关性，这促使数十年来人们通过药理学方法提高 HDL-C 来降低 CAD 风险（见第 8 章）[88]。然而，遗传分析并不支持 HDL 与 CAD 的因果关系[89]。最近的一项孟德尔随机化研究纳入约 20 000 例 MI 患者和 95 000 例对照，研究了编码内皮脂肪酶（一种调节 HDL 代谢的酶而对其他脂质成分几乎没有影响）的 *LIPG* 基因中的功能失去 SNP（Asn396Ser）。*LIPG* 396Ser 等位基因携带者比非携带者的 HDL-C 平均水平高约 5.5 mg/dl，这与流行病学估计的 MI 风险降低 13% 相一致。然而，*LIPG* 396Ser 变异与 MI 风险无关（OR = 0.99，95% CI 0.88 ～ 1.11，P = 0.85）[66]。

在同一研究中，利用 14 个与血浆 HDL-C 相关的常见变异构建了遗传风险评分，这些变异对 LDL-C 或甘油三酯没有多效性影响。该 HDL 遗传评分纳入 5 万多例来自 CARDIoGRAM 联盟的 MI 患者和对照。根据流行病学估计，HDL-C 每增加 1 个标准差（约 15 mg/dl）可使 MI 风险降低 38%，而遗传性升高的 HDL-C（每增加 1 个标准差）与 MI 风险无关（OR = 0.93，95% CI 0.68 ～ 1.26，P = 0.63）（图 3.1）[66]。

遗传学证据并不支持 HDL-C 和 CAD 的因果关系，这对长期以来认为药物升高 HDL-C 会持续降低 CAD 风险的观点提出了挑战。在多项随机对照试验中，升高 HDL-C 的治疗未能降低动脉粥样硬化性 CVD 的风险。尽管使 HDL-C 增加了 30% 到 90%，但 3 种不同的 CETP 抑制剂托彻普、达塞曲匹、依塞曲匹并没有显著降低 CAD 的风险[90-92]。同样，评估烟酸对动脉粥样硬化性血管疾病患者疗效的两项随机临床试验显示，尽管 HDL-C 显著升高，但主要血管事件的风险并没有显著降低[93-94]。

CRP

流行病学数据始终将血浆 CRP（一种急性期循环炎症生物标志物）浓度升高与 CAD 风险增加相关联[95-96]。然而，CRP 位点内与 CRP 升高相关的常见遗传变异的孟德尔随机化研究未发现其与 CAD 风险相关[62, 97-98]。同样，最近对与 CRP 水平相关的罕见外显子变异的研究表明，CRP 与 CAD 没有显著相关性，这进一步证明 CRP 更有可能是冠状动脉粥样硬化的标志物，而不是其致病因素[99]。

非传统冠状动脉疾病通路及其对新生物学的启示

遗传关联研究和因果推断研究证实了含 ApoB 的脂蛋白［LDL、TRL、Lp（a）］作为动脉粥样硬化的致病因素的重要性。事实上，在 58 个经 GWAS 鉴定的 CAD 风险位点中，约有 14 个与含 ApoB 的脂蛋白相关。其余的 CAD 风险位点中，少数与高血压有关，但奇怪的是，没有一个与糖尿病或相关通路有明确联系（表 3.2）。然而，绝大多数已知的 CAD 易感位点与传统的 CAD 危险因素无关，并且可能通过尚未确定的机制增加了冠状动脉粥样硬化的风险，这突出了 GWAS 方法发现新生物学的潜力。尽管有少数风险位点涉及炎症通路，但很多候选基因涉及与血管壁生物学［如细胞黏附、白细胞和血管平滑肌细胞（vascular smooth muscle cell，vSMC）迁移、血管生成和一氧化氮信号传导等］相关的蛋白质产物[14]。

特别令人感兴趣的是 ADAMTS7，它是一种具有去整合素和金属蛋白酶活性的细胞外蛋白酶，可调节 vSMC 的迁移。目前已发现 ADAMTS7 与人类动脉粥样硬化斑块中（特别是内-中膜边界和纤维帽处）的 vSMC 共定位。*ADAMTS7* 基因内的 SNP 是通过 GWAS 鉴定的 CAD 易感性位点之一[45, 100]。*ADAMTS7* 基因位点中的特定基因型与较低的动脉粥样硬化患病率和严重程度有关。对 *ADAMTS7* 基因中的 CAD 保护性 SNP 的 vSMC 体外机制研究表明，ADAMTS7 蛋白表达正常，但成熟度和活性降低可导致底物裂解减少，vSMC 迁移减弱[101]。2015 年发表的一项针对动脉粥样硬化易感小鼠（$APOE^{-/-}$ 和 $LDLR^{-/-}$）的研究发现，尽管血脂水平相当，但 *ADAMTS7* 缺失可显著减少动脉粥样硬化形成。缺乏 *ADAMTS7* 的小鼠还表现出动脉损伤后新生内膜形成减少，以及肿瘤坏死因子 -α 引起的体外 vSMC 迁移减少[102]。

ADAMTS7 的研究已经确立了一个明确的候选基因，该基因可能具有促进动脉粥样硬化表型的生物学特性。此外，这些数据表明抑制 *ADAMTS7*（具有较窄的底物特异性）为 CAD 治疗提供了一种新的策略。尚需要进一步的研究来建立与其他 CAD 风险微店相似的关联机制，并可能为 CAD 的发病机制和疾病管理的新治疗靶点提供新的见解。

不同临床环境中的冠状动脉疾病基因检测

随着人类遗传学数据获取的显著进步，以及医疗机构遗传学检测成本的降低和可用性的增加，促使人们在CAD患者诊断、预后和管理中纳入遗传学信息方面做出了相当大的努力。目前，研究工作主要关注FH等单基因性疾病的鉴定、利用多基因位点遗传模型对心血管风险的评估以及应用药物基因组学指导CAD的治疗策略。

家族性高胆固醇血症

如前所述，FH通常由单基因突变（通常发生在*LDLR*、*APOB*或*PCSK9*中）引起，这种突变会对LDL受体产生负面影响并导致血浆LDL-C显著升高。该疾病遵循常染色体显性遗传模式，如果不治疗，CAD的终身风险将增加8倍以上[103]。

FH有3种不同的诊断标准，每一种标准都不同程度地依赖于基因检测、临床病史、家族史、典型体征（即肌腱黄色瘤）和血浆LDL-C水平[104-106]。这种差异使FH患病率的范围更大。2012年，哥本哈根普通人群研究（Copenhagen General Population Study）使用基于评分的诊断工具对约7万例受试者进行了分析，结果显示FH的患病率约为0.73%[107]。但是，由于经常缺乏对家族史的采集、患者缺乏典型体征、未定期监测LDL-C（特别是在年轻时）、很少进行基因检测，FH被认为在人群水平上诊断不足，通常在患者暴露于LDL-C升高多年后并发展为亚临床或临床CAD后的成年期才发现[108]。

在已知的高脂血症患者中，对FH患病率的估计也各不相同。先前对严重高胆固醇血症（定义为LDL＞190 mg/dl）患者的研究估计，FH突变患病率为20%～80%，这主要是由于不同诊断方案都不单是通过单基因起源来定，还通过阳性家族史或体格检查的显著特征[109-112]。然而，在2016年对20 485例无CAD的多种族受试者分析中，发现1386例患有严重的高胆固醇血症，其中只有1.7%携带*LDLR*、*APOB*或*PCSK9*中的FH突变，该研究表明，在同一LDL-C水平上，FH突变携带者的CAD风险显著高于非携带者。例如，在LDL为190～200 mg/dl的患者中，携带FH突变的患者患CAD的概率增加了17倍，而没有FH突变的患者患CAD的概率增加5倍（图3.2）。在有连续血脂测量纵向数据的受试者中，突变携带者比非携带者有更高的终身LDL-C暴露，这可能是该亚组患者CAD风险升高的原因[113]。这项研究表明，用FH解释的严重高胆固醇血症的病例比以往估计的少。然而，它也证实了FH突变状态可导致CAD风险显著增加，从而增加了常规基因检测将有助于降低CAD人群负担的可能性。

冠状动脉疾病风险预测的遗传风险评分

在近60种已确定的CAD易感性变异中，每一种都产生一个小而独立的CAD风险。因此，研究者对变异进行整合并根据变异的效应大小创建了加权遗传风险评分，并在病例对照和前瞻性CAD队列中验证了风险评分。在所有验证评估中，较高的遗传风险评分与CAD风险增加相关。此外，随着更多CAD相关遗传变异的发现和整合，遗传风险评分的预测能力也得到提高[114-116]。2013年对来自4个队列的24 124例受试者进行的前瞻性评估显示，在12年的随访中，由28个遗传变异组成的CAD遗传风险评分与心血管事件发生率呈正相关。传统CAD危险因素和家族史加28个SNP的遗传风险评分可稍改善对CAD的风险识别（C-统计量0.856 *vs*. 0.851；$P=0.0002$），并将12%的中危患者重新分类为需要他汀类药物治疗的高危患者[117]。

在一项单独的回顾性研究中，一项包含27个SNP的CAD遗传风险评分被应用于一个社区队列和4个应用他汀类药物进行心血管一级和二级预防的随机临床试验中。在一级和二级预防人群中，较高的遗传风险评分与CAD风险增加相关。此外，遗传风险最高的患者从他汀类药物治疗中获益最大。具体来说，遗传风险最高三分位数的患者使用他汀类药物治疗可使其CAD相对风险降低48%，而遗传风险最低三分位数的患者使用他汀类药物治疗后CAD相对危险度降低13%；在CAD遗传风险最高和最低的亚组中，绝对风险降低超过3倍[118]。

2016年的一项研究也分析了告知患者CAD遗传风险对健康相关行为和结果的影响。在MI-GENES试验中，203例CAD中危受试者被随机分组，通过常规风险评分加或不加多基因位点遗传风险评分对10年CAD风险进行评估。被告知有CAD遗传风险的受试者更可能开始接受并坚持使用他汀类药物治疗（39% *vs*. 22%，$P<0.01$），并且6个月后LDL-C水平更低（约9.4 mg/dl）。值得注意的是，两组在饮食或运动等生活方式改变方面没有明显差异。此外，告

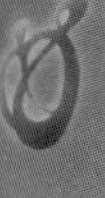

知患者 CAD 遗传风险与其焦虑的增加无关[119]。

目前，指南不支持将多位点遗传风险评分纳入纵向 CAD 风险预测的流程中。数据表明，与传统 CAD 危险因素相比，遗传风险评分在预测 CAD 风险方面仅有少量益处，尽管在这些多变量模型中加入新的 CAD 风险位点可以提高鉴别能力。然而，遗传风险分层对确定哪些患者最有可能从他汀类药物治疗中获益具有明显的价值。此外，试验结果表明，了解 CAD 的遗传风险可能促使短期使用他汀类药物。因此，需要在更长的时间范围内进行进一步的前瞻性研究和临床试验，以确定多基因位点遗传工具在评估 CAD 风险、指导治疗、改善患者特定行为和结局方面的最终用途。

药物基因组学

药物基因组学涉及遗传因素导致的药物反应的差异性，并应用相关的遗传学数据以支持关于药物治疗的有效性和安全性的研究。药理反应的遗传学差异可能反映了传递到靶受体药物量（药代动力学）的不同，或药物靶标内的变异性导致对相同药物浓度的不同反应（药效学）。尽管已研究了许多与心血管药物相关的药物基因组学相互作用，但相互作用

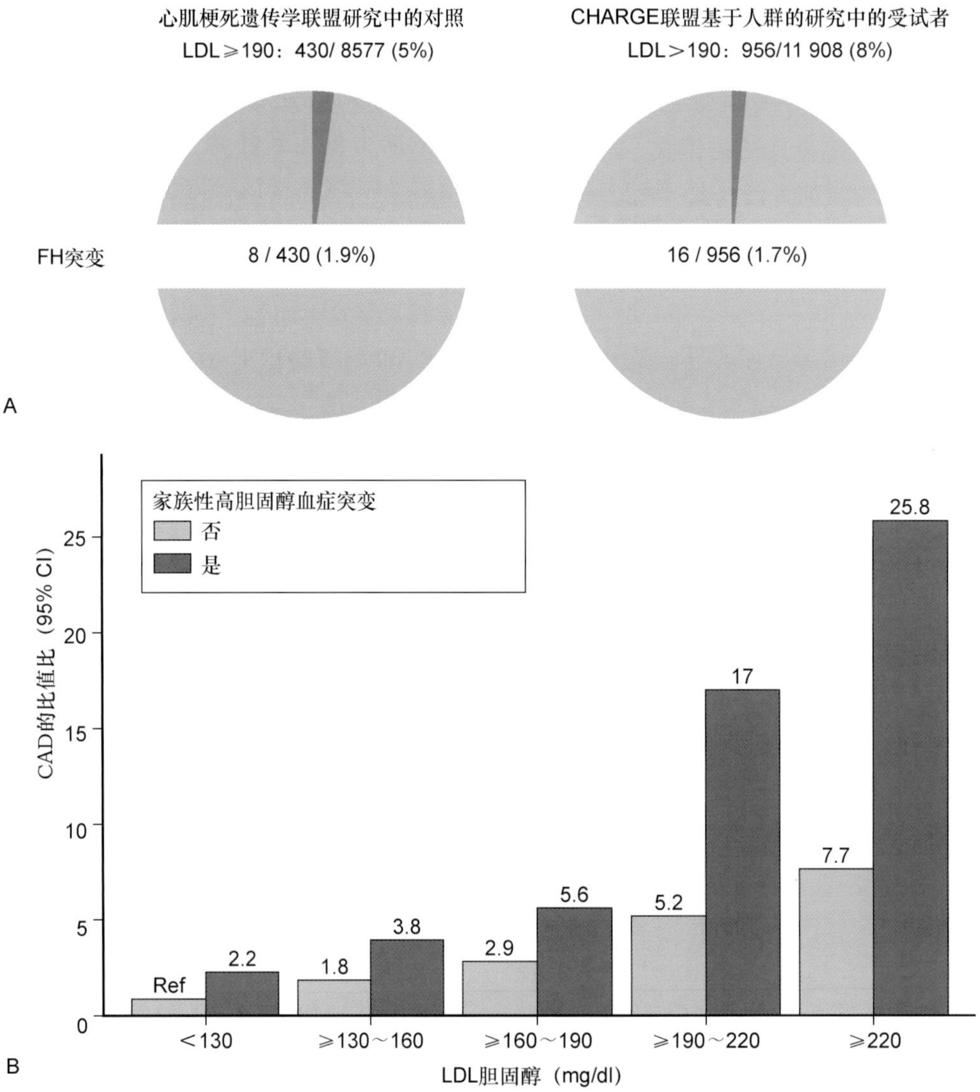

图 3.2 严重高胆固醇血症中家族性高胆固醇血症基因的测序：患病率和影响。（A）严重的高胆固醇血症受试者中家族性高胆固醇血症（FH）突变的患病率。**（B）**不同低密度脂蛋白（LDL）胆固醇和 FH 突变状态发生 CAD 的风险。通过 logistic 回归计算 CAD 的比值比，并校正了性别、队列和 LDL 胆固醇参考范围< 130 mg/dl 且无 FH 突变的人群主要基本特征。不同水平 LDL 胆固醇中突变携带者与非携带者相比，$P < 0.0001$。LDL 胆固醇与突变类型交互作用的 $P = 0.51$。（From Khera AV，Son HH，Peloso GM，et al. Diagnostic yield and clinical utility of sequencing familial hypercholesterolemia genes in patients with severe hypercholesterolemia. J Am Coll Cardiol. 2016；67：2578-2589.）

最强并具有临床转化潜力的还是他汀类药物、氯吡格雷和华法林。

通过候选基因分析和更大规模的meta分析，我们已经充分研究了遗传学因素对他汀类药物疗效的影响，并获得了具有全基因组水平的显著性差异结果，目前已鉴定出了许多基因（如*HMGCR*、*LDLR*、*APOE*、*LPA*、*SORT1*）以及编码与他汀类药物诱导的LDL-C降低相关的他汀类药物转运体的基因[120-123]。然而，这些基因的多态性在他汀类药物降低LDL-C的总变异性中只占很小的一部分，因此还没有被纳入主流临床应用。

相反，与他汀类药物治疗不良反应相关的药物基因组学相互作用越来越受到重视。在服用80 mg/d辛伐他汀的患者中，*SLCO1B1*基因变异与辛伐他汀相关肌病有关。由于*SLCO1B1*编码他汀类转运体，推测其毒性的机制是使辛伐他汀代谢降低导致循环中辛伐他汀水平升高。在接受高剂量辛伐他汀治疗的携带风险等位基因纯合子的患者中，肌病风险增加了近17倍[124]。然而，降低辛伐他汀的剂量似乎可以降低其毒性风险，但对于阿托伐他汀和瑞舒伐他汀等其他更有效并有更多心血管获益的他汀类药物毒性影响的观察结果并不一致，因此减少了检测*SLCO1B1*基因变异的需要。

根据指南共识，对于ACS和冠状动脉支架置入术后稳定性缺血性心脏病的患者，建议使用阿司匹林和$P2Y_{12}$受体拮抗剂进行长期双联抗血小板治疗[125]。氯吡格雷作为典型的$P2Y_{12}$受体拮抗剂，是一种需要细胞色素P-450 2C19（CYP2C19）激活的前体药物。然而，由于使氯吡格雷产生的药物活性代谢产物水平不同，*CYP2C19*基因多态性与氯吡格雷活性有关。*CYP2C19*2*和*CYP2C19*3*的功能失去突变可导致氯吡格雷活性降低和对血小板的抑制作用减弱[126-127]。在TRITON-TIMI 38研究中，对应用氯吡格雷的急性冠脉综合患者进行分析显示，携带至少1个功能缺失的*CYP2C19*等位基因可使心血管死亡、MI或卒中的复合终点发生率相对增加53%，支架内血栓形成风险是非携带者的3倍[128]。对约10 000例经皮冠状动脉介入治疗和（或）ACS后服用氯吡格雷的患者的meta分析证实了这种关联，并显示功能缺失的等位基因的数量与心血管不良事件的风险直接相关[129]。编码氯吡格雷外排转运体的基因*ABCB1*的多态性也与氯吡格雷活性降低有关，尽管其程度低于*CYP2C19*变异[130]。相反，功能获得突变的*CYP2C19*17*等位基因与氯吡格雷活性增加和出血并发症增加有关[131]。

目前已有用于基因检测的床旁诊断系统，回顾性数据表明，基于*CYP2C19*基因型的治疗策略可改善血小板抑制率和临床结局[132-134]。然而，更有效的新$P2Y_{12}$抑制剂（如普拉格雷和替格瑞洛）不受*CYP2C19*变异的影响，这对当前和未来临床进行基因检测的必要性提出了质疑[135-136]。正在进行的TAILOR-PCI和POPular基因试验将前瞻性评估*CYP2C19*基因分型对选择合适的$P2Y_{12}$抑制剂治疗的获益[137-138]。

CAD合并心房颤动的负担日益加重，需要抗血小板治疗联合抗凝治疗分别降低冠状动脉血栓形成和静脉血栓栓塞的风险。目前的指南共识推荐根据不同情况制订阿司匹林、$P2Y_{12}$抑制剂和口服抗凝剂的联合治疗方案和持续时间，以权衡这些药物的抗栓获益与出血并发症的风险[139]。华法林是一种维生素K拮抗剂，通过抑制维生素K环氧化物还原酶复合物（vitamin K epoxide reductase complex，VKORC1）发挥作用，50多年来一直是最重要的口服抗凝治疗之一。华法林治疗窗窄，需要密切监测国际标准化比值（international normalized ratio，INR）以平衡抗凝的疗效和安全性。编码华法林靶点的基因（*VKORC1*）和编码华法林代谢产物的基因（*CYP2C9*）的变异与华法林敏感性增加和出血并发症风险增加有关[140]。3项独立的临床试验评估了基因型指导的华法林用药的有效性，以减少达到治疗性INR所需的时间，并优化在治疗范围内所用时间的比例。虽然有两项试验表明，与临床上采用的频繁INR检查的方法相比，基因型指导的方法几乎毫无益处，但第三项试验显示相比标准护理，基因型指导的方法减少了达到治疗性INR的时间并最大限度地延长了在治疗范围内的用药时间[141-143]。这些试验表明，尽管更频繁的INR检测可能会降低基因型指导治疗的边际效益，但基因检测仍有助于优化华法林的剂量。

新型口服抗凝药物（如直接凝血酶和Xa因子抑制剂）是维生素K拮抗剂的替代药物，并具有克服上述遗传变异所致华法林反应不一致的潜力。与华法林相比，这些药物在心房颤动患者的随机临床试验中显示出良好的疗效，尽管胃肠道出血风险略有增加，但是总体安全性甚至优于华法林[144]。在一项预先指定的AF-TIMI 48试验的遗传学亚组分析中，根据华法林敏感基因型对应用华法林和依度沙班治疗的患者的安全性进行评估。值得注意的是，根据*VKORC1*和*CYP2C9*基因分型被分为对华法林“敏感”和“高度敏感”的患者前90天中依度沙班的出血并发症少于华法林。这些结果表明，基因检测可用于识别应用华法林后出血风险高的患者，并且在这个亚组中，依度沙班治疗较华法林具有早期安全性获益[145]。

上述示例表明，基因检测可能通过最大限度地提高关键药物（有可靠的数据表明这些药物可以预防冠状动脉粥样硬化进展）的有效性和安全性来促进CAD的最佳管理。尽管每一类药物更高效的替代药物可能不再需要常规的基因检测，但当前和未来的研究仍将继续确定基因型在指导选择和给予适当剂量的CAD药物治疗方面的净效用。

结论

大规模遗传关联研究和孟德尔随机化试验的出现，使人们能够识别出许多CAD的易感位点，区分致病性和非致病性危险因素，以及发现参与冠状动脉粥样硬化发病机制的新生物学机制。目前，费用合理的新一代测序技术可以对整个基因组进行测序，并可能有助于发现更多的基因。此外，基因-环境相互作用的研究可能进一步阐明至今仍无法解释的CAD的遗传性。未来的研究将继续把重点从基因发现转向临床转化，以努力完善风险分层方案，并为CAD的一级和二级预防提供更有针对性的治疗策略。

参考文献

1. Gertler MM, Garn SM, White PD: Young candidates for coronary heart disease, *JAMA* 147:621–625, 1951.
2. Thomas CB, Cohen BH: The familial occurrence of hypertension and coronary artery disease, with observations concerning obesity and diabetes, *Ann Intern Med* 42:90–127, 1955.
3. White PD: Genes, the heart and destiny, *N Engl J Med* 256:965–969, 1957.
4. Lloyd-Jones DM, et al.: Parental cardiovascular disease as a risk factor for cardiovascular disease in middle-aged adults: a prospective study of parents and offspring, *JAMA* 291:2204–2211, 2004.
5. Zdravkovic S, Wienke A, Pederson NL, et al.: Heritability of death from coronary heart disease: a 36-year follow-up of 20 966 Swedish twins, *J Intern Med* 252:247–254, 2002.
6. Nora JJ, Lortscher RH, Spangler RD, et al.: Genetic—epidemiologic study of early-onset ischemic heart disease, *Circulation* 61:503–508, 1980.
7. Namboodiri KK, Kaplan EB, Heuch I, et al.: The Collaborative Lipid Research Clinics Family Study: biological and cultural determinants of familial resemblance for plasma lipids and lipoproteins, *Genet pidemiol* 2:227–254, 1985.
8. Heller DA, de Faire U, Pedersen NL, et al.: Genetic and environmental influences on serum lipid levels in twins, *N Engl J Med* 328:1150–1156, 1993.
9. Havlik RJ, Garrison RJ, Feinleib M, et al.: Blood pressure aggregation in families, *Am J Epidemiol* 110:304–312, 1979.
10. Levy D, DeStefano AL, Levy MG, et al.: Evidence for a gene influencing blood pressure on chromosome 17. Genome scan linkage results for longitudinal blood pressure phenotypes in subjects from the framingham heart study, *Hypertension* 36:477–483, 2000.
11. Barroso I: Genetics of type 2 diabetes, *Diabet Med* 22:517–535, 2005.
12. Stitziel NO, MacRae CA: A clinical approach to inherited premature coronary artery disease, *Circ Cardiovasc Genet* 7:558–564, 2014.
13. Altshuler D, Daly MJ, Lander ES: Genetic mapping in human disease, *Science* 322:881–888, 2008.
14. Nikpay M, Goel A, Won HH, et al.: A comprehensive 1,000 genomes-based genome-wide association meta-analysis of coronary artery disease, *Nat Genet* 47:1121–1130, 2015.
15. Peloso GM, et al.: Association of low-frequency and rare coding-sequence variants with blood lipids and coronary heart disease in 56,000 whites and blacks, *Am J Hum Genet* 94:223–232, 2014.
16. Lange LA, Hu Y, Zhang H, et al.: Whole-exome sequencing identifies rare and low-frequency coding variants associated with LDL cholesterol, *Am J Hum Genet* 94:233–245, 2014.
17. Cole CB, Nikpay M, McPherson R: Gene-environment interaction in dyslipidemia, *Curr Opin Lipidol* 26:133–138, 2015.
18. Rader DJ, Cohen J, Hobbs HH: Monogenic hypercholesterolemia: new insights in pathogenesis and treatment, *J Clin Invest* 111:1795–1803, 2003.
19. Lehrman MA, Schneider WJ, Sudhof TC, et al.: Mutation in LDL receptor: Alu-Alu recombination deletes exons encoding transmembrane and cytoplasmic domains, *Science* 227:140–146, 1985.
20. Brown MS, Goldstein JL: A receptor-mediated pathway for cholesterol homeostasis, *Science* 232:34–47, 1986.
21. Soria LF, Ludwig EH, Clarke HR, et al.: Association between a specific apolipoprotein B mutation and familial defective apolipoprotein B-100, *Proc Natl Acad Sci U S A* 86:587–591, 1989.
22. Abifadel M, Varret M, Rabes JP, et al.: Mutations in PCSK9 cause autosomal dominant hypercholesterolemia, *Nat Genet* 34:154–156, 2003.
23. Cohen JC, Boerwinkle E, Mosley Jr TH, et al.: Sequence variations in PCSK9, low LDL, and protection against coronary heart disease, *N Engl J Med* 354:1264–1272, 2006.
24. Soutar AK, Naoumova RP: Autosomal recessive hypercholesterolemia, *Semin Vasc Med* 4:241–248, 2004.
25. Salen G, Shefer S, Nguyen L, et al.: Sitosterolemia, *J Lipid Res* 33:945–955, 1992.
26. Berge KE, Tian H, Graf GA, et al.: Accumulation of dietary cholesterol in sitosterolemia caused by mutations in adjacent ABC transporters, *Science* 290:1771–1775, 2000.
27. Lee MH, Lu K, Hazard S, et al.: Identification of a gene, ABCG5, important in the regulation of dietary cholesterol absorption, *Nat Genet* 27:79–83, 2001.
28. Wang L, Fan C, Topol SE, et al.: Mutation of MEF2A in an inherited disorder with features of coronary artery disease, *Science* 302:1578–1581, 2003.
29. Weng L, Rao S, Topol EJ, et al.: Lack of MEF2A mutations in coronary artery disease, *J Clin Invest* 115:1016–1020, 2005.
30. Altshuler D, Hirschhorn JN: MEF2A sequence variants and coronary artery disease: a change of heart? *J Clin Invest* 115:831–833, 2005.
31. International HapMap Consortium, Frazer KA, Ballinger DG, et al.: A second generation human haplotype map of over 3.1 million SNPs, *Nature* 449:851–861, 2007.
32. Dudbridge F, Gusnanto A: Estimation of significance thresholds for genomewide association scans, *Genet Epidemiol* 32:227–234, 2008.
33. McPherson R, Pertsemlidis A, Kavaslar N, et al.: A common allele on chromosome 9 associated with coronary heart disease, *Science* 316:1488–1491, 2007.
34. Helgadottir A, Thorleifsson G, Manolescu A, et al.: A common variant on chromosome 9p21 affects the risk of myocardial infarction, *Science* 316:1491–1493, 2007.
35. Samani NJ, Erdmann J, Hall AS, et al.: Genomewide association analysis of coronary artery disease, *N Engl J Med* 357:443–453, 2007.
36. Chan K, Patel RS, Newcombe P, et al.: Association between the chromosome 9p21 locus and angiographic coronary artery disease burden: a collaborative meta-analysis, *J Am Coll Cardiol* 61:957–970, 2013.
37. Smith JG, Melander O, Lovkvist H, et al.: Common genetic variants on chromosome 9p21 confers risk of ischemic stroke: a large-scale genetic association study, *Circ Cardiovasc Genet* 2:159–164, 2009.
38. Anderson CD, Biffi A, Rost NS, et al.: Chromosome 9p21 in ischemic stroke: population structure and meta-analysis, *Stroke* 41:1123–1131, 2010.
39. Bown MJ, Braund PS, Thompson J, et al.: Association between the coronary artery disease risk locus on chromosome 9p21.3 and abdominal aortic aneurysm, *Circ Cardiovasc Genet* 1:39–42, 2008.
40. Helgadottir A, Thorleifsson G, Magnusson KP, et al.: The same sequence variant on 9p21 associates with myocardial infarction, abdominal aortic aneurysm and intracranial aneurysm, *Nat Genet* 40:217–224, 2008.
41. Cluett C, McDermott MM, Guralnik J, et al.: The 9p21 myocardial infarction risk allele increases risk of peripheral artery disease in older people, *Circ Cardiovasc Genet* 2:347–353, 2009.
42. Myocardial Infarction Genetics Consortium, Kathiresan S, Voight BF, et al.: Genome-wide association of early-onset myocardial infarction with single nucleotide polymorphisms and copy number variants, *Nat Genet* 41:334–341, 2009.
43. Schunkert H, Konig IR, Kathiresan S, et al.: Large-scale association analysis identifies 13 new susceptibility loci for coronary artery disease, *Nat Genet* 43:333–338, 2011.
44. Coronary Artery Disease (C4D) Genetics Consortium: A genome-wide association study in Europeans and South Asians identifies five new loci for coronary artery disease, *Nat Genet* 43:339–344, 2011.
45. CARDIoGRAMplusC4D Consortium, Deloukas P, Kanoni S, et al.: Large-scale association analysis identifies new risk loci for coronary artery disease, *Nat Genet* 45:25–33, 2013.
46. Tregouet DA, Konig IR, Erdmann J, et al.: Genome-wide haplotype association study identifies the SLC22A3-LPAL2-LPA gene cluster as a risk locus for coronary artery disease, *Nat Genet* 41:283–285, 2009.
47. Schork NJ, Murray SS, Frazer KA, et al.: Common vs. rare allele hypotheses for complex diseases, *Curr Opin Genet Dev* 19:212–219, 2009.
48. Diabetes Genetics Initiative of Broad Institute of Harvard and MIT, Lund University, and Novartis Institutes of BioMedical Research, et al.: Genome-wide association analysis identifies loci for type 2 diabetes and triglyceride levels, *Science* 316:1331–1336, 2007.
49. Orho-Melander M, Melander O, Guiducci C, et al.: Common missense variant in the glucokinase regulatory protein gene is associated with increased plasma triglyceride and C-reactive protein but lower fasting glucose concentrations, *Diabetes* 57:3112–3121, 2008.
50. Raimondo A, Rees MG, Gloyn AL: Glucokinase regulatory protein: complexity at the crossroads of triglyceride and glucose metabolism, *Curr Opin Lipidol* 26:88–95, 2015.
51. Teslovich TM, et al.: Biological, clinical and population relevance of 95 loci for blood lipids, *Nature* 466:707–713, 2010.
52. Global Lipids Genetics Consortium, Willer CJ, Schmidt EM, et al.: Discovery and refinement of loci associated with lipid levels, *Nat Genet* 45:1274–1283, 2013.
53. Newton-Cheh C, Johnson T, Gateva V, et al.: Genome-wide association study identifies eight loci associated with blood pressure, *Nat Genet* 41:666–676, 2009.
54. Levy D, Ehret GB, Rice K, et al.: Genome-wide association study of blood pressure and hypertension, *Nat Genet* 41:677–687, 2009.
55. International Consortium for Blood Pressure Genome-Wide Association Studies, Ehret GB, Munroe PB, et al.: Genetic variants in novel pathways influence blood pressure and cardiovascular disease risk, *Nature* 478:103–109, 2011.
56. Wain LV, Verwoert GC, O'Reilly PF, et al.: Genome-wide association study identifies six new loci influencing pulse pressure and mean arterial pressure, *Nat Genet* 43:1005–1011, 2011.
57. Wellcome Trust Case Control Consortium, et al.: Genome-wide association study of 14,000 cases of seven common diseases and 3,000 shared controls, *Nature* 447:661–678, 2007.
58. Morris AP, Voight BF, Teslovich TM, et al.: Large-scale association analysis provides insights into the genetic architecture and pathophysiology of type 2 diabetes, *Nat Genet* 44:981–990, 2012.
59. Raj SM, Howson JM, Walker NM, et al.: No association of multiple type 2 diabetes loci with type 1 diabetes, *Diabetologia* 52:2109–2116, 2009.
60. Winkler C, Raab J, Grallert H, et al.: Lack of association of type 2 diabetes susceptibility genotypes and body weight on the development of islet autoimmunity and type 1 diabetes, *PLoS One* 7:e35410, 2012.
61. Ridker PM, Pare G, Parker A, et al.: Loci related to metabolic-syndrome pathways including LEPR, HNF1A, IL6R, and GCKR associate with plasma C-reactive protein: the Women's Genome Health Study, *Am J Hum Genet* 82:1185–1192, 2008.
62. Elliott P, Chambers JC, Zhang W, et al.: Genetic loci associated with C-reactive protein levels and risk of coronary heart disease, *JAMA* 302:37–48, 2008.
63. Dehghan A, Dupuis J, Barbalic M, et al.: Meta-analysis of genome-wide association studies in >80 000 subjects identifies multiple loci for C-reactive protein levels, *Circulation* 123:731–738, 2011.
64. Kannel WB, Dawber TR, Kagan A, et al.: Factors of risk in the development of coronary heart disease–six year follow-up experience. The Framingham Study, *Ann Intern Med* 55:33–50, 1961.
65. Evans DM, Davey Smith G: Mendelian randomization: new applications in the coming age of hypothesis-free causality, *Annu Rev Genomics Hum Genet* 16:327–350, 2015.
66. Voight BF, Peloso GM, Orho-Melander M, et al.: Plasma HDL cholesterol and risk of myocardial infarction: a mendelian randomisation study, *Lancet* 380:572–580, 2012.
67. Myocardial Infarction Genetics Consortium, I: Inactivating mutations in NPC1L1 and protection

from coronary heart disease, *N Engl J Med* 371:2072–2082, 2014.

68. Ference BA, Majeed F, Penumetcha R, et al.: Effect of naturally random allocation to lower low-density lipoprotein cholesterol on the risk of coronary heart disease mediated by polymorphisms in NPC1L1, HMGCR, or both: a 2 x 2 factorial Mendelian randomization study, *J Am Coll Cardiol* 65:1552–1561, 2015.
69. Cannon CP, Blazing MA, Giugliano RP, et al.: Ezetimibe added to statin therapy after acute coronary syndromes, *N Engl J Med* 372:2387–2397, 2015.
70. Sarwar N, Danesh J, Eiriksdottir G, et al.: Triglycerides and the risk of coronary heart disease: 10,158 incident cases among 262,525 participants in 29 Western prospective studies, *Circulation* 115:450–458, 2007.
71. Rubins HB, Robins SJ, Collins D, et al.: Gemfibrozil for the secondary prevention of coronary heart disease in men with low levels of high-density lipoprotein cholesterol.Veterans Affairs High-Density Lipoprotein Cholesterol Intervention Trial Study Group, *N Engl J Med* 341:410–418, 1999.
72. Keech A, Simes RJ, Barter P, et al.: Effects of long-term fenofibrate therapy on cardiovascular events in 9795 people with type 2 diabetes mellitus (the FIELD study): randomised controlled trial, *Lancet* 366:1849–1861, 2005.
73. ACCORD Study Group, Ginsberg HN, Elam MB, et al.: Effects of combination lipid therapy in type 2 diabetes mellitus, *N Engl J Med* 362:1563–1574, 2010.
74. ORIGIN Trial Investigators, Bosch J, Gerstein HC, et al.: n-3 fatty acids and cardiovascular outcomes in patients with dysglycemia, *N Engl J Med* 367:309–318, 2012.
75. Nordestgaard BG, Abildgaard S, Wittrup HH, et al.: Heterozygous lipoprotein lipase deficiency: frequency in the general population, effect on plasma lipid levels, and risk of ischemic heart disease, *Circulation* 96:1737–1744, 1997.
76. Wittrup HH, Tybjaerg-Hansen A, Abildgaard S, et al.: A common substitution (Asn291Ser) in lipoprotein lipase is associated with increased risk of ischemic heart disease, *J Clin Invest* 99:1606–1613, 1997.
77. Wittrup HH, Tybjaerg-Hansen A, Nordestgaard BG: Lipoprotein lipase mutations, plasma lipids and lipoproteins, and risk of ischemic heart disease. A meta-analysis, *Circulation* 99:2901–2907, 1999.
78. Do R, Stitziel NO, Won HH, et al.: Exome sequencing identifies rare LDLR and APOA5 alleles conferring risk for myocardial infarction, *Nature* 518:102–106, 2015.
79. Pollin TI, Damcott CM, Shen H, et al.: A null mutation in human APOC3 confers a favorable plasma lipid profile and apparent cardioprotection, *Science* 322:1702–1705, 2008.
80. TG and HDL Working Group of the Exome Sequencing Project, National Heart, Lung, and Blood Institute, Crosby J, Peloso GM, et al.: Loss-of-function mutations in APOC3, triglycerides, and coronary disease, *N Engl J Med* 371:22–31, 2014.
81. Jorgensen AB, Frikke-Schmidt R, Nordestgaard BG, et al.: Loss-of-function mutations in APOC3 and risk of ischemic vascular disease, *N Engl J Med* 371:32–41, 2014.
82. Folsom AR, Peacock JM, Demerath E, et al.: Variation in ANGPTL4 and risk of coronary heart disease: the Atherosclerosis Risk in Communities Study, *Metabolism* 57:1591–1596, 2008.
83. Do R, Willer CJ, Schmidt EM, et al.: Common variants associated with plasma triglycerides and risk for coronary artery disease, *Nat Genet* 45:1345–1352, 2013.
84. Emerging Risk Factors Collaboration, Erqou S, Kaptoge S, et al.: Lipoprotein(a) concentration and the risk of coronary heart disease, stroke, and nonvascular mortality, *JAMA* 302:412–423, 2009.
85. Clarke R, Peden JF, Hopewell JC, et al.: Genetic variants associated with Lp(a) lipoprotein level and coronary disease, *N Engl J Med* 361:2518–2528, 2009.
86. Kamstrup PR, Tybjaerg-Hansen A, Steffensen R, et al.: Genetically elevated lipoprotein(a) and increased risk of myocardial infarction, *JAMA* 301:2331–2339, 2009.
87. Lieb W, Jansen H, Loley C, et al.: Genetic predisposition to higher blood pressure increases coronary artery disease risk, *Hypertension* 61:995–1001, 2013.
88. Emerging Risk Factors Collaboration, Di Angelantonio E, Sarwar N, et al.: Major lipids, apolipoproteins, and risk of vascular disease, *JAMA* 302:1993–2000, 2009.
89. Frikke-Schmidt R, Nordestgaard BG, Stene MC, et al.: Association of loss-of-function mutations in the ABCA1 gene with high-density lipoprotein cholesterol levels and risk of ischemic heart disease, *JAMA* 299:2524–2532, 2008.
90. Barter PJ, Caulfield M, Eriksson M, et al.: Effects of torcetrapib in patients at high risk for coronary events, *N Engl J Med* 357:2109–2122, 2007.
91. Schwartz GG, Olsson AG, Abt M, et al.: Effects of dalcetrapib in patients with a recent acute coronary syndrome, *N Engl J Med* 367:2089–2099, 2012.
92. Eli Lilly and Company: Lilly to Discontinue Development of Evacetrapib for High-risk Atherosclerotic Cardiovascular disease. https://investor.lilly.com/releasedetail.cfm?releaseid = 936130. Accessed 2016.
93. AIM-HIGH Investigators, Boden WE, Probstfield JL, et al.: Niacin in patients with low HDL cholesterol levels receiving intensive statin therapy, *N Engl J Med* 365:2255–2267, 2011.
94. HPS2-THRIVE Collaborative Group, Landray MJ, Haynes R, et al.: Effects of extended-release niacin with laropiprant in high-risk patients, *N Engl J Med* 371:203–212, 2014.
95. Danesh J, Wheeler JG, Hirschfield GM, et al.: C-reactive protein and other circulating markers of inflammation in the prediction of coronary heart disease, *N Engl J Med* 350:1387–1397, 2004.
96. Shah T, Casas JP, Cooper JA, et al.: Critical appraisal of CRP measurement for the prediction of coronary heart disease events: new data and systematic review of 31 prospective cohorts, *Int J Epidemiol* 38:217–231, 2009.
97. Zacho J, Tybjaerg-Hansen A, Jensen JS, et al.: Genetically elevated C-reactive protein and ischemic vascular disease, *N Engl J Med* 359:1897–1908, 2008.
98. C Reactive Protein Coronary Heart Disease Genetics Collaboration (CCGC), Wensley F, Gao P, et al.: Association between C reactive protein and coronary heart disease: mendelian randomisation analysis based on individual participant data, *BMJ* 342:d548, 2011.
99. Schick UM, Auer PL, Bis JC, et al.: Association of exome sequences with plasma C-reactive protein levels in >9000 participants, *Hum Mol Genet* 24:559–571, 2015.
100. Reilly MP, Li M, He J, et al.: Identification of ADAMTS7 as a novel locus for coronary atherosclerosis and association of ABO with myocardial infarction in the presence of coronary atherosclerosis: two genome-wide association studies, *Lancet* 377:383–392, 2011.
101. Pu X, Xiao Q, Kiechl S, et al.: ADAMTS7 cleavage and vascular smooth muscle cell migration is affected by a coronary-artery-disease-associated variant, *Am J Hum Genet* 92:366–374, 2013.
102. Bauer RC, Tohyama J, Cui J, et al.: Knockout of Adamts7, a novel coronary artery disease locus in humans, reduces atherosclerosis in mice, *Circulation* 131:1202–1213, 2015.
103. Umans-Eckenhausen MA, Sijbrands EJ, Kastelein JJ, et al.: Low-density lipoprotein receptor gene mutations and cardiovascular risk in a large genetic cascade screening population, *Circulation* 106:3031–3036, 2002.
104. Williams RR, Hunt SC, Schumacher MC, et al.: Diagnosing heterozygous familial hypercholesterolemia using new practical criteria validated by molecular genetics, *Am J Cardiol* 72:171–176, 1993.
105. Risk of fatal coronary heart disease in familial hypercholesterolaemia. Scientific Steering Committee on behalf of the Simon Broome Register Group, *BMJ* 303:893–896, 1991.
106. Nordestgaard BG, Chapman MJ, Humphries SE, et al.: Familial hypercholesterolaemia is underdiagnosed and undertreated in the general population: guidance for clinicians to prevent coronary heart disease: consensus statement of the European Atherosclerosis Society, *Eur Heart J* 34:3478–3490a, 2013.
107. Benn M, Watts GF, Tybjaerg-Hansen A, et al.: Familial hypercholesterolemia in the Danish general population: prevalence, coronary artery disease, and cholesterol-lowering medication, *J Clin Endocrinol Metab* 97:3956–3964, 2012.
108. Schmidt HH, Hill S, Makariou EV, et al.: Relation of cholesterol-year score to severity of calcific atherosclerosis and tissue deposition in homozygous familial hypercholesterolemia, *Am J Cardiol* 77:575–580, 1996.
109. Graham CA, McIlhatton BP, Kirk CW, et al.: Genetic screening protocol for familial hypercholesterolemia which includes splicing defects gives an improved mutation detection rate, *Atherosclerosis* 182:331–340, 2005.
110. Civeira F, Ros E, Jarauta E, et al.: Comparison of genetic versus clinical diagnosis in familial hypercholesterolemia, *Am J Cardiol* 102:1187–1193, 2008.
111. Taylor A, Wang D, Patel K, et al.: Mutation detection rate and spectrum in familial hypercholesterolaemia patients in the UK pilot cascade project, *Clin Genet* 77:572–580, 2010.
112. Ahmad Z, Adams-Huet B, Chen C, et al.: Low prevalence of mutations in known loci for autosomal dominant hypercholesterolemia in a multiethnic patient cohort, *Circ Cardiovasc Genet* 5:666–675, 2012.
113. Khera AV, Won HH, Peloso GM, et al.: Diagnostic yield and clinical utility of sequencing familial hypercholesterolemia genes in patients with severe hypercholesterolemia, *J Am Coll Cardiol* 67:2578–2589, 2016.
114. Davies RW, Dandona S, Stewart AF, et al.: Improved prediction of cardiovascular disease based on a panel of single nucleotide polymorphisms identified through genome-wide association studies, *Circ Cardiovasc Genet* 3:468–474, 2010.
115. Ripatti S, Tikkanen E, Orho-Melander M, et al.: A multilocus genetic risk score for coronary heart disease: case-control and prospective cohort analyses, *Lancet* 376:1393–1400, 2010.
116. Ganna A, Magnusson PK, Pedersen NL, et al.: Multilocus genetic risk scores for coronary heart disease prediction, *Arterioscler Thromb Vasc Biol* 33:2267–2272, 2013.
117. Tikkanen E, Havulinna AS, Palotie A, et al.: Genetic risk prediction and a 2-stage risk screening strategy for coronary heart disease, *Arterioscler Thromb Vasc Biol* 33:2261–2266, 2013.
118. Mega JL, Stitziel NO, Smith JG, et al.: Genetic risk, coronary heart disease events, and the clinical benefit of statin therapy: an analysis of primary and secondary prevention trials, *Lancet* 385:2264–2271, 2015.
119. Kullo IJ, Jouni H, Austin EE, et al.: Incorporating a genetic risk score into coronary heart disease risk estimates: effect on low-density lipoprotein cholesterol levels (the MI-GENES Clinical Trial), *Circulation* 133:1181–1188, 2016.
120. Medina MW, Gao F, Ruan W, et al.: Alternative splicing of 3-hydroxy-3-methylglutaryl coenzyme A reductase is associated with plasma low-density lipoprotein cholesterol response to simvastatin, *Circulation* 118:355–362, 2008.
121. Polisecki E, Muallem H, Maeda N, et al.: Genetic variation at the LDL receptor and HMG-CoA reductase gene loci, lipid levels, statin response, and cardiovascular disease incidence in PROSPER, *Atherosclerosis* 200:109–114, 2008.
122. Kajinami K, Brousseau ME, Ordovas JM, et al.: Interactions between common genetic polymorphisms in ABCG5/G8 and CYP7A1 on LDL cholesterol-lowering response to atorvastatin, *Atherosclerosis* 175:287–293, 2004.
123. Postmus I, Trompet S, Deshmukh HA, et al.: Pharmacogenetic meta-analysis of genome-wide association studies of LDL cholesterol response to statins, *Nat Commun* 5:5068, 2014.
124. SEARCH Collaborative Group, Link E, Parish S, et al.: SLCO1B1 variants and statin-induced myopathy–a genomewide study, *N Engl J Med* 359:789–799, 2008.
125. Levine GN, Bates ER, Bittl JA, et al.: 2016 ACC/AHA Guideline Focused Update on Duration of Dual Antiplatelet Therapy in Patients With Coronary Artery Disease: a report of the American College of Cardiology/American Heart Association Task Force on Clinical Practice Guidelines, *J Am Coll Cardiol* 68:1082–1115, 2016.
126. Shuldiner AR, O'Connell JR, Bliden KP, et al.: Association of cytochrome P450 2C19 genotype with the antiplatelet effect and clinical efficacy of clopidogrel therapy, *JAMA* 302:849–857, 2009.
127. Mega JL, Hochholzer W, Frelinger AL, et al.: Dosing clopidogrel based on CYP2C19 genotype and the effect on platelet reactivity in patients with stable cardiovascular disease, *JAMA* 306:2221–2228, 2011.
128. Mega JL, Close SL, Wiviott SD, et al.: Cytochrome p-450 polymorphisms and response to clopidogrel, *N Engl J Med* 360:354–362, 2009.
129. Mega JL, Simon T, Collet JP, et al.: Reduced-function CYP2C19 genotype and risk of adverse clinical outcomes among patients treated with clopidogrel predominantly for PCI: a meta-analysis, *JAMA* 304:1821–1830, 2010.
130. Mega JL, Close SL, Wivott SD, et al.: Genetic variants in ABCB1 and CYP2C19 and cardiovascular outcomes after treatment with clopidogrel and prasugrel in the TRITON-TIMI 38 trial: a pharmacogenetic analysis, *Lancet* 376:1312–1319, 2010.
131. Sibbing D, Koch W, Gebhard D, et al.: Cytochrome 2C19*17 allelic variant, platelet aggregation, bleeding events, and stent thrombosis in clopidogrel-treated patients with coronary stent placement, *Circulation* 121:512–518, 2010.
132. Sorich MJ, Vitry A, Ward MB, et al.: Prasugrel vs. clopidogrel for cytochrome P450 2C19-genotyped subgroups: integration of the TRITON-TIMI 38 trial data, *J Thromb Haemost* 8:1678–1684, 2010.
133. Roberts JD, Wells GA, Le May MR, et al.: Point-of-care genetic testing for personalisation of antiplatelet treatment (RAPID GENE): a prospective, randomised, proof-of-concept trial, *Lancet* 379:1705–1711, 2012.
134. Xie X, Ma YT, Yang YN, et al.: Personalized antiplatelet therapy according to CYP2C19 genotype after percutaneous coronary intervention: a randomized control trial, *Int J Cardiol* 168:3736–3740, 2013.
135. Wiviott SD, Braunwald E, McCabe CH, et al.: Prasugrel versus clopidogrel in patients with acute coronary syndromes, *N Engl J Med* 357:2001–2015, 2007.
136. Wallentin L, Becker RC, Budaj A, et al.: Ticagrelor versus clopidogrel in patients with acute coronary syndromes, *N Engl J Med* 361:1045–1057, 2009.
137. Mayo Clinic. Tailored Antiplatelet Therapy Following PCI (TAILOR-PCI). https://ClinicalTrials.gov NCT01742117. Accessed 2016.
138. Bergmeijer TO, Janssen PW, Schipper JC, et al.: CYP2C19 genotype-guided antiplatelet therapy in ST-segment elevation myocardial infarction patients-rationale and design of the Patient Outcome after primary PCI (POPular) genetics study, *Am Heart J* 168:16–22, 2014. e11.
139. Lip GY, Windecker S, Huber K, et al.: Management of antithrombotic therapy in atrial fibrillation patients presenting with acute coronary syndrome and/or undergoing percutaneous coronary or valve interventions: a joint consensus document of the European Society of Cardiology Working Group on Thrombosis, European Heart Rhythm Association (EHRA), European Association of Percutaneous Cardiovascular Interventions (EAPCI) and European Association of Acute Cardiac Care (ACCA) endorsed by the Heart Rhythm Society (HRS) and Asia-Pacific Heart Rhythm Society (APHRS), *Eur Heart J* 35:3155–3179, 2014.
140. International Warfarin Pharmacogenetics Consortium, Klein TE, Altman RB, Eriksson N, et al.: Estimation of the warfarin dose with clinical and pharmacogenetic data, *N Engl J Med* 360:753–764, 2009.
141. Kimmel SE, French B, Kasner SE, et al.: A pharmacogenetic versus a clinical algorithm for warfarin dosing, *N Engl J Med* 369:2283–2293, 2013.
142. Verhoef TI, Ragia G, de Boer A, et al.: A randomized trial of genotype-guided dosing of acenocoumarol and phenprocoumon, *N Engl J Med* 369:2304–2312, 2013.
143. Pirmohamed M, et al.: A randomized trial of genotype-guided dosing of warfarin, *N Engl J Med* 369:2294–2303, 2013.
144. Ruff CT, Giugliano RP, Braunwald E, et al.: Comparison of the efficacy and safety of new oral anticoagulants with warfarin in patients with atrial fibrillation: a meta-analysis of randomised trials, *Lancet* 383:955–962, 2014.
145. Mega JL, Walker JR, Ruff CT, et al.: Genetics and the clinical response to warfarin and edoxaban: findings from the randomised, double-blind ENGAGE AF-TIMI 48 trial, *Lancet* 385:2280–2287, 2015.

4 动脉粥样硬化的基本机制

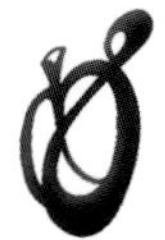

Magnus Bäck，Goran K. Hansson
汪 漫 译

引言

动脉粥样硬化是一种由动脉壁中含有胆固醇的LDL颗粒积聚引发的慢性炎症过程[1-2]。主要病因包括高脂血症、高血压、糖尿病和吸烟，这些病因均被认为可以引发和加剧血管炎症。动脉粥样硬化作为一种炎症性疾病的概念是基于对人类动脉粥样硬化病变中免疫激活和炎症信号通路、炎症生物标志物是心血管事件的独立危险因素以及LDL诱导的免疫激活而提出的。

动脉粥样硬化动物模型的应用［如高脂血症的兔子和缺乏载脂蛋白E（ApoE$^{-/-}$）或LDL受体（LDLr$^{-/-}$）的小鼠］为了解动脉粥样硬化形成机制提供了重要的基础性作用。

动脉粥样硬化的开始

动脉粥样硬化的起始过程是含载脂蛋白B（ApoB）的LDL在动脉壁浸润（图4.1）。动脉粥样硬化病变好发于动脉分叉处和动脉束口径改变时。这些位置从纵向层流到湍流的改变将导致局部再循环，从而增加管腔附近LDL的富集[3]，导致向动脉壁的LDL径向运输增加，而LDL可在动脉壁被蛋白聚糖保留。内皮细胞对血流产生的剪切应力和摩擦力非常敏感，尽管正常的层流剪切应力可能具有抗动脉粥样硬化作用，但血流紊乱会激活血管内皮细胞的促炎症转录过程[4]，该过程参与了动脉粥样硬化好发部位炎症反应的启动过程。此外，血管内皮功能障碍降低了这一细胞层的屏障功能，加剧了含有胆固醇的脂蛋白流入动脉内膜。

通过识别所谓的“危险相关分子模式（danger-associated-molecular-pattern，DAMP）”，修饰保留的LDL（如通过氧化）可以作为炎症反应的初始刺激。特定的模式识别［如氧化的LDL激活toll样受体（toll-like receptor，TLR）］随后刺激血管内皮细胞表达黏附分子。氧化修饰的LDL颗粒可诱导血管内皮细胞表面表达白细胞黏附分子，如E-选择素、细胞间黏附分子（intercellular adhesion molecule，ICAM）-1以及血管细胞黏附分子（vascular cell adhesion molecule，VCAM）-1等，这些分子与其在白细胞上表达的配体sialyl-Lewis^{X}、整合素CD11/18和VLA-4结合。内皮细胞黏附分子、白细胞整合素和选择素的组合表达为炎症过程提供了复杂的调控，并决定了动脉粥样硬化发展过程中特定髓细胞或淋巴细胞募集的类型和位置（图4.1）。

动脉粥样硬化炎症和免疫激活

向正在发展的动脉粥样硬化病变聚集的白细胞会产生许多炎症介质（图4.2），这些炎症反应将通过持续激活白细胞和血管内皮细胞并募集更多的免疫细胞到正在形成的病变中，以扩大炎症反应。这些介质将在下文进一步讨论。

单核细胞是募集到动脉粥样硬化斑块中数量最多的白细胞。一旦进入动脉壁，它们会在病变中的单核细胞-集落刺激因子（monocyte-colony

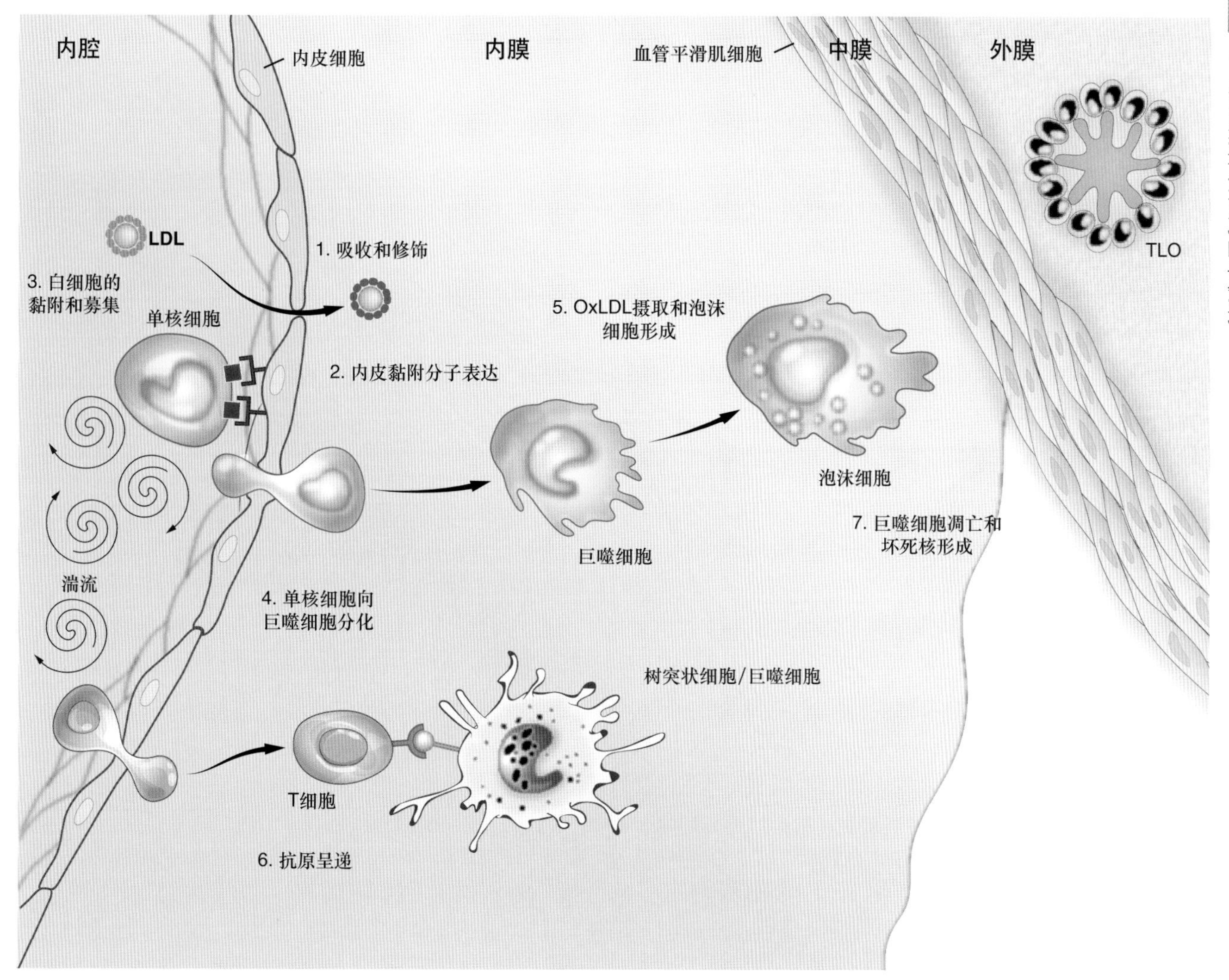

图 4.1　动脉粥样硬化的细胞机制。①低密度脂蛋白（LDL）保留在血管壁中，并在这里被氧化修饰。②氧化的 LDL（oxLDL）刺激内皮细胞表达黏附分子。③诱导白细胞黏附和募集。④浸润的单核细胞分化为巨噬细胞。⑤巨噬细胞摄取 oxLDL 成为泡沫细胞。⑥树突状细胞和巨噬细胞向 T 细胞呈递抗原。⑦巨噬细胞的死亡（如通过凋亡）形成一个脂质填充的坏死核。可见病变内有肥大细胞。示意图中还包括血管外膜第三淋巴器官（TLO）详见正文

stimulating factor，M-CSF）的影响下分化为组织巨噬细胞。动脉粥样硬化病变中活化的巨噬细胞可通过炎症蛋白和脂质介质（如细胞因子和白三烯）进一步丰富促炎环境。这种被称为“经典活化”的巨噬细胞或“M1”巨噬细胞的亚型会使炎症反应持续并导致组织损伤。相比之下，选择性活化的巨噬细胞或 M2 巨噬细胞分泌抗炎介质如脂氧素（lipoxin，LX）A_4、白介素（interleukin，IL）-10 和转化生长因子（transforming growth factor，TGF）-β 等，可以通过清除凋亡细胞（胞葬作用）和抑制免疫应答来促进炎症的消退，从而促进组织修复和愈合[5]。M1 和 M2 巨噬细胞均存在于人类动脉粥样硬化斑块发展的不同阶段，数据表明动脉粥样硬化病变中的巨噬细胞构成了一个独特的亚群，需要根据这些巨噬细胞的特定功能和信号通路对其进行进一步的亚群特征描述[5]；但应强调的是巨噬细胞是一种高度可塑性细胞，它可以根据局部环境调节其表型。

正常血管中肥大细胞的数量较少。然而，在动脉粥样硬化早期，肥大细胞数量随着血管壁脂质沉积而增加，这意味着肥大细胞祖细胞募集于动脉管腔[6]。

在这一阶段，由于原始和经修饰的 LDL 以及活化白细胞的存在，动脉粥样硬化病变开始形成。氧化或其他修饰形式的 LDL 颗粒可以与巨噬细胞上表达的清除受体（如 SRA-1、CD36 和 LOX-1 等）结合[7]。由此产生的对脂蛋白颗粒的摄取将诱导巨噬细胞向泡沫细胞转化，这一病理过程导致出现显微镜下可见的富含脂质巨噬细胞，这是动脉粥样硬化病变的一个特征。

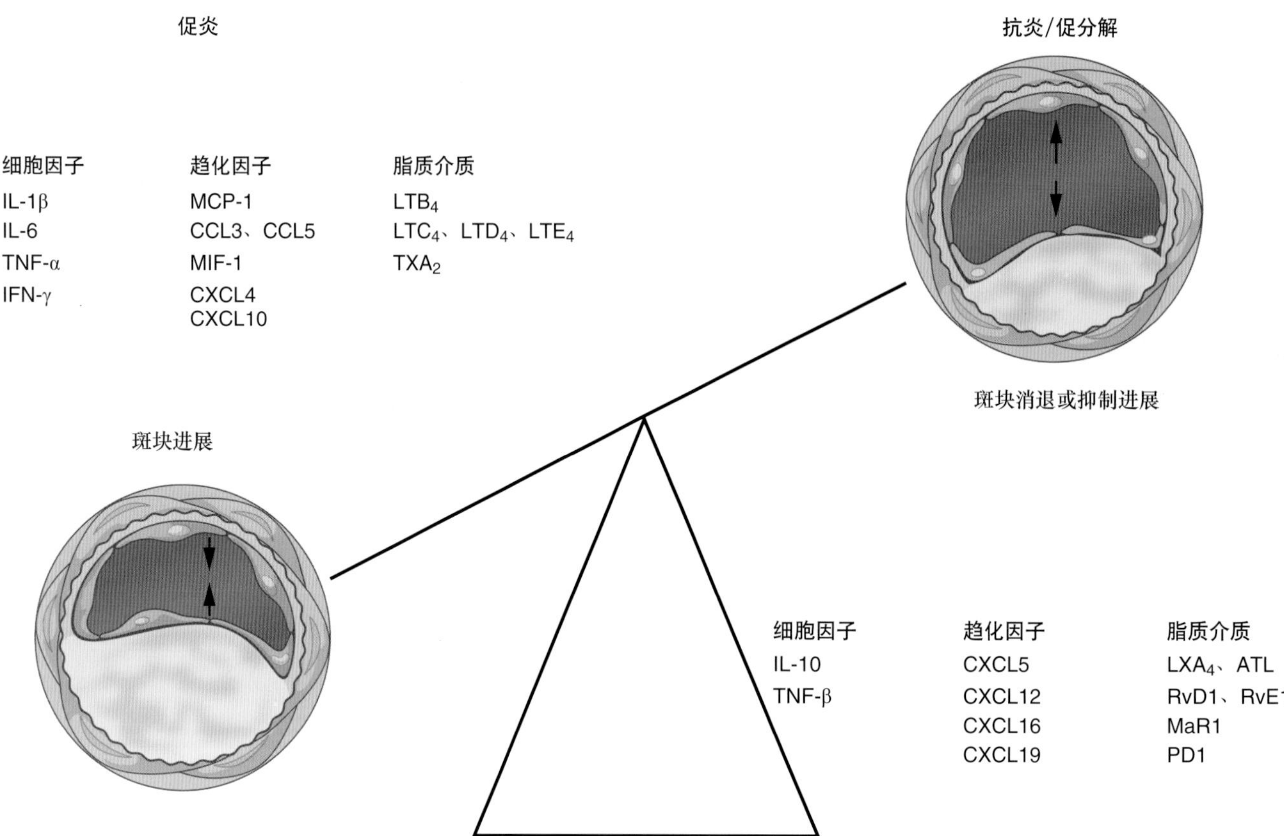

图 4.2　动脉粥样硬化过程中转导促炎、抗炎和促分解的介质。ATL，阿司匹林触发的脂氧素；CCL，C-C 趋化因子配体；CXCL，C-X-C 趋化因子配体；IL，白介素；LT，白三烯；LX，脂氧素；MaR1，Maresin 1；MCP-1，巨噬细胞趋化蛋白 1；MIF-1，迁移抑制因子 1；PD1，保护素 1；RV，促分解素；TGF，转化生长因子；TNF，肿瘤坏死因子；TXA_2，血栓素 A_2

氧化的 LDL（oxLDL）被巨噬细胞和树突状细胞内化，不仅会导致泡沫细胞的形成，还会导致抗原的呈递。对脂蛋白和其他抗原的修饰过程及随后对 T 细胞的抗原递呈将激活动脉粥样硬化病变内的适应性免疫系统。虽然 LDL 的氧化被认为是新抗原的来源，但动脉粥样硬化小鼠的 T 细胞可识别天然 LDL 颗粒的肽基及其 ApoB100 片段的结果对这一假设提出了质疑。这表明以 LDL 作为自身抗原的细胞免疫可能导致动脉粥样硬化[7]。

效应 CD4 + T 细胞可通过白细胞黏附分子和固有免疫激活产生的趋化因子被募集至动脉粥样硬化病变。除 Th1 细胞外，Treg 亚型的效应 T 细胞存在于动脉粥样硬化病变中，并通过抑制免疫应答和炎症反应来发挥作用；因此认为它们具有抗动脉粥样硬化作用[8]。最后，Th17 细胞亚型通过其特有的细胞因子 IL-17 的作用促进纤维化。因此，Th17 细胞促进了病变纤维帽的形成，可能增加了斑块的稳定性[9]。

动脉粥样硬化病变中有多种因素诱导巨噬细胞凋亡[10]。正常情况下，凋亡细胞通过一种特殊的吞噬过程被清除，这种吞噬过程被称为“胞葬作用”，源于希腊语“to bury”。胞葬作用是组织稳态所必需的一种免疫反应，是炎症消退的关键现象[11]。在动脉粥样硬化病变中，对富含脂质的凋亡巨噬细胞清除不足将导致产生脂质坏死核心（图 4.1）。

除了上述发生于内膜的炎症环路外，血管外膜和外膜周围结缔组织中也存在复杂的适应性免疫应答。抗原通过滋养血管和大分子对流从动脉腔到达血管外膜[12]。动脉粥样硬化病变的血管外膜炎症细胞包括树突状细胞、巨噬细胞、肥大细胞和淋巴细胞。T 细胞和 B 细胞的活化同样存在于动脉粥样硬化血管的外膜中，在动脉粥样硬化的晚期，可能会形成大的淋巴样结构，称为“血管外膜第三淋巴器官”[13]（图 4.1）。后者含有生发中心，在此 B 细胞经过分化形成中心细胞和浆细胞。在它们周围，树突状细胞、T 细胞和巨噬细胞形成有组织的、相互作用的细胞结构。这些血管外膜第三淋巴器官是产生抗体的部位，包括血浆脂蛋白抗体。有趣的是，

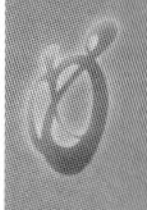

研究还发现了含有蜡样质的氧化脂质沉积，这表明它们可能作为引起抗体生成的抗原刺激物[13]。

炎症蛋白和抗炎症蛋白

细胞因子

在20世纪80年代，IL-1被确定为血管系统的细胞因子，调节止血功能和白细胞黏附。研究发现巨噬细胞通过一种名为炎性体的多蛋白寡聚体启动IL-1β的生成以作为对胆固醇积聚的应答[14-15]及IL-1β中和抗体在临床应用中的发展，重新引起了人们对该细胞因子在动脉粥样硬化过程中的重视。其他经研究证明有促进动脉粥样硬化的细胞因子包括肿瘤坏死因子（tumor necrosis factor，TNF）、干扰素（interferon，IFN）-γ、IL-6等（图4.2）。对接受TNF阻断治疗的类风湿性关节炎患者的回顾性研究分析加强了细胞因子信号通路在动脉粥样硬化中的重要性，因为这些患者与接受其他治疗的患者相比，心血管风险更低[16]。这些研究强化了TNF是动脉粥样硬化过程中重要的促炎信号因子的观点，并提示阻断TNF可能有助于心血管疾病的预防[16]。

多项实验证据表明，IFN-γ（Th1细胞的标志性细胞因子）是强大的促动脉粥样硬化的细胞因子。IFN-γ可加速病变发展、调节脂蛋白代谢、抑制纤维帽的形成。它在人类动脉粥样硬化罪犯病变中的存在也支持这一观点，即Th1/IFN-γ激活在动脉粥样硬化中可能是有害的。

IL-6是由受到IL-1刺激的细胞（如血管细胞和血液来源细胞等）大量产生。由于受IL-1刺激的细胞产生的大量IL-6可作为血管炎症的放大器，已有报道显示循环IL-6的水平可以预测临床事件。当IL-6到达肝时会诱导急性期反应，包括增加CRP和纤维蛋白原的生成，随后使这些急性期反应物的循环水平更高。因此，CRP的测定已成为评估动脉粥样硬化相关炎症的一种方法[17-18]。

与上述的促炎细胞因子相反，由M2巨噬细胞和Treg细胞产生的TGF-β和IL-10可以激活抑制通路并具有抗动脉粥样硬化的作用（图4.2）。此外，Th17细胞产生的IL-17可能增加动脉粥样硬化的形成并促进胶原蛋白合成，从而稳定动脉粥样硬化病变[8]。

趋化因子

趋化因子是一类特定的趋化蛋白家族，根据其N-末端半胱氨酸残基的位置可分为不同亚组（CC、CXC、CX3C、XC）[19]。多项研究支持，转化因子通过介导免疫细胞募集、调节不同免疫细胞类型及亚组的激活，在动脉粥样硬化中发挥关键作用[19]。内皮源性CXCL1和单核细胞趋化蛋白1（monocyte chemoattractant protein 1，MCP-1；又称CCL2）可通过特异性趋化因子受体参与早期动脉粥样硬化的形成。此外，趋化因子样蛋白迁移抑制因子（migration inhibitory factor，MIF）也与趋化因子受体（CXCR2和CXCR4）结合，从而介导单核细胞和T淋巴细胞在动脉粥样硬化病变中募集。抑制MCP-1与CCR2的结合可降低有心血管危险因素的受试者的炎症生物标志物水平，这支持了趋化因子信号传导作为动脉粥样硬化炎症调节因子的重要性[16]（图4.2）。

与上文中提到的促炎趋化因子的诱导作用相反，CCL19/CCL21、CXCL5和CXCL12等趋化因子可介导巨噬细胞从动脉粥样硬化病变中消退、阻断泡沫细胞形成、改善内皮修复并在特定条件下增加斑块稳定性[5]，这些现象说明趋化因子的变化可能导致动脉粥样硬化病变的进展或消退（图4.2）。

炎症的脂质介质及其消除

除上述蛋白质外，生物活性脂质（图4.2）在动脉粥样硬化中也提供了重要的信号转导。它们的产生可能源自于循环中脂蛋白磷脂的细胞外代谢或以膜磷脂作为底物的细胞内酶途径。

磷脂酶

磷脂酶A_2（phospholipase A_2，PLA_2）家族将磷脂水解为脂肪酸后可释放花生四烯酸和溶血磷脂[20]。在人类动脉粥样硬化病变中已经检测出分泌性sPLA_2，其可通过磷脂酰胆碱水解参与LDL的修饰，从而使LDL分子更具致动脉粥样硬化的特性（图4.3）[21]。另一种PLA_2同工酶LpPLA_2可水解LDL颗粒中的氧化磷脂而形成促炎性溶血磷脂酰胆碱和氧化非酯化脂肪酸（oxidized nonesterified fatty acid，oxNEFA），LpPLA_2也被认为是动脉粥样硬化的风险标志物（图4.3）[22]。然而，尽管在动脉粥样硬化动物模型中显著减轻了动脉粥样硬化并在早期临床试验中降低了替代标志物，但是大型随机对照临床试验尚未证明PLA_2抑制剂在心血管预防方面有任何获益[16]。

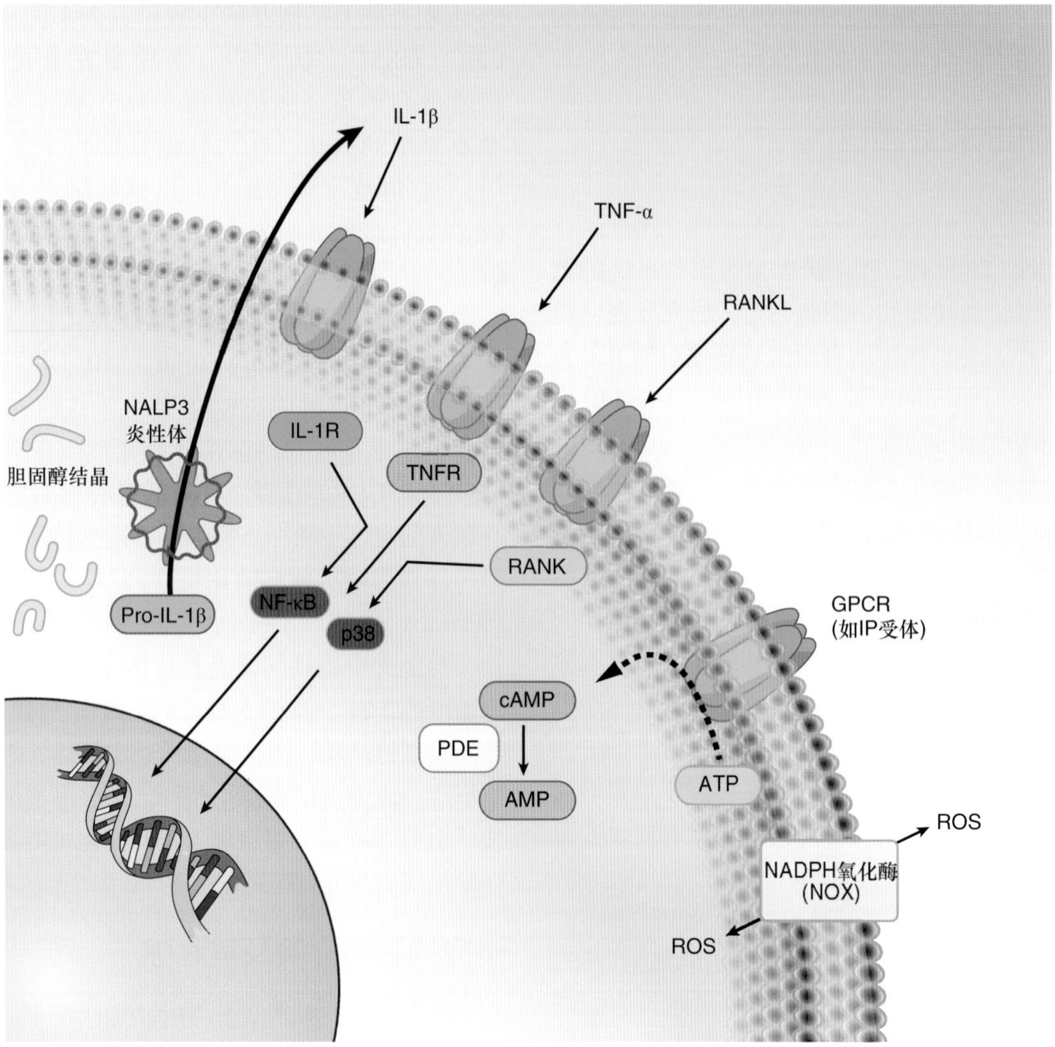

图 4.3　动脉粥样硬化中的磷脂酶和脂质介质。膜磷脂通过细胞内胞质 PLA_2 代谢释放花生四烯酸，花生四烯酸作为脂氧合酶和环氧化酶的底物，以产生脂氧素、白三烯、前列腺素和血栓素，它们在细胞外转运以作用于特异性受体。此外，ω-3 脂肪酸的脂氧合酶代谢会产生促分解素，其与脂氧素通过各自的受体介导炎症的消退。另一方面，$sPLA_2$ 修饰 LDL，Lp PLA_2 将氧化的磷脂水解成溶血磷脂酰胆碱。cAMP，环磷酸腺苷；GPCR，G 蛋白偶联受体；IL，白介素；IL-1R，白介素 -1 受体；NADPH，烟酰胺腺嘌呤二核苷酸磷酸；NF-κB，核因子 -κB；PDE，磷酸二酯酶；RANK，NF-κB 受体激活蛋白；RANKL，RANK 配体；ROS，活性氧类；TNF，肿瘤坏死因子；TNFR，肿瘤坏死因子受体

环氧合酶通路

两种环氧合酶（cyclooxygenase，COX）COX-1 和 COX-2 可催化前列腺素（prostaglandins，PG）和血栓素（thromboxane，TX）的形成。COX 同工酶是非甾体抗炎药（nonsteroidal anti-inflammatory drug，NSAID）的靶点。低剂量阿司匹林在二级预防中的应用依赖于其对血小板中 COX-1 的不可逆性抑制，血小板缺乏再合成 COX 酶的能力，导致选择性抑制血小板聚集性 TXA_2 的形成[23]。与组成性表达的 COX-1 相反，COX-2 亚型由炎症部位（如动脉粥样硬化病变处）的促炎刺激诱导。然而在部分随机对照试验和观察性研究中，应用选择性或优先作用于 COX-2 同工酶的 NSAID（COX-2 抑制剂或昔布类药物）与心血管风险增加相关，并导致心血管风险增加的受试者停药并采取预防措施（参见 Bäck 等[24]的文章及其中的参考文献）。尽管具有潜在的抗炎作用，但抑制 COX-2 在动脉粥样硬化中的不利结果可能是由 TXA_2 和前列环素之间的失衡所导致，并且在血小板聚集、促 / 抗动脉粥样硬化信号传导以及血管反应性改变方面发挥相反的作用[23]。然而，其他 PG 也会影响血管壁和炎症细胞的多种反应，这些反应可能对动脉粥样硬化具有潜在的重要性，而 COX 通路在动脉粥

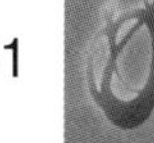

样硬化病变局部和全身的平衡可能更复杂（图 4.3）。

脂氧合酶 / 白三烯通路

花生四烯酸还可作为5-脂氧合酶（5-lipoxygenase，5-LO）和白三烯（leukotriene，LT）生物合成的底物（图 4.3）。由 5-LO 酶与 5-LO 活化蛋白（5-LO activating protein，FLAP）介导的花生四烯酸代谢可导致不稳定性 LTA_4 形成，LTA_4 水解为二羟基 LTB_4 或与谷胱甘肽结合生成半胱氨酰 -LT（LTC_4、LTD_4 和 LTE_4）。这些 LT 分别作用于特异性受体、BLT 和 CysLT 受体[25]，转导多种与动脉粥样硬化发展相关的促炎作用，如白细胞的募集和激活、平滑肌细胞（smooth muscle cell，SMC）的增殖和内皮功能障碍等[26]。有研究在人类动脉粥样硬化病变中检测到局部 LT 生物合成和 LT 形成酶的表达，且生物标志物研究发现 LT 与急性冠脉综合征和亚临床动脉粥样硬化相关[27]。然而，5-LO 和 FLAP 的遗传学或药理学靶向治疗在高脂血症小鼠模型的动脉粥样硬化发展中产生了矛盾的结果[27]。尽管如此，回顾性分析显示，临床上用于治疗哮喘和过敏性鼻炎的抗白三烯药物与降低心血管事件的复发风险有关[28]。

特异性促分解介质

除了形成促炎性白三烯外，脂氧合酶还参与抗炎脂质介质的形成，这些介质参与炎症的消退[11]。例如，通过双重脂氧合作用的花生四烯酸代谢可导致脂氧素 A_4（lipoxin A_4，LXA_4）的形成（图 4.3），而经阿司匹林乙酰化的代谢产物（由 LO 和 COX-2 的连续作用产生）[11] 是一种 LXA_4 类似物，被称为“阿司匹林触发的脂氧素（aspirin-triggered lipoxin，ATL）”。这些脂氧素在冠状动脉粥样硬化病变的局部产生，且阿司匹林治疗后其水平会升高[29]。

除花生四烯酸外，ω-3 脂肪酸还可作为 LO 代谢的底物，产生多种生物活性脂质（如促分解素、新型抗炎介质 maresin 和保护素等），促进炎症的消退[11]。对 $APOE^{-/-}$ 小鼠使用鱼油可使不同器官细胞膜上的 ω-3 脂肪酸二十二碳六烯酸（docosahexeanoic acid，DHA）和二十碳五烯酸（eicosapentaenoic acid，EPA）增加[30]，但对动脉粥样硬化的影响在不同研究、时间点和模型之间有所不同[31]。

脂氧素和促分解素刺激胞葬作用[11, 32] 是炎症消退的重要机制，并且可能有助于减少动脉粥样硬化中坏死核心的形成（图 4.1）。LXA_4、ATL 和 RvD1 通过受体甲酰肽受体 2（formyl peptide receptor 2，FPR2）/A 型脂质素受体（A type lipoxin receptor，ALX）发挥其促分解作用，而 FPR2/ALX 受体在动脉粥样硬化病变中也被多种促炎激动剂所激活[32-33]。对人类颈动脉粥样硬化斑块和动物模型的研究表明，这种受体参与了动脉粥样硬化的进展和斑块的稳定[32, 34-35]。除巨噬细胞外，FPR2/ALX 受体也在血管 SMC 上表达，且 ATL 可抑制血管 SMC 的迁移和增殖[36]，提示阿司匹林在治疗冠状动脉粥样硬化中的额外获益。

ω-3 脂肪酸与减少心血管炎症相关首先在格陵兰因纽特人中观察到。与其他斯堪的纳维亚人相比，因纽特人血浆和血小板中较高的 DHA 和 EPA 水平与急性心肌梗死发病率呈负相关[31]。后续的流行病学研究和临床试验证据进一步支持了 ω-3 脂肪酸的抗炎作用[31]。然而，ω-3 补充剂在 CAD 二级预防中的作用尚未得到一致性结果[37]，进一步的研究正在进行中。对具有抗炎活性的 ω-3 衍生介质（如促分解素、新型抗炎介质 maresin 和保护素）的结构分析[11]（图 4.2 和图 4.3）表明，这些通路的特异性刺激有可能成为治疗动脉粥样硬化的选择。

细胞内炎症信号通路

p38 丝裂原活化蛋白激酶

在前文讨论的转导对细胞外促炎刺激反应的细胞内通路中，磷酸化级联反应在调节细胞活性中起着关键作用（图 4.4）。p38 丝氨酸激酶是丝裂原活化蛋白激酶（mitogen-activated protein kinase，MAPK）通路之一，可转导和放大细胞内炎症反应，如产生细胞因子（IL-1β、TNF 和 IL-6）和酶活化（生成 COX-2 衍生的 PEG_2）[16]。此外，p38 磷酸化可能被特殊的促分解介质抑制，这是这些介质发挥炎症消退作用的一部分。近期的临床评估表明，p38 抑制剂在动脉粥样硬化的治疗中具有潜在的抗炎作用[16]。

炎性体

在经典的晶体诱导的炎症中，巨噬细胞摄取的尿酸钠和焦磷酸钙脱水晶体可激活 caspase-1 活化的 NALP3 炎性体，导致 IL-1β 前体裂解和分泌活性 IL-1β[38]。在动脉粥样硬化中，作为对胆固醇积聚的直接炎症反应，巨噬细胞中的胆固醇结晶可能触发

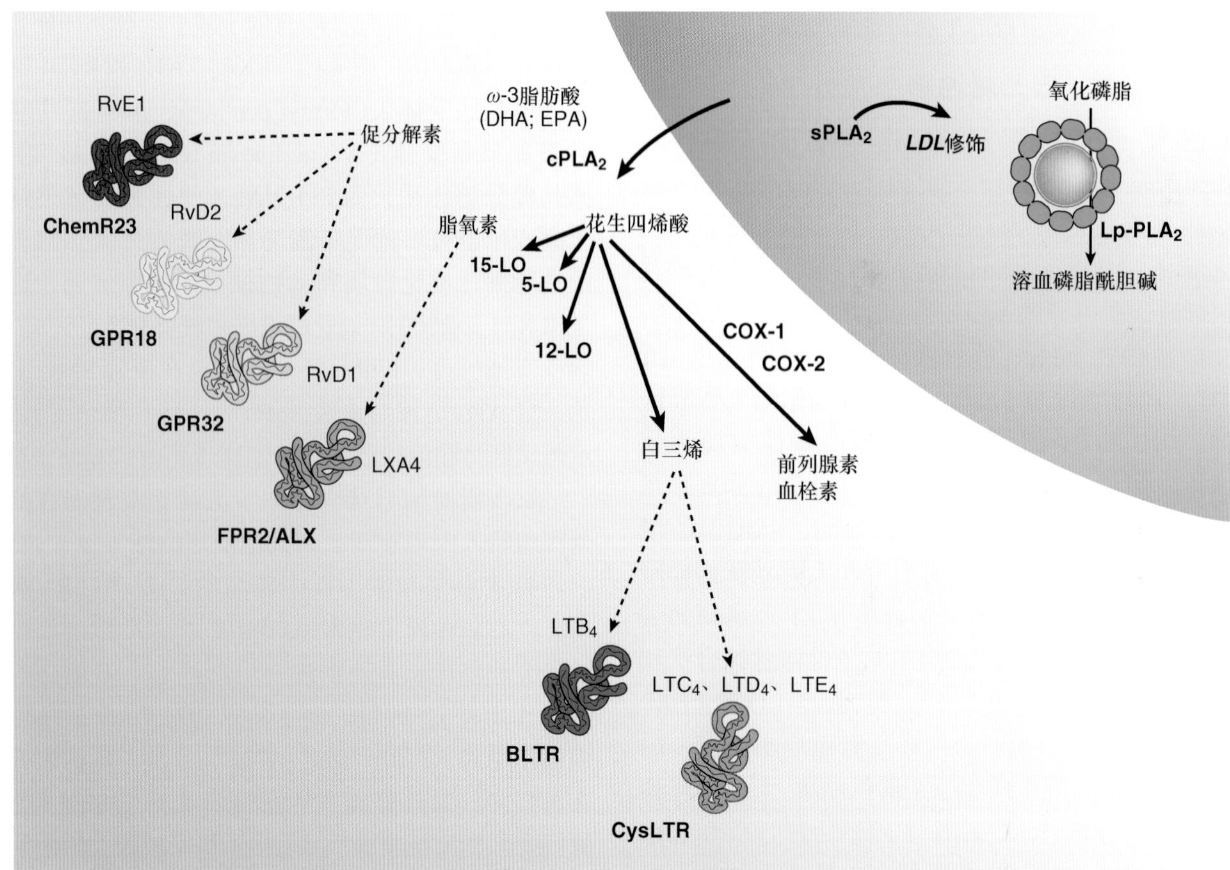

图 4.4　动脉粥样硬化的细胞内信号通路。BLTR，B 白三烯受体；ChemR23，chermerin 和促分解素 E1 受体；COX，环氧合酶；CysLTR，半胱氨酰白三烯受体；cPLA$_2$，胞质型磷脂酶 A$_2$；GPR18，G 蛋白偶联受体 18；LDL，低密度脂蛋白；LO，脂氧合酶；IL，白介素；Lp-PLA$_2$，脂蛋白相关磷脂酶 A$_2$；LX，脂氧素；RV，促分解素；sPLA$_2$，分泌性磷脂酶 A$_2$

NLRP3 炎性体的活化并刺激 IL-1β 的生成[14]（图 4.3）。

微管抑制剂秋水仙碱为抑制晶体诱导的炎性体活化和 IL-1β 分泌提供了可能[38]。秋水仙碱可以减轻高胆固醇血症小鼠的动脉粥样硬化，且一些观察性研究和一项前瞻性随机试验显示其与降低心血管风险相关[16]。然而，秋水仙碱在二级预防中抑制炎性体活化的应用前景可能受到其副作用的限制。一种通过中和其产生的细胞因子 IL-1β 来针对炎性体依赖性激活的替代方法目前正在被 CANTOS 研究（Canakinumab Anti-inflammatory Thrombosis Outcomes Study）评估，以明确其在 MI 后二级预防中的效果[39]。

核因子

核因子（NF-κB）是一种氧化还原敏感性转录因子，在人类动脉粥样硬化斑块中 IL-1β 受体的下游被激活。此外，TLR 信号转导通路通过包括 MyD88 和 IRAK 在内的一系列转导蛋白与 NF-κB 通路相连。然后 TNF 受体相关因子（TNF receptor-associated factor，TRAF）将信号传导至 MAPK/AP-1 通路或激活 Iκ 激酶，导致细胞核 NF-κB 移位，从而调节大量炎症基因。另一个 NF-κB 激活物质是 NF-κB 受体激活蛋白（receptor activator of NF-κB，RANK），它是 TNF 受体家族的成员。在被 RANK 配体（RANKL）激活后，RANK 的胞质域通过 TRAF 传递信号激活 NF-κB（图 4.3）。

Jak/STAT 通路

Janus 激酶（Jak）家族可被多种连接细胞因子（包括 IFN-γ 和 IL-6）的受体激活。Jak 受体通过细胞内蛋白质的信号转导及转录活化因子（signal transducer and activator of transcription，STAT）家族传递信号。针对 IFN 受体下游的 Jak/STAT 通路的靶向治疗对炎症、泡沫细胞形成和动脉粥样硬化具有深远的影响。

NADPH 氧化酶

活性氧类（ROS）的产生可能是动脉粥样硬化的

关键驱动因素。ROS 水平升高可引起一氧化氮（nitric oxide，NO）调节异常，从而导致内皮功能障碍，并在内膜增生过程中诱导 SMC 的促有丝分裂作用。此外，ROS 的形成可能直接参与血管壁内炎症环路的调节。在这种情况下，烟酰胺腺嘌呤二核苷酸磷酸（NADPH）氧化酶家族的酶催化氧的 1 个电子转移，从而产生超氧化物或过氧化氢（图 4.3）。在人类动脉粥样硬性冠状动脉中，NADPH 亚基 Nox2 在巨噬细胞中表达，而 Nox4 在血管壁中广泛表达。

磷酸二酯酶

环核苷酸是重要的第二信使，且与炎症有关。腺苷酸环化酶和鸟苷酸环化酶分别催化环磷酸腺苷（cyclic adenosine monophosphate，cAMP）和环磷酸鸟苷（cyclic guanosine monophosphate，cGMP）的形成。多种内源性抗炎介质（如前列环素等）可通过增加细胞内第二信使 cAMP 的水平负性调节炎症细胞。此外，NO 通过激活可溶性鸟苷酸环化酶而刺激 cGMP。细胞内环核苷酸的增加是短暂的，因为 cAMP 和 cGMP 会被磷酸二酯酶（phosphodiesterase，PDE）降解，PDE 是一组由具有特定组织表达和底物亲和力的多种亚型组成的酶。因此，通过 PDE 抑制剂阻断 cAMP 和 cGMP 水解（图 4.3）可以增强内源性抗炎介质和促炎症消退介质（specialized pro-resolving mediatiors，SPM）的作用。

钙化

除了脂质蓄积和炎症外，血管钙化在动脉粥样硬化中也起着重要作用。应用 CT 对冠状动脉中的钙含量进行评分为评估总动脉粥样硬化负荷提供了一种无创方法。冠状动脉钙化（coronary artery calcification，CAC）的增加与心血管风险增加有关，除传统心血管危险因素外，CAC 还可以提供更多的预后信息。血管钙化成像的新概念还包括使用正电子发射断层成像（positron emission tomography，PET）来检测血管对 18^{F}- 氟化物（一种活动性钙化的放射性示踪剂）的摄取[40]。

动脉钙化可增加血管壁的硬度，这可以通过如动脉脉搏波传导速度（pulse wave velocity，PWV）增加等指标来评估。此外，在动脉粥样硬化病变中还发现了点状血管钙化。这种微钙化非常重要，因为它们可能是斑块不稳定和驱动斑块破裂的部位。因此，急性冠脉综合征患者的冠状动脉粥样硬化病变表现为多个小的钙沉积，而稳定性 CAD 患者的冠状动脉粥样硬化病变有较少且较大的钙沉积[42]。因此，无论作为全身动脉硬化的一部分，还是局限于动脉粥样硬化病变处，血管钙化对血管生物力学都有重要影响[3]。

动脉粥样硬化性钙化最初被认为是单纯退行性改变，但它实际上是一个活跃的过程，包括钙沉积、形成前钙化颗粒，以及血管 SMC 向成骨细胞表型的分化。重要的是，钙化也与炎症有关[43]。

血管钙化的细胞内通路

Wnt 信号

Wnt 通路（又称 Wnt/β-catenin 通路）的激动剂可使 LDL 受体相关蛋白（LDL-receptor related proteins，LRP）5 和 LRP 6 与卷曲蛋白相结合作为共受体。这将导致 β- 联蛋白在细胞质中积累，随后转移到细胞核并诱导基因表达（图 4.5），如骨形态发生蛋白（bone morphogenic protein，BMP）-2 的表达[44]。

SMAD 信号

BMP 是 TGF-β 配体超家族的成员，可调节成骨细胞的分化以及血管 SMC 的钙化。典型的 BMP 信号通路与 SMAD-1/5/8 的磷酸化相偶联[45]。当 TGF-β 和 BMP 各自的磷酸化 SMAD 与 co-SMAD-4 结合并转移到细胞核中诱导基因表达时，他们具有共同的下游通路（图 4.5）。相反，SMAD-6 可通过阻止 SMAD-1-SMAD-4 复合物的形成而抑制 BMP 信号通路[45]。

Notch 1 信号

动脉钙化的另一个重要信号通路是跨膜蛋白 Notch1，它与邻近细胞上的三角形或锯齿状配体结合后被裂解，然后释放细胞内结构域并转移至细胞核中以调控基因表达（图 4.5）。

血管钙化的细胞外通路

基质 Gla 蛋白

使用维生素 K 拮抗剂（如华法林）进行抗凝治疗与血管钙化增加有关。该机制涉及抑制肝外维生素 K 依赖的基质 Gla 蛋白（matrix Gla protein，MGP）谷氨酸残基的羧基化，而 MGP 是钙化抑制剂。γ- 羧化型 MGP 能隔离 BMP-2 以避免非骨性组

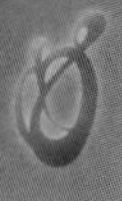

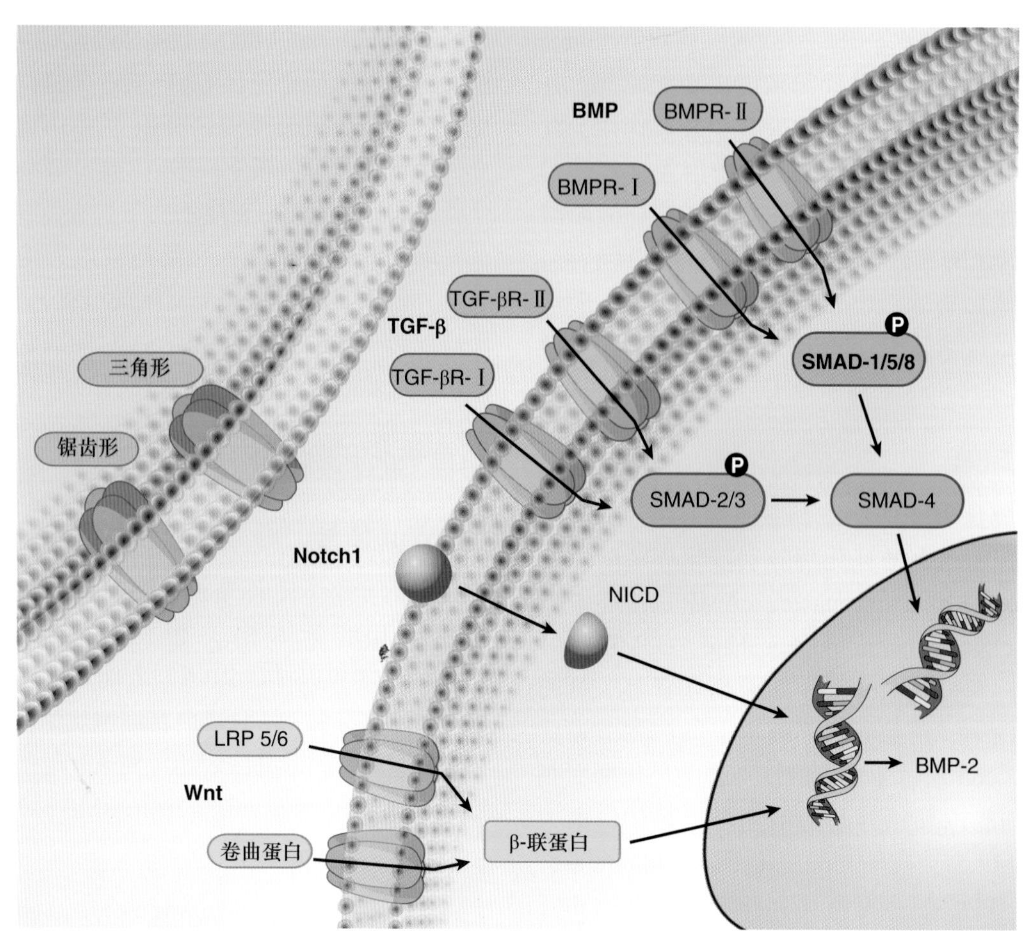

图 4.5 动脉粥样硬化的钙化通路。Notch-1 与邻近细胞上的三角形或锯齿状配体结合，释放其细胞内结构域（NICD），该结构域移位到细胞核内，负向调控基因表达。当 Wnt 激动剂与 LRP5 和 LRP6、卷曲蛋白结合作为共受体时，Wnt 通路开启，并且导致 β-联蛋白累积，随后转位到细胞核，并调节目标基因（包括 BMP-2）的表达。TGF-β 和 BMP 分别通过受体调控的 SMAD-2/3 和 SMAD-1/5/8 的磷酸化作用激活典型通路。BMP，骨形态发生蛋白；LRP，LDL 受体相关蛋白；NICD，notch 细胞内结构域；TGF，转化生长因子

织钙化。因此，缺乏 MGP 的小鼠会表现出广泛的心血管组织钙化[43]。

同样，对啮齿类动物合用华法林和维生素 K（以特异性抑制肝外羧化作用）可诱导动脉内钙化并增加血管僵硬度。重要的是，当对 ApoE$^{-/-}$小鼠使用华法林时，也会增加内膜粥样硬化斑块的微钙化[46]。综上所述，这些研究表明，新型口服抗凝药（novel anticoagulants，NOAC）如直接凝血酶抑制剂（达比加群）和 X 因子抑制剂（利伐沙班、阿哌沙班）在血管钙化和动脉粥样硬化斑块稳定性方面比维生素 K 拮抗剂更具有优势。随机对照试验正在验证这一假设，将 NOAC 与维生素 K 拮抗剂治疗以 CAC 和 PWV 为研究终点进行比较[47]。

OPG/RANKL/RANK 通路

由 RANKL 引起在破骨细胞表面表达的 RANK 激活对破骨细胞的分化至关重要。相反，TNF 受体超家族中的可溶性骨保护素（osteoprotegerin，OPG）可与 RANKL 结合，从而阻断其与 RANK 的相互作用，以防止骨破坏。

在 CAD 患者中，已检测到全身 OPG 水平以及白细胞中 OPG、RANKL 和 RANK 基因的表达[48]。一项研究表明，急性冠脉综合征患者 T 淋巴细胞中 RANKL 的表达高于稳定性 CAD 患者，从而说明 OPG/RANKL/RANK 通路与动脉粥样硬化炎症相关。在 ApoE$^{-/-}$小鼠中，OPG、RANK 和 RANKL 在免疫细胞和血管 SMC 中均有表达[48]，且 OPG 治疗可促进纤维帽的形成[49]。此外，缺失 ApoE 和 OPG 的老年小鼠无名动脉粥样硬化病变的钙化增加，且巨噬细胞和 SMC 中基质金属蛋白酶（matrix metalloproteinase，MMP）活性增加[50]。

相比于其在骨组织中的作用，RANKL 诱导血管 SMC 的钙化是通过 RANK 和 NF-κB 通路的激活[51]。此外，OPG 可通过抑制 RANKL 诱导的作用[51] 和对 Notch1 信号通路的直接影响[52] 降低血管 SMC 在体外的钙化。

不稳定斑块

斑块破裂

随着动脉粥样硬化斑块的形成，SMC 和胶原蛋白可形成帽状结构以保护脂质和炎症物质免于与血液接触。冠状动脉粥样硬化病变核心周围纤维帽的降解会导致斑块破裂并引发急性血栓形成[53]（图 4.6）。如果在这种情况下发生完全性冠状动脉闭塞，冠状动脉闭塞远端的心肌将发生缺血并发展为 ST 段抬高型心肌梗死。

动脉粥样硬化斑块破裂由斑块周围纤维帽的机械稳定性丧失所致。因此，控制纤维帽的形成和更新对斑块稳定性至关重要。刺激平滑肌分化和胶原生成的细胞因子倾向于稳定斑块，而抑制这些过程的细胞因子则使斑块不稳定。TGF-β 和 IL-17A 是

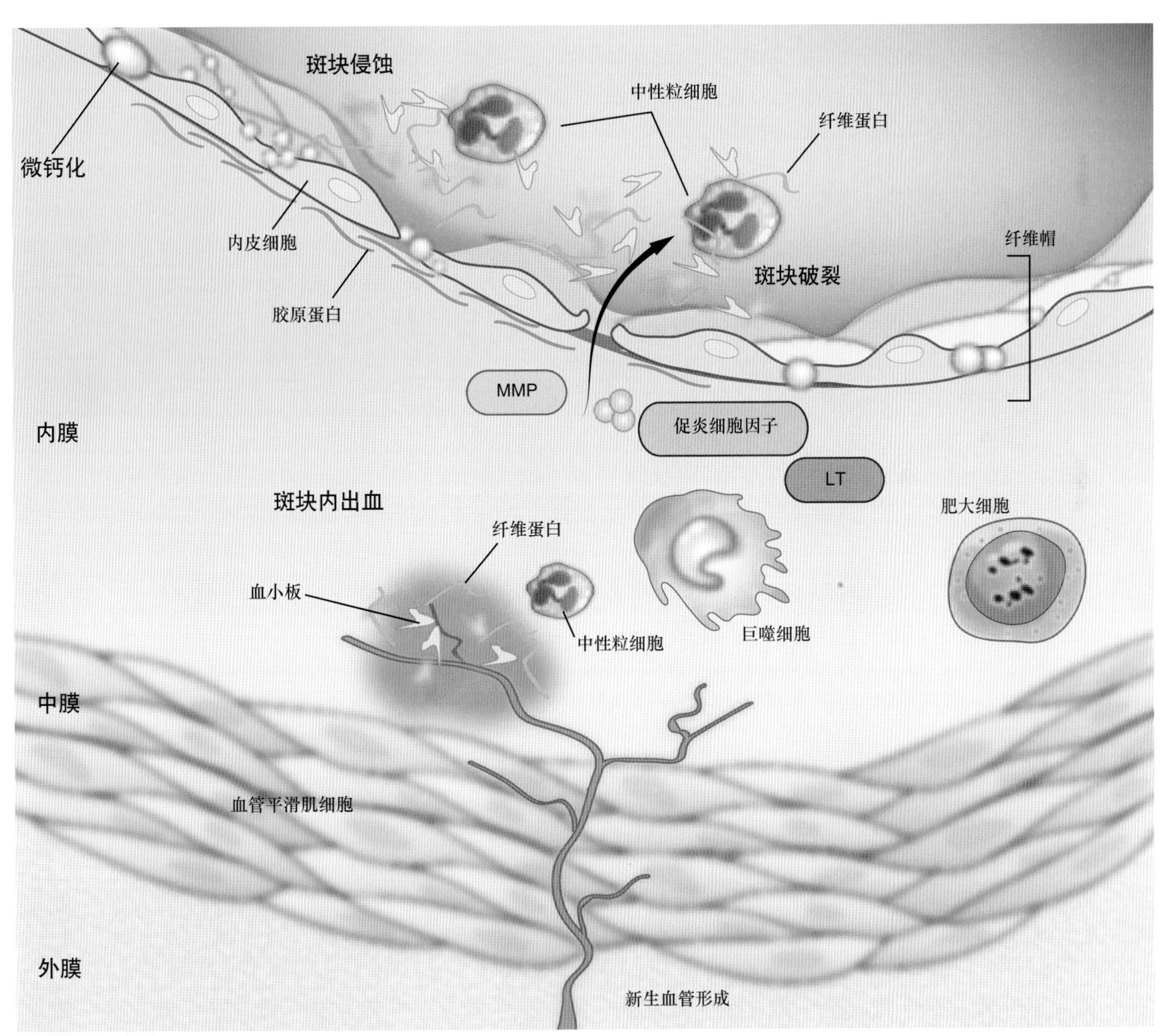

图 4.6　易损斑块。纤维帽主要由平滑肌细胞和胶原蛋白组成，避免动脉粥样硬化病变中的脂质和炎症物质与血液接触。在斑块侵蚀过程中，内皮细胞的分离和内皮下基质的暴露将导致中性粒细胞活化和血栓形成。冠状动脉粥样硬化病变核心周围纤维帽的降解会导致斑块破裂，引发急性血栓形成和血管闭塞。缺氧和生长因子可导致动脉粥样硬化病变内新生血管形成，这是斑块内出血的来源，也是易损斑块的另一个重要特征。LT，白三烯；MMP，基质金属蛋白酶

强效促纤维化细胞因子，因此可增强斑块的稳定性。IL-17A 由 Th17 细胞分泌；TGF-β 由多种不同类型的细胞产生，包括 Treg 细胞、某些巨噬细胞、SMC 和血小板。促炎 Th1 细胞因子 IFN-γ 会抵消这些细胞因子（指 TGF-β 和 IL-17A）的作用，从而强效抑制平滑肌分化和胶原蛋白的产生。因此，它被认为是一种致斑块不稳定的细胞因子。

斑块不稳定可由巨噬细胞[53]、肥大细胞[6]、淋巴细胞[53]和中性粒细胞[54]等释放的大量蛋白酶引起（图 4.5）。这些蛋白酶包括 MMP[55]或组织蛋白酶家族。MMP 是一种含锌的内肽酶，参与细胞外基质的代谢和其他蛋白质的裂解。多种 MMP 在人类动脉粥样硬化病变中呈局部表达，生物标志物、遗传学和实验研究支持它们参与斑块破裂，并增加急性冠状动脉事件的风险[55]。纤维帽中的微钙化也可能是斑块不稳定的一部分，并驱动斑块破裂（图 4.6）。

斑块侵蚀

动脉粥样硬化病变通常由完整的内皮细胞所覆盖，直到疾病晚期[53]。然而，内皮细胞在易损斑块中可能会分离，裸露的内皮下基质将导致中性粒细胞活化和血栓形成[53]。后一个过程被称为斑块侵蚀（图 4.5）[53]。病理学研究表明，斑块破裂与斑块侵蚀引起 MI 的比例正在发生变化，更多的病例是由斑块侵蚀引起，较少由斑块破裂引起[53, 56]。

斑块内出血

缺氧和生长因子可促进动脉粥样硬化病变内新生血管形成。然而这种新生血管被认为是不成熟的，并且极易渗漏[54]。由此导致的斑块内出血（图 4.5）是易损斑块的一个重要特征，也是斑块破裂的可能预测因子[54]。磁共振成像（magnetic resonance imaging，MRI）可以检测动脉粥样硬化斑块中的铁沉积从而检测斑块内出血[57]。尽管有报道称 MRI 可以区分有症状和无症状性颈动脉粥样硬化病变[57]，但目前冠状动脉粥样硬化斑块内出血成像的可能性仍然有限。

总结和结论

动脉粥样硬化的基本机制涉及血管壁内的脂质累积和免疫活化（图 4.1）。这些过程很大程度上受许多特定蛋白质和脂质介质的调节，这些介质或可刺激炎症和动脉粥样硬化进展，或通过诱导炎症消退而抗动脉粥样硬化（图 4.2 和图 4.3）。抑制促炎介质和刺激抗炎介质和（或）其细胞内信号传导通路（图 4.4）可能成为动脉粥样硬化治疗的新靶点[16]。冠状动脉粥样硬化向易损斑块发展的表现包括微钙化、细胞外基质分解、斑块内出血、纤维帽降解、斑块侵蚀和斑块破裂（图 4.5），导致急性冠脉综合征的临床表现。

尽管当前的二级预防措施使 CAD 患者的心血管发病率和死亡率显著降低，但这些患者仍有很大的残留风险。尚需要详尽地了解动脉粥样硬化的基本机制，以识别可能的新治疗靶点，这些靶点相比于当前使用的二级预防策略会更具优势。正在进行和未来关于抗炎药物在预防动脉粥样硬化结果的随机对照试验，将为抗感染治疗作为心血管二级预防一部分的未来前景提供启示。为了实现这一目标，提供了针对各自靶点的理论依据和概念证明的实验研究，基于人类疾病的观察性研究和生物标志物研究，以及最终确定正确的目标人群、治疗周期和结果、预测潜在的副作用的大型临床试验将对动脉粥样硬化治疗的未来发展至关重要。

参考文献

1. Hansson GK: Inflammation, atherosclerosis, and coronary artery disease, *N Engl J Med* 352:1685–1695, 2005.
2. Libby P, Ridker PM, Hansson GK: Progress and challenges in translating the biology of atherosclerosis, *Nature* 473:317–325, 2011.
3. Bäck M, Gasser TC, Michel JB, et al.: Biomechanical factors in the biology of aortic wall and aortic valve diseases, *Cardiovasc Res* 99:232–241, 2013.
4. Kwak BR, Bäck M, Bochaton-Piallat ML, et al.: Biomechanical factors in atherosclerosis: mechanisms and clinical implications, *Eur Heart J* 35:3013–3020, 2014. 3020a–3020d.
5. Bäck M, Weber C, Lutgens E: Regulation of atherosclerotic plaque inflammation, *J Intern Med* 278:462–482, 2015.
6. Shi GP, Bot I, Kovanen PT: Mast cells in human and experimental cardiometabolic diseases, *Nat Rev Cardiol* 12:643–658, 2015.
7. Hansson GK, Hermansson A: The immune system in atherosclerosis, *Nat Immunol* 12:204–212, 2011.
8. Spitz C, Winkels H, Burger C, et al.: Regulatory T cells in atherosclerosis: critical immune regulatory function and therapeutic potential, *Cell Mol Life Sci* 73:901–922, 2016.
9. Gisterå A, Robertson AK, Andersson J, et al.: Transforming growth factor-beta signaling in T cells promotes stabilization of atherosclerotic plaques through an interleukin-17-dependent pathway, *Sci Transl Med* 5:196ra100, 2013.
10. Seimon T, Tabas I: Mechanisms and consequences of macrophage apoptosis in atherosclerosis, *J Lipid Res* 50(Suppl):S382–S387, 2009.
11. Serhan CN: Pro-resolving lipid mediators are leads for resolution physiology, *Nature* 510:92–101, 2014.
12. Michel JB, Thaunat O, Houard X, et al.: Topological determinants and consequences of adventitial responses to arterial wall injury, *Arterioscler Thromb Vasc Biol* 27:1259–1268, 2007.
13. Weih F, Grabner R, Hu D, et al.: Control of dichotomic innate and adaptive immune responses by artery tertiary lymphoid organs in atherosclerosis, *Front Physiol* 3:226, 2012.
14. Duewell P, Kono H, Rayner KJ, et al.: NLRP3 inflammasomes are required for atherogenesis and activated by cholesterol crystals, *Nature* 464:1357–1361, 2010.
15. Rajamaki K, Lappalainen J, Oörni K, et al.: Cholesterol crystals activate the NLRP3 inflammasome in human macrophages: a novel link between cholesterol metabolism and inflammation, *PLoS One* 5:e11765, 2010.
16. Bäck M, Hansson GK: Anti-inflammatory therapies for atherosclerosis, *Nat Rev Cardiol* 12:199–211 2015.
17. Ridker PM: From C-reactive protein to interleukin-6 to interleukin-1: moving upstream to identify novel targets for atheroprotection, *Circ Res* 118:145–156, 2016.
18. Libby P, Ridker PM: Inflammation and atherosclerosis: role of C-reactive protein in risk assessment, *Am J Med* 116(Suppl 6A):9S–16S, 2004.
19. van der Vorst EP, Doring Y, Weber C: Chemokines, *Arterioscler Thromb Vasc Biol* 35:e52–e56, 2015.
20. Burke JE, Dennis EA: Phospholipase A2 structure/function, mechanism, and signaling, *J Lipid Res* 50(Suppl):S237–S242, 2009.
21. Suckling KE: Phospholipase A2 inhibitors in the treatment of atherosclerosis: a new approach moves forward in the clinic, *Expert Opin Investig Drugs* 18:1425–1430, 2009.
22. Rosenson RS, Hurt-Camejo E: Phospholipase A2 enzymes and the risk of atherosclerosis, *Eur Heart J* 33:2899–2909, 2012.

23. Capra V, Bäck M, Angiolillo DJ, et al.: Impact of vascular thromboxane prostanoid receptor activation on hemostasis, thrombosis, oxidative stress, and inflammation, *J Thromb Haemost* 12:126–137, 2014.
24. Bäck M, Yin L, Ingelsson E: Cyclooxygenase-2 inhibitors and cardiovascular risk in a nation-wide cohort study after the withdrawal of rofecoxib, *Eur Heart J* 33:1928–1933, 2012.
25. Bäck M, Dahlen SE, Drazen JM, et al.: International Union of Basic and Clinical Pharmacology LXXXIV: leukotriene receptor nomenclature, distribution, and pathophysiological functions *Pharmacol Rev* 63:539–584, 2011.
26. Bäck M, Hansson GK: Leukotriene receptors in atherosclerosis, *Ann Med* 38:493–502, 2006.
27. Bäck M: Inhibitors of the 5-lipoxygenase pathway in atherosclerosis, *Curr Pharm Des* 15:3116–3132, 2009.
28. Ingelsson E, Yin L, Bäck M: Nationwide cohort study of the leukotriene receptor antagonist montelukast and incident or recurrent cardiovascular disease, *J Allergy Clin Immunol* 129:702–707, 2012. e2.
29. Brezinski DA, Nesto RW, Serhan CN: Angioplasty triggers intracoronary leukotrienes and lipoxin A4. Impact of aspirin therapy, *Circulation* 86:56–63, 1992.
30. Van Noolen L, Bäck M, Arnaud C, et al.: Docosahexaenoic acid supplementation modifies fatty acid incorporation in tissues and prevents hypoxia induced-atherosclerosis progression in apolipoprotein-E deficient mice, *Prostaglandins Leukot Essent Fatty Acids* 91:111–117, 2014.
31. Laguna-Fernandez A, Petri M, Thul S, et al.: In Steinhilber D, editor: *Lipoxygenases in Inflammation* Springer, Switzerland, 2016, http://dx.doi.org/10.1007/978-3-319-27766-0_6.
32. Petri MH, Laguna-Fernandez A, Gonzalez-Diez M, et al.: The role of the FPR2/ALX receptor in atherosclerosis development and plaque stability, *Cardiovasc Res* 105:65–74, 2015.
33. Bäck M, Powell WS, Dahlen SE, et al.: Update on leukotriene, lipoxin and oxoeicosanoid receptors IUPHAR Review 7, *Br J Pharmacol* 171:3551–3574, 2014.
34. Drechsler M, de Jong R, Rossaint J, et al.: Annexin A1 counteracts chemokine-induced arterial myeloid cell recruitment, *Circ Res* 116:827–835, 2015.
35. Fredman G, Kamaly N, Spolitu S, et al.: Targeted nanoparticles containing the proresolving peptide Ac2-26 protect against advanced atherosclerosis in hypercholesterolemic mice, *Sci Transl Med* 7, 2015. 275ra20.
36. Petri MH, Laguna-Fernandez A, Tseng CN, et al.: Aspirin-triggered 15-epi-lipoxin A(4) signals through FPR2/ALX in vascular smooth muscle cells and protects against intimal hyperplasia after carotid ligation, *Int J Cardiol* 179:370–372, 2015.
37. ORIGIN Trial Investigators, Bosch J, Gerstein H, et al.: n-3 fatty acids and cardiovascular outcomes in patients with dysglycemia, *N Engl J Med* 367:309–318, 2012.
38. Martinon F, Petrilli V, Mayor A, et al.: Gout-associated uric acid crystals activate the NALP3 inflammasome, *Nature* 440:237–241, 2006.
39. Ridker PM, Thuren T, Zalewski A, et al.: Interleukin-1beta inhibition and the prevention of recurrent cardiovascular events: rationale and design of the Canakinumab Anti-inflammatory Thrombosis Outcomes Study (CANTOS), *Am Heart J* 162:597–605, 2011.
40. Adamson PD, Newby DE, Dweck MR: Translational coronary atherosclerosis imaging with PET *Cardiol Clin* 34:179–186, 2016.
41. Reference Values for Arterial Stiffness Collaboration: Determinants of pulse wave velocity in healthy people and in the presence of cardiovascular risk factors: "establishing normal and reference values," *Eur Heart J* 31:2338–2350, 2010.
42. Demer LL, Tintut Y: Vascular calcification: pathobiology of a multifaceted disease, *Circulation* 117:2938–2948, 2008.
43. Krohn JB, Hutcheson JD, Martinez-Martinez E, et al.: Extracellular vesicles in cardiovascular calcification: expanding current paradigms, *J Physiol* 594(11):2895–2903, 2016.
44. Miller JD, Weiss RM, Heistad DD: Calcific aortic valve stenosis: methods, models, and mechanisms *Circ Res* 108:1392–1412, 2011.
45. Massague J, Wotton D: Transcriptional control by the TGF-beta/Smad signaling system, *EMBO J* 19:1745–1754, 2000.
46. Schurgers LJ, Uitto J, Reutelingsperger CP: Vitamin K-dependent carboxylation of matrix Gla-protein: a crucial switch to control ectopic mineralization, *Trends Mol Med* 19:217–226, 2013.
47. Brandenburg VM, Schurgers LJ, Kaesler N, et al.: Prevention of vasculopathy by vitamin K supplementation: can we turn fiction into fact? *Atherosclerosis* 240:10–16, 2015.
48. Sandberg WJ, Yndestad A, Øie E, et al.: Enhanced T-cell expression of RANK ligand in acute coronary syndrome: possible role in plaque destabilization, *Arterioscler Thromb Vasc Biol* 26:857–863, 2006.
49. Ovchinnikova O, Gylfe A, Bailey L, et al.: Osteoprotegerin promotes fibrous cap formation in atherosclerotic lesions of ApoE-deficient mice—brief report, *Arterioscler Thromb Vasc Biol* 29:1478–1480, 2009.
50. Bennett BJ, Scatena M, Kirk EA, et al.: Osteoprotegerin inactivation accelerates advanced atherosclerotic lesion progression and calcification in older ApoE$^{-/-}$ mice, *Arterioscler Thromb Vasc Biol* 26:2117–2124, 2006.
51. Panizo S, Cardus A, Encinas M, et al.: RANKL increases vascular smooth muscle cell calcification through a RANK-BMP4-dependent pathway, *Circ Res* 104:1041–1048, 2009.
52. Zhou S, Fang X, Xin H, et al.: Osteoprotegerin inhibits calcification of vascular smooth muscle cell via down regulation of the Notch1-RBP-Jkappa/Msx2 signaling pathway, *PLoS One* 8:e68987, 2013.
53. Hansson GK, Libby P, Tabas I: Inflammation and plaque vulnerability, *J Intern Med* 278:483–493 2015.
54. Michel JB, Martin-Ventura JL, Nicoletti A, et al.: Pathology of human plaque vulnerability: mechanisms and consequences of intraplaque haemorrhages, *Atherosclerosis* 234:311–319, 2014.
55. Bäck M, Ketelhuth DF, Agewall S: Matrix metalloproteinases in atherothrombosis, *Prog Cardiovasc Dis* 52:410–428, 2010.
56. Falk E, Nakano M, Bentzon JF, et al.: Update on acute coronary syndromes: the pathologists' view *Eur Heart J* 34:719–728, 2013.
57. Raman SV, Winner MW 3rd, Tran T, et al.: In vivo atherosclerotic plaque characterization using magnetic susceptibility distinguishes symptom-producing plaques, *JACC Cardiovasc Imaging* 1:49–57, 2008.

5 冠状动脉微血管功能障碍

Paolo G. Camici，Ornella E. Rimoldi，Filippo Crea
张 悦 译

引言

19 世纪以前，心外膜冠状动脉粥样硬化性疾病就已被公认为是心绞痛的病因。100 多年前，心外膜冠状动脉的急性血栓性闭塞被认定是急性心肌梗死（AMI）的病因。20 世纪 50 年代末，随着冠状动脉造影技术的引入，使得在体观察心外膜冠状动脉树的轮廓成为可能。随后在 20 世纪 70 年代，冠状动脉旁路移植术和经皮冠状动脉介入治疗（percutaneous coronary intervention，PCI）得以发展。多年来，这 3 项技术已逐步完善，并成功地应用于全球数百万患者。

然而，心外膜动脉只是冠状动脉循环的一部分。它们可发出更小的动脉和微动脉，而这些小动脉进而供给毛细血管，构成冠状动脉微循环，这才是调节心肌血流量的主要部位。过去 20 多年的多项研究表明，在不同的临床条件下，冠状动脉微循环的功能和结构会发生异常。在某些情况下，这些异常表现是一些附带现象，而在另一些情况下，它们是疾病风险的重要标志，甚至可能参与心肌缺血的发病机制，从而成为治疗靶点[1-3]。

冠状动脉循环的功能解剖学

冠状动脉系统由 3 个功能不同的节段组成，但每个节段的边界无法在解剖学上明确界定（图 5.1）。近端节段是指大的心外膜冠状动脉，也称为传导血管。它们主要被脂肪组织包围，血管壁分了 3 层（外膜、中膜和内膜），具有营养血管，直径为约 500 μm 至 2～5 mm 不等。这些动脉具有容量血管的功能，对冠状动脉血流（coronary blood flow，CBF）几乎没有阻力（图 5.1A），其分布被分为 3 型[4]。I 型分支的特征是许多分支在接近心内膜时直径变小。Ⅱ型分支的特征是近端分支较少，这些分支通过肌小梁和乳头肌向心内膜下传导，这种排列有利于血液流向心内膜下。Ⅲ型分支的特征是心外膜血管近端分支小，使心外膜下层血管化。在收缩期，心外膜动脉累积弹性能量，使其血液容量增加约 25%。同时，这种弹性能量可在舒张期开始时转化为血液动能，有助于在收缩期被挤压关闭的心肌内血管迅速重新打开。由于 90% 的 CBF 供给发生在舒张期，因此后一过程尤为重要。冠状动脉远端分支的心肌内路径（壁内动脉）较多，其血管壁较心外膜分支薄，且不具有营养血管（图 5.1A）。

中间节段为小动脉前血管（图 5.1B）。这些小动脉直径为 100 ～ 500 μm，其特点是沿其长度可测量到压力下降，而不受扩散性心肌代谢产物的直接血管舒缩控制。其特异性功能是在冠状动脉灌注压或血流量发生变化时，能在较小范围内维持微动脉起始处的压力。更近端的血管（150 ～ 500 μm）主要对血流量的变化较敏感，而远端的血管（100 ～ 150 μm）主要对压力的变化更为敏感。冠状动脉的远端节段为

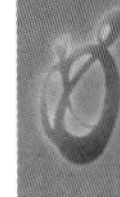

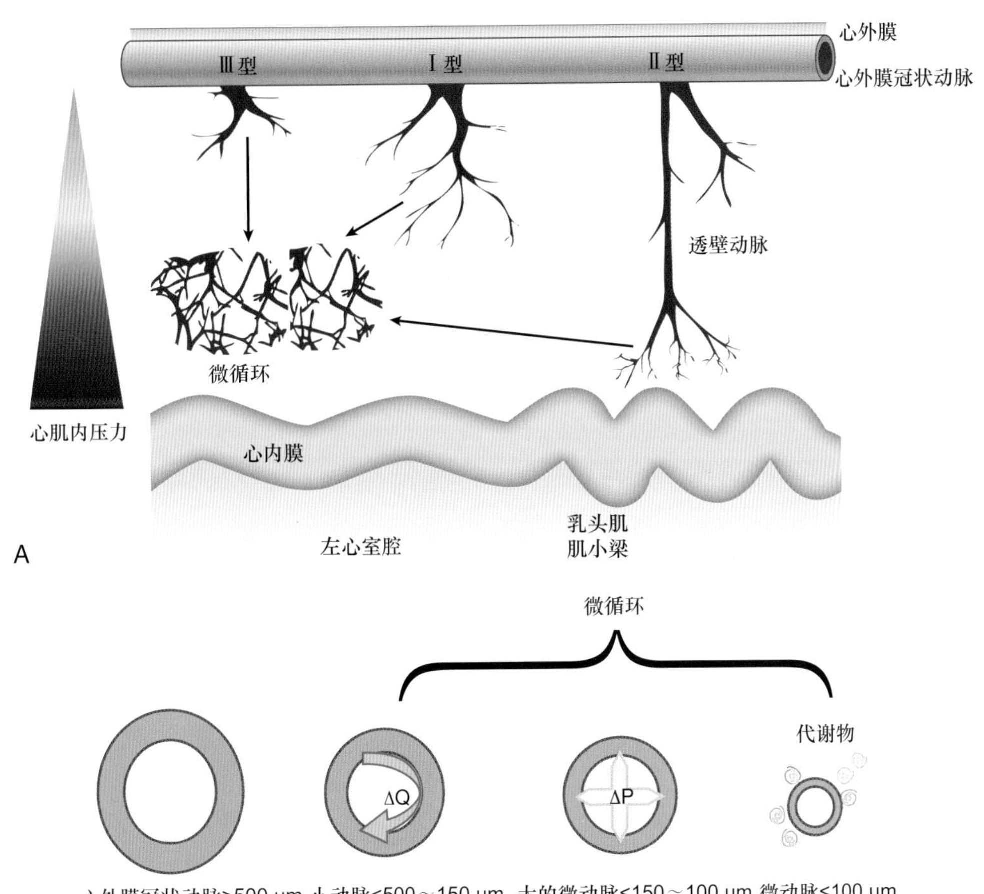

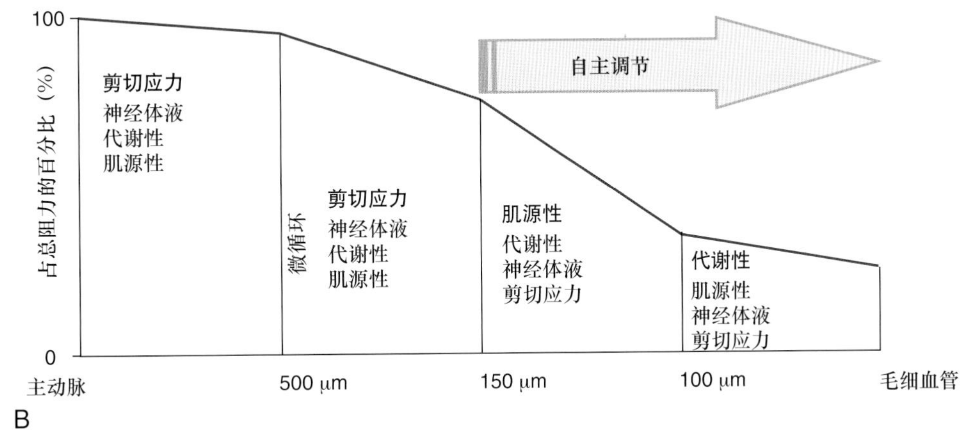

图 5.1 （**A**）冠状动脉分支模式。I 型的特征是早期有多个壁内分支；Ⅱ型分布于心内膜下心肌和乳头肌，初始分支较少；Ⅲ型由短支组成，主要供应心外膜下心肌。过渡到微循环时对应的直径＜ 500 μm。心肌内压从心外膜到心内膜下逐渐增加。（**B**）小动脉对血流依赖性舒张的反应更强烈。大的微动脉对血管内压力的变化更敏感，主要负责冠状动脉血流（CBF）的自主调节。微动脉对心肌内代谢物浓度的变化更敏感，主要负责 CBF 的代谢调节。心外膜动脉占总阻力的比例可以忽略不计；小动脉占 20%，微动脉最大占 40%。图中列出的控制机制是根据在微循环节段的整体控制中的重要性。P，冠状动脉压力；Q，冠状动脉血流。[Panel B modified from Toyota E，Koshida R，Hattan N，et al. Regulation of the coronary vasomotor tone：what we know and where we need to go. J Nucl Cardiol. 2001；8（5）：599-605.]

微动脉，其直径＜ 100 μm，特征是沿其路径压力急剧下降。微动脉是血流代谢调节的场所，因为它们的舒缩变化受周围心肌细胞在代谢活动中产生的物质的影响[2，5-6]。

心肌血流量的调节

心肌血流量（myocardial blood flow，MBF）被用来表示组织灌注，即单位时间、单位质量心肌内的血容量［ml/（min · g）］。MBF 应该与 CBF 区别开来，CBF 表示在单位时间（ml/min）内沿血管床流动的血容量。

心脏是一个需氧器官，需要含氧血液持续灌注以产生收缩所需的三磷酸腺苷（triphosphate，ATP）。冠状动脉循环的作用是充分满足心肌需氧和供氧之间的匹配。在静息状态下，冠状动脉微血管的张力较高，使其在心肌耗氧量增加（在基线条件下，从动脉血中提取的氧气已经接近 60% ~ 70%）时可通过小动脉直径的快速变化来增加冠状动脉循环的血流量，其被称为功能性充血机制。微动脉阻力的下降驱动了一系列下游血管的变化，也包括其所有上游冠状动脉。最初的微动脉反应是由这些血管和收缩的心肌细胞间严格的交互作用所驱动的，这是代谢性血管扩张的基础[7]。

冠状动脉对心肌耗氧量变化的综合反应包括：①代谢性血管扩张；②小动脉前血管的自主调节；③血流介导的血管扩张（内皮依赖性）；④血管外组织压力；⑤神经体液调节。

代谢性血管舒张

在正常氧供条件下

代谢物以前馈方式控制血液流动，而代谢物的产生速率与氧化代谢成正比（图 5.2）。例如，在柠檬酸循环的脱羧反应中产生的二氧化碳（CO_2）和在呼吸链中形成的 ROS 与耗氧量成正比[3]。CO_2 的产生与耗氧量成正比，是由柠檬酸循环中丙酮酸脱氢反应和进一步脱羧反应产生的。CO_2 浓度的增加可导致质子（H^+）浓度的增加，这可能直接刺激冠状动脉扩张[3]。与 CO_2 的产生类似，过氧化氢（H_2O_2）的产生也是一个前馈反应，因为这种 ROS 的产生与心肌耗氧量直接相关[8]。H_2O_2 是由 O_2 的两个电子还原而成。这可以发生在一个酶联反应的步骤，或更典型地，它涉及中间 ROS 的生成，超氧阴离子（O_2-）[3, 9]。关于与代谢性血管扩张有关的 H_2O_2 的起源，有证据支持其由内皮细胞线粒体产生[10-11]。多年来，人们已经认识到 H_2O_2 扩张血管的特性。H_2O_2 诱导的血管扩

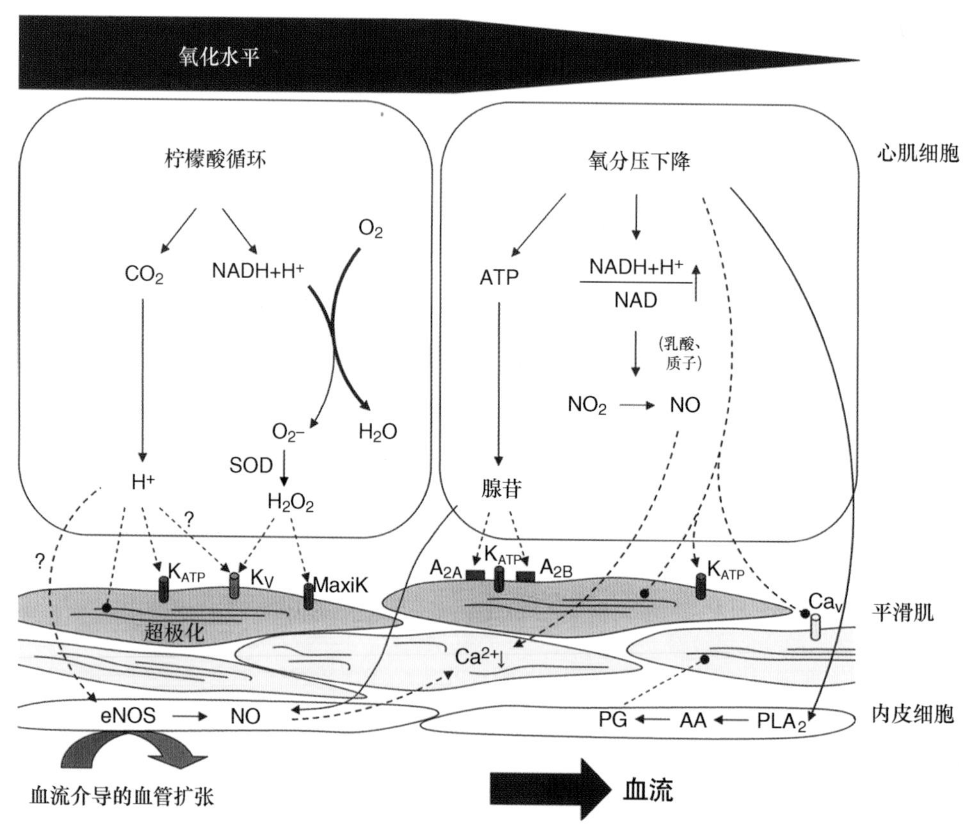

图 5.2 代谢性冠状动脉血流调节。代谢性调节分为生理状态（心肌氧合水平不变）和病理状态（氧合水平下降）。生化反应和代谢性相互作用用实线箭头表示，效应器的连接用虚线箭头表示。蓝色和黄色分别表示平滑肌细胞水平、膜超极化水平和胞质钙浓度下降水平的初级反应。箭头表示激活；闭合的尖端表示抑制；更多细节见正文；AA，花生四烯酸；PG，前列腺素；PLA_2，磷脂酶 A_2。［From Deussen A，Ohanyan，V，Jannasch，et al. Mechanisms of metabolic coronary flow regulation. J Mol Cell Cardiol. 2012；52（4）：794.］

张主要由 4- 氨基吡啶敏感的离子通道介导，推测为 K_v 通道。H_2O_2 的冠状动脉扩张作用也可能是由大电导 Maxi-K 通道或前列腺素介导[11-12]。

在缺氧条件下

缺氧是冠状动脉血管扩张最强效的生理性刺激，腺苷被认为是缺氧状态下调节 CBF 的重要因子[3]。腺苷是在 ATP 利用率超过心肌细胞重新合成高能量化合物能力的条件下由腺嘌呤核苷酸降解而形成。这会导致腺苷单磷酸的形成，其反过来通过 5′ 核苷酸酶又转化为腺苷。腺苷随后从心肌细胞扩散到组织间液中，通过直接刺激血管平滑肌细胞上的 A_2 腺苷受体发挥强效微动脉扩张作用。多项研究结果支持腺苷在血流代谢性调节中的关键作用[5, 13]。事实上，在心肌 O_2 供需比例失衡的情况下，腺苷的生成会增加，且 CBF 随组织间液腺苷浓度的增加而增加[14]。

当血管平滑肌胞质 Ca^{2+}浓度降低或收缩成分对 Ca^{2+}敏感性受损时，血管就会扩张。K_{ATP} 通道激活引起的血管平滑肌细胞膜超极化可阻止 Ca^{2+}的进入受阻[3, 15]（图 5.2）。

小动脉前血管对代谢性血管扩张的适应——自动调节

小动脉扩张降低了整体血管网阻力和远端小动脉前血管的压力，从而导致这些血管的扩张。值得注意的是，冠状动脉循环可在灌注压变化的情况下保持恒定的血流速度，这一机制被称为自主调节。自主调节机制是对透壁扩张压力引起壁张力的一种肌源性反应，这主要涉及远端小动脉前血管：它们随着灌注压降低而扩张，随着灌注压升高而收缩[14, 16]。在体外，平滑肌张力几乎随透壁压力线性增加，导致直径显著减小[2]。这种肌源性反应的关键机制是传感器探测到血管平滑肌细胞被拉伸而使细胞膜去极化（细胞外基质-整合素交互作用），然后启动信号通路机制，导致非特异性阳离子通道的开放，促进内向 Na^+电流和（或）Ca^{2+}电流，其他机制也可导致这一现象[2,17]（图 5.3）。肌源性收缩最终由肌球蛋白轻链激酶激活平滑肌收缩蛋白引起[18-19]。

血流介导的血管扩张

剪切应力（即作用于血管壁的牵引力）与血液剪切速率或速度以及黏度成正比。当血流改变时，心外膜冠状动脉和近端小动脉前血管有一种内在的倾向，即通过产生内皮衍生因子［如 NO、前列环素 I2（prostacyclin，PGI2）］和由特定受体（毒蕈碱、缓激肽、组胺）激活或由细胞骨架分子和蛋白质复合物介导的机械变形而激发的内皮源性超极化因子（endothelial-derived hyperpolarizing factor，EDHF）来维持一定水平的剪切应力[5-6, 15, 17]（图 5.3）。事实上，很高和很低的剪切应力都可能破坏血液与血管内皮的相互作用。在灌注压没有变化的情况下，心外膜冠状动脉的血流变化可以通过冠状动脉内注射腺苷等小动脉血管扩张剂来实现。人体血管造影研究表明，心外膜冠状动脉可随着血流的增加而扩张，冠状动脉直径的增加与血流的增加成正比，从而保持剪切应力恒定[1]。内皮细胞在剪切应力增加时释放的血管扩张剂 NO、EDHF 和 PGI_2 通过不同的机制作用于底层平滑肌[14, 17]（图 5.3）。NO 是由内皮 NO 合酶（endothelial NO synthase，eNOS）在辅因子［如四氢生物蝶呤（tetrahydrobiopterin，BH4）］存在的情况下将 L- 精氨酸转化为 L- 瓜氨酸而产生的[12]。NO 主要通过激活 cGMP 信号和 K_{Ca} 通道引起超极化。在人类心脏中，EDHF 是在剪切应力作用下产生的，且引起平滑肌细胞超极化和松弛的主要途径是 K^+通道的开放。PGI_2 通过激活腺苷酸环化酶 /cAMP 依赖的超极化引起平滑肌松弛，后者主要在缺氧 / 缺血发作时释放到冠状动脉循环[12, 15]（图 5.3）。

正常情况下内皮源性血管收缩剂对冠状动脉微循环的影响相对较弱（图 5.3）。一些证据支持内皮素 -1 在动脉粥样硬化性疾病中或血管紧张素Ⅱ在肥胖、高血压或 CAD 中的重要作用[5-6, 20-22]。

血管外阻力

除了血管阻力，还有一种血管外的阻力成分，这是由心脏收缩时产生的压缩力撞击心肌内血管壁造成的[23]。这些血管外收缩期压缩力有两个组成部分：第一个与左心室（left ventricular，LV）腔内的压力有关，其直接传播到心内膜下，但在心外膜表面几乎为零。第二个是由于心室壁血管受压和弯曲造成的血管狭窄（图 5.1A）。由于这种循环的血管外压力，在心动周期内血管阻力和血流变化很大。收缩期血管外阻力可超过冠状动脉灌注压，尤其是在心内膜下。因此，与心外膜下血管相比，心内膜下微血管在收缩期会变得更窄，甚至闭塞，在舒张早期，它们表现出更高的血流阻力，且需要更长的时间来恢复舒张口径。这就是大部分血流在舒张期流

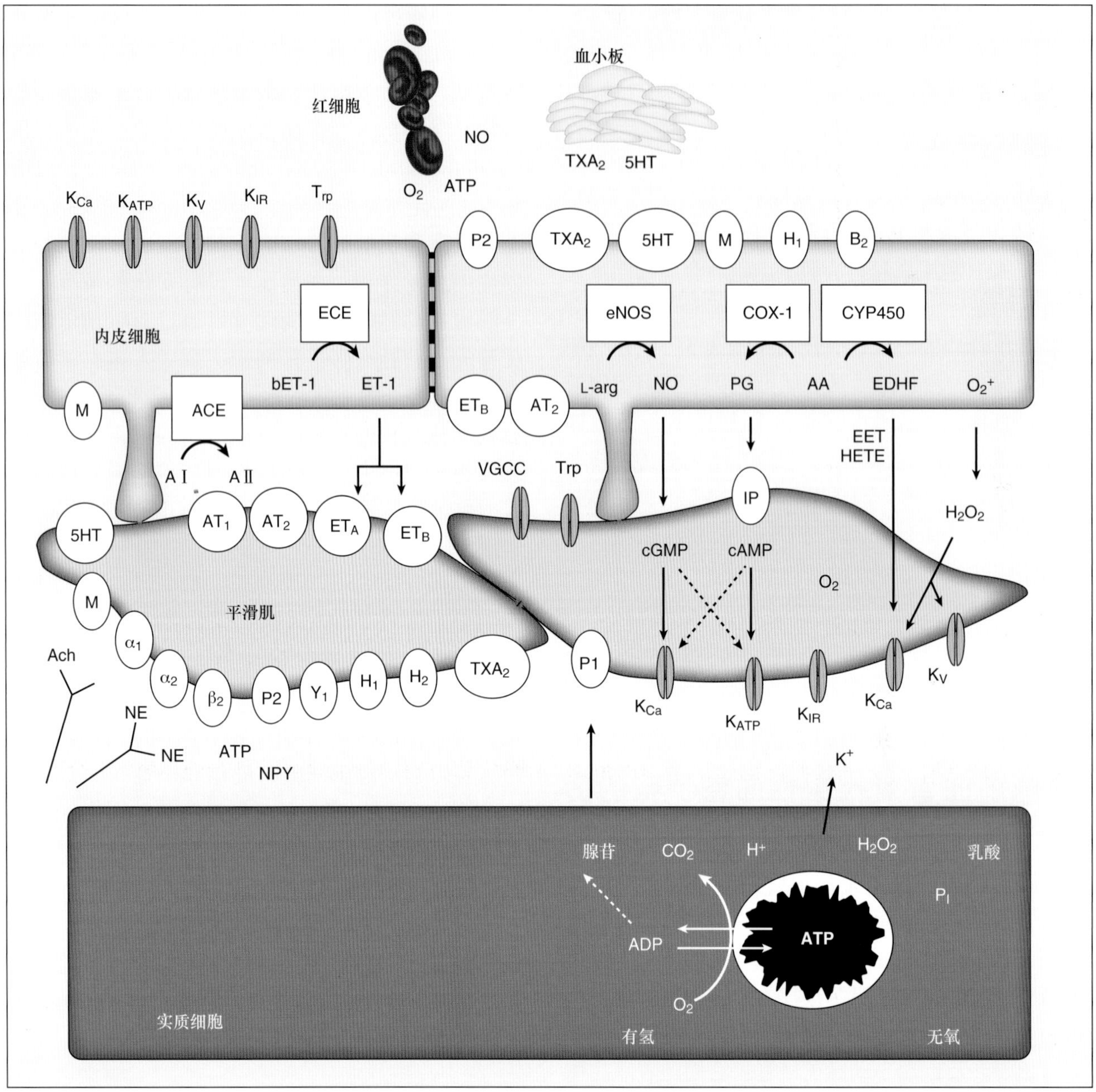

图 5.3　内皮细胞、血管平滑肌和心肌细胞示意图。上图显示了神经体液、内皮和代谢的影响。α_1，α_1 肾上腺素能受体；α_2，α_2 肾上腺素能受体；ACh，乙酰胆碱；AA，花生四烯酸；ACE，血管紧张素转化酶；AI，血管紧张素 I；A Ⅱ，血管紧张素Ⅱ；AT_1，血管紧张素 1 型受体；AT_2，血管紧张素 2 型受体；ATP，三磷酸腺苷；β_2，β_2 肾上腺素能受体；B_2，缓激肽 2 型受体；bET-1，大内皮素 -1；COX-1，环氧合酶 -1；CYP450，细胞色素 P450；ECE，内皮素转换酶；EDHF，内皮源性超极化因子；EET，环氧二十碳三烯酸；eNOS，内皮一氧化氮合酶；ET_A，内皮素 A 型受体；ET_B，内皮素 B 型受体；ET-1，内皮素 -1；5HT，5- 羟色胺及受体；H_1，组胺 1 型受体；H_2，组胺 2 型受体；HETE，羟基已二酸；H_2O_2，过氧化氢；IP，环前列腺素受体；K_{ATP}，ATP 敏感型 K^+ 通道；K_{Ca}，钙激活型 K^+ 通道；K_{IR}，向内整流 K^+ 通道；K_V，电压门控 K^+ 通道；L-arg，L- 精氨酸；M，毒蕈碱受体；NE，去甲肾上腺素；NO，一氧化氮；NPY，神经肽 Y；O_2，氧气；O_2，超氧阴离子；P1，嘌呤能 1 型受体；P2，嘌呤能 2 型受体；PG，前列腺素；T_{rp}，瞬时受体电位通道；TXA_2，血栓素 A_2 和受体；VGCC，电压门控钙通道；Y_1，神经肽 Y 受体。[Modified from Duncker DJ，Koller A，Merkus D，et al. Regulation of coronary blood flow in health and ischemic heart disease. Prog Cardiovasc Dis. 2015；57（5）：409.]

向左心室的原因，此时灌注压超过血管外压力。在收缩高峰期，冠状动脉甚至有回流，尤其是在壁内和心外膜小血管[6, 23]。

微循环的神经和生物体液调节

小动脉和微动脉由交感神经和副交感神经末梢共同支配，在调节 CBF 中起重要作用。在正常情况下，除 β_1 受体介导的变时、变力和变传导效应外，交感神经激活的净效应是通过 β_2 受体介导的小冠状动脉血管扩张来增加 CBF[24]，因此有助于前馈控制而不需要错误信号（如降低氧张力）[5]。分离的猪的心外膜下小动脉中 β_2 受体信使 RNA 的表达比心内膜下小动脉多 3 倍[25]，表明透壁的异质性。冠状动脉也含有很丰富的 α 受体，α_1 受体主要表达于大血管，α_2 受体主要表达于微循环。血管 α 受体的激活可导致血管收缩，与代谢血管扩张相竞争。交感神经 α 受体介导的冠状动脉血管收缩已经在肾上腺素激活过程中得到证明，如在运动中或在人体冷升压反射中[26]。

基于动物实验证据，Feigl 认为这种矛盾的血管收缩影响是有益的，因为它有助于保持血流到左心室脆弱的内层，但这只在心率、收缩力和冠状动脉血流量高时出现[27]。然而，后来的研究没能证实在生理条件下 α 肾上腺素能冠状血管收缩有利于透壁的血流分布。另一方面，α 肾上腺素能冠状血管收缩作用对缺血性心肌是有效的，多项研究已经证实应用 α 受体阻滞剂能增加心内膜下血流[28]。

副交感神经对 CBF 的控制已经在狗模型中得到了广泛的研究。刺激迷走神经可使左心室壁产生均匀的血管扩张，且与心肌代谢的变化无关。在刺激颈动脉压力感受器和（或）化学感受器时迷走神经被激活，迷走神经反应取决于物种以及内皮的完整性[5, 29]。副交感神经介导的血管扩张是通过毒蕈碱受体 M_1 和 M_2 在外周-内侧边界释放乙酰胆碱，随后激活 NO 介导的内皮扩张[5]。

反应性充血和冠状动脉血流储备

当心外膜冠状动脉短时间闭塞时，闭塞解除后 CBF 可显著增加，这种现象称为反应性充血。闭塞解除后的数秒钟内血流量增加最多，血流量峰值（为缺血前血流量的 4～5 倍）与缺血时间长短有关，闭塞时间可高达 15～20 s。尽管更长时间的闭塞不能进一步改变充血反应的血流量峰值，但随着闭塞时间的延长会影响整个充血过程的持续时间。一般认为，心肌缺血（即使是短暂的缺血）是对冠状动脉阻力血管扩张最有效的刺激，在正常情况下，反应性充血峰值血流量表示在给定冠状动脉灌注压下可用的最大血流量[6]。使用腺苷或双嘧达莫等冠状动脉扩张剂可使冠状动脉微循环发生“接近最大程度”的血管扩张，从而获得与反应性充血峰值血流量相当的 CBF 值[30]。

冠状动脉血流储备（coronary flow reserve，CFR）是评价冠状动脉循环整体功能的间接参数[31]。CFR 是在接近最大程度冠状动脉血管扩张至静息血流时 CBF 与心肌血流量（myocardial blood flow，MBF）的比值，是大的心外膜冠状动脉和微循环血流的综合指标[6, 30-31]（图 5.4）。静息血流量是计算 CFR 公式的分母。因此，静息血流量增加时（如常见于高血压患者），即使最大血流量正常，也将导致 CFR 下降。在任何给定的血管阻力水平上决定血流的驱动灌注压是小动脉血管起始处的压力，在正常情况下，其与主动脉压力密切相关。在冠状动脉最大扩张过程中，压力 / 流量曲线的斜率会变得非常陡峭，随着压力的增加，CBF 呈线性增加（图 5.4）。

冠状动脉微血管功能障碍的机制

冠状动脉微血管功能障碍（coronary microvascular dysfunction，CMD）（框 5.1 和框 5.2）有多种致病机制（表 5.1）。这些机制的重要性在不同的临床环境中可能有所不同，但多种机制可能在同一条件下共存[1, 6]。

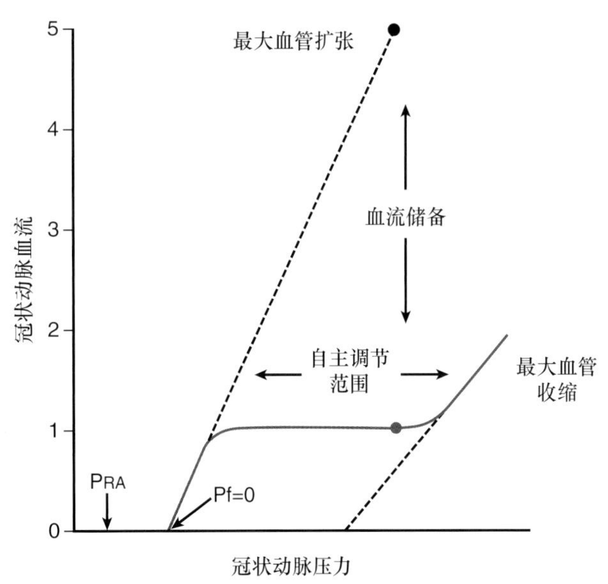

图 5.4　冠状动脉血流（CBF）与左心室冠状动脉灌注压的关系。 在心肌耗氧量恒定的情况下，CBF 在大范围内的冠状动脉灌注压（实线）中保持恒定，包括在最大血管扩张或收缩的边界内（虚线）。当存在最大血管扩张时，CBF 与冠状动脉灌注压呈线性相关（左侧虚线）。蓝点表示基线 CBF，红点表示给定灌注压下的最大 CBF，CFR 约为 5。Pf = 0，血流量为零时的压力；Pra，右心房压力。（From Crea F，Lanza GA，Camici PG. Coronary Microvascular Dysfunction. Milan：Springer Verlag Italia；2014.）

框 5.1 冠状动脉微循环

- 直径＜500 μm 的心肌内微动脉是冠状动脉微循环中调节心肌灌注的主要部位
- 冠状动脉微血管功能障碍是心肌缺血的另一机制
- 冠状动脉微循环功能障碍由心肌内微动脉的功能和（或）结构改变以及血管外压力增加引起
- 没有任何技术可以直接在体显示人体冠状动脉微循环的解剖结构

框 5.2 冠状动脉微循环的功能评估

- 可以通过检测 CBF 或 MBF 和 CFR 或通过计算微循环阻力指数（index of microvascular resistance，IMR）间接评估微血管功能
- CBF 是在单位时间内沿血管床流动的血流量（ml/min）
- MBF 是单位时间内单位心脏质量的血流量［ml/（min · g）］
- CFR 是通过药物（如腺苷或双嘧达莫）达到最大程度血管扩张时 CBF 或 MBF 与基线 CBF 或 MBF 的比值
- IMR 的计算结果是冠状动脉远端压力和平均通过时间的乘积，采用压力 / 温度组合导线
- 可以使用有创性和无创性技术评估 CBF/MBF 和 CFR，包括冠状动脉内多普勒血流导线、经胸多普勒超声、PET 和心脏 MRI

表 5.1 冠状动脉微血管功能障碍的发病机制与临床分类

	临床情况	主要发病机制
1型：无心肌疾病及阻塞性 CAD	危险因素 微血管性心绞痛	内皮功能紊乱 SMC 功能障碍 血管重塑
2型：有心肌疾病	肥厚型心肌病 扩张型心肌病 Anderson-Fabry 淀粉样变性 心肌炎 主动脉瓣狭窄	血管重塑 SMC 功能障碍 血管壁外的压力 血管腔阻塞
3型：有阻塞性 CAD	稳定型心绞痛 急性冠脉综合征	内皮功能紊乱 SMC 功能障碍 血管腔阻塞
4型：医源性	PCI 冠脉动脉旁路移植术	血管腔阻塞 自主神经功能障碍

CAD，冠状动脉疾病；PCI，经皮冠状动脉介入治疗；SMC，平滑肌细胞

From Crea F，Camici PG，Bairey Merz CN. Coronary microvascular dysfunction：an update. Eur Heart J. 2014；35（17）：1101.

结构的改变

在肥厚型心肌病（hypertrophic cardiomyopathy，HCM）和高血压患者中已证实 CMD 的结构异常[32]。在这两种情况下，形态学改变的特征是冠状动脉壁内重构引起血管壁增厚，主要是由于平滑肌细胞肥大和血管中膜中胶原沉积的增加，使内膜有不同程度的增厚[32-33]。血管壁重塑、肥厚导致内壁面积增加和血管腔相对减少。虽然这两种情况在性质上相似，但这些解剖变化在 HCM 患者中通常更为严重。高血压和 HCM 患者常见的重要特征是弥漫性微血管重塑，其独立于心室肥大的部位而弥漫至整个左心室（对称 *vs.* 非对称），也可能累及部分右心室[30, 32, 34]。这些血管壁的结构变化对应着功能变化，在大多数患者中，最大 MBF 和 CFR 在整个左心室变低[32]。冠状动脉微循环的结构异常也体现在以 CMD 为特征的其他临床情况中，包括原发性微血管性心绞痛（microvascular angina，MVA）。这种情况被定义为无明显的 CAD 或心肌病时出现心绞痛症状[35-36]。然而，对患者心肌内膜活检的分析得出了不一致的结果，一些结果显示没有变化，而另一些结果则不一致，包括内皮增生和肥大、内膜增生和变性、内皮细胞增殖、毛细血管稀疏[6]。冠状动脉壁内结构的改变已被证明存在于其他心肌疾病，包括淀粉样变性和 Fabry 病[37]。

功能的改变

功能性 CMD 可能是多种机制共同作用的结果，这些机制可能导致冠状动脉微血管扩张受损，也可能导致冠状动脉微血管收缩增加[1, 5-6, 11, 13]（图 5.3）。

内皮依赖性血管扩张功能的改变

内皮功能的改变既能影响静息 CBF（增加对收缩刺激的敏感性）又能影响心肌负荷增加时的 CBF（通常发生在运动期间）[2, 14]。NO 的产生和释放是内皮介导的血管扩张的主要机制，也是内皮功能障碍时最易发生的机制。然而，NO 是一种挥发性分子，半衰期很短（56 s），因此，很难直接在体测定。

临床上检测内皮依赖性冠状动脉微血管扩张异常主要是基于 CBF 对血管扩张刺激内皮细胞释放 NO 变钝甚至减少。冠状动脉内乙酰胆碱刺激毒蕈碱受体结合冠状动脉内多普勒血流记录是临床研究中应用最广泛的刺激手段，但仅限于有创性检查[38-39]。评价内皮依赖性 CMD 的一种有效方法是冷压力试验（cold pressure testing，CPT），其能结合成像技术（如 PET）无创性地测量 MBF[40]。如果内皮细胞功能障碍，血管扩张剂对这些刺激的反应就会减弱，甚至

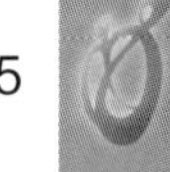

在内皮功能严重受损的情况下（CPT引起的复杂血管收缩效应）会变成血管收缩[6]。

多项动物实验表明，NO生成受损是内皮功能障碍的原因之一[41-42]。最常见的原因是内皮eNOS活性降低，这种酶催化氨基酸L-精氨酸合成NO，这可能由有害刺激激活乙酰胆碱/毒蕈碱、缓激肽、组胺受体或增加摩擦力（即剪切应力）引起[42]。在某些情况下，应用NO合酶辅因子BH4能改善甚至使内皮功能障碍正常化[43]，因此，至少在某些情况下，这种辅因子的减少可能参与内皮介导的血管扩张受损。内皮依赖性血管扩张功能受损不仅可由NO生成受损引起，还可由降解增加引起。NO可被多种因素灭活，其中超氧阴离子$^{\cdot}O_2^-$发挥了重要作用。ROS生成过多可通过与NO直接反应生成过氧亚硝酸盐（$^{\cdot}ONOO^-$）以及改变eNOS偶合而降低NO的生物利用度。当解除偶合时，eNOS产生ROS，而不是释放NO，ROS介导的eNOS辅因子BH4的氧化是eNOS解偶合的主要机制[15, 43]。这一系列的机制已经在多种与内皮依赖性冠状动脉微血管扩张受损相关的情况下被证明，包括糖尿病、肥胖[44]、吸烟和其他心血管危险因素[1, 41]。因此，在动物实验和临床情况下，抗氧化剂（包括谷胱甘肽和抗氧化维生素）的使用可防止超氧阴离子的形成[43]，从而改善甚至正常化内皮依赖性冠状动脉微血管扩张[1, 45]。

NO通过向平滑肌细胞胞质扩散以及通过与酶的血红素基团结合而激活鸟苷酸环化酶（guanylyl cyclase，GC）通路来发挥血管扩张作用[46]。在某些情况下，尽管NO生成的水平正常，仍然可能有NO依赖的血管扩张功能受损。这可能是由于GC中血红素基团的氧化使得酶对NO没有反应[46]。

内皮功能障碍也可能降低EDHF和前列环素PGI_2的活性[47]。过氧亚硝酸盐能抑制前列环素合酶，从而减少PGI_2的释放。这导致PGI_2前体PGH_2向血栓素A_2（TXA_2）的合成转移，TXA_2是一种强效血管收缩剂。在临床情况中，这些因素在多大程度上以及在哪些情况下对CMD有显著影响仍是一个很大的未知数，这主要是因为缺乏在体内评估这些通路的特异性检查。

内皮依赖性血管扩张的改变

在一些动物实验和临床情况中，CMD的病因之一是内皮依赖性血管扩张功能受损，其中CBF增加和（或）微血管阻力降低可由直接小动脉/小动脉前血管扩张剂（如腺苷、双嘧达莫、罂粟碱）引起[13]。

尽管有大量的数据记录了非内皮依赖性冠状动脉微循环扩张的作用，但涉及的细胞机制仍不完全清楚。已知有两个主要的细胞内通路导致平滑肌细胞松弛[15, 17]。第一种基于腺苷酸环化酶的激活，导致cAMP的产生，cAMP的作用是开放K_{ATP}通道，抑制钙内流入平滑肌细胞（图5.3）。该通路主要由嘌呤能A_2受体和β_2肾上腺素能受体激活[14, 48]。第二种细胞内通路，依赖于GC的激活，其导致了cGMP的产生。该通路主要由内皮释放的NO激活[17, 46, 49-50]。

因此，导致平滑肌细胞对血管扩张剂刺激反应受损的机制在不同的临床情况中可能是不同的，因为它们可能与调节平滑肌细胞松弛的特异性受体或上述主要细胞内信号通路的异常有关。例如，长期硝酸盐给药后血管扩张剂的反应减弱（硝酸盐抵抗）已被证明是由于cGMP生成减少，这也可能与对NO反应的降低有关（如前所述）[6]。

非内皮依赖性冠状动脉微血管扩张异常也可能与K_{ATP}通道的开放受损有关[11, 51]。事实上，细胞内cAMP和cGMP的激活导致了K_{ATP}通道的开放，最终导致细胞超极化和电压依赖性钙通道的关闭（图5.3）。其他K^+通道（如K_{Ca}和K_v通道）的改变也可能导致非内皮依赖性冠状动脉微血管扩张受损[52]。

总之，冠状动脉微循环中非内皮依赖性平滑肌细胞松弛的改变可能导致对介导CBF代谢性调节、自主调节、反应性充血及血流介导的扩张的因素的血管扩张反应受损。

血管收缩

冠状动脉微循环血管收缩增强可能是由血管收缩激动物质（全身或局部）释放增加（图5.3）和（或）平滑肌细胞对血管收缩刺激的敏感性增加所致。

冠状动脉微血管收缩可能导致心肌缺血的观点已在实验模型和人类中得到证实。一些血管收缩剂可引起强烈的选择性微血管收缩，但对心外膜冠状动脉的影响很小[5-6, 20-21, 26]。

狗的实验表明，在左冠状动脉前降支注射内皮素-1可导致CBF剂量依赖性降低，导致心肌缺血，而对心外膜动脉没有明显影响[53]。在冠状动脉内注射血管紧张素Ⅱ或苯肾上腺素[54]，以及在家兔冠状动脉内注射通过从活化的中性粒细胞中释放白三烯发挥作用的三肽N-甲酰-L-蛋氨酸-L-亮氨酸-L-苯胺等也观察到类似的效果[55]。这些物质同时作用于心

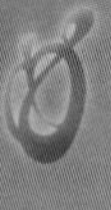

内膜下和心外膜下小冠状动脉，引起透壁心肌缺血。

有关人类冠状动脉微血管收缩引起心肌缺血的证据来自研究表明冠状动脉内注射神经肽 Y[56] 或大剂量乙酰胆碱[38] 可引起胸痛，且有心肌缺血客观证据的患者冠状动脉造影正常，心外膜冠状动脉无明显改变。在限制性血流狭窄的患者中，冠状动脉内输注 5- 羟色胺已被证明可引起心肌缺血，且远端分支弥漫性收缩伴侧支血管充盈减少，但狭窄严重程度仅发生很小变化[57]。这种对 5- 羟色胺的反应被认为是由于刺激了内皮和血管平滑肌的 5- 羟色胺受体。

微血管收缩异常已被证实存在于胸痛、正常冠状动脉和慢性稳定型心绞痛患者中[39, 57]。强烈的冠状动脉微血管收缩是大多数 ST 段抬高型心肌梗死（STEMI）患者 PCI 术后微血管阻塞（microvascular obstruction，MVO）的一个重要致病因素[30, 58]。

血管内填塞

由动脉粥样硬化碎片和血栓物质引起的血管内填塞通常发生在 PCI 术中，并且与在冠状动脉内处理易碎斑块有关，尤其是退化的大隐静脉桥[59]。在这些病例中，微血管填塞常导致“梗死灶”，其特征是心肌损伤的生物标志物轻度升高，而且与这些生物标志物没有升高的病例相比，微血管填塞与预后较差有关[58, 60]。由微栓子和白细胞-血小板聚集物引起的血管内填塞是 STEMI 患者 MVO 的另一种机制[58, 61]。

MVO 是由缺血 / 再灌注相关事件的复杂相互作用造成的，包括内皮功能障碍伴血管扩张机制的丧失、血小板活化介导的血管收缩增强、TXA_2 和 5- 羟色胺的释放，以及炎症反应[61]。

血管外机制

壁外压迫

在心动周期中，CBF 的搏动模式遵循典型的生理变化，受收缩期和舒张期发生的心肌内和腔内压力变化的影响（图 5.1）[14, 23]。约 90% 的 CBF 发生在舒张期，因此舒张期异常对心肌灌注有更显著的影响。然而，收缩期心肌内压和腔内压的增加（如在压力负荷增加的情况下）可能对心肌灌注产生负面影响。收缩期对微血管的压迫增加会阻碍舒张期心内膜下血管张力的恢复，从而影响舒张期心内膜下微血管 CBF[62]。

当腔内舒张压升高时，舒张期 CBF 受损。这存在于原发性或继发性左心室肥大的情况下[32]，也存在于由间质纤维化和血管周围纤维化引起的舒张功能障碍[63]。当舒张期的小动脉驱动压明显低于腔内压（如严重的主动脉狭窄、严重的冠状动脉狭窄、小动脉前血管收缩或仅为低血压）时，舒张期 CBF 受损增强。

组织水肿

毛细血管通透性异常有利于血管内液体向间质迁移，引起心肌水肿和 CMD。动物实验表明，水肿本身并不能降低 CFR[64]。然而，水肿可加重 STEMI 发生 MVO 时的 CBF 损害[65-66]。水肿是多种机制共同作用的结果[64]，包括：①渗透压增高，由缺血心肌分解代谢产物在缺血期扩散到间质引起，使再灌注时血管内腔的液体回流；②血管对水和蛋白质的通透性增加，以及异常的离子转运，从而导致内皮细胞在缺血 / 再灌注过程中受损；③与再灌注有关的炎症[67]。冠状动脉微血管受压是另一种有利于中性粒细胞-血小板聚集物在血管内填塞的条件。最后，心肌水肿可发生在开放性心脏手术中[64]。静脉压力增加（主要是在右心室）由于增加毛细血管静水压可能导致间质水肿。临床上，无创评估心肌水肿和 MVO 可以使用基于 T2 加权像和反转恢复的心脏 MRI[30, 68]。

舒张期时间

由于 CBF 主要发生在舒张期，舒张期的长短在维持心肌灌注中起着重要作用。在正常心脏中，心内膜下和心外膜下的灌注都维持在非常短的舒张期内，就像在剧烈运动时一样。相反，当冠状动脉驱动压明显低于腔内压时（如主动脉狭窄患者），舒张期缩短可导致心肌灌注严重减少[62]。

冠状动脉微血管功能障碍的临床分型

2007 年，Camici 和 Crea 提出了 CMD 的 4 种临床分型。1 型：CMD 发生在没有 CAD 和心肌疾病的情况下。2 型：CMD 发生在有心肌疾病的患者中。3 型：CMD 发生在有阻塞性 CAD 的患者中。4 型：由介入治疗（如旁路移植术、经皮血运重建等）引起的 CMD，也可定义为医源性 CMD[1]。这些类型的 CMD 可以通过微血管系统固有的变化［包括结构和（或）功能］及源自微血管系统周围环境的因素（如增加血管外的压力）来维持。这些机制的重要性在不同的临床情况下可能有所不同，尽管其中多种机制可能同时存在于同一患者中。在临床上，CMD 足以单独引起或与传统心外膜机制共同引起心肌缺血[35]（图 5.5）。2 型 CMD 不在本章中详细介绍[32, 34]，我们将重点讨论其他 3 种类型。

1 型冠状动脉微血管功能障碍

这种类型代表了传统冠状动脉危险因素的功能性对应，是引起 MVA 的原因。1 型 CMD 可能与心肌缺血的症状或体征无关，但是其与 CFR 降低有关。CFR 的损害可能是显著的，但大多数情况下，它并不足以严重到限制日常生活中的心脏功能。CFR 减少的严重程度已被证明与潜在危险因素的严重程度相关。此外，在校正危险因素的同时，CFR 通常也在改善[30]。

吸烟

吸烟毫无疑问是心血管疾病的一个公认的危险因素[69]。CMD 已经在无 CAD 证据的无症状吸烟者中被证实，与非吸烟对照组相比，其 CFR 降低超过 20%[70]。吸烟与 CMD 相关性进一步的证据来自双胞胎研究，研究表明，吸烟双胞胎的 CFR 低于其不吸烟的同卵双胞胎[71]。香烟烟雾气相中含有大量的自由基和亲脂醌类促氧化剂，可形成反应性极强的羟基过氧化物自由基[72]。后者可增加氧化的 LDL 的含量，进而损害 eNOS 并导致内皮功能障碍[3]。这与 Kaufmann 等的研究结果一致，该研究表明，静脉注射抗氧化剂维生素 C 可使吸烟者的 CFR 正常化，而在非吸烟对照组中没有显著影响[70]。

高胆固醇血症

PET 可观察到无症状的高胆固醇血症和冠状动脉造影正常的受试者中 CFR 降低。在总胆固醇升高的受试者中，尽管总胆固醇与 CFR 无关，但是 CFR 与 LDL 胆固醇之间呈显著的负相关。这显示了 LDL 胆固醇对 CMD 的直接致病作用[73]。有证据表明，降胆固醇策略至少在一定程度上可以改善血脂异常患者的 CFR 降低[1]。此外，在家族性高胆固醇血症的患者中，应用传统的降脂疗法联合过氧化物酶体增殖物激活受体（peroxisome proliferator-activated receptor，PPAR）-γ 激动剂吡格列酮可导致心肌葡萄糖利用率显著提高伴充血性 MBF 的增加[74]。

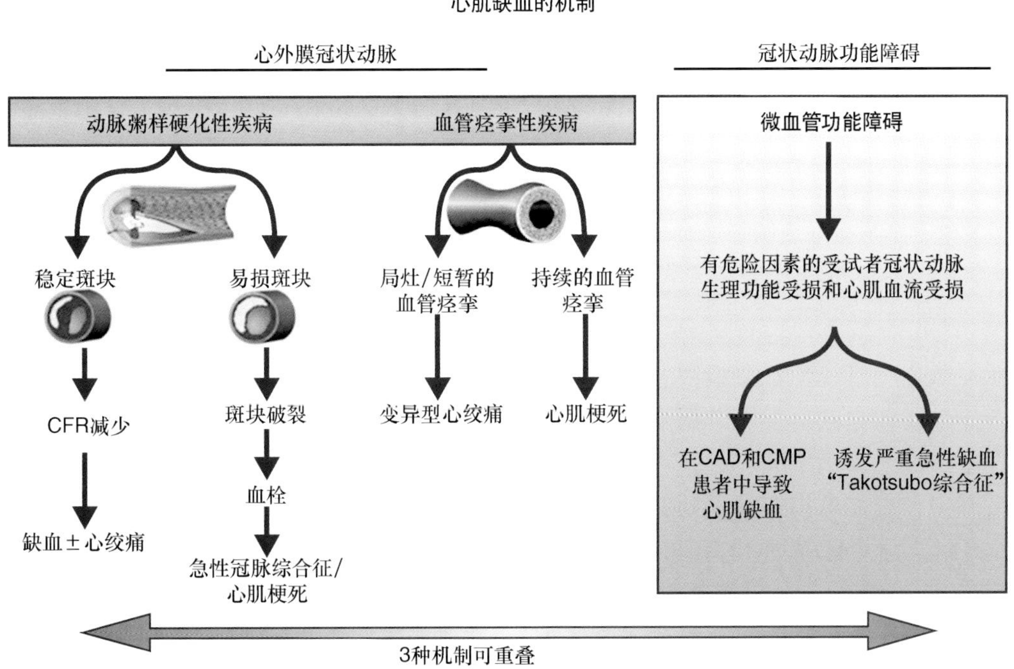

图 5.5　除了导致心肌缺血的“经典”机制（如动脉粥样硬化性疾病和血管痉挛性疾病），冠状动脉微血管功能障碍（CMD）已经成为第三种潜在的机制。与其他两种机制一样，CMD（单独或联合其他两种）可导致短暂心肌缺血，如冠状动脉疾病（CAD）或心肌病（CMP）患者，或 Takostubo 综合征中观察到的严重急性缺血。CFR，冠状动脉血流储备。[From Crea F, Camici PG, Bairey Merz CN. Coronary microvascular dysfunction: an update. Eur Heart J. 2014; 35 (17): 1101.]

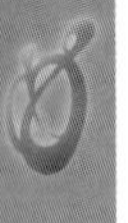

高血压

动脉高血压是心血管不良事件的主要独立危险因素。高血压患者有存在 CMD 的证据，即使没有阻塞性 CAD，也可能出现心肌缺血的体征和症状[75]。高血压患者 CFR 减缓可导致严重后果，特别是合并左心室肥大时。在 1 ～ 2 期高血压和左心室肥大的患者中，CFR 被认为是由于与收缩压成反比的应激性充血反应降低而下降的[76]。这一发现可能是由血管外压力增加、收缩压 / 舒张压壁应力升高、松弛功能受损所致，从而导致微血管功能受损。然而，高血压中 CFR 受损并不一定与心肌细胞肥大程度有关。肾素-血管紧张素-醛固酮系统的过度激活至少在一定程度上与小动脉重塑和毛细血管稀疏程度密切相关[32, 77]。血管紧张素转化酶抑制剂治疗可以改善高血压患者的 CFR。在自发性高血压大鼠模型中，这些药物也被证明可以改善冠状动脉血流和逆转小动脉重塑[78]。

糖尿病与胰岛素抵抗

糖尿病对血管（特别是内皮功能）有直接的有害影响，因此增加了血管收缩和血栓形成的可能性。一致的证据表明，糖尿病患者表现出 CMD 可能是动脉粥样硬化的早期标志，先于临床明显的 CAD[1]。代谢综合征患者糖耐量和胰岛素抵抗的恶化与冠状动脉微血管功能的进行性损害并行[79-80]。此外，在糖尿病患者中，冠状动脉血管扩张功能障碍是心脏性死亡率和全因死亡率的强独立相关因素[81]。2 型糖尿病患者压力灌注损伤可通过胰岛素注射和格列本脲、二甲双胍或胰岛素增敏剂噻唑烷二酮控制血糖而正常化[82-84]。

炎症

类风湿性关节炎、系统性红斑狼疮、系统性硬化症等慢性炎症性疾病是缺血性心脏病的重要危险因素，也是心血管疾病发病率和死亡率高的原因之一。在这些患者中，炎症可损害冠状动脉微血管功能，并且在没有阻塞性 CAD 甚至没有其他危险因素的情况下导致心肌缺血[2, 30]。研究显示，MVA 患者的炎症标志物水平升高，包括 CRP 和 IL-1 受体拮抗剂[85]。高 CRP 水平与缺血性心电图改变的频率增加有关[86]。近期，Recio-Mayoral 等提供了一些证明 CMD 与冠状动脉造影正常且没有传统 CAD 危险因素的胸痛患者的炎症有关的客观证据[87]。他们证明，与对照组相比，CRP 水平升高的患者 CFR 明显降低，这一发现提示 CMD。

稳定性微血管心绞痛

MVA 是 1 型 CMD 的典型临床表现。原发性稳定性 MVA 被定义为在没有阻塞性 CAD、心肌疾病，以及其他严重的心血管疾病的前提下发生与劳力有关的心绞痛发作。在这些患者中，CMD 是引起心肌缺血和胸痛的原因。MVA 由以下变量组合引起：①结构异常；②内皮依赖性和非依赖性血管扩张的改变；③内皮依赖性血管扩张的改变；④痛觉增强。MVA 将在第 25 章中详细讨论。

3 型冠状动脉微血管功能障碍

CMD 在稳定性 CAD 和急性冠脉综合征中均有重要作用。本节只讨论 CMD 在稳定性 CAD 中的作用。在急性冠脉综合征，CMD 参与 MVO（也称为无复流现象）的发病机制，这在 STEMI 患者中占据相当大的比例，尽管成功开通罪犯血管，血管造影仍可证实微血管血流缓慢或 MVO，使后续不良心血管事件的风险提高。

稳定性 CAD 微血管功能障碍的病理生理学

CMD 在慢性 CAD 患者症状严重程度方面的作用最初是 20 世纪 90 年代初在既往无 MI 病史的单支冠状动脉完全闭塞的心绞痛患者中被强调的[6]。这些患者在心绞痛和缺血阈值上表现出明显的变异性。心率较慢时，动态心电图上显示心绞痛和心肌缺血的心电图征象；相反，在同一天的其他时间，尽管心率高得多，缺血的症状和体征都没有出现。由于这些患者没有“动态”狭窄的证据（即在心外膜大动脉中，狭窄部位的血管收缩进一步减小血管腔，从而增加狭窄的严重程度），心绞痛阈值和缺血阈值的变化只能用冠状动脉微血管阻力的动态变化来解释[88]。与这一发现相一致，随后对单支血管 CAD 患者的研究证实，在冠状动脉造影显示正常的冠状动脉区域，PET 测量的 CFR 异常[89]。

在阻塞性 CAD 患者中，氧需求量增加时心肌缺血通常归因于循环再灌注衰竭导致的血流增加不足[89]。然而，值得注意的是，狭窄严重程度与在体测量的 CFR 相关性非常分散，其他因素可能参与了心肌缺血的发生[31]。在稳定型心绞痛患者中，通过有创性检查测量心房起搏时狭窄节段和微血管系统的阻力，发现两个区域的阻力均有所增加。起搏期间在冠状动脉内输注腺苷可降低微血管阻力，提示 CFR 并未完全耗尽[90]。在 CAD 患者中，生理性小动脉血管扩张在氧需求量增加时受到狭窄的限制，从而导致持续的压力降低。冠状动脉循环的内在控制机制使驱动压力保持在一个足以灌注血管的范围内，但又足够低，以防止毛细血管损伤。这样的控制像代谢性控制一样强大，尽管两者可能在 CAD 时朝着相反的方向发展。微循环对过低灌注压力的反应可能是一种非均匀的血管收缩，其目的是维持压力，但代价是要排除一些血管单位[6]。

有证据表明，在最佳药物治疗的前提下，PCI 血运重建较药物治疗更能改善心绞痛症状，但不能降低全因死亡率、心血管死亡、非致死性 MI 或再次血运重建的风险[91]。然而，在相当比例的患者中，尽管成功地进行了血运重建，随访时心绞痛的发生率仍然很高。例如，在 COURAGE 试验中，超过 30% 的患者 1 年后仍有心绞痛，PCI 术后随访 5 年时心绞痛的发生率与未行血运重建的患者无显著差异[92]。这些研究结果表明，尽管血运重建在消除冠状动脉狭窄及其血流动力学方面是有效的，但包括 CMD 在内的其他机制也参与了这些患者缺血和心绞痛的发病机制。

在超过 1000 例患者中进行选择性检测血流储备分数（fractional flow reserve，FFR）和微循环阻力指数（index of microvascular resistance，IMR）[93]，Lee 等[94]发现 IMR 与 FFR 或血管造影病变严重程度均无相关性。此外，高 IMR 的预测因子与缺血性 FFR 的预测因子不同。可以预见的是，将 IMR 与 FFR 相结合可能会对缺血性心脏病患者中大血管和微血管疾病的相对贡献提供额外的见解。

使用 PET 对 MBF 进行无创量化的证据表明，将 CFR 纳入风险预测模型后，相当大比例患者（包括很多中度风险患者）的风险得到了正确的重新分类[81, 95-98]。CFR 是对大血管和微血管系统功能的综合评估[30]。CFR 异常可使风险分层，高于传统半定量评估心肌灌注的研究（即休息和压力评分的总和）。MBF 绝对值和 CFR 的测量提供了区域和弥漫性灌注异常的信息，弥漫性灌注异常是 CMD 的典型表现。

Milo 等报告的数据为这一假设提供了支持[99]。他们发现，虽然在运动负荷实验中结果为阳性和阴性的患者没有明显的临床症状或治疗差异，但是在运动负荷试验中 ST 段压低的患者术后 CBF 对腺苷的反应较低。

在稳定性 CAD 中，CMD 不仅是成功血管再通后症状持续的原因，而且是不良结果的预测因子。对冠状动脉血流速度储备（coronary flow velocity reserve，CFVR）的有创性测量显示，参考血管中 CFVR 异常与长期随访中死亡率的显著增加有关[100]。同一组患者的另一项研究表明，不管 FFR 临界值是多少，在 10 年的随访中，正常的 FFR 伴异常的 CFVR 与明显增加的主要心脏不良事件发生率有关[101]。这些发现强烈提示这些患者的预后是由 CMD 决定的，而不是由功能性狭窄的严重程度决定的。

Taqueti 等进一步证实了这些发现，他们在一组慢性 CAD 患者中用 PET 无创地测量 CFR 并用血管造影评估 CAD 的范围和严重程度。虽然这两个因素相关性较弱，但在校正了临床风险评分、射血分数、心肌缺血和早期血运重建后，在 3 年随访中，它们的严重程度与心血管死亡和心力衰竭入院独立相关。有趣的是，整体 CFR 对血运重建的效果有一定影响，因此可能只有低 CFR 的患者能从血运重建中获益，而且只有当行血运重建［包括冠状动脉旁路移植术（coronary artery bypass grafting，CABG）］时，其发生率与 CFR 正常的患者相当。这些数据提出了一个矛盾的假设，即对 CFR 正常的患者行有创性血运重建可能导致事件增加[102]。

临床意义

阻塞性 CAD 患者出现长期心绞痛或对舌下硝酸盐反应不良（多见于 MVA 患者）的患者时应考虑由微血管导致的心绞痛。其也可见于心绞痛比冠状动脉狭窄严重程度更严重的患者中。最后，其可见于心绞痛阈值显著变化的患者，尽管这种变化也可以通过“动态”狭窄来解释。然而，在个别患者中，仍很难确定 CMD 在引起心绞痛方面所起的作用。

然而，可以预测的是，尽管成功完成了冠状动脉血运重建，仍有多达 30% 的患者会有持续性心绞痛和（或）持续性 CMD 导致的应激性缺血的证据。因此，当血运重建的目标是控制症状而不是改善结果时，在计划进行或再次血运重建之前，应尝试最佳抗心绞痛治疗方案，包括针对 CMD 的药物。

在心肌血运重建后，我们非常希望能够鉴别出那些由 CMD 引起（而不是由再狭窄引起）的心绞痛和诱发性缺血的患者。在此背景下，CFR 的无创性评估可以为 CMD 的诊断和进一步的风险分层提供有用的信息。

研究发现，CFR 的降低主要是由于峰值应力 MBF 的逐渐降低，这表明冠状动脉扩张功能的主要异常，并强烈支持 CMD 的存在[97]。

4 型冠状动脉微血管功能障碍

除在慢性 CAD 患者中观察到的 CMD（即 3 型）外，包括 PCI 或 CABG 的冠状动脉重建可引起成功再通动脉所覆盖的区域内 CFR 的进一步短暂性损伤。这很可能是由冠状动脉内反射引起的可逆性 α 受体介导的冠状动脉微血管收缩，其限制了充血血流量，可以通过给予 α 受体阻滞剂阻止这一过程。这一现象可能导致延迟改善 PCI 术后运动诱发的心肌缺血[1]。

除了血管收缩，冠状动脉微循环栓塞也可能导致 PCI 和 CABG 患者出现 CMD。从斑块中冲刷出来的物质可在微循环中移位至远端，并可能引起梗死，坏死性生物标志物的增加可证实这一点。在一项包括 7500 多例患者的 meta 分析中，29% 的患者 PCI 术后肌钙蛋白升高，其中 15% 的患者达到 MI 标准，PCI 相关性 MI 患者死亡和再次 PCI 的风险增加。在随访中，任何肌钙蛋白升高都与主要心血管事件的风险增加 50% 有关[103]。

在 PCI 治疗阻塞的大隐静脉桥中，通过过滤器或近端保护装置机械预防远端栓塞已被证明可减少围术期 MI 和主要心脏事件的发生[104]。在药物治疗方面，在择期 PCI 和紧急 PCI 期间应用他汀类药物可使围术期梗死减少 1/2[105]。与 PCI 类似，CABG 术后 2 h 和 24 h 检测的生物标志物升高已被证明具有重要的独立预后意义[106]。手术创伤和体外循环会促进全身炎症反应（可通过循环细胞因子测定），从而促进 CMD。这可能由多因素造成，包括血液与旁路循环的接触、旁路心肌缺血、主动脉交叉夹持和再灌注损伤。在这种情况下，他汀类药物也有保护作用，虽然对术后梗死或肾衰竭没有有益影响，但其可降低全因死亡率、心房颤动和卒中的发生率[107]。他汀类药物的多效性是 CMD 改善的可能机制。

结论

心肌缺血的机制多种多样，既包括心外膜冠状动脉的病变，也包括冠状动脉微循环的病变，在一定条件下，这两个血管区可以同时受到影响。微血管功能障碍由冠状动脉壁内的功能和（或）结构异常以及血管外压力增加引起。微血管功能障碍常发生于冠状动脉造影正常的患者，只能通过冠状动脉生理功能指标来检测，包括 CFR 和 IMR，其可通过有创性或无创性技术获得。临床上，CMD 可分为 4 种类型，可表现为运动引起的缺血、休息时缺血或急性冠脉综合征。

参考文献

1. Camici PG, Crea F: Coronary microvascular dysfunction, *N Engl J Med* 356(8):830, 2007.
2. Pries AR, Badimon L, Bugiardini R, et al.: Coronary vascular regulation, remodelling, and collateralization: mechanisms and clinical implications on behalf of the Working Group on Coronary Pathophysiology and Microcirculation, *Eur Heart J* 36:3134–1346, 2015.
3. Deussen A, Ohanyan V, Jannasch A, et al.: Mechanisms of metabolic coronary flow regulation, *J Mol Cell Cardiol* 52(4):794, 2012.
4. Tomanek RJ: Structure–function of the coronary hierarchy, *Coronary Vasculature*, New York, 2013, Springer, pp 59.
5. Tune JD: Coronary circulation. In Granger ND, Granger J, editors: *Colloquium Series on Integrated Systems Physiology: From Molecule to Function*, San Rafael, CA, 2014, Morgan and Claypool, pp 1.
6. Crea F, Lanza GA, Camici PG: *Coronary Microvascular Dysfunction*, Milan, 2014, Springer Verlag Italia.
7. Westerhof N, Boer C, Lamberts RR, et al.: Cross-talk between cardiac muscle and coronary vasculature, *Physiol Rev* 86(4):1263, 2006.
8. Saitoh S, Zhang C, Tune JD, et al.: Hydrogen peroxide: a feed-forward dilator that couples myocardial metabolism to coronary blood flow, *Arterioscler Thromb Vasc Biol* 26(12):2614, 2006.
9. Liu Y, Bubolz AH, Mendoza S, et al.: H_2O_2 is the transferrable factor mediating flow-induced dilation in human coronary arterioles, *Circ Res* 108(5):566, 2011.
10. Beyer AM, Durand MJ, Hockenberry J, et al.: An acute rise in intraluminal pressure shifts the mediator of flow-mediated dilation from nitric oxide to hydrogen peroxide in human arterioles, *Am J Physiol Heart Circ Physiol* 307(11):H1587, 2014.
11. Beyer AM, Gutterman DD: Regulation of the human coronary microcirculation, *J Mol Cell Cardiol* 52(4):814, 2012.
12. Gutterman DD, Miura H, Liu Y: Redox modulation of vascular tone: focus of potassium channel mechanisms of dilation, *Arterioscler Thromb Vasc Biol* 25(4):671, 2005.
13. Sato A, Terata K, Miura H, et al.: Mechanism of vasodilation to adenosine in coronary arterioles from patients with heart disease, *Am J Physiol Heart Circ Physiol* 288(4):H1633, 2005.
14. Duncker DJ, Bache RJ: Regulation of coronary blood flow during exercise, *Physiol Rev* 88(3):1009, 2008.
15. Liu Y, Gutterman DD: Vascular control in humans: focus on the coronary microcirculation, *Basic Res Cardiol* 104(3):211, 2009.
16. Kuo L, Chilian WM, Davis MJ: Coronary arteriolar myogenic response is independent of endothelium, *Circ Res* 66(3):860, 1990.
17. Duncker DJ, Koller A, Merkus D, Canty Jr JM: Regulation of coronary blood flow in health and ischemic heart disease, *Prog Cardiovasc Dis* 57(5):409, 2015.
18. Davis MJ, Hill MA: Signaling mechanisms underlying the vascular myogenic response, *Physiol Rev* 79(2):387, 1999.
19. Davis MJ, Wu X, Nurkiewicz TR, et al.: Integrins and mechanotransduction of the vascular myogenic response, *Am J Physiol Heart Circ Physiol* 280(4):H1427, 2001.
20. Merkus D, Duncker DJ, Chilian WM: Metabolic regulation of coronary vascular tone: role of endothelin-1, *Am J Physiol Heart Circ Physiol* 283(5):H1915, 2002.
21. Zhang C, Knudson JD, Setty S, et al.: Coronary arteriolar vasoconstriction to angiotensin II is augmented in prediabetic metabolic syndrome via activation of AT1 receptors, *Am J Physiol Heart Circ Physiol* 288(5):H2154, 2005.
22. Berwick ZC, Dick GM, Tune JD: Heart of the matter: coronary dysfunction in metabolic syndrome, *J Mol Cell Cardiol* 52(4):848, 2012.
23. Downey JM: Extravascular coronary resistance. In Sperelakis N, editor: *Physiology and Pathophysiology of the Heart*, Boston, 1995, Kluwer, pp 1109.
24. Sun D, Huang A, Mital S, et al.: Norepinephrine elicits beta2-receptor-mediated dilation of isolated human coronary arterioles, *Circulation* 106(5):550, 2002.
25. Hein TW, Zhang C, Wang W, et al.: Heterogeneous beta2-adrenoceptor expression and dilation in coronary arterioles across the left ventricular wall, *Circulation* 110(17):2708, 2004.
26. Heusch G, Baumgart D, Camici P, et al.: Alpha-adrenergic coronary vasoconstriction and myocardial ischemia in humans, *Circulation* 101(6):689, 2000.
27. Feigl EO: The paradox of adrenergic coronary vasoconstriction, *Circulation* 76(4):737, 1987.
28. Heusch G: Reprint of: the paradox of alpha-adrenergic coronary vasoconstriction revisited, *J Mol Cell Cardiol* 52(4):832, 2012.
29. Broten TP, Miyashiro JK, Moncada S, et al.: Role of endothelium-derived relaxing factor in parasympathetic coronary vasodilation, *Am J Physiol Heart Circ Physiol* 262(5 Pt 2):H1579, 1992.
30. Camici PG, d'Amati G, Rimoldi O: Coronary microvascular dysfunction: mechanisms and functional assessment, *Nat Rev Cardiol* 12(1):48, 2015.
31. Gould KL, Johnson NP, Bateman TM, et al.: Anatomic versus physiologic assessment of coronary artery disease. Role of coronary flow reserve, fractional flow reserve, and positron emission tomography imaging in revascularization decision-making, *J Am Coll Cardiol* 62(18):1639, 2013.
32. Camici PG, Olivotto I, Rimoldi OE: The coronary circulation and blood flow in left ventricular hypertrophy, *J Mol Cell Cardiol* 52(4):857, 2012.
33. Olivotto I, Girolami F, Sciagra R, et al.: Microvascular function is selectively impaired in patients

with hypertrophic cardiomyopathy and sarcomere myofilament gene mutations, *J Am Coll Cardiol* 58(8):839, 2011.
34. Maron MS, Olivotto I, Maron BJ, et al.: The case for myocardial ischemia in hypertrophic cardiomyopathy, *J Am Coll Cardiol* 54(9):866, 2009.
35. Crea F, Camici PG, Bairey Merz CN: Coronary microvascular dysfunction: an update, *Eur Heart J* 35(17):1101, 2014.
36. Pepine CJ, Anderson RD, Sharaf BL, et al.: Coronary microvascular reactivity to adenosine predicts adverse outcome in women evaluated for suspected ischemia results from the National Heart, Lung and Blood Institute WISE (Women's Ischemia Syndrome Evaluation) study, *J Am Coll Cardiol* 55(25):2825, 2010.
37. Spoladore R, Fisicaro A, Faccini A, et al.: Coronary microvascular dysfunction in primary cardiomyopathies, *Heart* 100(10):806, 2014.
38. Ong P, Athanasiadis A, Sechtem U: Patterns of coronary vasomotor responses to intracoronary acetylcholine provocation, *Heart* 99(17):1288, 2013.
39. Ong P, Athanasiadis A, Borgulya G, et al.: Clinical usefulness, angiographic characteristics, and safety evaluation of intracoronary acetylcholine provocation testing among 921 consecutive white patients with unobstructed coronary arteries, *Circulation* 129(17):1723, 2014.
40. Prior JO, Schindler TH, Facta AD, et al.: Determinants of myocardial blood flow response to cold pressor testing and pharmacologic vasodilation in healthy humans, *Eur J Nucl Med Mol Imaging* 34(1):20, 2007.
41. Levy AS, Chung JCS, Kroetsch JT, et al.: Nitric oxide and coronary vascular endothelium adaptations in hypertension, *Vasc Health Risk Manag* 5:1075, 2009.
42. Durand MJ, Gutterman DD: Diversity in mechanisms of endothelium-dependent vasodilation in health and disease, *Microcirculation* 20(3):239, 2013.
43. Bendall JK, Douglas G, McNeill E, et al.: Tetrahydrobiopterin in cardiovascular health and disease, *Antioxid Redox Signal* 20(18):3040, 2014.
44. Belin de Chantemele EJ, Stepp DW: Influence of obesity and metabolic dysfunction on the endothelial control in the coronary circulation, *J Mol Cell Cardiol* 52(4):840, 2012.
45. Thomas SR, Witting PK, Drummond GR: Redox control of endothelial function and dysfunction: molecular mechanisms and therapeutic opportunities, *Antioxid Redox Signal* 10(10):1713, 2008.
46. Evora PR, Evora PM, Celotto AC, et al.: Cardiovascular therapeutics targets on the NO-sGC-cGMP signaling pathway: a critical overview, *Curr Drug Targets* 13(9):1207, 2012.
47. Tsutsui M, Ohya Y, Sugahara K: Latest evidence in endothelium-derived hyperpolarizing factor research, *Circ J* 76(7):1599, 2012.
48. Eckly-Michel A, Martin V, Lugnier C: Involvement of cyclic nucleotide-dependent protein kinases in cyclic AMP-mediated vasorelaxation, *Br J Pharmacol* 122(1):158, 1997.
49. Lincoln TM, Cornwell TL: Intracellular cyclic GMP receptor proteins, *FASEB J* 7(2):328, 1993.
50. Carvajal JA, Germain AM, Huidobro-Toro JP, et al.: Molecular mechanism of cGMP-mediated smooth muscle relaxation, *J Cell Physiol* 184(3):409, 2000.
51. Jackson WF: Potassium channels in the peripheral microcirculation, *Microcirculation* 12(1):113, 2005.
52. Amberg GC, Bonev AD, Rossow CF, et al.: Modulation of the molecular composition of large conductance, Ca(2+) activated K(+) channels in vascular smooth muscle during hypertension, *J Clin Invest* 112(5):717, 2003.
53. Ohta H, Suzuki J, Akima T, et al.: Hemodynamic effect of endothelin antagonists in dogs with myocardial infarction, *J Cardiovasc Pharmacol* 31(Suppl 1):S255, 1998.
54. Johannsen UJ, Mark AL, Marcus ML: Responsiveness to cardiac sympathetic nerve stimulation during maximal coronary dilation produced by adenosine, *Circ Res* 50(4):510, 1982.
55. Gillespie MN, Booth DC, Friedman BJ, et al.: fMLP provokes coronary vasoconstriction and myocardial ischemia in rabbits, *Am J Physiol* 254(3 Pt 2):H481, 1988.
56. Clarke JG, Davies GJ, Kerwin R, et al.: Coronary artery infusion of neuropeptide Y in patients with angina pectoris, *Lancet* 1(8541):1057, 1987.
57. McFadden EP, Clarke JG, Davies GJ, et al.: Effect of intracoronary serotonin on coronary vessels in patients with stable angina and patients with variant angina, *N Engl J Med* 324(10):648, 1991.
58. Ito H: No-reflow phenomenon and prognosis in patients with acute myocardial infarction, *Nat Clin Pract Cardiovasc Med* 3(9):499, 2006.
59. Porto I, Belloni F, Niccoli G, et al.: Filter no-reflow during percutaneous coronary intervention of saphenous vein grafts: incidence, predictors and effect of the type of protection device, *EuroIntervent* 7(8):955, 2011.
60. Corbalan R, Larrain G, Nazzal C, et al.: Association of noninvasive markers of coronary artery reperfusion to assess microvascular obstruction in patients with acute myocardial infarction treated with primary angioplasty, *Am J Cardiol* 88(4):342, 2001.
61. Niccoli G, Burzotta F, Galiuto L, et al.: Myocardial no-reflow in humans, *J Am Coll Cardiol* 54(4):281, 2009.
62. Rajappan K, Rimoldi OE, Dutka DP, et al.: Mechanisms of coronary microcirculatory dysfunction in patients with aortic stenosis and angiographically normal coronary arteries, *Circulation* 105(4):470, 2002.
63. Paulus WJ, Tschöpe C: A novel paradigm for heart failure with preserved ejection fraction: comorbidities drive myocardial dysfunction and remodeling through coronary microvascular endothelial inflammation, *J Am Coll Cardiol* 62(4):263, 2013.
64. Garcia-Dorado D, Andres-Villarreal M, Ruiz-Meana M, et al.: Myocardial edema: a translational view, *J Mol Cell Cardiol* 52(5):931, 2012.
65. Jaffe R, Charron T, Puley G, et al.: Microvascular obstruction and the no-reflow phenomenon after percutaneous coronary intervention, *Circulation* 117(24):3152, 2008.
66. Bekkers SCAM, Yazdani SK, Virmani R, et al.: Microvascular obstruction: underlying pathophysiology and clinical diagnosis, *J Am Coll Cardiol* 55(16):1649, 2010.
67. Frangogiannis NG: The inflammatory response in myocardial injury, repair, and remodelling, *Nat Rev Cardiol* 11(5):255, 2014.
68. Hammer-Hansen S, Ugander M, Hsu L-Y, et al.: Distinction of salvaged and infarcted myocardium within the ischaemic area-at-risk with T2 mapping, *Eur Heart J Cardiovasc Imaging* 15(9):1048, 2014.
69. Morris PB, Ference BA, Jahangir E, et al.: Cardiovascular effects of exposure to cigarette smoke and electronic cigarettes: clinical perspectives from the Prevention of Cardiovascular Disease Section Leadership Council and Early Career Councils of the American College of Cardiology, *J Am Coll Cardiol* 66(12):1378, 2015.
70. Kaufmann PA, Gnecchi-Ruscone T, di Terlizzi M, et al.: Coronary heart disease in smokers: vitamin C restores coronary microcirculatory function, *Circulation* 102(11):1233, 2000.
71. Rooks C, Faber T, Votaw J, et al.: Effects of smoking on coronary microcirculatory function: a twin study, *Atherosclerosis* 215(2):500, 2011.
72. Varela-Carver A, Parker H, Kleinert C, et al.: Adverse effects of cigarette smoke and induction of oxidative stress in cardiomyocytes and vascular endothelium, *Curr Pharm Des* 16(23):2551, 2010.
73. Kaufmann PA, Gnecchi-Ruscone T, Schafers KP, et al.: Low density lipoprotein cholesterol and coronary microvascular dysfunction in hypercholesterolemia, *J Am Coll Cardiol* 36(1):103, 2000.
74. Naoumova RP, Kindler H, Leccisotti L, et al.: Pioglitazone improves myocardial blood flow and glucose utilization in nondiabetic patients with combined hyperlipidemia: a randomized, double-blind, placebo-controlled study, *J Am Coll Cardiol* 50(21):2051, 2007.
75. Brush Jr JE, Cannon III RO, Schenke WH, et al.: Angina due to coronary microvascular disease in hypertensive patients without left ventricular hypertrophy, *N Engl J Med* 319(20):1302, 1988.
76. Rimoldi O, Rosen SD, Camici PG: The blunting of coronary flow reserve in hypertension with left ventricular hypertrophy is transmural and correlates with systolic blood pressure, *J Hypertens* 32(12):2465, 2014.
77. Levy BI, Duriez M, Samuel JL: Coronary microvasculature alteration in hypertensive rats. Effect of treatment with a diuretic and an ACE inhibitor, *Am J Hypertens* 14(1):7, 2001.
78. Neglia D, Fommei E, Varela-Carver A, et al.: Perindopril and indapamide reverse coronary microvascular remodelling and improve flow in arterial hypertension, *J Hypertens* 29(2):364, 2011.
79. Di Carli MF, Charytan D, McMahon GT, et al.: Coronary circulatory function in patients with the metabolic syndrome, *J Nucl Med* 52(9):1369, 2011.
80. Schindler TH, Cardenas J, Prior JO, et al.: Relationship between increasing body weight, insulin resistance, inflammation, adipocytokine leptin, and coronary circulatory function, *J Am Coll Cardiol* 47(6):1188, 2006.
81. Murthy VL, Naya M, Foster CR, et al.: Association between coronary vascular dysfunction and cardiac mortality in patients with and without diabetes mellitus, *Circulation* 126(15):1858, 2012.
82. Lautamaki R, Airaksinen KE, Seppanen M, et al.: Insulin improves myocardial blood flow in patients with type 2 diabetes and coronary artery disease, *Diabetes* 55(2):511, 2006.
83. Schindler TH, Facta AD, Prior JO, et al.: Improvement in coronary vascular dysfunction produced with euglycaemic control in patients with type 2 diabetes, *Heart* 93(3):345, 2007.
84. Quinones MJ, Hernandez-Pampaloni M, Schelbert H, et al.: Coronary vasomotor abnormalities in insulin-resistant individuals, *Ann Intern Med* 140(9):700, 2004.
85. Lanza GA, Sestito A, Cammarota G, et al.: Assessment of systemic inflammation and infective pathogen burden in patients with cardiac syndrome X, *Am J Cardiol* 94(1):40, 2004.
86. Cosin-Sales J, Pizzi C, Brown S, et al.: C-reactive protein, clinical presentation, and ischemic activity in patients with chest pain and normal coronary angiograms, *J Am Coll Cardiol* 41(9):1468, 2003.
87. Recio-Mayoral A, Rimoldi OE, Camici PG, et al.: Inflammation and microvascular dysfunction in cardiac syndrome X patients without conventional risk factors for coronary artery disease, *JACC Cardiovasc Imaging* 6(6):660, 2013.
88. Pupita G, Maseri A, Kaski JC, et al.: Myocardial ischemia caused by distal coronary-artery constriction in stable angina pectoris, *N Engl J Med* 323(8):514, 1990.
89. Camici PG, Rimoldi OE: The clinical value of myocardial blood flow measurement, *J Nucl Med* 50(7):1076, 2009.
90. Sambuceti G, Marzilli M, Fedele S, et al.: Paradoxical increase in microvascular resistance during tachycardia downstream from a severe stenosis in patients with coronary artery disease: reversal by angioplasty, *Circulation* 103(19):2352, 2001.
91. Pursnani S, Korley F, Gopaul R, et al.: Percutaneous coronary intervention versus optimal medical therapy in stable coronary artery disease: a systematic review and meta-analysis of randomized clinical trials, *Circ Cardiovasc Interv* 5(4):476, 2012.
92. Boden WE, O'Rourke RA, Teo KK, et al.: Optimal medical therapy with or without PCI for stable coronary disease, *N Engl J Med* 356(15):1503, 2007.
93. Aarnoudse W, Van't Veer M, Pijls NH, et al.: Direct volumetric blood flow measurement in coronary arteries by thermodilution, *J Am Coll Cardiol* 50(24):2294, 2007.
94. Lee JM, Layland J, Jung JH, et al.: Integrated physiologic assessment of ischemic heart disease in real-world practice using index of microcirculatory resistance and fractional flow reserve: insights from the International Index of Microcirculatory Resistance Registry, *Circ Cardiovasc Intervent* 8(11), 2015. e002857.
95. Herzog BA, Husmann L, Valenta I, et al.: Long-term prognostic value of 13N-ammonia myocardial perfusion positron emission tomography added value of coronary flow reserve, *J Am Coll Cardiol* 54(2):150, 2009.
96. Ziadi MC, Dekemp RA, Williams KA, et al.: Impaired myocardial flow reserve on rubidium-82 positron emission tomography imaging predicts adverse outcomes in patients assessed for myocardial ischemia, *J Am Coll Cardiol* 58(7):740, 2011.
97. Murthy VL, Naya M, Foster CR, et al.: Improved cardiac risk assessment with noninvasive measures of coronary flow reserve, *Circulation* 124(20):2215, 2011.
98. Fukushima K, Javadi MS, Higuchi T, et al.: Prediction of short-term cardiovascular events using quantification of global myocardial flow reserve in patients referred for clinical 82Rb PET perfusion imaging, *J Nucl Med* 52(5):726, 2011.
99. Milo M, Nerla R, Tarzia P, et al.: Coronary microvascular dysfunction after elective percutaneous coronary intervention: correlation with exercise stress test results, *Int J Cardiol* 168(1):121, 2013.
100. van de Hoef TP, Bax M, Damman P, et al.: Impaired coronary autoregulation is associated with long-term fatal events in patients with stable coronary artery disease, *Circ Cardiovasc Intervent* 6(4):329, 2013.
101. van de Hoef TP, van Lavieren MA, Damman P, et al.: Physiological basis and long-term clinical outcome of discordance between fractional flow reserve and coronary flow velocity reserve in coronary stenoses of intermediate severity, *Circ Cardiovasc Intervent* 7(3):301, 2014.
102. Taqueti VR, Hachamovitch R, Murthy VL, et al.: Global coronary flow reserve is associated with adverse cardiovascular events independently of luminal angiographic severity and modifies the effect of early revascularization, *Circulation* 131(1):19, 2015.
103. Testa L, Van Gaal WJ, Biondi Zoccai GGL, et al.: Myocardial infarction after percutaneous coronary intervention: a meta-analysis of troponin elevation applying the new universal definition, *QJM* 102(6):369, 2009.
104. Mauri L, Cox D, Hermiller J, et al.: The PROXIMAL trial: proximal protection during saphenous vein graft intervention using the Proxis embolic protection system: a randomized, prospective, multicenter clinical trial, *J Am Coll Cardiol* 50(15):1442, 2007.
105. Merla R, Reddy NK, Wang FW, et al.: Meta-analysis of published reports on the effect of statin treatment before percutaneous coronary intervention on periprocedural myonecrosis, *Am J Cardiol* 100(5):770, 2007.
106. Croal BL, Hillis GS, Gibson PH, et al.: Relationship between postoperative cardiac troponin I levels and outcome of cardiac surgery, *Circulation* 114(14):1468, 2006.
107. Liakopoulos OJ, Choi YH, Haldenwang PL, et al.: Impact of preoperative statin therapy on adverse postoperative outcomes in patients undergoing cardiac surgery: a meta-analysis of over 30,000 patients, *Eur Heart J* 29(12):1548, 2008.

6 心肌缺血的诱发因素

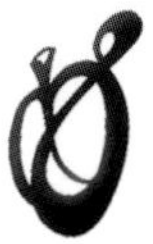

Daniel Sedehi，Joaquin E. Cigarroa

张 悦 译

引言

心肌缺血是由于心肌对 O_2 和营养物质的需求超过了供给心肌的 O_2 和营养物质的能力。心脏是一个需氧器官，其供氧不足的阈值很低。心肌和冠状动脉循环必须能够迅速适应，以满足身体不同的血流动力学要求。急性缺血的发生依次影响舒张功能、收缩功能和心电图改变，最终导致胸痛；该顺序被称为缺血性级联[1]。在慢性缺血的情况下，患者可能出现左心室收缩功能障碍和舒张功能障碍、左心室舒张压升高，最终导致心力衰竭。患者的临床合并症、临床状态和血流动力学决定了发生缺血的阈值。

心肌需氧量

心肌需氧量受 3 个主要因素控制：心率、收缩力和壁张力。随着心率的增加，心肌对氧的需求量增加，但舒张充盈期随之缩短，从而减少了灌注的可用时间。随着心肌收缩力的增加，对 O_2 和营养物质的需求也增加。壁张力是心肌在给定的前负荷和后负荷下产生的力，可由拉普拉斯法估算（图 6.1）。壁张力受后负荷、心室腔内径（如半径）及壁厚度的影响。临床上，降低左心室前负荷的干预措施可减小心室尺寸，而后负荷主要由收缩压决定。后负荷（如收缩压升高）对心肌氧需求量的影响大于前负荷或心率的影响。随着后负荷的增加，心室半径可能会增大，从而进一步提高心室推动血液离开心脏所需的压力。随着壁张力的增加，心肌需氧量增加[2]。

对这些因素的评估对于了解患者发生心肌缺血的可能性至关重要（表 6.1）。同时，决定心肌需氧量的每一个因素都代表一个能减少缺血的重要治疗

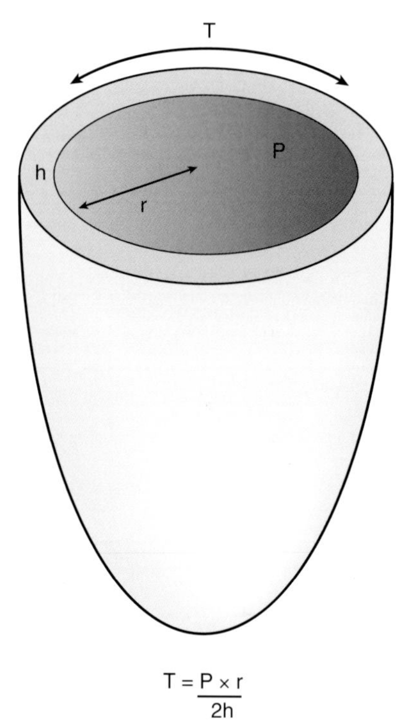

图 6.1 拉普拉斯定律。壁张力（T）随心室压力（P）和心室半径（r）的增大而直接增大。反之，壁厚与壁张力成反比。［From Nadruz W. Myocardial remodeling in hypertension. J Hum Hypertens. 2015；29（1）：1-6.］

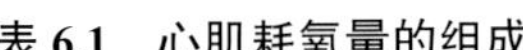

表 6.1 心肌耗氧量的组成

合计	
6~8 ml/（min·100 g）	
分布	
基础耗氧	20%
电活动	1%
容量做功	15%
压力做功	64%
增加 50% 对 MVO_2 的影响	
壁应力	25%
心肌收缩力	45%
压力做功	50%
心率	50%

单个成分占心肌耗氧量（MVO_2）的相对比例

Adapted from Gould KL. Coronary Artery Stenosis. New York：Elsevier；1991.

靶点（详见第 20 章）。

心肌氧供

心肌氧供由氧转运、氧传递和冠状动脉血流量决定。影响这 3 个因素中的任何一个都会降低满足心肌代谢需求的能力。正常的冠状动脉血流可促进代谢底物和 O_2 向心肌的传递。在正常的静息状态下，心脏主要依靠脂肪酸和少量葡萄糖来促进有氧代谢。随着供应的减少和需求的增加（产生缺血）心肌对底物的利用将转变为乳酸和糖原。

O_2 与血红蛋白结合后在血液中运输，并在运送到组织进行氧化代谢时与血红蛋白分离。血红蛋白水平和影响氧解离曲线的因素都会影响 O_2 的转运以及将其传递给肌细胞的能力（图 6.2）。正常的氧解离曲线促进 O_2 与血红蛋白在肺内结合，并促进 O_2 与血红蛋白在 CO_2 含量较高、pH 值较低的心肌组织中解离。由于血红蛋白分子对 O_2 有较高的亲和力，将曲线向左平移的因素会减少组织中的 O_2 释放；这些因素包括体温过低、2,3- 二磷酸甘油酸水平降低、pH 值升高（碱中毒）、CO_2 减少、CO 增加。此外，获得性血红蛋白病（如高铁血红蛋白血症）中受累血红蛋白分子内对 O_2 的亲和力净增加，使曲线左移[3]。体温过低、酸碱失调、贫血、低氧血症、脓毒症和血红蛋白病等临床情况，即使在没有心外膜 CAD 的情况下，也可以在较低的阈值下诱发缺血。

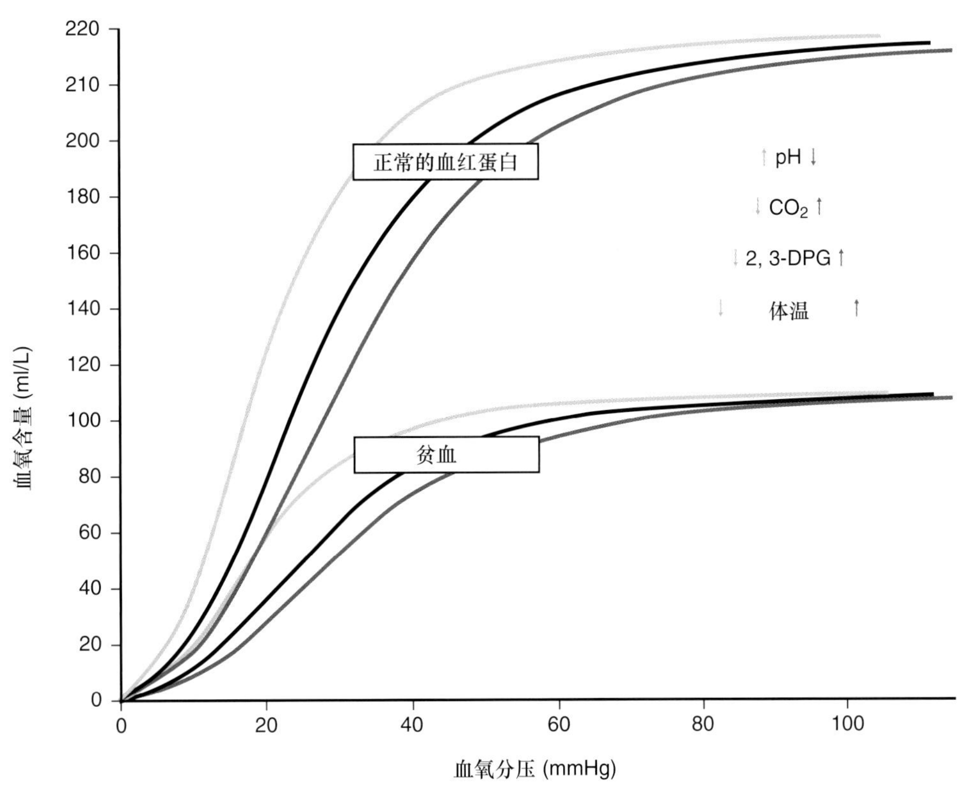

图 6.2 氧分解曲线。影响氧解离的因素包括 pH 值、CO_2、2,3- 二磷酸甘油酸（2,3-DPG）和体温。贫血会降低血液的整体携氧能力。（From Mairbaurl H. Red blood cells in sports：effects of exercise and training on oxygen supply by red blood cells. Front Physiol. 2013；4：332.）

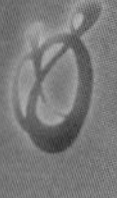

贫血可通过减少向组织输送 O_2 而导致 O_2 供应减少。如前所述，无论血红蛋白水平如何，O_2 的输送都会进一步受到控制 O_2 与血红蛋白解离的因素的影响（图 6.2）。

冠状动脉血流的调节对于心脏适应其代谢需求和获得足够的 O_2 和营养至关重要。冠状动脉循环由灌注压力（主动脉舒张压到左心室舒张压）、动脉张力（自主调节）、新陈代谢、交感 / 副交感神经活动和内皮介导。冠状动脉血流的调节是通过神经通路、代谢性介质、肌源性控制和血管外压力来实现的（表 6.2）。外源性药物（包括 α 受体和 β 受体激动剂 / 拮抗剂、腺苷、双嘧达莫）可通过心外膜冠状动脉和阻力血管影响血流量[4]。

冠状动脉的自主调节在主动脉平均压力范围内（40～130 mmHg）维持相对恒定的灌注压力[5-6]。心外膜血管不产生阻力，除非有明显的狭窄。在没有冠

表 6.2 在正常情况和动脉粥样硬化的情况下肌源性调节、代谢性介质和神经激素对冠状动脉血管阻力的净效应

	正常情况	动脉粥样硬化
肌源性调节		
基于压力和血流量的扩张 / 收缩、阻力血管	扩张或收缩	扩张或收缩
代谢性介质		
腺苷	阻力血管扩张	扩张减弱
交感神经		
去甲肾上腺素		
α_1 受体	收缩	收缩
β_2 受体	扩张	扩张减弱
副交感神经		
乙酰胆碱	扩张	导管血管收缩，阻力血管扩张减弱

Adapted from Canty JM. Coronary blood flow and myocardial ischemia. In：Bonow RO et al. eds. Braunwald's Heart Disease. Philadelphia：Elsevier；2012.

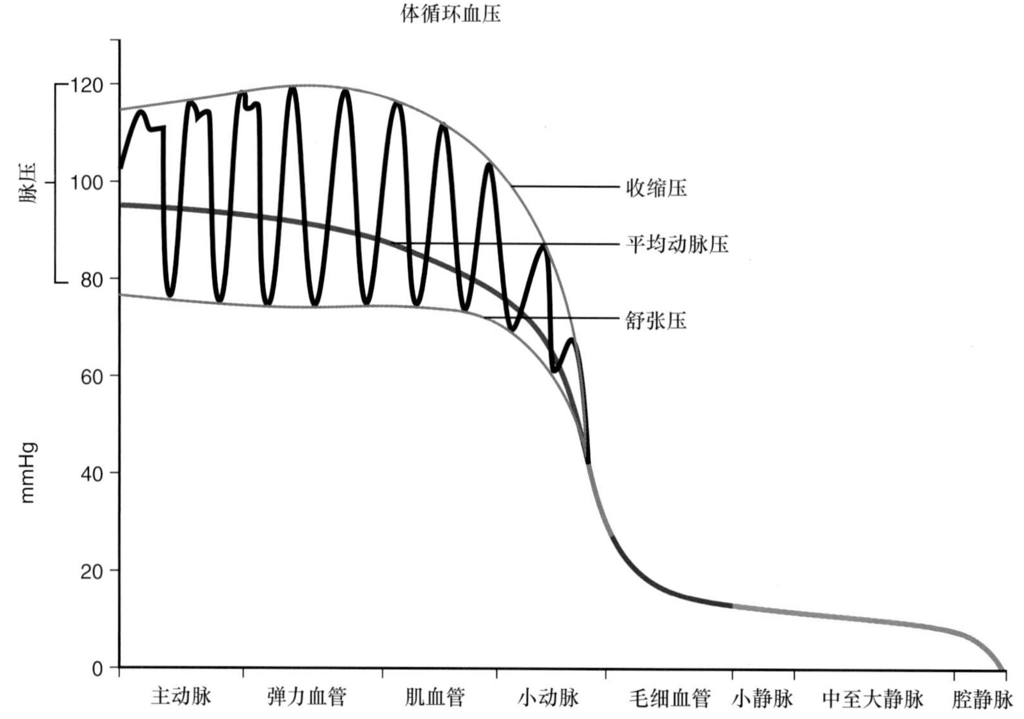

图 6.3 特定冠状血管产生的阻力。心外膜血管内的血流阻力最小，而小动脉和毛细血管内的血流阻力最大。（From http：//cnx.org/contents/A4QcTJ6a@3/Blood-Flow-Blood-Pressure-and-Resistance.）

状动脉狭窄的情况下，绝大多数阻力是由小动脉前血管、小动脉和心肌内毛细血管提供（图 6.3）。在静息时，毛细血管占微血管阻力的 25%，在充血期间增加到 75%[7]。正常人在最大充血的情况下，冠状动脉流量可增加 3～5 倍。这种增加冠状动脉血流的能力被称为冠状动脉血流储备（见第 5 章）。冠状动脉血流储备异常可发生在许多病理状态下，包括糖尿病、高血压、血脂异常、MI、主动脉狭窄和特发性扩张型心肌病[8-11]。

临床易感性

个体的健康状况和危险因素影响其增加冠状动脉血流以满足心肌基质需求的能力。心外膜冠状动脉和阻力血管必须能够扩张，以增加冠状动脉血流。抑制正常冠状动脉血流储备的因素将增加心肌缺血的倾向。常见的潜在机制包括内皮细胞功能障碍和心肌毛细血管密度下降。影响内皮细胞功能的常见情况包括年龄增长、肥胖、高血压、血脂异常、糖尿病、高同型半胱氨酸血症，以及有先兆子痫史和（或）绝经期的女性[12-13]。此外，吸烟、久坐不动的生活方式和营养不良等危险因素也会促进内皮细胞功能障碍[12, 14]。这些危险因素和临床情况降低了血管扩张物质（如 NO 和前列环素）的生成，同时增加了内皮素 -1 等强效血管收缩物质的生成。随着时间的推移，这会形成促血栓形成的环境，并刺激动脉粥样硬化的形成，可能导致缺血。在内皮功能障碍的情况下，导致血管扩张的刺激通常可能反常地导致冠状动脉血管收缩和心肌缺血。

特异性环境因素

低氧血症

在一些医疗情况下人体常会出现低氧血症，如急性或慢性肺病或暴露在高海拔环境（包括航空旅行和居住或访问高海拔地区）。除低氧血症对 O_2 输送的直接影响外，急性低氧血症患者还会出现心动过速和心率-血压乘积的增加。在没有心外膜 CAD 的情况下，冠状动脉生理学会通过心外膜冠状动脉血管扩张和增加冠状动脉血流储备来适应低氧血症。存在心外膜 CAD 时，低氧血症引起的心外膜冠状动脉血管扩张可能不会发生；当至少有 1 个主要心外膜血管狭窄超过 50% 时可出现血管收缩，导致总心肌血流量下降[15-16]。因此，合并高血压等的患者可能会在较低的峰值心率-血压乘积下发生心肌缺血，这可能会限制其功能容量。了解对低氧血症的正常反应以及 CAD 患者发生的变化对于指导危重疾病患者的管理和将心肌缺血的风险降到最低至关重要。评估时应了解患者的总体临床状况对氧解离曲线的影响，因为这也可能对缺血的阈值产生不利影响。

高血糖

糖尿病的患病率正在增加，并影响着相当一部分普通人群。代谢综合征或糖尿病患者心肌缺血和 MI 的发生率增加。在因急性疾病住院的患者中，常会在没有糖尿病的情况下出现高血糖。高血糖（独立于糖尿病）对冠状动脉生理功能有不利影响[12, 17]。在一项对 104 例非糖尿病患者（空腹血糖＜ 126 mg/dl，糖化血红蛋白＜ 6.5%）的研究中，对患者进行心导管检查，评估其冠状动脉血流、冠状动脉直径和冠状动脉阻力。结果显示，高血糖不影响内皮依赖性心外膜血管扩张，但与冠状动脉阻力内皮功能受损有关。此外，高血糖与冠状动脉血管阻力增加有关[18]。这些对冠状动脉生理功能的影响可能导致心肌缺血的风险增加。对高血糖的紧急治疗是否能降低心肌缺血的风险尚不清楚，需要进一步研究。糖尿病和高血压一样，在动脉粥样硬化和心肌缺血的发展中起着关键作用。糖尿病会导致氧自由基生成、炎症和血管张力受损[19-21]。高血糖可引起内源性 NO 合酶的下调，通过 NO 抑制内源性血管扩张，并降低 NO 相关的血小板聚集抑制作用[22-23]。胰岛素抵抗会导致游离脂肪酸增加，从而促进自由基生成和炎症。糖尿病还会导致内皮素 -1 和血管紧张素 Ⅱ（已知的血管收缩剂和动脉粥样硬化的催化剂）的上调[24]。糖尿病会引起胶原合成的改变，导致纤维帽的弱化[25]。除了对血管的作用，糖尿病可以提高血小板的促血栓形成特性，导致进一步的缺血事件[19]。

高碳酸血症

在没有呼吸系统疾病的情况下，CO_2（细胞有氧呼吸的产物）维持在 35～45 mmHg。众所周知，CO_2 水平会影响氧解离曲线和冠状动脉血流；局部 CO_2 的产生对心肌血流量的代谢控制至关重要[26]。全身性高碳酸血症常伴有酸中毒和血流动力学改变。这些因素主要是通过降低冠状动脉血管阻力来增加冠状动脉血流量[27]。根据交感神经激活的程度，冠状动脉血管阻力的下降可能会减缓[28]。此外，血红蛋白结合 O_2 并将其输送到组织的能力在全身 CO_2 升高和患者酸中毒时受损。因此，患者可能在较低的峰值心率-血压乘积或灌注压力受到不利影响时出现缺血，尤其是在伴有 CAD 的情况下。

酸中毒

酸中毒可使氧解离曲线向右移动，从而在组织水平上促进 O_2 与血红蛋白的解离。然而，如果存在全身性酸中毒，则会降低血红蛋白的携氧能力并可能导致缺血阈值降低。此外，体外研究表明，酸中毒对细胞周期 GMP 的生成有重要的抑制作用；当伴有低氧血症时，细胞周期 GMP 合成进一步受损[29]。

体温过低

降低体温现在普遍应用于已成功复苏及神经功能受损的院外心脏停搏患者。在犬类模型中，体外诱导的轻度（32℃）和中度（27℃）低温均未对冠状动脉自主调节产生不利影响[30]。治疗性体温过低可降低心率，降低血管加压素的需求量，并可最低限度地改善收缩功能[31]。与有利于血流动力学的效应相反，治疗性体温过低可激活血小板，可能与支架内血栓形成的风险增加有关[32]。然而，尚无证据表明体温过低会改变缺血的阈值（图 6.2）。

特定心血管疾病

高脂血症

LDL 水平升高会增加动脉粥样硬化和心肌缺血的风险，用脂质调节药物治疗可以降低这种风险[33-36]。缺血和动脉粥样硬化有多种形成机制，包括炎症驱动的脂质斑块形成、LDL 氧化增加炎症、通过直接抑制内皮依赖性血管扩张降低血管扩张反应[37-40]。改善高脂血症的水平和各种治疗方法已被证明可以减少复发性缺血事件，高脂血症和心肌缺血之间的直接和间接关系仍需进一步了解。

高血压

高血压是心肌缺血[41-45]的重要因素之一，对心肌氧的供需均有影响。即使没有左心室肥大的长期适应机制，高血压本身也会导致内皮功能障碍和对适当的内源性硝酸盐驱动的冠状动脉扩张的适应不良性反应。血管紧张素Ⅱ水平升高可通过上调促炎细胞因子（如 IL-6、NF-κB 和 ROS）直接影响动脉粥样硬化和内皮功能障碍[46-48]。慢性高血压主要通过内皮 NO 及其对平滑肌细胞的影响破坏冠状动脉增加血流的正常内源性机制[49-52]。高血压的治疗（特别是使用肾素-血管紧张素-醛固酮系统抑制剂）对减少心肌缺血有显著的影响。

低血压

全身性低血压有许多原因，可导致包括心肌在内的组织灌注减少。冠状动脉灌注压力降低会导致心肌供氧减少[53-56]。乳酸生成的增加使心肌供氧进一步恶化[57]。这种情况在心源性休克中很常见，在心源性休克中，不断恶化的低血压可导致全身血管收缩、左心室舒张压升高，以及不断恶化的酸中毒，这些都会降低心肌供氧量。同时存在 CAD 将进一步损害心肌组织灌注[58]。

冠状动脉疾病

CAD 的进展使患者在较低的峰值心率-血压乘积下容易出现缺血，这可能会限制其功能容量。日常生活和活动[包括情绪压力源（如愤怒）、吸烟和锻炼]，都可能引发缺血[59]。内皮细胞功能异常可能导致对包括低温、运动、低氧血症和情绪压力源在内的刺激产生反常的血管收缩，从而导致心绞痛。随着冠状动脉狭窄程度的加重，冠状动脉微循环会扩张，以维持足够的血流量（图 6.4）。心外膜冠状动脉狭窄可导致血流阻力增加。通过伯努利方程可计算出在病灶上形成的压力梯度（图 6.5）。压力梯度受病变长度的线性影响，但随横截面积的减小而呈指数增长。因此，由于压力梯度与管腔缩小的四次幂成反比，横截面积的微小变化可能会产生严重的血流动力学影响。静息血流量可维持在正常水平，直到心外膜冠状动脉狭窄超过正常血管直径的约 85%，而一旦心外膜血管狭窄超过约 50%，最大充血冠状动脉血流会受损（图 6.6）[60]。

存在 CAD 时，影响心肌缺血的因素很多，包括心率、血压、心肌壁张力、左心室舒张压，以及临床因素（包括高脂血症、糖尿病、高血压）。旨在降低心率、血压和维持正常壁张力的药物治疗可通过增加心肌供氧量和降低心肌需氧量来改善功能容量，可能对患者产生积极影响。此外，减少心外膜血管

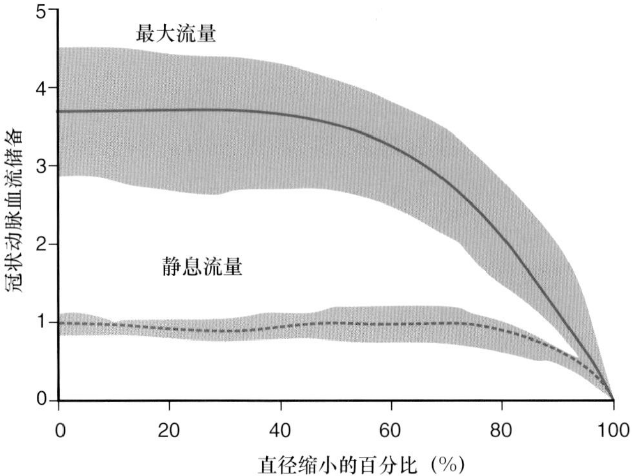

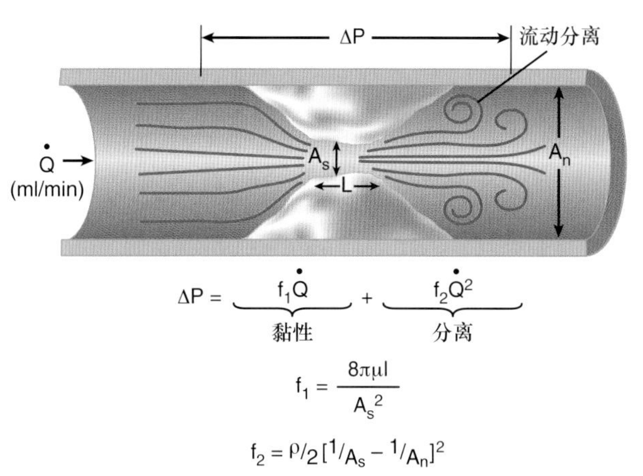

图 6.4 静息状态和最大血流状态下对应于狭窄百分比的冠状动脉血流储备。与静息流量相比，在最大流量时较小的狭窄即可产生流量变化，静息流量在 80% 狭窄后开始减少。（Adapted from Gould KL，Lipscomb K，Hamilton GW. Physiologic basis for assessing critical coronary stenosis. Instantaneous flow response and regional distribution during coronary hyperemia as measures of coronary flow reserve. Am J Cardiol. 1974；33：87.94.）

图 6.5 伯努利效应：血管狭窄的流体力学。通过伯努利方程可以预测狭窄处的压降。其与最小狭窄的横截面积成反比，并在狭窄严重程度的增加时随流量的平方变化。An，正常段的面积；A_s，狭窄面积；f_1，黏滞系数；f_2，分离系数；L，狭窄的长度；ΔP，压降；$\dot{Q}$，流量；μ，血液黏度；ρ，血液的密度。（From Canty JM，Duncker DJ. Coronary blood flow and myocardial ischemia. In：Mann DL et al. eds. Braunwald's Heart Disease. Philadelphia，Elsevier；2015：Fig. 49.11.）

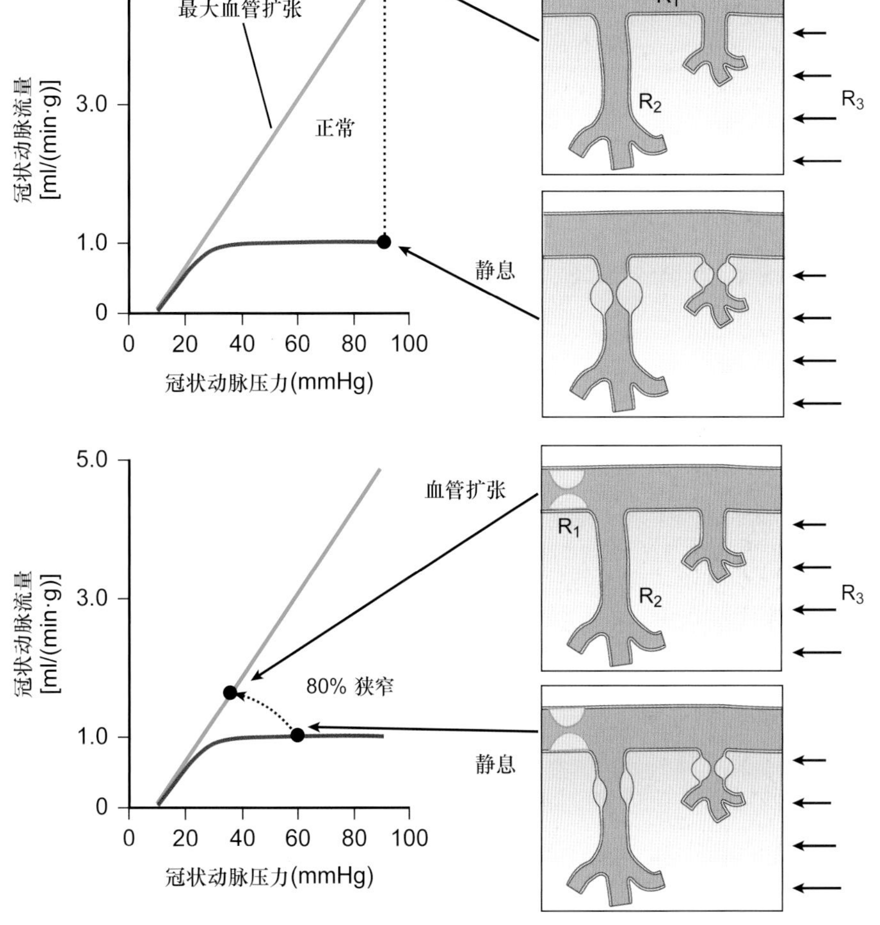

图 6.6 冠状动脉阻力的组成。在没有明显的心外膜狭窄时，大部分阻力是由代谢和自主调节机制以及血管外压力而产生，这些压力会随着血流从心外膜向心内膜的流动而增加。严重心外膜狭窄可产生阻力，一旦狭窄超过 80%，其在冠状动脉内的阻力中起主要作用。（From Canty JM. Coronary blood flow and myocardial ischemia. In：Bonow RO et al. eds. Braunwald's Heart Disease. Philadelphia：Elsevier；2012：Fig. 49.5.）

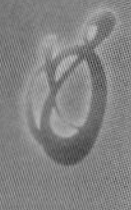

收缩的药物（包括钙通道阻滞剂和硝酸盐）也有利于增加冠状动脉血流。危险因素的改变（包括治疗高脂血症、避免吸烟、减轻压力、坚持有氧运动）也有利于预防心肌缺血。

心脏瓣膜疾病

主动脉狭窄患者即使没有 CAD，也常主诉有心绞痛。这些患者有多种异常，包括继发于瓣膜病变的后负荷增加、左心室肥大和冠状动脉生理异常。影响需氧量的因素包括心率、左心室收缩压峰值、肌力状态和瓣膜面积。影响心肌氧供的因素包括舒张期充盈时间、心肌壁厚和左心室舒张压。第一项表明心绞痛发病机制的研究是关于冠状动脉血流储备的研究[61]。该研究在手术时测量主动脉狭窄和左心室肥大而无 CAD 的患者的冠状动脉血流储备，并与无左心室肥大的患者进行比较。结果显示，主动脉瓣狭窄伴左心室肥大组患者的冠状动脉血流储备减少＞50%。随后，通过心脏 MRI 和 PET 来评估左心室质量和心肌在静息和充血期间的血流量，进一步了解缺血的机制[62]。心内膜下心肌血流量比心外膜下心肌血流量减少幅度大；血流减少的程度与主动脉狭窄严重程度的增加有关。此外，舒张期充盈时间与冠状动脉血流储备有较强的相关性。因此，舒张期充盈时间和主动脉瓣狭窄的严重程度可能比左心室肥大对缺血阈值的影响更大。主动脉瓣置换术后，患者常出现左心室肥大消退、冠状动脉血流储备改善、功能容量改善、心绞痛减少。

主动脉供血不足的患者可能主诉心绞痛和明显的心肌缺血[63]。严重主动脉瓣关闭不全时冠状动脉缺血的病因可能是主动脉舒张压下降，同时左心室舒张末压升高，从而导致冠状动脉血流减少。左心室肥大和左心室扩张可增加心肌壁应力[64-65]。在一项小型研究中，心肌缺血并没有发现与肥大或左心室扩张直接相关，但推测在严重的主动脉反流的情况下其与冠状动脉血流动力学更相关。冠状动脉窃血合并严重的主动脉瓣关闭不全被认为是一个重要的因素[66]。任何影响心室几何结构、前负荷或后负荷的瓣膜病变都可能降低心肌缺血的阈值。

心肌病

特发性扩张型心肌病患者发生心肌缺血的风险增加。影响这一易感性的因素有很多，包括合并症（高血压、糖尿病和高脂血症等）、血流动力学改变（包括相对心动过速和左心房和左心室压升高及继发性肺动脉高压）。左心室几何结构的改变（包括左心室舒张期内径的增加）会对壁张力产生不利影响。临床研究表明，左心房和左心室压力升高易使患者发生缺血。除了对需氧量的影响，左心房和左心室压力升高还会对心肌血流量和冠状动脉血流储备产生不利影响，部分原因是逆转了心内膜 / 心外膜心肌血流量比[67]。此外，当左心室舒张压或左心房压力升高时，冠状动脉驱动压从主动脉-右心房压力差变为主动脉-左心室压力差。随着左心室压力的增加，毛细血管阻力增加，这是因为左心室舒张压升高所产生的压力升高导致毛细血管塌陷，从而导致冠状动脉血流减少[68]。此外，特发性扩张型心肌病患者的毛细血管密度和直径也会降低，从而进一步损害冠状动脉血流储备[11]。考虑到冠状动脉循环的这些异常，努力优化前负荷、减少后负荷和降低心率对减少这些患者的心肌缺血至关重要。

肥厚型心肌病

正常心外膜冠状动脉的肥厚型心肌病患者常主诉心绞痛。研究表明，这与主动脉狭窄患者缺血的机制相似。肥厚型心肌病患者的一个特点是相对于心脏质量的增加，毛细血管密度降低[69]。在这些患者中，一些研究发现冠状动脉血流储备减少，特别是在心室起搏期间[70]。在心率为 130 次 / 分的轻度心动过速期间，左心室舒张末压的轻度升高并没有显著改变冠状动脉血流，因为心大静脉血流量适当增加。随着起搏速度的增加，冠状动脉血流明显减少，左心室舒张末压明显升高，从而导致腔内压力升高和冠状动脉血流储备减少诱发心肌缺血的假说。

X 综合征

一些患者（主要是绝经前女性）可能主诉典型的劳力性心绞痛，且应激成像检查有心肌缺血的证据，而冠状动脉血管造影正常。研究人员发现患者存在内皮细胞功能异常，伴反常血管收缩和异常的冠状动脉血流储备[71]。血管扩张功能受损继发于内皮依赖性和非内皮依赖性因素[72]。冠状动脉血流储备异常可能继发于流变学异常和（或）冠状动脉阻力血管和毛细血管异常。一项针对女性 X 综合征的研究发现，患者静息期冠状动脉血流增加，冠状动脉自主调节异常。冠状动脉自主调节的异常是继发于冠状动脉阻力血管的异常而无毛细血管密度的差异[73]。提高心绞痛和缺血发生阈值的治疗主要集中于改善危险因素，以及药物治疗，包括氨茶碱、他汀类药物、β受体阻滞剂、血管紧张素转化酶抑制剂和雷诺嗪[74-78]（见25章）。

结论

心肌缺血发生在心肌对基质的需求超过供应时。虽然我们经常在严重CAD的情况下考虑心肌缺血，但很明显，缺血可能在有或没有心外膜CAD时发生。了解可能导致心肌缺血的情绪诱因、环境和血流动力学因素，以及相关的临床情况，对于减轻和（或）治疗心肌缺血至关重要（图6.7）。在无严重狭窄限制静息冠状动脉血流的患者中，影响冠状动脉血流和灌注压力的特定因素（包括剪切应力引起的斑块破裂和血小板聚集，以及携氧能力的改变）可导致下游缺血。通过有害物质、生理状态变化或严重感染和脓毒症的作用增加心率、肌力和壁张力而增加心肌的氧气需求，均将进一步加强这种级联反应。认识和治疗这些因素使氧气的供需平衡对减少下游心肌缺血至关重要。

参考文献

1. Nesto RW, Kowalchuk GJ: The ischemic cascade: temporal sequence of hemodynamic, electrocardiographic and symptomatic expressions of ischemia, *Am J Cardiol* 59(7):23C–30C, 1987.
2. Sarnoff SJ, Braunwald E, Welch Jr GH, et al.: Hemodynamic determinants of oxygen consumption of the heart with special reference to the tension-time index, *Am J Physiol* 192(1):148–156, 1958.
3. Darling RCR: The effect of methemoglobin on the equilibrium between oxygen and hemoglobin, *Am J Physiol* 137:56–68, 1942.
4. Wilson RF, Wyche K, Christensen BV, et al.: Effects of adenosine on human coronary arterial circulation, *Circulation* 82(5):1595–1606, 1990.
5. Mosher P, Ross J Jr, McFate PA, et al.: Control of coronary blood flow by an autoregulatory mechanism, *Circ Res* 14:250–259, 1964.
6. Dole WP, Nuno DW: Myocardial oxygen tension determines the degree and pressure range of coronary autoregulation, *Circ Res* 59(2):202–215, 1986.
7. Jayaweera AR, Wei K, Coggins M, et al.: Role of capillaries in determining CBF reserve: new insights using myocardial contrast echocardiography, *Am J Physiol* 277(6 Pt 2):H2363–2372, 1999.
8. Borgquist R, Nilsson PM, Gudmundsson P, et al.: Coronary flow velocity reserve reduction is comparable in patients with erectile dysfunction and in patients with impaired fasting glucose or well-regulated diabetes mellitus, *Eur J Cardiovasc Prev Rehabil* 14(2):258–264, 2007.
9. Kamezaki F, Tasaki H, Yamashita K, et al.: Angiotensin receptor blocker improves coronary flow velocity reserve in hypertensive patients: comparison with calcium channel blocker, *Hypertens Res* 30(8):699–706, 2007.
10. Saraste A, Koskenvuo JW, Saraste M, et al.: Coronary artery flow velocity profile measured by transthoracic Doppler echocardiography predicts myocardial viability after acute myocardial infarction, *Heart* 93(4):456–457, 2007.
11. Tsagalou EP, Anastasiou-Nana M, Agapitos E, et al.: Depressed coronary flow reserve is associated with decreased myocardial capillary density in patients with heart failure due to idiopathic dilated cardiomyopathy, *J Am Coll Cardiol* 52(17):1391–1398, 2008.
12. Egashira K, Inou T, Hirooka Y, et al.: Effects of age on endothelium-dependent vasodilation of resistance coronary artery by acetylcholine in humans, *Circulation* 88(1):77–81, 1993.
13. Ciftci FC, Caliskan M, Ciftci O, et al.: Impaired coronary microvascular function and increased intima-media thickness in preeclampsia, *J Am Soc Hypertens* 8(11):820–826, 2014.
14. Al Suwaidi J, Higano ST, Holmes DR Jr, et al.: Obesity is independently associated with coronary endothelial dysfunction in patients with normal or mildly diseased coronary arteries, *J Am Coll Cardiol* 37(6):1523–1528, 2001.
15. Arbab-Zadeh A, Levine BD, Trost JC, et al.: The effect of acute hypoxemia on coronary arterial dimensions in patients with coronary artery disease, *Cardiology* 113(2):149–154, 2009.
16. Wyss CA, et al.: Influence of altitude exposure on coronary flow reserve, *Circulation* 108(10):1202–1207, 2003.
17. Fujimoto K, Hozumi T, Watanabe H, et al.: Acute hyperglycemia induced by oral glucose loading suppresses coronary microcirculation on transthoracic Doppler echocardiography in healthy young adults, *Echocardiography* 23(10):829–834, 2006.
18. Ichiki H, Hamasaki S, Nakasaki M, et al.: Relationship between hyperglycemia and coronary vascular resistance in non-diabetic patients, *Int J Cardiol* 141(1):44–48, 2010.
19. Beckman JA, Creager MA, Libby P: Diabetes and atherosclerosis: epidemiology, pathophysiology, and management, *JAMA* 287(19):2570–2581, 2002.
20. Williams SB, Cusco JA, Roddy MA, et al.: Impaired nitric oxide-mediated vasodilation in patients with non-insulin-dependent diabetes mellitus, *J Am Coll Cardiol* 27(3):567–574, 1996.
21. Johnstone MT, Creagor SJ, Scales KM, et al.: Impaired endothelium-dependent vasodilation in patients with insulin-dependent diabetes mellitus, *Circulation* 88(6):2510–2516, 1993.
22. Trovati M, Massucco P, Mattiello L, et al.: The insulin-induced increase of guanosine-3',5'-cyclic monophosphate in human platelets is mediated by nitric oxide, *Diabetes* 45(6):768–770, 1996.

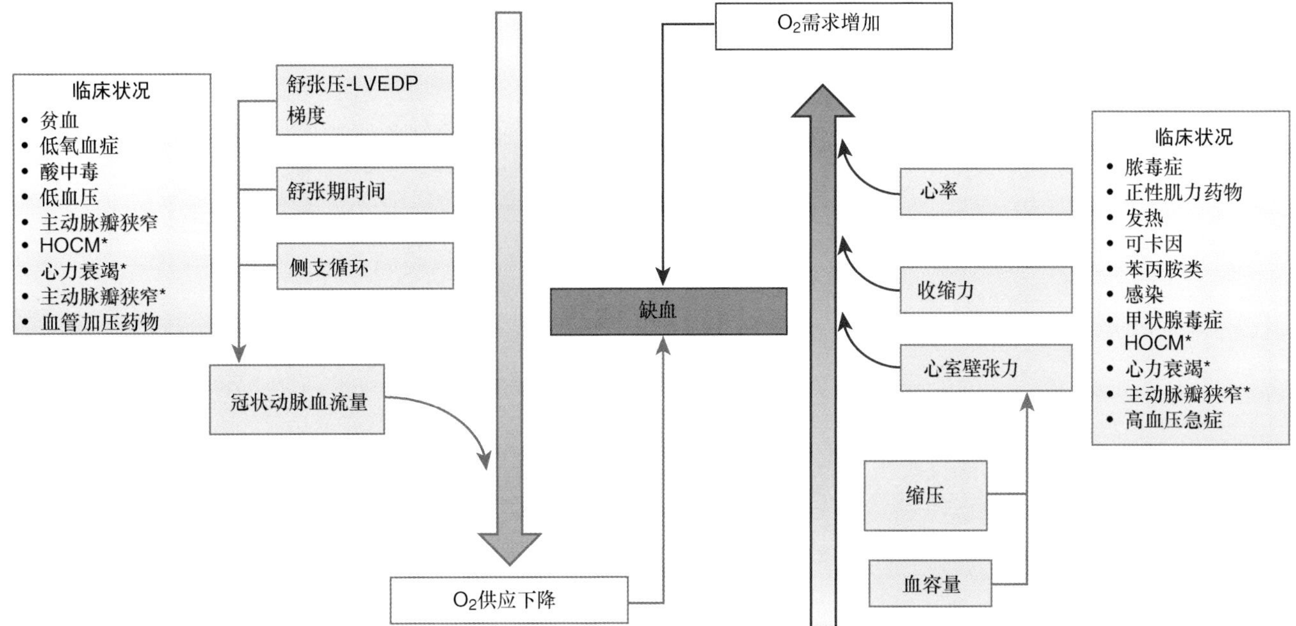

图6.7 心肌缺血的诱发因素。临床状况对血流动力学的影响及其对缺血的影响。*表示该条件同时影响O_2供应和需求。HOCM，梗阻性肥厚型心肌病；LVEDP，左心室舒张末压。（Adapted from Morrow，Gersh，Braunwald. In：Zipes，Libby，Bonow，Braunwald，eds. Chronic Coronary Artery Disease. Heart Disease. 7th ed. 2005.）

23. Shige H, Ishikawa T, Suzukawa M, et al.: Endothelium-dependent flow-mediated vasodilation in the postprandial state in type 2 diabetes mellitus, *Am J Cardiol* 84(10):1272–1274, 1999. A9.
24. Christlieb AR, Janka HU, Kraus B, et al.: Vascular reactivity to angiotensin II and to norepinephrine in diabetic subjects, *Diabetes* 25(4):268–274, 1976.
25. Uemura S, Matsushita H, Li W, et al.: Diabetes mellitus enhances vascular matrix metalloproteinase activity: role of oxidative stress, *Circ Res* 88(12):1291–1298, 2001.
26. Crystal GJ: Carbon dioxide and the heart: physiology and clinical implications, *Anesth Analg* 121(3):610–623, 2015.
27. Case RB, Felix A, Wachter M, et al.: Relative effect of CO_2 on canine coronary vascular resistance, *Circ Res* 42(3):410–418, 1978.
28. Powers ER, Bannerman KS, Fitz-James I, et al.: Effect of elevations of coronary artery partial pressure of carbon dioxide (Pco_2) on coronary blood flow, *J Am Coll Cardiol* 8(5):1175–1181, 1986.
29. Agullo L, Garcia-Dorado D, Escalona N, et al.: Hypoxia and acidosis impair cGMP synthesis in microvascular coronary endothelial cells, *Am J Physiol Heart Circ Physiol* 283(3):H917–925, 2002.
30. London MJ, Sybert PE, Mangano DT, et al.: Surface-induced hypothermia: effects on coronary blood flow autoregulation and vascular reserve, *J Surg Res* 45(5):481–495, 1988.
31. Jacobshagen C, Pelster T, Pax A, et al.: Effects of mild hypothermia on hemodynamics in cardiac arrest survivors and isolated failing human myocardium, *Clin Res Cardiol* 99(5):267–276, 2010.
32. Straub A, Krajewski S, Hohmann JD, et al.: Evidence of platelet activation at medically used hypothermia and mechanistic data indicating ADP as a key mediator and therapeutic target, *Arterioscler Thromb Vasc Biol* 31(7):1607–1616, 2011.
33. Kannel WB, Castelli WP, Gordon T, et al.: Serum cholesterol, lipoproteins, and the risk of coronary heart disease. The Framingham study, *Ann Intern Med* 74(1):1–12, 1971.
34. Multiple Risk Factor Intervention Trial. Risk factor changes and mortality results. Multiple Risk Factor Intervention Trial Research Group, *JAMA* 248(12):1465–1477, 1982.
35. Cannon CP, Braunwald E, McCabe CH, et al.: Intensive versus moderate lipid lowering with statins after acute coronary syndromes, *N Engl J Med* 350(15):1495–1504, 2004.
36. Schwartz GG, Olsson AG, Ezekowitz MD, et al.: Effects of atorvastatin on early recurrent ischemic events in acute coronary syndromes: the MIRACL study: a randomized controlled trial, *JAMA* 285(13):1711–1718, 2001.
37. Steinbrecher UP, Parthasarathy S, Leake DS, et al.: Modification of low density lipoprotein by endothelial cells involves lipid peroxidation and degradation of low density lipoprotein phospholipids, *Proc Natl Acad Sci U S A* 81(12):3883–3887, 1984.
38. Steinberg D, Parthasarathy S, Carew TE, et al.: Beyond cholesterol. Modifications of low-density lipoprotein that increase its atherogenicity, *N Engl J Med* 320(14):915–924, 1989.
39. McNeill E, Channon KM, Greaves DR: Inflammatory cell recruitment in cardiovascular disease: murine models and potential clinical applications, *Clin Sci (Lond)* 118(11):641–655, 2010.
40. Ivan L, Antohe F: Hyperlipidemia induces endothelial-derived foam cells in culture, *J Recept Signal Transduct Res* 30(2):106–114, 2010.
41. Dunn FG, McLenachan J, Isles CG, et al.: Left ventricular hypertrophy and mortality in hypertension: an analysis of data from the Glasgow Blood Pressure Clinic, *J Hypertens* 8(8):775–782, 1990.
42. Dunn FG, Pringle SD: Left ventricular hypertrophy and myocardial ischemia in systemic hypertension, *Am J Cardiol* 60(17):19I–22I, 1987.
43. Murphy BP, Stanton T, Dunn FG: Hypertension and myocardial ischemia, *Med Clin North Am* 93(3):681–695, 2009.
44. Rakugi H, Yu H, Kamitani A, et al.: Links between hypertension and myocardial infarction, *Am Heart J* 132(1 Pt 2 Su):213–221, 1996.
45. Yamani MH, Massie BM: Hypertension, myocardial ischemia, and sudden death, *Curr Opin Cardiol* 9(5):542–550, 1994.
46. Kranzhofer R, Schmidt J, Pfeiffer CA, et al.: Angiotensin induces inflammatory activation of human vascular smooth muscle cells, *Arterioscler Thromb Vasc Biol* 19(7):1623–1629, 1999.
47. Kranzhofer R, Browatzki M, Schmidt J, et al.: Angiotensin II activates the proinflammatory transcription factor nuclear factor-kappaB in human monocytes, *Biochem Biophys Res Commun* 257(3):826–828, 1999.
48. Fukai T, Siegfried MR, Ushio-Fukai M, et al.: Modulation of extracellular superoxide dismutase expression by angiotensin II and hypertension, *Circ Res* 85(1):23–28, 1999.
49. Nitenberg A, Antony I, Aptecar E, et al.: Impairment of flow-dependent coronary dilation in hypertensive patients. Demonstration by cold pressor test induced flow velocity increase, *Am J Hypertens* 8(5 Pt 2):13S–18S, 1995.
50. Panza JA, Casino PR, Kilcoyne CM, et al.: Role of endothelium-derived nitric oxide in the abnormal endothelium-dependent vascular relaxation of patients with essential hypertension, *Circulation* 87(5):1468–1474, 1993.
51. Panza JA, Quyyumi AA, Brush JE Jr, et al.: Abnormal endothelium-dependent vascular relaxation in patients with essential hypertension, *N Engl J Med* 323(1):22–27, 1990.
52. Antony I, Lerebours G, Nitenberg A: Loss of flow-dependent coronary artery dilatation in patients with hypertension, *Circulation* 91(6):1624–1628, 1995.
53. Schmidt DH, Weiss MB, CAsarella WJ, et al.: Regional myocardial perfusion during atrial pacing in patients with coronary artery disease, *Circulation* 53(5):807–819, 1976.
54. Wilson JR, Martin JL, Untereker WJ, et al.: Sequential changes in regional coronary flow during pacing-induced angina pectoris: coronary flow limitation precedes angina, *Am Heart J* 107(2):269–277, 1984.
55. Hochman JS: Cardiogenic shock complicating acute myocardial infarction: expanding the paradigm, *Circulation* 107(24):2998–3002, 2003.
56. Menon V, Hochman JS: Management of cardiogenic shock complicating acute myocardial infarction, *Heart* 88(5):531–537, 2002.
57. Menon V, Slater JN, White HD, et al.: Acute myocardial infarction complicated by systemic hypoperfusion without hypotension: report of the SHOCK trial registry, *Am J Med* 108(5):374–380, 2000.
58. Hollenberg SM, Kavinsky CJ, Parrillo JE: Cardiogenic shock, *Ann Intern Med* 131(1):47–59, 1999.
59. Gabbay FH, Krantz DS, Kop WJ, et al.: Triggers of myocardial ischemia during daily life in patients with coronary artery disease: physical and mental activities, anger and smoking, *J Am Coll Cardiol* 27(3):585–592, 1996.
60. Gould KL, Lipscomb K, Hamilton GW: Physiologic basis for assessing critical coronary stenosis. Instantaneous flow response and regional distribution during coronary hyperemia as measures of coronary flow reserve, *Am J Cardiol* 33(1):87–94, 1974.
61. Marcus ML, Doty DB, Hiratzka LF, et al.: Decreased coronary reserve: a mechanism for angina pectoris in patients with aortic stenosis and normal coronary arteries, *N Engl J Med* 307(22):1362–1366, 1982.
62. Rajappan K, Rimoldi OE, Dutka DP, et al.: Mechanisms of coronary microcirculatory dysfunction in patients with aortic stenosis and angiographically normal coronary arteries, *Circulation* 105(4):470–476, 2002.
63. Segal J, Harvey WP, Hufnagel C: A clinical study of one hundred cases of severe aortic insufficiency, *Am J Med* 21(2):200–210, 1956.
64. Nitenberg A, Foult JM, Antony I, et al.: Coronary flow and resistance reserve in patients with chronic aortic regurgitation, angina pectoris and normal coronary arteries, *J Am Coll Cardiol* 11(3):478–486, 1988.
65. Kisanuki A, Matsushita R, Murayama T, et al.: Transesophageal Doppler echocardiographic assessment of systolic and diastolic coronary blood flow velocities at baseline and during adenosine triphosphate-induced coronary vasodilation in chronic aortic regurgitation, *Am Heart J* 133(1):71–77, 1997.
66. Aksoy S, Cam N, Guney MR, et al.: Myocardial ischemia in severe aortic regurgitation despite angiographically normal coronary arteries, *Tohoku J Exp Med* 226(1):69–73, 2012.
67. Domenech RJ: Regional diastolic coronary blood flow during diastolic ventricular hypertension *Cardiovasc Res* 12(11):639–645, 1978.
68. Kaul S: Depressed myocardial blood flow reserve in nonischemic dilated cardiomyopathy: findings and explanations, *J Am Soc Echocardiogr* 26(3):288–289, 2013.
69. Pasternac A, Noble J, Streulens Y, et al.: Pathophysiology of chest pain in patients with cardiomyopathies and normal coronary arteries, *Circulation* 65(4):778–789, 1982.
70. Cannon III RO, Rosing DR, Maron BJ, et al.: Myocardial ischemia in patients with hypertrophic cardiomyopathy: contribution of inadequate vasodilator reserve and elevated left ventricular filling pressures, *Circulation* 71(2):234–243, 1985.
71. Egashira K, Inou T, Hirooka Y, et al.: Evidence of impaired endothelium-dependent coronary vasodilatation in patients with angina pectoris and normal coronary angiograms, *N Engl J Med* 328(23):1659–1664, 1993.
72. Bottcher M, Botker HE, Sonne H, et al.: Endothelium-dependent and -independent perfusion reserve and the effect of L-arginine on myocardial perfusion in patients with syndrome X *Circulation* 99(14):1795–1801, 1999.
73. Rinkevich D, Belcik T, Gupta NC, et al.: Coronary autoregulation is abnormal in syndrome X: insights using myocardial contrast echocardiography, *J Am Soc Echocardiogr* 26(3):290–296, 2013
74. Emdin M, Picano E, Lattanzi F, et al.: Improved exercise capacity with acute aminophylline administration in patients with syndrome X, *J Am Coll Cardiol* 14(6):1450–1453, 1989.
75. Fabian E, Varga A, Picano E, et al.: Effect of simvastatin on endothelial function in cardiac syndrome X patients, *Am J Cardiol* 94(5):652–655, 2004.
76. Lanza GA, Colonna G, Pasceri V, et al.: Atenolol versus amlodipine versus isosorbide-5-mononitrate on anginal symptoms in syndrome X, *Am J Cardiol* 84(7):854–856, 1999. A8.
77. Pauly DF, Johnson BD, Anderson RD, et al.: In women with symptoms of cardiac ischemia, nonobstructive coronary arteries, and microvascular dysfunction, angiotensin-converting enzyme inhibition is associated with improved microvascular function: a double-blind randomized study from the National Heart Lung and Blood Institute Women's Ischemia Syndrome Evaluation (WISE), *Am Heart J* 162(4):678–684, 2011.
78. Mehta PK, Goykhman P, Thomson LE, et al.: Ranolazine improves angina in women with evidence of myocardial ischemia but no obstructive coronary artery disease, *JACC Cardiovasc Imaging* 4(5):514–522, 2011.

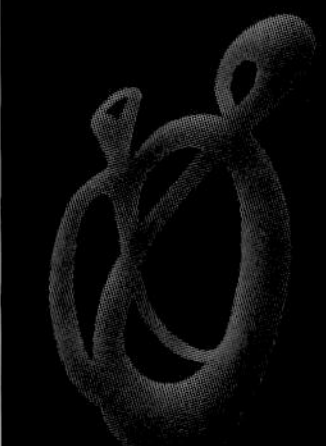

第三部分 临床评估

7 病史和体格检查

Jonathan R. Enriquez，Shailja V. Parikh
何晓全　王　媛　译

引言

尽管心血管医学技术日益进步，但病史采集与体格检查对慢性 CAD 的精确诊断仍至关重要。尽管许多 CAD 患者描述典型心绞痛症状，但考虑到静息性（无症状性）缺血可见于约 1/2 的 CAD 患者，医师不可仅依靠典型心绞痛等症状确诊缺血[1]。相反，部分无明确 CAD 患者可表现出与典型心绞痛相似的症状[2]。因此，合理整合患者症状、人口统计学、临床特征及体格检查等信息，对于医师精准判断 CAD 概率及分类、评估合并症与后遗症尤为重要。

问诊和查体期间的良性互动可为良好医患关系的建立奠定基础。良好医患关系有助于患者自由表达病史、治疗预期及偏好，同时也可提高治疗的依从性[3]。这对通常依赖于大量药物及生活方式改变来治疗的慢性 CAD 患者尤为重要。因此，下文关于病史采集和体格检查的介绍可能对于慢性 CAD 的诊断和治疗具有重要意义。

病史

典型心绞痛

典型的心绞痛以其部位、性质、持续时间和加重 / 缓解诱因为特征。心绞痛可位于胸骨后或弥散于胸部，也可出现于 C7 至 T4 脊神经分布区（如颈部、下颌与上肢），该现象归因于传递心肌缺血信号的交感传入神经进入相同脊髓段[4]。典型的心绞痛可表现为压迫样、紧缩样或沉重疼痛样，多不呈锐痛、刺痛、胸膜性或体位性样[5]。虽然经典的 Levine 征（即患者用拳压迫胸骨引起的心绞痛）常被讨论，但在胸部不适入院的患者人群中，该现象诊断心绞痛的敏感性低（6%）[6]。心绞痛通常持续数分钟而非数秒，程度可因体力活动或精神、情绪紧张而加重，可经休息和（或）服用硝酸甘油而缓解[7-8]。

不典型心绞痛和非心绞痛症状

不符合上述典型心绞痛特征的症状常被称为不典型心绞痛症状。典型、不典型和非心绞痛症状的三分类法常被应用于胸痛症状的临床简化分类（表 7.1）[8]。但值得注意的是，仅有典型心绞痛症状不

表 7.1　胸痛的临床分型

典型心绞痛	胸骨后不适
	运动或情绪压力因素可加剧
	休息或服用硝酸甘油可缓解
不典型心绞痛	具有上述任意 2 个特征
非心源性胸痛	无或具有上述任意 1 个特征

Adapted from Fihn SD Gardin JM，Abrams J，et al. 2012 ACCF/AHA/ACP/AATS/PCNA/SCAI/STS Guideline for the diagnosis and management of patients with stable ischemic heart disease：a report of the American College of Cardiology Foundation/American Heart Association Task Force on Practice Guidelines，and the American College of Physicians，American Association for Thoracic Surgery，Preventive Cardiovascular Nurses Association，Society for Cardiovascular Angiography and Interventions，and Society of Thoracic Surgeons. J Am Coll Cardiol. 2012；60：e44-e164.

能确诊 CAD；相反，仅表现为不典型或非心绞痛症状不可排除 CAD 可能[9]。尽管如此，这些特征可辅助判断胸痛诊断为心绞痛的可能性[10-11]。图 7.1 显示了各症状及体征诊断心绞痛的阳性和阴性似然比（likelihood ratio，LR）[12]。利用 LR 计算 CAD 后验概率的过程如下：首先评估 CAD 的验前概率（P_{pre}），计算验前概率比（O_{pre}）$= P_{pre}/(1 - P_{pre})$。然后，用 CAD 的 O_{pre} 乘以 LR 获得验后概率比（$O_{post} = LR \times O_{pre}$）。最后，通过公式 $P_{post} = O_{post}/(1 + O_{post})$ 获得后验概率。

胸膜性胸痛 LR 最低，诊断心绞痛真阳性的可能性最小。其次为体位性胸痛、锐痛 / 刺痛性或触诊可出现疼痛。当疼痛位于乳房下方或与运动无关时，心绞痛可能性较小。虽然与运动相关、放射至左上肢、伴出汗、恶心 / 呕吐、压迫样疼痛等为心绞痛的典型特征，但上述特征并未显著增加诊断心绞痛的可能性。放射至右上肢或双上肢的 LR 最高，理论上诊断心绞痛的概率最大，但值得注意，上述两个特征的置信区间较宽，LR 精准度有待商榷。

既往一致认为的胸痛的其他特征（如硝酸甘油或胃肠道鸡尾酒疗法可缓解）有助于区分心绞痛和非心绞痛性胸痛，但目前认为上述特征无显著预测价值。一项纳入 459 例城市教学医院胸痛患者的研究分析指出，35% 的 CAD 患者和 41% 的非 CAD 患者使用硝酸甘油可缓解胸痛（$P > 0.20$）。胃肠道鸡尾酒（通常由黏性利多卡因、1 种抑酸剂等组成）缓解胸痛也被证实判别心肌缺血症状的能力较差[14-15]。部分患者在缺血期间可无胸痛，仅表现为呼吸困难或下颌、颈部或上肢痛[16]。这些无胸痛的症状通常被称为心绞痛等效症状。对不同个体，特定的心绞痛等效症状（如呼吸困难、下颌痛等）可在随后的心肌缺血时特征性的反复发作，故医师应询问与既往心绞痛 / 缺血发作症状的相似和差异。

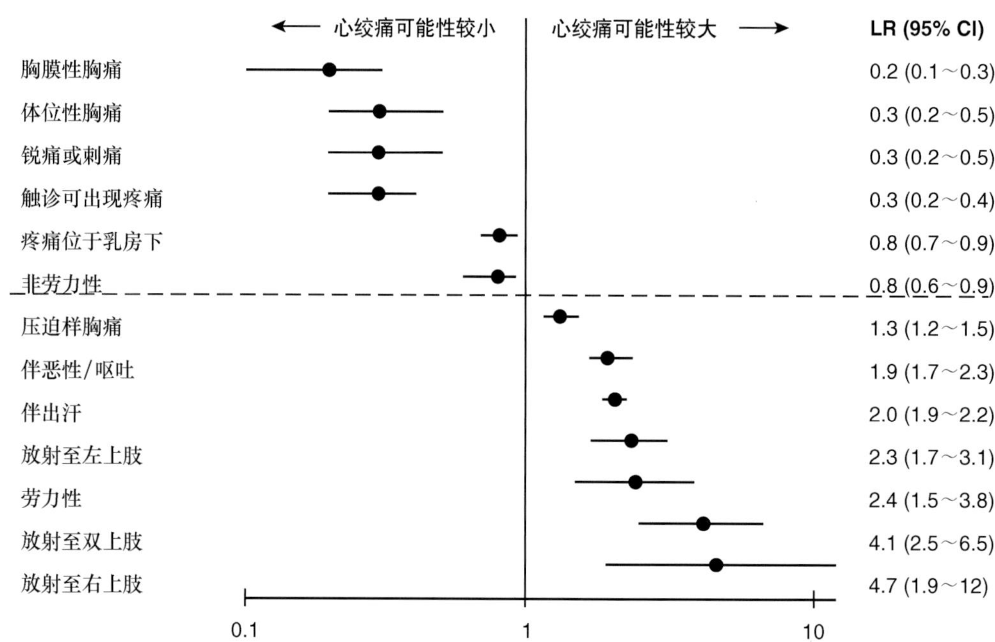

图 7.1　胸痛的特征与诊断心绞痛的可能性。森林图左侧为胸痛的特征。黑色点与线表示心绞痛可能性（LR）的估计值及 95% 置信区间。无效竖线左侧表示心绞痛可能性较小，右侧则表明可能性大。（Data from Swap CJ，Nagurney JT. Value and limitations of chest pain history in the evaluation of patients with suspected acute coronary syndromes. JAMA. 2005；294：2623-2629.）

临床表现的性别差异

既往CAD相关重大临床试验中纳入女性的比例常较低[17]，因此，女性CAD患者的特征信息主要源于较小型研究。但女性非典型胸痛症状的发生率高于男性，包括休息、睡眠或有精神压力时疼痛，以及相关的肩颈部疼痛、恶心、疲劳和呼吸困难等[17-18]。WISE研究（Women's Ischemic Syndrome Evaluation）显示，高达65%的女性CAD患者可不表现典型的心绞痛症状[19]。部分差异可能与女性冠状动脉微血管功能障碍、血管痉挛和痛觉敏感性增高有关。进一步研究指出，上述症状差异可部分归因于不同性别使用语言或描述语的差异，女性较男性更倾向使用不适、压迫感、酸痛或气短等术语用于症状描述[22-23]。

尽管有上述性别间症状差异的报道，但多项研究发现男性与女性CAD患者间临床症状的相似性多于差异性[23-25]。一项纳入74项研究共2万多例患者的meta分析显示，女性心绞痛发生率与男性大致相同或略高[25]。虽然许多研究提及心绞痛症状的性别差异，但不同性别患者都常使用“胸痛”“压迫感”和“紧缩感”等来描述典型特征[22-23，26]。

体能和功能状态

除了询问症状，评估病史期间的功能状态对评估风险和预后也尤为重要。多项研究证实，心血管疾病患者的体能水平与死亡率呈负相关，且不受其他危险因素的影响。一项来自Duke数据库的分析显示，能够按Bruce方案运动超过10个代谢当量（metabolic equivalent，MET）而无缺血表现的患者，4年生存率为95%；而无法达到4 MET患者的2年生存率仅为59%[27]。在一项纳入退伍军人的数据库分析中，患者根据运动能力分为5组。最低级别组（＜5 MET）6年校正死亡风险为最高级别组（＞10.7 MET）的4倍[28]。一项纳入Henry Ford运动测试项目的9852例CAD患者的研究显示，运动能力每增加1 MET，11年中位随访时间时校正的死亡风险约降低13%。此外，无论基线血运重建状态如何，运动能力相似患者的死亡风险相当[29]。

冠状动脉疾病发生概率的评估

仅依靠症状描述不足以确诊CAD。尽管有心电图负荷试验、超声心动图、心肌灌注显像、MRI、冠状动脉CT血管成像以及心导管检查等多种辅助检查方法，但鉴于不同检查方法的敏感性/特异性不高，盲目选择上述检查方式可能导致误诊。此外，心脏检查相关并发症风险及费用也是重要的参考因素。因此，在决定是否应用诊断检查或选择最佳检查方法前，临床医生需对每位待评估患者进行CAD发生率估计。

将症状分为典型、非典型和非心绞痛症状的方法可增加或减小诊断CAD的可能性，但未结合患者年龄、性别的症状评估难以精准判断CAD可能。Diamond和Forrester[2]于1979年首次阐述这一概念，该概念经CASS试验（Coronary Artery Surgery Study）的相似结果佐证[30]。一项近期纳入多国患者的队列研究指出年龄和性别在评估CAD概率中的重要性（表7.2）。在表现为典型心绞痛症状的患者中，根据年龄/性别估计的严重CAD（＞50%狭窄）的概率为28%～93%。CAD不伴心绞痛症状的概率为5%～65%。因此，许多有非心绞痛症状的患者可能比典型心绞痛患者的CAD概率更高。例如，1例80岁有非心绞痛症状的男性患CAD的概率为65%，而有典型心绞痛症状的35岁女性患CAD的概率仅为28%（表7.2）[31]。

将合并症与年龄、性别和症状相结合可进一步提高确诊CAD的概率。研究人员使用Duke心血管疾病数据库（表7.3）对此进行了证明[8]。例如，使用仅基于年龄/性别/症状的Diamond-Forrester分类，1例有典型心绞痛症状的35岁男性患CAD的概率为59%，然而，没有心血管危险因素的35岁健康男性和伴有糖尿病、高脂血症及吸烟的35岁男性的CAD概率差异显著。无危险因素的35岁男性确诊为CAD（冠状动脉狭窄≥70%）的概率为30%，而存在多个危险因素的男性为88%。如果患者静息时

表7.2　各年龄、性别和症状分组的CAD发病率

年龄（岁）	非心绞痛性胸痛（%）		不典型心绞痛（%）		典型心绞痛（%）	
	女性	男性	女性	男性	女性	男性
30～39	5	18	10	29	28	59
40～49	8	25	14	38	37	69
50～59	12	34	20	49	47	77
60～69	17	44	28	59	58	84
70～79	24	54	37	69	68	89
＞80	32	65	47	79	76	93

Adapted from Genders TS，Steyerberg EW，Alkadhi H，et al. A clinical prediction rule for the diagnosis of coronary artery disease：validation，updating，and extension. Eur Heart J. 2011；32（11）：1316-1330.

表 7.3　各年龄、性别和合并症分组的 CAD 发病率

年龄（岁）	非心绞痛性胸痛（%）		不典型心绞痛（%）		典型心绞痛（%）	
	女性	男性	女性	男性	女性	男性
35	1～19	3～35	2～39	8～59	10～79	20～88
45	2～22	9～47	5～43	21～70	20～79	51～92
55	4～21	23～59	10～47	45～79	38～72	80～95
65	9～29	49～69	20～51	71～86	56～84	93～97

Adapted from Fihn SD，Gardin JM，Abrams J，et al. 2012 ACCF/AHA/ACP/AATS/PCNA/SCAI/STS Guideline for the diagnosis and management of patients with stable ischemic heart disease：a report of the American College of Cardiology Foundation/American Heart Association Task Force on Practice Guidelines，and the American College of Physicians，American Association for Thoracic Surgery，Preventive Cardiovascular Nurses Association，Society for Cardiovascular Angiography and Interventions，and Society of Thoracic Surgeons. J Am Coll Cardiol. 2012；60：e44-e164.

心电图异常且伴有明显的 ST 段或 T 波改变或异常 Q 波，则 CAD 的概率会更高[32]。

从 Duke 数据库中得出的 Diamond-Forrester 分类和评估模型对 CAD 概率更为精准的评估具有良好的应用价值，但应注意以下几点不足。首先，这些预测模型基于就诊于教学医院的患者人群，因此可能高估了较低风险的基层医疗和（或）社区医疗中心人群患 CAD 的概率。其次，鉴于 WISE 研究[33]中女性 CAD 患病率较低，该模型应用于上述人群的精准性可能略有欠缺，有高估女性 CAD 概率的可能。再次，该模型信息来自 20 世纪 70、80 年代，该年代的人群特征与当代人群特征存在显著差异，如当代人群的烟草使用显著减少[31]，但肥胖和糖尿病患病率较高，年轻人群 CAD 患病率较高。最后，与通过冠状动脉计算机断层扫描血管造影（computed tomographic angiography，CTA）评估 CAD 患病率的研究相比，该模型报告的概率于各年龄层、各性别分组均略高。这可能是由于传统的概率评估来自临床评估后存在有创性心导管检查适应证的患者（通常为负荷试验阳性），这些患者阳性率更高，而低至中等风险的患者优先推荐进行无创检查[34]。

心绞痛的评估和分类

心绞痛的评估和分类（包括慢性化、严重程度和疾病负担等）对明确最佳治疗策略至关重要。例如，在制订针对慢性稳定性 CAD 的治疗计划之前，必须排除急性冠脉综合征。此外，需对症状负担和生活质量损害进行充分评估，以建立有针对性的治疗方案，从而达到充分缓解症状的目的。

不稳定型心绞痛的定义为新发心绞痛，发病频率、严重程度或持续时间较前增加，或在静息时发生的心绞痛。不稳定型心绞痛分类系统由 Braunwald 提出[35]，而慢性稳定型心绞痛分类常采用加拿大心血管学会（Canadian Cardiovascular Society，CCS）分类系统（表 7.4），即由仅在剧烈、快速或长时程运动时发生而定义的Ⅰ级，逐级过渡到休息时即有症状和（或）心绞疼发作的Ⅳ级[36]。

鉴于患者除关注寿命外，也尤为重视生活质量改善，因此，深入评估症状负担及健康相关生活质量可有助于更好理解 CAD 对患者生活的影响及获得治疗效果反馈[37]。临床医生可以使用半客观的定量评估方法，如患者因心绞痛需要舌下含服硝酸甘油的频率和（或）诱发心绞痛发作的步行距离［如两个街区、0.5 英里（1 英里≈ 1609 米）］。一般健康相关生活质量可通过调查工具评估，如医疗结果研究 36 项简表健康调查（SF-36）[38]。西雅图心绞痛问卷（Seattle Angina Questionnaire，SAQ）是一种针对 CAD 的特异性生活质量量表。

早期上述方法主要用于临床研究，随着精简量表的出现[40]和日益突出的患者为本的临床医学模式[41]，量表使用逐渐在临床中推广，以补充传统病史记录的症状评估。简版 SAQ 由 7 个问题组成，可以在就诊期间或之前完成，有助于提高诊疗效率。由于每次都以同样的方式提出同样的问题，临床医生可获得更多以患者为中心的可重复数据以帮助临床决策，并有助于提高医疗质量和健康状况[40]。经由 SAQ 评估活动耐量、心绞痛发作频率、生活质量等确定的较差健康状况与死亡率升高和因急性冠脉综合征再入院的风险增加相关（图 7.2）[42]。

表 7.4　CCS 心绞痛分级

CCS 心绞痛分级	描述（总结）
Ⅰ	剧烈、快速或长时程运动时出现心绞痛
Ⅱ	日常活动轻度受限
Ⅲ	日常活动显著受限，如行走 1 ～ 2 个街区或爬 1 层楼
Ⅳ	静息时心绞痛

Adapted from Campeau L. Grading of angina pectoris（letter）. Circulation. 1976；54：522-523.

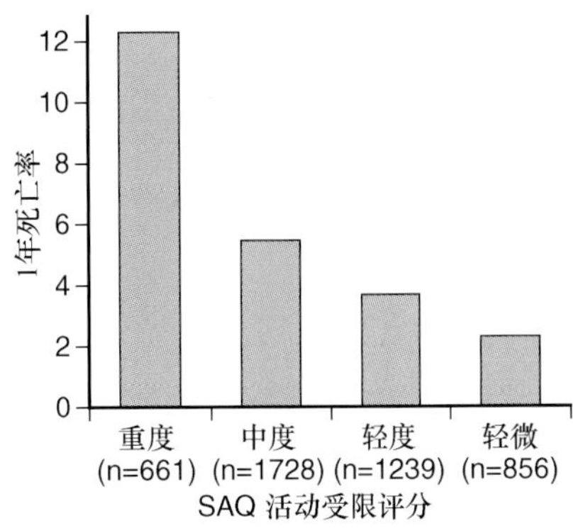

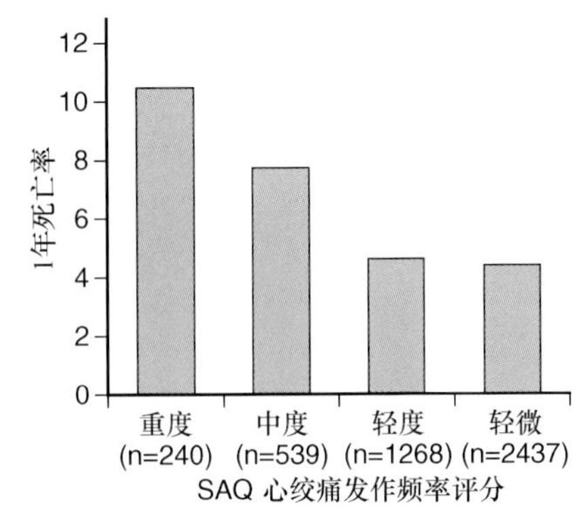

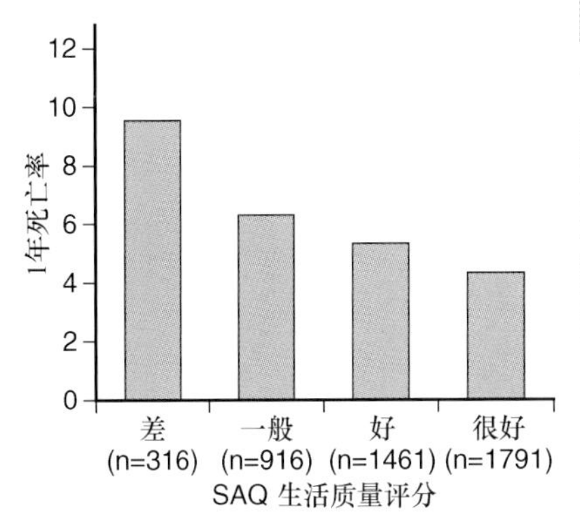

图 7.2　西雅图心绞痛问卷（SAQ）评分的 1 年结果。活动限制、心绞痛发作频率和生活质量等方面的健康状况下降与 CAD 的 1 年死亡率升高有关（Adapted from Spertus JA，Jones P，McDonell M，et al. Health status predicts long-term outcome in outpatients with coronary disease. Circulation. 2002；106：43-49.）

无症状心肌缺血和梗死

在采集慢性 CAD 病史时存在一个重要挑战，即部分严重 CAD 患者可能无任何相关症状或阳性体征。这种无症状心肌缺血或无症状梗死的现象可通过多种检查方式探及，包括动态心电图、运动负荷试验和负荷成像技术等（详见第 29 章）。无症状缺血在有或无已知 CAD 病史的无症状患者中均可出现。

在无已知 CAD 的无症状普通人群中，无症状缺血的患病率为 2% ～ 3%[43-44]。但是，患病率随着年龄和心血管危险因素的增加而显著升高。在巴尔的摩老年人纵向研究中，无症状且表现健康的个体中，无症状性缺血的患病率随着年龄的增长而显著升高[45]，＜ 60 岁的患者无症状性缺血的比例＜ 3%，而＞ 80 岁的患者这一比例＞ 15%。在糖尿病患者中，无症状缺血的风险尤为高。一项纳入 1899 例≤ 60 岁无症状糖尿病患者的意大利多中心研究中，≥ 39% 存在无症状缺血[46]。既往有 CAD 和 MI 病史的患者也可发生无症状缺血 / 梗死。30% ～ 43% 的既往 MI 或心绞痛患者存在无症状缺血[1]。尽管估计有约 1/2 的心绞痛患者可能伴有无症状缺血，但如应用适当的抗缺血治疗，这一比例可能下降到 1/4 ～ 1/3。

合并症评估

除评估上述的患者症状和功能状态外，将慢性 CAD 的合并症和后遗症评估纳入病史采集也尤为重要，有助于优化二级预防。临床医生应询问并记录传统心血管危险因素，如高血压、高脂血症、糖尿病病史、吸烟和饮食 / 运动习惯等。一旦识别到这些可改变的危险因素，临床医生就有可能通过采取一定措施降低未来心血管事件的发生风险。可以借助多种风险评估工具对无已知心血管疾病的患者进行总体风险评估，如 2013 年 ACC/AHA ASCVD 风险模型 MESA 风险评分，动脉粥样硬化多种族研究、Reynold 风险评分以及其他模型[47-49]。对于已确诊慢性 CAD 或其他 ASCVD 的患者，总体风险评估模型尚不完善并且对临床干预的影响尚不明确，因为这些患者已有二级预防的适应证（关于慢性 CAD 患者总体风险评估的讨论见第 27 章）。

在采集病史的过程中应评估慢性 CAD 的潜在后遗症。呼吸困难、端坐呼吸、夜间阵发性呼吸困难和水肿等症状提示可能存在左心功能障碍引起的充血性心力衰竭。心悸或晕厥提示可能存在房性或室性心律失常。据估计，CAD 患者周围血管疾病的患病率比非 CAD 患者高 2 ～ 3 倍[50]；因此，询问间歇性跛行和脑血管疾病的症状对心血管疾病的综合评价具有重要意义。

体格检查

虽然颈动脉、肾动脉或外周动脉狭窄有时可以通过听诊和（或）触诊发现，但由于冠状动脉血流的缓慢充盈主要发生在心室舒张期，因此冠状动脉狭窄无法以同样的方式识别[51]。因此，慢性 CAD 的体格检查主要着眼于分析危险因素和评估 CAD 的后遗症。下文将集中叙述体格检查中需重点评估的慢性 CAD 危险因素、并发症和合并症（表 7.5）。

表 7.5 慢性 CAD 体格检查的重点项目

目标	类别	结果 / 意义
评估危险因素	血压	双上肢压差 > 15 mmHg = 周围动脉疾病和心血管死亡风险增加
	体重	体重指数 > 30 kg/m² = 肥胖
	血脂异常	皮肤黄色瘤 眼睑黄色瘤 角膜弓
	糖尿病	黑棘皮病
		软纤维瘤
	烟草滥用和慢性阻塞性肺疾病	烟草味 牙齿、手指或者指甲染色 皮肤过早起皱 呼气相延长、哮鸣音、呼吸音低
	其他	耳垂折痕（Frank 征）
并发症评估	充血性心力衰竭	颈静脉怒张、可闻及 S_3 和 S_4 最强搏动点移位、肝大、肺 / 外周水肿 缺血性二尖瓣反流 低输出性心力衰竭
	心律失常	异位搏动、心房颤动
	周围动脉疾病	颈动脉杂音 外周脉搏 外周皮肤变色或脱发
评估心绞痛和呼吸困难的其他诱因	主动脉瓣狭窄	收缩晚期杂音 细迟脉
	肥厚型心肌病	随着诱因而变化的递增-递减型收缩期杂音
	肺动脉高压	P_2 亢进、右心部位 S_4、三尖瓣反流、右心室抬举

评估危险因素

高血压和肥胖

准确的血压测量要求患者在测量前休息 5 min，在测量血压时患者双脚着地，双腿不交叉，背部支撑，手臂保持与心脏同水平并测量双上肢血压[52]。双上肢血压相差 ≥ 15 mmHg 常归因于锁骨下动脉狭窄，该体征与外周动脉疾病、脑血管疾病和心血管死亡风险增加相关（HR = 1.7，95% CI 1.1 ～ 2.5）[53]。应测量体重并计算 BMI，肥胖通常定义为 BMI > 30 kg/m²；由于腹型肥胖或内脏脂肪的测量已作为心血管事件发生风险的预测因素（见第 19 章），腰围以及腰臀比等其他指标也可能具有临床意义。尽管肥胖与 CAD 的相关性较弱，但通常建议在慢性 CAD 的治疗中监测和解决肥胖问题[8]。

血脂代谢异常

多种体征特点与血脂代谢异常相关。皮肤黄色瘤（眼睑黄色瘤）由皮肤内局部脂质沉积所致，通常与血脂代谢异常相关（图 7.3 和图 7.4）[54-55]。纠正血脂代谢异常有时可缓解黄色瘤。跟腱黄色瘤是家族遗传

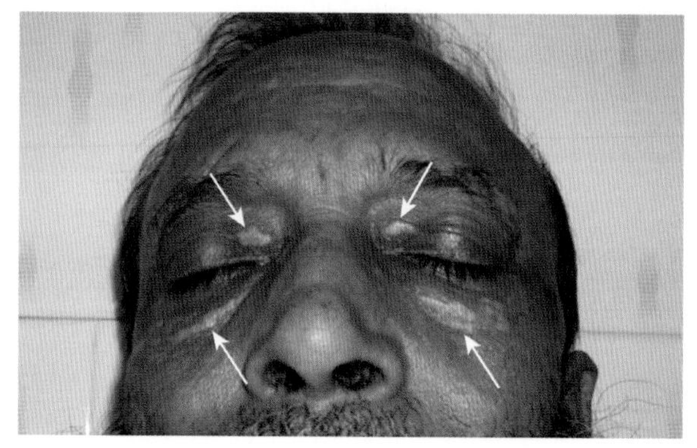

图 7.3 双眼睑上下侧黄色瘤，提示血脂代谢异常可能。（Reproduced from Dwivedi S，Jhamb R. Cutaneous markers of coronary artery disease. World J Cardiol. 2010；2：262-269.）

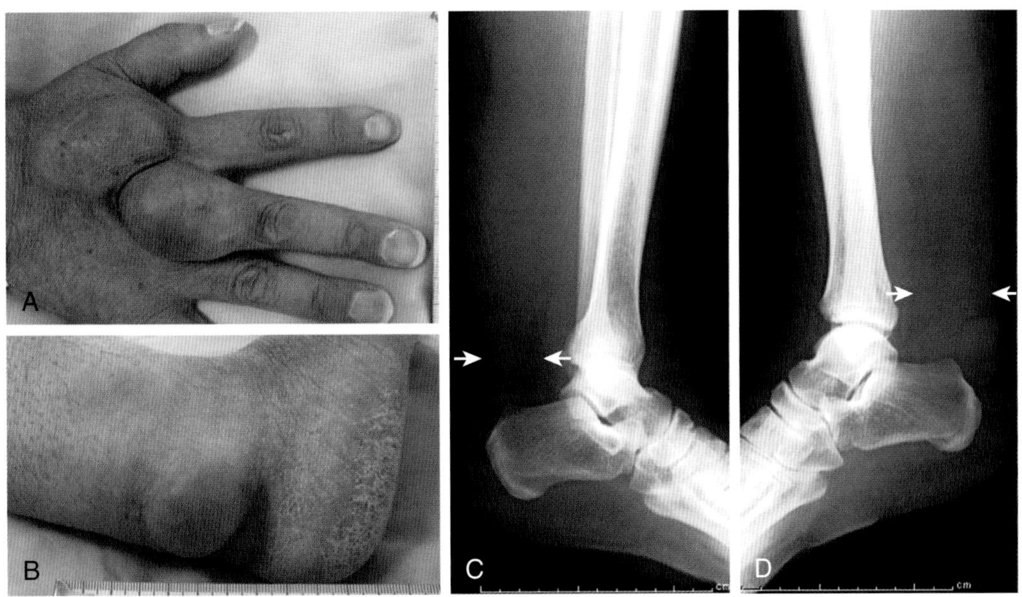

图 7.4 一位家族遗传性高胆固醇血症伴严重 CAD 患者的手部（**A**）和跟腱部（**B**）较大体积的黄色瘤，X 线显示脚踝部位重度跟腱增厚（**C 和 D**）。[Reproduced from Terasaki F，Morita H，Harada-Shiba M，et al. Familial hypercholesterolemia with multiple large tendinous xanthomas and advanced coronary artery atherosclerosis. Intern Med. 2013；52（5）：577-581.]

性高胆固醇血症的一种特征性病理表现，且跟腱黄色瘤的程度和范围与心血管疾病的发生风险相关[56-57]。

角膜弓是由富含脂质的物质于角膜外周沉积形成，无须裂隙灯检查即可由肉眼识别（图 7.5）。角膜弓提示有血脂代谢异常，并在一些小规模研究中被认定为动脉粥样硬化的标志；但更大规模和更为严格的研究分析（如纳入超过 23 000 例的 Framingham 心脏研究）发现，在校正年龄和性别后，心血管不良事件的风险并未显著增加（HR = 1.17；95% CI 0.94 ～ 1.47，P = 0.16）[58-59]。

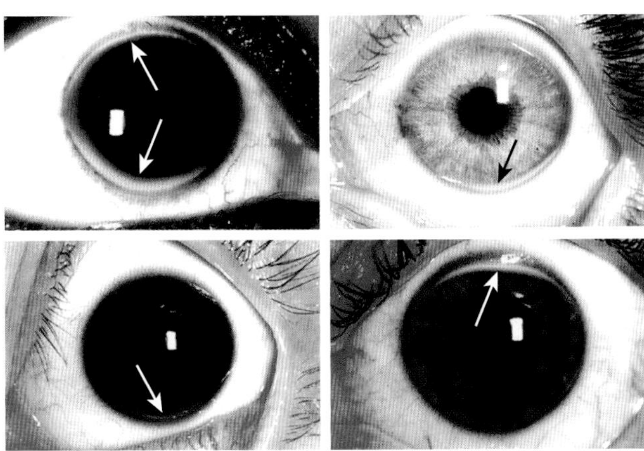

图 7.5 角膜弓。 弧形沉积物常始于虹膜的 6 点和 12 点位置，并沿圆周方向进展。（Reproduced from Zech LA Jr，Hoeg JM. Correlating corneal arcus with atherosclerosis in familial hypercholesterolemia. Lipids Health Dis. 2008；7：7.）

糖尿病和胰岛素抵抗

黑棘皮病表现为皮肤变黑和变厚（色素性角化过度），通常发生在颈部和屈肌表面（图 7.6）。它通常与肥胖和胰岛素抵抗相关，也可罕见于恶性肿瘤及其

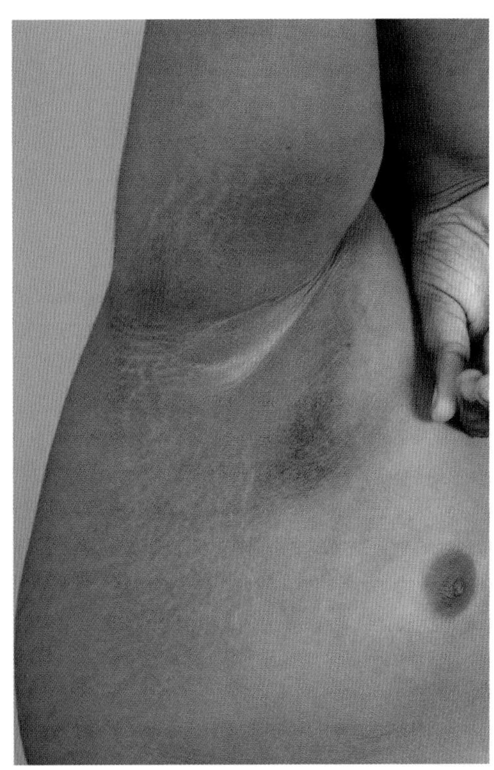

图 7.6 腋下黑棘皮病。 黑棘皮病与胰岛素抵抗和糖尿病相关。（From Couper J，Jones TW. Diabetes In：South M，ed：Practical Paediatrics，7th ed. London：Elsevier Ltd. 2012；687-695.）

他综合征。减肥可改善肥胖患者的黑棘皮病。皮赘又称为软纤维瘤，为好发于颈部、腋窝和腹股沟的良性带蒂息肉，与糖尿病和代谢异常相关。在一项匹配年龄、性别和BMI的病例对照研究中发现，有≥3个软纤维瘤者糖尿病的患病率较无软纤维瘤患者高3倍（23.1% *vs.* 8.5%，$P=0.005$）[61]。与黑棘皮病相比，存在多个软纤维瘤（≥8个）对于识别胰岛素抵抗和糖代谢异常的敏感性更高（尽管特异性较低）[62]。

烟草滥用和慢性阻塞性肺疾病

由于持续的烟草滥用可增加心血管事件再次发生的风险，并且部分患者可能试图隐瞒吸烟史[63]，故获得吸烟相关体征可为向患者强调戒烟重要性以降低CAD风险提供机会。牙齿、手指和（或）指甲上的尼古丁染色、烟草味或皮肤提早出现皱纹都可提示现在/既往吸烟。此外，有研究指出慢性阻塞性肺疾病是心血管死亡的危险因素[64]。体格检查中发现呼气时间延长、哮鸣音和呼吸音低可能提示潜在的慢性阻塞性肺疾病。

其他体征

部分研究提出耳垂折痕（又称Frank征，图7.7）[66]是增加慢性CAD患病风险的潜在标志[67]。一项2014年发表的纳入37项临床研究共31 000余例患者的meta分析结果显示，耳垂折痕用于诊断CAD的总敏感性为62%（95% CI 0.56～0.67），总特异性为67%（95% CI 0.61～0. 73），OR为3.27（95% CI 2.47～4.32）[68]。这种相关性的机制目前尚不清楚。耳垂折痕和CAD的患病率均随着年龄和糖尿病的增加而增加；然而，即使在校正了人口统计学和传统危险因素后，部分研究仍指出耳垂折痕与CAD独立相关[66]。先前的研究人员推测，这两种血管床都可能发生类似的动脉粥样硬化过程。耳垂的这些血管变化可能导致弹性纤维的过早破坏，从而形成可见的折痕[66]。

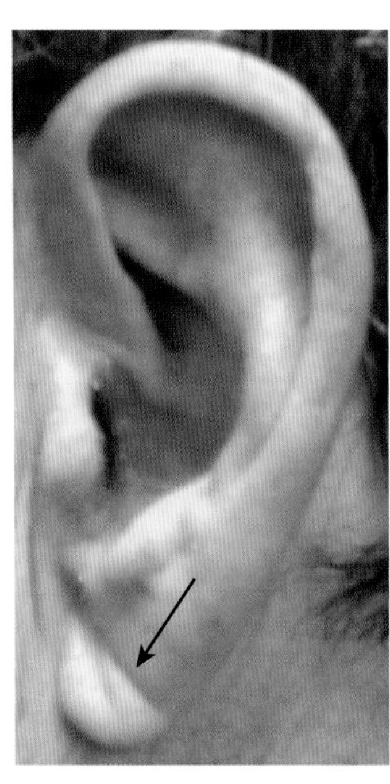

图7.7　耳垂折痕（又称Frank征）是CAD风险增加的潜在标志。（Reproduced from Shmilovich H，Cheng VY，Rajani R，et al. Relation of diagonal ear lobe crease to the presence，extent，and severity of coronary artery disease determined by coronary computed tomography angiography. Am J Cardiol. 2012；109：1283-1287.）

心力衰竭

一项1986—2005年纳入超过25 000例收缩性心力衰竭患者的多中心试验发现，CAD是62%患者心力衰竭的诱因[69]。有研究指出，CAD也可能是约2/3舒张性心力衰竭患者的诱因之一[70]。因此，对CAD患者进行心力衰竭相关的体格检查是必要的，体格检查内容应包括评估颈静脉怒张、S_3和S_4、搏动最强点的位移、肝大和肺水肿/外周水肿。慢性CAD还可以引起慢性缺血性二尖瓣反流从而导致心力衰竭，这种反流听诊时常可闻及向心尖部或腋窝放射的全收缩期杂音。无论慢性CAD导致心力衰竭的机制如何，检查者应警惕晚期心力衰竭的发展，主要表现为由于心输出量降低和灌注不足导致的低血压、脉压降低、静息性心动过速、四肢厥冷等，若不及时处理，预后极差。

心律失常

慢性缺血性心脏病患者可发现多种房性和室性心律失常，包括室性期前收缩（室性早搏）、心房颤动、室性心动过速/心室颤动、不同程度的传导阻滞等。体格检查发现节律不规整和严重心动过缓或心动过速时需尽快完善12导联心电图等检查进一步评估。

心脏听诊和触诊

由于主动脉瓣狭窄、肥厚型心肌病和肺动脉高压等均可能以心绞痛和呼吸困难为首发症状，因此通过听诊和触诊行鉴别诊断尤为重要。严重主动脉瓣狭窄的典型特征是可闻及收缩中晚期向颈部传导的杂音，伴细迟脉及A_2减弱。肥厚型心肌病可表现为明显的递增-递减型收缩期杂音，且在做Valsalva动作和站立位时增强，蹲位时减弱，这是由于对左心室流出道阻塞程度的动态变化。部分患者可能闻及二尖瓣收缩期前向运动引起的二尖瓣反流产生的杂音。肺动脉高压患者可表现为 P_2 亢进、右心部位 S_4、三尖瓣反流杂音或胸部触诊时右心室抬举[71]。

周围动脉疾病

15% ～ 40% 的 CAD 患者同时存在周围动脉疾病[72]。因此，检查慢性 CAD 患者的非冠状动脉粥样硬化证据同样很重要。考虑到颈动脉杂音与动脉粥样硬化性心血管事件发生风险存在相关性，尽管不需要明确至具体位置，但仍需听诊识别[73]。仅凭腹部触诊不能诊断或排除动脉瘤，因为其敏感性和特异性均较差[74]。应常规检查外周动脉搏动（如桡动脉、股动脉、足背动脉和胫骨后动脉），脉搏减弱，以及皮肤变色、脱发或皮肤斑点等均提示可能存在周围动脉疾病。

结论

在病史采集与体格检查中，临床医生具有采集并分类大量客观信息和临床发现，以形成对 CAD 诊断、严重程度、合并症与并发症的精准评估，同时建立良好的医患关系的艰巨任务。由于日益受限于接诊时间及现有医疗中心配备等问题，每次医患接触对医生和患者来说都是机遇与挑战。采用已有模型整合人口统计学、症状、危险因素等信息，结合医生对症状预测价值的经验判断（而非仅依赖典型心绞痛症状），均有助于大幅提升预估 CAD 发生率的精准度。在采集病史和体格检查过程中评估症状负荷、身体功能、合并症以及并发症监测是制订优化 CAD 患者生活质量及临床结局的综合方案的先决条件。

参考文献

1. Cohn PF, Fox KM, Daly C: Silent myocardial ischemia, *Circulation* 108:1263–1277, 2003.
2. Diamond GA, Forrester JS: Analysis of probability as an aid in the clinical diagnosis of coronary-artery disease, *N Engl J Med* 300:1350–1358, 1979.
3. Kerse N, Buetow S, Mainous III AG, et al.: Physician-patient relationship and medication compliance: a primary care investigation, *Ann Fam Med* 2:455–461, 2004.
4. Crea F, Gaspardone A, Kaski JC, et al.: Relation between stimulation site of cardiac afferent nerves by adenosine and distribution of cardiac pain: results of a study in patients with stable angina, *J Am Coll Cardiol* 20:1498–1502, 1992.
5. Lee TH, Cook EF, Weisberg M, et al.: Acute chest pain in the emergency room. Identification and examination of low-risk patients, *Arch Intern Med* 145:65–69, 1985.
6. Marcus GM, Cohen J, Varosy PD, et al.: The utility of gestures in patients with chest discomfort, *Am J Med* 120:83–89, 2007.
7. Deanfield JE, Shea M, Kensett M, et al.: Silent myocardial ischaemia due to mental stress, *Lancet* 2:1001–1005, 1984.
8. Fihn SD, Gardin JM, Abrams J, et al.: 2012 ACCF/AHA/ACP/AATS/PCNA/SCAI/STS Guideline for the diagnosis and management of patients with stable ischemic heart disease: a report of the American College of Cardiology Foundation/American Heart Association Task Force on Practice Guidelines, and the American College of Physicians, American Association for Thoracic Surgery, Preventive Cardiovascular Nurses Association, Society for Cardiovascular Angiography and Interventions, and Society of Thoracic Surgeons, *J Am Coll Cardiol* 60:e44–e164, 2012.
9. Canto JG, Fincher C, Kiefe CI, et al.: Atypical presentations among Medicare beneficiaries with unstable angina pectoris, *Am J Cardiol* 90:248–253, 2002.
10. Amsterdam EA, Wenger NK, Brindis RG, et al.: 2014 AHA/ACC Guideline for the Management of Patients with Non-ST-Elevation Acute Coronary Syndromes: a report of the American College of Cardiology/American Heart Association Task Force on Practice Guidelines, *J Am Coll Cardiol* 64:e139–228, 2014.
11. Henrikson CA, Howell EE, Bush DE, et al.: Chest pain relief by nitroglycerin does not predict active coronary artery disease, *Ann Intern Med* 139:979–986, 2003.
12. Swap CJ, Nagurney JT: Value and limitations of chest pain history in the evaluation of patients with suspected acute coronary syndromes, *JAMA* 294:2623–2629, 2005.
13. McGee S: Simplifying likelihood ratios, *J Gen Intern Med* 17:646–649, 2002.
14. Servi RJ, Skiendzielewski JJ: Relief of myocardial ischemia pain with a gastrointestinal cocktail *Am J Emerg Med* 3:208–209, 1985.
15. Wrenn K, Slovis CM, Gongaware J: Using the "GI cocktail": a descriptive study, *Ann Emerg Med* 26:687–690, 1995.
16. Arnold JR: Blockpnea and silent myocardial ischemia, *Am J Cardiol* 90:346, 2002.
17. Douglas PS, Ginsburg GS: The evaluation of chest pain in women, *N Engl J Med* 334:1311–1315, 1996.
18. Tamura A, Naono S, Torigoe K, et al.: Gender differences in symptoms during 60-second balloon occlusion of the coronary artery, *Am J Cardiol* 111:1751–1754, 2013.
19. Pepine CJ, Balaban RS, Bonow RO, et al.: Women's Ischemic Syndrome Evaluation: current status and future research directions: report of the National Heart, Lung and Blood Institute workshop: October 2–4, 2002: Section 1: diagnosis of stable ischemia and ischemic heart disease, *Circulation* 109:e44–e46, 2004.
20. Cannon III RO, Camici PG, Epstein SE: Pathophysiological dilemma of syndrome X, *Circulation* 85:883–892, 1992.
21. Kaski JC, Rosano GM, Collins P, et al.: Cardiac syndrome X: clinical characteristics and left ventricular function. Long-term follow-up study, *J Am Coll Cardiol* 25:807–814, 1995.
22. Philpott S, Boynton PM, Feder G, et al.: Gender differences in descriptions of angina symptoms and health problems immediately prior to angiography: the ACRE study. Appropriateness of Coronary Revascularisation study, *Soc Sci Med* 52:1565–1575, 2001.
23. Kreatsoulas C, Shannon HS, Giacomini M, et al.: Reconstructing angina: cardiac symptoms are the same in women and men, *JAMA Intern Med* 173:829–831, 2013.
24. Canto JG, Goldberg RJ, Hand MM, et al.: Symptom presentation of women with acute coronary syndromes: myth vs reality, *Arch Intern Med* 167:2405–2413, 2007.
25. Hemingway H, Langenberg C, Damant J, et al.: Prevalence of angina in women versus men: a systematic review and meta-analysis of international variations across 31 countries, *Circulation* 117:1526–1536, 2008.
26. Kimble LP, McGuire DB, Dunbar SB, et al.: Gender differences in pain characteristics of chronic stable angina and perceived physical limitation in patients with coronary artery disease, *Pain* 101:45–53, 2003.
27. McNeer JF, Margolis JR, Lee KL, et al.: The role of the exercise test in the evaluation of patients for ischemic heart disease, *Circulation* 57:64–70, 1978.
28. Myers J, Prakash M, Froelicher V, et al.: Exercise capacity and mortality among men referred for exercise testing, *N Engl J Med* 346:793–801, 2002.
29. Hung RK, Al-Mallah MH, McEvoy JW, et al.: Prognostic value of exercise capacity in patients with coronary artery disease: the FIT (Henry Ford ExercIse Testing) project, *Mayo Clin Proc* 89:1644–1654, 2014.
30. Chaitman BR, Bourassa MG, Davis K, et al.: Angiographic prevalence of high-risk coronary artery disease in patient subsets (CASS), *Circulation* 64:360–367, 1981.
31. Genders TS, Steyerberg EW, Alkadhi H, et al.: A clinical prediction rule for the diagnosis of coronary artery disease: validation, updating, and extension, *Eur Heart J* 32:1316–1330, 2011.
32. Pryor DB, Harrell Jr FE, Lee KL, et al.: Estimating the likelihood of significant coronary artery disease, *Am J Med* 75:771–780, 1983.
33. Shaw LJ, Bairey Merz CN, Pepine CJ, et al.: Insights from the NHLBI-Sponsored Women's Ischemia Syndrome Evaluation (WISE) Study: Part I: gender differences in traditional and novel risk factors, symptom evaluation, and gender-optimized diagnostic strategies, *J Am Coll Cardiol* 47:S4–S20, 2006.
34. Cheng VY, Berman DS, Rozanski A, et al.: Performance of the traditional age, sex, and angina typicality-based approach for estimating pretest probability of angiographically significant coronary artery disease in patients undergoing coronary computed tomographic angiography: results from the multinational coronary CT angiography evaluation for clinical outcomes: an international multicenter registry (CONFIRM), *Circulation* 124:2423–2432, 2011. 1–8.
35. Braunwald E: Unstable angina. A classification, *Circulation* 80:410–414, 1989.
36. Campeau L: Grading of angina pectoris [letter], *Circulation* 54:522–523, 1976.
37. Thompson DR, Yu CM: Quality of life in patients with coronary heart disease—I: assessment tools, *Health Qual Life Outcomes* 1:42, 2003.
38. Ware Jr JE, Sherbourne CD: The MOS 36-item short-form health survey (SF-36). I. Conceptual framework and item selection, *Medical Care* 30:473–483, 1992.
39. Spertus JA, Winder JA, Dewhurst TA, et al.: Development and evaluation of the Seattle Angina Questionnaire: a new functional status measure for coronary artery disease, *J Am Coll Cardiol* 25:333–341, 1995.
40. Chan PS, Jones PG, Arnold SA, et al.: Development and validation of a short version of the Seattle Angina Questionnaire, *Circ Cardiovasc Qual Outcomes* 7:640–647, 2014.
41. Barry MJ, Edgman-Levitan S: Shared decision making—pinnacle of patient-centered care, *N Engl J Med* 366:780–781, 2012.
42. Spertus JA, Jones P, McDonell M, et al.: Health status predicts long-term outcome in outpatients with coronary disease, *Circulation* 106:43–49, 2002.
43. Froelicher VF, Thompson AJ, Longo Jr MR, et al.: Value of exercise testing for screening asymptomatic men for latent coronary artery disease, *Prog Cardiovasc Dis* 18:265–276, 1976.
44. Thaulow E, Erikssen J, Sandvik L, et al.: Initial clinical presentation of cardiac disease in asymptomatic men with silent myocardial ischemia and angiographically documented coronary artery disease (the Oslo Ischemia Study), *Am J Cardiol* 72:629–633, 1993.
45. Fleg JL, Gerstenblith G, Zonderman AB, et al.: Prevalence and prognostic significance of exercise-induced silent myocardial ischemia detected by thallium scintigraphy and electrocardiography in asymptomatic volunteers, *Circulation* 81:428–436, 1990.
46. Scognamiglio R, Negut C, Ramondo A, et al.: Detection of coronary artery disease in asymptomatic patients with type 2 diabetes mellitus, *J Am Coll Cardiol* 47:65–71, 2006.
47. Goff Jr DC, Lloyd-Jones DM, Bennett G, et al.: 2013 ACC/AHA guideline on the assessment of cardiovascular risk: a report of the American College of Cardiology/American Heart Association Task Force on Practice Guidelines, *Circulation* 129:S49–S73, 2014.
48. McClelland RL, Jorgensen NW, Budoff M, et al.: 10-year coronary heart disease risk prediction using coronary artery calcium and traditional risk factors: derivation in the MESA (Multi-Ethnic Study of Atherosclerosis) with validation in the HNR (Heinz Nixdorf Recall) Study and the DHS (Dallas Heart Study), *J Am Coll Cardiol* 66:1643–1653, 2015.
49. Ridker PM, Buring JE, Rifai N, et al.: Development and validation of improved algorithms for the assessment of global cardiovascular risk in women: the Reynolds Risk Score, *JAMA* 297:611–619, 2007.
50. Criqui MH, Denenberg JO, Langer RD, et al.: The epidemiology of peripheral arterial disease: importance of identifying the population at risk, *Vasc Med* 2:221–226, 1997.
51. Bache RJ, Cobb FR: Effect of maximal coronary vasodilation on transmural myocardial perfusion during tachycardia in the awake dog, *Circ Res* 41:648–653, 1977.
52. Pickering TG, Hall JE, Appel LJ, et al.: Recommendations for blood pressure measurement in humans and experimental animals: part 1: blood pressure measurement in humans: a statement for professionals from the Subcommittee of Professional and Public Education of the American Heart Association Council on High Blood Pressure Research, *Circulation* 111:697–716, 2005.
53. Clark CE, Taylor RS, Shore AC, et al.: Association of a difference in systolic blood pressure between arms with vascular disease and mortality: a systematic review and meta-analysis, *Lancet* 379:905–

914, 2012.
54. Cruz Jr PD, East C, Bergstresser PR: Dermal, subcutaneous, and tendon xanthomas: diagnostic markers for specific lipoprotein disorders, *J Am Acad Dermatol* 19:95–111, 1988.
55. Dwivedi S, Jhamb R: Cutaneous markers of coronary artery disease, *World J Cardiol* 2:262–269, 2010.
56. Zech Jr LA, Hoeg JM: Correlating corneal arcus with atherosclerosis in familial hypercholesterolemia, *Lipids Health Dis* 7:7, 2008.
57. Oosterveer DM, Versmissen J, Yazdanpanah M, et al.: Differences in characteristics and risk of cardiovascular disease in familial hypercholesterolemia patients with and without tendon xanthomas: a systematic review and meta-analysis, *Atherosclerosis* 207:311–317, 2009.
58. Fernandez A, Sorokin A, Thompson PD: Corneal arcus as coronary artery disease risk factor, *Atherosclerosis* 193:235–240, 2007.
59. Fernandez AB, Keyes MJ, Pencina M, et al.: Relation of corneal arcus to cardiovascular disease (from the Framingham Heart Study data set), *Am J Cardiol* 103:64–66, 2009.
60. Schilling WH, Crook MA: Cutaneous stigmata associated with insulin resistance and increased cardiovascular risk, *Int J Dermatol* 53:1062–1069, 2014.
61. Rasi A, Soltani-Arabshahi R, Shahbazi N: Skin tag as a cutaneous marker for impaired carbohydrate metabolism: a case-control study, *Int J Dermatol* 46:1155–1159, 2007.
62. Sudy E, Urbina F, Maliqueo M, et al.: Screening of glucose/insulin metabolic alterations in men with multiple skin tags on the neck, *J Dtsch Dermatol Ges* 6:852–855, 2008.
63. Stuber J, Galea S: Who conceals their smoking status from their health care provider? *Nicotine Tob Res* 11:303–307, 2009.
64. Sin DD, Wu L, Man SF: The relationship between reduced lung function and cardiovascular mortality: a population-based study and a systematic review of the literature, *Chest* 127: 1952–1959, 2005.
65. Broekhuizen BD, Sachs AP, Oostvogels R, et al.: The diagnostic value of history and physical examination for COPD in suspected or known cases: a systematic review, *Fam Pract* 26: 260–268, 2009.
66. Shmilovich H, Cheng VY, Rajani R, et al.: Relation of diagonal ear lobe crease to the presence, extent, and severity of coronary artery disease determined by coronary computed tomography angiography, *Am J Cardiol* 109:1283–1287, 2012.
67. Griffing G: Images in clinical medicine. Frank's sign, *N Engl J Med* 370:e15, 2014.
68. Lucenteforte E, Romoli M, Zagli G, et al.: Ear lobe crease as a marker of coronary artery disease: a meta-analysis, *Intl J Cardiol* 175:171–175, 2014.
69. Gheorghiade M, Sopko G, De Luca L, et al.: Navigating the crossroads of coronary artery disease and heart failure, *Circulation* 114:1202–1213, 2006.
70. Vasan RS, Benjamin EJ, Levy D: Prevalence, clinical features and prognosis of diastolic heart failure: an epidemiologic perspective, *J Am Coll Cardiol* 26:1565–1574, 1995.
71. Colman R, Whittingham H, Tomlinson G, et al.: Utility of the physical examination in detecting pulmonary hypertension. A mixed methods study, *PloS One* 9, 2014: e108499.
72. Dieter RS, Tomasson J, Gudjonsson T, et al.: Lower extremity peripheral arterial disease in hospitalized patients with coronary artery disease, *Vasc Med* 8:233–236, 2003.
73. Wolf PA, Kannel WB, Sorlie P, et al.: Asymptomatic carotid bruit and risk of stroke. The Framingham study, *JAMA* 245:1442–1445, 1981.
74. Lederle FA, Simel DL: The rational clinical examination. Does this patient have abdominal aortic aneurysm? *JAMA* 281:77–82, 1999.

8 血脂检测

Anand Rohatgi
公绪合 译

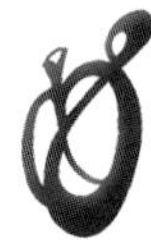

引言

动脉壁中的动脉粥样硬化斑块是 MI 和缺血性卒中的病理基质，它与从循环沉积到内膜下的氧化脂质密切相关，引发局部炎症、巨噬泡沫细胞的形成和平滑肌细胞募集的恶性循环。对循环中血脂的检测不仅有助于了解动脉粥样硬化性心血管疾病（ASCVD）的病理生理学，而且能够改进 ASCVD 的风险预测和治疗。

传统脂蛋白检测

脂蛋白的 3 大类分别是低密度脂蛋白（LDL）、极低密度脂蛋白（VLDL）和高密度脂蛋白（HDL）[1]。载脂蛋白 B（ApoB）是致动脉粥样硬化的脂蛋白［包括 LDL、VLDL、中间密度脂蛋白（intermediate-density lipoprotein，IDL）、脂蛋白（a）［Lp（a）］和乳糜微粒］的主要成分，它作为 LDL 受体的主要配体，以及动脉巨噬细胞和其他组织类型中的清道夫受体。LDL 胆固醇（LDL-C）是含有 ApoB 最丰富的脂质，占血清总胆固醇的 60%～70%。VLDL 由甘油三酯和大多数其他含 ApoB 的致动脉粥样硬化的胆固醇组成。IDL 类似于 LDL，也含有 ApoB 和甘油三酯。乳糜微粒是非常大的颗粒，携带膳食中的胆固醇和甘油三酯，并将其从肠道运输到肝。相反，HDL 胆固醇（HDL-C）含有载脂蛋白 A-Ⅰ（apolipoprotein A-Ⅰ，ApoA-Ⅰ），被认为是动脉硬化的保护性因素，占血清总胆固醇的 20%～30%。总胆固醇、HDL-C 和甘油三酯可直接用酶法测定，LDL-C 通常使用 Friedewald 公式计算（图 8.1）[2]。所有致动脉粥样硬化的脂蛋白可被看作非 HDL-C，通过从总胆固醇含量中减去 HDL-C 来简单计算（图 8.1）[3]。

总胆固醇和低密度脂蛋白胆固醇

人类遗传学研究和干预研究显示，LDL-C（或总胆固醇）水平与既往没有 ASCVD 的患者新发

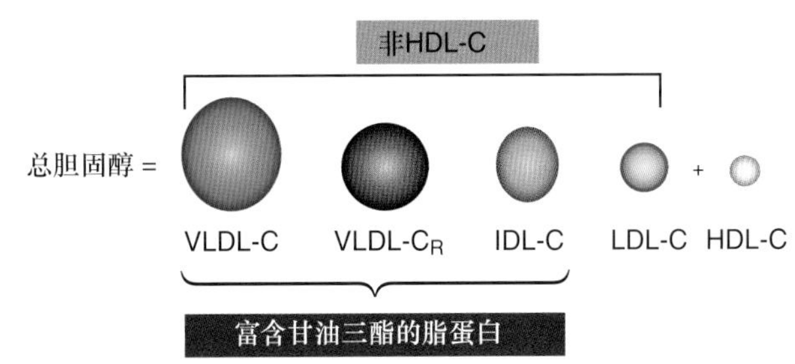

图 8.1 LDL-C 和非 HDL-C 的计算。在用于计算 LDL-C 的 Friedewald 公式中，如果单位使用 mg/dl，甘油三酯除以 5，如果单位使用 mmol/L，则除以 2.22。［Data from Friedewald WT，Levy RI，Fredrickson DS. Estimation of the concentration of lowdensity lipoprotein cholesterol in plasma，without use of the preparative ultracentrifuge. Clin Chem. 1972；18（6）：499-502 and Grundy SM，Cleeman JI，Merz CN，et al. Implications of recent clinical trials for the National Cholesterol Education Program Adult Treatment Panel III guidelines. Circulation. 2004；110：227-239.］

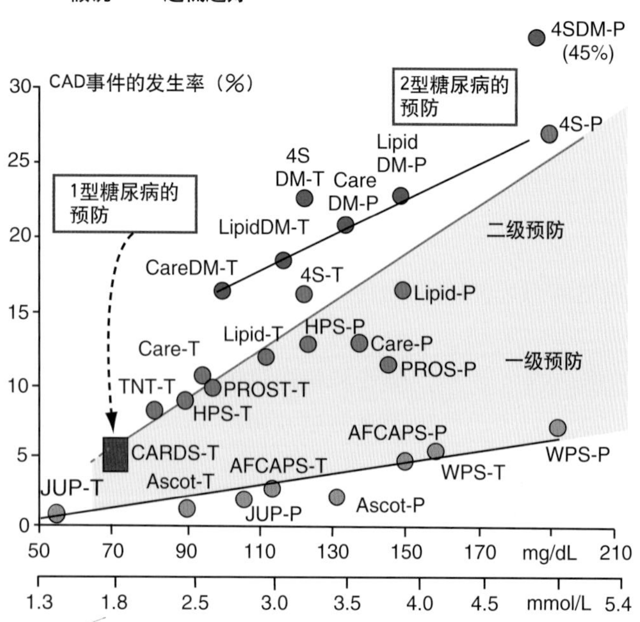

图 8.2　他汀类药物试验中低密度脂蛋白胆固醇（LDL-C）与冠状动脉疾病的对数线性关系。（Figure Opie LH，2012；modified from Fisher M. Diabetes and atherogenesis. Heart. 2004；90：336-340 by addition of new trials. As modified in Opie LH，Gersh BJ. Drugs for the Heart. 8th ed. Philadelphia：Elsevier；2013：411.）

ASCVD 和已确诊缺血性心脏病的患者复发绝对相关（图 8.2）[4-5]。研究表明，LDL-C 维持在 100 mg/dl（2.6 mmol/L）[或总胆固醇< 150 mg/dl（3.9 mmol/L）]的人群没有动脉粥样硬化斑块和明显的 CVD 临床表现[6]。LDL-C > 190 mg/dl（4.9 mmol/L）提示遗传性疾病（如家族性高胆固醇血症），并且 ASCVD 的短期风险增加[7]。直接检测的总胆固醇是既往胆固醇研究中的主要脂质。目前美国和欧洲 ASCVD 风险计算公式主要使用总胆固醇作为致动脉粥样硬化的脂蛋白的指标[3, 7]。通过各种干预可降低总胆固醇和 LDL-C 水平，包括减少膳食中反式脂肪和饱和脂肪的摄入量、增加可溶性纤维的摄入量和药物治疗[如他汀类药物、胆汁酸螯合剂、烟酸、胆固醇吸收抑制剂和蛋白质原转换酶枯草杆菌蛋白酶 /kexin 9 型（PCSK9）抑制剂（表 8.1）][8]。

高密度脂蛋白胆固醇

HDL-C 是动脉粥样硬化风险评分计算的另一种脂质成分。观察性研究显示低水平 HDL-C（< 40 mg/dl）（1 mmol/L）和 ASCVD 风险增加相关（图 8.3）[9]。HDL-C 水平受遗传因素作用，在女性和非洲裔人群中通常较高。低水平的 HDL-C 与吸烟、胰岛素抵抗、高甘油三酯血症和缺乏运动有关[10]。男性 HDL-C 水平< 40 mg/dl（1 mmol/L），女性< 50 mg/dl（1.3 mmol/L）是 ASCVD 的主要风险标志物；但是将 HDL-C 作为治疗目标的证据仍然不足[3-7]。增加 HDL-C 的生活方式包括戒烟、减肥、减少碳水化合物摄入、增加运动量和适度饮酒[8]。烟酸是临床上最有效的药物，可提高 HDL-C 水平，在服用贝特类药物和他汀类药物的基础上，烟酸具有一定升高

表 8.1　高血脂的干预措施

降脂药物	LDL-C	非 HDL-C	HDL-C	甘油三酯	Lp(a)
他汀类药物	↓ 18% ~ 55%	↓ 15% ~ 51%	↑ 5% ~ 15%	↓ 7% ~ 30%	⟷
胆汁酸螯合剂	↓ 15% ~ 30%	↓ 4% ~ 16%	↑ 3% ~ 5%	↑ 0% ~ 10%	
胆固醇吸收抑制剂	↓ 13% ~ 20%	↓ 14% ~ 19%	↑ 3% ~ 5%	↓ 5% ~ 11%	
PCSK9 抑制剂	↓ 61% ~ 62%	↓ 52%	↑ 5% ~ 7%	↓ 12% ~ 17%	↓ 25%
反义 ApoB	↓ 25% ~ 37%	↑ 2% ~ 15%	↓ 9% ~ 26%	↓ 21% ~ 33%	
MTP 抑制剂	↓ 44% ~ 50%	↓ 44% ~ 50%	↓ 12% ~ 11%	↓ 29% ~ 45%	↓ 15% ~ 19%
烟酸	↓ 5% ~ 25%	↓ 8% ~ 23%	↑ 15% ~ 35%	↓ 20% ~ 50%	↓ 20% ~ 40%
纤维酸类药物	↓ 5% ~ 120%	↓ 5% ~ 19%	↑ 10% ~ 20%	↓ 20% ~ 50%	
长链 ω-3 脂肪酸	↓ 6% ~ 125%	↓ 5% ~ 14%	↓ 5% ~ 17%	↓ 19% ~ 44%	

HDL-C，高密度脂蛋白胆固醇；LDL-C，低密度脂蛋白胆固醇；Lp，脂蛋白；MTP，微粒体甘油三酯转运蛋白；PCSK9，蛋白质原转换酶枯草杆菌蛋白酶 /kexin 9 型

Adapted from Jacobson TA，Ito MK，Maki KC，et al. National Lipid Association recommendations for patient-centered management of dyslipidemia：part 1—executive summary. J Clin Lipidol. 2014；8（5）：473.488.

HDL-C 的效果（表 8.1）[19]。虽然如上所述，但提高 HDL-C 水平尚未被证明能够改善 ASCVD 结局事件[33-34]。

甘油三酯

甘油三酯是一种脂肪酸，其包含大部分人体储存的脂肪及来源于膳食和脂肪库代谢的脂肪成分。空腹甘油三酯水平＞ 150 mg/dl（1.7 mmol/L）被认为是血脂异常，是代谢综合征的一个组成部分。高甘油三酯血症定义为空腹水平＞ 200 mg/dl（2.3 mmol/L），其与 ASCVD 风险增加有关[11]。甘油三酯水平增加反映了循环中富含甘油三酯的脂蛋白浓集，其中以 VLDL 最常见，其次是 IDL 和乳糜微粒[11]。

高甘油三酯与 ASCVD 风险的相关性一直存在争议。部分研究显示，校正 HDL-C 和非 HDL-C 水平后，减弱了甘油三酯与 ASCVD 事件之间的相关性，但并不是所有的研究都得出这样的结论[11]。相反，孟德尔随机化法的研究表明，富含甘油三酯的脂蛋白或其残留物增加了缺血性心脏病的风险[12-15]。甘油三酯水平升高与动脉粥样硬化相关，包括胆固醇浓集富含甘油三酯的脂蛋白、小而密的 LDL 颗粒增加和 HDL-C 减低，这也可能导致高甘油三酯血症的风险增加，尤其是在代谢综合征或糖尿病患者中[16]。女性高甘油三酯的 ASCVD 风险似乎比男性高得多[16-17]。

高脂饮食后甘油三酯水平会显著上升；因此，通常建议检测空腹甘油三酯水平；然而，非空腹甘油三酯水平＞ 200 mg/dl（2.3 mmol/L）也与 ASCVD 风险增加有关，可能比空腹水平能够更好地预测 ASCVD 风险（图 8.4）[18]。事实上，上文提到的多项孟德尔随机化法研究评估了非空腹甘油三酯水平，并证实其与缺血性心脏病之间存在因果关系。非空腹甘油三酯水平升高反映了循环中致动脉粥样硬化的富含甘油三酯的脂蛋白暴露增加。

低水平 HDL-C 一样，高甘油三酯血症也可见于高血糖和胰岛素抵抗、肥胖、酒精摄入、缺乏运动和大量摄入碳水化合物的情况下。当甘油三酯水平＞ 400 mg/dl（4.5 mmol/L）时，富含甘油三酯的脂蛋白（如 VLDL 和 IDL）的水平升高，计算出的 LDL-C 则不能反映真实水平。因此，当甘油三酯＞ 200 ～ 400 mg/dl（2.3 ～ 4.5 mmol/L）时，应计算非 HDL-C 水平[3, 19]。

贝特类、高剂量烟酸和高剂量 ω-3 脂肪酸是最有效的降甘油三酯低药物（表 8.1）[19]。大多数其他类型降脂药物能够适度降低甘油三酯水平，但胆汁酸螯合剂可升高甘油三酯水平。靶向降低甘油三酯水平以降低 ASCVD 风险的证据尚不一致[16]。在两项随机对照试验中，单用他汀类药物相比，他汀类药物联合非诺贝特治疗并未改善预后[19a-19b]，但

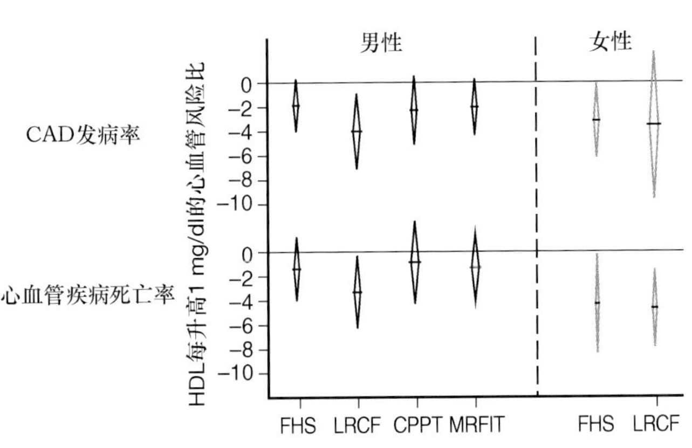

图 8.3 高密度脂蛋白（HDL）胆固醇与冠状动脉疾病风险。结果来源于 4 项美国队列研究。CPPT，冠状动脉疾病一级预防试验；FHS，Framingham 心脏研究；LRCF，脂质研究诊所患病率随访研究；MRFIT，多重危险因素干预试验。（Adapted from Gordon DJ，Probstfield JL，Garrison RJ，et al. High density lipoprotein cholesterol and cardiovascular disease. Four prospective American studies. Circulation. 1989；79：8-15.）

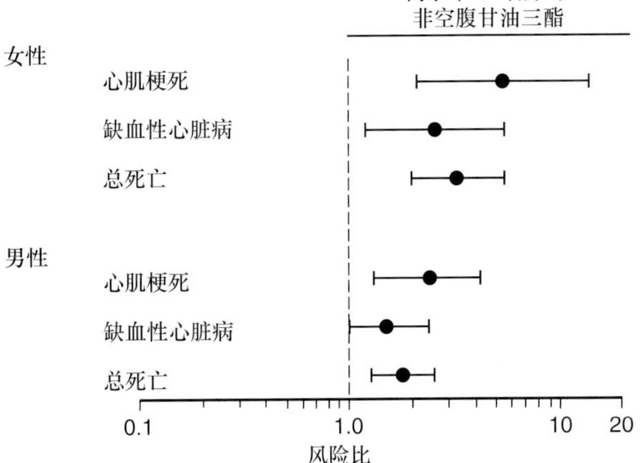

图 8.4 非空腹甘油三酯水平和心血管事件风险。与非空腹甘油三酯＜ 88.5 mg/dl（1 mmol/L）相比，非空腹甘油三酯＞ 442 mg/dl（5 mmol/L）时心血管事件的风险比和 95% 置信区间。（Data from Nordestgaard BG，Benn M，Schnohr P，et al. Nonfasting triglycerides and risk of myocardial infarction，ischemic heart disease，and death in men and women. JAMA. 2007；298（3）：299-308.）

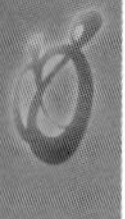

在基线时高甘油三酯和低 HDL-C 亚组患者确实有获益[19c]。在高危患者中使用吉非贝齐单药治疗可改善预后，但对所有贝特类药物试验的 meta 分析显示心血管死亡并没有改善，非心血管死亡也无明显增加的趋势[20]。烟酸的证据与贝特类药物的证据非常相似：既往研究显示，没有加用他汀类药物时烟酸治疗有益，但更多近期试验显示加用他汀类药物作为背景治疗时无明显获益[16]。与贝特类药物试验相似，高甘油三酯和低 HDL-C 亚组患者似乎可从高剂量烟酸中受益[16]。目前已经使用各种制剂和各种剂量的活性成分研究了 ω-3 脂肪酸[16]。针对日本患者的一项随机对照试验显示，以他汀类药物作为背景治疗，纯乙酯治疗组患者的复合 ASCVD 终点有所改善，尤其对高甘油三酯和低 HDL-C 患者有显著影响[16]。然而，随后对 ω-3 脂肪酸的 meta 分析未能显示任何改善心血管终点的一致性结果[21]。在高甘油三酯和 ASCVD 风险的人群中，正在进行的高剂量 ω-3 脂肪酸随机试验将为 ω-3 减少甘油三酯以降低 ASCVD 风险方面的作用提供更多更直接的依据。无论 ASCVD 的风险如何，甘油三酯水平应保持在 500 mg/dl（5.6 mmol/L）以下，以避免患胰腺炎的风险[11]。

继发性血脂异常的原因

常规检测血脂水平并对异常值（血脂异常）进行直接干预可降低 ASCVD 风险。然而，对于常见的可导致血脂异常的情况，应对其予以评估（表 8.2）[19]。除富含反式脂肪和饱和脂肪的饮食外，导致 LDL-C 水平升高的最常见疾病包括甲状腺功能减退、肾病、绝经和药物（包括噻嗪类利尿剂、贝特类和糖皮质激素）。对于甘油三酯，除了高糖负荷的饮食外，其他常见情况包括过量饮酒、糖尿病、肾病综合征、应用 β 受体阻滞剂、激素替代疗法、非典型抗精神病药以及其他导致 LDL 升高的疾病，这些情况都会引起甘油三酯升高（表 8.2）。首先解决这些因素，通常可以在不使用降脂药物的情况下改善或消除血脂异常。

表 8.2　继发性血脂异常的原因

	LDL-C 升高	甘油三酯升高	HDL-C 降低
疾病			
甲状腺功能减退	+	+	+
慢性肾脏病	+	+	+
肾病综合征	+	+	+
自身免疫疾病	+	+	+
绝经	+	+	+
多囊卵巢综合征	+	+	
妊娠	+	+	
HIV 感染	+	+	+
梗阻性肝病	+		
糖尿病	+	+	
代谢综合征		+	+
过量饮酒		+	
药物			
噻嗪类利尿剂	+	+	
糖皮质激素	+	+	
人工合成激素	+		+
纤维酸类	+		
含二十二碳六烯酸的 ω-3 脂肪酸	+		
噻唑烷二酮类	+	+（仅罗格列酮）	
免疫抑制剂	+	+	
口服雌激素		+	
他莫昔芬		+	
雷洛昔芬		+	
类视黄醇	+		
β 受体阻滞剂		+	+
非典型抗精神病药	+		
蛋白酶抑制剂	+		
胆汁酸螯合剂	+		
环磷酰胺	+		

HDL-C，高密度脂蛋白胆固醇；HIV，人类免疫缺陷病毒；LDL-C，低密度脂蛋白胆固醇

Adapted from Jacobson TA，Ito MK，Maki KC，et al. National Lipid Association recommendations for patient-centered management of dyslipidemia：part 1—executive summary. J Clin Lipidol. 2014；8（5）：473-488.

非高密度脂蛋白胆固醇

非 HDL-C 可由总胆固醇减去 HDL-C 计算得出，代表所有含 ApoB 的致动脉粥样硬化脂蛋白中的胆固醇，包括 LDL、VLDL 和 IDL（图 8.1）[3,19]。通常，非 HDL-C 的治疗目标值是比 LDL-C 高 30 mg/dl（0.77 mmol/L）；因此，对于一级预防，理想的非 HDL-C

水平是＜130 mg/dl（3.3mmol/L）。与LDL-C预测ASCVD风险的能力相比，非HDL-C的预测能力与LDL-C相当甚至更好（图8.5）[22]。与计算出的LDL-C相比，非HDL-C对甘油三酯升高不敏感，可以在非空腹状态下检测；因此，对于甘油三酯水平升高（＞200 mg/dl；2.3 mmol/L）的患者，它可以更好地预测致动脉粥样硬化的风险。非HDL-C升高反映了致动脉粥样硬化的残余脂蛋白的升高，并且常伴有恶化的高血糖和胰岛素抵抗、肥胖、缺乏运动、碳水化合物和酒精摄入量增多。在他汀类药物治疗以及高危人群中，非HDL-C与ASCVD的风险显著相关[22]。因此，非HDL-C是衡量残余风险的简单方法，可以通过生活方式的改变和（或）降脂治疗来降低。

高级脂蛋白的检测

载脂蛋白B和载脂蛋白A-Ⅰ

ApoB和ApoA-Ⅰ水平最常使用垂直梯度离心（vertical auto profile，VAP）或核磁共振（NMR）光谱方法检测，也可以用免疫测定法。不同检测方法之间存在显著差异；载脂蛋白水平检测结果在使用免疫测定法时最高，使用VAP法时最低[23]。所有致动脉粥样硬化脂蛋白以1∶1的方式携带ApoB，使得每个LDL、VLDL和IDL颗粒含有1个ApoB脂蛋白[19]。因此，它是最能够反映致动脉粥样硬化脂蛋白的指标，但一般情况下不常规检测ApoB。与非HDL-C一样，ApoB水平不受非禁食状态或高甘油三酯的影响。推荐服用降脂药的ASCVD患者的ApoB水平＜80～90 mg/dl[3, 19]。在风险预测中，ApoB水平的预测能力始终优于LDL-C，而与非HDL-C比较时，它的风险预测能力则不确定。在接受降脂治疗的患者中，致动脉粥样硬化胆固醇和ApoB之间的关系会发生变化，胆固醇的降低幅度大于ApoB的降低幅度。然而，鉴于检测ApoB的分析方法尚未标准化，且非HDL-C的预测水平几乎一样，而无额外费用，因此尚不清楚ApoB检测在ASCVD风险预测或管理中的作用。总之，鉴于LDL-C和非HDL-C是常规实验室检查的一部分，且价格低廉，因此，检测ApoB的附加价值可能太小而不值得去检测。

ApoA-Ⅰ是HDL颗粒携带的主要蛋白质，其参与从动脉壁去除胆固醇并运送到肝排泄至胆汁和体外，被认为具有抗动脉粥样硬化的特性。与ApoB不同，ApoA-Ⅰ与HDL颗粒不是1∶1结合，因此不能准确反映所有循环中HDL颗粒的水平[24]。许多研究支持ApoA-Ⅰ水平与ASCVD事件呈负相关；然而，基于个体的meta分析显示在考虑传统脂质时，ApoA-Ⅰ并不能改善风险预测水平[25]。同样，ApoB/ApoA-Ⅰ的比例也与心血管疾病有关，但是与传统血脂和非HDL-C相比，ApoB/ApoA-Ⅰ在改善风险识

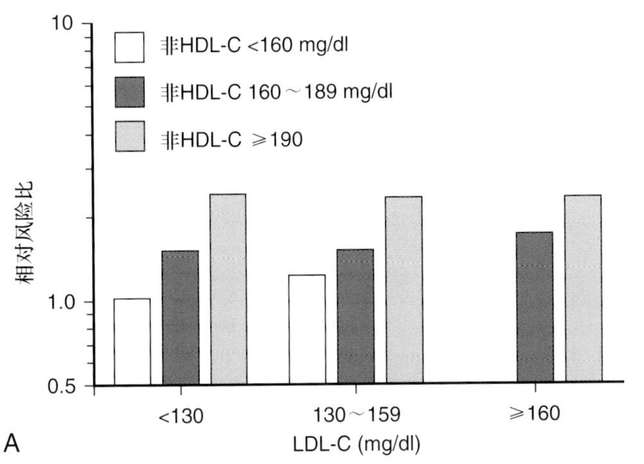

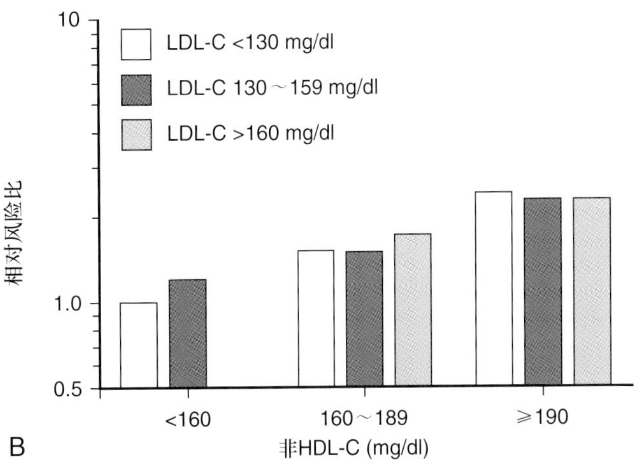

图8.5 Framingham队列研究及后续研究中非HDL-C、LDL-C和心血管事件的关系。心血管事件被定义为致死性或非致死性心肌梗死、急性冠脉综合征和心脏性猝死（n=990/5794）。（**A**）不同LDL-C组非HDL-C升高的相对风险比。（**B**）同组数据，不同非HDL-C组LDL-C升高的相对风险比。A图和B图均与LDL-C＜130 mg/dl（3.4 mmol/L）和非HDL-C＜160 mg/dl（4.1 mmol/L）相比。[Adapted from Liu J，Sempos CT，Donahue RP，et al. Non-high-density lipoprotein and very-low-density lipoprotein cholesterol and their risk predictive values in coronary heart disease. Am J Cardiol. 2006；98（10）：1363-1368（Fig. 1，Table 4）.]

别和再分类方面的优势并不一致[26]。鉴于检测技术的多样性和应用受限，它超越非HDL-C或传统脂质的风险预测能力的空间很小，检测载脂蛋白来预测心血管疾病风险的价值仍不清楚。

脂蛋白（a）

脂蛋白（a）[Lp（a）] 是一种复合LDL样脂蛋白颗粒，含有1个围绕由胆固醇酯、甘油三酯和磷脂构成的核心的ApoB。它与LDL的不同之处在于ApoB蛋白与类似于纤溶酶原的高度糖基化蛋白 [Apo（a）] 共价连接[27]。Lp（a）由许多不同大小无的Apo（a）异构体组成，其由Apo（a）结构域中的Kringle重复数决定。循环Lp（a）水平受由遗传决定的Kringle重复数和Apo（a）大小的影响很大，较小的Apo（a）与Lp（a）水平较高相关[27]。环境和生活方式对循环Lp（a）水平影响不大[28]。由于早期方法无法检测异构体大小且参考校准品缺乏标准化，使得在人体中检测Lp（a）水平变得复杂[27]。2016年，WHO生物标准委员会接受了一种以nmol/L为单位的用于检测校准品的参考标准，该标准避免了Apo（a）大小变异性的相关问题[27]。此外，使用有5个校准品系统的特异性测定方法已被证明克服了基于Apo（a）异构体大小引起的显著偏倚。

大多数研究显示Lp（a）升高和心血管风险直接相关，特别是与MI和脑卒中事件关系密切[29]。此外，孟德尔随机化法研究支持Lp（a）作为临床动脉粥样硬化事件的致病危险因素。在一项研究中，遗传性Lp（a）水平升高与每增加1倍Lp（a）水平的HR为1.22（95% CI 1.09～1.37）[30]。另一项研究确定了两种与Lp(a）水平升高密切相关的遗传变异，并且与CAD的OR为2.57（95% CI 1.80～3.67），其他队列研究中也发现了类似的结果[31]。这些研究支持Lp（a）升高可能代表ASCVD的遗传风险，并且可能有助于评估没有传统ASCVD危险因素但有早发ASCVD家族史的患者，以帮助进一步风险分层。对没有显著危险因素的ASCVD患者或他汀类药物治疗后仍然复发的ASCVD患者，Lp（a）检测有助于评估病因。然而，多项（但并非所有）研究发现，在他汀类药物治疗后LDL-C显著降低的患者中，Lp（a）升高与ASCVD风险的相关性在减弱[27]。这限制了其在已经进行降脂治疗的患者中的临床应用。

在许多研究中，ASCVD风险增加的Lp（a）阈值是通过高加索队列中75%的人群发生心血管事件来确定的，约为30 mg/dl（75 nmol/L）（图8.6）[30]。有趣的是，Lp（a）水平因种族而异，非洲裔最高，南亚人介于非洲人和高加索人之间[28]。大多数针对Lp（a）与心血管风险相关性的研究是在高加索人中进行的。因此，目前尚不清楚在非高加索人群中ASCVD风险增加的Lp（a）阈值水平。值得注意的是，Lp（a）水平应该用异构体非敏感的方法检测，且目前尚无经过验证的参考标准[28]。

将Lp（a）确定为ASCVD致病危险因素的遗传学研究支持降低Lp（a）水平以降低ASCVD风险的策略。烟酸是临床上最有效的降低Lp（a）的药物，可使Lp（a）水平降低20%～40%（表8.1）[32]。然而，在一项使用大剂量缓释型烟酸的大型随机对照研究中，尽管Lp（a）水平下降了21%，且其他脂质也有所改善，但在他汀类药物治疗中加用烟酸无额外获益[33]。除他汀类药物治疗外，大剂量使用缓释型烟酸的第二项大型随机试验也没有显示出改善ASCVD的结果，限制了临床使用烟酸降低Lp（a）的热情。他汀类药物可显著降低LDL-C和ApoB水平，但有趣的是，它对Lp（a）水平的影响结果不一[32]。临床上可使用ApoB反义寡核苷酸和微粒体甘油三酯转运蛋白抑制剂治疗纯合子家族性高胆固醇血症患者，并且可使Lp（a）水平降低17%～26%（表8.1）[32]。不幸的是，该抑制剂显著的毒性限制了其临床应用。PCSK9抑制剂已被批准用于临床，可降低约25%的Lp（a）水平[32]。正在进行的试验将确定PCSK9抑制导致的Lp（a）减少是否与心血管获益相关。

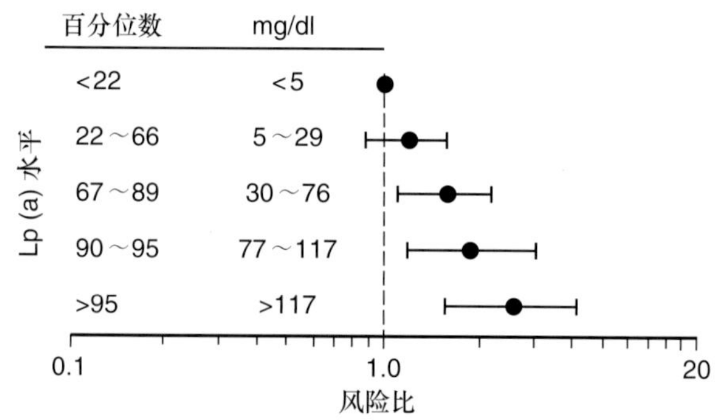

图8.6　哥本哈根城市心脏研究中Lp（a）水平和MI的风险。Lp（a）水平升高和发生MI的多变量校正的风险比和95% CI（N = 7524），其中<第22个百分位数为对照组。[Data from Kamstrup PR，Tybjaerg-Hansen A，Steffensen R，et al. Genetically elevated lipoprotein（a）and increased risk of myocardial infarction. JAMA. 2009；301（22）：2331-2339.]

脂蛋白颗粒大小和浓度

每种脂蛋白（LDL、VLDL、IDL、HDL）由不同大小的亚类组成。除了检测这些颗粒的总胆固醇含量外，先进的技术还可以检测每种脂蛋白的大小和总浓度。最常用的方法包括密度梯度快速超速离心、核磁共振光谱、凝胶电泳和离子迁移率。但是，每种方法的机制各不相同，直接比较有一定难度[35-37]。

基于 LDL 和 HDL 大小的亚类与 CVD 风险的相关性的结论不一致，部分原因是对心脏代谢状态的调整情况不同[38]。小 LDL 颗粒的致动脉粥样硬化能力最强，许多（但并非所有）研究都表明它与 ASCVD 风险增加有关。然而，在一些研究中，加入总 LDL 颗粒数削弱了这种关联，目前尚不清楚检测小 LDL 能否超越传统脂质（包括非 HDL-C）的风险预测价值。同样，在许多研究中，尽管总 LDL 颗粒数增加与 ASCVD 风险增加有关，但是 LDL 颗粒数提供的风险预测价值并没有优于非 HDL-C 或 ApoB 的预测价值[39]。在一个基于人群的大型队列（MESA 研究）中，当 LDL 颗粒数与 LDL-C 水平不一致且高于 LDL-C 时，只有 LDL 颗粒数能够预测 ASCVD 风险[40]，表明致动脉粥样硬化的 LDL 颗粒数增加会增加心血管事件风险，并不依赖于胆固醇水平。然而，在该分析中，没有与非 HDL-C 或 ApoB 的直接比较，它们也反映了致动脉粥样硬化颗粒水平的增加。关于 HDL 颗粒亚类，大的 HDL 颗粒反映了成熟的 HDL，它能够将循环中的胆固醇转运回肝，一些研究显示它与较低的心血管风险相关。然而，大的 HDL 颗粒与 HDL-C 水平高度相关，但当考虑肥胖和胰岛素抵抗时，它与 ASCVD 的相关性减弱[41-43]。此外，显著升高的 HDL-C 水平和 HDL 颗粒大小与心血管事件增加直接相关，提示在 HDL-C 浓度和大小的上限处，HDL 颗粒的功能失调[41-43]。相反，有研究显示即使调整了 HDL-C，较高的总 HDL 颗粒数也与 ASCVD 风险降低相关，并且在极端升高的情况下，可削弱 HDL-C 和心血管事件之间的相关性[41-44]。然而，目前尚不清楚检测多种脂蛋白颗粒成分是否会增加传统血脂和危险因素，对 ASCVD 风险的评估能力。

新的血脂检测方法

检测循环中的胆固醇含量以及 LDL 和 HDL 的颗粒浓度、颗粒组成均未直接检测与动脉粥样硬化相关的最接近的脂质过程，即来自循环的含 ApoB 的氧化的脂蛋白衍生的胆固醇的流入，胆固醇从含有 ApoA-I 的脂蛋白流出到循环中。目前已开发出新的方法来更直接地检测这些过程，评估这些检测方法在风险预测和治疗方面的临床相关性的研究正在进行中。

氧化的低密度脂蛋白

尽管循环 LDL 的增加可导致动脉壁摄取增加，但是氧化的 LDL（ox-LDL）可诱导胆固醇积聚进入单核细胞 / 巨噬细胞然后形成动脉粥样硬化[45]。Ox-LDL 通过驱动泡沫细胞形成、内皮功能障碍、平滑肌细胞迁移和增殖，以及血小板活化，直接促进动脉粥样硬化形成[46]。

血液中可以检测出少量但很重要的 ox-LDL。使用不同鼠单克隆抗体的 3 种酶联免疫吸附试验方法（enzyme-linked immunoadsordent assay，ELISA）已经在人体研究中进行了试验，但尚未应用于临床[47]。这 3 种抗体检测 ox-LDL 上的不同表位，并且结果不易进行对比。这些测定中至少有 1 种检测 ApoB 颗粒上的氧化磷脂，并显示与循环 Lp（a）水平密切相关（r = 0.8 ～ 0.9），这限制了 ox-LDL 与 ASCVD 相关性的特异性。在冠状动脉和周围动脉疾病中，Ox-LDL 水平较高，且在 MI、脑梗死以及冠状动脉血运重建后急剧上升[47]。然而，ox-LDL 的水平并不都显示与动脉粥样硬化相关或提高了对事件风险的预测水平[47]。开发更标准化的 ox-LDL 测定方法是否会使临床更好地应用 ox-LDL 检测，还有待于进一步观察。

胆固醇流出

大多数血脂检测方法关注致动脉粥样硬化的循环脂质流入动脉壁和动脉粥样硬化斑块的进展过程。HDL 促进胆固醇从动脉壁流出到循环中，并且其循环胆固醇含量（HDL-C）被认为能够反映抗动脉粥样硬化过程[48]。在多项研究中，低水平的 HDL-C 与 ASCVD 事件有关[9]；然而，低 HDL-C 是代谢综合征的特征之一，并反映胰岛素抵抗增加。通过控制肥胖、高甘油三酯血症和高血糖降低胰岛素抵抗可消除或显著削弱与低 HDL-C 相关的心血管风险[49]。此外，多项关于升高 HDL-C 治疗的随机对照试验并未显示能改善预后，进一步说明使用 HDL-C 作为唯一治疗靶点的局限性[49]。

为了更直接地检测 HDL 功能，已经开发出检测胆固醇流出的方法，并在人体中进行测试[50]。该概念涉及定量从标准化的巨噬细胞中流出到 ApoB 耗竭的血清中的胆固醇或流出到主要含 ApoA-I 脂蛋白（与 HDL 相关的主要蛋白质）的血浆的胆固醇（图 8.7）[48]。在一项大型研究中，胆固醇流出与冠状动脉造影证实的 CAD 的发生呈负相关[51]。随后，多项大型队列研究揭示了基线胆固醇流出水平低与 ASCVD 事件和复发风险增加有关（图 8.8）[44, 52-53]。这种相关性不依赖于 HDL-C 和 HDL 颗粒浓度，以及胰岛素抵抗和炎症水平。在这些研究中，当考虑胆固醇流出时，HDL-C 和心血管事件的相关性会减弱。由于这些检测是基于细胞的，且没有标准化的参考范围，故仍处于开发阶段。然而，近期一项关于胆固醇流出增加已知的危险因素（如冠状动脉钙化、家族史和 C 反应蛋白等）风险预测能力的研究提示这种 HDL 功能标志物可能有临床应用价值[54]。

降脂治疗的目标

他汀类药物可显著降低一级预防和二级预防人群的 ASCVD 风险，并且是用于降低风险的首选降脂药物的首选[3, 7]。他汀类药物的主要靶点是 LDL-C 和非 HDL-C，因为它们在他汀类药物的随机对照试验中最能反映风险事件的降低[55]。一些指南建议，当 LDL-C 和非 HDL-C 达标时，可将 ApoB 作为靶目标，尤其是患有糖尿病或甘油三酯水平升高的患者[1, 3, 19, 56]。纳入 8 项使用他汀类药物进行一级预防和二级预防试验的 meta 分析比较了靶目标为非 HDL-C ＜ 130 mg/dl（3.3 mmol） 和 LDL-C ＜ 100 mg/dl（2.6 mmol/L）对事件风险的影响[57]。与 LDL-C 和非 HDL-C 同时达标的患者相比，LDL-C 达标而非 HDL-C 未达到＜ 130 mg/dl（3.3 mmol/L）目标的人群的事件风险增加 20% ～ 30%。在这项 meta 分析中，他汀类药物引起的非 HDL-C 变化解释了 64% 的治疗获益，而 ApoB 变化解释了 54% 的获益，LDL-C 变化只解释了 50% 的获益。这些结果显示非 HDL-C 明显优于 LDL-C，且与检测 ApoB 相比，计算非 HDL-C 更简易且不增加费用，使得非 HDL-C 成为他汀类药物治疗的主要靶目标。

作为减少 ASCVD 的治疗目标，尚未证实其他传统和高级脂蛋白检测指标优于非 HDL-C。甘油三酯水平升高和 HDL-C 水平降低是代谢综合征的组成部分，反映动脉粥样硬化和心脏代谢风险的增加[10]。然而，当靶向这些脂蛋白的药物与他汀类药物联合应用时，尽管甘油三酯显著降低[58]或 HDL-C 升高[59]，但并未显示出 ASCVD 风险降低的一致性结果。高甘油三酯和低 HDL-C 会转化为富含甘油三酯的脂蛋白

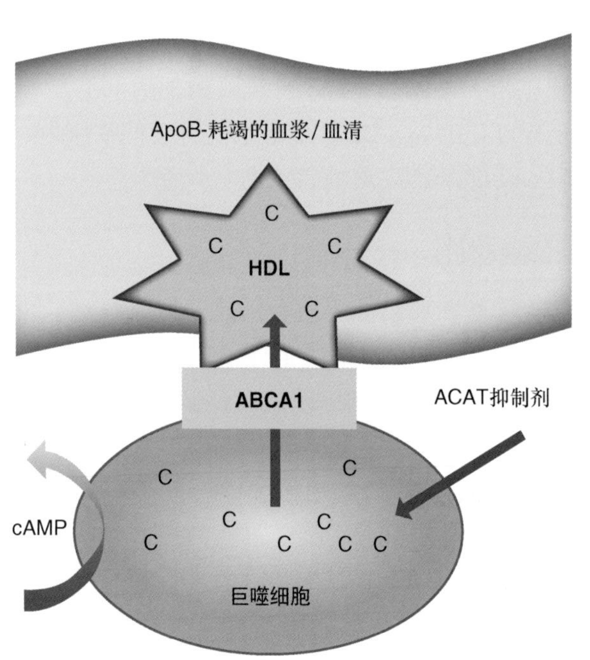

图 8.7 巨噬细胞特异性胆固醇流出。巨噬细胞用胆固醇标记并与 Apo-B 耗竭的血浆或血清一起孵育。作为细胞中总标记的胆固醇的一部分，从细胞移动到接纳体的标记胆固醇（C）被定量为胆固醇流出

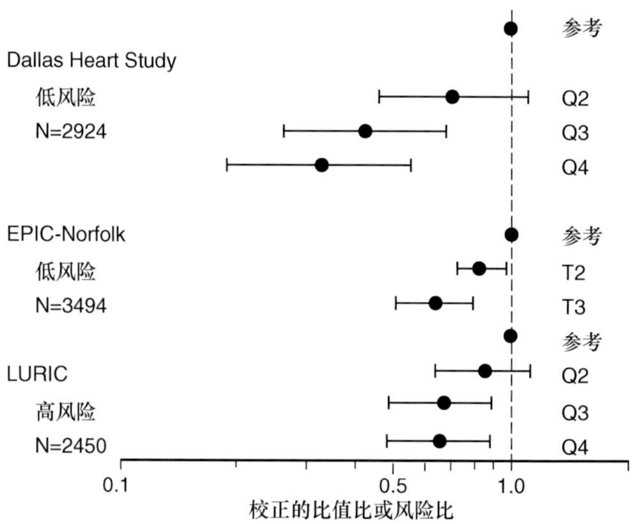

图 8.8 胆固醇流出与心血管事件的发生。逐渐升高的胆固醇流出水平与最低组相比的多因素风险比或比值比及 95% 置信区间。EPIC，欧洲癌症前瞻性研究；LURIC，Ludwigshafen 风险和心血管健康研究；Q，四分位数；T，三分位数[44, 52-53]

增加；因此，非 HDL-C 可用于检测改善生活方式措施的效果。同样，由于大多数高级脂蛋白检测的异常水平通常反映胰岛素抵抗增加，故非 HDL-C 可作为反映通过生活方式来改善胰岛素抵抗状态的替代指标，也没有增加花费。最后，目前没有足够的证据支持将降低 Lp（a）作为治疗目标[32]。在 AIM-HIGH 试验中，缓释烟酸降低 Lp（a）水平与改善预后无关[60]。总之，大多数血脂指标（无论是传统还是高级的指标）均可以用来提高基线风险评估能力，但作为他汀类药物或其他降脂治疗降低 ASCVD 风险的治疗靶标时，没有一个被认为比非 HDL-C 更好。

治疗目标与固定剂量他汀类药物

2013 年 ACC/AHA 胆固醇指南建议，高危或中高危人群应分别给予固定剂量强效或中强效他汀类药物，并建议放弃脂质治疗的目标[7]。先前的成人血脂治疗小组指南[6]和其他现行指南仍继续强调降脂治疗的目标，且他汀类药物为一线治疗[3, 19, 56]。ACC/AHA 指南的分歧部分与正在进行的争论有关，即随机对照试验证据或流行病学研究观察结果是否应该决定临床治疗策略。绝大多数随机对照试验显示，与安慰剂或强效与中效他汀类药物相比，固定剂量他汀类药物能够使 ASCVD 事件减少[4]。以 LDL-C 或非 HDL-C 作为治疗靶目标的策略尚未在大型试验中验证其终点事件情况。这构成了 2013 年 ACC/AHA 指南建议的基础，其强调了随机对照试验证据，无论基线或治疗中的 LDL-C 水平如何，部分强调在高风险个体中启动和维持强效他汀类药物的益处。2013 年 ACC/AHA 指南中，在他汀类药物的基础上，增加其他非他汀类降脂药物治疗均不能降低 ASCVD 的硬性终点事件风险，这进一步加强了仅使用固定剂量他汀类药物的地位。

然而，他汀类药物的随机试验和遗传流行病学研究均揭示了基线和治疗中 LDL-C 水平与 ASCVD 风险呈对数线性关系，且无明显下限[5, 61]。虽然对于在高风险人群中使用强效他汀类药物使 LDL-C 降低 50%［即 60 mg/dl（1.6 mmol/L）］可降低 ASCVD 风险的问题几乎没有争议，但对起始 LDL-C 水平较低［接近推荐的 70 ～ 100 mg/dl（1.8 ～ 2.6 mmol/L）］的患者是否也将受益于强效或中效他汀类药物，仍然存在争议。纳入所有随机试验的 meta 分析表明，在试验中指定的固定剂量的他汀类药物可在基线 LDL-C 水平范围内［甚至低至 50 mg/dl（1.3 mmol/L）］持续降低 ASCVD 风险[61]。少数情况下，一些人的基线 LDL-C 水平高于 160 mg/dl（4.1 mmol/L），强效他汀类药物治疗可使其 LDL-C 降至 80 ～ 90 mg/dl（2.0 ～ 2.3 mmol/L），此时尚不清楚继续降低 LDL-C 是否会进一步有心血管事件获益。

围绕这些争论的一个基本概念是防止 1 次事件发生所需要治疗的病例数（number needed to treat，NNT）。与相对风险降低（他汀类药物在基线风险和血脂水平范围内非常一致[4]）相反，NNT 基于绝对风险的降低，其因基线风险和血脂降低的程度而异。例如，根据胆固醇治疗试验（CTT）的 meta 分

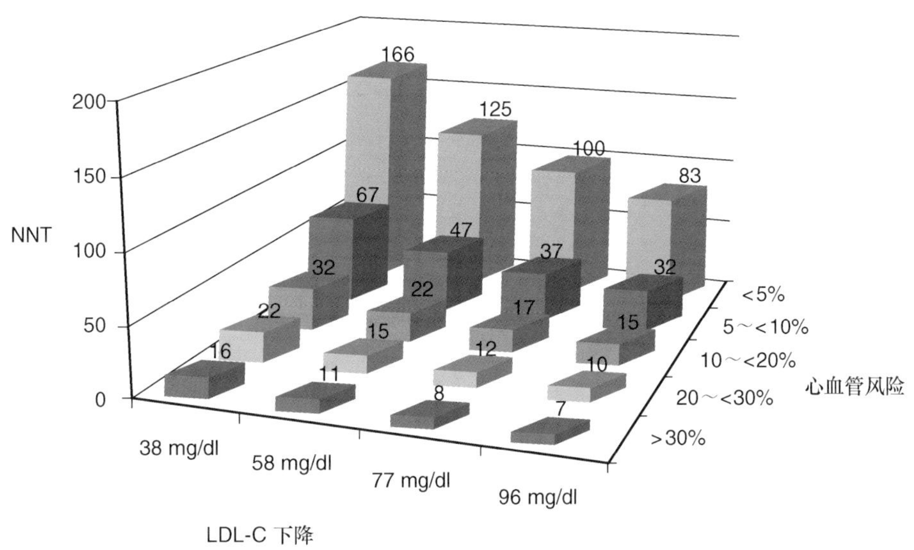

图 8.9　通过降低 LDL-C 而降低心血管事件风险所需要接受他汀类药物治疗的病例数（NNT）。［Data extrapolated from Cholesterol Treatment Trialists' Collaboration meta-analysis. Lancet. 2012；380（9841）：581-590.］

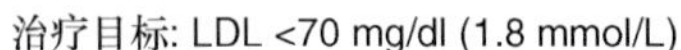

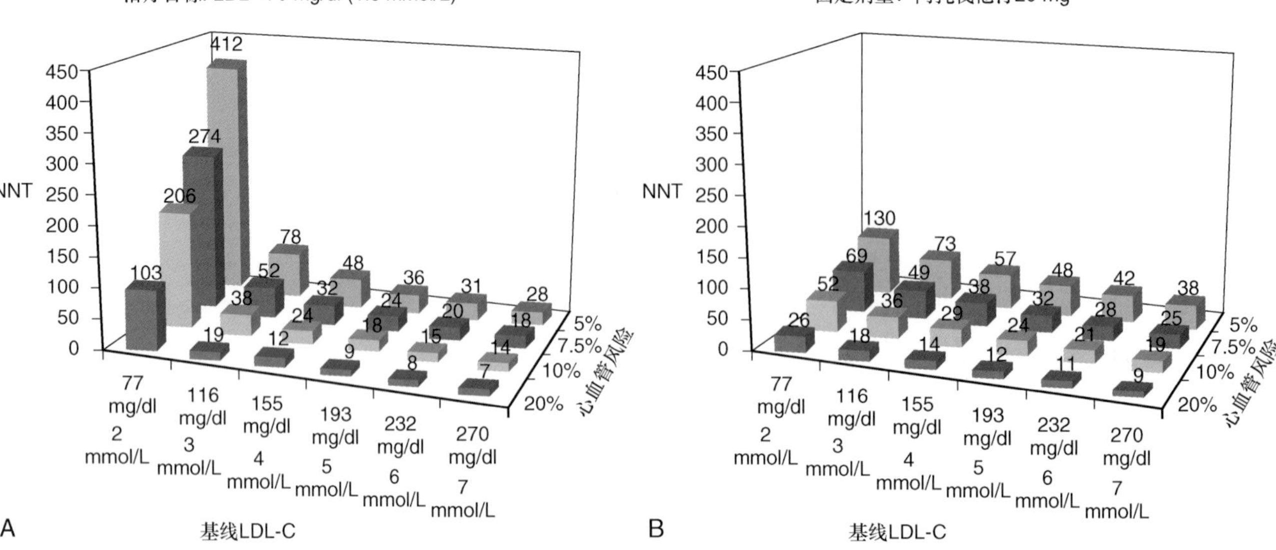

图 8.10　通过降低 LDL-C 而降低心血管事件风险所需要接受他汀类药物治疗的病例数（NNT）。（A） 基于 LDL ＜ 70 mg/dl（1.8 mmol/L）目标值的 NNT。**（B）** 基于固定剂量阿托伐他汀（20 mg）的 NNT。[Data extrapolated from Tables 1 and 4 in Soran H，Schofield JD，Durrington PN. Cholesterol，not just cardiovascular risk，is important in deciding who should receive statin treatment. Eur Heart J. 2015；36（43）：2975-2983.]

析中公布的数据，与心血管事件高风险者（＞ 10%）相比，低风险组（＜ 10%）需要更多位接受他汀类药物治疗的患者，以防止 1 次事件的发生（图 8.9）。另外，在低风险组中，随着 LDL-C 的减少，NNT 显著减少。对相同数据的另一项分析表明了同样的模式：NNT 在低风险组和低基线 LDL-C/ 非 HDL-C 水平的患者中最高[62]。在这项分析中，固定剂量他汀类药物（*vs.* 治疗目标）可使 LDL-C 水平＜ 100 mg/dl（2.6mmol/L）的患者中 NNT 更大。相反，LDL 目标＜ 70 mg/dl（＜ 1.8 mmol/L）（*vs.* 固定剂量他汀类药物）可使 LDL-C 水平＞ 160 mg/dl（4.1 mmol/L）人群中 NNT 更小（图 8.10）。

关于在已经接受降脂治疗的患者中检测血脂的其他观点值得讨论。2015 IMPROVE-IT 研究是第一项显示非他汀类药物依折麦布联合他汀类药物治疗比单用他汀类药物更能降低主要心血管事件风险的随机对照临床研究[63]。在急性冠脉综合征这一高风险患者队列中，依折麦布联合辛伐他汀组的 LDL-C 为 54 mg/dl（1.4 mmol/L），辛伐他汀单药治疗组为 70 mg/dl（1.8 mmol/L），这导致联合治疗组主要复合终点发生率绝对减少 2%（32.7% *vs.* 34.7%，$P = 0.016$）。非致死性和致死性 MI 或卒中的硬性终点同样绝对减少 2%（20.4% *vs.* 22.2%，HR = 0.9，95% CI 0.84 ～ 0.96，$P = 0.003$）。依折麦布联合他汀类药物使风险事件的减少与 LDL-C 进一步降低 24% 相关。此外，这些发现与先前他汀类药物试验中 LDL-C 和 ASCVD 之间呈对数线性关系一致，并提出 LDL-C 可能仍然是目前临床上主要的治疗靶目标。

除他汀类药物外，PCSK9 抑制剂也可显著降低 LDL-C（表 8.1）[64-65]。如初步数据所示[64-65]，如果这种新型降脂药物可以减少心血管事件，那么将更容易使 LDL-C/ 非 HDL-C 变得更低。降脂治疗过程中的血脂检测可能显示非 HDL-C 的持续或新发升高，提示患者对药物治疗和生活方式建议的依从性差和（或）新发其他疾病，如糖尿病、甲状腺功能减低或肾病综合征。

结论和指南建议

早在 20 世纪 50 年代，血脂异常增加心血管事件风险的概念已经深入人心。总胆固醇和低 HDL-C 是风险预测算法中使用的标准血脂指标，用于确定对他汀类药物和其他降低风险的措施的需求情况。降脂目标关注于特定的 LDL-C 和非 HDL-C 的阈值，但是防止 1 个事件发生的 NNT 根据基线事件风险、起始血脂水平和降脂程度而不同。就降脂目标而言，非 HDL-C 在预测残余风险方面优于 LDL-C，并且不需要禁食。许多高级脂蛋白指标在逐步改善风险预测水平，但它们通常反映胰岛素抵抗状态，并不是目前血脂的治疗目标，并且在广泛人群中的预测能力不如非 HDL-C。他汀类药物的随机对照试验强烈表明，无论基线或治疗中 LDL-C/ 非 HDL-C 水平如何，高风险个体均可从强效他汀类药物中获益。IMPROVE-IT 试验[63]的结果和多种 PCSK9 抑制剂试验[64-65]的初步结果表明，部分非他汀类药物联合他汀类药物可进一步降低 LDL-C/ 非 HDL-C。

参考文献

1. Expert Dyslipidemia Panel of the International Atherosclerosis Society Panel Members: An International Atherosclerosis Society Position Paper: global recommendations for the management of dyslipidemia-full report, *J Clin Lipidol* 8(1):29–60, 2014.
2. Friedewald WT, Levy RI, Fredrickson DS: Estimation of the concentration of low-density lipoprotein cholesterol in plasma, without use of the preparative ultracentrifuge, *Clin Chem* 18(6):499–502, 1972.
3. Perk J, De Backer G, Gohlke H, et al.: European Guidelines on cardiovascular disease prevention in clinical practice (version 2012). The Fifth Joint Task Force of the European Society of Cardiology and Other Societies on Cardiovascular Disease Prevention in Clinical Practice (constituted by representatives of nine societies and by invited experts), *Eur Heart J* 33(13):1635–1701, 2012.
4. Cholesterol Treatment Trialists C, Baigent C, Blackwell L, et al.: Efficacy and safety of more intensive lowering of LDL cholesterol: a meta-analysis of data from 170,000 participants in 26 randomised trials, *Lancet* 376(9753):1670–1681, 2010.
5. Ference BA, Majeed F, Penumetcha R, et al.: Effect of naturally random allocation to lower low-density lipoprotein cholesterol on the risk of coronary heart disease mediated by polymorphisms in NPC1L1, HMGCR, or both. A 2 × 2 factorial Mendelian randomization study, *J Am Coll Cardiol* 65(15):1552–1561, 2015.
6. National Cholesterol Education Program (NCEP) Expert Panel on Detection, Evaluation, and Treatment of High Blood Cholesterol in Adults. Third Report of the National Cholesterol Education Program (NCEP) Expert Panel on Detection, Evaluation, and Treatment of High Blood Cholesterol in Adults (Adult Treatment Panel III) final report, *Circulation* 106(25):3143–3421, 2002.
7. Stone NJ, Robinson JG, Lichtenstein AH, et al.: 2013 ACC/AHA guideline on the treatment of blood cholesterol to reduce atherosclerotic cardiovascular risk in adults: a report of the American College of Cardiology/American Heart Association Task Force on Practice Guidelines, *Circulation* 129(25 Suppl 2):S1–S45, 2014.
8. European Association for Cardiovascular Prevention & Rehabilitation, Reiner Z, Catapano AL, et al.: ESC/EAS Guidelines for the management of dyslipidaemias: the Task Force for the management of dyslipidaemias of the European Society of Cardiology (ESC) and the European Atherosclerosis Society (EAS), *Eur Heart J* 32(14):1769–1818, 2011.
9. Gordon DJ, Probstfield JL, Garrison RJ, et al.: High-density lipoprotein cholesterol and cardiovascular disease. Four prospective American studies, *Circulation* 79(1):8–15, 1989.
10. Grundy SM, Cleeman JI, Daniels SR, et al.: Diagnosis and management of the metabolic syndrome: an American Heart Association/National Heart, Lung, and Blood Institute Scientific Statement, *Circulation* 112(17):2735–2752, 2005.
11. Hegele RA, Ginsberg HN, Chapman MJ, et al.: The polygenic nature of hypertriglyceridaemia: implications for definition, diagnosis, and management, *Lancet Diabetes Endocrinol* 2(8):655–666, 2014.
12. Varbo A, Benn M, Tybjaerg-Hansen A, et al.: Remnant cholesterol as a causal risk factor for ischemic heart disease, *J Am Coll Cardiol* 61(4):427–436, 2013.
13. Jorgensen AB, Frikke-Schmidt R, West AS, et al.: Genetically elevated non-fasting triglycerides and calculated remnant cholesterol as causal risk factors for myocardial infarction, *Eur Heart J* 34(24):1826–1833, 2013.
14. Do R, Willer CJ, Schmidt EM, et al.: Common variants associated with plasma triglycerides and risk for coronary artery disease, *Nat Genet* 45(11):1345–1352, 2013.
15. Jorgensen AB, Frikke-Schmidt R, Nordestgaard BG, et al.: Loss-of-function mutations in APOC3 and risk of ischemic vascular disease, *N Engl J Med* 371(1):32–41, 2014.
16. Brinton EA: Management of hypertriglyceridemia for prevention of atherosclerotic cardiovascular disease, *Endocrinol Metab Clin North Am* 45(1):185–204, 2016.
17. Liu J, Zeng FF, Liu ZM, et al.: Effects of blood triglycerides on cardiovascular and all-cause mortality: a systematic review and meta-analysis of 61 prospective studies, *Lipids Health Dis* 12:159, 2013.
18. Nordestgaard BG, Benn M, Schnohr P, et al.: Nonfasting triglycerides and risk of myocardial infarction, ischemic heart disease, and death in men and women, *JAMA* 298(3):299–308, 2007.
19. Jacobson TA, Ito MK, Maki KC, et al.: National Lipid Association recommendations for patient-centered management of dyslipidemia: part 1 — executive summary, *J Clin Lipidol* 8(5):473–488, 2014.
19a. Keech A, Simes RJ, Barter P, et al.: Effects of long-term fenofibrate therapy on cardiovascular events in 9795 people with type 2 diabetes mellitus (the FIELD study): randomised controlled trial, *Lancet* 366:1849–1861, 2005.
19b. ACCORD study group, et al.: Effects of combination lipid therapy in type 2 diabetes mellitus, *N Engl J Med* 362:1563–1574, 2010.
19c. Scott R, O'Brien R, Fulcher G, et al.: Effects of fenofibrate treatment on cardiovascular disease risk in 9,795 individuals with type 2 diabetes and various components of the metabolic syndrome: the Fenofibrate Intervention and Event Lowering in Diabetes (FIELD) study, *Diabetes Care* 32:493–498, 2009.
19d. Rubins HB, Robins SJ, Collins, et al.: Diabetes, plasma insulin, and cardiovascular disease: subgroup analysis from the Department of Veterans Affairs high-density lipoprotein intervention trial (VA-HIT), *Arch Intern Med* 162:2597–2604, 2002.
20. Jun M, Foote C, Lv J, et al.: Effects of fibrates on cardiovascular outcomes: a systematic review and meta-analysis, *Lancet* 375(9729):1875–1884, 2010.
21. Rizos EC, Ntzani EE, Bika E, et al.: Association between omega-3 fatty acid supplementation and risk of major cardiovascular disease events: a systematic review and meta-analysis, *JAMA* 308(10):1024–1033, 2012.
22. Robinson JG, Wang S, Smith BJ, et al.: Meta-analysis of the relationship between non-high-density lipoprotein cholesterol reduction and coronary heart disease risk, *J Am Coll Cardiol* 53(4):316–322, 2009.
23. Grundy SM, Vega GL, Tomassini JE, et al.: Comparisons of apolipoprotein B levels estimated by immunoassay, nuclear magnetic resonance, vertical auto profile, and non-high-density lipoprotein cholesterol in subjects with hypertriglyceridemia (SAFARI Trial), *Am J Cardiol* 108(1):40–46, 2011.
24. Silva RA, Huang R, Morris J, et al.: Structure of apolipoprotein A-I in spherical high density lipoproteins of different sizes, *Proc Natl Acad Sci U S A* 105(34):12176–12181, 2008.
25. Emerging Risk Factors Collaboration, Di Angelantonio E, Gao P, et al.: Lipid-related markers and cardiovascular disease prediction, *JAMA* 307(23):2499–2506, 2012.
26. Emerging Risk Factors Collaboration, Di Angelantonio E, Sarwar N, et al.: Major lipids, apolipoproteins, and risk of vascular disease, *JAMA* 302(18):1993–2000, 2009.
27. Marcovina SM, Albers JJ: Lipoprotein (a) measurements for clinical application, *J Lipid Res* 57(4):526–537, 2016.
28. Enkhmaa B, Anuurad E, Berglund L: Lipoprotein(a): impact by ethnicity, environmental and medical conditions, *J Lipid Res*, 2015. Dec 4. pii: jlr.R051904.
29. Nordestgaard BG, Chapman MJ, Ray K, et al.: Lipoprotein(a) as a cardiovascular risk factor: current status, *Eur Heart J* 31(23):2844–2853, 2010.
30. Kamstrup PR, Tybjaerg-Hansen A, Steffensen R, et al.: Genetically elevated lipoprotein(a) and increased risk of myocardial infarction, *JAMA* 301(22):2331–2339, 2009.
31. Clarke R, Peden JF, Hopewell JC, et al.: Genetic variants associated with Lp(a) lipoprotein level and coronary disease, *N Engl J Med* 361(26):2518–2528, 2009.
32. van Capelleveen JC, van der Valk FM, Stroes ES: Current therapies for lowering lipoprotein(a), *J Lipid Res*, 2015. Dec 4. pii: jlr.R053066.
33. Boden WE, Probstfield JL, Anderson T, et al.: Niacin in patients with low HDL cholesterol levels receiving intensive statin therapy, *N Engl J Med* 365(24):2255–2267, 2011.
34. Group HTC, Landray MJ, Haynes R, et al.: Effects of extended-release niacin with laropiprant in high-risk patients, *N Engl J Med* 371(3):203–212, 2014.
35. Chung M, Lichtenstein AH, Ip S, et al.: Comparability of methods for LDL subfraction determination: a systematic review, *Atherosclerosis* 205(2):342–348, 2009.
36. Williams PT, Zhao XQ, Marcovina SM, et al.: Comparison of four methods of analysis of lipoprotein particle subfractions for their association with angiographic progression of coronary artery disease, *Atherosclerosis* 233(2):713–720, 2014.
37. Sninsky JJ, Rowland CM, Baca AM, et al.: Classification of LDL phenotypes by 4 methods of determining lipoprotein particle size, *J Investig Med* 61(6):942–949, 2013.
38. Krauss RM: Lipoprotein subfractions and cardiovascular disease risk, *Curr Opin Lipidol* 21(4):305–311, 2010.
39. Greenland P, Alpert JS, Beller GA, et al.: 2010 ACCF/AHA guideline for assessment of cardiovascular risk in asymptomatic adults: a report of the American College of Cardiology Foundation/American Heart Association Task Force on Practice Guidelines, *J Am Coll Cardiol* 56(25): e50–e103, 2010.
40. Otvos JD, Mora S, Shalaurova I, et al.: Clinical implications of discordance between low-density lipoprotein cholesterol and particle number, *J Clin Lipidol* 5(2):105–113, 2011.
41. Parish S, Offer A, Clarke R, et al.: Lipids and lipoproteins and risk of different vascular events in the MRC/BHF Heart Protection Study, *Circulation* 125(20):2469–2478, 2012.
42. Mackey RH, Greenland P, Goff Jr DC, et al.: High-density lipoprotein cholesterol and particle concentrations, carotid atherosclerosis, and coronary events: MESA (Multi-Ethnic Study of Atherosclerosis), *J Am Coll Cardiol* 60(6):508–516, 2012.
43. van der Steeg WA, Holme I, Boekholdt SM, et al.: High-density lipoprotein cholesterol, high-density lipoprotein particle size, and apolipoprotein A-I: significance for cardiovascular risk: The IDEAL and EPIC-Norfolk Studies, *J Am Coll Cardiol* 51(6):634–642, 2008.
44. Rohatgi A, Khera A, Berry JD, et al.: HDL cholesterol efflux capacity and incident cardiovascular events, *N Engl J Med* 371(25):2383–2393, 2014.
45. Yoshida H, Kisugi R: Mechanisms of LDL oxidation, *Clin Chim Acta* 411(23–24):1875–1882, 2010.
46. Pirillo A, Norata GD, Catapano AL: LOX-1, OxLDL, and atherosclerosis, *Mediators Inflamm* 2013:152786, 2013.
47. Trpkovic A, Resanovic I, Stanimirovic J, et al.: Oxidized low-density lipoprotein as a biomarker of cardiovascular diseases, *Crit Rev Clin Lab Sci* 52(2):70–85, 2015.
48. Rader DJ, Alexander ET, Weibel GL, et al.: The role of reverse cholesterol transport in animals and humans and relationship to atherosclerosis, *J Lipid Res* 50(Suppl):S189–S194, 2009.
49. Rader DJ, Hovingh GK: HDL and cardiovascular disease, *Lancet* 384(9943):618–625, 2014.
50. Rohatgi A: High-density lipoprotein function measurement in human studies: focus on cholesterol efflux capacity, *Prog Cardiovasc Dis* 58(1):32–40, 2015.
51. Khera AV, Cuchel M, de la Llera-Moya M, et al.: Cholesterol efflux capacity, high-density lipoprotein function, and atherosclerosis, *N Engl J Med* 364(2):127–135, 2011.
52. Ritsch A, Scharnagl H, Marz W: HDL cholesterol efflux capacity and cardiovascular events, *N Engl J Med* 372(19):1870–1871, 2015.
53. Saleheen D, Scott R, Javad S, et al.: Association of HDL cholesterol efflux capacity with incident coronary heart disease events: a prospective case-control study, *Lancet Diabetes Endocrinol* 3(7):507–513, 2015.
54. Mody P, Joshi PH, Khera A, et al.: Cholesterol efflux capacity and cardiovascular risk prediction beyond coronary calcium, family history and C-reactive protein, *J Am Coll Cardiol* 67(21):2480–2487, 2016.
55. Briel M, Ferreira-Gonzalez I, You JJ, et al.: Association between change in high density lipoprotein cholesterol and cardiovascular disease morbidity and mortality: Systematic review and meta-regression analysis, *BMJ* 338:b92, 2009.
56. Anderson TJ, Gregoire J, Hegele RA, et al.: 2012 update of the Canadian Cardiovascular Society guidelines for the diagnosis and treatment of dyslipidemia for the prevention of cardiovascular disease in the adult, *Can J Cardiol* 29(2):151–167, 2013.
57. Boekholdt SM, Arsenault BJ, Mora S, et al.: Association of LDL cholesterol, non-HDL cholesterol, and apolipoprotein B levels with risk of cardiovascular events among patients treated with statins: a meta-analysis, *JAMA* 307(12):1302–1309, 2012.
58. Ginsberg HN, Elam MB, Lovato LC, et al.: Effects of combination lipid therapy in type 2 diabetes mellitus, *N Engl J Med* 362(17):1563–1574, 2010.
59. Mani P, Rohatgi A: Niacin therapy, HDL cholesterol, and cardiovascular disease: is the HDL hypothesis defunct? *Curr Atheroscler Rep* 17(8):521, 2015.
60. Albers JJ, Slee A, O'Brien KD, et al.: Relationship of apolipoproteins A-1 and B, and lipoprotein(a) to cardiovascular outcomes: the AIM-HIGH trial (Atherothrombosis Intervention in Metabolic Syndrome with Low HDL/High Triglyceride and Impact on Global Health Outcomes), *J Am Coll Cardiol* 62(17):157–159, 2013.
61. Cholesterol Treatment Trialists (CTT) Collaborators, Mihaylova B, Emberson J, et al.: The effects of lowering LDL cholesterol with statin therapy in people at low risk of vascular disease: meta-analysis of individual data from 27 randomised trials, *Lancet* 380(9841):581–590, 2012.
62. Soran H, Schofield JD, Durrington PN: Cholesterol, not just cardiovascular risk, is important in deciding who should receive statin treatment, *Eur Heart J* 36(43):2975–2983, 2015.
63. Cannon CP, Blazing MA, Giugliano RP, et al.: Ezetimibe added to statin therapy after acute coronary syndromes, *N Engl J Med* 372(25):2387–2397, 2015.
64. Sabatine MS, Giugliano RP, Wiviott SD, et al.: Efficacy and safety of evolocumab in reducing lipids and cardiovascular events, *N Engl J Med* 372(16):1500–1509, 2015.
65. Robinson JG, Farnier M, Krempf M, et al.: Efficacy and safety of alirocumab in reducing lipids and cardiovascular events, *N Engl J Med* 372(16):1489–1499, 2015.

9 标准生物标志物和新生物标志物

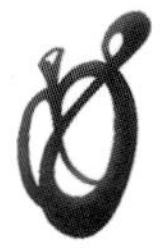

Stefan Blankenberg，Tanja Zeller
梁 拓 译

引言

临床工作中有多种诊断工具可用来评估CAD的患病率和严重程度，并提高识别发生心血管事件风险高的“易感”患者的能力。此外，生物标志物检测有助于提高疾病的诊断率，更好地识别高危人群，进而改善疾病预后，优化慢性动脉疾病治疗方案的选择及疗效。对慢性CAD患者进行生物标志物检测的主要意义在于改善疾病的预后及对疾病状态进行监测。

生物标志物这一概念的提出约在30年前，是指一些可检测、可量化的生物学指标（如特定酶的浓度、特定激素的浓度、特定基因型在人群中的分布率、特定物质的产生），可作为评估健康或生理状态的指标；它可用于疾病风险、精神障碍、环境暴露及其影响、疾病诊断、代谢过程、物质滥用、妊娠、细胞系发育及流行病学研究等[1]。

生物标志物的进一步发展及标准化定义为：一种经过客观测量和评估的特征，可作为正常生物学过程、发病过程或对治疗干预的药理学反应的指标[2]。

生物标志物可以由生物样本（如血样、尿样或组织样本）确定，也可由血压、心电图、负荷试验或动态心电图（Holter）等记录，也可能是成像检查：超声心动图、MRI、CT。本章主要介绍慢性CAD的血源性生物标志物。

稳定性CAD患者使用血源性生物标志物有几个主要的考虑因素（框9.1）。第一，生物标志物作为临床评估、心电图、负荷试验和影像学检查（如超声心动图、CT）的补充，可能有助于确定疾病的患病率，但血源性生物标志物在识别或确认慢性CAD诊断的精确度方面相对薄弱。第二，生物标志物可能有助于改善患者个体的预后，因为某些生物标志物与患者未来发生心血管事件的风险密切相关。第三，生物标志物可支持CAD患者的治疗方案选择。

框9.1 生物标志物的标准：怎样的生物标志物才是有用的?

1. 为已明确的临床指标提供补充信息
2. 可客观检测和量化的生物学指标
3. 可通过准确、标准化的方式进行检测，个体内变异性低
4. 可作为健康和生理相关评估的指标
5. 经前瞻性研究验证其对预后和诊断的预测价值
6. 可用于：
   - 识别高危人群
   - 结合临床评确定疾病患病率
   - 改善健康和患病个体的预后
   - 提供可导致治疗策略改变以及支持治疗选择的信息
   - 监测治疗是否成功
   - 协助临床医生制订最佳患者管理方案
   - 评估治疗反应
7. 易获得、易检测、经济有效

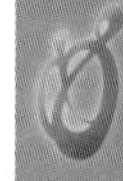

第四，生物标志物可作为疾病进展的指标。第五，尽管目前尚未证实使用生物标志物可以监测疾病进展及治疗是否成功，但未来生物标志物可能用于监测治疗是否成功。

新的分子技术（如基因测序或非编码 RNA 测定）的出现，使检测与疾病相关的新生物标志物成为可能。尽管目前尚未在临床上常规应用，但这些新生物标志物在提高疾病诊断精确度方面具有应用前景。

总体来说，对慢性 CVD 生物标志物的预期是提高临床医生对患者优化管理的能力（图 9.1）。例如，在慢性或不典型胸痛患者中，生物标志物被期望可以帮助识别由缺血性病因所导致的心绞痛症状。对于确诊 CAD 的患者，生物标志物可以评估未来不良事件的风险以及对治疗的反应性。

生物标志物的临床价值与其准确性有关，标准化测定包括可重复性、可获得性及临床医生对生物标志物结果的解读。解读应该在多项研究中保持一致，且有助于改善患者的管理。生物标志物水平的变化应引发相应的临床结果（图 9.1）。

迄今为止，CVD 的风险评估主要基于经典危险因素。但是，尤其对于患病个体，经典危险因素并不足以解释再发事件的风险。这些危险因素多是可调整的，对它们进行干预有可能降低 CVD 的风险。为改善 CAD 二级预防中的风险评估，除了经典危险因素，还纳入许多生物标志物。炎症生物标志物（如 C 反应蛋白）、血流动力学生物标志物［如脑钠肽（brain natriuretic peptide，BNP）及其前体的 N 末端片段（NT-proBNP）］，以及用高敏感法测定出的反映心肌微坏死的标志物（如心肌肌钙蛋白）等均证明可以改善对 CVD 患者的风险评估，并指导治疗。

许多生物标志物被假设可以改善稳定性 CAD 患者的风险预测和管理，但仅有一小部分经过严格的评价后被认为能够提供临床常用方法和经典危险因素外的预后信息（图 9.1）。这些经广泛研究的生物标志物包括肌钙蛋白 I、肌钙蛋白 T、C 反应蛋白、BNP。此外，多项研究验证了它们与不同治疗方案的交互作用。

总体而言，目前讨论的有助于慢性 CAD 管理的生物标志物反映了 CAD 不同的病理生理过程，如心肌微坏死和血流动力学，以及更常规的病理生理过程（如炎症、血管功能、肾功能和脂质代谢异常）。

本章主要回顾慢性 CAD 的经典生物标志物和新生物标志物，介绍其发现和筛选的分子学基础及其临床应用的前提条件。

心肌损伤的生物标志物

心肌肌钙蛋白

当正常心肌细胞的细胞膜完整性受损时会发生心肌损伤。由于膜完整性受损，细胞内成分会释放至细胞外，包括可检测的生物活性胞质蛋白和结构蛋白（如心肌肌钙蛋白）。传统观念认为，心肌损伤是不可逆的过程（细胞死亡），主要发生在一些急性心脏病理改变的情况下，如急性冠状动脉缺血性事件或急性心肌炎[3]。更敏感的检测方法的出现，使我们能在心脏相对稳定的健康状况下测定肌钙蛋白浓度。

心肌肌钙蛋白 I 和肌钙蛋白 T 是调节蛋白，控制心肌收缩过程中钙离子介导的肌动蛋白和肌球蛋白的相互作用。这些蛋白质由特定基因编码，因此可能会具有心脏的组织特异性。研究显示，在新生儿发育的所有阶段，肌钙蛋白 I 仅于心脏组织中表

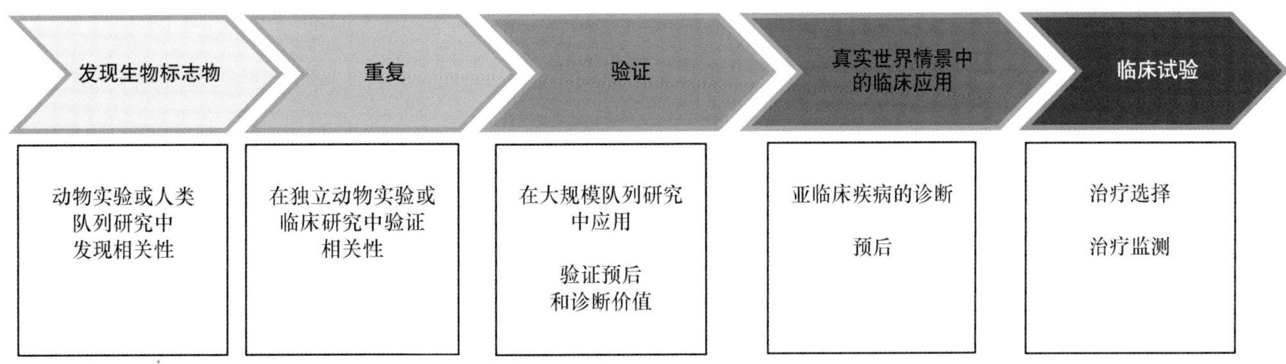

图 9.1　确定某一生物标志物用于慢性冠状动脉疾病的资质和工作流程

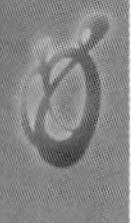

达，而肌钙蛋白 T 在骨骼肌中也有一定程度的表达[4]。有数据显示部分骨骼肌疾病的患者血液中也可检测到心肌肌钙蛋白。这提示部分骨骼肌损伤的患者即便心肌状态健康也可使心肌钙蛋白水平升高从而能在血液中检测到[5]。

心肌肌钙蛋白的测定方法

心肌肌钙蛋白 I 和肌钙蛋白 T 是心肌损伤的特异性标志物，但不同免疫测定方法的敏感性和特异性存在差异。这种情况源于各种检测方法缺乏标准化、血清或血浆中存在各种修饰后的心肌肌钙蛋白 I 和肌钙蛋白 T，以及可检测的肌钙蛋白 I 降解产物与抗体发生交叉反应等原因。由于每种测定法都依赖于特定条件，所以不能以一种测定方法的测量值推断另一种测定法的结果。以往的检测方法不如新方法敏感，前者被称为常规或敏感检测，后者被称为高敏[6]检测[7-8]。成为高敏检测的一项标准是使用该测定方法在健康个体中检测出肌钙蛋白的比例[9]。所有个体的血液中都有少量可检测的肌钙蛋白[10]。大多数常规或敏感检测仅能在极少数正常个体中检测到肌钙蛋白，而一些高敏检测则在近 100% 的正常个体中都可检测出肌钙蛋白[7-8, 11-14]。检测方法的分析性能、检测仪器及参考人群的差异均可能导致分析报告之间的差异（Jaffe 等[3]）。

高敏检测法在临床实践中具有巨大的应用前景。与敏感法检测肌钙蛋白相比，高敏肌钙蛋白测定提高了诊断的精确性及速度，可改善患者预后，且更加经济有效[15]。高敏肌钙蛋白检测目前已应用于临床和研究中，可检测出稳定性 CAD 患者血液中极低浓度的心肌肌钙蛋白。研究显示，这种既往无法检测出的低肌钙蛋白水平与接受一级预防和二级预防治疗的患者（包括稳定性缺血性心脏病患者和稳定性 CAD 患者）未来发生不良事件（如 MI、卒中、死亡）的风险具有极强的相关性[16-18]。

Omland 等的研究显示，绝大多数左心室功能正常的稳定性 CAD 患者血液循环中可检测到极低水平的心肌肌钙蛋白 T。这类患者中合并多种传统危险因素与肌钙蛋白 T 水平升高有关，且血液中极低的心肌肌钙蛋白 T 与患者心血管死亡和心力衰竭的发生率呈等级相关[18]。此外，对于看似健康的献血者用以往检测方法测得肌钙蛋白水平明显低于下限以及低于第 99 百分位的情况，作者也提出见解。即使在这个范围内，肌钙蛋白水平也与心血管死亡和心力衰竭的发生密切相关；然而，肌钙蛋白水平与 MI 的发生不是独立相关的[18]。

Omland 等检测了同一研究人群中高敏肌钙蛋白 I 的水平，结果显示，在稳定性 CAD 患者中，高敏肌钙蛋白 I 轻度升高与心血管死亡和心力衰竭的风险相关，并可在常规危险因素以及肌钙蛋白 T 以外提供附加风险预测信息。有趣的是，肌钙蛋白 I 和肌钙蛋白 T 之间仅呈中等程度的相关，提示在慢性 CAD 疾病进程中，二者的释放和（或）分解机制不尽相同。此外，肌钙蛋白 I 与患者既往发生过急性心肌梗死（AMI）及未来再次出现 AMI 的风险呈独立相关，而肌钙蛋白 T 则无此预测价值。稳定性 CAD 患者中出现慢性、低程度的肌钙蛋白 I 和肌钙蛋白 T 升高可能意味患者存在不同的病理生理学因素，并对治疗有着不同的反应[17]。

Everett 等的研究显示，在合并 2 型糖尿病的稳定性缺血性心脏病患者中，基线肌钙蛋白 T 水平超过正常值上限的患者出现 MI、卒中、心力衰竭、心血管死亡和全因死亡的风险升高约 1 倍。研究中约 40% 的患者基线高敏肌钙蛋白 T 水平超过正常值上限，以往常将此定义为心肌损伤。随访 5 年时此人群心血管死亡、MI、卒中的主要复合终点事件发生率为 27%，是肌钙蛋白 T 基线水平正常患者组的 2 倍。其他重要结局方面也观察到了类似的结果，如次要复合终点（包括全因死亡、MI、卒中、心力衰竭）。肌钙蛋白 T 水平与后续发生 MI、卒中、心血管死亡、全因死亡的相关性提示高敏肌钙蛋白 T 水平是 2 型糖尿病合并稳定性缺血性心脏病患者强有力的预测因子[16]。

新的检测技术甚至可以精确检测普通人群血液循环中存在的低水平肌钙蛋白[10]。肌钙蛋白具有心脏特异性，并可直接反映心脏的病理状态，因而该生物标志物非常重要。肌钙蛋白浓度还与心血管危险因素的患病率有关。因此，使用稳定、敏感性高的检测方法评估血液循环中的肌钙蛋白水平可能有助于预测患者首次和随后出现不良事件的风险。将肌钙蛋白测定纳入风险评分系统中是否有助于心血管疾病风险的评估仍有待进一步的研究确定[19]。

欧洲心血管风险评估生物标志物统一数据库和生物库（BiomarCaRE）为此展开了初步研究分析。应用高敏检测法对欧洲人群的肌钙蛋白 I 水平开展队列研究，分析个体层面肌钙蛋白I表达的分布情况。研究结果显示，肌钙蛋白I水平与心血管疾病死亡率、首次非致死性和致死性心血管事件以及总体死亡率相关；证实了除欧洲心脏病学会系统性CAD风险评估系统（ESC SCORE）的变量外，肌钙蛋白I对心血管疾病的风险预测价值。应用潜在的临床相关截断值后，高敏心肌肌钙蛋白I的应用有望提高对普通人群心血管疾病死亡风险的预测能力。BiomarCaRE研究（Biomarker for Cardiovascular Risk Assessment in Europe）结果表明，肌钙蛋白I水平可为已经确立的风险评估模型提供更多的预后信息。肌钙蛋白I检测还能筛选出可从疾病预防策略中受益最大的人群[19]。然而，肌钙蛋白水平升高和确诊患者接受的预防性治疗策略的直接关系仍有待进一步研究证实。

血管功能和神经体液活性的生物标志物

脑钠肽

BNP是一种具有血管活性功能的利钠肽激素，参与人体容量稳态的维持和心血管重塑[20]。BNP和NT-proBNP都是重要的反映神经体液激活的生物标志物。人体内BNP来源于较大的前体分子prepro-BNP（1-134）和pro-BNP（1-108），pro-BNP随后在内切酶的作用下裂解为有活性的BNP（1-32）和非活性部分NT-proBNP（1-76）[21]。尽管这一简单的裂解方式已为大家所熟知，但具体裂解机制更加复杂，且受许多不同因素的影响。一些研究表明，健康人群和患者血液循环中存在的高分子量物质（即未经处理的proBNP形式）几乎与酶解后的BNP含量相当[22]。proBNP是一种包含多个糖基化位点的糖蛋白。糖基化状态可能对proBNP的进一步处理至关重要，特别是当糖基化位点位于裂解区附近时。分子学研究表明，对proBNP裂解的O-糖基化依赖性抑制作用可能是生物学样品含有高浓度未裂解proBNP的原因[23]。此外，人体血液中的NT-proBNP也处于糖基化状态，可能会对抗体对NT-proBNP分子中心部位的识别产生负面影响[23]，因此常规检测方法可能不易准确检测NT-proBNP的浓度。这些研究结果提示生物样本中同时存在高分子量和低分子量的BNP形式，因此，用于检测BNP/NT-proBNP浓度的方法需要能够将这些不同形式的BNP区分开来。

其他机制也可导致BNP水平升高，如心脏肥大或左心室肥大时心肌质量增加等。通过与受体（利钠肽A受体）结合，BNP可发挥利钠、血管扩张、抑制肾素活性以及抗心肌缺血等作用[21]。BNP的清除主要通过利钠肽C受体和广泛分布的脑啡肽酶。NT-proBNP不具有生物学活性，但半衰期比BNP长（1～2 h *vs.* 20 min），导致其在血液循环中的水平更高。较长的体内半衰期和更好的体外稳定性是NT-proBNP的优势，特别是需要将样本运送至医院实验室进一步分析的情况下。

循环中的BNP主要由心室心肌细胞产生，心室扩张和压力超负荷时心肌细胞反应性分泌BNP，并释放入血液循环中[24]。对心肌牵张的反应使得BNP能够成为心力衰竭诊断[25-26]及严重程度评估的指标[26]。作为心肌牵张的标志物，且心力衰竭治疗可以调节BNP和NT-proBNP的水平，所有主要心血管学会均推荐将这些生物标志物作为评估心力衰竭诊断、预后及治疗有效性的指标[26]。

大量证据显示，BNP的生成源于缺氧和缺血本身的刺激；尽管测量的血流动力学参数是恒定的，但这一过程在缺血条件下可导致心肌细胞应激[27]。

有研究证实，BNP可预测射血分数降低的心力衰竭（HF with reduced ejection fraction，HFrEF）患者的结局。特别是BNP持续高水平的患者不良事件风险更高。在慢性心力衰竭中，BNP水平较高与心血管死亡率和全因死亡率升高相关，且独立于年龄、纽约心脏协会（New York Heart Association，NYHA）心功能分级、既往MI和左心室射血分数（left ventricular ejection fraction，LVEF）等危险因素[28]。BNP也与心力衰竭再住院及因心力衰竭急诊就诊后的结局相关，而传统生物标志物对这些情况无预后价值[28]。在射血分数保留的心力衰竭（HF with preserved ejection fraction，HFpEF）中，BNP也是预测患者死亡的重要生物标志物[21]。

除了用于心力衰竭的诊断和预测预后，NT-proBNP还可预测稳定性CAD患者的远期死亡率。Kragelund等观察了1000余例CAD患者，其中较高比例的患者怀疑合并有心力衰竭，中位随访9年的结果显示，因任何原因死亡的患者NT-proBNP水平显著升高。NT-proBNP水平高的患者通常年龄更大，LVEF和肌酐清除率更低，且更易合并MI史、糖尿病、严重 CAD[29]。另一项大型研究旨在观察 BNP 对 CAD 远期心血管结局的预测价值，Schnabel 等前瞻性分析了稳定型心绞痛患者的 BNP 水平。结果显示，未来发生心血管事件患者的 BNP 水平明显升高。即使校正了潜在的混杂因素，如年龄、性别、BMI、C 反应蛋白以及 HDL-C，BNP 水平高的患者心血管事件的风险仍升高（图 9.2）[27]。这些数据表明，BNP 可提供除经典危险因素以外的更多信息，是强有力的预后标志物。

在 Kargelund 和 Schnabel 的研究中[29-30]，有相当高比例的患者疑诊心力衰竭（即高危稳定性 CAD 患者）。因此，BNP 与死亡率的相关性可能主要由 BNP 预测心力衰竭的能力来解释。为了进一步确认 BNP 能否作为低危稳定性 CAD 患者预后的预测指标，及确定 BNP 水平是否与冠状动脉缺血性事件发生相关，有研究者检测了 PEACE 试验（Prevention of Events with Angiotensin-Converting Enzyme Inhibition）中亚组患者的血浆 BNP 及 NT-proBNP 水平，包括稳定性 CAD 和收缩功能保留的患者[31]。结果显示，BNP 和 NT-proBNP 对心血管死亡、充血性心力衰竭及卒中的发生均有预测价值，而不包括 MI。校正经典危险因素后，二者仍能够预测心力衰竭风险，但只有 NT-proBNP 可预测心血管死亡和卒中的风险。重要的是，即使校正心力衰竭的风险后，NT-proBNP 仍然是心血管死亡的重要预测因子[31]。因此，除经典危险因素外，这两种 BNP 肽类均能够为高危和低危稳定性 CAD 患者提供强有力的预后信息。

虽然已有许多有力的证据显示 NT-proBNP 和 BNP 可预测慢性 CAD 患者的结局，但在目前稳定性缺血性心脏病的常规临床评估中，尚未纳入这些标志物的测定。这种情况是因为 NT-proBNP 或 BNP 水平升高的慢性 CAD 患者尚缺乏治疗结局。尽管如此，这类患者利钠肽水平升高提示医生应尽快对患者进行更详细的诊断，以排除心力衰竭。

心房钠尿肽

与 BNP 类似，心房钠尿肽（atrial natriuretic peptide，ANP）也是容量扩张及室壁压力增加时心肌细胞反应性生成的一种激素。ANP 是一种由 28 个氨基酸组成的多肽，健康个体主要由心房肌细胞合成和分泌。心力衰竭时，心室肌细胞也可以分泌 ANP。ANP 由前体分子 proANP（由 126 个氨基酸组成）衍生而来，被裂解成具有 98 个氨基酸的 N 末端片段（NT-proANP）和活性 ANP。NT-proANP 的半衰期远远长于 ANP，因此更适用于生物检测[33]。pro-ANP 进一步降解可形成中间区域片段 ANP（MR-proANP），此产物较 N 末端或 C 末端片段更为稳定[34]。

正如 BNP 一样，ANP 及其裂解产物的升高也与心力衰竭有关。LAMP 研究（Leicester Acute Myocardial Infarction Peptide）显示，MR-proANP 是 MI 后死亡的强预测因子[35]，在合并 NT-pro BNP 升高的患者中尤其明显，这提示联合应用 ANP 和 BNP 在已知临床信息外可进一步提供更多预后信息[35]。GISSI-HF

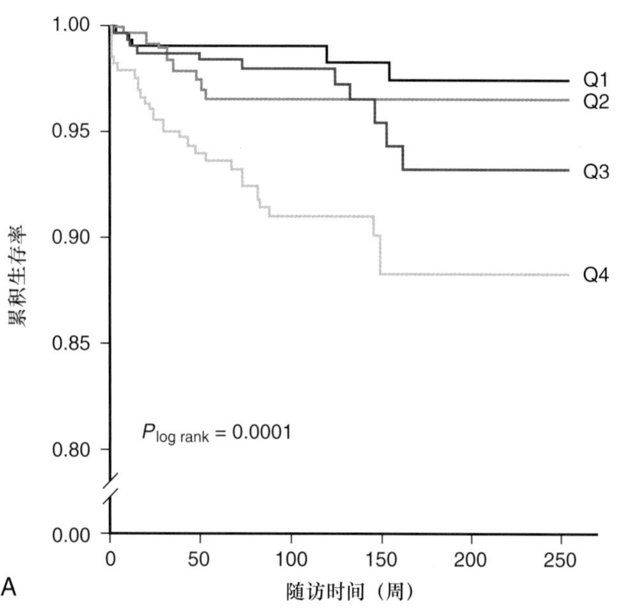

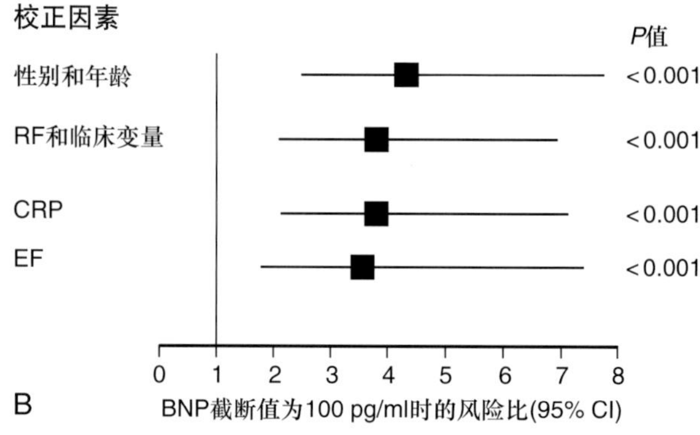

图 9.2 脑钠肽对 CAD 患者远期心血管结局的预测价值。BNP 水平高的患者心血管事件的风险显著升高（**A**）即使在校正潜在的经典混杂因素后（**B**）。BNP，脑钠肽；CI，置信区间；CRP，C 反应蛋白；EF，射血分数；RF，降低系数。（From Schnabel R，Lubos E，Rupprecht HJ，et al. B-type natriuretic peptide and the risk of cardiovascular events and death in patients with stable angina：results from the AtheroGene study. J Am Coll Cardiol. 2006；47：552-558.）

试验（Gruppo Italiano per lo Studio della Sopravvivenza nell' Infarto Miocardico Heart Failure）显示，MR-proANP检测提供了独立于NT-proBNP的预后信息[36]。该研究入选1237例慢性稳定性心力衰竭患者，分别随机及在3个月时检测利钠肽和其他血管活性肽水平，结果显示无论将MR-proANP纳入仅基于临床危险因素的分层模型［净重分类改善度（net reclassification improvement，NRI）= 0.12］或纳入结合NT-proBNP的模型中（NRI = 0.06），均可提高死亡风险分层的预测价值。MR-proANP的升高与死亡率升高相关（相比于NT-proANP最低水平组，中间组和最高水平组死亡风险分别为：HR = 1.38，95% CI 0.99 ～ 1.93，HR = 1.58，95% CI 1.1.3 ～ 2.21）[36-37]。

尽管已有数据证实ANP及其片段产物对于慢性CAD的临床价值，目前仍需要更多的数据来确定检测MR-proANP在稳定型心绞痛和慢性CAD患者中的临床应用。

肾上腺髓质素

肾上腺髓质素（adrenomedullin，ADM）是最初从人嗜铬细胞瘤细胞中分离出的一种肽类，它的氨基酸序列与人降钙素基因相关肽（一种强效的血管扩张剂）类似[32]。除了强大的血管扩张作用，ADM可通过独立于cAMP的机制增强心肌收缩力（Colucci等[38]）。尽管非心脏特异性，ADM可产生多种心血管系统效应（如引发低血压）、支气管扩张和增加肾灌注。

ADM由具有185个氨基酸的前体肽（preproADM）衍生而来，它被加工为另一种生物活性肽，即肾上腺髓质素N-末端20肽（proadrenomedullin N-terminal 20 peptide，PAMP）。PAMP具有降低血压作用和ADM侧翼的2个肽段：proADM中间区域片段（proADM45-92）和COOH端区域片段（proADM153-185）[39]。

早期探讨ADM活化型的研究表明，慢性心力衰竭患者的血浆ADM水平升高，且随疾病严重程度而增加[41]。由于活性ADM会立即与周边的受体结合，半衰期短（22 min），故精确地检测血液循环中活性ADM浓度比较困难。因此，研究开发了新的免疫检测法测定稳定的ADM中间区域片段（MR-proADM）[39]，目前已用于测定MR-proADM水平。

在患高血压的非洲裔美国人中，MR-proADM水平与脉压、左心室质量和蛋白尿相关（Neumann等[40]）。在心力衰竭患者中，ADM是死亡的独立预测因子，且可为已有的生物标志物（如NT-proBNP）增加额外的预测价值[40]。BACH试验（Biomarkers in Acute Heart Failure）探讨了MR-proADM对急性心力衰竭患者的预后价值，结果显示，90天时MR-proADM对患者的生存率预测价值优于BNP和NT-proBNP[41]。使用截断值评估，MR-proADM预测90天生存率的准确性为73%，BNP为62%，NT-proBNP为64%（$P < 0.001$）。即使在校正的多因素Cox回归分析中，MR-proADM仍然是独立预测因子。

AtheroGene研究评估了有症状CAD患者的MR-proADM水平对未来出现致死性和非致死心血管事件的预后影响[42]。结果显示，稳定型心绞痛患者的MR-proADM水平与急性冠状动脉事件患者相当。两组中随后发生心血管事件的患者基线MR-proADM水平均升高。基线MR-proADM水平与未来出现心血管事件的风险独立相关，且MR-proADM可在经典风险模型的基础上提供更多信息。LIPID研究（Long-Term Intervention with Pravastatin in Ischemic Disease）加入MR-proADM对稳定性CAD患者进行风险分层[43]。研究结果显示，基线MR-proADM水平可预测1年后主要CAD事件（非致死性MI或CAD死亡和全因死亡）的风险。1年后MR-proADM水平升高与随后出现CAD事件、非致死性MI、心力衰竭和全因死亡的风险增加相关。校正基线BNP水平后，仍显著相关。

对于MI后的患者，MR-proADM是其发生不良事件的强预测因子，并与有症状CAD和急性胸痛患者未来的心血管事件相关。在LAMP研究中，MI后死亡或出现心力衰竭的个体的MR-proADM水平显著升高，MR-proADM是这些患者重要的独立预测因子。对于NT-proBNP水平高于中位数的患者，MR-proADM可提供更有效的风险分层，提示MR-proADM可作为预测急性MI后患者死亡和心力衰竭的临床标志物，有效性与NT-proBNP相当且可与其联合应用。

生长分化因子 -15

生长分化因子-15（growth differentiation factor-15，GDF-15），也被称为血清巨噬细胞抑制性细胞因

子-1（macrophage inhibitory cytocine-1，MIC-1），是转化生长因子（transforming growth factor，TGF-β）超家族中的一员，在过去10年中作为心血管疾病和其他疾病（如癌症）的一种新兴生物标志物被广泛研究[44]。生理条件下，GDF-15仅在胎盘中表达，但在多种病理生理条件下，其表达会增加[45]。目前已证实GDF-15与氧化应激、炎症和心脏生物力学牵拉引起的应激有关[46]。Kempf等在小鼠模型中证实，内源性GDF-15在缺血或再灌注损伤中参与心脏保护作用[46]。然而，GDF-15在不同疾病状态中的作用及其调控机制仍存在争议[45]。

心力衰竭患者测定GDF-15可提高对其死亡和不良事件的预测[47]。有趣的是，心脏舒张功能障碍GDF-15水平的相关性似乎比与NT-proBNP水平的相关性更强，因此在这类高危人群中能够在NT-proBNP基础上提供更多预测信息[47]。Brown等在一项病例对照研究的健康女性中发现，GDF-15水平升高是心血管事件的预测因子[48]。有趣的是，也有研究报道GDF-15是非ST段抬高型心肌梗死或ST段抬高型心肌梗死的预后指标[49]。GDF-15也是评估稳定性CAD预后的指标。在AtheroGene研究中，校正混杂因素后,GDF-15与CAD死亡相关，但与MI无关[49]。在Heart and Soul研究中，GDF-15与心血管事件风险升高呈独立相关[50]。在HFrEF和HFpEF患者中，GDF-15水平也被认为是死亡和心力衰竭再次住院风险的标志物[51]。迄今为止，GDF-15是许多临床情况的强风危险预测因子，但没有直接的临床应用。慢性CAD中检测GDF-15是否有助于治疗策略的改善尚未得到证实。

肾功能的生物标志物

众所周知，肾功能损害与CAD和心血管疾病死亡密切相关[6, 52]。除共同的危险因素外，肾功能下降可通过多种机制影响心血管系统，如醛固酮活性增加[53]、促炎症反应增强[54]和血小板活化[55]。这些机制加速了CAD疾病的发生和发展进程，导致肾功能恶化的患者预后不良。除了明显的慢性肾病外[56]，轻微的肾功能损害也与CAD风险增加有关[57-58]。因此，对肾功能损伤不同阶段进行鉴别和精确定量的生物标志物对于CAD的风险分层、预防和治疗至关重要。

估算的肾小球滤过率

估算的肾小球滤过率（estimated glomerular filtration rate，eGFR）是临床实践中评估肾功能最常用的参数。过去几十年间，已经开发出不同的方程来估算GFR。就准确性和风险预测而言，慢性肾脏病流行病学合作工作组（CKD-EPI）的eGFR方程是目前公认的最佳方程，特别是在GFR正常或仅轻度下降的个体中[56]。因此，现在CKD-EPI方程正在取代其他eGFR方程，如Cockcroft-Gault方程或MDRD方程。尽管存在一些局限性，血清肌酐仍是估算GFR最常用的标志物。

许多大型研究表明，eGFR下降至60 ml/（min • 1.73 m^2）或更低时，心血管风险将显著增加[6]。eGFR低于60 ml/（min • 1.73 m^2）者被定义为高心血管风险患者。尽管与肾功能保留的患者相比，应用心血管药物或碘造影剂给患者带来更多的不良反应，但对于肾功能下降的患者，强化治疗CVD的益处远远大于上述不良反应[59-60]。因此，建议对所有已知或怀疑CAD的患者进行肌酐和eGFR的基线测定并每年定期监测[61]。

胱抑素C

血清肌酐的检测具有局限性，因为肌酐的产生、分泌以及肾外排泌受到年龄、性别、肌肉代谢和肾储备功能等因素的影响，目前已经评估了可能更有价值的肾标志物。其中，胱抑素C是除血清肌酐以外最有效和广泛应用的肾标志物。胱抑素C由所有有核细胞以相对恒定的速率产生，它在肾小球滤过，且不能在肾小管被重吸收。由于受年龄、性别、肌肉质量、饮食或其他因素的影响更小，胱抑素C浓度可以更好地检测出肾功能下降，特别是轻度下降[62]。一项大型队列研究观察了肾功能正常或轻度下降的CAD患者，结果显示，除传统的危险因素外，胱抑素C是心血管死亡的强预测指标[63]。

在GFR预测方面，基于胱抑素C的方程估算出的eGFR与基于肌酐的方程具有相似的准确性[62]。联合血清肌酐和胱抑素C的CKD-EPI eGFR方程计算出的结果则比联合两者之一计算出的eGFR值更精确[56]。在心血管风险预测方面，无论是心力衰竭患者还是CAD患者队列，与基于血清肌酐方程算出的eGFR相比，基于胱抑素C或胱抑素C联合CKD-EPI

方程计算的 eGFR 与心血管预后的相关性更强[64-65]。

对于基于血清肌酐方程得出 eGFR 为 45 ～ 75 ml/（min • 1.73 m^2）的患者，进一步测定胱抑素 C 且用血清肌酐和胱抑素 C 联合的 CKD-EPI 方程计算 eGFR 可作为确证试验，有助于更准确地识别或排除合并肾功能下降［GFR 低于 60 ml/（min • 1.73 m^2）］的心血管疾病高危患者，其需要积极干预心血管危险因素。

脂质生物标志物

早在 19 世纪以前，德国化学家 Adolf Windaus 就发现人类主动脉粥样硬化斑块中的胆固醇含量比健康主动脉高得多。从那以后，许多研究证实了包含致动脉粥样硬化的胆固醇脂蛋白颗粒的关键作用，特别是 LDL-C 在 CAD 发病中的作用[66]。

尽管可检测的脂蛋白种类繁多，并且已经评估了各种脂蛋白比值，但通过许多随机对照试验获得的降脂治疗的证据几乎全部基于总胆固醇和 LDL-C（有关脂质生物标志物的更多信息详见第 8 章）。

血脂检测建议

所有怀疑或确诊的稳定性 CAD 患者应充分评估血脂情况，包括总胆固醇（total cholesterol，TC）、HDL-C、LDL-C 和甘油三酯（triglycerides，TG）。在已经明确诊断为 CAD 的患者中，应定期检查血脂谱，确保降脂治疗的疗效并评估 LDL-C 目标值，以调整治疗的剂量。重新评估的间隔时间尚没有明确的证据，建议每年检测血脂谱[61]。

数十年来，人们普遍在空腹状态下进行血脂检测，但欧洲动脉粥样硬化学会和欧洲临床化学与实验室医学联合会 2016 年的联合共识声明中建议，应常规使用非空腹血检测血脂谱以改善患者依从性并简化血脂检测流程[67]。该建议基于充分验证的数据，表明日常餐后 1 ～ 6 h 的血脂参数变化与临床无相关性。仅在非空腹 TG 水平很高的情况下建议空腹检测血脂情况［欧洲心脏病学会（European Society of Cardiology，ESC）规定＞ 440 mg/dl，AHA/ACC 规定＞ 500 mg/dl］。

低密度脂蛋白胆固醇

流行病学、遗传学、发病机制和治疗干预等方面的相关研究均证实，LDL-C 在 CAD 发生中起关键作用。在 CAD 患者中，他汀类药物治疗每降低 1 mmol/L（38.7 mg/dl）LDL-C 可使主要心血管事件的相对风险降低 20% ～ 25%，且与基线 LDL-C 水平无关[68]。此外，多项研究表明，大剂量他汀类药物治疗强化降低 LDL-C 可导致 CAD 进展缓慢甚至逆转，且血管直径狭窄百分比明显降低、最小管腔直径增加[69]。

尚无针对 LDL-C 目标值的治疗，也没有随机对照试验对不同 LDL-C 目标值进行比较。绝大多数随机对照试验证明，固定剂量他汀类药物治疗可降低 CAD 患者的风险。基于这些临床证据，ACC/AHA 指南不推荐任何特定的 LDL-C 目标值或滴定降脂治疗至 LDL-C 的目标值，但建议所有确诊 CAD 的患者均采用高强度他汀类药物治疗，而不考虑特定的 LDL- C 目标值。相比之下，ESC 指南建议所有 CAD 患者接受他汀类药物治疗时，LDL-C 应降低至 1.8 mmol/L（＜ 70 mg/dl；译者注：目前目标值已更新为 1.4 mmol/L）；如果目标水平无法达到，则 LDL-C 至少较基线水平降低 50%。尽管对于确诊 CAD 患者的降脂治疗策略存在不同建议，ESC 指南和 ACC/AHA 指南均建议至少每年检查 1 次 LDL-C 以评估患者对降脂治疗的依从性和反应[61, 70]。如果 TG ＜ 400 mg/dl，可以使用 Friedewald 公式检测 LDL-C，或者不考虑 TG 水平而直接测定。

高密度脂蛋白胆固醇

大量流行病学研究发现，HDL-C 水平与 CAD 风险呈负相关。HDL-C 的多种可能的保护机制已经被阐明[71]。尽管 HDL-C 水平与 CAD 有很强的相关性，但 HDL-C 与 CAD 的发病或动脉粥样硬化之间的因果关系尚未确立。尤其重要的是，孟德尔随机化法研究未能在遗传机制层面显示 HDL-C 水平升高与 CVD 风险之间的联系[72]。此外，有关升高 HDL-C 治疗（如烟酸或胆固醇酯转运蛋白抑制剂）的临床试验也并未能改善心血管结局[73-74]。在二级预防中，AHA/ACC 和 ESC 指南均未将 HDL-C 水平作为 CAD 患者的治疗目标。在一级预防或可疑 CAD 患者中，建议检测 HDL-C 水平进行更详细的风险评估，并可用于心血管风险处于需强化危险因素调整阈值的患者的决策，这类患者合并低 HDL-C 水平时，可给予更积极的治疗建议[75]。低 HDL-C 水平定义为男性＜ 1.0 mmol/L（＜ 40 mg/dl），女性＜ 1.2 mmol/L（＜ 45 mg/dl）。

除 HDL-C 水平外，HDL-C 的功能特性标志物（如作为胆固醇外排能力的指标）有一定应用前景，可能会被确立为相关的生物标志物和治疗目标[76]。

甘油三酯

TG 升高与 CVD 相关，空腹 TG ＞ 1.7 mmol/L（＞ 150 mg/dl）时，CVD 风险增加。与高胆固醇血症作为心血管危险因素相比，TG 和 CVD 的相关性要弱得多，但近期证据表明 TG 与 CAD 的发生存在因果关系[77-78]。由于降 TG 治疗（如贝特类、烟酸和鱼油）的相关临床试验未能显示心血管风险下降，因此指南未推荐 CAD 患者适用的 TG 治疗目标[61]。无论是否存在 CVD，ACC/AHA 指南建议在 TG 水平很高的情况下［≥ 500 mg/dl（≥ 5.7 mmol/L）］，评估是否存在高脂血症的继发原因，如酗酒、肾病综合征、甲状腺功能低下或糖尿病控制不良[71]。

脂蛋白（a）

除作为心血管危险因素外，遗传学研究表明，Lp（a）与 CVD（尤其是 CAD）的发病存在因果关系[78-79]。Lp（a）的血浆水平由基因决定，且在整个生命过程中保持相对稳定，对生活方式的改变没有明显的反应；种族之间差异较大，高加索人中水平最低，非洲裔美国人中水平最高[81]。研究显示，Lp（a）亚型的大小与 Lp（a）检测水平呈强负相关[82]。因此，测定 Lp（a）建议选择对亚型不敏感的方法[81]。一些药物（如贝特或烟酸类）可中度降低 Lp（a）水平（最多 30% ～ 35%），但尚无临床试验显示选择性降低 Lp（a）可降低心血管风险。因此，与其在普通人群中广泛筛查 Lp（a）水平升高，不如只在选定的个体中检测 1 次 Lp（a）。对于 CAD 患者，推荐早发型 CAD 患者、有早发型 CVD 和（或）高 Lp（a）家族史的患者，以及接受强化他汀类药物治疗后仍反复发生血管事件的患者进行 Lp（a）检测[81]。Lp（a）水平的重新评估仅在接受降低 Lp（a）治疗（如烟酸或脂质单采）的患者中是必需的。

炎症标志物

超敏 C 反应蛋白

CRP 是炎症和组织损伤的敏感标志物。CRP 具有系统发育保守性，在炎症应答中起重要作用。CRP 在肝中产生，急性期反应（如感染）时 CRP 水平可迅速、非特异性地升高。CRP 可直接结合高度致动脉粥样硬化的氧化 LDL-C，并存在于脂质斑块中[83]，继而触发免疫应答。

尽管作为潜在的促炎介质的临床价值仍存在争议，CRP 在 CVD 中的作用已引起广泛兴趣。多项流行病学研究的数据表明，血清或血浆 CRP 水平升高与潜在的动脉粥样硬化、已确诊患者的心血管事件复发风险，以及有动脉粥样硬化风险的个体中首次出现心血管事件的风险显著相关[84-85]。

此外，许多用于治疗 CVD 的药物（如他汀类药物）可降低血清 CRP 水平。CRP 水平与他汀类药物治疗之间可能的相互作用已在回顾性和前瞻性临床试验中得到验证。PROVE-IT-TIMI 22 试验和 REVERSAL 试验表明，强化他汀治疗可显著降低超敏 C 反应蛋白（high-sensitivity C-reactive protein，hs-CRP）LDL-C 的水平，这与明显减少临床事件数和动脉粥样硬化斑块负荷相关。他汀类药物可使 hs-CRP 和 LDL-C 水平分别降低 38% 和 35%[83]。Aggrastat to Zocor（A to Z）试验证实了这些数据，治疗组患者 hs-CRP 水平与长期生存率独立相关[83]。JUPITER 试验前瞻性地探讨了瑞舒伐他汀治疗对 LDL 水平＜ 130 mg/dl 和 CRP ＞ 2 mg/L 个体心血管风险的影响。对于这项研究中表型健康且没有高脂血症但 hs-CRP 水平升高的个体，瑞舒伐他汀可显著降低其主要心血管事件的发生率[86]。这些数据提供了一种可能性，即减少炎症有助于这些药物的保护效果。孟德尔随机化法研究中探讨了 CRP 是否与 CAD 有因果联系的问题（即降低 CRP 同时也可以降低 CAD 风险），或仅是潜在动脉粥样硬化的标志物。这些方法可以得出生物标志物和疾病之间因果关系的结论。孟德尔随机化法研究调查了影响循环中生物标志物水平（如 CRP 浓度）的遗传变异对未来心血管事件的影响。多项调查 CRP 和心血管事件的孟德尔随机化法研究已经排除了 CRP 与 CAD 的因果关系[87-88]。与之相反，针对 LDL 假说的孟德尔随机化法研究已证明 LDL-C 与心血管事件存在因果关系。尽管有流行病学证据得出一致结论，但目前在心血管疾病患者中常规检测 hs-CRP 的作用尚未确定[89]。

多项研究阐述了稳定型心绞痛和慢性 CAD 患者中 CRP 与预后的相关性。随访期间死于心脏事件患者的 hs-CRP 水平明显更高，是患者死亡的预测因子[90-91]。接受他汀类药物治疗的患者未观察到这种相关性。然而，在未接受他汀类药物治疗的患者中，hs-CRP 水平低者心脏性死亡率较低，而 hs-CRP 水平升高的患者心脏性死亡率高。独立于 LDL-C 水平，这些患者出现致死性冠状动脉事件风险增加了 2.3 倍[90]。PEACE 研究进一步探讨了 hs-CRP 对稳定性 CAD 且射血分数保留患者的临床结局的预测能力。该研究检测了 3700 余例患者的 hs-CRP 水平，中位数 4.8 年期间随访心血管死亡、MI 或卒中的风险[92]。结果显示，较高的 hs-CRP 水平与心血管死亡、MI 和卒中的风险显著增加相关，即使是在平均 hs-CRP 水平 > 1mg/L 时。hs-CRP 水平升高也是发生心力衰竭和糖尿病的独立预测因子。因此，对于稳定性 CAD 患者，hs-CRP 水平是心血管死亡、MI、卒中、新发心力衰竭和糖尿病的强预测指标，且独立于基线特征和治疗方案[92]。

尽管 CRP 与慢性 CAD 患者心血管事件的发生相关，但 CRP 与 CAD 的关联强度远远低于心肌特异性生物标志物（如肌钙蛋白或 NT-proBNP）。例如，HOPE 研究（Heart Outcomes Prevention Evaluation）评估了高危个体中的多个生物标志物，数据显示，经典危险因素模型无法通过炎症标志物来准确预测未来的心血管事件。CRP 的风险预测价值中等，而血浆 NT-proBNP 水平预测未来致死性和非致死性心脏事件的能力较强，并可在经典风险因素的基础上补充预测信息[93]。此外，尚未观察到 CRP 水平与雷米普利治疗之间的相互作用。

目前，确诊的慢性 CAD 患者测定 CRP 的临床应用尚未得到充分证实，也未包含在指南建议中。

IL–6

尽管炎症与动脉粥样硬化性疾病发展的关系已为大家所熟知，但是很难证明特定炎症生物标志物的因果关系。IL-6 可通过与细胞膜表面 IL-6 受体结合，激活下游促炎反应。在 CAD 发展过程中，IL-6 受体可能发挥直接致病作用，被认为是预防 CAD 的治疗性干预的目标。两项大型 meta 分析证实了 IL-6 在炎症产生和 CAD 风险中的关键作用[94-95]。这些研究证实了 IL-6 水平与 CAD 的相关性呈剂量依赖性。综上所述，这些结果为 IL-6 在 CAD 发展过程中发挥因果作用提供了有力的证据，并建议将其作为预防 CAD 治疗的靶点[96]。

多种标志物策略

同时测定和分析多种生物标志物可能提供更多对临床有用的信息，其可以反映不同病理生理方面更全面的情况，从而提供更多信息。已有许多研究评估了多种标志物策略在慢性 CAD 患者中的应用。

在 HOPE 研究的二级预防研究中，评估了与经典危险因素相比同时检测急性期反应、促炎通路、内皮细胞活化和血管功能标志物带来的额外价值。其中，针对 MI、卒中和心血管死亡终点，分析了 hs-CPR、IL-6 和 NT-proBNP[93]。CRP 和 IL-6 等炎症标志物在经典危险因素的基础上仅能补充有限的预后信息（尽管个别与心血管风险有显著相关），而纳入 NT-proBNP 则改善了预测未来心脏事件的能力，从而显著增加了预后信息[93]。

对 CAD 风险预测的另一种多种标志物方法是选择了更多反映炎症（CRP、GDF-15）、脂质代谢（载脂蛋白）、肾功能（胱抑素 C 和肌酐）、心血管功能和重塑（包括利钠肽和 MR-proADM）的新型生物标志物，以代表 CAD 的多种相关通路[30]。这项比较分析显示，NT-proBNP、MR-proADM、胱抑素 C 和 MR-proANP 能在经典危险因素的基础上提高预测能力。这些生物标志物的组合与结局密切相关，可提供更多风险评估信息。但是，与 NT-proBNP 和 GDF-15 相比，该组合并未增强风险分层或重新分类的能力[30]。为了验证这些数据，PEACE 研究针对低危稳定性 CAD 患者，采用多生物标志物方法评估了 MR-proANP 和 MR-proADM 以及内皮素和肽素的预测能力。校正临床心血管风险预测因子和 LVEF 之后，MR-proANP、MR-proADM 和 CT-proET-1 水平升高与心血管死亡或心力衰竭的风险独立相关。当添加到临床模型时，这 3 种生物标志物也能显著改善各项指标的鉴别能力[97]。

除经典危险因素模型外，LIPID 研究还研究了反映血流动力学、微坏死、炎症、凝血、脂质、神经体液活性和肾功能等方面的生物标志物[98]。此外，研究人员探讨了这些生物标志物浓度在 12 个月后的变化是否影响后续 CAD 事件的风险。除脂蛋白相关性磷脂酶 A_2（Lp-PLA_2）活性和 Lp（a）外，所有测定的生物标志物基线水平均与预后相关，BNP 和肌钙蛋白 I 基线浓度的预测能力最强。与经典危险因素和其他临床特征相比，这些生物标志物的预测能

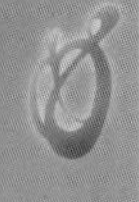

力也很强。在所有评估的变量中，仅 MI 病史是比肌钙蛋白 I 或 BNP 更强的预测因子。其他生物标志物（如半胱氨酸蛋白酶抑制剂 C、MR-proADM、D-二聚体和 CRP）虽具有显著意义，但预测价值略低。该研究的重要发现是，除基线水平外，肌钙蛋白 I 和 BNP 水平的变化也预示着以 CAD 风险的升高或降低。无论患者接受普伐他汀或安慰剂治疗，均可观察到上述相关性。因此，这两种标志物都可反映总体的治疗和环境影响。尽管有证据表明，一些生物标志物可以增加预测心血管疾病及相关事件风险的信息，但除了在 AMI（肌钙蛋白）和心力衰竭（特别是 BNP）中的诊断价值外，它们的评估作用在常规临床实践中的直接临床效益还没有确定。

总之，大多数研究多种标志物的数据表明，将反映不同心血管疾病进程的生物标志物组合在一起有助于改善慢性 CAD 的风险预测，重复检测生物标志物以其水平的变化（如肌钙蛋白或 BNP）可能直接转化用于风险预测。

基于基因组学的新型生物标志物

为了改善已有的风险评分系统的预测水平，并推进和指导治疗决策，新型生物标志物引起了研究者的极大兴趣[94]。这些新的生物标志物目前尚处于开发过程，正在开展深入的研究工作，这是当代生物医学研究中的重要领域。

高通量技术（常常被称为组学方法）可实现在全基因组范围内检测大量标志物，这使得发现新型生物标志物特征成为可能[99]。这些技术的进步使研究人员可以对基因（基因组学）、基因转录（转录组学）、蛋白质（蛋白质组学）、代谢产物（代谢组学）和脂质（脂质组学）进行研究以发现新的生物标志物（表 9.1）。与传统方法相比，生物组学技术的优势在于它们不仅可以检测血液循环中的蛋白质成分，还可以广泛检测其他分子（如 RNA 和代谢产物），且具有同时分析大量分子的能力[100]。因此，新型生物标志物的测定可以阐明 CVD 的分子和病理生理学机制和通路，并且可以鉴定标志物与慢性 CVD 的因果关系。在以下部分中，我们将对基于组学研究所得出的新兴的和潜在的生物标志物进行概述。

基因组学生物标志物

基因组变异（见第 3 章）[主要是指单核苷酸多态性（SNP）]是人类遗传变异的主要标志，许多全基因组关联分析（GWAS）探索了这些基因组变异对 CVD 的影响。GWAS 是一种基因图谱研究，旨在评估基因组变异与整个基因组疾病状况或临床表型之间的关联。通过试验设计，GWAS 可以提供基因组变异对疾病影响的无偏倚调查。GWAS 随着高通量基因分型微阵列平台的出现而变得可行，该平台允许在单个实验中评估数百万种基因型，目前更可以通过包括外显子组和全基因组测序在内的测序方法评估整个基因组。但是，这一方法的检测效能直接取决于研究人群的样本量、SNP 的次要等位基因频率、SNP 之间的连锁不平衡强度以及等位基因的效应大小[101]。由于检测效能随样本量增加而增加，人们开始重视对个体研究的 GWAS 结果进行 meta 分析[101]。这些 meta 分析主要包括 CARDIoGRAM、C4D 联合分析和 CARDIoGRAMplusC4D 联合分析，

表 9.1　可用于发现新型生物标志物的组学方法

组学方法	应用
基因组学	评估全基因组中的基因变异
	通过微阵列和测序进行检测
	基因组变异与疾病特征的关联
	主要的 SNP
转录组学	评估所有 RNA 转录产物
	通过微阵列和测序进行检测
	基因转录与疾病特征的关联
	主要的 mRNA 和非编码 RNA
代谢组学	评估所有低分子量代谢产物
	主要通过质谱和 NMR 检测
	靶向和非靶向方法
	代谢产物与疾病特征的关联
蛋白质组学	评估所有蛋白质和多肽
	主要通过质谱检测
	肽类与疾病特征的关联
脂质组学	评估全部脂质家族
	主要通过质谱和 NMR 检测
	脂质与疾病特征的关联

mRNA，信使 RNA；NMR，核磁共振技术；SNP，单核苷酸多态性

迄今为止共筛选出56个与CVD具有强相关性的SNP位点，覆盖CVD病理生理机制中炎症、脂质代谢、血管重塑和NO/cGMP信号传导通路[102]。

迄今为止，已确定的人群归因风险最高的基因组区域主要位于9p21.3号染色体。然而令人惊讶的是，该基因组区域不包含已注释的基因，标记区域的SNP与任何已知的CAD危险因素均无相关性[101]。但是，该基因区域可编码在血管疾病中起重要作用的长链非编码RNA ANRIL的不同转录产物[103]。在ANRIL的最后1个外显子附近发现了相关性最高的SNP，机制研究表明，9p21风险等位基因破坏了抑制性STAT1结合位点，导致ANRIL表达上调[104]。这些数据表明，遗传变异可通过影响基因表达而充当基因生物标志物。在胆固醇水平进行的基因组学分析得到的另一个具有显著作用的标志物是蛋白质原转换酶枯草杆菌蛋白酶/kexin 9型（PCSK9）。PCSK9在LDL-C代谢过程中的作用是导致LDL-C受体降解。PCSK9基因的功能获得突变和功能失去突变均会导致LDL-C水平发生大幅变化，从而导致CVD风险的变化[102]。因此，PCSK9抑制剂是目前治疗中很有前景的药物（译者注：目前已有PCSK9抑制剂应用于临床患者的降脂治疗，并取得了一定疗效）。

心血管基因组研究领域取得了巨大进展，这也不可避免地导致了一个问题，即基因组变异是否能够作为基因标志物，并显著提高对临床重要心血管结局的预测和治疗鉴别[101]。大多数单一基因变异通常只能解释一小部分变异，因此汇总多位点基因突变的风险评分可能会提高风险预测能力。基本上，遗传风险评分涉及多个SNP位点的汇总信息，如通过汇总所有基因座上的风险等位基因的数目（0、1或2）[105]。

基因风险评分已经评估了经过验证的脂质调节SNP，以及与2型糖尿病、高血压、CAD和CVD相关的SNP的预测能力[101, 105]。研究使用与CAD相关的SNP评估基因风险评分对发生CVD的预测，并确定了24-SNP和46-SNP风险评分系统[106-107]。两项研究中，基因风险评分结果均显示与CAD相关。然而，尽管风险评分模型显著改善了传统危险因素以外的风险重新分类，但识别能力并未提高。同样，对二级预防中基因风险评分的评估显示，基因风险评分并不能成功预测先前患有CAD的个体的新发心血管事件[108]。

显然，基因组学已对心血管疾病的可能原因和机制提供了一些关键的见解。但是，目前尚无基因标志物或基因风险评分可作为稳定性CAD的危险因素而被广泛应用。

转录组学生物标志物

转录组学是在全基因组水平上同时研究RNA转录及表达模式的技术，转录组学领域的技术进展使得我们能更好地理解复杂生物学系统以及识别和开发新型生物标志物。转录组学方法包括基于微阵列的技术，其可通过化学标记RNA分子并随后与微阵列探针杂交同时分析上万种转录产物。借助新型的RNA测序技术，RNA可被转换为cDNA文库，随后以高通量的碱基对方式进行测序以获得短序列，从而为低丰度转录产物的测定提供更好的、更深入的检测方法。在心血管生物标志物领域中，已经确定了多种基于转录组学的生物标志物，其具有转化为慢性CAD临床实用的生物标志物的潜力。

生长分化因子-15

最早通过转录组学分析鉴定的生物标志物是GDF-15，它是TGF-β细胞因子超家族的成员。GDF-15是在心血管系统中表达的应激反应性细胞因子。微阵列分析显示，在主动脉瓣狭窄所致左心室压力超负荷和扩张型心肌病小鼠模型中，NO处理的心肌细胞出现氧化应激时GDF-15基因高度上调[109]。

可溶性ST2

基于转录组学技术发现的另一种生物标志物是可溶性致瘤源2（soluble source of tumorigenicity 2，sST2）。Weinberg等通过微阵列分析发现*ST2*基因（又称IL-33受体）在心肌细胞受到机械应力刺激时表达上调[109]。sST2属于IL-1受体家族的分泌型受体，调节炎症和免疫反应[110]，并参与心脏的应激反应和重塑[111]。sST2与IL-33形成的复合物参与CAD的发病机制，主要涉及心力衰竭。sST2水平升高及其引起的IL-33/ST2L信号通路异常可引起心脏肥大、纤维化、左心室功能恶化和动脉高压[112-113]，也与心力衰竭事件增加有关[114]。在Framingham心脏研究中，sST2水平存在性别差异，且随年龄增加而升高，糖尿病和高血压患者的sST2水平升高[112]。对于心血管事件和心力衰竭，sST2增加了常规危险因素的预测价值，且与慢性心力衰竭患者的不良结

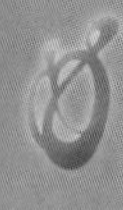

局相关[110, 114]。与其他生物标志物［MR-proADM，高敏感性肌钙蛋白 T（high-sensitivity Troponin T，hsTnT）、组合游离轻链（combined free light chains，cFLC）和 hs-CRP］联合时，采用二分法分析显示 sST2 可为心力衰竭患者提供更高预测价值。因此，sST2 与其他标志物组合有可能成为临床有价值的标志物[111]。

GDF-15 和 ST2 是通过转录组学分析的方法将一个靶点分子通过验证和临床应用转化为心脏生物标志物的实例。

基因表达标记

多个信使 RNA（messenger RNA，mRNA）组合在一起能够反映更广泛的病理生理机制和通路，有助于理解疾病的病理生理学，可能有助于确定新的治疗靶点。因此，具有不同基因表达特征的 mRNA 组合可能成为 CAD 的强效生物标志物。迄今为止，已有多项研究通过分析全血基因表达谱来筛选具有 CAD 风险的个体。

为研究外周血中基因表达类型反映 CAD 严重程度的能力，Sinnaeve 等在血管造影检查确诊的 CAD 患者中识别并验证了 160 个基因的特征。这些基因涵盖的分子通路包括血管生成、炎症反应、细胞凋亡、细胞黏附、细胞生长、细胞周期停滞、细胞间通讯、脂质稳态和免疫反应[115]。同样，有研究发现了 35 个在 CAD 患者的全血中存在差异性表达的基因，这些患者的造血、泛素化、细胞凋亡和固有的免疫应答通路也存在改变[116]。

PREDICT 研究（Personalized Risk Evaluation and Diagnosis in the Coronary Tree）开发了包含全血 23 个基因表达的评分系统，以评估非糖尿病患者阻塞性 CAD 的风险[117]。COMPASS 研究（Cardiovascular OutcoMes for People Using Anticoagulation StrategieS）进一步评估了这一评分系统在症状性患者心肌灌注诊断中的准确性[118]。在预先确定的阈值范围内，这一基因表达评分是 CAD 很好的预测因子，具有较高的敏感性和阴性预测值，这使得该评分系统极有前景，是当前心血管领域基于转录组学获得的最有价值的生物标志物之一。

然而，在比较不同研究筛选出的基因时可以看出，它们之间的重叠很少，而且基因效应也很小。许多原因可以解释这些差异。首先，多重检测往往很复杂，其中涉及多个样品处理步骤、操作人员、设备和试剂类型等，这些会影响测定变异性。其次，临床表型缺乏一致性或疾病定义的差异可能是导致不同研究结果的主要原因。例如，选取不同对照组或不使用对照组均会导致检测出真实结果的能力降低。此外，多种不同的基因表达技术可能导致不同研究之间出现不同的结果。因此，就任何发现生物标志物的方法而言，转录组学生物标志物临床应用的先决条件包括统一对基因表型以及疾病的定义、使用标准化的对照组、实验技术以及临床环境、在不同的技术条件下和独立的队列中进行验证。

非编码 RNA

很长一段时间里，RNA 被认为是基因和蛋白质之间的信使分子，RNA 由 DNA 转录为 mRNA，随后翻译为蛋白质[105]。然而近年来，非编码 RNA（noncoding RNA，ncRNA）类（除转运 RNA 和核糖体 RNA 外）已被逐渐认识，包括微小 RNA（microRNA，miRNA）[119]、长链非编码 RNA（long noncoding RNA，lncRNA）[104] 和环状 RNA（circular RNA，circRNA）[120]。ncRNA 可以是长度为 20 ～ 23 nt 的小分子（miRNA）、长＞200 nt 的分子（lncRNA）或是共价闭合的环状 RNA 分子（circRNA）[120]。ncRNA 的共同之处在于它们均是非蛋白编码的转录体，在重要的细胞、发育过程以及疾病发病过程中发挥调节功能。ncRNA 符合用作潜在生物标志物的多项标准：①一些 ncRNA 在 CVD 中出现可定量的变化；②呈现器官和细胞特异性的表达模式，因此可作为病理过程的指标[121]；③较容易测得；④可以耐受长期存储、多次冷冻 / 融化循环以及不同的 pH 值等条件，且在体液中表现高度稳定性[122]。ncRNA 可释放至细胞外空间（特别是血液中）提示使用无创检测并将它们作为疾病生物标志物的可能性。在心血管疾病中，大量研究将 ncRNA 作为循环生物标志物进行研究，使其距离应用于临床疾病评估更进一步[123]。

微小 RNA

迄今为止，miRNA 是研究最为充分的 ncRNA。自 1993 年被发现以来，目前已经阐述了大约 1800 个 miRNA（见 http://www.mirbase.org/）。所有类型的细胞均可以产生 miRNA，它主要与 3' 非翻译区的蛋白质编码基因相互作用，从而抑制蛋白质翻译过程。

循环中 miRNA 作为心血管生物标志物的潜力已得到广泛研究。例如，稳定性 CAD 患者 miR-126 和 miR-17-92a 成员水平降低，CAD 患者 miR-145-5p 簇呈低水平[100]。另一项研究评估了miRNA在不稳定型心绞痛和稳定性CAD鉴别中的价值，结果提示miRNA-21、miRNA-133a/b和miRNA-199a水平升高，miRNA-145、miRNA-155水平降低[125]。由于目前仅是小规模队列研究的观察结果，仍需要在大型队列研究中验证。然而，与本研究一致，有研究显示低水平miRNA-145和miRNA-155与CAD严重程度评分（SYNTAX评分）呈负相关[125]。

一项大型研究探讨了miRNA在CAD患者后续冠状动脉事件风险分层中的价值，其纳入了先前被证明有助于急性冠脉综合征诊断的8个miRNA[126]。分析提示，miR-132、miR-140-3p以及miR-201能够准确地预测心血管死亡。

同样，有研究对作为循环中生物标志物的miRNA在心力衰竭患者中的应用潜力进行了评估。例如，对心力衰竭患者循环miRNA的筛选发现了186个循环miRNA[123]。其中，与健康对照组相比，心力衰竭患者miR-423-5p、miR-320a、miR-22和miR-92b水平上调。随后成功开发的包含这些miRNA的评分能够鉴别心力衰竭患者和健康对照。miRNA评分已被证明与多个已确认的心力衰竭参数（如NT-proBNP、宽QRS波和左心室扩张）存在显著相关性[123]。这些miRNA也在有关心力衰竭的其他研究中得到验证，提示它们在心力衰竭分子机制中发挥特定作用[127-129]。与单个miRNA的研究相似，多项研究评估了miRNA的特征作为CAD生物标志物的应用潜力，主要包括miR-126、miR-223和miR-197[130-131]。

上述研究结果强调了miRNA作为新兴CAD生物标志物的巨大潜力。但是，仍然需要更多、更大规模的流行病学和临床研究来评估和验证这些miRNA的结果。

长链非编码RNA

lncRNA从基因间区、蛋白质编码序列的内含子或基因的反义链转录而来[104]。与miRNA序列不同，lncRNA的一级序列保守性差，目前认为细胞内lncRNA的数目约为9000个[132]。但是，用于CAD研究的lncRNA数目非常有限；共有8种转录产物被评估为潜在的生物标志物[125, 133]。2015年一项对心力衰竭患者的转录组学分析显示，lncRNA具有作为CAD生物标志物的潜力[133]。除传统危险因素外，较高水平的LIPCAR（预测心脏重塑的基因间长非编码RNA）与心力衰竭患者的心血管死亡风险升高相关。其他lncRNA（包括aHIF、ANRIL、KCNQ1OT1、MIAT和MALAT1）也被报道可作为心力衰竭的潜在生物标志物。其中lcRNA ANRIL尤其引起研究者的兴趣。ANRIL编码于9p21号染色体，该基因区已被GWAS鉴定为CAD最显著的易感位点。9p21区域无蛋白质编码基因注释，很长一段时间内它的效应是未知的。ANRIL的发现提供了了解9p21区域功能的可能。GWAS识别的基因变异（SNP）破坏了ANRIL基因中转录因子STAT1的结合位点，导致ANRIL上调[104]。对ANRIL机制作用的进一步研究表明，ANRIL参与了细胞活力、增殖、黏附和凋亡的调控过程[104]。

2015年，lncRNA CoroMarker和LncPPARδδ被确定为预测CAD的生物标志物[134-135]。尽管取得一定研究进展，但血液循环中lncRNA的细胞来源通常无法确定[136]，目前对于lncRNA与疾病的因果关系仍知之甚少。

环状RNA

尽管circRNA已被发现了较长时间，但这类ncRNA作为潜在生物标志物直到近几年才引起研究者的兴趣[120]。由于它们的环状结构，这些RNA分子高度稳定，且显示出进化的保守性。在外周血和其他体液均可以重复检测到高水平的circRNA。2016年的一项研究显示，心脏组织中可以检测到9000多种候选circRNA[137]。然而，它们在CAD中的调控作用仍未被深入研究，未来的研究需要进一步探索环状RNA作为临床相关生物标志物的潜力。

正如已经报道的对mRNA/基因表达生物标志物的评估，ncRNA的研究也需要应对当前由于分析前因素和分析因素而影响数据质量的一系列挑战。

与其他生物标志物相似，研究必须使用标准化的对照组、独立的大规模实验组和临床验证组。此外，研究显示其他因素会影响ncRNA水平，特别是抗血小板药物治疗、肝素和他汀类药物治疗可能会影响循环中miRNA的水平及其释放动力学[125]。ncRNA生物标志物研究的主要局限性是当前缺乏样品分离[138]、处理和检测技术的标准[139]，同时也缺乏数据标准化的内源性和外源性对照。由于已经发现不同材料中ncRNA水平的变化和材料依赖的稳定性差异（如血浆、血清、尿液和细胞中）[140]，因此材料的选择也需要慎重考虑。

代谢组学生物标志物

代谢组学是基于对生物样品中存在的所有低分子量代谢物进行的分析。大多数代谢物是脂质（如磷脂、甘油磷脂、鞘脂）、酰基肉碱、氨基酸、生物胺、激素、胆汁酸或脂肪酸。与其他组学技术相比，代谢产物的数量（3×10^3）少于基因（2×10^4）、转录产物（$>10^6$）、蛋白质（$>10^6$）和翻译后修饰的蛋白质（$>10^7$）[141]。基于技术平台，目前代谢组学技术可以分析数百种分子，但尚无单一技术可以检测完整的代谢组。为了检测出新的代谢产物或样品之间的差异，可以采用非靶向检测方法（如核磁共振或质谱分析）；而靶向检测方法使用预先指定的代谢产物方案（如代谢产物组或生物代谢物试剂盒）。仅检测特定孤立的代谢产物不能提供充分的信息，因而很难做出正确的解释。代谢产物图谱（如一组代谢产物）可能会极大地改善对代谢组学通路改变的解释，特别是当与其他组学结果相结合时[142]。

就CAD而言，代谢组学方法已经在多种通路中鉴定出具有成为新型临床生物标志物潜力的代谢产物[143-144]。饮食中的胆碱和左旋肉碱的代谢产物被认为在小鼠主动脉病变形成和人类CAD风险中发挥作用[145]。为了评价代谢产物对CAD风险的鉴别能力，Shah等使用主成分分析法鉴定出与CAD相关的支链氨基酸代谢产物和尿素循环代谢产物[146]。特别值得关注的是，2016年的一项研究将靶向代谢组学与无偏倚的基因筛选相结合，确定了染色体2q34和5q14.1上的位点与血浆甜菜碱相关代谢产物的水平相关，同时与CAD风险降低有关[145]。这些数据表明，甘氨酸代谢和尿素循环是参与CAD的潜在代谢通路。

虽然CAD生物标志物的研究还处于起步阶段，但在不远的将来，代谢组学方法在鉴别和临床应用代谢产物方面有很大的潜力。

其他：蛋白质组学和脂质组学生物标志物

在组学研究的其他几个领域中，人们对CAD生物标志物的兴趣也在增加。其中一个领域是蛋白质组学，其主要采用质谱技术对特定细胞类型的蛋白质库进行分析。蛋白质组学提供了对疾病的独特见解，因为蛋白质及其生物酶功能在很大程度上决定了其生物表型的多样性。据估计，人血浆蛋白质组中包含了超过300 000种多肽类。蛋白质组学生物标志物研究的热点是蛋白质的翻译后修饰，即在翻译过程中或完成后以共价和（或）酶促方式引入的蛋白质改变（如磷酸化、乙酰化或泛素化），从而调节蛋白质的活性、稳定性和折叠性。

与先前描述的其他组学方法相比，目前蛋白质组学在CAD生物标志物方面的研究规模依然较小。例如，在射血分数降低的心力衰竭患者尿液样本中发现了100多种肽类。将所有标志物组合可准确鉴别心力衰竭患者和健康对照，提示尿液蛋白质组学可能有助于改善心力衰竭的诊断和预后[147]。此外，其他研究还评估了蛋白质翻译后修饰（如糖基化）作为CAD生物标志物的潜在价值[100]。

脂质组学是另一个新兴的组学领域，其可通过质谱或核磁共振对完整收集的脂质进行评估。血浆脂质通过与特定蛋白（如白蛋白或血浆脂蛋白）结合而处于溶解或悬浊状态。脂质结构的多样性表现为其生理学功能上的巨大差异[148]。由于脂质［如HDL-C、LDL-C和Lp（a）］是参与CAD病理生理过程的重要分子，在CAD生物标志物研究中检测所有形式的脂质和脂质代谢均极为重要。

一项针对CAD患者的大型、长期随访研究显示，不同的神经酰胺种类（蜡质脂质分子的一个家族）与患者的致死性结局事件显著相关，提供证据显示神经酰胺可能是独立于传统危险因素的有用的生物标志物。有趣的是，该研究还探讨了降脂治疗对血脂水平的影响，结果显示，辛伐他汀可使血浆神经酰胺水平降低约25%，但依折麦布组未观察到神经酰胺水平的变化。PCSK9缺乏与LDL-C降低（－13%）显著相关，与CAD预后风险相关的神经酰胺水平显著降低20%[149]。

与慢性CAD相关的所有生物标志物的概括见图9.3。

结论

近年来，生物标志物的研究改善了对CAD患者的风险分层。虽然在心力衰竭和急性冠脉综合征诊断指南中推荐使用NT-proBNP和心肌肌钙蛋白等公认的标志物，但稳定型心绞痛和慢性CAD患者的生物标志物测定（除测定脂质谱外）未被推荐常规应

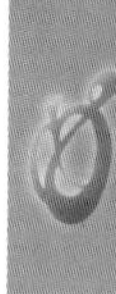

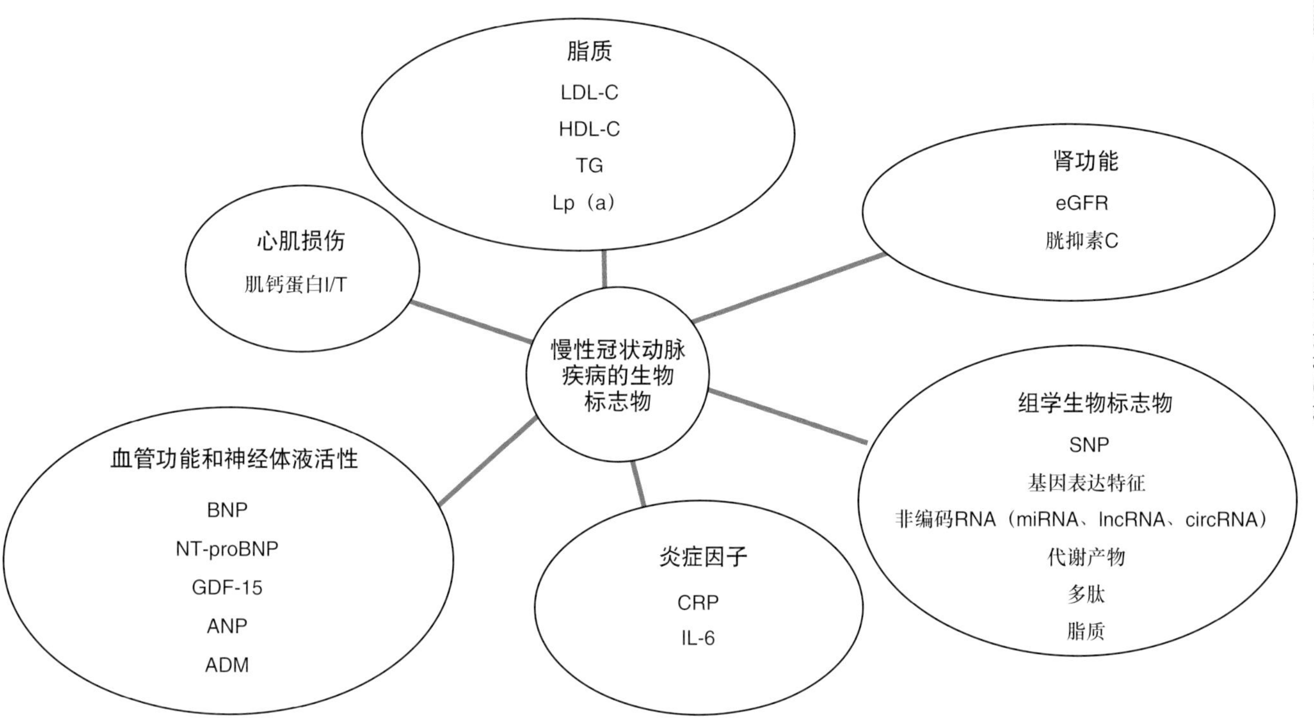

图 9.3　慢性冠状动脉疾病中已确立的新型生物标志物。 circRNA，环状 RNA；lncRNA，长链非编码 RNA；miRNA，微小 RNA

用于临床。

目前已鉴定出多种新兴的生物标志物，包括基因表达特征和非编码 RNA 等，其中一些正在转化为临床应用的过程中。然而，有多个方面值得更细致的关注，如从恰当的研究设计和材料到分析方法、标准化，以及最重要的独立和大规模研究的验证。

为了实现生物标志物的临床应用，Morrow 和 de Lemos 所列出的关于临床应用潜力需要评估的核心问题如下[150]：

（1）临床医生能检测出该生物标志物吗?

（2）生物标志物是否能提供额外的信息?

（3）生物标志物是否有助于临床医生对患者的管理?

参考文献

1. Medicine USNLo: Medical Subject Headings. https://www.nlm.nih.gov/mesh/.
2. Biomarkers Definitions Working Group: Biomarkers and surrogate endpoints: preferred definitions and conceptual framework, *Clin Pharmacol Ther* 69:89, 2001.
3. Jaffe AS: Troponins as biomarkers of cardiac injury. http://www.uptodate.com/contents/troponins-as-biomarkers-of-cardiac-injury?source=preview&search=Troponin&anchor=H36#H1.
4. Gravning J, Smedsrud MK, Omland T, et al.: Sensitive troponin assays and N-terminal pro-B-type natriuretic peptide in acute coronary syndrome: prediction of significant coronary lesions and long-term prognosis, *Am Heart J* 165:716, 2013.
5. Jaffe AS, Vasile VC, Milone M, et al.: Diseased skeletal muscle: a noncardiac source of increased circulating concentrations of cardiac troponin T, *J Am Coll Cardiol* 58:1819, 2011.
6. Go AS, Chertow GM, Fan D, et al.: Chronic kidney disease and the risks of death, cardiovascular events, and hospitalization, *N Engl J Med* 351:1296, 2004.
7. Kavsak PA, MacRae AR, Yerna MJ, Jaffe AS: Analytic and clinical utility of a next-generation, highly sensitive cardiac troponin I assay for early detection of myocardial injury, *Clin Chem* 55:573, 2009.
8. Giannitsis E, Kurz K, Hallermayer K, et al.: Analytical validation of a high-sensitivity cardiac troponin T assay, *Clin Chem* 56:254, 2010.
9. Apple FS: A new season for cardiac troponin assays: it's time to keep a scorecard, *Clin Chem* 55:1303, 2009.
10. Apple FS, Ler R, Murakami MM: Determination of 19 cardiac troponin I and T assay 99th percentile values from a common presumably healthy population, *Clin Chem* 58:1574, 2012.
11. Wilson SR, Sabatine MS, Braunwald E, et al.: Detection of myocardial injury in patients with unstable angina using a novel nanoparticle cardiac troponin I assay: observations from the PROTECT-TIMI 30 Trial, *Am Heart J* 158:386, 2009.
12. Venge P, Johnston N, Lindahl B, James S: Normal plasma levels of cardiac troponin I measured by the high-sensitivity cardiac troponin I access prototype assay and the impact on the diagnosis of myocardial ischemia, *J Am Coll Cardiol* 54:1165, 2009.
13. Januzzi Jr JL, Bamberg F, Lee H, et al.: High-sensitivity troponin T concentrations in acute chest pain patients evaluated with cardiac computed tomography, *Circulation* 121:1227, 2010.
14. Diamond GA, Kaul S: How would the Reverend Bayes interpret high-sensitivity troponin? *Circulation* 121:1172, 2010.
15. Neumann JT, Sorensen NA, Schwemer T, et al.: Diagnosis of myocardial infarction using a high-sensitivity troponin I 1-hour algorithm, *JAMA Cardiol* 1:397, 2016.
16. Everett BM, Brooks MM, Vlachos HE, et al.: Troponin and cardiac events in stable ischemic heart disease and diabetes, *N Engl J Med* 373:610, 2015.
17. Omland T, Pfeffer MA, Solomon SD, et al.: Prognostic value of cardiac troponin I measured with a highly sensitive assay in patients with stable coronary artery disease, *J Am Coll Cardiol* 61:1240, 2013.
18. Omland T, de Lemos JA, Sabatine MS, et al.: A sensitive cardiac troponin T assay in stable coronary artery disease, *N Engl J Med* 361:2538, 2009.
19. Blankenberg S, Salomaa V, Makarova N, et al.: Troponin I and cardiovascular risk prediction in the general population: the BiomarCaRE consortium, *Eur Heart J* 37:2428, 2016.
20. Wang TJ, Larson MG, Levy D, et al.: Plasma natriuretic peptide levels and the risk of cardiovascular events and death, *N Engl J Med* 350:655, 2004.
21. Mahadavan G, Nguyen TH, Horowitz JD: Brain natriuretic peptide: a biomarker for all cardiac disease? *Curr Opin Cardiol* 29:160, 2014.
22. Seferian KR, Tamm NN, Semenov AG, et al.: The brain natriuretic peptide (BNP) precursor is the major immunoreactive form of BNP in patients with heart failure, *Clin Chem* 53:866, 2007.
23. Semenov AG, Postnikov AB, Tamm NN, et al.: Processing of pro-brain natriuretic peptide is suppressed by O-glycosylation in the region close to the cleavage site, *Clin Chem* 55:489, 2009.
24. Halim SA, Newby LK, Ohman EM: Biomarkers in cardiovascular clinical trials: past, present, future, *Clin Chem* 58:45, 2012.
25. Maisel AS, Krishnaswamy P, Nowak RM, et al.: Rapid measurement of B-type natriuretic peptide in the emergency diagnosis of heart failure, *N Engl J Med* 347:161, 2002.
26. Ponikowski P, Voors AA, Anker SD, et al.: 2016 ESC guidelines for the diagnosis and treatment of acute and chronic heart failure: the Task Force for the diagnosis and treatment of acute and chronic heart failure of the European Society of Cardiology (ESC). Developed with the special contribution of the Heart Failure Association (HFA) of the ESC, *Eur J Heart Fail* 18:891, 2016.
27. Schnabel R, Lubos E, Rupprecht HJ, et al.: B-type natriuretic peptide and the risk of cardiovascular events and death in patients with stable angina: results from the AtheroGene study, *J Am Coll Cardiol* 47:552, 2006.
28. de Lemos JA, McGuire DK, Drazner MH: B-type natriuretic peptide in cardiovascular disease, *Lancet* 362:316, 2003.
29. Kragelund C, Gronning B, Kober L, et al.: N-terminal pro-B-type natriuretic peptide and long-term mortality in stable coronary heart disease, *N Engl J Med* 352:666, 2005.
30. Schnabel RB, Schulz A, Messow CM, et al.: Multiple marker approach to risk stratification in patients with stable coronary artery disease, *Eur Heart J* 31:3024, 2010.
31. Omland T, Sabatine MS, Jablonski KA, et al.: Prognostic value of B-type natriuretic peptides in patients with stable coronary artery disease: the PEACE Trial, *J Am Coll Cardiol* 50:205, 2007.
32. van Kimmenade RR, Januzzi Jr JL: Emerging biomarkers in heart failure, *Clin Chem* 58:127, 2012.
33. Morgenthaler NG, Struck J, Thomas B, Bergmann A: Immunoluminometric assay for the midregion of pro-atrial natriuretic peptide in human plasma, *Clin Chem* 50:234, 2004.

34. Katan M, Fluri F, Schuetz P, et al.: Midregional pro-atrial natriuretic peptide and outcome in patients with acute ischemic stroke, *J Am Coll Cardiol* 56:1045, 2010.
35. Khan SQ, Dhillon O, Kelly D, et al.: Plasma N-terminal B-type natriuretic peptide as an indicator of long-term survival after acute myocardial infarction: comparison with plasma midregional pro-atrial natriuretic peptide: the LAMP (Leicester Acute Myocardial Infarction Peptide) study, *J Am Coll Cardiol* 51:1857, 2008.
36. Masson S, Latini R, Carbonieri E, et al.: The predictive value of stable precursor fragments of vasoactive peptides in patients with chronic heart failure: data from the GISSI-heart failure (GISSI-HF) trial, *Eur J Heart Fail* 12:338, 2010.
37. Colucci WS, Chen HH: Natriuretic peptide measurement in heart failure. http://www.uptodate.com/contents/natriuretic-peptide-measurement-in-heart-failure?source=machineLearning&search=BNP&selectedTitle=1%7E150§ionRank=1&anchor=H4#H4.
38. Colucci WS: Nitric oxide, other hormones, cytokines, and chemokines in heart failure. http://www.uptodate.com/contents/nitric-oxide-other-hormones-cytokines-and-chemokines-in-heart-failure?source=machineLearning&search=adrenomedullin&selectedTitle=1%7E10§ionRank=1&anchor=H14#H14.
39. Neumann JT, Tzikas S, Funke-Kaiser A, et al.: Association of MR-proadrenomedullin with cardiovascular risk factors and subclinical cardiovascular disease, *Atherosclerosis* 228:451, 2013.
40. Morgenthaler NG, Struck J, Alonso C, Bergmann A: Measurement of midregional proadrenomedullin in plasma with an immunoluminometric assay, *Clin Chem* 51:1823, 2005.
41. Maisel A, Mueller C, Nowak R, et al.: Mid-region pro-hormone markers for diagnosis and prognosis in acute dyspnea: results from the BACH (Biomarkers in Acute Heart Failure) trial, *J Am Coll Cardiol* 55:2062, 2010.
42. Wild PS, Schnabel RB, Lubos E, et al.: Midregional proadrenomedullin for prediction of cardiovascular events in coronary artery disease: results from the AtheroGene study, *Clin Chem* 58:226, 2012.
43. Funke-Kaiser A, Mann K, Colquhoun D, et al.: Midregional proadrenomedullin and its change predicts recurrent major coronary events and heart failure in stable coronary heart disease patients: the LIPID study, *Int J Cardiol* 172:411, 2014.
44. Klok FA, Surie S, Kempf T, et al.: A simple non-invasive diagnostic algorithm for ruling out chronic thromboembolic pulmonary hypertension in patients after acute pulmonary embolism, *Thromb Res* 128:21, 2011.
45. Corre J, Hebraud B, Bourin P: Concise review: growth differentiation factor 15 in pathology: a clinical role? *Stem Cells Transl Med* 2:946, 2013.
46. Kempf T, Eden M, Strelau J, et al.: The transforming growth factor-beta superfamily member growth-differentiation factor-15 protects the heart from ischemia/reperfusion injury, *Circ Res* 98:351, 2006.
47. Baessler A, Strack C, Rousseva E, et al.: Growth-differentiation factor-15 improves reclassification for the diagnosis of heart failure with normal ejection fraction in morbid obesity, *Eur J Heart Fail* 14:1240, 2012.
48. Brown DA, Breit SN, Buring J, et al.: Concentration in plasma of macrophage inhibitory cytokine-1 and risk of cardiovascular events in women: a nested case-control study, *Lancet* 359:2159, 2002.
49. Kempf T, Sinning JM, Quint A, et al.: Growth-differentiation factor-15 for risk stratification in patients with stable and unstable coronary heart disease: results from the AtheroGene study, *Circ Cardiovasc Genet* 2:286, 2009.
50. Schopfer DW, Ku IA, Regan M, Whooley MA: Growth differentiation factor 15 and cardiovascular events in patients with stable ischemic heart disease (The Heart and Soul Study), *Am Heart J* 167:186–192, 2014. e1.
51. Chan MM, Santhanakrishnan R, Chong JP, et al.: Growth differentiation factor 15 in heart failure with preserved vs. reduced ejection fraction, *Eur J Heart Fail* 18:81, 2016.
52. Chronic Kidney Disease Prognosis Consortium, Matsushita K, van der Velde M, et al.: Association of estimated glomerular filtration rate and albuminuria with all-cause and cardiovascular mortality in general population cohorts: a collaborative meta-analysis, *Lancet* 375:2073, 2010.
53. Mule G, Nardi E, Guarino L, et al.: Plasma aldosterone and its relationship with left ventricular mass in hypertensive patients with early-stage chronic kidney disease, *Hypertens Res* 38:276, 2015.
54. Barnes PJ, Karin M: Nuclear factor-kappaB: a pivotal transcription factor in chronic inflammatory diseases, *N Engl J Med* 336:1066, 1997.
55. Gremmel T, Muller M, Steiner S, et al.: Chronic kidney disease is associated with increased platelet activation and poor response to antiplatelet therapy, *Nephrol Dial Transplant* 28:2116, 2013.
56. Inker LA, Schmid CH, Tighiouart H, et al.: Estimating glomerular filtration rate from serum creatinine and cystatin C, *N Engl J Med* 367:20, 2012.
57. Manjunath G, Tighiouart H, Ibrahim H, et al.: Level of kidney function as a risk factor for atherosclerotic cardiovascular outcomes in the community, *J Am Coll Cardiol* 41:47, 2003.
58. Reis SE, Olson MB, Fried L, et al.: Mild renal insufficiency is associated with angiographic coronary artery disease in women, *Circulation* 105:2826, 2002.
59. Shepherd J, Kastelein JJ, Bittner V, et al.: Intensive lipid lowering with atorvastatin in patients with coronary heart disease and chronic kidney disease: the TNT (Treating to New Targets) study, *J Am Coll Cardiol* 51:1448, 2008.
60. James S, Budaj A, Aylward P, et al.: Ticagrelor versus clopidogrel in acute coronary syndromes in relation to renal function: results from the Platelet Inhibition and Patient Outcomes (PLATO) trial, *Circulation* 122:1056, 2010.
61. Task Force M, Montalescot G, Sechtem U, et al.: 2013 ESC guidelines on the management of stable coronary artery disease: the Task Force on the management of stable coronary artery disease of the European Society of Cardiology, *Eur Heart J* 34:2949, 2013.
62. Shlipak MG, Mattes MD, Peralta CA: Update on cystatin C: incorporation into clinical practice, *Am J Kidney Dis* 62:595, 2013.
63. Keller T, Messow CM, Lubos E, et al.: Cystatin C and cardiovascular mortality in patients with coronary artery disease and normal or mildly reduced kidney function: results from the AtheroGene study, *Eur Heart J* 30:314, 2009.
64. Manzano-Fernandez S, Flores-Blanco PJ, Perez-Calvo JI, et al.: Comparison of risk prediction with the CKD-EPI and MDRD equations in acute decompensated heart failure, *J Card Fail* 19:583, 2013.
65. Waldeyer C, Karakas M, Scheurle C, et al.: The predictive value of different equations for estimation of glomerular filtration rate in patients with coronary artery disease—results from the AtheroGene study, *Int J Cardiol* 221:908, 2016.
66. Goldstein JL, Brown MS: A century of cholesterol and coronaries: from plaques to genes to statins, *Cell* 161:161, 2015.
67. Nordestgaard BG, Langsted A, Mora S, et al.: Fasting is not routinely required for determination of a lipid profile: clinical and laboratory implications including flagging at desirable concentration cut-points—a joint consensus statement from the European Atherosclerosis Society and European Federation of Clinical Chemistry and Laboratory Medicine, *Eur Heart J* 37:1944, 2016.
68. Baigent C, Keech A, Kearney PM, et al.: Efficacy and safety of cholesterol-lowering treatment: prospective meta-analysis of data from 90,056 participants in 14 randomised trials of statins, *Lancet* 366:1267, 2005.
69. Ballantyne CM, Raichlen JS, Nicholls SJ, et al.: Effect of rosuvastatin therapy on coronary artery stenoses assessed by quantitative coronary angiography: a study to evaluate the effect of rosuvastatin on intravascular ultrasound-derived coronary atheroma burden, *Circulation* 117:2458, 2008.
70. Stone NJ, Robinson JG, Lichtenstein AH, et al.: 2013 ACC/AHA guideline on the treatment of blood cholesterol to reduce atherosclerotic cardiovascular risk in adults: a report of the American College of Cardiology/American Heart Association Task Force on Practice Guidelines, *Circulation* 129: S1, 2014.
71. Natarajan P, Ray KK, Cannon CP: High-density lipoprotein and coronary heart disease: current and future therapies, *J Am Coll Cardiol* 55:1283, 2010.
72. Voight BF, Peloso GM, Orho-Melander M, et al.: Plasma HDL cholesterol and risk of myocardial infarction: a Mendelian randomisation study, *Lancet* 380:572, 2012.
73. AIM-HIGH Investigators, Boden WE, Probstfield JL, et al.: Niacin in patients with low HDL cholesterol levels receiving intensive statin therapy, *N Engl J Med* 365:2255, 2011.
74. Schwartz GG, Olsson AG, Abt M, et al.: Effects of dalcetrapib in patients with a recent acute coronary syndrome, *N Engl J Med* 367:2089, 2012.
75. Authors/Task Force Members, Piepoli MF, Hoes AW, et al.: 2016 European guidelines on cardiovascular disease prevention in clinical practice: the Sixth Joint Task Force of the European Society of Cardiology and Other Societies on Cardiovascular Disease Prevention in Clinical Practice (constituted by representatives of 10 societies and by invited experts): developed with the special contribution of the European Association for Cardiovascular Prevention & Rehabilitation (EACPR), *Eur J Prev Cardiol* 23, 2016. NP1.
76. Rosenson RS: The high-density lipoprotein puzzle: why classic epidemiology, genetic epidemiology, and clinical trials conflict? *Arterioscler Thromb Vasc Biol* 36:777, 2016.
77. Myocardial Infarction Genetics, CARDIoGRAM Exome Consortia Investigators, Stitziel NO, et al.: Coding variation in ANGPTL4, LPL, and SVEP1 and the risk of coronary disease, *N Engl J Med* 374:1134, 2016.
78. Holmes MV, Asselbergs FW, Palmer TM, et al.: Mendelian randomization of blood lipids for coronary heart disease, *Eur Heart J* 36:539, 2015.
79. Kamstrup PR, Tybjaerg-Hansen A, Steffensen R, Nordestgaard BG: Genetically elevated lipoprotein(a) and increased risk of myocardial infarction, *JAMA* 301:2331, 2009.
80. Clarke R, Peden JF, Hopewell JC, et al.: Genetic variants associated with Lp(a) lipoprotein level and coronary disease, *N Engl J Med* 361:2518, 2009.
81. Nordestgaard BG, Chapman MJ, Ray K, et al.: Lipoprotein(a) as a cardiovascular risk factor: current status, *Eur Heart J* 31:2844, 2010.
82. Kraft HG, Lingenhel A, Kochl S, et al.: Apolipoprotein(a) kringle IV repeat number predicts risk for coronary heart disease, *Arterioscler Thromb Vasc Biol* 16:713, 1996.
83. Yousuf O, Mohanty BD, Martin SS, et al.: High-sensitivity C-reactive protein and cardiovascular disease: a resolute belief or an elusive link? *J Am Coll Cardiol* 62:397, 2013.
84. Pearson TA, Mensah GA, Alexander RW, et al.: Markers of inflammation and cardiovascular disease: application to clinical and public health practice: a statement for healthcare professionals from the Centers for Disease Control and Prevention and the American Heart Association, *Circulation* 107:499, 2003.
85. Zacho J, Tybjaerg-Hansen A, Jensen JS, et al.: Genetically elevated C-reactive protein and ischemic vascular disease, *N Engl J Med* 359:1897, 2008.
86. Ridker PM, Danielson E, Fonseca FA, et al.: Rosuvastatin to prevent vascular events in men and women with elevated C-reactive protein, *N Engl J Med* 359:2195, 2008.
87. Elliott P, Chambers JC, Zhang W, et al.: Genetic loci associated with C-reactive protein levels and risk of coronary heart disease, *JAMA* 302:37, 2009.
88. Jansen H, Samani NJ, Schunkert H: Mendelian randomization studies in coronary artery disease, *Eur Heart J* 35:1917, 2014.
89. Morrow DA: C-reactive protein in cardiovascular disease. http://www.uptodate.com/contents/c-reactive-protein-in-cardiovascular-disease?source=machineLearning&search=C-reactive+protein&selectedTitle=2%7E150§ionRank=1&anchor=H5#H5.
90. Bickel C, Rupprecht HJ, Blankenberg S, et al.: Relation of markers of inflammation (C-reactive protein, fibrinogen, von Willebrand factor, and leukocyte count) and statin therapy to long-term mortality in patients with angiographically proven coronary artery disease, *Am J Cardiol* 89:901, 2002.
91. Koenig W: High-sensitivity C-reactive protein and atherosclerotic disease: from improved risk prediction to risk-guided therapy, *Int J Cardiol* 168:5126, 2013.
92. Sabatine MS, Morrow DA, Jablonski KA, et al.: Prognostic significance of the Centers for Disease Control/American Heart Association high-sensitivity C-reactive protein cut points for cardiovascular and other outcomes in patients with stable coronary artery disease, *Circulation* 115:1528, 2007.
93. Blankenberg S, McQueen MJ, Smieja M, et al.: Comparative impact of multiple biomarkers and N-terminal pro-brain natriuretic peptide in the context of conventional risk factors for the prediction of recurrent cardiovascular events in the Heart Outcomes Prevention Evaluation (HOPE) Study, *Circulation* 114:201, 2006.
94. IL6R Genetics Consortium Emerging Risk Factors Collaboration, Sarwar N, Butterworth AS, et al.: Interleukin-6 receptor pathways in coronary heart disease: a collaborative meta-analysis of 82 studies, *Lancet* 379:1205, 2012.
95. Interleukin-6 Receptor Mendelian Randomisation Analysis Consortium: The interleukin-6 receptor as a target for prevention of coronary heart disease: a Mendelian randomisation analysis, *Lancet* 379:1214, 2012.
96. Wilson PW: Overview of the risk equivalents and established risk factors for cardiovascular disease. http://www.uptodate.com/contents/overview-of-the-risk-equivalents-and-established-risk-factors-for-cardiovascular-disease?source=machineLearning&search=il-6&selectedTitle=2%7E150§ionRank=1&anchor=H835935#H835935.
97. Sabatine MS, Morrow DA, de Lemos JA, et al.: Evaluation of multiple biomarkers of cardiovascular stress for risk prediction and guiding medical therapy in patients with stable coronary disease, *Circulation* 125:233, 2012.
98. Tonkin AM, Blankenberg S, Kirby A, et al.: Biomarkers in stable coronary heart disease, their modulation and cardiovascular risk: the LIPID biomarker study, *Int J Cardiol* 201:499, 2015.
99. Valdes AM, Glass D, Spector TD: Omics technologies and the study of human ageing, *Nat Rev Genet* 14:601, 2013.
100. Hoefer IE, Steffens S, Ala-Korpela M, et al.: Novel methodologies for biomarker discovery in atherosclerosis, *Eur Heart J* 36:2635, 2015.
101. Zeller T, Blankenberg S, Diemert P: Genomewide association studies in cardiovascular disease—an update 2011, *Clin Chem* 58:92, 2012.
102. Kessler T, Vilne B, Schunkert H: The impact of genome-wide association studies on the pathophysiology and therapy of cardiovascular disease, *EMBO Mol Med* 8:688, 2016.
103. Chen HH, Almontashiri NA, Antoine D, Stewart AF: Functional genomics of the 9p21.3 locus for atherosclerosis: clarity or confusion? *Curr Cardiol Rep* 16:502, 2014.
104. Boon RA, Jae N, Holdt L, Dimmeler S: Long noncoding RNAs: from clinical genetics to therapeutic targets? *J Am Coll Cardiol* 67:1214, 2016.
105. Smith JA, Ware EB, Middha P, et al.: Current applications of genetic risk scores to cardiovascular outcomes and subclinical phenotypes, *Curr Epidemiol Rep* 2:180, 2015.
106. Tikkanen E, Havulinna AS, Palotie A, et al.: Genetic risk prediction and a 2-stage risk screening strategy for coronary heart disease, *Arterioscler Thromb Vasc Biol* 33:2261, 2013.
107. Ganna A, Magnusson PK, Pedersen NL, et al.: Multilocus genetic risk scores for coronary heart disease prediction, *Arterioscler Thromb Vasc Biol* 33:2267, 2013.
108. Weijmans M, de Bakker PI, van der Graaf Y, et al.: Incremental value of a genetic risk score for the prediction of new vascular events in patients with clinically manifest vascular disease, *Atherosclerosis* 239:451, 2015.
109. Siemelink MA, Zeller T: Biomarkers of coronary artery disease: the promise of the transcriptome, *Curr Cardiol Rep* 16:513, 2014.
110. Sinning C, Zengin E, Zeller T, et al.: Candidate biomarkers in heart failure with reduced and preserved ejection fraction, *Biomarkers* 20:258, 2015.
111. Jackson CE, Haig C, Welsh P, et al.: The incremental prognostic and clinical value of multiple novel biomarkers in heart failure, *Eur J Heart Fail*, 2016. http://dx.doi.org/10.1002/ejhf.543.
112. Coglianese EE, Larson MG, Vasan RS, et al.: Distribution and clinical correlates of the interleukin receptor family member soluble ST2 in the Framingham Heart Study, *Clin Chem* 58:1673, 2012.

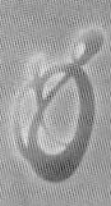

113. Ho JE, Larson MG, Ghorbani A, et al.: Soluble ST2 predicts elevated SBP in the community, *J Hypertens* 31:1431, 2013.
114. Wang TJ, Wollert KC, Larson MG, et al.: Prognostic utility of novel biomarkers of cardiovascular stress: the Framingham Heart Study, *Circulation* 126:1596, 2012.
115. Sinnaeve PR, Donahue MP, Grass P, et al.: Gene expression patterns in peripheral blood correlate with the extent of coronary artery disease, *PloS One* 4:e7037, 2009.
116. Joehanes R, Ying S, Huan T, et al.: Gene expression signatures of coronary heart disease, *Arterioscler Thromb Vasc Biol* 33:1418, 2013.
117. Elashoff MR, Wingrove JA, Beineke P, et al.: Development of a blood-based gene expression algorithm for assessment of obstructive coronary artery disease in non-diabetic patients, *BMC Med Genomics* 4:26, 2011.
118. Thomas GS, Voros S, McPherson JA, et al.: A blood-based gene expression test for obstructive coronary artery disease tested in symptomatic nondiabetic patients referred for myocardial perfusion imaging the COMPASS study, *Circ Cardiovasc Genet* 6:154, 2013.
119. Kaudewitz D, Zampetaki A, Mayr M: MicroRNA biomarkers for coronary artery disease? *Curr Atheroscler Rep* 17:70, 2015.
120. Memczak S, Papavasileiou P, Peters O, Rajewsky N: Identification and characterization of circular RNAs as a new class of putative biomarkers in human blood, *PloS One* 10:e0141214, 2015.
121. van Rooij E: The art of microRNA research, *Circ Res* 108:219, 2011.
122. Mitchell PS, Parkin RK, Kroh EM, et al.: Circulating microRNAs as stable blood-based markers for cancer detection, *Proc Natl Acad Sci U S A* 105:10513, 2008.
123. Schulte C, Zeller T: MicroRNA-based diagnostics and therapy in cardiovascular disease—summing up the facts, *Cardiovasc Diagn Ther* 5:17, 2015.
124. Lee RC, Feinbaum RL, Ambros V: The C. elegans heterochronic gene lin-4 encodes small RNAs with antisense complementarity to lin-14, *Cell* 75:843, 1993.
125. Busch A, Eken SM, Maegdefessel L: Prospective and therapeutic screening value of non-coding RNA as biomarkers in cardiovascular disease, *Ann Transl Med* 4:236, 2016.
126. Karakas M, Schulte C, Appelbaum S, et al.: Circulating microRNAs strongly predict cardiovascular death in patients with coronary artery disease—results from the large AtheroGene study, *Eur Heart J*, 2016. http://dx.doi.org/10.1093/eurheartj/ehw250.
127. Ellis KL, Cameron VA, Troughton RW, et al.: Circulating microRNAs as candidate markers to distinguish heart failure in breathless patients, *Eur J Heart Fail* 15:1138, 2013.
128. Luo P, He T, Jiang R, Li G: MicroRNA-423-5p targets O-GlcNAc transferase to induce apoptosis in cardiomyocytes, *Mol Med Rep* 12:1163, 2015.
129. Luo P, Zhang W: MicroRNA4235p mediates H_2O_2-induced apoptosis in cardiomyocytes through OGlcNAc transferase, *Mol Med Rep* 14:857, 2016.
130. Zampetaki A, Willeit P, Tilling L, et al.: Prospective study on circulating microRNAs and risk of myocardial infarction, *J Am Coll Cardiol* 60:290, 2012.
131. Schulte C, Molz S, Appelbaum S, et al.: miRNA-197 and miRNA-223 predict cardiovascular death in a cohort of patients with symptomatic coronary artery disease, *PloS One* 10:e0145930, 2015.
132. Pennisi E: Genomics. ENCODE project writes eulogy for junk DNA, *Science* 337:1159, 2012.
133. Archer K, Broskova Z, Bayoumi AS, et al.: Long non-coding RNAs as master regulators in cardiovascular diseases, *Int J Mol Sci* 16:23651, 2015.
134. Yang Y, Cai Y, Wu G, et al.: Plasma long non-coding RNA, CoroMarker, a novel biomarker for diagnosis of coronary artery disease, *Clin Sci (Lond)* 129:675, 2015.
135. Cai Y, Yang Y, Chen X, et al.: Circulating "LncPPARdelta" from monocytes as a novel biomarker for coronary artery diseases, *Medicine* 95:e2360, 2016.
136. Skroblin P, Mayr M: "Going long": long non-coding RNAs as biomarkers, *Circ Res* 115:607, 2014.
137. Werfel S, Nothjunge S, Schwarzmayr T, et al.: Characterization of circular RNAs in human, mouse and rat hearts, *J Mol Cell Cardiol* 98:103, 2016.
138. Hantzsch M, Tolios A, Beutner F, et al.: Comparison of whole blood RNA preservation tubes and novel generation RNA extraction kits for analysis of mRNA and MiRNA profiles, *PloS One* 9:e113298, 2014.
139. Schwarzenbach H, da Silva AM, Calin G, Pantel K: Data normalization strategies for microRNA quantification, *Clin Chem* 61:1333, 2015.
140. Chen X, Ba Y, Ma L, et al.: Characterization of microRNAs in serum: a novel class of biomarkers for diagnosis of cancer and other diseases, *Cell Res* 18:997, 2008.
141. Atzler D, Schwedhelm E, Zeller T: Integrated genomics and metabolomics in nephrology *Nephrol Dial Transplant* 29:1467, 2014.
142. Marcinkiewicz-Siemion M, Ciborowski M, Kretowski A, et al.: Metabolomics—A wide-open door to personalized treatment in chronic heart failure? *Int J Cardiol* 219:156, 2016.
143. Roberts LD, Gerszten RE: Toward new biomarkers of cardiometabolic diseases, *Cell Metab* 18:43 2013.
144. Wang Z, Klipfell E, Bennett BJ, et al.: Gut flora metabolism of phosphatidylcholine promotes cardiovascular disease, *Nature* 472:57, 2011.
145. Hartiala JA, Tang WH, Wang Z, et al.: Genome-wide association study and targeted metabolomics identifies sex-specific association of CPS1 with coronary artery disease, *Nat Commun* 7:10558 2016.
146. Shah SH, Bain JR, Muehlbauer MJ, et al.: Association of a peripheral blood metabolic profile with coronary artery disease and risk of subsequent cardiovascular events, *Circ Cardiovasc Genet* 3:207, 2010.
147. Rossing K, Bosselmann HS, Gustafsson F, et al.: Urinary proteomics pilot study for biomarker discovery and diagnosis in heart failure with reduced ejection fraction, *PloS One* 11:e0157167 2016.
148. Quehenberger O, Dennis EA: The human plasma lipidome, *N Engl J Med* 365:1812, 2011.
149. Tarasov K, Ekroos K, Suoniemi M, et al.: Molecular lipids identify cardiovascular risk and are efficiently lowered by simvastatin and PCSK9 deficiency, *J Clin Endocrinol Metab* 99:E45, 2014.
150. Morrow DA, de Lemos JA: Benchmarks for the assessment of novel cardiovascular biomarkers *Circulation* 115:949, 2007.

10 心电图和标准的运动负荷试验

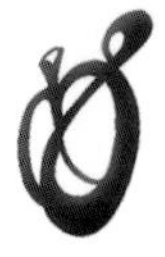

George Rodgers, Kristopher Heinzman

梁 拓 译

引言

半个多世纪以来，12 导联心电图一直是怀疑或已知缺血性和电生理性心脏病患者的标准初始评估工具。20 世纪初期，Einthoven 首次对弦线检流计进行了描述，人类心脏的电活动可以通过一种可解释的形式直接表示[1]。心电图技术和临床解读水平的进步使得这项简单的测试仍然是评估急性缺血、心律失常、遗传异常和慢性 CAD 患者的重要工具。

技术的进步也带来了多种评估心脏结构和功能的新工具，如超声心动图和 MRI。然而，心电图仍然是评估心脏状况使用最广泛的工具，对心电图的高水平解读也使之成为性价比高的方法，可以避免过度检查，并有助于早期识别潜在的危险情况。

心电图检查的适应证

ACC/AHA 心电图指南列出了心电图在已知 CAD 患者中的应用（表 10.1）[2]。Ⅰ类适应证适用于正接受初步评估的患者、正在接受会引起心电图变化的药物治疗的患者和出现新体征或症状的患者（框 10.1）。CAD 是一种慢性疾病，患者可在没有症状或病情未加重的情况下出现临床进展。该指南建议慢性心脏病患者定期进行心电图评估是有必要的。在没有症状的情况下，间隔时间不应短于 4 个月，并且不应超过 1 年[2]。最合适的间隔时间因患者而异，具体取决于年龄、疾病的严重程度和已知的病程进展[2]。心电图检查适用于所有已知 CAD 患者的术前评估[3]。

室内传导延迟

室内传导延迟（intraventricular conduction delay，IVCD）和束支传导阻滞（bundle branch blocks，BBB）可见于无已知心血管疾病（CVD）患者（孤立性 BBB）和非缺血性或缺血性心肌病患者[4-5]。目前已有公认的定义这些传导障碍的标准[6]。一些 BBB 患者会出现心率相关性或间歇性 BBB 发作，随着时间的推移可能会发展为永久性 BBB。

在多项研究中，右束支传导阻滞（RBBB）与总体死亡率、心血管死亡率或 CVD 风险增加无关[7-8]。然而，多项基于人群的纵向研究表明，左束支传导阻滞（LBBB）与 CVD（包括未来发生高度房室传导阻滞）和心血管死亡率的增加有关[5, 8]。这些发现已扩展至不完全 LBBB 和非特异性 IVCD 患者。

表 10.1 ACC/AHA 关于已知心血管疾病或功能障碍患者心电图检查的指南

适应证	Ⅰ类（有指征）	Ⅱ类（不明确）	Ⅲ类（无指征）
基线或初始评估	所有患者	无	无
对治疗的反应	接受的治疗会产生与治疗反应或疾病进展相关的心电图变化的患者		
	接受的治疗可能会产生不良反应，这种不良反应可以通过心电图的变化来预测或检测的患者	无	接受的药物治疗或非药物治疗不知道是否会导致心电图变化或影响可能与这些变化相关的疾病的患者
随访评估	症状、体征或实验室检查结果的改变与心血管系统状态有关的患者 植入起搏器或抗心动过速装置的患者 出现与心血管功能有关的新体征或症状的患者 经过一段适合病情的时间间隔后，即使没有出现新的症状或体征	无	良性的、一般不太可能进展的成人心血管疾病患者（如无症状的轻度二尖瓣脱垂、轻度高血压或在无器质性心脏病的情况下出现的期前收缩） 定期复诊（如 4 个月）的慢性稳定性心脏病成人患者
术前评估	除Ⅱ类适应证的情况外，所有患有心血管疾病或存在功能障碍的患者	患有无明显血流动力学障碍的先天性或后天性心脏病患者、轻度高血压患者或无器质性心脏病的偶发期前收缩患者	无

尽管已有这些临床发现，但近期有研究发现在缺血性和非缺血性心肌病患者中，RBBB（而不是 LBBB）与大的前间壁瘢痕有关[9]。这与评估传导系统血液供应的尸检研究结果一致[10]。右束支完全由来自左前降支的穿隔支供血，在 90% 的病例中左束支接受双重血供，左前分支由穿隔支供血，左后分支由右冠状动脉后降支供血（图 10.1）。在 50% 的病例中左束支的前后分支都有双重血供。因此，尽管普遍存在误解，即新发的完全性 LBBB 很少被视为急性前壁梗死的并发症，但当被发现时，通常提示有大面积梗死[11]。

IVCD 对 CAD 患者最显著的影响之一是很难解释其急性缺血性改变和运动心电图改变。在存在 LBBB 的情况下，仅依靠运动心电图诊断的准确性很差[12]。然而，当与影像学检查联合评估缺血时（如二维超声心动图或心肌灌注显像），仍然可以从运动表现中获得重要的预后信息[12-13]。根据一家大型单中心机构的经验，在运动负荷超声心动图阳性的患者中，存在 LBBB 的患者未来死亡率显著高于仅存在 RBBB 或无传导异常的患者（分别为每年 4.5% *vs.* 2.5% *vs.* 1.9%）。此外，运动负荷超声心动图结果正常的患者 (无论是否有 LBBB) 死亡率相似[14]。

尽管 CAD 合并 LBBB 与心血管事件的风险增加明确相关，但 LBBB 的存在并未增加 CAD 本身的可能性。在一项针对无已知 CAD 的患者进行冠状动脉计算机断层血管造影（coronary computed tomography angiography，CCTA）的研究中，将 106 例推测为新发 LBBB 的患者与 303 例匹配的对照组进行了比较，结果发现阻塞性 CAD 的发生率无显著差异[15]。该研究还发现 LBBB 患者和非 LBBB 对照组的图像质量相当，提示 CCTA 是 LBBB 患者合理的诊断性检查。

在慢性 CAD 患者中最常见的临床情况是无症状的新发束支传导阻滞。对这些患者应该如何进行评估目前尚无共识指南。有证据表明，最可能的病因是影响传导系统的慢性退行性 / 纤维化过程而不是新发缺血。但是，对部分这类患者进行非侵入性心脏功能评估以筛查缺血可能是合理的做法。此外，也应当考虑适当增加常规心电图检查的频率。

心室异位节律

稳定性 CAD 患者常会在常规心电图检查时发现室性期前收缩（premature ventricular contraction，PVC；又称室性早搏）。除部分患者会出现心悸外，这些患者大多数无症状。对于异位节律次数少且无症状的患者，不推荐更改基于患于 CAD 病情的药物

框 10.1 心电图检查的适应证

特定情况

- 心腔扩大或肥大
- 心律失常或传导障碍的转复或治疗
- 电解质异常
- 心包炎
- 心内膜炎
- 心肌炎
- 移植排斥
- 浸润性心肌病

新发症状

- 晕厥或接近晕厥
- 心绞痛模式改变
- 胸痛
- 新发或恶化的呼吸困难
- 极度疲劳或虚弱
- 心悸

体格检查结果

- 充血性心力衰竭的征象
- 新发的器质性杂音或摩擦音
- 高血压加重或控制不良
- 检查提示肺动脉高压
- 近期卒中
- 不相符的心率
- 心脏瓣膜疾病出现无法解释的发热

心脏药物

胺碘酮 决奈达隆 地高辛	基线时及用药后每 6 个月行心电图
氟卡尼	基线、用药后 2 ～ 3 周以及此后每 6 个月行心电图
普罗帕酮 索他洛尔 多非利特	住院患者每 3 个月行心电图

治疗方案。根据 CAST 试验的结果，应避免在这些患者中应用抑制异位的致心律失常药物[16]。对于症状较轻的患者，可考虑启用或增加 β 受体阻滞剂或钙通道阻滞剂的剂量。

室性异位节律负荷重的患者可能出现心脏收缩功能下降[17-18]。虽然尚无明确的负荷截断值，然而有研究表明，PVC 占总搏动的 13% ～ 24% 是心肌病的独立危险因素，而通过射频消融成功消除 PVC 则可以显著改善心脏收缩功能，甚至使其趋于正常[19-20]。由于高负荷异位节律与心肌病的这一关联，已有研究扩展到探讨其在慢性 CAD 患者疾病进程中可能的

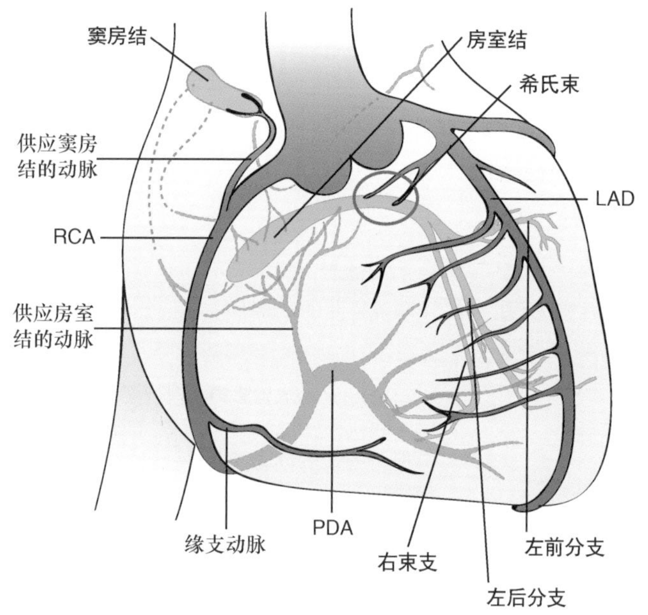

图 10.1 心脏传导系统的血液供应示意图。图中可见第一穿隔支为房室结的远端部分供血，然后向右束支供血。左束支的前分支和后分支都接受来自左前降支（LAD）和后降支动脉（PDA）的双重血液供应。RCA，右冠状动脉。（Redrawn from Levine HJ. Clinical Cardiovascular Physiology. New York：Grune and Stratton；1976.）

作用。在一项小型单中心研究中，对 CAD 合并高异位心律负荷的患者采用消融使 PVC 负荷从 22% 降低到 2.6%。结果显示，这些患者的平均 LVEF 从 38% 提高到 51%，明显优于没有接受消融治疗且收缩功能没有改善的对照组患者[21]。这种更积极的治疗策略可能减少部分这类患者对埋藏式心脏复律除颤器（implantable cardioverter-defibrillator，ICD）的需求。在另一项研究中，研究人员对 66 例符合现行 ICD 植入指南的患者行 PVC 消融治疗（其中包括 11 例已知 CAD 的患者），治疗后 64% 的患者由于 LVEF 改善而无须接受 ICD 植入治疗（共 11 例，其中包括 10 例既往有 MI 的患者）[22]。

尽管大多数的 PVC 患者仍然应当仅根据症状进行治疗，但应进一步注意高度频发室性异位节律的患者。有证据表明这些 PVC 患者罹患心肌病的风险更高，消除异位节律可以逆转左心室功能不全，即便在有缺血性病因的患者中也是如此。由于目前尚无针对 CAD 患者合并 PVC 治疗的具体指南，因此建议对既往病史或心电图检查提示高负荷异位心律的患者采用动态 Holter 监测并评估左心室功能。

持续的和新发的 Q 波

如前所述，所有慢性 CAD 的患者均应在基线和随访中定期行心电图检查。CAD 患者常会在基线检查时发现有既往 MI 或传导系统疾病的证据。当患者出现新的症状时，这些基线心电图表现就变得尤为重要，可用来作为对比。

病理性 Q 波被认为是心肌坏死的经典心电图征象，见于 MI 进展的晚期[23]。然而，在如今的再灌注治疗时代，许多心电图曾出现 Q 波的患者可随时间的推移而部分甚至完全缓解[24-25]。与 Q 波持续存在的患者相比，这些心电图上 Q 波最终消失的患者 LVEF 明显改善[26]（图 10.2）。

当对 CAD 患者行常规心电图检查时，偶有患者可出现新发 MI 的证据，但患者本人没有明显的相关症状。目前临床治疗指南中尚无对这种“隐匿性”MI 的评估和管理建议。临床医生应获得更详细的病史，尤其是对患者来说可能是非典型的症状表现，以及提示存在逐渐加重的心绞痛或充血性心力衰竭的症状。我们认为，在没有症状的情况下，常规心电图出现新的 Q 波不需要评估心肌缺血，但应考虑重新评估患者的左心室功能。对于尚未达到 ICD 植入标准的患者尤其如此，因为新发 MI 可能使他们发生猝死的风险增加。如果在检查中新发现左心室功能不全，即使没有症状也应考虑评估心肌缺血和存活心肌，因为血运重建治疗可改善左心室功能。

非 CVD 和高血压患者人群的心电图检查可能还会有许多其他异常表现，从非特异性 ST 段改变到左心室肥大，这些心电图表现与患者冠状动脉事件的风险增加有关，但其对预测 CAD 患者长期预后方面是否有潜在帮助尚不清楚。但是，由于每种心电图表现仅会轻度改变经典风险模型，因此在已明确诊断且接受了最佳药物治疗的 CAD 患者中，这些表现的出现可能并不会显著改变其未来发生冠状动脉事件的风险。再次强调出现这些心电图改变时，应考虑对患者潜在的症状进行重新评价，并可能需要再次评估患者左心室功能。

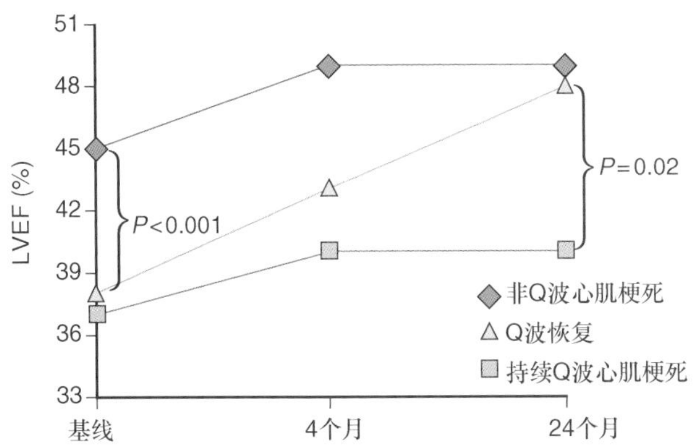

图 10.2 与心电图上存在持续性 Q 波和非 Q 波的 MI 患者相比，Q 波恢复患者在随访 24 个月时左心室射血分数（LVEF）改善更为明显。［Adapted from Delewi R，Ijff G，van de Hoef TP，et al. Pathological Q waves in myocardial infarction in patients treated by primary PCI. JACC Cardiovasc Imaging. 2013；6（3）：324-331.］

平板运动试验

历史背景

1941 年，Masters 和 Jaffe 首次报告了采用 Masters 的二阶梯运动试验与心电图检查的结合的方法来获取心绞痛诊断的客观证据[27]。由于许多患者无法完成 Masters 的二阶梯运动试验，因此 Bruce 等在 1956 年采用改良的倾斜活动平板重新设计了运动试验，使其更容易完成[28]。以其名字命名的检查方法已经被超过 15 000 篇学术论文收录，并且仍然是当今最常见、研究最多的方法。

此后不久，人们开发出了更多准确度更高的诊断性检查和治疗方法，如 1958 年出现的冠状动脉造影术，1967 年首次开展的冠状动脉旁路移植术（CABG）。自出现运动试验以来，其他影像学检查方法常联合负荷心电图检查，尤其是心肌灌注成像和超声心动图检查。影像学与负荷心电图的结合提高了检查的敏感性和特异性[29]（见第 11 ～ 12 和第 15 章）。从根本上讲，这些都是功能性或生理性测试，其结果效力取决于它们引发心肌缺血客观证据的能力。

对负荷心电图检查目的的评估需要在成本敏感的条件下进行。首先要考虑的是对确诊阻塞性 CAD 的诊断价值，更确切地说是确定患者胸部不适的症状是否由心绞痛引起。其次要考虑对患者风险分层和预后评估的价值。负荷心电图可以帮助识别发生 MI 和其他主要不良心脏事件的高风险患者。因此，临床医生可以更好地确定哪些患者能够从血运重建治疗中获得更多益处。最后，无论是采取血运重建还是药物治疗，负荷心电图都可用于客观评估治疗

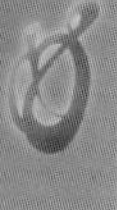

方案的疗效。

本部分将介绍负荷心电图在CAD中的作用；同时综述运动生理学和心肌缺血的病理生理学机制，以及试验的检查过程及其结果的解释。

运动生理学

运动，以及任何与此类似的依赖于肌肉收缩的活动都需要能量。这些能量主要来自氧化代谢产生的三磷酸腺苷。而氧化代谢反应能够进行的根本在于有效地将为O_2输送到人体组织。人体在任意时刻的O_2总摄入量用VO_2表示。Fick方程描述了心输出量（cardiac output，CO）与组织水平的为O_2获取（动静脉O_2差）之间的关系，即$VO_2 = CO \times (aO_2 - vO_2)$[30]。

VO_2(或静息时人体的总需氧量)被定义为1个代谢当量（MET）。按每公斤体重每分钟3.5 ml估算。因此，任何生理活动或运动都可以用该基础代谢单位的倍数来描述。例如，1 MET相当于完全休息，5 MET相当于走一个街区或爬一层楼梯。

在运动过程中，VO_2增加。换句话说，运动过程中人需要更多的O_2来提供肌肉活动所需的能量。为了满足这一需求，CO（心率×每搏输出量）可能会增加4～6倍，心率可能会增加2～3倍，每搏输出量可能会增加50%。在接近最大VO_2的40%时，由于舒张期充盈时间逐渐减少，每搏输出量的增加达到平台期[31]。最大VO_2与年龄、性别、身体健康状况和心脏状况有关。在运动过程中，外周血中的O_2摄取量可增加3倍，生理极限的最大O_2摄取量为每100 ml血液15～17 ml。VO_2峰值是指某一患者在接受运动负荷检查过程中不出现症状时所能够耐受的运动极限时的VO_2值，通常称为患者的最大运动能力或有氧运动极限。

有氧运动（高重复性运动/低阻力运动）涉及剧烈的肌肉活动（肌肉收缩-放松多次循环）。这些活动肌肉会产生氧化代谢产物。代谢产物可扩张局部小动脉，从而使流向运动肌肉的血流量增加至4倍。同时，大量的血管扩张会降低外周血管阻力，进而增加每搏输出量。在进行慢跑或快步走等直立运动时，较大肌肉群的参与会导致交感神经张力增大和迷走神经张力相对减小。交感神经张力的增加可以增快心率，提高心肌收缩力。这也导致血液从肾、内脏和皮肤血管床分流至供应大块肌肉。这种循环分流增加了静脉回心血量，并通过Starling机制进一步促进CO的增加。在运动过程中，收缩压随着CO增加而逐渐升高，舒张压保持恒定或略有降低[30]。

动态手臂运动也可产生类似的血流动力学反应，但心率和收缩压的上升往往更高。在运动过程中，心肌需氧量显著增加，这种需求是由于心率、血压、左心室收缩力、室壁厚度和心腔大小的改变。心率－压力乘积（最大心率×运动时最大收缩压）是评价需氧量的极佳指标（见第6章）。当氧气供给不能满足需求时，就会发生心肌缺血。运动试验的主要目的就是在可控条件下引发心肌缺血[30]。

运动负荷试验的检查技术

受试者准备

运动负荷试验最重要的方面可能是患者的选择。当选取患病可能性中等的患者时，运动负荷试验可能发挥其最大作用（框10.2）。此外，患者必须具备进行平板运动的体能，并且心电图必须能够解释缺血性改变。

运动负荷试验最常见的形式是递增活动平板和踏车测力计（固定自行车）。踏车测力计在美国以外的地区更常用，它具有成本低廉和实验室空间需求少的优点。此外，踏车测力计更容易触及患者的手臂和躯干，方便运动过程中测量血压和记录心电图。但是，骑车经验不足的受试者在达到其真正的最大VO_2前常会因为腿部疲劳而出现运动疲劳，没有经验的受试者在踏车测力计上测得的最大VO_2值比平板运动低10%～20%[32]。动态手臂运动是供不能进行足够腿部运动的患者选择的另一种有氧运动负荷试验。然而，这种方式在临床实践中很少使用（框10.3）。递增平板是美国最常使用的方式，可用的检查方案多种多样，但Bruce方案（表10.2）是迄今为止在临床实践中最常用且研究最多的方法。

大多数人都可以完成Bruce方案的运动负荷试验。部分受试者从未在平板上运动过，故在开始测试之前，强烈建议对平板运动的使用进行简短的演示[33-34]。

框 10.2 运动负荷心电图的适应证

1. 用于缺血性心脏病验前概率中等、有可判读的心电图且至少具有中等体能患者的冠状动脉疾病的诊断
2. 用于能够进行足够负荷的活动并有可判读的心电图的稳定性缺血性心脏病患者的风险评估
3. 患有稳定性缺血性心脏病的患者出现新发或恶化的不符合不稳定型心绞痛的症状，并且至少具有中等体能和有可判读的心电图
4. 用于确定已知稳定性缺血性心脏病患者的治疗方案的疗效，患者可以运动到足够的强度并有可判读的心电图

Adapted from Fihn，SD，Gardin，JM，Abrams J，et al. 2012 ACCF/AHA/ACP/AATS/PCNA/SCAI/STS Guideline for the diagnosis and management of patients with stable ischemic heart disease：a report of the American College of Cardiology Foundation/American Heart Association Task Force on Practice Guidelines，and the American College of Physicians，American Association for Thoracic Surgery，Preventive Cardiovascular Nurses Association，Society for Cardiovascular Angiography and Interventions，and Society of Thoracic Surgeons. Circulation. 2012；60：126；e44-164 and Greenland P，Alpert JS，Beller GA，et al. 2010 ACCF/AHA guideline for assessment of cardiovascular risk in asymptomatic adults：a report of the American College of Cardiology Foundation/American Heart Association Task Force on Practice Guidelines. Circulation. 2010；112，e584-636.

框 10.3 运动模式和方案

1. Bruce 方案：标准梯度运动平板负荷试验
2. 改良的 Bruce 方案：标准样度运动平板负荷试验，可适应体能有限的患者
3. 踏车测力计：利用自行车运动
4. 手臂踏车测力计：利用上肢运动
5. 心肺运动试验：将固定踏车或活动平板运动与直接测定的摄氧量（VO_2）相结合

表 10.2 Bruce 方案

阶段	时间（分）	速度（MPH）	坡度（%）	MET
静息	0:00	0.0	0	1.0
1	3:00	1.7	10	4.6
2	3:00	2.5	12	7.0
3	3:00	3.4	14	10.1
4	3:00	4.2	16	12.9

From American College of Sports Medicine Guidelines for Exercise Testing and Prescription. 9th ed. Philadelphia：Lippincott，Williams and Wilkins；2013.

患者选择

受试者必须具备运动的能力（框 10.4）。首先应当问诊并检查患者，以确保其没有重要的运动禁忌证（框 10.5）。

在问诊期间，临床医生应询问患者的胸痛症状，尤其是疼痛的特点[35]。风险计算器（参见第 7 章）可帮助临床医生对患者的验前概率进行更客观的评估[36-38]。临床医生应进一步询问患者先前的心脏状况或接受过的相关心血管操作情况，尤其是 CAD、心力衰竭、起搏器置入或 ICD 植入的病史、曾行经皮冠状动脉介入治疗（PCI）或 CABG，以及严重的瓣膜病变（尤其是主动脉瓣狭窄）。在简短的体格检查中，临床医生应着重评估患者的重要禁忌证，如失代偿性心力衰竭或主动脉瓣狭窄。

左心室肥大伴应变模式可能会产生 ST 段异常，影响与负荷心电图检查期间出现的缺血性 ST 段压低的鉴别。左心室肥大伴应变的某些特征性表现（如 R 波电压增大和不对称的 T 波倒置的关系）可能在鉴别方面有所帮助，但总体来说，严重的左心室肥大伴应变会降低负荷心电图诊断的准确性[40]。

框 10.4 患者运动能力的评估

病史

1. 诊断和既往病史：应回顾相关的各种诊断，包括心血管疾病（已知存在的 CAD、陈旧性 MI 或既往曾行冠状动脉血运重建）；心律失常、晕厥或晕厥前状态；肺部疾病，包括哮喘、肺气肿、支气管炎或近期发生的肺栓塞；脑血管疾病，包括卒中；周围动脉疾病；妊娠状态；肌肉骨骼、神经肌肉和关节疾病
2. 症状：心绞痛；胸部、下颌或手臂不适；气短；心悸，尤其是与体育锻炼、饱餐、情绪激动或受凉有关的心悸
3. 动脉粥样硬化疾病的危险因素：高血压、糖尿病、肥胖、血脂异常、吸烟；如果患者没有已知的 CAD，应确定 CAD 的验前概率（见第 7 章）
4. 近期的疾病、住院或外科手术情况
5. 药物剂量和用药方案（尤其是 β 受体阻滞剂）
6. 进行体力活动的能力

体格检查

1. 脉率和节律
2. 坐位和立位时的静息血压
3. 肺部听诊，特别注意所有听诊区呼吸音的一致性，尤其是气短或有心力衰竭或肺部疾病史的患者
4. 心脏听诊，对有心力衰竭或心脏瓣膜疾病的患者应特别注意
5. 针对整形外科、神经科或其他可能限制运动的情况的检查

Adapted from Balady GJ，Morise AP. Exercise testing. In：Braunwald's Heart Disease. Mann DL，Zipes DP，Libby P，et al，eds. 10th ed. 2015，Philadelphia，Elsevier：157.

框 10.5 平板运动试验的禁忌证

绝对禁忌证

- 急性心肌梗死（2 天内）
- 高危不稳定型心绞痛
- 未控制的心律不齐合并血流动力学障碍
- 有症状的严重主动脉瓣狭窄
- 代偿性心力衰竭
- 急性肺栓塞或肺梗死
- 急性心肌炎或心包炎
- 身体残疾，无法进行安全且充分的检查

相对禁忌证

- 已知的左主干冠状动脉狭窄
- 中度主动脉瓣狭窄，与症状的关系不确定
- 未控制心室率的房性快速性心律失常
- 获得性的完全心脏传导阻滞
- 存在重度静息压力阶差的肥厚型心肌病
- 精神障碍，配合能力受限

From Fletcher GF，Ades PA，Kligfield P，et al. Exercise standards for testing and training：a scientific statement from the American Heart Association. Circulation. 2013；128：873-934.

虽然这并不是运动负荷试验的禁忌证，但如果临床医生认为 ST 段应变模式足够明显，可以考虑将运动负荷与影像学检查相结合，以替代负荷心电图（见第 11 ～ 12 和第 15 章）。

某些药物可能会影响负荷心电图表现。已知地高辛会引起静息心电图 ST 段压低，并可能导致检查结果假阳性。β 受体阻滞剂可能会显著降低心率对运动的反应，导致信息不足无法给出诊断意见。如何处理目前正在服用 β 受体阻滞剂的患者完全取决于运动负荷试验的检查目的。如果检查目的是诊断阻塞性 CAD，则临床医生应建议患者在检查前不要服用 β 受体阻滞剂，以使患者在运动时能够获得足够的心率反应。但是，如果患者已经确诊阻塞性 CAD，并且运动负荷试验的目的是评估事件风险或确定患者治疗方案（其中包含 β 受体阻滞剂）的疗效，则应指导患者在接受检查之前服用所有药物，按流程接受检查。在这种情况下，可以根据具体情况调整患者的缺血阈值[30]。

运动过程中的监测

心电图导联以 12 导线按一定的模式配置并固定于躯干部以适应运动中的患者。在连接心电图导联前应确保做好适当的皮肤准备。应于患者站立时行静息心电图检查。将血压袖带放在一侧手臂上，以便在静息时、每 3 min 运动结束时测量血压。最后，还应监测患者的症状。一些临床医生使用博格运动量表（表 10.3）来量化患者活动时的主观感受[30]，要求患者在运动过程中报告是否有胸骨下压迫样胸部不适，评估其严重程度，以确定是否需要停止检查（框 10.6）。

试验终点

运动负荷试验的目标有两个：患者运动至能承受的最大程度（力竭）并使心率超过年龄上限预测

表 10.3 博格运动感觉量表

感觉程度	博格评分	示例
无	6	读书
非常轻	7～8	穿鞋
很轻	9～10	叠衣服
轻	11～12	散步
稍重	13～14	快走
重	15～16	骑车、游泳
很重	17～18	最高强度的可持续运动
非常重	19～20	不可持续的高强度运动、竞赛中的最后冲刺

框 10.6 运动试验期间的患者监测

运动期间

- 在每个运动阶段的最后 1 min 或至少每 3 min 进行 1 次 12 导联心电图
- 每个阶段的最后 1 min 或至少每 3 min 测 1 次血压
- 适用于运动试验方案指征的症状评分量表

恢复期间

- 运动后使患者呈坐位或仰卧位状态至少监测 6 min，或者直到心率、血压、心电图和症状达到或接近基线为止。在恢复期中可进行主动放松，尤其是在进行大运动量之后，以最大限度地减少运动后下肢静脉扩张导致的降压作用
- 每分钟行 12 导联心电图检查
- 运动结束后立即测量心率和血压，此后每 1 min 或 2 min 测量 1 次，直到达到或接近基线水平
- 运动结束后只要症状持续存在，每分钟都应进行症状评分。应观察患者直到所有症状缓解 / 恢复至基线水平

Adapted from Balady GJ，Morise AP. Exercise testing. In：Braunwald's Heart Disease. Mann DL，Zipes DP，Libby P，et al，eds. 10th ed. 2015，Philadelphia，Elsevier：157.

最大心率（MAPHR）的 85% 和（或）患者客观表现出具有特征性 ST 段压低的心肌缺血。

MAPHR 的传统计算方法为 220 减去患者的年龄（岁），即 MAPHR ＝ 220 －年龄。

可达到的最大运动量（由检查中的运动时间决定）代表患者的运动能力，是重要的预后因素。心肺测试中可以采用呼吸机气体交换分析来确定实际的 VO_2[42]，但大多数运动平板实验室按照平板运动的时间来估算 MET。可以通过根据年龄推算的预测结果评价患者的运动表现。

男性：预测的 MET ＝ 18 － 0.15× 年龄（岁）

女性：预测的 MET ＝ 14.7 － 0.13× 年龄（岁）

可通过达到的最大心率与达到的最大收缩压的双乘积来估算需氧量。

从技术上讲，最大运动负荷试验是指使患者达到其预期的最大心率［MAPHR ＝ 220 －年龄（岁）］的检查。但是，患者运动后达到或超过 85% 的 MAPHR 即足够诊断，这也是检查的主要目标之一。因此，次极量试验是患者无法达到上述目标时所进行的检查。进行次极量试验的患者通常应达到大于 20 000 的双乘积（最大心率 × 最大收缩压）。但是，如果患者出现心绞痛和缺血性心电图变化，则可能在达到其 MAPHR 前即可得出诊断。不充分的试验是指患者未能达到其预测最大心率的 85%，且无缺血性心电图改变。如果患者在负荷心电图检查中未能达到 85% 的 MAPHR，并且没有缺血性心电图改变，则该检查被认为无法作出诊断。不能达到其 MAPHR 的 80% 以上的患者（未服用 β 受体阻滞剂或其他负性变时药物）可能患有心率变时功能不足[30]。通常，运动负荷试验应持续到患者力竭（Borg 评分≥ 17 分）。这代表按照 Bruce 方案以分钟为单位测量的患者的最大运动能力，这是 Duke 平板运动评分的重要组成部分。

患者的安全至关重要，当出现不安全的情形时，可能需要提前终止检查（框 10.7）。专业监护人员应在患者运动时保持对其的密切观察，并做好准备在患者出现不稳定状态时停止平板试验，以免患者受伤。此外，无论患者是否报告不适症状，当患者在 1 个或多个导联中出现 ST 段较初始状态呈水平型压低 2 mm 和（或）收缩压早期上升后下降超过 10 mmHg 时，应终止检查[43]。

试验的监护

ACC/AHA 运动负荷试验临床声明提出了运动试验的资质，特别强调了运动负荷试验监护人员的资格和要求具备的能力[44]。声明描述了 3 种类型的监护：专人监护，即专业监护人员在患者身边；直接监护，即在出现问题时可以随时与专业监护人员直接取得联系，但不要求监护人员必须在运动试验检查室中；一般监护，专业监护人员具有更一般的监护作用，无须在场或随时取得联系。作者认为，运动生理学家、运动负荷试验技师、注册护士、医师助理和护理医师经适当的培训后可以胜任专人监护检查，而心脏病学专家或其他医生在紧急情况下仍可随时取得联系（直接监护）[44]。对于经筛查后适宜接受该检查（无禁忌证）的患者，运动负荷试验过程中突然心搏骤停的风险极低（1/10000）[45]。实际上，运动负荷试验引起的责任纠纷或诉讼的最常见

框 10.7　终止运动试验的指征

绝对指征

- 在没有 Q 波（除 aVR、aVL 或 V_1 导联外）的导联中出现 ST 段抬高（＞ 1.0 mm）
- 尽管运动负荷增加但收缩压下降＞ 10 mmHg，同时伴随其他心肌缺血征象
- 中重度心绞痛
- 中枢神经系统症状（如共济失调、眩晕或接近晕厥）
- 灌注不良的征象（发绀或苍白）
- 持续的室性心动过速或其他心律失常，影响运动中正常心排血出量的维持
- 技术上难以监测心电图
- 患者要求停止

相对指征

- 疑似缺血患者出现明显 ST 段移位（呈水平或下斜型移位＞ 2 mm）
- 在没有其他缺血征象的情况下，尽管运动负荷增加但收缩压下降＞ 10 mmHg（始终低于基线）
- 胸痛加剧
- 疲劳、气短、喘息、下肢肌肉痉挛或跛行
- 除持续性室性心动过速以外的心律失常，包括多灶性室性早搏、室早三联律、室上性心动过速、房室传导阻滞或心动过缓
- 血压急剧升高［收缩压＞ 250 mmHg 和（或）舒张压＞ 115 mmHg］
- 出现无法与室性心动过速鉴别的束支传导阻滞

From Fletcher GF，Ades PA，Kligfield P，et al. Exercise standards for testing and training：a scientific statement from the American Heart Association. Circulation. 2013；128：873-934.

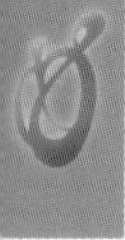

原因是在检查过程中由于意外事故而造成机械性跌落伤导致患者身体受到伤害。因此，检查过程中应格外小心，确保患者了解紧急停止程序以保障安全，并在运动过程中确保有安全扶手以减少意外[46]。

冠状动脉疾病患者的运动负荷试验

负荷心电图是CAD非常有效的诊断工具。在合适的情况下中，它可以提供极有价值的CAD相关诊断和预后信息。与其他检查一样，平板运动试验有一定局限性，但它也具有其独特的优势，即在标准化和可控的环境中能提供大量生理学资料。此外，它的费用也相对低廉，并且大多数患者可以接受平板运动试验[47-49]。

从原理上讲，负荷心电图检查的原理是以安全和标准化的方式诱发心肌缺血，记录检查过程中重要的生理指标和心电参数。Duke平板运动评分系统的指标［如运动能力（在平板上的持续时间）、再发症状以及缺血的心电图变化］会被记录[50]。

临床医生必须了解检查的目的。负荷心电图可能仅能检测出血流受限的阻塞性冠状动脉粥样硬化病变（即血管直径狭窄≥75%）或与运动诱发的缺血相关的严重微血管病变。冠状动脉狭窄越严重，受累心肌的缺血风险越大（基于所涉及的近端位置和严重病变的数量），负荷心电图越有可能得出阳性结果。多项重要的研究将负荷心电图结果与冠状动脉造影（金标准）进行了比较。这些研究本身存在一定选择偏倚，因为临床医生认为这些研究中的患者较高的验前概率足以满足心导管检查的适应证。负荷心电图的敏感性（阳性患者实际患有阻塞性CAD的百分比）约为70%，特异性（未患阻塞性CAD的患者占阴性患者的百分比）为75%～80%[51]。显然，在选择最适宜的患者的情况下，检查效能更好。根据贝叶斯定理，验前概率会显著影响验后概率或结果[52]。如果许多低风险患者（验前概率低）接受负荷心电图检查，则可能会出现过多的假阳性结果，而如果检查对象多是验前概率高的患者，则假阴性结果会增多[53]（图10.3）。因此，在临床实践中，负荷心电图最适用于为疾病验前概率中等的患者提供有用的诊断信息。

负荷心电图的检查目的通常是确定患者的胸部不适症状是否由阻塞性CAD引起。更进一步讲，如果发现存在这些症状的患者患有1处或多处血流受限性冠状动脉病变，则其可能会于PCI或CABG的血运重建治疗中获益。

目前临床已有若干概率工具/计算器有助于临床医生评估患者阻塞性CAD的验前概率（见第7章）。它们包含了心绞痛的重要临床特征以及年龄、性别和其他危险因素[35]。Duke胸痛评分是目前公认的一种风险评分算法。该评分计算工具基于回顾性研究结果，并在前瞻性研究中检验了其有效性。该评分可用于评估某一患者的症状与罹患严重阻塞性CAD相关的可能性。因此，如果使用Duke胸痛评分判断出特定患者患病的概率非常低（验前概率较低），则其在最初的诊断评估中不应接受负荷心电图检查。另一方面，如果发现患者罹患阻塞性CAD的可能性非常高（如Duke胸痛评分＞85%），那么负荷心电图很难进一步提供诊断价值，此时患者更适合直接接受导管造影检查。

如前所述，最适宜接受负荷心电图检查的是患阻塞性CAD可能性中等（验前概率为20%～85%）的患者[37-38]（图10.4）。

ST段压低

缺血性改变阳性的定义为在1个或多个心电图导联中连续3次心搏出现水平或下斜型ST段压低≥1 mm（或0.1 mV）。以PQ线作为等电位线，ST段压低在距J点60 ms（至80 ms）处测量。ST段压低＞2 mm是测试终止的标准，上斜型ST段压低不考虑为阳性（缺血性）反应[30]。病理生理上，ST段压低代表存在心内膜下缺血（图10.5）。

与ST段抬高型心肌梗死（STEMI）中的ST段抬高不同，表现出缺血性ST段压低的特定导联不能很好地预测缺血的解剖区域。侧壁导联（I、aVL和V_6导联）最容易出现缺血性改变。然而，随后所进行的检查中可能在左前降支（LAD）动脉（供应前壁）或右冠状动脉（供应下壁）中发现明显病变。

ST段抬高

负荷心电图检查期间出现ST段升高是一种异常且相当少见的心电图改变。这一表现最常见于有病理性Q波的情况，提示可能存在左心室室壁瘤或梗死周围缺血。在这种情况下，采用核素灌注成像的运动负荷试验查可能有助于进一步评估。在没有病理性Q波

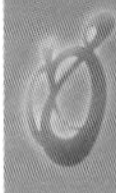

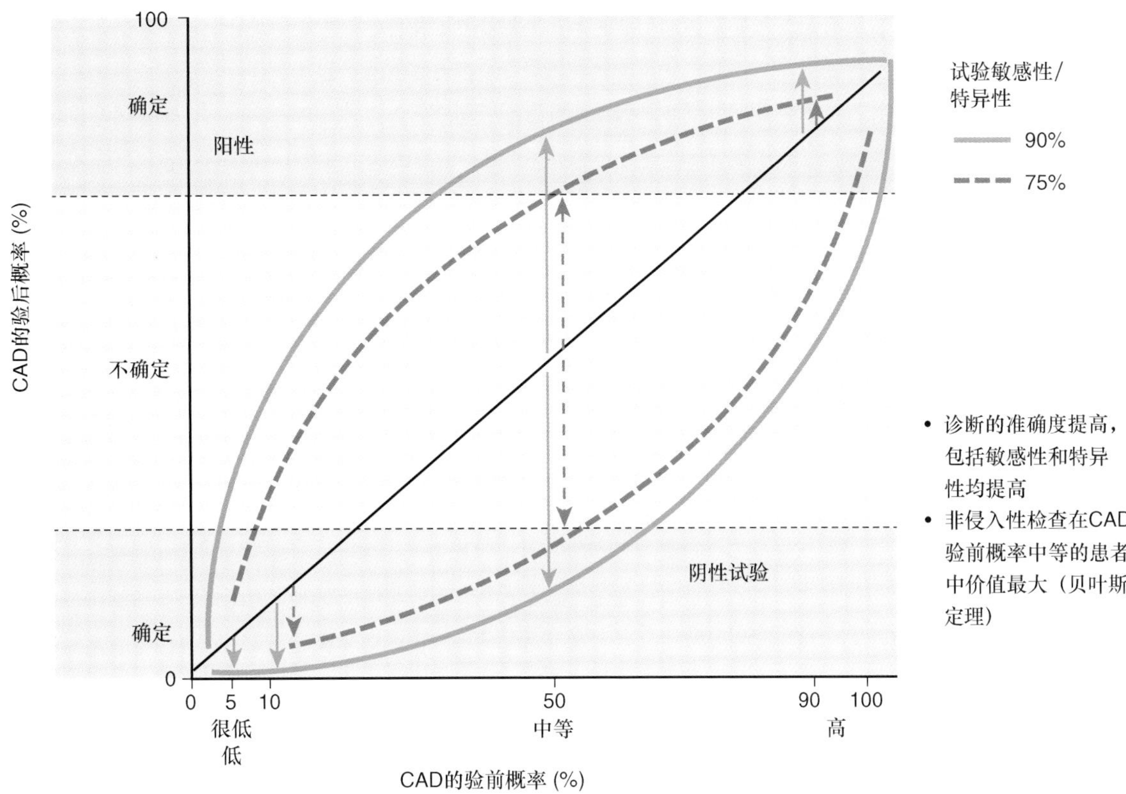

图 10.3 验前概率和验后概率之间的关系。更高的敏感性和特异性可以提高诊断的准确性。贝叶斯定理表明，非侵入性检查对于 CAD 验前概率中等的患者的预测价值最大。[From Weustink AC，de Feyter PJ. The role of multi-slice computed tomography in stable angina management：a current perspective. Neth Heart J. 2011；19（7-8）：336-343.]

的情况下，ST 段抬高提示存在透壁心肌缺血，这更可能与冠状动脉近端严重的 CAD（如 LAD 近端）或冠状动脉痉挛相关。特别是，有越来越多的证据表明 aVR 导联 ST 段升高≥ 1 mm（0.1 mV）提示存在左主干或 LAD 近端严重病变[54-56]。

束支传导阻滞

静息心电图存在 LBBB 是平板运动试验的禁忌证，因为无法解释缺血性 ST 段改变。

约 0.5% 的进行平板运动试验的患者在运动期间会出现 BBB。如果出现 LBBB 时的心率＞ 125 次 / 分，则与 CAD 无关。但是，如果 LBBB 在运动期间心率达到 125 次 / 分之前出现，则对受检者未来出现主要心脏不良事件（major adverse cardiac event，MACE）具有预测意义。运动引起的 RBBB 与 MACE 风险的增加没有关联。当心电图存在 RBBB 时，Ⅱ、Ⅲ、aVF 和 I、aVL 和 V_6 导联出现的缺血性改变仍可以解释，但不能解释导联 V_1 ～ V_4 导联的缺血性变化[57-58]。

T 波改变

T 波改变（包括倒置或假性正常化）通常与诊断无关。但是，使用更精细的信号平均分析技术显示其可能会增加室性心律失常的风险。

心律失常

在约 20% 的平板运动试验中都可以观察到孤立性 PVC，这一表现没有诊断意义。但是，如果出现频发的 PVC 和非持续性室性心动过速［尽管相对少见（占病例的 2% ～ 3%）］，则对预后的评估有重要意义。特别是具有 RBBB 形态的 PVC 提示 MACE 的风险增加。

运动引起的室上性心律失常（如室上性心动过速或心房颤动）不是心肌缺血的预测指标。然而，这些表现可能预示着患者后续可能会出现室上性心动过速或心房颤动[59-60]。

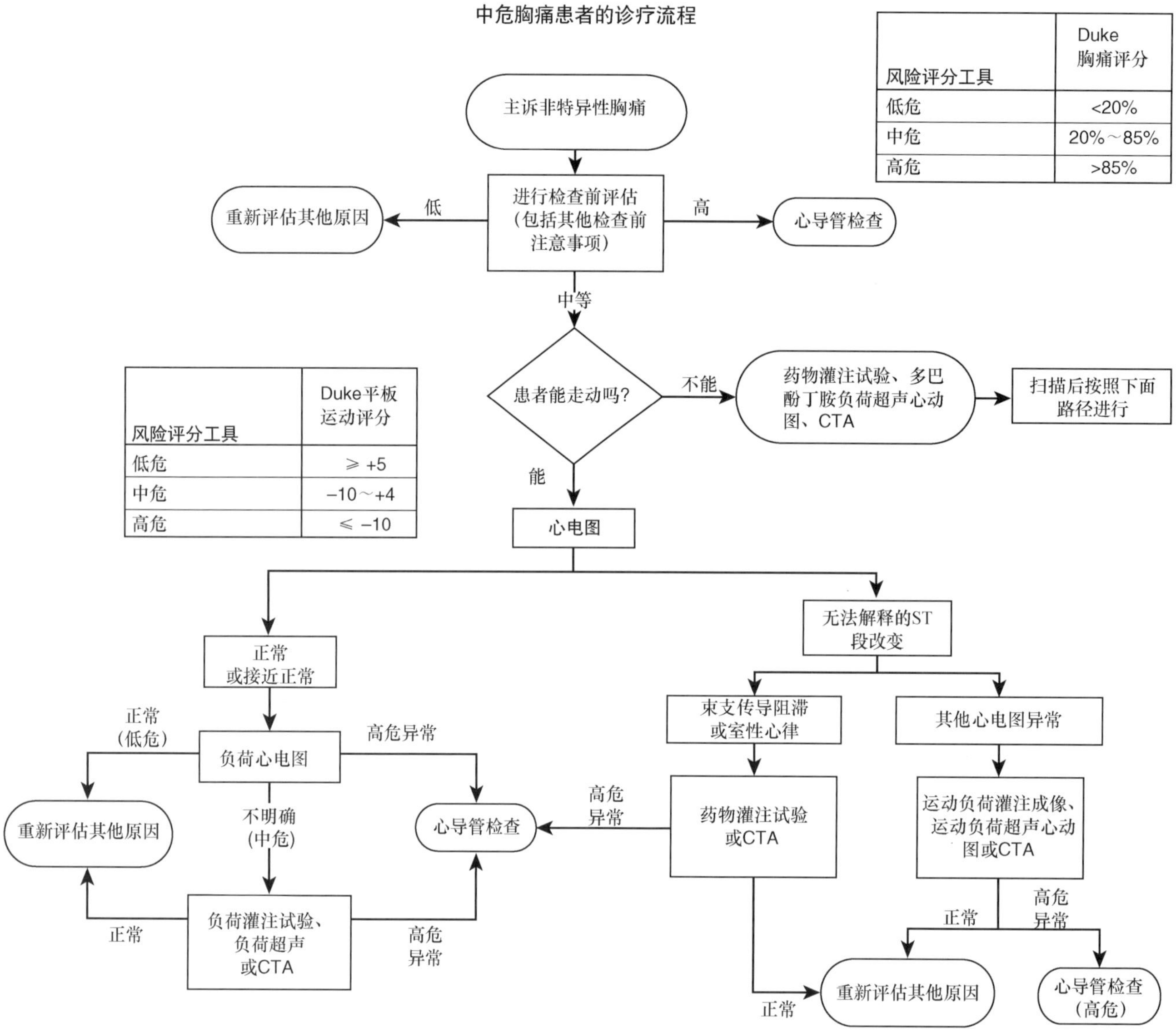

中危胸痛患者的诊疗流程

风险评分工具	Duke 胸痛评分
低危	<20%
中危	20%~85%
高危	>85%

主诉非特异性胸痛

进行检查前评估（包括其他检查前注意事项）

低 → 重新评估其他原因

高 → 心导管检查

中等

患者能走动吗？

不能 → 药物灌注试验、多巴酚丁胺负荷超声心动图、CTA → 扫描后按照下面路径进行

风险评分工具	Duke平板运动评分
低危	⩾ +5
中危	−10~+4
高危	⩽ −10

能 → 心电图

正常或接近正常 → 负荷心电图

正常（低危）→ 重新评估其他原因

高危异常 → 心导管检查

不明确（中危）→ 负荷灌注试验、负荷超声或CTA

正常 → 重新评估其他原因

高危异常 → 心导管检查

无法解释的ST段改变

束支传导阻滞或室性心律 → 药物灌注试验或CTA

高危异常 → 心导管检查

正常 → 重新评估其他原因

其他心电图异常 → 运动负荷灌注成像、运动负荷超声心动图或CTA

正常 → 重新评估其他原因

高危异常 → 心导管检查（高危）

图 10.4 负荷心电图对胸痛患者的评估流程。临床医生首先应根据患者的传统危险因素和胸痛特征确定其验前概率。可应用 Duke 胸痛评分。验前概率低的患者不太可能从进一步的缺血评估中获益，应考虑检查其他胸痛病因。通常，阻塞性 CAD 导致的心绞痛的验前概率那些具有中等预测可能性极高的患者最好直接接受冠状动脉造影检查。中等的患者最好通过可诱导心肌缺血的无创性检查来评估病因。如果患者可以运动并且有可以解释的静息心电图，则应接受负荷心电图检查。不符合这些标准的患者可以接受药物负荷心脏成像检查。可以使用 Duke 平板运动评分来评估运动心电图的结果。低危（⩾ 5 分）的患者可能没有阻塞性 CAD，且预后好。高危 Duke 平板运动评分（⩽ 10 分）的患者阻塞性 CAD 风险最高，应接受冠状动脉造影检查。中危 Duke 平板运动评分（4 ~ 10 分）的患者可选择负荷心脏成像检查

预后

负荷心电图也是一种评估预后的有效工具。患者的血流受限性病变越多，病变越靠近近端，心肌缺血的风险和负荷心电图呈阳性的可能性就越大。此外，因多发且严重的冠状动脉病变而处于缺血风险中的心肌范围越广，在该检查中受到不利影响的生理学参数越多。

运动耐量

运动耐量已被证明是 MACE 的强预测指标。Bourque 等[61]发现，负荷心电图对能够达到 10 MET 以上运动耐量患者的 MACE 具有很强的阴性预测价值，并且不存在明显的（> 10%）左心室缺血[61-63]。相反，患有严重疾病的患者的运动耐量则受到限制，这可以通过不同的方式表现出来。首先，检查的持续时间受限。这通常是因为患者出现心绞痛症状和活动耐量下降。在一些患者中，活

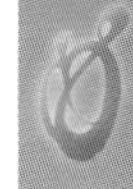

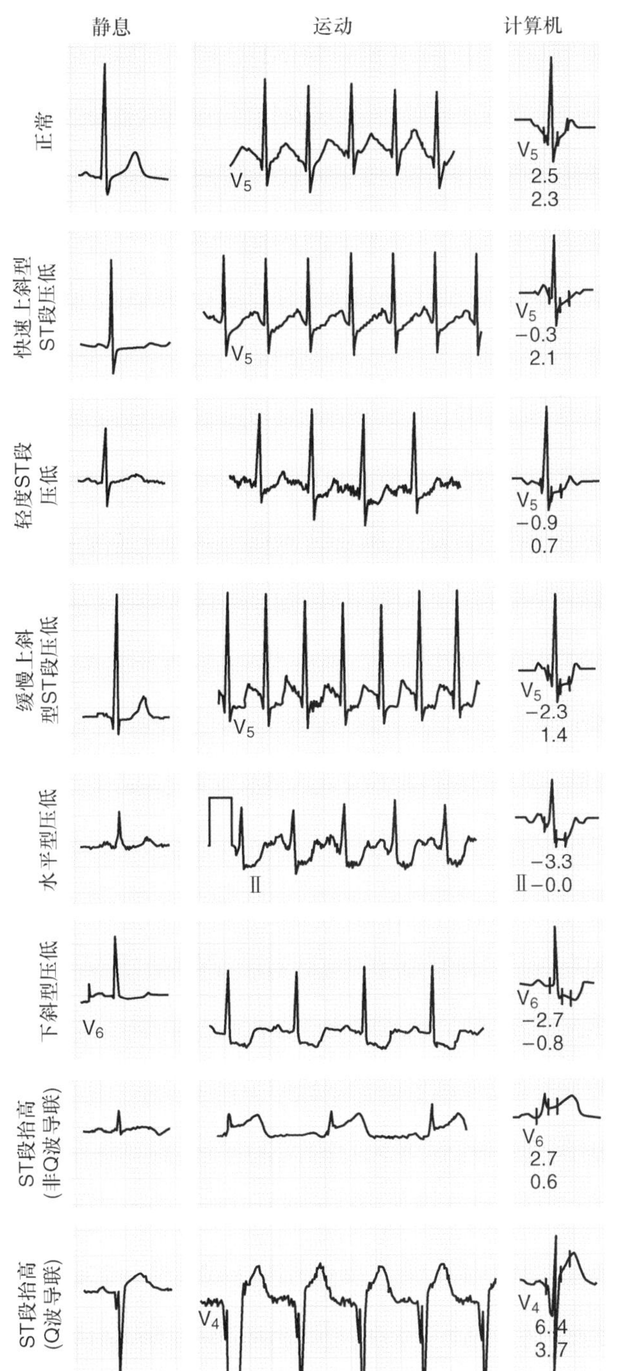

图 10.5　运动负荷试验中静息和峰值运动时的 8 种典型心电图模式。计算机处理的增量平均搏动与运动期间同一时间点获取的原始数据相对应，并在最后一列中进行了说明。这些表现模式代表了运动期间心电图反应的恶化。在最后一列中，ST80 位移（上排数字）指示的是相对于 PQ 结点或 E 点在 J 点之后 80 ms 的 ST 段位移大小。ST 段斜率（下排数字）是在 J 点之后到 ST80 测量的固定时间点的 ST 段斜率。至少应有 3 个具有稳定基线的未经计算机处理的平均 QRS 波符合异常标准才能视为结果异常。正常和快速上斜型 ST 段改变通常在运动中发生。J 点压低伴 ST 段快速上斜型改变是高龄、健康人群的常见反应。在 CAD 患者中，轻微的 ST 段压低偶可发生在亚极量负荷运动时。在该图中，J 点之后 80 ms 可见 ST 段压低 0.09 mV（0.9 mm）。缓慢上斜型 ST 段压低可能提示已知的 CAD 患者或 CAD 验前概率较高的患者发生缺血反应。缓慢上斜型 ST 段压低的标准包括 J 点和 ST80 出现≥ 0.15 mV 的压低以及 ST 段斜率＞ 1.0 mV/s。这种模式可能会在恢复期间发生水平型或下斜型 ST 段压低。心肌缺血的经典标准包括水平型 ST 段压低（同时包括 J 点和 ST80）＞ 0.1 mV 且 ST 段斜率在 1.0 mV/s 范围内。当 J 点和 ST80 压低 0.1 mV 且 ST 段的斜率为－ 1.0 mV/s 时，可发生下斜型 ST 段压低。非 Q 波导联中 ST 段抬高发生于 J 点和 ST60 ＞ 1.0 mV 时，提示存在严重的缺血反应。在大多数情况下，梗死区（Q 波导联）ST 段抬高提示严重的壁运动异常，一般不认为是缺血反应。（From Chaitman BR. Exercise electrocardiographic stress testing. In：Beller GA，ed. Chronic Ischemic Heart Disease. In：Braunwald E，series ed. Atlas of Heart Diseases. Vol 5. Philadelphia：Current Medicine；1995：2.1-2.30.）

动耐量的下降是由于心率无法在运动时相应地增加（在没有使用 β 受体阻滞剂的情况下），这一表现称为变时功能不全，是不良心脏事件的有力预测指标[64-67]。

另一些患者则是由于广泛的缺血导致左心室每搏输出量降低从而降低 CO 并引发心脏功能下降，最终导致运动耐量下降。在极端情况下，广泛的心肌缺血可能表现为收缩压下降（定义为收缩压较静息时下降 10 mmHg）。事实上，运动引起的低血压与预后不良和患者发生左主干病变或严重的三支血管病变 CAD 的风险增加有关。无论潜在的生理学机制如何，运动时心率无法提升至预测的最大心率的 85% 的患者被认为是心脏事件高风险人群[47-49]。

心率反应

早期出现的心率加速提示病情恶化。但是，心房颤动可能会影响对这一情况的分析。此外，早期心率加速提示存在贫血或严重的左心室收缩功能不全[68]。在运动恢复过程中，迷走神经张力升高而交感神经张力减低，这会导致健康个体的心率逐渐降

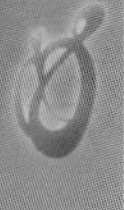

低。异常恢复（恢复至基线静息心率慢于正常人群）提示病变较重[69]。

异常反应包括：站立时恢复 1 min 后心率减少＜ 12 次 / 分，坐位时恢复 1 min 后减少＜ 18 次 / 分，坐位时恢复 2 min 后减少＜ 42 次 / 分。

血压反应

在进行最大程度的运动后，收缩压通常应至少升高至 140 mmHg。双乘积（最大心率 × 最大收缩压）通常超过 20 000。收缩压不超过 140 mmHg 和双乘积不超过 10 000 表明预后不良。

收缩压最初升高后下降超过 10 mmHg 提示预后极差。但是，焦虑患者在静息时收缩压过高而在测试开始后“稳定下来”，必须意识到是收缩压的假性下降[43，70]。出现收缩压过度升高超过 220 mmHg 提示存在既往未诊断的高血压。

心电图改变

在运动过程中，开始出现明显 ST 段压低的时间非常重要，可作为缺血阈值。运动的持续时间与运动耐量和需氧量有关。低运动负荷（6 min 以内）时出现缺血提示患者预后较差，且存在左主干、LAD 近端和（或）三支血管病变的可能性较高。

提示 ST 段压低与存在重度病变的可能性相关的重要因素包括：

（1）更短的时间诱发严重 ST 段压低。

（2）缺血改变的持续时间（ST 段压低在运动恢复过程中持续的分钟数）。通常来说，ST 段压低在 ST 段压低恢复正常之前至少持续 2 min。ST 段压低持续时间超过 5 min 将提示预后不良。

（3）出现 ST 段压低的导联数。

（4）ST 段压低的程度。

（5）出现 ST 段抬高而不是压低。

Duke 平板运动评分

Duke 平板运动评分结合并平衡了几个重要的检查参数。它是一种可以量化分析平板运动检查结果阳性患者罹患严重阻塞性 CAD 的可能性的方法，可作为重要的预后指标[50]。

Duke 平板运动评分 ＝ 运动时间（min）（根据 Bruce 方案）－［5 ×ST 段压低（mm）］－（4 × 心绞痛变量）

0 ＝无心绞痛
1 ＝轻度心绞痛
2 ＝限制型心绞痛

运动耐量（运动试验中持续的时间）和 ST 段压低的程度可能是最重要的预后评估变量（图 10.6）。Duke 平板运动评分在男性和女性的预后评估中同样适用[71]。

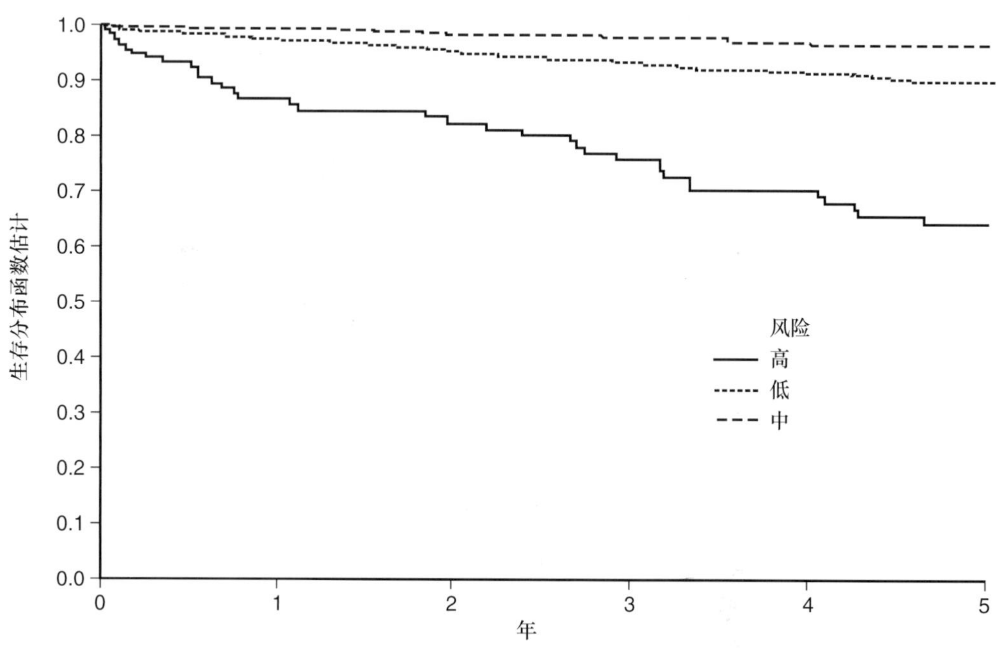

图 10.6　以 Kaplan-Meier 生存曲线解释 Duke 平板运动评分对低危（≥＋ 5）、中危（≤－ 10 ～＋ 4）和高危（＜－ 10）患者心血管事件的预测价值。（From Shaw LJ，Peterson ED，Shaw LK，et al. Use of a prognostic treadmill score in identifying CAD subgroups. Circulation. 1998；98：1622-1630.）

隐匿性缺血

在临床实践中，经常可以观察到无症状患者在运动平板试验期间心电图出现符合心肌缺血标准的表现。这一现象被称为隐匿性心肌缺血，这一术语也可用来描述动态心电图中的缺血性改变。与该表现的预后评估能力的相关数据结果相对比较混杂，因为它跨越了药物治疗和介入治疗发展变换的重大时期[72]。

1988年CASS研究对比了症状性CAD患者和运动中诱发缺血的无症状患者发生MI和猝死的风险[73]。在这项研究中，对比了424例试验过程中出现无症状ST段改变患者和456例有ST段变化伴心绞痛的患者。在7年的随访中，两组患者MI（20% *vs*. 18%）和心脏性猝死（9% *vs*. 7%）的发生率相似，两组之间没有显著差异，且两组患者不良事件发生率均明显高于同期对照组。这表明有缺血证据但无症状的患者与有心绞痛症状的患者有相同的风险（图10.7）。

另一项研究评估了2003年以来的356例冠状动脉介入治疗后进行运动心肌灌注扫描的患者[74]：23%的患者有目标血管缺血的证据，其中62%没有症状。在4年的随访中，隐匿性心肌缺血者出现心脏死亡、MI或血运重建的发生率明显高于无心肌缺血者，但比有症状的缺血患者结局更好。

由于有证据表明隐匿性缺血与不良预后相关，因此有研究评估了针对隐匿性缺血患者行血运重建治疗对预后的影响。ACIP研究（Asymptomatic Cardiac Ischemia Pilot）验证了对动态心电图和平板运动试验显示无症状缺血的患者进行经皮腔内冠状动脉成形术（percutaneous transluminal coronary angioplasty, PTCA）或CABG和药物治疗的差异[75]。所有患者在发现缺血性改变时均无症状，1/3的患者没有任何心绞痛症状。将患者随机分配到血运重建组和药物治疗组，结果显示血运重建治疗后患者隐匿性心肌缺血方面有显著改善（55% *vs*. 40%），且包括死亡、MI、血运重建和不稳定型心绞痛在内的复合终点发生率也更低。

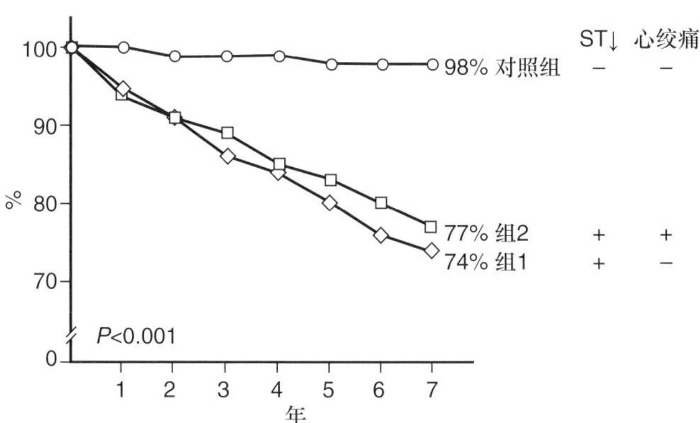

图10.7 运动负荷试验提示缺血的患者（有或无症状）7年累积无心肌梗死和猝死的生存率。［Adapted from Weiner DA, Ryan TJ, McCabe CH, et al. Risk of developing an acute myocardial infarction or sudden coronary death in patients with exercise-induced silent myocardial ischemia. A report from the Coronary Artery Surgery Study (CASS) registry. Am J Cardiol. 1988; 62: 1155-1158.］

2012年对COURAGE试验（Clinical Outcomes Utilizing Revascularization and Aggressive Drug Evaluation）的结果进行了事后分析，评估了接受最佳药物治疗（OMT）或PCI对已知CAD患者疗效的潜在差异[76]。在该试验的2280例患者中，283例（12%）患者没有心绞痛症状病史。与有症状的患者相比，无症状心肌缺血的患者无论采用何种治疗方法，血运重建率均较低（27% *vs*. 16%），急性冠脉综合征的住院率也较低（12% *vs*. 7%）。在隐匿性缺血的患者中，被随机分配到OMT组或PCI组的患者在死亡、MI或因急性冠脉综合征住院方面没有显著差异。

采用不同的研究方法，在2004年的ADORE试验（Aggressive Diagnosis of Restenosis）中，将342例PCI后患者分为无论是否有症状均接受平板运动试验和仅在有指征时才接受负荷运动试验两组[77]。结果显示，在随访9个月时两组的检测结果（包括运动耐量、心脏功能状态和生活质量得分）没有差异。

在现代询证医学治疗时代，基于ADORE试验和对比OMT和PCI的试验结果支持AHA/ACC指南的建议，即在无明确指征的情况下，不推荐对血运重建后的无症状患者常规进行运动负荷检查。运动负荷检查偶可用于评估心绞痛以外的情况，如术前评估。在这些情况下发现隐匿性缺血时，会加大治疗策略选择的难度。在决定如何调整治疗方案之前，应当考虑患者自身的特点以及进行此项检查的原因。根据近期的研究结果，对于大多数无症状的缺血患者，仅持续进行OMT可能是最合适的治疗策略。

治疗效果

负荷心电图检查在已确诊阻塞性CAD患者中的

另一作用是客观评估药物治疗的疗效。通过负荷心电图的客观指标，可以比较治疗前后的缺血阈值改变，从而量化评估治疗效果。此外，症状阈值、缺血性 ST 段改变和平板运动的持续时间有助于为接受药物治疗的患者建立新的缺血阈值，并提供有关运动强度的建议（即运动处方）。

女性

在大多数研究中，用来评估负荷心电图敏感性和特异性的受试者主要是男性。一项 meta 分析显示，该检查的敏感性为 68%，特异性为 77%。相比之下，以女性为受试者的研究表明，负荷心电图检查的敏感性仅为 31%，特异性为 71%[71]。这可能与该病的患病率（尤其是在绝经前的女性中）相对较低有关。Cheng 等[78]（图 10.8）使用 CCTA 评估女性的 CAD 患病率，并用年龄、心绞痛特点以及≥ 3 个或传统 Framingham 危险因素将患者分层为低、中、高风险人群。随后对 CAD 中风险的女性的进行研究，结果显示，负荷心电图的敏感性为 61%，特异性为 70%[71]。

需要特别注意的是，与男性不同，女性在平板运动中出现 ST 段压低并不是诊断 CAD 可靠的指标，当基线心电图即有 ST 段压低时更是如此。

运动耐量是诊断女性阻塞性 CAD 和预测不良心脏事件的重要指标[79]。Duke 平板运动评分对女性心脏事件的预测能力与男性相似[80]。由于负荷心电图检查对可以耐受运动且静息心电图正常的女性具有极高的阴性预测价值，因此 ACC/AHA 指南建议将负荷心电图作为中等风险女性的首选功能测试[30]。

非心脏手术的术前评估

通常认为，无症状且对活动耐受好（至少能够达到 4 MET，如轻度家务劳动）的 CAD 患者能够耐受手术[81]。但是，对于先前未明确诊断的胸痛综合征患者，负荷心电图检查可能会有所帮助。负荷心电图还可以用来客观地评估有症状 CAD 患者的缺血阈值。如果患者在相对较低的运动量下就出现心肌缺血表现，则可能应该在进行术前准备时更加谨慎

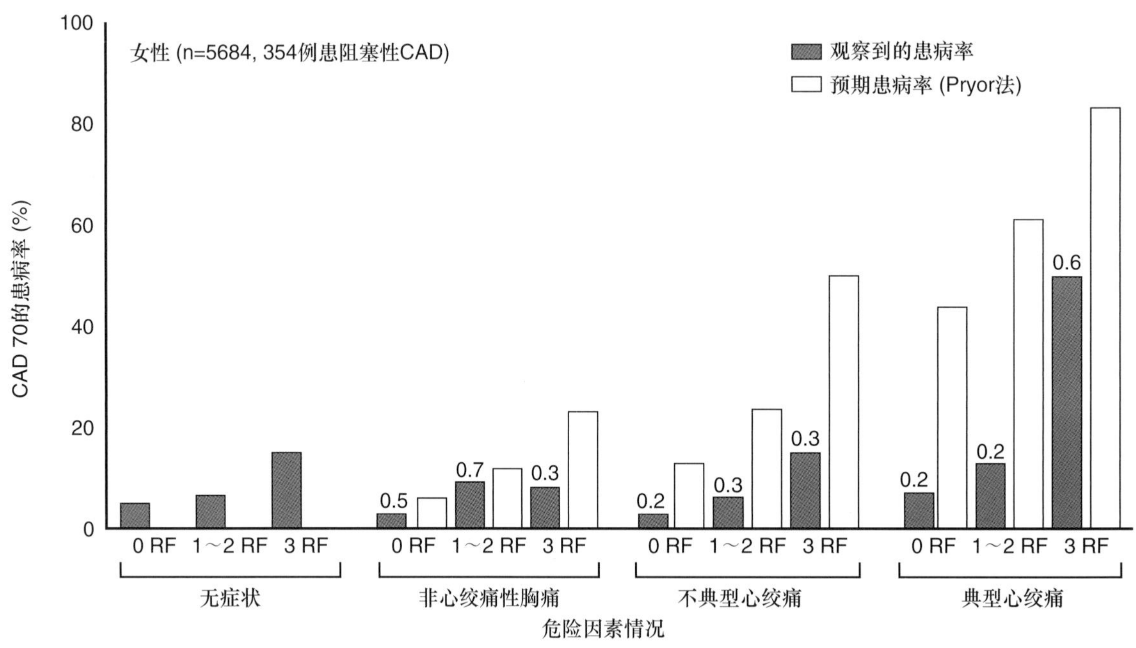

图 10.8 女性的验前概率。这些结果是基于超过 14 000 例患者的注册研究。在研究纳入的女性中，血管造影证实的狭窄性 CAD 患者观察到的患病率和预期患病率≥ 70%（CAD 70）。预期患病率使用 Pryor 等描述的方法进行计算，该算法结合了性别、年龄、心绞痛症状典型性、既往 MI 史、静息心电图是否有 Q 波以及是否有以下 3 种危险因素（RF）：糖尿病、血脂异常和主动吸烟。该研究假设纳入的患者静息心电图没有 Q 波，在每个类别中，将患者按照合并危险因素的数量进行分组。在所有组中，预期患病率均高于观察到的患病率。这种差异在非典型心绞痛或典型心绞痛和危险因素＜ 3 种的患者中尤为显著，这几组患者观察的与预期患病率比＜ 0.4。[From Cheng VY，Berman DS，Rozanski A，et al. Performance of the traditional age，sex，and angina typicality-based approach for estimating pretest probability of Angiographically significant coronary artery disease in patients undergoing coronary computed tomography angiography：results from the multinational Coronary CT Angiography Evaluation for Clinical Outcomes：An International Multicenter Registry（CONFIRM）. Circulation. 2011；124：2423-2432，1-8.]

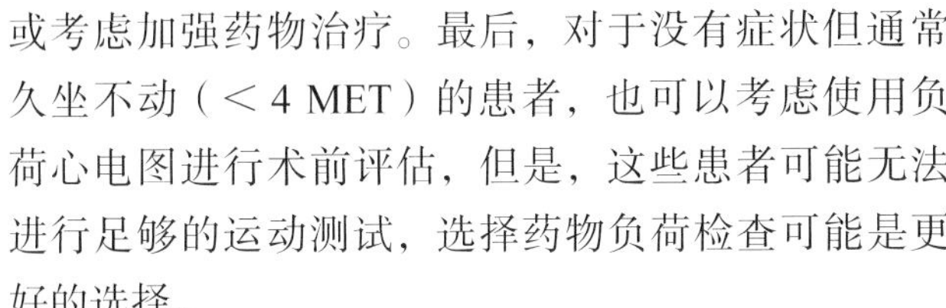
或考虑加强药物治疗。最后，对于没有症状但通常久坐不动（＜4 MET）的患者，也可以考虑使用负荷心电图进行术前评估，但是，这些患者可能无法进行足够的运动测试，选择药物负荷检查可能是更好的选择。

结论

12 导联心电图目前仍然是临床上评估疑似急性、慢性 CAD 和伴有 CAD 的各种心律失常患者的重要工具。即使在先进的影像技术时代，负荷心电图仍然是评估大多数已知 CAD 和患病可能性中等的患者最具有性价比的检查方法。因此，这些相对简单且费用低廉的检查手段仍可能在未来几年内保留在临床医生的诊断工具之中。

参考文献

1. Einthoven W: Un nouveau galvanometre, *Arch Neerl Sci Exactes Nat* 625–630, 1901.
2. Schlant RC, Adolph RJ, DiMarco JP, et al.: Guidelines for electrocardiography. A report of the American College of Cardiology/American Heart Association Task Force on Assessment of Diagnostic and Therapeutic Cardiovascular Procedures (Committee on Electrocardiography), *J Am Coll Cardiol* 19:473–481, 1992.
3. Fleisher LA, Beckman JA, Brown KA, et al.: ACC/AHA 2007 guidelines on perioperative cardiovascular evaluation and care for noncardiac surgery: a report of the American College of Cardiology/American Heart Association Task Force on Practice Guidelines (Writing Committee to Revise the 2002 Guidelines on Perioperative Cardiovascular Evaluation for Noncardiac Surgery): developed in collaboration with the American Society of Echocardiography, American Society of Nuclear Cardiology, Heart Rhythm Society, Society of Cardiovascular Anesthesiologists, Society for Cardiovascular Angiography and Interventions, Society for Vascular Medicine and Biology, and Society for Vascular Surgery, *Circulation* 116:e418–e499, 2007.
4. Freedman RA, Alderman EL, Sheffield LT, et al.: Bundle branch block in patients with chronic coronary artery disease: angiographic correlates and prognostic significance, *J Am Coll Cardiol* 10:73–80, 1987.
5. Schneider JF, Thomas Jr HE, Kreger BE, et al.: Newly acquired left bundle-branch block: the Framingham study, *Ann Intern Med* 90:303–310, 1979.
6. Surawicz B, Childers R, Deal BJ, et al.: AHA/ACCF/HRS recommendations for the standardization and interpretation of the electrocardiogram: part III: intraventricular conduction disturbances: a scientific statement from the American Heart Association Electrocardiography and Arrhythmias Committee, Council on Clinical Cardiology; the American College of Cardiology Foundation; and the Heart Rhythm Society. Endorsed by the International Society for Computerized Electrocardiology, *J Am Coll Cardiol* 53:976–981, 2009.
7. Rotman M, Triebwasser JH: A clinical and follow-up study of right and left bundle branch block, *Circulation* 51:477–484, 1975.
8. Fahy GJ, Pinski SL, Miller DP, et al.: Natural history of isolated bundle branch block, *Am J Cardiol* 77:1185–1190, 1996.
9. Strauss DG, Loring Z, Selvester RH, et al.: Right, but not left, bundle branch block is associated with large anteroseptal scar, *J Am Coll Cardiol* 62:959–967, 2013.
10. Frink RJ, James TN: Normal blood supply to the human His bundle and proximal bundle branches, *Circulation* 47:8–18, 1973.
11. Brilakis ES, Wright RS, Kopecky SL, et al.: Bundle branch block as a predictor of long-term survival after acute myocardial infarction, *Am J Cardiol* 88:205–209, 2001.
12. Biagini E, Shaw LJ, Poldermans D, et al.: Accuracy of non-invasive techniques for diagnosis of coronary artery disease and prediction of cardiac events in patients with left bundle branch block: a meta-analysis, *Eur J Nucl Med Mol Imaging* 33:1442–1451, 2006.
13. Rowe DW, Oquendo I, Depuey EG, et al.: The noninvasive diagnosis of coronary artery disease in patients with left bundle-branch block, *Tex Heart Inst J* 9:397–406, 1982.
14. Supariwala AA, Po JR, Mohareb S, et al.: Prevalence and long-term prognosis of patients with complete bundle branch block (right or left bundle branch) with normal left ventricular ejection fraction referred for stress echocardiography, *Echocardiography* 32:483–489, 2015.
15. Clerc OF, Possner M, Maire R, et al.: Association of left bundle branch block with obstructive coronary artery disease on coronary CT angiography: a case-control study, *Eur Heart J Cardiovasc Imaging* 17(7):765–771, 2016.
16. Pratt CM, Moye LA: The cardiac arrhythmia suppression trial. Casting suppression in a different light, *Circulation* 91:245–247, 1995.
17. Takemoto M, Yoshimura H, Ohba Y, et al.: Radiofrequency catheter ablation of premature ventricular complexes from right ventricular outflow tract improves left ventricular dilation and clinical status in patients without structural heart disease, *J Am Coll Cardiol* 45:1259–1265, 2005.
18. Sekiguchi Y, Aonuma K, Yamauchi Y, et al.: Chronic hemodynamic effects after radiofrequency catheter ablation of frequent monomorphic ventricular premature beats, *J Cardiovasc Electrophysiol* 16:1057–1063, 2005.
19. Baman TS, Lange DC, Ilg KJ, et al.: Relationship between burden of premature ventricular complexes and left ventricular function, *Heart Rhythm* 7:865–869, 2010.
20. Penela D, Van Huls Van Taxis C, Aguinaga L, et al.: Neurohormonal, structural, and functional recovery pattern after premature ventricular complex ablation is independent of structural heart disease status in patients with depressed left ventricular ejection fraction: a prospective multicenter study, *J Am Coll Cardiol* 62:1195–1202, 2013.
21. Sarrazin JF, Labounty T, Kuhne M, et al.: Impact of radiofrequency ablation of frequent post-infarction premature ventricular complexes on left ventricular ejection fraction, *Heart Rhythm* 6:1543–1549, 2009.
22. Penela D, Acosta J, Aguinaga L, et al.: Ablation of frequent PVC in patients meeting criteria for primary prevention ICD implant: safety of withholding the implant, *Heart Rhythm* 12:2434–2442, 2015.
23. Raunio H, Rissanen V, Romppanen T, et al.: Changes in the QRS complex and ST segment in transmural and subendocardial myocardial infarctions. A clinicopathologic study, *Am Heart J* 98:176–184, 1979.
24. Clemmensen P, Grande P, Saunamaki K, et al.: Evolution of electrocardiographic and echocardiographic abnormalities during the 4 years following first acute myocardial infarction, *Eur Heart J* 16:1063–1069, 1995.
25. Albert DE, Califf RM, LeCocq DA, et al.: Comparative rates of resolution of QRS changes after operative and nonoperative acute myocardial infarcts, *Am J Cardiol* 51:378–381, 1983.
26. Delewi R, Ijff G, van de Hoef TP, et al.: Pathological Q waves in myocardial infarction in patients treated by primary PCI, *JACC Cardiovasc Imaging* 6:324–331, 2013.
27. Master AM, Jaffe H: The electrocardiographic changes after exercise in patients with angina pectoris, *J Mt Sinai Hosp* 7, 1941.
28. Bruce RA: Evaluation of functional capacity and exercise tolerance of cardiac patients, *Mod Concepts Cardiovasc Dis* 25:321–326, 1956.
29. Senior R, Monaghan M, Becher H, et al.: Stress echocardiography for the diagnosis and risk stratification of patients with suspected or known coronary artery disease: a critical appraisal. Supported by the British Society of Echocardiography, *Heart* 91:427–436, 2005.
30. Fletcher GF, Ades PA, Kligfield P, et al.: Exercise standards for testing and training: a scientific statement from the American Heart Association, *Circulation* 128:873–934, 2013.
31. Vella CA, Robergs RA: A review of the stroke volume response to upright exercise in healthy subjects, *Br J Sports Med* 39:190–195, 2005.
32. Myers J, Buchanan N, Walsh D, et al.: Comparison of the ramp versus standard exercise protocols, *J Am Coll Cardiol* 17:1334–1342, 1991.
33. *American College of Sports Medicine Guidelines for Exercise Testing and Prescription*, Wolters Kluwer Health/Lippincott Williams & Wilkins, Philadelphia, 2013.
34. Myers J, Arena R, Franklin B, et al.: Recommendations for clinical exercise laboratories: a scientific statement from the American Heart Association, *Circulation* 119:3144–3161, 2009.
35. Diamond GA, Forrester JS: Analysis of probability as an aid in the clinical diagnosis of coronary-artery disease, *N Engl J Med* 300:1350–1358, 1979.
36. Chaitman BR, Bourassa MG, Davis K, et al.: Angiographic prevalence of high-risk coronary artery disease in patient subsets (CASS), *Circulation* 64:360–367, 1981.
37. Pryor DB, Harrell Jr FE, Lee KL, et al.: Estimating the likelihood of significant coronary artery disease, *Am J Med* 75:771–780, 1983.
38. Pryor DB, Shaw L, McCants CB, et al.: Value of the history and physical in identifying patients at increased risk for coronary artery disease, *Ann Intern Med* 118:81–90, 1993.
39. Vankatesan S: *Braunwald's Heart Disease*, ed 3, 1992, p 125.
40. Ellestad MH, Savitz S, Bergdall D, et al.: The false positive stress test. Multivariate analysis of 215 subjects with hemodynamic, angiographic and clinical data, *Am J Cardiol* 40:681–685, 1977.
41. Marwick TH, Torelli J, Harjai K, et al.: Influence of left ventricular hypertrophy on detection of coronary artery disease using exercise echocardiography, *J Am Coll Cardiol* 26:1180–1186, 1995.
42. Balady GJ, Arena R, Sietsema K, et al.: Clinician's guide to cardiopulmonary exercise testing in adults: a scientific statement from the American Heart Association, *Circulation* 122:191–225, 2010
43. Le VV, Mitiku T, Sungar G, et al.: The blood pressure response to dynamic exercise testing: a systematic review, *Prog Cardiovasc Dis* 51:135–160, 2008.
44. Rodgers GP, Ayanian JZ, Balady G, et al.: American College of Cardiology/American Heart Association Clinical Competence Statement on Stress Testing. A Report of the American College of Cardiology/American Heart Association/American College of Physicians–American Society of Internal Medicine Task Force on Clinical Competence, *Circulation* 102:1726–1738, 2000.
45. Skalski J, Allison TG, Miller TD: The safety of cardiopulmonary exercise testing in a population with high-risk cardiovascular diseases, *Circulation* 126:2465–2472, 2012.
46. Magulamurti S. Personal communication with the author re: exercise testing in coronary disease
47. Peterson PN, Magid DJ, Ross C, et al.: Association of exercise capacity on treadmill with future cardiac events in patients referred for exercise testing, *Arch Intern Med* 168:174–179, 2008.
48. Keteyian SJ, Brawner CA, Savage PD, et al.: Peak aerobic capacity predicts prognosis in patients with coronary heart disease, *Am Heart J* 156:292–300, 2008.
49. Kim ES, Ishwaran H, Blackstone E, et al.: External prognostic validations and comparisons of age- and gender-adjusted exercise capacity predictions, *J Am Coll Cardiol* 50:1867–1875, 2007.
50. Shaw LJ, Peterson ED, Shaw LK, et al.: Use of a prognostic treadmill score in identifying diagnostic coronary disease subgroups, *Circulation* 98:1622–1630, 1998.
51. Gibbons RJ, Balady GJ, Bricker JT, et al.: ACC/AHA 2002 guideline update for exercise testing: summary article: a report of the American College of Cardiology/American Heart Association Task Force on Practice Guidelines (Committee to Update the 1997 Exercise Testing Guidelines) *Circulation* 106:1883–1892, 2002.
52. Rifkin RD, Hood Jr WB: Bayesian analysis of electrocardiographic exercise stress testing, *N Engl J Med* 297:681–686, 1977.
53. Weustink AC, de Feyter PJ: The role of multi-slice computed tomography in stable angina management: a current perspective, *Neth Heart J* 19:336–343, 2011.
54. Vorobiof G, Ellestad MH: Lead aVR: dead or simply forgotten? *JACC Cardiovasc Imaging* 4:187–190, 2011.
55. Polizos G, Ellestad MH: Significance of lead strength during exercise testing, *Ann Noninvasive Electrocardiol* 12:59–63, 2007.
56. Ellestad MH: Unconventional electrocardiographic signs of ischemia during exercise testing, *Am J Cardiol* 102:949–953, 2008.
57. Stein R, Nguyen P, Abella J, et al.: Prevalence and prognostic significance of exercise-induced right bundle branch block, *Am J Cardiol* 105:677–680, 2010.
58. Stein R, Ho M, Oliveira CM, et al.: Exercise-induced left bundle branch block: prevalence and prognosis, *Arq Bras Cardiol* 97:26–32, 2011.
59. Morise AP: Exercise testing in nonatherosclerotic heart disease: hypertrophic cardiomyopathy valvular heart disease, and arrhythmias, *Circulation* 123:216–225, 2011.
60. Eckart RE, Field ME, Hruczkowski TW, et al.: Association of electrocardiographic morphology of exercise-induced ventricular arrhythmia with mortality, *Ann Intern Med* 149:451–460, 2008.W82.
61. Bourque JM, Holland BH, Watson DD, et al.: Achieving an exercise workload of > or = 10 metabolic equivalents predicts a very low risk of inducible ischemia: does myocardial perfusion imaging have a role? *J Am Coll Cardiol* 54:538–545, 2009.
62. Bourque JM, Charlton GT, Holland BH, et al.: Prognosis in patients achieving >/=10 METs on exercise stress testing: was SPECT imaging useful? *J Nucl Cardiol* 18:230–237, 2011.
63. Bourque JM, Beller GA: Value of exercise ECG for risk stratification in suspected or known CAD in the era of advanced imaging technologies, *JACC Cardiovasc Imaging* 8:1309–1321, 2015.
64. Brubaker PH, Kitzman DW: Chronotropic incompetence: causes, consequences, and management, *Circulation* 123:1010–1020, 2011.
65. Dobre D, Zannad F, Keteyian SJ, et al.: Association between resting heart rate, chronotropic index and long-term outcomes in patients with heart failure receiving beta-blocker therapy: data from the HF-ACTION trial, *Eur Heart J* 34:2271–2280, 2013.
66. Maddox TM, Ross C, Ho PM, et al.: The prognostic importance of abnormal heart rate recovery and chronotropic response among exercise treadmill test patients, *Am Heart J* 156:736–744, 2008
67. Khan MN, Pothier CE, Lauer MS: Chronotropic incompetence as a predictor of death among patients with normal electrograms taking beta blockers (metoprolol or atenolol), *Am J Cardiol* 96:1328–1333, 2005.
68. Chaitman BR: Should early acceleration of heart rate during exercise be used to risk stratify patients with suspected or established coronary artery disease? *Circulation* 115:430–431, 2007.

69. Johnson NP, Goldberger JJ: Prognostic value of late heart rate recovery after treadmill exercise *Am J Cardiol* 110:45–49, 2012.
70. Weiss SA, Blumenthal RS, Sharrett AR, et al.: Exercise blood pressure and future cardiovascular death in asymptomatic individuals, *Circulation* 121:2109–2116, 2010.
71. Kohli P, Gulati M: Exercise stress testing in women: going back to the basics, *Circulation* 122:2570–2580, 2010.
72. Conti CR, Bavry AA, Petersen JW: Silent ischemia: clinical relevance, *J Am Coll Cardiol* 59:435–441 2012.
73. Weiner DA, Ryan TJ, McCabe CH, et al.: Risk of developing an acute myocardial infarction or sudden coronary death in patients with exercise-induced silent myocardial ischemia. A report from the Coronary Artery Surgery Study (CASS) registry, *Am J Cardiol* 62:1155–1158, 1988.
74. Zellweger MJ, Weinbacher M, Zutter AW, et al.: Long-term outcome of patients with silent versus symptomatic ischemia six months after percutaneous coronary intervention and stenting, *J Am Coll Cardiol* 42:33–40, 2003.
75. Bourassa MG, Pepine CJ, Forman SA, et al.: Asymptomatic Cardiac Ischemia Pilot (ACIP) study: effects of coronary angioplasty and coronary artery bypass graft surgery on recurrent angina and ischemia. The ACIP investigators, *J Am Coll Cardiol* 26:606–614, 1995.
76. Gosselin G, Teo KK, Tanguay JF, et al.: Effectiveness of percutaneous coronary intervention in patients with silent myocardial ischemia (post hoc analysis of the COURAGE trial), *Am J Cardiol* 109:954–959, 2012.
77. Eisenberg MJ, Blankenship JC, Huynh T, et al.: Evaluation of routine functional testing after percutaneous coronary intervention, *Am J Cardiol* 93:744–747, 2004.
78. Cheng VY, Berman DS, Rozanski A, et al.: Performance of the traditional age, sex, and angina typicality-based approach for estimating pretest probability of angiographically significant coronary artery disease in patients undergoing coronary computed tomographic angiography: results from the multinational Coronary CT Angiography Evaluation for Clinical Outcomes: An International Multicenter Registry (CONFIRM), *Circulation* 124:2423–2432, 2011. 1–8.
79. Robert AR, Melin JA, Detry JM: Logistic discriminant analysis improves diagnostic accuracy of exercise testing for coronary artery disease in women, *Circulation* 83:1202–1209, 1991.
80. Alexander KP, Shaw LJ, Shaw LK, et al.: Value of exercise treadmill testing in women, *J Am Coll Cardiol* 32:1657–1664, 1998.
81. American College of Cardiology Foundation/American Heart Association Task Force on Practice Guidelines, American Society of Echocardiography, American Society of Nuclear Cardiology et al.: 2009 ACCF/AHA focused update on perioperative beta blockade incorporated into the ACC/AHA 2007 guidelines on perioperative cardiovascular evaluation and care for noncardiac surgery, *J Am Coll Cardiol* 54:e13–e118, 2009.

11 超声心动图

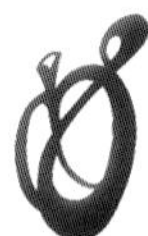

Rajdeep S. Khattar, Roxy Senior
张茗卉　译

引言

几十年来，超声心动图已经逐步发展到完全在床旁即可全面评估心脏的结构和功能[1]。超声心动图是一种简单易行的检查方法，具有便携可移动、价格低廉、无辐射等优点。目前超声心动图成像方式包括M型、二维、血流多普勒、彩色血流图、组织多普勒、超声造影、三维和斑点追踪应变成像等。超声心动图也可以联合运动负荷或药物负荷试验用于诊断评估CAD和某些非冠状动脉疾病。此外，经食管超声心动图检查不仅可用于诊断，而且越来越多地被应用于在全身麻醉下进行结构性心脏病介入治疗的影像引导。因此，超声心动图的适应证范围越来越广，这也使得发表了大量关于在不同心脏疾病中超声心动图的标准化方法和合理应用的国际指南[2-5]。

在本章中，超声心动图的临床应用将分为以下3大类：①CAD的检测；②左心室功能不全的评估；③相关结构性并发症的诊断。

冠状动脉疾病的检测

心肌缺血的病理生理学

冠状动脉血流中断引起的病理生理学变化如图11.1所示的缺血级联反应。静息冠状动脉血流在冠状动脉管腔狭窄接近90%时仍可保持正常。在狭窄程度较轻的情况下，尽管静息血流正常，但冠状动脉血流储备（coronary flow reserve，CFR）可能会降低，因为当运动引起需氧量增加时，狭窄的冠状动脉无法充分增加血流量以满足代谢需求，导致供需不匹配而继发心肌缺血。狭窄的冠状动脉血管床内血流量增加不充足导致心肌灌注相应减少、舒张功能不全、心肌收缩应变降低、可见的节段性室壁运动异常（wall motion abnormality，WMA）、心电图改变，最终出现症状。运动停止后，这些变化是可逆的。除冠状动脉狭窄的严重程度外，冠状动脉狭窄的位置、病变长度、病变数目以及高血压、糖尿病等影响固有CFR的合并症也

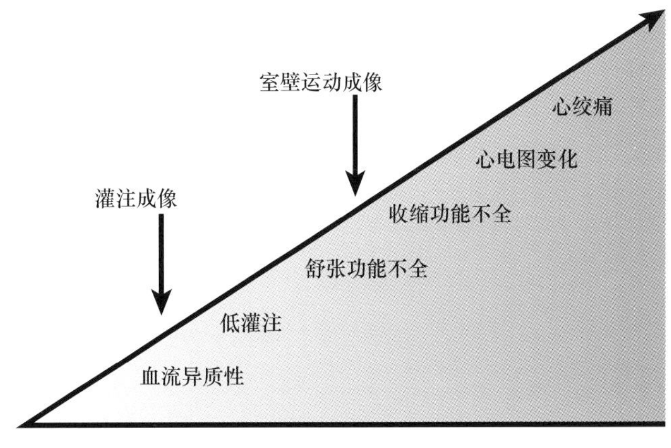

图11.1　心肌缺血的病理生理学改变——缺血级联反应

可能影响心肌的血流。

心肌缺血和梗死的节段性室壁运动变化

疑诊CAD的超声心动图特征是存在静息下或负荷诱发的WMA。正常的左心室壁运动包括心内膜增厚，这种增厚会相对同步地在所有心室壁发生，从而引起心腔容积的减小。这种运动变化在左心室基底部的幅度更大，而近心尖部运动的幅度较小。正常的心肌收缩主要依靠心内膜而不是心外膜，因为心内膜下层的收缩速度和幅度大于心外膜下层。因此，心内膜下肌纤维功能受损对整体室壁增厚和左心室收缩功能的影响不成比例。研究表明，20%的心内膜下心肌缺血或梗死就可导致该区域无法产生可见的收缩。这意味着即使是非透壁性心内膜下缺血或梗死也会导致整个心室壁的功能紊乱，这与透壁性病变很难区分。

如果短暂冠状动脉闭塞、微小MI和血流再通导致心肌缺血的时间延长，受累心肌节段的功能恢复可能因心肌顿抑而延迟。反复的心肌血流供需矛盾也可能导致心肌顿抑。在超声心动图中，心肌顿抑表现为虽然冠状动脉血流恢复但节段性WMA仍持续存在，持续数天到数周不等。

如果冠状动脉完全闭塞且血流不能恢复，MI和心肌坏死可能会导致持续的节段性WMA和左心室功能不全。心肌损伤的程度取决于冠状动脉完全闭塞的持续时间。如果血流能在60 min内恢复，心肌损失程度最低。如果血流能在4 h内恢复，则可能有不同程度的非透壁或累及心内膜下层的部分厚度梗死。4～ 6 h的完全缺血往往会导致不可逆的透壁性心肌损伤。节段性WMA的位置可以很好地指示梗死所在的冠状动脉区域。然而，超声心动图中WMA的范围可能会高估梗死面积和梗死厚度，这是由于邻近非梗死心室壁的连带作用。

在一些因CAD导致左心室功能不全的患者中，可能存在由慢性低血流量状态导致的慢性心肌功能不全的区域，这些区域足以维持受累心肌的存活，但会导致反复缺血和顿抑。这些被称为冬眠心肌的区域在血管重建后有能力恢复收缩功能，因此识别这些区域很重要。

静息超声心动图

在出现心脏症状时进行静息超声心动图检查可能有助于诊断CAD。如果在胸痛期间出现WMA，且其随着症状的缓解而恢复，这是心肌缺血引起胸痛的证据。同样，即使在没有症状的情况下，超声检测到静息状态下室壁运动减弱的区域则提示隐匿性CAD或陈旧性MI，特别是同时伴有心肌回声增强和室壁变薄时。在没有症状的情况下，正常的静息超声心动图对判断患者是否有潜在的CAD几乎没有帮助。然而，重要的是，胸痛还可能由许多其他心脏疾病引起，如重度主动脉瓣狭窄、肥厚型心肌病、二尖瓣脱垂和右心室病变，超声心动图可用于排除这些疾病。经胸超声心动图还可用于急性胸痛的鉴别诊断，如鉴别MI、主动脉夹层、肺栓塞、急性心包炎和心包积液等。

负荷超声心动图

鉴于运动心电图（平板运动试验）的诊断准确性有限，基于心脏成像的众多研究手段正逐渐取代其在临床实践中的应用[6-9]。此外，20%～30%的患者由于骨关节炎、慢性肺病和外周血管疾病等合并症而无法充分运动。

20世纪80年代，人们开始运用运动或药物应激诱发心肌缺血，并同时联合二维超声心动图进行检查，这标志着负荷超声心动图技术进入临床应用。此后，随着图像质量的不断提高，特别是引入静脉注射的超声造影剂后，负荷超声心动图已经发展成为一种安全、准确、成熟的方法，可实现对疑似心脏性胸痛的诊断和预后评估[10-13]。

运动负荷超声心动图

运动是门诊患者进行负荷超声心动图的首选方法，可利用平板运动试验或踏车试验。平板运动试验最常用Bruce方案，运动时间或运动量等指标本身就可以提供有用的临床和预后信息[14]。在这些情况下，分别在静息状态和运动后即刻进行超声心动图检查，要求在运动后的60～90 s内完成负荷超声心动图的图像采集。直立或半仰卧式踏车试验的优点是可在运动过程中随时进行图像采集，而平板运动试验需要在运动后即刻检查。然而，由于患者运动时的超声图像采集体位不理想，或因患者下肢疲劳而无法达到目标心率或诱发潜在的心脏症状，踏车试验的应用可能受到限制。与踏车试验相比，平板运动能产生更高的工作负荷和心率峰值，因此在缺血负荷试验中可能更值得推荐。但是如果需要获取更多的多普勒衍生信息（如瓣膜功能、充盈压或肺动脉压），踏车试验可能更适合。

药物负荷超声心动图

对于不能运动的患者，使用正性肌力药物或血管扩张剂等（可以替代运动）实现负荷状态并联合超声心动图检查可以提供与运动负荷超声心动图相似的诊断准确性。药物负荷试验避免了运动带来的图像采集干扰，如过度换气和胸壁过度运动。此外，可在没有苛刻时间限制的情况下采集到峰值负荷下恒定且可控的心率时的负荷图像。

1. 多巴酚丁胺负荷超声心动图

多巴酚丁胺是一种合成儿茶酚胺，是应用最广泛的应激药物，其通过刺激 α_1、β_1 和 β_2 肾上腺素受体发挥作用。多巴酚丁胺可导致心率、血压的增加和正性肌力活动，从而增加心肌需氧量。多巴酚丁胺负荷超声心动图方案使用体重校正的分阶梯多巴酚丁胺静脉滴注[15-16]（图 11.2）。在静息、中等剂量、峰值剂量和恢复时采集超声心动图图像，同时在整个检查过程中监测心率、血压和心律。与运动相比，多巴酚丁胺对收缩压的升高作用较小。试验终点包括：达到 85% 的年龄预测目标心率；出现心脏症状或缺血、心律失常、低血压或严重高血压；以及不可耐受的多巴酚丁胺副作用。如果在最大多巴酚丁胺负荷下达不到目标心率，可以追加阿托品分次静脉注射给药，最大剂量为 2 mg。在极少数情况下，可能需要短效静脉用 β 受体阻滞剂来逆转多巴酚丁胺的作用。

达到目标心率是多巴酚丁胺缺血试验的一个重要目标，因此任何限制心率的药物应至少停药 48 h，以避免诊断偏差。在多巴酚丁胺负荷超声心动图正常的患者中，目标心率未达标者发生心脏事件的概率更高。

多巴酚丁胺的副作用包括头痛、震颤、心悸、恶心、尿急和焦虑等，但在提前告知和反复确认的情况下，这些副作用是可以耐受的，通常不会导致试验提前终止。少数患者使用多巴酚丁胺后产生反射性迷走神经反应，导致低血压和心率下降。每种检查都有明确的风险（尽管很小），运动负荷通常比药物负荷更安全。对于多巴酚丁胺负荷超声心动图，室性心律失常、长时间缺血和 MI 的发病率约为 1/1000，死亡率为 1/5000[17]。对于有经验的检查者，多巴酚丁胺负荷超声心动图可安全地应用于左心室功能不全、主动脉瘤和脑动脉瘤患者，以及植入 ICD 的患者。

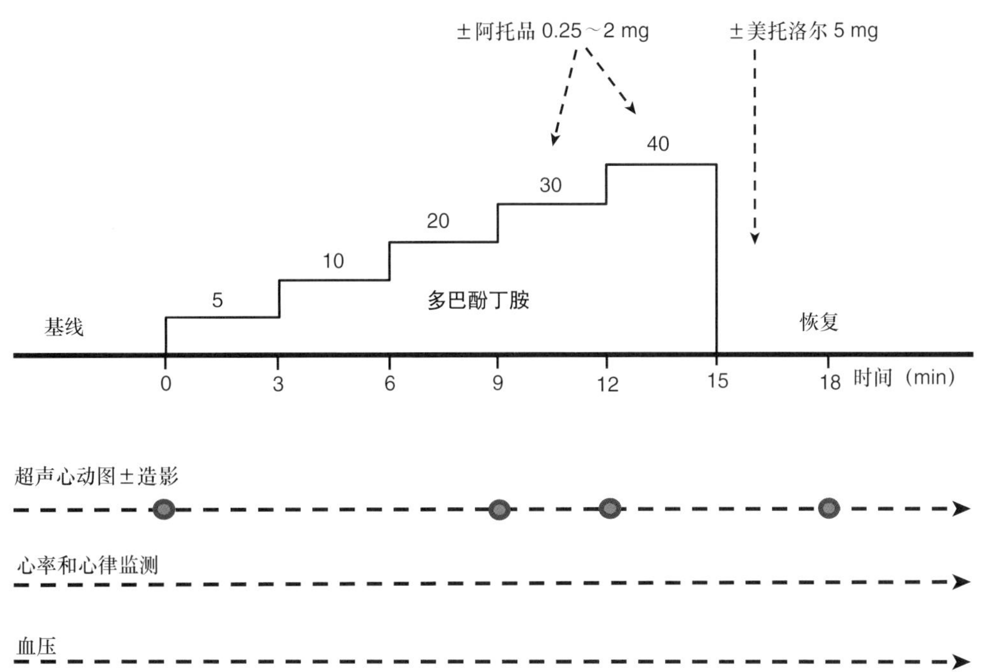

图 11.2　多巴酚丁胺负荷超声心动图研究方案。若静息状态下室壁运动正常，多巴酚丁胺起始剂量为 10 μg/（kg · min），如果存在节段性室壁运动异常，评估心肌存活性建议起始剂量为 5 μg/（kg · min）。红点代表采集图像的时间点

2. 血管扩张剂负荷超声心动图

血管扩张剂负荷超声心动图通常使用双嘧达莫（潘生丁）或腺苷[10, 12, 18]。双嘧达莫激活冠状动脉内皮细胞和平滑肌细胞上的 A_{2A} 腺苷受体，通过抑制细胞对腺苷的摄取和阻止腺苷脱氨酶将其分解，引起内源性腺苷水平升高。腺苷是一种冠状动脉血管扩张剂，在正常冠状动脉扩张储备（即没有明显的心外膜冠状动脉狭窄或微血管功能损害）的心肌节段引起充血。相反，腺苷注射后由于冠状动脉血流优先流向心外膜血管和微血管阻力正常的心肌节段，而血管扩张储备受损的节段会发生心肌缺血，即引起冠状动脉盗血现象。

使用双嘧达莫的给药方案为 0.84 mg/kg 静脉注射 10 min，分两次给药。首先 4 min 给药 0.56 mg/kg，然后进行超声心动图成像，如果没有心肌缺血迹象，再追加给予 0.28 mg/kg 2 min。如果没有达到试验终点，则追加阿托品。同样的总剂量 0.84 mg/kg 也可以一次 6 min 注射。在检查前 12 h 应避免服用所有含咖啡因的食物，所有含茶碱的药物应停用至少 24 h。双嘧达莫的扩血管作用在给药结束后 4～8 min 达峰，半衰期约为 6 h。通常用于负荷超声心动图的双嘧达莫剂量（0.84 mg/kg）可使正常人的冠状动脉血流量比静息时增加 3 ～ 4 倍。血管扩张剂负荷通常会引起血压轻度下降和心率轻度增加。因此，经常需要追加阿托品以达到目标心率，从而增加心肌需氧量。一旦出现与双嘧达莫相关的不良事件应立即使用氨茶碱，试验结束时常规注射氨茶碱。

腺苷的使用方法与双嘧达莫类似，通常以最大剂量 140 μg/（kg · min）注射 6 min。在开始注射腺苷之前和之后采集图像。与双嘧达莫相比，腺苷具有半衰期更短的优点。

室壁运动评估结合血管扩张负荷期间针对左前降支（LAD）的成像可用于评估 CFR。CFR 是指负荷后的最大峰值舒张期血流与基线峰值舒张期冠状动脉血流多普勒速率之比，CFR 已被证明具有室壁运动之外的附加预后评估价值[19-20]。但是，由于检查流程的复杂性和 LAD 成像难度较大，该技术并没有得到广泛应用。

不足 5% 的患者注射双嘧达莫后会出现轻微且呈自限性的副作用，使其不能发挥最大药理学负荷。在使用大剂量双嘧达莫方案的患者中，约有 2/3 会出现轻微的副作用，如在试验结束时出现潮红和头痛并在注射氨茶碱后缓解。在极少数情况下，双嘧达莫诱导的缺血需要给予硝酸酯类药物。1/1000 的患者会出现危及生命的严重并发症，包括 MI、完全性房室传导阻滞、心脏停搏、室性心动过速或肺水肿。腺苷与双嘧达莫有相似的副作用，但由于作用时间较短，故相对更安全。两种药物均禁用于有明显传导阻滞和反应性气道阻塞的患者。在这种情况下，多巴酚丁胺可能是药物负荷试验的首选药物。相反，对于易发生房性或室性快速性心律失常的患者，血管扩张剂负荷试验可能是更安全的选择。一般来说，使用哪种药物增加心脏负荷取决于操作者的偏好和熟悉程度。

3. 起搏诱导的负荷超声心动图

植入永久性起搏器的患者通过运动或多巴酚丁胺-阿托品负荷都不可能引起足够的心率反应。负荷试验可以通过设定起搏频率每 2 ～ 3 min 增加 1 次来完成，直到达到目标心率。该技术可与多巴酚丁胺联合应用，以进一步提高心肌的正性肌力和心肌耗氧量。经食管心房起搏负荷超声心动图是运动或药物负荷试验的替代方法，但尚未普及。

节段性室壁运动分析

通常，对局部心肌运动的分析是基于视觉评估心肌增厚（而不是室壁运动）的定性分析，这可能会受到推拉力的影响。正常的室壁运动主要包括心内膜增厚，即较舒张期室壁增厚 35%～40%，当心肌缺血时心内膜增厚有不同程度的减少。这可以通过将左心室心肌划分为不同节段来辅助分析。既往使用 16 节段模型进行室壁运动分析，现在建议使用 17 节段模型，其中增加的节段为心尖部[21]。这种 17 节段的分段法可以与采用心脏核素成像和心脏 MRI 的心肌灌注检查进行比较，因为后两者都包括独立的心尖部（图 11.3）。在每个单独的节段进行多切面的视觉评估可得出室壁运动评分，定义为正常运动＝ 1，运动减弱＝ 2，运动消失＝ 3，反向运动＝ 4。将这些节段的总得分除以所分析的节段数可得出室壁运动评分指数。完全正常的静息左心室室壁运动评分指数为 1.0。在既往有 MI 的背景下，静息状态下室壁运动评分指数为 MI 的位置、范围以及整体左心室收缩功能提供了很好的粗略估算。在静息室壁运动正常和负荷诱导可逆性缺血的情况下，负荷状态下的室壁运动评分指数可反映缺血的部位、范围和严重程度。这种方法有助于确定节段性 WMA 所对应的冠状动脉区域。前间隔和前壁受累意味着左前降支及其分支有病变，而下壁异常在大多数情况下提示右侧 CAD。右冠状动脉和回旋支动脉对下侧壁的血供存在部分重叠，左前降支和回旋支动脉对前侧壁的血供也存在部分重叠。负荷状态下的左心室腔扩张常提示多支血管病变。缺血阈值也可以通过测定检测到节段性 WMA 时的心率来评估，这与冠状动脉狭窄的血管支数有关。

使用超声造影剂有助于提高图像质量并减少观察者间的差异。大多数情况下阴性和阳性结果是明确的，但有时也存在图像质量不理想或室壁运动变化不明显和临床意义不确定的临界情况。减少变异性和保持诊断准确性的最重要的因素是适当和严格的负荷超声心动图训练。

定量方法可以使报告描述更具体，并可以提高超声初学者的报告质量。已有关于使用背向散射积分自动探测心内膜边界、组织多普勒评估心肌位移、速度、应变和应变率、实时三维成像等方法的研究报道，但以应用于临床还需要进一步的简化和验证。

适应证

框 11.1 总结了负荷超声心动图的适应证。负荷超声心动图的适用标准也已经建立[11]。多巴酚丁胺负荷超声心动图适用于评估静息状态下运动消失区域的心肌存活性。

安全性和可行性

影像学技术的进步（特别是谐波成像的引入和超声造影剂的使用）显著改善了心内膜成像的清晰度（图 11.4）。因此，负荷超声心动图目前在 95% 以上的患者中是可行的，包括病态肥胖的患者[22]。

诊断准确性

大量证据表明，所有形式的运动和药物负荷超声心动图比平板运动心电图更准确，其敏感性、特异性和总体诊断准确率接近 80%～90%[10]。负荷超

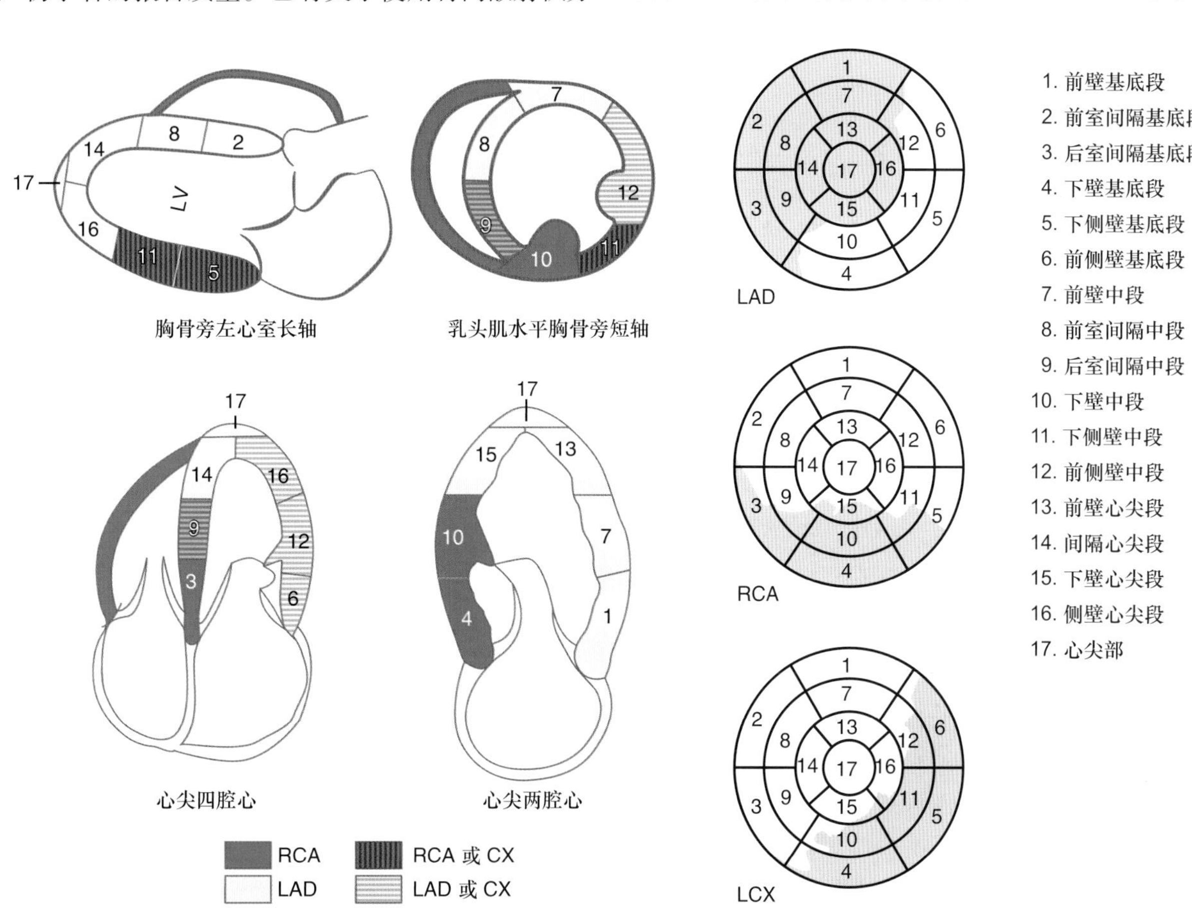

图 11.3　使用 17 节段左心室模型评估节段性室壁运动异常的超声心动图图像、靶心图和冠状动脉供血分布图。LAD，左前降支；LCX，左回旋支；LV，左心室；RCA，右冠状动脉

声心动图的日常完成率为 90%～95%[1]。

假阴性结果可能是由于负荷不达标、β 受体阻滞剂的使用、单支血管疾病和高动力状态。假阳性结果可能是由于在没有心外膜 CAD 的情况下出现 CFR 降低和心肌缺血。这可能包括有显著左心室肥厚、糖尿病、心肌炎、心肌病和 X 综合征的患者。在没有缺血的情况下，运动可能导致心肌病所累心室的局部和整体收缩功能恶化。由左束支传导阻滞、心室起搏或心脏手术后引起的室间隔运动异常也会混淆对负荷下室壁运动改变的解释。此外，在没有冠状动脉阻塞的情况下，间隔不同步可能导致在更高心率下出现间隔灌注下降和室壁增厚减少。

预后价值

负荷超声心动图能为预测全因死亡率、心脏性死亡和复合终点提供独立的预后信息，优于单纯的临床危险因素和负荷试验指标[23]。负荷超声心动图阴性的患者每年心脏事件发生率＜ 1%，这与年龄和性别匹配的正常人群相似[24]。在这种情况下，很少需要进一步的诊断评估，特别是可以避免进行冠状动脉造影。负荷超声心动图阳性患者随后几年发生非致死性 MI 和全因死亡的概率＞ 10%。某些负荷超声心动图指标有助于进一步风险分层，包括负荷后室壁运动异常的部位、范围和严重程度，以及较低的缺血阈值、左心室肥厚、静息射血分数和峰值室壁运动评分指数。负荷超声心动图假阳性也与较高的心脏事件风险相关，提示冠状动脉造影作为金标准的局限性[25]。

框 11.1　负荷超声心动图评价 CAD 的适应证

普遍适应证

验前概率中等的 CAD
静息状态下心电图异常（ST-T 改变、左束支传导阻滞）
难以解释的 ST 段改变导致无法明确诊断的运动心电图
疑似运动心电图假阳性
功能性评估显示有不明原因的冠状动脉狭窄
劳力性呼吸困难的心脏病因学评估
已知 CAD 的风险分层
非心脏手术的术前风险评估

药物负荷试验适应证

无法运动
行运动心电图无法达到最大运动量
评估心肌存活性—多巴酚丁胺

成本效益与运动心电图

与运动心电图相比，负荷超声心动图提示的低危患者较多，中危和高危患者较少。虽然初始检查费用更高，但与运动心电图相比，负荷超声心动图产生额外的下游手术费用更低，冠状动脉造影和血管重建的概率更低。因此，运动负荷超声心动图已被证明是一种成本效益高的运动心电图的替代检查[26-27]。肌钙蛋白阴性的胸痛患者也表现出类似的结果[28]。

与其他影像学技术的比较

心肌核素灌注显像是一种用于缺血检测的技术，是负荷超声心动图的主要替代诊断方法。两种技术的总体诊断准确度和预后预测价值相似；心肌核素灌注显像的敏感性稍高（虽无统计学差异），但负荷超声心动图的特异性更高[12]。这两种技术具有的临床应用广泛相似，试验的选择主要取决于可用性和专业支持。尽管负荷超声心动图依赖于操作者且更主

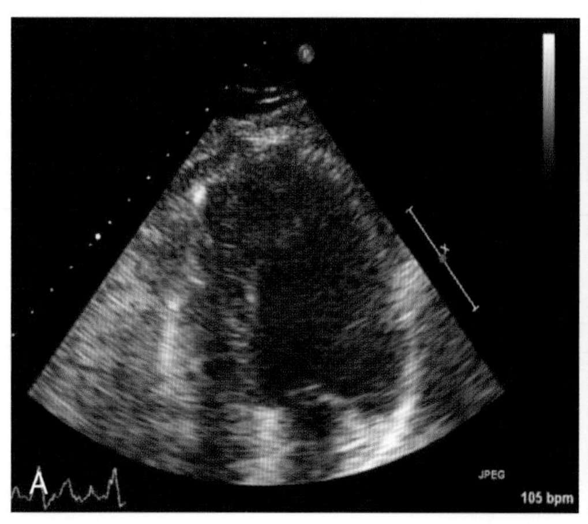

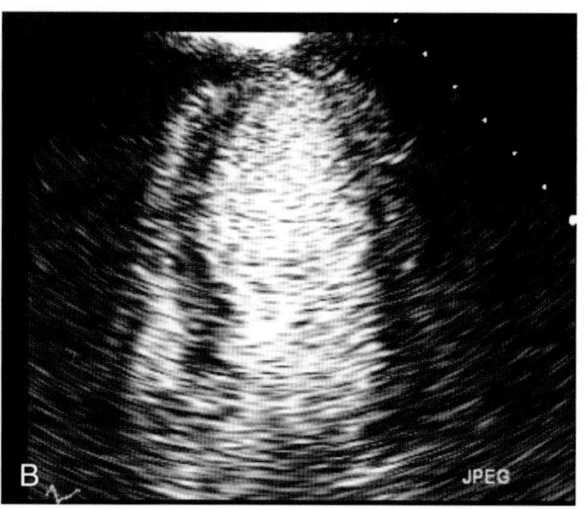

图 11.4　左心室腔声学造影。（**A**）心尖四腔心切面谐波成像显示左心室心肌心内膜清晰度差。（**B**）同样的心尖四腔心切面应用造影剂强化清晰显示心内膜，能够准确评估室壁运动和射血分数。

观，但它具有成本低、设备常用、床旁检查和无辐射的优点。与心肌核素显像相比，超声心动图可以在从静止到运动负荷峰值的连续变化过程中的任何时间点采集图像。此外，负荷超声心动图在排除心脏症状的其他原因（如瓣膜病、心肌病、心包疾病和先天性心脏病等）方面具有显著优势。心脏 MRI 可以准确评估心肌灌注或室壁运动。这项技术的优点是图像质量高和没有电离辐射。然而，由于高成本、图像采集时间长和普及率低等原因，心脏 MRI 仅作为负荷超声心动图不能诊断或不能开展时的替代选择。CCTA 和冠状动脉钙化积分是心脏影像学领域的新技术，但 CT 具有其固有局限性——辐射暴露，更根本的是，它只提供解剖学信息而不是功能学信息。尽管如此，与其他影像学技术一样，对于 CAD 验前概率中等的患者，CCTA 也被建议使用。

左心室心腔声学造影

尽管谐波成像使二维图像质量取得了进展，但仍有相当一部分患者的图像不够理想。这在肥胖、肺病或重症监护的患者中尤为显著。此外，在负荷超声心动图中，显示清晰的心内膜边界至关重要。这些问题促进了能使左心室心腔混浊的声学造影剂的发展。自 20 世纪 90 年代以来，稳定的微泡声学造影剂已经可以通过肺循环传输至左心。这些与改进后的超声成像技术相结合，提高了左心室和心肌微气泡的可视化水平[29-31]。

声学造影剂

声学造影剂由声学活性气体填充微球组成，旨在增加超声波的信号强度。微气泡比肺部毛细血管小，可以从毛细血管网的静脉侧传送到体循环的动脉侧。由于它们始终保持在血管内，故可以充当红细胞示踪剂。使用低溶解度、高分子量的气体可以防止微气泡溶解。微气泡具有稳定性，外壳涂有生物相容性表面活性剂，可尽量减少相互反应。气体的可压缩性使微气泡成为一种有效的声学反射体。微气泡通过网状内皮系统在体内崩解，释放的气体从肺部逸出。

造影剂的超声成像

心肌组织能够反射相同和相反的频率，这就是所谓的线性反应。因此，标准二维成像最早涉及超声波接收器发射和接收相同频率的超声脉冲，称为基波成像。然而，当超声波通过人体遇到不同成分和密度的组织时，就会发生扭曲。这可能改变波形并产生与入射频率不同的频率。最强的谐波信号是基频的倍数。非线性反应是能产生基频的谐波频率的反应。由于微气泡具有非线性散射特性，最初引入谐波成像是用来增强对心脏内声学造影剂的检测。心肌组织具有线性和非线性特性，这些特性改善了谐波成像对心肌组织的成像，但微气泡具有更大的非线性，目前已研发许多技术来帮助区分微气泡与周围组织。

机械指数是测量一个声场内超声换能器产生的功率，可提示气泡破裂的可能性。常规检查中使用的机械指数会破坏大多数造影剂微泡。为了在左心室腔内形成对比，需要降低发射的机械指数，并更多地使用超声造影专用的成像模块，这有助于去除组织信号，只留下造影剂的信号。这种类型的成像对于左心室心内膜边界的增强非常有效，因为它显示了造影剂增强的心腔和心肌之间的清晰分界（图 11.4）。

声学造影剂的使用和适应证

表 11.1 总结了目前可用的声学造影剂的特点。这些声学造影剂以一次静脉弹丸式注射或持续输注的方式给予。缓慢弹丸式注射（0.2 ～ 0.5 ml）通常足以在标准的心尖和胸骨旁切面评价左心室。对于更具挑战性的病例，连续给药有时更可取，以提供从不同切面获取图像的稳定条件。声学造影剂用于左心室心腔造影的适应证大致如下：

- 当两个或多个相邻的心肌节段在非增强的图像上无法显示时，用于心内膜显影和评估左心室结构和功能。
- 准确、可重复测量左心室容积和射血分数。
- 确认或排除心尖部疾病，如左心室血栓、心肌致密化不全和心室假性室壁瘤等。
- 优化负荷超声心动图患者的图像和诊断评估。

表 11.1　商用心脏声学造影剂的特点

	气体	气泡大小	表面涂层
Sonovue	六氟化硫	2～8 μm	磷脂
Optison	全氟丙烷	3～4.5 μm	白蛋白
Definity	八氟丙烷	1.1～3.3 μm	磷脂

声学造影剂通过增强明确了左心室心内膜边界，减少了图像不可解读和技术上难以采集的情况，提高了心尖部疾病的确诊率（如血栓形成），提高了左心室容积和 EF 定量测量的准确性。

安全性

声学造影剂有副作用，但这些副作用通常轻微且短暂。严重的过敏反应极为罕见，发病率约为 1/10 000[30-32]。使用造影剂的绝对禁忌证包括双向分流或右向左心内分流以及已知对造影剂过敏。

成本效益

使用造影剂可以通过改善声窗差患者的图像质量以缩短诊断时间、增强诊断肯定性，并通过减少对具有挑战性的病例进行图像处理所需的时间来改善超声检查室的工作流程。对超声心动图检查有技术难度的患者进行的一项大型前瞻性研究表明，超声心动图造影剂的使用对诊断、资源利用和患者管理都有积极的影响[33]。约 1/3 的患者减少了进一步的诊断性检查和（或）对治疗方案进行了重大调整。联用造影剂的影响在危重患者和住院患者中最为明显，这些患者的图像质量最差。成本-效益分析显示，每位患者可节省 122 美元[33]。在负荷超声心动图中，造影剂可以改善对节段性 WMA 的显示，从而增加超声医生对检查解读的信心，提高诊断准确性。使用造影剂可以显著改善观察者间对负荷超声心动图解读的差异，尤其适用于初学者。据估计，负荷超声心动图检查期间图像质量欠佳的病例使用造影剂可减少后续检查，从而每位患者节省 238 美元[30]。

心肌声学造影

声学造影剂也可用于评估心肌灌注。微气泡经左心室进入心外膜冠状动脉和冠状动脉微循环。心肌造影超声心动图的重点是使用最佳的成像设置来显示心肌内的微气泡，从而评估心肌灌注。为了提供稳定的微气泡浓度和减少伪影的可能性，必须持续静脉注射造影剂。这项技术依赖于使用先破坏微气泡然后观察心肌内微气泡的补充速率的成像设置[29]。

实时成像

高机械指数造影成像会导致微气泡的早期破坏，因此不允许连续实时成像。实时成像应用足够低的机械指数来减少微气泡的破坏，从而增强来自微气泡的信号，同时心肌组织产生微弱的谐波信号。微气泡可以被高机械指数超声脉冲的“闪烁”破坏，然后可以通过切换到低机械指数设置来观察心肌内的造影剂补充，以便对心肌灌注进行定性和定量评估。这种方法有利于实时评估室壁运动和灌注。

间歇成像

利用闪烁成像技术对微气泡进行破坏后，每隔几个心动周期，可采用高机械指数设置在收缩末期间歇对心肌进行成像来评估心肌灌注。间歇成像避免了显著的微气泡破坏，从而允许微气泡补充到心肌中，在收缩末期（心肌最厚且最容易识别时）成像（图 11.5A）。这种技术的主要优点是敏感性高，因为在高机械指数下气泡破坏产生的谐波信号比在低机械

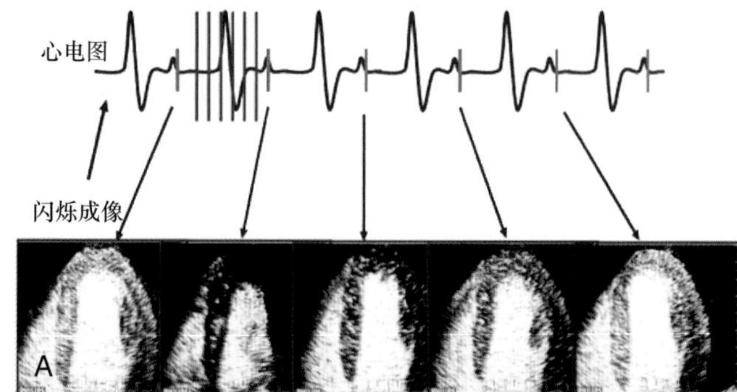

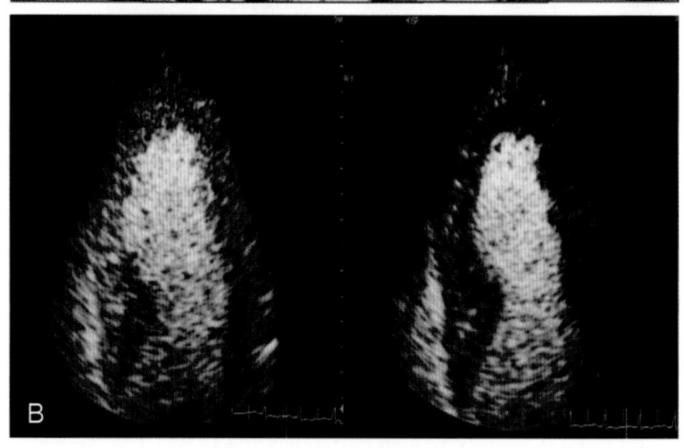

图 11.5 （A）高机械指数心肌声学造影间歇成像。气泡破坏后，在收缩末期（心肌最厚时）对微气泡向心肌的再灌注识别成像（A，Modified from Senior R，Becher H，Monaghan M，et al. Contrast echocardiography：evidence-based recommendations by European Association of Echocardiolgraphy. Eur J Echocardiogr. 2009；10：194-212）。**（B）**心尖四腔心切面显示静息状态下正常灌注（左侧）和双嘧达莫负荷时室间隔、心尖和侧壁的灌注缺损，在微气泡破坏后仍持续 3 s（右侧）。这表明左前降支和左回旋支动脉有明显病变，已经冠状动脉造影证实。（B，Modified from Senior R，Janardhanan，Jeetley P，Burden L. Myocardial contrast echocardiography for distinguishing ischemic from non-ischemic first-onset acute heart failure-insights into the mechanism of acute heart failure. Circulation 2005；112：1587-93）

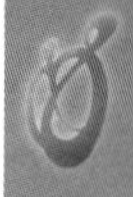

指数下发出的谐波信号强。然而，连续的室壁运动和灌注成像是不可行的。

心肌灌注定量

约 90% 的心肌血容量存在于毛细血管内。当整个心肌在持续灌注微气泡期间充满造影剂时，信号强度表示毛细血管血容量。因此，在这种情况下，信号的任何改变主要是由毛细血管血容量变化导致。由于造影剂本质上是红细胞示踪剂，微气泡破坏后造影剂补充的速率代表红细胞的血流速度。心肌血流量是心肌血容量和红细胞速度的乘积。如果绘制图表显示造影剂视频强度与时间的关系，可以获得指数曲线（图 11.6）。数学分析表明，平台值代表心肌血容量峰值（A），曲线的初始斜率是微气泡速度（β）。A×β 即为心肌血流量，负荷状态下心肌血流量与静息时心肌血流量之比即为冠状动脉血流储备（CFR）。

毛细血管血流速度为 1 mm/s，超声束的探测高度为 5 mm。因此，需要 5 s 才能完成心肌再灌注。心肌血流量减少会延长心肌血流量减少所需的再灌注时间。因此，心肌声学造影可以检测毛细血管的血容量，同时借助时间分辨率，也可以评估心肌的血流量。

负荷心肌声学造影的临床应用

对于心肌灌注的评估，虽然最常用血管扩张药物负荷，多巴酚丁胺或运动负荷在评估准确度上是相同的。作为双嘧达莫和腺苷的替代药物，A_{2A} 腺苷受体激动剂瑞加诺生（瑞加德松，商品名 Lexiscan）可与心肌声学造影联合应用[34]。瑞加诺生需要弹丸式注射，半衰期短，只有 2～3 min。在注射后 2～4 min 内就可以获得心肌灌注图像，从而使检查能够迅速完成。

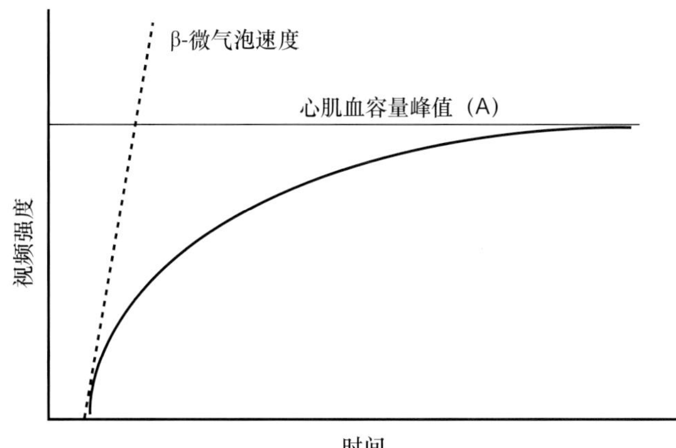

图 11.6　心肌灌注定量。平台值代表心肌血容量峰值（A），曲线的初始斜率是微气泡速度（β）。A×β 等于心肌血流量

在有冠状动脉狭窄的情况下，负荷期间病变动脉供应的毛细血管床灌注压显著下降，毛细血管闭合。因此，通过对应心肌节段的血流速度和血流量减少，导致清除–再灌注成像期间微气泡的再灌注时间延长，表明心肌血流灌注减少（图 11.5B）。

如果静息时室壁增厚正常，根据定义，灌注也必须是正常的。然而，在血流受限性狭窄患者的负荷中期，在出现心室壁运动异常之前，心肌灌注可能减少。因此，灌注评估可能比室壁运动评估更敏感，但特异性较低。大量研究表明，心肌声学造影对检测 CAD 和心肌存活性具有良好的敏感性和特异性[29]。2013 年的一项多中心研究发现，对于 CAD 的诊断，心肌声学造影不劣于 SPECT 核素心肌灌注显像[35]。从预后角度看，负荷心肌声学造影阴性者心脏事件发生率低[36]。接受多巴酚丁胺负荷超声心动图与心肌声学造影联合检查的患者，心肌灌注的评估可为预测 3 年无事件生存率提供额外价值，这也证明了心肌声学造影与负荷超声心动图相结合的实用性[37]。

已有证据支持心肌声学造影可以纳入临床实践[38-39]。然而，观察者之间的一致性差异很大，并且这项技术需要大量的专业知识，以避免与机器设置、灌注成像、造影剂给药和患者解剖因素等相关的缺陷。声学造影剂目前还没有获批用于灌注成像，这项技术在临床领域尚未取得进展。

左心室功能不全的评估

超声心动图最常见的指征可能是左心室收缩功能的评估。检查数据可为几乎所有类型的器质性心脏病提供有用的临床、诊断和预后信息。

左心室收缩功能的定量评估

射血分数

1. 二维超声心动图和声学造影

推荐的测量左心室容积和射血分数（EF）的二维超声心动图方法是双平面圆盘法。这种方法包括在舒张末期和收缩末期从心尖四腔切面和二腔切面追踪心内膜边界[21]（图 11.7）。射血分数可由舒张末期容积（end-diastolic volume，EDV）和收缩末期容

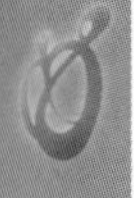

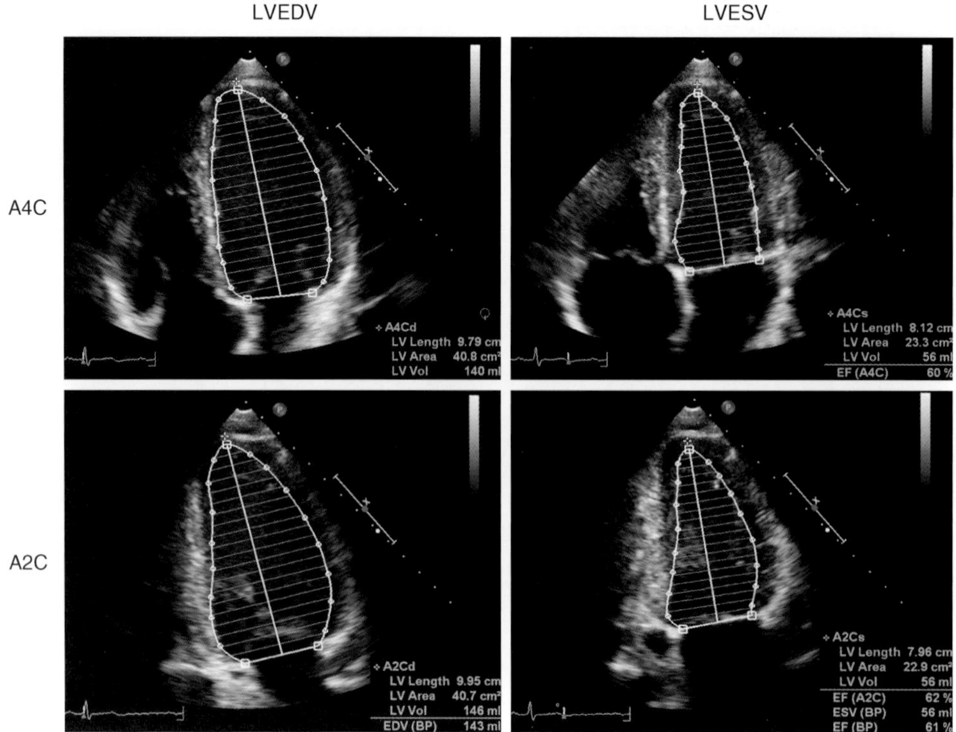

图 11.7　双平面圆盘法定量评估射血分数。LVEDV，左心室舒张末期容积；LVESV，左心室收缩末期容积；A4C，心尖四腔心；A2C，心尖两腔心

积（end-systolic volume，ESV）计算得出，即：EF =（EDV-ESV）/EDV。如果图像质量不理想，对这些参数的测量容易出错，但使用声学造影剂可以提高准确性和可重复性。超声心动图声学造影测量的左心室容积大于标准组织谐波成像测量的左心室容积，可能是因为造影图像比非造影图像可以更好地追踪真实的心内膜表面。因此，超声心动图声学造影测量的左心室容积和 EF 与作为参考标准的心脏 MRI 测量结果有更好的相关性。与非增强显像相比，造影增强使观察者间的差异也得到了改善[40]。这在临床上很重要，因为 MI 后 LVEF 仍然是决定预后的主要因素，并且对于需要植入可能挽救生命但价格昂贵的医疗器械的 MI 患者的决策至关重要。

2. 三维超声心动图

重要的是，双平面方法具有使用几何假设的固有限制，即左心室的形状像一个椭圆。另外，由于心尖部的透视缩短，会低估心腔容积。三维超声心动图克服了这些局限性，可在图像采集期间捕获左心室的完整容积[41-42]。随着计算机技术发展和超声探头的改进，使得临床可以实时获取三维超声心动图图像，而不需要复杂的线下后处理操作。通过在单个心脏周期内每秒采集多个金字塔形数据集可获得实时的三维图像，此外，也可通过心电图门控多次采集较小数据量，然后将这些数据拼接在一起以创建完整的全容积数据集。后一种技术具有更高的时间分辨率，但易因移动或心律不齐而产生图像伪影。三维超声心动图图像可以显示为容积成像、表面成像、金属丝网成像或二维断层成像（图 11.8）。

三维超声心动图推荐用于评估左心室容积和质量、心脏瓣膜的解剖结构以及经食管超声心动图引导下的介入手术。与二维超声心动图相比，通过三维超声心动图测得的左心室容积和 EF 更准确、可重复性更高，与以心脏 MRI 的测量值（作为参考标准）更接近[41]。在三维评估中使用声学造影剂尚未证明能提高该技术的可行性或准确性，但可以改善观察者间的差异。二维和三维超声心动图测量的不同性别的左心室容积和 EF 正常值已于 2015 年发表[21]。

三维超声心动图的可行性正在提高，但仍受限于对高图像质量和丰富操作经验的需求。今后需要进一步加强时间和空间分辨率以及数据处理能力，以提高该技术的实用性。

心肌力学

由于超声心动图的动态特性，可用于评估心肌

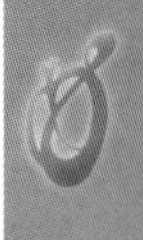

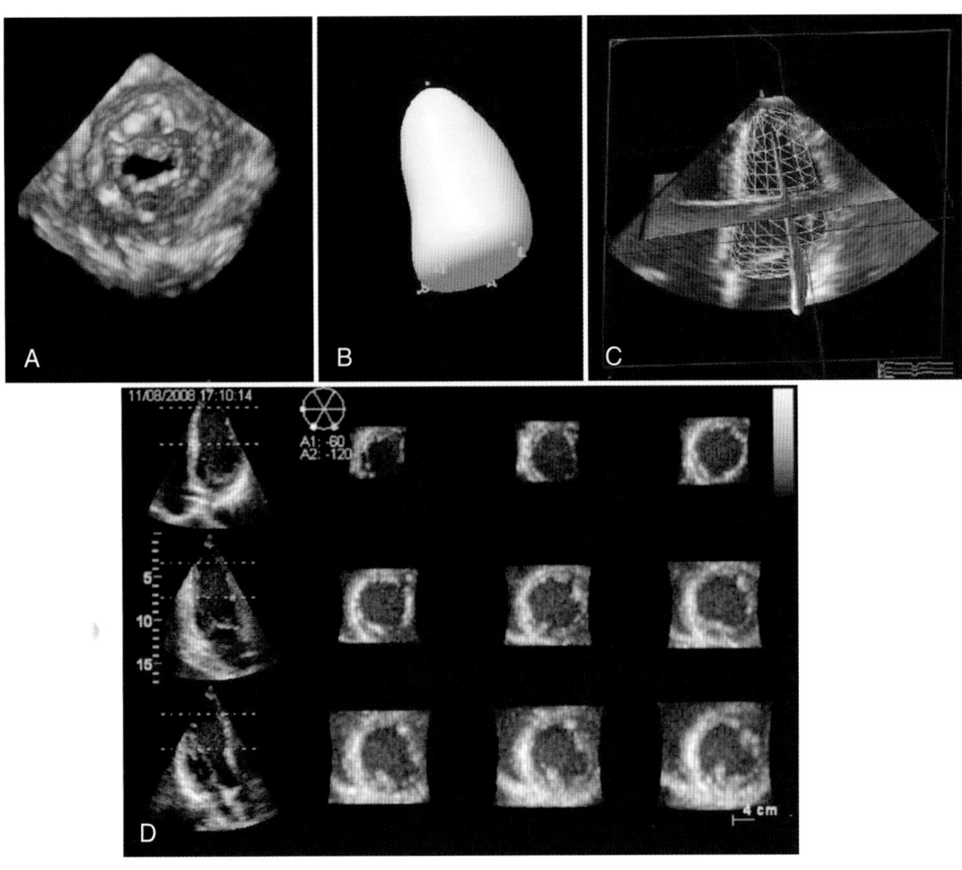

图 11.8 三维超声心动图图像大致可分为 4 大类：（**A**）容积成像，（**B**）表面成像，（**C**）金属丝网成像，（**D**）二维断层成像。（From Mor-Avi V，Sugeng L，Lang RM. Real time 3-dimensional echocardiography：an integral component of the echocardiographic examination in adult patients？ Circulation 119：314-329，2009.）

力学。表 11.2 介绍了超声心动图可测量的心肌力学主要参数[43]。左心室心肌在心内膜下层呈右手螺旋排列，中层为横行的肌纤维，心外膜下层呈相反的左手螺旋排列。这种结构大致决定了心肌不同形变的功能部分，即心内膜下层主要对左心室的纵向运动起作用，而中层和心外膜下层主要对于旋转运动起作用。

1. 心肌速度

组织多普勒成像（tissue doppler imaging，TDI）可以测量由心肌和二尖瓣环产生的高振幅、低频率多普勒信号。把脉冲波多普勒取样容积放置于心肌或二尖瓣环区域内，可以显示该点的收缩期和舒张期速度（图 11.9）。理论上，任何心肌区域都可以采用这种方式测量，通过测量 S 波峰值速度获得局部收缩功能的定量评估。心肌的纵向速度可以从心尖切面获得，径向速度可以从短轴切面获得。该技术可能显示整体 LVEF 测量值不能反映出的节段性心肌收缩功能变化。但是，速度测量受平移运动和牵拉作用的影响，因此很难区分被牵拉运动的心肌运动消失节段和主动收缩的心肌节段。此外，心肌不同节段的运动速度分布不一致，从基底部到心尖部逐渐减低，因此难以确定正常参考值。

表 11.2 心肌力学的可测量指标

参数	定义
位移	心脏结构在两个连续帧频间的移动距离
速度	单位时间内的位移，表明心脏结构在指定方向改变位置的速率
应变	心肌形变的参数，描述某一心肌节段长度变化的分数。正负值分别代表延长或缩短
整体应变	左心室所有心肌节段的平均应变
应变率	应变的速率
旋转	心肌沿左心室长轴的旋转运动
拧转	通常情况下，心底部和心尖部以相反的方向旋转，旋转的绝对差称为左心室净拧转角度
扭转	以左心室长轴为中心，从基底部-心尖部旋转角度的梯度

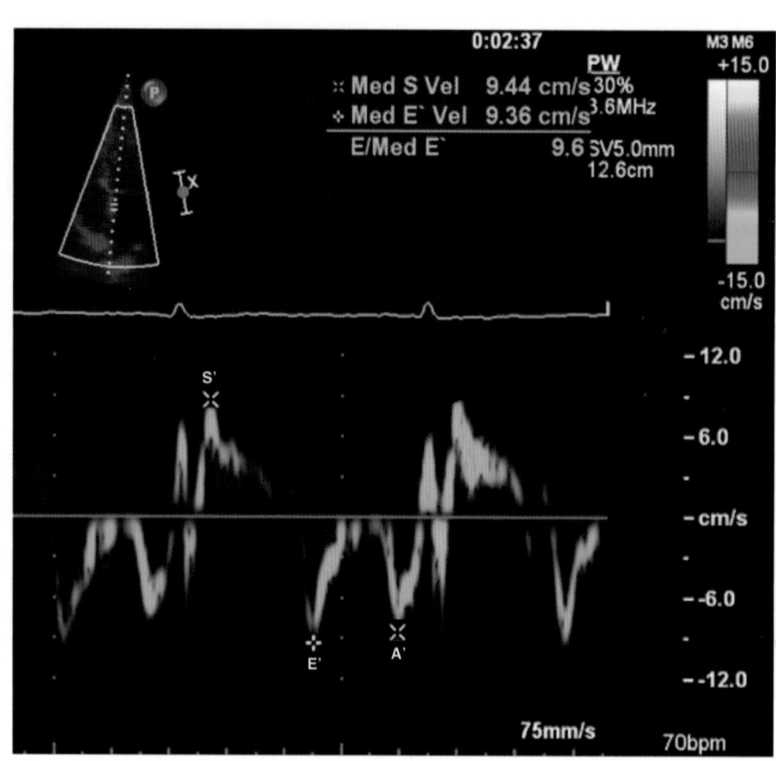

图 11.9 二尖瓣环间隔侧组织多普勒测量的正常心肌收缩期（S'波）速度、舒张早期（E'波）速度和舒张晚期（A'波）速度

2. 心肌应变

心肌形变成像可以克服测量速度的一些局限性。应变和应变率分别代表心肌形变的幅度和速率，心肌形变在收缩期和舒张期均为耗能过程。应变和应变率的降低在许多病理生理学状态的早期就可出现，包括心肌缺血。

彩色编码的 TDI 数据可实现同时测量整个心肌的心肌速度。并以此推算出位移、应变和应变率。利用高时间分辨率的组织多普勒数据，可以在线测量心肌运动速度和时间间隔。然而，该技术受到角度依赖性的限制，使用 TDI 进行应变和应变率测量需要经过专业培训和具有一定的经验才能正确解读和辨别伪像。

二维超声心动图斑点追踪技术是评估心肌形变的一种新方法，它可以克服 TDI 的一些局限性。这项技术通过逐帧追踪自然声学标志物（即斑点）来分析心肌运动，斑点由超声波和特定感兴趣区域内心肌的相互作用产生。通过分析和追踪标准心尖切面和短轴切面中的斑点运动，心肌形变可以从纵向、径向和圆周 3 个轴线进行量化，且与角度无关。此外，该技术不需要高帧频的图像，可以通过专用软件在正常二维图像上进行。最常用的基于应变的左心室收缩功能测量指标是整体纵向应变（global longitudinal strain，GLS）。峰值 GLS 代表左心室心肌在舒张末期到收缩末期的相对长度变化，即 GLS（%）=（MLs − MLd）/MLd，其中 ML 是在收缩末期（MLs）和舒张末期（MLd）的心肌长度。由于 MLs < MLd，因此峰值 GLS 是负数。

通过手动定义感兴趣区和心肌的自动追踪可对数据进行离线分析，获取单个心肌节段的应变和应变率数值，也可以获得左心室所有节段的平均值作为整体应变值（图 11.10）。也可沿径向和圆周的轴线评估这些节段。心肌应变的减低已被证实可以在各种心脏疾病 EF 发生明显变化之前发生。纵向应变的测量比圆周应变和径向应变更可靠，且可重复性更高。近期的 meta 分析显示，GLS 的正常值范围应超过−19%[44]。对未经选择的患者进行超声心动图检查评估左心室功能时，GLS 可提供额外的预测价值[45-46]。

由于心内膜下心肌主要负责纵向功能，并且最容易发生缺血性损伤，因此在受累心肌节段和梗死区域可能会出现纵向应变的显著降低。对于 EF 正常且动脉粥样硬化风险增加的患者，纵向应变的减低与 CAD 严重程度增加相关[47]。在接受多巴酚丁胺负荷

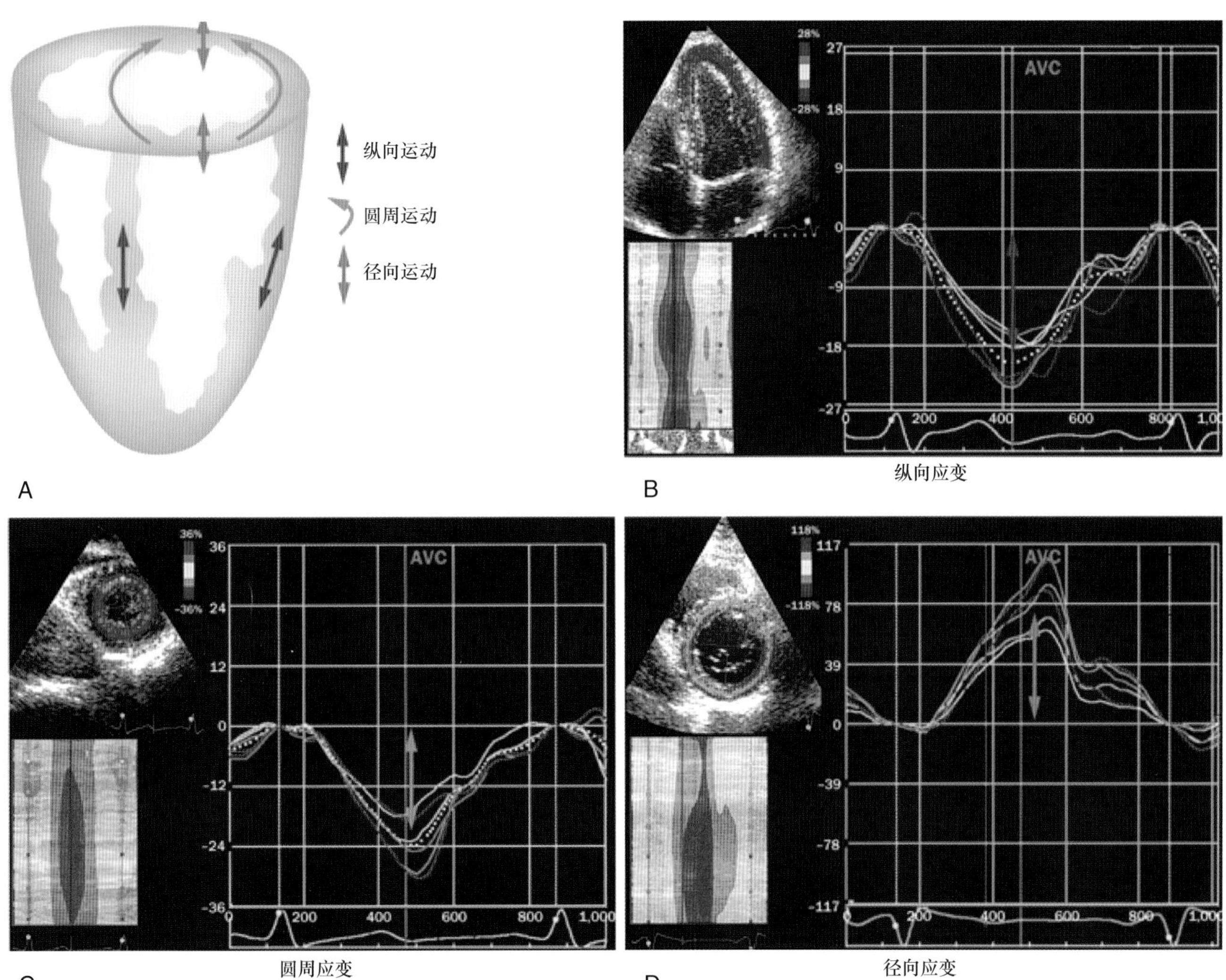

图 11.10 左心室心肌的二维斑点追踪应变。（**A**）箭头指示运动的方向。心肌纤维收缩期在纵向（**B**）和圆周方向（**C**）缩短代表负应变，而在径向方向的增厚和延长（**D**）代表正应变。**B-D** 中的箭头表示这些方向上的平均应变值。AVC，主动脉瓣关闭。（From Ozkan A，Kapadia S，Tuzcu M，Marwick TH. Nat Rev Cardiol. 2011；8：494-501）

超声心动图检查的患者中，纵向应变数据对患者的诊断和预后具有额外的价值。在 MI 患者中，GLS 值与梗死面积大小、EF 有关，并可以预测左心室重构和心脏事件[48]。径向应变和圆周应变的减低可用于鉴别存活心肌和非存活心肌[49-50]。

尽管具有上述潜在的应用[51]，应变分析尚未纳入临床实践。斑点追踪超声心动图依赖于良好的图像质量，并且需要假定特定的斑点可以进行逐帧追踪，但是当心脏发生过度运动时，情况可能并非如此。三维斑点追踪超声心动图具有克服透视缩短、能测量更多心肌节段以及缩短检查时间等优点。但是，三维技术高度依赖于图像质量和使用较低的帧频速率，并且需要严格的验证。最重要的是，对于同一病例，使用不同厂家的测量方法可得到不同的测量值，这限制了该技术的广泛应用。

左心室舒张功能

几乎所有心脏疾病（包括 CAD）都与舒张功能异常相关。舒张功能不全是充血性心力衰竭的重要原因。舒张期始于主动脉瓣关闭，包括等容舒张期时的左心室压力下降、二尖瓣开放后即刻快速早期的被动左心室充盈、舒张后期和心房收缩时的晚期主动充盈。

超声心动图在左心室舒张功能的评估中发挥重要作用。多普勒技术可以综合评估二尖瓣血流、肺静脉血流和组织多普勒二尖瓣环速度，从而对舒张功能不全的严重程度进行分级[52]（图 11.11）。此外，多普勒检查中的舒张功能参数可对左心房压进行估计，这可能对评价 CAD 所致的左心室功能不全有意义。这与左心房容积、肺动脉压力相结合可综合反映左心室收缩和舒张功能不全导致的反向压力。值得注意的是，多普勒指标评估舒张功能的准确性和有效性在收缩功能异常的情况下最高。

舒张功能的多普勒评估

1. 二尖瓣血流速度

二尖瓣血流速度可在四腔心切面中获得，脉冲多普勒取样容积置于二尖瓣的瓣尖处。二尖瓣血流的主要测量指标包括峰值早期充盈速度（E 波速度）、舒张晚期充盈速度（A 波速度）、E/A 比值和早期充盈的减速时间。

在年轻的健康个体中，E/A 比值> 1.0，但随着年龄的增长，左心室僵硬度的自然增加会导致舒张延迟，E 波速度逐渐降低，A 波速度增加，因此 E/A 比值< 1.0。心肌的病理变化可导致二尖瓣血流模式的分级变化，从舒张功能受损到假性正常化，最后是限制性充盈（图 11.11）。这些模式取决于血管内容积和左心室收缩功能。假性正常化充盈模式可能难以与正常左心室充盈区分开来。这种二尖瓣血流模式是由心肌舒张延迟时左心房压轻中度增加引起。

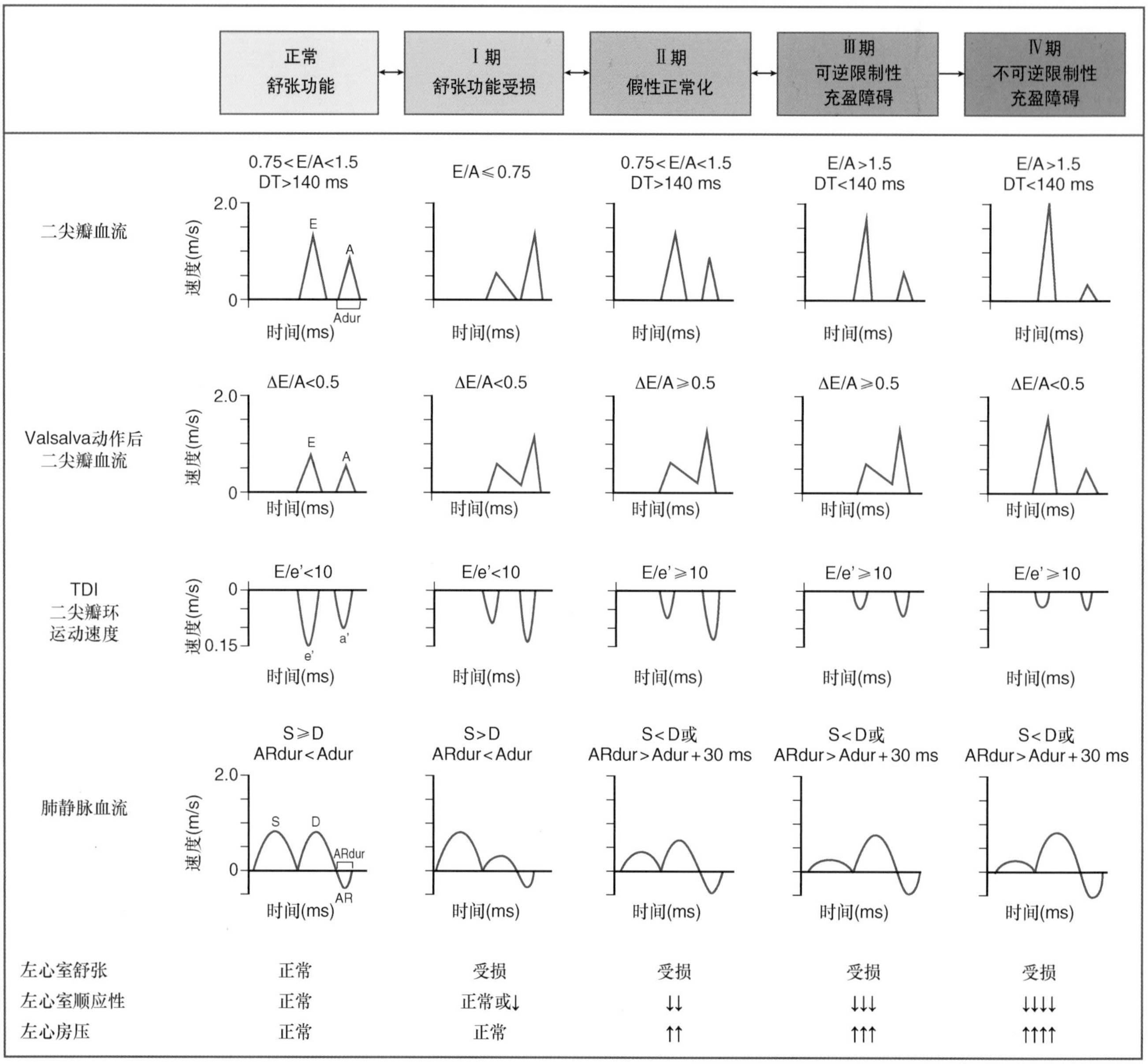
正常 舒张功能
Ⅰ期 舒张功能受损
Ⅱ期 假性正常化
Ⅲ期 可逆限制性 充盈障碍
Ⅳ期 不可逆限制性 充盈障碍
二尖瓣血流
0.75<E/A<1.5 DT>140 ms
E/A≤0.75
0.75<E/A<1.5 DT>140 ms
E/A>1.5 DT<140 ms
E/A>1.5 DT<140 ms
速度(m/s)
2.0
0
E
A
Adur
时间(ms)
Valsalva动作后 二尖瓣血流
ΔE/A<0.5
ΔE/A<0.5
ΔE/A≥0.5
ΔE/A≥0.5
ΔE/A<0.5
TDI 二尖瓣环 运动速度
E/e'<10
E/e'<10
E/e'≥10
E/e'≥10
E/e'≥10
0.15
e'
a'
肺静脉血流
S≥D ARdur<Adur
S>D ARdur<Adur
S<D或 ARdur>Adur+30 ms
S<D或 ARdur>Adur+30 ms
S<D或 ARdur>Adur+30 ms
S
D
ARdur
AR
左心室舒张 正常 受损 受损 受损 受损
左心室顺应性 正常 正常或↓ ↓↓ ↓↓↓ ↓↓↓↓
左心房压 正常 正常 ↑↑ ↑↑↑ ↑↑↑↑

图 11.11 根据脉冲多普勒二尖瓣血流速度、组织多普勒心肌舒张速度以及肺静脉血流速度对舒张功能从正常到限制性充盈障碍进行分级。（Modified from Daneshvar D，Wei J，Tolstrup K et al. Diastolic dysfunction：improved understanding from emerging imaging techniques. Am Heart J 2010；160：394-404.）

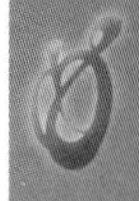

由于 Valsalva 动作可在应变过程中降低前负荷，此时假性正常化的二尖瓣血流变为 E/A 倒置模式可证实为舒张功能受损。MI 后左心室收缩功能不全时出现持续的限制性充盈提示预后不良[53]。

2. 肺静脉血流

肺静脉血流的采集在心尖四腔心切面中进行，脉冲多普勒取样容积置于右肺静脉中。正常肺静脉血流包括收缩相和舒张相的前向波以及心房相的反向波。在正常情况下，收缩期血流速度超过舒张期血流速度，随后是短而低速的反向血流（由于窦性心律时的心房收缩）。随着左心室收缩功能受损和左心房压升高，由于二尖瓣开放后肺静脉血流大量排空到左心房，导致收缩期肺静脉血流减慢，舒张期血流量增加。然而，左心房压的增加会导致左心房不完全排空、反向肺静脉 A 波流速增加和持续时间延长。如果肺静脉 A 波持续时间超过二尖瓣 A 波持续时间，左心室舒张末压通常升高（图 11.11）。

3. 组织多普勒二尖瓣环速度

采集组织多普勒二尖瓣环速度时，将脉冲多普勒取样容积置于室间隔和侧壁二尖瓣瓣叶附着的位置。早期（e'）和晚期（a'）的心肌舒张速度被用于评价左心室整体的舒张功能，类似于二尖瓣血流速度。正常情况下，e' > a'，但舒张功能不全者 e' < a'。重要的是，与二尖瓣血流速度不同，二尖瓣环速度不依赖于负荷，因此 e' 速度在假性正常化和限制性充盈时都会下降（图 11.11）。此外，二尖瓣 E 峰血流速度和组织多普勒瓣环 e' 速度的比值（E/e'）已被证实与肺毛细血管楔压直接相关。无论是缺血性还是非缺血性左心室功能不全的患者，E/e' 比值升高均提示预后不良。存在节段性左心室收缩功能不全（如 CAD）时，推荐使用室间隔和侧壁 e' 速度的平均值。E/e' < 8 常提示左心室充盈压正常，而 E/e' > 15 则提示左心室充盈压升高。当 E/e' 为 8 ～ 15 时，应结合超声心动图其他指标总体考虑。重要的是，对于正常受试者、二尖瓣疾病或限制性心包炎患者，E/e' 比值并不是判断充盈压的可靠指标。

左心房容积

上述评估左心室舒张功能的指标只能反映测量时的左心室充盈压，而左心房容积则反映了随着时间的推移左心室充盈压升高引起的血流动力学负荷。左心房容积应采用与左心室容积类似的方法测量，即双平面法[21]。对于没有心房颤动、明显的心脏瓣膜疾病患者，左心房容积指数< 34 ml/m^2 为正常，可以独立预测死亡、心力衰竭、心房颤动和缺血性卒中[52]。

肺动脉压

在没有慢性肺部疾病的情况下，CAD 导致的左心室功能不全患者肺动脉压升高通常意味着左心房压和反向压力升高，从而导致继发性肺动脉高压。通过连续多普勒测量三尖瓣反流峰值流速和右心房压（通过测量下腔静脉推断）可以推算出肺动脉收缩压。此外，舒张末期肺动脉瓣反流速度可以推算出肺动脉舒张压[1]。后者与用侵入性方法测量的肺毛细血管楔压相关性良好。

左心室功能不全

除了评估左心室功能，超声心动图可以获取心腔大小、心肌形态、瓣膜受累以及节段性或整体左心室收缩功能受损的信息，可以反映出心脏疾病的病因。CAD 引起的病理改变导致节段性（而非整体性）的明确区域的左心室收缩功能异常。静息状态下节段性 WMA 也可能发生在心肌炎、Takotsubo 心肌病和结节病等情况下，但通常并非特定的冠状动脉血流分布区域。室间隔运动异常可能由左束支传导阻滞、心室起搏或心脏手术后引起，因此需要结合病史进行分析。在某些情况下，可能很难准确地区分缺血性和非缺血性左心室功能不全，这时可能需要直接评估冠状动脉。应谨记，在极少数情况下，原发性心肌病可能同时合并 CAD。在这些情况下，最常见的表现是虽然合并 CAD，但其程度比根据左心室功能不全和扩张程度预期的轻。

1. 心肌不良重构

在透壁梗死的情况下，根据梗死的范围，左心室可能在形态学和几何学上发生一系列变化，称为心肌重构。超声心动图中，节段性 WMA 通常与心肌变薄和瘢痕形成同时存在，高度提示存在典型冠状动脉分布区的陈旧性 MI，最常累及室间隔和心尖部。左心室心肌不良重构会导致心腔扩张和几何形状改变，由椭球形向球形改变。由于 MI 累及乳头肌，或者心腔扩大导致乳头肌外移、二尖瓣瓣叶拴系、对合不良，通常会出现不同程度的二尖瓣反流。

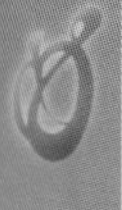

左心房扩大可能与舒张功能不全、左心室充盈压升高和二尖瓣反流有关。肺动脉压也会继发性升高，右心室功能随之受损，尤其多见于陈旧性下壁 MI 的患者。

2. 心肌存活性

静息状态下的心肌运动消失代表心内膜下或透壁梗死，也可能是顿抑心肌或冬眠心肌等存活的心肌。识别冬眠心肌非常重要，因为对其进行血运重建会改善心肌收缩功能、逆转心肌重构并改善临床预后。多巴酚丁胺负荷超声心动图是评估心肌存活性的最常用的方法。运动消失的心肌区域对多巴酚丁胺的不同收缩反应有助于区分梗死、顿抑和冬眠心肌。采用低剂量多巴酚丁胺注射方案，从 5 μg/（kg · min）开始，5 min 增加到 10 μg/（kg · min），必要时增加到 15 μg/（kg · min），然后再恢复标准给药方案，即最大剂量 40 μg/（kg · min）（图 11.2）。低剂量时仅会引起心率的小幅度增加，从而引起正性肌力作用。在有心肌存活性的区域，收缩蛋白复原，超声心动图可以观察到室壁增厚。当多巴酚丁胺逐渐增加到更大剂量时，心肌耗氧量的增加可能诱发慢性、低血流状态的冬眠心肌发生缺血，导致严重的运动减弱或运动消失。这种双相反应是血运重建后左心室功能恢复的有力预测。在顿抑心肌中，高剂量的多巴酚丁胺导致先前运动消失区域的收缩功能进一步改善，因此没有表现出双相反应。真正梗死的心肌在低剂量多巴酚丁胺作用下没有任何收缩功能的改善，在整个试验中都表现为运动消失。

冬眠心肌的心肌存活性检测基于冠状动脉血运重建后节段性左心室功能的恢复[54]。多巴酚丁胺负荷超声心动图检测冬眠心肌的敏感性和特异性为 80%～85%。来自多项回顾性研究的数据表明，在 CAD 和静息时左心室功能不全的患者中，至少 5 个心肌节段有存活性与冠状动脉血运重建的良好预后相关，优于单纯药物治疗，而没有明显心肌存活性的患者可能无法从血运重建治疗中获得预后受益。然而，有限的前瞻性研究数据没有显示出使用心肌存活性检测来指导冠状动脉血运重建的临床获益[55-56]，但是这些研究规模相对较小并且受到方法学问题的限制[54]。现行的指南推荐应用心肌存活性检测，并指出在有存活性心肌的情况下，应考虑对左心室收缩功能不全的患者进行心肌血运重建治疗[57]。

3. 左心室不同步

CAD 导致的左心室收缩功能不全的进展可能伴随有 QRS 波增宽，最常见的是左束支传导阻滞。心室间和心室内的传导延迟可能引起心室收缩不同步，进而导致收缩功能恶化。心脏再同步化治疗（cardiac resynchronization therapy，CRT）可以改善电-机械延迟，从而显著降低并发症发生率和死亡率[58]。CRT 主要应用于 EF ＜ 35% 伴 QRS 波时限 ≥ 150 ms 和 NYHA 心功能分级Ⅱ / Ⅲ级且药物治疗无效的心力衰竭症状者。在 QRS 波时限为 120 ms～149 ms 或心力衰竭症状较轻的患者中，也可以考虑 CRT。

然而，仅依照心电图标准，约 1/3 的患者不能从 CRT 治疗中获益。因此，已研究了很多机械不同步的超声心动图参数用于预测对 CRT 的反应[59]。单独使用超声心动图进行评估时，这些参数未显示出显著的预测价值；与单一测量值相比，导致心室不同步的机制可能更为复杂和多样。此外，在 CAD 引起的左心室功能不全中，对 CRT 的反应也受其他因素的影响，包括心肌瘢痕的位置和程度、左心室电极的位置、右心室功能、心腔扩张程度和二尖瓣反流等。目前，超声心动图评价心室机械同步性的标准并未纳入 CRT 植入的指南。

尽管存在很多限制，对多种心室不同步参数和心肌存活性的超声心动图评估可能有助于确定个体患者是否适合进行 CRT[60]。此外，应变成像技术和三维超声心动图可以显示出收缩最延迟的左心室节段，以便在可行的情况下将左心室电极导线定位在这些特定区域。应用三维超声心动图可以将左心室容积划分为很多节段，并标记出每个节段收缩到最小容积的时间。斑点追踪应变成像同样可以量化单个左心室节段收缩达到应变峰值的时间。

CRT 植入术后出院前复查超声心动图可能是有用的，因为机械同步性和收缩功能改善的患者可能会有长期受益。二维应变成像或三维超声心动图测量的心室内机械延迟显著缩短、室间隔收缩正常化、二尖瓣反流量减少和左心室同步性改善与改善预后相关[61-63]。CRT 植入术后 3 ～ 6 个月应进行超声心动图检查，左心室功能和心肌逆重构的改善也是预后良好的征象[64]。

4. 二尖瓣反流

伴有左心室功能不全的慢性 CAD 通常伴随着

不同程度的继发性二尖瓣反流，最常见的原因是进行性节段性和整体左心室重构，而不是持续的可逆性心肌缺血。下侧壁梗死或广泛前壁梗死之后的慢性改变可引起局部左心室重构，导致后组乳头肌不同程度地向心尖、后壁和侧壁的方向移位，腱索张力增加并将瓣叶外拉，引起二尖瓣在收缩期不能完全闭合。二尖瓣关闭时在瓣环平面和移位的瓣叶之间呈帐篷状表现。此外，二尖瓣环在心肌重构过程中也可能会扩张，从而进一步破坏二尖瓣正常闭合，加重二尖瓣反流。

超声心动图在观察与 CAD 相关的二尖瓣反流的病因、病理生理学和严重性方面非常有价值[65]。很多定量指标可以用来评价二尖瓣反流的严重程度。由于存在许多混淆因素和重复性差，二尖瓣反流束面积已不被推荐使用。缩流颈宽度更加可靠和确切，但指南认为近端等速表面积（proximal isovelocity surface area，PISA）法最为实用，可以测量有效反流口面积（effective regurgitant orifice area，EROA）和反流容积（图 11.12）。但是，这种方法也有许多缺点。首先，收缩期 EROA 是变化的，在收缩早期和晚期较大，而在收缩中期较小。其次，PISA 轮廓的形状可能是半椭圆形的，而非真正的半球形。最后，多股反流束的存在可能导致低估二尖瓣反流程度。在器质性二尖瓣反流病变中，重度反流被定义为 EROA > 0.4 cm^2，反流容积 > 60 ml，但 CAD 引起的功能性二尖瓣反流的定义有所不同，重度二尖瓣反流被定义为 EROA > 0.2 cm^2，反流容积 > 30 ml，这是因为存在左心室收缩功能不全时有相关的不良后果以及反流容积较小。

二尖瓣反流的严重程度可能随着与血压、血容量、体力活动以及适当的药物治疗相关的前、后负荷变化而变化。运动负荷超声心动图显示，约

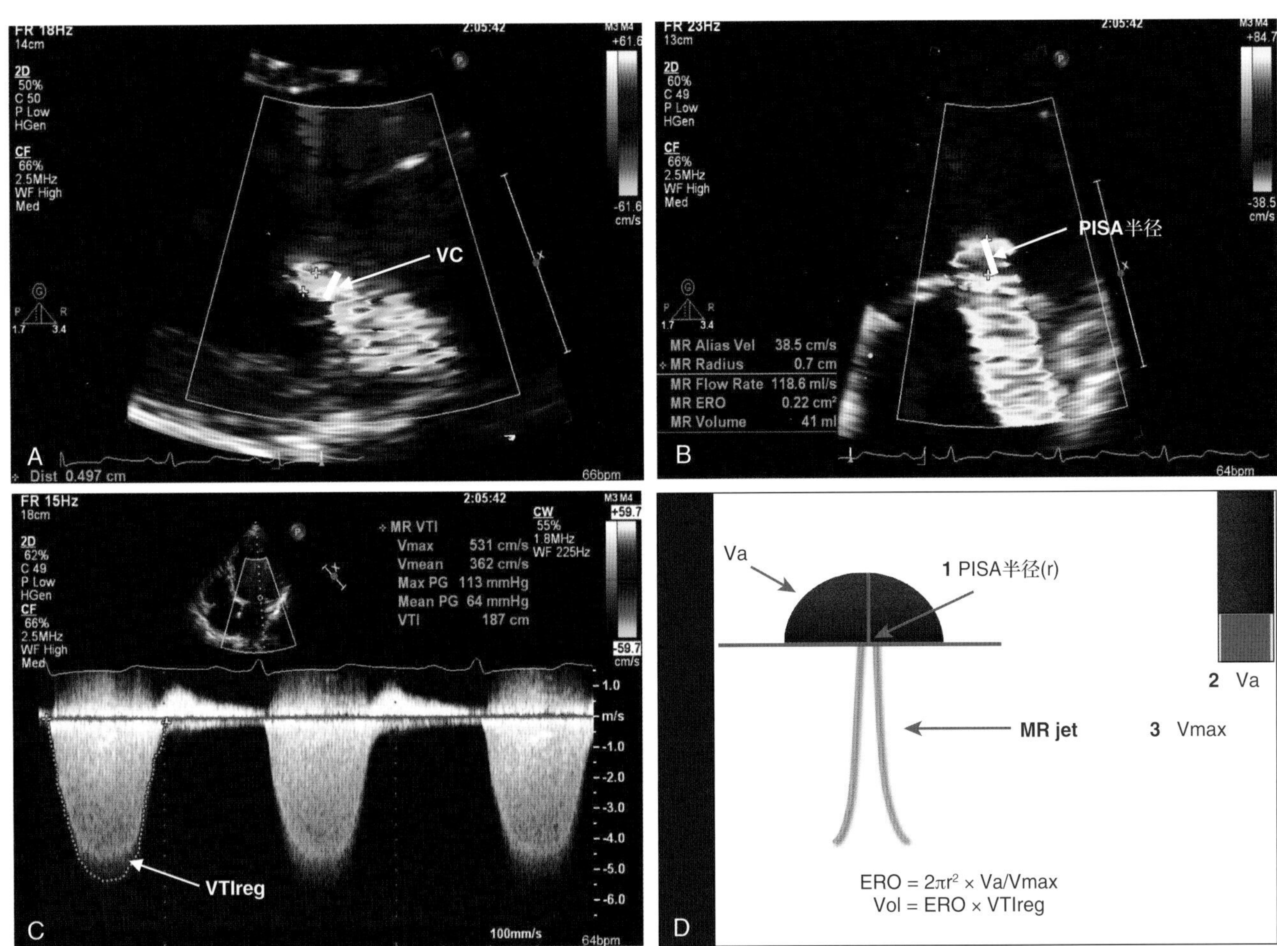

图 11.12　二尖瓣反流的定量测量。（**A**）运用彩色血流成像技术于胸骨旁长轴切面放大显示二尖瓣测量缩流颈（VC）宽度。（**B**）于心尖四腔心切面测量 PISA 半径。（**C**）连续波频谱多普勒技术测量二尖瓣反流速度和速度-时间积分。（**D**）计算有效反流口面积（ERO）和反流容积（Vol），其中 r = PISA 半径，Va = 混叠速度，Vmax = 二尖瓣反流峰值速度，VTIreg = 二尖瓣反流速度时间积分。MR，二尖瓣反流；PISA，近端等速度表面积

30% 的患者在运动负荷后出现严重的二尖瓣反流和肺动脉高压，这通常与几何形变和机械变化有关，而与活动性可逆性缺血无关。测量指标应包括 EROA、反流容积、肺动脉压、左心室容积和 EF。这些指标可以与评估节段性室壁运动相结合，以检测相关的可逆性心肌缺血。运动引起的二尖瓣反流 EROA 较静息时增加超过 0.13 cm^2 提示严重不良心脏事件的风险增加[66]。二尖瓣反流是否是左心室重构和功能不全的主要指标，或者是否是预后不良的独立预测指标目前尚不明确。

值得注意的是，没有明确的证据表明 CRT、靶向经皮冠状动脉血运重建或二尖瓣反流的手术矫正能提高生存率。许多经皮治疗二尖瓣反流的技术正在研究中。为了评估这些技术的适用性，需要通过超声心动图进行测量，如瓣叶长度、对合点下面积、对合点距离和瓣叶角度等。经食管三维超声心动图有助于测量对合点下容积，更好地显示二尖瓣环的几何形态和功能[41]，以及指导围术期的二尖瓣介入治疗[67]。目前，缺血性二尖瓣反流的管理应针对个体采取综合方法，将临床信息与心脏影像学数据相结合，其中超声心动图发挥了重要作用。

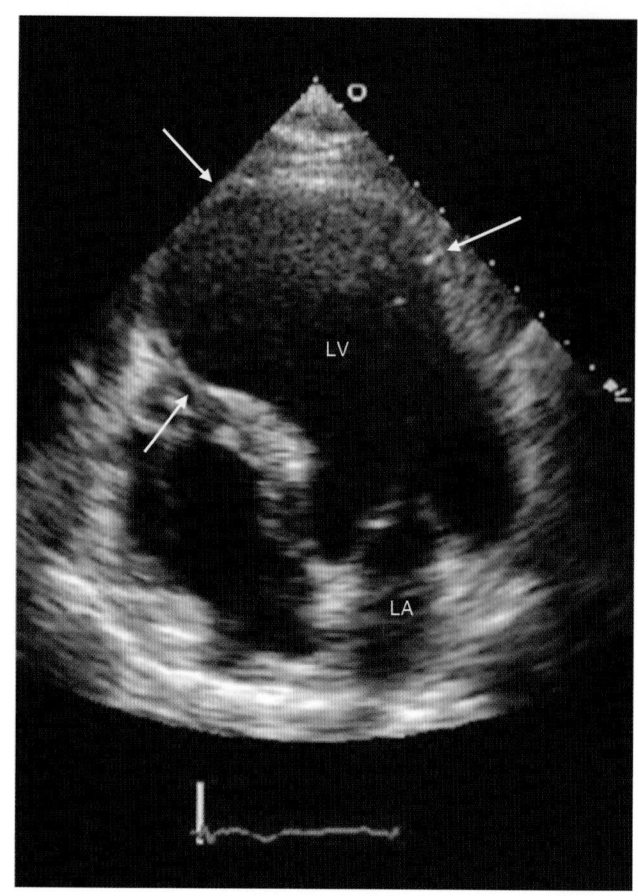

图 11.13　左心室心尖部巨大的室壁瘤（箭头）。LA，左心房；LV，左心室

冠状动脉疾病导致的结构性并发症

左心室室壁瘤

左心室室壁瘤形成是透壁 MI 的并发症之一。由于心肌变薄和瘢痕形成，导致受累的左心室壁向外膨突。超声心动图能轻易检测到左心室室壁瘤的形成（图 11.13）。受累的心室壁（运动消失或者反常运动）在收缩期向外膨突，有时伴有血栓形成。室壁瘤通过较宽的瘤颈与左心室腔的其他部分相交通。室壁瘤多合并前壁 MI 而非下壁 MI，通常累及心尖部。幸运的是，随着治疗急性冠脉综合征的急诊再灌注策略的出现，MI 后左心室室壁瘤的发病率在过去几十年中已经下降到 10%～15%。从力学角度讲，室壁瘤对左心室射血没有任何贡献，但可作为收缩期容纳血液的“死腔”，因此影响每搏输出量。左心室室壁瘤手术治疗的指征为难以纠正的心力衰竭或难治性室性心律失常。室壁瘤可以被切除，也可以替换为涤纶移植片或通过在正常功能的左心室腔室壁和室壁瘤之间植入隔离装置来消除室壁瘤。超声心动图可能有助于确定手术适应证和选择手术方式。为了使手术可行，左心室的基底部需要有正常功能，以便在手术后保持整体心脏功能。此外，如果室壁瘤扩张累及室间隔，切除术则不太可行，而隔离术可能是首选。

假性室壁瘤

左心室假性室壁瘤的发生是由左心室室壁破裂所致。出血破裂至心包腔，然后局部受压，防止血液进一步漏至心包。然后血栓在心包内机化，覆盖在破裂的心肌上。由于结构完整性有限，假性室壁瘤特别容易破裂，特别是在血栓相对松软的前 3 个月内。然而，偶发性慢性假性室壁瘤的发现在一定程度上是由于越来越多地应用影像学技术和更有效的 MI 后药物治疗。假性室壁瘤的其他并发症包括血栓栓塞和心律失常。假性室壁瘤常比真性室壁瘤的瘤颈更小。超声心动图可发现假性室壁瘤腔内狭窄的开口处有自发显影和血液旋涡，并可以通过声学造影进一步显示[68]（图 11.14）。然而，由于假性室

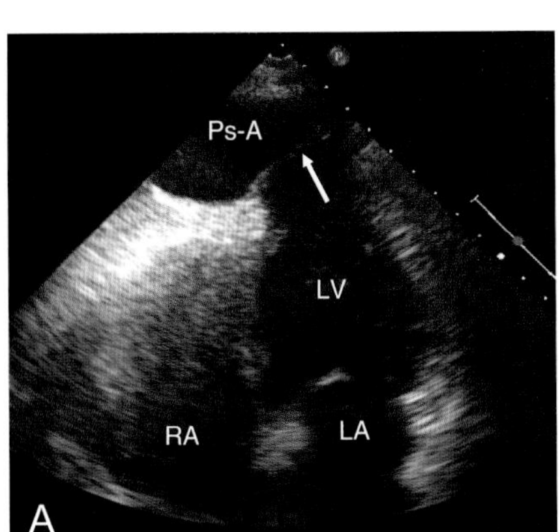

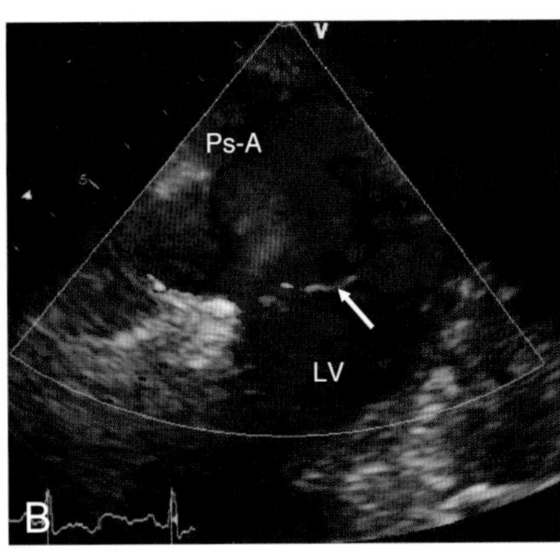

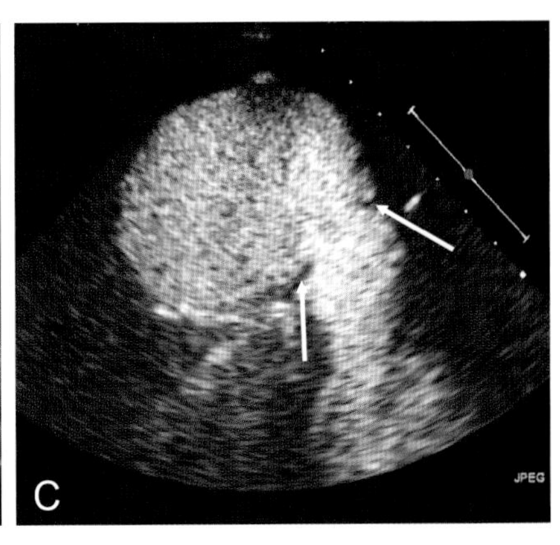

图 11.14 使用超声心动图声学造影显示左心室假性室壁瘤。（**A**）心尖四腔心切面显示靠近心尖部的假性室壁瘤（Ps-A）和破裂的片状心肌（箭头）。（**B**）彩色血流成像放大显示由于假性室壁瘤腔内的血液涡流形成的双向血流信号。（**C**）造影剂增强的超声心动图证实左心室心尖部室壁变薄处破裂，宽 15 mm，与巨大假性室壁瘤（Ps-A）相通。LA，左心房；LV，左心室；Ps-A，假性室壁瘤；RA，右心房

壁瘤包括心包外层、血肿内层和室壁瘤腔，且血肿层的厚度无法测量，因此假性室壁瘤的真实大小可能被低估。与 CT 或心脏 MRI 所见心包占位的完整范围相比，假性室壁瘤腔体的大小可能较小。此外，下壁基底段的假性室壁瘤可能难以与真性室壁瘤相鉴别，因为该位置室壁瘤的开口可能比预期更宽。

血栓形成

左心室血栓形成是一种公认的 MI 并发症，常发生在广泛前壁 MI 后，血栓覆盖在运动消失的心尖部。准确检测左心室血栓至关重要，因为需要给予抗凝治疗以尽量减少导致卒中或主要器官栓塞事件的风险。栓塞在血栓形成的前 2 周内可能性最大，此后由于血栓的机化和内皮化而逐渐减小。

超声心动图显示血栓表现为独立的密集回声团块，与心内膜具有明显的边界，并且与乳头肌、腱索、肌小梁和伪影有明显区别。血栓常形成在节段性 WMA 的心室壁内。应注意血栓的几个特征，包括大小、形状、活动性、密实度、位置和自发性声学显影的出现。血栓的外形可呈片状，也可呈隆起、带蒂。片状血栓外观平坦，不易脱落，提示慢性过程，也很少引起栓塞。带蒂和活动性的血栓更易脱落，容易引起栓塞。新鲜血栓外表柔软，有无回声的内核，更像囊性改变。结合临床病史和附着于节段性 WMA 的心肌可以与心脏囊肿或肿瘤鉴别。

有时由于声窗差或近场伪影，难以判断心尖部是否存在血栓。在这些情况下，可使用声学造影剂来明确心尖部是否存在与血栓一致的充盈缺损。使用造影剂可使被解读为不能明确的左心室血栓的回声数量减少 90%。另一种情况是在解剖学方面很难区分血栓与周围心肌和其他心脏占位（如肿瘤）时，造影剂可能会有所帮助。血栓的内在特征是无血管结构，而肿瘤则依赖于血管供应。因此，使用心肌声学造影可能有助于显示心脏占位的血供，从而有助于区分肿瘤和血栓[69-70]。

结论

超声心动图已成为评估各种心脏疾病情况下心脏结构和功能的一线影像学手段。超声技术的不断进步使目前可以应用声学造影剂和三维成像来精确评估左心室功能。声学造影剂也可用于更好地明确 CAD 相关的结构性并发症。超声心动图斑点追踪技术可以在射血分数的基础上更详细地评估心肌力学改变。负荷超声心动图已成为公认的用于检测已知或疑似心源性胸痛患者的心肌缺血，以及评估已知慢性 CAD 和左心室功能不全的心肌存活性的方法。因此，该技术在与慢性 CAD 相关的广泛病理生理学变化中发挥核心作用。

参考文献

1. Armstrong WF, Ryan T: *Feigenbaum's Echocardiography*, ed. 7, Philadelphia, 2009, Lippincott, Williams & Wilkins.
2. Evangelista A, Flachskampf F, Lancellotti P, et al.: European Association of Echocardiography recommendations for standardization of performance, digital storage and reporting of echocardiographic studies, *Eur Heart J Cardiovasc Imaging* 9:438–448, 2008.
3. Douglas PS, Garcia MJ, Haines DE, et al.: ACCF/ASE/AHA/ASNC/HFSA/HRS/SCAI/SCCM/SCCT/SCMR 2011 appropriate use criteria for echocardiography, *J Am Coll Cardiol* 57:1126–1166, 2011.
4. *Journal of the American Society of Echocardiography*. Complete list of American Society of Echocardiography guidelines. *http://www.onlinejase.com/content/aseguidelines*.
5. European Society of Cardiology. Recommendations papers and consensus documents on

echocardiography released by the European Association of Cardiovascular Imaging. *http://www.escardio.org/Guidelines-&-Education/Journals-and-publications/Consensus-and-position-documents/EACVI-position-papers/Echo.*

6. Cooper A, Calvert N, Skinner J, et al.: *Chest Pain of Recent Onset: Assessment and Diagnosis of Recent Onset Chest Pain or Discomfort of Suspected Cardiac Origin*, London, UK, 2010, National Clinical Guideline Centre for Acute and Chronic Conditions.
7. Montalescot G, Sechtem U, Achenbach S, et al.: 2013 ESC guidelines on the management of stable coronary artery disease, *Eur Heart J* 34:2949–3003, 2013.
8. Genders TSS, Steyerberg EW, Alkadhi H, et al.: A clinical prediction rule for the diagnosis of coronary artery disease: validation, updating, and extension, *Eur Heart J* 32:1316–1330, 2011.
9. Wolk MJ, Bailey SR, Doherty JU, et al.: ACCF/AHA/ASE/ASNC/HFSA/HRS/SCAI/SCCT/SCMR/STS 2013 multimodality appropriate use criteria for the detection and risk assessment of stable ischemic heart disease, *J Am Coll Cardiol* 63:380–406, 2014.
10. Sicari R, Nihoyannopoulos P, Evangelista A, et al.: Stress echocardiography expert consensus statement: European Association of Echocardiography, *Eur J Echocardiogr* 9:415–437, 2008.
11. Douglas PS, Kanderia B, Stainback RF, Weisssman NF: ACCF/ASE/ACEP/AHA/ASNC/SCAI/SCCT/SCMR 2008 appropriateness criteria for stress echocardiography: a report of the American College of Cardiology Foundation Appropriateness Criteria Task Force, American Society of Echocardiography, American College of Emergency Physicians, American Heart Association, American Society of Nuclear Cardiology, Society for Cardiovascular Angiography and Interventions, Society of Cardiovascular Computed Tomography, and Society for Cardiovascular Magnetic Resonance endorsed by the Heart Rhythm Society and the Society of Critical Care Medicine, *J Am Soc Echocardiogr* 51(11):1127–1147, 2008.
12. Pellikka PA, Nagueh SF, Elhendy AA, et al.: American Society of Echocardiography recommendations for performance, interpretation and clinical application of stress echocardiography, *J Am Soc Echocardiogr* 20(9):1021–1041, 2007.
13. Tweet MS, Arruda-Olson AM, Anavekar NS, Pellikka PA: Stress echocardiography: what is new and how does it compare with myocardial perfusion imaging and other modalities? *Curr Cardiol Rep* 17:43, 2015.
14. Fine NM, Pellikka PA, Scott CG, Gharacholou SM, McCully RB: Characteristics and outcomes of patients who achieve high workload (≥10 metabolic equivalents) during treadmill exercise echocardiography, *Mayo Clin Proc* 88:1408–1419, 2013.
15. Gilstrap LG, Bhatia RS, Weiner RB, Dudzinski D: Dobutamine stress echocardiography: a review and update, *Research Reports in Clinical Cardiology* 5:69–81, 2014.
16. Khattar RS: *WikiEcho*, Dobutamine stress echocardiography. *http://www.wikiecho.org/wiki/Dobutamine_Stress_Echo.*
17. Geleijnse ML, Krenning BJ, Nemes A, et al.: Incidence, pathophysiology, and treatment of complications during dobutamine-atropine stress echocardiography, *Circulation* 121:1756–1767, 2010.
18. *WikiEcho*. Dipyridamole stress echo. *http://www.wikiecho.org/wiki/Dipyridamole_Stress_Echo.*
19. Cortigiani L, Rigo F, Gherardi S, et al.: Coronary flow reserve during dipyridamole stress echocardiography predicts mortality, *JACC Cardiovasc Imaging* 5:1079–1085, 2012.
20. Gaibazzi N, Rigo F, Lorenzoni V, et al.: Comparative prediction of cardiac events by wall motion, wall motion plus coronary flow reserve, or myocardial perfusion analysis: a multicenter study of contrast stress echocardiography, *JACC Cardiovasc Imaging* 6:1–12, 2013.
21. Lang RM, Badano LP, Mor-Avi V, et al.: Recommendations for cardiac chamber quantification by echocardiography in adults. An update from the American Society of Echocardiography and the European Association of Cardiovascular Imaging, *Eur Heart J Cardiovasc Imaging* 16:233–271, 2015.
22. Shah BN, Zacharias K, Pabla JS, et al.: The clinical impact of contemporary stress echocardiography in morbid obesity for the assessment of coronary artery disease, *Heart* 102:370–375, 2016.
23. Shaw L, Vasey C, Sawada S, et al.: Impact of gender on risk stratification by exercise and dobutamine stress echocardiography: long-term mortality in 4234 women and 6898 men, *Eur Heart J* 26:447–456, 2005.
24. Metz LD, Beattie M, Hom R, et al.: The prognostic value of normal exercise myocardial perfusion imaging and exercise echocardiography: a meta-analysis, *J Am Coll Cardiol* 49:227–237, 2007.
25. From AM, Kane G, Bruce C, et al.: Characteristics and outcomes of patients with abnormal stress echocardiograms and angiographically mild coronary artery disease (< 50% stenoses) or normal coronary arteries, *J Am Soc Echocardiogr* 23:207–214, 2010.
26. Marwick TH, Shaw L, Case C, Vasey C, Thomas JD: Clinical and economic impact of exercise electrocardiography and exercise echocardiography in clinical practice, *Eur Heart J* 24:1153–1163, 2003.
27. Zacharias K, Ahmed A, Shah BN, et al.: Relative clinical and economic impact of exercise echocardiography vs. exercise electrocardiography, as first line investigation in patients without known coronary artery disease and new stable angina: a randomized prospective study, *Eur Heart J Cardiovasc Imaging* 2016. [Epub ahead of print] *http://dx.doi.org/10.1093/ehjci/jew049.*
28. Jeetley P, Burden L, Stoykova B, Senior R: Clinical and economic impact of stress echocardiography compared with exercise electrocardiography in patients with suspected acute coronary syndrome but negative troponin: a prospective randomized controlled study, *Eur Heart J* 28:204–211, 2007.
29. European Society of Cardiology. Contrast echocardiography toolbox. *http://www.escardio.org/Guidelines-&-Education/Practice-tools/EACVI-toolboxes/Contrast-Echo/Contrast-Echocardiography-Box.*
30. Senior R, Becher H, Monaghan M, et al.: Contrast echocardiography: evidence-based recommendations by European Association of Echocardiography, *Eur J Echocardiogr* 10:194–212, 2009.
31. Porter TR, Abdelmoneim S, Belcik JT, et al.: Guidelines for the cardiac sonographer in the performance of contrast echocardiography: a focused update from the American Society of Echocardiography, *J Am Soc Echocardiogr* 27:797–810, 2014.
32. Dolan MS, Gala SS, Dodla S, et al.: Safety and efficacy of commercially available ultrasound contrast agents for rest and stress echocardiography: a multicenter experience, *J Am Coll Cardiol* 53:32–38, 2009.
33. Kurt M, Shaikh KA, Peterson L, et al.: Impact of contrast echocardiography on evaluation of ventricular function and clinical management in a large prospective cohort, *J Am Coll Cardiol* 53:802–810, 2009.
34. Porter TR, Adolphson M, High RR, et al.: Rapid detection of coronary artery stenosis with real-time myocardial perfusion echocardiography during regadenoson stress, *Circ Cardiovasc Imaging* 4:628–635, 2011.
35. Senior R, Moreo A, Gaibazzi N, et al.: Comparison of sulphur hexafluoride microbubble (SonoVue)-enhanced myocardial contrast echocardiography with gated single photon emission computed tomography for detection of significant coronary artery disease: a large European multicenter study, *J Am Coll Cardiol* 62:1353–1361, 2013.
36. Jeetley P, Burden L, Greaves K, Senior R: Prognostic value of myocardial contrast echocardiography in patients presenting to hospital with acute chest pain and negative troponin, *Am J Cardiol* 99:1369–1373, 2007.
37. Tsutsui JM, Elhendy A, Anderson JR, et al.: Prognostic value of dobutamine stress myocardial contrast perfusion echocardiography, *Circulation* 112:1444–1450, 2005.
38. Shah BN, Chahal NS, Bhattacharyya S, et al.: The feasibility and clinical utility of myocardial contrast echocardiography in clinical practice: results from the incorporation of myocardial perfusion assessment into clinical testing with stress echocardiography study, *J Am Soc Echocardiogr* 27:520–530, 2014.
39. Shah BN, Gonzalez-Gonzalez AM, Drakopoulou M, et al.: The incremental prognostic value of the incorporation of myocardial perfusion assessment into clinical testing with stress echocardiography study, *J Am Soc Echocardiogr* 28:1358–1365, 2015.
40. Hoffman R, Barletta G, von Bardeleben S, et al.: Analysis of left ventricular volumes and function: a multicentre comparison of cardiac magnetic resonance imaging, cine ventriculography, and unenhanced and contrast-enhanced two-dimensional and three-dimensional echocardiography, *J Am Soc Echocardiogr* 27:292–301, 2014.
41. Mor-Avi V, Sugeng L, Lang RM: Real time 3-dimensional echocardiography: an integral component of the echocardiographic examination in adult patients? *Circulation* 119:314–329, 2009.
42. Lang RM, Badano LP, Tsang W, et al.: EAE/ASE recommendations for image acquisition and display using three-dimensional echocardiography, *Eur Heart J Cardiovasc Imaging* 13:1–46, 2012.
43. Mor-Avi V, Lang RM, Badano LP, et al.: Current and evolving echocardiographic techniques for the quantitative evaluation of cardiac mechanics: ASE/EAE consensus statement on methodology and indications endorsed by the Japanese Society of Echocardiography, *Eur J Echocardiogr* 12:167–205, 2011.
44. Yingchoncharoen T, Agarwal S, Popović ZB, Marwick TH: Normal ranges of left ventricular strain: a meta-analysis, *J Am Soc Echocardiogr* 26:185–191, 2013.
45. Choi JO, Cho SW, Song YB, et al.: Longitudinal 2D strain at rest predicts the presence of left main and three-vessel coronary artery disease in patients without regional wall motion abnormality, *Eur J Echocardiogr* 10:695–701, 2009.
46. Nucifora G, Schuijf JD, Delgado V, et al.: Incremental value of subclinical left ventricular systolic dysfunction for the identification of patients with obstructive coronary artery disease, *Am Heart J* 159:148–157, 2010.
47. Ng ACT, Sitges M, Pham PN, et al.: Incremental value of 2-dimensional speckle tracking strain imaging to wall motion analysis for detection of coronary artery disease in patients undergoing dobutamine stress echocardiography, *Am Heart J* 158:836–844, 2009.
48. Hoit DB: Strain and strain rate echocardiography in coronary artery disease, *Circ Cardiovasc Imaging* 4:179–190, 2011.
49. Migrino RQ, Zhu X, Pajewski N, et al.: Assessment of segmental myocardial viability using regional 2-dimensional strain echocardiography, *J Am Soc Echocardiogr* 20:342–351, 2007.
50. Becker M, Lenzen A, Ocklenburg C, et al.: Myocardial deformation imaging based on ultrasonic pixel tracking to identify reversible myocardial dysfunction, *J Am Coll Cardiol* 51:1473–1481, 2008.
51. Smiseth OA, Torp H, Opdahl A, Haugaa KH, Urheim S: Myocardial strain imaging: how useful is it in clinical decision making? *Eur Heart J* 37:1196–1207, 2016.
52. Nagueh SF, Appleton CP, Gillebert TC, et al.: EAE/ASE recommendations for the evaluation of left ventricular diastolic function by echocardiography, *Eur J Echocardiogr* 10:165–193, 2009.
53. Meta-analysis Research Group in Echocardiography (MeRGE) AMI Collaborators, Møller JE, Whalley GA, et al.: Independent prognostic importance of a restrictive left ventricular filling pattern after myocardial infarction. An individual patient meta-analysis: Meta-analysis Research Group in Echocardiography acute myocardial infarction, *Circulation* 117:2591–2598, 2008.
54. Shah BN, Khattar RS, Senior R: The hibernating myocardium: current concepts, diagnostic dilemmas, and clinical challenges in the post-STICH era, *Eur Heart J* 34:1323–1336, 2013.
55. Bonow RO, Maurer G, Lee KL, et al.: Myocardial viability and survival in ischemic left ventricular dysfunction, *N Engl J Med* 364:1617–1625, 2011.
56. Cleland JG, Calvert M, Freemantle N, et al.: The Heart Failure Revascularisation Trial (HEART), *Eur J Heart Fail* 13:227–233, 2011.
57. Windecker S, Kolh P, Alfonoso F, et al.: 2014 ESC/EACTS guidelines on myocardial revascularization. The task force on myocardial revascularization of the European Society of Cardiology and the European Association for Cardiothoracic Surgery, *Eur Heart J* 35:2541–2619, 2014.
58. Daubert J-C, Saxon L, Adamson PB, et al.: 2012 EHRA/HRS expert consensus statement on cardiac resynchronisation therapy in heart failure: implant and follow-up recommendations and management, *Heart Rhythm* 9:1524–1576, 2012.
59. Chung ES, Leon AR, Tavazzi L, et al.: Results of the predictors of response to CRT (PROSPECT) trial, *Circulation* 117:2608–2616, 2008.
60. Lafitte S, Reant P, Zaroui A, et al.: Validation of an echocardiographic multiparametric strategy to increase responder patients after cardiac resynchronization: a multicentre study, *Eur Heart J* 30:2835–2837, 2009.
61. Pouleur AC, Knappe D, Shah AM, et al.: Relationship between improvement in left ventricular dyssynchrony and contractile function and clinical outcome with cardiac resynchronization therapy: the MADIT-CRT trial, *Eur Heart J* 32:1720–1729, 2011.
62. Parsai C, Bijnens B, Sutherland GR, et al.: Toward understanding response to cardiac resynchronization therapy: left ventricular dyssynchrony is only one of multiple mechanisms, *Eur Heart J* 30:940–949, 2009.
63. Di Biase L, Auricchio A, Mohanty P, et al.: Impact of cardiac resynchronization therapy on the severity of mitral regurgitation, *Europace* 13:829–838, 2011.
64. Goldenberg I, Moss AJ, Hall WJ, et al.: Predictors of response to cardiac resynchronization therapy in the Multicenter Automatic Defibrillator Implantation Trial with Cardiac Resynchronization Therapy (MADIT-CRT), *Circulation* 124:1527–1536, 2011.
65. Lancellotti P, Tribouilloy C, Hagendorff A, et al.: Recommendations for the echocardiographic assessment of native valvular regurgitation: an executive summary from the European Association of Cardiovascular Imaging, *Eur Heart J Cardiovasc Imaging* 14:611–644, 2013.
66. Pierard LA, Carabello BA: Ischaemic mitral regurgitation: pathophysiology, outcomes and the conundrum of treatment, *Eur Heart J* 31:2996–3005, 2010.
67. Lee AP, Lam Y, Yip GW, et al.: Role of real time three-dimensional transesophageal echocardiography in guidance of interventional procedures in cardiology, *Heart* 96:1485–1493, 2010.
68. Sehmi JS, Dungu J, Davies SW, et al.: Unsuspected large left ventricular pseudoaneurysm: rapid bedside diagnosis by contrast-enhanced echocardiography, *Oxf Med Case Reports* 11:358–359, 2015.
69. Mansencal N, Revault-d'Allonnes L, Pelage JP, et al.: Usefulness of contrast echocardiography for assessment of intracardiac masses, *Arch Cardiovasc Dis* 102:177–183, 2009.
70. Bhattacharyya S, Khattar RS, Gujral DM, Senior R: Cardiac tumors: the role of cardiovascular imaging, *Expert Rev Cardiovasc Ther* 12:37–43, 2014.

12 核素显像与 PET

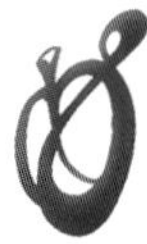

Rory Hachamovitch, Marcelo F. Di Carli
刘 洁 张抒欣 杨吉刚 译

放射性核素显像基础

放射性核素显像技术已广泛用于确诊/疑诊 CAD 患者的评估。该技术的基本原理是利用放射性核素标记的化合物或放射性药物经静脉注射进入存活细胞（如肌细胞、自主神经元）或与细胞受体或其他靶点结合。当这些被放射性核素标记的化合物或放射性药物经静脉注射并滞留于心肌组织或其他细胞中时，心脏中的放射性核素不断衰变释放出 γ 射线。这些 γ 射线与单光子发射计算机断层成像（single-photon emission computed tomography，SPECT）和 PET 中的探测器相互作用，产生闪烁事件或光输出，可以被数字记录设备捕获从而形成心脏图像。如 CT 和 MRI 一样，放射性核素显像也可以生成心脏的断层扫描（三维）图像。目前 PET 和 SPECT 扫描仪常与 CT 扫描仪（PET/CT 和 SPECT/CT）组合使用。CT 主要用于指导患者在视野中的定位，以及校正由于软组织衰减引起的放射性示踪剂分布不均匀（即衰减校正）。此外，CT 还经常用于获取诊断数据，包括冠状动脉钙化积分，偶尔用于 CT 冠状动脉造影。

心肌灌注与心肌存活显像方案

基于临床情况、患者的风险评估、运动能力和 BMI 及其他因素，为每位患者量身定制成像方案。静脉注射放射性药物后可获得心电图触发的门控静息和负荷图像，可以用于确定心肌缺血和瘢痕的范围以及严重程度，也可以评估局部和整体的心脏功能及心室重构。

选择负荷方式

指南中明确指出，运动负荷与药物负荷的选择取决于患者的情况、需要解决的临床问题和安全性因素[1]。由于运动负荷可以提供大量的额外信息[如患者的运动能力、血流动力学反应（最大心率、心率恢复和储备、血压峰值）、负荷诱发的症状、运动引起的心律失常和 ST 段改变]，所以对于能够运动达标的患者，运动负荷通常优于药物负荷。该方

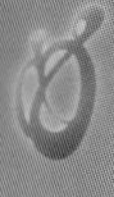

法（运动负荷）综合了患者临床表现与负荷心肌灌注显像的结果。

对于运动不能达标的患者，可以使用血管扩张剂（腺苷、双嘧达莫或瑞加诺生）或具有正性变时/变力作用的多巴酚丁胺作为药物负荷（表 12.1）。对于左束支传导阻滞（LBBB）或起搏器心律的患者，药物负荷也是首选，因为它可降低与机械不同步性相关的假阳性率。在药物负荷中，血管扩张剂是首选，因为它可以产生最大血流差异，从而易于检出局部灌注缺损。对于有使用血管扩张剂禁忌证的患者（如哮喘、房室传导阻滞等），多巴酚丁胺是一种安全的替代方案。对于在运动负荷时无法达标的患者，血管扩张剂常作为运动负荷的辅助用药。

成像方案

多种不同的方案已经被开发、验证并进行了准确性测试。必须根据要解决的临床问题、使用的放射性示踪剂和时间限制为个体患者量身定制成像方案。对于 SPECT 心肌灌注显像（myocardial perfusion imaging，MPI）（表 12.2），^{99m}Tc 标记的示踪剂是最常用的显像剂，因为其可以获得最佳图像质量且辐射剂量最低。静脉注射后，^{99m}Tc 标记的示踪剂

表 12.1　心血管核医学中使用的药物负荷剂

	双嘧达莫	腺苷	瑞加诺生	多巴酚丁胺
对冠状动脉血流的影响	增加 3～4 倍	增加 3～5 倍	增加 2～3 倍	增加 2 倍
剂量	0.56 mg/kg	140 μg/（kg · min）	0.4 mg	前 3 min 5～10 μg/（kg · min），间隔递增（每 2～3 min）至 20、30、40 μg/（kg · min）若心率未达标，可使用阿托品增加心率
有效时间/半衰期	30～40 min	＜10～15 s	3 个阶段： 1. 初期（最大生理学效应）：2～4 min 2. 中期（失去药理学作用）：约 30 min 3. 末期（血浆清除）：约 2 h	约 2 min
输注时间	4 min	4～6 min	约 10 s	取决于血流动力学效应
最大充血时间	输注后 3～4 min	84 s（平均）	注射后 1～4 min	输注峰时
放射性核素注射时机	输注后 3～5 min	3 min（输注时间为 6 min 时）；2 min（输注时间为 4 min 时）	弹丸式注射后约 40 s	≥85% 最大目标心率
拮抗药物	氨茶碱；常用	氨茶碱；很少使用	氨茶碱；偶尔使用	β 受体阻滞剂（首选艾司洛尔）；不常用

表 12.2　现有 SPECT 放射性药物的特点

	^{201}Tl	^{99m}Tc-MIBI	^{99m}Tc-tetrofosmin
来源	回旋加速器	发生器	发生器
物理半衰期	73 h	6 h	6 h
临床应用	MPI 及心肌活性评估	MPI	MPI
再分布	有	无	无
全身有效剂量	每次静息/负荷试验约 27 mSv	每次静息/负荷试验约 10 mSv	每次静息/负荷试验约 9 mSv
完成试验所需时间	约 4 h	2～3 h	2～3 h

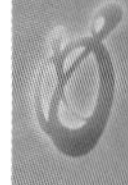

很快（1～2 min）被心肌细胞摄取，随后被滞留在细胞的线粒体中，且基本不随时间发生变化。尽管过去一段时间 ^{201}Tl 常用于心肌灌注显像，但现在很少使用，因为其辐射剂量较高。

PET MPI 是 SPECT MPI 的替代选择，其具有更高的诊断准确性和更低的辐射剂量（由于 PET 放射性示踪剂通常半衰期很短）（表 12.3）。一些临床应用的 PET 放射性药物（如 ^{82}Rb）具有超短物理半衰期，这是 PET 通常联合药物负荷而不是运动负荷的主要原因，因为药物负荷能使这些快速衰减的放射性药物更快显像。然而，半衰期相对较长的放射性示踪剂（如 $^{13}N\text{-}NH_3$）可以结合运动负荷。^{82}Rb 是最常用的 PET MPI 放射性药物，因为它的制备不需要在附近配备医用回旋加速器（可从 ^{82}Sr/^{82}Rb 发生器获得）。$^{13}N\text{-}NH_3$ 比 ^{82}Rb 具有更好的流动性（更高的心肌摄取率）和显像特性，但它需要由 PET 扫描仪附近的医用回旋加速器产生。与 SPECT 相比，PET 可改善显像的空间分辨率和对比度分辨率，并且可以提供心肌灌注的绝对值（单位为每克心肌组织 ml/min），从而提供局部和整体冠状动脉血流储备的定量测量[2]。心肌血流量和血流储备的定量测量有助于提高诊断准确性和风险分层[2]。

为评估严重左心室功能不全患者的心肌存活情况，心肌灌注显像（SPECT 或 PET）通常与代谢显像［如 ^{18}F- 氟代脱氧葡萄糖（^{18}F-fluorodeoxyglucose，^{18}F-FDG）PET］相结合。在不能进行 PET 的医院，^{201}Tl SPECT 是一种有效的替代方案[1]。

冠状动脉疾病的综合评估

冠状动脉狭窄的检测

放射性核素 MPI 检测 CAD 的基本原理是放射性示踪剂能发现冠状动脉血流受限性狭窄所致的一过性局部心肌血流灌注不足。可逆性心肌灌注缺损提示心肌缺血（图 12.1A），而固定的灌注缺损通常提示既往 MI 所致的心肌瘢痕（图 12.1B）。一般来说，心外膜血管腔 50%～70% 或更严重的狭窄会导致负荷状态下下游心肌血流灌注不足，并随着狭窄程度的增加逐渐加重。值得注意的是，冠状动脉中度狭窄（50%～90%）所导致的冠状动脉最大血流量的差异很大，进而影响局部灌注不足和（或）其严重程度。对于中度管腔狭窄，所观察到的生理性差异由多因素所致[3]，包括：①冠状动脉狭窄的几何因素（不能单纯用最小直径或狭窄比例描述），包括形状、离心率、长度、流入及流出角度，这些都会影响冠状动脉阻力；②侧支血流的形成；③存在弥漫性冠状动脉粥样硬化和微血管功能障碍（阻力血管内皮细胞和平滑肌细胞功能障碍和微血管稀疏状态），这些在 CAD 患者尸检及血管内超声检查时的发现相一致。上述因素是导致经血管造影诊断的 CAD 同与之相关的生理严重程度经常出现不一致的原因。

心肌缺血的定量分析

局部心肌灌注常通过对静息和负荷状态下图像的半定量视觉分析来评估[4]。各节段的评分相加

表 12.3　现有 PET 放射性药物的特点

	$^{13}N\text{-}NH_3$	^{82}Rb	^{18}F-FDG	$^{15}O\text{-}H_2O$ *
来源	回旋加速器	发生器	回旋加速器	回旋加速器
物理半衰期	9.96 min	76 s	110 min	2.1 min
临床应用	MPI	MPI	心肌活性	MPI
能否进行运动负荷	是	否	不适用	否
能否测量心肌血流灌注	是	是	不适用	是
全身有效剂量	每次静息 / 负荷试验约 2.96 mSv	每次静息 / 负荷试验约 3.72 mSv	每次静息 / 负荷试验约 7 mSv	每次静息 / 负荷试验约 2.75 mSv
完成试验所需时间	约 70 min	约 25 min	约 2 h	约 25 min

* $^{15}O\text{-}H_2O$ 未被 FDA 批准用于临床，仅用于研究

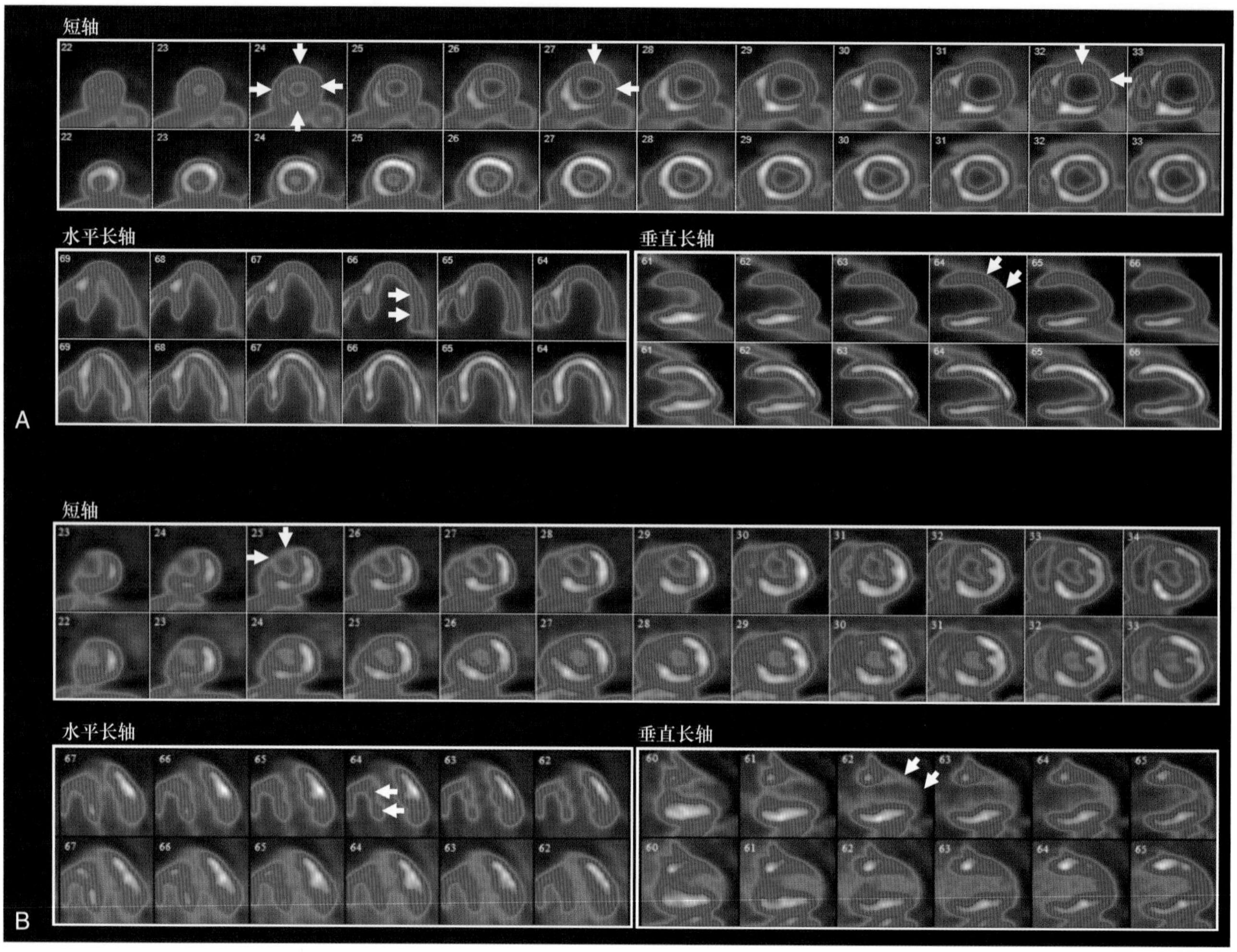

图 12.1 可逆性缺损（A）和固定缺损（B）的示例。（A）左心室前壁和侧壁的基底段和中段并延伸至左心室心尖段及心尖部的中-重度可逆性缺损。（B）左心室前间隔、前壁基底段、中段及心尖段的重度固定缺损，无临床有意义的可逆性

后得到总评分，可反映左心室总体缺血和瘢痕情况（图 12.2）。客观定量图像分析是一种有效的手段，可以更准确地评估总缺损大小及严重程度，重复性更好，它通常与半定量视觉分析联合使用。缺血和瘢痕的半定量（视觉）和定量评分与不良心血管事件的风险呈线性相关，并且可以有效指导患者管理，特别是对于需要血运重建的患者，还可以评估治疗后疗效。负荷显像过程中左心室一过性扩张（也称一过性缺血性扩张）是一个辅助风险标志，提示广泛心内膜下缺血，并常伴有放射性核素 MPI 中广泛且严重的灌注异常（图 12.3A）。它常是一项重要的发现，特别是发生在没有或仅有轻微灌注异常的患者时，提示存在更广泛且均匀的心内膜下缺血。该异常表现常预示着风险的增加[5-7]。同样，负荷状态下肺内一过性放射性示踪剂滞留以及右心室摄取伴有负荷后左心室射血分数（LVEF）减低（缺血后顿抑现象）都是左心室多支血管缺血的表现（图 12.3B ～ C）。

心肌血流量和冠状动脉血流储备定量

心肌血流量（单位为每克心肌 ml/min）和冠状动脉血流储备（CFR；定义为负荷与静息状态心肌血流峰值比）是可以通过 PET 心肌灌注显像常规后处理获得的重要生理学参数[2]。这些组织灌注的绝对测量值是准确且可重复的。从病理生理学角度看，CFR 是多种因素对心肌血流灌注的影响的综合评估，包括心外膜冠状动脉狭窄、弥漫性冠状动脉粥样硬化和血管重构，以及微血管功能障碍等，因此，CFR 值对诊断心肌缺血的敏感性更高。当需氧量增加时，CFR 降低会破坏供需平衡并进一步导致心肌缺血、亚临床左心室功能不全（舒张期和收缩期），进而出现症状甚至死亡。在对确诊 / 疑诊 CAD 的患者进行评估和管理时[17]，CFR 的测量值有重要的诊断[8-12]

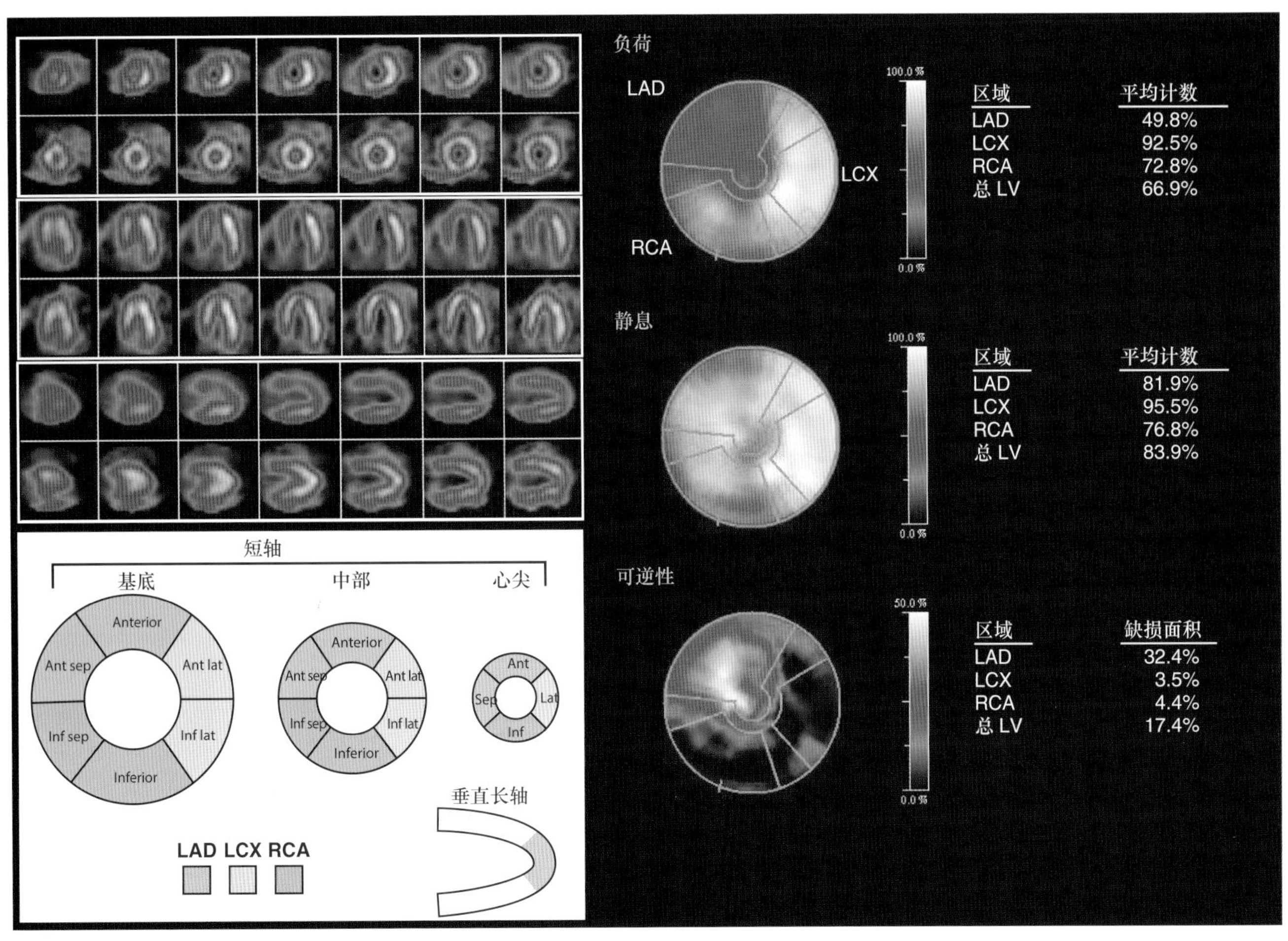

图 12.2 用于解释和报告 MPI 的节段性评分系统。左上方的灌注图像提示左心室前间隔基底段、中段及心尖段延伸至心尖部的重度可逆性缺损。右侧的极坐标靶心图也捕捉到了这一缺损。LAD，左前降支；LCX，左回旋支；LV，左心室；RCA，右冠状动脉

和预后[13-19]价值（图 12.4）。

心肌存活的评估

心肌灌注和代谢显像常被用于评估缺血性左心室功能不全的患者，特别是在判断是否需要进行血运重建时。放射性核素显像可提供重要的定量信息，包括：① MI 的范围；②顿抑和冬眠心肌的范围；③心肌缺血的程度；④左心室功能和容积（图 12.3 和图 12.5）。

^{201}Tl 和 ^{99m}Tc 标记的显像剂都可以准确且可重复提供局部和整体 MI 范围的测量值。PET 心肌代谢显像的应用已经得到广泛认可且常用于评估存活心肌。^{18}F-FDG 可用于评估局部心肌的葡萄糖利用情况（是组织存活的标志），并可与灌注显像作对比来确定异常心肌为梗死心肌还是冬眠心肌[20-21]。静息状态下灌注减低和 ^{18}F-FDG 摄取增加（也称灌注 -FDG 不匹配）表明局部为存活的冬眠心肌，而静息状态下局部灌注和 FDG 摄取均减低（也称灌注 -FDG 匹配）则表明为瘢痕心肌（图 12.6）。这些代谢模式对血运重建患者的选择有重要的指导作用。

心肌的神经功能

显像探针被设计用于评估心脏自主神经系统突触前膜和突触后膜的靶点，它们能够对自主神经功能进行定量测量，并且提供包括 CAD 在内的多种心血管疾病的病理生理学信息。例如，有数据表明，心脏交感神经系统的定量显像可能有助于筛选出有心脏性猝死风险的缺血性心力衰竭患者[22-23]。在 MI 实验模型中，存在功能性去交感神经支配的存活心肌区域被诱导出室性心动过速的风险更高[24]。不断出现的临床数据表明，这种方法可能是识别心脏性猝死风险极高患者的有效手段[22-23]。

左心室功能和容积定量

心电图门控心肌灌注显像能够对局部和整体的

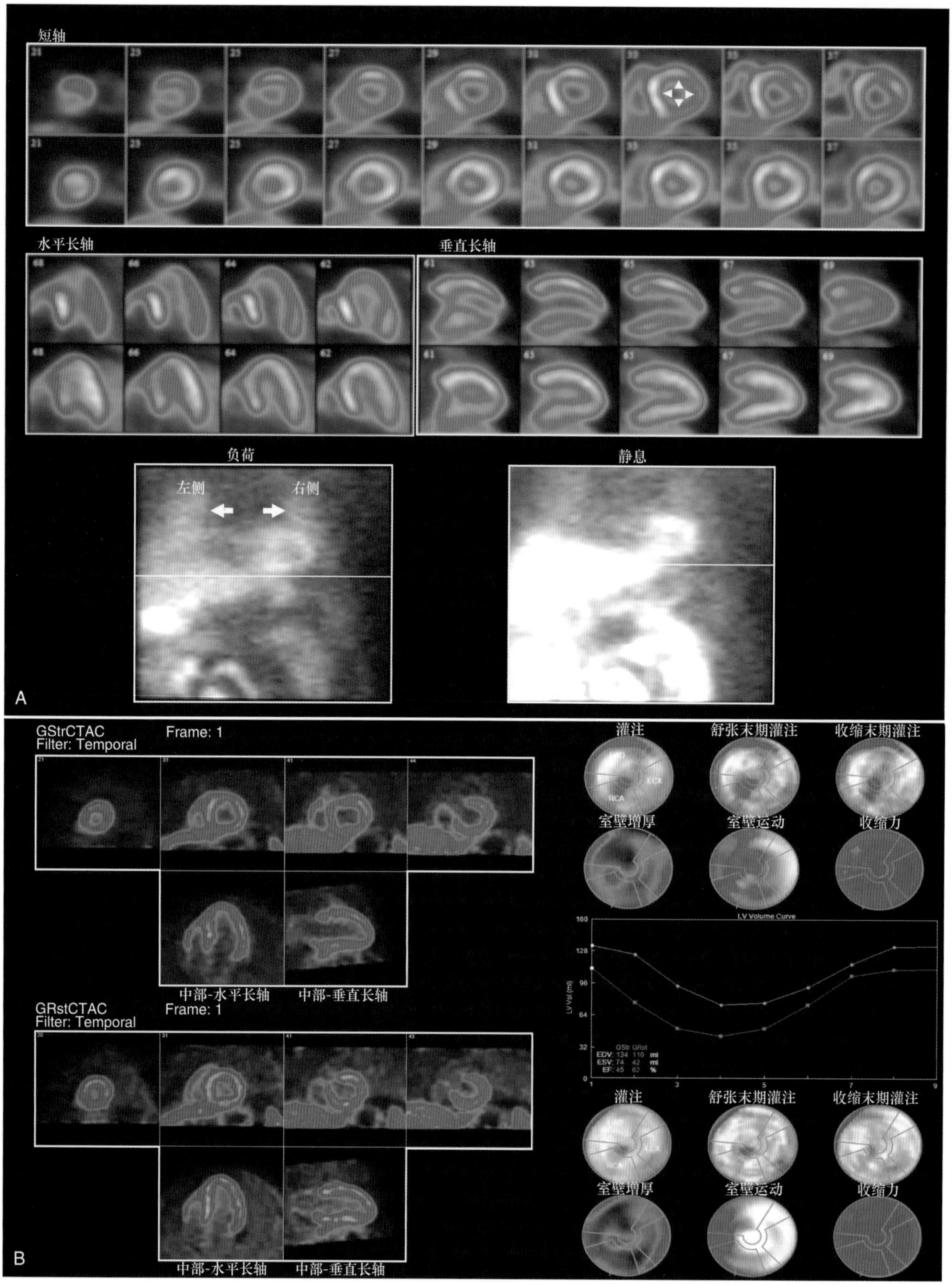

图 12.3　心肌灌注显像（MPI）提示高风险的特征示例（多支血管缺血、一过性缺血扩张、肺摄取、LVEF 下降）。（A） 左心室侧壁、下壁中段及心尖段延伸至心尖部和间隔部心尖段的中−重度缺损，此外，投影图（下图）显示肺摄取仅在负荷显像时出现（左），而静息显像时不出现（右）。**（B）** 上图和下图之间的图像可见 LVEF 下降与这些异常相关

RCA
Diag
LAD
LCX
C

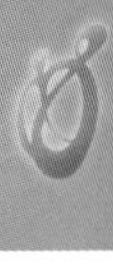

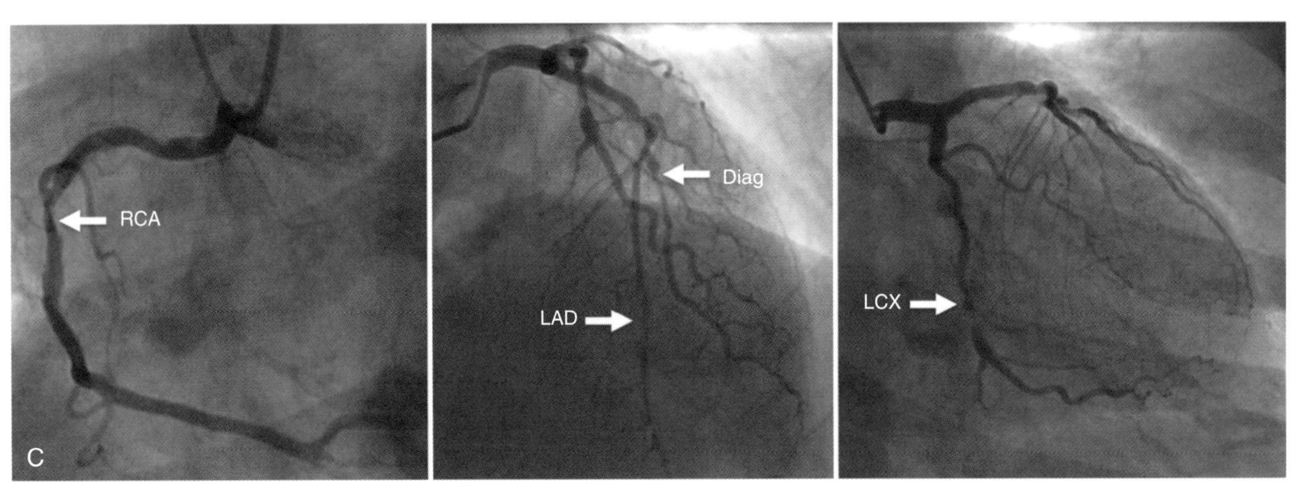

图 12.3（续）（C）导管造影与显像的结果一致。病灶位于左前降支（LAD）远端、对角支（Diag）、左回旋支（LCX）和右冠状动脉（RCA）（箭头）

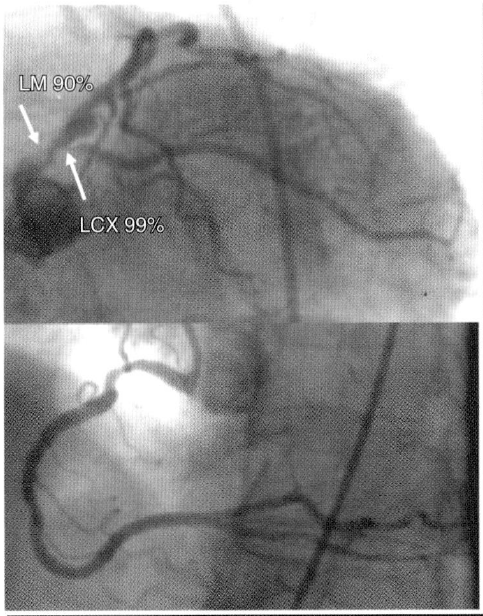

LM 90%
LCX 99%

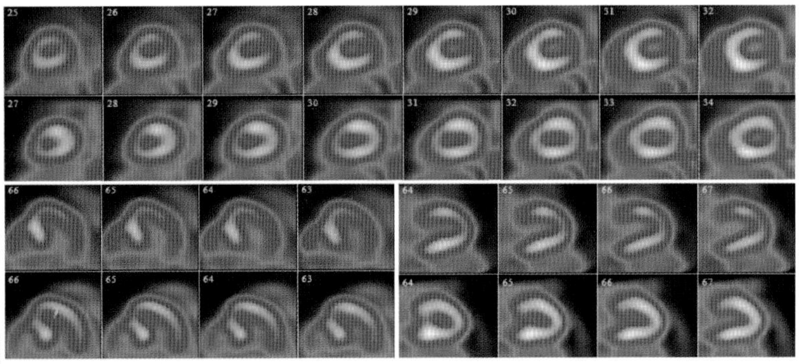

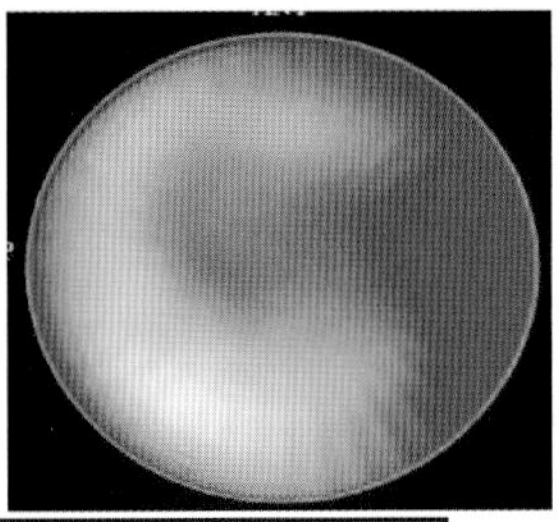

心肌血流量定量和CFR

	静息	负荷	CFR
LAD	1.21	1.19	0.99
LCX	1.16	0.82	0.71
RCA	1.30	1.73	1.33
左心室整体	1.22	1.22	1.00

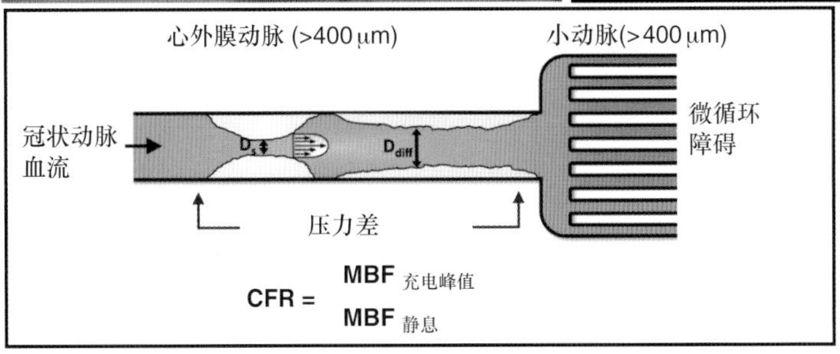

心外膜动脉 (>400 μm)
小动脉(>400 μm)
冠状动脉血流
D_s
D_{diff}
微循环障碍
压力差
CFR = MBF 充电峰值 / MBF 静息

图 12.4　单支血管缺血在 PET/MRI 中表现为冠状动脉血流储备（CFR）弥漫异常和左主干（LM）病变的示例。灌注图像（右上图）提示左心室侧壁基底段、中段及心尖段的重度可逆性缺损。CFR（表格）提示左回旋支（LCX）以及左前降支（LAD）供血区域的血流储备受限，后者在 PET/MRI 图像上表现不明显。下图：冠状动脉血流储备的概念。MBF，冠状动脉血流量。（Adapted from Naya et al.[11]）

心脏收缩功能和左心室容积进行定量分析。心电图门控图像一般在静息时和负荷后（SPECT）或静息时和负荷过程中（PET）获得。静息时 LVEF 的测量值有助于确定患者 MI 后的风险。负荷后或过程中 LVEF 的下降有助于发现具有多支血管病变的 CAD 高危患者[25]（图 12.3B）。

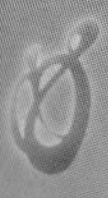

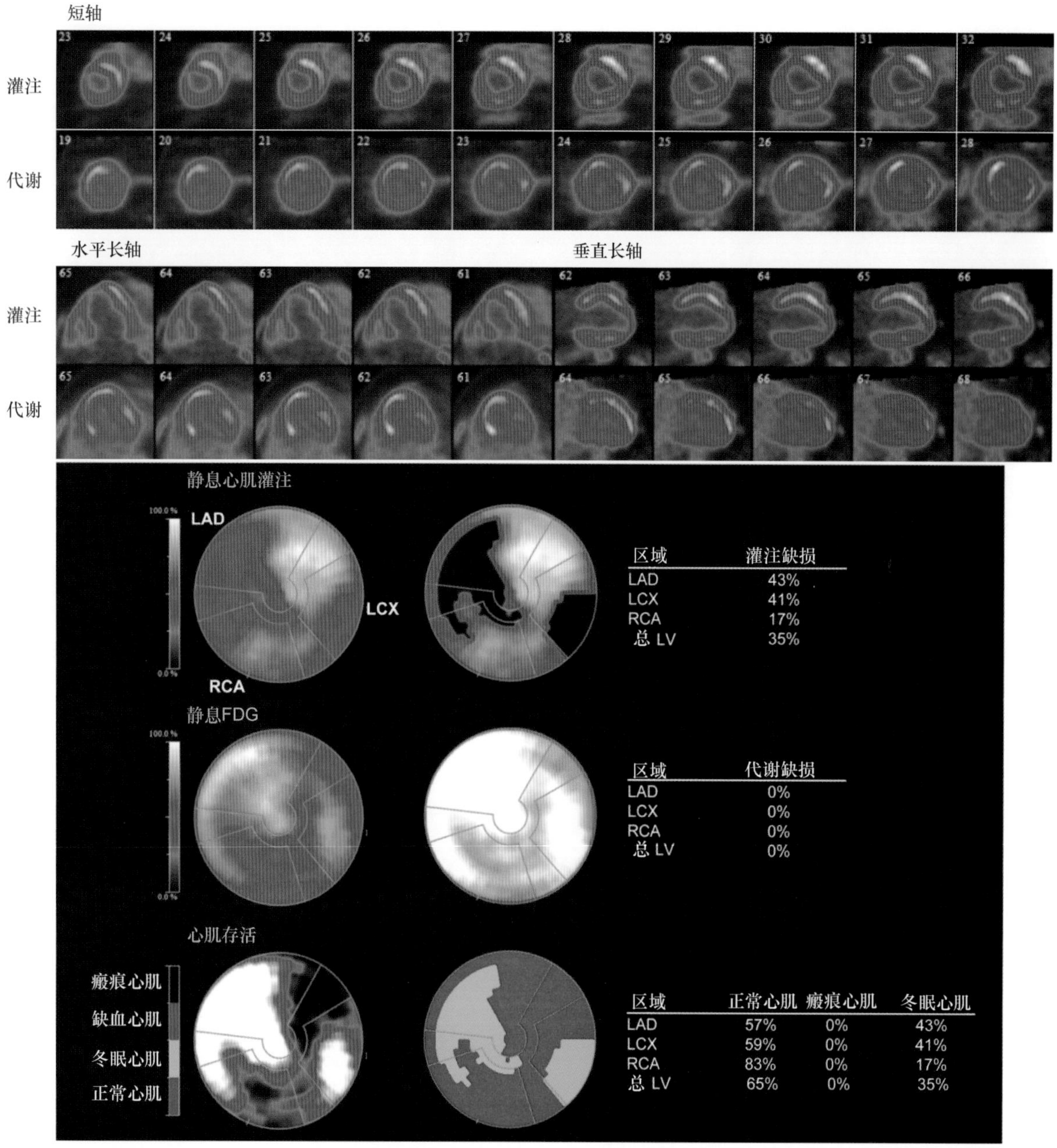

短轴
灌注
代谢
水平长轴
垂直长轴
灌注
代谢
静息心肌灌注
LAD
LCX
RCA
区域 灌注缺损
LAD 43%
LCX 41%
RCA 17%
总 LV 35%
静息FDG
区域 代谢缺损
LAD 0%
LCX 0%
RCA 0%
总 LV 0%
心肌存活
瘢痕心肌
缺血心肌
冬眠心肌
正常心肌
区域 正常心肌 瘢痕心肌 冬眠心肌
LAD 57% 0% 43%
LCX 59% 0% 41%
RCA 83% 0% 17%
总 LV 65% 0% 35%

图 12.5 PET/MRI 定量评估缺血性心肌病患者心肌存活和瘢痕的示例。静息图像显示了左心室室间隔至心尖部的重度灌注缺损及下侧壁基底部的小缺损，^{18}F-FDG 图像（代谢图像）可见室间隔放射性摄取，而下侧壁无放射性摄取，提示前者为冬眠心肌。LAD，左前降支；LCX，左回旋支；LV，左心室；RCA，右冠状动脉

PET 匹配
PET 不匹配
82Rb
18F-FDG

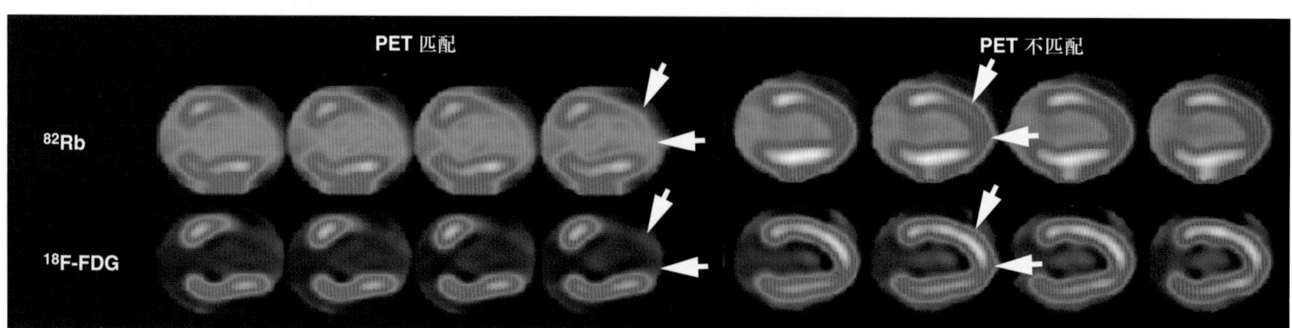

图 12.6 PET 心肌存活显像：PET MPI“匹配”与“不匹配”的示例。左图：左心室前壁中段、心尖段及心尖部灌注及代谢显像均呈重度缺损（“匹配”）。右图：同一区域静息灌注显像呈轻度异常，而代谢显像摄取正常（“不匹配”）。^{18}F-FDG，^{18}F- 氟代脱氧葡萄糖；^{82}Rb，氯化 ^{82} 铷。（From Di Carli MF and Hachamovitch R. New technology for noninvasive evaluation of coronary artery disease. Circulation. 2007；115：1464-80.）

以患者为中心的核素显像在冠状动脉疾病中的应用

为了解放射性核素 MPI 的效能和临床应用，掌握其基本概念很重要。这项无创性检查能解决的潜在问题决定了其临床应用。总的来说，这项检查既可以确定患者是否存在阻塞性 CAD（基于解剖的终点事件），也可以确定患者发生不良事件的风险（基于风险的终点事件）。受检患者的选择、效果评估标准和可能的终点事件及检查后的治疗策略均由所要解决的临床问题决定。

心肌灌注显像对诊断阻塞性冠状动脉疾病的适用性

在过去，MPI 的患者选择由患者 CAD 的验前概率决定。验前概率的评估需要基于各种图表和模型。为简单起见，可以根据简化的 Diamond 和 Forrester 方法进行评估，而不需考虑到全部的人口统计学、临床和病史信息，该方法包括 3 个要素：患者年龄、性别和症状。根据这 3 个要素将患者 CAD 的验前概率分为低危（＜ 10%）、中危（10%～90%）、高危（＞ 90%）。基于更可靠的方法对验前概率进行更准确的评估有助于提高其应用价值，而且还有许多其他算法可以应用，尽管这些算法是在比较早期的研究中推衍并得到验证的[26]。

考虑到对验前概率的评估，Diamond 首先提出的贝叶斯法常用于确定检查中诊断信息的潜在获益。此方法会根据患者 CAD 的验前概率、检查的准确性（即敏感性和特异性）以及检查结果得到患者 CAD 的验后概率。尽管最为确切的验后概率出现在两极（如低验前概率患者检查结果为阴性或高验前概率患者检查结果为阳性），但 CAD 验前概率为中等的患者从其提供的信息（CAD 验后概率与验前概率差异大小）中获益最大。例如，验前概率为 50%（中等）的患者进行检查（检查的敏感性和特异性均为 90%），如果结果异常提示验后概率为 90%（高），但结果正常则提示验后概率为 10%（低）。因此，CAD 验前概率低的患者不应接受放射性核素 MPI 检查，因为检查结果阳性会将其患病可能性提高到中等，并且检查结果更有可能是假阳性而不是真阳性。同样，在 CAD 验前概率高的患者中其诊断价值也不明确。然而，高验前概率患者有时进行放射性核素 MPI 检查是为了风险分层和（或）识别罪犯血管以指导血运重建。因此，为识别解剖终点事件，放射性核素 MPI 应仅应用于验前概率中等［基于人口统计学、临床、病史和运动耐量试验（exercise tolerance testing，ETT）数据］的患者。

关于非侵入性检查最佳患者选择的适用性标准（appropriate use criteria，AUC）已发生改变。2013 年对稳定性缺血性心脏病检测和风险评估的多模态 AUC 建议，对于有症状且 CAD 验前概率为中高可能性的患者，无论静息心电图和运动能力如何，均适用放射性核素 MPI（图 12.7）。此外，放射性核素 MPI 也适用于静息心电图无法解释症状或不能耐受运动的有症状患者。对于能够耐受负荷且静息心电图可解释的有症状患者，MPI 基本不适用[26]。

在无症状（即没有任何症状或没有足够引起症状）的心肌缺血患者中（图 12.8），AUC 考虑了患者的整体风险情况。通常，整体风险被分为低危（10 年内概率＜ 10%）、中危（10 年内概率 10%～20%）和高危（10 年内概率＞ 20%）[27]。中低危的划分阈值在年轻患者中应有所降低，而有与 CAD 类似疾病的患者也应定义为高危患者。在没有症状的高危患者中（无论静息心电图能否解释症状，无论患者能否耐受运动），放射性核素 MPI 仅被视为“可能适用”。在中危且静息心电图无法解释症状或不能耐受运动的患者中，MPI 也同样被视为“可能适用”。在低危患者或静息心电图可解释症状且可以耐受运动的中危患者中，MPI 被视为“基本不适用”[26]。对于有 CAD 病史的患者，无论既往是否进行过血运重建治疗，放射性核素 MPI 通常被认为适用于评估缺

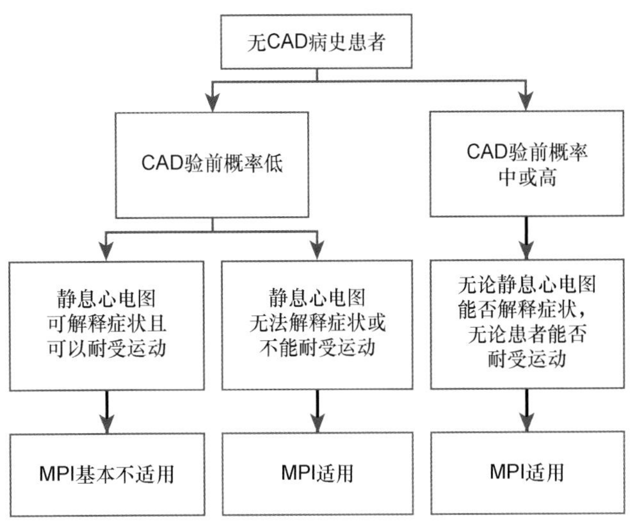

图 12.7　有症状患者 MPI 的适用性标准

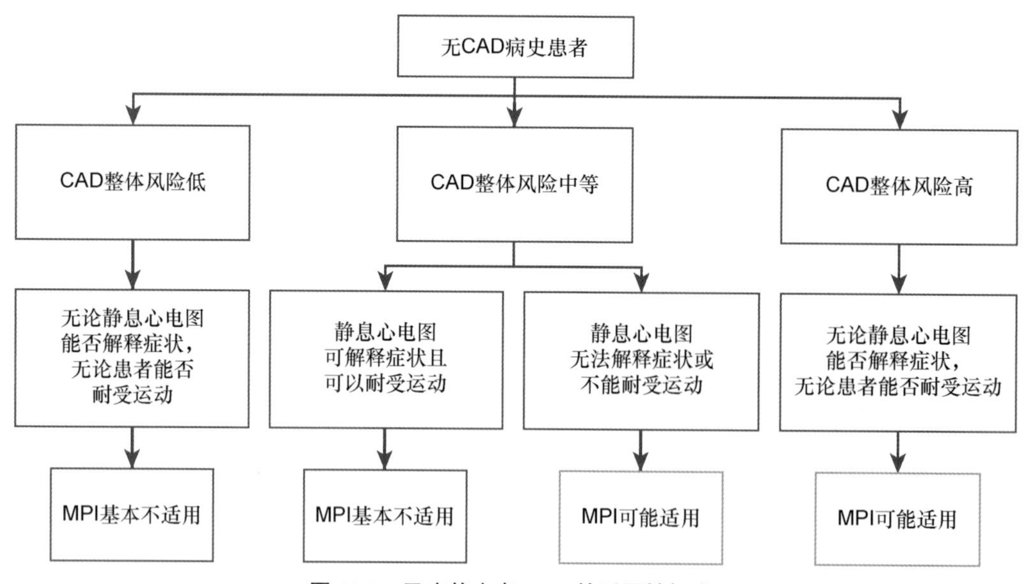

图 12.8 无症状患者 MPI 的适用性标准

血导致的新发症状。放射性核素 MPI 基本不适用于没有新发症状的稳定性 CAD 患者。

放射性核素心肌灌注显像在诊断阻塞性冠状动脉疾病中的准确性

阻塞性 CAD 诊断的准确性以敏感性、特异性、阳性预测值和阴性预测值表示。侵入性血管造影是公认的金标准，其结果异常的阈值为 1 支或多支冠状动脉狭窄 50% 或 70%。左主干病变通常以 50% 狭窄为标准。大量文献报道了放射性核素 MPI 的诊断准确性，这其中包含应用 SPECT 和 PET 及不同成像技术和对不同患者亚组进行分析的研究。

一项大规模 meta 分析研究了负荷 SPECT MPI 诊断经侵入性冠状血管造影确诊的阻塞性 CAD 的准确性[28]。分析纳入了 2002— 2009 年发表的 86 项研究（10 870 例患者），得出不同 SPECT MPI 亚组的总准确性。传统 SPECT MPI（63 项研究，没有心电图门控或软组织衰减校正）的敏感性和特异性分别为 87% 和 70%。增加心电图门控（19 项研究）和衰减校正（12 项研究）将特异性分别提高到 78% 和 81%。分析显示，^{99m}Tc *vs.* ^{201}Tl、运动负荷 *vs.* 药物负荷、定性 *vs.* 定量、50% *vs.* 70% 阈值及既往有无 MI 之间均无显著差异。

meta 分析[29-30]和一项欧洲多中心前瞻性研究［EVINCI 研究（Evaluation of Integrated CAD Imaging in Ischemic Heart Disease）］[31]表明，与 SPECT MPI 相比，PET MPI 在检测阻塞性冠状动脉狭窄方面具有较高的敏感性和准确性。此外，2015 年一项以血流储备分数（fractional flow reserve，FFR）而不是侵入性血管造影为金标准的 meta 分析显示，PET MPI 比 SPECT MPI 具有更高的敏感性、特异性、阳性预测值和阴性预测值[32]。在此项 meta 分析中，PET 在检出异常 FFR 方面的表现与心脏 MRI 和 CT 相当，优于 SPECT 和超声心动图（图 12.9）。如前所述，PET 与 SPECT 相比的另一个优势是它可以常规测量心肌血流量和冠状动脉血流储备。这些定量的灌注指标提高了 PET 排除高危阻塞性 CAD 的敏感性和阴性预测值[8-12]（图 12.10）。虽然早期研究报道 SPECT 的诊断准确性在男性中高于女性，但 PET 或 SPECT 结合新技术的应用在很大程度上消除了这种差异[28, 33]。通常，当患者心脏较小和光子被较多组织遮挡时（如女性乳房、肥胖患者），SPECT MPI 对缺血的诊断准确性会受影响。对于有症状但冠状动脉造影未见血管狭窄的患者，PET MPI 有助于识别弥漫性微血管病变及定量评估其严重程度[34]。

转诊偏倚与心肌灌注显像准确性的评估

非侵入性检查方式的诊断准确性受到该领域大多数研究设计所固有的转诊偏倚的限制，包括患者来源、检查的选择、转诊站点的差异和部分证实偏倚。尤其是后者，其是指根据检查结果选择性地参照金标准（进行冠状动脉造影）。因此，只有极少数非侵入性检查结果正常的患者被转诊行冠状动脉造影，而更多的是结果异常的患者行冠状动脉造影[35]。这会导致相对较少的真阴性或假阴性和较多的真阳性或假阳性，从而

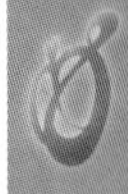

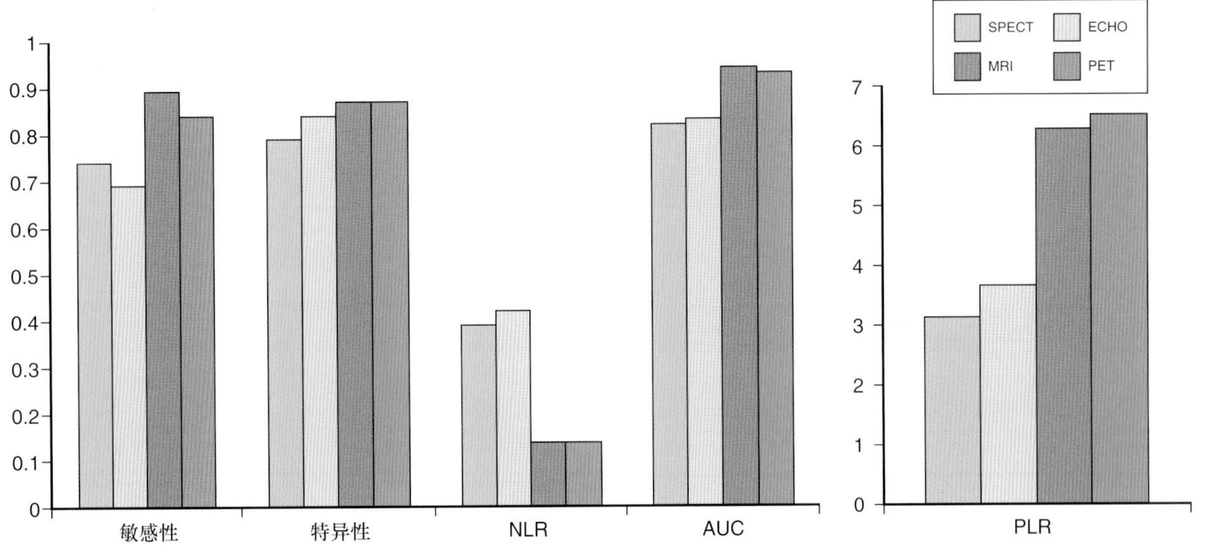

图 12.9 非侵入性方法检测冠状动脉血流储备分数（FFR）阳性 CAD 的患者水平的准确性。AUC，适用性标准；NLR，中性粒细胞与淋巴细胞比值；PLR，血小板与淋巴细胞比值。（Data from Takx RA，Blomberg BA，El Aidi H，et al. Diagnostic accuracy of stress myocardial perfusion imaging compared to invasive coronary angiography with fractional flow reserve meta-analysis. Circ Cardiovasc Imaging. 2015；8.）

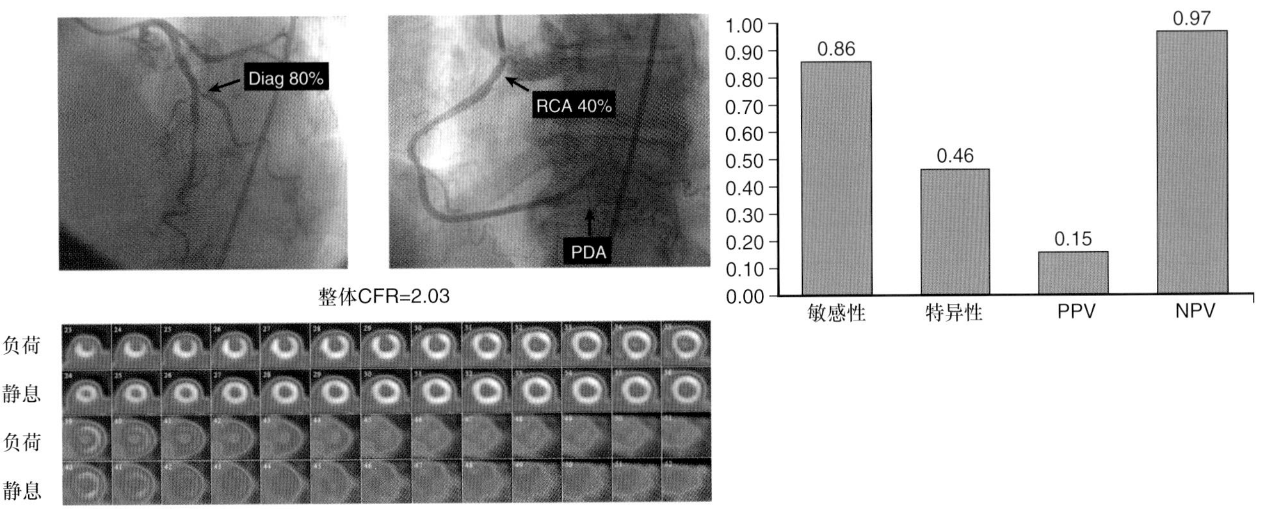

图 12.10 冠状动脉血流储备（CFR）的测定提高了 PET/MPI 的敏感性和阴性预测值（NPV）。左上图来自 1 例患有高固醇血症、高血压和不典型心绞痛的 66 岁女性。下方的灌注显像显示对角支分布区有 1 个小的可逆性缺损，患者整体 CFR 值正常（2.03）。右图显示了极高的 NPV。PDA，后降支；PPV，阳性预测值；RCA，右冠状动脉；Diag，对角支。（Modified from Naya et al. Preserved coronary flow reserve effectively excludes high-risk coronary artery disease on angiography. J Nucl Med. 2014；55：248-255.）

导致敏感性略有增加，而特异性显著降低（图 12.11）。

CAD 的风险分层

自 20 世纪 90 年代以来，基于风险的检查方式已成为非侵入性检查的主流趋势。对这种方式的理解随着时间的推移而不断加深。在评估检查的价值时尤其注重其增益价值，也就是这项检查在已知信息的基础上获得更多临床有价值信息的能力。因此，要确定放射性核素 MPI 在特定患者群体中是否具有预后价值，必须考虑到临床、病史、人口统计学信息及既往其他检查结果对预后的影响。后者包括静息心电图、基线左心室大小和功能以及负荷 ETT，此外，还有动脉粥样硬化检查（如冠状动脉钙化积分、CT 血管造影）的结果[36-37]。更昂贵的检查必须能够增加其独特的临床价值，而不仅仅是增加冗余的临床数据，才能证明其使用的合理性。

正如诊断阻塞性 CAD 应始于对患者 CAD 验前概率的估计，基于风险的检查方法的第一步也是

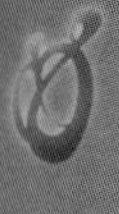

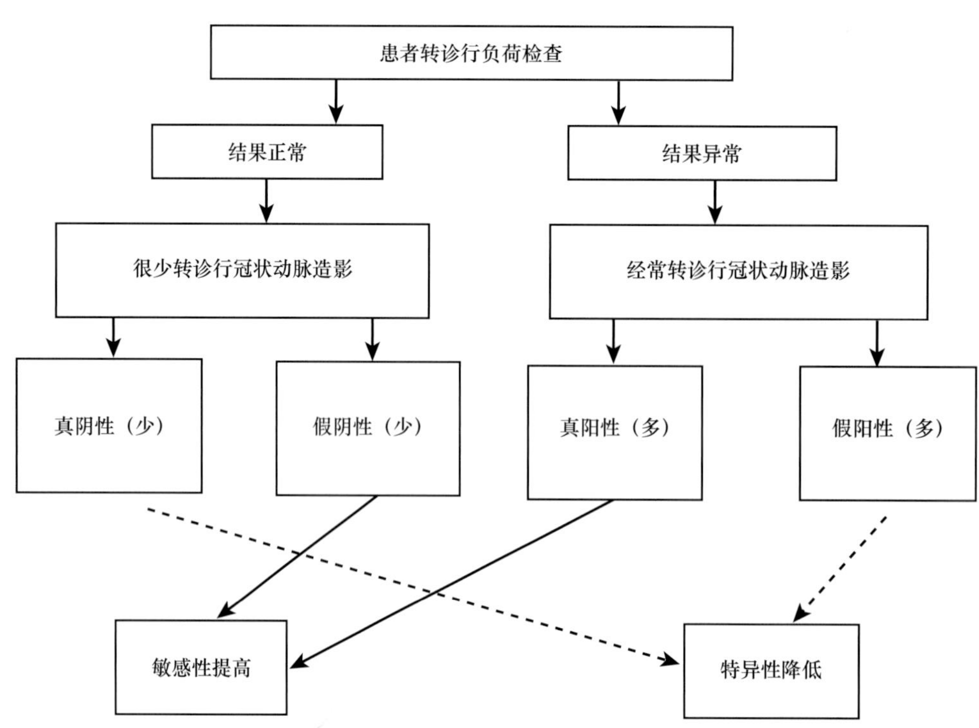

图 12.11　产生验证后偏倚的原因。检查结果正常的患者很少转诊行冠状动脉造影，造成较少的真阴性或假阴性结果。检查结果异常的患者更多转诊行冠状动脉造影，造成较多的真阳性或假阳性结果。以上造成了敏感性提高而特异性降低

估计患者的风险，在过去，ACC/AHA 稳定型心绞痛指南定义了硬心脏事件（心脏性死亡或非致死性 MI）的风险，低风险定义为年风险＜ 1%，中风险为 1%～3%，高风险为＞ 3%[38]。这些阈值概念的提出是基于与单纯药物治疗相比，低风险患者最不可能从血运重建中获益，而高风险患者最有可能从药物治疗联合血运重建中获益的认识。近期用于检测和评估稳定性缺血性心脏病的多模态 AUC[26] 指出，应改变阈值和评估方法以详细评估无症状患者的风险，而对于有症状患者和有 CAD 病史的患者则应采用其他方法评估其风险[39]。

放射性核素心肌灌注显像正常患者的临床风险

大量文献显示，负荷放射性核素 MPI 结果正常的患者不良事件的发生风险很低。总的来说，在对整体风险处于低或中度的大样本量患者及特定患者人群的研究中，SPECT 或 PET MPI 检查结果正常的不良事件年发生率很低，通常心脏性猝死的年发生率低于 1%，心脏性猝死和非致死性 MI 的总发生率通常也低于 1%[7]。一项纳入将近 40 000 例患者的 meta 分析显示，静息 / 负荷 SPECT MPI 结果为正常或低风险的患者重大心血管事件年发生率为 0.6%[40]。在 PET MPI 检查正常的患者中也有同样的结果[16, 19, 25, 41-43]。

SPECT MPI 正常提示患者为低风险，这在为减少放射性而仅行负荷 MPI 时也同样适用。仅行负荷 MPI 而结果正常的 8034 例患者，在随访的 4.5 年内，全因死亡率比 8820 例行负荷-静息 MPI 的患者低[44]。其他研究也证实了这一发现[45-47]。

尽管 MPI 正常通常表示患者风险很低，但对于高危人群（如糖尿病、慢性肾损害、高龄）却并非如此，因此，显像正常并一定代表临床风险低（表 12.4）[6-7, 39, 48-50]。一部分原因可能是相关合并症提高了临床风险，而增加的这部分风险无法用放射性核素 MPI 的结果量化评估。另一种可能是，尽管 SPECT MPI 在临床广泛应用，但它对检测弥漫性动脉粥样硬化和（或）微血管损害的敏感性不高，而这些与心肌缺血和不良事件的风险增加相关。例如，PET 定量测量得到的总体 CFR 是一项综合评价心外膜冠状动脉狭窄、弥漫性动脉粥样硬化和微血管功能障碍的指标，可以从糖尿病患者中筛选出真正的低风险患者[15]。CFR 异常但无 CAD 病史的糖尿病患者心脏性死亡的风险与有 CAD 病史但无糖尿病的患者相近，而 CFR 相对正常的糖尿病患者每年发生心脏性死亡的风险不足 1%，与没有糖尿病或 CAD 病史的患者相近（图 12.12）。一项在 MPI 正常的患者中增

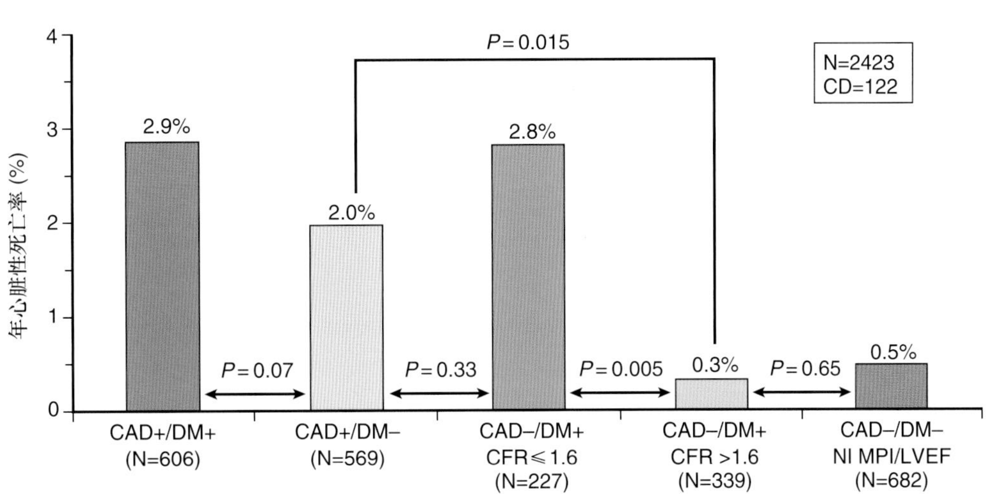

图 12.12 糖尿病（DM）或 CAD（有 MI、PCI 或 CABG 史）患者的年心脏性死亡率（$N = 2423$）。紫色代表 CAD 合并 DM 的患者；黄色代表无 DM 的 CAD 患者；蓝色代表无 CAD 病史但 CFR 异常的 DM 患者；绿色代表无 CAD 病史且 CFR 正常的 DM 患者；红色代表既无 CAD 又无 DM 且 MPI 及 LVEF 值正常的人。CAD，冠状动脉疾病；CABG，冠状动脉旁路移植术；CFR，冠状动脉血流储备；LVEF，左心室射血分数；MI，心肌梗死；MPI，心肌灌注显像；PCI，经皮冠状动脉介入治疗。（From Murthy VL，Naya M，Foster CR，et al. Association between coronary vascular dysfunction and cardiac mortality in patients with and without diabetes mellitus. Circulation. 2012；126：1858-1868.）

加冠状动脉钙化积分的研究也得出同样的结论[36, 51]。对高龄患者进行预后预测时，也必须制订适当的风险阈值。例如，尽管 SPECT MPI 正常的高龄患者绝对风险远高于传统公认的风险阈值（1%），但其风险仍低于美国同龄普通人群[49]。

同样重要的是，应注意低风险的持续时间，即扫描结果正常的“担保期”。这一观点最早由 Hachamovitch 等在普通人群中提出，随后在糖尿病患者队列中也得到证实，研究显示，患者的 CAD 病史、性别、糖尿病史、负荷试验方式（运动平板试验的能力）和年龄都会对患者当时的风险分层产生影响[6, 48, 52]。这些结果表明，临床低风险且没有或仅有很少症状的 MPI 正常患者，低风险会保持数年[53-54]。然而，必须注意到这些患者中的很多人可能由于风险很低而不会再次进行 MPI 检查。因此，放射性核素 MPI 结果正常之后的“担保期”尚不清楚。尽管如此，MPI 结果正常且无 CAD 病史、无明显的症状或者有运动能力的患者，在初始检查后的几年内风险都很低，提示在症状没有明显变化的情况下，基本不需要再次进行检查。

放射性核素心肌灌注显像异常患者的临床风险

放射性核素 MPI 异常患者的临床风险不仅比正常患者高，而且会随着灌注异常范围和严重程度的增加而增高（图 12.13；表 12.4）[5-6, 39, 55]。这一概念在所有核素示踪剂和检查（SPECT 和 PET）以及所有类型的负荷试验和各类患者中都适用。同样，大量研究显示放射性核素 MPI 的结果比显像前的其他数据更具预后价值。因此，总的来说，放射性核素 MPI 轻度异常（异常心肌 < 10%）的患者比 MPI 正常患者风险高，但是其心脏性猝死的绝对风险很低（年发病率 < 1%），短-中期风险主要是非致死性 MI 和（或）因心血管事件住院治疗。对于放射性核素 MPI 中重度异常患者，心脏性死亡的风险增加到中高水平。如前提到的在设定检查结果正常值时一样，设定异常结果所对应的绝对风险值时也应考虑到所研究人群的特点。因此，尽管放射性核素 MPI 轻度异常普遍被视为低风险，但是在基础临床风险较高（如高龄或需要进行药物负荷）的患者中，年心脏性死亡风险相对较高（表 12.4）。静息心电图异常、CAD 病史或检查中其他高风险表现（如一过性缺血性扩张、静息或负荷诱导的左心室功能不全）会进一步增加患者风险。

需注意，不是所有 MPI 结果都提示相似的预后信息。例如，与可逆性或缺血性缺损相比，固定缺损（通常伴有左心室扩张和左心室功能降低）提示心脏性死亡的发生风险更高，然而前者与非致死性 MI 的发生关系更密切。存在广泛的心肌瘢痕、左心室重构和射血分数减低则代表最高风险组。

一项 2013 年的多中心注册研究显示，SPECT MPI 异常结果的进行性风险分层的观念也适用于 PET

表 12.4　不同程度心肌灌注显像结果异常的临床风险

研究	显像方法	终点事件	亚组	检查结果正常后不良事件发生率	检查结果轻度异常后不良事件发生率	检查结果中、重度异常后不良事件发生率	随访时间（年）
Hachamovich 等[49]	SPECT	CD	年龄 78～75 岁	1.0%/ 年（2332 例）	1.7%/ 年（785 例）	4.9%/ 年（1201 例）	2.8±1.7
			年龄≥ 85 岁	3.3%/ 年（443 例）	4.0%/ 年（183 例）	11.1%/ 年（256 例）	
			药物负荷；年龄≥ 75 岁	1.9%/ 年（1526 例）	2.7%/ 年（609 例）	7.8%/ 年（907 例）	
			运动负荷；年龄≥ 75 岁	0.7%/ 年（1249 例）	1.0%/ 年（359 例）	2.7%/ 年（550 例）	
			正常静息心电图	0.4%/ 年（783 例）	0.9%/ 年（169 例）	1.1%/ 年（110 例）	
			异常静息心电图	1.7%/ 年（1992 例）	2.3%/ 年（799 例）	6.3%/ 年（1347 例）	
			CAD 病史；年龄≥ 75 岁	1.8%/ 年（682 例）	2.3%/ 年（491 例）	6.6%/ 年（1009 例）	
			无 CAD 病史；年龄≥ 75 岁	1.2%/ 年（1115 例）	1.8%/ 年（477 例）	4.3%/ 年（448 例）	
Kang 等[119]	SPECT	CD	BMI < 25	0.8%/ 年（605 例）	2.2%/ 年（378 例）	4.0%/ 年（882 例）	3.2±2.0
			BMI 25～29.9	0.4%/ 年（642 例）	0.8%/ 年（405 例）	2.9%/ 年（982 例）	
			BMI ≥ 30	0.4%/ 年（272 例）	1.3%/ 年（180 例）	2.2%/ 年（374 例）	
Sood 等[120]	SPECT	CD、NFMI、UA 住院治疗，或晚期血运重建	Duke 平板运动评分低等的女性	1.2%/ 年（995 例）	1.5%/ 年（55 例）	5.3%/ 年（12 例）	2.4±1.2
			Duke 平板运动评分中等的女性	1.5%/ 年（1012 例）	5.3%/ 年（71 例）	10.8%/ 年（23 例）	
Dorbala 等[41]	PET	CD	连续序列	0.2%（664 例）	1.3%（381 例）	8.3%（387 例）	1.7±0.7
		全因死亡		3.5%（664 例）	6.1%（381 例）	16.5%（387 例）	

BMI，体重指数；CAD，冠状动脉疾病；CD，心脏性死亡；NFMI，非致死性心肌梗死；PET，正电子发射计算机断层成像；SPECT，单光子发射计算机断层成像；UA，不稳定型心绞痛

检查[42-43, 56]。在一项4个中心纳入7061例确诊/疑诊CAD患者（中位随访2.2年）的研究中，负荷PET结果在显像前其他数据基础上对心脏性死亡的预测具有增益价值。风险校正分析显示，轻度、中度和重度异常对应的临床风险也逐步增加（图12.13）。而且，PET MPI结果提高了净重分类改善度[43]。对此样本随后进行的研究探讨了负荷PET检查的预后价值与性别的关系，发现PET MPI检查在男性和女性患者预测预后方面都有增益价值，且男女性间无明显差异。对此样本的补充研究表明，PET MPI结果正常在正常体重、超重和肥胖患者中均提示预后良好，即极低的年心脏性死亡率，分别是0.38%、0.43%和0.15%。同其他研究队列一样，其风险随PET MPI显示的灌注异常程度的增加而增高[56]。

心电图门控技术的应用已经成为放射性核素MPI不可分割的一部分，因为它可以评价整体和局部左心室功能。LVEF和室壁运动正常的患者为低危人群，即便是在血流灌注异常的患者中（图12.14）[41]。相反，负荷后或静息中左心室扩张、室壁运动异常或LVEF减低，则表示患者风险增高。事实上，室壁运动情况和左心室扩张作为高风险的标志比血流灌注信息对于预测高风险患者的价值更大[5, 7, 26]。

随着放射性核素MPI检查结果的恶化，MPI检查后患者的风险分层会随之增高，这就需要进行相对更详细的不良事件风险评估。然而，更精准地评估检查后风险需要综合临床、病史和负荷试验及MPI结果。目前已开发出针对使用血管扩张剂负荷患者的预后评估评分系统，它由临床情况、病史和负荷试验以及血流灌注结果组成，可以更精准地评估短期死亡风险（表12.5）[57]。不同于SPECT MPI，PET MPI预后评估还包括其他风险因素，包括负荷时LVEF比静息时降低和整体CFR减少[16, 25, 41, 43]。

如前所述，PET MPI可以在静息和负荷高峰时准确定量评估局部和整体心肌血流灌注以及CFR，这是其定量参数中另一重要组成成分。一项2011年的大型研究评估了这些参数对心脏性死亡预后评价的增益价值，这项研究纳入了2783例进行负荷PET MPI的患者，中位随访时间为1.4年（四分位距0.7～3.2年）[16]。在校正静息LVEF、总负荷评分和LVEF储备后显示CFR对于预后评价很重要。与CFR最高组患者相比，CFR最低组风险比（HR）为5.6（95% CI 2.5～12.4；$P < 0.0001$），CFR中间组HR为3.4（95% CI 1.5～7.7；$P = 0.003$）。这一结果被一项小型研究

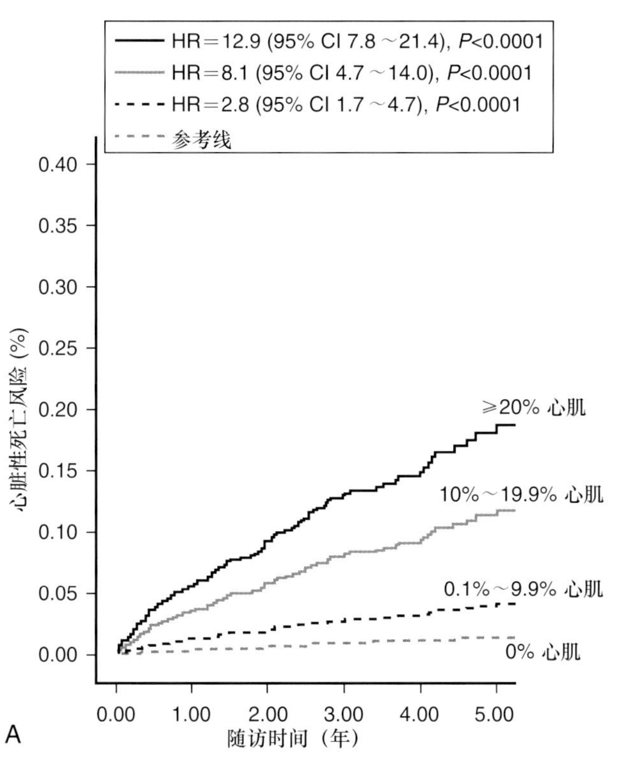

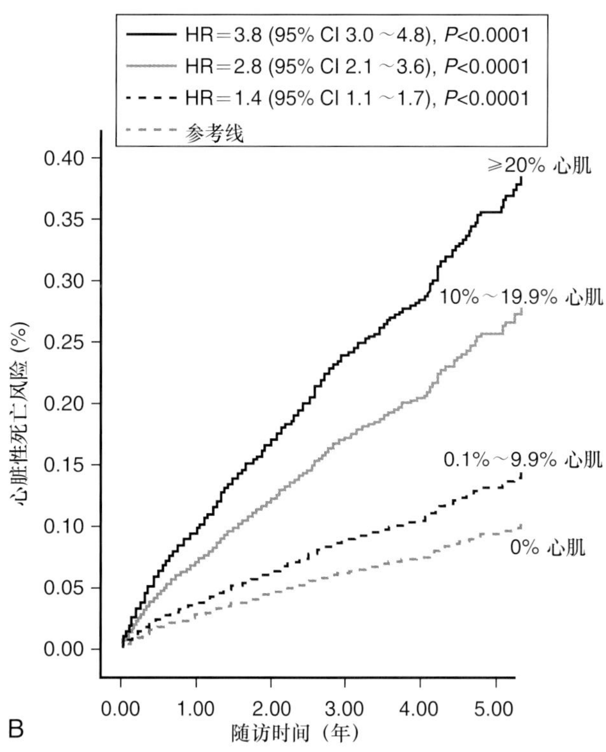

图12.13 心脏性死亡（图A，6037例）及全因死亡（图B，7061例）的风险校正分析。PET灌注显像正常的患者风险最低，且风险随着负荷灌注显像异常的范围和严重程度的增加而增高。（From Dorbala S，Di Carli MF，Beanlands RS，et al. Prognostic value of stress myocardial perfusion positron emission tomography：results from a multicenter observational registry. J Am Coll Cardiol. 2013；61：176-184.）

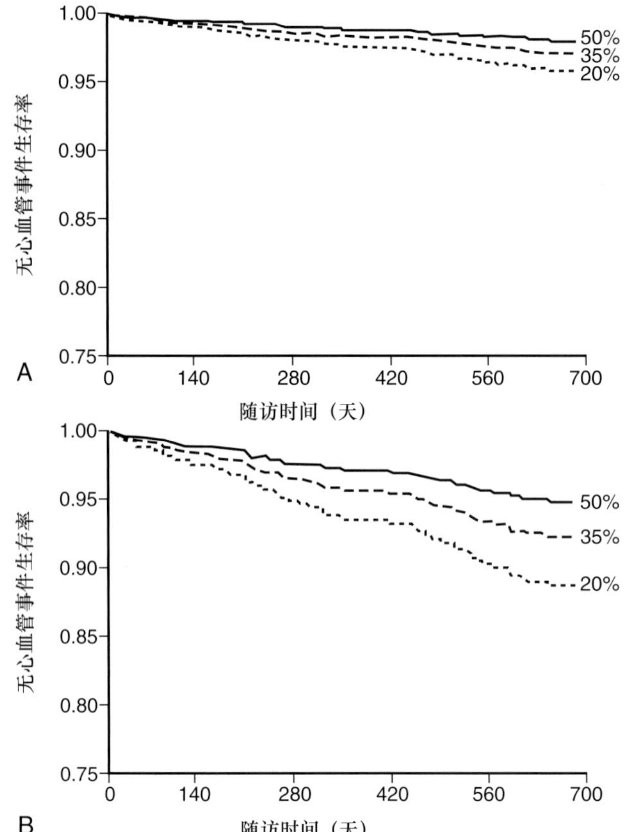

图 12.14 PET/MPI 中 LVEF 及缺血范围和严重程度对无心血管事件生存率的预测作用。生存率由多变量模型预测，根据不同程度 LVEF 不伴缺血（A）和伴重度缺血（B）。对于任何程度的缺血，生存率随着 LVEF 值的降低而逐步降低，而无论左心室功能如何，缺血程度越低，生存率越高。（From Dorbala S，Hachamovitch R，Curillova Z，et al. Incremental prognostic value of gated Rb-82 positron emission tomography myocardial perfusion imaging over clinical variables and rest LVEF. JACC Cardiovasc Imaging. 2009；2：846-154.）

所证实，其随访时间超过 1 年[19]。非侵入性 PET 检查提供的 CFR 定量值可以改善风险分层，特别是对高风险组（如糖尿病、NSEMI、慢性肾损害和高冠状动脉钙化积分）[58-60]。因此，PET MPI 的风险评估水平较前有所提高，并且有潜力与血管 / 内皮状态相关检查一起纳入患者的常规检查中。

由于能够测定 CFR，使过去认为不需要做 MPI 检查的患者也可以进行风险评估。即使在无 CAD 且左心室功能正常的患者中，在校正多个干扰因素后，CFR 受损与肌钙蛋白阳性和下游不良事件的发生均相关[59]。一项研究纳入 405 例男性和 813 例女性患者，其均无 CAD 病史且 PET MPI 结果正常，并使用 PET 得到 CFR 来评估冠状动脉微血管功能障碍对预后的影响[34]。研究显示，冠状动脉微血管功能障碍定义为 CFR ＜ 2.0 ml/（g · min），其在男性和女性患者中都很常

表 12.5 腺苷预后评分

参数	乘数
年龄（每 10 岁）	5.19
心肌缺血面积（每 10%）	4.66
心肌瘢痕面积（每 10%）	4.81
如果有糖尿病，值为 1	3.88
如果患者已接受早期血运重建，值为 1	4.51
如果患者存在呼吸困难，值为 1	5.47
静息心率（每 10 次）	2.88
峰值心率（每 10 次）	−1.42
静息心电图评分 *	1.95
如果患者已接受早期血运重建，心肌缺血面积（每 10%）	−4.47

* 静息心电图评分＝ 0.628（如果存在任何传导阻滞）＋ 0.724（如果存在左心室肥大伴复极化）＋ 0.832（如果存在室性早搏）＋ 0.331（如果存在非特异性 ST-T 波改变）

腺苷预后评分是各参数值和乘数值乘积的总和。基于这一评分，患者可被分为以下几类：

- 低风险（每年心脏性死亡率＜ 1%）：评分＜ 49（观察到的每年心脏性死亡率 0.9%）
- 中等风险（每年心脏性死亡率 1%～3%）：评分 49～57（观察到的每年心脏性死亡率 2.8%）
- 高风险（每年心脏性死亡率＞ 3%）：评分＞ 57（观察到的每年心脏性死亡率 6.7%）

见（分别是 51% 和 54%）(图 12.15)。随访中位时间为 1.3 年，以心脏性死亡、非致死性 MI、晚期血运重建和因心力衰竭住院治疗为终点事件。在男性和女性患者中，CFR 均增加了预后评估的价值（CFR 每增加 10% HR ＝ 0.80，95% CI 0.75 ～ 0.86），并且经过净重分类改善度（NRI）的评估，其可为患者的风险进行适当的再分层。这些结果表明，冠状动脉微血管功能障碍普遍存在，未来的工作需要明确其作为治疗靶点的价值。

冠状动脉疾病的管理

理想状态下，非侵入性 MPI 检查的结果应上报主管医生以使检查后的治疗让患者获得最大健康获益。目前，多项临床试验研究放射性核素 MPI 显示的可逆性心肌缺血量是否可以筛选出应用血管重建较单纯药物治疗获益更多的患者。尽管这些研究已发现 MPI 检查能提高患者的生存时间，但是其最大的益处可能是改善患者的健康认知、功能储备及临床症状[61]。

一项早期的观察性研究采用生存模型和倾向分数对 10 627 例之前无 CAD 患者的非随机化治疗进行校正，结果显示当超过 10% ～ 15% 的心肌处于缺

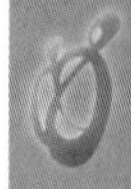

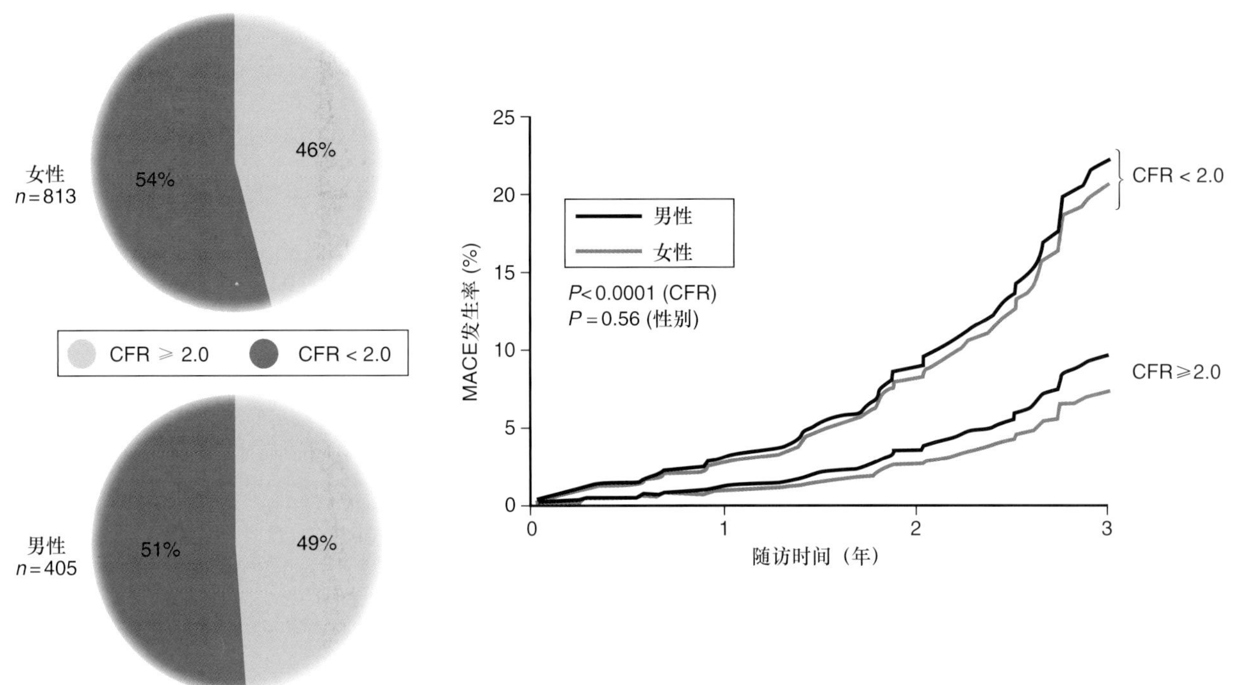

图 12.15　有症状但无阻塞性 CAD 病史的男性和女性患者中冠脉微循环障碍的发生率（以 PET 测定 CFR ≥ 2.0 为正常，CFR < 2.0 为异常）。CFR 值正常 / 异常的男性及女性患者随访 3 年 MACE 的发生率。无论男女，异常 CFR 显著提高了 MACE 的风险。CAD，冠状动脉疾病；CFR，冠状动脉血流储备；MACE，主要心血管不良事件。（Modified from Murthy VL，Naya M，Taqueti VR，et al. Effects of sex on coronary microvascular dysfunction and cardiac outcomes. Circulation. 2014；129：2518-27.）

血状态时，血运重建比单纯药物治疗更能降低心脏性死亡风险[5，7，26，62-63]。另一方面，无缺血或缺血程度轻的患者单用药物治疗就可以改善其预后，但缺乏前瞻性临床试验证实，且性质未知。这种与早期血运重建相关的绝对生存获益（如每 100 例患者中生存获益人数）随着缺血患者的数量和患者危险因素（如年龄增长、糖尿病、使用药物负荷）的增加而逐渐增加。这些结果在一项纳入 5366 例既往未进行血运重建患者的临床试验中得到了推广，并且在试验中测量了 LVEF 值[63]。尽管在任何灌注显像方法中 LVEF 均是心脏性死亡的最佳预测因子，但 SPECT MPI 显示的缺血范围和严重程度仍是目前唯一可以识别出应用血运重建比药物治疗获益更多的方法。事实上，在这项研究中，血运重建消除了心肌缺血相关的死亡风险[62-63]。对于 SPECT 结果高风险的无症状糖尿病患者和大量老年患者，SPECT MPI 也可以识别出早期血运重建优于药物治疗的生存获益的患者[49，62-63]。

针对这一结果能否推广至有大面积固定灌注缺损（提示瘢痕）的 CAD 患者，一项纳入 13 969 例患者并随访了 8.7 年的观察性试验对此进行了研究。此研究不仅证实了之前的结果，即对于无 CAD 病史但存在广泛心肌缺血的患者（$n = 8791$），血运重建治疗的生存获益优于药物治疗，而且将这一结果扩展至有 CAD 病史但无 MI 病史的患者（$n = 1542$），但是陈旧性 MI 患者并不能从血运重建中获益（图 12.16）[62-64]。然而，当排除了固定灌注缺损（瘢痕）面积超过 10% 的患者后，严重心肌缺血的患者也可以从血运重建中获益。因此，有 CAD 病史对 MPI 筛选适合进行血运重建的患者的影响不如有大面积固定灌注缺损大。左心室容积也可能会对筛选产生影响，但这并未得到充分研究[63]。

随机临床试验也对这一问题进行了探究。然而 COURAGE 研究发现，单纯药物治疗和经皮冠状动脉介入治疗（PCI）联合药物治疗的患者发生死亡和非致死性 MI 的风险没有统计学差异。COURAGE 亚组研究显示，在 314 例患者中，相比于单纯药物治疗，PCI 联合药物治疗降低了心肌灌注显像中可逆性心肌缺血的发生率[65]。这些数据的探索性分析显示，随访过程中放射性核素 MPI 发现的残存缺血灶的大小与患者死亡风险呈正相关，但这一分析证据不足，而且风险校正减弱了这一发现的价值。BARI 2D 研究（Bypass Angioplasty Revascularization Investigation 2 Diabetes）的亚组分析得到了类似结果，血运重建较药物治疗患者灌注异常面积更小（3% *vs.* 9% 心肌，$P = 0.01$）[66]。正在进行的 ISCHEMIA 研究（International

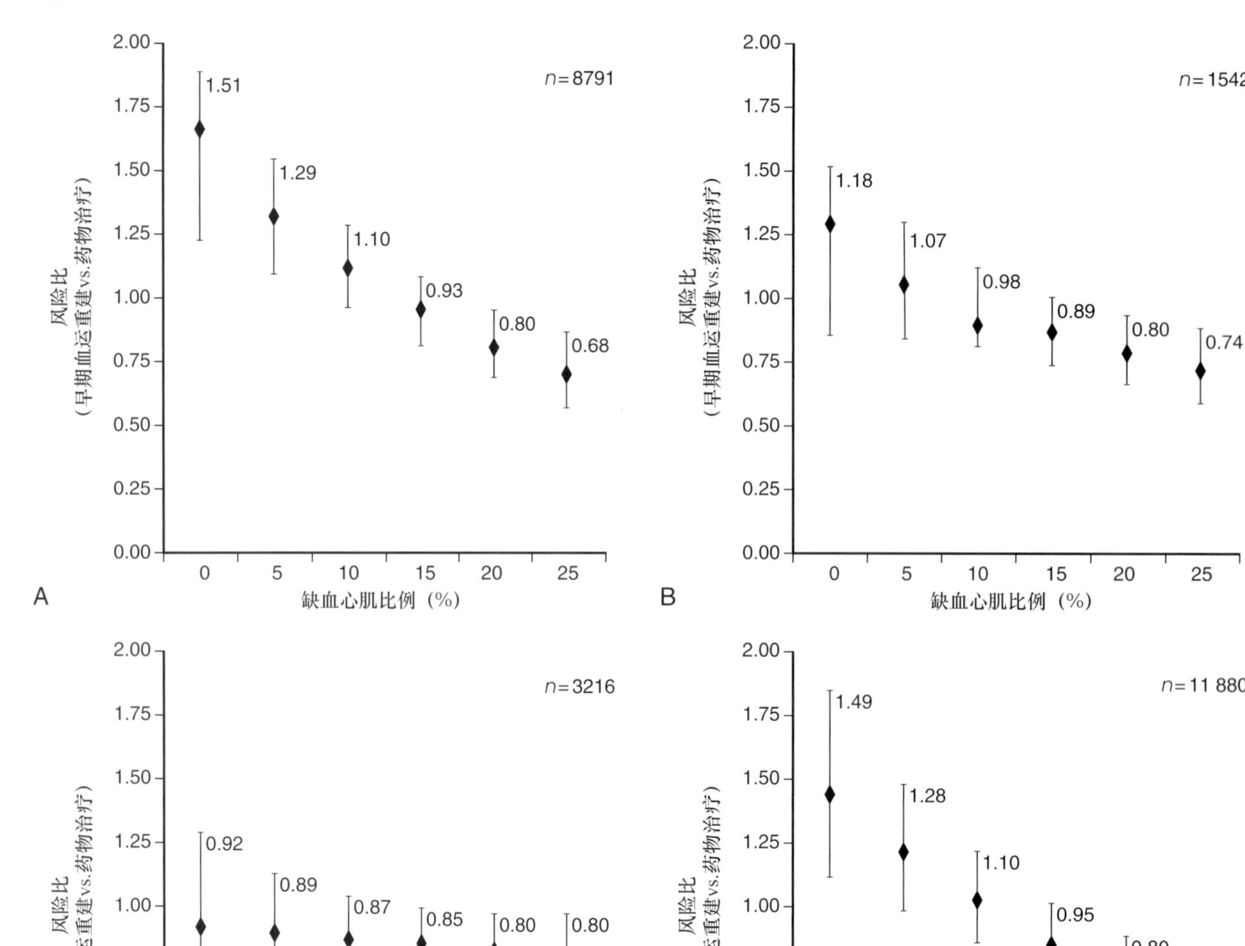

图 12.16　特定面积的心肌缺血患者早期血运重建治疗与药物治疗比较的基于 Cox 风险比例分析的危险校正后风险比。（**A**）无 CAD 病史（MI 或血运重建）的患者；（**B**）既往进行过血运重建但无陈旧性 MI 的患者；（**C**）有陈旧性 MI 的患者；（**D**）固定性心肌缺血面积< 10% 的患者。（From Hachamovitch R，Rozanski A，Shaw LJ，et al. Impact of ischaemia and scar on the therapeutic benefit derived from myocardial revascularization vs. medical therapy among patients undergoing stress-rest myocardial perfusion scintigraphy. Eur Heart J. 2011；32：1012-1024.）

Study of Comparative Health Effectiveness with Medical and Invasive Approaches）将对最佳药物治疗和血运重建联合药物治疗患者的预后进行比较，有望回答上述问题。

心肌灌注显像检查结果对患者管理的影响

目前关于 MPI 检查结果影响后续临床决策的研究很少。事实上，许多医生对 MPI 的解读是基于预先风险假设，而不是基于数据[67]。如果临床医生基于风险评估的结果进行治疗决策，则初始治疗应根据最有力的风险预测因子制订，如 LVEF、左心室容积、心肌瘢痕和（或）缺血程度等。然而，数据显示，心肌缺血是目前影响治疗决策的首要因素。

自 20 世纪 90 年代中期一系列单中心临床研究发现了令人吃惊的 MPI 检查后患者的管理模式，用无 CAD 病史患者 MPI 检查后早期行介入治疗的转诊率表示[62-64, 68-70]。尽管转诊用侵入性血管造影进行定性评估的模式十分合理（MPI 结果正常患者转诊率低，灌注明显异常的患者转诊率高），但绝对转诊率依然令人惊讶。无 CAD 病史的患者即使有中重度心肌缺血，转诊率也不足 50% ～ 60%[63-64, 69-70]。事实上，近期美国一项针对疑诊 CAD 患者的多中心前瞻性临床试验证实，即使是 MPI 或 CCTA 结果极度异常（不良事件风险极高）的患者，90 天内行介入治疗的转诊率仅为 45% ~ 55%（图 12.17）[60]。令人惊讶的是，这项研究显示这些检查结果并没有影响检查后的患者管理，尤其是检查结果提示高风险的患者（图 12.18）。事实上，只有 1/5 检查结果严重异常的患者在检查后 90 天内接受了阿司匹林、降脂药和 β 受体阻滞剂的治疗。PROMISE 研究（Prospective Multicenter Imaging Study for Evaluation）观察到了类似的检查后管理模式[71]。这些结果表明，通过无创性成像对稳定性 CAD 患者进行预后评估时必须考虑到对检查后管理模式的影响，这可能是以前检查中未监测的质量指标。

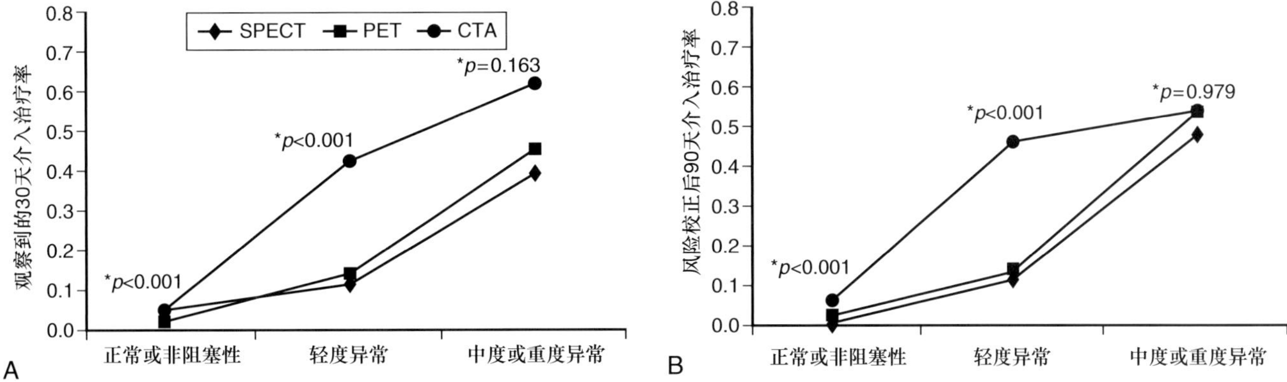

图 12.17 SPARC 研究中疑诊 CAD 患者无创性检查后的介入治疗转诊率。（A）患者在 SPECT、PET、CCTA 检查结果指导下，90 天内行介入治疗的转诊率（校正前）。在两种异常检查结果的情况下，研究结果之间以及 CCTA 与 SPECT 或 PET 之间的结果存在显著差异。**（B）**患者在 SPECT、PET、CCTA 检查结果指导下，90 天内行介入治疗的转诊率（校正后）。风险校正后，在检查结果为正常或中重度异常的情况下，不同类别的检查结果以及 CCTA 与 SPECT 或 PET 之间的结果存在差异。[From Hachamovitch R，Nutter B，Hlatky MA，et al. Patient management after noninvasive cardiac imaging results from SPARC（Study of myocardial perfusion and coronary anatomy imaging roles in coronary artery disease）. J Am Coll Cardiol. 2012；59：462-74.]

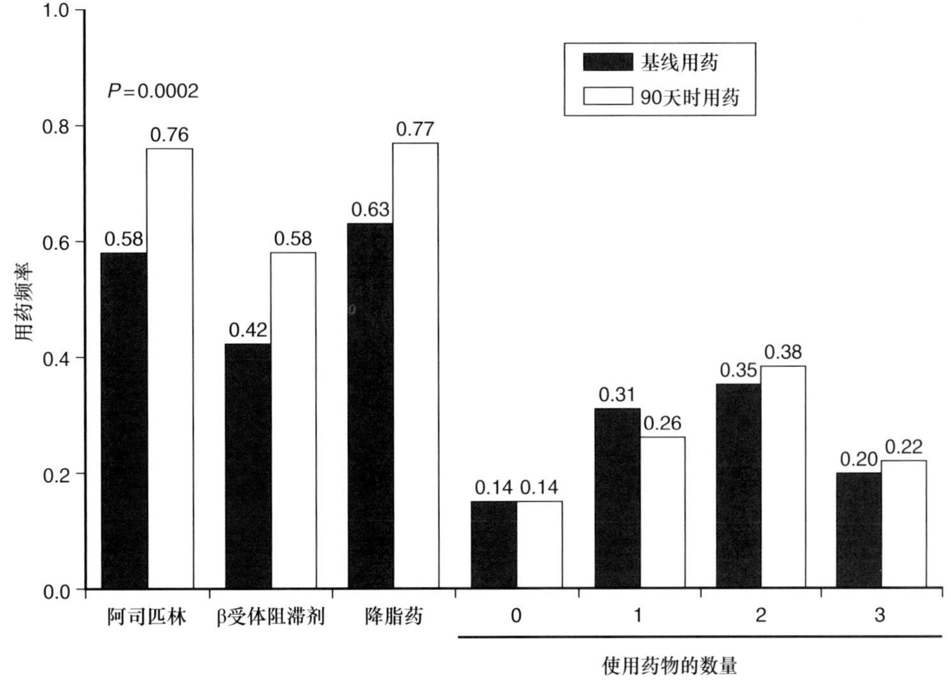

图 12.18 SPARC 研究中疑诊 CAD 且 SPECT、PET、CCTA 检查结果为中重度异常的患者检查前与检查后 90 天时用药情况。检查后 β 受体阻滞剂和阿司匹林的使用率显著增加，而降脂药并没有，即使在 90 天时，仍有许多患者没有使用这些药物。使用这些药物的种类在 90 天时并未增加，仅少数患者同时使用这 3 种药物。[From Hachamovitch R，Nutter B，Hlatky MA，et al. Patient management after noninvasive cardiac imaging results from SPARC（Study of myocardial perfusion and coronary anatomy imaging roles in coronary artery disease）. J Am Coll Cardiol. 2012；59：462-474.]

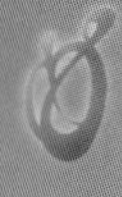

心肌缺血与存活显像对缺血性左心室功能不全患者血运重建的指导

放射性核素显像在评价缺血性心力衰竭患者心肌缺血和心肌存活方面具有明确作用。多项使用不同放射性核素检查方法的研究表明，血运重建后整体LVEF的升高与术前评估得到的存活心肌量有关。这些数据表明，只有存在相对较大面积（约占左心室的20%）的冬眠心肌和（或）顿抑心肌的患者才能在血运重建后获得有临床意义的左心室功能改善。

更重要的是，单中心观察研究得到了一致的数据，表明严重左心室功能不全患者存在缺血性存活心肌时具有较高的临床风险，与单独药物治疗相比，对部分患者及时进行血运重建可以改善左心室功能、症状和生存期[72]。PARR-2随机临床试验（PET and Recovery Following Revascularization）表明，如果治疗决策符合影像学检查建议，影像结果指导下的血运重建可以改善血运重建术后患者的临床症状[73]。

然而，这些研究主要的局限性在于它们都是回顾性研究，并且治疗方式并未遵循当前心力衰竭指南，也没有以任何方式进行标准化。STICH试验（Surgical Treatment for Ischemic Heart Failure）的结果[74]，特别是其心肌存活[75]和缺血亚组[76]，挑战了所有先前的数据，因为它们未能证明心肌缺血或存活、血运重建和生存率改善之间的重要相互作用，使得介入手术治疗优于最佳药物治疗的结论证据不足。因此缺血性心肌病患者无创性检查方法中提示的心肌缺血、心肌存活和瘢痕等特征是否能真正为血运重建提供有用的指导信息尚不确定。这个问题目前仍在医学界展开激烈讨论[72, 77]。我们开始将STICH试验的结果应用于临床实践，但重要的是要考虑到STICH亚组研究的优缺点。

STICH心肌存活和缺血亚组分析是迄今为止最大规模的关于CAD和心力衰竭所致左心室功能不全患者心肌存活及缺血与临床结局相关性的研究报告，也是首个前瞻性评估哪些患者适合行CABG、哪些患者适合仅用最佳药物治疗的临床研究。如前所述，STICH试验中的药物治疗是遵循当前指南的标准化治疗。然而，此研究也有很大局限性。第一，仅1/2的入组患者有心肌存活信息，仅1/3的入组患者有心肌缺血信息，这可能会引入选择偏倚。与随机分组前未接受存活心肌显像的患者相比，STICH存活心肌组的患者陈旧性MI发生率更高，限制性心绞痛症状发生率和LVEF更低，左心室重构更显著。第二，STICH亚组分析中对存活心肌的定义比较宽泛，根据研究中的存活标准，81%的入组患者被划入心肌存活组。这一数字明显高于其他研究报告的数字，如CHRISTMAS试验（59%）[78]，该试验使用了与STICH试验相似的成像方式，表明STICH试验对心肌存活的定义可能不足以区分心肌缺血但存活的患者与主要为非透壁瘢痕或原发性非缺血性左心室功能不全的患者。第三，PET和MRI均没有用于评估心肌缺血或存活。重要的是，STICH试验亚组分析结果不可推广性的一个重要考虑因素是试验中大多数患者（尤其是心肌存活和缺血研究中的患者）都处于左心室重构的终末期。他们的平均左心室舒张末期容积指数（相对于体表面积）> 120 ml/m^2，左心室收缩末期容积指数接近100 ml/m^2[75]。这种程度的终末期左心室重构通常与不良预后有关，且这种相关性与有无心肌缺血、存活以及所采用的治疗方法无关。总之，STICH试验及其影像亚组分析结果表明，对于心力衰竭和终末期左心室重构患者，血运重建带来的生存率获益与显像检测出中度缺血或存活心肌无关。尽管最佳药物治疗对缺血性心肌病患者有明确获益，但我们不能也不应该将STICH研究的结果延伸到有心力衰竭或严重收缩功能不全但仅有轻中度左心室重构的患者中，因为STICH试验并未纳入这些患者。事实上，克利夫兰诊所对非终末期心肌重构的患者进行的一项同期观察研究表明，PET显示的存活心肌范围与血运重建密切相关，即心肌广泛存活的患者血运重建治疗比药物治疗更能够改善生存[79]。由于针对这类患者的随机临床试验数据有限，因此我们应该仔细整合临床、解剖和功能信息，即非侵入性显像中的心肌缺血和存活情况，并采用基于最佳证据和临床判断的个体化管理。

评估心肌灌注显像后血运重建的可能性、风险和潜在获益

传统评估MPI检查后患者的方式侧重于MPI检查后CAD的验后概率以及CAD患者存在心肌缺血的可能性。前文所述的转向基于风险的评估方式也试图对验后不良事件发生概率进行估计。正如前述研究所说，我们可以扩展这项工作并根据MPI结果确定最佳的治疗方案。一系列示例强调了患者MPI后血运重建的可能性、风险和获益之间存在潜在不一致性（图12.19A-G）。

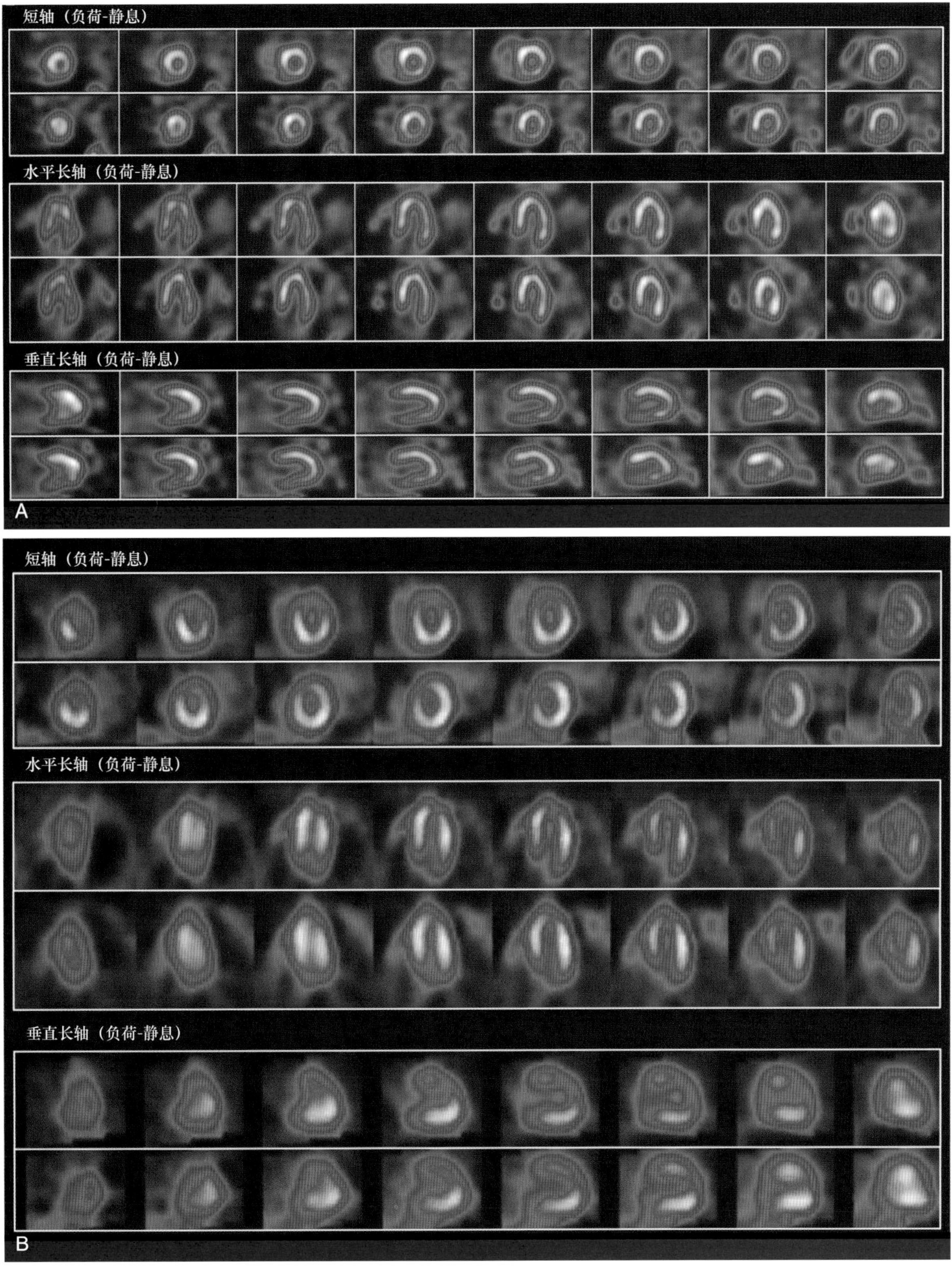

图 12.19 （**A**）72 岁男性，患有高血压及高胆固醇血症，临床表现为不典型心绞痛，既往无 CAD 病史。静息心电图正常。运动耐量试验（ETT）提示运动耐量极好，未出现症状或心电图异常。负荷灌注显像提示无灌注缺损。LVEF 为 65%。① ETT 前 CAD 可能性高；② ETT 后 /SPECT 前 CAD 可能性中等；③ SPECT 后 CAD 可能性低；④ SPECT 后心脏性死亡风险低；⑤血运重建治疗的潜在获益：无，血运重建治疗将提高风险。（**B**）55 岁女性，患有糖尿病及高血压，临床表现为不典型心绞痛。静息心电图表现为轻度 ST-T 改变。ETT 提示运动耐量一般，出现呼吸困难及非诊断性 ST 段改变。负荷灌注显像提示前壁中部-心尖段及侧壁心尖段有中等大小的中度可逆性灌注缺损（缺血心肌 0.9%）。LVEF 为 60%。① ETT 前 CAD 可能性中等；② ETT 后 /SPECT 前 CAD 可能性中等；③ SPECT 后 CAD 可能性高；④ SPECT 后心脏性死亡风险低；⑤血运重建治疗的潜在获益：无，血运重建治疗可能提高风险

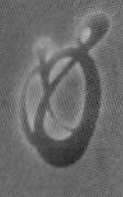

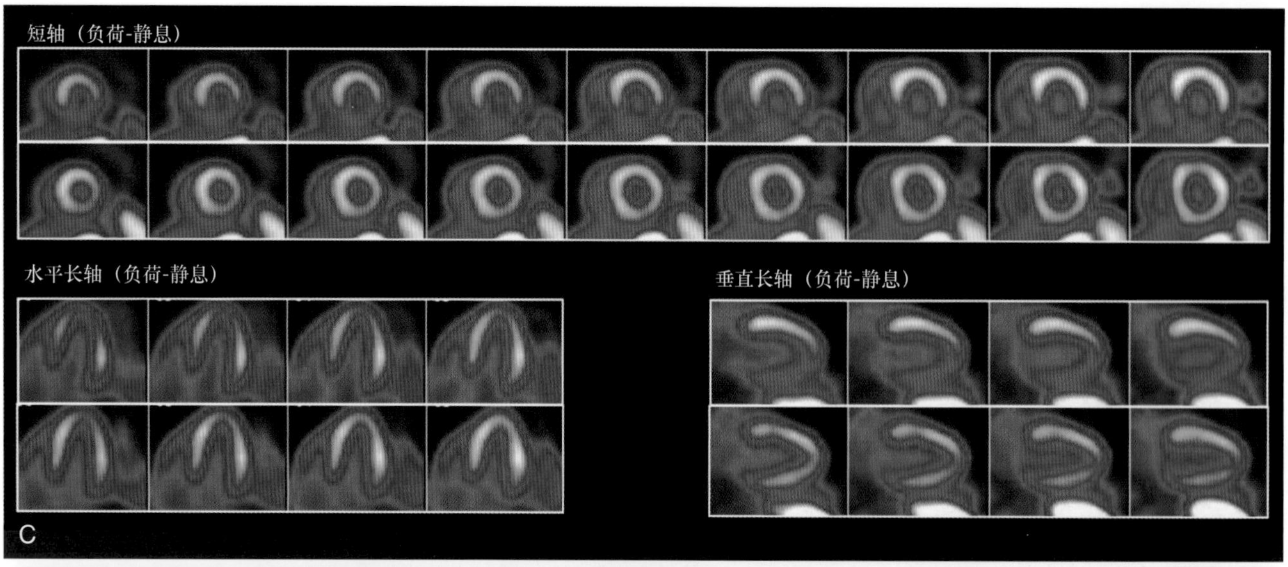

短轴（负荷-静息）

水平长轴（负荷-静息）

垂直长轴（负荷-静息）

C

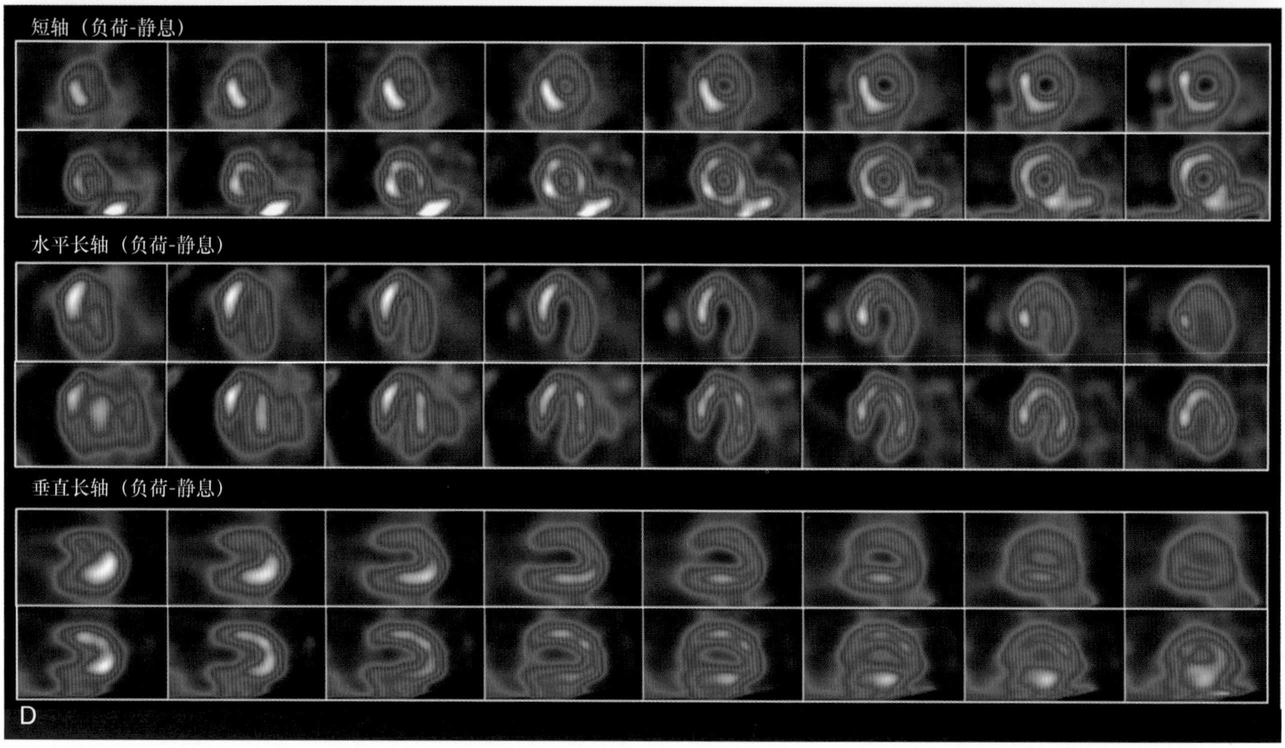

短轴（负荷-静息）

水平长轴（负荷-静息）

垂直长轴（负荷-静息）

D

图 12.19（续）（C） 72 岁女性，患有高血压及高胆固醇血症，临床表现为呼吸困难。静息心电图表现为轻度左束支传导阻滞。血管扩张剂负荷试验中患者未出现症状和心电图改变。负荷灌注显像提示下壁、下间隔基底段中等大小的重度缺损（缺血心肌约 15%），呈完全可逆性。LVEF 为 72%。① ETT 前 CAD 可能性高；② ETT 后 /SPECT 前 CAD 可能性高；③ SPECT 后 CAD 可能性高；④ SPECT 后心脏性死亡风险中到高；⑤血运重建治疗的潜在获益：有可能降低风险。**（D）** 63 岁男性，患有糖尿病、高血压，既往有 CABG 史，临床表现为典型心绞痛。静息心电图表现为轻度 ST-T 改变。ETT 提示运动耐量良好，出现负荷诱发的心绞痛及缺血性心电图改变。负荷灌注显像提示前壁、前间隔、下间隔大面积的重度灌注缺损（缺血心肌约 25%），几乎完全可逆。静息状态下 LVEF 为 57%，负荷后降至 52%。① ETT 前缺血可能性中等；② ETT 后 /SPECT 前缺血可能性高；③ SPECT 后缺血可能性高；④ SPECT 后心脏性死亡风险低；⑤血运重建治疗的潜在获益：有可能降低风险

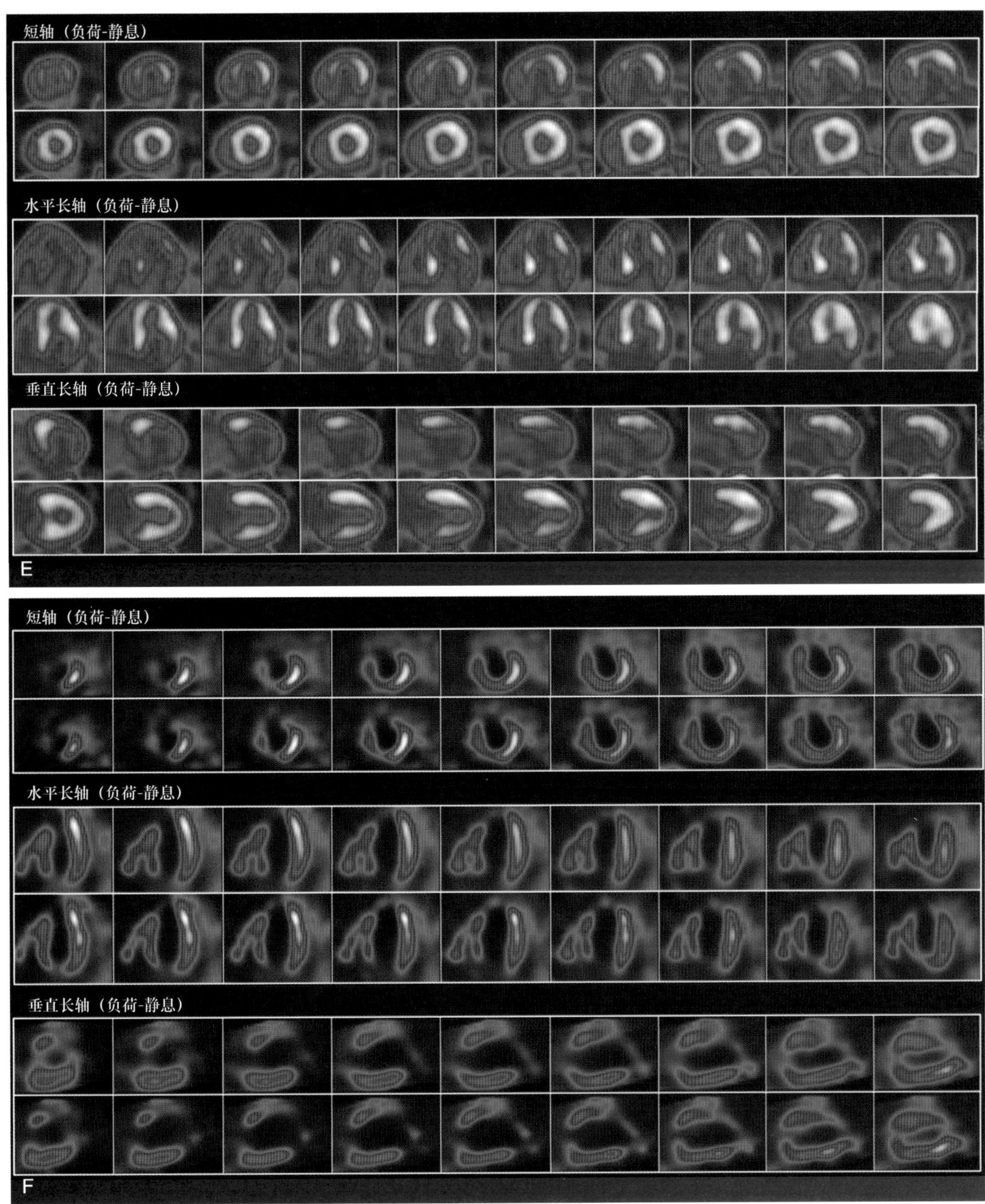

图 12.19（续）（**E**）51 岁男性，患有高血压、高胆固醇血症，既往有 PCI 史，临床表现为呼吸困难。静息心电图表现为右束支传导阻滞及 ST-T 改变。血管扩张剂负荷试验中患者出现呼吸困难，但无心电图改变。负荷灌注显像提示一过性心腔扩大及负荷过程中放射性摄取轻度增加。此外，前壁中段、前间隔、左室各壁心尖段及心尖部中等大小的重度灌注缺损，几呈完全可逆性。缺血心肌＞ 30%。静息状态下 LVEF 为 37%，负荷后降至 26%。① ETT 前缺血可能性高；② ETT 后 /SPECT 前缺血可能性高；③ SPECT 后缺血可能性高；④ SPECT 后心脏性死亡风险低；⑤血运重建治疗的潜在获益：可能降低风险。由于 LVEF 值低，该患者血运重建治疗的绝对获益可能好于图 12.19（D）中的患者。（**F**）66 岁男性，既往有 CABG 及多发性 MI 史，临床表现为心力衰竭症状。静息心电图表现为左束支传导阻滞。血管扩张剂负荷试验中患者出现呼吸困难，但无心电图改变。负荷灌注显像提示负荷及静息状态时严重左心室扩张，前侧壁、前壁、室间隔及心尖部大面积重度灌注缺损，呈固定性改变（瘢痕心肌＞ 35%）。负荷后 LVEF 为 22%。① ETT 前缺血可能性中等；② ETT 后 /SPECT 前缺血可能性中等；③ SPECT 后缺血可能性低；④ SPECT 后心脏性死亡风险高；⑤血运重建治疗的潜在获益：可能提高风险

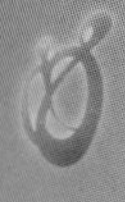

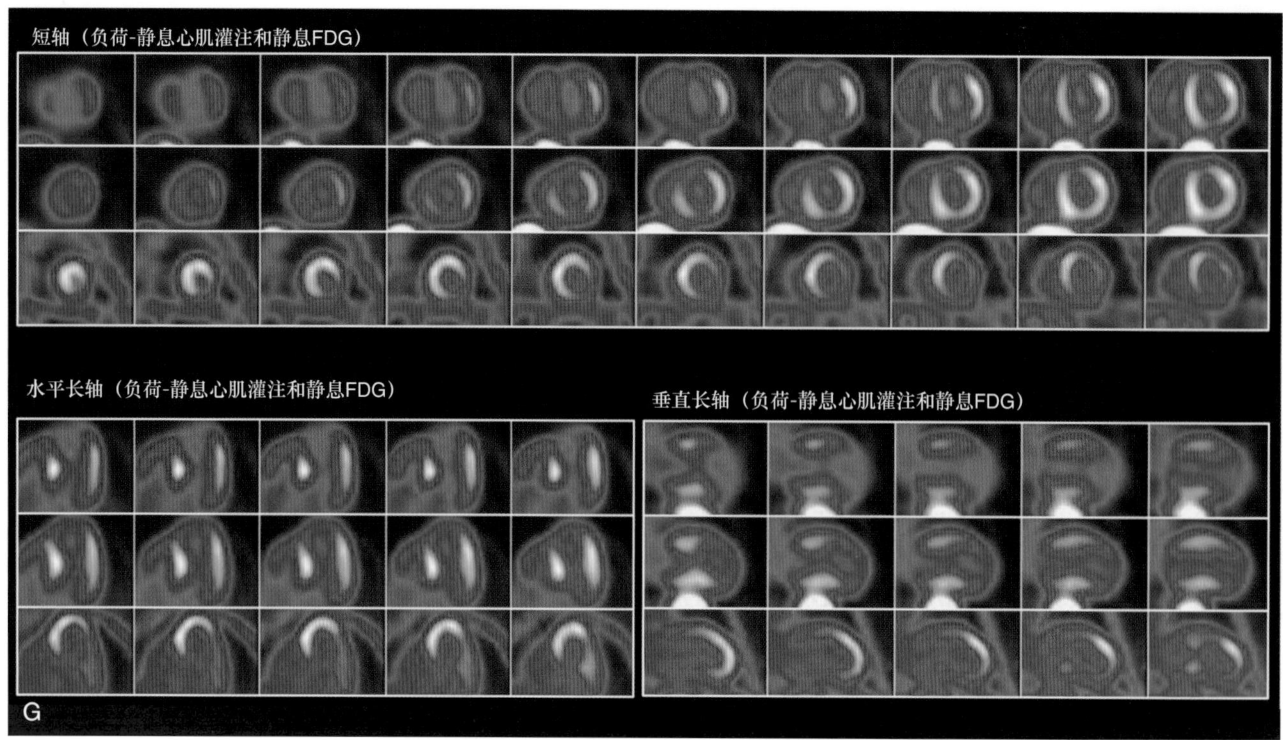

图 12.19（续）（G）62 岁女性，既往有 PCI 及 MI 史，临床表现为心力衰竭症状及疑似不典型心绞痛。静息心电图表现为非特异性室内传导阻滞及 ST-T 改变。血管扩张剂负荷试验中患者未出现症状及心电图改变。PET 图像包括负荷-静息的心肌灌注及代谢（FDG）显像。负荷灌注显像提示前壁中段、室间隔、左心室各壁心尖段、心尖部大面积重度灌注缺损，呈中度部分可逆性。FDG 显像提示所有左心室低灌注节段均相对保留葡萄糖摄取（灌注-代谢不匹配）。可见负荷后一过性左心室扩张。总体来看，结果符合 LAD 中段灌注区大面积负荷下缺血心肌及冬眠心肌，占左心室心肌＞ 20%。静息状态下 LVEF 为 46%，负荷峰值时降至 33%。① ETT 前缺血可能性中等；② ETT 后 /SPECT 前缺血可能性中等；③ SPECT 后缺血可能性高；④ SPECT 后心脏性死亡风险高；⑤血运重建治疗的潜在获益：可能降低风险

放射性核素显像在稳定性缺血性心脏病管理中的成本效益

随着影像学检查的财政压力不断加剧，心脏 SPECT 和 PET 的成本效益逐渐成为临床决策的一个重要考虑因素。作为第一项评估放射性核素 SPECT MPI 成本效益的多中心研究，END 研究（Economics of Noninvasive Diagnosis）评估了 11 249 例进行 SPECT 或直接行心脏导管术患者的费用和结局[80]。研究发现，先进行 SPECT 检查在不影响心脏病和非致死性 MI 发生率的前提下可以降低各个验前概率水平患者的经济成本（降低 31%～50%），同时心脏导管术率、血运重建率及冠状动脉造影率均显著降低。这些结果表明，与直接转诊行导管术相比，先进行心脏 SPECT 检查可以节约成本。

CECaT 试验（Cost-Effectiveness of noninvasive Cardiac Testing）比较了采用 4 种无创性检查策略（SPECT、心脏 MRI、负荷超声心动图和导管术）的 898 例计划行心导管检查患者的费用和结局[81]。总体上，应用无创性检查使导管术率降低了 20% ～ 25%。与心脏 MRI 和超声心动图相比，负荷 SPECT 在 bootstrap 模拟分析中成本效益更高的可能性＞ 70%。与直接行导管术相比，SPECT 降低了 500 英镑以上的费用。这进一步证实了 END 研究的发现，即在检查策略中应用 SPECT 可能节省成本。

之前提到的 SPARC 研究也报道了比较冠状动脉计算机断层扫描血管造影（CCTA）、SPECT 和 PET 成本效益的经济学数据[82]。其中，PET 组患者在之后两年的随访中成本最高（6647 美元 / 患者），CCTA 居中（4909 美元 / 患者），SPECT 最低（3695 美元 / 患者）。在一个比较 CCTA 与 SPECT 的决策分析模型中，增加的成本效益比为 11 700 美元 / 生存年。

最后，PROMISE 试验对 CCTA 和功能性检查（运动平板试验、负荷超声心动图、SPECT）的结局进行了前瞻性对比研究，并比较了这些检查方式的

经济学成本[83]。尽管 CCTA 后行导管术的检查成本较低，且治疗有效性较高，但 CCTA 后的护理总成本和功能性检查相比没有显著差异。出现这些结果的原因可能是与功能性检查相比，CCTA 检查后患者行导管术和血运重建治疗更多。

上述结果表明，对于疑诊 CAD 的患者，应用功能性检查的成本效益本质上并不比解剖学成像低。目前的文献显示，应用负荷放射性核素 MPI 是评估确诊/疑诊 CAD 患者的一项成本效益较高的检查方式。

放射性核素显像辐射暴露的管理

放射性核素显像会使患者暴露于电离辐射中。人们越来越关心与心脏显像相关的电离辐射所带来的潜在危害。"有效剂量"是用于估计吸收的辐射剂量的指标，以毫希沃特（mSv）表示。要了解的重要一点是，测量与诊断性影像学检查相关的辐射有效剂量是复杂的、不精确的，经常会得出不同的预估结果，即使专家评估也是如此。常规 SPECT 心肌灌注显像的辐射有效剂量为 4 ～ 11 mSv，其数值取决于所使用的扫描方案和扫描仪的类型，而常规 PET 心肌灌注显像的有效剂量较低，为 2.5 ～ 4 mSv。相比之下，侵入性冠状动脉造影的平均有效剂量约为 7 mSv，而在美国每年的自然背景辐射剂量约为 3 mSv。在流行病学研究中，＜ 100 mSv 的"低"有效剂量暴露人群（如多年来，大多数接受医学影像学检查的患者）未观察到癌症的风险增加。由于很难在低剂量辐射检查后估计出终身归因癌症风险，所以检测 DNA 损伤反应通路的活性可作为 DNA 损伤的替代标志。先前的研究发现，在患者接受高剂量辐射（＞ 100 mSv）后，DNA 双链断裂数量与参与 DNA 损伤反应通路的蛋白质磷酸化程度存在强相关性，并且呈剂量依赖性。然而，DNA 损伤反应通路的活性是多变的。事实上，2014 年的数据表明，大多数接受常规 SPECT MPI 患者的 DNA 损伤相关蛋白质磷酸化水平没有显著变化，且注射标准剂量 ^{99m}Tc 标记的灌注显像剂后收集的循环 T 淋巴细胞中，DNA 损伤反应基因的 mRNA 表达也没有显著变化。相比之下，大多数或全部接受心导管检查的患者都被发现存在 DNA 损伤蛋白质标志物水平的升高[84]。这种生物学反应的差异可能与放射性核素显像的患者接受的是 60 ～ 120 min 间隔剂量的分割照射而非在短时间内（通常＜ 30 min）接受短暂持续的爆发性辐射有关。

自 2014 年引入新方法和新技术以来，放射性核素 MPI 已经可以在不影响诊断信息的情况下显著减少辐射剂量（＞ 50%）（表 12.6）[85]。

从临床角度来看，放射性核素显像导致的小的潜在辐射风险要求我们对每一位患者都要进行风险效益比的评估。在这种情况下，我们也必须考虑到由于担心引起恶性肿瘤的长期较小风险而不去做某项检查，从而导致的缺失重要诊断信息的风险（可能会影响近期的处理方案和结果）。在安排任何检查（尤其是有电离辐射的检查前），我们必须保证该项检查的适当性，并且其带来的潜在益处应大于风险。在进行检查之前，应考虑到该检查完成后影响患者临床管理的可能性。避免无症状患者的"常规"随访扫描也很重要。

靶向分子显像的潜在应用

利用影像学技术研究生物学并揭示人类疾病的生物标志物为我们在体内对疾病进行表型分析提供了一个窗口，从而为疾病的早期诊断和评估新疗法的潜在价值提供了机会。由于疾病机制的细微差别和对治疗的细微反应是理解和治疗疾病的关键，分子成像

表 12.6　^{99m}Tc SPECT 心肌灌注显像的辐射减低技术

技术	全身有效剂量	有效剂量的相对减少量
传统伽马相机单纯负荷显像	6～7 mSv	约30%
采用新重建技术/准直器和传统伽马相机进行半剂量单纯负荷显像	3～4 mSv	约60%
采用新重建技术/准直器和传统伽马相机进行半剂量静息-负荷显像	4～5 mSv	约50%
配备 CZT 晶体的伽马相机进行低剂量单纯负荷显像	1～3 mSv	约80%
配备 CZT 晶体的伽马相机进行低剂量静息-负荷显像	4～5 mSv	约50%

CZT，碲锌镉

正在成为揭示致病机制和制订治疗策略的重要工具。重要的是，许多这样的工具正在慢慢地整合到患者的整体管理中，这为临床转化提供了独特的机会。以下内容是分子成像在稳定性缺血性心脏病中的潜在应用的简述。

神经显像在左心室功能不全患者中的潜在应用

动物实验和临床证据表明，交感神经激活作为潜在触发因素在 MI 后室性心律失常中发挥了重要作用[86]。事实上，MI 和缺血可导致梗死区域及周围去交感神经支配[22]。存活但失神经支配的心肌区域对去甲肾上腺素灌注后出现有效不应期缩短的超敏反应，且更易发生室性心律失常。这些观察结果表明，对心脏交感神经支配直接显像对 MI 后患者的风险分层可能具有重要的临床作用（图 12.20）。

PAREPET 研究（Prediction of ARrhythmic Events with Positron Emission Tomography）旨在验证心肌交感神经支配和（或）冬眠心肌的不均匀程度会增加心律失常的死亡风险且不依赖于缺血性心肌病患者（LVEF ≤ 35%）左心室功能的假设[22]。该研究纳入 204 例有资格植入 ICD 进行一级预防的患者。PET 成像可用于量化心肌去交感神经支配［应用 ^{11}C- 羟基麻黄碱（HED）］、灌注和代谢情况。主要终点事件是心搏骤停，定义为心律失常性死亡或因心室颤动导致 ICD 放电或室性心动过速 > 240 次 / 分。与通过 HED PET 评估的心脏去交感神经支配最低三分位数的患者相比，最高三分位数的患者心搏骤停的风险增加超过 6 倍。在多变量分析中，PET 显示的去交感神经支配范围、左心室舒张末期容积指数和肌酐与心搏骤停的风险显著相关。

其他研究也报道了类似的发现，如应用 ^{123}I-*m*IBG 显像的 ADMIRE-HF 研究（ADreView Myocardial Imaging for Risk Evaluation in Heart Failure），其患者队列异质性更大，包括缺血性和非缺血性患者。这项研究发现，心脏–纵隔比（H/M）> 1.6 的患者具有相对较低的死亡或室性心律失常风险。在 2015 年该试验的补充分析中，*m*IBG 评分能够对大量患者的风险进行重新分层，无论其是使用连续阈值还是二元阈值[87]。虽然在此分析中无法识别出 *m*IBG 定义的 ICD 植入候选患者，但作者发现，每 100 例植入 ICD 的患者中所挽救的生命数量（绝对获益）随着 *m*IBG H/M 值的变化而变化，从而确定了这项检查在优化该干预手段的成本效益方面的潜在作用。这些临床研究的结果支持这样一种假设，即这些技术可能有助于识别出足够低的心脏性猝死风险的患者，并能指导其后续治疗。

动脉粥样硬化显像

动脉粥样硬化是使用靶向分子显像生物标志物的另一个重要领域，特别是在药物试验中。尽管解剖学（侵入性和非侵入性）和功能影像已经被用于动脉粥样硬化的临床试验，但靶向显像技术已成为直接参与该疾病病理生物学的分子和细胞过程的有力标记。斑块成分的临床显像颇具挑战性，因为冠状动脉和颈动脉中斑块的体积很小并且图像会受到移动的干扰而变得模糊。然而，具有高敏感性（PET）和高分辨率（MRI）的显像模式已经证明了临床转化的成功，特别是通过使用融合的 PET/CT 和 PET/MRI[88]。

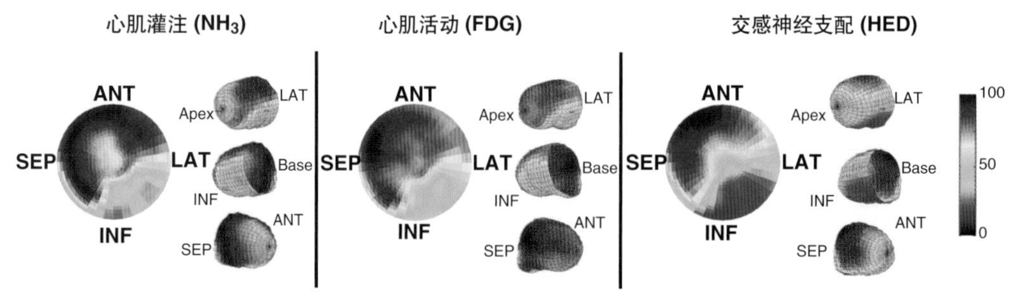

图 12.20　1 例曾发生心搏骤停患者的心肌灌注靶心图（左）、FDG 心肌活力靶心图（中）和交感神经支配靶心图（右）。可见下壁、下侧壁大面积灌注–代谢匹配性缺损，与既往 MI 史相符。与瘢痕区相比，^{11}C-HED 图像显示了更多的心肌去交感神经支配（HED 摄取低）。这种梗死心肌面积（FDG 摄取减低）与去交感神经支配心肌量（HED 摄取缺损较大）的不匹配被认为是室性心律失常的影像学标志。ANT，前壁；INF，下壁；LAT，侧壁；SEP，间隔。（Courtesy of Dr. James A. Fallavollita, University of Buffalo，New York.）

PET/CT 是一种有高度敏感和无创的人类动脉粥样硬化显像方法[89]。使用葡萄糖类似物 ^{18}F-FDG 进行显像的原理是人类动脉粥样硬化中存在活性炎症细胞（特别是单核 / 巨噬细胞），可以显示出代谢活性增强、葡萄糖摄取增高。人类动脉粥样硬化斑块中的 FDG 摄取增加主要位于巨噬细胞中[90]，并且与巨噬细胞的密度[88, 91-92]和动脉粥样硬化斑块的高危解剖特征相关[91, 93-94]。在缺氧[95]和斑块微血管化增加时 FDG 的摄取可能会显著增加[88, 96]。此外，定量 FDG PET 参数与心血管风险的临床指标[97]和循环炎症标志物相关[98-101]。定量血管 FDG PET 参数已在验证抗炎药物作用的临床试验中被广泛用作替代终点[102-109]。FDG PET 也在许多正在进行的动脉粥样硬化试验中被用作替代终点。目前，其他 PET 新型靶向显像剂已经在动物和人体试验中被用于观察炎症[110-115]、斑块生物学的其他方面，包括新生血管形成[116]和微钙化[117]的生成，以及动脉粥样硬化[118]的并发症。

结论

放射性核素 MPI 是一种经过长期实践的用于检查左心室心肌灌注、心肌存活情况以及左心室功能的技术，其在诊断、预后评估和成本效益方面的价值已得到广泛验证。近期数据表明，它也可能在预测哪些患者在检查后可能受益于特定的治疗方法方面发挥作用。更广泛地应用 PET MPI 及其逐渐增强的性能特点可能会进一步增加这种检查的价值。PET MPI 对 CFR 的准确测定提高了检查的准确性，并可能扩展其潜在的应用。神经、分子和动脉粥样硬化显像的持续发展为这种检查模式提供了广阔的未来。

参考文献

1. Henzlova MJ, Cerqueira MD, Hansen CL, et al.: ASNC imaging guidelines for nuclear cardiology procedures. Stress protocols and tracers. https://www.asnc.org/imageuploads/ImagingGuidelinesStressProtocols021109pdf, 2009.
2. Murthy VL, Di Carli MF: Non-invasive quantification of coronary vascular dysfunction for diagnosis and management of coronary artery disease, *J Nucl Cardiol* 19:1060–1072, 2012. quiz 1075.
3. Gould KL: Does coronary flow trump coronary anatomy? *JACC Cardiovasc Imaging* 2:1009–1023, 2009.
4. Tilkemeier PL, Cook CD, Grossman GB, et al.: ASNC imaging guidelines for nuclear cardiology procedures. Standardized reporting of radionuclide myocardial perfusion and function. https://www.asnc.org/imageuploads/ImagingGuidelinesReportingJuly2009pdf, 2009.
5. Beller GA, Heede RC: SPECT imaging for detecting coronary artery disease and determining prognosis by noninvasive assessment of myocardial perfusion and myocardial viability, *J Cardiovasc Transl Res* 4:416–424, 2011.
6. Task Force Members, Montalescot G, Sechtem U, et al.: 2013 ESC guidelines on the management of stable coronary artery disease: the Task Force on the management of stable coronary artery disease of the European Society of Cardiology, *Eur Heart J* 34:2949–3003, 2013.
7. Acampa W, Gaemperli O, Gimelli A, et al.: Document Reviewers. Role of risk stratification by SPECT, PET, and hybrid imaging in guiding management of stable patients with ischaemic heart disease: expert panel of the EANM cardiovascular committee and EACVI, *Eur Heart J Cardiovasc Imaging* 16:1289–1298, 2015.
8. Danad I, Uusitalo V, Kero T, et al.: Quantitative assessment of myocardial perfusion in the detection of significant coronary artery disease: cutoff values and diagnostic accuracy of quantitative [(15)O]H_2O PET imaging, *J Am Coll Cardiol* 64:1464–1475, 2014.
9. Johnson NP, Gould KL: Physiological basis for angina and ST-segment change PET-verified thresholds of quantitative stress myocardial perfusion and coronary flow reserve, *JACC Cardiovasc Imaging* 4:990–998, 2011.
10. Kajander S, Joutsiniemi E, Saraste M, et al.: Cardiac positron emission tomography/computed tomography imaging accurately detects anatomically and functionally significant coronary artery disease, *Circulation* 122:603–613, 2010.
11. Naya M, Murthy VL, Taqueti VR, et al.: Preserved coronary flow reserve effectively excludes high-risk coronary artery disease on angiography, *J Nucl Med* 55:248–255, 2014.
12. Ziadi MC, Dekemp RA, Williams K, et al.: Does quantification of myocardial flow reserve using rubidium-82 positron emission tomography facilitate detection of multivessel coronary artery disease? *J Nucl Cardiol* 19:670–680, 2012.
13. Fukushima K, Javadi MS, Higuchi T, et al.: Prediction of short-term cardiovascular events using quantification of global myocardial flow reserve in patients referred for clinical 82Rb PET perfusion imaging, *J Nucl Med* 52:726–732, 2011.
14. Herzog BA, Husmann L, Valenta I, et al.: Long-term prognostic value of ^{13}N-ammonia myocardial perfusion positron emission tomography added value of coronary flow reserve, *J Am Coll Cardiol* 54:150–156, 2009.
15. Murthy VL, Naya M, Foster CR, et al.: Association between coronary vascular dysfunction and cardiac mortality in patients with and without diabetes mellitus, *Circulation* 126:1858–1868, 2012.
16. Murthy VL, Naya M, Foster CR, et al.: Improved cardiac risk assessment with noninvasive measures of coronary flow reserve, *Circulation* 124:2215–2224, 2011.
17. Taqueti VR, Hachamovitch R, Murthy VL, et al.: Global coronary flow reserve is associated with adverse cardiovascular events independently of luminal angiographic severity and modifies the effect of early revascularization, *Circulation* 131:19–27, 2015.
18. Tio RA, Dabeshlim A, Siebelink HM, et al.: Comparison between the prognostic value of left ventricular function and myocardial perfusion reserve in patients with ischemic heart disease *J Nucl Med* 50:214–219, 2009.
19. Ziadi MC, Dekemp RA, Williams KA, et al.: Impaired myocardial flow reserve on rubidium-82 positron emission tomography imaging predicts adverse outcomes in patients assessed for myocardial ischemia, *J Am Coll Cardiol* 58:740–748, 2011.
20. Bengel FM, Higuchi T, Javadi MS, Lautamaki R: Cardiac positron emission tomography, *J Am Coll Cardiol* 54:1–15, 2009.
21. Di Carli MF, Hachamovitch R: New technology for noninvasive evaluation of coronary artery disease, *Circulation* 115:1464–1480, 2007.
22. Fallavollita JA, Heavey BM, Luisi Jr AJ, et al.: Regional myocardial sympathetic denervation predicts the risk of sudden cardiac arrest in ischemic cardiomyopathy, *J Am Coll Cardiol* 63:141–149, 2014.
23. Jacobson AF, Senior R, Cerqueira MD, et al.: ADMIRE-HF Investigators. Myocardial iodine-123 meta-iodobenzylguanidine imaging and cardiac events in heart failure. Results of the prospective ADMIRE-HF (AdreView Myocardial Imaging for Risk Evaluation in Heart Failure) study, *J Am Coll Cardiol* 55:2212–2221, 2010.
24. Sasano T, Abraham MR, Chang KC, et al.: Abnormal sympathetic innervation of viable myocardium and the substrate of ventricular tachycardia after myocardial infarction, *J Am Coll Cardiol* 51:2266–2275, 2008.
25. Dorbala S, Di Carli MF: Cardiac PET perfusion: prognosis, risk stratification, and clinical management, *Semin Nucl Med* 44:344–357, 2014.
26. Wolk MJ, Bailey SR, Doherty JU, et al.: American College of Cardiology Foundation Appropriate Use Criteria Task F. ACCF/AHA/ASE/ASNC/HFSA/HRS/SCAI/SCCT/SCMR/STS 2013 multimodality appropriate use criteria for the detection and risk assessment of stable ischemic heart disease: a report of the American College of Cardiology Foundation Appropriate Use Criteria Task Force, American Heart Association, American Society of Echocardiography, American Society of Nuclear Cardiology, Heart Failure Society of America, Heart Rhythm Society, Society for Cardiovascular Angiography and Interventions, Society of Cardiovascular Computed Tomography, Society for Cardiovascular Magnetic Resonance, and Society of Thoracic Surgeons, *J Am Coll Cardiol* 63:380–406, 2014.
27. Goff Jr DC, Lloyd-Jones DM, Bennett G, et al.: American College of Cardiology/American Heart Association Task Force on Practice G. 2013 ACC/AHA guideline on the assessment of cardiovascular risk: a report of the American College of Cardiology/American Heart Association Task Force on Practice Guidelines, *Circulation* 129:S49–S73, 2014.
28. Secretariat MA: Single photon emission computed tomography for the diagnosis of coronary artery disease: an evidence-based analysis, *Ont Health Technol Assess Ser [internet]* 10:1–64, 2010.
29. McArdle BA, Dowsley TF, deKemp RA, et al.: Does rubidium-82 PET have superior accuracy to SPECT perfusion imaging for the diagnosis of obstructive coronary disease? A systematic review and meta-analysis, *J Am Coll Cardiol* 60:1828–1837, 2012.
30. Parker MW, Iskandar A, Limone B, et al.: Diagnostic accuracy of cardiac positron emission tomography versus single photon emission computed tomography for coronary artery disease: a bivariate meta-analysis, *Circ Cardiovasc Imaging* 5:700–707, 2012.
31. Neglia D, Rovai D, Caselli C, Pietila M, et al.: EVINCI Study Investigators. Detection of significant coronary artery disease by noninvasive anatomical and functional imaging, *Circ Cardiovasc Imaging* 8, 2015.
32. Takx RA, Blomberg BA, El Aidi H, et al.: Diagnostic accuracy of stress myocardial perfusion imaging compared to invasive coronary angiography with fractional flow reserve meta-analysis, *Circ Cardiovasc Imaging* 8, 2015.
33. Dolor RJ, Patel MR, Melloni C, et al.: *Noninvasive technologies for the diagnosis of coronary artery disease in women*, Rockville, MD, 2012.
34. Murthy VL, Naya M, Taqueti VR, et al.: Effects of sex on coronary microvascular dysfunction and cardiac outcomes, *Circulation* 129:2518–2527, 2014.
35. Hachamovitch R, Di Carli MF: Methods and limitations of assessing new noninvasive tests: part I: anatomy-based validation of noninvasive testing, *Circulation* 117:2684–2690, 2008.
36. Chang SM, Nabi F, Xu J, et al.: The coronary artery calcium score and stress myocardial perfusion imaging provide independent and complementary prediction of cardiac risk, *J Am Coll Cardiol* 54:1872–1882, 2009.
37. Uebleis C, Becker A, Griesshammer I, et al.: Stable coronary artery disease: prognostic value of myocardial perfusion SPECT in relation to coronary calcium scoring—long-term follow-up, *Radiology* 252:682–690, 2009.
38. Gibbons RJ, Chatterjee K, Daley J, et al.: ACC/AHA/ACP-ASIM guidelines for the management of patients with chronic stable angina: executive summary and recommendations. A report of the American College of Cardiology/American Heart Association Task Force on Practice Guidelines (Committee on Management of Patients with Chronic Stable Angina), *Circulation* 99:2829–2848, 1999.
39. Fihn SD, Gardin JM, Abrams J, et al.: American College of Cardiology. 2012 ACCF/AHA/ACP/AATS/PCNA/SCAI/STS guideline for the diagnosis and management of patients with stable ischemic heart disease: executive summary: a report of the American College of Cardiology Foundation/American Heart Association Task Force on Practice Guidelines, and the American College of Physicians, American Association for Thoracic Surgery, Preventive Cardiovascular Nurses Association, Society for Cardiovascular Angiography and Interventions, and Society of Thoracic Surgeons, *Circulation* 126:3097–3137, 2012.
40. Shaw LJ, Iskandrian AE: Prognostic value of gated myocardial perfusion SPECT, *J Nucl Cardiol* 11:171–185, 2004.
41. Dorbala S, Hachamovitch R, Curillova Z, et al.: Incremental prognostic value of gated Rb-82 positron emission tomography myocardial perfusion imaging over clinical variables and rest

LVEF,*JACC Cardiovasc Imaging* 2:846–854,2009.
42. Kay J, Dorbala S, Goyal A, et al.: Influence of sex on risk stratification with stress myocardial perfusion Rb-82 positron emission tomography: results from the PET (Positron Emission Tomography) Prognosis Multicenter Registry,*J Am Coll Cardiol* 62:1866–1876,2013.
43. Dorbala S,Di Carli MF,Beanlands RS,et al.: Prognostic value of stress myocardial perfusion positron emission tomography: results from a multicenter observational registry,*J Am Coll Cardiol* 61:176–184,2013.
44. Chang SM, Nabi F, Xu J, et al.: Normal stress-only versus standard stress/rest myocardial perfusion imaging: similar patient mortality with reduced radiation exposure,*J Am Coll Cardiol* 55:221–230,2010.
45. Duvall WL,Hiensch RJ,Levine EJ,et al.: The prognosis of a normal Tl-201 stress-only SPECT MPI study,*J Nucl Cardiol* 19:914–921,2012.
46. Edenbrandt L,Ohlsson M,Tragardh E: Prognosis of patients without perfusion defects with and without rest study in myocardial perfusion scintigraphy,*EJNMMI Res* 3:58,2013.
47. Duvall WL,Wijetunga MN,Klein TM,et al.: The prognosis of a normal stress-only Tc-99m myocardial perfusion imaging study,*J Nucl Cardiol* 17:370–377,2010.
48. Acampa W,Petretta M,Cuocolo R,et al.: Warranty period of normal stress myocardial perfusion imaging in diabetic patients: a propensity score analysis,*J Nucl Cardiol* 21:50–56,2014.
49. Hachamovitch R,Kang X,Amanullah AM,et al.: Prognostic implications of myocardial perfusion single-photon emission computed tomography in the elderly,*Circulation* 120:2197–2206,2009.
50. Johnson NP,Schimmel Jr DR,Dyer SP,et al.: Survival by stress modality in patients with a normal myocardial perfusion study,*Am J Cardiol* 107:986–989,2011.
51. Schenker MP,Dorbala S,Hong EC,et al.: Interrelation of coronary calcification,myocardial ischemia,and outcomes in patients with intermediate likelihood of coronary artery disease: a combined positron emission tomography/computed tomography study,*Circulation* 117:1693–1700, 2008.
52. Romero-Farina G,Candell-Riera J,Aguade-Bruix S,et al.: Warranty periods for normal myocardial perfusion stress SPECT,*J Nucl Cardiol* 22:44–54,2015.
53. Rozanski A,Gransar H,Min JK,et al.: Long-term mortality following normal exercise myocardial perfusion SPECT according to coronary disease risk factors,*J Nucl Cardiol* 21:341–350,2014.
54. Schinkel AF, Boiten HJ, van der Sijde JN, et al.: 15-Year outcome after normal exercise ^{99m}Tc-sestamibi myocardial perfusion imaging: what is the duration of low risk after a normal scan? *J Nucl Cardiol* 19:901–906,2012.
55. Taqueti VR, Di Carli MF: Radionuclide myocardial perfusion imaging for the evaluation of patients with known or suspected coronary artery disease in the era of multimodality cardiovascular imaging,*Prog Cardiovasc Dis* 57:644–653,2015.
56. Chow BJ,Dorbala S,Di Carli MF,et al.: Prognostic value of PET myocardial perfusion imaging in obese patients,*JACC Cardiovasc Imaging* 7:278–287,2014.
57. Hachamovitch R, Hayes SW, Friedman JD, et al.: A prognostic score for prediction of cardiac mortality risk after adenosine stress myocardial perfusion scintigraphy, *J Am Coll Cardiol* 45:722–729,2005.
58. Murthy VL, Naya M, Foster CR, et al.: Coronary vascular dysfunction and prognosis in patients with chronic kidney disease,*JACC Cardiovasc Imaging* 5:1025–1034,2012.
59. Taqueti VR, Everett BM, Murthy VL, et al.: Interaction of impaired coronary flow reserve and cardiomyocyte injury on adverse cardiovascular outcomes in patients without overt coronary artery disease,*Circulation* 131:528–535,2015.
60. Naya M, Murthy VL, Foster CR, et al.: Prognostic interplay of coronary artery calcification and underlying vascular dysfunction in patients with suspected coronary artery disease,*J Am Coll Cardiol* 61:2098–2106,2013.
61. Schulman-Marcus J,Boden WE: A PROMISE fulfilled that quality-of-life assessments afford incremental value to coronary artery disease management,*Circulation* 133:1989–1991,2016.
62. Schoenhagen P,Hachamovitch R: Evaluating the clinical impact of cardiovascular imaging: is a risk-based stratification paradigm relevant? *J Am Coll Cardiol* 61:185–186,2013.
63. Hachamovitch R: Does ischemia burden in stable coronary artery disease effectively identify revascularization candidates? Ischemia burden in stable coronary artery disease effectively identifies revascularization candidates,*Circ Cardiovasc Imaging* 8,2015. discussion 8.
64. Hachamovitch R,Rozanski A,Shaw LJ,et al.: Impact of ischaemia and scar on the therapeutic benefit derived from myocardial revascularization vs. medical therapy among patients undergoing stress-rest myocardial perfusion scintigraphy,*Eur Heart J* 32:1012–1024,2011.
65. Shaw LJ, Berman DS, Maron DJ, et al.: Investigators C. Optimal medical therapy with or without percutaneous coronary intervention to reduce ischemic burden: results from the Clinical Outcomes Utilizing Revascularization and Aggressive Drug Evaluation (COURAGE) trial nuclear substudy,*Circulation* 117:1283–1291,2008.
66. Shaw LJ, Cerqueira MD, Brooks MM, et al.: Impact of left ventricular function and the extent of ischemia and scar by stress myocardial perfusion imaging on prognosis and therapeutic risk reduction in diabetic patients with coronary artery disease: results from the Bypass Angioplasty Revascularization Investigation 2 Diabetes (BARI 2D) trial,*J Nucl Cardiol* 19:658–669,2012.
67. Maron DJ,Stone GW,Berman DS,et al.: Is cardiac catheterization necessary before initial management of patients with stable ischemic heart disease? Results from a web-based survey of cardiologists,*Am Heart J* 162:1034–1043,2011.e13.
68. Nair SU,Ahlberg AW,Mathur S,et al.: The clinical value of single photon emission computed tomography myocardial perfusion imaging in cardiac risk stratification of very elderly patients (>/=80 years) with suspected coronary artery disease,*J Nucl Cardiol* 19:244–255,2012.
69. Hachamovitch R, Nutter B, Hlatky MA, et al.: Patient management after noninvasive cardiac imaging results from SPARC (Study of myocardial perfusion and coronary anatomy imaging roles in coronary artery disease),*J Am Coll Cardiol* 59:462–474,2012.
70. Hachamovitch R,Rozanski A,Hayes SW,et al.: Predicting therapeutic benefit from myocardial revascularization procedures: are measurements of both resting left ventricular ejection fraction and stress-induced myocardial ischemia necessary? *J Nucl Cardiol* 13:768–778,2006.
71. Mark DB,Anstrom KJ,Sheng S,et al.: PROMISE Investigators. Quality-of-life outcomes with anatomic versus functional diagnostic testing strategies in symptomatic patients with suspected coronary artery disease: results from the PROMISE randomized trial,*Circulation* 133:1995–2007, 2016.
72. Mielniczuk LM,Beanlands RS: Does imaging-guided selection of patients with ischemic heart failure for high risk revascularization improve identification of those with the highest clinical benefit? Imaging-guided selection of patients with ischemic heart failure for high-risk revascularization improves identification of those with the highest clinical benefit,*Circ Cardiovasc Imaging* 5:262–270,2012. discussion 270.
73. Beanlands RS, Nichol G, Huszti E, et al.: F-18-fluorodeoxyglucose positron emission tomography imaging-assisted management of patients with severe left ventricular dysfunction and suspected coronary disease: a randomized,controlled trial (PARR-2),*J Am Coll Cardiol* 50:2002–2012,2007.
74. Velazquez EJ,Lee KL,Deja MA,et al.: Coronary-artery bypass surgery in patients with left ventricular dysfunction,*N Engl J Med* 364:1607–1616,2011.
75. Bonow RO,Maurer G,Lee KL,et al.: Myocardial viability and survival in ischemic left ventricular dysfunction,*N Engl J Med* 364:1617–1625,2011.
76. Panza JA,Holly TA,Asch FM,et al.: Inducible myocardial ischemia and outcomes in patients with coronary artery disease and left ventricular dysfunction,*J Am Coll Cardiol* 61:1860–1870,2013.
77. Velazquez EJ: Does imaging-guided selection of patients with ischemic heart failure for high risk revascularization improve identification of those with the highest clinical benefit? Myocardial imaging should not exclude patients with ischemic heart failure from coronary revascularization,*Circ Cardiovasc Imaging* 5:271–279,2012. discussion 279.
78. Cleland JG,Pennell DJ,Ray SG,et al.: Carvedilol hibernating reversible ischaemia trial: marker of success investigators. Myocardial viability as a determinant of the ejection fraction response to carvedilol in patients with heart failure (CHRISTMAS trial): randomised controlled trial,*Lancet* 362:14–21,2003.
79. Ling LF,Marwick TH,Flores DR,et al.: Identification of therapeutic benefit from revascularization in patients with left ventricular systolic dysfunction: inducible ischemia versus hibernating myocardium,*Circ Cardiovasc Imaging* 6:363–372,2013.
80. Des Prez RD,Shaw LJ,Gillespie RL,et al.: American Society of Nuclear Cardiology information statement: cost-effectiveness of myocardial perfusion imaging: a summary of the recent literature,2011.
81. Thom H,West NE,Hughes V,CECaT study group,et al.: Cost-effectiveness of initial stress cardiovascular MR,stress SPECT or stress echocardiography as a gate-keeper test,compared with upfront invasive coronary angiography in the investigation and management of patients with stable chest pain: mid-term outcomes from the CECaT randomised controlled trial,*BMJ Open* 4:e003419,2014.
82. Hlatky MA,Shilane D,Hachamovitch R,Dicarli MF,SPARC Investigators: Economic Outcomes in the Study of Myocardial Perfusion and Coronary Anatomy Imaging Roles in Coronary Artery Disease registry: the SPARC Study,*J Am Coll Cardiol* 63:1002–1008,2014.
83. Mark_PROMISEecon.ppt.*clinical trialsorg*.2016,2016.
84. Lee WH,Nguyen P,Hu S,et al.: Variable activation of the DNA damage response pathways in patients undergoing single-photon emission computed tomography myocardial perfusion imaging,*Circ Cardiovasc Imaging* 8:e002851,2015.
85. Dey D,Slomka PJ,Berman DS: Achieving very-low-dose radiation exposure in cardiac computed tomography,single-photon emission computed tomography,and positron emission tomography,*Circ Cardiovasc Imaging* 7:723–734,2014.
86. Wellens HJ,Schwartz PJ,Lindemans FW,et al.: Risk stratification for sudden cardiac death: current status and challenges for the future,*Eur Heart J* 35:1642–1651,2014.
87. Hachamovitch R, Nutter B, Menon V, Cerqueira MD: Predicting risk versus predicting potential survival benefit using 123I-*m*IBG imaging in patients with systolic dysfunction eligible for implantable cardiac defibrillator implantation: analysis of data from the prospective ADMIRE-HF study,*Circ Cardiovasc Imaging* 8,2015.
88. Taqueti VR,Di Carli MF,Jerosch-Herold M,et al.: Increased microvascularization and vessel permeability associate with active inflammation in human atheromata,*Circ Cardiovasc Imaging* 7:920–929,2014.
89. Tarkin JM,Joshi FR,Rudd JH: PET imaging of inflammation in atherosclerosis,*Nat Rev Cardiol* 11:443–457,2014.
90. Rudd JH,Warburton EA,Fryer TD,et al.: Imaging atherosclerotic plaque inflammation with [18F]-fluorodeoxyglucose positron emission tomography,*Circulation* 105:2708–2711,2002.
91. Figueroa AL,Subramanian SS,Cury RC,et al.: Distribution of inflammation within carotid atherosclerotic plaques with high-risk morphological features: a comparison between positron emission tomography activity,plaque morphology,and histopathology,*Circ Cardiovasc Imaging* 5:69–77,2012.
92. Tawakol A,Migrino RQ,Bashian GG,et al.: In vivo 18F-fluorodeoxyglucose positron emission tomography imaging provides a noninvasive measure of carotid plaque inflammation in patients,*J Am Coll Cardiol* 48:1818–1824,2006.
93. Graebe M,Pedersen SF,Hojgaard L,et al.: 18FDG PET and ultrasound echolucency in carotid artery plaques,*JACC Cardiovasc Imaging* 3:289–295,2010.
94. Silvera SS,Aidi HE,Rudd JH,et al.: Multimodality imaging of atherosclerotic plaque activity and composition using FDG-PET/CT and MRI in carotid and femoral arteries,*Atherosclerosis* 207:139–143,2009.
95. Folco EJ,Sheikine Y,Rocha VZ,et al.: Hypoxia but not inflammation augments glucose uptake in human macrophages: implications for imaging atherosclerosis with 18fluorine-labeled 2-deoxy-D-glucose positron emission tomography,*J Am Coll Cardiol* 58:603–614,2011.
96. Pedersen SF,Graebe M,Hag AM,et al.: Microvessel density but not neoangiogenesis is associated with 18F-FDG uptake in human atherosclerotic carotid plaques,*Mol Imaging Biol* 14:384–392,2012.
97. Noh TS,Moon SH,Cho YS,et al.: Relation of carotid artery 18F-FDG uptake to C-reactive protein and Framingham risk score in a large cohort of asymptomatic adults,*J Nucl Med* 54:2070–2076, 2013.
98. Choi HY,Kim S,Yang SJ,et al.: Association of adiponectin,resistin,and vascular inflammation: analysis with 18F-fluorodeoxyglucose positron emission tomography,*Arterioscler Thromb Vasc Biol* 31:944–949,2011.
99. Rudd JH,Myers KS,Bansilal S,et al.: Relationships among regional arterial inflammation,calcification,risk factors,and biomarkers: a prospective fluorodeoxyglucose positron-emission tomography/computed tomography imaging study,*Circ Cardiovasc Imaging* 2:107–115,2009.
100. Wu YW,Kao HL,Chen MF,et al.: Characterization of plaques using 18F-FDG PET/CT in patients with carotid atherosclerosis and correlation with matrix metalloproteinase-1, *J Nucl Med* 48:227–233,2007.
101. Yoo HJ,Kim S,Park MS,et al.: Vascular inflammation stratified by C-reactive protein and low-density lipoprotein cholesterol levels: analysis with 18F-FDG PET,*J Nucl Med* 52:10–17,2011.
102. Elkhawad M,Rudd JH,Sarov-Blat L,et al.: Effects of p38 mitogen-activated protein kinase inhibition on vascular and systemic inflammation in patients with atherosclerosis,*JACC Cardiovasc Imaging* 5:911–922,2012.
103. Fayad ZA,Mani V,Woodward M,et al.: dal-PLAQUE Investigators. Safety and efficacy of dalcetrapib on atherosclerotic disease using novel non-invasive multimodality imaging (dal-PLAQUE): a randomised clinical trial,*Lancet* 378:1547–1559,2011.
104. Maki-Petaja KM,Elkhawad M,Cheriyan J,et al.: Anti-tumor necrosis factor-alpha therapy reduces aortic inflammation and stiffness in patients with rheumatoid arthritis, *Circulation* 126:2473–2480,2012.
105. Shaddinger BC,Xu Y,Roger JH,et al.: Platelet aggregation unchanged by lipoprotein-associated phospholipase A(2) inhibition: results from an in vitro study and two randomized phase I trials, *PLoS One* 9:e83094,2014.
106. Tahara N,Kai H,Ishibashi M,et al.: Simvastatin attenuates plaque inflammation: evaluation by fluorodeoxyglucose positron emission tomography,*J Am Coll Cardiol* 48:1825–1831,2006.
107. Tawakol A,Fayad ZA,Mogg R,et al.: Intensification of statin therapy results in a rapid reduction in atherosclerotic inflammation: results of a multicenter fluorodeoxyglucose-positron emission tomography/computed tomography feasibility study,*J Am Coll Cardiol* 62:909–917,2013.
108. Tawakol A, Singh P, Rudd JH, et al.: Effect of treatment for 12 weeks with rilapladib, a lipoprotein-associated phospholipase A2 inhibitor, on arterial inflammation as assessed with 18F-fluorodeoxyglucose-positron emission tomography imaging, *J Am Coll Cardiol* 63:86–88, 2014.
109. Wu YW,Kao HL,Huang CL,et al.: The effects of 3-month atorvastatin therapy on arterial inflammation,calcification,abdominal adipose tissue and circulating biomarkers,*Eur J Nucl Med Mol Imaging* 39:399–407,2012.
110. Bird JL,Izquierdo-Garcia D,Davies JR,et al.: Evaluation of translocator protein quantification as a tool for characterising macrophage burden in human carotid atherosclerosis,*Atherosclerosis* 210:388–391,2010.
111. Li X,Samnick S,Lapa C,et al.: 68Ga-DOTATATE PET/CT for the detection of inflammation of large arteries: correlation with18F-FDG,calcium burden and risk factors,*EJNMMI Res* 2:52,2012.
112. Pugliese F, Gaemperli O, Kinderlerer AR, et al.: Imaging of vascular inflammation with [11C]-PK11195 and positron emission tomography/computed tomography angiography, *J Am Coll Cardiol* 56:653–661,2010.
113. Rominger A,Saam T,Vogl E,et al.: In vivo imaging of macrophage activity in the coronary arteries using 68Ga-DOTATATE PET/CT: correlation with coronary calcium burden and risk factors,*J Nucl Med* 51:193–197,2010.

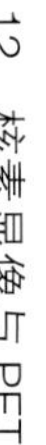

114. Weissleder R, Nahrendorf M, Pittet MJ: Imaging macrophages with nanoparticles, *Nat Mater* 13:125–138, 2014.
115. Majmudar MD, Yoo J, Keliher EJ, et al.: Polymeric nanoparticle PET/MR imaging allows macrophage detection in atherosclerotic plaques, *Circ Res* 112:755–761, 2013.
116. Beer AJ, Pelisek J, Heider P, et al.: PET/CT imaging of integrin αvβ3 expression in human carotid atherosclerosis, *JACC Cardiovasc Imaging* 7:178–187, 2014.
117. Joshi NV, Vesey AT, Williams MC, et al.: 18F-fluoride positron emission tomography for identification of ruptured and high-risk coronary atherosclerotic plaques: a prospective clinical trial, *Lancet* 383:705–713, 2014.
118. Ay I, Blasi F, Rietz TA, et al.: In vivo molecular imaging of thrombosis and thrombolysis using a fibrin-binding positron emission tomographic probe, *Circ Cardiovasc Imaging* 7:697–705, 2014.
119. Kang X, Shaw LJ, Hayes SW, et al.: Impact of body mass index on cardiac mortality in patients with known or suspected coronary artery disease undergoing myocardial perfusion single-photon emission computed tomography, *J Am Coll Cardiol* 47:1418–1426, 2006.
120. Sood N, Kazi FA, Lundbye JB, et al.: Risk stratification of CAD with SPECT-MPI in women with known estrogen status, *J Nucl Cardiol* 19:330–337, 2012.

13 CT 和 MRI

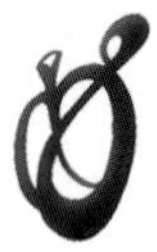

Stephan Achenbach，Gitsios Gitsioudis
罗 南 贺 毅 译

引言

针对 CAD 的影像学呈现方法有很多种。一方面，影像学可通过两种可能的方法来识别冠状动脉狭窄。一种方法是评估心肌缺血。在临床实践中，通常应用负荷超声心动图、心脏 MRI 或核医学技术（功能成像），另一种方法是直接显示冠状动脉和识别动脉粥样硬化病变。由于冠状动脉血管管径较细且心脏处于运动之中，对其成像存在技术上的挑战，需要高空间分辨率、高时间分辨率和捕捉整体冠状动脉树复杂走行相结合。另一方面，除了对 CAD 的识别，影像学还满足了对患者管理方面的其他需求，如评估左心室功能或心肌损伤和存活。

CT 和心脏 MRI 在评价已知或疑似 CAD 患者中发挥着越来越重要的作用。CT 在慢性 CAD 中的主要应用是冠状动脉 CT 血管造影（CCTA），即直接显示冠状动脉管腔以判断或排除冠状动脉狭窄。桥血管和支架也可以得到评估，但较原生冠状动脉的评估更具挑战性。在一定程度上，CT 可在临床风险分层的基础上定性诊断非梗阻性冠状动脉粥样硬化病变，其正逐步进入临床常规应用。心脏 CT 的其他应用领域包括支持冠状动脉介入治疗（特别是慢性完全性冠状动脉闭塞病变）和通过心肌灌注显像或模拟血流储备分数（FFR）来识别心肌缺血。

心脏 MRI 不能像 CT 一样显示冠状动脉，而是主要用于心肌显像。延迟钆增强显像是一种可信度高、分辨率高的技术，可以观察和量化心肌瘢痕，并将其与存活心肌组织区分开来，而负荷心脏 MRI（通常在腺苷或多巴酚丁胺输注后）是一种准确识别心肌缺血的方法。

这两种方法在评估已知或疑似慢性 CAD 患者方面相辅相成，它们具有广泛的临床应用价值，且已得到专业指南的认可。然而，它们也存在由各种原因导致图像质量较差而影响图像判读的情况。因此，为了使患者最大限度地获益，扫描前患者准备和扫描中图像采集过程中的精心护理，以及扫描后对图像进行专业解读都是必不可少的环节。

心脏 CT

成像序列

心脏 CT 是用于显示冠状动脉管腔的最常用技术，即 CTA。为实现足够的空间和时间分辨率，需使用高端 CT 设备和成像序列。目前 64 排以上的螺旋 CT 被认为是冠状动脉成像的前沿设备[1]。更新的技术（如双源 CT 或容积扫描仪）具有多达 256 排或 320 排的宽探测器，能够进一步提高图像质量。

典型的 CCTA 图像包括 200～300 层横轴图像，厚度为 0.5 ～ 0.75 mm（图 13.1）。在图像后处理工作站对原始图像进行重建（如最大密度投影、多平面重建、三维重建等）可使 CCTA 图像得到最优的

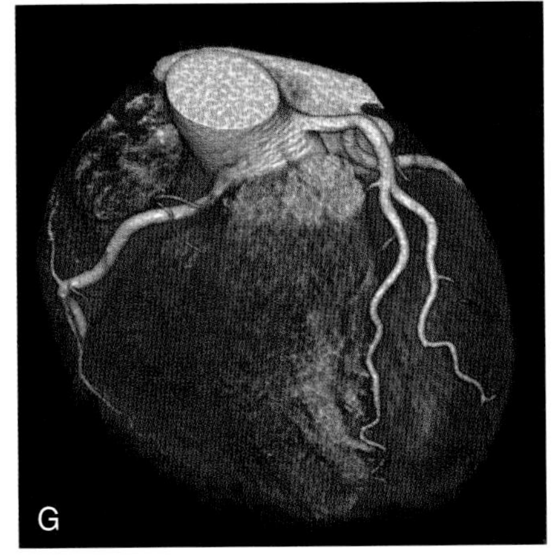

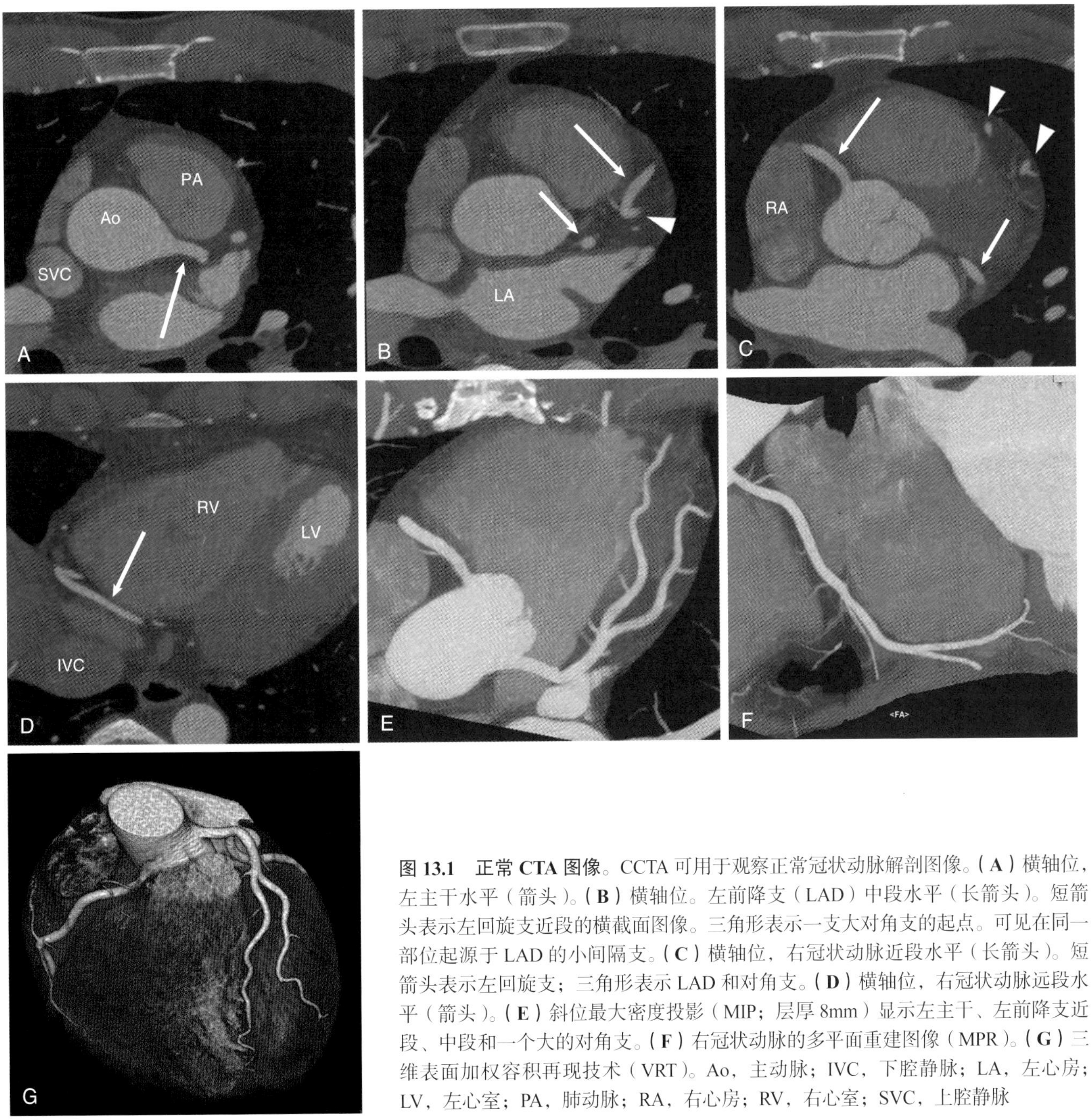

图 13.1 正常 CTA 图像。CCTA 可用于观察正常冠状动脉解剖图像。（**A**）横轴位，左主干水平（箭头）。（**B**）横轴位。左前降支（LAD）中段水平（长箭头）。短箭头表示左回旋支近段的横截面图像。三角形表示一支大对角支的起点。可见在同一部位起源于 LAD 的小间隔支。（**C**）横轴位，右冠状动脉近段水平（长箭头）。短箭头表示左回旋支；三角形表示 LAD 和对角支。（**D**）横轴位，右冠状动脉远段水平（箭头）。（**E**）斜位最大密度投影（MIP；层厚 8mm）显示左主干、左前降支近段、中段和一个大的对角支。（**F**）右冠状动脉的多平面重建图像（MPR）。（**G**）三维表面加权容积再现技术（VRT）。Ao，主动脉；IVC，下腔静脉；LA，左心房；LV，左心室；PA，肺动脉；RA，右心房；RV，右心室；SVC，上腔静脉

呈现。虽然三维 CTA 对心脏和冠状动脉的显示效果超群，但对于管腔狭窄的检测不够准确，且无法由机器直接给出最终结果。虽然许多工作站提供的预重建图像可显示整个冠状动脉走行，但图像判读者不应仅依靠自动后处理得到的上述图像进行结果判读。事实上，官方建议判读者应依托于原始图像，而不依赖任何预先生成的重建图像进行图像判读[2]。

接受 CCTA 的适宜条件见框 13.1。重要的是，患者需能够理解和遵循扫描人员发出的屏气指令，因为在数据采集过程中，即使轻微的呼吸运动也会带来明显的图像伪影。规律的、较低的心率可以显著提高图像质量并提高诊断结果的可靠性（尽管双源 CT 对心率不做严格要求，仍建议心率＜ 60 次 / 分）[1]。

通常在检查前嘱患者服用短效 β 受体阻滞剂以

框 13.1 获得最佳心脏 CT 和 CCTA 检查图像质量的患者特征

- 能够遵循屏气指令，屏气时长约 10 s
- 规则心律（窦性心律），心率＜ 65 次 / 分，＜ 60 次 / 分最优
- 无严重肥胖
- 能建立足够的外周静脉路径（首选肘静脉）
- 无辐射和碘造影剂的禁忌证

降低心率，并使用硝酸盐使冠状动脉扩张。通过静脉注射造影剂的方法可使血管在扫描过程中显影。根据CT扫描仪设备和序列，通常使用40～100 ml的碘造影剂。数据采集可以遵循多种规则[1]，且数据采集模式对辐射剂量的大小有极大的影响。应用回顾性心电门控技术的螺旋扫描模式可提供高质可靠的图像，同时在选择重建图像心脏时相方面的灵活性最大，包括能在整个心动周期内重建并得到功能性数据以评估室壁运动（这并不总是必需的或临床需要的）。前瞻性心电触发轴位图像采集与暴露的辐射剂量显著降低有关，其图像质量较高，特别是在心率低且稳定的患者中。但是，其在心脏周期的不同时相进行图像重建的灵活性较低，且更易受到由心律失常引发的伪影干扰，这可能是该采集模式的缺点，但如果检查前准备充分，则该不利因素的影响较小。总体而言，前瞻性心电触发轴位采集是许多有经验的中心首选的图像采集模式。前瞻性心电触发的高螺距或螺旋采集（通常被称为flash采集）是一种将前两种技术进行结合的成像方式，但该方式只能应用于具有宽探测器的单源或双源CT系统，并且只能用于心率低且规律的患者。它能在很短的时间内全覆盖心脏并最大限度地在低辐射剂量下得到高质量图像（图13.2）。

CCTA的辐射暴露剂量差异很大。在心脏CT应用初期，因为技术的限制，辐射剂量较高，高达25 mSv的有效剂量在标准采集方案中并不少见。通过改进数据采集方式和参数，辅以补偿信噪比的图像重建技术，CCTA中的辐射暴露已经大大减少，目前CT有效辐射剂量为1～5 mSv。有报道称，在严格挑选的患者队列中，剂量低于0.5 mSv，甚至完全可能低于0.1 mSv[3-4]。但是在这种极低辐射剂量下得到的图像质量尚不能满足实际临床工作的要求。Chinnaiyan等报告了15个没有用极低的辐射剂量，而是采用可广泛使用的、无需特殊培训且易于实施的方法的医疗中心，其常规进行CCTA的平均有效剂量为6.4 mSv[5]。在2014年的多中心试验中，CCTA的平均有效剂量为3.2 mSv[6]。

CCTA的准确性

CCTA的准确性对冠状动脉狭窄的检出率很高（图13.3和图13.4）。3项多中心研究评估了以侵入性冠状动脉造影（invasive coronary angiography，ICA）作为金标准时CCTA在冠状动脉狭窄诊断中的准确性。其中两项研究用64排螺旋CT对疑似CAD患者进行扫描，显示诊断敏感性为95%～99%，特异性为64%～83%；检出至少有1支冠状动脉有明显狭窄的阴性预测值为97%～99%[7-8]。两项试验的阳性预测值分别为64%和86%，这是由于CCTA有高估狭窄程度的倾向，同时图像伪影的存在常导致假阳性误判。在第三项多中心研究中，291例患者中有56%的患者有冠状动脉狭窄，20%的患者有MI史，10%的患者接受过血运重建，特异性很高（90%），阳性预测值为91%[9]，然而相应的敏感性与阴性预测值都有所降低（分别为85%和83%）。

2016年的meta分析对30项临床试验共3722例患者进行了汇总，分析了与ICA相比应用64排（或更高）的CT扫描设备对冠状动脉狭窄的评估准确性。分析显示，应用64排或更高的探测器的总敏感性和特异性分别为95.6%和81.5%[10]。特别重要的是，阴性似然比为0.022，表明如果CCTA结果正常，冠状动脉狭窄的可能性极低。

准确性在所有患者中并不一致。心率快、肥胖和大量钙化会降低准确性。图像质量的下降会造成假阳性而不是假阴性结果。因此，特异性和阳性预测值受到的影响最大。除了影响图像质量的患者因素外，CCTA的准确性还取决于疾病的验前概率[11]。在一项对254例接受ICA和CCTA两种检查的患者分析中，CCTA在冠状动脉狭窄的验前概率中低的患者中表现最好（两组阴性预测值均为100%），而在高危患者中准确性显著降低（表13.1）[11]。

总的来说，CCTA能够可靠地排除冠状动脉狭窄，并且在验前概率中低的情况下表现最佳，这表明CCTA对于有症状但CAD验前概率较低且需要进一步检查来排除有临床意义的冠状动脉狭窄的患者是一种有用的临床工具。如果CCTA扫描结果呈阴性，则不需要进一步的检查。事实上，多项观察性试验和注册研究共35 000例患者的结果均明确显示，当CCTA呈阴性结果时，有症状的患者即使没有采取进一步的检查，临床结果依然很好[12-16]。

评价CCTA的随机临床结局试验

两项关键的随机临床试验强调，CCTA是一种临床有用的工具，有助于疑似慢性CAD患者的管理决策[17-18]。在2015年的一项前瞻性PROMISE研究中[17]，10 003例疑似CAD患者被随机分配到缺血检测组或CCTA组。2年后，两组的主要心血管不良事件

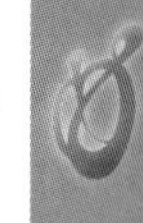

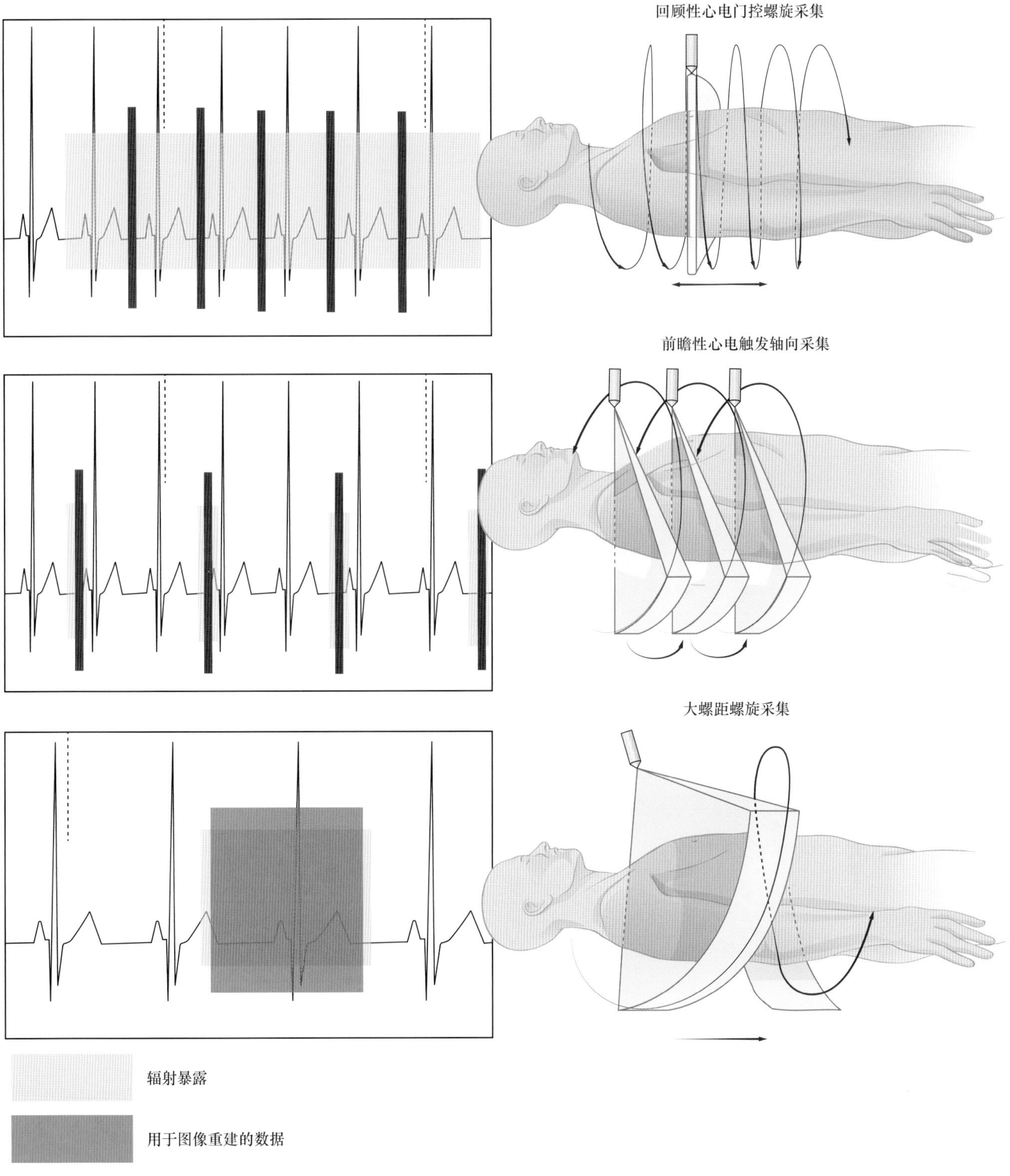

图 13.2 心脏 CT 的数据采集模式。目前，CCTA 有 3 种数据采集模式。（上图）回顾性心电门控螺旋采集同时包括 X 射线管的连续旋转及缓慢并连续的工作台移动。宽大的 X 射线探测器提供过采样扫描野，使每个解剖层面在心动周期的每个时相都能被覆盖。因此，连续记录的心电信号可用于回顾性地选择位于心动周期中（门控）的瞬间时相，在此期间对横截面图像进行重建。（中图）前瞻性心电触发轴向采集是指数据采集期间工作台保持静止的数据采集模式。为适应所需的心动周期，X 射线投照由前瞻性心电触发；在随后的心动周期中获得额外解剖层面，直至覆盖心脏的整个解剖结构。（下图）大螺距螺旋采集是前述两种技术的融合。X 射线投照由前瞻性心电触发，但数据采集与工作台的极快速移动相结合，以便在心脏周期的一个略有不同的瞬时覆盖心脏的每个层面。由于连续的解剖层面之间的时间偏移非常小，在使用极宽的探测器和双源系统时，总体采集时间可以控制在 200 ms 以内，因此得到的图像质量很高

表 13.1　254 例患者的 CAD 验前概率与 64 排 CT 的诊断能力

验前概率*	*n*	敏感性	特异性	阳性预测值	阴性预测值
高	105	98%	74%	93%	89%
中	83	100%	84%	80%	100%
低	66	100%	93%	75%	100%

* 采用 Duke 临床风险评分估计

Meijboom WB，van Mieghem CA，Mollet NR，et al. 64-slice computed tomography coronary angiography in patients with high，intermediate，or low pretest probability of significant coronary artery disease. J Am Coll Cardiol. 2007；50：1469-1475.

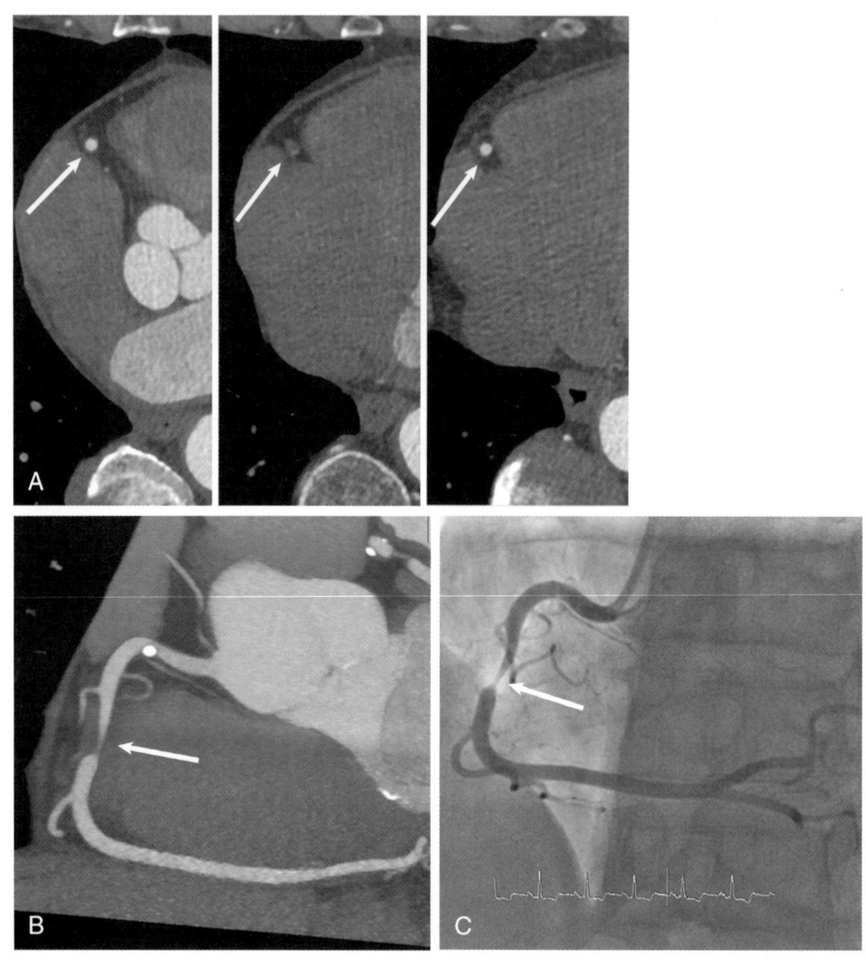

图 13.3　CCTA 中的狭窄。CCTA（**A，B**）和侵入性血管造影（**C**）中显示的右冠状动脉狭窄。（**A**）右冠状动脉（箭头）在 3 个连续水平上的横截面，显示右冠状动脉中段的管腔狭窄。（**B**）最大密度投影（MIP）在该 CCTA 平面上对应右冠状动脉的空间方向。可观察到中段的狭窄（箭头）。（**C**）侵入性冠状动脉造影（箭头＝狭窄）。CCTA，冠状动脉 CT 血管造影

结局或检查相关并发症相同。如果以 CCTA 作为初始检查，则侵入性冠状动脉造影率（12.2% *vs*. 8.1%）和血运重建率（6.2% *vs*. 3.2%，$P < 0.001$）显著升高。另一方面，如果以 CCTA 为初始检查，ICA 检出非梗阻性病变的概率降低（4.3% *vs*. 3.4%，$P < 0.02$）。综上所述，该研究证明，将解剖学检查 CCTA（而非功能成像）作为可疑 CAD 患者的首选诊断方法没有临床风险。

SCOT-HEART 多中心试验将 4146 例稳定性胸痛患者随机分为两组：仅接受功能检查或功能检查加 CCTA 检查。结果显示，CCTA 提供的额外信息改变了患者的临床管理（15% *vs*. 1%，$P < 0.001$）和治疗（23% *vs*. 5%，$P < 0.001$），但不影响 6 周后症状（$P = 0.22$）或首次入院率（$P = 0.21$）或随后因胸痛入院率（11.9% *vs*. 12.7%，$P = 0.40$；与仅接受标准管理相比）。然而，经过 1.7 年的随访，若将 CCTA 作为缺血检查的辅助，致死性和非致死性 MI 的发生率降低 38%（$P = 0.05$）[18]。

这两项关键的随机影像临床结局试验（PROMISE

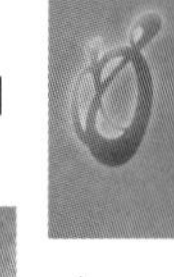

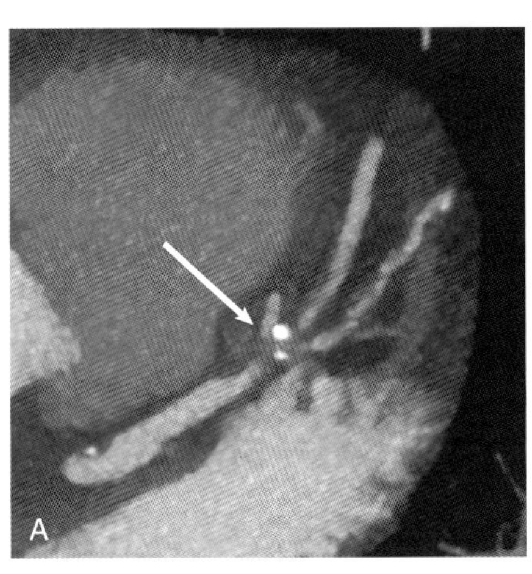

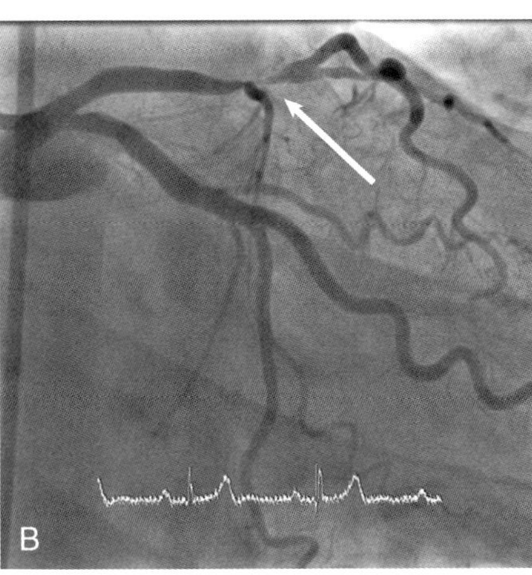

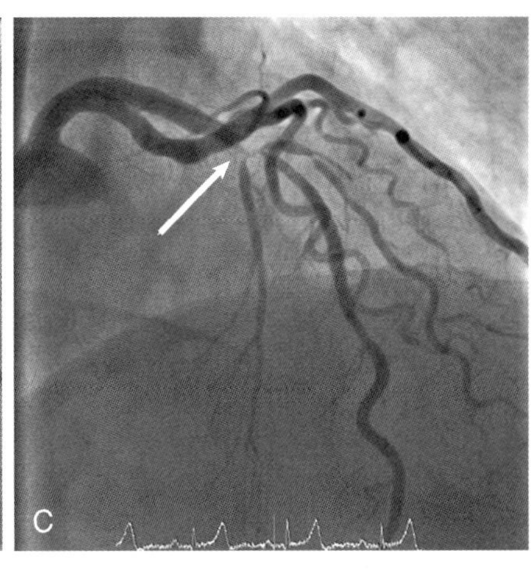

图 13.4　狭窄的冠状动脉 CTA 图像。冠状动脉 CTA 示左前降支狭窄。(**A**) 斜位最大密度投影显示：左前降支中段的复杂分叉狭窄（中段 1/1/1，箭头）。可见对角支狭窄。(**B 和 C**) 相应的 ICA 图像（箭头所指为狭窄）。CTA，CT 血管造影

表 13.2　多中心随机试验 PROMISE 和 SCOT-HEART 的试验设计和主要结果

	PROMISE 试验	SCOT-HEART 试验
患者人数	10 003	4146
纳入标准	- 怀疑重度 CAD - 新发或加重的胸痛症状或同等症状 - 计划实施非侵入性检查 - 年龄：男性≥ 45 岁，女性≥ 50 岁	- 胸痛症状就诊 - 年龄：＞ 18 岁，但≤ 75 岁
方法	功能性负荷试验* *vs.* CCTA	常规护理（负荷心电图）*vs.* 常规护理＋ CCTA
研究终点	死亡，非致死性 MI 因不稳定型心绞痛入院 严重并发症发生†	明确诊断 CAD 导致的心绞痛发生
管理	-CCTA 作为初始检查时，ICA 及血运重建率增加 -CCTA 作为初始检查时，ICA 检出非梗阻性病变的概率降低	增加预防性措施
结局	无差异	- 总体事件发生率无差异 - 加行 CCTA 组显示 20 个月后心脏死亡率和 MI 发生率呈下降趋势

* 平板运动、运动试验或负荷超声心动图

† 主要并发症：过敏反应、卒中、大出血、肾衰竭

Data from Douglas PS，Hoffmann U，Patel MR，et al. Outcomes of anatomical versus functional testing for coronary artery disease. Engl J Med. 2015；372（14）：1291-1230；SCOT-HEART Investigators. CT coronary angiography in patients with suspected angina due to coronary heart disease（SCOT-HEART）：an open-label，parallel-group，multicentre trial. Lancet. 2015；385（9985）：2383-2391.

和 SCOT-HEART 试验）和多项小型的试验证明 CCTA 在疑似慢性 CAD 患者的诊疗中发挥着确切的作用[19-20]。PROMISE 和 SCOT-HEART 试验的主要信息见表 13.2。

冠状动脉旁路移植术和支架置入术后患者的影像学

血运重建术后患者的随访是临床心脏病学中经常遇到的问题。CCTA 检查在冠状动脉血运重建术后患者的应用中具有一定的局限性。对冠状动脉支架处的管腔（图 13.5）进行评价往往是不可靠的，因为支架的致密金属可能导致严重伪影，使支架不可评价或造成狭窄的假阳性结果。CTA 评估支架内再狭窄的能力取决于许多因素，其中包括支架的类型和直径，以及整体的图像质量。在大多数情况下，CTA 可以对大的支架进行分析（如置入左主干的支架）。然而，总的来说，CCTA 对检出和排除支架内再狭窄的能力尚有待验证。meta 分析显示，CTA 检查无法评价 20% 的支架，在可评价的支架中诊断狭窄的敏感性仅为 82%[21]。

除了大支架（直径≥3.0 mm）位于非常适合CT成像的部位（如左主干）外，如要避免ICA检查，则不应将CCTA作为支架置入术后患者的常规成像手段。另一方面，生物可吸收血管内支架通常由在CT图像中不具有金属高衰减特点的材料制成。目前尚未对其进行系统评估的研究，但理论上冠状动脉管腔的显示不会受到该材料的影响。因此，CT可能是对生物可吸收支架PCI后进行随访的有效方法（图13.6）[22]。

在旁路移植术后患者的随访方面，CCTA对桥血管发生狭窄和闭塞的检测准确性非常高（图13.7）[23-24]。

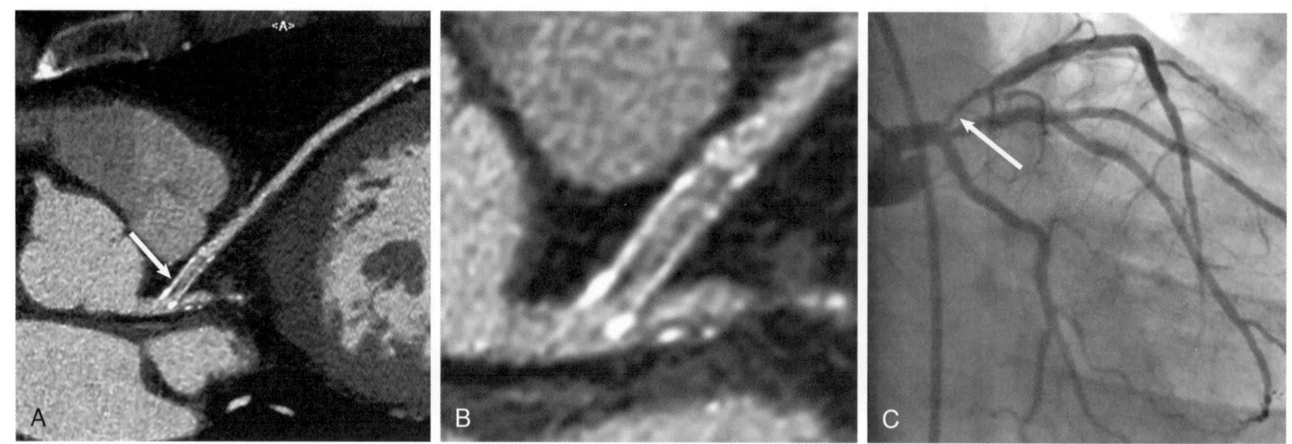

图13.5　支架的CCTA图像。（**A**）位于左前降支开口处的药物洗脱支架内狭窄（箭头）。（**B**）放大显示的支架图像。（**C**）对应的有创性冠状动脉造影（箭头所指为支架内开口处狭窄）。CCTA，冠状动脉CT血管造影

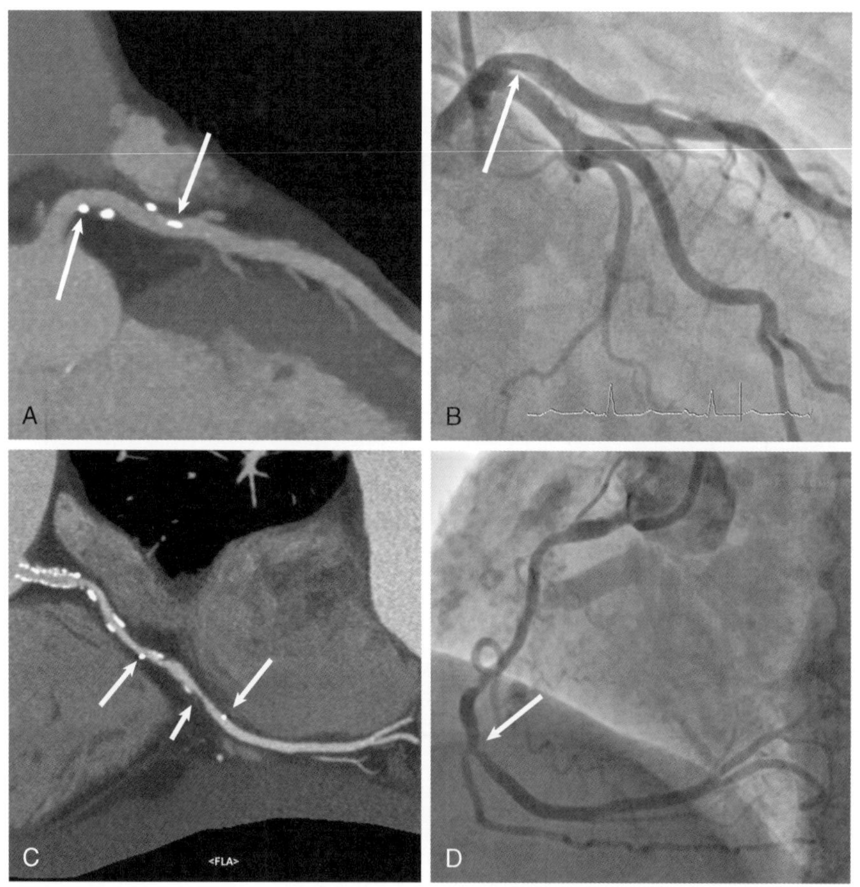

图13.6　生物可吸收血管内支架的CCTA图像。生物可吸收支架材料本身在CT上无衰减，因此无显示。支架两端的铂标记显示出支架的位置。（**A**）冠状动脉CT血管造影，曲面重建图像。箭头表示位于左前降支近段的生物可吸收血管内支架的远端及近端铂颗粒。支架材料本身不可见。两处钙化显示支架走行。（**B**）ICA（箭头所指为支架位置）。无再狭窄。（**C**）另一个患者的右冠状动脉内生物可吸收血管内支架的曲面重建图像。长箭头指向铂标记，表明支架的近端和远端。短箭头表示局灶性支架内再狭窄。在右冠状动脉开口另见一传统金属支架影。（**D**）ICA。箭头处为支架内再狭窄的部位。以CCTA，冠状动脉CT血管造影；ICA，侵入性冠状动脉造影

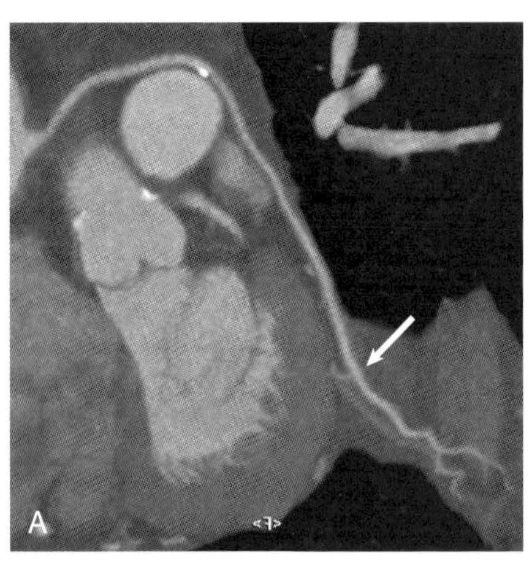

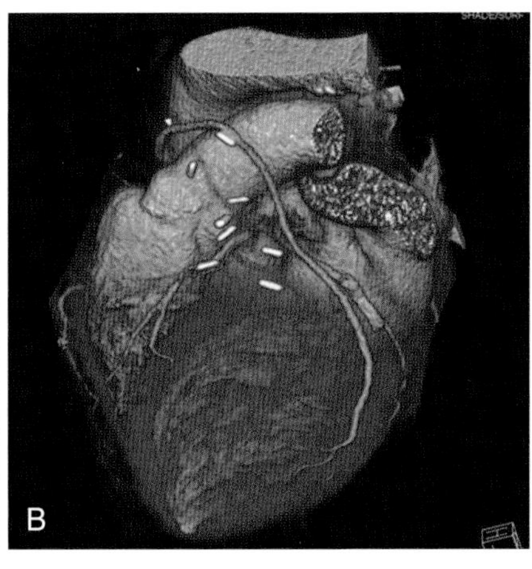

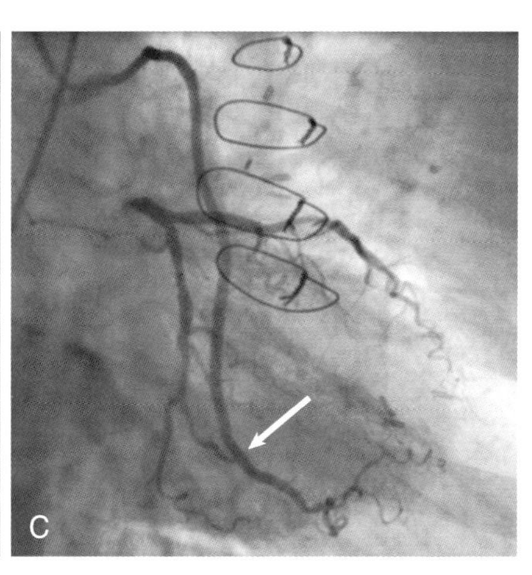

图 13.7　旁路移植术的 CCTA 图像。（**A**）曲面重建图像显示桥血管汇入左回旋支。箭头表示冠状动脉吻合口的位置。（**B**）旁路移植桥血管的三维重建图像。（**C**）旁路移植术后的侵入性冠状动脉造影（箭头所指为冠状动脉吻合口的位置）。CCTA，冠状动脉 CT 血管造影

然而，评估旁路移植术后患者的原生冠状动脉往往非常困难。原生血管通常管径小、钙化严重（图 13.8）。因此，检出和排除非移植血管狭窄的准确性较低、频繁出现假阳性结果，以及无法评估的节段影响其临床应用价值。

CCTA 与缺血

CCTA 与 ICA 一样，是一种纯形态学成像方法，不能显示与狭窄相关的功能信息（即引起缺血）。事实上，CT 结果与缺血的相关性很差[25]。肯定的是，CCTA 是较核素灌注显像更好的预测血管造影结果的成像方法[25]。CCTA 阴性结果是排除冠状动脉狭窄和需要血运重建术的可靠预测因素。因此，CT 可以作为一个“守门人”，以避免不必要的 ICA 检查[26]。然而，CCTA 显示的狭窄并不意味着存在血流动力学相关的狭窄，也不意味着应无条件地进行血运重建。在 CCTA 检测到狭窄并考虑进行血运重建之前，应进行缺血检查（无创性检查或在有创性血管造影检查基础上的 FFR 测量）。

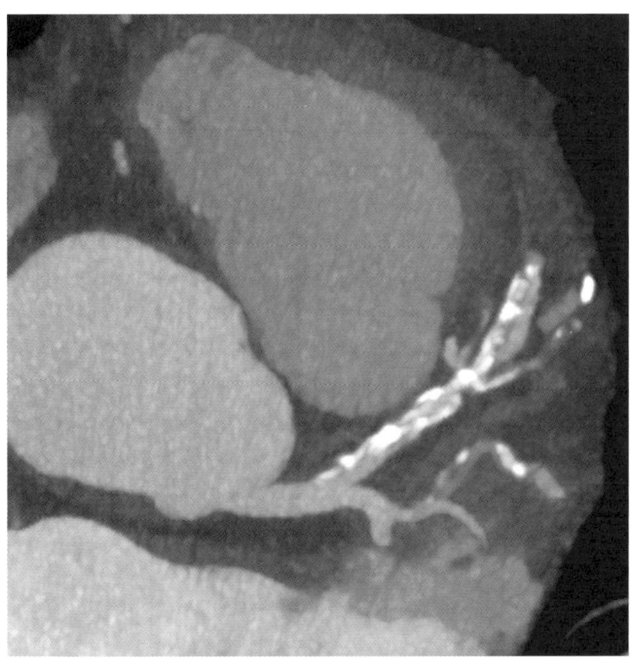

图 13.8　旁路移植术后患者严重原生冠状动脉钙化的 CCTA 图像。旁路移植术后患者的增强 CT 横轴位图像显示左前降支近段、中段有严重钙化。这种严重钙化常见于旁路移植术后患者，限制了 CCTA 对 CABG 术后患者冠状动脉原生血管的评估能力。CCTA，冠状动脉 CT 血管造影

目前正在评估几种提高 CCTA 缺血预测能力的方法。为此，采用了特定的分析方法，如腔内衰减梯度法或基于 CT 的血流储备分数（FFR-CT）[27-28]，尤其是后者得到了广泛关注。基于解剖 CT 数据集，应用计算流体力学的方法可对腺苷负荷下的血流流动和阻力模式进行建模，得到冠状动脉树各节段的 FFR 值（图 13.9）。最初的文献表明，只要图像质量足够，FFR-CT 是可行的，并且 FFR-CT 值与 ICA 测量的参考值密切相关[28]。一项包括 584 例患者的大型前瞻性队列研究［PLATFORM 研究（Prospective LongitudinAl Trial of FFR-CT：Outcome and Resource Impacts）］表明，含 FFR-CT 的 CCTA 检查可能是 ICA 的有效“守门人”。在计划进行 ICA 的胸痛患者中，于血管造影前加入 CCTA 和 FFR-CT 可显著降低无阻塞性 CAD 的 ICA 率（直接冠状动脉造影：73.3% *vs.* 先行 FFR-CT 检查：12.4%，$P < 0.0001$）[29]。该研究对患者进行了 90 天的随访，证实基于 CT 的治疗策略是安全的，两组的临床事件发生率均较低。

冠状动脉粥样硬化斑块成像

冠状动脉钙化

心脏 CT 可以在低辐射、非增强的图像采集方案下检测和定量冠状动脉中的钙沉积（图 13.10）。血管壁内 CT 值≥ 130 HU 的组织被定义为钙化，钙含量通常使用 Agatston 评分分类，该评分考虑了钙化灶的面积和峰值密度。在普通人群中，冠状动脉钙化积分随着年龄增长而增加，平均而言，男性高于女性[30]。对于 Agatston 评分，不同人群的年龄和性别百分位数存在差异[30-32]。

冠状动脉钙化通常由冠状动脉粥样硬化斑块引起，而冠状动脉管壁中层钙化可能是由肾衰竭导致。钙含量大致与斑块的总体积相关[33]。因为冠状动脉事件通常由斑块破裂和侵蚀引起，所以冠状动脉的钙含量与个体 CAD 风险相关。冠状动脉钙化积分可改善一级预防的风险分层，并且比其他风险指标（如 C 反应蛋白或内膜-中膜厚度）更可靠[34]。在无症状的个体中，冠状动脉无钙化与未来 3 ～ 5 年内发生主要心血管事件的风险极低相关（年发生率＜ 1%），而无症状伴广泛冠状动脉钙化者发生主要心脏事件的相对风险增加 11 倍。前瞻性大规模研究（包括 MESA 研究[35]和 Heinz Nixdorf Recall 研究[36]）令人信服地证明冠状动脉 CT 钙化积分可提供传统危险因素评估以外的增量预后信息。冠状动脉钙化积分将对个体的风险等级进行重新划分，根据传统危险因素划分为低或中等风险的人群可能被重新分类为高风险，这可能需要更严格的危险因素修正。

斑块钙化与管腔狭窄的相关性较差。动脉粥样硬化病变（即使已造成狭窄）可能完全没有钙化，特别是在近期出现症状的年轻患者中[37]。因此，无钙化并不能够排除冠状动脉狭窄的可能性，特别是在年轻患者和怀疑有急性冠脉综合征的患者中。然而，即使是大量冠状动脉钙化也不一定与血流动力学相关的管腔狭窄相关。在没有冠状动脉狭窄的情况下常可出现很高的钙化积分。因此，即使检测到大量的冠状动脉钙化，也不应立即对无症状患者实施 ICA。

总之，冠状动脉钙化积分对无症状个体未来发生心血管事件的预测价值已被广泛认可。对于被传统危险因素评估为中等风险的个体，冠状动脉钙化积分在进一步的风险分层中具有潜在临床价值。在高风险或极低风险的患者中通常不建议行冠状动脉钙化成像，因为其结果不太可能影响治疗决策。不建议对未经选择的筛查患者或自行转诊的患者进行

图 13.9 FFR-CT。利用流体力学模型得到基于 CT 的血流储备分数（FFR-CT）。FFR 值来源于 CT 所示的冠状动脉解剖，使用微血管阻力标准值。局部 FFR 值用颜色编码

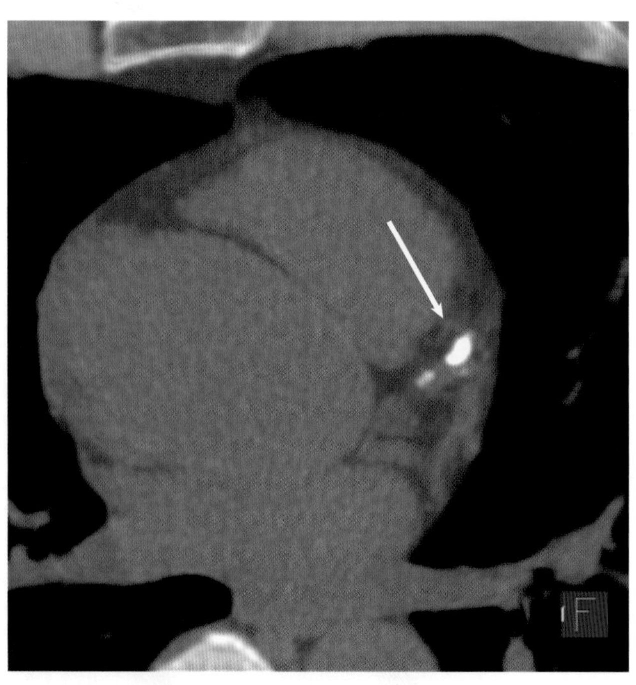

图 13.10 冠状动脉钙化。非增强 CT 图像（层厚 3 mm）显示左前降支近段的局灶钙化（箭头）。钙化斑块的 Agatston 评分是 179 分

钙化积分测算[38-39]。

粥样硬化斑块的 CCTA

除了对狭窄的辨认，CCTA 还能可视化并在一定程度上量化和表征非阻塞性冠状动脉粥样硬化斑块（图 13.11）。用于风险分层时，其不仅能分析斑块的钙化成分，而且能分析斑块的非钙化成分，是对个体事件风险进行精细评估的极有前景的工具。据患者数量有限的小规模研究报道，与血管内超声（intravascular ultrasound，IVUS）相比，CCTA 检测非钙化斑块的准确性为 80% ～ 90%，多项研究和大型注册试验已证明由 CCTA 检测到的动脉粥样硬化病变在有症状和无症状个体预后判断中的价值。在一项具有里程碑意义的研究中，Min 等证明，超过 5 个冠状动脉段有动脉粥样硬化病变的患者的总体死亡率增加[40]。Ostrom 等的研究显示，在长期随访中，具有 3 支非阻塞性冠状动脉病变或有阻塞性病变的患者的死亡率均有所增加[41]。对 23 000 多例患者临床注册资料的分析证实了 CCTA 的预后价值，其中冠状动脉狭窄及非阻塞性斑块的存在都与死亡风险增加有关[42]。然而，非阻塞性斑块的风险比（HR）相对较低（HR ＝ 1.6；95% CI 1.2 ～ 2.2）。此外，对同一注册研究的另一项分析显示，在大多数有症状的患者中，尚不能证明增强 CCTA 比冠状动脉钙化积分具有更大的预后预测价值[43]。

为了进一步分析斑块成分，建议评估与斑块易损性相关的影像特征。两个最重要的特征是冠状动脉粥样硬化斑块内正性重构和低 CT 衰减（＜ 30 HU）（图 13.12）。已有研究表明，这些特征与未来急性冠脉综合征的发生有关[44]（表 13.3）。值得注意的是，与冠状动脉粥样硬化斑块易损性相关的特征也是该病变血流动力学相关性的预测因子。在多项对比 CCTA 与侵入性方法测得的 FFR 的研究中，在预测病变是否与缺血性 FFR 结果（≤ 0.80）相关时，斑块特征（包括斑块总体积、正性重构、低 CT 衰减等）随着狭窄程度的增加而增加[45-46]（图 13.13）。

CCTA 斑块成像对应的临床事件结果尚不清楚（图 13.14），斑块分析尚未被纳入对风险分级调整的指南和建议中。有趣的是，Chow 等在一项大型注册试验中（10 418 例无阻塞性冠状动脉狭窄患者随访 4 年）发现，在一级预防中使用他汀类药物仅在 CCTA 检出斑块时才与心脏事件发生率降低相关。在未检测到斑块的情况下，接受和未接受他汀类药物治疗的患者的心脏事件发生率没有差异。

CT 心肌灌注显像

在静脉注射造影剂后，CT 可显示心肌强化。静息状态下的心肌灌注缺损已被证明与急性胸痛患者的 MI 相关（图 13.15）[48]。在疑似慢性 CAD 患者中，可在注射腺苷前后获得心肌的静息和负荷灌注图像。尚不清楚静息-负荷方案（先行静息后行负荷灌注成像）或负荷-静息方案（顺序相反）哪种能提供更好的结果。同样，尚不清楚只在一个时间点获得图像的静态扫描方案或通过重复图像采集以建立时间-密度曲线并计算心肌血流的动态扫

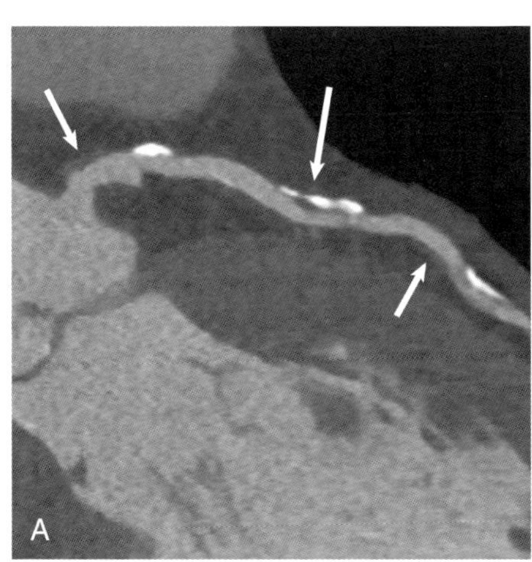

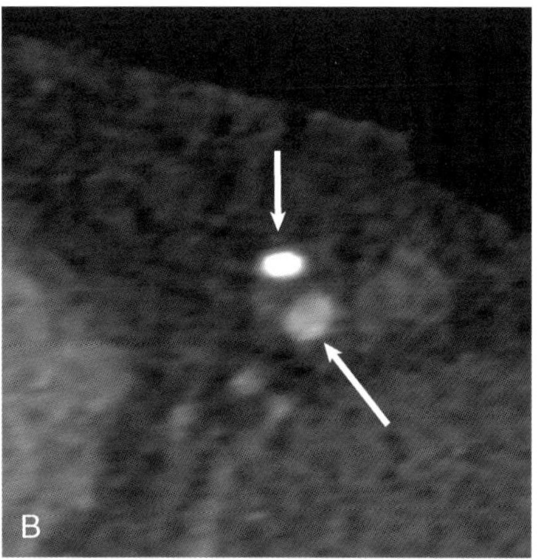

图 13.11 斑块的 CCTA 图像。（A） 曲面重建图像显示左主干和左前降支近段的完全非钙化斑块（短箭头），以及 1 个大的部分钙化斑块（长箭头）。此外，还有 2 个小的完全钙化斑块。**（B）** 管腔横截面显示的部分钙化斑块［钙化（短箭头）；冠状管腔（长箭头）］。CCTA，冠状动脉 CT 血管造影

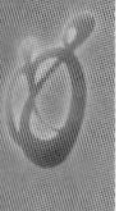

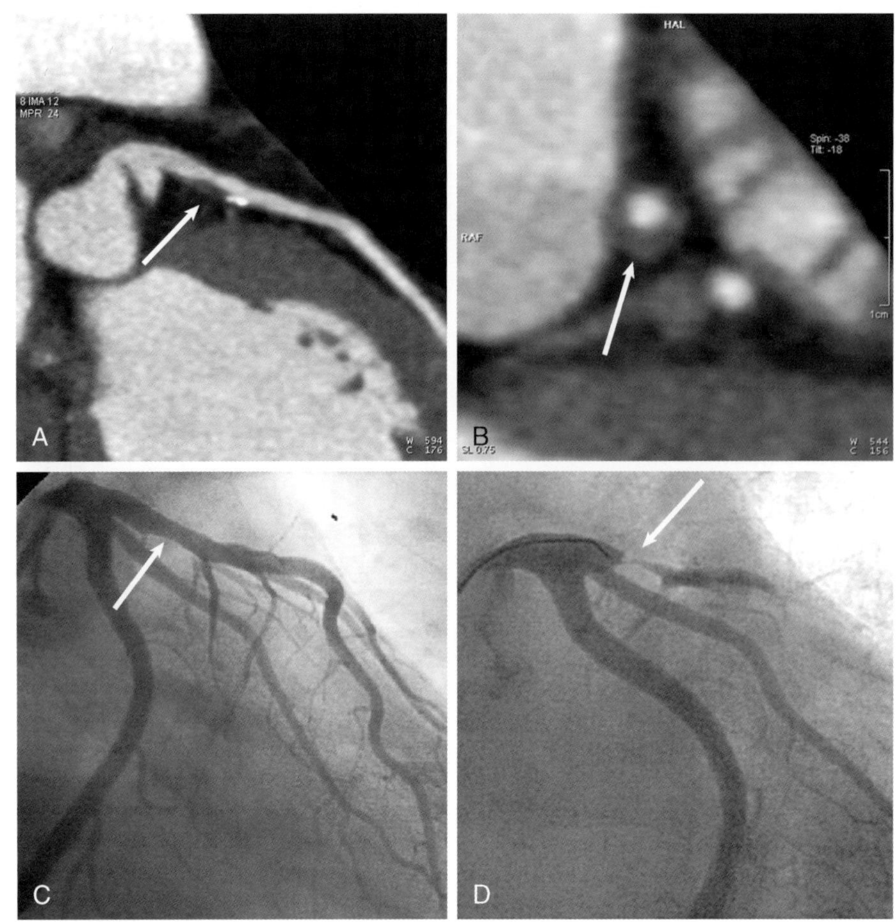

图 13.12　易损斑块的 CCTA 图像。（**A**）对左主干、左前降支近段的纵向重建。可见一个部分钙化斑块具有低衰减和正性重构，两者都是 CCTA 中的易损斑块特征（箭头）。（**B**）斑块的横截面（箭头）。（**C**）相应的侵入性血管造影显示斑块处的轻微管腔狭窄（箭头）。（**D**）7 年后，该患者由于相应部位斑块破裂发生 ST 段抬高型前壁心肌梗死（箭头）。CCTA，冠状动脉 CT 血管造影

表 13.3　1059 例行 CCTA 检查（平均随访 27 个月）的前瞻性研究结果

基线情况	患者总数	随访期间发生 ACS	随访期间未发生 ACS
斑块伴正性重构和 CT 衰减 ＜ 30 HU	45	10（22%）	35（78%）
斑块伴正性重构或 CT 衰减＜ 30 HU	27	1（4%）	26（96%）
斑块无正性重构且无 CT 衰减＜ 30 HU	822	4（0.5%）	816（99%）
无斑块	167	0（0%）	167（100%）

与其他类型斑块或无斑块的患者相比，斑块伴正性重构和低 CT 衰减（30 HU）的患者随访期间急性冠脉综合征（ACS）的发生率显著升高

Data from Motoyama S，Sarai M，Harigaya H，et al. Computed tomographic angiography characteristics of atherosclerotic plaques subsequently resulting in acute coronary syndrome. J Am Coll Cardiol. 2009；54：49-57.

描方案更优[49]。静态方案的平均有效辐射剂量估计为 5.9 mSv，而动态方案的平均有效辐射剂量估计为 9.2 mSv[49]。尽管已发表的研究表明静息-负荷双相扫描的诊断准确性很高，但目前还未被广泛应用于临床实践。在一项对 22 篇文章共 1507 例患者进行的 meta 分析中，Pelgrim 等报道，对比单光子发射计算机断层扫描（SPECT），CT 心肌灌注显像在患者水平的诊断敏感性为 89%，特异性为 88%[50]，而在一项较小的 meta 分析中，316 例患者的 CT 心肌灌注显像与有创性测量 FFR 相比，CT 的敏感性为 88%，特异性为 80%（表 13.4）[51]。显然，CT 心肌灌注显像很少被用作独立的检查。一般情况下，将其与 CT 冠状动脉形态学评估相结合可提高其诊断价值。在一项多中心研究中，381 例患者进行 CTA 和 CT 心肌

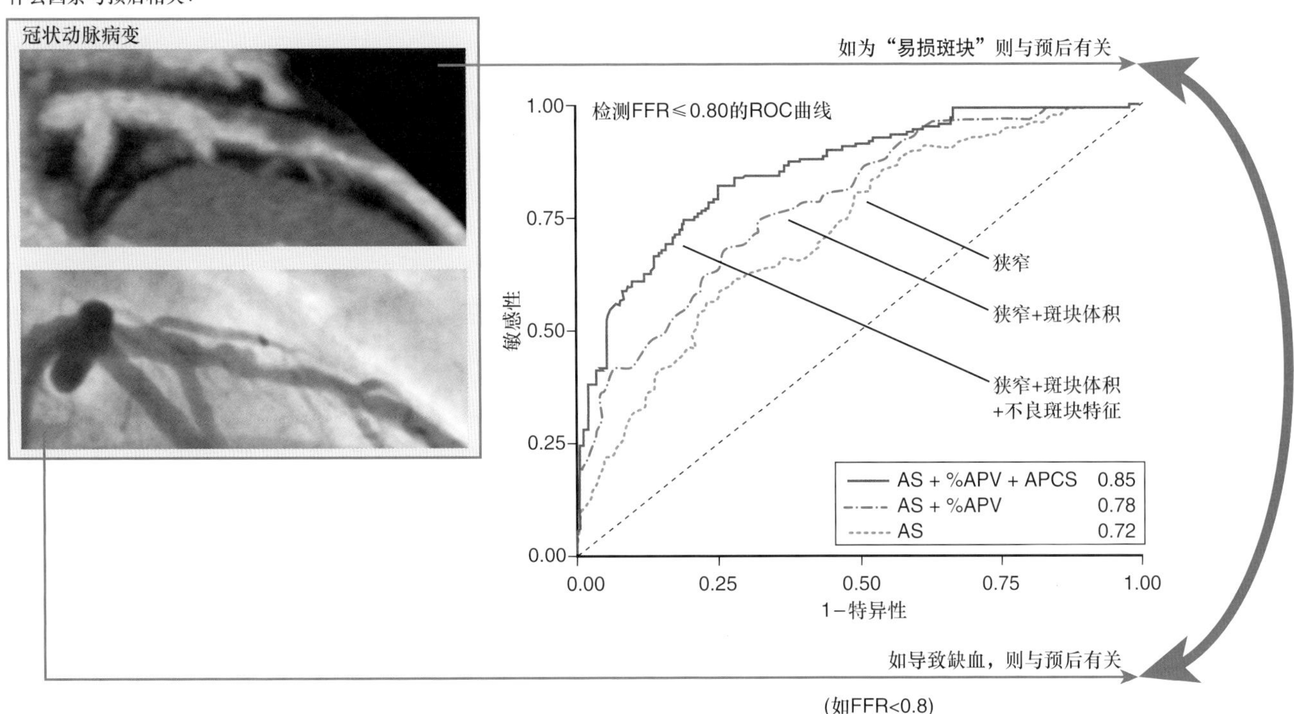

图 13.13　斑块易损性和 FFR。 血流动力学效应和“易损”特征与冠状动脉病变的预后相关。基于 CT 的研究表明以下两者具有相关性：与斑块易损性相关的参数（即不良斑块特征）可预测狭窄程度以外的血流动力学相关性（FFR ＜ 0.80）。多项研究表明了这一点[45]。APC，粥样硬化斑块特征；APV，总斑块体积；AS，管腔面积狭窄；FFR，血流储备分数；ROC，受试者操作特征。[Graph from Park HB，Heo R，ó Hartaigh B，et al. Atherosclerotic plaque characteristics by CT angiography identify coronary lesions that cause ischemia：a direct comparison to fractional flow reserve. JACC Cardiovasc Imaging. 2015；8（1）：1-1.]

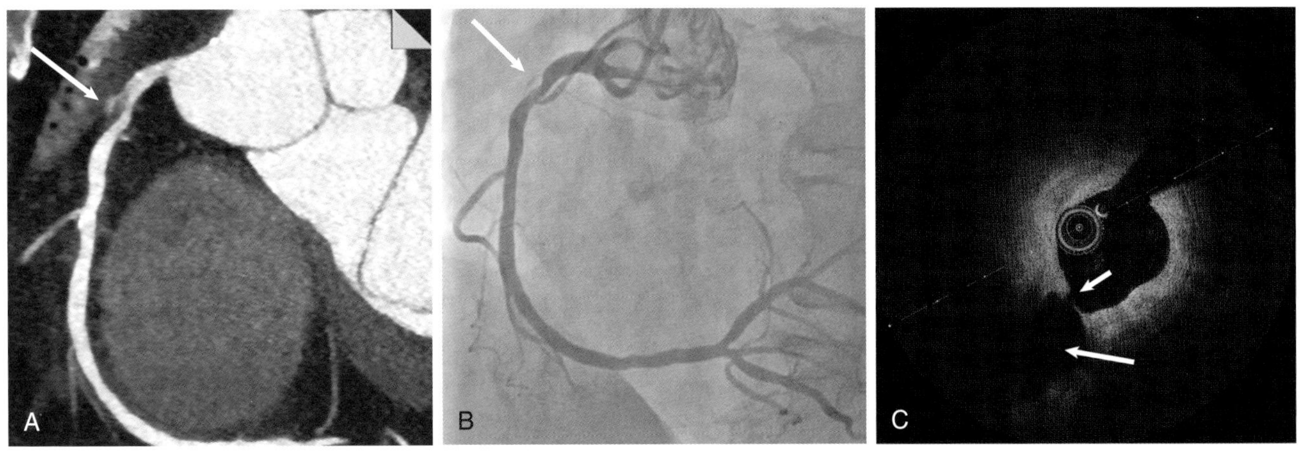

图 13.14　斑块破裂的冠状动脉 CT 血管造影、侵入性冠状动脉造影和光学相干断层扫描图像。（A）斑块破裂（“溃疡性斑块”）伴有右冠状动脉近段非钙化斑块内的造影剂密度（箭头）。**（B）**侵入性冠状动脉血管造影显示右冠状动脉近段的轻度狭窄。狭窄处的灰色密度表明造影剂已经渗入斑块，这是斑块破裂的标志（箭头）。**（C）**光学相干断层扫描显示斑块内纤维帽破裂（短箭头）和破溃后的斑块内空洞（长箭头）

灌注显像[CORE320 研究（Coronary Artery Evaluation Using 320-Row Multidetector CT Angiography）]，与 ICA 管腔狭窄大于 50% 同时 SPECT 显示心肌灌注缺损相比，CT 诊断的敏感性为 80%，特异性为 74%[6]。

总之，CT 心肌灌注显像领域仍在不断发展。初步的准确性试验结果令人鼓舞，但最佳使用方法尚未确定。通过双能成像、迭代重建或应用特定算法去除伪影，CT 心肌灌注在图像采集和处理方面还有进一步优化的空间[49]。另一方面，CT 心肌灌注显像永远不会像 CCTA 图像那样清晰，因此，其临床

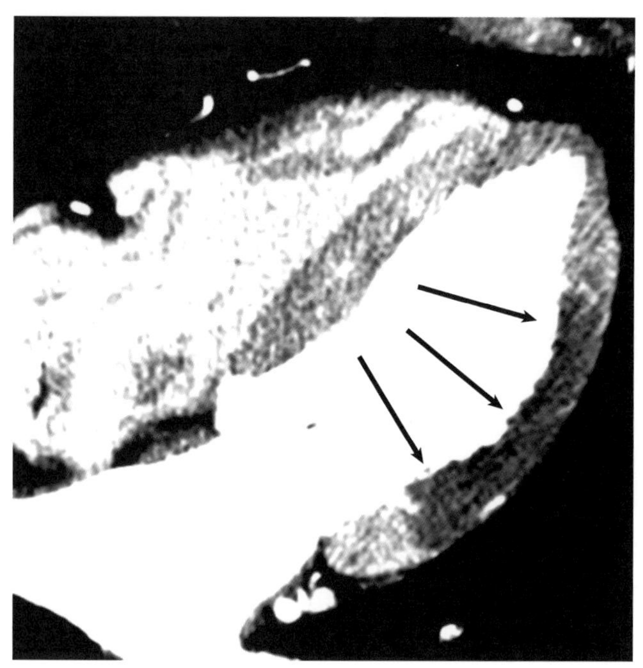

图 13.15　心肌灌注缺损的心脏增强 CT 扫描图像。图中所示为非 ST 段抬高型心肌梗死患者的心肌灌注缺损（箭头）

应用的潜力目前尚未可知。

MRI

MRI 应用于心脏病中通常被称为心血管磁共振成像或心脏 MRI，具有评估心脏形态和功能的多个方面的能力，且具有很高的准确性。就 CAD 而言，MRI 的评估内容包括左心室的整体和局部功能、心肌组织的特征（厚度、纤维化和水肿）和存活心肌，以及心肌灌注、目前尚有局限性的冠状动脉管腔和斑块成像等。

以前，由于 MRI 系统的有限可用性、较长的检查时间和较小的孔径等因素制约了 MRI 在 CAD 中的更广泛应用，而新技术的发展使 MRI 的使用更加易得和广泛。新技术主要包括能缩短检查时间的成像技术，如并行采集技术、k-t 欠采样策略和压缩感知技术，这使得磁共振成像的总检查时间不超过 45 min[52]。

心脏磁共振成像序列和图像采集

MRI 采用高场强恒定外部磁场（一般为 0.5 ~ 3.0 T）。这使患者体内的质子（如水内的氢原子核）的自旋方向与外部磁场的方向保持一致。然后发射射频脉冲，使氢原子核的自旋方向偏离，当它们在外部射频脉冲结束后逐渐重新排列时，质子本身也发射射频信号。这些信号被探测到，构成了产生磁共振图像的基础。质子发出的射频信号的大小取决于质子的密度（如组织的含水量）、质子的运动（如血液流动）和两个弛豫时间（T1 和 T2）。T1 是描述纵向磁化恢复到基线的时间（外部射频脉冲使质子自旋偏转后），T2 是描述横向磁化恢复到基线的时间。T1 和 T2 相互独立，取决于质子嵌入的组织类型。例如，水的 T1 和 T2 时间较长，而脂肪的 T1 和 T2 时间较短。T1 加权像是利用不同组织的 T1 弛豫时间的差异而得到的图像。例如，在 T1 加权像中，脂肪是亮的，水是暗的，心肌是灰色的。而在 T2 加权像中，血液是亮的，脂肪是暗的（图 13.16）。

T1 和 T2 加权图像（以及所谓的“质子密度加权像”）都可以使用自旋回波技术或梯度回波技术获得。自旋回波技术获取速度较慢，但能提供很好的对比度，伪影少，而梯度回波技术获取速度更快，但对伪影的敏感性更高。并行采集技术需要特定的线圈来检测发射的射频信号，能提高采样速度，因此，它既可以缩短扫描时间，也可以提高图像分辨率。

心脏 MRI 的另一个重要方面是对运动的抑制。为此，心电门控被用来消除心脏运动。为了抑制呼吸运动，图像采集可以在反复屏气中进行（需要患者良好的配合）或使用导航技术监测呼吸运动（如横膈的呼吸运动）。实时 MRI 在一定程度上是可行

表 13.4　对比有创性 FFR（金标准）验证心肌灌注技术对血流动力学相关 CAD 的检测准确性（meta 分析）

方法	敏感性	特异性	阳性似然比	阴性似然比	诊断比值比
SPECT	61%	84%	3.76	0.47	8.17
MRI	87%	91%	8.26	0.16	66.86
CT*	78%	86%	5.74	0.22	28.90
PET	83%	89%	7.43	0.15	48.53

* CT 心肌灌注

Data was derived from a total of 37 studies, with 2048 patients and 4721 vessels compared to invasive FFR.[65]

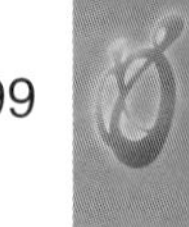

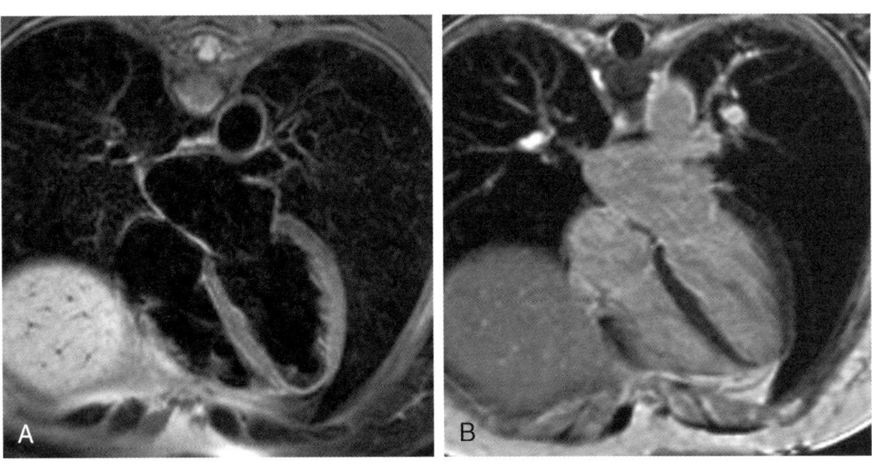

图 13.16　心脏 MRI 中暗血和亮血图像。使用暗血（**A**）和亮血（**B**）序列的四腔心切面

的，可以在其他抑制运动的技术失败时使用。

对于心脏 MRI 的某些成像需求，需要静脉注射造影剂。例如，晚期增强和心肌灌注需要使用造影剂，而对心脏形态和功能的评价可以不注射造影剂。最常用的造影剂是钆螯合剂［如钆（Gd）-DTPA］，其中螯合是必需的，以避免钆本身的毒性作用。造影剂以原型在肾内消除。副作用很少见，但当肾功能受损时，需考虑一些问题。由于造影剂与肾源性系统性纤维化有关，通常建议在肾小球滤过率（GFR）低于 30 ml/（min・1.73 m^2）时，避免使用钆造影剂[2]。心肌对比增强的首过灌注成像（通常在静息状态和血管扩张剂负荷状态下进行）可用于判定心肌灌注情况。造影剂注射后至少 10 min 方可获得晚期钆增强（或延迟增强）图像，并显示钆剂滞留且未能被消除的细胞外间隙增大区域。这样缺血区域的心肌钆剂潴留造成了图像中的高信号。然而，其他原因造成的心肌瘢痕和纤维化同样可使相应区域信号增高，缺血性瘢痕（MI）和非缺血性瘢痕及纤维化（如心肌炎、肥厚型心肌病）必须根据瘢痕的形态和部位来进行鉴别诊断。

典型的 CAD 心脏 MRI 检查首先评估心脏的形态和功能。形态学评价采用轴位、双腔、四腔及短轴堆叠影像（图 13.17）。10 ～ 12 张连续短轴图像的堆叠（在心动周期的 20 ～ 30 个时相中获得并连续循环显示）可用于观察和定量评估左心室整体和局部功能。然后根据具体的临床问题进行进一步的图像采集。具体来说，在已知或疑似慢性 CAD 的患者中，采集序列通常包括静息和负荷状态下的心肌灌注，以及识别缺血性瘢痕的延迟增强图像。美国超声心动图学会提出的 17 段模型常用于识别病变部位，并将功能受损、灌注或瘢痕区域划分到特定的冠状动脉节段中（图 13.18）[54]。

心肌缺血的检测

在临床实践中，心脏 MRI 识别缺血的两种基本方法包括：①使用血管扩张剂（通常是腺苷）在心肌充血时进行 MR 灌注成像；②应用多巴酚丁胺负荷 MR 鉴别负荷诱发的室壁运动异常。两种方法均具有较高的诊断准确性和预后价值（若检查结果正常，则事件发生率为每年 1%）[55-56]。在临床实践中，腺苷负荷心脏 MRI 的使用率是多巴酚丁胺负荷心脏 MRI 的 4 倍[57]。

多巴酚丁胺负荷心脏 MRI

多巴酚丁胺负荷心脏 MRI 是通过在 4 个标准的 MRI 电影序列（双腔心、三腔心、四腔心和短轴位图像）上评估静息状态下和负荷状态下［逐步增加多巴酚丁胺剂量从 10 μg/（kg・min）到 40 μg/（kg・min）；如果需要，还可增加 2 mg 阿托品］的局部左心室室壁运动来识别缺血心肌节段。多巴酚丁胺负荷心脏 MRI 的用药方案与负荷超声心动图相同[58]。然而，由于心脏 MRI 对心内膜边界的显示优于超声心动图，因此当超声心动图图像质量不佳时心脏 MRI 的诊断准确性更高[59]。在多巴酚丁胺负荷和腺苷负荷心脏 MRI 的一对一比较中，二者诊断准确性相同[60]。然而，其副作用并不罕见，需要密切监测患者情况及基础设施的完备，以处理可能发生的紧急心律失常事件。据报道，负荷心脏 MRI 的心房颤动发生率为 1.6%，非持续性室性心动过速的发生率为 0.4%，持

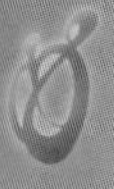

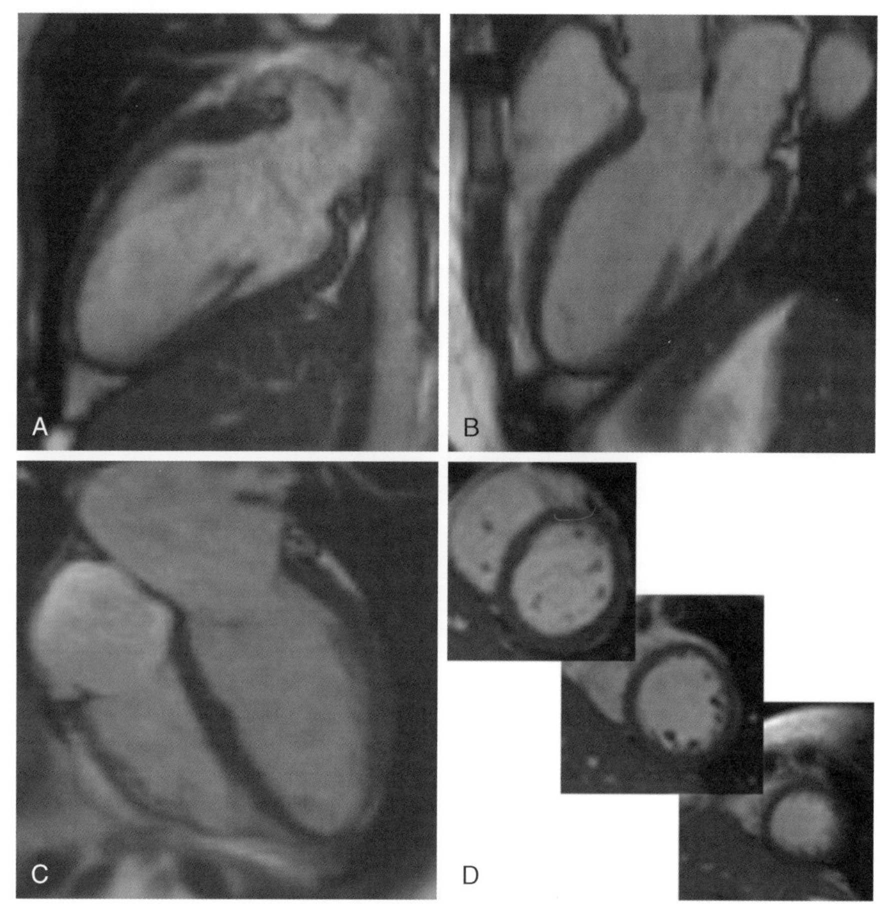

图 13.17 心脏 MRI 图像的各种标准解剖平面。（A）双腔心长轴位。**（B）**三腔心位。**（C）**四腔心位。**（D）**短轴位显示基底部、左心室中部和心尖部水平

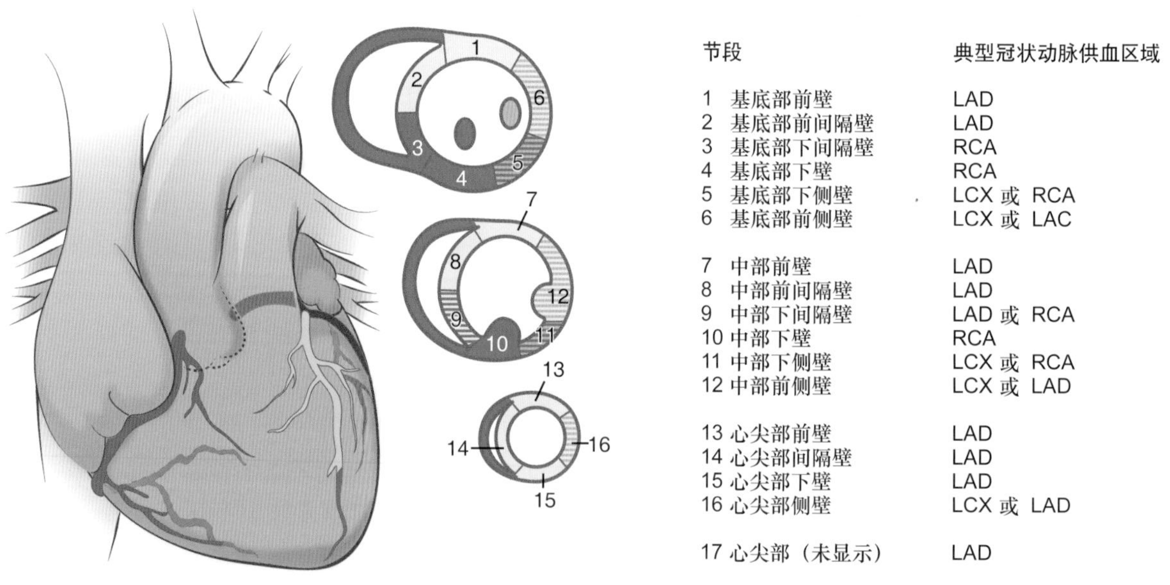

节段	典型冠状动脉供血区域
1 基底部前壁	LAD
2 基底部前间隔壁	LAD
3 基底部下间隔壁	RCA
4 基底部下壁	RCA
5 基底部下侧壁	LCX 或 RCA
6 基底部前侧壁	LCX 或 LAC
7 中部前壁	LAD
8 中部前间隔壁	LAD
9 中部下间隔壁	LAD 或 RCA
10 中部下壁	RCA
11 中部下侧壁	LCX 或 RCA
12 中部前侧壁	LCX 或 LAD
13 心尖部前壁	LAD
14 心尖部间隔壁	LAD
15 心尖部下壁	LAD
16 心尖部侧壁	LCX 或 LAD
17 心尖部（未显示）	LAD

图 13.18 心脏 MRI 中的心肌节段及冠状动脉供血区。LAC，左前主静脉；LAD，左前降支；LCX，左回旋支；RCA，右冠状动脉

续性室性心动过速的发生率为 0.1%[61]。多巴酚丁胺负荷 MRI 的禁忌证包括急性冠脉综合征、严重的主动脉狭窄、肥厚型阻塞性心肌病和青光眼。有趣的是，已有研究表明，联合心肌负荷灌注成像可以增加多巴酚丁胺负荷心脏 MRI 的敏感性，特别是存在左心室肥厚和（或）静息节段性室壁运动异常时[62]。

血管扩张剂负荷心脏 MRI

心脏 MRI 中最常用的心肌灌注方案是血管扩张剂负荷心肌灌注加静脉注射钆造影剂。因为钆是一种在 T1 加权像中显示为明亮信号的阳性造影剂，所以在静息或药物引起的充血状态下进行的 T1 加权像中，正常灌注心肌节段显示为明亮信号。严重狭窄的冠状动脉不能对血管扩张刺激作出充分反应，因此相关节段造影剂流入延迟，缺血区比正常灌注的心肌节段颜色更深（图 13.19 和图 13.20）。

最常用腺苷引起充血［140 ～ 210 μg/（kg · min），

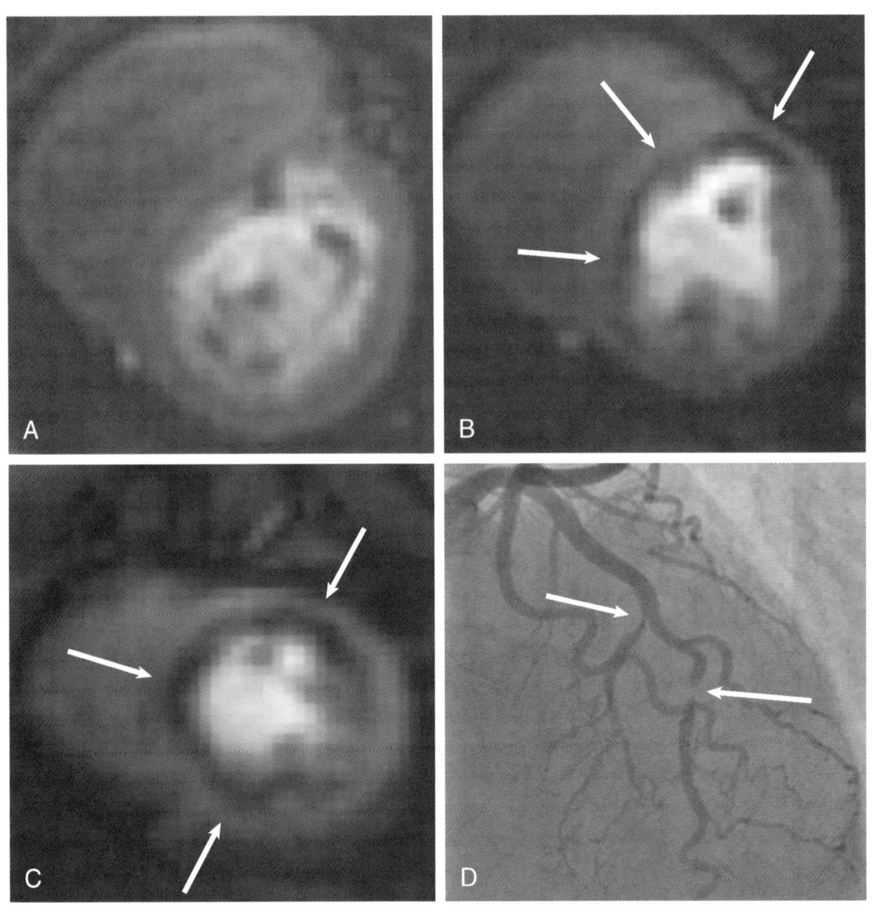

图 13.19 腺苷负荷心脏 MRI 显示大范围心肌灌注缺损。（**A**）短轴位，基底部水平：无灌注缺损。（**B**）短轴位，左心室中部水平：中部的下壁、间隔壁及前壁可见负荷诱发的灌注减低。（**C**）短轴位，心尖部水平：下壁、间隔壁及前壁的灌注减低（箭头）。（**D**）相应的侵入性冠状动脉造影检查显示左前降支中段管腔的次全闭塞以及间隔支的狭窄（箭头）

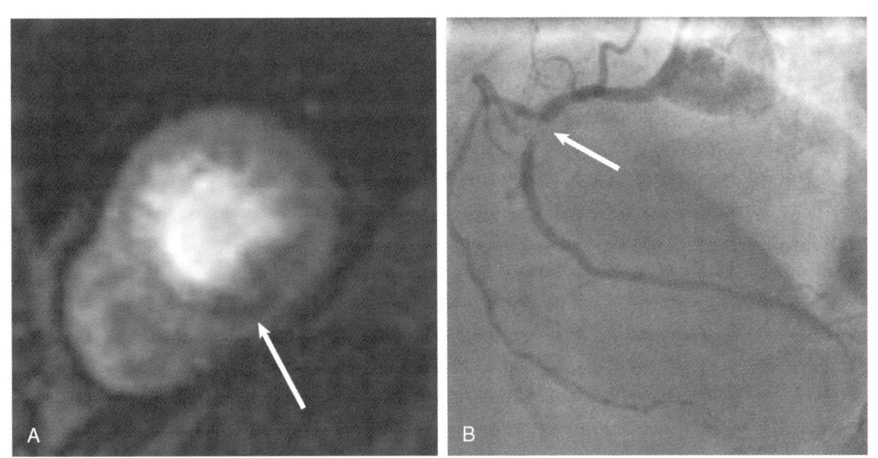

图 13.20 腺苷负荷心脏 MRI 显示小范围心肌灌注缺损。（**A**）短轴位，心尖部水平：负荷诱发的心尖部下壁节段的灌注减低（箭头）。（**B**）相应的侵入性冠状动脉造影显示右冠状动脉近段重度狭窄（箭头）

持续 3 min]。常用的造影剂剂量为 0.05 ～ 0.1 mmol/kg，以弹丸式注射的方式给药。腺苷的半衰期极短，只有 12 ～ 20 s。其副作用包括支气管痉挛和房室传导阻滞，但由于腺苷的半衰期很短，副作用也是短暂的。尽管如此，传导障碍和严重的慢性阻塞性肺疾病（chronic obstructive pulmonary disease，COPD）/ 哮喘依然被认为是检查的禁忌证。对于不能接受腺苷的患者，瑞加诺生可作为替代药物使用[63]。

心肌灌注成像时，应使用最小空间分辨率为 2 ～ 3 mm 的 T1 加权序列。在大多数情况下，获得 3 个短轴切片（基底部、左心室中部和心尖部）。灌注序列通常在屏气中进行，因为注射造影剂的首过时间约持续 10 s。虽然可以使用定量方法来解读图像，但通常情况下图像通过视觉评估来解释。静息和负荷心脏 MRI 的比较有助于避免假阳性结果（或负荷灌注心脏 MRI 和延迟增强的比较，见下文）。

腺苷负荷心肌灌注心脏 MRI 的诊断准确性高。由侵入性血管造影证实的冠状动脉狭窄作参照，多中心 CE-MARC 试验（Clinical Evaluation of Magnetic Resonance Imaging in Coronary Heart Disease）显示其诊断的敏感性为 87%，特异性为 83%[64]。侵入性检测的 FFR 值（作为缺血检测的金标准）是一个更好的参考标准。2015 年的一项包括 15 项研究共 1830 支血管的 meta 分析，将各种技术的诊断准确性与作为金标准的侵入性 FFR 对比（FFR ≤ 0.80），结果显示负荷灌注心脏 MRI 的敏感性为 87%，特异性为 91%，诊断比值比为 67，这使得负荷灌注心脏 MRI 成为最好的鉴别缺血存在与否的无创性检查（表 13.4）[65]。鉴于负荷灌注心脏 MRI 的高诊断性能，无论是疑似还是已知的 CAD 患者，更多应用其来进行缺血检测都将是合适的。

心肌存活度与心肌瘢痕

在慢性 CAD 患者的评估中，识别出功能异常但在血运重建术后可能恢复功能的存活心肌至关重要。根据 meta 分析，对存活心肌节段实施血运重建可使死亡率降低 78%[66]，而对无活性节段行血运重建不会改变死亡率。导致存活心肌收缩力受损的机制是心肌顿抑和冬眠。顿抑是指心肌缺血后出现长时间功能障碍，或反复缺血引起的慢性功能障碍，灌注恢复正常后可相应恢复功能。冬眠是指由于冠状动脉血流持续减少而表现出的慢性心肌功能障碍，在血运重建后有可能恢复功能。晚期钆增强显像能将这两种心肌活性尚存但功能异常的情况从慢性梗死造成不可逆损害的心肌中区分出来。存活心肌中几乎没有细胞外间隙，而完整的心肌细胞膜又可阻止钆造影剂的穿透，因而存活心肌区域不会积聚钆造影剂。另一方面，在心肌急性梗死区域，钆造影剂可以穿透进扩大的细胞外间隙并积聚其内，在 T1 加权像上显示高信号。在慢性瘢痕组织中，钆造影剂也会积聚（机制尚未完全了解）。据推测，细胞外间隙的增加与此相关[67]。

对于晚期钆增强显像，优选分辨率在 1.5 mm× 1.5 mm 和 1.0 mm×1.0 mm 之间的 T1 加权序列。在标准的双腔心、三腔心、四腔心和短轴方向采集。

透壁程度决定了心肌节段在血运重建术后恢复收缩力的可能性（图 13.21 和图 13.22）。重要的

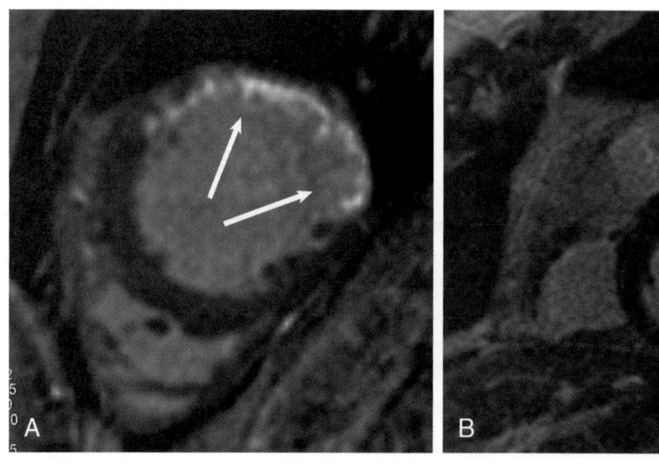

图 13.21　心脏 MRI 显示瘢痕的透壁性改变（透壁 *vs.* 非透壁 ＜ 50%）。（A）左心室侧壁的透壁性延迟强化（箭头：前侧壁及下侧壁节段）。**（B）**下侧壁的延迟强化，伴有小范围透壁梗死，大部分梗死区为非透壁（＜ 50%）（箭头：下壁及下侧壁节段）

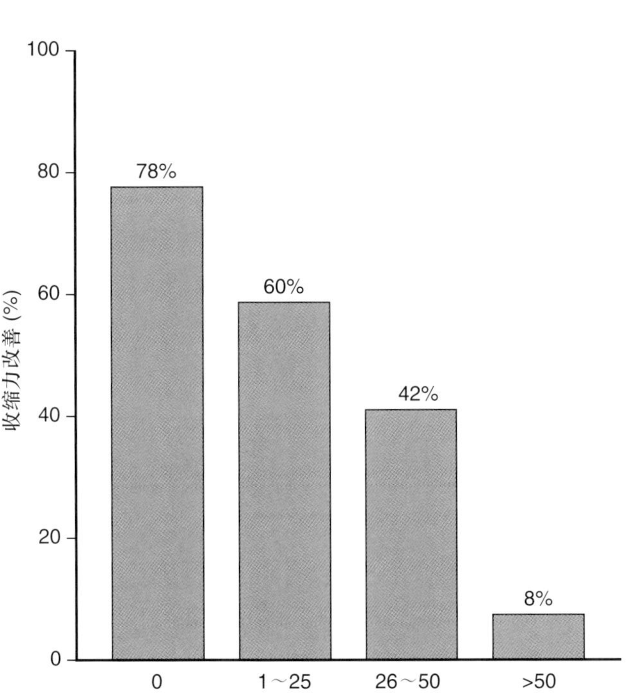

图 13.22　瘢痕的透壁性与功能改善的关系。（Kim RJ，Wu E，Rafael A，et al. The use of contrast enhanced magnetic resonance imaging to identify reversible myocardial dysfunction. N Engl J Med. 2000；343：1445-1453.）

是，这不是一个“是/否”的问题，而是一个概率问题。Kim 等在 2000 年发表的一篇具有里程碑意义的论文中首次证明了这一点，其研究了 41 例患者共 806 个功能障碍节段。功能障碍节段（运动减低、运动障碍或无运动）在血运重建后改善收缩力的可能性在完全没有延迟强化时为 80%，而在透壁性延迟强化时为 2%（图 13.21）。重要的是，在完全无运动或运动障碍但是没有透壁延迟强化的节段，血运重建可使 100% 的病例（12 例中的 12 例）收缩力得到改善[68]。一项 meta 分析证实了这些发现，分析显示在使用 50% 的透壁性作为存活心肌的有效阈值时，晚期钆增强对预测血运重建后功能恢复的敏感性为 95%，特异性为 51%[69]。该 50% 阈值通常用于临床实践，认为延迟增强＜ 50% 室壁厚度的心肌节段为“有活性”，而延迟增强＞ 50% 室壁厚度的心肌节段为“无活性”。添加小剂量多巴酚丁胺可潜在提高心脏 MRI 对心肌活性的评估准确性，但在临床实践中很少这样做。在一项多中心、非盲、随机试验（STICH 试验）的子研究中，共 1212 例患者中 601 例患者接受了 SPECT 或多巴酚丁胺负荷超声心动图对心肌活性进行评估[70]。该研究未能证明对心肌活性的评估可以确定冠状动脉旁路移植术后患者的生存率。然而，由于一些局限性使得研究结果难以推广：①心肌存活检查不是随机的；②患者组的基线特征存在显著差异；③无存活心肌的患者组人数相对较少；④对心肌活性采用二分类，其范围和阈值选择有争议。

另一方面，晚期钆增强与 CAD 伴左心室功能不全患者的预后相关[71]。有趣的是，即使在无症状个体（如糖尿病患者）中偶然发现了小的缺血性瘢痕也具有显著的预后相关性[72]。在一项对 107 例已知 CAD 但无症状的糖尿病患者的研究中，30 例患者具有符合缺血性心肌瘢痕的延迟增强。与无瘢痕患者相比，他们发生主要心脏不良事件（MACE）和死亡的比值比（OR）分别为 3.7 和 3.6。然而，目前尚未建议将延迟增强心脏 MRI 作为无症状患者的筛查手段。

磁共振成像血管造影

MRI 能够显示冠状动脉管腔并识别冠状动脉粥样硬化斑块[73]。然而，MRI 有限的空间分辨率和冠状血管的小管径，加之心脏的快速运动，使得冠状动脉 MRI 血管造影极具挑战性。在 meta 分析中，其对狭窄的检测敏感性为 89%，特异性为 78%；应用 3T 磁共振设备进行全心扫描并注射造影剂进行对比增强能提高诊断准确率[74]。然而，心脏 MRI 冠状动脉成像困难且不稳定，尚无法应用于实际临床工作。在可预见的将来，CT 成像在冠状动脉的直接显示方面仍将优于 MRI。只有在观察冠状动脉起源异常时，才认为使用冠状动脉 MRI 血管造影是合适的[73]。

CT 和 MRI: 指南

随着过去几年的技术进步和大量临床数据的积累，已经证实心脏 CT 和心脏 MRI 在临床、诊断和预后方面的价值，这两种诊断技术已被纳入专业协会发布的众多临床实践指南中。考虑到早期的技术验证结果常过度肯定其价值，指南作者一般不愿引入新技术及应用。

对于疑似稳定性 CAD，ACC/AHA 在 2012 年的指南中指定，如果患者的 CAD 验前概率为中或高且无法进行运动试验（或者患者能够运动但心电图异常），则对负荷灌注心脏 MRI 的推荐类别为Ⅱa 类

（“应考虑”）[75]。如果患者不能运动，且验前概率为中或低，则对CCTA的推荐类别为Ⅱa类。对于能够运动且验前概率中等的患者，对CCTA的推荐类别为Ⅱb类（“可能考虑”）。如果患者验前概率中等等且运动试验结果不确定，或运动试验结果正常但临床症状持续存在，或者患者不能接受心肌灌注成像或负荷超声心动图检查，则CCTA的推荐类别为Ⅱa类。此外，负荷灌注心脏MRI在确定血流动力学相关性和判断已知狭窄病变是否需要行血运重建时的推荐类别为Ⅰ类。

2013年ESC发布的稳定性CAD指南对负荷心电图和负荷条件下的影像学检查进行了区分，但没有进一步对各种可用的负荷影像学检查进行细分[76]。如果临床怀疑CAD的验前概率＞50%或左心室功能受损，则负荷影像学检查（而不是负荷心电图）的推荐类别为Ⅰ类。指南还建议对有症状的、有血运重建史的患者进行负荷影像学检查（Ⅱa类推荐），并对ICA显示中度狭窄的病变进行功能性严重程度的评价[76]。

有趣的是，ESC承认负荷影像学检查（如心脏MRI心肌负荷灌注成像）在无症状、高危个体中的潜在作用（Ⅱb类推荐），声明在无症状的糖尿病患者中或有CAD家族史的无症状患者中，或既往风险评估显示CAD高风险（如冠状动脉钙化积分＞400）时，负荷影像学检查（心肌灌注显像、负荷超声心动图、负荷灌注心脏MRI）可用于晚期心血管风险的评估。

对于CCTA，在疑似CAD、验前概率为15%～50%、具备低辐射剂量下实现高质量CT图像的患者特征的情况下，ESC的推荐类别为Ⅱa类。

由于PROMISE和SCOT-HEART试验的研究结果表明基于CTA的方法与功能学检查方法的结果相当，甚至更好，今后指南可能会加强对有症状患者行CCTA的推荐力度。

结论

心脏CT（主要以CCTA的形式）和心脏MRI在疑似或已知CAD患者的临床管理中发挥着越来越重要的作用。CCTA主要用于排除疾病验前概率相对较低的患者。另一方面，心脏MRI的作用延伸到对疾病评价的更高层级，包括对已知的中度冠状动脉狭窄或血运重建术后症状复发的患者进行缺血状态评估，以及在复杂的血运重建决策背景下对局部室壁运动异常患者的心肌活性进行评估。这两种技术都需要图像采集和图像判读方面的专业知识，且图像质量在患者亚群中并不是恒定的。因此，我们对影像学检查的利用取决于地区和患者的具体情况。

CT和MRI的技术不断进步，新的应用也在不断被开发和评估。未来这两种技术在慢性CAD患者中的作用将继续扩大和延伸。

参考文献

1. Abbara S, Arbab-Zadeh A, Callister TQ, et al.: SCCT guidelines for performance of coronary computed tomographic angiography: a report of the Society of Cardiovascular Computed Tomography Guidelines Committee, *J Cardiovasc Comput Tomogr* 3:190–204, 2009.
2. Leipsic J, Abbara S, Achenbach S, et al.: SCCT guidelines for the interpretation and reporting of coronary CT angiography: a report of the Society of Cardiovascular Computed Tomography Guidelines Committee, *J Cardiovasc Comput Tomogr* 8(5):342–358, 2014.
3. Schuhbaeck A, Achenbach S, Layritz C, et al.: Image quality of ultra-low radiation exposure coronary CT angiography with an effective dose < 0.1 mSv using high-pitch spiral acquisition and raw data-based iterative reconstruction, *Eur Radiol* 23(3):597–606, 2013.
4. Hell MM, Bittner D, Schuhbaeck A, et al.: Prospectively ECG-triggered high-pitch coronary angiography with third-generation dual-source CT at 70 kVp tube voltage: feasibility, image quality, radiation dose, and effect of iterative reconstruction, *J Cardiovasc Comput Tomogr* 8:418–425, 2014.
5. Chinnaiyan KM, Boura JA, DePetris A, et al.: Advanced Cardiovascular Imaging Consortium Coinvestigators. Progressive radiation dose reduction from coronary computed tomography angiography in a statewide collaborative quality improvement program: results from the Advanced Cardiovascular Imaging Consortium, *Circ Cardiovasc Imaging* 6:646–654, 2013.
6. Rochitte CE, George RT, Chen MY, et al.: Computed tomography angiography and perfusion to assess coronary artery stenosis causing perfusion defects by single photon emission computed tomography: the CORE320 study, *Eur Heart J* 35:1120–1130, 2014.
7. Budoff MJ, Dowe D, Jollis JG, et al.: Diagnostic performance of 64-multidetector-row coronary computed tomographic angiography for evaluation of coronary artery stenosis in individuals without known coronary artery disease, *J Am Coll Cardiol* 52:1724–1732, 2008.
8. Meijboom WB, Meijs MF, Schuijf JD, et al.: Diagnostic accuracy of 64-slice computed tomography coronary angiography: a prospective, multicenter, multivendor study, *J Am Coll Cardiol* 52: 2135–2144, 2008.
9. Miller JM, Rochitte CE, Dewey M, et al.: Diagnostic performance of coronary angiography by 64-row CT, *N Engl J Med* 359:2324–2336, 2008.
10. Menke J, Kowalski J: Diagnostic accuracy and utility of coronary CT angiography with consideration of unevaluable results: a systematic review and multivariate Bayesian random-effects meta-analysis with intention to diagnose, *Eur Radiol* 26(2):451–458, 2016.
11. Meijboom WB, van Mieghem CA, Mollet NR, et al.: 64-slice computed tomography coronary angiography in patients with high, intermediate, or low pretest probability of significant coronary artery disease, *J Am Coll Cardiol* 50:1469–1475, 2007.
12. Hadamitzky M, Freissmuth B, Meyer T, et al.: Prognostic value of coronary computed tomographic angiography for prediction of cardiac events in patients with suspected coronary artery disease *JACC Cardiovasc Imaging* 2:404–411, 2009.
13. Ostrom MP, Gopal A, Ahmadi N, et al.: Mortality incidence and the severity of coronary atherosclerosis assessed by computed tomography angiography, *J Am Coll Cardiol* 52:1335–1343, 2008.
14. Otaki Y, Arsanjani R, Gransar H, et al.: What have we learned from CONFIRM? Prognostic implications from a prospective multicenter international observational cohort study of consecutive patients undergoing coronary computed tomographic angiography, *J Nucl Cardiol* 19:787–795 2012.
15. Min JK, Dunning A, Lin FY, et al.: CONFIRM Investigators. Age- and sex-related differences in all-cause mortality risk based on coronary computed tomography angiography findings results from the International Multicenter CONFIRM (Coronary CT Angiography Evaluation for Clinical Outcomes: An International Multicenter Registry) of 23,854 patients without known coronary artery disease, *J Am Coll Cardiol* 58(8):849–860, 2011.
16. Shaw LJ, Hausleiter J, Achenbach S, et al.: CONFIRM Registry Investigators. Coronary computed tomographic angiography as a gatekeeper to invasive diagnostic and surgical procedures: results from the multicenter CONFIRM (Coronary CT Angiography Evaluation for Clinical Outcomes: an International Multicenter) registry, *J Am Coll Cardiol* 60(20):2103–2114, 2012.
17. Douglas PS, Hoffmann U, Patel MR, et al.: PROMISE Investigators. Outcomes of anatomical versus functional testing for coronary artery disease, *N Engl J Med* 372(14):1291–1300, 2015.
18. SCOT-HEART Investigators: CT coronary angiography in patients with suspected angina due to coronary heart disease (SCOT-HEART): an open-label, parallel-group, multicentre trial, *Lancet* 385(9985):2383–2391, 2015.
19. Linde JJ, Hove JD, Sorgaard M, et al.: Long-term clinical impact of coronary CT angiography in patients with recent acute-onset chest pain: the randomized controlled CATCH trial, *J Am Coll Cardiol* 8:1404–1413, 2015.
20. McKavanagh P, Lusk L, Ball PA, et al.: A comparison of cardiac computerized tomography and exercise stress electrocardiogram test for the investigation of stable chest pain: the clinical results of the CAPP randomized prospective trial, *Eur Heart J Cardiovasc Imaging* 16:441–448, 2015.
21. Vanhoenacker PK, Decramer I, Bladt O, et al.: Multidetector computed tomography angiography for assessment of in-stent restenosis: meta-analysis of diagnostic performance, *BMC Med Imaging* 8:14, 2008.
22. Onuma Y, Dudek D, Thuesen L, et al.: Five-year clinical and functional multislice computed tomography angiographic results after coronary implantation of the fully resorbable polymeric everolimus-eluting scaffold in patients with de novo coronary artery disease: the ABSORB cohort A trial, *JACC Cardiovasc Interv* 6(10):999–1009, 2013.
23. Barbero U, Iannaccone M, d'Ascenzo F, et al.: 64 slice-coronary computed tomography sensitivity and specificity in the evaluation of coronary artery bypass graft stenosis: a meta-analysis, *Int J Cardiol* 216:52–57, 2016.
24. Heye T, Kauczor HU, Szabo G, Hosch W: Computed tomography angiography of coronary artery bypass grafts: robustness in emergency and clinical routine settings, *Acta Radiol* 55(2):161–170, 2014
25. Schuijf JD, Wijns W, Jukema JW, et al.: Relationship between noninvasive coronary angiography with multi-slice computed tomography and myocardial perfusion imaging, *J Am Coll Cardiol* 48:2508–2514, 2006.

26. Shaw LJ, Hausleiter J, Achenbach S, et al.: CONFIRM Registry Investigators. Coronary computed tomographic angiography as a gatekeeper to invasive diagnostic and surgical procedures: results from the multicenter CONFIRM (Coronary CT Angiography Evaluation for Clinical Outcomes: an International Multicenter) registry, *J Am Coll Cardiol* 60(20):2103–2114, 2012.
27. Min JK, Taylor CA, Achenbach S, et al.: Noninvasive fractional flow reserve derived from coronary CT angiography: clinical data and scientific principles, *JACC Cardiovasc Imaging* 8(10):1209–1222, 2015
28. Nørgaard BL, Leipsic J, Gaur S, et al.: NXT Trial Study Group. Diagnostic performance of noninvasive fractional flow reserve derived from coronary computed tomography angiography in suspected coronary artery disease: the NXT trial (Analysis of Coronary Blood Flow Using CT Angiography: Next Steps), *J Am Coll Cardiol* 63(12):1145–1155, 2014.
29. Douglas PS, Pontone G, Hlatky MA, et al.: PLATFORM Investigators. Clinical outcomes of fractional flow reserve by computed tomographic angiography-guided diagnostic strategies vs. usual care in patients with suspected coronary artery disease: the prospective longitudinal trial of FFR(CT): outcome and resource impacts study, *Eur Heart J* 36(47):3359–3367, 2015.
30. Hoff JA, Chomka EV, Krainik AJ, et al.: Age and gender distribution of coronary artery calcium detected by electron beam tomography, *Am J Cardiol* 87:1335–1339, 2001.
31. McClelland RL, Chung H, Detrano R, et al.: Distribution of coronary artery calcium by race, gender and age: results from the Multi-Ethnic Study of Atherosclerosis (MESA), *Circulation* 113:30–37, 2006
32. Schmermund A, Mohlenkamp S, Berenbein S, et al.: Population-based assessment of subclinical coronary atherosclerosis using electro-beam computed tomography, *Atherosclerosis* 185:117–182, 2006.
33. Rumberger JA, Simons DB, Fitzpatrick LA, et al.: Coronary artery calcium area by electron-beam computed tomography and coronary atherosclerotic plaque area. A histopathologic correlative study, *Circulation* 92:2157–2162, 1995.
34. Folsom AR, Kronmal RA, Detrano RC, et al.: Coronary artery calcification compared with carotid intima-media thickness in the prediction of cardiovascular disease incidence: the Multi-Ethnic Study of Atherosclerosis (MESA), *Arch Intern Med* 168(12):1333–1339, 2008.
35. Detrano R, Guerci AD, Carr JJ, et al.: Coronary calcium as a predictor of coronary events in four racial or ethnic groups, *N Engl J Med* 358:1336–1345, 2008.
36. Erbel R, Möhlenkamp S, Moebus S, et al.: Heinz Nixdorf Recall Study Investigative Group Coronary risk stratification, discrimination, and reclassification improvement based on quantification of subclinical coronary atherosclerosis: the Heinz Nixdorf Recall study, *J Am Coll Cardiol* 56(17):1397–1406, 2010.
37. Marwan M, Ropers D, Pflederer T, et al.: Clinical characteristics of patients with obstructive coronary lesions in the absence of coronary calcification: an evaluation by coronary CT angiography *Heart* 95:1056–1060, 2009.
38. Greenland P, Bonow RO, Brundage BH, et al.: ACCF/AHA 2007 clinical expert consensus document on coronary artery calcium scoring by computed tomography in global cardiovascular risk assessment and in evaluation of patients with chest pain: a report of the American College of Cardiology Foundation Clinical Expert Consensus Task Force (ACCF/AHA Writing Committee to Update the 2000 Expert Consensus Document on Electron Beam Computed Tomography) *Circulation* 115:402–426, 2007.
39. Taylor AJ, Cerqueira M, Hodgson JM, et al.: American College of Cardiology Foundation Appropriate Use Criteria Task Force; Society of Cardiovascular Computed Tomography; American College of Radiology; American Heart Association; American Society of Echocardiography; American Society of Nuclear Cardiology; North American Society for Cardiovascular Imaging; Society for Cardiovascular Angiography and Interventions; Society for Cardiovascular Magnetic Resonance. ACCF/SCCT/ACR/AHA/ASE/ASNC/NASCI/SCAI/SCMR 2010 appropriate use criteria for cardiac computed tomography. A report of the American College of Cardiology Foundation Appropriate Use Criteria Task Force, the Society of Cardiovascular Computed Tomography, the American College of Radiology, the American Heart Association, the American Society of Echocardiography, the American Society of Nuclear Cardiology, the North American Society for Cardiovascular Imaging, the Society for Cardiovascular Angiography and Interventions, and the Society for Cardiovascular Magnetic Resonance, *J Am Coll Cardiol* 56(22):1864–1894, 2010.
40. Min JK, Shaw LJ, Devereux RB, et al.: Prognostic value of multidetector coronary computed tomographic angiography for prediction of all-cause mortality, *J Am Coll Cardiol* 50:1161–1170, 2007.
41. Ostrom MP, Gopal A, Ahmadi N, et al.: Mortality incidence and the severity of coronary atherosclerosis assessed by computed tomography angiography, *J Am Coll Cardiol* 52:1335–1343, 2008.
42. Min JK, Dunning A, Lin FY, et al.: CONFIRM Investigators. Age- and sex-related differences in all-cause mortality risk based on coronary computed tomography angiography findings results from the International Multicenter CONFIRM (Coronary CT Angiography Evaluation for Clinical Outcomes: An International Multicenter Registry) of 23,854 patients without known coronary artery disease, *J Am Coll Cardiol* 58(8):849–860, 2011.
43. Al-Mallah MH, Qureshi W, Lin FY, et al.: Does coronary CT angiography improve risk stratification over coronary calcium scoring in symptomatic patients with suspected coronary artery disease? Results from the prospective multicenter international CONFIRM registry, *Eur Heart J Cardiovasc Imaging* 15(3): 267–267, 2014.
44. Motoyama S, Sarai M, Harigaya H, et al.: Computed tomographic angiography characteristics of atherosclerotic plaques subsequently resulting in acute coronary syndrome, *J Am Coll Cardiol* 54:49–57, 2009.
45. Park HB, Heo R, ó Hartaigh B, et al.: Atherosclerotic plaque characteristics by CT angiography identify coronary lesions that cause ischemia: a direct comparison to fractional flow reserve, *JACC Cardiovasc Imaging* 8(1): 1–1, 2015.
46. Diaz-Zamudio M, Dey D, Schuhbaeck A, et al.: Automated quantitative plaque burden from coronary CT angiography noninvasively predicts hemodynamic significance by using fractional flow reserve in intermediate coronary lesions, *Radiology* 276(2):408–415, 2015.
47. Chow BJ, Small G, Yam Y, et al.: CONFIRM Investigators. Prognostic and therapeutic implications of statin and aspirin therapy in individuals with nonobstructive coronary artery disease: results from the CONFIRM (COronary CT Angiography EvaluatioN For Clinical Outcomes: An InteRnational Multicenter registry) registry, *Arterioscler Thromb Vasc Biol.* 35:981–989, 2015.
48. Schepis T, Achenbach S, Marwan M, et al.: Prevalence of first-pass myocardial perfusion defects detected by contrast-enhanced dual-source CT in patients with non-ST segment elevation acute coronary syndromes, *Eur Radiol* 20(7):1607–1614, 2010.
49. Danad I, Szymonifka J, Schulman-Marcus J, Min JK: Static and dynamic assessment of myocardial perfusion by computed tomography, *Eur Heart J Cardiovasc Imaging* 17(8):836–844, 2016. pii: iew044.
50. Pelgrim GJ, Dorrius M, Xie X, et al.: The dream of a one-stop-shop: meta-analysis on myocardial perfusion CT, *Eur J Radiol* 84(12):2411–2420, 2015.
51. Takx RA, Blomberg BA, El Aidi H, et al.: Diagnostic accuracy of stress myocardial perfusion imaging compared to invasive coronary angiography with fractional flow reserve meta-analysis, *Circ Cardiovasc Imaging* 8(1), pii: e002666, 2015.
52. Gotschy A, Niemann M, Kozerke S, et al.: Cardiovascular magnetic resonance for the assessment of coronary artery disease, *Int J Cardiol* 193:84–92, 2015.
53. Morcos SK: Nephrogenic systemic fibrosis following the administration of extracellular gadolinium based contrast agents: is the stability of the contrast agent molecule an important factor in the pathogenesis of this condition? *Br J Radiol* 80:73–76, 2007.
54. Lang RM, Badano LP, Mor-Avi V, et al.: Recommendations for cardiac chamber quantification by echocardiography in adults: an update from the American Society of Echocardiography and the European Association of Cardiovascular Imaging, *J Am Soc Echocardiogr* 28(1):1–39. e14, 2015.
55. Lipinski MJ, McVey CM, Berger JS, et al.: Prognostic value of stress cardiac magnetic resonance imaging in patients with known or suspected coronary artery disease: a systematic review and meta-analysis, *J Am Coll Cardiol* 62:826–838, 2013.
56. Gargiulo P, Dellegrottaglie S, Bruzzese D, et al.: The prognostic value of normal stress cardiac magnetic resonance in patients with known or suspected coronary artery disease: a meta-analysis, *Circ Cardiovasc Imaging* 6:574–582, 2013.
57. Bruder O, Wagner A, Lombardi M, et al.: European Cardiovascular Magnetic Resonance (EuroCMR) registry—multinational results from 57 centers in 15 countries, *J Cardiovasc Magn Reson* 15:9, 2013.
58. Schwitter J, Arai AE: Assessment of cardiac ischaemia and viability: role of cardiovascular magnetic resonance, *Eur Heart J* 32:799–809, 2011.
59. Nagel E, Lehmkuhl HB, Bocksch C, et al.: Noninvasive diagnosis of ischemia-induced wall motion abnormalities with the use of high-dose dobutamine stress MRI: comparison with dobutamine stress echocardiography, *Circulation* 99:763–770, 1999.
60. Manka R, Jahnke C, Gebker R, et al.: Head-to-head comparison of first-pass MR perfusion imaging during adenosine and high-dose dobutamine/atropine stress, *Int J Cardiovasc Imaging* 27: 995–1002, 2011.
61. Wahl A, Paetsch I, Gollesch A, et al.: Safety and feasibility of high-dose dobutamine-atropine stress cardiovascular magnetic resonance for diagnosis of myocardial ischaemia: experience in 1000 consecutive cases, *Eur Heart J* 25:1230–1236, 2004.
62. Gebker R, Jahnke C, Manka R, et al.: Additional value of myocardial perfusion imaging during dobutamine stress magnetic resonance for the assessment of coronary artery disease, *Circ Cardiovasc Imaging* 1:122–130, 2008.
63. Vasu S, Bandettini WP, Hsu LY, et al.: Regadenoson and adenosine are equivalent vasodilators and are superior than dipyridamole—a study of first pass quantitative perfusion cardiovascular magnetic resonance, *J Cardiovasc Magnet Reson* 15:85, 2013.
64. Greenwood JP, Maredia N, Younger JF, et al.: Cardiovascular magnetic resonance and single-photon emission computed tomography for diagnosis of coronary heart disease (CE-MARC): a prospective trial, *Lancet* 379:453–460, 2012.
65. Takx RA, Blomberg BA, El Aidi H, et al.: Diagnostic accuracy of stress myocardial perfusion imaging compared to invasive coronary angiography with fractional flow reserve meta-analysis, *Circ Cardiovasc Imaging* 8, 2015, http://dx.doi.org/10.1161/CIRCIMAGING.114.00266.
66. Allman KC, Shaw LJ, Hachamovitch R, Udelson JE: Myocardial viability testing and impact of revascularization on prognosis in patients with coronary artery disease and left ventricular dysfunction: a meta-analysis, *J Am Coll Cardiol* 39:1151–1158, 2002.
67. Van Assche LM, Kim HW, Kim RJ: Cardiac MR for the assessment of myocardial viability, *Methodist DeBakey Cardiovasc J* 9:163–168, 2013.
68. Kim RJ, Wu E, Rafael A, et al.: The use of contrast-enhanced magnetic resonance imaging to identify reversible myocardial dysfunction, *N Engl J Med* 343:1445–1453, 2000.
69. Romero J, Xue X, Gonzalez W, Garcia MJ: CMR imaging assessing viability in patients with chronic ventricular dysfunction due to coronary artery disease: a meta-analysis of prospective trials, *JACC Cardiovasc Imaging* 5:494–508, 2012.
70. Bonow RO, Maurer G, Lee KL, et al.: STICH Trial Investigators. Myocardial viability and survival in ischemic left ventricular dysfunction, *N Engl J Med* 364:1617–1625, 2011.
71. Gerber BL, Rousseau MF, Ahn SA, et al.: Prognostic value of myocardial viability by delayed-enhanced magnetic resonance in patients with coronary artery disease and low ejection fraction: impact of revascularization therapy, *J Am Coll Cardiol* 59:825–833, 2012.
72. Kwong RY, Sattar H, Wu H, et al.: Incidence and prognostic implication of unrecognized myocardial scar characterized by cardiac magnetic resonance in diabetic patients without clinical evidence of myocardial infarction, *Circulation* 118:1011–1020, 2008.
73. Dweck MR, Puntman V, Vesey AT, et al.: MR imaging of coronary arteries and plaques, *JACC Cardiovasc Imaging* 9:306–316, 2016.
74. Di Leo G, Fisci E, Secchi F, et al.: Diagnostic accuracy of magnetic resonance angiography for detection of coronary artery disease: a systematic review and meta-analysis, *Eur Radiol* 26:3706–3718, 2016.
75. Fihn SD, Gardin JM, Abrams J, et al.: American College of Cardiology Foundation/American Heart Association Task Force. 2012 ACCF/AHA/ACP/AATS/PCNA/SCAI/STS guideline for the diagnosis and management of patients with stable ischemic heart disease: a report of the American College of Cardiology Foundation/American Heart Association Task Force on Practice Guidelines, and the American College of Physicians, American Association for Thoracic Surgery, Preventive Cardiovascular Nurses Association, Society for Cardiovascular Angiography and Interventions, and Society of Thoracic Surgeons, *Circulation* 126:e354–e471, 2012.

Task Force Members, Montalescot G, Sechtem U, Achenbach S, et al.: ESC Committee for Practice Guidelines, Zamorano JL, Achenbach S, Baumgartner H, et al.; Document Reviewers, Knuuti J, Valgimigli M, Bueno H, et al. 2013 ESC guidelines on the management of stable coronary artery disease: the Task Force on the management of stable coronary artery disease of the European Society of Cardiology, *Eur Heart J* 34:2949–3003, 2013.

14 有创性检查

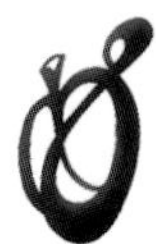

William F. Fearon
左 波 译

在 CAD 中，如果无创性检查无法确诊或提示显著病理学改变，则需要进行有创性检查。X 线冠状动脉造影可展现冠状动脉循环的大体情况，尤其有助于发现阻塞性心外膜 CAD。然而冠状动脉造影常会误诊。出现心肌缺血和相关症状可能与明显的 CAD 无关，而与血管造影中不明显的隐匿性弥漫性心外膜疾病有关。此外，冠状动脉造影主要用于检查阻塞性心外膜疾病，但不会提供有关内皮功能障碍或血管痉挛的信息，也无法识别冠状动脉微血管功能障碍。现有许多辅助技术（如使用导丝和导管系统的冠状动脉检查）可以在冠状动脉血管造影时进一步检查冠状动脉循环。本章将重点介绍评估冠状动脉生理学特征的主要方法，即冠状动脉血流储备（CFR）、血流储备分数（FFR）和微循环阻力指数（IMR）以及两种显示心外膜冠状动脉解剖结构的有创性成像检查［血管内超声检查和光学相干断层成像（optical coherence tomography，OCT）］。

冠状动脉造影

冠状动脉造影是通过注射造影剂使冠状动脉显像的技术。通常情况下，由执行血管造影操作的心脏病学专家主观做出 CAD 的血管造影诊断。一般可根据观察来评估冠状动脉狭窄严重程度，其中 50% 的狭窄可诊断为阻塞性 CAD，＞ 70% 的狭窄可诊断严重 CAD。目前已经创建了分类系统，旨在对血管造影的诊断进行标准化，该系统纳入了病变特征，如钙化程度、长度、偏心率、弯曲度和分叉处的位置。然而这些技术本身受到了观察者间差异的限制[1]。

定量冠状动脉造影是一种由计算机辅助的测量病灶长度和狭窄严重程度的方法。在理想情况下，通过使用已知尺寸的物体（如导管）校准系统，定量冠状动脉血管造影比其他方法更客观且准确。然而，由于操作员的技术问题，该方法也容易出错和受到主观影响。尽管存在这些问题，冠状动脉造影诊断出的 CAD 和严重程度可预测长期不良结局。

血管造影的许多局限性影响其准确诊断 CAD 的能力，特别是对于中度狭窄或弥漫性病变。首先，因为血管造影将三维物体呈现为二维图像，如果未能使用正确的角度进行血管成像则可能造成偏心性狭窄的漏诊[2]。其次，由于血管造影通常应用与冠状动脉病变区相邻的“正常”区域作为对照，对于患有弥散性疾病而无局灶性病变的患者，检查者可能将其错误归类为正常冠状动脉。最后，血管造影照片突出显示了冠状动脉的血管腔，但无法显示血管壁的相关情况。在形成动脉粥样硬化斑块部位的动脉发生正向重构可维持血管腔的形态并呈现出接近正常的血管造影图像，而这会导致血管造影仪上无法显示动脉粥样硬化。由于这些局限性，现已开发了许多辅助技术来改进缺血性心脏病的有创性诊断方法。

冠状动脉血流储备

CFR 是冠状血管最大血流或充血时的血流量与静息时血流量的比值[3]，可使用冠状动脉内多普勒导丝进行有创测量静息时和充血期间的冠状动脉血流流速，通常由冠状动脉内注射或静脉注射腺苷诱导产生充血状态[4]。由于速度与流量成正比，因此冠状动脉血流速度储备可以反映 CFR。如果除速度外还已知冠状血管的面积，则可以计算 CFR 绝对值。也可以通过使用导丝引导的热稀释技术有创测量 CFR[5]。在一种市售的冠状压力导丝（St. Jude Medical，MIN）中，压力传感器也可以用作热敏电阻。利用市售的软件，导丝的轴身可用作近端热敏电阻。可将室温生理盐水注入冠状动脉，该系统会计算盐水通过的时间，其与冠状动脉流量成反比。在静息状态下注射 3 次后，计算静息状态时盐水通过的平均时间，然后静脉注射腺苷诱导充血状态，并注射 3 次以测定充血时盐水通过的平均时间。在这种情况下，将静息状态的平均通过时间除以充血状态的平均通过时间从而测定 CFR。研究者已经在动物模型和临床试验中验证了热稀释法测定 CFR，并且已在动物模型中将其与绝对流量的参考标准进行了比较[5-7]。与多普勒法测定的 CFR 相比，该方法得出的 CFR 与标准值更加接近。

正常 CFR 应＞ 2.0，大多数患者应为 3 ～ 5。最初，进行 CFR 有创测定是为了研究冠状动脉中度狭窄的功能意义，因为研究显示 CFR 与无创性缺血检查具有相关性[8]。然而，有创测量 CFR 具有诸多局限性，使其在临床上无法得到广泛应用。首先，由于很难获取合适的多普勒信号，因此用多普勒导线测量有困难。其次，由于 CFR 的计算依赖于静息血流量，因此测量的可重复性无法达到最佳，任何干扰血流动力学的因素（如心率、血压或左心室收缩力的变化）都会改变静息时血流量进而明显改变 CFR 值[9]。由于 CFR 正常值范围为 2.5 ～ 6，3.0 对于某位患者而言可能是正常值，但对于 CFR 正常值可能是 5.0 的患者，记录值为 3.0 则可能是明显异常的结果。正常和异常 CFR 之间缺乏明确的临界值，使得很难将 CFR 应用于临床决策。最后，根据定义，CFR 是反映冠状动脉整体循环的指标，它体现了心外膜血管以及冠状动脉微血管的情况（图 14.1），严重的心外膜 CAD 和（或）微血管功能障碍可能导致 CFR 值降低[10]。综上所述，临床上大多弃用有创测量 CFR 评估冠状动脉中度病变。然而对于心外膜冠状血管表现正常的患者，有创测量 CFR 可用于评估微血管功能。但是，由于上述局限性并且可以用其他方法评估独立于心外膜系统的微血管系统（如将在后文讨论的微循环阻力指数），临床上不会常规进行 CFR 的有创性测量。

血流储备分数

由于上文提到 CFR 的相关问题，在 20 世纪 90 年代早期，Pijls 和 De Bruyne 等引入 FFR 的概念并将其作为评估心外膜 CAD 功能意义的方法[11-12]。FFR 指心外膜血管狭窄时心肌最大血流量与假设无狭窄时最大血流量的比值。在充血程度最大时，微血管阻力最小并且假设无论是否存在心外膜狭窄，该阻力几乎相同。因此，血流量与压力成正比，并且 FFR 可定义为存在狭窄时的远端压力与理论上无狭窄时远端压力的比值。在正常的心外膜血管中，远端冠状动脉压与近端冠状动脉压大致相同。因此，在患病的心外膜血管中，可以通过测量近端冠状动脉压估测未患病情况下的远端冠状动脉压。该概念可有创测量 FFR，即使用冠状动脉压力导丝测量充血程度最大时的远端平均压力，并除以用指引导管同时测量的平均近端冠状动脉压或主动脉压（图 14.2）。

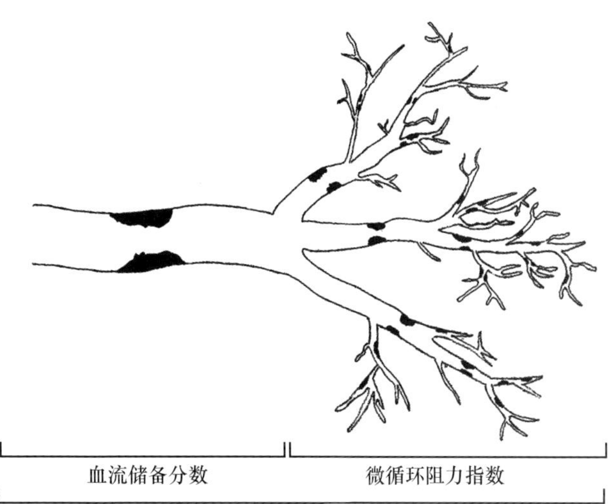

图 14.1 冠状动脉循环图。血流储备分数是心外膜冠状动脉阻力的特异性指标，微循环阻力指数可反映独立于心外膜血管系统的微血管阻力，冠状动脉血流储备可评估整个冠状动脉循环，包括心外膜动脉和微循环。（Reproduced with permission from Yong AS，Fearon WF. Coronary microvascular dysfunction after ST-segment-elevation myocardial infarction：local or global phenomenon？ Circ Cardiovasc Interv. 2013；6：201-203.）

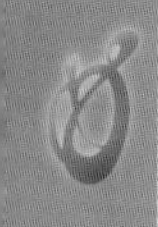

FFR的推导公式

$$FFR = \frac{\text{心肌血流量（狭窄血管）}}{\text{心肌血流量（正常血管）}}$$

$$\text{心肌血流量} = \frac{\Delta\text{压力}}{\text{阻力}}$$

$$FFR = \frac{(P_d - P_v)/\cancel{\text{阻力}}}{(P_a - P_v)/\cancel{\text{阻力}}} \quad \text{在充血程度最大时}$$

$$FFR = \frac{P_d - P_v}{P_a - P_v}$$

$$FFR = \frac{P_d}{P_a}$$

图 14.2 血流储备分数（FFR）的推导公式。 P_a 表示近端冠状动脉压或主动脉压；P_d 表示远端冠状动脉压；P_v 表示静脉压。（Reproduced with permission from Fearon WF. Percutaneous coronary intervention should be guided by fractional flow reserve measurement. Circulation. 2014；129：1860-1870.）

FFR 具有许多独特的性能，在评估心外膜 CAD 方面比 CFR 更具吸引力（框 14.1）[13]。第一，每个患者和每条血管的 FFR 正常值均为 1.0。第二，临界值为 0.75，这是一个明确的数值，临界值的“灰色区域”为 0.75 ～ 0.80。如果 FFR 值＞ 0.80，则可以推测所检查的心外膜血管并非引起严重缺血的原因。FFR 值＜ 0.75 表明该心外膜血管疾病是造成局部缺血的原因，而处于灰色区域的值则需要进一步临床判断。应注意，FFR 并非二元变量而是连续变量。在同一条血管中，FFR 值越低，心肌缺血程度越重，并且相比于药物治疗，血运重建术更加有利[14]。第三，因为 FFR 是在充血程度达到最大时测量的，它与静息状态下的血流和其他血流动力学干扰因素的变化无关[7]。因此 FFR 具有良好的可重复性。第四，至少与通过多普勒技术测量的 CFR 相比，FFR 的测量相对容易。第五，FFR 是评估心外膜 CAD 对心肌缺血影响程度的特异性指标。它与微血管功能障碍无关，这是在进行有创测量时的一个重要优势，因为如果将支架放置于心外膜血管的狭窄处，它可提供有关心肌血流量预期改善的信息。例如，在既往发生梗死的心肌血管的对侧血管中，血管内的最大血流量会低于预计值，这导致上游既定的心外膜血管狭窄处的变化率减小及 FFR 升高[15]。但是，这并不意味着 FFR 不准确，它只是表示心外膜狭窄对心肌血流量没有显著影响，也不是造成心肌缺血的原因。

框 14.1 血流储备分数的特有属性

1. 每位患者和每条血管的正常值为 1.0
2. 对于缺血有明确的临界值
3. 不受血流动力学干扰因素的影响
4. 可重复性极好
5. 相对容易测量
6. 针对心外膜血管
7. 不受微血管系统的影响

支持临床应用 FFR 检查的资料

在一项具有里程碑意义的研究中，Pijls 和 De Bruyne 等首次验证了 FFR。该研究使用 FFR 和其他 3 种无创性负荷试验评估中度冠状动脉狭窄患者的缺血情况，并将 FFR 与其他方法进行比较[16]。研究中如果任何一项负荷试验得出的结果为缺血，则患者被确诊为缺血。通过使用 3 种负荷试验的组合信息，研究者能够提高无创诊断缺血的准确性。他们在使用 0.75 作为临界值时发现，FFR ＜ 0.75 的 21 例患者全部存在缺血，FFR ≥ 0.75 的 24 例患者中有 88% 无缺血。重要的是，这 24 例患者均未接受血运重建，平均随访时间为 14 个月，结果发现该组受试者未发生心脏事件。在患有单支血管中度病变的患者中，FFR 识别出发生缺血病变的总体准确性为 93%。

3 项大型随机试验与多项注册研究和观察性研究记录了 FFR 的临床应用。第一项验证 FFR 的重要随机研究是 DEFER 试验[17]。在这项研究中，325 例胸痛和冠状动脉中度病变且计划行 PCI 的患者测量了 FFR。如果 FFR ＜ 0.75，则认为患者患有显著的功能性冠状动脉狭窄并且接受 PCI。如果 FFR ≥ 0.75，则将患者随机分配至 PCI 组或通过药物治疗延迟进行 PCI 组。在为期 2 年的随访中，在延迟行 PCI 的 91 例患者中，主要心脏不良事件发生率为 11%，相比之下，PCI 组的 90 例患者中发生率为 17%（$P = 0.27$）。这份报告非常重要，因为这是第一次在大规模的研究中证明了对于可能与严重的心外膜血管阻塞有关但 FFR 结果显示无功能性意义的病变迟 PCI 的安全性。

随后同一组患者随访了 5 年，延迟治疗组的心脏性死亡和心肌梗死发生率为 3.3%，而 PCI 组为 7.9%（$P = 0.21$），进一步记录了药物治疗血流动力学无明显改变的冠状动脉病变的安全性[18]。这项随访了 15 年的队列研究已经发表[19]。在第 15 年，两组的死亡率没有差异，但延迟治疗组 MI 发生率与 PCI 组相比显著降低（2.2% *vs.* 10%，$P = 0.03$）。在随访期间，两组在血运重建方面的获益没有显著差异（44%

vs. 34%，$P = 0.25$）。该报告进一步强调了药物治疗FFR提示无功能性意义的CAD的安全性（表14.1）。

另一项重要的多中心随机试验FAME试验确定了FFR对多血管CAD的患者进行PCI的指导作用[20]。FAME纳入了1005例稳定和不稳定患者（不包括急性ST段抬高型心肌梗死患者），这些患者至少有两个主要心外膜动脉狭窄≥50%，并且根据血管造影表现和临床情况判断需要进行PCI。在确定哪些病变需要PCI后，将患者随机分配至两组中，一组患者进行血管造影指导下的PCI，即以常规方式进行的PCI，另一组患者进行FFR指导的PCI，该组患者测量每个病变的第一个FFR值，只有当FFR≤0.80时才进行PCI。主要终点为1年死亡率、MI或再次血运重建。

表14.1　基于FFR延迟PCI后的治疗结果

不良事件	延迟PCI（$n = 91$）	PCI（$n = 90$）
随访2年		
死亡（%）	4.4	2.2
MI（%）	0	3.3
血运重建术（%）	5.6	7.8
随访5年		
死亡（%）	6.6	5.7
MI（%）	0	5.6
血运重建术（%）	10.0	15.9
随访15年		
死亡（%）	33.0	31.1
MI（%）	2.2	10.0[a]
血运重建术（%）	36.3	27.8

[a]$P = 0.04$；其他对比结果无差异

MI，心肌梗死；PCI，经皮冠状动脉介入治疗

尽管两组确定纳入的病变数量相近，但在随机接受FFR指导治疗的患者中放置药物洗脱支架的数量显著少于接受常规治疗的患者（两组中每位患者安装支架的数量为1.9 *vs*. 2.7，$P < 0.001$）。重要的是，两组所需的手术时间相似，虽然测定FFR需要较多的时间，但其可避免安装不必要的支架从而节省时间。最重要的是，FFR指导治疗组1年时临床结果有所改善，主要终点事件发生率显著降低（13% *vs*. 18%，$P = 0.02$）。此外，使用FFR指导治疗的患者死亡率或MI发生率也显著降低（7% *vs*. 11%，$P = 0.04$）。2年和5年随访均证实了这些结果的持久性[21-22]。此外，一项成本效益研究发现，FFR指导进行PCI的独特之处在于它不仅改善了病情，还节约了资源（图14.3）[23]。

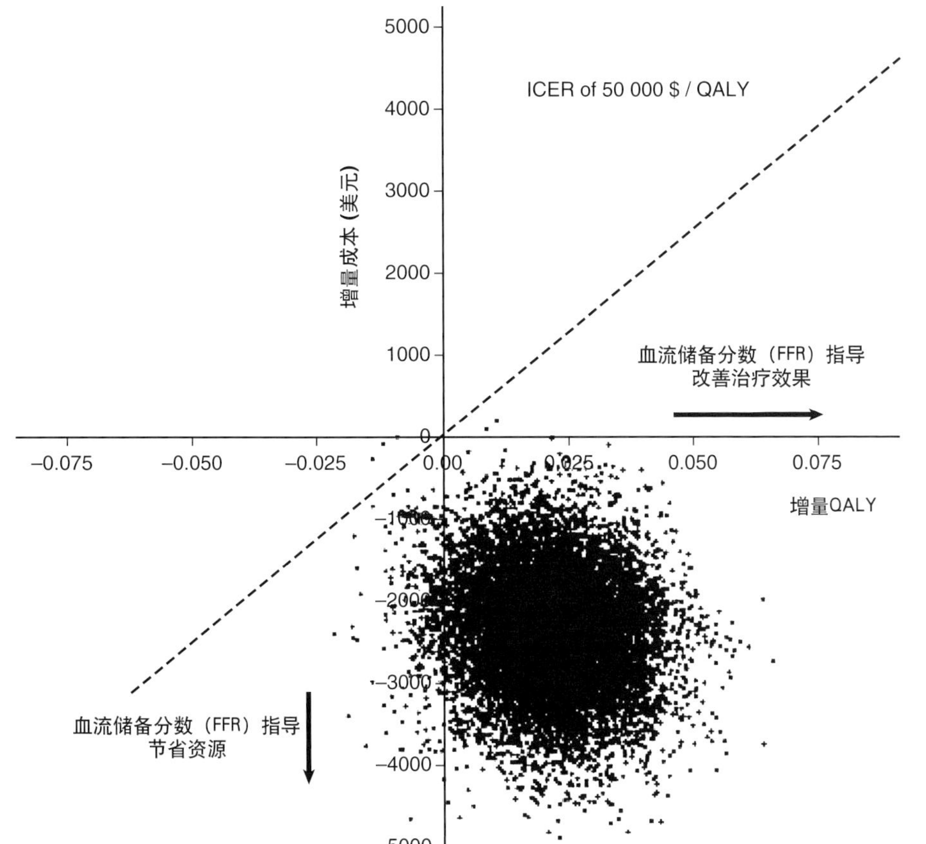

图14.3　FAME 1试验中bootstrap模拟增量成本和疗效。血流储备分数（FFR）引导的经皮冠状动脉介入治疗（PCI）不仅改善了临床结果，还节约了资源。ICER表示增量成本效益比率，QALY表示质量调整生命年。（With permission from Fearon WF，Bornschein B，Tonino PAL，et al. Economic evaluation of fractional flow reserve-guided percutaneous coronary intervention in patients with multivessel disease. Circulation. 2010；122：2545-2550.）

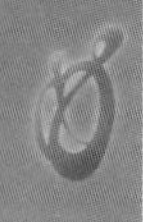

FAME 试验的重要性在于它强调了一个新概念，即功能性血运重建的获益，其中包括仅对 FFR 异常且导致心肌缺血的病灶进行 PCI，并应用药物治疗无功能意义的病变，无论其血管造影的表现如何。以这种方式可使 PCI 的益处最大化，同时风险可降到最低。

FAME 试验的血管造影亚组研究进一步强调了冠状动脉造影与通过 FFR 评估的病变功能意义之间的不一致[24]。在由操作者评定为 50% ～ 70% 狭窄的病变中，35% 具有缺血性 FFR，而对于 70% ～ 90% 狭窄的病变，根据 FFR 结果其中 20% 并无功能意义。这种差异与考虑进行冠状动脉旁路移植术的三支血管 CAD 患者密切相关。指南建议如果 SYNTAX 评分处于中间或最高三分位组，则需计算 SYNTAX 评分并首选旁路移植术。然而，SYNTAX 评分在本质上是受到限制的，因为它需要根据 CAD 的血管造影表现且没有考虑功能意义。为了解决这一缺陷，FAME 试验在 FFR 指导进行 PCI 组中提出并评估了功能性 SYNTAX 评分[25]。

功能性 SYNTAX 评分仅考虑根据 FFR 判断出的显著病变。与 SYNTAX 评分相比，功能性 SYNTAX 可更好地分辨死亡和 MI 风险（图 14.4）。这个概念正在 FAME 3 试验中进行前瞻性验证，其在多中心随机试验中比较了 FFR 指导进行使用现有药物洗脱支架的 PCI 以及冠状动脉旁路移植术[26]。

FAME 2 试验是一项大型多中心随机 FFR 研究。这项研究纳入稳定型心绞痛患者，比较应用 FFR 指导的 PCI 加最佳药物治疗和单独使用最佳药物治疗的效果，入组患者至少有一支主要心外膜血管的近端或中部狭窄程度超过 50%[27]，主要终点是死亡率、MI 或 2 年内因紧急血运重建而住院治疗。既往有研究比较了稳定患者进行 PCI 或药物治疗的差异，而 FAME 2 与既往研究的区别在于所有病变均进行 FFR，并且只有当 FFR ≤ 0.80 时，才会被随机分配治疗方式，即使用现有药物洗脱支架行 PCI 加最佳药物治疗或单独使用最佳药物治疗组，这种方式确保了该研究随机分配严重心肌缺血患者。血管造影显示存在缺血但 FFR 提示无功能意义的患者也接受了最佳药物治疗并在注册处接受随访。

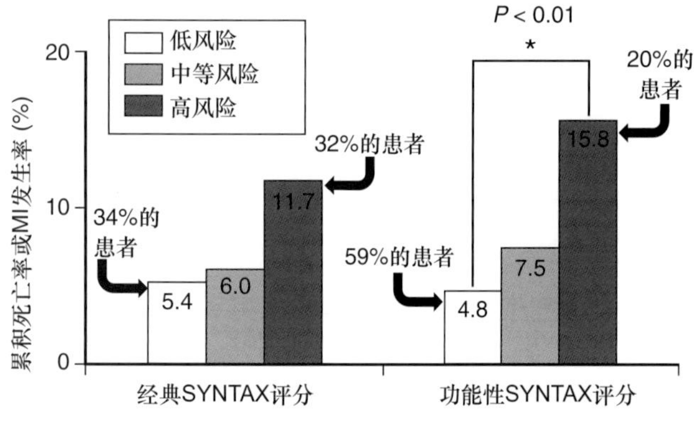

图 14.4　功能性 SYNTAX 评分优于经典 SYNTAX 评分，它可以更好地预测后续出现的死亡或心肌梗死（MI）。此外，在计算功能性 SYNTAX 评分后，风险最高组患者占比较低，而风险最低组患者占比增加。（Adapted from Nam CW, Mangiacapra F, Entjes R, et al. Functional SYNTAX score for risk assessment in multivessel coronary artery disease. J Am Coll Cardiol. 2011；58：1211-1218.）

FAME 2 试验的目标是评估稳定性 CAD 和异常 FFR 患者进行 PCI 可获得的益处，或者有心肌缺血病变的患者仅接受药物治疗的潜在危害。纳入 1220 例患者（888 例随机分组）后，由于两组之间主要终点的差异非常显著，并且担心经药物治疗的患者未来可能发生不良事件，因此根据数据安全监测委员会的建议中止招募受试者。平均随访时间约 7 个月，PCI 组中 4.3% 的患者以及药物治疗组 12.7% 的患者出现了主要终点事件（$P < 0.001$）。这主要是因需要紧急血运重建而住院造成的差异。所有患者完成 2 年随访后的第二份报告依旧显示 PCI 组主要终点事件发生率显著降低（8.1% *vs*. 19.5%，$P < 0.001$），这仍然主要是由于接受药物治疗的患者需要进行紧急血运重建的比例较高[28]。令人感兴趣的是，一份具有里程碑意义的分析统计了在随机分组 7 天之后的死亡和 MI 发生率，在此忽略 PCI 组在围术期发生的 MI。与 PCI 组相比，药物治疗组患者 7 天后死亡和 MI 发生率明显较高（8.0% *vs*. 4.6%，$P = 0.04$）（图 14.5）。同样重要的是该研究中注册研究部分的结果，无缺血且所有病变的 FFR ＞ 0.80 并接受药物治疗的患者临床结局非常好。这些患者的主要终点事件发生率与 PCI 组患者相似，明显低于单独接受药物治疗的 FFR 值异常患者（表 14.2）。

在 FFR 指导的 PCI 治疗稳定性冠状动脉疾病的患者中，生活质量和成本效益也很重要。FAME 2 试验表明，PCI 组患者的心绞痛和生活质量有显著改善，每个质量调整寿命年的成本效益比为 36 000 美元[29]。因

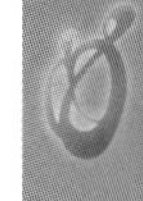

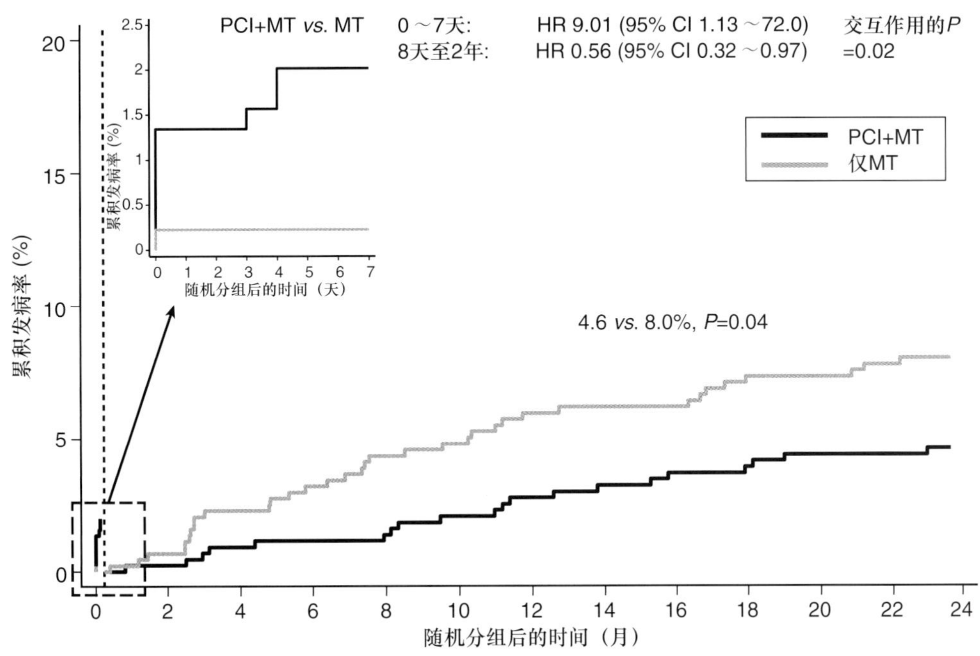

图 14.5 FAME 2 试验具有里程碑意义的分析。在稳定性冠状动脉疾病患者中，将药物治疗与 FFR 指导的 PCI 进行比较，并且随机分组后 7 天显示 PCI 组患者后续的死亡或 MI 发生率较低。CI，置信区间；HR，风险比；MT，药物治疗；PCI，经皮冠状动脉介入治疗。（Adapted from De Bruyne B，Fearon WF，Pijls NH，et al. Fractional flow reserveguided PCI for stable coronary artery disease. N Engl J Med. 2014；371：1208-1217.）

表 14.2 FAME 2 试验中 2 年时发生的不良事件

不良事件	PCI（n = 447）	药物治疗（n = 441）	注册研究（n = 166）
主要终点（%）	8.1	19.5*	9.0
死亡（%）	1.3	1.8	1.2
MI（%）	5.8	6.8	5.4
死亡或 MI（%）	6.5	8.2	6.0
紧急血运重建（%）	4.0	6.3**	5.4

* 与 PCI 组相比 $P < 0.001$，与注册研究相比 $P = 0.002$
** 与 PCI 组相比 $P < 0.001$，与注册研究相比 $P = 0.001$
MI，心肌梗死；PCI，经皮冠状动脉介入治疗

此，FAME 2 试验强调了根据测量 FFR 识别出导致缺血的 CAD 并进行 PCI 以减轻缺血的优势，同时单纯应用药物可安全地处理与缺血无关的 CAD。

有些人质疑了 FAME 2 试验，因为它的主要终点包括紧急血运重建。依据惯例紧急血运重建无法像死亡或急性心肌梗死一样作为硬终点。他们认为新治疗方法联合药物治疗是合理的。然而，那些支持 FAME 2 试验结果的人认为，FFR 指导下的 PCI 以可接受的成本效益比缓解了心绞痛并改善了生活质量，是稳定型心绞痛患者的首选方法。

许多观察性研究、注册研究和 meta 分析补充了 FAME 2 试验和其他随机研究的结果。例如，现已证明 FFR 检查是一种有价值的方法，可用于检查左主干中度 CAD[30]、受到阻挡的侧支血管（主血管的支架遮盖了分支血管的开口）[31]、弥漫性 CAD[32]、既往梗死血管的残余病变[33]，以及急性冠脉综合征患者的非罪犯血管[34]。但是，在患有 ST 段抬高型心肌梗死患者的罪犯血管中，不建议应用 FFR 测量，因为在这种情况下一旦解决了微血管顿抑，则可能发生短暂的微血管功能障碍，这会导致 FFR 急性升高并在几天至几周后降低。具体而言，一项重要的观察性研究和 meta 分析均强调虽然 FFR 不是二元变量但可代表风险的连续性[12]。FFR 越低，药物治疗引起的主要心脏不良事件的风险越大，血运重建的益处越大，而当 FFR > 0.80 时，任何益处都不会超过血运重建的风险，通常建议采用药物治疗。

血管内成像技术

超声检查

在某些情况下，CAD 的解剖学特征比生理效应

更重要。在这些情况下，使用血管内超声（IVUS）或OCT进行血管内成像可能有所帮助。使用直径约为3F的单轨导管，其内含微型超声探头，沿冠状动脉导丝将导管送入冠状动脉中进行血管内超声检查。然后可以手动或自动抽回超声换能器，并且可以进行血管成像。IVUS的轴向分辨率约为100 μm，成像深度为4～10 mm。多项研究表明，与冠状动脉造影相比，其分辨率更高[35]。

IVUS的主要适应证可分为诊断和优化PCI。从诊断的角度来看，FFR已取代IVUS成为确定中度病变是否会导致缺血的首选方法。这是因为常规IVUS检查可显示病变严重程度和病变长度的相关信息，但无法显示血管狭窄对冠状动脉血流影响的相关信息。冠状动脉左前降支近端的狭窄通常比回旋支发出的钝缘支中的相同狭窄具有更重要的功能意义。这是因为由左前降支供血的心肌数量更多，因此狭窄处的最大血流量越大则FFR越小，而IVUS图像是相同的。许多人仍然主张使用IVUS检查冠状动脉左主干中度病变，尤其是对于即将进行PCI的患者，因为IVUS的优化方案可以改善该类患者的临床结局[36]。使用IVUS评估左主干中度病变的指南推荐类别为Ⅱa类[37]。

IVUS的另一个主要作用是规划和优化PCI。IVUS可以确定病变组成，尤其是钙化程度和深度，这可能影响操作者在置入支架前准备治疗病变的方法。它对于确定病变长度和是否累及冠状动脉分叉也有帮助。在置入支架后，IVUS可以评估支架扩张、支架安置以及显示边缘夹层或残留未覆盖病变的证据。多项随机研究比较了放置裸金属支架时IVUS引导下支架置入术和血管造影引导下支架置入术，结果各异[38-39]。许多观察性研究和meta分析均表明，采用IVUS引导可改善PCI的预后[40-41]。一项大型随机研究纳入了1400例冠状动脉长病变（≥28 mm）的患者，研究比较了IVUS引导与血管造影引导的PCI[42]。主要终点是术后1年发生复合事件，包括心脏性死亡、靶血管病变相关的MI或缺血诱导靶血管血运重建。在700例接受IVUS引导PCI的患者中，主要终点事件发生率明显低于700例接受血管造影引导PCI的患者（2.9% *vs*. 5.8%，$P = 0.007$）。上述结果可能归因于两组的靶病变血管血运重建发生率相差2.5%。目前尚不清楚该优点是否足以支持在PCI术中增加IVUS利用率。

采用IVUS检查的根本原因是为了研究意义不明的血管造影发现，如自发性动脉夹层、血栓和易损/破裂的斑块。IVUS识别易损斑块（冠状动脉病变病情很可能加重并引起心脏事件）的能力差[43]，这可能是因为病变形态学之外的多种因素决定了哪些病变最终会导致MI。此外，由于分辨率高，OCT在一些适应证中可取代IVUS。

光学相干断层成像

OCT与IVUS类似，是一种使用导管的冠状血管成像方法，但它使用的是光而不是超声波。OCT具有许多优于IVUS的优点和一些缺点。一方面，由于OCT使用光，其可在几秒内拍摄整个冠状血管而IVUS需要几分钟。OCT的轴向分辨率为10～15 μm，而IVUS为100～150 μm，OCT能够显示详细的血管信息，如纤维粥样斑块的纤维帽厚度（斑块不稳定性的标志）、冠状动脉夹层、支架异位和支架小梁的内皮化（图14.6）。另一方面，由于OCT使用的光不能透过血液，因此通常注射造影剂替代血液显影以获得最佳图像。如果进行OCT时多次回撤，造影剂的使用可能是一种缺陷，尤其对于肾病患者。OCT的另一个潜在缺点是其进入血管壁的成像深度仅为1～3 μm。因此，OCT无法对斑块负荷进行量化或评估血管重塑，而用IVUS可以实现（框14.2）。

迄今为止，尚无大型随机试验比较OCT与血管造影引导或IVUS引导的PCI。在一项观察性研究中，335例患者进行OCT引导的PCI，而与之相匹配的另外335例患者进行血管造影引导的PCI，并将两组患者进行比较，在OCT引导的PCI组患者1年时的心脏性死亡或MI发生率明显较低（6.6% *vs*. 13.0%，

框14.2 血管内超声（IVUS）与光学相干断层成像(OCT)的重要区别

1. OCT利用光，而IVUS利用超声波
2. OCT的成像速度比IVUS更快
3. OCT通常需要注射造影剂来替代血液进行成像
4. OCT的轴向分辨率比IVUS高，可提供更详细的血管信息
5. IVUS的成像深度比OCT大，能够评估斑块负荷和血管重塑情况

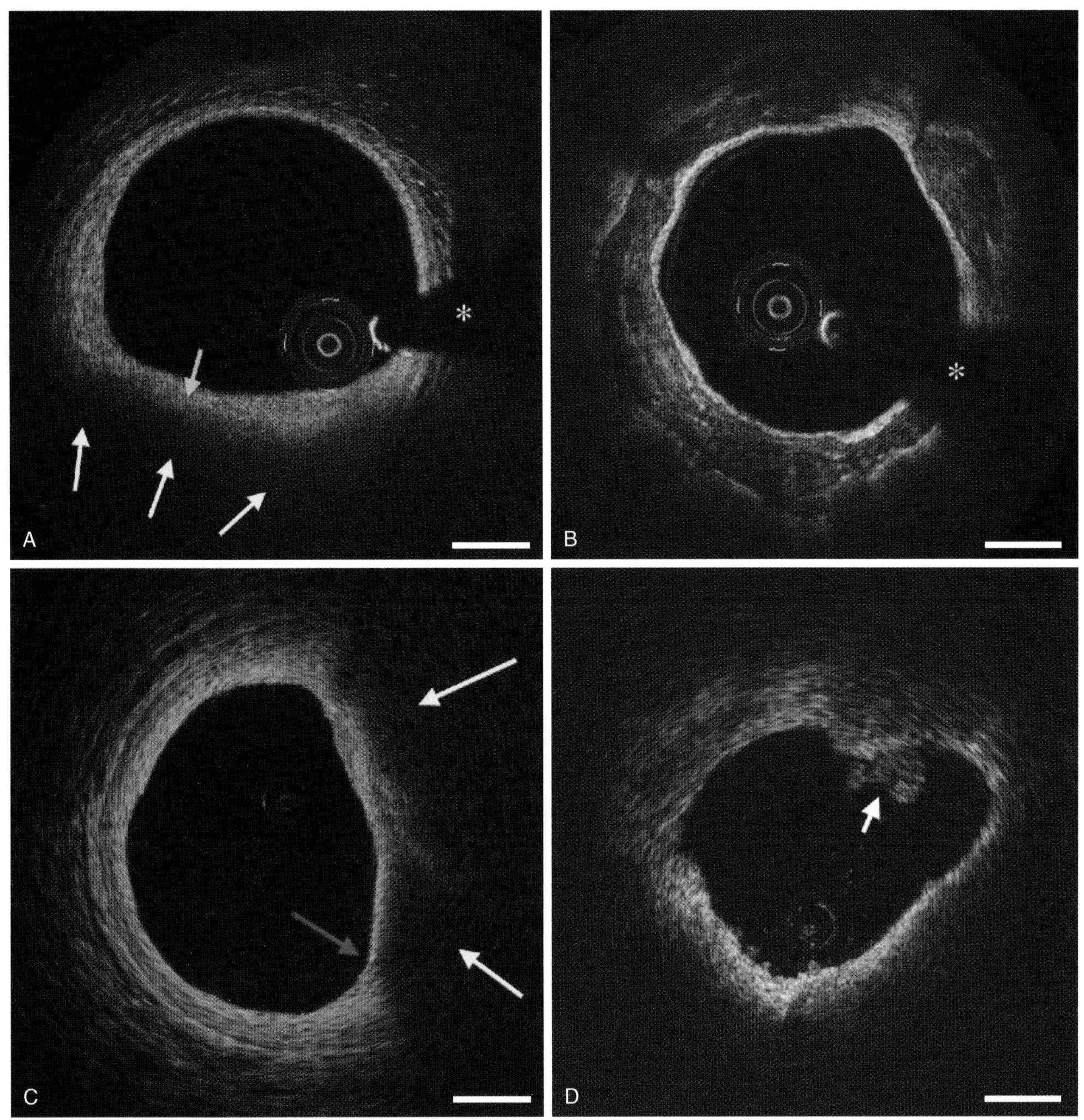

图 14.6 光学相干断层扫描的静止帧。（**A**）纤维粥样斑块（绿色箭头）。（**B**）纤维钙化病变。（**C**）薄帽纤维粥样斑块（红色箭头）。（**D**）血栓（白色箭头）。* 导丝伪影。（Adapted from Tearney GJ，Regar E，Akasaka T，et al. Consensus standards for acquisition，measurement，and reporting of intravascular optical coherence tomography studies：a report from the International Working Group for Intravascular Optical Coherence Tomography Standardization and Validation. J Am Coll Cardiol. 2012；59：1058-1072.）

$P = 0.006$）[44]。考虑到观察性研究的试验设计，应谨慎解读这些数据，否则会引入选择偏倚和混杂因素。在建议广泛常规使用 OCT 或 IVUS 之前，还需要进行大规模随机研究以证明其在临床上的益处。

微循环阻力指数

如前所述，在心导管室中测量 CFR 的一个限制是会检查全部的冠状动脉循环，包括心外膜血管和微血管。FFR 是心外膜血管的特征指标。微循环阻力系数（IMR）是一个相对较新的指标，可特异性反映冠状动脉微循环且与心外膜血管狭窄无关[45]。IMR

指微血管的压力变化（冠状动脉远端压力减去冠状静脉压）除以充血程度最大时的血流量，可以反映能达到的最小微血管阻力。可以使用冠状压力/尖端带有热敏电阻的导丝，并测量远端冠状动脉压和充血程度最大时室温状态下生理盐水的平均通过时间来计算 IMR（图 14.7）。IMR 首先在动物模型中得到验证，随后在人体中被广泛测试[46]。IMR 的正常值应＜25[47-49]。

阻力＝Δ压力/血流量

Δ压力＝$P_d - P_v$　　血流量＝$1/T_{mn}$

IMR＝$P_d - P_v/(1/T_{mn})$

IMR＝$P_d \times T_{mn}$ 在充血程度最大时测量

图 14.7　微循环阻力指数（IMR）的推导公式。P_d 表示冠状动脉远端压力；P_v 表示冠状静脉压；T_{mn} 表示平均通过时间。

IMR 的优点包括相对容易测量，并且可以在没有额外设备的情况下与 FFR 的测量同时进行。已有研究证明，IMR 的观察者间和观察者内的变异性较小。它与血流动力学变异无关，是微血管特有的，而且可以预测预后。

研究者已经在进行 PCI 的稳定型患者中研究了 IMR 在判断预后中所起的作用，PCI 术前测量的 IMR 水平升高可以预测围术期 MI[50]。然而，IMR 在接受初次 PCI 的 ST 段抬高型心肌梗死患者中得到了最广泛的评估，在这种情况下，初次 PCI 术后 IMR 升高与 MI 面积大小有关，并可预测左心室功能的恢复情况[51]。在大量 ST 段抬高型心肌梗死患者中，IMR 是远期死亡率的独立预测因子[52]。在非阻塞性 CAD 但伴有胸痛的稳定型患者中，约 20% 的患者 IMR 升高，这表明微血管功能障碍是导致胸痛的原因之一[53]。IMR 在这种情况下的预后价值尚未见报道。

胸痛和非阻塞性冠状动脉疾病的评估

由于多达 20% 行心导管检查的患者为非阻塞性心外膜 CAD，所以研究者对这些患者的有创性评估越来越感兴趣。在许多情况下，这些患者接受多种无创性检查且结果各异，检查多为冠状动脉造影，结果显示患者一切正常和（或）有心身疾病症状。目前可以在心导管室中安全且非常迅速地进行更全面的评估。

怀疑患有非阻塞性心外膜 CAD 且拟进行有创性血管造影的胸痛患者应在操作前 48 h 停用所有血管活性药物。在进行基线冠状动脉血管造影后，可以通过在冠状动脉内注射乙酰胆碱评估内皮细胞功能。可在近端血管中放入灌注导管并逐渐增加剂量，更常见的方法是 30 s 内在冠状动脉注射药物，从 20～50 μg 增加至 200 μg。在每次给药后进行血管造影，并且主观评估血管直径的变化。在冠状动脉内给予 100～200 μg 硝酸甘油后进行最后一次血管造影以评估不依赖内皮的血管扩张功能。脱机定量冠状动脉血管造影能够更准确地比较血管直径的变化以及是否存在内皮功能障碍，通常在给予乙酰胆碱后若血管直径减小＞20% 则可判定为存在障碍。然后将冠状动脉压力导丝/尖端带有热敏电阻的导丝向下推入需要检查的血管中，并同时测量 FFR 和 IMR 以独立地评估心外膜和微血管腔。最后，可应用 IVUS 进一步评估弥漫性心外膜 CAD 和心肌桥（图 14.8）。

有研究纳入 139 例无并发症的患者，77% 的患者至少有 1 种异常情况（隐匿性心外膜疾病、内皮功能障碍、微血管功能障碍或心肌桥）[50]。重要的是，近 1/4 的患者没有检测到任何可导致胸痛的心外膜或微血管冠状动脉病因，因此很有可能无须后续不必要的冠状动脉检查和治疗（图 14.9）。对于确实有隐匿性异常情况的患者，可以根据发现的异常情况参照指南制订个体化治疗方案。在微血管功能障碍的情况下，最有效的治疗方法仍不确定，需要进一步研究（见第 5 章和第 25 章）。

结论

目前已有许多优于 X 线冠状动脉造影的有创检查技术可以获得患者冠状动脉循环更为详细的信息。FFR 可以对心外膜 CAD 的功能意义进行特定评估，指导是否需要血运重建，而 IMR 可单独用于检查微血管系统。IVUS 和 OCT 提供的解剖学信息有助于优化 PCI。对于有胸痛但非阻塞性 CAD 的患者，这些方法可以更准确地诊断导致症状的病因。

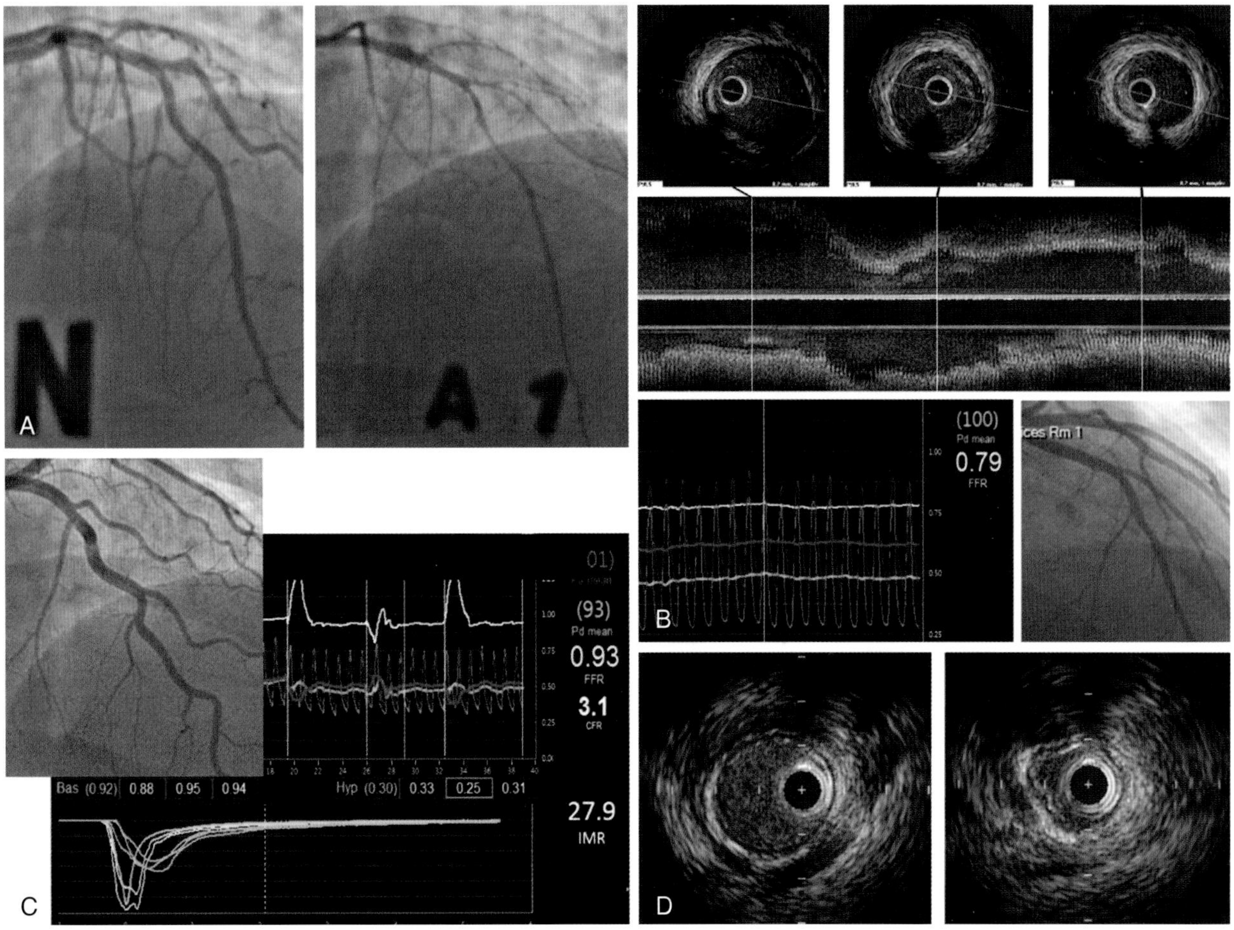

图 14.8 （**A**）基线冠状动脉造影和随后冠状动脉内给予乙酰胆碱后的血管造影，显示弥漫性内皮功能障碍伴血管收缩。（**B**）横断面和纵向 IVUS 图像显示弥漫性动脉粥样硬化；冠状动脉压力追踪显示，在血管造影显示正常的冠状动脉左前降支中出现 FFR 异常。（**C**）压力追踪显示冠状动脉造影显示正常的冠状动脉左前降支 IMR 异常。（**D**）横断面 IVUS 图像显示心肌桥。（With permission from Lee BK，Lim HS，Fearon WF，et al. Invasive evaluation of patients with angina in the absence of obstructive coronary artery disease. Circulation. 2015；131：1054-1060.）

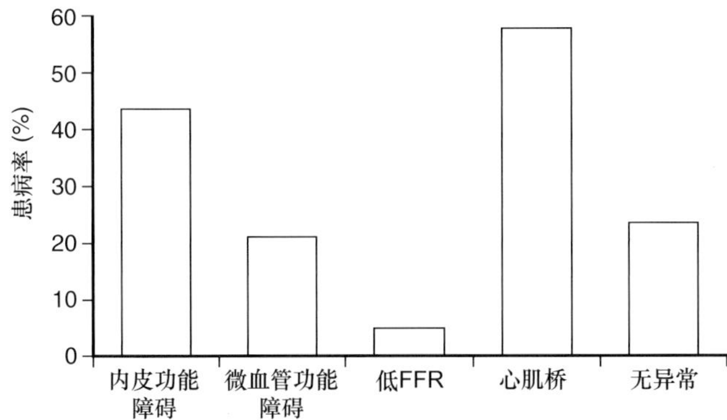

图 14.9 非阻塞性 CAD 患者胸痛的可能原因。 FFR，血流储备分数。（With permission from Lee BK，Lim HS，Fearon WF，et al. Invasive evaluation of patients with angina in the absence of obstructive coronary artery disease. Circulation. 2015；131：1054-1060.）

参考文献

1. Kini AS: Coronary angiography, lesion classification and severity assessment, *Cardiol Clin* 24: 153–162, 2006.
2. Topol EJ, Nissen SE: Our preoccupation with coronary luminology. The dissociation between clinical and angiographic findings in ischemic heart disease, *Circulation* 92:2333–2342, 1995.
3. Kern MJ, Lerman A, Bech JW, et al.: Physiological assessment of coronary artery disease in the cardiac catheterization laboratory: a scientific statement from the American Heart Association Committee on Diagnostic and Interventional Cardiac Catheterization, Council on Clinical Cardiology, *Circulation* 114:1321–1341, 2006.
4. Doucette JW, Corl PD, Payne HM, et al.: Validation of a Doppler guide wire for intravascular measurement of coronary artery flow velocity, *Circulation* 85:1899–1911, 1992.
5. De Bruyne B, Pijls NH, Smith L, et al.: Coronary thermodilution to assess flow reserve: experimental validation, *Circulation* 104:2003–2006, 2001.
6. Pijls NH, De Bruyne B, Smith L, et al.: Coronary thermodilution to assess flow reserve: validation in humans, *Circulation* 105:2482–2486, 2002.
7. Fearon WF, Farouque HM, Balsam LB, et al.: Comparison of coronary thermodilution and Doppler velocity for assessing coronary flow reserve, *Circulation* 108:2198–2200, 2003.
8. Joye JD, Schulman DS, Lasorda D, et al.: Intracoronary Doppler guide wire versus stress single-photon emission computed tomographic thallium-201 imaging in assessment of intermediate coronary stenoses, *J Am Coll Cardiol* 24:940–947, 1994.
9. De Bruyne B, Bartunek J, Sys SU, et al.: Simultaneous coronary pressure and flow velocity measurements in humans. Feasibility, reproducibility, and hemodynamic dependence of coronary flow velocity reserve, hyperemic flow versus pressure slope index, and fractional flow reserve, *Circulation* 94:1842–1849, 1996.
10. Fearon WF: Invasive coronary physiology for assessing intermediate lesions, *Circ Cardiovasc Interv* 8:e001942, 2015.
11. Pijls NHJ, van Son JAM, Kirkeeide RL, et al.: Experimental basis of determining maximum coronary, myocardial and collateral blood flow by pressure measurements for assessing functional stenosis severity before and after percutaneous transluminal coronary angioplasty, *Circulation* 86:1354–1367, 1993.
12. De Bruyne B, Baudhuin T, Melin JA, et al.: Coronary flow reserve calculated from pressure measurements in humans. Validation with positron emission tomography, *Circulation* 89:1013–1022, 1994.
13. Fearon WF: Percutaneous coronary intervention should be guided by fractional flow reserve measurement, *Circulation* 129:1860–1870, 2014.

14. Johnson NP, Tóth GG, Lai D, et al.: Prognostic value of fractional flow reserve: linking physiologic severity to clinical outcomes, *J Am Coll Cardiol* 64:1641–1654, 2014.
15. De Bruyne B, Pijls NH, Bartunek J, et al.: Fractional flow reserve in patients with prior myocardial infarction, *Circulation* 104:157–162, 2001.
16. Pijls NH, De Bruyne B, Peels K, et al.: Measurement of fractional flow reserve to assess the functional severity of coronary-artery stenoses, *N Engl J Med* 334:1703–1708, 1996.
17. Bech GJ, De Bruyne B, Pijls NH, et al.: Fractional flow reserve to determine the appropriateness of angioplasty in moderate coronary stenosis: a randomized trial, *Circulation* 103:2928–2934, 2001.
18. Pijls NH, van Schaardenburgh P, Manoharan G, et al.: Percutaneous coronary intervention of functionally nonsignificant stenosis: 5-year follow-up of the DEFER Study, *J Am Coll Cardiol* 49:2105–2111, 2007.
19. Zimmermann FM, Ferrara A, Johnson NP, et al.: Deferral vs. performance of percutaneous coronary intervention of functionally non-significant coronary stenosis: 15-year follow-up of the DEFER trial, *Eur Heart J* 36:3182–3188, 2015.
20. Tonino PAL, De Bruyne B, Pijls NHJ, et al.: Fractional flow reserve versus angiography for guiding percutaneous coronary intervention in patients with multivessel coronary artery disease, *N Engl J Med* 360:213–224, 2009.
21. Pijls NH, Fearon WF, Tonino PA, et al.: FAME Study Investigators. Fractional flow reserve versus angiography for guiding percutaneous coronary intervention in patients with multivessel coronary artery disease: 2-year follow-up of the FAME (Fractional Flow Reserve Versus Angiography for Multivessel Evaluation) study, *J Am Coll Cardiol* 56:177–184, 2010.
22. van Nunen LX, Zimmermann FM, Tonino PA, et al.: FAME Study Investigators. Fractional flow reserve versus angiography for guidance of PCI in patients with multivessel coronary artery disease (FAME): 5-year follow-up of a randomised controlled trial, *Lancet* 386:1853–1860, 2015.
23. Fearon WF, Bornschein B, Tonino PAL, et al.: Economic evaluation of fractional flow reserve-guided percutaneous coronary intervention in patients with multivessel disease, *Circulation* 122:2545–2550, 2010.
24. Tonino PA, Fearon WF, De Bruyne B, et al.: Angiographic versus functional severity of coronary artery stenoses in the FAME study fractional flow reserve versus angiography in multivessel evaluation, *J Am Coll Cardiol* 55:2816–2821, 2010.
25. Nam CW, Mangiacapra F, Entjes R, et al.: FAME Study Investigators. Functional SYNTAX score for risk assessment in multivessel coronary artery disease, *J Am Coll Cardiol* 58:1211–1218, 2011.
26. Zimmermann FM, De Bruyne B, Pijls NH, et al.: Rationale and design of the Fractional Flow Reserve versus Angiography for Multivessel Evaluation (FAME) 3 Trial: a comparison of fractional flow reserve-guided percutaneous coronary intervention and coronary artery bypass graft surgery in patients with multivessel coronary artery disease, *Am Heart J* 170:619–626, 2015.
27. De Bruyne B, Pijls NH, Kalesan B, et al.: FAME 2 Trial Investigators. Fractional flow reserve-guided PCI versus medical therapy in stable coronary disease, *N Engl J Med* 367:991–1001, 2012.
28. De Bruyne B, Fearon WF, Pijls NH, et al.: FAME 2 Trial Investigators. Fractional flow reserve-guided PCI for stable coronary artery disease, *N Engl J Med* 371:1208–1217, 2014.
29. Fearon WF, Shilane D, Pijls NHJ, et al.: Cost-effectiveness of percutaneous coronary intervention in patients with stable coronary disease and abnormal fractional flow reserve, *Circulation* 128:1335–1340, 2013.
30. Hamilos M, Muller O, Cuisset T, et al.: Long-term clinical outcome after fractional flow reserve-guided treatment in patients with angiographically equivocal left main coronary artery stenosis, *Circulation* 120:1505–1512, 2009.
31. Koo BK, Kang HJ, Youn TJ, et al.: Physiologic assessment of jailed side branch lesions using fractional flow reserve, *J Am Coll Cardiol* 46:633–637, 2005.
32. De Bruyne B, Hersbach F, Pijls NH, et al.: Abnormal epicardial coronary resistance in patients with diffuse atherosclerosis but "normal" coronary angiography, *Circulation* 104:2401–2406, 2001.
33. De Bruyne B, Pijls NH, Bartunek J, et al.: Fractional flow reserve in patients with prior myocardial infarction, *Circulation* 104:157–162, 2001.
34. Ntalianis A, Sels JW, Davidavicius G, et al.: Fractional flow reserve for the assessment of nonculprit coronary artery stenoses in patients with acute myocardial infarction, *JACC Cardiovasc Interv* 3:1274–1281, 2010.
35. Nissen SE, Gurley JC, Booth DC, DeMaria AN: Intravascular ultrasound of the coronary arteries: current applications and future directions, *Am J Cardiol* 69:18H–29H, 1992.
36. Park SJ, Kim YH, Park DW, et al.: MAIN-COMPARE Investigators. Impact of intravascular ultrasound guidance on long-term mortality in stenting for unprotected left main coronary artery stenosis, *Circ Cardiovasc Interv* 2:167–177, 2009.
37. Levine GN, Bates ER, Blankenship JC, et al.: 2011 ACCF/AHA/SCAI Guideline for Percutaneous Coronary Intervention: executive summary: a report of the American College of Cardiology Foundation/American Heart Association Task Force on Practice Guidelines and the Society for Cardiovascular Angiography and Interventions, *Circulation* 124:2574–2609, 2011.
38. Schiele F, Meneveau N, Vuillemenot A, et al.: Impact of intravascular ultrasound guidance in stent deployment on 6-month restenosis rate: a multicenter, randomized study comparing two strategies—with and without intravascular ultrasound guidance. RESIST Study Group. REStenosis after Ivus guided Stenting, *J Am Coll Cardiol* 32:320–328, 1998.
39. Fitzgerald PJ, Oshima A, Hayase M, et al.: Final results of the Can Routine Ultrasound Influence Stent Expansion (CRUISE) study, *Circulation* 102:523–530, 2000.
40. Zhang Y, Farooq V, Garcia-Garcia HM, et al.: Comparison of intravascular ultrasound versus angiography-guided drug-eluting stent implantation: a meta-analysis of one randomised trial and ten observational studies involving 19,619 patients, *EuroIntervention* 8:855–865, 2012.
41. Witzenbichler B, Maehara A, Weisz G, et al.: Relationship between intravascular ultrasound guidance and clinical outcomes after drug-eluting stents: the assessment of dual antiplatelet therapy with drug-eluting stents (ADAPT-DES) study, *Circulation* 129:463–470, 2014.
42. Hong SJ, Kim BK, Shin DH, et al.: IVUS-XPL Investigators. Effect of intravascular ultrasound-guided vs angiography-guided everolimus-eluting stent implantation: The IVUS-XPL randomized clinical trial, *JAMA* 314:2155–2156, 2015.
43. Stone GW, Maehara A, Lansky AJ, et al.: PROSPECT Investigators. A prospective natural-history study of coronary atherosclerosis, *N Engl J Med* 364:226–235, 2011.
44. Prati F, Di Vito L, Biondi-Zoccai G, et al.: Angiography alone versus angiography plus optical coherence tomography to guide decision-making during percutaneous coronary intervention: the Centro per la Lotta contro l'Infarto-Optimisation of Percutaneous Coronary Intervention (CLI-OPCI) study, *EuroIntervention* 8:823–829, 2012.
45. Fearon WF, Balsam LB, Farouque HMO, et al.: Novel index for invasively assessing the coronary microcirculation, *Circulation* 107:3129–3132, 2003.
46. Ng MK, Yeung AC, Fearon WF: Invasive assessment of the coronary microcirculation: superior reproducibility and less hemodynamic dependence of index of microcirculatory resistance compared with coronary flow reserve, *Circulation* 113:2054–2061, 2006.
47. Melikian N, Vercauteren S, Fearon WF, et al.: Quantitative assessment of coronary microvascular function in patients with and without epicardial atherosclerosis, *EuroIntervention* 5:939–945, 2010.
48. Luo C, Long M, Hu X, et al.: Thermodilution-derived coronary microvascular resistance and flow reserve in patients with cardiac syndrome X, *Circ Cardiovasc Interv* 7:43–48, 2014.
49. Solberg OG, Ragnarsson A, Kvarsnes A, et al.: Reference interval for the index of coronary microvascular resistance, *EuroIntervention* 9:1069–1075, 2014.
50. Ng MK, Yong AS, Ho M, et al.: The index of microcirculatory resistance predicts myocardial infarction related to percutaneous coronary intervention, *Circ Cardiovasc Interv* 5:515–522, 2012.
51. Fearon WF, Shah M, Ng M, et al.: Predictive value of the index of microcirculatory resistance in patients with ST segment elevation myocardial infarction, *J Am Coll Cardiol* 51:560–565, 2008.
52. Fearon WF, Low AF, Yong AC, et al.: Prognostic value of the Index of Microcirculatory Resistance measured after primary percutaneous coronary intervention, *Circulation* 127:2436–2441, 2013.
53. Lee BK, Lim HS, Fearon WF, et al.: Invasive evaluation of patients with angina in the absence of obstructive coronary artery disease, *Circulation* 131:1054–1060, 2015.

15 总结：哪种检查适合哪类患者？

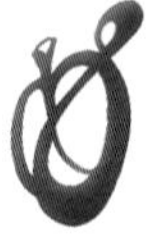

Christopher B. Fordyce, Pamela S. Douglas
左 波 译

稳定性胸痛患者无创性检查选择的挑战

心绞痛在普通人群中患病率较高，且男女性患病率均随着年龄增长而增加，40 ～ 59 岁患者患病率为 3% ～ 4%，在年龄＞ 80 岁的患者中患病率增加至 10% ～ 11%[1]。既往无 CAD 的患者新发稳定性胸痛是一种常见临床问题，其导致美国门诊每年约 400 万例负荷试验[2]。初始评估通常包括完整的病史采集和体格检查，以及基础的辅助检查，这些项目足以帮助医生提出一个与胸痛病因相关的假设（包括心性 *vs.* 非心源性）。这些初始评估应当判断识别患者冠状动脉粥样硬化的危险因素，同时将症状分为典型、非典型或非心源性胸痛，并结合年龄，以量化潜在 CAD 的验前概率。重要的辅助检查包括空腹血脂、静息 12 导联心电图及可能需要的胸部 X 线检查。除进行危险因素调整外，可以考虑阻塞性 CAD 验前概率中高的患者经验性使用阿司匹林、β 受体阻滞剂和（或）硝酸甘油治疗，同时等待门诊诊断性检查结果。关于检查需要进行以下决策：

1. 哪些人应当做检查（哪些人不必做检查）？

2. 如果选择做检查，初始进行哪种检查，包括无创性检查或有创性检查。

诊断 CAD 检查的目标

在选择诊断 CAD 需进行的检查时，直接目标

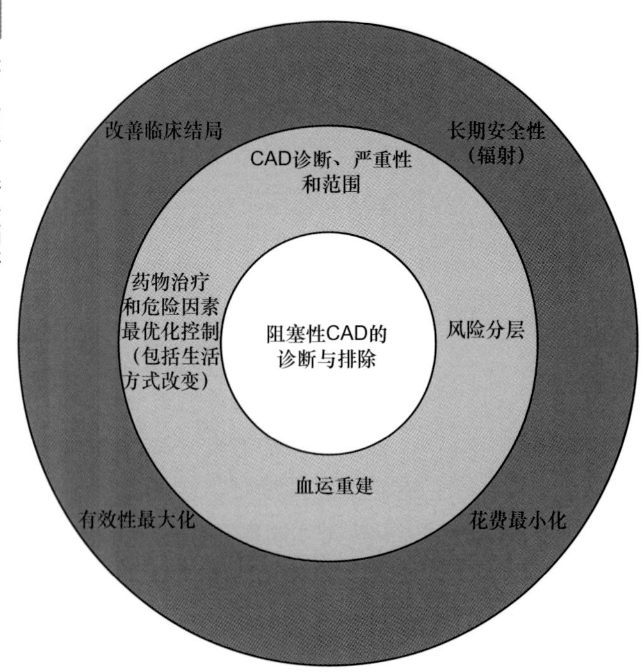

图 15.1　胸痛患者非侵入性检查诊断 CAD 的即刻（白色）、短期（浅灰色）和长期（深灰色）目标

是确定阻塞性 CAD 是否能够解释患者的症状，有许多患者特异性和系统特异性的潜在重要目标（图 15.1）。相关的患者为中心的短期目标，包括决定患者 CAD 存在、严重程度和范围、最优生活方式和治疗、风险分层、转诊行有创性血管造影或血运重建。总体上，长期目标是改善患者个体和总体人群的临床结局。以患者为中心的长期目标包括安全性，如减少辐射暴露以预防不良后遗症，而医疗系统的目标包括有效性最大化和花费最小化。

然而，选择哪些患者进行检查，以及为患者选择哪些初始检查来诊断 CAD，并非总是一目了然。美国和欧洲重要指南在确定症状性患者 CAD 验前概率以及如何选择下一步检查方面都有相当大的差异。这可能与就诊时不同症状特征和不同区域对诊断策略的选择偏好有关，也可能受到不同医疗系统、检查技术的实施以及风险耐受的影响[2-4]。重要的是，在这类稳定但尚未诊断的人群中，仅有有限的健康相关预后信息，关于哪种检查更好甚至何时需要检查几乎没有共识[5-7]。不同指南之间的差异与心脏病学其他领域显著不同（如急性冠脉综合征或慢性心力衰竭的治疗），这些领域共识大部分都基于随机临床试验数据。目前为止，怀疑有心源性病因的稳定性胸痛患者影像学检查指南目前还没有纳入比较功能性和解剖学检查策略的大型随机试验结果[8-9]。

无创性检查的多种潜在的后续不良结果使这种不确定性变得复杂，包括假阳性检查的患者相关结局，如心导管检查期间不适、操作并发症[10]、辐射效应以及检查出结果后[12-14]治疗改变的影响和花费[4]。近期报道的非阻塞性 CAD 通过血管成像高检出率说明了临床评估的质量，包括无创性检查患者选择的关键步骤[16]。大多数针对具有可能缺血的症状的门诊患者的研究表明，与过去的数据相比，目前高达 90% 的这类检查是正常的，99% 的患者不会经历不良临床事件[17-20]。假阴性检查的风险包括误诊和不能治疗 CAD 或恰当处理危险因素。无创性检查的普遍正常与无创性检查结果和阻塞性 CAD 的弱关联性进一步激励我们改善无创性检查的患者选择。这些问题对医疗资源合理使用以及患者个人都有重要意义。

此外，定义“明显”CAD 的基本概念也在不断演变，导致不确定如何最好地评估特定胸痛患者。近期证据提示血管成像发现的冠状动脉狭窄和缺血之间的关联存在变异，例如，尽管许多患者有明显狭窄但没有缺血，而另外一些患者没有严重狭窄，但是缺血很明显[21]。而且，常规血运重建治疗缺血能够减少死亡或 MI 的程度，以及对稳定性缺血性心脏病患者生活质量改善的程度，仍然是当今心脏病学最基本的不明确问题之一。

因此，关于无创性检查使用和患者选择的决策对于许多临床医生仍是常见且很具挑战的问题，也是临床实践指南的争议性话题。本章回顾了影响选择无创性检查诊断 CAD 的重要患者特征，包括强调比较各大指南推荐，评估最近的数据，包括先进的技术。我们回顾当今心血管成像领域仍需考虑的问题，如怎样最好地评估特殊人群以及合理使用，包括有时被忽视的无创性检查的后果（如辐射和花费）。最后，我们展示了整合最新试验证据的多步骤、统一的实践建议，从解剖学和功能学角度选择最优检查。

概述：无创性检查的患者选择

目前的讨论特别适用于根据完整病史、体格检查和实验室数据疑诊为缺血性心脏病的稳定的、有症状的患者。首先，心绞痛既是连续的症状，也是不同性症状的集合，症状可以从不典型疼痛或典型心绞痛到低风险不稳定型心绞痛；区分这些分类比较困难，但是对于检查选择和预后判断意义重大。虽然新发心绞痛一般被认为是不稳定型心绞痛，但如果第一次出现胸痛时有过度劳累［如长时间或快跑（加拿大心血管学会Ⅰ）］，新发心绞痛患者可能会被纳入稳定型心绞痛的定义中，而非不稳定型心绞痛[23]。这个议题更令人迷惑的是研究常以获得照护的位置为基础（如办公室、快速胸痛通道或急诊室），而不是仅根据症状类型，因此不同医疗系统或就诊途径可能影响了临床就诊时的症状差异。其次，体格检查（虽然通常是正常的）应当帮助除外其他胸痛的病因（如胸壁压痛或心包炎），包括危及生命的病因（如主动脉狭窄、主动脉夹层或肺栓塞）。静息 12 导联心电图通常为正常或仅有轻微异常，进行评估的患者心脏生物标志物应为阴性或呈轻微异常结果。因此，除了患者个体化的考量（如是否适合血运重建），考虑无创性检查的下一个临床步骤是判断阻塞性 CAD 的验前概率。

胸痛临床分类和阻塞性 CAD 的验前概率

通常，胸痛症状分为典型、不典型或非心源性胸痛，结合年龄后可量化潜在冠状动脉疾病的验前概率（表 15.1）[24]。这必须与其他工具相区别，如 Framingham 风险评分[25]或更新版动脉粥样硬化性心血管疾病（ASCVD）评分[26]，这些工具有助于利用基线临床特征来评估整体风险负荷和预后，但是不适用于出现症状时评估阻塞性 CAD 的验前概率。CONFIRM 注册风险评分从 CCTA 检查发现的斑块负荷和狭窄方面提供了更多的预后信息，该结果来源于混合的患者人群（无症状和有症状性），而且该试验要求根据定义进行无创性检查，因此这一结果不能帮助决策是否进行检查或选择检查。

表 15.1　胸痛的传统临床分类

典型心绞痛（确定的）	符合以下所有 3 个特点： 1. 典型的胸骨后疼痛和持续时间 2. 由劳累或情绪激动诱发 3. 休息和（或）硝酸甘油数分钟内缓解
不典型心绞痛（可能的）	符合以上 2 个特点
非心绞痛性胸痛	缺乏上述特点或仅符合其中 1 个特点

From Diamond GA，Forrester JS，Hirsch M，et al. Application of conditional probability analysis to the clinical diagnosis of coronary artery disease. J Clin Invest. 1980；65：1210-1221.

Diamond-Forrester 算法是预测症状性患者是否发生阻塞性 CAD 的金标准。然而，使用该评分计算的验前概率根据所遵循的指南不同而不同，因为每个国家或地区采用不同的修正算法。在美国，目前指南推荐使用 Diamond-Forrester 评分，结合来自冠状动脉外科研究（Coronary Artery Surgery Study）风险评分的数据（表 15.2）[6]。英国国家卫生与卓越研究所（National institute for Health and Care Excellence，NICE）指南倡导使用由 Pryor 等提出的另一种修正的 Diamond-Forrester 临床预测法[5, 28]。这一评分整合了糖尿病、吸烟、高脂血症和静息心电图改变的高危特点。由 Genders 等提出的临床预测法的目标是验证、更新和扩展 Diamond-Forrester 模型至更现代的人群，尤其是女性，因此将 16% 的男性和 64% 的女性重新分类。修订的风险评分整合了欧洲心脏病学会（ESC）指南（表 15.2）[29]。例如，1 例有典型心绞痛症状的 55 岁女性发生阻塞性 CAD 的验前概率会根据所用的不同指南推荐评分标准而不同，如 ACC/AHA 指南（73%）、ESC 指南（47%）、NICE 指南（38% ～ 92%）。诊断性检查对于特殊亚组的影响的讨论详见下文（参见“特殊人群无创诊断性检查的注意事项”）。

验前概率和阻塞性 CAD 的程度

虽然所有修正的 Diamond-Forrester 评分都很容易在临床实施，但越来越多的证据表明它们在很大程度上高估了阻塞性 CAD 的程度。基于当代 CCTA 注册数据[30]及近期临床试验[8-9]估计的典型或非典型心绞痛患者阻塞性心外膜 CAD 的患病率远低于 1979 年 Diamond-Forrester 法或后续修正版的预测值[24]。除了重度狭窄外，需要预测其他冠状动脉异常相关的问题也逐渐增加。多项研究发现，冠状动脉血管造影发现的非阻塞性 CAD 发生率较高，各医疗中心的非阻塞性 CAD 发生率存在显著差异[15-16, 31-33]。斑块负荷和位置可在传统阻塞性狭窄的基础上提供增量预后价值。因此，虽然我们仍旧主要根据年龄和症状的可能性评分来预测 CAD 的验前概率，但是仍然迫切需要改善评估 CAD 可能性、风险分层和后续检查选择的策略，目前已经提出部分策略或正处于研究阶段。在其他人群中验证可能有助于未来的应用。

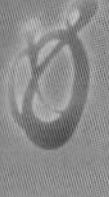

表 15.2 2012 年 ACC/AHA、2013 年 ESC 和 2010 年英国 NICE 指南中用于决定无创性检查选择的 CAD 验前概率计算[156]

指南	非心绞痛胸痛			男性不典型心绞痛			典型心绞痛		
	ACC/AHA[a]	ESC[b]	NICE[c]	ACC/AHA	ESC	NICE	ACC/AHA	ESC	NICE
年龄									
30～39	4	18	3～35	34	29	8～59	76	59	30～88
40～49	13	25	9～47	51	38	21～70	87	69	51～92
50～59	20	34	23～59	65	49	45～79	93	77	80～95
60～69	27	44	49～69	72	59	71～86	94	84	93～97
70～79		54			69			89	
＞80		65			78			93	
指南	非心绞痛胸痛			女性不典型心绞痛			典型心绞痛		
	ACC/AHA	ESC	NICE	ACC/AHA	ESC	NICE	ACC/AHA	ESC	NICE
年龄									
30～39	2	5	1～19	12	10	2～39	26	28	10～78
40～49	3	8	2～22	22	14	5～43	55	37	20～79
50～59	7	12	4～25	31	20	10～47	73	47	38～92
60～69	14	17	9～29	51	28	20～51	86	58	56～84
70～79		24			37			68	
＞80		32			47			76	

ACC，美国心脏病学会；AHA，美国心脏协会；CAD，冠状动脉疾病；ESC，欧洲心脏病学会；NICE，国家卫生与临床优化研究所

[a] ACC/AHA 使用 Diamond-Forrester 法和冠状动脉外科研究相结合的风险评分。每个数值代表导管检查发现阻塞性 CAD 的百分比。Modified from Fihn SD，Gardin JM，Abrams J，et al. 2012 ACCF/AHA/ACP/AATS/PCNA/SCAI/STS guideline for the diagnosis and management of patients with stable ischemic heart disease：a report of the American College of Cardiology Foundation/American Heart Association Task Force on Practice Guidelines，and the American College of Physicians，American Association for Thoracic Surgery，Preventive Cardiovascular Nurses Association，Society for Cardiovascular Angiography and Interventions，and Society of Thoracic Surgeons. J Am Coll Cardiol. 2012；60：e44-e164.

[b] ESC 使用更新的 Diamond-Forrester 法预测评分。Modified from Genders TS，Steyerberg EW，Alkadhi H，et al. A clinical prediction rule for the diagnosis of coronary artery disease：validation，updating，and extension. Eur Heart J. 2011；32：1316-1330.

[c] NICE 使用修正的 Diamond-Forrester 法预测评分。Modified from Pryor DB，Shaw L，McCants CB，et al. Value of the history and physical in identifying patients at increased risk for coronary artery disease. Ann Intern Med. 1993；118：81-90. 根据糖尿病、吸烟、高脂血症（总胆固醇＞6.4 mmol/L）得出的范围评估由“低”到“高”的风险分层

对“中等”CAD 验前概率的量化

验前概率也会影响现有诊断方法的有效性（检查结果为阳性时患者患有阻塞性 CAD 的可能性，或检查结果为阴性患者未患疾病的可能性）[7]。当缺血性心脏病（IHD）的验前概率为中等时，诊断性检查是最有价值的，因为利用贝叶斯分析的检查结果的应用会使验后概率显著降低（阴性结果）或升高（阳性结果），以便指导未来的决策（通常是指患者是否应该进行心导管检查）[34]。

然而，目前仍没有中等验前概率的普遍定义。1980 年[35]首次提出的 10%～90% 的定义已经应用于若干研究中，也是目前 ACC/AHA 指南中对稳定性 IHD 的定义（表 15.3）[36-37]。低和高验前概率分别是＜10% 和＞90%。ACC/AHA 合理使用标准特别工作组也使用了这种风险分层方案[38]。相比之下，目前的 ESC 指南使用 Genders 等提出的修正的 Diamond-Forrester 临床预测法将患者分为 4 组：＜15%、15%～65%、66%～85%、＞85%。与美国指南相比，其将两个中等风险组合并，中度组的验前概率为 15%～85%。基于这 4 个组，ESC 指南推荐了具体的测试策略（见下文）。最后，英国 NICE 指南与 ACC/AHA 和 ESC 指南不同，其将中等验前概率定义为 30%～60%[5]。

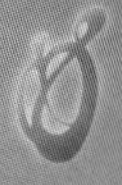

表 15.3 2012 年 ACC/AHA 和 2013 年 ESC 指南报告的用于诊断 CAD 的无创性检查的敏感性和特异性

	敏感性		特异性	
	ACC/AHA 2012	ESC 2013	ACC/AHA 2012	ESC 2013
运动 ECG	0.68	0.45～0.50	0.77	0.85～0.90
ECHO				
运动或药物	0.76		0.88	
运动		0.80～0.85		0.80～0.88
药物		0.79～0.83		0.82～0.86
SPECT				
运动或药物	0.88		0.77	
运动		0.73～0.92		0.63～0.87
药物		0.90～0.91		0.75～0.84
PET				
运动或药物	0.91		0.82	
药物 PET		0.81～0.97		0.74～0.91
心脏 MRI				
多巴酚丁胺		0.79～0.88		0.82～0.86
血管扩张剂		0.67～0.94		0.61～0.85
CCTA		0.95～0.99		0.64～0.93

ACC，美国心脏病学会；AHA，美国心脏协会；CCTA，冠状动脉 CT 血管造影；MRI，磁共振成像；ECG，心电图；ECHO，超声心动图；ESC，欧洲心脏病学会；NICE，英国国家卫生与临床优化研究所；PET，正电子发射断层成像；SPECT，单光子发射计算机断层成像

AHA 2012 estimates were modified from Garber AM，Solomon NA. Cost-effectiveness of alternative test strategies for the diagnosis of coronary artery disease. Ann Intern Med. 1999；130：719-728.

ESC 2013 estimates were collated from multiple studies and modified from Montalescot G，Sechtem U，Achenbach S，et al. 2013 ESC guidelines on the management of stable coronary artery disease. Eur Heart J. 2013；34：2949-3003.

稳定性胸痛患者观察等待是否有用？

由于进行影像学检查或心电图检查的稳定性胸痛患者心血管事件发生率较低[8-9，39]，同时，COURAGE 研究等试验中这类患者最终需要药物治疗和冠状动脉血运重建的概率也较低[40-41]，有些人建议延迟进行检查可能比进行任何检查更可取。在这种情况下，作为稳定性胸痛病因的阻塞性 CAD 验前概率足够低的患者，初始不需要进行任何无创性心脏检查，可以进行临床监测，根据一级预防策略进行治疗。在美国心脏成像检查人数呈爆炸性增长的背景下，这已经成为围绕高医疗成本讨论的核心，包括检查成本的快速增加（两倍于其他的医生服务）[4]。然而，目前还没有直接的临床试验证据支持延迟检查策略。这与现有的可靠证据支持检查形成鲜明对比，这些证据支持功能性检查或 CCTA 检查的安全性和有效性[8-9]。

决定是否推迟检查的另一个重要因素是患者是否能从血运重建中获益。如果患者有严重合并症或预期生活质量不会因血运重建而改善，那么优化药物治疗可能比检查更合理。

选择无创性检查的一般方法

在确定症状性患者无 CAD 病史且 CAD 验前概率为中等后，通常建议临床医生考虑功能性检查或解剖学检查。NICE 指南是一个例外，其建议验前概率较低（< 30%）的患者采用解剖学检查[5]。

选择功能性检查的方法

对于功能性检查，必须首先考虑选择负荷试验（运动 *vs.* 药物），如果采用运动负荷，还必须考虑是否应进行其他的影像学检查。目前已有多种负荷成像模式，每种模式都有其优点和缺点（表 15.4），包

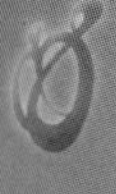

表 15.4　负荷成像技术和 CCTA 的优点和缺点

技术	优点	缺点
超声心动图	• 广泛使用 • 便携 • 无辐射 • 花费低	• 声窗较差的患者需要使用造影剂 • 依赖操作者技能
SPECT	• 广泛使用 • 数据详实	• 辐射
PET	• 血流定量	• 辐射 • 可获得性受限 • 花费高
心脏 MRI	• 软组织对比度高 • 心肌瘢痕精准成像 • 无离子辐射	• 心脏病使用受限 • 禁忌证较多 • 功能分析受限于心律失常 • 有限的 3D 缺血定量 • 花费高
CCTA	• 验前概率较低的患者 NPV 高	• 可获得性有限 • 辐射 • 评估受限于广泛的冠状动脉钙化 • 图像质量受限于心律失常或无法降低的快速心率 • 验前概率较高的患者 NPV 较低

3D，三维；MRI，磁共振成像；CCTA，冠状动脉 CT 血管造影；NPV，阴性预测值；PET，正电子发射断层成像；SPECT，单光子发射计算机断层成像

From Montalescot G，Sechtem U，Achenbach S，et al. 2013 ESC guidelines on the management of stable coronary artery disease. Eur Heart J. 2013；34：2949-3003.

括使用单光子发射计算机断层成像（SPECT）或正电子发射断层成像（PET）的放射性核素负荷心肌灌注显像（MPI）、负荷超声心动图和负荷心脏 MRI。SPECT、PET 和超声心动图可结合运动或药物负荷，而负荷心脏 MRI 仅在药物负荷下使用。

在没有禁忌证的情况下[33-34]，平板运动试验（ETT）或踏车运动试验等症状限制性运动是首选的负荷试验方式（优于药物负荷试验），因为它提供了有关日常活动过程中症状再现、心血管功能、运动耐受性、心电图改变和血流动力学反应性方面的信息。运动耐受量是死亡的强预测因子。此外，当应用于 ETT 产生的数据时，Duke 运动平板评分等评分除提供预后信息外还可以提高诊断确定性[42]。然而，由于一种或多种非心脏原因，患者可能无法进行运动，包括肥胖、骨科制动、平衡问题、肺部限制、虚弱或因先前脑血管事件引起的截瘫。关于各种形式的运动方式（平板、或直立或仰卧自行车）和方案（Bruce、修正的 Bruce、Naughton）详见第 10 章[43]。如果存在绝对禁忌证，则应使用药物负荷试验；如果存在相对禁忌证，应考虑药物负荷试验。

除了考虑运动能力外，还有一些情况会干扰心电图诊断缺血的能力（如左束支传导阻滞、右心室起搏、静息 ST 段压低＞ 1 mm），并可能导致无法解释的运动心电图。当存在上述情况时，无论采用哪种负荷形式，都应进行影像学检查[44]。

如果患者不能进行充分的运动负荷，则需要进行药物负荷试验。关于使用哪种影像学检查取决于患者因素，包括负荷药物的适用性及患者的耐受性；缺血终点事件可能根据情况而不同[45]。如果使用 MPI，血管扩张剂是首选的药物负荷，同时可评估心肌灌注。如果进行超声心动图检查，最常用正性肌力药（尽管这可能因国家而异），同时可评估室壁运动。对于心脏 MRI，无论是正性肌力药还是血管扩张剂都可以获得相应的终点。但是，和运动负荷试验一样，采用药物负荷试验时，应当考虑血管扩张剂［腺苷、双嘧达莫和选择性 A2A 受体激动剂（包

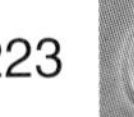

括瑞加诺生、binodenoson 和阿帕地松］[46-49]或正性肌力药（通常为多巴酚丁胺）[50]的禁忌证。

如果患者不适合行运动或药物负荷试验，则应考虑采用冠状动脉钙化（CAC）评分或 CCTA 等解剖学检查。此外，根据试验数据，先进行解剖学检查可能是这部分患者的合理选择（参见“实用影像学检查的新标准：PROMISE 和 SCOT-HEART”）。

功能性检查策略的诊断准确性

每种成像方法都有明显的优点和缺点（采用表 15.4），检查的选择取决于许多因素，包括当地可用性、当地专家习惯、先前影像学检查结果和相关性、成本、患者的体型（如病态肥胖）、辐射暴露，以及是否需要同时评估血流动力学或瓣膜疾病。当存在多种选择时，应考虑诊断性能，理想情况是基于当地实验室情况而不是文献。由于这些详细数据通常无法获得，可以使用 Garber 和 Solomon 的成本效益 meta 分析。该分析包括各个检查诊断准确性的信息，并被 ACC/AHA 指南引用作为不同检查诊断准确性不同的证据（表 15.3）[51]。PET 是最敏感的无创功能性检查，而运动心电图最不敏感。SPECT 的敏感性与 PET 接近，但特异性较低［SPECT 的特异性为 0.77（个体研究的范围：0.53～0.96），PET 为 0.82（0.73～0.88）］。超声心动图比 PET 特异性更高［0.88（0.80～0.95）*vs.* 0.82（0.73～0.88）］，但敏感性较低［0.76（0.40～1.00）*vs.* 0.91（0.69～ 1.00）］。CE-MARC 试验直接和前瞻性地比较了心脏 MRI 与 SPECT[52]。与 SPECT 相比，心脏 MRI 敏感性更高［0.87（95% CI 0.82～0.90）*vs.* 0.67（0.60～0.72）］，特异性相似［心脏 MRI 为 0.83（0.80～0.87）*vs.* SPECT 为 0.83（0.79～0.86）］。CE-MARC2 是一项正在进行的三臂试验，比较心脏 MRI 指导的治疗、PET-CT 指导的治疗（根据 ACC/AHA 适用性标准）以及 NICE 指南为基础的治疗的结局[53]。

ESC 指南使用多项初步研究来概括检查性能[7]。每项指南使用的参考数据的主要差异是 ESC 指南中报告的负荷心电图的敏感性较低——仅为 50%（尽管特异性 90%）。这种显著差异即使不能全部，也应部分源于 ESC 使用避免验证偏差的研究数据[54]；ACC/AHA 指南并未将数据限制在避免验证偏倚的研究中，因为敏感性较低意味着在验前概率＞ 65% 的人群中，不正确的检查结果的数量将高于正确检查结果的数量[55]，ESC 不建议对这种较高风险人群采用运动负荷试验而不进行影像检查进行诊断。一般情况下，对具有中低 CAD 验前概率的患者采用更具特异性的检查可能更为合适，而具有中高验前概率的患者采用更具敏感性的检查。因此，验前概率的精确估计对选择最合适的无创性检查的影响很重要，即使在中等范围内。

选择功能性检查的指南建议

2012 年 ACC/AHA 指南

在能够运动的患者中，对于具有中等 CAD 验前概率的患者，强烈建议行 ETT，对于具有 CAD 中高验前概率且心电图无法解读的患者，建议运动负荷下行核素 MPI 或超声心动图检查（Ⅰ类）[6]。剩余的Ⅰ类推荐是对无法运动的患者在药物负荷下进行核素 MPI 或超声心动图检查。指南不建议在能够运动且心电图可解释的 ECG 患者或能够运动且心电图可解释并仅有较低 IHD 验前概率的患者进行药物负荷下核素 MPI 或超声心动图检查（＜ 10%；Ⅲ类）。其他检查策略属于Ⅱ a 或Ⅱ b 类推荐。虽然没有为验前概率＞ 90% 的患者提供具体推荐意见，但将心导管检查作为初始检查是合理的，2012 年 ACC/AHA 诊断性血管造影适用性标准也支持这一选择[56]。

2014 年 ACC 多模式适用性标准

ACC 适用性标准文件研究过程由一个独立的技术小组对每种检查方式进行评级，分为适合、可能适合或很少适合给定的症状目标人群[38]。下面总结了适合的功能性检查情况，并在表 15.5 中进一步详细说明：

- 运动心电图
  - 能够运动，且具有中低 CAD 验前概率和可解释的心电图
- 负荷放射性核素成像或负荷超声心动图
  - 所有患者都适合，但除外能够运动且具有可解释的心电图的低 CAD 验前概率的患者，负荷超声心动图对于他们可能是合适的，但是负荷 MPI 很少适用
- 负荷心脏 MRI
  - 具有中等 CAD 验前概率且无法运动或具有无法解释的心电图的患者

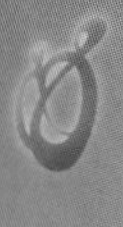

- 高 CAD 验前概率的患者，无论其是否能运动，或心电图是否可解释

值得注意的是，在这份最新的适用性标准指南文件中，负荷心脏 MRI 的分级常与负荷放射性核素显像、负荷超声心动图和运动平板试验的分级一致。这可能反映了各种检查的同步评级，越来越多的证据支持负荷心脏 MRI 的实用性和准确性[38]，其在社区中的应使用越来越多。

尽管指南建议多数患者常规行运动平板试验，而不进行影像学检查，但美国有症状和无症状患者性检查目前仍然主要应用负荷影像学检查。在参加 PROMISE 试验功能性检查组的中风险胸痛患者中，只有 10.2% 的患者接受了运动试验而没有将影像学检查作为预先指定的检查[9]。此外，2012 年，"Choosing Wisely" 行动（http：//www.choosingwisely.org）汇集了 9 个主要的医疗组织[包括 ACC 和美国心脏核医学学会（ASNC）]，每个医疗组织选择他们认为过度使用的 5 种检查[57]。ACC 和 ASNC 两个组织认为最为过度使用的是检测 CAD 的心脏检查，这些检查都是在症状很少的患者中进行的影像学检查：没有症状的患者或存在糖尿病高风险标志物的患者进行负荷影像学检查、治疗后随访过程中常规对无症状患者进行负荷心脏影像学检查、术前评估期间进行负荷心脏影像学检查。因此，美国医疗服务人员的做法似乎并不能反映当前的美国指南建议。

2013 年 ESC 指南

对于能够运动并且心电图可解释的患者，建议进行运动平板试验，作为有心绞痛症状和 CAD 验前概率为 15% ～ 65% 的患者中建立 CAD 诊断的初始检查（Ⅰ类）[7]。此外，如果当地的医疗条件允许，强烈建议将负荷影像学检查（超声心动图、心脏 MRI、SPECT 或 PET）作为初始选择（Ⅰ类）。对静息心电图 ST 段下降≥ 0.1 mV 或服用洋地黄的患者，不建议在不进行影像学检查的情况下进行负荷心电图（Ⅲ类）。对于验前概率为 66% ～ 85% 或无典型心绞痛症状但 LVEF ＜ 50% 的患者，推荐将负荷影像学检查作为诊断 CAD 的初始检查（Ⅰ类）。虽然没有针对药物负荷的具体建议，但建议尽可能进行运动负荷试验，而非药物负荷检查（Ⅰ类）。对于验前概率＞ 85% 的拟诊断为 CAD 的患者，此时应进行风险分层。对于有严重症状或临床症状提示高危冠状动脉解剖学病变的患者，建议临床医生采用指南

表 15.5　在症状性患者中检测缺血性心脏病的多模式适用性标准总结

目标人群	运动心电图	负荷 RNI	负荷 ECHO	负荷心脏 MRI	CAC	CCTA
低 CAD 验前概率 可解释的心电图和能够运动	A	R	M	R	R	R
低 CAD 验前概率 无法解释的心电图或不能够运动		A	A	M	R	M
中 CAD 验前概率 可解释的心电图和能够运动	A	A	A	M	R	M
中 CAD 验前概率 无法解释的心电图或不能运动		A	A	A	R	A
高 CAD 验前概率 可解释的心电图和能够运动	M	A	A	A	R	M
低 CAD 验前概率 无法解释的心电图或不能够运动		A	A	A	R	M

A，适合；M，可能适合；R，很少适合

CAC，冠状动脉钙化；CAD，冠状动脉疾病；CCTA，冠状动脉 CT 血管造影；MRI，磁共振成像；ECG，心电图；ECHO，超声心动图；RNI，放射性核素显像

Modified from Wolk MJ，Bailey SR，Doherty JU，et al. ACCF/AHA/ASE/ASNC/HFSA/HRS/SCAI/SCCT/SCMR/STS 2013 multimodality appropriate use criteria for the detection and risk assessment of stable ischemic heart disease：a report of the American College of Cardiology Foundation Appropriate Use Criteria Task Force，American Heart Association，American Society of Echocardiography，American Society of Nuclear Cardiology，Heart Failure Society of America，Heart Rhythm Society，Society for Cardiovascular Angiography and Interventions，Society of Cardiovascular Computed Tomography，Society for Cardiovascular Magnetic Resonance，and Society of Thoracic Surgeons. J Am Coll Cardiol. 2014；63：380-406.

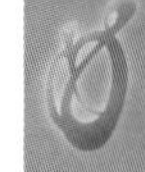

指导的药物治疗，并考虑将有创性心导管检查作为初始检查。对于症状轻微的患者，只有同意进行血运重建的高风险患者，才应考虑进行风险分层的无创性检测。

2010 年英国 NICE 指南

对于验前概率为 30% ～ 60% 的胸痛患者，建议临床医生将诊断心肌缺血的无创功能性影像学检查作为一线检查[5]。与其他指南相比，NICE 采用了解剖学策略作为具有中低验前概率患者的一线检查。如果验前概率为 10% ～ 29%，那么“排除”CAD 的最佳策略是初始 CAC 评分（如果 CAC 评分为 1～400 则进行 CCTA），并且基于成本-获益和低放射剂量是合理的[58-61]。或者，CAC 评分高的患者可通过功能评估或有创血管造影进行进一步评估，具体取决于评分和患者因素。如果估计的验前概率为 61% ～ 90%，临床医生应将有创冠状动脉造影作为一线诊断性检查。值得注意的是，对于既往无 CAD 病史的患者，研究路径中不推荐无影像学检查的运动试验，这是当前实践的重大变化，与其他主要的指南形成鲜明对比[61]。这是基于证据表明运动试验的准确性与其他检查相比较差，并且由专门针对这些指南的提供成本效益模型支持[58]。

使用 CAC 或 CCTA 选择解剖学检查的方法

直到最近，利用 CAC 或 CCTA 的解剖学检查仍未被普遍认为是中等验前概率的稳定性胸痛患者诊断 CAD 的一线选择（除了上文 NICE 指南中对于中低验前概率患者），在目前的 ACC/AHA 和 ESC 指南以及适用性标准中的建议也很少。然而，最近的两项随机对照试验（PROMISE 和学检查 SCOT-HEART）直接比较了低风险胸痛患者解剖学检查和功能性检查，提供了将其纳入特定患者合理选择的潜在支持（见下文）。

CAC 的患者选择

虽然 CAC 成像主要用于无症状个体的风险分层，但一些研究已经评估了 CAC 在疑诊 CAD 患者诊断检查中的应用（通过排除 CAD）。来自高风险症状人群的数据显示，在钙低于检测水平的情况下，阻塞性 CAD 的比例不可忽略（即 20% CAD 验前概率较高）的患者[62]。相比之下，较低风险人群的数据表明，在钙扫描阴性的患者中，只有≤ 1% 的患者患有需要 PCI 或 CABG 治疗的重度 CAD[63-64]。CRESCENT 随机对照试验评估了分层心脏 CT 检查方案的有效性和安全性，包括钙扫描和 CCTA 选择性表现（如果存在 CAC）。研究发现，这种分层方法为功能性检查提供了有效而安全的替代方案，同时降低了诊断费用和辐射暴露[65]。CRESCENT 试验中的患者根据 Diamond-Forrester 标准的验前概率约为 45%。因此，尽管需要进一步研究以确认，但将 CAC 纳入逐级 CCTA 成像方案可能对有症状的患者有益，前提是患者具有中低 CAD 验前概率。需要注意的是，这可能会导致较年轻患者有更高的假阴性率，因为动脉粥样硬化钙化随年龄的增长而增加，因此他们可能患有检测不到 CAC 的 CAD[66-67]。这也可能出现在女性和少数民族人群中[68-70]。

CCTA 的患者选择

与功能性检查一样，临床医生必须首先考虑患者是否适合行 CCTA。根据 2014 年美国心血管计算机断层扫描指南委员会的报告[71]，只有具有屏气能力、无严重肥胖［体重指数（BMI）＞ 39 kg/m^2］、窦性心律且心率≤ 60 次 / 分、肾功能正常或接近正常的患者应考虑 CCTA。如有必要，患者应能够耐受使用短效 β 受体阻滞剂或其他降低心率的药物来达到目标心率。最先进的多探头扫描仪可减少辐射，并避免许多患者使用辅助药物，因为它们可以在更快的心率下进行准确成像。必须排除绝对禁忌证，包括明确的急性冠脉综合征、肾小球滤过率＜ 30 ml/（min · 1.73 m^2）（除非进行慢性透析）、既往碘化造影剂给药后过敏、造影剂过敏（即使准备充足的类固醇 / 抗组胺药物）、无法合作（包括不能抬手臂）、绝经前女性妊娠或不确定妊娠状态[71]。最后，CCTA 准确性可能受限于高 CAC 评分（Agatston 评分＞ 400 U），且只有在图像采集开始后才能确定。

CCTA 的诊断准确性

评估 64 层多探头 CCTA 在识别定量冠状动脉造影检查出的明显 CAD（至少 50% 狭窄）的诊断准确性的多中心研究发现，其敏感性为 85% ～ 99%，特异性为 64% ～ 90%[72-74]，虽然较新的设备和扫描方案可以提高诊断准确性[75]。ACCURACY 试验发现，存在 CAC 时，特异性显著降低[72]。相比之下，CCTA 的阴性预测值一般较高（95%～100%）[72-73，76]。这引起人们广泛关注在“排除”冠状动脉狭窄或验前概率较低的患者中应用 CCTA 进行检查。3 项随机对照试验发现 CCTA 可以提高急诊科“排除”中低风险胸痛患者患急性冠脉综合征的有效性，同时提供与常规护理相似的较高的无事件生存率，且医疗成本或辐射暴露没有增加[77-79]（见第 13 章）。

使用 CAC 和 CCTA 选择解剖学检查的指南建议

2012 年 ACC/AHA 指南

目前没有强烈推荐将 CAC 评分或 CCTA 作为初始检查（推荐类别 I 类）[6]。CCTA 可考虑用于不能运动或先前功能性检查正常但症状持续、功能性检查不确定的患者，或不能进行负荷 MPI 或超声心动图检查的患者（均为推荐类别Ⅱ a 类）。

2014 年 ACC 多模式适用性标准

如上所述，该文件将每种检查方式分为适合、可能适合、很少适合于给定的症状性目标人群[38]。解剖学检查的情况概括如下，并在表 15.4 中进一步详述：

- CAC 评分
  - 极少适合有症状的胸痛患者
- CCTA
  - 仅适用于具有中等 CAD 验前概率和无法解释的心电图或无法运动的有症状患者

2013 年 ESC 指南

与 2012 年 ACC/AHA 指南类似，也未将 CAC 评分或 CCTA 作为初始检查进行强烈推荐（推荐类别 I 类）[7]。对于中低验前概率（15%～65%）的患者，如果运动心电图或负荷成像检查结论不明确或存在负荷检查禁忌证，应当考虑 CCTA 代替负荷成像技术来排除 CAD（推荐类别Ⅱ a 类）。该建议包括能运动的患者，但排除了验前概率处于最高范围的患者，通过选择不太可能有显著冠状动脉钙化的患者来提高准确性，因为冠状动脉钙化会降低诊断准确性。Ⅲ类建议包括对既往行冠状动脉血运重建的患者（不适用于该人群）或作为无症状个体的“筛查”使用 CCTA。

2010 年英国 NICE 指南

与 ESC 指南不同，NICE 建议将 CAC 评分作为 CAD 验前概率为 10% ～ 29% 患者的一线检查[5]。进一步管理取决于钙评分：如果为 0 分，考虑胸痛的其他病因；如果为 1～400 分，进行 64 排（或更高）CCTA 或负荷成像检查；如果高于 400 分，则进行有创冠状动脉造影。如果这在临床上不合适或不被患者接受和（或）不考虑血运重建，则进行无创功能性影像学检查。

关于在稳定性胸痛患者中诊断 CAD 的指南建议之间的主要差异见表 15.6。

实用影像学检查的新标准：PROMISE 和 SCOT-HEART 试验

2015 年初发表了最早进行的两项随机试验，在稳定性胸痛患者中直接对比无创解剖学检查和功能性影像学检查。表 15.7 列出了每项试验的特征，图 15.2 对比了整体试验结果。PROMISE 试验将 10 003 例怀疑 CAD 的症状稳定性胸痛门诊患者随机分配到 CCTA 或功能性负荷检查（ETT、核素负荷检查或负荷超声心动图，由接诊医生决定）组，平均随访 25 个月[9]。CCTA 组和功能性检查组主要复合终点（死亡、MI、不稳定型心绞痛住院或主要心血管手术并发症）发生率相似（3.3% *vs.* 3.0%；校正后的 HR = 1.04），低于先前确定的发生率（图 15.3）。CCTA 组中的更多患者在随机分组后 90 天内接受了心导管检查（12.2% *vs.* 8.1%），但 CCTA 组心导管检查未发现梗阻性 CAD（预先指定的次要终点）的频率较低（27.9% *vs.* 52.5%）。

SCOT-HEART 试验将 4146 例稳定性胸痛患者随机分配到 CCTA 联合常规检查（通常包括负荷检查）或仅行常规检查组[8]。CCTA 组试验的主要终点（即将症状归因于 CAD 的确定程度）增加（RR = 1.79，95% CI 1.62～1.96），次要终点（即 CAD 诊断确定性）也有所增加（2.56，95% CI 2.33～2.79）。尽管两组的事件发生率都较低，但是 CCTA 组的一些长期临床结局并没有显著减少，包括在随访 1.7 年时的

表 15.6 使用无创性检查诊断缺血性心脏病的部分指南推荐

	AHA/ACC（2012）	ESC（2013）	NICE（2010）
患者选择			
风险评分计算验前概率	Diamond-Forrester 法结合 CASS	Genders 等（2011）	Pryor 等（1993）
中等验前概率	10%～90%	15%～85%	10%～60%
功能性检查的选择			
如果验前概率为 15%～65%，仅进行运动平板试验 *	Ⅰ类	Ⅰ类	没有推荐
如果当地条件允许，可进行负荷影像学检查	Ⅱ a 类	Ⅰ类	如果验前概率为 30%～60%，则为一线选择
如果验前概率为 66%～85%，进行负荷影像学检查 **	Ⅱ a 类	Ⅰ类	如果验前概率为 60%～90%，则行有创血管造影
如果没有可评估的心电图，进行负荷影像学检查	Ⅰ类	Ⅰ类	未具体说明
解剖学检查（CTA）的选择			
如果验前概率为 15%～65%，用于排除诊断	未具体说明	Ⅱ a 类	如果验前概率为 10%～29%，则进行一线 CAC 评分，根据评分选择其他检查
功能性检查结论不明确或有禁忌证	Ⅱ a 类	Ⅱ a 类	未具体说明

ACC，美国心脏病学会；AHA，美国心脏协会；CAC，冠状动脉钙化；CASS，冠状动脉外科试验；CTA，CT 血管造影；ESC，欧洲心脏病学会；NICE，国家卫生与临床优化研究所

* 可以运动且有可评估的心电图

**ACC/AHA 量化风险为“中到高”

Modified from Fordyce CB，Douglas PS. Optimal non-invasive imaging test selection for the diagnosis of ischaemic heart disease. Heart. 2016；102（7）：555-564.

表 15.7 SCOT-HEART 试验和 PROMISE 试验的特点

	SCOT-HEART 试验	PROMISE 试验
国家	英国	美国和加拿大
组别	CCTA ＋标准检查 *vs.* 标准检验	CCTA *vs.* 功能性负荷检查
试验设计	开放标签	开放标签
招募中心	12 个	193 个
随访时间	20 个月	25 个月
样本量	4146	10 003
主要终点	因 CAD 导致心绞痛诊断的确定性	死亡、非致死性心肌梗死、因不稳定型心绞痛住院、主要操作并发症（过敏、卒中、大出血、肾衰竭）
随访	英国国家健康记录系统	邮件和电话

CCTA，冠状动脉 CT 血管成像

Modified from Fordyce CB，Newby DE，Douglas PS. Diagnostic strategies for the evaluation of chest pain：clinical implications from SCOT-HEART and PROMISE. J Am Coll Cardiol. 2016；67（7）：843-852.

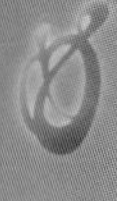

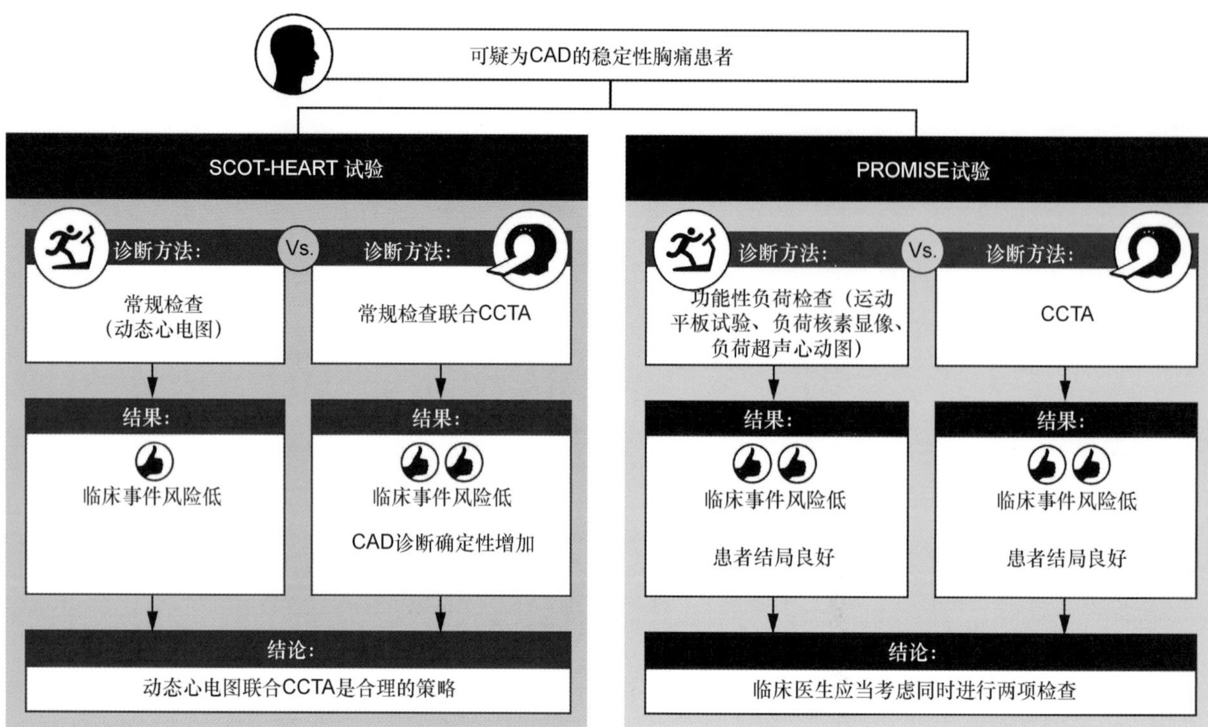

图 15.2　SCOT-HEART 试验和 PROMISE 试验在诊断方法、主要结果和结论方面的对比。（Modified with permission from Fordyce CB，Newby DE，Douglas PS. Diagnostic strategies for the evaluation of chest pain：clinical implications from SCOT-HEART and PROMISE. J Am Coll Cardiol. 2016：843-852.）

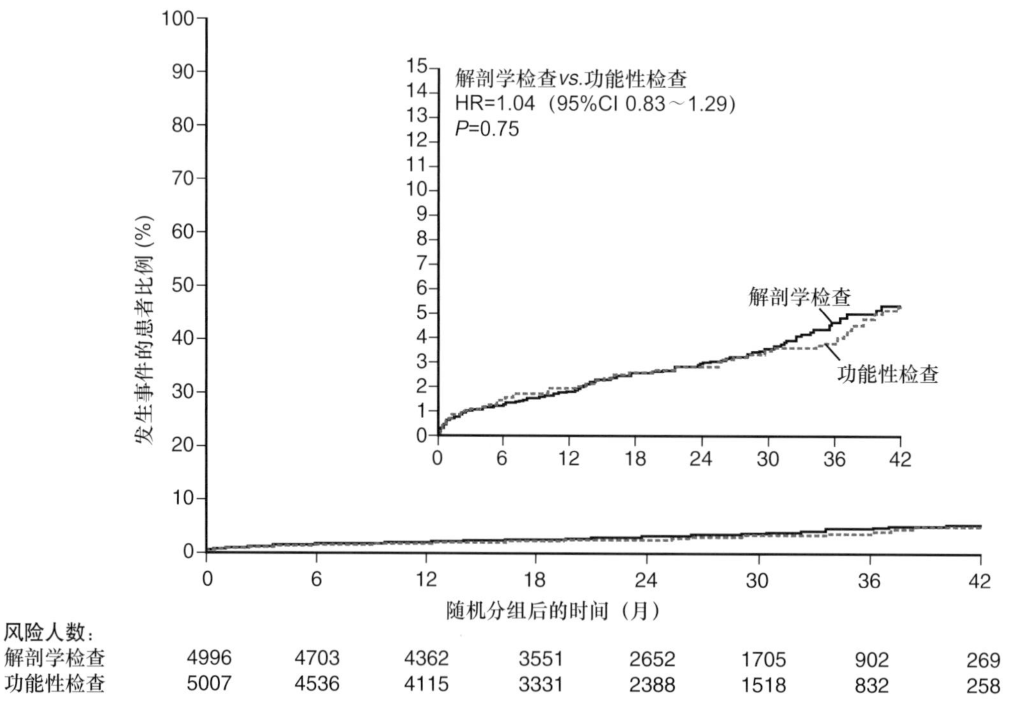

图 15.3　PROMISE 试验的复合终点。该图显示了未校正的 Kaplan-Meier 估计的主要复合终点（任何原因引起的死亡、非致死性 MI、因不稳定型心绞痛住院、主要手术并发症）。CTA 与常规功能性检查策略相比的校正 HR 为 1.04（95% CI 0.83～1.29），其校正了年龄、性别、CAD 相关的风险（糖尿病、周围动脉疾病或脑血管病病史），以及如果患者随机分配到功能性检查组则校正进行的功能性检查。小图显示将 Y 轴范围缩小后的相同数据。（Reproduced with permission from Douglas PS，Hoffmann U，Patel MR，et al. Outcomes of anatomical versus functional testing for coronary artery disease. N Engl J Med. 2015；372：1291-1300.）

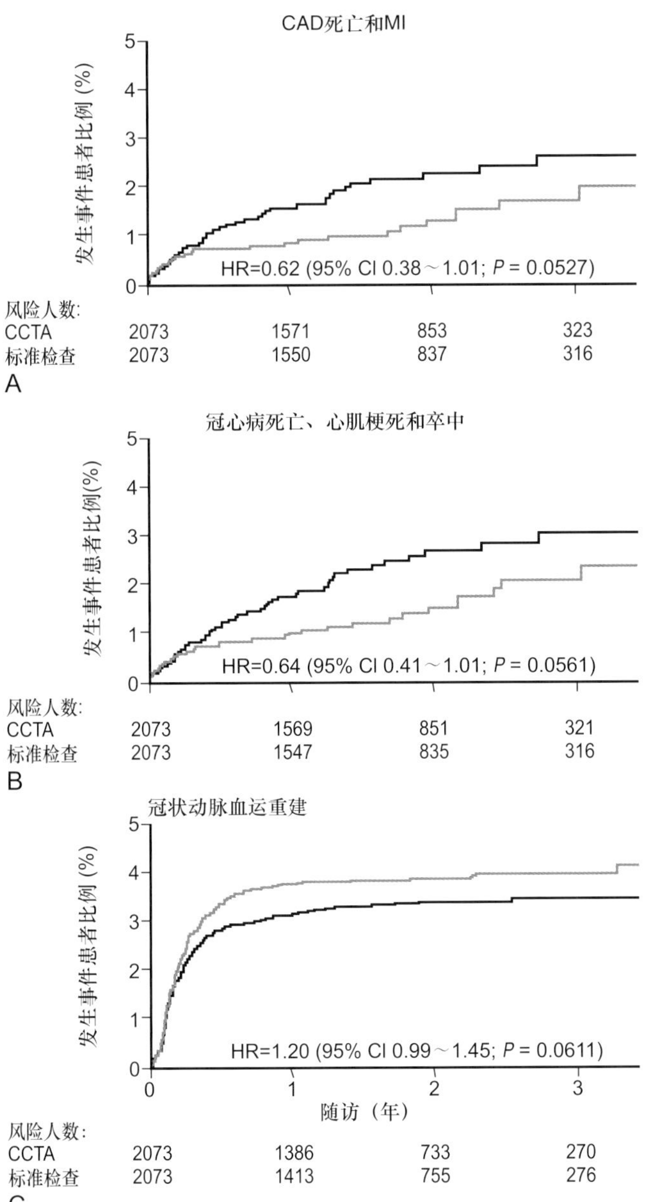

图 15.4 SCOT-HEART 试验长期临床结局。分配到 CCTA（灰色）和标准检查（黑色）患者 CAD 死亡和心肌梗死（MI）(**A**)，CAD 死亡、MI 和卒中（**B**），冠状动脉血运重建（**C**）Kaplan-Meier 曲线。CCTA，冠状动脉 CT 血管成像。[Modified with permission from Newby D，Williams M，Hunter A，et al. CT coronary angiography in patients with suspected angina due to coronary heart disease（SCOT-HEART）：an open-label，parallel-group，multicentre trial. Lancet. 2015；385：2383-2391.]

死亡率或 MI（图 15.4）。虽然试验设计不同，但不同试验的事件发生率相当，并且一致发现使用 CCTA 检测到阻塞性 CAD 的频率更高。此外，这些结果为使用 CCTA 的解剖学策略作为初始无创性检查提供了可行性支持。这一观念得到了其他小规模当代研究的进一步支持，这些研究支持 CCTA 在功能成像中具有提高诊断准确性[80]和患者预后[81-82]的作用。这在将来可能特别重要，因为由于更新的技术和软件算法，患者选择 CCTA 的限制会更少（即由于心律失常或高 CAC）[83]。预计将在 PROMISE 试验和 SCOT-HEART 试验中进行大量二级分析，以提供其他重要的信息，如检查性能、成本效率和特殊人群间的差异。

PROMISE 试验和 SCOT-HEART 试验的临床意义

PROMISE 试验和 SCOT-HEART 试验扩展了先前观察性研究的结果，即稳定性胸痛的患者发生后续临床事件的风险低于先前相信的风险，尽管根据传统评分系统计算出的阻塞性疾病验前概率为中等。他们还证实了在既往观察性研究中血管造影发现的非阻塞性 CAD 比例较高，这可能与临床评估难度有关，包括有创性检查患者选择的关键步骤[16]。这两项研究还证实了多项报告的结果，即疑似缺血性病因的稳定性胸痛患者进行无创检查时，高达 90% 的检查结果正常或提示为非阻塞性 CAD，而且许多患者不会经历不良临床事件[17-20]。然而，只有解剖学检查可以识别非阻塞性疾病，其事件发生率与阻塞性单支血管病变相似[84]。两项试验均表明，解剖学检查策略和功能性几乎都不导致与任一策略或下游事件（如心导管策略）相关的安全性终点，且辐射暴露水平较低。然而，尽管安全性较高，考虑到提倡减少不合适的心脏检查以防止不必要的风险，仍应慎重进行检查[2, 38, 56]。

PROMISE 试验和 SCOT-HEART 试验还表明，负荷检查将继续在评估稳定性症状性患者风险分层和诊断方面发挥重要的作用。然而，应承认，尽管负荷试验已被广泛应用，但是先前并没有严格评估负荷检查对下游临床终点的影响，这两项试验对负荷检查和 CCTA 均进行了评估。在 PROMISE 试验中，将负荷试验与解剖学检查进行了头对头的比较，其中 CCTA 与功能性检查相比没有改善结局。这两种策略都可以为患者带来可接受的结果，即使不是最佳结果。在 SCOT-HEART 试验中，负荷检查和 CCTA 按顺序进行，因此被整合为临床路径的一部分，因此有些人提倡常规顺序使用运动负荷试验和 CCTA 评估稳定性胸痛患者[85]。该试验的结果提示单独进行负荷检查将会提供一些与进行两种检查

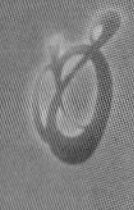

不同的诊断方式。总体而言，检查导致的事件发生率较低，虽然两项试验都没有直接说明，但在最低风险患者中进行任何检查的增量效益可能都会受到质疑。例如，如果不加选择地进行 CCTA，SCOT-HEART 试验建议约需要 100 例 CCTA 以防止 1 次 MI 事件。

最后，PROMISE 试验和 SCOT-HEART 试验的全部证据表明，CCTA 是常规评估稳定性胸痛患者合理的首选方案。当负荷影像学检查和 CCTA 进行头对头比较时，PROMISE 试验表明，与常规检查相比，临床结局相似，但可以更好地选择出需要有创冠状动脉造影检查的患者。与标准检查相比，SCOT-HEART 试验证明，顺序进行运动心电图和 CCTA 可明确诊断 CAD 引起的心绞痛，并改变患者管理（选择有创冠状动脉造影和预防性治疗）。两项试验均表明 CCTA 可以在可接受的或较低的辐射剂量下安全地进行（见下文）。虽然没有统计学意义，但临床事件减少的趋势可能与医疗和血运重建治疗的变化有关，但还需要进一步分析。应记住，即使对临床结局的影响较小，不做不必要的检查和治疗对患者而言十分有意义。

无创性检查重要的后续影响

辐射

由于检查人数的增加，心脏检查中患者接受的辐射总剂量以及辐射暴露与恶性肿瘤的相关性是

表 15.8 部分心脏成像检查有效剂量估计的代表值和范围

检查	有效剂量数值（mSv）	报告的剂量值范围（mSv）	注射的活性（MBq）
正侧位胸部 X 线	0.1	0.05～0.24	NA
胸部 CT	7	4～18	NA
腹部 CT	8	4～25	NA
盆腔 CT	6	3～10	NA
冠状动脉钙化 CT*	3	1～12	NA
CCTA	16	5～32	NA
64 排 CCTA‡			
无电流调制管路	15	12～18	NA
有电流调制管路[21]	9	8～18	NA
双源 CCTA‡			
有电流调制管路	13	6～17	NA
预期启动的 CCTA‡[22]	3	2～4	NA
诊断性侵入性冠状动脉造影	7	2～16	NA
经皮冠状动脉介入治疗或射频消融	15	7～57	NA
心肌灌注检查			
锝（1 天）负荷 / 静息	9	—	1100
铊负荷 / 静息	41	—	185
^{18}F-FDG	14	—	740
铷 -82	5	—	1480

CT，计算机断层扫描；CCTA，冠状动脉 CT 血管造影；FDG，氟代脱氧葡萄糖；mSv，毫西弗；MBq，兆贝可；NA，不适用

* 数据合并了前瞻性和回顾性触发方法。写作小组估计前瞻性触发冠状动脉钙化 CT 扫描的代表性有效剂量约为 1 mSv，回顾性门控触发扫描的代表性有效剂量约为 3 mSv

‡ 仅 2005 年后发表的 64 排多排探头 CT 和双源 CT 研究；数据包括文献回顾

Modified from Gerber TC，Carr JJ，Arai AE，et al. Ionizing radiation in cardiac imaging：a science advisory from the American Heart Association Committee on Cardiac Imaging of the Council on Clinical Cardiology and Committee on Cardiovascular Imaging and Intervention of the Council on Cardiovascular Radiology and Intervention. Circulation. 2009；119：1056-1065.

引起人们巨大兴趣的一个话题[11, 86]。在决定选择何种检查时，不同成像检查（表 15.8）辐射暴露的差异是一个重要的次要考虑因素[87]。值得注意的是，CCTA 的辐射剂量持续减少，特别是更新的技术（包括 320 排 CT 扫描）显著减少了辐射暴露[88]，以及新型软件算法（如迭代重建）的应用[89]。在急诊胸痛的情况下，CCTA 的使用没有增加辐射暴露，且与常规检查相比，排除急性冠脉综合征的有效性更高[77-79]。在 PROMISE 试验中，在随机分配到预期核素检查分层的患者中，CCTA 组比功能性检查组的平均累积辐射暴露量低（12.0 mSv *vs*. 14.1 mSv）[9]。这包括 90 天内所有后续辐射量，包括与心导管检查相关的辐射量，而且 CCTA 检查的患者接受心导管检查的比例更大。SCOT-HEART 试验中 CCTA 组辐射剂量（4.1 mSv，主要使用 320 排 CT 扫描仪），以及最近的 PLATFORM 试验中 CCTA 组辐射剂量（5.2 mSv，使用≥ 64 排 CT 扫描仪）甚至更低。同样地，预计更新的核素扫描仪技术、图像重建软件以及采用低剂量和超低剂量放射性示踪剂的方法也会产生较低的辐射剂量[90]，包括 50% 行 SPECT 或 PET MPI 检查的患者目标辐射剂量为≤ 9 mSv[91]。目前尚不清楚新的扫描仪和扫描方案在减少 CCTA 和核素辐射暴露方面的相对有效性。重要的是，美国计算机心血管断层扫描学会和 ASNC 正在开展国家质量控制计划，以便在保证诊断图像质量的同时，尽可能减少辐射暴露[91-92]。

对非阻塞性 CAD 重要性的认识不断增加

通过调整药物治疗和生活方式来减少影像学检查新近诊断出的非阻塞性 CAD 患者发生临床事件的潜在获益，是一个令人信服的观念，但尚未通过前瞻性干预试验的证实。如前所述，只有解剖学检查可以识别非阻塞性 CAD[84]。来自 CONFIRM 注册研究的一项分析发现，基线他汀类药物使用与死亡率降低相关，但仅限于 CCTA 识别出的非阻塞性 CAD 患者而不是冠状动脉正常的患者[93]。近期研究发现，一旦 CCTA 显示非阻塞性 CAD，强化治疗率提升[12-14]，这与功能性检查不一致[94-95]。在 SCOT-HEART 试验中，27% 随机分配到 CCTA 组的受试者在药物治疗方面都有改变，包括应用与改善预后相关的治疗，与之相比，常规检查组则为 5%[8, 85]。同样地，在 PROMISE 试验中，与功能性检查相比，CCTA 与检查后启动治疗的患者比例更高相关，包括阿司匹林（11.6% *vs*. 7.6%）、他汀类药物（12.7% *vs*. 6.2%）和 β 受体阻滞剂（8.2% *vs*. 5.4%），均为 $P < 0.0001$[96]。总的来说，越来越多的证据表明，CCTA 检查诊断非阻塞性 CAD 会导致强化治疗，有可能改善预后。然而，未来需要更多的分析来确定这一假设是否成立。

各种影像学检查的适当使用和成本效益

随着应用的增加，对过度使用无创和有创诊断检查的担忧长期存在。此外，对具有可疑缺血的临床症状的门诊患者进行的绝大多数无创性负荷检查表明，高达 90% 的检查结果是正常的，且约 99% 的患者不会经历不良临床事件[17-20]。而且，进行冠状动脉造影的患者中通常有 1/2 没有阻塞性 CAD[.15, 30, 97-99]。心脏检查的过度使用对医疗保健系统和成本具有重要的影响。

为了给心脏检查提供指导，同时减少检查的过度使用和使用不足问题，为多模态成像[38]和冠状动脉造影[56]组成了适当使用标准工作组。适用性标准规定应当始终首先考虑临床获益，并考虑与这些获益相关的成本，以便获得更大的净获益。由于事件和并发症发生率低，各种成像方式的成本效益变得更加重要。然而，由于付款人和治疗地点的差异，使得真正的估计具有挑战性[38]。美国正转向共享风险和基于质量的模型的医疗补偿制度，这点尤其重要。在考虑恰当使用各种影像学检查时，医疗质量和可获得性也应是最重要的考量因素[100]。研究发现，不同医生开具的适当检查的比例存在差异（心脏病专家 *vs*. 初级保健医生），这不仅说明了问题的复杂性，还表明针对医疗服务提供者的干预措施可能有助于减少未来不必要的检查[101]。

适用性标准似乎对一些临床实践模式产生了轻微的影响。近期一篇纳入了从 2000—2012 年的 103 567 次检查的系统综述结果显示，报告的适当使用影像学检查的比例在经胸超声心动图和 CTA 中有所改善，但负荷 MPI 或负荷超声心动图或经食管超声心动图方面并未改善[102]。同样，尽管不适当的 MPI 检查不太可能发现异常结果或检查出心肌缺血，但第二篇系统综述纳入超过 23 443 例患者发现不适当的 MPI 使用率并未随着时间的推移而降低[103]。最后，一篇对评估改善主动性从而减少不适当的心脏影像学检查的系统综述发现，使用医生审核和反馈的干预措施与不适当的心脏检查率较低相关[104]。

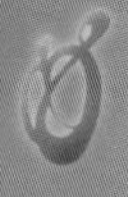

由于各种检查方法的成本差距已经缩小，大多数当代分析表明，从成本效益的角度来看，CCTA 可与功能性检查相媲美。最近一项利用美国和欧洲数据的研究发现，CCTA 具有与 MPI 和心脏 MRI 一样的成本效益[105]。最终的 PROMISE 试验成本分析显示，解剖学检查和功能学性检查具有相似的真实成本（*vs.* 报销）[106]。此外，一项决策分析发现与单独进行功能性检查相比，CCTA 的两步诊断策略（即对于中度病变在 CCTA 检查后进行 SPECT 检查）诊断急性冠脉综合征风险较低的症状性患者时成本更低且更有效[107]。相比之下，在非紧急情况下接受 CCTA 检查的医疗受益者比接受负荷检查的患者更有可能接受随后的有创性心脏操作并且 CAD 相关支出更高[108]。然而，这项研究的普遍性可能是有限的，因为它基于政府数据，仅包括传统的按服务收费的医疗保险受益人，并且没有各种无创性检查的诊断性能或进行有创性心脏操作的合适性的信息。使用更新的基因组方法（如 Corus CAD 基因表达评分）在患者选择中发挥的作用尚不清楚；这类方法可能成本效益和有效性均更好[109-110]。总而言之，迄今为止的证据表明，成本效益本身并不支持任何影像学检查优于常规检查。

特殊人群无创诊断性检查的注意事项

性别

直到最近，在重要亚组中使用某些特定的无创性诊断检查方法缺乏证据支持，如按性别、种族和年龄进行的分组。明确的是，性别是 CAD 患病的因素之一，也是心绞痛的因素[111]。专家长期以来一直主张诊断性影像学检查一般不适合女性（准确性较低）[68-70]。其原因是多因素的，但通常认为女性更多会在年龄较大时出现非典型症状[112]。此外，运动平板试验在女性中的诊断准确性较低，总敏感性和特异性分别为 61% 和 70%，男性分别为 68% 和 77%[113]。女性中 ST 段压低的特异性下降被认为部分是由于运动能力较差、雌激素的地高辛样效应、心电图低电压，以及基线 ST-T 改变发生率增加[113]。应用各种影像学检查的诊断准确性也存在性别差异，但这些差异基于相对较小且效能不够的研究，且均未研究 CCTA[114-116]。幸运的是，纳入 PROMISE 试验的患者 50% 以上是女性[9]，SCOT-HEART 试验中 44% 的患者是女性[8]，因此当代临床试验数据非常适用于男性和女性，我们可以期待后续的二级分析结果，以帮助完善不同性别的最佳检查方法。

种族

尚不清楚诊断性检查在少数种族群体中的相对性能，但很可能存在医疗服务方面的差异。一项对医疗保险受益人的研究发现，与未接受检查的患者相比，接受无创性检查的患者更年轻，女性或黑人较少，但生活在高收入地区、教育程度较高地区和城市的患者较多[117]。近期的分析没有发现黑人患者接受心脏负荷试验的比例较低，但有一些证据表明西班牙裔与其他群体存在差异[2]。

年龄

高龄和相关的合并症可能影响功能性检查和解剖学检查的性能。老年患者可能在运动平板试验中遇到一些挑战，包括运动耐量降低、合并症发生率增加和活动性问题。纳入 17 项研究共 13 304 例 65 岁或以上进行 MPI、负荷超声心动图或运动平板试验的患者的 meta 分析显示，两种影像学检查而非单独行运动平板试验能够有效地进行风险分层[118]。另一项独立的研究发现，多巴酚丁胺负荷超声心动图可预测所有年龄组的心脏事件和 60 岁及以上患者的死亡率[119]。但是，在 60 岁以下的患者中，负荷超声心动图异常与死亡率并非独立相关。此外，虽然年龄增加也与 CAC 负荷较高相关[66]，但与年轻患者相比，CAC 提供长期风险分层的能力可能较低，主要原因是 CAC 评分较低的老年患者全因死亡率升高[97]。然而，CAC 评分为 0 时，对于中低风险人群，可确保 15 年内死亡率不受年龄影响[120]。此外，年龄可能会影响缺血症状的表现，并伴有各种合并症（包括充血性心力衰竭），从而导致症状。

新观念：功能性检查或解剖学检查以外的检查

有缺血表现没有明显狭窄和没有缺血表现但有明显狭窄

越来越多的证据表明，冠状动脉狭窄和缺血

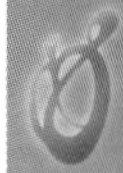

之间的关联存在变异，因为患者可为有明显狭窄但没有缺血（NIPSS）和没有明显狭窄但有缺血表现（PINNS）[21]。COURAGE试验的核素显像亚组研究发现，40%的狭窄病变＞70%管径的患者并没有心肌缺血或仅有轻度心肌缺血[121]。即使是在FAME试验中通过视觉评估确定的重度狭窄中（即71%～90%狭窄），20%被发现没有功能意义，且FFR＞0.8[98]。相比之下，FAME试验中35%的50%～70%狭窄的患者FFR＜0.8[98]。其他研究发现，与仅通过视觉评估狭窄严重程度相比，CCTA发现的斑块特征（即阳性重构或低衰减斑块）更能预测缺血[99, 122-123]。这导致增加了NIPSS和PINSS的概念，这两个概念延伸自显著狭窄合并缺血和没有缺血且没有狭窄的传统搭配。这些看似不一致的部分原因是非阻塞性动脉粥样硬化通过局部炎症和氧化应激引起内皮功能障碍，导致一氧化氮的生物利用度下降和抑制血管扩张[21]。无论机制如何，在无创影像学数据的检查选择和解释中，不常见的解剖学和功能之间的失关联也是一个重要的考虑因素。

无创性影像学检查整合功能性检查和解剖学检查

作为融合观念的产物，结合解剖学检查和功能性检查的影像学方法非常引人关注。FFR CT是一种使用流体动力学原理估计冠状动脉缺血的无创手段，可在不同血流动力学条件下创建冠状动脉血流、压力和阻力的三维数学模型。它旨在通过传统的冠状动脉造影提供与有创测量FFR相似的信息，这被认为是评估缺血严重程度的金标准。如前所述，将安全数据从站点上传到HeartFlow后可集中进行分析[124-126]。简要地说，使用专用软件进行三维冠状动脉血流模拟（在静脉注射腺苷的条件下模拟）、定量图像质量分析、图像分割和使用计算流体动力学的生理建模。然后将数据提供给临床中心，其中包括每个冠状动脉分布中的最低FFR CT数值，以及冠状动脉树的颜色比例表示，显示直径＞1.8 mm的所有血管的FFR CT值。Min等进行了简要综述，包括详细介绍用于从常规获得的CCTA图像中（而不需要额外成像或血管扩张剂）计算“三支血管”FFR的计算流体力学（图15.5）[127]。随机试验中使用FFR指导血运重建（*vs.* 仅依靠解剖学检查指导的血运重建）可改善无事件生存率[128-129]并降低成本[130]。在CCTA的基础上增加FFR CT的诊断性能已经在3项评估FFR的前瞻性多中心研究中得到验证，这3项研究评估FFR CT的性能，与标准的有创测量FFR识别病变特异的缺血进行对比[122, 124, 131]。

为了确定将FFR CT整合到实践中的“真实世界”影响，进行了PLATFORM试验。在这项纳入了584例患者的研究中，计划行有创心导管检查之前进行此项测试的患者中，FFR CT引导组在90天时冠状动脉血管造影检查在2mm以上血管中发现＜50%狭窄的比例是12%，而常规治疗组为73%（P＜0.0001）[132]。事实上，FFR CT指导组中61%的患者取消了计划的有创性冠状动脉造影检查。仅有2例患者出现主要不良心脏事件的次要终点，FFR CT指导的有创性检查组［（9.9＋8.7）mSv］与常规对照组［（9.4＋4.9）mSv；P＝0.20］的平均累积辐射暴露相似。在一项预先指定的亚组研究中，FFR CT与使用有创性冠状动脉造影评估相比，90天内资源使用更少且成本更低，与常用无创性检查相比，FFR CT可使生活质量得到更大改善[133]。

提高后续冠状动脉造影阻塞性CAD检出率的影像学检查

重要的是，基于SCOT-HEART试验的PLATFORM试验发现CCTA的诊断确定性增加，因为其发现FFR CT导致61%的患者取消计划的有创性冠状动脉造影，且没有不良后果，并导致冠状动脉造影中发现阻塞性CAD的概率显著升高。从这个角度来看，与PROMISE试验中的CCTA组（72%）、PLATFORM试验（43%）或PROMISE试验的常规检查组（48%）及美国注册的大型观察性分析（38%～52%）相比，PLATFORM试验的FFR CT组心导管检查对阻塞性CAD（≥50%狭窄）的检出率更高（76%）（图15.6）[9, 15, 32, 132, 134]。这表明FFR CT可能是一种能指导治疗、提高诊断效率，并降低计划的有创性导管检查成本的诊断方法，具有巨大的实践和临床意义。正在进行的比较FFR CT与负荷成像方法的诊断性能的试验将进一步证明其在临床实践中的最佳应用[127]。

虽然FFR CT似乎是与功能性检查和解剖学检查相结合的最有前景的方法，但也有其他正在研发中的方法。其他改良的CT技术（包括CT灌注）尤其

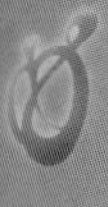

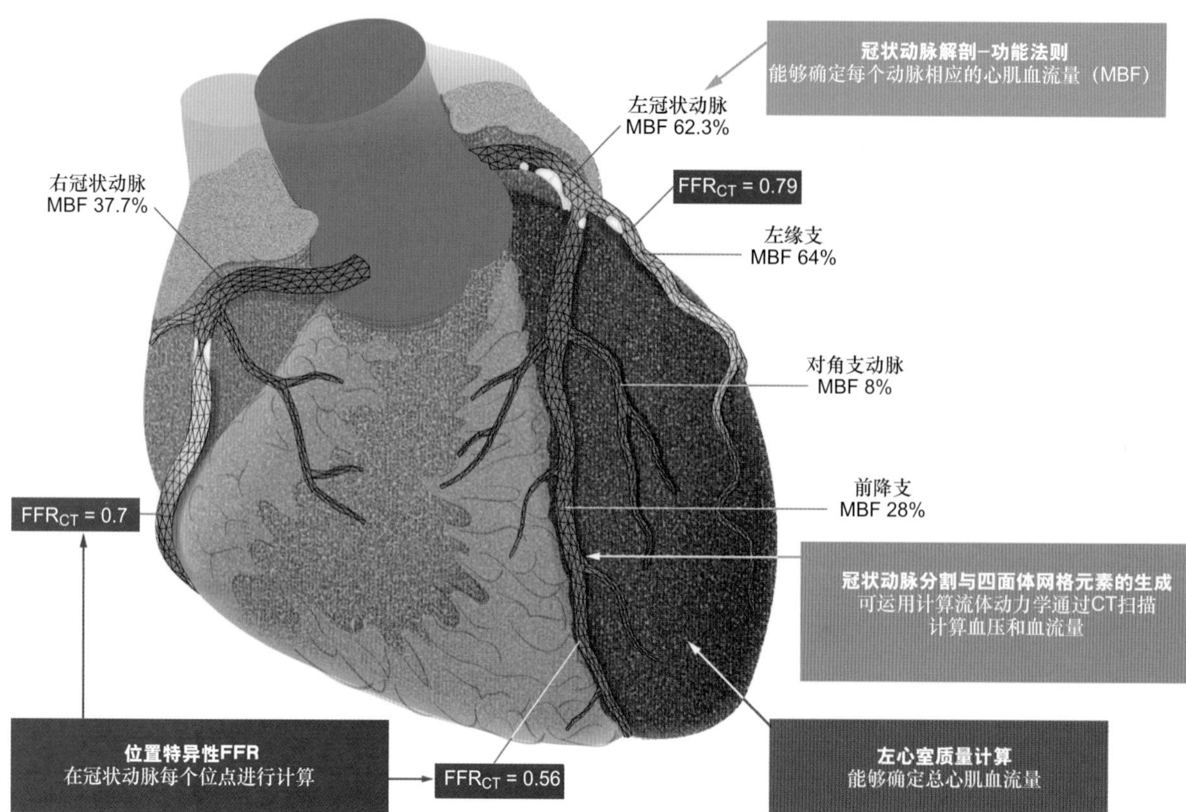

图 15.5 通过 FFR CT 计算 FFR 的重要组成部分。该图展示了 FFR CT 的重要组成部分。CT 中患者特异的几何结构使得我们能准确地将冠状动脉分段。每个冠状动脉节段再进行网格元素分割，每个网格元素支配的流体动力都在整个血管床内计算 FFR CT。将动脉解剖和心肌质量关联能够计算相对心肌血流量。（Reproduced with permission from Min JK，Taylor CA，Achenbach S，et al. Noninvasive fractional flow reserve derived from coronary CT angiography：clinical data and scientific principles. JACC Cardiovasc Imaging. 2015；8：1209-1222.）

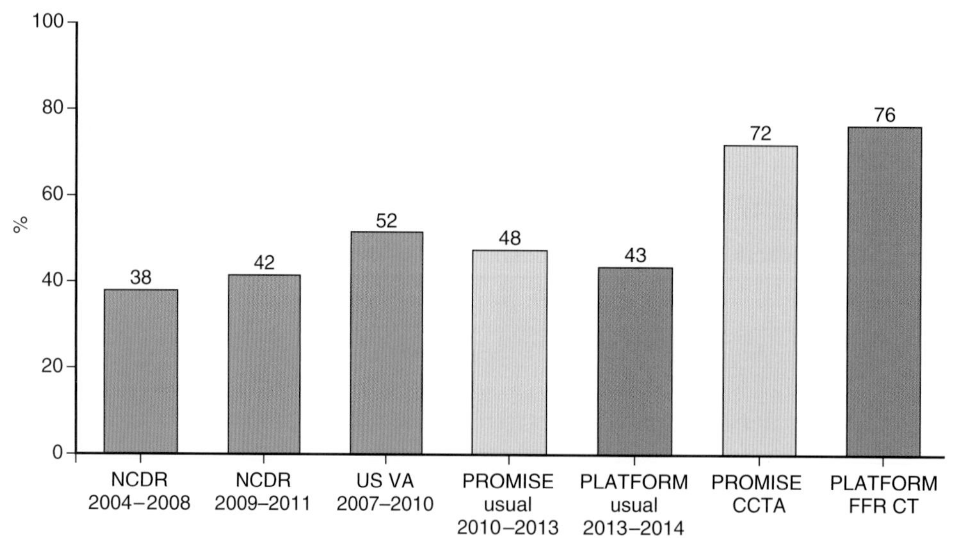

图 15.6 各项研究中对可疑心脏性胸痛患者无创性检查后进行选择性心导管检查发现阻塞性冠状动脉疾病的患者比例[15, 32, 132, 134, 157]。阻塞性冠状动脉疾病的定义是至少有一处直径≥ 2 mm 的外膜冠状动脉狭窄＞管径 50%。日期代表纳入患者数据的时间窗。CCTA，冠状动脉 CT 血管造影；FFR CT，血流储备分数计算机断层扫描；NCDR，美国国家心血管数据注册表；PLATFORM，Prospective Longitudinal Trial of FFR CT: Outcome and Resource Impacts 试验；PROMISE，Prospective Multicenter Imaging Study for Evaluation of Chest Pain 试验；US V，美国退伍军人事务部。［Modified with permission from Fordyce CB，Newby DE，Douglas PS. Diagnostic strategies for the evaluation of chest pain：clinical implications from SCOT-HEART and PROMISE. J Am Coll Cardiol. 2016；67（7）：843-852.］

令人感兴趣。尽管支持这种检查模式的前瞻性证据尚有限，但对于稳定性胸痛患者，将解剖学检查和功能性影像结合起来也是未来很有前景的方法[135]。SPECT/CCTA 混合成像可提高特异性和阳性预测值，可以在胸痛患者中检测血流动力学显著异常的冠状动脉病变[136]。但是，对辐射剂量的担忧可能限制其应用。其他混合影像学方法仍然是一个越来越受关注和研究的领域[137]。最后，虽然心脏 MRI 灌注检查缺血的数据非常优秀（见上文），但不足以支持临床将心脏 MRI 用于 CAD 的常规解剖学判定[138]。然而，心脏 MRI 在评估先天性冠状动脉异常和冠状动脉瘤方面也可能发挥作用。

无创性成像和 CAD 的未来展望

斑块形态和负荷

如上文所述，一个新兴的概念是狭窄和缺血的关系及其潜在的症状负担是可变的（PINNS 和 NIPPS）[21]。在对 DEFACTO 研究的二次分析中，CCTA 检测的斑块体积和斑块特征（阳性重构、低衰减斑块和斑点状钙化）均可改善对引起缺血的冠状动脉病变的识别[99]。无论狭窄程度如何，阳性重构与所有缺血性病变相关，而斑块体积和低衰减斑块仅与狭窄程度≥ 50% 的缺血性病变相关。此后其他研究发现，与单纯通过视觉评估狭窄严重程度相比，斑块特征能更好地预测缺血症状[122-123]。虽然未经验证，这些病变特异性的特征可有助于指导治疗。近期的研究有助于我们进一步了解通过 CCTA 评估的斑块分布和程度的预后价值（即病变血管数量，包括阻塞性或非阻塞性）[139-141]。斑块负荷的定量分析可预测稳定性 CAD 患者的未来事件，并可能改善接受 CCTA 的患者的风险分层[142]。其他新方法通过联合使用斑块负荷和生物标志物可获得增量预后信息[143]。

血液生物标志物和基因评分

只有少数外周血生物标志物已经被证实可用于在非急性情况下诊断没有已知 CAD 的患者的阻塞性 CAD。一些生物标志物（如超敏 C 反应蛋白）与未来心血管事件的风险相关[144-145]。同样，肌钙蛋白 T 和 I 水平在稳定性 CAD 和看似健康的普通人群中具有判断预后的增量价值[146-148]。虽然生物标志物目前在评估提示 CAD 的症状中没有确定的作用，但在稳定的患者中，多种潜在的方法正在开发中，可以帮助临床医生进行检查选择，如超敏肌钙蛋白。ROMICAT Ⅱ试验亚组分析发现，与传统的肌钙蛋白和传统的 CCTA 评估相比，急诊科就诊时检测肌钙蛋白 I 随后早期进行 CCTA 可改善急性冠脉综合征的风险分层和诊断准确性。相比之下，BEACON 试验评估了在以胸痛急诊就诊的患者中，增加早期 CCTA 的诊断方法与当前标准检查（包括超敏肌钙蛋白）相比，是否能改善临床有效性[149]。结果显示，CCTA 没有识别出更多需要冠状动脉血运重建的重度 CAD 患者、缩短住院时间或使更多患者直接从急诊室出院。此外，在更稳定的 CAD 人群中，根据 BARI 2D 试验的分析，超敏肌钙蛋白 T 可预测不良心血管事件，但似乎没有识别出能够从即刻冠状动脉血运重建中获益的亚组人群[150]。虽然没有具体评估，但这表明该生物标志物不会增加无创性检测发现的信息。

虽然许多遗传标志物、基因组标志物和代谢标志物与 CAD 和（或）未来事件的存在有关，但几乎还没有被用于症状性患者的诊断性检查[151]。然而，CardioDx 基因表达评分使用来自 23 种基因转录物的性别和年龄特异性算法，与传统的 Diamond-Forrester 法相比，其可适度改善对阻塞性 CAD 的预测[152]，随后发现在有症状且推荐进行无创性影像学检查的患者中，其优于临床因素和负荷核素影像学检查[110]。该评分也与 CCTA 检测到的斑块负荷和狭窄有关[153]。未来需要进一步研究来确定这一评分在症状性人群中预测不良结果及阻塞性 CAD 的增量价值。

未来将无创性影像学检查和临床结局作为终点的试验

ISCHEMIA 试验（NCT01471522）将确定与初始保守治疗［仅最佳药物治疗（optimal medical therapy，OMT）］和 OMT 失败后行心导管检查相比，心导管检查和血运重建（PCI 或 CABG）联合 OMT 作为初始治疗策略是否会减少中重度缺血的稳定性缺血性心脏病（stable ischemic heart disease，SIHD）患者的主要复合终点事件（即心血管死亡或非致死性 MI）。试验设计如图 15.7 所示。该试验涉及超过 30 个国家和 300 个地区，预计入组 8000 例患者，随访 3 年。患者需无症状或仅有药物可控制的症状。肾功能正常的受试者在随机分组前进行盲法 CCTA，以排除患有严重左主干病变或无阻塞性 CAD 的患者。预计将于 2017 年完成入组，ISCHEMIA 试验将解决以下既往研究的局限性[22]：

• 在心导管检查前入组患者，因此不能排除解剖学上高风险的患者

• 纳入具有至少中度缺血的高风险组

• 尽量减少交叉

• 使用现代药物洗脱支架和生理指标指导的决策（FFR）实现完全性缺血（而不是解剖学）血运重建

• 具有足够的效能来证明常规血运重建是否可降低 SIHD 患者或中度及以上缺患者的心血管死亡或非致死性 MI

虽然 ISCHEMIA 试验使用无创性检查信息来选择功能性影像学特征高风险的患者群体，但其症状得到良好控制（或无症状），其他纳入了稳定性胸痛患者的较小规模试验也在进行中。他们主要比较各种影像学方法的有效性，同时评估临床结局的主要共同目标（如 PROMISE 试验和 SCOT-HEART 试验），而不仅仅是检查性能（表 15.9）。

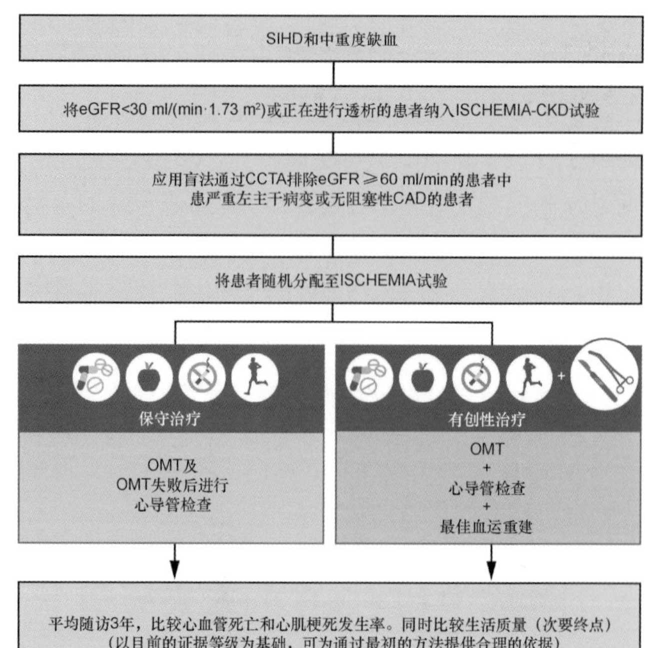

图 15.7 ISCHEMIA 试验设计。该试验排除了肾小球滤过率< 60 ml/min 或 CCTA 显示明显的左主干病变（≥ 50% 狭窄）或无阻塞性疾病的患者。CCTA，冠状动脉 CT 血管造影；CKD，慢性肾脏病；eGFR，估算的肾小球滤过率；OMT，最佳药物治疗；SIHD，稳定性缺血性心脏病。（Modified with permission from Stone GW，Hochman JS，Williams DO，et al. Medical therapy with versus without revascularization in stable patients with moderate and severe ischemia：the case for community equipoise. J Am Coll Cardiol. 2016；67：81-99.）

表 15.9　正在进行的用于稳定性胸痛患者评估的部分前瞻性无创影像学结果研究

试验	*N*	国家	研究人群	随机化分组	主要结局终点	研究完成时间 *
Gurunathan 等（NCT02346565）	450	英国	女性；≥ 30 岁；没有已知的 CAD	运动负荷试验 *vs.* 负荷超声心动图	CV 死亡或非致死性 MI（2 年时）	2018 年 6 月
CRESCENT2（NCT02291484）	250	荷兰	≥ 18 岁；CAD 验前概率 > 10%	综合心脏 CT 检查（CAC、CCTA、CT 心肌灌注）*vs.* 标准检查	有创性血管造影阴性的比例（6 个月）	2015 年 12 月
DISCHARGE（NCT02400229）	3546	欧洲	≥ 30 岁；CAD 验前概率 10% ～ 60% 建议行血管造影	CCTA *vs.* 冠状动脉血管造影	CV 死亡、非致死性 MI、非致死性卒中（1 年时）	2019 年 12 月
MR-INFORM159（NCT01236807）	918	英国	≥ 18 岁；≥ 2 个心脏危险因素或运动试验阳性	MR 心肌灌注 *vs.* FFR 和冠状动脉造影	全因死亡、MI、再次血运再建（1 年时）	2016 年 6 月

CAC，冠状动脉钙化；CAD，冠状动脉疾病；CCTA，冠状动脉 CT 血管造影；CT，计算机断层扫描；CV，心血管；FFR，血流储备分数；MI，心肌梗死；MR，磁共振

* http：//ClinicalTrials.gov. 只包括以稳定性胸痛患者临床结局为主要终点的开放性试验。排除未知状态或 ACS 的试验（包括入组要求心脏生物标志物阳性的试验，以及纳入住院患者或急诊患者的试验）。检查项目包括胸痛和负荷试验、CT、核素显像、超声，或心脏磁共振成像。CRESCENT2，Comprehensive Cardiac CT Versus Exercise Testing in Suspected Coronary Artery Disease（2）；DISCHARGE，Diagnostic Imaging Strategies for Patients with Stable Chest Pain and Intermediate Risk of Coronary Artery Disease；MR-INFORM，MR Perfusion Imaging to Guide Management of Patients with Stable Coronary Artery Disease

选择 CAD 诊断最合适的无创性检查的建议

选择无创性检查诊断疑似 CAD 的稳定性胸痛患者时必须考虑到与患者和检测特征、成本以及当地可用性和专业知识相结合的检测目标。例如，与包括美国在内的世界其他地区相比，欧洲部分地区更易进行心脏 MRI[154]。然而，随着实用临床试验数据的出现，还应考虑其他特征，包括可以捕捉到导致胸痛的其他异常和病因的成像方式，以及辐射暴露。PROMISE 试验和 SCOT-HEART 试验表明，初始行 CCTA 的解剖学方法被认为是功能性检查的合理替代方案。尽管 FFR CT 很有前景，但仍需要进行更多的随机试验，以便将这项新技术正确应用于实践中[127]。图 15.8 概述了结合最新临床试验数据的检查方法。

在确定患者是否可行血运重建后，下一步是评估患者的 CAD 风险，这可能会指导进入观察模式或直接进行心导管检查。随后临床医生应同时考虑解剖学检查和功能性检查。第一步是通过询问与每种检查相关的一系列简单问题来排除不适合特定患者

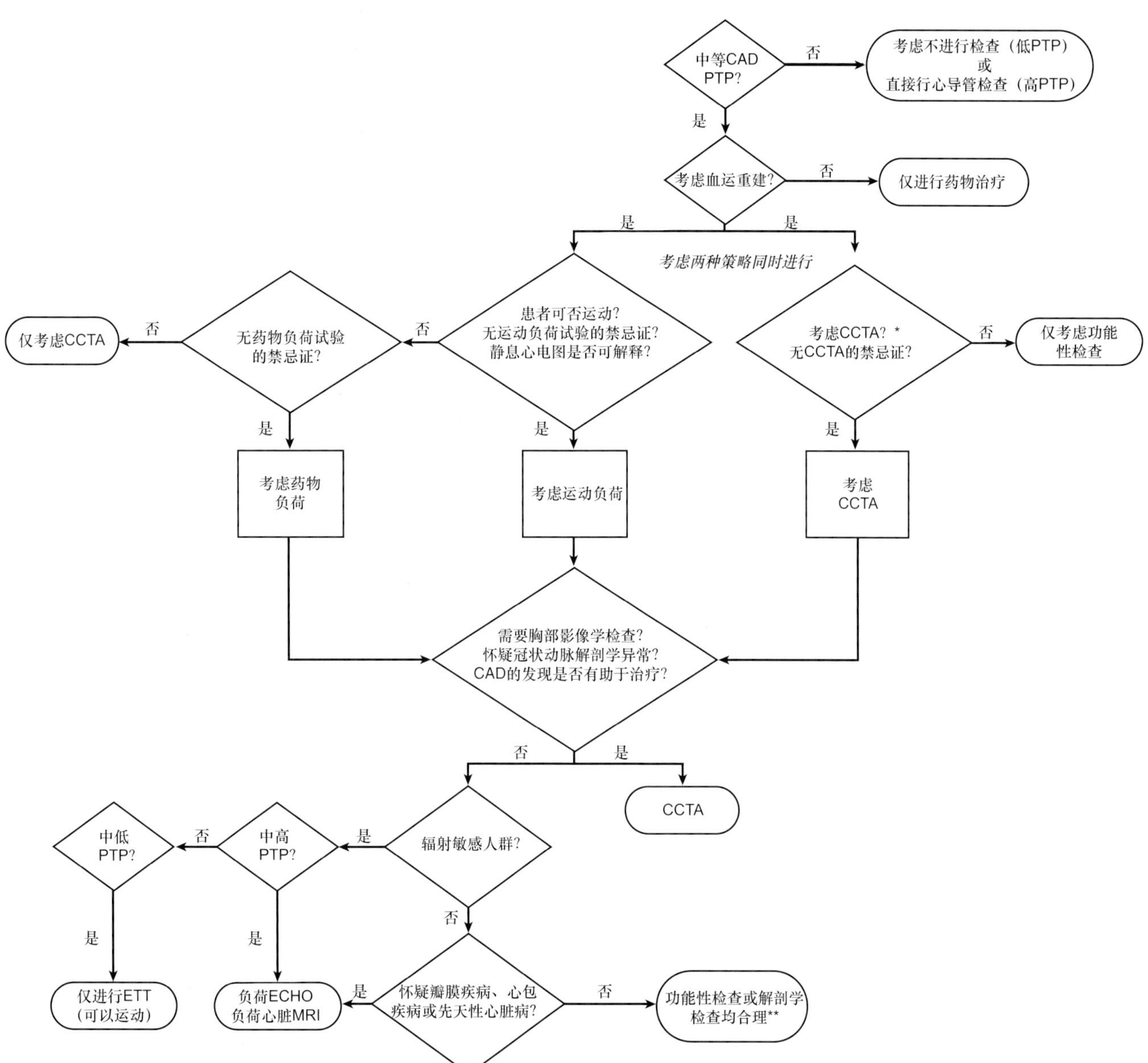

图 15.8　建议将功能性检查和解剖学检查整合模式作为诊断稳定性胸痛患者缺血性心脏病的初始无创性检查。 * 见正文。** 对于中低验前概率，可考虑运动平板试验或冠状动脉血管造影；对于中高验前概率，可考虑负荷超声心动图、心肌灌注显像或心脏 MRI。CAD，冠状动脉疾病；CCTA，冠状动脉 CT 血管造影；MRI，磁共振成像；ECHO，超声心动图；ECG，心电图；ETT，运动平板试验；PTP，验前概率。[Modified with permission from Fordyce CB，Douglas PS. Optimal non-invasive imaging test selection for the diagnosis of ischaemic heart disease. Heart. 2016；102（7）：555-564.]

的检查。第二步是询问是否存在使得特定检查优于其他检查的因素。这些重要的影像学特异性考虑因素包括：

- 考虑 CCTA
  - 如果需要进行额外的胸部 CT，如用于疑似肺栓塞（D- 二聚体阳性）和主动脉夹层或怀疑胸腔内病变（如心包疾病）的三重或双重排除[71]
  - 如果存在疑似冠状动脉解剖学异常[155]
  - 如果单纯诊断非阻塞性或阻塞性 CAD 即可导致药物治疗发生变化[12-14]
- 考虑负荷超声心动图或心脏 MRI
  - 如果需要对辐射敏感人群进行评估，如女性和年龄较小或有辐射暴露史[71]
  - 如果怀疑存在瓣膜疾病、心包疾病或先天性异常
- 考虑 ETT
  - 如果需要对辐射敏感人群进行评估，如女性和年龄较小或辐射暴露史[71]
  - 降低成本

其他考虑因素包括对中低验前概率患者优选 ETT 和 CCTA，中高验前概率患者优选使用其他影像学检查。如果患者因某些原因不能进行有创性检查，则可以通过有创冠状动脉造影获得 CAD 的诊断。

结论

心绞痛的患病率在普通人群中很高，并且随着年龄的增长而升高。当进行诊断时，关于首选哪种检查作为初始检查的共识极少，现有的美国和欧洲指南存在显著差异。然而，最近 PROMISE 和 SCOT-HEART 两项试验表明，中等风险稳定性胸痛患者诊断缺血性心脏病时，CCTA 可以作为初始检查的一个选择。当进行无创性检查时，还需要考虑其他特征，包括辐射、对随后治疗的影响，以及成本获益。FFR CT 和混合影像学检查等是有前景的新技术，它们可能革新无创心脏检查。进一步了解冠状动脉缺血和狭窄之间的真正关系，更好地描述和利用潜在重要的冠状动脉斑块特征的能力，以及新型生物标志物有助于提高无创性成像的诊断检出率。综合考虑，当代方法应同时考虑功能性检查和解剖学检查，并在综合决策模型中考虑重要的患者因素。

参考文献

1. Mozaffarian D, Benjamin EJ, Go AS, et al.: Heart disease and stroke statistics—2015 update: a report from the American Heart Association, *Circulation* 131:e29–e322, 2015.
2. Ladapo JA, Blecker S, Douglas PS: Physician decision making and trends in the use of cardiac stress testing in the United States: an analysis of repeated cross-sectional data, *Ann Intern Med* 161:482–490, 2014.
3. Daly CA, Clemens F, Sendon JLL, et al.: The clinical characteristics and investigations planned in patients with stable angina presenting to cardiologists in Europe: from the Euro Heart Survey of Stable Angina, *Eur Heart J* 26:996–1010, 2005.
4. Shaw LJ, Min JK, Hachamovitch R, et al.: Cardiovascular imaging research at the crossroads *JACC Cardiovasc Imaging* 3:316–324, 2010.
5. *Chest pain of recent onset: assessment and diagnosis of recent onset chest pain or discomfort of suspected cardiac origin*. NICE Guidelines [CG95]. http://www.nice.org.uk/guidance/CG95.
6. Fihn SD, Gardin JM, Abrams J, et al.: 2012 ACCF/AHA/ACP/AATS/PCNA/SCAI/STS guideline for the diagnosis and management of patients with stable ischemic heart disease: a report of the American College of Cardiology Foundation/American Heart Association Task Force on Practice Guidelines, and the American College of Physicians, American Association for Thoracic Surgery, Preventive Cardiovascular Nurses Association, Society for Cardiovascular Angiography and Interventions, and Society of Thoracic Surgeons, *J Am Coll Cardiol* 60:e44–e164, 2012.
7. Montalescot G, Sechtem U, Achenbach S, et al.: 2013 ESC guidelines on the management of stable coronary artery disease, *Eur Heart J* 34:2949–3003, 2013.
8. CT coronary angiography in patients with suspected angina due to coronary heart disease (SCOT-HEART): an open-label, parallel-group, multicentre trial, *Lancet* 385:2383–2391, 2015.
9. Douglas PS, Hoffmann U, Patel MR, et al.: Outcomes of anatomical versus functional testing for coronary artery disease, *N Engl J Med* 372:1291–1300, 2015.
10. Wagener JF, Rao SV: A comparison of radial and femoral access for cardiac catheterization, *Trends Cardiovasc Med* 25:707–713, 2015.
11. Eisenberg MJ, Afilalo J, Lawler PR, et al.: Cancer risk related to low-dose ionizing radiation from cardiac imaging in patients after acute myocardial infarction, *CMAJ* 183:430–436, 2011.
12. Cheezum MK, Hulten EA, Smith RM, et al.: Changes in preventive medical therapies and CV risk factors after CT angiography, *JACC Cardiovasc Imaging* 6:574–581, 2013.
13. Hulten E, Bittencourt MS, Singh A, et al.: Coronary artery disease detected by coronary computed tomographic angiography is associated with intensification of preventive medical therapy and lower low-density lipoprotein cholesterol, *Circ Cardiovasc Imaging* 7:629–638, 2014.
14. Pursnani A, Schlett CL, Mayrhofer T, et al.: Potential for coronary CT angiography to tailor medical therapy beyond preventive guideline-based recommendations: insights from the ROMICAT I trial, *J Cardiovasc Comput Tomogr* 9:193–201, 2015.
15. Patel MR, Peterson ED, Dai D, et al.: Low diagnostic yield of elective coronary angiography, *N Engl J Med* 362:886–895, 2010.
16. Douglas PS, Patel MR, Bailey SR, et al.: Hospital variability in the rate of finding obstructive coronary artery disease at elective, diagnostic coronary angiography, *J Am Coll Cardiol* 58:801–809, 2011.
17. Hachamovitch R, Berman DS, Kiat H, et al.: Exercise myocardial perfusion SPECT in patients without known coronary artery disease incremental prognostic value and use in risk stratification, *Circulation* 93:905–914, 1996.
18. Bangalore S, Gopinath D, Yao S-S, Chaudhry FA: Risk stratification using stress echocardiography: incremental prognostic value over historic, clinical, and stress electrocardiographic variables across a wide spectrum of bayesian pretest probabilities for coronary artery disease, *J Am Soc Echocardiogr* 20:244–252, 2007.
19. Mudrick DW, Cowper PA, Shah BR, et al.: Downstream procedures and outcomes after stress testing for chest pain without known coronary artery disease in the United States, *Am Heart J* 163:454–461, 2012.
20. Rozanski A, Gransar H, Hayes SW, et al.: Temporal trends in the frequency of inducible myocardial ischemia during cardiac stress testing: 1991 to 2009, *J Am Coll Cardiol* 61:1054–1065, 2013.
21. Ahmadi A, Kini A, Narula J: Discordance between ischemia and stenosis, or PINSS and NIPSS: are we ready for new vocabulary? *JACC Cardiovasc Imaging* 8:111–114, 2015.
22. Stone GW, Hochman JS, Williams DO, et al.: Medical therapy with versus without revascularization in stable patients with moderate and severe ischemia: the case for community equipoise, *J Am Coll Cardiol* 67:81–99, 2016.
23. Hamm CW, Bassand JP, Agewall S, et al.: ESC guidelines for the management of acute coronary syndromes in patients presenting without persistent ST-segment elevation: the Task Force for the management of acute coronary syndromes (ACS) in patients presenting without persistent ST-segment elevation of the European Society of Cardiology (ESC), *Eur Heart J* 32:2999–3054, 2011.
24. Diamond GA: A clinically relevant classification of chest discomfort, *J Am Coll Cardiol* 1:574–575, 1983.
25. D'Agostino Sr RB, Vasan RS, Pencina MJ, et al.: General cardiovascular risk profile for use in primary care: the Framingham Heart Study, *Circulation* 117:743–753, 2008.
26. Goff Jr DC, Lloyd-Jones DM, Bennett G, et al.: 2013 ACC/AHA guideline on the assessment of cardiovascular risk: a report of the American College of Cardiology/American Heart Association Task Force on Practice Guidelines, *Circulation* 129(25 Suppl 2):S49–S73, 2014.
27. Hadamitzky M, Achenbach S, Al-Mallah M, et al.: Optimized prognostic score for coronary computed tomographic angiography: results from the CONFIRM registry (COronary CT Angiography EvaluatioN For Clinical Outcomes: an InteRnational Multicenter Registry), *J Am Coll Cardiol* 62:468–476, 2013.
28. Pryor DB, Shaw L, McCants CB, et al.: Value of the history and physical in identifying patients at increased risk for coronary artery disease, *Ann Intern Med* 118:81–90, 1993.
29. Genders TS, Steyerberg EW, Alkadhi H, et al.: A clinical prediction rule for the diagnosis of coronary artery disease: validation, updating, and extension, *Eur Heart J* 32:1316–1330, 2011.
30. Cheng VY, Berman DS, Rozanski A, et al.: Performance of the traditional age, sex, and angina typicality-based approach for estimating pretest probability of angiographically significant coronary artery disease in patients undergoing coronary computed tomographic angiography: results from the multinational coronary CT angiography evaluation for clinical outcomes: an international multicenter registry (CONFIRM), *Circulation* 124:2423–2432, 2011. 1–8.
31. Ko DT, Tu JV, Austin PC, et al.: Prevalence and extent of obstructive coronary artery disease among patients undergoing elective coronary catheterization in New York State and Ontario, *JAMA* 310:163–169, 2013.
32. Bradley SM, Maddox TM, Stanislawski MA, et al.: Normal coronary rates for elective angiography in the Veterans Affairs Healthcare System: insights from the VA CART program (Veterans Affairs clinical assessment reporting and tracking), *J Am Coll Cardiol* 63:417–426, 2014.
33. Christman MP, Bittencourt MS, Hulten E, et al.: Yield of downstream tests after exercise treadmill testing: a prospective cohort study, *J Am Coll Cardiol* 63:1264–1274, 2014.
34. Rifkin RD, Hood Jr WB: Bayesian analysis of electrocardiographic exercise stress testing, *N Engl J Med* 297:681–686, 1977.
35. Diamond GA, Forrester JS, Hirsch M, et al.: Application of conditional probability analysis to the clinical diagnosis of coronary artery disease, *J Clin Invest* 65:1210–1221, 1980.
36. Goldman L, Cook EF, Mitchell N, et al.: Incremental value of the exercise test for diagnosing the presence or absence of coronary artery disease, *Circulation* 66:945–953, 1982.
37. Melin JA, Wijns W, Vanbutsele RJ, et al.: Alternative diagnostic strategies for coronary artery

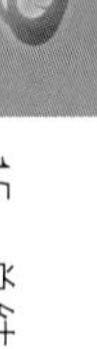

disease in women: demonstration of the usefulness and efficiency of probability analysis, *Circulation* 71:535–542, 1985.

38. Wolk MJ, Bailey SR, Doherty JU, et al.: ACCF/AHA/ASE/ASNC/HFSA/HRS/SCAI/SCCT/SCMR/STS 2013 multimodality appropriate use criteria for the detection and risk assessment of stable ischemic heart disease: a report of the American College of Cardiology Foundation Appropriate Use Criteria Task Force, American Heart Association, American Society of Echocardiography, American Society of Nuclear Cardiology, Heart Failure Society of America, Heart Rhythm Society, Society for Cardiovascular Angiography and Interventions, Society of Cardiovascular Computed Tomography, Society for Cardiovascular Magnetic Resonance, and Society of Thoracic Surgeons, *J Am Coll Cardiol* 63:380–406, 2014.
39. Muhlestein JB, Lappe DL, Lima JA, et al.: Effect of screening for coronary artery disease using CT angiography on mortality and cardiac events in high-risk patients with diabetes: the FACTOR-64 randomized clinical trial, *JAMA* 312:2234–2243, 2014.
40. Sedlis SP, Hartigan PM, Teo KK, et al.: Effect of PCI on long-term survival in patients with stable ischemic heart disease, *N Engl J Med* 373:1937–1946, 2015.
41. Boden WE, O'Rourke RA, Teo KK, et al.: Optimal medical therapy with or without PCI for stable coronary disease, *N Engl J Med* 356:1503–1516, 2007.
42. Shaw LJ, Peterson ED, Shaw LK, et al.: Use of a prognostic treadmill score in identifying diagnostic coronary disease subgroups, *Circulation* 98:1622–1630, 1998.
43. Fletcher GF, Balady GJ, Amsterdam EA, et al.: Exercise standards for testing and training a statement for healthcare professionals from the American Heart Association, *Circulation* 104:1694–1740, 2001.
44. Gibbons RJ, Balady GJ, Bricker JT, et al.: ACC/AHA 2002 guideline update for exercise testing: summary article: a report of the American College of Cardiology/American Heart Association Task Force on Practice Guidelines (Committee to Update the 1997 Exercise Testing Guidelines), *J Am Coll Cardiol* 40:1531–1540, 2002.
45. Shaw LJ, Berman DS, Picard MH, et al.: Comparative definitions for moderate-severe ischemia in stress nuclear, echocardiography, and magnetic resonance imaging, *JACC Cardiovasc Imaging* 7:593–604, 2014.
46. Chan SY, Brunken RC, Czernin J, et al.: Comparison of maximal myocardial blood flow during adenosine infusion with that of intravenous dipyridamole in normal men, *J Am Coll Cardiol* 20:979–985, 1992.
47. Trochu JN, Zhao G, Post H, et al.: Selective A2A adenosine receptor agonist as a coronary vasodilator in conscious dogs: potential for use in myocardial perfusion imaging, *J Cardiovasc Pharmacol* 41:132–139, 2003.
48. Wilson RF, Wyche K, Christensen BV, Zimmer S, Laxson DD: Effects of adenosine on human coronary arterial circulation, *Circulation* 82:1595–1606, 1990.
49. Sunderland JJ, Pan XB, Declerck J, Menda Y: Dependency of cardiac rubidium-82 imaging quantitative measures on age, gender, vascular territory, and software in a cardiovascular normal population, *J Nucl Cardiol* 22:72–84, 2015.
50. Geleijnse ML, Elhendy A, Fioretti PM, Roelandt JR: Dobutamine stress myocardial perfusion imaging, *J Am Coll Cardiol* 36:2017–2027, 2000.
51. Garber AM, Solomon NA: Cost-effectiveness of alternative test strategies for the diagnosis of coronary artery disease, *Ann Intern Med* 130:719–728, 1999.
52. Greenwood JP, Maredia N, Younger JF, et al.: Cardiovascular magnetic resonance and single-photon emission computed tomography for diagnosis of coronary heart disease (CE-MARC): a prospective trial, *Lancet* 379:453–460, 2012.
53. Ripley DP, Brown JM, Everett CC, et al.: Rationale and design of the Clinical Evaluation of Magnetic Resonance Imaging in Coronary heart disease 2 trial (CE-MARC 2): a prospective, multicenter, randomized trial of diagnostic strategies in suspected coronary heart disease, *Am Heart J* 169:17–24.e1, 2015.
54. Gibbons RJ, Abrams J, Chatterjee K, et al.: ACC/AHA 2002 guideline update for the management of patients with chronic stable angina—summary article: a report of the American College of Cardiology/American Heart Association Task Force on Practice Guidelines (Committee on the Management of Patients with Chronic Stable Angina), *J Am Coll Cardiol* 41:159–168, 2003.
55. Diamond GA, Kaul S: Gone fishing!: on the "real-world" accuracy of computed tomographic coronary angiography: comment on the "Ontario multidetector computed tomographic coronary angiography study, *Arch Intern Med* 171:1029–1031, 2011.
56. Patel MR, Bailey SR, Bonow RO, et al.: ACCF/SCAI/AATS/AHA/ASE/ASNC/HFSA/HRS/SCCM/SCCT/SCMR/STS 2012 appropriate use criteria for diagnostic catheterization: a report of the American College of Cardiology Foundation Appropriate Use Criteria Task Force, Society for Cardiovascular Angiography and Interventions, American Association for Thoracic Surgery, American Heart Association, American Society of Echocardiography, American Society of Nuclear Cardiology, Heart Failure Society of America, Heart Rhythm Society, Society of Critical Care Medicine, Society of Cardiovascular Computed Tomography, Society for Cardiovascular Magnetic Resonance, and Society of Thoracic Surgeons, *J Am Coll Cardiol* 59:1995–2027, 2012.
57. Rao VM, Levin DC: The overuse of diagnostic imaging and the Choosing Wisely initiative, *Ann Intern Med* 157:574–576, 2012.
58. Cooper A, Calvert N, Skinner J, et al.: *Chest Pain of Recent Onset: assessment and Diagnosis of Recent Onset Chest Pain or Discomfort of Suspected Cardiac Origin*, London, 2010, National Clinical Guideline Centre for Acute and Chronic Conditions.
59. Mowatt G, Cummins E, Waugh N, et al.: Systematic review of the clinical effectiveness and cost-effectiveness of 64-slice or higher computed tomography angiography as an alternative to invasive coronary angiography in the investigation of coronary artery disease, *Health Technol Assess* 12:iii–iv, 2008. ix–143.
60. Gosling O, Loader R, Venables P, et al.: A comparison of radiation doses between state-of-the-art multislice CT coronary angiography with iterative reconstruction, multislice CT coronary angiography with standard filtered back-projection and invasive diagnostic coronary angiography, *Heart* 96:922–926, 2010.
61. Skinner JS, Smeeth L, Kendall JM, Adams PC, Timmis A: NICE guidance. Chest pain of recent onset: assessment and diagnosis of recent onset chest pain or discomfort of suspected cardiac origin, *Heart* 96:974–978, 2010.
62. Gottlieb I, Miller JM, Arbab-Zadeh A, et al.: The absence of coronary calcification does not exclude obstructive coronary artery disease or the need for revascularization in patients referred for conventional coronary angiography, *J Am Coll Cardiol* 55:627–634, 2010.
63. Mouden M, Timmer JR, Reiffers S, et al.: Coronary artery calcium scoring to exclude flow-limiting coronary artery disease in symptomatic stable patients at low or intermediate risk, *Radiology* 269:77–83, 2013.
64. Al-Mallah MH, Qureshi W, Lin FY, et al.: Does coronary CT angiography improve risk stratification over coronary calcium scoring in symptomatic patients with suspected coronary artery disease? Results from the prospective multicenter international CONFIRM registry, *Eur Heart J Cardiovasc Imaging* 15:267–274, 2014.
65. Lubbers M, Dedic A, Coenen A, et al.: Calcium imaging and selective computed tomography angiography in comparison to functional testing for suspected coronary artery disease: the multicentre, randomized CRESCENT trial, *Eur Heart J* 37:1232–1243, 2016.
66. Kronmal RA, McClelland RL, Detrano R, et al.: Risk factors for the progression of coronary artery calcification in asymptomatic subjects: results from the Multi-Ethnic Study of Atherosclerosis (MESA), *Circulation* 115:2722–2730, 2007.
67. Tota-Maharaj R, Blaha MJ, Rivera JJ, et al.: Differences in coronary plaque composition with aging measured by coronary computed tomography angiography, *Int J Cardiol* 158:240–245, 2012.
68. Clarke JL, Ladapo JL, Monane M, et al.: The Diagnosis of CAD in Women: addressing the Unmet Need—A Report from the National Expert Roundtable Meeting, *Popul Health Manag* 18:86–92, 2015.
69. Mieres JH, Shaw LJ, Arai A, et al.: Role of noninvasive testing in the clinical evaluation of women with suspected coronary artery disease: consensus statement from the Cardiac Imaging Committee, Council on Clinical Cardiology, and the Cardiovascular Imaging and Intervention Committee, Council on Cardiovascular Radiology and Intervention, American Heart Association, *Circulation* 111:682–696, 2005.
70. Dolor RJ, Patel MR, Melloni C, et al.: *AHRQ Comparative Effectiveness Reviews. Noninvasive Technologies for the Diagnosis of Coronary Artery Disease in Women*, Rockville (MD), 2012 Agency for Healthcare Research and Quality (US).
71. Raff GL, Chinnaiyan KM, Cury RC, et al.: SCCT guidelines on the use of coronary computed tomographic angiography for patients presenting with acute chest pain to the emergency department: a report of the Society of Cardiovascular Computed Tomography Guidelines Committee, *J Cardiovasc Comput Tomogr* 8:254–271, 2014.
72. Budoff MJ, Dowe D, Jollis JG, et al.: Diagnostic performance of 64-multidetector row coronary computed tomographic angiography for evaluation of coronary artery stenosis in individuals without known coronary artery disease: results from the prospective multicenter ACCURACY (Assessment by Coronary Computed Tomographic Angiography of Individuals Undergoing Invasive Coronary Angiography) trial, *J Am Coll Cardiol* 52:1724–1732, 2008.
73. Meijboom WB, Meijs MF, Schuijf JD, et al.: Diagnostic accuracy of 64-slice computed tomography coronary angiography: a prospective, multicenter, multivendor study, *J Am Coll Cardiol* 52:2135–2144, 2008.
74. Miller JM, Rochitte CE, Dewey M, et al.: Diagnostic performance of coronary angiography by 64-row CT, *N Engl J Med* 359:2324–2336, 2008.
75. Meinel FG, Bayer 2nd RR, Zwerner PL, et al.: Coronary computed tomographic angiography in clinical practice: state of the art, *Radiol Clin North Am* 53:287–296, 2015.
76. Stein PD, Yaekoub AY, Matta F, Sostman HD: 64-slice CT for diagnosis of coronary artery disease a systematic review, *Am J Med* 121:715–725, 2008.
77. Hoffmann U, Bamberg F, Chae CU, et al.: Coronary computed tomography angiography for early triage of patients with acute chest pain: the ROMICAT (Rule Out Myocardial Infarction using Computer Assisted Tomography) trial, *J Am Coll Cardiol* 53:1642–1650, 2009.
78. Hoffmann U, Truong QA, Schoenfeld DA, et al.: Coronary CT angiography versus standard evaluation in acute chest pain, *N Engl J Med* 367:299–308, 2012.
79. Litt HI, Gatsonis C, Snyder B, et al.: CT angiography for safe discharge of patients with possible acute coronary syndromes, *N Engl J Med* 366:1393–1403, 2012.
80. Neglia D, Rovai D, Caselli C, et al.: Detection of significant coronary artery disease by noninvasive anatomical and functional imaging, *Circ Cardiovasc Imaging* 8, 2015.
81. Levsky JM, Spevack DM, Travin MI, et al.: Coronary computed tomography angiography versus radionuclide myocardial perfusion imaging in patients with chest pain admitted to telemetry: a randomized trial, *Ann Intern Med* 163:174–183, 2015.
82. McKavanagh P, Lusk L, Ball PA, et al.: A comparison of cardiac computerized tomography and exercise stress electrocardiogram test for the investigation of stable chest pain: the clinical results of the CAPP randomized prospective trial, *Eur Heart J Cardiovasc Imaging* 16:441–448 2015.
83. Rubin GD, Leipsic J, Joseph Schoepf U, Fleischmann D, Napel S: CT angiography after 20 years a transformation in cardiovascular disease characterization continues to advance, *Radiology* 271:633–652, 2014.
84. Cho I, Chang HJ, Sung JM, et al.: Coronary computed tomographic angiography and risk of all-cause mortality and nonfatal myocardial infarction in subjects without chest pain syndrome from the CONFIRM Registry (coronary CT angiography evaluation for clinical outcomes: an international multicenter registry), *Circulation* 126:304–313, 2012.
85. Moss AJ, Newby DE: CT coronary angiographic evaluation of suspected anginal chest pain *Heart* 102:263–268, 2016.
86. Einstein AJ: Effects of radiation exposure from cardiac imaging: how good are the data? *J Am Coll Cardiol* 59:553–565, 2012.
87. Gerber TC, Carr JJ, Arai AE, et al.: Ionizing radiation in cardiac imaging: a science advisory from the American Heart Association Committee on Cardiac Imaging of the Council on Clinical Cardiology and Committee on Cardiovascular Imaging and Intervention of the Council on Cardiovascular Radiology and Intervention, *Circulation* 119:1056–1065, 2009.
88. Chen MY, Shanbhag SM, Arai AE: Submillisievert median radiation dose for coronary angiography with a second-generation 320-detector row CT scanner in 107 consecutive patients *Radiology* 267:76–85, 2013.
89. Leipsic J, Heilbron BG, Hague C: Iterative reconstruction for coronary CT angiography: finding its way, *Int J Cardiovasc Imaging* 28:613–620, 2012.
90. Dorbala S, Blankstein R, Skali H, et al.: Approaches to reducing radiation dose from radionuclide myocardial perfusion imaging, *Journal Nucl Med* 56:592–599, 2015.
91. Cerqueira MD, Allman KC, Ficaro EP, et al.: Recommendations for reducing radiation exposure in myocardial perfusion imaging, *J Nucl Cardiol* 17:709–718, 2010.
92. Halliburton SS, Abbara S, Chen MY, et al.: SCCT guidelines on radiation dose and dose-optimization strategies in cardiovascular CT, *J Cardiovasc Comput Tomogr* 5:198–224, 2011.
93. Chow BJ, Small G, Yam Y, et al.: Prognostic and therapeutic implications of statin and aspirin therapy in individuals with nonobstructive coronary artery disease: results from the CONFIRM (COronary CT Angiography EvaluatioN For Clinical Outcomes: an InteRnational Multicenter registry) registry, *Arterioscler Thromb Vasc Biol* 35:981–989, 2015.
94. Young LH, Wackers FJ, Chyun DA, et al.: Cardiac outcomes after screening for asymptomatic coronary artery disease in patients with type 2 diabetes: the DIAD study: a randomized controlled trial, *JAMA* 301:1547–1555, 2009.
95. Hachamovitch R, Nutter B, Hlatky MA, et al.: Patient management after noninvasive cardiac imaging results from SPARC (Study of myocardial perfusion and coronary anatomy imaging roles in coronary artery disease), *J Am Coll Cardiol* 59:462–474, 2012.
96. Ladapo JA, Hoffmann U, Lee KL, et al.: Changes in medical therapy and lifestyle after anatomical versus functional testing for coronary artery disease: the PROMISE trial (PROspective Multicenter Imaging Study for Evaluation of Chest Pain), *Circulation* 132, 2015. A14051–A.
97. Nakanishi R, Li D, Blaha MJ, et al.: All-cause mortality by age and gender based on coronary artery calcium scores, *Eur Heart J Cardiovasc Imaging*, 2015.
98. Tonino PA, Fearon WF, De Bruyne B, et al.: Angiographic versus functional severity of coronary artery stenoses in the FAME study fractional flow reserve versus angiography in multivessel evaluation, *J Am Coll Cardiol* 55:2816–2821, 2010.
99. Park HB, Heo R, Ó Hartaigh B, et al.: Atherosclerotic plaque characteristics by CT angiography identify coronary lesions that cause ischemia: a direct comparison to fractional flow reserve *JACC Cardiovasc Imaging* 8:1–10, 2015.
100. Douglas PS, Picard MH: Healthcare reform for imagers: finding a way forward now, *JACC Cardiovasc Imaging* 6:385–391, 2013.
101. Ladapo JA, Blecker S, Douglas PS: Appropriateness of cardiac stress test use among primary care physicians and cardiologists in the United States, *Int J Cardiol* 203:584–586, 2016.
102. Fonseca R, Negishi K, Otahal P, Marwick TH: Temporal changes in appropriateness of cardiac imaging, *J Am Coll Cardiol* 65:763–773, 2015.
103. Elgendy IY, Mahmoud A, Shuster JJ, Doukky R, Winchester DE: Outcomes after inappropriate nuclear myocardial perfusion imaging: a meta-analysis, *J Nucl Cardiol*, 2015.
104. Chaudhuri D, Montgomery A, Gulenchyn K, Mitchell M, Joseph P: Effectiveness of quality improvement interventions at reducing inappropriate cardiac imaging: a systematic review and meta-analysis, *Circ Cardiovasc Qual Outcomes*, 2016.
105. Genders TS, Petersen SE, Pugliese F, et al.: The optimal imaging strategy for patients with stable chest pain: a cost-effectiveness analysis, *Ann Intern Med* 162:474–484, 2015.
106. Mark DB: The PROspective Multicenter Imaging Study for Evaluation of Chest Pain (PROMISE) Trial: economic outcomes, *American College of Cardiology Scientific Sessions*, 2015, San Diego.

107. Priest VL, Scuffham PA, Hachamovitch R, Marwick TH: Cost-effectiveness of coronary computed tomography and cardiac stress imaging in the emergency department: a decision analytic model comparing diagnostic strategies for chest pain in patients at low risk of acute coronary syndromes, *JACC Cardiovasc Imaging* 4:549–556, 2011.
108. Shreibati JB, Baker LC, Hlatky MA: Association of coronary CT angiography or stress testing with subsequent utilization and spending among Medicare beneficiaries, *JAMA* 306:2128–2136, 2011.
109. Phelps CE, O'Sullivan AK, Ladapo JA, et al.: Cost effectiveness of a gene expression score and myocardial perfusion imaging for diagnosis of coronary artery disease, *Am Heart J* 167:697–706. e2, 2014.
110. Thomas GS, Voros S, McPherson JA, et al.: A blood-based gene expression test for obstructive coronary artery disease tested in symptomatic nondiabetic patients referred for myocardial perfusion imaging the COMPASS study, *Circ Cardiovasc Genet* 6:154–162, 2013.
111. Hemingway H, Langenberg C, Damant J, et al.: Prevalence of angina in women versus men: a systematic review and meta-analysis of international variations across 31 countries, *Circulation* 117:1526–1536, 2008.
112. Kohli P, Gulati M: Exercise stress testing in women: going back to the basics, *Circulation* 122:2570–2580, 2010.
113. Bourque JM, Beller GA: Value of exercise ECG for risk stratification in suspected or known CAD in the era of advanced imaging technologies, *JACC Cardiovasc Imaging* 8:1309–1321, 2015.
114. Dodi C, Cortigiani L, Masini M, et al.: The incremental prognostic value of pharmacological stress echo over exercise electrocardiography in women with chest pain of unknown origin, *Eur Heart J* 22:145–152, 2001.
115. Raman SV, Donnally MR, McCarthy B: Dobutamine stress cardiac magnetic resonance imaging to detect myocardial ischemia in women, *Prev Cardiol* 11:135–140, 2008.
116. Shaw LJ, Mieres JH, Hendel RH, et al.: Comparative effectiveness of exercise electrocardiography with or without myocardial perfusion single photon emission computed tomography in women with suspected coronary artery disease: results from the What Is the Optimal Method for Ischemia Evaluation in Women (WOMEN) trial, *Circulation* 124:1239–1249, 2011.
117. Lucas FL, Siewers AE, DeLorenzo MA, Wennberg DE: Differences in cardiac stress testing by sex and race among Medicare beneficiaries, *Am Heart J* 154:502–509, 2007.
118. Rai M, Baker WL, Parker MW, Heller GV: Meta-analysis of optimal risk stratification in patients >65 years of age, *Am J Cardiol* 110:1092–1099, 2012.
119. Bernheim AM, Kittipovanonth M, Takahashi PY, et al.: Does the prognostic value of dobutamine stress echocardiography differ among different age groups? *Am Heart J* 161:740–745, 2011.
120. Valenti V, Ó Hartaigh B, Heo R, et al.: A 15-year warranty period for asymptomatic individuals without coronary artery calcium: a prospective follow-up of 9,715 individuals, *JACC Cardiovasc Imaging* 8:900–909, 2015.
121. Shaw LJ, Berman DS, Maron DJ, et al.: Optimal medical therapy with or without percutaneous coronary intervention to reduce ischemic burden: results from the Clinical Outcomes Utilizing Revascularization and Aggressive Drug Evaluation (COURAGE) trial nuclear substudy, *Circulation* 117:1283–1291, 2008.
122. Nakazato R, Park HB, Berman DS, et al.: Noninvasive fractional flow reserve derived from computed tomography angiography for coronary lesions of intermediate stenosis severity: results from the DeFACTO study, *Circ Cardiovasc Imaging* 6:881–889, 2013.
123. Shmilovich H, Cheng VY, Tamarappoo BK, et al.: Vulnerable plaque features on coronary CT angiography as markers of inducible regional myocardial hypoperfusion from severe coronary artery stenoses, *Atherosclerosis* 219:588–595, 2011.
124. Min JK, Leipsic J, Pencina MJ, et al.: Diagnostic accuracy of fractional flow reserve from anatomic CT angiography, *JAMA* 308:1237–1245, 2012.
125. Koo BK, Erglis A, Doh JH, et al.: Diagnosis of ischemia-causing coronary stenoses by noninvasive fractional flow reserve computed from coronary computed tomographic angiograms. Results from the prospective multicenter DISCOVER-FLOW (Diagnosis of Ischemia-Causing Stenoses Obtained Via Noninvasive Fractional Flow Reserve) study, *J Am Coll Cardiol* 58:1989–1997, 2011.
126. Taylor CA, Fonte TA, Min JK: Computational fluid dynamics applied to cardiac computed tomography for noninvasive quantification of fractional flow reserve: scientific basis, *J Am Coll Cardiol* 61:2233–2241, 2013.
127. Min JK, Taylor CA, Achenbach S, et al.: Noninvasive fractional flow reserve derived from coronary CT angiography: clinical data and scientific principles, *JACC Cardiovasc Imaging* 8:1209–1222, 2015.
128. Pijls NH, De Bruyne B, Peels K, et al.: Measurement of fractional flow reserve to assess the functional severity of coronary-artery stenoses, *N Engl J Med* 334:1703–1708, 1996.
129. Pijls NH, Van Gelder B, Van der Voort P, et al.: Fractional flow reserve. A useful index to evaluate the influence of an epicardial coronary stenosis on myocardial blood flow, *Circulation* 92:3183–3193, 1995.
130. Fearon WF, Bornschein B, Tonino PA, et al.: Economic evaluation of fractional flow reserve-guided percutaneous coronary intervention in patients with multivessel disease, *Circulation* 122:2545–2550, 2010.
131. Norgaard BL, Leipsic J, Gaur S, et al.: Diagnostic performance of noninvasive fractional flow reserve derived from coronary computed tomography angiography in suspected coronary artery disease: the NXT trial (Analysis of Coronary Blood Flow Using CT Angiography: next Steps), *J Am Coll Cardiol* 63:1145–1155, 2014.
132. Douglas PS, Pontone G, Hlatky MA, et al.: Clinical outcomes of fractional flow reserve by computed tomographic angiography-guided diagnostic strategies vs. usual care in patients with suspected coronary artery disease: the prospective longitudinal trial of FFRct: outcome and resource impacts study, *Eur Heart J* 36:3359–3367, 2015.
133. Hlatky MA, De Bruyne B, Pontone G, et al.: Quality-of-life and economic outcomes of assessing fractional flow reserve with computed tomography angiography: PLATFORM, *J Am Coll Cardiol* 66:2315–2323, 2015.
134. Patel MR, Dai D, Hernandez AF, et al.: Prevalence and predictors of nonobstructive coronary artery disease identified with coronary angiography in contemporary clinical practice, *Am Heart J* 167:846–852.e2, 2014.
135. Techasith T, Cury RC: Stress myocardial CT perfusion: an update and future perspective, *JACC Cardiovasc Imaging* 4:905–916, 2011.
136. Rispler S, Keidar Z, Ghersin E, et al.: Integrated single-photon emission computed tomography and computed tomography coronary angiography for the assessment of hemodynamically significant coronary artery lesions, *J Am Coll Cardiol* 49:1059–1067, 2007.
137. Acampa W, Gaemperli O, Gimelli A, et al.: Role of risk stratification by SPECT, PET, and hybrid imaging in guiding management of stable patients with ischaemic heart disease: expert panel of the EANM cardiovascular committee and EACVI, *Eur Heart J Cardiovasc Imaging*, 2015.
138. Hundley WG, Bluemke DA, Finn JP, et al.: ACCF/ACR/AHA/NASCI/SCMR 2010 expert consensus document on cardiovascular magnetic resonance: a report of the American College of Cardiology Foundation Task Force on Expert Consensus Documents, *Circulation* 121:2462–2508, 2010.
139. Bamberg F, Sommer WH, Hoffmann V, et al.: Meta-analysis and systematic review of the long-term predictive value of assessment of coronary atherosclerosis by contrast-enhanced coronary computed tomography angiography, *J Am Coll Cardiol* 57:2426–2436, 2011.
140. Min JK, Dunning A, Lin FY, et al.: Age- and sex-related differences in all-cause mortality risk based on coronary computed tomography angiography findings results from the International Multicenter CONFIRM (Coronary CT Angiography Evaluation for Clinical Outcomes: an International Multicenter Registry) of 23,854 patients without known coronary artery disease, *J Am Coll Cardiol* 58:849–860, 2011.
141. Puchner SB, Liu T, Mayrhofer T, et al.: High-risk plaque detected on coronary CT angiography predicts acute coronary syndromes independent of significant stenosis in acute chest pain: results from the ROMICAT-II trial, *J Am Coll Cardiol* 64:684–692, 2014.
142. Versteylen MO, Kietselaer BL, Dagnelie PC, et al.: Additive value of semiautomated quantification of coronary artery disease using cardiac computed tomographic angiography to predict future acute coronary syndrome, *J Am Coll Cardiol* 61:2296–2305, 2013.
143. Gitsioudis G, Schussler A, Nagy E, et al.: Combined assessment of high-sensitivity troponin T and noninvasive coronary plaque composition for the prediction of cardiac outcomes, *Radiology* 276:73–81, 2015.
144. Melander O, Newton-Cheh C, Almgren P, et al.: Novel and conventional biomarkers for prediction of incident cardiovascular events in the community, *JAMA* 302:49–57, 2009.
145. Ridker PM, Paynter NP, Rifai N, Gaziano JM, Cook NR: C-reactive protein and parental history improve global cardiovascular risk prediction: the Reynolds Risk Score for men, *Circulation* 118:2243–2251, 2008. 4p following 2251.
146. Wallace TW, Abdullah SM, Drazner MH, et al.: Prevalence and determinants of troponin T elevation in the general population, *Circulation* 113:1958–1965, 2006.
147. Zethelius B, Johnston N, Venge P: Troponin I as a predictor of coronary heart disease and mortality in 70-year-old men: a community-based cohort study, *Circulation* 113:1071–1078, 2006.
148. Omland T, Pfeffer MA, Solomon SD, et al.: Prognostic value of cardiac troponin I measured with a highly sensitive assay in patients with stable coronary artery disease, *J Am Coll Cardiol* 61:1240–1249, 2013.
149. Dedic A, Lubbers MM, Schaap J, et al.: Coronary CT angiography for suspected ACS in the era of high-sensitivity troponins: randomized multicenter study, *J Am Coll Cardiol* 67:16–26, 2016.
150. Everett BM, Brooks MM, Vlachos HE, et al.: Troponin and cardiac events in stable ischemic heart disease and diabetes, *N Engl J Med* 373:610–620, 2015.
151. Bjorkegren JL, Kovacic JC, Dudley JT, Schadt EE: Genome-wide significant loci: how important are they? Systems genetics to understand heritability of coronary artery disease and other common complex disorders, *J Am Coll Cardiol* 65:830–845, 2015.
152. Rosenberg S, Elashoff MR, Beineke P, et al.: Multicenter validation of the diagnostic accuracy of a blood-based gene expression test for assessing obstructive coronary artery disease in nondiabetic patients, *Ann Intern Med* 153:425–434, 2010.
153. Voros S, Elashoff MR, Wingrove JA, et al.: A peripheral blood gene expression score is associated with atherosclerotic plaque burden and stenosis by cardiovascular CT-angiography: results from the PREDICT and COMPASS studies, *Atherosclerosis* 233:284–290, 2014.
154. Bruder O, Wagner A, Lombardi M, et al.: European Cardiovascular Magnetic Resonance (EuroCMR) registry—multi national results from 57 centers in 15 countries, *J Cardiovasc Magn Reson* 15:9, 2013.
155. Roberts WT, Bax JJ, Davies LC: Cardiac CT and CT coronary angiography: technology and application, *Heart* 94:781–792, 2008.
156. Fordyce CB, Newby DE, Douglas PS: Diagnostic strategies for the evaluation of chest pain: clinical implications from SCOT-HEART and PROMISE, *J Am Coll Cardiol* 843–852, 2016.
157. Douglas PS, Hoffmann U, Lee KL, et al.: PROspective Multicenter Imaging Study for Evaluation of chest pain: rationale and design of the PROMISE trial, *Am Heart J* 167:796–803.e1, 2014.
158. Fordyce CB, Douglas PS: Optimal non-invasive imaging test selection for the diagnosis of ischaemic heart disease, *Heart* 555–564, 2016.
159. Hussain ST, Paul M, Plein S, et al.: Design and rationale of the MR-INFORM study: stress perfusion cardiovascular magnetic resonance imaging to guide the management of patients with stable coronary artery disease, *J Cardiovasc Magn Reson* 14:65, 2012.

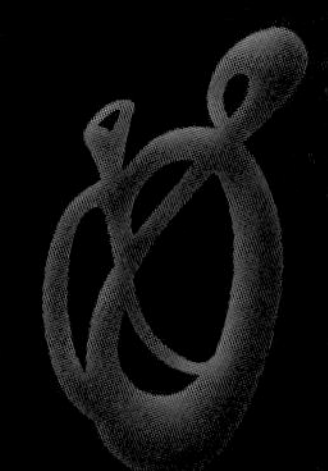

第四部分 临床管理

16 治疗目标

Mikhail Kosiborod, Suzanne V. Arnold
刘锐锋 译

根据定义，慢性稳定性CAD主要指既往有或目前有明确的心外膜冠状动脉阻塞性动脉粥样硬化性疾病，这些患者可以无症状或症状稳定，且无证据表明最近出现症状、血流动力学或心脏电活动方面的变化。由于动脉粥样硬化的过程通常会持续数十年，因此CAD的自然病程通常很长，涉及无症状期、轻微症状期或可被有效治疗的症状稳定期。然而，这些临床上稳定的时期可迅速转变为急性冠脉综合征（ACS），导致严重的甚至是致命的心脏不良事件。因此，治疗慢性稳定性CAD患者的主要目标包含两个方面：第一是延长寿命，预防或减少主要的心血管不良事件，第二（同样重要）是控制CAD的症状——主要是心绞痛，目的是改善症状、机体的功能状态和生活质量以及减少住院治疗。这些目标可以通过基于循证医学证据的治疗得以部分实现，这些治疗已经被证实可以改善预后、缓解心绞痛症状或实现上述两个目标；通过恰当的评估筛选出能从冠状动脉血运重建中获益的患者也可以改善预后。本章将总结实现这些目标的关键治疗方法，并引导读者了解其他章节中每种治疗策略的其他详细信息。

改善生存率和预防主要心脏不良事件

生活方式干预

许多先前的研究已经证实了饮食干预和运动对心血管风险指标（如血压、血脂、血糖和体重）的积极影响，meta分析表明，强化生活方式干预可能对心血管疾病的死亡率和预防MI有一定的有益作用。在既往多项研究中也证实了心脏康复项目的多重益处，并且其已被专业指南推荐用于ACS患者或已经进行血运重建手术的患者。更多信息参见第18章。

药物治疗

经明确证明可以降低慢性稳定性CAD患者死亡率和预防主要心脏不良事件（MACE）的治疗方法很少。虽然β受体阻滞剂是慢性稳定性CAD的主要治疗方法，但很少有证据表明长期使用可提高生存率或降低MACE发生率。早期临床试验的meta分析[1]显示，β 受体阻滞剂可以使急性 MI 后患者死亡率的总体相对风险降低 23%，然而，这项 meta 分析主要纳入的是在冠状动脉血运重建 / 再灌注治疗时代之前进行的研究，而且并没有评估真正的长期治疗（中位随访时间为 1.4 年）。注册研究共包括 20 000 多例患者，患者根据倾向性评分匹配为接受 β 受体阻滞剂治疗和未接受 β 受体阻滞剂治疗两组，在近 4 年的中位随访期间，CAD 患者和既往无 MI 病史的患者的 MACE 发生率无统计学差异[2]。在既往有 MI 病史的患者中，与没有使用 β 受体阻滞剂治疗的患者相比，使用 β 受体阻滞剂的患者的临床结局在数值上较好，但无统计学差异。其他大型观察性研究也表明，接受 β 受体阻滞剂治疗对近期 MI 患者有一定的益处，但对既往未发生急性 MI 的患者则获益不大[3]。因此，目前慢性稳定性 CAD 治疗指南强烈推荐在既往有 MI 或心力衰竭病史的慢性稳定性 CAD 患者中使用 β 受体阻滞剂，在其他慢性稳定性 CAD 患者中不推荐使用 β 受体阻滞剂[4]。

其他用于治疗 CAD 症状的药物（如钙通道阻滞剂、硝酸盐和雷诺嗪）尚未显示对生存率或 MACE 有影响。在随机临床试验中，硝苯地平和氨氯地平均未显示可降低心血管死亡率或 MI 的发生率[5-7]。MERLIN-TIMI36 试验（Metabolic Efficiency with Ranolazine for Less Ischemia in Non-ST-Elevation Acute Coronary Syndromes）的主要研究人群是发生 ACS 后的稳定性 CAD 患者，结果显示雷诺嗪与安慰剂相比并没有显著降低心血管死亡、MI 或复发性心肌缺血的主要终点发生率[8]。目前尚无临床试验评估应用长效或短效硝酸盐对 ACS 后的稳定性 CAD 患者心血管结局的影响。

抗血小板治疗已被证明可以改善 CAD 患者的临床结局，并且已经得到实践指南的认可。纳入 135 000 多例患者的 meta 分析包括既往有血管事件、先前行冠状动脉血运重建和（或）稳定型心绞痛的患者，结果显示，接受抗血小板治疗后，MACE（非致死性 MI、非致死性卒中或血管性死亡）明显减少。抗血小板治疗主要为阿司匹林，且低剂量（75 ～ 150 mg/d）和高剂量阿司匹林在疗效和安全性方面没有差异。氯吡格雷等噻吩吡啶类药物替代阿司匹林使用时可以提供一定的额外益处[9]，但它主要应用于不能耐受阿司匹林的患者，否则不推荐使用。慢性稳定性 CAD 患者（无其他指征，如近期冠状动脉支架置入）使用双联抗血小板治疗（阿司匹林加 $P2Y_{12}$ 受体阻滞剂）较具争议。第 21 章将对抗血小板治疗以及抗凝治疗进行深入讨论。

应用他汀类药物降低低密度脂蛋白胆固醇（LDL-C）水平是治疗慢性稳定性 CAD 的主要策略。大量临床试验和多项 meta 分析已经证明了降低 LDL-C（尤其是使用他汀类药物）对心血管结局的益处。具体而言，无论是在他汀类药物与安慰剂的对照试验中，还是在强化他汀类药物治疗和非强化他汀类药物治疗的对照试验中，强化他汀类药物治疗对 CAD 患者均有益，包括降低心血管死亡和全因死亡率以及 MI[10]，因此，临床指南强烈推荐所有符合条件的 CAD 患者接受高强度他汀类药物治疗[11]。对于需要进一步降低 LDL-C 的 CAD 患者（最大耐受剂量的他汀类药物治疗后 LDL-C 仍未达标），有多种非他汀类药物选择；然而，只有依折麦布已被证明与他汀类药物联合使用时具有额外的临床获益[12]。值得注意的是，依折麦布的这种益处见于 ACS 事件后开始应用的患者，主要见于 2 型糖尿病患者亚组[13]。尚不清楚这些数据是否可以推广到既往未发生 ACS 的慢性稳定性 CAD 患者。在近期的临床试验中，旨在提高高密度脂蛋白（HDL）和（或）降低甘油三酯的药物尚未被证实可以提供额外的临床获益。LDL-C 降低在 CAD 患者中的作用将在第 30 章进行详细讨论。

在广大的 CAD 患者人群中，尚无一致的证据表明血管紧张素转化酶抑制剂（ACEI）、血管紧张素受体拮抗剂（angiotensin receptor blocker，ARB）和盐皮质激素受体拮抗剂可以改善 CAD 的临床结局（除降低血压外）；然而，这些药物在几个关键的亚组患者中具有重要的益处（包括降低总死亡率、MI、卒中和心力衰竭），如急性 MI 后 LVEF 降低的患者、症状性心力衰竭的患者，以及高风险糖尿病的患者，这些药物也可能改善慢性肾脏病患者（尤其是糖尿病肾病）的临床转归[14]。第 20 章将更详细地讨论药物治疗。

冠状动脉血运重建

在稳定性 CAD 患者中，很难证实冠状动脉血运重建（见第 23 章）对死亡和 MI 的益处，除了在一些有 CABG 指征的特殊患者群体中［严重狭窄的左主干病变、多支血管病变合并 LVEF 降低和（或）严重的缺血负荷等］。PCI（即使是使用最新一代药物洗脱支架）也未被证实可以改善稳定性 CAD 的自然病程。这与 ACS 患者的证据形成对比，ACS 患者常规行 PCI 可降低复发性缺血事件的风险。

临床管理的一个重要目标是确定少数患有稳定性缺血性心脏病（SIHD）的患者是否有明确的冠状动脉血运重建指征。多种无创性评估方法可用于风险分层，包括标准负荷心电图（见第 10 章）、超声心动图和负荷超声心动图（见第 11 章）、核素正电子发射显像和 PET（见第 12 章）、CT 和 MRI（见第 13 章）。不同检查方案之间的选择应基于患者个体因素、当地医疗水平和成本（见第 15 章）。当在无创性检查中发现高风险结果时，通常需要进行冠状动脉造影检查。使用血流动力学评估［如 FFR（见第 14 章）］对冠状动脉狭窄的影响进行功能评估可以改善有关冠状动脉血运重建的策略，并且推迟对血流动力学影响较小的病变进行血运重建治疗。

改善症状和生活质量

心绞痛作为慢性稳定性冠状动脉疾病患者临床结局的重要性

尽管延长生存期和降低复发性心脏不良事件的风险非常重要，但许多用于慢性 CAD 的治疗方法的明确目的是减轻心绞痛和改善生活质量。尽管介入治疗技术和药物的改进减轻了动脉粥样硬化负荷，但心绞痛仍然是许多慢性 CAD 患者面临的一个重要问题。了解心绞痛对患者的负荷和影响，并努力减轻心绞痛仍然是治疗慢性 CAD 的重要目标。在 CAD 患者中，与最低程度的心绞痛患者相比（即使在校正了人口统计学和临床混杂因素之后），频繁发作心绞痛和因心绞痛有更多体力活动限制的患者更有可能因 ACS 而住院并更有可能死亡[15]。一项纳入 5558 例 CAD 患者的研究显示，因心绞痛导致严重功能受限的患者 2 年死亡率接近 20%，而体力活动限制不明显的心绞痛患者的 2 年死亡率不足 5%（图 16.1）。

重要的是，对于慢性 CAD 患者的心绞痛，无论药物治疗还是血运重建都没有显示出能改善预后的效果，除了在罕见的情况下（如严重的缺血负荷、冠状动脉左前降支近端病变）。因此，心绞痛严重程度与死亡风险增加相关，心绞痛更像是高风险患者的标志，而不是可调整的不良临床结局的中间因素。然而，积极治疗心绞痛还有其他益处，即改善生活质量和降低医疗保健体系的利用率。心绞痛不仅会带来相关的临床危害，也会降低生活质量，血运重建后心绞痛的缓解已被证明是改善生活质量的主要决定因素[16]。

除了对生活质量的影响外，心绞痛还与医疗保健体系利用率有关。在一项纳入 5460 例 ACS 住院治疗患者的研究中，残余心绞痛与心血管疾病住院治疗率和医疗资源利用率升高密切相关（图 16.2）[17]。

与没有残余心绞痛的患者相比，心绞痛患者每月随访的费用增加约 125 美元（每月发作心绞痛）至 500 美元（每日发作心绞痛），这些费用主要用于因再次发生急性冠状动脉事件或接受冠状动脉血运重建的住院治疗。虽然对心绞痛的治疗并没有显示出能够降低医疗资源的利用率，但是在一个基于医疗质量的按人头付费和医疗报销不断增加的时代，包括疾病管理项目在内的能有效减小心绞痛负荷的措施可能会降低发病率和医疗成本。

评估心绞痛负荷

心绞痛的一个独特特征是不能通过生物学或影像学方法来量化。在目前的研究中，运动平板试验可以作为一个半定量方法来评估心绞痛负荷，主要的观察指标是出现胸痛的时间或 ST 段压低的持续时间，也可用来评估患者对抗心绞痛药物的反应。然而，这些方法虽然可以合理地评估缺血，但在评估

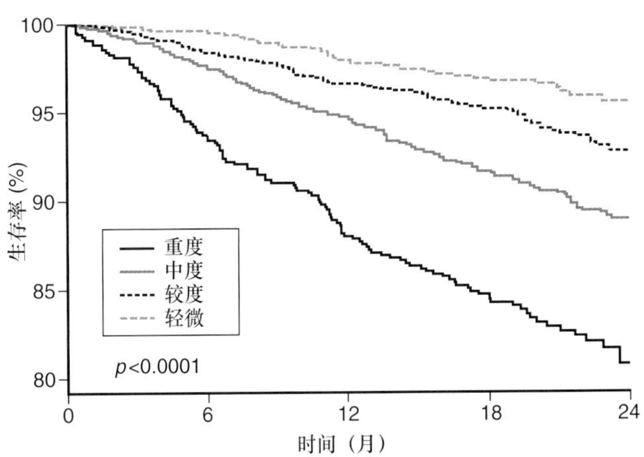

图 16.1 根据患者报告的心绞痛引起的活动受限级别的 Kaplan-Meier 生存曲线。（From Spertus JA，Jones P，McDonell M，Fan V，Fihn SD. Health status predicts long-term outcome in outpatients with coronary disease. Circulation. 2002；106：43-49.）

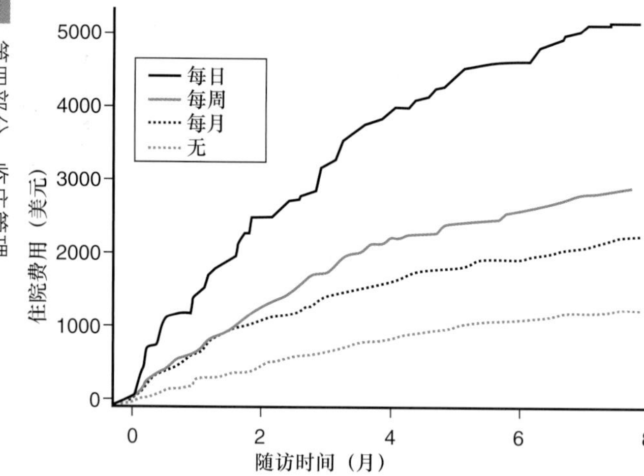

图 16.2　根据急性冠脉综合征住院 4 个月后患者报告的心绞痛累积医疗费用。（From Arnold SV，Morrow DA，Lei Y，et al. Economic impact of angina after an acute coronary syndrome：insights from the MERLIN-TIMI 36 trial. Circ Cardiovasc Qual Outcomes. 2009；2：344-353.）

心绞痛方面是人为的，因为它们不代表患者的日常生活，也不能在临床实践中进行连续性评估。相反，医生和患者的相互沟通交流是医生评估患者对治疗的反应及是否需要做进一步评估或治疗的主要手段。因此，心绞痛的评估受制于病史采集中固有的局限性，包括正确传递信息的生理和社会心理障碍、医生和患者之间已经存在的偏见，以及医生之间评估的可变性。研究表明，心脏病学专家和初级保健医生在依赖自由形式访谈时经常低估患者心绞痛的负荷[18-19]。在 CAD 患者的多中心横断面研究中，42% 前 1 个月有胸痛的患者的心绞痛未得到接诊医生的充分认识。这种对心绞痛的认识不足很少是患者方面的因素；相反，它可能与医生之间评估质量的差异有更相关，一些医生擅长识别心绞痛，而另一些医生则很不擅长（识别不足的概率为 0%～86%）。这些数据强调需要采用更系统的方法来评估 CAD 患者的心绞痛负荷。

许多医生依赖加拿大心血管学会（Canadian Cardiovascular Society，CCS）的标准对心绞痛进行分级，该方法要求医生对导致胸痛的活动水平进行分级，评级从 0 级到 4 级（表 16.1）。

该评分等级被用于冠状动脉血运重建的适用性标准，并且易于计算，因为它仅来自医生和患者访谈中收集的信息。然而，类似于心力衰竭的 NYHA 心功能分级，它不能直接从患者提供的信息中得到任何标准化评估，因此容易出现偏倚和错误。例如，

表 16.1　**加拿大心血管学会心绞痛分级**

0 级	无症状
Ⅰ级	仅在剧烈或持续的体力活动时出现心绞痛
Ⅱ级	心绞痛与适度的体力活动有关，如快走或爬楼梯
Ⅲ级	心绞痛与日常体力活动有关，如在平地正常步速行走
Ⅳ级	在休息时或较小的体力活动时出现心绞痛，如穿衣服和淋浴

在接受再次血运重建患者的临床试验中，与血运重建前患者自己报告的信息相比，医生使用 CCS 分级方法更倾向于高估患者的心绞痛负荷，并且低估血运重建后的残余心绞痛[20]。

使用经过验证的评估工具直接评估患者的症状［如西雅图心绞痛问卷（Seattle Angina Questionnaire，SAQ）］能提供比医生评估的量表更可靠和更可重复的结果[21]。在许多临床试验和注册研究中，SAQ 已用于记录 CAD 患者的心绞痛负荷和疾病特定的生活质量，并且已被证明与每日心绞痛情况和舌下含服硝酸甘油用量密切相关[22]。尽管已确定其有效性，并且广泛应用于研究，主要专业学会也在推进其临床应用，但 SAQ 常规应用［以及评估其他类似健康状况（如心力衰竭和周围动脉疾病）］还存在理论层面的阻碍。目前已经开发了一个简短的包含 7 项内容的 SAQ 版本，旨在简化从研究工具到有效临床工具的转变。从患者的角度和随时间推移的评分变化来看（SAQ 心绞痛频域评分≥ 10 分或 SAQ 总评分≥ 5 分），SAQ-7 是一种可靠且有效的心绞痛负荷评估方法，可以支持临床医生管理 CAD 患者（如抗心绞痛药物剂量的上调、进行血运重建）。然而，将患者报告的结果（如 SAQ）转化到常规临床护理中需要创造性的实施策略，包括收集、评分和解释这些数据的新机制，目前相关的工作正在进行中。

心绞痛的药物治疗

药物治疗是治疗心绞痛的主要方法（见第 20 章），目前已证明药物治疗可以降低心绞痛的发作频率，减少因心绞痛引起的功能限制和提高生活质量。治疗心绞痛的药物一般分为减少心肌作功的药物（如 β 受体阻滞剂、钙通道阻滞剂、雷诺嗪）和改善心肌氧供的药物（如钙通道阻滞剂、长效硝酸盐制剂）（表 16.2）。

β 受体阻滞剂是治疗慢性劳力性心绞痛的一线药

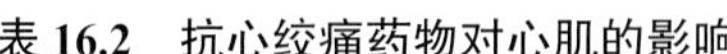
表 16.2 抗心绞痛药物对心肌的影响

	心率	动脉压 / 后负荷	耗氧		整体效应	氧供	
			静脉回流 / 前负荷	心肌收缩力		冠状动脉血流	整体效应
β 受体阻滞剂	↓↓	↓	—	↓↓	↓↓	—	—
钙通道阻滞剂							
二氢吡啶类	↑/—	↓↓	—	↓	↓	↑↑	↑↑
非二氢吡啶类	↓↓	↓	—	↓↓	↓↓	↑↑	↑↑
长效硝酸酯	—	↓	↓↓	—	↓	↑	↑
雷诺嗪	—	—	—	—	↓↓*	—	—

* 在细胞水平上减小缺血 / 耗氧

↓，减少；↑，增加；—，无改变

物，可通过降低心率、心肌收缩力和左心室壁张力来降低心肌需氧量。β 受体阻滞剂可改善运动能力，减少运动诱发的心肌缺血，降低心绞痛的发生频率和对舌下含服硝酸甘油的需求。理想情况下，β 受体阻滞剂可以逐渐加量至静息心率在 50 ～ 60 次 / 分范围内，心动过缓通常是上调这类药物剂量的限制因素。

钙通道阻滞剂也是有效的抗心绞痛药物，它通过增加氧供（通过扩张冠状动脉）和减少耗氧（通过扩张外周血管减少心室壁张力和减小心肌收缩力）来实现。长效非二氢吡啶类药物（如地尔硫䓬或维拉帕米）和第二代二氢吡啶类药物（如氨氯地平或非洛地平）通常是安全有效的抗心绞痛药物，并且是血管痉挛性心绞痛的一线药物。虽然短效二氢吡啶类药物也可以减轻心绞痛，但有证据表明，这些药物在 MI 后使用时会增加死亡率，因此不建议使用。由于心动过缓的副作用，非二氢吡啶类药物通常不推荐联合最大耐受剂量的 β 受体阻滞剂，这时二氢吡啶类药物可能是优选的药物。在稳定性 CAD 患者的 meta 分析中，使用钙通道阻滞剂治疗的患者每周心绞痛发作次数比使用 β 受体阻滞剂治疗的患者少 0.11 次[23]。此外，两组的发病率或死亡率没有差异，表明 β 受体阻滞剂和钙通道阻滞剂都是有效且安全的抗心绞痛药物。

短效硝酸盐被推荐用于即刻缓解心绞痛的急性发作。硝酸甘油可引起冠状动脉扩张，增加侧支血流，减小心脏前负荷，从而降低心肌壁张力和心肌需氧量。然而，减小室壁张力的益处可被增加的交感神经活性所抵消，后者会增加心率和心肌收缩力。一些短期的研究显示，长效硝酸盐可以改善心绞痛发作的时间和运动诱发的心肌缺血。长效硝酸盐的长期益处因药物耐受性而受到限制，并且还可导致氧化应激增加和内皮功能障碍。

雷诺嗪是晚期钠电流选择性抑制剂（晚期 I_{Na}），它可以减少细胞水平的缺血。雷诺嗪没有血流动力学方面的作用，在现有抗心绞痛药物中是独一无二的。因此，逐渐增加 β 受体阻滞剂或钙通道阻滞剂量受限于心率减慢或血压偏低的患者，尤其适合应用雷诺嗪。雷诺嗪用于减轻慢性心绞痛的症状时，既可以作为单药治疗，也可以与其他常用的抗心绞痛药物联合使用。与其他治疗稳定型心绞痛的药物一样，尚未证实雷诺嗪可影响死亡率。由于其作用机制，雷诺嗪对合并糖尿病的患者特别有效，它既是高血糖患者更有效的抗心绞痛药物，也可以改善血糖控制[24]。目前推荐在不能使用 β 受体阻滞剂时，雷诺嗪作为抗心绞痛的附加药物或一线药物。

抗心绞痛药物的个体化选择（无论是药物类别还是某种类别中的特定药物）通常取决于血流动力学、合并症和副作用。同样值得注意的是，两种不同类别的药物联合使用通常可以提供更好的抗心绞痛作用和更好的耐受性。尽管目前也有关于雷诺嗪与钙通道阻滞剂联合应用的研究，但通常推荐 β 受体阻滞剂与长效二氢吡啶类药物、硝酸盐或雷诺嗪联合应用。虽然血运重建普遍应用于临床，但心绞痛仍然是许多慢性 CAD 患者生活中的重要负担。因此，对心绞痛的药物管理仍然是研究的重要方面，因为这有可能极大地改善患者的生活质量，并降低医疗保健体系的利用率。

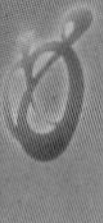

运动

除了可用的药物治疗外，运动（见第 18 章）有可能增加活动耐量并减少缺血症状。低强度的有氧运动（如步行或骑自行车）涉及下半身大块肌肉群，对于稳定型心绞痛患者通常是安全且耐受性良好的。运动可以减少内皮功能障碍和全身炎症，改善微血管功能和动脉粥样硬化的进展。此外，运动可以有效地管理心血管危险因素，如高血压、糖尿病和肥胖。应指导患者避免在极端天气条件下运动、进行有规律的运动，并在发生心绞痛时停止运动。在运动期间发生心绞痛的患者，其目标心率应比导致心绞痛的心率低 10 次 / 分。

冠状动脉血运重建

在稳定性 CAD 患者中，虽然冠状动脉血运重建（见第 23 章）仅能够改善冠状动脉解剖结构适合行 CABG 的亚组人群的死亡率，但 PCI 和 CABG 都是非常有效的缓解心绞痛的策略。在稳定型心绞痛患者中，COURAGE 试验比较了药物治疗与药物治疗加 PCI 两种方案的效果。在该试验中，允许从药物治疗过渡到 PCI[16]，结果显示 PCI 比药物治疗更能快速改善心绞痛。随机分组后 1 年，52% 随机接受 PCI 的患者心绞痛发作频率明显改善（用 SAQ 评估），而随机接受药物治疗的患者这一比例为 46%，这相当于 17 例患者需要转为血运重建治疗（译者注：原文未提供研究例数及其他相关数据）。在不改善生存率的情况下，通常建议稳定型心绞痛的血运重建在应用至少两种抗心绞痛药物进行治疗后考虑。

难治性心绞痛的治疗

增强型体外反搏是最常用于稳定型心绞痛的机械疗法，多项注册试验的证据表明其具有减少心绞痛的益处。该治疗的作用机制尚不清楚，并且重要的是，其尚未（并且可能不能）以盲法的形式进行验证，因而这些研究的结果可能是安慰剂效应。支持其他机械疗法［如脊髓刺激、激光心肌血运重建、乙二胺四乙酸（EDTA）螯合和冠状窦缩减术］用于治疗心绞痛的数据有限，尚未获得在临床广泛应用。有关治疗难治性心绞痛的更多信息参见第 27 章。

特殊人群

女性

女性在老年时比男性更易出现症状性 CAD，更常见稳定型心绞痛，而不是 ACS。传统上认为，女性会出现不典型症状（如呼吸困难和疲劳），而不是典型的劳力性胸痛或胸闷。虽然女性比男性更常出现不典型心绞痛，但大多数女性仍表现为典型症状[25]。此外，女性更易患微血管疾病，而不是易于进行血运重建的阻塞性 CAD。男性和女性对心绞痛药物治疗的反应没有实质性差异，无论是一般试验（如 COURAGE 试验）还是针对抗心绞痛药物的特定试验。然而，女性比男性更易出现并发症[26]，并且血运重建后的长期预后更差[27-28]。

老年人

与年轻患者相比，老年人常出现弥漫性 CAD，这可能难以通过血运重建来治疗。因此，CAD 的药物治疗在老年人中具有更重要的意义。老年患者通常具有更高的事件发生率（发病率和死亡率），因此，降低心血管风险的药物（如他汀类药物）能更多地降低这些患者的绝对风险。然而，他们也更容易受到血运重建（如更多的围术期并发症）和药物（如双联抗血小板治疗引起的出血）相关不良事件的影响。此外，由于他们经常服用的药物数量相对较多，老年人在药物相互作用和多药治疗方面的风险更高。老年患者更易出现药物的副作用，如体位性低血压和肌痛。因此，必须注意尽量合并药物（如选择一种药物而不是两种药物），简化药物治疗方案（如选择每日 1 次的药物治疗），并选择具有较低副作用风险的药物。老年患者比年轻患者更有可能通过减少活动量以避免心绞痛，因此他们可能不会有胸痛的主诉。此外，对于相同程度的心绞痛，老年患者报告有更好的生活质量，表明他们对症状和功能状态的期望与年轻患者不同。由于医疗管理仍可以显著改善老年患者的症状和生活质量，因此，需要了解老年患者的活动水平和避免活动的情况，以避免对心绞痛治疗不足。

糖尿病患者

糖尿病患者（见第 24 章）在 CAD 患者中占相当大的比例，而且这一比例还在不断增加。在 ACS

患者中，只有不足30%的患者具有正常的糖代谢，其余患者为已明确的糖尿病、新诊断的糖尿病或糖尿病前期[29]。这些发现与在稳定性CAD患者中是相似的。由于糖代谢异常的高患病率，推荐在CAD患者中检测糖化血红蛋白（HbA1c）进行糖尿病筛查[30]。

由于以下原因，管理这一高风险人群有多个重要的考虑因素：第一，糖尿病的存在可能会影响CAD本身的管理（风险分层策略、管理方式和血运重建方案）；第二，治疗糖尿病的选择可能会影响心血管事件。

糖尿病患者与非糖尿病患者相比具有更弥漫和更严重的CAD[31]，因此，血运重建策略在该患者人群中非常重要。尽管有更广泛和更严重的CAD，但先前的临床试验证明，对于合并糖尿病的稳定性CAD患者，经皮或外科血运重建与最佳药物治疗相比较，死亡率或MACE发生率没有差异[32]。因此，在选择合适的患者进行血运重建时，无论有无糖尿病，应遵循类似的考虑因素（即左主干疾病、多支血管病变、严重缺血负荷、LVEF降低等）。然而，如果正在进行血运重建，糖尿病的存在可能会严重影响血运重建策略的选择。具体而言，大型临床试验已经明确证明，在2型糖尿病患者和有多支血管病变的稳定性CAD患者中，无论是临床结局（包括生存率）还是成本效益，CABG均优于PCI（即使应用药物洗脱支架）[33-34]。

虽然糖尿病患者有更弥漫的冠状动脉病变，但有关其是否经历更多的心绞痛的研究结果尚存争议。虽然一些较早的研究表明，糖尿病患者更容易出现无症状性（或"隐匿性"）缺血，糖尿病自主神经病变被认为是一种可能的解释，近期临床试验和大型观察性研究的[35-36]数据表明，虽然糖尿病和非糖尿病患者的无症状性缺血程度差异不大[37-39]，但糖尿病患者的心绞痛负荷实际上可能更大[40]。因此，对于糖尿病患者（与非糖尿病患者相比），目前尚不推荐使用先进的成像技术进行更积极的无症状CAD筛查，并且尚未证明其对临床试验的结果有显著影响[41]。此外，对该患者组进行积极的心绞痛治疗同样重要。因此，在糖尿病患者中选择抗心绞痛药物时还要考虑其他因素。例如，具有血管扩张作用的β受体阻滞剂（如卡维地洛）可能更适合糖尿病患者，因为它们与不具有血管扩张作用的β受体阻滞剂相比具有相似的抗心绞痛特性，但对控制血糖更有利[42]。

最后，降糖药物的选择可能对2型糖尿病患者和稳定性CAD患者的心血管事件产生重要影响。积极降低HbA1C的总体策略通常会对心血管事件产生一定的益处，这些益处出现在10多年的随访后，并且没有明显降低心血管或全因死亡率[43-45]。但是在2015年和2016年的大型随机临床试验中，多种2型糖尿病药物可以大大减少心血管并发症，包括心血管死亡和总死亡率[46-48]。重要的是，这些影响是在相对较短的时间内观察到的（3～4年），而且几乎可以肯定是通过降低血糖以外的其他机制介导。这些发现尚未纳入大多数实践指南中，并且需要未来的试验数据来确定这些益处是否为药物类效应。然而，由于心血管疾病是2型糖尿病患者致死和致残的主要原因，因此优先考虑治疗2型糖尿病是合理的，无论它们的作用是否与降低血糖有关，目前已证实在短期内可以降低心血管和全因死亡率并预防心血管并发症的发生。

结论：制订个体化诊疗计划

根据其定义，慢性稳定性CAD的稳定性表明病情近期没有恶化，因此有时间收集适当的临床数据以供深思熟虑，从而对患者的治疗方案进行有意义的讨论，并共享决策。如前所述，管理的双重目标是延长生命/预防主要心血管事件，以及改善症状、机体功能状态和生活质量。指南推荐的最佳药物治疗是实现这两个目标的基础。仔细的风险分层、使用适当的无创性评估和（或）冠状动脉造影检查有助于识别可能受益于经皮或外科冠状动脉血运重建的患者，并判断预后。此外，仔细和准确地评估心绞痛的发作频率和严重程度，并采用个体化的症状管理方法，结合患者报告的心绞痛负荷和治疗偏好等重要因素，有可能使慢性稳定性CAD患者获得最佳结果。

参考文献

1. Freemantle N, Cleland J, Young P, Mason J, Harrison J: β-Blockade after myocardial infarction: systematic review and meta regression analysis, *BMJ* 318:1730–1737, 1999.
2. Bangalore S, Steg G, Deedwania P, et al.: β-Blocker use and clinical outcomes in stable outpatients with and without coronary artery disease, *JAMA* 308:1340–1349, 2012.
3. Andersson C, Shilane D, Go AS, et al.: β-Blocker therapy and cardiac events among patients with newly diagnosed coronary heart disease, *J Am Coll Cardiol* 64:247–252, 2014.
4. Fihn SD, Gardin JM, Abrams J, et al.: 2012 ACCF/AHA/ACP/AATS/PCNA/SCAI/STS Guideline for the diagnosis and management of patients with stable ischemic heart disease: a report of the American College of Cardiology Foundation/American Heart Association Task Force on Practice Guidelines, and the American College of Physicians, American Association for Thoracic Surgery Preventive Cardiovascular Nurses Association, Society for Cardiovascular Angiography and Interventions, and Society of Thoracic Surgeons, *J Am Coll Cardiol* 60:e44–e164, 2012.
5. Dargie HJ, Ford I, Fox KM: Total Ischaemic Burden European Trial (TIBET). Effects of ischaemia and treatment with atenolol, nifedipine SR and their combination on outcome in patients with chronic stable angina. The TIBET Study Group, *Eur Heart J* 17:104–112, 1996.
6. Nissen SE, Tuzcu EM, Libby P, et al.: Effect of antihypertensive agents on cardiovascular events in

patients with coronary disease and normal blood pressure: the CAMELOT study: a randomized controlled trial, *JAMA* 292:2217–2225, 2004.
7. Poole-Wilson PA, Lubsen J, Kirwan BA, et al.: Effect of long-acting nifedipine on mortality and cardiovascular morbidity in patients with stable angina requiring treatment (ACTION trial): randomised controlled trial, *Lancet* 364:849–857, 2004.
8. Morrow DA, Scirica BM, Karwatowska-Prokopczuk E, et al.: Effects of ranolazine on recurrent cardiovascular events in patients with non-ST-elevation acute coronary syndromes: the MERLIN-TIMI 36 randomized trial, *JAMA* 297:1775–1783, 2007.
9. A randomised, blinded, trial of clopidogrel versus aspirin in patients at risk of ischaemic events (CAPRIE). CAPRIE Steering Committee, *Lancet* 348:1329–1339, 1996.
10. Baigent C, Blackwell L, Emberson J, et al.: Efficacy and safety of more intensive lowering of LDL cholesterol: a meta-analysis of data from 170,000 participants in 26 randomised trials, *Lancet* 376:1670–1681, 2010.
11. Stone NJ, Robinson J, Lichtenstein AH, et al.: 2013 ACC/AHA Guideline on the treatment of blood cholesterol to reduce atherosclerotic cardiovascular risk in adults: a report of the American College of Cardiology/American Heart Association Task Force on Practice Guidelines, *J Am Coll Cardiol* 63(25 Pt B):2889–2934, 2014.
12. Cannon CP, Blazing MA, Giugliano RP, et al.: Ezetimibe added to statin therapy after acute coronary syndromes, *N Engl J Med* 372:2387–2397, 2015.
13. Exetimibe Reduces Cardiovascular Events in Diabetics with Recent Acute Coronary Syndrome [article online]. Available at http://www.medscape.com/viewarticle/850261. Accessed 2016.
14. Yusuf S, Sleight P, Pogue J, Bosch J, Davies R, Dagenais G: Effects of an angiotensin-converting-enzyme inhibitor, ramipril, on cardiovascular events in high-risk patients. The Heart Outcomes Prevention Evaluation Study Investigators, *N Engl J Med* 342:145–153, 2000.
15. Spertus JA, Jones P, McDonell M, Fan V, Fihn SD: Health status predicts long-term outcome in outpatients with coronary disease, *Circulation* 106:43–49, 2002.
16. Spertus JA, Salisbury AC, Jones PG, Conaway DG, Thompson RC: Predictors of quality-of-life benefit after percutaneous coronary intervention, *Circulation* 110:3789–3794, 2004.
17. Arnold SV, Morrow DA, Lei Y, et al.: Economic impact of angina after an acute coronary syndrome: insights from the MERLIN-TIMI 36 trial, *Circ Cardiovasc Qual Outcomes* 2:344–353, 2009.
18. Beltrame JF, Weekes AJ, Morgan C, Tavella R, Spertus JA: The prevalence of weekly angina among patients with chronic stable angina in primary care practices: the Coronary Artery Disease in General Practice (CADENCE) Study, *Arch Intern Med* 169:1491–1499, 2009.
19. Arnold SV, Grodzinsky A, Gosch KL, et al.: Predictors of Physician Under-recognition of Angina in Outpatients with Stable Coronary Artery Disease, *Circ Cardiovasc Qual Outcomes*, 9:554–559, 2016.
20. Nassif ME, Cohen DJ, Arnold SV, et al.: Comparison of Patient Reported Angina with Provider Assigned Canadian Cardiovascular Society Angina Class Before and After Revascularization, *Circ Cardiovasc Qual Outcomes* 9:A11, 2016.
21. Spertus JA, Winder JA, Dewhurst TA, et al.: Development and evaluation of the Seattle Angina Questionnaire: a new functional status measure for coronary artery disease, *J Am Coll Cardiol* 25:333–341, 1995.
22. Arnold SV, Kosiborod M, Li Y, et al.: Comparison of the Seattle Angina Questionnaire with daily angina diary in the TERISA clinical trial, *Circ Cardiovasc Qual Outcomes* 7:844–850, 2014.
23. National Institute for Health and Care Excellence: Stable angina: management. https://www.nice.org.uk/guidance/cg126. *NICE guidelines*, 2011.
24. Arnold SV, McGuire DK, Spertus JA, et al.: Effectiveness of ranolazine in patients with type 2 diabetes mellitus and chronic stable angina according to baseline hemoglobin A1c, *Am Heart J* 168:457–465, 2014. e452.
25. Canto JG, Goldberg RJ, Hand MM, et al.: Symptom presentation of women with acute coronary syndromes: myth vs reality, *Arch Intern Med* 167:2405–2413, 2007.
26. Singh M, Lennon RJ, Holmes Jr DR, Bell MR, Rihal CS: Correlates of procedural complications and a simple integer risk score for percutaneous coronary intervention, *J Am Coll Cardiol* 40:387–393, 2002.
27. Holubkov R, Laskey WK, Haviland A, et al.: Angina 1 year after percutaneous coronary intervention: a report from the NHLBI Dynamic Registry, *Am Heart J* 144:826–833, 2002.
28. Dey S, Flather MD, Devlin G, et al.: Global Registry of Acute Coronary Events i. Sex-related differences in the presentation, treatment and outcomes among patients with acute coronary syndromes: the Global Registry of Acute Coronary Events, *Heart* 95:20–26, 2009.
29. Arnold SV, Lipska KJ, Li Y, et al.: Prevalence of glucose abnormalities among patients presenting with an acute myocardial infarction, *Am Heart J* 168:466–470, 2014. e461.
30. Ryden L, Grant PJ, Anker SD, et al.: ESC Guidelines on diabetes, pre-diabetes, and cardiovascular diseases developed in collaboration with the EASD: the Task Force on diabetes, pre-diabetes, and cardiovascular diseases of the European Society of Cardiology (ESC) and developed in collaboration with the European Association for the Study of Diabetes (EASD), *Eur Heart J* 34:3035–3087, 2013.
31. Duarte R, Castela S, Reis RP, et al.: Acute coronary syndrome in a diabetic population—risk factors and clinical and angiographic characteristics, *Rev Port Cardiol* 22:1077–1088, 2003.
32. Frye RL, August P, Brooks MM, et al.: A randomized trial of therapies for type 2 diabetes and coronary artery disease, *N Engl J Med* 360:2503–2515, 2009.
33. Influence of diabetes on 5-year mortality and morbidity in a randomized trial comparing CABG and PTCA in patients with multivessel disease: the Bypass Angioplasty Revascularization Investigation (BARI), *Circulation* 96:1761–1769, 1997.
34. Farkouh ME, Domanski M, Sleeper LA, et al.: Strategies for multivessel revascularization in patients with diabetes, *N Engl J Med* 367:2375–2384, 2012.
35. Murray DP, O'Brien T, Mulrooney R, O'Sullivan DJ: Autonomic dysfunction and silent myocardial ischaemia on exercise testing in diabetes mellitus, *Diabet Med* 7:580–584, 1990.
36. Marchant B, Umachandran V, Stevenson R, Kopelman PG, Timmis AD: Silent myocardial ischemia: role of subclinical neuropathy in patients with and without diabetes, *J Am Coll Cardiol* 22:1433–1437, 1993.
37. Caracciolo EA, Chaitman BR, Forman SA, et al.: Diabetics with coronary disease have a prevalence of asymptomatic ischemia during exercise treadmill testing and ambulatory ischemia monitoring similar to that of nondiabetic patients. An ACIP database study. ACIP Investigators. Asymptomatic Cardiac Ischemia Pilot Investigators, *Circulation* 93:2097–2105, 1996.
38. Peterson PN, Spertus JA, Magid DJ, et al.: The impact of diabetes on one-year health status outcomes following acute coronary syndromes, *BMC Cardiovasc Disord* 6:41, 2006.
39. Morrow DA, Scirica BM, Chaitman BR, et al.: Evaluation of the glycometabolic effects of ranolazine in patients with and without diabetes mellitus in the MERLIN-TIMI 36 randomized controlled trial, *Circulation* 119:2032–2039, 2009.
40. Arnold SV, Spertus JA, Lipska KJ, et al.: Association between diabetes mellitus and angina after acute myocardial infarction: analysis of the TRIUMPH prospective cohort study, *Eur J Prev Cardiol*, 2014.
41. Young LH, Wackers FJ, Chyun DA, et al.: Cardiac outcomes after screening for asymptomatic coronary artery disease in patients with type 2 diabetes: the DIAD study: a randomized controlled trial, *JAMA* 301:1547–1555, 2009.
42. Arnold SV, Spertus JA, Lipska KJ, et al.: Type of beta-blocker use among patients with versus without diabetes after myocardial infarction, *Am Heart J* 168:273–279, 2014. e271.
43. Action to Control Cardiovascular Risk in Diabetes Study G, Gerstein HC, Miller ME, et al.: Effects of intensive glucose lowering in type 2 diabetes, *N Engl J Med* 358:2545–2559, 2008.
44. Duckworth W, Abraira C, Moritz T, et al.: Glucose control and vascular complications in veterans with type 2 diabetes, *N Engl J Med* 360:129–139, 2009.
45. Hayward RA, Reaven PD, Emanuele NV: Follow-up of glycemic control and cardiovascular outcomes in type 2 diabetes, *N Engl J Med* 373:978, 2015.
46. Zinman B, Wanner C, Lachin JM, et al.: Empagliflozin, cardiovascular outcomes, and mortality in type 2 diabetes, *N Engl J Med* 373:2117–2128, 2015.
47. Kernan WN, Viscoli CM, Furie KL, et al.: Pioglitazone after ischemic stroke or transient ischemic attack, *N Engl J Med* 374:1321–1331, 2016.
48. Marso SP, Daniels GH, Brown-Frandsen K, et al.: Liraglutide and cardiovascular outcomes in type 2 diabetes, *N Engl J Med* 375:311–322, 2016.

17 整体风险评估

Jesper K. Jensen，Amit V. Khera，Connor A. Emdin
李晓冉　译

引言

本章重点介绍稳定性CAD患者风险评估的工具。一般来说，稳定性缺血性心脏病患者预后良好。然而，这些数据总结了人群的平均水平，临床医生能够使用本章中介绍的方法改进个体的风险评估。风险评估的核心目标是指导治疗决策，在某些情况下，还可以进行额外的诊断评估。这些诊断和预后评估虽然重叠，但并不完全相同。预后评估是有价值的，因为复发事件的风险与特定干预措施潜在的绝对和相对益处密切相关。在稳定性CAD患者中，风险评估在管理（如确定冠状动脉造影和血运重建的候选对象）中同样关键。在本章中，我们将回顾与稳定性CAD不良结果相关的预后标志物，同时回顾包含多个标志物的多变量模型，以定量估计风险并验证当前的方法，使治疗方法与个体不良结局的风险相匹配。

总体和亚组的预后

对心血管疾病风险的评估和对确诊CAD患者复发事件的预防为重大公共卫生收益提供了机会[1]。将诊断检查和治疗干预与临床风险相结合是二级预防的基石。先前的流行病学研究表明，已确诊的CAD是事件发生的主要危险因素。例如，Framingham研究数据表明，在广泛进行积极的药物治疗和改善危险因素之前，稳定性CAD患者的年平均死亡率为4%。目前的治疗和管理已大大改善了该病的预后，年死亡率为1%～3%，主要缺血事件的发生率为1%～2%。在当代临床试验中，稳定性CAD患者主要心血管事件的年发生率为1.2%～2.4%[2-4]。

然而，稳定性CAD患者的总体风险存在很大的异质性，基线心血管危险因素、功能特征和冠状动脉解剖均发挥重要作用。例如，在REACH注册研究（包括具有危险因素的无症状成人、稳定的动脉粥样硬化患者和既往有缺血性事件的个体）中，各亚组患者的心血管风险差异巨大[5]。在基线时有缺血性事件史的患者随后发生缺血性事件的概率最高（18.3%）；稳定性冠状动脉疾病、脑血管病或周围动脉疾病的患者风险较低（12.2%）；无动脉粥样硬化血栓形成但有危险因素的患者4年随访期间风险最低（9.1%）[5]。

正如预期的那样，CAD的传统危险因素[6-7]（高血压[8]、糖尿病[9]、吸烟[10]、高胆固醇血症[11]、肥胖[12]和家族史[13]）在已确诊CAD的情况下都有其预测预后的价值。心绞痛的严重程度和强度、LVEF降低、出现呼吸困难、三支血管病变和左主干病变可使稳定性 CAD 患者的预后恶化[16-17]。为了有效地应用二级预防措施、防止过度治疗不良预后风险低的患者或防止未充分治疗不良预后风险高的患者，评估不良预后的长期风险至关重要。

框 17.1 中总结了与稳定性 CAD 不良预后相关的个体预后标志物。

亚组的预后

冠状动脉痉挛

虽然病理生理学机制尚未完全了解，但已知的冠状动脉痉挛的诱因包括吸烟、电解质紊乱（钾、镁）、可卡因的使用、冷刺激、自身免疫性疾病、过度通气或胰岛素抵抗。冠脉痉挛的症状多种多样，从无症状的心肌缺血到心绞痛甚至心肌梗死（MI）。只要患者服用钙通道阻滞剂并避免吸烟[18-19]，长期生存率通常较高。在 3 年随访期内，冠状动脉痉挛患者心脏性死亡的发生率高达 10%[9]。血管痉挛性心绞痛的预后取决于潜在 CAD 的程度和疾病活动度（痉挛发作的频率和持续时间）、面临风险的心肌数量，以及缺血期间是否存在严重的室性快速性心律失常或晚期房室传导阻滞[20]。与欧洲患者相比，日本血管痉挛的患者预后可能更好，这可能是由于以下因素：基线特征的差异、确诊病情较轻的患者、有多支冠状动脉痉挛和（或）左心室功能降低的日本患者较少[20a]。

女性

心血管疾病仍然是女性死亡的主要原因，占 75 岁以下女性过早死亡的 42%[21]。尽管女性 CAD 的发病时间比男性晚 5 ～ 10 年，而且女性患 CAD 的

专栏 17.1　基于无创性检查的风险分层

高危（死亡或 MI 的年风险＞ 3%）

1. 非冠状动脉原因难以解释的严重静息左心室功能不全（LVEF ＜ 35%）
2. 既往无 MI，静息灌注异常累及≥ 10% 的心肌
3. 心电图上的高危信号，包括：● 低负荷或持续恢复时 ST 段压低≥ 2 mm ● 运动诱导的 ST 段抬高 ● 运动诱导的 VT/VF
4. 严重的负荷诱导的左心室功能不全（峰值运动 LVEF ＜ 45% 或负荷时 LVEF 下降≥ 10%）
5. 负荷诱导的灌注异常累及≥ 10% 的心肌或负荷节段评分显示多个血管区的异常
6. 负荷诱导的左心室扩张
7. 诱导性室壁运动异常（涉及两个以上节段或两支冠状血管床）
8. 低剂量多巴酚丁胺［≤ 10 mg/（kg · min）］或低心率（＜ 120 次 / 分）时发生室壁运动异常
9.CCTA 显示多支血管阻塞性 CAD(≥ 70% 狭窄）或左主干狭窄（≥ 50% 狭窄）

中危（死亡或 MI 的年风险为 1% ～ 3%）

1. 非冠状动脉原因难以解释的轻中度静息左心室功能不全（LVEF 为 35% ～ 49%）
2. 既往无 MI 病史或 MI 证据的患者静息灌注异常累及 5% ～ 9.9% 的心肌
3. 伴劳力性症状的 ST 段压低≥ 1 mm
4. 负荷诱导的灌注异常累及 5% ～ 9.9% 的心肌，或负荷节段评分（在多个节段进行）表明有 1 个血管区域有异常但无左心室扩张
5. 小的室壁运动异常涉及 1 ～ 2 个节段且只有一支冠状血管床
6.CCTA 显示单支 CAD 且血管狭窄≥ 70%，或双支及以上血管中度狭窄(50% ～ 69% 狭窄）

低危（死亡或 MI 年风险＜ 1%）

1. 当达到最大运动水平时，平板运动评分为低风险（≥ 5 分）或没有新的 ST 段改变或运动诱发的胸痛症状
2. 静息时正常或较小的心肌灌注缺损，负荷时累及心肌＜ 5%*
3. 正常或有限的静息室壁运动异常在负荷期间没有变化
4.CCTA 检查无冠状动脉狭窄＞ 50%

* 尽管公布的数据有限，但如果平板运动评分为高风险或有严重的静息左心室功能不全（LVEF ＜ 35%），则患者可能不属于低风险

CAD，冠状动脉疾病；CCTA，冠状动脉 CT 血管造影；LVEF，左心室射血分数；MI，心肌梗死；VF，心室颤动；VT，室性心动过速

Modified from Fihn SD，et al. 2012 ACCF/AHA/ACP/AATS/PCNA/SCAI/STS Guideline for the diagnosis and management of patients with stable ischemic heart disease：a report of the American College of Cardiology Foundation/American Heart Association Task Force on Practice Guidelines，and the American College of Physicians，American Association for Thoracic Surgery，Preventive Cardiovascular Nurses Association，Society for Cardiovascular Angiography and Interventions，and Society of Thoracic Surgeons. Circulation. 2012；e354-471.

风险历来较低，但近期数据表明，男性心脏事件的患病率正在下降，而女性心脏事件的患病率正在增加，包括MI[22]。迄今为止，女性在心血管临床试验中的代表性不足，占2006年以来进行的试验受试者的30%，从而降低了可用于指导治疗的证据的质量。对女性心脏病的越来越多的认知，可能会在未来几年刺激更多的关键研究[23]。CAD死亡率的大幅下降主要得益于人口水平的危险因素的改善以及一级和二级预防的改进[24-26]。

虽然女性和男性CAD的危险因素相似，但其分布随时间和地区不同而不同。吸烟与女性CAD的相关性似乎高于男性[27]，而且女性高血压患病率随年龄的升高大于男性，导致女性卒中、左心室肥厚和舒张性心力衰竭的发生率也更高[28]。糖尿病致女性CAD的风险比男性高[29]。以前，循环雌激素被认为对CAD的风险有有益的影响，但外源性激素的应用并没有类似的效果[30]。

与普通人群相比，患有稳定型心绞痛的各个年龄段的女性和男性的冠状动脉死亡率都有所增加，并且一些研究表明，急性和慢性CAD的研究中均存在性别相关的偏倚[31]。然而，在一项关于门诊CAD患者的国际前瞻性研究（CLARIFY试验）中，男性和女性在1年随访期内的心血管临床预结局相似[32]。

糖尿病

糖尿病可使患有和未患有心血管疾病的患者发生主要心血管并发症的风险增加一倍[5, 33]，因此大多数糖尿病患者死于心血管疾病[34]。与没有2型糖尿病的患者相比，心绞痛伴2型糖尿病的患者常具有更弥漫和广泛的CAD[35]。此外，患有CAD和2型糖尿病的患者也可能有更大的心绞痛负担，导致预后恶化[35]。如果糖尿病患者伴有其他冠状动脉危险因素或靶器官损害，则认为患者具有极高的风险，应采取最大限度的预防措施[36]。对危险因素的控制似乎可以有效地预防稳定性CAD和糖尿病患者未来发生主要心血管不良事件[37]。糖尿病患者心血管疾病的临床表现与非糖尿病患者相似。尤其是心绞痛、MI和心力衰竭是糖尿病患者最突出的临床表现，而且发病年龄常较小。对糖尿病患者症状性缺血的心脏评估应遵循与非糖尿病患者相同的指征。2型糖尿病旁路血管成形术血管重建试验（The Bypass Angioplasty Revascularization Investigation 2 Diabetes trial）表明，无论CAD合并糖尿病的患者是否有心绞痛症状，其发生心血管事件和死亡的风险相同[38]。因此，对这些患者的CAD管理不应仅基于是否存在心绞痛症状。然而，目前不推荐对无症状患者进行心血管疾病的常规筛查[36]。糖尿病患者具有更大程度的斑块负担及合并症（如肾衰竭）和较细的远端血管，这些会影响其预后，并可能指导冠状动脉血运重建策略的选择[39-40]。

慢性肾衰竭

慢性肾脏病是CAD的一个危险因素，对稳定性CAD的预后和治疗决策具有重大影响。在慢性肾脏病患者中有多个危险因素与稳定性CAD的治疗和诊断管理相互作用并加速CAD的发展。终末期肾病患者的心血管疾病死亡率增加，因此，应监测这些患者是否有CAD的症状。在CAD患者中，肾小球滤过率每降低10 ml/min，心脏性猝死的风险增加11%[41]。心肌灌注成像对无CAD症状的终末期肾病患者具有预后价值，尽管目前尚未在临床上常规筛查无症状患者[42-43]。有症状的肾病患者疑似CAD时，检查应遵循与肾功能正常患者相同的模式。然而，肾功能受损增加了胸痛患者CAD的验前概率，因此需要对无创性检查结果进行相应的解释。此外，对于终末期前肾衰竭患者和尿量正常的透析患者，应尽量减少碘造影剂的使用，以防止造影剂肾病的发生。同样，应特别注意应用通过肾清除的药物，可能需要下调其剂量或使用替代药物。

无论CAD患者是否伴有肾功能不全，应启动相同的治疗方案。因此，应启动针对风险调整的治疗[44]。然而，与没有肾功能损害的患者相比，肾功能损害患者的死亡率和并发症风险较高[45]。一般来说，冠状动脉旁路术可能出现较高的死亡率，并导致非血液透析患者术后需要血液透析的可能性增加，但是现有研究表明，与PCI相比，冠状动脉旁路术后的长期生存率更高[46-47]。

风险评估工具

病史

稳定性CAD患者的治疗从了解病史开始，其中的多项情况可以提供重要的预后信息，并充当有效的守门人。心力衰竭或非冠状动脉的动脉粥样硬化的其他表现与较差的预后相关。传统模型评估的是阻塞性CAD的可能性，而不是临床事件的风险[48]。动脉粥样硬化的传统危险因素、胸痛的类型、持续时间以及频率可以提供预后信息[49-51]。在2015年发表的一项研究中，仅基于病史记录的模型能够在3年随访期间识别出大多数未来临床事件（MI和死亡）的低风险（1%）患者[52]。

静息心电图

在稳定性CAD患者中，正常的静息心电图很常见，这可以帮助临床医生进行鉴别诊断和明确胸痛的机制。心电图异常的稳定型心绞痛患者比心电图正常的患者发生不良结局的风险更大。静息心电图正常提示潜在的左心室功能正常，而心电图上出现左束支传导阻滞与多支血管病变、左心室功能受损和较差的预后有关。左心室功能不全的心电图证据（左束支传导阻滞、非特异性室内传导延迟）也是不良预后的特征性指标，并使未来心脏事件的发生率增加2～4倍[52]。

负荷心电图（平板运动试验）

负荷心电图是稳定性CAD患者进行风险分层的重要工具。运动能力通过最大运动持续时间、运动负荷和代谢当量水平来衡量。最大运动能力是最强的预后指标之一，测量运动能力的特定变量之间没有显著差异。预后信息包含在Duke平板运动评分中，这是经过充分验证的，平板运动试验正常的患者预后良好[53]。Duke平板运动评分将患者分为3个风险组：低危、中危和高危。低危组和高危组的年平均死亡率分别为0.25%和5%[53]。循环肌力测试是平板运动的一种替代方法，在欧洲被广泛使用。工作强度可以通过电阻和循环速率的变化进行校正，通常以瓦特为单位进行计算。

超声心动图

超声心动图在缺血性心脏病的诊断、风险分层和临床决策等方面有广泛的应用。整体和局部收缩功能的定量指标在描述左心室功能、判断预后和评估治疗结果方面也具有一定价值。LVEF的测量有助于风险分层，并且是预后不良的一个强预测因子。LVEF降低与心血管相关死亡的高风险相关[54]。超声心动图对于排除其他情况也很重要，如严重的心脏瓣膜疾病、肺动脉高压或肥厚型心肌病。在未来，整体纵向应变的引入可能补充传统的射血分数测量方法，因为在预测主要心脏不良事件方面，整体纵向应变的预测价值似乎优于射血分数[55]。

负荷超声心动图的敏感性平均约为88%（范围76%～94%），特异性为83%，用于检测稳定性CAD患者的心肌缺血并提供预后信息[48, 56]。然而，诊断性能依赖于操作员的技能以获得良好的图像质量（通常85%以上的患者可以获得足够的图像质量，且该检查具有高度可重复性）。负荷超声心动图的准确性与负荷心肌核素灌注显像一致[48]。结果正常预示着良好的预后，而结果异常表明心脏事件的风险增加[57]。

负荷灌注显像和心脏磁共振成像

SPECT心肌灌注成像是稳定性CAD患者风险分层的有用工具[58]。一方面，在稳定性CAD和负荷成像结果正常的个体中，每年的心脏死亡率和MI发生率与普通人群相似[31]。另一方面，负荷诱导的可逆性心肌灌注缺损超过总心肌10%时与不良预后相关[59-60]。然而，心肌灌注显像对高危CAD的检测敏感性有限，但总冠状动脉血流储备（CFR）正常似乎有助于排除血管造影中的高危CAD[61-62]。越来越多的证据支持通过心脏PET量化绝对血流的预测能力，长达5年的随访表明良好的CFR与良好的预后相关[63]。从机制上讲，CFR降低会导致更差的预后，可能是由于严重的局灶性缺损及其未来斑块破裂导致急性冠脉综合征的风险，也可能是由于作为弥漫性疾病和总体CAD负担标志的整体血流量减少[63]。

关于负荷心脏MRI对预后的预测价值的证据比较有限，但总的来说，与SPECT的原则相同。因此，负荷诱导的超过左心室10%的可逆性室壁异常与高危情况相关（图17.1）[64]。

CCTA

无创性CCTA在检测阻塞性CAD方面非常敏感，但其阳性预测值有限，因此，目前CTA的优势在于它能够排除CAD，具有较高的阴性预测值。此外，CTA不能评估可视病变的功能意义，通常需要通过负荷试验和（或）侵入性血管造影进行进一步评估[65]。然而，新的 CTA 技术可以用来评估单个冠状动脉病变血流的功能意义（FFR）[66-67]。使用 CTA 进行风险分层已获得广泛认可，国际大型前瞻性多中心研究表明，CAD 的范围和严重程度与全因死亡率相关，并证明 CTA 对阻塞性和非阻塞性 CAD 均具有独立的预后价值[68]。然而，在没有冠状动脉斑块或有斑块但没有狭窄的情况下，临床事件发生率非常低（图 17.2）[65, 68-71]。

冠状动脉造影

冠状动脉造影为 CAD 的诊断和心血管事件的风险评估提供了重要信息。对于稳定型心绞痛，冠状

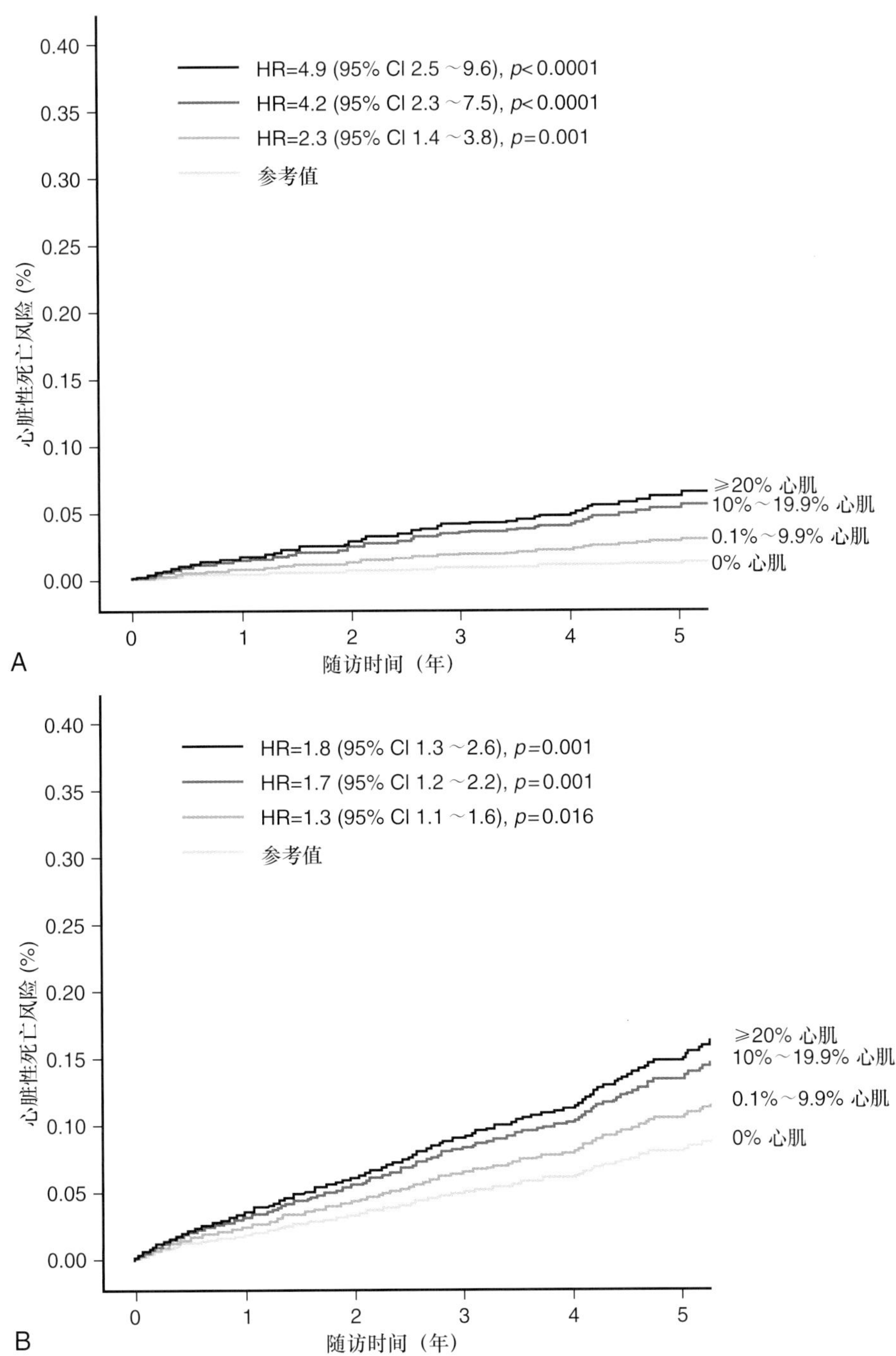

图 17.1　血管扩张剂负荷 RB-82 PET 中异常心肌百分比的风险调整后的事件风险。心脏性死亡（6037 例，169 例心脏性死亡）（**A**）和全因死亡（7061 例，570 例全因死亡）（**B**）的风险在 PET 心肌灌注成像正常的患者中最低，在轻微、轻度、中度和重度扫描异常的患者中逐渐增加。CI，置信区间；HR，风险比；PET，正电子发射断层扫描。（Modified from Dorbala S，Di Carli MF，Beanlands RS，et al. Prognostic value of stress myocardial perfusion positron emission tomography：results from a multicenter observational registry. J Am Coll Cardiol. 2013；61：176.）

动脉造影可提供病变血管数量的信息[72]。严重程度由病变总数、病变部位、严重程度和分支血管受累程度来评估[31]。

目前最广泛应用的疾病分类是单支、双支、三支或左主干病变，并且可以转化为预后信息（图 17.3）。SYNTAX 评分扩展了这一简单分类，提供了心外膜 CAD 严重程度的详细风险评估，并已得到验证[16-17]。

血管造影并不总能明确冠状动脉粥样硬化情况，因此先进的侵入性成像技术（如血管内超声和光学相干断层扫描）作为补充工具正在发展，但到目前为止还不能转化为稳定性 CAD 患者的预后信息[72-73]。

FFR 可以衡量狭窄的功能意义。FFR 是最大充血时测量的冠状动脉远端压力与主动脉压力的比值。FFR 正常（＞ 0.80）表明狭窄程度未导致血流受限，因此预后良好（心血管事件的风险＜ 1%）[74]。

基因检测

CAD 长期以来被认为是一种遗传性疾病，基因分析已经证实了基因组中 50 多个与 CAD 风险独立相关的位点[75]。最近，来自 CARE（Cholesterol and Recurrent Events）试验和 PROVE-IT TIMI 22（Pravastatin or Atorvastatin Evaluation and Infection Therapy- Thrombolysis in Myocardial Infarction 22）试验的数据显示，基于 27 个变异组合的遗传风险评分可以预测冠状动脉事件复发的风险[76]。例如，遗传风险评分为前 1/5 的人群发生事件的风险比（HR）为 1.81（95% CI 1.22 ～ 2.67）。此外，在该亚组中，他汀类药物 / 高强度他汀类药物明显增强了相对和绝对的风险降低，这一发现导致了这样的一种假设，即识别具有更高遗传风险的患者有助于个体化治疗。

慢性冠状动脉疾病中的多变量风险预测模型

非正式的风险预测方法（如识别与不良结局相关的临床体征、症状或生物标志物）长期以来一直被应用于慢性 CAD 的治疗中，以识别可能从强化治疗中获益的个体[15]。然而，非正式的风险分层方法

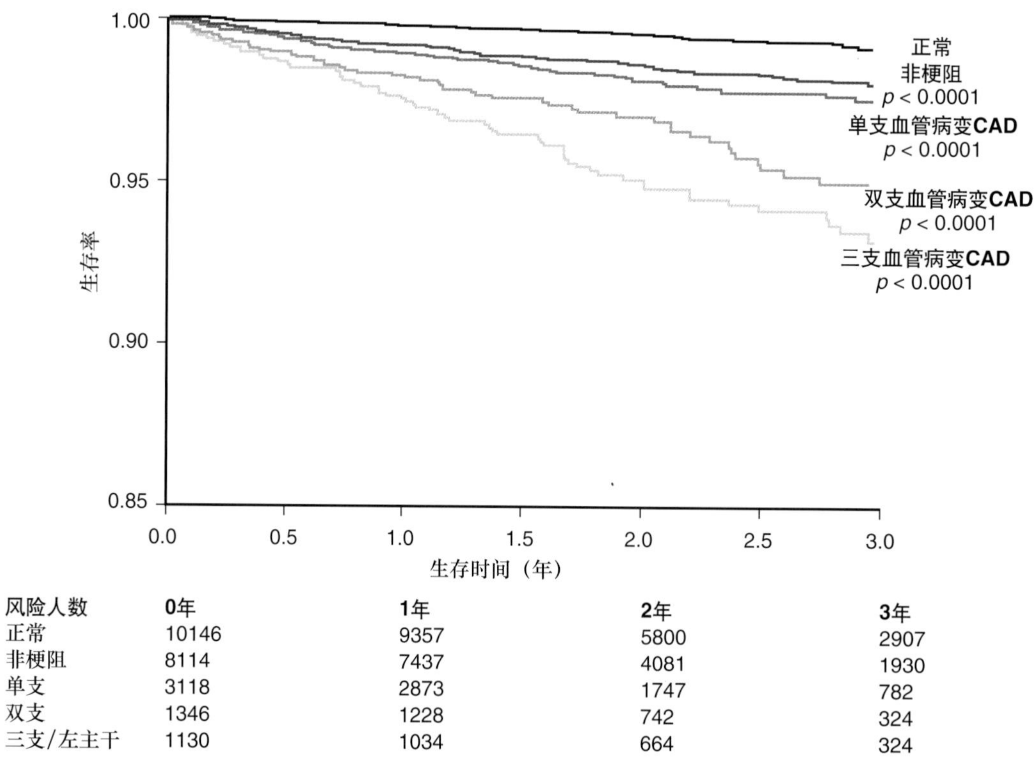

风险人数	0年	1年	2年	3年
正常	10146	9357	5800	2907
非梗阻	8114	7437	4081	1930
单支	3118	2873	1747	782
双支	1346	1228	742	324
三支/左主干	1130	1034	664	324

图 17.2　根据 CCTA 确定的 CAD 及其范围和严重程度的未校正的 3 年全因 Kaplan-Meier 生存率。可见死亡率与阻塞性 CAD 血管数量的增加呈剂量-效应关系。CAD，冠状动脉疾病；CCTA，冠状动脉 CT 血管造影。[Modified from Min JK，Dunning A，Lin FY，et al. Age-and sex-related differences in all-cause mortality risk based on coronary computed tomography angiography findings results from the International Multicenter CONFIRM（Coronary CT Angiography Evaluation for Clinical Outcomes：An International Multicenter Registry）of 23，854 patients without known coronary artery disease. J Am Coll Cardiol. 2011；58：849.]

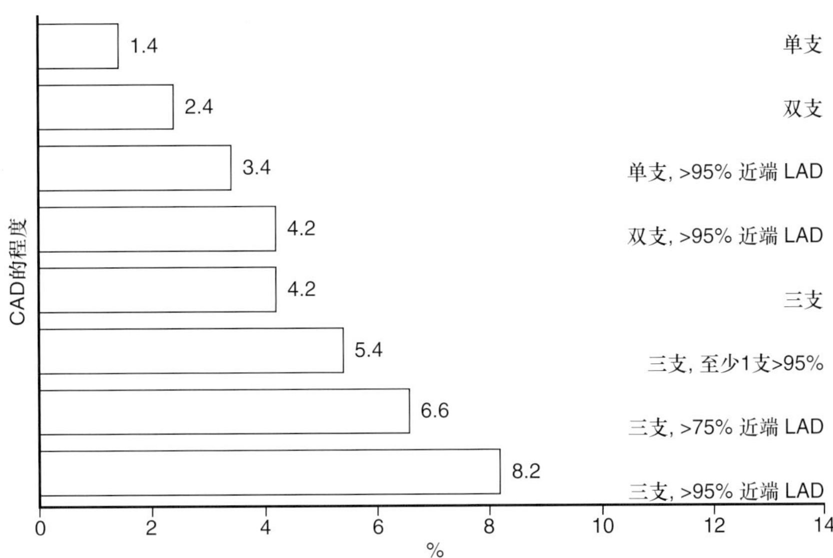

图 17.3 接受药物治疗的冠状动脉造影确诊的不同程度 CAD 患者的心脏死亡率。LAD，左前降支。（Modified from Montalescot G，Sechtem U，Achenbach S，et al. 2013 ESC guidelines on the management of stable coronary artery disease：the Task Force on the management of stable coronary artery disease of the European Society of Cardiology. Eur Heart J. 2013；34：2949-3003；Mark DB，Nelson CL，Califf RM，et al. Continuing evolution of therapy for coronary artery disease. Initial results from the era of coronary angioplasty. Circulation. 1994；89：2015-2025.）

或使用单一标志物来预测风险具有明显的缺点。首先，由于存在其他已观察到的和未观察到的危险因素，观察到的发生不良结局的比例在具有不良结局相关预后标志物的个体中可能存在显著差异。例如，年龄和并发症（糖尿病、心力衰竭等）的存在会影响慢性 CAD 患者的预后[77]。其次，临床医生利用临床症状、体征评估患者预后可能性的能力可能与观察到的患者不良预后风险关系不大[78]。

整体风险评分使用多个变量来定量地估计患者预后的绝对风险，这样可以避免这些缺点。相较于使用单一的症状或体征，定量风险评分可以让医生使用更多的信息来预测患者不良结局的绝对风险，具有更好的一致性[15]。事实上，使用多变量风险预测模型来指导心血管疾病一级预防的治疗已经变得很普遍，并且在过去 20 年中一直是深入研究的焦点[79]。

Framingham 风险模型已被广泛应用于无心血管疾病个体的 CAD 风险预测[79]，目前已扩展到对包括卒中在内的心血管事件的预测[80]。2013 年 AHA/ACC 关于启动他汀类药物治疗的指南采用合并队列方程预测心血管风险，并确定 10 年内动脉粥样硬化性心血管事件（心血管死亡、MI 或卒中）风险＞ 7.5% 的个体启动他汀类药物治疗的可能性[11, 81]。在英国，QRISK2 评分已被开发用于预测心血管事件的风险，并已被纳入 NICE 关于启动他汀类药物治疗的指南[82]。2011 年一项关于心血管风险预测的系统综述确定了 100 多种不同的风险模型，旨在预测心血管疾病的发病率[83]。

与对心血管疾病一级预防风险模型的深入研究相比，对慢性 CAD 患者心血管疾病风险预测的研究较少[15]。虽然 2014 年 AHA/ACC[48] 和 2013 年 ESC[31] 关于稳定性 CAD 治疗的指南建议对患者进行风险评估，但都不推荐多变量风险评估模型，2013 年 AHA/ACC 启动他汀类药物治疗指南采用了合并队列方程[11]，这可能是由于缺乏公认的整体风险评分。本节将回顾慢性 CAD 中对多变量风险预测模型的相对有限的研究，包括当前使用传统危险因素的多变量风险模型、对改进风险预测的新标志物的研究，以及当前模型在慢性 CAD 风险预测方面的局限性。

使用多变量模型进行风险预测

虽然已经开发了许多统计方法来描述风险预测模型的特征，但它们可以大体分为校准度和区分度[79]。校准是指模型在一段时间的随访中准确预测事件风险的能力。例如，如果在给定的随访期间，某模型估计某组受试者发生某一事件的风险为 7%，而实际只有 3.5% 的受试者被观察到确实发生了该事件，则该模型将被认为校准度不高。校准度可以通过将受试者分成若干亚组（通常是受试者的 1/10），并将每个亚组中的预测风险与观察到的风险进行比较来评估。校准度通常使用 Hosmer-Lemeshow 卡方统计进行量化，如果有统计学意义（$P < 0.05$），则表明校准度低。与校准度相反，区分度是指模型区分未来病例与非病例的能力。通常使用 C- 统计量对其进行量化，C- 统计量是指随机选择的病例比非病例具有更高预测风险的概率。一个风险模型可能具备良好的区分度，但没有很好的校准度，如图 17.4 所示[79]。

在早期开发关于 CAD 多变量风险预测模型的过程中，对校准度和区分度量化评估的报告并不一致（表 17.1）[15, 31, 39, 77, 84-88]。例如，1988 年针对 CAD 患者的多变量模型是从杜克大学所有接受心导管检查患者的数据库中开发的风险评分[31]。在 22 个月的中位随访时间内，逐步选择用于发生死亡或 MI 风险的预测因子。最终模型纳入射血分数、病变血管数量、左主干狭窄、心绞痛评分、年龄和性别。数据集被分为训练集和测试集，前者用于开发模型，后者用于粗略检查最终模型的校准度。训练集和测试集中模型的 Kaplan-Meier 曲线重叠，表明模型具有合理的校准度。然而，尚无有关校准度和区分度的定量测量方法（如 C 统计量或预测与观察到的事件发生率）的报道。

不同于尝试对 Duke 模型的校准度进行视觉评估，尚没有针对 TIBET（Total Ischaemic Burden European Trial）模型的校准度和区分度的报告。该模型发表于 2003 年，对 612 例受试者进行了 2 年的随访，用于预测发生 CAD 事件（心脏性死亡、MI 或不稳定型心绞痛）的风险。使用逐步回归法后，选择 4 个变量纳入模型：冠状动脉旁路移植术（是或否）、左心室肥厚（是或否）、舒张末期内径和运动时 ST 段压低 1 mm 的时间。两年内发生 CAD 可能性为 3% ～ 79%。但是并没有比较预测的风险和观察到的风险之间的差异（校准度）或模型区分病例和非病例的能力（区分度）。因此，该模型的性能未知且不应被应用在临床实践中。

ACTION（A Coronary disease Trial Investigating Outcome with Nifedipine GITS）模型发表于 2005 年，

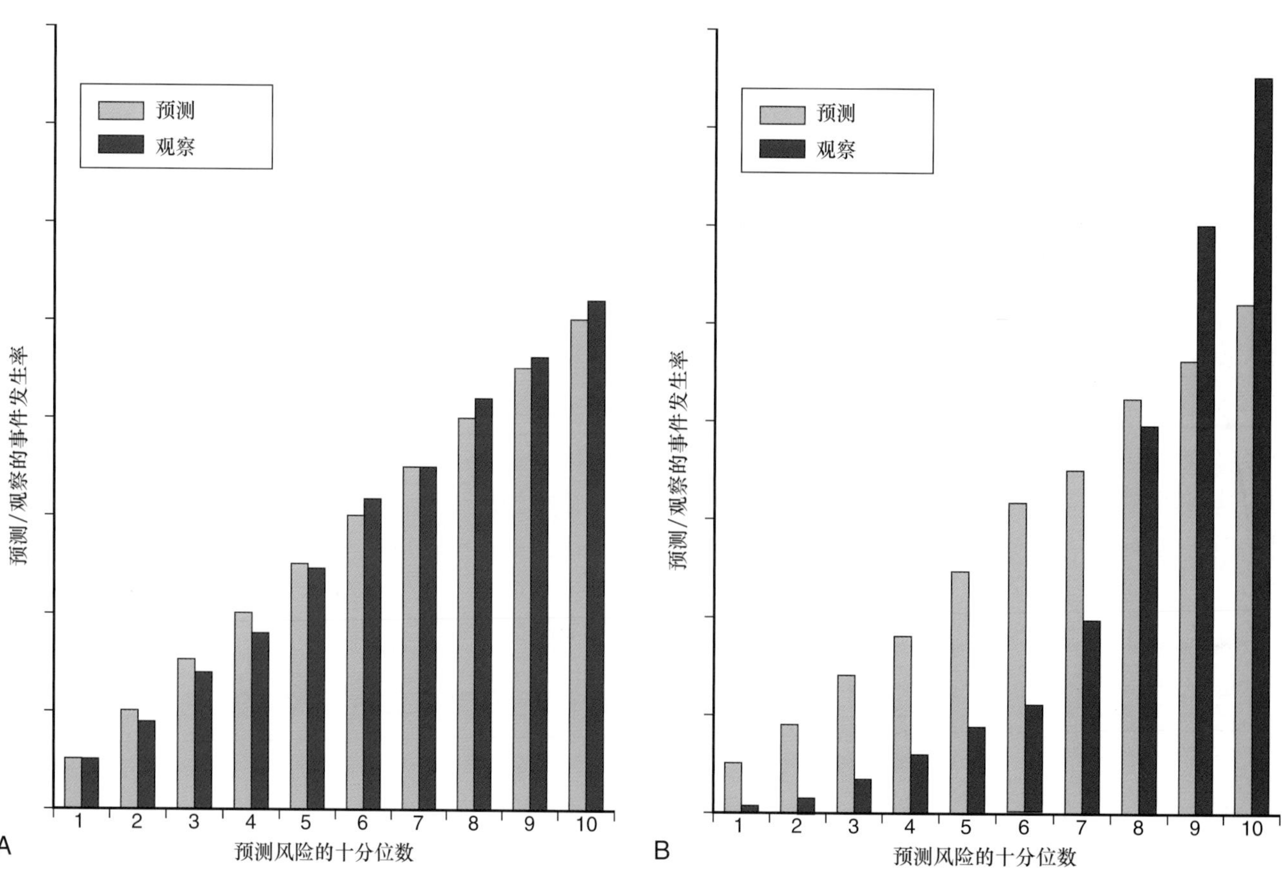

图 17.4 （**A**）校准度及区分度良好。（**B**）区分度良好，但校准度不佳。（Modified from Lloyd-Jones DM. Cardiovascular risk prediction：basic concepts，current status，and future directions. Circulation. 2010；121：1768-1777.）

表 17.1 用于预测稳定性 CAD 患者事件发生的采用传统危险因素的多变量风险预测模型

模型名称（作者姓名）	发表年份	终点	人群	预测变量	区分度	校准度	在外部队列中验证?	是否经外部研究人员验证?	其他局限性
Duke（Califf et al.）	1988 年	死亡和非致死性 MI	5886 例 CAD 患者	人口统计学和临床特征	未评价	通过 KM 曲线进行视觉评估	无	无	单中心，基线 1971 年
LIPID（Marschner et al.）	2001 年	心脏性死亡和非致死性 MI	8557 例有稳定性 CAD 和 MI 病史的患者	人口统计学和临床特征	视觉评估	视觉评估	无	是，C- 统计值 = 0.61 [25]	基线 1990 年
TIBET（Daly et al.）	2003 年	心脏性死亡、非致死性 MI 和不稳定型心绞痛	682 例稳定型心绞痛患者	人口统计学、临床和无创性检查变量	未评价	未评价	无	无	基线在 1995 年之前
ACTION（Clayton et al.）	2005 年	死亡、MI 或卒中	1063 例稳定型心绞痛患者	人口统计学、临床和无创性检查变量	视觉评估	视觉评估	无	无	基线 1996 年
Olmsted County（Miller et al.）	2005 年	1. 死亡 2. 心脏性死亡 3. 心脏性死亡或非致死性 MI	3546 例接受 CAD 负荷试验的患者	人口统计学和临床变量	未评价	未评价	无	无	基线 1987 年
Euro Heart Angina（Daly et al.）	2006 年	1. 死亡和非致死性 MI 2. 心血管事件	3031 例稳定型心绞痛患者	临床和检查变量	C- 统计值 = 0.74	未评价	无	无	
PEACE（Hsia et al.）	2008 年	心脏性猝死	8290 例稳定性 CAD 患者	人口统计学、临床和检查变量	C- 统计值 = 0.71	未评价	无	无	
Duke SCD（Atwater et al.）	2009 年	心脏性猝死	37 258 例血管造影确诊的 CAD 患者	人口统计学、临床和检查变量	C- 统计值 = 0.75	视觉评估	是，C- 统计值 = 0.64	无	基线 1985 年
VILCAD（Goliasch et al.）	2012 年	死亡	547 例稳定性 CAD 患者	人口统计学、临床和检查变量	C- 统计值 = 0.77	未评价	是，C- 统计值 = 0.73	无	
EUROASPIRE（De Bacquer et al.）	2013 年	心血管死亡	5216 例 CAD 患者	人口统计学、临床和检查变量	无	无	无	无	基线 1995 年
EUROPA（Battes et al.）	2013 年	1. 心血管死亡 2. 心血管死亡、非致死性 MI 和心搏骤停 其他终点	12 218 例稳定性 CAD 患者	人口统计学和临床变量	C- 统计值 = 0.70	视觉评估	无	无	
CALIBER（Rapsomaniki et al.）	2014 年	1. 死亡 2.CAD 死亡或非致死性 MI	102023 例 CAD 患者	人口统计学和临床变量	C- 统计值 = 0.81	视觉评估	是，C- 统计值 = 0.74	无	

CAD，冠状动脉疾病；KM，Kaplan-Meier；MI，心肌梗死

注：Prakash 等的风险评分被排除在外，因为它检查了被推荐进行运动试验的个体（而不是已知的 CAD）。Framingham 二级模型被排除在外，因为它包括缺血性卒中的患者。Acampa 等的风险评分被排除在外，因为它仅限于 CABG 术后

作为在线计算器使用（http：/www.anginarisk.org/），该模型研究了 7311 例稳定型心绞痛患者，进行了超过 5 年的随访，用于预测发生全因死亡、MI 和卒中的风险。采用正向逐步选择方法选择变量，模型中包括有统计学意义的变量（$P < 0.001$）。最强的风险预测因子是年龄，其次是平均射血分数、吸烟和白细胞计数。通过将 1/10 受试者的实际风险与预测风险进行比较，直观地评估模型的校准度。排名后 1/10 患者的风险为 4%，而前 1/10 的风险为 36%（图 17.5）。该模型似乎校准度很好，在 1/10 的区间内观察到的风险和预测的风险水平相似，尽管定量评估校准度和区分度的方法同样没有报道。

2014 年，CALIBER 队列研究（CArdiovascular disease research using Linked Bespoke studies and Electronic health Records）发表了一个针对稳定性 CAD 的风险预测模型，具有比先前报道更先进的方法[77]。该模型使用了英国常规实践中定期收集的电子病历中的变量来预测平均 4.4 年的全因死亡风险和 MI/ 冠状动脉死亡风险。这些变量包括年龄、性别、贫穷（社会经济状况）、CAD 亚型、MI 史、传统心血管危险因素（吸烟、高血压、糖尿病、胆固醇）、心血管和非心血管疾病、抑郁、焦虑和生物标志物（心率、肌酐、白细胞计数和血红蛋白）。该模型收集了 102 023 例患者，全因死亡率的 C 指数为 0.81（95% CI 0.81 ～ 0.82），非致死性 MI 或心血管死亡的 C 指数为 0.78（95% CI 0.77 ～ 0.79），这表明模型具有很好的区分度。虽然没有报道 Hosmer-Lemeshow 卡方统计量数值，但在视觉评估时，该模型也显示出良好的校准度。当该模型在一个新的队列研究中（Appropriateness of Coronary Revascularization study）被验证时，尽管校准度良好，但区分度是中等的（全因死亡率 C- 统计量 0.74，95% CI 0.72 ～ 0.76，非致死性 MI/ 心血管死亡 C- 统计量 0.72，95% CI 0.70 ～ 0.74）。除了区分度和校准度的检查方法外，研究者还对使用该模型的临床影响进行了建模，假设高危患者可以得到更集中的治疗从而使全因死亡或 CAD 的风险降低 20%。他们估计，与仅使用人口统计学特征的模型相比，用他们的模型筛选 1000 例受试者将导致增加 15 年寿命（图 17.6）。研究者的方法（包括评估模型在衍生队列和验证队列中的表现，以及评估其模型的临床影响）是对先前报道的慢性 CAD 风险预测模型的改进，应被应

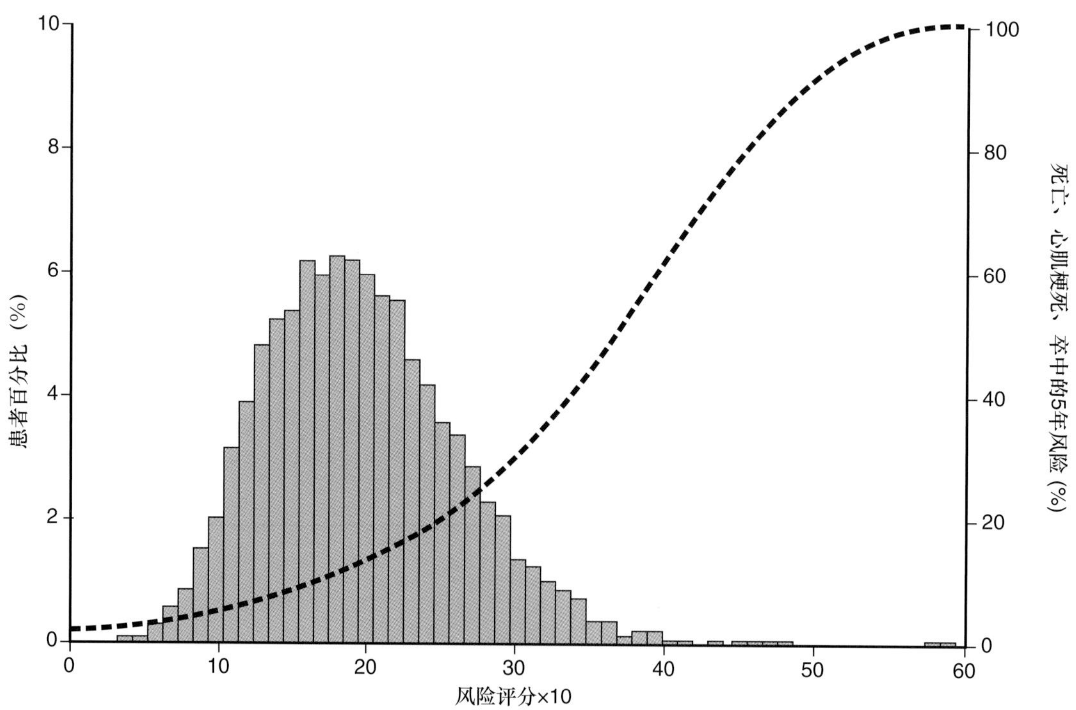

图 17.5　ACTION 风险评分和 5 年死亡、MI 或致残性卒中风险的分布。ACTION，A Coronary disease Trial Investigating Outcome with Nifedipine GITS。［Adapted from Clayton TC，Lubsen J，Pocock SJ，et al. Risk score for predicting death，myocardial infarction，and stroke in patients with stable angina，based on a large randomised trial cohort of patients. BMJ. 2005；331（7521）：869.］

用在未来慢性 CAD 风险预测的研究中。

表 17.1 总结了已报道的用于慢性 CAD 患者的多变量风险预测模型。虽然有两种模型（Duke SCD 和 PEACE）预测心脏性猝死，但绝大多数模型以预测死亡或心血管死亡作为结果。12 个模型中有 11 个将人口统计学变量（如年龄和性别）作为预测因子，而所有预测模型都将临床变量作为预测因子（如合并症的存在）作为预测因子，11 个模型中有 7 个纳入了检查变量（如射血分数的测量）。

表 17.1 中几乎所有模型都不适合临床使用，原因有二。首先，许多模型没有报告对区分度或校准度的评估结果，这使得它们的预测效果无法与其他风险预测模型进行比较或由临床医生进行评估。没有校准度和区分度的指标，无法明确这些模型对患者事件风险进行分层的效果如何。其次，大多数模型没有在外部队列中验证。在一个新队列中验证模型预测效果很重要，因为模型通常会在开发模型的队列研究上显示过于乐观的结果[89]。为了估计模型在新环境中的表现，必须将它们应用于外部队列研究。

CALIBER[77]、VILCAD[90]、LIPID[15] 和 Duke SCD[86] 模型无这些限制，因为这些模型对校准度和区分度进行了评估，并在外部队列中进行了验证（表 17.1）。因此，在它们的类似人群（CALIVER、VILCAD 对应欧洲人群，LIPID 对应澳大利亚人群，Duke SCD 对应美国人群）中使用这些模型来预测慢性 CAD 风险可能是合理的。然而，只有 LIPID 模型得到了外部研究人员的验证。此外，预测模型的区分度和校准度可能因地理区域的不同而有很大差异[89]，因此如果没有进一步的验证研究，在不同的地理环境中使用这些模型可能是不谨慎的。Duke SCD 模型也来自 1987 年的人群，因此不清楚它是否会在现代人群中具有很好的校准度。

改进风险预测的新标志物

在一级和二级预防中，许多风险标志物已被证明与心血管事件相关。炎症标志物（如 C 反应蛋白和 IL-6）、心血管功能标志物（如脑钠肽和高敏感性肌钙蛋白 T），以及其他标志物已被证明与 CAD 的继发性心血管事件有关[91-93]。然而，在控制传统危险因素后，即使证明标志物与心血管事件显著相关，也不足以证明标志物可以改善风险预测。传统危险因素可能更容易获得，且成本更低，并且新标志物可能不会提供传统危险因素以外的重要临床信息，即使其呈显著相关[94]。为了评估新的标志物是否能改进风险预测，必须将它们添加到模型中，并对模型效果的变化进行评估。

其他研究提供了对个体危险因素的综合评估，这些因素被建议用于改善慢性 CAD 的风险预测[79, 95]。

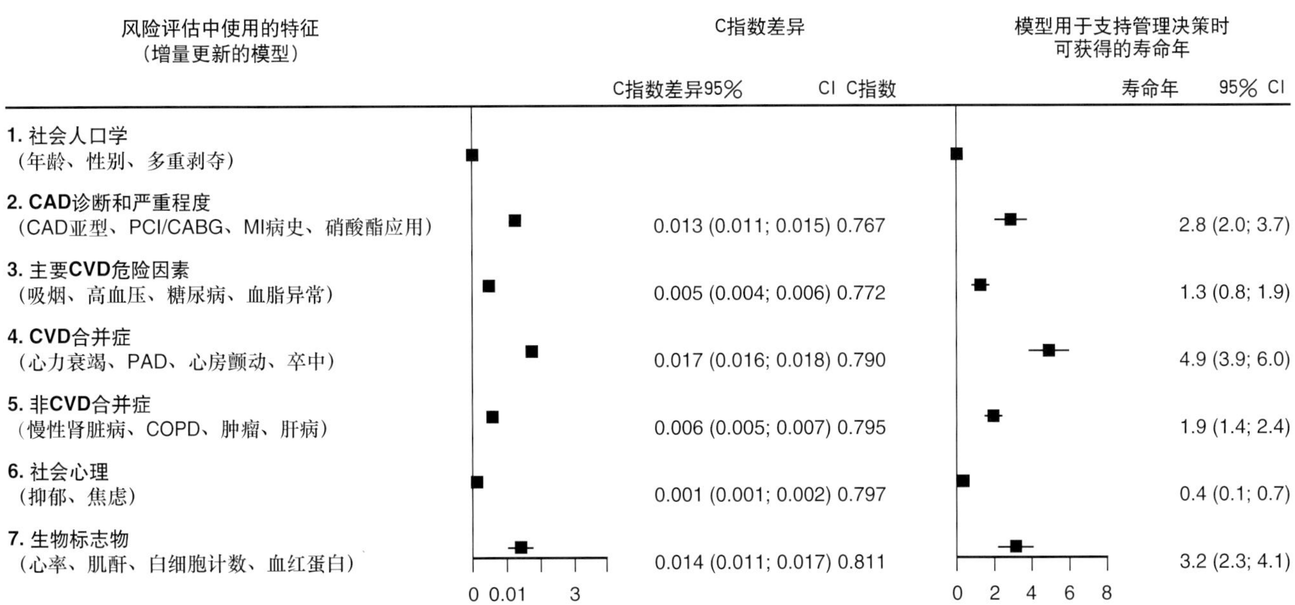

图 17.6 模型中变量的逐步增加、C 指数的变化，以及用于支持管理决策的模型中使用的寿命年。CABG，冠状动脉旁路移植术；CAD，冠状动脉疾病；CI，置信区间；COPD，慢性阻塞性肺疾病；CVD，心血管疾病；MI，心肌梗死；PAD，周围动脉疾病；PCI，经皮冠状动脉介入治疗。[Modified from Rapsomaniki E，Shah A，Perel P，et al. Prognostic models for stable coronary artery disease based on electronic health record cohort of 102 023 patients. Eur Heart J. 2014；35（13）：844-852.]

然而，研究最多的危险因素是心血管功能标志物，特别是脑钠肽[93]和心肌肌钙蛋白T和I[32, 96]。一项对脑钠肽的系统综述中纳入了在稳定的心血管疾病人群中进行的7项研究，其显示纳入脑钠肽后可以适度提高区分度，C-统计量从0.02增加到0.1[93]。在PEACE试验的分析中，与具有传统危险因素的模型相比，高敏感性肌钙蛋白T可使C-统计量增加约0.02，高敏感性肌钙蛋白I则使C-统计量增加0.015[96]。在Dallas心脏研究的一项分析中，加入感性肌钙蛋白T导致受试者被重新分层并改进模型[32]。炎症标志物（如C反应蛋白）和肾功能标志物（如胱抑素C）也被建议用于改进稳定性CAD的风险预测[15]。

虽然这些分析研究了引入单一变量是否能改善包含传统危险因素的模型的风险预测，但单独引入单一的二元危险因素需要比值比≥9才能实现出色的区分度[79]。由于单个新风险标志物（或任何危险因素）不太可能与感兴趣的结果具有强相关性，因此包括多个新标志物（每个新标志物与感兴趣的结果有一定相关性）更有可能以临床相关的方式显著改善模型性能。

在过去的5年中，多项研究试图采用多标志物方法来改进风险预测，并开发包含新标志物的多变量风险模型（表17.2）[97-101]。在对1275例稳定性CAD患者进行的BIO-VILCAD研究中，135个新的生化和代谢生物标志物被添加到Cox模型中，使用正向和反向选择确定全因死亡率的最强预测因子[100]。确定的4个最强的新生物标志物是N-末端脑钠肽前体（NT-proBNP）、肾素、25-羟基维生素D和胱抑素C。将这4个生物标志物纳入包含年龄、性别、心率、射血分数和HbA1c的传统风险评分中，C-统计量从0.73显著提高到0.78。然而，考虑到超拟合的可能性非常高（测试了135个变量）和缺乏在新队列中验证，尚不清楚相对于超拟合的新生物标志物在多大程度上可以提高区分度。

在AtheroGene分析中，Schnabel等[97]研究了12种新的生物标志物（反映炎症、脂质代谢和心血管功能）与心血管死亡和非致死性MI的关系。在1781例稳定型心绞痛患者的队列中，中位随访时间为3.6年，观察到NT-proBNP、生长-分化因子（growth-differentiation factor，GDF）-15、心房钠尿肽前体中段肽、胱抑素C和肾上腺髓质素前体中段肽与心血管死亡和非致死性MI相关性最强。当这5个生物标志物被纳入包含传统危险因素的模型时，C-统计值从0.656提高到0.690，且在临床相关风险类别中受试者的分层得到改善。然而，与纳入最强的单一生物标志物（NT-proBNP）相比，纳入这5个生物标志物并不能提高区分度或重新分层。

在最近的Heart and Soul研究分析中[101]，评估了6个新的生物标志物和传统危险因素，以预测稳定性CAD患者二次事件的风险（912例受试者，202个心血管事件）。4个最强的危险因素是NT-proBNP、高敏感性肌钙蛋白T、尿白蛋白/肌酐比值和吸烟。传统危险因素（包括年龄、性别和射血分数）并没有明显地改善区分度和校准度。这4个新生物标志物的预测模型得到了很好的校准度和区分度，C-统计量为0.73，预测事件和观察事件的比例相似。重要的是，研究者随后在单独的队列（PEACE试验）中验证了他们的模型。尽管验证队列中的总体C-统计量降低了，但在传统危险因素的模型中加入新的危险因素后，C-统计量从0.57提高到0.65。

总之，这些结果表明，使用新的生物标志物（特别是利尿钠肽和高敏感性肌钙蛋白）有可能改善慢性CAD的风险预测。在多标志物方法中结合多个标志物似乎比使用单一标志物更能提高模型性能。

目前模型的局限性和未来的发展方向

尽管慢性CAD风险预测模型的发展相对于心血管疾病的预测较为有限，但已经有10多个使用传统危险因素或新标志物的模型用于慢性CAD的风险预测（表17.1和表17.2）。因此，在慢性CAD中使用整体风险预测模型的主要局限性不是风险预测模型尚未开发出来，而是当前模型在临床实践中的性能在很大程度上是未知的。如前所述，模型通常在进行开发的样本上显示过于乐观的结果；为了严格评估模型的校准度和区分度，它们必须应用于外部队列[89]。表17.1和表17.2只有一个模型（LIPID模型）在新队列中得到了外部研究人员的验证。这种缺乏外部验证的情况与心血管疾病一级预防形成对比，其已经过外部研究人员的大量研究，并在新队列中验证了Framingham、QRisk2和合并队列方程[102-103]。要使多变量风险预测模型在慢性CAD中得到广泛使用，并纳入慢性CAD治疗指南[48, 56]，需要在外部队列中对多变量

表 17.2　使用多个新标志物和传统危险因素的用于预测稳定 **CAD** 事件的多变量风险预测模型

模型名称（研究者姓名）	发表年限	终点	人群	预测变量	最终纳入的新型生物标志物	区分度	校准度	是否在新的队列中验证?	是否由外部研究人员验证?	其他局限性
AtheroGene（Schnabel et al.）	2010 年	心血管死亡和非致死性 MI	1781 例患者	人口统计学、临床和无创性检查变量	NT-proBNP、MR-proADM、MR- proANP，胱抑素 C、GDF-15	C- 统计量 = 0.69	未评估	无	无	整体模型未被报道
TNT（Mora et al.）	2012 年	主要心血管事件	9251 例稳定性 CAD 患者	人口统计学、临床和无创性检查变量	载脂蛋白 A1、载脂蛋白 B、血尿素氮	C- 统计量 = 0.68	未评估	无	无	整体模型未被报道
PEACE（Sabatine et al.）	2012 年	心血管死亡或心力衰竭	3717 例稳定性 CAD 患者	人口统计学、临床和无创性检查变量	MR-proANP、MR-proADM、CT-proET-1、和肽素	C- 统计量 = 0.81	未评估	无	无	
BIO-VILCAD（Kleber et al.）	2014 年	死亡	1275 例稳定性 CAD 患者	人口统计学、临床和无创性检查变量	NT-proBNP、肾素、25 羟维生素 D，胱抑素 C	C- 统计量 = 0.78	未评估	无	无	
Heart and Soul（Beatty et al.）	2015 年	心血管死亡、MI 死或卒中	912 例稳定性 CAD 患者	人口统计学、临床和无创性检查变量	NT-proBNP、肌钙蛋白 T、白蛋白：肌酐	C- 统计量 = 0.73	P 值 = 0.07，视觉评估	是，C- 统计量 = 0.65	无	

CAD，冠状动脉疾病；CT-proET-1，C- 末端内皮素前体 -1；GDF，生长-分化因子；KM，Kaplan-Meier；MI，心肌梗死；MR-proADM，肾上腺髓质素前体中段肽；MR-proANP，心房钠尿肽前体中段肽；NT-proBNP，N- 末端脑钠肽前体

风险预测模型进行评估。理想情况下，研究人员可以在相同的外部队列中比较多个模型，以验证哪一个模型性能最好。

目前对慢性 CAD 风险预测的研究主要集中在新的危险因素和预后标志物上，以提高风险预测能力。这包括对利尿钠肽、心肌肌钙蛋白和炎症标志物预测价值的高剖面分析[32, 96-97]。然而，如果没有临床医生可以在实践中应用的经过良好验证的模型，也没有新的模型可以进行比较，则这种研究的价值是不确定的。希望在未来，慢性 CAD 的风险预测研究除了开发新的模型和验证新的风险因素外，还将持续包括在不同环境下对现有模型的评估和验证。

稳定性冠状动脉疾病的治疗和风险调整

根据患者个体风险制订治疗方案是被广泛认可的“精准医学”概念的关键组成部分。如果应用得当，这种策略可以使风险最高的人群受益，同时保护风险较低的人群免受特定治疗的成本和潜在副作用的影响。

然而，尽管概念上具有吸引力，目前广泛使用的例子很少，且这个概念被证明很难应用于临床医学（表 17.3）。例如，描述缺血性心肌病患者心脏性猝死风险增加的观察性证据为关键的 MADIT II（Multicenter Automatic Defibrillator Implantation Trial II）奠定了基础，在该试验中，植入埋藏式心律复律除颤器可使全因死亡率降低 31%[104]。药物洗脱支架置入后与内皮化延迟相关的支架内血栓发生率增加，因此推荐使用双联抗血小板治疗至少 12 个月[105]。最后，SYNTAX 试验将 1800 例多支冠状动脉疾病的患者随机分为使用药物洗脱支架或冠状动脉旁路移植术进行血运重建。事后分析显示，具有中高解剖复杂性的 CAD 患者心血管事件显著减少，但在具有更简单解剖结构的患者的发生率相似[106]。这导致复杂 / 弥漫性 CAD 患者（特别是糖尿病患者）优先选择冠状动脉旁路移植术[48]。

个体化治疗模式的发展具有很大的挑战性，主要是因为它需要对高危人群进行周密的识别，并应用适当的干预措施。一项 BARI-2D 试验的事后分析成功地证明了基线时异常的肌钙蛋白 T 浓度与心血管事件之间的强相关性，这证实了这些挑战（HR = 1.85，95% CI 1.48 ～ 2.32）[107]。然而，与最佳药物治疗相比，随机分配高危个体进行血运重建并不能减少心血管事件（基线肌钙蛋白 T 正常和异常的亚组的 HR 均为 0.96）。同样，尽管 LDL-C 水平可以预测心血管事件的发生，但他汀类药物治疗的临床益处在很大范围内的基线 LDL-C 水平患者中是一致的[108]。

此外，缺血性心脏病的心血管治疗通常既有益处，也有潜在的副作用。迄今为止，很少有研究试图将这些终点合并到获得净临床效益的亚群中。近期的一个例子试图指导临床医生决定是否在 ACC/AHA 指南目前规定的 12 个月之后继续进行双联抗血小板治疗。DAPT 研究使用多变量模型预测获益（减少复发性 MI 或支架内血栓形成）和风险（中 / 重度出血）[109]。虽然两个终点的总体区分能力中等，但结果评分结合临床特征可以预测继续药物治疗的总体净临床获益。在广泛应用于临床之前，DAPT 评分尚需在相似的临床试验数据集中进行验证。

识别危险因素并将其组合，以形成具有良好校准度和区分度的评分，将为其效用的验证性研究铺平道路。有两个概念框架来构建此证据基础（图 17.7）。传统的方法是在广泛的人群中进行试验，随后进行亚组分析以评估效果的异质性（如前所述，基于解剖复杂性将 SYNTAX 试验的受试者分层为亚

表 17.3　针对临床风险个体化治疗的示例

疾病亚组	高风险定义	治疗	作者和年份
心脏性猝死	缺血性心肌病且 EF ≤ 30%	埋藏式心律复律除颤器	Moss AJ et al. 2002
支架内血栓形成	心肌梗死前置入药物洗脱支架	双联抗血小板治疗≥ 12 个月	Levine GN et al. 2011
复发性缺血事件 *vs.* 出血	多变量 DAPT 评分	双联抗血小板治疗＞ 12 个月	Yeh RW et al. 2015
糖尿病伴多支病变	解剖复杂性高（三支血管病变或高 SYNTAX 评分）	CABG 优于 PCI	Fihn SD et al. 2014

CABG，冠状动脉旁路移植术；DAPT，双联抗血小板治疗；EF，射血分数；PCI，经皮冠状动脉介入治疗；SYNTAX，紫杉醇经皮冠状动脉介入治疗与心脏手术的协同作用

组）。这种策略提高了效率，允许研究者以事后分析的方式测试多个亚组假设。然而，亚组分析的多重测试负担和效用限制通常妨碍得出确定的结论。另一种方法涉及临床试验的高危患者群体的先验定义，如 MADIT-Ⅱ试验仅限于缺血性心肌病和射血分数降低的患者。虽然这允许对风险标准进行最正式的验证，但它需要单独的研究来检验每个假设，并且成功干预可能会导致一些人怀疑这些发现是否也可以推广到较低风险的人群。

结论

风险评估对于预防 CAD 的有效医疗决策至关重要（图 17.8）。各种临床工具（包括最基本的临床病史和体格检查）都可提供有价值的预后信息。此外，来自心电图、实验室检查以及无创和有创成像的数据在预后方面是互补的，可以帮助告知患者及其家属、指导分诊和药物治疗。综合的风险评估方法最佳，简单的临床风险评分可以帮助临床医生获取不

在所有受试者
中实施RCT
?事后亚群分析的
有效性
在高风险亚组中
实施RCT
? 对普通人群的
概括性
风险增加

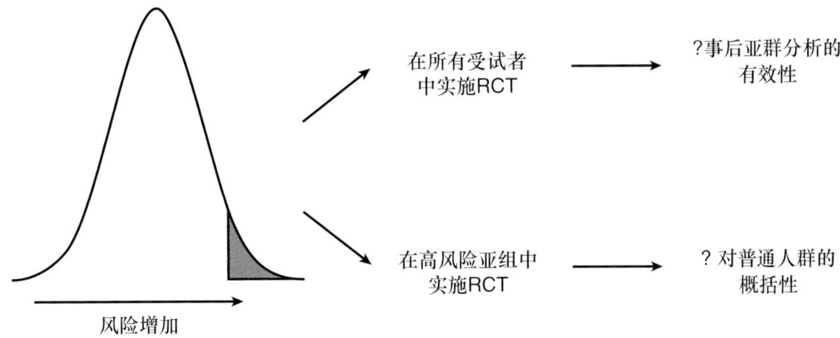

图 17.7　建立精确医学的证据库。RCT，随机对照试验

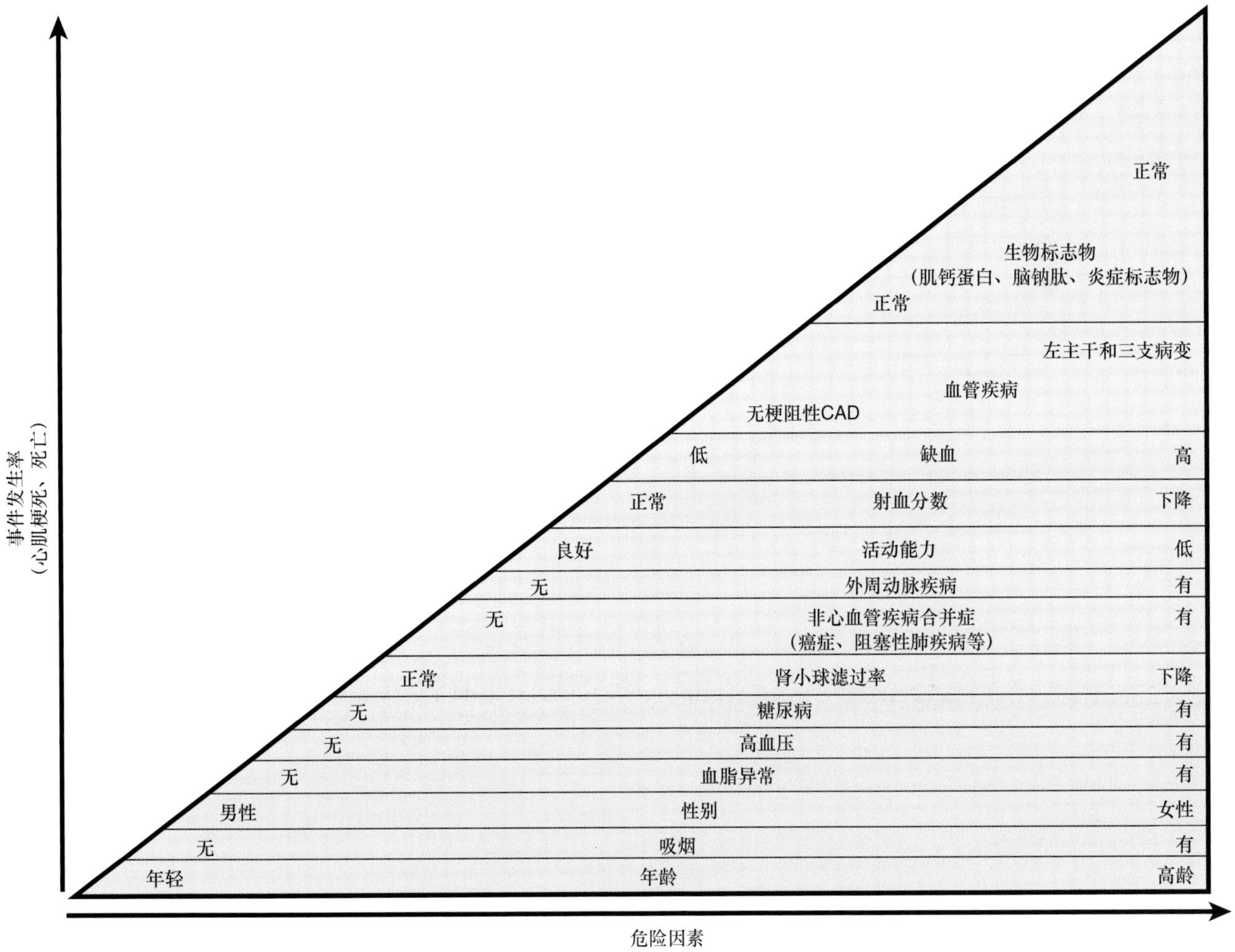

事件发生率
（心肌梗死、死亡）
正常
生物标志物
（肌钙蛋白、脑钠肽、炎症标志物）
正常
左主干和三支病变
血管疾病
无梗阻性CAD
低
缺血
高
正常
射血分数
下降
良好
活动能力
低
无
外周动脉疾病
有
无
非心血管疾病合并症
（癌症、阻塞性肺疾病等）
有
正常
肾小球滤过率
下降
无
糖尿病
有
无
高血压
有
无
血脂异常
有
男性
性别
女性
无
吸烟
有
年轻
年龄
高龄
危险因素

图 17.8　总结

同来源的预后数据。无论是否有多个生物标志物，一些使用传统危险因素的多变量风险模型已经被开发用于预测稳定性CAD患者的心血管事件，但不幸的是，这些模型还没有在外部队列中进行评估。

根据患者的个体风险来调整治疗是一种策略，它可使最高风险人群受益，同时保护低风险人群免受特定治疗的成本和潜在副作用的影响。事实上，这一概念很难应用于临床，甚至是稳定的缺血性心脏病患者。这是未来研究的一个领域，可能会在一定程度上推进个体化医疗的发展，并在心血管疾病患者的日常医疗工作中得以实现。

参考文献

1. Lloyd-Jones D, Adams RJ, Brown TM, et al.: Heart disease and stroke statistics—2010 update: a report from the American Heart Association, *Circulation* 121:e46–e215, 2010.
2. Chung SC, Hlatky MA, Faxon D, et al.: The effect of age on clinical outcomes and health status BARI 2D (Bypass Angioplasty Revascularization Investigation in Type 2 Diabetes), *J Am Coll Cardiol* 58:810–819, 2011.
3. Frye RL, August P, Brooks MM, et al.: A randomized trial of therapies for type 2 diabetes and coronary artery disease, *N Engl J Med* 360:2503–2515, 2009.
4. Steg PG, Greenlaw N, Tardif JC, et al.: Women and men with stable coronary artery disease have similar clinical outcomes: insights from the international prospective CLARIFY registry, *Eur Heart J* 33:2831–2840, 2012.
5. Bhatt DL, Eagle KA, Ohman EM, et al.: Comparative determinants of 4-year cardiovascular event rates in stable outpatients at risk of or with atherothrombosis, *JAMA* 304:1350–1357, 2010.
6. Bayturan O, Kapadia S, Nicholls SJ, et al.: Clinical predictors of plaque progression despite very low levels of low-density lipoprotein cholesterol, *J Am Coll Cardiol* 55:2736–2742, 2010.
7. Chhatriwalla AK, Nicholls SJ, Wang TH, et al.: Low levels of low-density lipoprotein cholesterol and blood pressure and progression of coronary atherosclerosis, *J Am Coll Cardiol* 53: 1110–1115, 2009.
8. Nicholls SJ, Hsu A, Wolski K, et al.: Intravascular ultrasound-derived measures of coronary atherosclerotic plaque burden and clinical outcome, *J Am Coll Cardiol* 55:2399–2407, 2010.
9. Bayturan O, Tuzcu EM, Uno K, et al.: Comparison of rates of progression of coronary atherosclerosis in patients with diabetes mellitus versus those with the metabolic syndrome, *Am J Cardiol* 105:1735–1739, 2010.
10. Frey P, Waters DD, DeMicco DA, et al.: Impact of smoking on cardiovascular events in patients with coronary disease receiving contemporary medical therapy (from the Treating to New Targets [TNT] and the Incremental Decrease in End Points Through Aggressive Lipid Lowering [IDEAL] trials), *Am J Cardiol* 107:145–150, 2011.
11. Stone NJ, Robinson JG, Lichtenstein AH, et al.: 2013 ACC/AHA guideline on the treatment of blood cholesterol to reduce atherosclerotic cardiovascular risk in adults: a report of the American College of Cardiology/American Heart Association Task Force on Practice Guidelines, *Circulation* 129:S1–S45, 2014.
12. Perk J, De Backer G, Gohlke H, et al.: European Guidelines on cardiovascular disease prevention in clinical practice (version 2012). The Fifth Joint Task Force of the European Society of Cardiology and Other Societies on Cardiovascular Disease Prevention in Clinical Practice (constituted by representatives of nine societies and by invited experts), *Eur Heart J* 33:1635–1701, 2012.
13. Otaki Y, Gransar H, Berman DS, et al.: Impact of family history of coronary artery disease in young individuals (from the CONFIRM registry), *Am J Cardiol* 111:1081–1086, 2013.
14. Mentz RJ, Fiuzat M, Shaw LK, et al.: Comparison of clinical characteristics and long-term outcomes of patients with ischemic cardiomyopathy with versus without angina pectoris (from the Duke Databank for Cardiovascular Disease), *Am J Cardiol* 109:1272–1277, 2012.
15. Morrow DA: Cardiovascular risk prediction in patients with stable and unstable coronary heart disease, *Circulation* 121:2681–2691, 2010.
16. Head SJ, Farooq V, Serruys PW, Kappetein AP: The SYNTAX score and its clinical implications, *Heart* 100:169–177, 2014.
17. Serruys PW, Onuma Y, Garg S, et al.: Assessment of the SYNTAX score in the Syntax study, *EuroIntervention* 5:50–56, 2009.
18. Figueras J, Domingo E, Ferreira I, Lidon RM, Garcia-Dorado D: Persistent angina pectoris, cardiac mortality and myocardial infarction during a 12 year follow-up in 273 variant angina patients without significant fixed coronary stenosis, *Am J Cardiol* 110:1249–1255, 2012.
19. Ong P, Athanasiadis A, Borgulya G, Voehringer M, Sechtem U: 3-year follow-up of patients with coronary artery spasm as cause of acute coronary syndrome: the CASPAR (coronary artery spasm in patients with acute coronary syndrome) study follow-up, *J Am Coll Cardiol* 57:147–152, 2011.
20. Kusniec J, Iakobishvili Z, Haim M, et al.: Prinzmetal angina in the differential diagnosis of syncope, *Acute Card Care* 14:45–47, 2012.
20a. Hung MJ, Hu P, Hung MY: Coronary artery spasm: review and update, *Int J Med Sci* 11: 1161–1171, 2014.
21. Maas AH, van der Schouw YT, Regitz-Zagrosek V, et al.: Red alert for women's heart: the urgent need for more research and knowledge on cardiovascular disease in women: proceedings of the workshop held in Brussels on gender differences in cardiovascular disease, 29 September 2010, *Eur Heart J* 32:1362–1368, 2011.
22. Towfighi A, Zheng L, Ovbiagele B: Sex-specific trends in midlife coronary heart disease risk and prevalence, *Arch Intern Med* 169:1762–1766, 2009.
23. Mosca L, Mochari-Greenberger H, Dolor RJ, Newby LK, Robb KJ: Twelve-year follow-up of American women's awareness of cardiovascular disease risk and barriers to heart health, *Circ Cardiovasc Qual Outcomes* 3:120–127, 2010.
24. Hardoon SL, Whincup PH, Wannamethee SG, et al.: Assessing the impact of medication use on trends in major coronary risk factors in older British men: a cohort study, *Eur J Cardiovasc Prev Rehabil* 17:502–508, 2010.
25. Young F, Capewell S, Ford ES, Critchley JA: Coronary mortality declines in the U.S. between 1980 and 2000 quantifying the contributions from primary and secondary prevention, *Am J Prev Med* 39:228–234, 2010.
26. Wijeysundera HC, Machado M, Farahati F, et al.: Association of temporal trends in risk factors and treatment uptake with coronary heart disease mortality, 1994–2005, *JAMA* 303:1841–1847, 2010.
27. Grundtvig M, Hagen TP, German M, Reikvam A: Sex-based differences in premature first myocardial infarction caused by smoking: twice as many years lost by women as by men, *Eur J Cardiovasc Prev Rehabil* 16:174–179, 2009.
28. Mosca L, Benjamin EJ, Berra K, et al.: Effectiveness-based guidelines for the prevention of cardiovascular disease in women—2011 update: a guideline from the American Heart Association, *Circulation* 123:1243–1262, 2011.
29. Lee C, Joseph L, Colosimo A, Dasgupta K: Mortality in diabetes compared with previous cardiovascular disease: a gender-specific meta-analysis, *Diabetes Metab* 38:420–427, 2012.
30. Wild RA, Wu C, Curb JD, et al.: Coronary heart disease events in the Women's Health Initiative hormone trials: effect modification by metabolic syndrome: a nested case-control study within the Women's Health Initiative randomized clinical trials, *Menopause* 20:254–260, 2013.
31. Montalescot G, Sechtem U, Achenbach S, et al.: 2013 ESC guidelines on the management of stable coronary artery disease: the Task Force on the management of stable coronary artery disease of the European Society of Cardiology, *Eur Heart J* 34:2949–3003, 2013.
32. de Lemos JA, Drazner MH, Omland T, et al.: Association of troponin T detected with a highly sensitive assay and cardiac structure and mortality risk in the general population, *JAMA* 304: 2503–2512, 2010.
33. Preis SR, Hwang SJ, Coady S, et al.: Trends in all-cause and cardiovascular disease mortality among women and men with and without diabetes mellitus in the Framingham Heart Study, 1950 to 2005, *Circulation* 119:1728–1735, 2009.
34. Go AS, Mozaffarian D, Roger VL, et al.: Heart disease and stroke statistics—2013 update: a report from the American Heart Association, *Circulation* 127:e6–e245, 2013.
35. Deedwania PC: Management of patients with stable angina and type 2 diabetes, *Rev Cardiovasc Med* 16:105–113, 2015.
36. American Diabetes Association: Standards of medical care in diabetes—2013, *Diabetes Care* 36(Suppl 1):S11–S66, 2013.
37. Li S, Zhang Y, Guo YL, et al.: Effect of glycemic and lipid achievements on clinical outcomes type 2 diabetic, Chinese patients with stable coronary artery disease, *J Diabetes Complications* 30:115–120, 2015.
38. Dagenais GR, Lu J, Faxon DP, et al.: Prognostic impact of the presence and absence of angina on mortality and cardiovascular outcomes in patients with type 2 diabetes and stable coronary artery disease: results from the BARI 2D (Bypass Angioplasty Revascularization Investigation 2 Diabetes) trial, *J Am Coll Cardiol* 61:702–711, 2013.
39. Park DW, Kim YH, Song HG, et al.: Long-term outcome of stents versus bypass surgery in diabetic and nondiabetic patients with multivessel or left main coronary artery disease: a pooled analysis of 5775 individual patient data, *Circ Cardiovasc Interv* 5:467–475, 2012.
40. Farkouh ME, Domanski M, Sleeper LA, et al.: Strategies for multivessel revascularization in patients with diabetes, *N Engl J Med* 367:2375–2384, 2012.
41. Cai Q, Mukku VK, Ahmad M: Coronary artery disease in patients with chronic kidney disease: a clinical update, *Curr Cardiol Rev* 9:331–339, 2013.
42. De Vriese AS, De Bacquer DA, Verbeke FH, et al.: Comparison of the prognostic value of dipyridamole and dobutamine myocardial perfusion scintigraphy in hemodialysis patients, *Kidney Int* 76:428–436, 2009.
43. De Vriese AS, Vandecasteele SJ, Van den Bergh B, De Geeter FW: Should we screen for coronary artery disease in asymptomatic chronic dialysis patients? *Kidney Int* 81:143–151, 2012.
44. Baigent C, Landray MJ, Reith C, et al.: The effects of lowering LDL cholesterol with simvastatin plus ezetimibe in patients with chronic kidney disease (Study of Heart and Renal Protection): a randomised placebo-controlled trial, *Lancet* 377:2181–2192, 2011.
45. Zheng H, Xue S, Lian F, et al.: Meta-analysis of clinical studies comparing coronary artery bypass grafting with percutaneous coronary intervention in patients with end-stage renal disease, *Eur J Cardiothorac Surg* 43:459–467, 2013.
46. Ashrith G, Lee VV, Elayda MA, Reul RM, Wilson JM: Short- and long-term outcomes of coronary artery bypass grafting or drug-eluting stent implantation for multivessel coronary artery disease in patients with chronic kidney disease, *Am J Cardiol* 106:348–353, 2010.
47. Ashrith G, Elayda MA, Wilson JM: Revascularization options in patients with chronic kidney disease, *Tex Heart Inst J* 37:9–18, 2010.
48. Fihn SD, Blankenship JC, Alexander KP, et al.: 2014 ACC/AHA/AATS/PCNA/SCAI/STS focused update of the guideline for the diagnosis and management of patients with stable ischemic heart disease: a report of the American College of Cardiology/American Heart Association Task Force on Practice Guidelines, and the American Association for Thoracic Surgery, Preventive Cardiovascular Nurses Association, Society for Cardiovascular Angiography and Interventions, and Society of Thoracic Surgeons, *Circulation* 130:1749–1767, 2014.
49. Wilson PW, D'Agostino Sr R, Bhatt DL, et al.: An international model to predict recurrent cardiovascular disease, *Am J Med* 125:695–703 e1, 2012.
50. Min JK, Dunning A, Gransar H, et al.: Medical history for prognostic risk assessment and diagnosis of stable patients with suspected coronary artery disease, *Am J Med* 128:871–878, 2015.
51. Steg PG, Greenlaw N, Tendera M, et al.: Prevalence of anginal symptoms and myocardial ischemia and their effect on clinical outcomes in outpatients with stable coronary artery disease: data from the International Observational CLARIFY Registry, *JAMA Intern Med* 174:1651–1659, 2014.
52. Haataja P, Anttila I, Nikus K, et al.: Prognostic implications of intraventricular conduction delays in a general population: the Health 2000 Survey, *Ann Med* 47:74–80, 2015.
53. Cheezum MK, Subramaniyam PS, Bittencourt MS, et al.: Prognostic value of coronary CTA vs. exercise treadmill testing: results from the Partners registry, *Eur Heart J Cardiovasc Imaging* 16:1338–1346, 2015.
54. Yancy CW, Jessup M, Bozkurt B, et al.: 2013 ACCF/AHA guideline for the management of heart failure: a report of the American College of Cardiology Foundation/American Heart Association Task Force on Practice Guidelines, *Circulation* 128:e240–e327, 2013.
55. Kalam K, Otahal P, Marwick TH: Prognostic implications of global LV dysfunction: a systematic review and meta-analysis of global longitudinal strain and ejection fraction, *Heart* 100:1673–1680, 2014.
56. Shah BN, Gonzalez-Gonzalez AM, Drakopoulou M, et al.: The incremental prognostic value of the incorporation of myocardial perfusion assessment into clinical testing with stress echocardiography study, *J Am Soc Echocardiogr* 28:1358–1365, 2015.
57. Gaibazzi N, Reverberi C, Lorenzoni V, Molinaro S, Porter TR: Prognostic value of high-dose dipyridamole stress myocardial contrast perfusion echocardiography, *Circulation* 126:1217–1224, 2012.
58. Shaw LJ, Hage FG, Berman DS, Hachamovitch R, Iskandrian A: Prognosis in the era of comparative effectiveness research: where is nuclear cardiology now and where should it be? *J Nucl Cardiol* 19:1026–1043, 2012.
59. Dorbala S, Di Carli MF, Beanlands RS, et al.: Prognostic value of stress myocardial perfusion positron emission tomography: results from a multicenter observational registry, *J Am Coll Cardiol* 61:176–184, 2013.
60. Williams BA, Dorn JM, LaMonte MJ, et al.: Evaluating the prognostic value of positron-emission tomography myocardial perfusion imaging using automated software to calculate perfusion defect size, *Clin Cardiol* 35:E14–E21, 2012.
61. Taqueti VR, Hachamovitch R, Murthy VL, et al.: Global coronary flow reserve is associated with adverse cardiovascular events independently of luminal angiographic severity and modifies the effect of early revascularization, *Circulation* 131:19–27, 2015.
62. Naya M, Murthy VL, Taqueti VR, et al.: Preserved coronary flow reserve effectively excludes high-risk coronary artery disease on angiography, *J Nucl Med* 55:248–255, 2014.

63. Gould KL, Johnson NP, Bateman TM, et al.: Anatomic versus physiologic assessment of coronary artery disease. Role of coronary flow reserve, fractional flow reserve, and positron emission tomography imaging in revascularization decision-making, *J Am Coll Cardiol* 62:1639–1653, 2013.
64. Korosoglou G, Elhmidi Y, Steen H, et al.: Prognostic value of high-dose dobutamine stress magnetic resonance imaging in 1,493 consecutive patients: assessment of myocardial wall motion and perfusion, *J Am Coll Cardiol* 56:1225–1234, 2010.
65. Douglas PS, Hoffmann U, Patel MR, et al.: Outcomes of anatomical versus functional testing for coronary artery disease, *N Engl J Med* 372:1291–1300, 2015.
66. Douglas PS, Pontone G, Hlatky MA, et al.: Clinical outcomes of fractional flow reserve by computed tomographic angiography-guided diagnostic strategies vs. usual care in patients with suspected coronary artery disease: the prospective longitudinal trial of FFRct: outcome and resource impacts study, *Eur Heart J* 36:3359–3367, 2015.
67. Hlatky MA, De Bruyne B, Pontone G, et al.: Quality of life and economic outcomes of assessing fractional flow reserve with computed tomography angiography: the PLATFORM study, *J Am Coll Cardiol* 66:2315–2323, 2015.
68. Min JK, Dunning A, Lin FY, et al.: Age- and sex-related differences in all-cause mortality risk based on coronary computed tomography angiography findings results from the International Multicenter CONFIRM (Coronary CT Angiography Evaluation for Clinical Outcomes: an International Multicenter Registry) of 23,854 patients without known coronary artery disease, *J Am Coll Cardiol* 58:849–860, 2011.
69. The SCOT-HEART Investigators. CT coronary angiography in patients with suspected angina due to coronary heart disease (SCOT-HEART): an open-label, parallel-group, multicentre trial, *Lancet* 385:2383–2391, 2015.
70. Motoyama S, Sarai M, Harigaya H, et al.: Computed tomographic angiography characteristics of atherosclerotic plaques subsequently resulting in acute coronary syndrome, *J Am Coll Cardiol* 54:49–57, 2009.
71. Hulten EA, Carbonaro S, Petrillo SP, Mitchell JD, Villines TC: Prognostic value of cardiac computed tomography angiography: a systematic review and meta-analysis, *J Am Coll Cardiol* 57:1237–1247, 2011.
72. Iannaccone M, Quadri G, Taha S, et al.: Prevalence and predictors of culprit plaque rupture at OCT in patients with coronary artery disease: a meta-analysis, *Eur Heart J Cardiovasc Imaging* 16:2–8, 2015.
73. Dong L, Mintz GS, Witzenbichler B, et al.: Comparison of plaque characteristics in narrowings with ST-elevation myocardial infarction (STEMI), non-STEMI/unstable angina pectoris and stable coronary artery disease (from the ADAPT-DES IVUS Substudy), *Am J Cardiol* 115:860–866, 2015.
74. Pijls NH, Sels JW: Functional measurement of coronary stenosis, *J Am Coll Cardiol* 59:1045–1057, 2012.
75. Nikpay M, Goel A, Won H-H: A comprehensive 1000 genomes-based genome-wide association meta-analysis of coronary artery disease, *Nat Genet* 47:1121–1130, 2015.
76. Mega JL, Stitziel NO, Smith JG, et al.: Genetic risk, coronary heart disease events, and the clinical benefit of statin therapy: an analysis of primary and secondary prevention trials, *Lancet* 385:2264–2271, 2015.
77. Rapsomaniki E, Shah A, Perel P, et al.: Prognostic models for stable coronary artery disease based on electronic health record cohort of 102 023 patients, *Eur Heart J* 35:844–852, 2014.
78. Yan AT, Yan RT, Huynh T, et al.: Understanding physicians' risk stratification of acute coronary syndromes: insights from the Canadian ACS 2 Registry, *Arch Intern Med* 169:372–378, 2009.
79. Lloyd-Jones DM: Cardiovascular risk prediction: basic concepts, current status, and future directions, *Circulation* 121:1768–1777, 2010.
80. D'Agostino Sr RB, Vasan RS, Pencina MJ, et al.: General cardiovascular risk profile for use in primary care: the Framingham Heart Study, *Circulation* 117:743–753, 2008.
81. Goff Jr DC, Lloyd-Jones DM, Bennett G, et al.: 2013 ACC/AHA guideline on the assessment of cardiovascular risk: a report of the American College of Cardiology/American Heart Association Task Force on Practice Guidelines, *J Am Coll Cardiol* 63:2935–2959, 2014.
82. Rabar S, Harker M, O'Flynn N, Wierzbicki AS: Lipid modification and cardiovascular risk assessment for the primary and secondary prevention of cardiovascular disease: summary of updated NICE guidance, *BMJ* 349:g4356, 2014.
83. Matheny M, McPheeters ML, Glasser A, et al.: Systematic review of cardiovascular disease risk assessment tools, *Evidence Synthesis/Technology Assessment No* 85, 2011.
84. Fihn SD, Gardin JM, Abrams J, et al.: 2012 ACCF/AHA/ACP/AATS/PCNA/SCAI/STS guideline for the diagnosis and management of patients with stable ischemic heart disease: a report of the American College of Cardiology Foundation/American Heart Association Task Force on Practice Guidelines, and the American College of Physicians, American Association for Thoracic Surgery, Preventive Cardiovascular Nurses Association, Society for Cardiovascular Angiography and Interventions, and Society of Thoracic Surgeons, *Circulation* 126:e354–e471, 2012.
85. Hsia J, Jablonski KA, Rice MM, et al.: Sudden cardiac death in patients with stable coronary artery disease and preserved left ventricular systolic function, *Am J Cardiol* 101:457–461, 2008.
86. Atwater BD, Thompson VP, Vest 3rd RN, et al.: Usefulness of the Duke Sudden Cardiac Death risk score for predicting sudden cardiac death in patients with angiographic (>75% narrowing) coronary artery disease, *Am J Cardiol* 104:1624–1630, 2009.
87. De Bacquer D, Dallongeville J, Kotseva K, et al.: Residual risk of cardiovascular mortality in patients with coronary heart disease: the EUROASPIRE risk categories, *Int J Cardiol* 168:910–914, 2013.
88. Battes L, Barendse R, Steyerberg EW, et al.: Development and validation of a cardiovascular risk assessment model in patients with established coronary artery disease, *Am J Cardiol* 112:27–33, 2013.
89. Moons KG, Kengne AP, Grobbee DE, et al.: Risk prediction models: II. External validation, model updating, and impact assessment, *Heart* 98:691–698, 2012.
90. Goliasch G, Kleber ME, Richter B, et al.: Routinely available biomarkers improve prediction of long-term mortality in stable coronary artery disease: the Vienna and Ludwigshafen Coronary Artery Disease (VILCAD) risk score, *Eur Heart J* 33:2282–2289, 2012.
91. Omland T, de Lemos JA, Sabatine MS, et al.: A sensitive cardiac troponin T assay in stable coronary artery disease, *N Engl J Med* 361:2538–2547, 2009.
92. Zakynthinos E, Pappa N: Inflammatory biomarkers in coronary artery disease, *J Cardiol* 53:317–333, 2009.
93. Di Angelantonio E, Chowdhury R, Sarwar N, et al.: B-type natriuretic peptides and cardiovascular risk: systematic review and meta-analysis of 40 prospective studies, *Circulation* 120:2177–2187, 2009.
94. Moons KG, Kengne AP, Woodward M, et al.: Risk prediction models: I. Development, internal validation, and assessing the incremental value of a new (bio)marker, *Heart* 98:683–690, 2012.
95. Cassar A, Holmes Jr DR, Rihal CS, Gersh BJ: Chronic coronary artery disease: diagnosis and management, *Mayo Clin Proc* 84:1130–1146, 2009.
96. Omland T, Pfeffer MA, Solomon SD, et al.: Prognostic value of cardiac troponin I measured with a highly sensitive assay in patients with stable coronary artery disease, *J Am Coll Cardiol* 61:1240–1249, 2013.
97. Schnabel RB, Schulz A, Messow CM, et al.: Multiple marker approach to risk stratification in patients with stable coronary artery disease, *Eur Heart J* 31:3024–3031, 2010.
98. Mora S, Wenger NK, Demicco DA, et al.: Determinants of residual risk in secondary prevention patients treated with high- versus low-dose statin therapy: the Treating to New Targets (TNT) study, *Circulation* 125:1979–1987, 2012.
99. Sabatine MS, Morrow DA, de Lemos JA, et al.: Evaluation of multiple biomarkers of cardiovascular stress for risk prediction and guiding medical therapy in patients with stable coronary disease, *Circulation* 125:233–240, 2012.
100. Kleber ME, Goliasch G, Grammer TB, et al.: Evolving biomarkers improve prediction of long-term mortality in patients with stable coronary artery disease: the BIO-VILCAD score, *J Intern Med* 276:184–194, 2014.
101. Beatty AL, Ku IA, Bibbins-Domingo K, et al.: Traditional risk factors versus biomarkers for prediction of secondary events in patients with stable coronary heart disease: from the Heart and Soul Study, *J Am Heart Assoc* 4, 2015.
102. DeFilippis AP, Young R, Carrubba CJ, et al.: An analysis of calibration and discrimination among multiple cardiovascular risk scores in a modern multiethnic cohort, *Ann Intern Med* 162:266–275, 2015.
103. Collins GS, Altman DG: An independent and external validation of QRISK2 cardiovascular disease risk score: a prospective open cohort study, *BMJ* 340:c2442, 2010.
104. Moss AJ, Zareba W, Hall WJ, et al.: Prophylactic implantation of a defibrillator in patients with myocardial infarction and reduced ejection fraction, *N Engl J Med* 346:877–883, 2002.
105. Levine GN, Bates ER, Blankenship JC, et al.: 2011 ACCF/AHA/SCAI Guideline for Percutaneous Coronary Intervention: a report of the American College of Cardiology Foundation/American Heart Association Task Force on Practice Guidelines and the Society for Cardiovascular Angiography and Interventions, *Circulation* 124:e574–e651, 2011.
106. Serruys PW, Morice MC, Kappetein AP, et al.: Percutaneous coronary intervention versus coronary-artery bypass grafting for severe coronary artery disease, *N Engl J Med* 360:961–972, 2009.
107. Everett BM, Brooks MM, Vlachos HE, et al.: Troponin and cardiac events in stable ischemic heart disease and diabetes, *N Engl J Med* 373:610–620, 2015.
108. Baigent C, Blackwell L, Emberson J, et al.: Efficacy and safety of more intensive lowering of LDL cholesterol: a meta-analysis of data from 170,000 participants in 26 randomised trials, *Lancet* 376:1670–1681, 2010.
109. Yeh RW: Individualizing treatment duration of dual antiplatelet therapy after percutaneous coronary intervention: an analysis from the DAPT study. Presented at, Orlando, FL, 2015, *American Heart Association Scientific Sessions November 7–11, 2015.*

18 生活方式干预

Eva Prescott
李晓冉 译

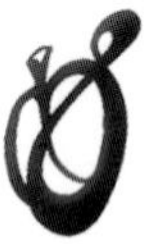

超过 90% 的心血管疾病（CVD）死亡被认为可以通过改变生活方式来预防。在 INTERHEART 研究中（一项纳入全球 52 个国家 MI 患者的病例对照研究），9 个与生活方式相关的危险因素占男性 CVD 死亡风险的 90%，女性风险的 94%[1]。这 9 个危险因素包括：①血脂异常；②吸烟；③高血压；④糖尿病；⑤腹型肥胖；⑥心理社会因素；⑦水果和蔬菜摄入量低；⑧饮酒；⑨缺乏规律的体力活动。近几十年来，西方国家 CVD 的死亡率有所下降，一些国家的死亡率下降到以前水平的 1/3 以下。在过去的 30 ～ 40 年里，CAD 死亡率显著下降的原因有 1/2 可归因于人们生活方式变化的影响，主要通过改善饮食以及减少吸烟和胆固醇摄入，其余可归因于治疗的改善，包括针对心血管危险因素的药物治疗[2]。

通过 PCI 或 CABG 进行的血运重建术（无论是在急性还是择期的情况下）能满足改善受影响心肌区域供氧的需要，但不能解决潜在的动脉粥样硬化过程。因此，包括生活方式改变和药物治疗在内的二级预防是必要的，而且这些改变见效很快。OASIS 研究（Organization to Assess Strategies in Acute Ischemic Syndromes）是纳入来自 41 个国家的 18 809 例患者的多中心试验，评估患者在 MI 后 1 个月对饮食、运动和吸烟等生活方式因素的依从性，随后针对心血管事件进行 6 个月的随访。持续吸烟者和不遵守饮食和运动建议的患者与从不吸烟且改善了饮食及运动的患者相比，MI、卒中或死亡的风险增加了 3.8 倍[3]。若仅戒烟，随后 5 个月内复发 MI 的风险降低 43%，坚持改变饮食和运动则降低 48%。尽管这是一项观察性研究，其影响可能被高估，但数据表明，即使在短期内，改变生活方式对心脏病患者的潜在影响也是相当大的。

尽管几十年来一直建议 CVD 患者改变生活方式，但执行起来仍然不理想。在 EUROASPIRE Ⅳ调查中，一项对 24 个欧洲国家 78 个中心的 8000 例 CAD 患者进行的二级预防横断面研究中，生活方式的改变并未被广泛采纳：59.9% 的患者很少或没有体力活动，48.6% 的吸烟者在事件发生时仍在吸烟，37.6% 的患者肥胖，42.7% 的患者没有达到低于 140/90 mmHg 的血压目标值，80.5% 的患者 LDL-C 高于 1.8 mmol/L 的目标值，26.8% 的患者患有糖尿病。1/2 的患者（50.7%）接受了心脏康复治疗，其中 81.3% 的患者只参加了一半的项目。主要的心脏保护药物、抗血小板药物和他汀类药物的依从性有所改善。这些药物已被广泛使用，85%～94%的患者使用这些药物。由于对参与中心和患者的选择机制，这些数据可能会对二级预防的现状给出一个乐观的看法[4]。因此，在CAD患者中实施生活方式干预仍然是一个挑战。

本章将涉及吸烟、体力活动和营养的相关内容，以及心脏康复的依从性问题，而血脂、体重管理和心理社会因素（压力和抑郁）将在其他章节中讨论。

吸烟

流行病学

吸烟是CAD的一个非常重要的危险因素，由于烟草产品的持续大量使用，吸烟仍然在很大比例上是CAD病例的罪魁祸首。在INTERHEART研究中，吸烟导致MI的人群归因分数为35.7%[1]。近几十年来，西方国家的吸烟人数减少，这种减少是CAD死亡率下降的一个重要原因。尽管如此，据估计，主动吸烟和被动吸烟仍然造成美国每年48万多人死亡，占死亡总数的1/5，其中几乎1/2是CVD导致的死亡[5]。

吸烟的减少在轻度吸烟者、男性和社会经济地位较高的人群中最为明显，这导致了由吸烟引起的疾病的差异加大。即使在患有CAD的吸烟者中，许多人仍在吸烟。欧洲的调查数据显示，16%的CAD患者在事件发生1年多后仍在吸烟，只有1/2的吸烟者已经戒烟。调查还发现，戒烟工具未得到充分利用[4]。

种类、数量和被动吸烟

吸烟是CVD的一个强大和独立的危险因素。吸烟者平均寿命可缩短10年，他们患CVD的风险增加2～3倍[6]。在较年轻的吸烟者中，这一风险是同龄不吸烟者的5倍[7]。所有类型的烟草都是有害的，无论是低焦油（“温和”或“轻”）、过滤香烟、烟斗或雪茄。此外，在吸入烟雾较少的吸烟者（如习惯抽烟斗或雪茄的人）中，患病风险仍然显著增加。吸烟量没有安全的下限。被动吸烟或环境中的烟草烟雾也会增加与吸烟有关的疾病的风险。例如，据报道，与工作有关的环境中的烟草烟雾暴露会使MI的风险增加20%～30%[8-9]。动物研究和机制研究检测出了被动吸烟者血液和尿液中烟草和尼古丁降解物质，以及被动吸烟对研究对象的内皮功能和血小板聚集的影响，从而证实了环境中烟草烟雾的有害影响[6]。与之相对应的，由于在不同的环境中实施了关于被动吸烟的立法，MI的发生率下降了约17%[10]。MI发病率的下降主要见于非吸烟者。这些数据表明，CVD风险增加的患者（包括MI后患者）应被建议避免暴露于环境中的烟草烟雾[11]。无烟烟草在一些人群中很受欢迎[如“鼻烟”（一种放在上唇下的潮湿粉末烟草）]，其也可导致MI和卒中风险增加，虽然增加幅度小，但有统计学意义[12]。

机制

吸烟对心血管发病机制的影响是多方面的。当烟草燃烧时，会产生数以千计的化合物并被吸入。这些化合物对心血管系统有许多影响。吸烟通过加速动脉粥样硬化的进程引起慢性作用，并通过增加斑块破裂和血栓形成的风险引起急性作用。吸烟主要的影响是增加氧化应激和内皮功能障碍和损伤（图18.1）。吸烟者的动脉粥样硬化斑块更易受到以下因素的影响：斑块脂质成分不良、更多的炎症活动、细胞外基质蛋白的降解，以及由于基质金属蛋白酶的不适当激活使纤维帽变薄，增加斑块内出血的风险。吸烟影响促凝和抗凝因子的平衡，导致血栓前状态伴血小板活化、凝血通路激活、纤维蛋白溶解通路下调。这些机制也增加吸烟者支架内血栓形成的风险，同时口服避孕药的使用会放大血栓前效应。进一步的影响包括通过损伤内皮功能、增加白细胞计数和降低HDL-C来改变血管舒缩功能[6, 13]。

与上述影响相对应，戒烟后心血管风险以两种方式降低，通过减少血栓形成的倾向和增加斑块的稳定性迅速降低，随后在减少动脉粥样硬化疾病进展方面产生更长期的影响。戒烟对心血管的益处在戒烟后不久就能看到：数小时内，心率下降，一氧化碳恢复正常；数天到数周内，对血小板和内皮功能的影响会发生逆转。相应地，戒烟后复发事件的风险会立即下降。在一项关于MI后戒烟的研究中，与持续吸烟者相比，在第一个月内戒烟的吸烟者在接下来的5个月内复发事件的风险降低了43%[3]。首次风险降低之后会有更长久的影响，流行病学研究表明，15～20年后[14-15]，戒烟者复发事件的风险逐渐接近不吸烟者。虽然戒烟后动脉粥样硬化斑块不会溶解，但斑块稳定性增加，斑块不易破裂和

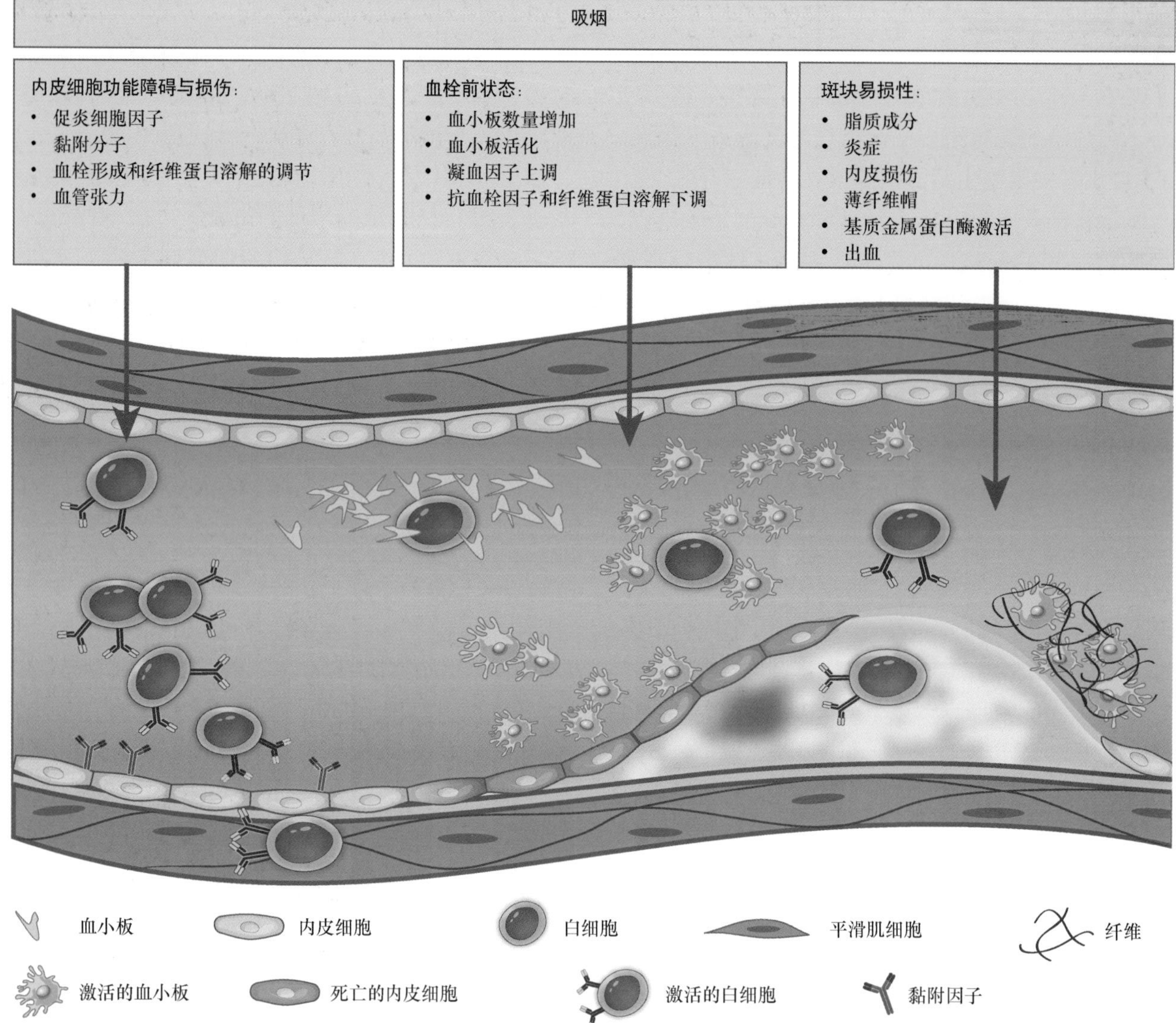

图 18.1　吸烟对动脉粥样硬化血栓形成的影响。[Modified from Csordas A，Bernhard D. The biology behind the atherothrombotic effects of cigarette smoke. Nat Rev Cardiol. 2013；10（4）：219-230.]

侵蚀而导致 MI [13]。

戒烟的益处

戒烟效果的证据基于对普通人群和心脏病患者戒烟的观察性研究。发生心血管事件的戒烟与继续吸烟者在心血管风险相关的其他方面也有所不同：例如，他们也更有可能坚持其他生活方式的改变和药物治疗。因此，这些研究本身高估了戒烟的益处。然而，关于吸烟影响的来自基础科学、动物研究和观察性研究以及短期机械干预试验的有力证据表明，戒烟对心血管和一般健康的益处是压倒性的。

对于吸烟者来说，戒烟是潜在的生活方式的改变，对复发事件的影响最大。由于吸烟对整体健康状况具有深远的影响，所以戒烟的益处是多方面的。在一项大型 meta 分析中，与持续吸烟者相比，CAD 患者戒烟可使死亡风险降低 36%，致死性 MI 风险降低 32%（图 18.2）[16]。这种益处在不同性别、年龄和随访时间上是一致的。由于干预对吸烟率的影响相对较小，因此一般需要大规模随机戒烟试验。现有的少数几项具有死亡率或发病率结果的戒烟随机对照试验表明，戒烟的效果与观察性 meta 分析报告的效果相似 [17-18]。

戒烟援助

戒烟很难实现，因为这种习惯在药理学和心理学上都具有很强的成瘾性，并且可由患者的家庭和

综述：冠状动脉疾病二级预防中的戒烟

比较：戒烟vs.继续吸烟

结果：总死亡数

研究或亚组	戒烟 n/N	继续吸烟 n/N	体重	风险比 M-H，随机，95% CI
Aberg 1983	110/542	142/443	8.3%	0.63 (0.51, 0.79)
Baughman 1982	9/45	14/32	1.8%	0.46 (0.23, 0.92)
Bednarzewski 1984	136/455	205/555	9.3%	0.81 (0.68, 0.67)
Burr 1992	27/665	41/521	3.5%	0.52 (0.32, 0.83)
Daly 1983	80/217	129/157	9.0%	0.45 (0.37, 0.54)
Greenwood 1995	64/396	29/136	4.5%	0.76 (0.51, 1.12)
Gupta 1993	56/173	24/52	4.9%	0.70 (0.49, 1.01)
Hallstrom 1986	34/91	104/219	6.1%	0.79 (0.58, 1.06)
Johansson 1985	14/81	27/75	2.6%	0.48 (0.27, 0.84)
Perkins 1985	9/52	30/67	2.1%	0.39 (0.20,0.74)
Salonen 1980	26/221	60/302	4.0%	0.59 (0.39, 0.91)
Sato 1992	5/59	7/28	0.9%	0.34 (0.12, 0.97)
Sparrow 1978	10/56	40/139	2.3%	0.62 (0.33, 1.15)
Tofler 1993	14/173	37/220	2.5%	0.48 (0.27, 0.86)
Van Domburg 2000	109/238	202/318	9.8%	0.72 (0.61, 0.85)
Vliestra 1986	223/1490	588/2675	10.4%	0.68 (0.59, 0.78)
Voors 1996	26/72	37/95	4.4%	0.93 (0.62, 1.38)
总数 (95% CI)	**5659**	**6944**	**100.0%**	**0.64 (0.58, 0.71)**

总事件数: 1044 (戒烟), 1884 (继续吸烟)

异质性: $Tau^2 = 0.002$; $Chi^2 = 36.74$, $df = 19$ ($p = 0.001$); $I^2 = 45\%$

总体效应检验: $Z=8.42$ ($P<0.00001$)

0.1 0.2 0.5 1 2 5 10

戒烟 继续吸烟

图 18.2 Cochrane 回顾冠状动脉疾病患者戒烟情况。CI，置信区间；df，自由度；M-H，Mantel-Haenzsel；n/N，死亡人数/组内总人数。[Based on Critchley J，Capewell S. Smoking cessation for the secondary prevention of coronary heart disease. Cochrane Database Syst Rev. 2003;(1)：DOI 10.1002/14651858.CD003041.]

社会环境中的吸烟习惯而强化。成功戒烟最重要的预测因素是患者的动机。研究表明，其他因素也会影响戒烟的可能性：女性、社会经济地位低下的人以及抑郁症患者不太可能达到戒烟目标。与其他生活方式的改变一样，周围环境的支持（包括通过反烟草立法和政策的改变）也是重要的。

为了实现戒烟，卫生专业人员应给予患者强有力的、明确的和一致的信息。与 CVD 患者接触时应注意吸烟习惯问题，吸烟者无论年龄大小都应被鼓励戒烟[11，19]。在患者因心血管事件或血运重建住院期间，与之接触是强调戒烟的机会。值得注意的是，来自医生、护士和其他健康专业人员的简短建议是基于证据的干预措施，可使戒烟的可能性增加了 60% ～ 70%[20-21]。医疗专业人员应评估尼古丁成瘾情况[22]和患者戒烟动机的强弱，设定戒烟日期，并安排随诊（表 18.1 中的 5 个 A）。吸烟者应该被告知戒烟可能会使平均体重增加 5 kg，但戒烟对健康的好处远远超过体重可能增加导致的影响。

大多数成功戒烟的患者未经帮助。个人、团体和电话咨询可以增加戒烟率，而减少吸烟量、减少尼古丁、放松技术、催眠和针灸是在试验中没有成功的方法。可使用减少吸烟者戒断症状的药物来提高戒烟率

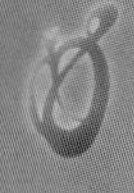

表 18.1 关于戒烟的 5 个 A

A-Ask 提问	利用一切机会系统地询问吸烟情况
A-Advise 建议	明确敦促所有吸烟者戒烟
A-Assess 评估	确定成瘾程度和戒烟动机的强弱
A-Assist 帮助	就戒烟策略达成一致，包括设定戒烟日期、行为咨询和药物支持
A-Arrange 安排	安排随访时间表

（表 18.2）。尼古丁替代疗法、温和的抗抑郁药安非他酮以及部分尼古丁激动剂伐尼克兰和野靛碱都被证明可以提高戒烟率[23]。尼古丁替代疗法（给药方式为口香糖、透皮贴片、鼻喷剂、含片或吸入剂）可使戒烟成功率增加 84%[24-25]。安非他酮也有类似的效果（戒烟率增加 82%），这是由头对头比较研究证实的。伐尼克兰主要与单一尼古丁替代疗法进行比较，结果显示其成功率高于 50%[24]。而且，尼古丁替代疗法的联合治疗比单一使用更有效[24]。联合使用伐尼克兰和尼古丁替代疗法可能优于单独使用任何一种疗法[26]。尽管对野靛碱的研究较少，但已经发现它可以提高戒烟率，尽管尚未与伐尼克兰进行头对头的比较，但可能比伐尼克兰更有效和更经济[23, 27]。东欧以外的监管机构没有批准野靛碱作为戒烟辅助药物。最初有人担心伐尼克兰可能对 CVD 结果产生轻微的不良影响，但这些副作用尚未得到证实[23]。尼古丁替代疗法、安非他酮和伐尼克兰目前都被认为是安全的戒烟药物，包括对心脏病患者。

电子烟

电子烟越来越受欢迎。电子烟是一种用于输送尼古丁的电子蒸发器。由于尼古丁会使人成瘾，因此电子烟既可以被视为戒烟药物，并根据药品立法进行治疗，也可以被视为烟草产品法规所涵盖的烟草产品。但针对长期尼古丁成瘾，电子烟作为戒烟工具的效用尚未明确[28]。目前没有足够的证据表明电子烟在戒烟方面是有效的。有人担心，如果电子烟被社会接受，那么青少年尼古丁成瘾的可能性会增加。然而，对于不能或不愿意戒烟的吸烟者来说，电子烟已经被认为是一种可以减少吸烟有害影响的手段。尽管毫无疑问，电子烟比吸烟的危害更小，但其长期后果尚不清楚，在撰写本章时，大西洋两岸的指导方针都建议谨慎使用。然而，短期使用电子烟与健康风险无关。

营养

健康的饮食被认为是保持心血管健康的基石。饮食习惯不仅影响 CVD，还影响包括癌症在内的其他慢性病。饮食对心血管健康的影响是通过包括对脂蛋白的作用在内的许多已知和未知因素导致的。许多食物成分已经在随机对照试验中被识别和验证，但所有的结果都令人失望。一般来说，当遵循健康饮食模式的建议时，不需要膳食补充剂。除了饮食模式外，能量摄入应限制在维持或获得健康体重所必需的范围内，即 BMI 20 ～ 25 kg/m^2。一些研究报告显示，超重的 CAD 患者的死亡率低于正常体重的 CAD 患者。这被称为肥胖悖论，也见于慢性心力衰竭、慢性阻塞性肺疾病（COPD）和其他慢性疾病中。尚不清楚这种相关性是因果关系还是由观察性研究中的偏倚引起。目前还没有对具有 CVD 终点的 CAD 患者进行大幅减重的大规模随机试验。在 AHEAD（Action for Health in Diabetes）试验中，随机对超重和肥胖的 2 型糖尿病患者进行减重和体力活动，在 9 年的随访期内，适度的减重（2.5%）对主要结局没有益处（HR ＝ 0.95，P ＝ 0.51）[29]。然而，瑞典肥胖研究（一项非随机对照研究）比较了肥胖患者接受减肥手术和常规治疗的结果，发现接受手术的患者致死性和非致死性 CVD 事件的发生率降低了 33%[30]。超重患者体重减轻与血脂异常、高血压和高血糖等心血管危险因素的多重有益影响有关，维持正常体重仍然是 CAD 二级预防的目标[11, 31]。

地中海饮食和其他饮食

地中海饮食类似于希腊、意大利和西班牙传统饮食模式。在针对希腊克里特岛饮食的 7 国研究中，这种饮食模式首次被描述为有益的[32]。地中海饮食的定义是富含橄榄油、水果、蔬菜、豆类、粗粮和鱼类的饮食；适量饮用葡萄酒和乳制品（奶酪和酸奶）；以及相对较少的肉类摄入。地中海饮食模式倾向于总脂肪含量适中、饱和脂肪含量低、纤维和多不饱和脂肪酸含量高，包括来自鱼类的 n-3（ω3）脂肪酸[19]。地中海饮食已被联合国教科文组织列入地中海国家“人类非物质文化遗产代表性名录”，包括葡萄牙、西班牙、意大利、克罗地亚、希腊和摩洛哥。

表 18.2 戒烟援助

	治疗时长	给药方式	机制	相对于安慰剂的有效性	常见副作用（1% ~ 10%）	相对效能	备注
NR	剂量调整至成瘾水平，并逐渐减少。最长3个月，延长治疗并不会带来更好的效果，但优于再次吸烟	贴片、口香糖、菱形糖、吸入剂、鼻喷剂	刺激CNS中的烟碱型乙酰胆碱受体，减轻戒断症状	OR = 1.6 *vs.* 对照组 多种NR产品的组合可提高有效性	局部刺激、疼痛和感觉异常、头痛、恶心、头晕、打嗝、胃部不适	单药治疗＋ 联合使用＋＋	
安非拉酮	150 mg/d，持续3～4天，然后150 mg每日2次，持续7 ~ 12周，最多6个月	治疗1周后计划戒烟	抗抑郁药，抑制去甲肾上腺素和多巴胺的再摄取	OR = 1.9 *vs.* 对照组	失眠、口干、腹痛、恶心、便秘	＋	有癫痫风险的患者应慎用。应监测患者的情绪变化
伐尼克兰	0.5 mg/d持续1 ~ 3天，0.5 mg每日2次持续4 ~ 7天，然后1 mg每日2次持续12周	治疗1周后计划戒烟	具有激动剂和拮抗剂作用的部分尼古丁受体激动剂	OR = 1.8 *vs.* 安非拉酮 未记录到比NR组合更有效	恶心、鼻炎、睡眠障碍、呕吐、便秘、腹胀、头痛、食欲改变、呼吸困难、胸痛、肌痛、头晕	＋＋	肾衰竭的患者减少剂量（GFR < 30ml/min），有精神障碍病史的患者慎用，包括抑郁、焦虑或既往有自杀企图的患者

CNS，中枢神经系统；GFR，肾小球滤过率；NR，尼古丁替代疗法；OR，比值比

地中海饮食有益作用的证据来自多中心观察性研究 meta 分析和随机对照试验。对地中海饮食在一级预防方面的观察性研究的 meta 分析发现，糖尿病发病率降低、甘油三酯浓度降低、血糖水平降低、血压降低[33]。近期的 meta 分析包括来自 400 多万人的数据，发现总死亡率显著降低 8%，CVD 发病率显著降低 10%[34-35]。然而，值得注意的是，2013 年的两篇 Cochrane 综述在随机试验中发现，迄今为止，地中海饮食或增加水果和蔬菜摄入改善 CVD 风险的证据非常有限[36-37]。

显示地中海饮食对心血管结局有益的两个主要试验是里昂饮食心脏研究（Lyon Diet Heart study）和 PREDIMED 试验（Prevención con Dieta Mediterránea）。基于这些试验，通过机制研究和观察性研究的压倒性证据证明其合理性，2016 年二级预防指南推荐了一种接近地中海饮食的饮食（框 18.1）。

PREDIMED 试验是一项西班牙多中心试验，在 7447 例没有 CVD 但为 CVD 高风险的人中比较了 3 种饮食，两组采用地中海饮食辅以特级初榨橄榄油或混合坚果，另一组采用低脂饮食。推荐的地中海饮食富含橄榄油、坚果、水果、蔬菜、豆类、鱼和葡萄酒，而碳酸饮料、烘焙食品、红肉和脂肪含量低。低脂饮食组除了推荐低脂乳制品、土豆、意大利面、大米外，还推荐水果、蔬菜和鱼 / 海鲜，而不推荐脂肪含量高的鱼、橄榄油和坚果。在中期分析发现地中海饮食更好之后，这项研究在 4.8 年后被停止。坚果组和特级初榨橄榄油亚组心肌梗死、卒中或 CVD 死亡的主要心脏不良事件（MACE）的结局总体减少了 30%，两组有相似的风险降低比例[38]。尽管 PREDIMED 试验是基于具有 CVD 危险因素的人群，但结果显示绝对风险低，CVD 事件总发生率约为每年 4%。导致组间差异的主要事件是卒中。据报道，其结果与基于 PREDIMED 人群应用对个别饮食成分的观察性研究所实现的风险降低的计算结果相一致。

PREDIMED 试验也受到了质疑，包括由于它被提前停止，只能观察试验开始时的效果，而且完全是通过卒中减少来产生的。此外，批评人士指出，对照组的饮食不仅脂肪含量低，而且碳水化合物含量高，或脂肪含量不够低[39]。最后，绝对风险的降低是有限的，总体上强有力的结论是基于事件数量的相对较少。

PREDIMED 试验是一项针对高危人群的一级预防研究。唯一支持 CVD 事件的二级预防研究是里昂饮食心脏研究，在该研究中，605 例 MI 患者随机接受地中海饮食推荐和非特定研究的饮食推荐。这项研究也被提前停止了。研究发现 27 个月后以心脏性死亡或 MI 为主要结果的风险降低了 73%，并且在 4 年的随访后保持了这种效果[40-41]。

饮食对 CVD 风险的影响似乎很快，1 年内即可出现显著差异，这也与观察性人群研究[42]和对照饮食研究的中期结果相一致。正如前面提到的，潜在的机制是多方面的：地中海饮食已被证明可以降低代谢综合征的患病率，并在糖尿病患者中改善血糖控制。这种饮食也被证明可以减少内膜中层的进展、降低血压、减少低程度炎症、提高胰岛素敏感性，并减少降糖药物的使用[43-47]。重要的是，虽然地中海饮食也有助于改善体重控制，但其有益的影响并不是通过减重而主要是通过饮食配比来实现的。

框 18.1 心血管疾病二级预防的推荐饮食模式示例

选择强调蔬菜、水果、全谷物、低脂乳制品、家禽、鱼、豆类、非热带植物油和坚果的摄入，并限制含糖饮料和红肉摄入的饮食模式：

- 饱和 FA 应占总能量摄入的 5%～10% 以下，由 PUFA 替代
- 反式 PUFA 摄入量应尽可能少，最好不要从加工食品中摄取，且摄入的总能量应低于天然来源的 1%
- 降低钠的摄入量，每天＜ 5 g；高血压患者的目标是 ≤ 2.4 g
- 每天 30～45 g 纤维，最好来自全麦产品
- 每天 200 g 水果（2 ～ 3 份）
- 每天 200 g 蔬菜（2 ～ 3 份）
- 每周至少食用两次鱼，其中一次是多脂鱼类
- 男性每天最多喝 2 杯酒（20 g/d），女性每天最多喝 1 杯酒（10 g/d）
- 必须禁止饮用含糖软饮料和酒精饮料

FA，脂肪酸；PUFA，多不饱和脂肪酸

Modified from Eckel RH，Jakicic JM，Ard JD，et al. 2013 AHA/ACC guideline on lifestyle management to reduce cardiovascular risk：a report of the American College of Cardiology/American Heart Association Task Force on Practice Guidelines. Circulation 129（25 Suppl 2）：S76-S99，2014；Perk J，De BG，Gohlke H，et al. European Guidelines on cardiovascular disease prevention in clinical practice（version 2012）. The Fifth Joint Task Force of the European Society of Cardiology and Other Societies on Cardiovascular Disease Prevention in Clinical Practice（constituted by representatives of nine societies and by invited experts）. Eur Heart J. 2012；33（13）：1635-1701.

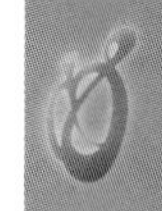

其他被认为有益的饮食模式是由 AHA 推荐的 DASH 饮食。DASH 饮食富含蔬菜、水果、低脂乳制品、全谷物、家禽、鱼类和坚果，而甜食、含糖饮料和红肉含量低。DASH 饮食富含钾、镁、钙以及蛋白质和纤维，但总脂肪含量低于地中海饮食。素食饮食总脂肪含量也很低，在观察性研究和小型试验中也被证明对 CVD 终点有一定的益处[48]。低脂肪饮食的一个问题是享受性较低，因此一些患者群体对这种饮食的依从性较差。

基于对单个营养素的观察性研究和干预性研究的全部证据，以及来自 PREDIMED 试验和 DASH 试验的证据，目前全球公认在预防 CVD 方面健康的饮食模式比单一营养素更重要。

脂肪酸（包括反式脂肪酸）

脂肪酸（fatty acid，FA）可分为饱和 FA、单不饱和脂肪酸（monounsaturated fatty acid，MUFA）和多不饱和脂肪酸（polyunsaturated fatty acid，PUFA）。较高的饱和 FA 主要来自动物制品，包括肉类和乳制品，并且与较高的 LDL-C、较低的 HDL-C 和较高的 CVD 风险相关。相反，摄入较多的 PUFA 与 CVD 的风险降低有关。用 MUFA 替代饱和 FA 可降低 LDL-C，并在一定程度上降低 HDL-C，但对 CVD 结局有益的证据有限。用 PUFA 替代饱和 FA 与降低 CVD 风险相关，而用碳水化合物替代则与更高的糖尿病风险、更高的甘油三酯、更低的 HDL-C 和更高的 CVD 风险相关。

2014 年的一项 meta 分析对饱和 FA 摄入量的有害影响提出了质疑，并引发了大量讨论[49]。然而，如前所述，关键的一点是，用什么来替代饱和 FA。因此，饱和动物脂肪应该主要被不饱和脂肪（即植物油）所取代，这些是地中海饮食的关键组成部分。目前流行的饮食建议包括食用低饱和脂肪食物，饱和脂肪最多占总能量摄入的 10% 或更少[11，19]。

与 FA 和碳水化合物的影响相比，胆固醇的饮食摄入量对血清脂蛋白的影响有限，而且大多数指南没有对胆固醇摄入量给出具体的建议。

反式 FA 是工业发展的产品，可使液体脂肪变硬，以便运输。反式 FA 摄入量越高，LDL-C 越高，HDL-C 越低，患 CVD 的风险也越高。这种关联已被明确证明。现行的指南建议不要食用工业生产的反式 FA。一些国家已经立法禁止使用反式 FA，这一禁令可能与某些国家 CVD 死亡率的急剧下降有关。反式 FA 已被美国食品药品监督管理局（Food and Drug Administration，FDA）列为不安全食品，在食品生产中正在被逐步淘汰。

多不饱和脂肪酸、鱼和鱼油

PUFA 包括主要来自植物食品的 n-6（ω6）FA 和主要来自鱼油和脂肪的 n-3（ω3）FA。n-3 FA 二十碳五烯酸和二十二碳六烯酸（EPA/DHA）是 n-3 FA 特别重要的亚类。食用鱼类与降低 CVD 的风险有关。这种关系不是线性的，不食用鱼类的人群的风险最高。人们认为，这种有益的影响是通过 n-3 FA 的含量来介导的。多项 CVD 二级预防的随机试验已经验证了以鱼油胶囊形式补充 EPA/DHA 的效果。这些试验并没有显示出一致的有益效果，一项包括 20 项二级预防试验，共 6 万例患者的 meta 分析证实了其对 CVD 结果缺乏影响[50]。总体而言，补充 n-3 与全因死亡率、心脏性死亡、猝死、MI 或卒中的风险降低无关。因此，建议每周食用≥ 2 次鱼类，其中一餐含有多脂鱼类[11]，而鱼油可能可以降低甘油三酯。

维生素

观察性研究和病例对照研究表明，低水平的维生素 A 和 E 与 CVD 风险增加有关。然而，随机对照试验并没有显示维生素补充剂的有益效果。维生素 C、B 和叶酸也是如此。此外，在观察性队列研究中，低水平的维生素 D 与较高的 CVD 发病率相关[51]，但结果可能会被吸烟、较少的体力活动（因此较少暴露于阳光下）、饮食和其他生活方式因素所混淆。大多数干预试验规模较小，且并未针对 CVD 结局。近期一项 meta 分析纳入了 22 项随机对照试验共约 30 000 人，他们被随机分配到维生素 D 补充剂组或对照 / 安慰剂组，结果显示获益有限：补充维生素 D_3 与全因死亡风险降低 11% 相关（0.80 ～ 0.98），补充维生素 D_2 与降低死亡风险无关（HR ＝ 1.04）[51]。在一项包括 13 033 例患者的 21 项随机试验的 meta 分析中，补充维生素 D（维生素 D_3）并未明显降低 MI 或卒中的风险[52]。多项验证补充维生素 D_3 与 CVD 关系的大型试验正在进行中，在推荐补充维生素 D_3 预防 CVD 之前必须等待结果[53]。

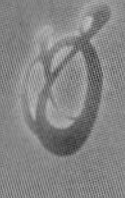

纤维素

纤维含量较高的饮食会抑制或延缓胃排空，并与餐后血糖降低以及总胆固醇、LDL-C 降低有关。可溶性纤维还可以改善胰岛素敏感性和内皮功能，并可能降低炎症、体重和血压。在观察性研究中，食物中较高的纤维含量与降低 CAD、卒中和糖尿病的风险相关。膳食纤维的另一个有益作用是降低患胃肠道癌症的风险。高纤维含量是地中海饮食和 DASH 饮食的关键组成部分。

矿物质：钠和钾

钠摄入越多，血压越高，患 CAD 和卒中的风险就越大。钠对血压的影响是公认的。据估计，每天摄入的钠增加 1 g，高血压患者的收缩压增加 3.1 mmHg，正常血压患者的收缩压增加 1.6 mmHg[11]。食物中天然的钠含量很少；大多数钠的摄入是通过添加盐，特别是在预制和加工食品中。钠的摄入量因国家而异，但许多国家高达 8～12 g/d。钠的摄入量一般建议＜ 5 g/d，最佳摄入量甚至更低。据估计，美国将钠摄入量减少至 3 g/d 将导致 CAD 发病率降低 5.9% ～ 9.6%，全因死亡率降低 2.6% ～ 4.1%[19]。在英国，将钠摄入量从目前的 8.5 g/d 降至 3 g/d，将使人群平均血压降低 2.5 mmHg，并将每年因 CVD 而死亡的人数减少 4450 人[54]。建议能从降低血压中受益的患者将钠摄入量减少到 2.4 g/d，且进一步减少到 1.5 g/d 可以导致更明显的血压下降[19]。相反，钾的摄入量越高，血压越低，摄入钾的主要来源是水果和蔬菜。事实上，富含钾的饮食（如地中海饮食和 DASH 饮食）已被证明可以降低血压。

酒精

饮酒与更高的血压、更高的 BMI、更高的甘油三酯和 HDL-C 相关。然而，自 20 世纪 80 年代中期以来，观察性研究一直认为适度饮酒与较低的 CVD 风险相关，关系呈 J 形。每天喝 1 ～ 2 杯酒的人风险最低，而禁酒者的风险较高似乎并不能用残余的混杂因素来解释。早期的研究表明葡萄酒特别有益，可能是因为其中含有黄酮类化合物和白藜芦醇。然而，葡萄酒饮用者、啤酒饮用者和其他类型的酒精饮用者在与心血管风险相关的其他方面可能有所不同，在一些研究中发现葡萄酒更有益的关联可能是由残留的混杂因素引起的。

然而，饮酒对心血管风险的有益影响一直受到质疑，尤其是在孟德尔随机研究未能证实这种 J 形相关性之后。这项研究是基于 56 项队列研究的集合，包括超过 260 000 人和 20 000 个结果。在这项研究中携带与饮酒副作用相关的遗传变异［编码酒精脱氢酶的一种单核苷酸多态性（rs1229984 ADH1B）］的受试者被观察到饮酒较少。与预期相反，基因多态性携带者患 CAD 的可能性较低，表明减少酒精暴露对 CVD 健康有益[55]。相反，以葡萄酒为主的适度饮酒是地中海饮食的一部分，也是 PREDIMED 试验所推荐的[56]。对确诊 CAD 患者的观察性研究也表明适量饮酒可降低患病风险。补充酒精的对照试验在伦理上是不可行的，因此可接受的建议比较谨慎：对于已经有中等饮酒量（男性每周 7 ～ 14 单位，女性更少）的 CAD 患者，没有给出改变的建议[11, 57]。对高血压和高甘油三酯血症等患者的饮酒建议可能限制性更强。任何关于酒精的建议都应该谨慎，因为酒精的影响不仅限于心血管健康，还具有广泛的社会影响。因此，不饮酒的 CVD 患者不应被鼓励饮酒[56]。

体力活动

运动有益的流行病学证据

柏拉图（公元前 400 年）说："为了使人在生活中取得成功，上帝提供了两种手段，即教育和体力活动。缺乏活动会破坏每个人的良好状态，而运动和有条理的体育锻炼可以挽救和保存它。" 自从医学发展以来，人们就认识到了运动的有益作用。希波克拉底曾被引用过这样一种观点，即运动对保持身体健康是必要的[58]。在现代，最早严格执行流行病学研究以观察运动对 CAD 风险的保护作用的是 Morris 的开创性研究，他观察到，在伦敦双层公交车上，整天在公交车上爬楼梯的人比那些不太活动但在社会经济方面相似的公交车司机患 CAD 的风险更低。自 20 世纪 50 年代以来，工作时间内的体力活动有所下降，由于工作性质的变化，有氧运动也有所减少。此外，职业体育活动也受到社会经济因素的强烈干扰。最有力的证据支持体力活动在 CVD 发病机制中的作用与闲余时的有氧运动有关。

体力活动对多种健康结果有多重有益的影响，是健康生活的基石。流行病学、基础科学和机制研究都有大量证据支持运动在预防CVD中的因果作用。多项大型人群研究证实了体力活动与心肺健康、CVD和死亡率之间的关系[60-63]。据估计，运动可使CAD的发病率减少30%～50%，而缺乏活动现在被认为是世界范围内第四大死亡原因[64]。体力活动的有益影响适用于健康个体、具有心血管危险因素的个体以及已经发展为CVD的患者。运动与心血管健康及CVD的发生发展之间存在着明确的强相关性。因此，在所有当代预防指南中，体力活动和运动训练被认为是CVD一级和二级预防的重要非药理学工具[11,65]。

体力活动、运动和健康的定义

体力活动被定义为任何由骨骼肌产生的需要能量消耗的身体运动。体力活动的一种类型是运动，它被定义为一种有计划和有结构的体力活动，涉及肌肉活动、心率、心输出量和能量消耗增加。对于大多数人来说，日常生活活动将构成他们能量消耗的大部分，尽管活动可能处于低强度水平，并且不一定会导致更高程度的心肺健康。心肺健康是心血管和呼吸系统向肌肉组织供应O_2的能力。心肺健康通常用峰值VO_2表示，即在心肺运动试验中按照体重标准化之后测量最大运动时的摄氧量。预期的心肺健康通常以代谢当量（MET）来衡量，MET是运动过程中的能量消耗与基线能量消耗的比值。1个MET的基线能量消耗相当于每分钟氧耗3.5 ml/kg。预期的心肺功能取决于年龄和性别，男性范围从40岁的10.5 MET到80岁的6 MET，女性从40岁的9.5 MET到80岁时的4.5 MET[66]。

体力活动的测量

体力活动可以通过持续时间（运动所花费的时间）、强度（与活动相关的能量消耗）和频率（体力活动的次数，如每周）来描述。有氧运动可以进一步描述为连续有氧运动或间歇训练。体力活动通常可通过汇总指标来量化，即MET-小时（MET-h；运动的MET强度乘以运动小时数）或以卡路里的能量消耗来量化。在基于自我报告运动的研究中，MET和MET-h是根据不同运动类别的假设能量消耗计算出来的。然而，没有一种测量方法能够囊括体力活动的所有重要特征。

低于3 MET的活动被认为是轻体力活动，例如，以休闲的速度行走（表18.3）。然而，MET作为一个绝对的衡量标准，并没有考虑到年轻人可以比老年人提供更多的MET，体重较大的人可以比较小的人提供更多的MET，男性可以比女性提供更多的MET。例如，一个80岁的人以6 MET锻炼可能已接近他的生理极限，而这对一个20岁的人来说是非常轻松的强度。相对强度可以更好地体现个人所需的努力程度，可以用相对于个人峰值VO_2的能量消耗（VO_2），或相对于最大心率的心率，或心率储备的百分比（220－年龄－静息心率）来测量。强度也可以表示为个人感觉到的努力程度，通常可在Borg量表中体现。Borg量表最初设计为相当于20岁的人在给定心率时感觉到的运动强度，范围为6～20。中等强度的运动通常被定义为Borg量表中11～14的运动，此时心率和呼吸有所增加，通常能量消耗为3～6 MET，如快步走。剧烈运动被定义为运动的人不能进行谈话的运动（所谓的“谈话测试”），此时心率和呼吸频率显著增加，运动强度被认为是Borg量表中14～16的运动。高强度间歇训练包括在Borg量表中感知运动强度为17～19的间歇训练。对于服用β受体阻滞剂的个体，重要的是考虑心率的改变，最好根据其他相对强度的参数指导训练强度。对于老年患者、未受过训练的人和严重心力衰竭患者，测量相对强度更为合适。

有氧运动和心肺健康

在健康人群中，由于体力活动对包括CAD在内的许多疾病存在有益影响，已被证明与寿命密切相关。

心肺健康与心血管和全因死亡结局密切相关[67]。对33项前瞻性研究共100 000多例健康受试者进行meta分析，其均进行了基线运动试验，结果显示心肺健康对全因死亡和CAD/CVD死亡率存在有益影响[60]。不同研究之间的效应大小是多样的，主要是由于研究的特点不同，如估计心肺健康的方法、校正的方法和随访的持续时间。最大有氧运动每增加1 MET，全因死亡率的总体相对风险（RR）为0.87（0.84～0.90），CAD和CVD死亡率的RR为0.85（0.82～0.88）[60]。对于40岁男性，久坐与运动的预期最大MET的差异约为2 MET。由于在几项研究中

表 18.3　绝对和相对运动强度以及相应活动的示例

强度	MET	绝对强度的示例	$\%VO_{2MAX}$	$\%HR_{MAX}$	相对强度 RPE(Borg 量表评分)	谈话测试
低强度，轻体力运动	1.1～2.9	步行＜ 4.7 km/h，轻家务劳动，轻园艺劳动	28～39	45～54	10～11	呼吸频率没有变化，说话无限制
中等强度，中度体力运动	3～5.9	快步走（4.8～6.5 kg/h）、慢骑自行车（15 kg/h）、绘画/装饰、吸尘、园艺（修剪草坪）、高尔夫（手推车拉杆）、网球（双打）、交际舞、水上有氧运动	40～59	55～69	12～13	呼吸加快，但可以说完整的句子
高强度，高度体力运动	6～7.9	竞走、慢跑或跑步、骑自行车＞ 15 km/h，重园艺劳动（连续挖掘或盘旋）、游泳、网球（单打）	60～79	70～89	14～16	呼吸非常困难，不能舒适地进行对话
非常高强度运动	8～9.9	快跑	80～99	89～99	17～19	不能讲话
最大强度运动	＞ 10	最大冲刺	100	100	20	不能讲话

请注意，对于老年人来说，较高的相对强度等同于较低的绝对强度

MET 为给定活动的能量消耗除以静止能量消耗：1 MET ＝ 3.5 ml/（kg・min）耗氧量（VO_2）

$\%HR_{max}$：测量或估计的最大心率（220 － 年龄）的百分比；MET，代谢当量；RPE，感觉运动强度的 Borg 评分（6 ～ 20 分）；$\%VO_{2max}$，测量的 VO_{2max} 的百分比

Modified from Norton K，Norton L，Sadgrove D. Position statement on physical activity and exercise intensity terminology. J Sci Med Sport. 2010；13（5）：496-502；Howley ET. Type of activity：resistance，aerobic and leisure versus occupational physical activity. Med Sci Sports Exerc. 2001；33（6 Suppl）：S364-S369.

校正了可能是运动到 CVD 的中间因素，如血压、体重和糖尿病，心肺健康的有益影响可能被低估。meta 分析得出的结论是，显著降低男性和女性死亡率和 CVD 风险相关的最低心肺健康水平在 40 岁时分别为 9 MET 和 7 MET，在 50 岁时为 8 MET 和 6 MET，在 60 岁时为 7 MET 和 5 MET。

心肺健康与健康结局的关系比自我报告的体力活动更密切。对 1992—2007 年研究进行的 meta 分析总结了体力活动与全因死亡率和 CVD 死亡率之间的关系[62]。这项包括 800 000 多人的分析发现了一些异质性和发表偏倚的迹象，推测部分原因是不同研究在研究方法上存在相当大的差异。在对运动能力进行客观评估的研究中，运动与死亡率的相关性最强。在这些研究中，心肺健康达最高水平时 CVD 死亡率的校正 RR 为 0.43（0.33～0.57），全因死亡率的校正 RR 为 0.59（0.53～0.65）。基于自我报告体力活动水平的研究也比较了最高和最低水平，CVD 死亡率的 RR 为 0.70（0.66～0.74），全因死亡率为 0.71（0.66～0.76）。这种有益的影响在男性和女性中都可以看到。在仅根据年龄校正的统计模型中，体力活动的影响更大，这与通过心血管危险因素部分介导的效果是一致的。

虽然健身指标更加客观和精确，但体力活动的测量通常是从问卷信息中总结出来的，可能不能准确地反映运动消耗的要素。虽然体力活动是心肺健康的主要决定因素，但体力活动与心肺健康的相关性并不大[68-69]。事实上，一些从事体力活动的人具有相对较低的心肺健康水平，相反，一些相对活动较少的人具有较高的心肺健康水平。因此，心肺健康状况可能对体质、环境或遗传因素有额外的有益影响，尽管这一点仍有待证实。

虽然心肺健康是预后的强预测因子，并可提供 CAD 患者功能状态的信息，但心肺健康的测量通常不是心脏病专家评估慢性 CVD 的一部分，并且在评估患者风险时很少考虑心肺健康水平。心肺健康已被证明在一级预防中是一个独立的风险预测因子，与传统危险因素的风险模型相比，其改善了风险预测的多个指标[70]。在 CAD 患者中，心肺健康水平也与改善长期预后密切相关[71]。

强度、持续时间与频率

运动对健康的最大益处体现在从久坐到轻体力活动的过程中。除此之外，更多的日常越多且运动会导致心肺功能呈剂量依赖性改善[72]，一般认为运动所花费的时间越多且运动的强度，越大越好。然而，近期的流行病学证据表明，适量运动是实现长寿和预防 CVD 的最佳选择。在一项汇集了包括 600 000 多例受试者和 116 000 例死亡者的 6 项前瞻性人口研究的数据中，长寿的最佳体力活动水平是每周 22.5～40 MET-h（相当于 4～8 h 的快步走），但是与轻度活动（1.5～3 h 的快步走）相比，增加的益处并不大：与久坐不动相比，校正后的 HR 分别为 0.69 和 0.61[73]。在极端情况下，在每周锻炼超过 75 MET-h 的受试者中，未观察到额外的益处（但也没有明显的危害）。另一项人群研究（2015 年）也提出了慢跑的 U 形关系，大量慢跑者的风险无变化甚至增加，尽管这些发现是基于高活动量组中极少数的终点得出的[74]。

许多研究并没有区分运动强度和运动时间，而是用总卡路里消耗量或达到的 MET-h 等指标进行总结，或者使用没有明确区分的分级问卷来描述。试图区分运动量和强度的研究表明，与低强度运动相比，高强度运动对死亡率和 CAD 风险的影响更大，而与运动所花费的总时间或总运动量无关[63，75-76]。2015 年，一项包括 200 000 多例澳大利亚受试者的大型研究发现，与中等强度运动相比，剧烈运动的死亡率更低：在每周运动时间相同的情况下，≥ 30% 的时间进行剧烈活动与进行体育锻炼但不进行剧烈运动相比，死亡风险降低 13%[77]。相应地，跑步在相同的运动量和较低的运动量下均优于步行，在类似运动量的情况下，跑步的死亡率降低 2 ～ 4 倍[78]。在一项对 55 000 多例成人进行了 15 年跟踪调查的研究中，跑步者的全因死亡率和心血管死亡率分别降低了 30% 和 45%。然而，令人惊讶的是，每周慢跑更多的时间或慢跑更多的 MET-h 似乎并没有带来额外的好处。相比之下，慢跑的速度（强度）似乎很重要[79]。

然而，这些发现并不确切。在一项大型研究中，无论是通过适度运动还是剧烈运动来达到 MET-h，似乎都不会影响这种有益的效果[73]。此外，哈佛大学校友健康研究（Harvard Alumni Health Study）和女性健康倡议（Women's Health Initiative）的结果发现，在保持全因或心血管死亡率总量固定的情况下，增加剧烈运动百分比的额外获益很少或没有增加获益[80]。

总之，证据支持现行一级和二级预防中关于运动的指导建议，强调最重要的一步是达到一定程度的体力活动。除此之外，通过增加日常生活活动和中等或高强度的日常锻炼可以达到最佳效果[11，19]。

间歇训练

近年来，通过高强度间歇训练也实现了增加训练强度的趋势。独立于能量消耗，剧烈的体力活动比适度的活动更能有效地促进心肺健康和代谢健康[75，81-82]。几十年来，高强度间歇训练在运动员中非常流行，因为它使心肺健康状况得到更快的改善。2015 年，一项比较 CAD 患者间歇训练和中等持续训练研究的 meta 分析证实，间歇训练在实现心肺健康方面更有效[83]。一些研究表明，在血糖控制、代谢综合征和心力衰竭等各种结局方面，高强度间歇训练优于中等强度有氧训练[84-85]。然而，并不是所有的研究都证实了这一点[86]，目前仍需要进行更大规模的多中心研究并延长随访时间，以确定高强度间歇训练是否优于中等强度训练，从而对心肺健康产生可持续影响，并最终改善结局。

虽然有一些证据表明更高强度的运动会产生更有益的效果，但这应该与更大的肌肉损伤和其他损伤的风险进行权衡，并且在选定的 CAD 患者中，还应考虑心脏不良事件的潜在风险。对于一些个体（如 LVEF 降低或有残余可逆性缺血的患者），剧烈运动的风险 / 获益比可能是相反的。

步行

步行是全世界所有人群中最常见的一种体力活动类型。据估计，在美国成人中，步行占总体力活动的近 50%，跑步和慢跑占 14%，其他类型的运动（包括骑自行车、爬楼梯、健身和有组织的运动）构成其余的部分[87]。评估作为日常生活一部分的散步、骑自行车和其他容易进行的活动的效果对于指导心脏病患者进行促进健康的体力活动非常重要。体力活动作为日常生活和通勤的一部分，对所有人都是简单易行的，并减少了获得更健康生活方式的障碍。多项 meta 分析已经证实了步行对死亡率和 CAD 风险的影响[63，88-89]，最高强度步行与最低强度步行相比，CVD 和全因死亡率的风险估计降低了约

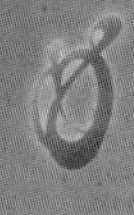

30%[88]。然而，在一项 meta 分析中，步行的作用较小，每周步行 1 h 导致风险降低 3%，每周 150 min 则降低 7% 的风险[63]。

步行和骑自行车都可以在较低的能量消耗下进行。女性健康倡议纳入了 75 000 多例受试者，结果显示，步行的 MET-h 在降低心血管风险方面有额外的益处[90]。2014 年的 meta 分析总结了观察性研究的结果，包括 14 项研究共 28 万例步行受试者，以及 7 项研究共 187 000 例骑自行车受试者，结论是骑自行车和步行都与降低全因死亡风险相关：每周步行或骑自行车 11.25 MET-h（相当于 2～3 h 的快步行走）与死亡风险降低 10% 相关，而更高 MET-h 的剂量-效应很小[91]。meta 分析仅包括根据其他体力活动进行校正的研究，以确保风险估计最有可能归因于步行和骑自行车活动。研究结果存在一定异质性，但评估步行强度和数量的方法也不同，对混杂因素的校正也是如此。

与慢跑相比，步行的好处较少。这与更剧烈的活动对心血管健康和葡萄糖代谢更有益一致。比较步行速度和步行数量的研究表明，步行速度在预防代谢综合征、预防心力衰竭和预防 CAD 方面具有优势[92-94]。同样，在 65 岁以上的人群中，步行速度较低者的 CVD 死亡率是较高者的 3 倍，但不会增加癌症的风险[95]。然而，低速步行也有好处。STRRIDE 研究表明，即使在低强度下，每天步行 30 min 也可以防止超重者体重增加[96]。

关于步行对心血管危险因素影响的干预研究越来越多。总结 32 项比较步行干预和不运动的研究结果显示，步行可以提高有氧代谢能力（每分钟 3.0 ml/kg）、降低收缩压（－3.6 mmHg）和舒张压（－1.5 mmHg）；降低腰围（－1.5 cm）、体重（－1.4 kg）、体脂百分比（－1.2%）和 BMI（－0.5 kg/m^2），但对血脂无影响，包括 HDL-C[97]。步行干预 2 型糖尿病患者的随机对照试验显示，血糖控制和 BMI[98] 均有改善，步行速度可能比步行时间更重要；在一项进行随访的队列研究中，步行速度快的没有代谢综合征的健康受试者，10 年后患代谢综合征的风险降低 50%，而每天以较慢的速度行走超过 1 h 并不会发挥保护作用[93]。

阻力训练

大多数研究证据都与有氧运动有关。随着 CAD 人群的老龄化，合并症和年龄相关的功能下降发挥着越来越大的作用。这些增加了阻力训练的重要性，以保持患者和整体治疗计划中的肌肉力量。阻力训练的重要性已在多项建议中得到认可[65，99-101]，有氧训练和阻力训练的结合被认为比单纯的有氧训练在改善身体成分、力量和心血管健康的一些指标方面更有效[102]。在 2 型糖尿病患者中，有氧训练和阻力训练的结合改善了糖化血红蛋白（HbA1c）水平，而这不能单纯通过有氧训练或阻力训练达到[103]。

阻力训练可以在心脏康复中心和能使用重量器械的健身中心进行，也可以在家里以多种方式进行，如举重练习、橡皮筋或健美操。负重的耐力训练可能会导致血压大幅度升高。然而，如果静息血压控制良好，无心力衰竭的患者可以安全地进行阻力训练。对于心力衰竭患者，可根据个体评估单独训练较小的肌肉群，并推荐较小的负荷或较短的时间[100]。在阻力训练中使用 Valsalva 动作会进一步升高血压，心力衰竭患者应避免进行。证据明确的阻力训练的益处包括改善血压、改善葡萄糖代谢和控制体重。阻力训练也能提高平衡感和协调性。特别是对于越来越多的老年 CAD 患者来说，包括阻力训练在内的锻炼对于保持肌肉力量和功能、提高老年人日常生活活动的能力非常重要。

久坐行为

久坐行为和体力活动的区别在于前者不是由体力活动的程度来定义，而是按久坐的时间来定义。这两者又是相互关联的，但传统的运动 / 体力活动定义是指每天推荐 30 min 的单独活动，而久坐行为可能是指一天中剩余的 23.5 h。研究表明，久坐的时间越长，特别是坐着或看电视的时间越长，不良心血管危险因素、CAD 结局和全因死亡率也越高[104-107]，尽管一些观察性研究尚不能证实这一点[108]。这是否独立于体力活动的时间还有待进一步研究[105,107]。尤其老年人坐着的时间很长。2015 年的一项研究总结显示，根据自我报告，几乎 60% 的老年人每天坐着的时间超过 4 h，而通过客观验证，坐着的时间甚至更长[109-110]。

非运动活动是日常生活中不属于运动范畴的活动，如散步、四处走动、站立和坐立不安。现在可以通过感应器更准确地捕捉到非运动活动，这些活动可增加能量消耗，并与降低体重、减少腹型肥胖、

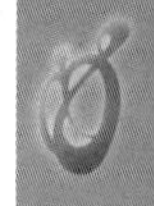

更好地控制血糖和降低代谢评分有关，即使在校正中度和剧烈运动后也是如此[111]。卧床休息研究证实了这些发现。在活动水平正常的健康年轻男性中，在2周内将每日步行次数从平均10 501次减少到1344次可导致内脏脂肪显著增加、有氧耐力下降，以及包括胰岛素敏感性在内的代谢指标异常[112-113]。

尽管还需要进一步的研究，但这些数据表明，在不进行任何运动的人群中，需要强调日常活动在减少久坐行为和促进心血管健康方面的作用。久坐的时间可以通过积极旅行（骑自行车、步行或使用公共交通工具）、久坐中途暂停以及减少看屏幕时间来达到最小化。

机制

运动训练对CVD患者和非CVD患者的效果基本相同。运动导致中枢神经系统和外周神经系统的适应，从而提高身体在工作中耗氧的能力。在有规律的运动中，外周神经系统适应可导致肌肉组织在不增加心输出量的情况下利用O_2提供能量的能力增强。通过中枢神经系统适应，最大心输出量主要通过每搏量的适应来改善，而最大心率是相对固定的。

有氧运动可通过提高能量效率而在心脏和血管系统同样需氧的情况下增强向外周提供更多能量的能力。有氧运动还改善内皮功能、降低外周阻力、改善冠状动脉微血管功能，从而改善运动时心脏的供氧。这意味着降低的心肌需氧量（心率×收缩压）可以执行相同水平的工作。对于由于残余缺血而引起的心绞痛患者，这些机制很重要，因为心绞痛可能发生在更高的阈值，此时相同的心脏负荷可以维持更高水平的工作强度。运动有进一步抗血栓和纤维蛋白溶解的作用，也有利于更高水平的迷走神经平衡，降低心律失常的风险[11]。在动物研究中观察到的运动的预适应效应（虽然没有在人体中证明）可能在减少冠状动脉阻塞的影响方面发挥作用[114]。

运动通过对心血管危险因素的许多有益影响（包括降低收缩压和舒张压、降低血脂并通过增加胰岛素敏感性和减少腹部脂肪来改善血糖控制）从而发挥CVD一级和二级预防的作用。运动可以改善内皮功能、内源性纤维蛋白溶解、心输出量、心率变异性和自主神经调节，以及毛细血管和线粒体密度。运动还可以降低心肌耗氧量、血小板聚集和血液黏度。此外，经常运动的人有更高的生活质量、更少的抑郁和焦虑、更好的睡眠质量；报告的压力较少；并且更易于在更高的年龄保持良好的认知功能。

脂质

横断面研究、前瞻性研究和干预研究均显示，运动可以降低甘油三酯水平并增加HDL-C，但对总胆固醇或LDL-C水平影响不大。虽然运动对总LDL-C的影响较小，但倾向于使其颗粒向更大的、致动脉粥样硬化作用较小的LDL-C颗粒转移。类似地，运动对HDL-C颗粒大小存在有益影响，主要导致HDL-C2颗粒的增加，其致动脉粥样硬化作用较小[115]。运动对血脂的一些影响是通过降低体重、减少脂肪量和增加瘦肉组织来介导的。运动的单个效应难以量化。运动和他汀类药物治疗的效果是相加的，其他心血管预防策略也是如此。有趣的是，与不适合但服用他汀类药物的血脂异常患者相比，适合但未接受他汀类药物治疗的血脂异常患者的死亡风险较低[116]。

随着他汀类药物和未来可能普遍应用的更有效的降LDL-C药物的使用，运动对HDL-C和甘油三酯的影响值得关注，以解决残余风险。运动影响HDL-C和甘油三酯的机制被认为是通过增加脂蛋白脂肪酶的活性，进而降低了极低密度脂蛋白胆固醇（VLDL-C）和甘油三酯水平。甘油三酯的降低可导致HDL-C增加和LDL-C颗粒增大。运动也可降低肝脂肪酶的活性，肝脂肪酶的活性导致更小的HDL-C颗粒具有更高的转运率，从而降低胆固醇的逆向转运活性。阻力训练对血脂的影响尚不清楚，但较小，较早的研究表明阻力训练对血脂的影响比有氧训练小[117]。

炎症、体重、血压和血糖控制

体力活动可以降低血压、预防或延迟高血压的发展，有助于控制体重、减少腹型肥胖、改善糖尿病患者的胰岛素敏感性和血糖控制。代谢综合征中心血管危险因素的累加也受到体力活动的有益影响。在芬兰进行的一项针对糖尿病高危人群的生活方式咨询试验中，在闲余时间进行中度和剧烈的体力活动与代谢综合征的患病率降低和治愈的可能性增大有关[118]。同样，心肺健康与代谢综合征的患病率降低和治愈的可能性增大有关。体力活动水平较高的

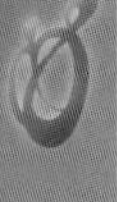

人通常炎症水平较低，干预研究也表明，运动训练后炎症标志物（如高敏C反应蛋白、TNF-α和IL等）均有小幅度降低，但有统计学意义。体力活动对心血管危险因素的影响部分是通过体重控制来调节的。

干预研究

运动训练是心脏康复的基石，将在之后进行讨论。心脏康复研究中，在8～24周内每周进行2～3次运动训练，提高峰值VO_2的效应量为10%～20%。

运动训练对没有完全血运重建的患者也是有益的。在一项对101例患有心绞痛且单支冠状动脉狭窄＞75%的男性进行的研究中，患者被随机分为使用支架进行PCI或进行12个月的运动训练计划，一年后，运动训练组在改善心绞痛和心肌灌注方面与PCI组有相似的结果，同时有更好的运动能力和无事件生存率[120]。在重复血管造影中，尽管心外膜血管狭窄没有变化，但仍然具有这些效应。其作用可能是通过改善微循环和侧支循环的建立而实现的。这是一项相对较小的单中心试验，结论应谨慎得出。然而，该试验表明，对于不能进行血管重建的心外膜血管狭窄患者，运动训练可能是减少缺血、减轻症状和改善预后的潜在手段。

关于运动的建议

运动对健康有深远的促进作用，因此，评估患者的运动习惯，并就如何改善体能提出建议，应是心血管内科患者治疗的常规部分。对于所有患者，临床医生应该鼓励其每天进行30～60 min中等强度的有氧运动。这类活动可能包括快步走，辅之以日常生活活动的增加（如工作中的散步休息、园艺、家务劳动），以改善心肺功能，使患者从不健康的、久坐的高风险队列中脱离出来。对于所有心脏病患者，建议通过体力活动史和（或）运动试验进行风险评估，以指导预后和治疗。临床医生还应建议患者报告并评估与运动相关的症状。

无论是健康成人、心血管风险增加的人（如糖尿病和高血压患者）或已经发展成CVD的患者，关于运动的建议总结在框18.2中。这些建议也适用于老年人，但可能需要进行修改，以适应个人能力。

不幸的是，体力活动的建议和人们实际所做的有着很大的差异。在NHANES研究中，52% 60岁或以上的成人表示没有闲暇时间进行体力活动[121]。2016年欧洲多中心数据报告显示，约60%的CAD患者久坐不动或仅进行有限的体力活动。根据美国的数据，在高危人群中只有不到30%的人接受了医生关于体力活动的建议[122]。因此，AHA将规律运动作为预防医学的重点，将久坐的生活方式添加到可改纠正的心血管疾病危险因素中[123]。

安全性

CAD患者进行运动通常是安全的，其益处远远大于风险。然而，在运动训练期间，MI、心律失常或心脏性猝死的风险会短暂增加。通过对大量CAD患者经监督训练的心脏康复试验的数据进行汇总可以估计出这种风险[124]。心脏停搏的发生率为每100万训练小时8.6人，MI发生率为每100万训练小时4.5人，心脏性死亡率为每100万训练小时1.3人[125]。这种风险评估基于心脏病患者在开始运动之前进行的症状限制的运动试验。因此，建议无并发症的CAD患者（即在症状限制的运动试验中完全血运重建且无残余缺血的患者，以及射血分数正常的患者）在接受心肺运动试验后若未显示缺血或心律失常，可以进行无限制的运动训练。为了避免肌肉骨骼损伤，运动强度和持续时间应适应个人的

框18.2 关于成人体力活动的建议

所有成人都应避免不活动：

- 一定量的体力活动优于不活动，任何数量的体力活动都会带来健康益处

可获得实质性健康益处的运动包括：

- 每周150 min的中等强度有氧运动
- 每周75 min的高强度有氧运动
- 中等强度和高强度有氧运动的等效组合
- 运动持续时间应至少为10 min，并在一周内持续

获得更广泛健康益处的运动包括：

- 每周300 min的中等强度有氧运动
- 每周150 min的高强度有氧运动
- 中等强度和高强度运动的等效组合

每周≥2天，包括所有主要肌肉群的中等或高强度肌肉强化运动的组合

Modified from Office of Disease Prevention and Health Practice，US Department of Health and Human Services：The 2008 Physical Activity Guidelines for Americans.（http：//health.gov/paguidelines/guidelines/summary.aspx）

运动能力和运动水平，并逐渐增加强度和时间。

对于心力衰竭等亚组（包括接受装置治疗的患者、幸存的心脏停搏患者、残余缺血的患者和其他亚组），也建议进行运动训练，但应在开始时进行监督，并在进行之前接受症状限制的最大心肺运动试验。训练计划应进行个体化调整。运动期间发生基于运动的心脏不良事件的风险很低，即使是在有症状的、中重度心力衰竭患者中，正如HF-ACTION试验所证实的[126]。

心脏康复

心脏康复是一种涉及多学科的干预措施，旨在帮助心脏病患者提高心肺功能，减少心脏症状，促进健康，降低未来出现心脏问题的风险（图18.3）。除了优化药物治疗和提供行为策略以促进生活方式的改变外，心脏康复还包括教育、咨询、社会心理支持，通常还包括结构化的运动计划。

患者在心脏康复过程中经常提出的其他问题包括性功能障碍和勃起功能障碍、饮酒和压力管理。抑郁症和焦虑常见于CAD患者，其与心血管不良预后相关，是生活方式改变和坚持服药的障碍。因此，建议对所有CAD患者进行抑郁症筛查，并给予适当的治疗[127]。心脏康复为进行抑郁症筛查和必要的后续治疗提供了一个很好的机会，尽管随机试验尚未显示出治疗CAD患者抑郁症的生存益处（见第26章）。

心脏康复通常分为3个阶段。第一阶段于患者仍在医院时开始，包括对疾病性质、治疗、危险因素管理和随访计划的早期动员和简短咨询。第二阶段包括出院后的二级预防或心脏康复计划，最常见的是持续3～6个月的定期门诊监管。在一些国家中，这可能是基于家庭的、远程监控或短期的居家管理项目。第三阶段反映了终身保持健康的生活方式和最佳的危险因素控制，目标是阻止或减缓疾病的进展，并维持积极健康的生活。在全球的心血管学会的现行指南中，心脏康复为I类推荐，并一致认为所有符合条件的患者都应被推荐并鼓励参与。

定义和核心组成部分

心脏康复包括多个团队的共同努力，核心组成部分是实施生活方式的改变。心脏康复的重要性与日俱增，其不仅因为住院时间有限，也因为患者需要了解疾病及其终身影响取决于规律的门诊随访。核心内容包括：疾病教育；营养、体力活动和健康生活方式方面的动机咨询；运动训练；危险因素控制（血压、血

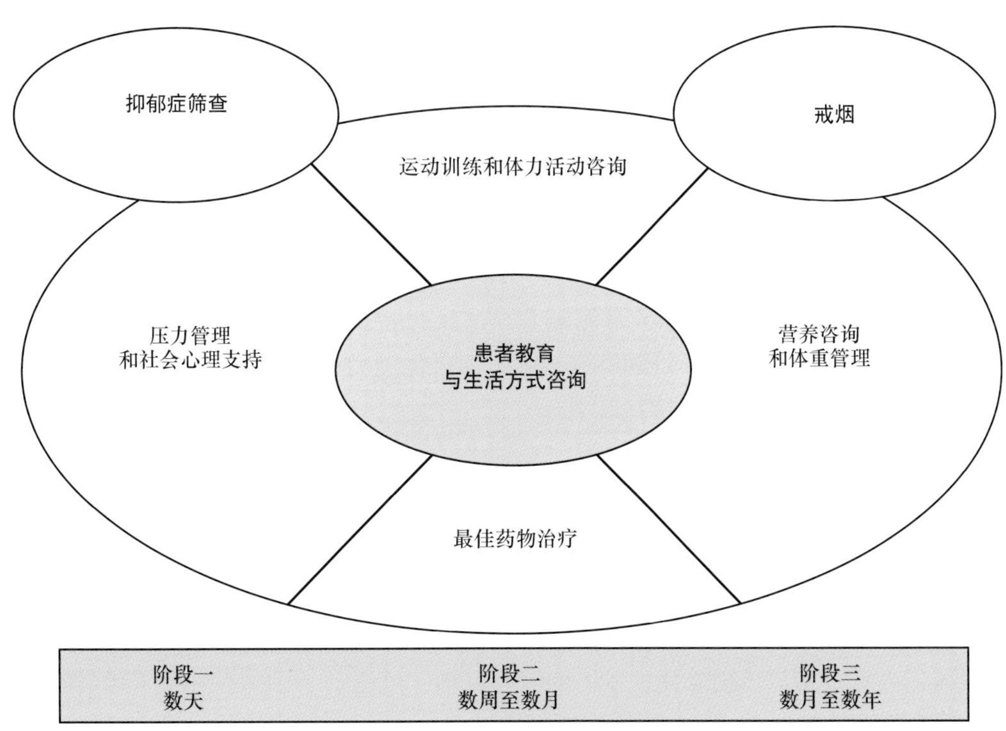

图18.3　心脏康复计划的组成部分

脂、血糖、体重和吸烟）；了解药物和终身生活方式的改变；社会心理支持和压力缓解。由于有效的生活方式改变主要取决于患者周围环境的相互影响和支持，故心脏康复应该涉及患者的家人[128]。以改善心肺健康为目标的运动训练计划被认为对 MI 和血运重建术后几乎所有的患者都是有益的[129-130]。不幸的是，大多数研究表明，可持续的变化很难实现，而且需要的不仅仅是短期的心脏康复。

在急性事件或血运重建术后对 CAD 患者进行二级预防和随访的一些项目可以在单独的门诊环境中进行，但最好作为团队工作的一部分在综合心脏康复中提供。集中的心脏康复还可确保特定患者群体的需求得到满足，如器械植入的患者［心脏再同步化治疗（CRT）、植入 ICD、起搏器］、心力衰竭患者、周围动脉疾病患者和有合并症的患者。所有 CAD 患者都可以从心脏康复中受益，建议对 MI 和血运重建术后的患者、心力衰竭患者和瓣膜置换术后患者进行心脏康复。在一些国家，基于运动的心脏康复已经扩展到心房颤动患者、有辅助装置的患者和心脏移植后的患者。在 CABG（以及导致胸骨裂开的其他情况）后，可以尽早开始下肢运动，并且在 4～6 周后，当患者胸骨稳定后，可以进行上肢运动。

心脏康复已经被作为住院服务、心脏科的门诊服务、公共场所的门诊服务或作为基于家庭的训练提供给患者。研究最多的心脏康复类型是门诊患者中进行的基于运动的心脏康复，每周 2～3 次，共 12～24 周。训练的主要内容是中高强度的持续有氧训练。对 VO_2 峰值的影响为 10%～20%，并且在各年龄组和性别之间相似[86]。研究表明间歇训练具有更大的效果，这一点从运动员中得到了很好的证实。然而，这是否会转化为更大的长期获益还不得而知。研究还表明，训练应辅以阻力训练，以获得更大的运动能力，并对抗衰弱和虚弱，特别是老年人和患有 CAD 的女性（表 18.4）。

以运动为基础的心脏康复有效地降低了总死亡率和心血管死亡率以及住院人数。根据先前针对 CAD 患者基于运动的心脏康复的系统综述和 meta 分析（其中包括截至 2009 年发表的 47 项试验共超过 10 000 例患者），心脏康复与长期总死亡率［RR＝0.87（0.75～0.99）］和心血管死亡率［RR＝0.74（0.63～0.87）］降低相关[131]。运动干预在持续时间（1～30 个月）、频率（每周 1～7 次）、每次训练时间（20～90 min）以及运动强度和类型上有所不同，主要内容是中等程度的持续有氧训练。受试者主要是 MI 后和 CABG 后的患者，研究结果相对一致。在评估心脏康复对生活质量影响的 10 项研究中，有 7 项在干预后生活质量明显改善。然而，试验中 88% 的患者是男性，平均年龄为 55 岁，这些患者并不能代表当前需要心脏康复的 CAD 人群。然而，观察性研究表明运动训练对包括女性和老年人在内的其他患者群体的运动能力有相似的影响。基于社区的观察性研究也证实了心脏康复的有益效果。在接受 CABG 的患者中，接受心脏康复治疗的患者死亡率降低了 44%，相当于 10 年绝对风险降低了 12.7%，需要治疗的人数减少了 8 人。接受 CABG 联合瓣膜手术的患者也表现出类似的结果[132-133]。

一项包括 63 项试验共 14 000 多例受试者且中位随访时间为 12 个月的 meta 分析证实，心血管死亡率降低 36%，因复发事件入院的风险降低 18%，但未发现心脏康复对总死亡率、MI 或血运重建有明显影响。这项研究也证实了心脏康复对生活质量的影响[134]。当代的后续研究结果显示出死亡率获益更小的趋势。

心力衰竭

应特别关注患有 CAD 的特殊人群。心力衰竭患者的运动训练已被证明是有益的，对运动能力、生活质量以及住院和心脏死亡等不良结果都有影响。一项 meta 分析对收缩性心力衰竭患者的运动训练和常规治疗进行了 12 个月以上的随访研究，结果显示运动训练可以降低总死亡率（HR＝0.88）和因心力衰竭再入院率（HR＝0.61）。运动训练也能提高生活质量[135]。这与大型多中心 HF-ACTION 试验的发现是一致的（并以此为主导）。在这项试验中，NYHA 心功能分级 Ⅱ～Ⅳ 级且 LVEF ≤ 35% 的有症状的稳定性充血性心力衰竭（CHF）患者被随机分配到基于家庭的运动干预组和常规治疗组，运动干预组进行全面的长期运动干预，包括 36 次有监督的运动随访。虽然患者没有遵守每周进行 90 min 运动的目标，但运动干预组的主要死亡结局和因心力衰竭入院的风险均降低。在预先设定的校正分析中，全因死亡或住院的 HR 为 0.89（P＝0.03），心血管死

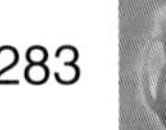

表 18.4 特定患者群体的体力活动建议

情况	建立 / 普遍认同的问题
ACS 后和主要 PCI 后	评估： 风险必须通过体力活动史和运动试验来评估，以指导治疗 临床症状稳定后行症状限制性运动试验；在特定的情况下进行次极量运动负荷试验 建议： 经过简单的评估后，第二天就可以开始体力活动。在大面积和（或）复杂的心肌损伤后，体力活动应在临床症状稳定后开始，并根据症状缓慢增加 在保持运动能力而无症状的情况下，患者可以恢复 30～60 min 的常规体力活动（如快步走），并增加日常活动（如工作中的步行休息、园艺或家务劳动）；另外，患者应以 50% 的最大运动能力恢复体力活动，并逐渐增加 体力活动应该是散步、爬楼梯、骑自行车等活动的组合
稳定性 CAD 和择期 PCI 后	评估： 通过症状限制性运动负荷试验、运动或药物负荷成像技术对心电图无法解释的有症状患者进行运动能力和缺血阈值的评估 建议： 见表 18.3
心脏手术、冠状动脉和心脏瓣膜手术后	评估： 运动能力指导运动处方 尽快进行次极量运动负荷试验 外科伤口稳定后行最大运动试验 建议： 根据伤口愈合情况和运动能力进行体力活动咨询；表 18.3
慢性心力衰竭	评估： 通过最大症状限制性心肺运动试验达到峰值运动能力。对于检查方案，可采用在自行车测功器上每分钟增加 5～10W 的方案或在跑步机上应用改良的 Bruce 或 Naughton 方案（为了在 8 ～ 12　min 内达到运动能力最大值） 建议： 每天至少 30～60 min 的中等强度运动；表 18.3
心脏移植	评估： 通过最大症状限制性心肺运动试验达到峰值运动能力 建议： 长期动力和阻力训练可以预防免疫抑制治疗的许多副作用 运动强度更多地依赖于自身感知的运动度（即 Borg 量表），而不是由于受神经支配的 HR 反应异常而出现的特定 HR，这种特定的 HR 是个体对速度 / 强度增加的适应性

ACS，急性冠脉综合征；CAD，冠状动脉疾病；ECG，心电图；HR，心率；PCI，经皮冠状动脉介入治疗

Modified from Corra U，Piepoli MF，Carre F，et al. Secondary prevention through cardiac rehabilitation：physical activity counselling and exercise training：key components of the position paper from the Cardiac Rehabilitation Section of the European Association of Cardiovascular Prevention and Rehabilitation. Eur Heart J. 2010；31（16）：1967-1974.

亡或住院的 HR 为 0.91（$P = 0.09$），心血管死亡或因心力衰竭住院的 HR 为 0.85（$P = 0.03$）。运动干预对健康状况的影响较小，但有统计学意义（明尼苏达州心力衰竭生活问卷）[126，136]。

采纳和坚持生活方式改变和心脏康复

生活方式的改变是对医学治疗的补充，它们成本低、几乎没有副作用，而且除了心血管疾病之外，还有许多健康益处。然而，它们仍然未得到充分利用。

急性冠脉事件后坚持改变生活方式的效果可迅

速显现。在 OASIS 研究中，超过 1.8 万例患者在急性冠脉事件后接受随访，结果显示在事件发生 1 个月后成功戒烟和（或）坚持饮食建议和（或）运动的患者，在随后的 5 个月内事件复发的风险显著降低。与未能坚持饮食建议和运动的患者相比，坚持下来的患者 MI 风险降低 48%，戒烟使风险降低 43%，坚持饮食和运动建议的从不吸烟者与不坚持这 3 种生活方式的患者相比，风险降低了 43%。然而，即使这些患者被选为试验的受试者，在 30 天时只有 29% 的患者坚持饮食和运动建议。相比之下，96% 以上的患者坚持使用抗血小板药物[3]。

心脏康复是冠状动脉事件恢复的重要组成部分，但对这类项目的采纳和坚持仍低于推荐水平。在 EUROASPIRE Ⅳ研究中，在事件发生 6 个月后对 8000 例 CAD 患者进行了二级预防的横断面研究，只有 50.7% 的患者接受了心脏康复治疗，其中 81.3% 的患者只完成项目的一半。这一数字高于 EUROASPIRE Ⅲ研究，其完成心脏康复治疗患者的比例不足 1/3[137-138]，但是由于这些患者是在选定的中心挑选出来的（参与率为 50%），因此，他们很可能对二级预防的现状持非常乐观的态度。事实上，其他研究表明参与率较低。调查发现，只有不到 30% 的符合条件的患者参与了心脏康复，而在参与的患者中，许多人没有完成项目，只有 50% 的患者在项目完成 6 个月后继续进行运动训练[139]。

不幸的是，大多数患者未参加心脏康复，主要是因为没有条件，以及不接受或不坚持该计划。2014 年对试图提高采纳和（或）坚持心脏康复的研究进行的 Cochrane 综述纳入 18 项研究共 2505 例受试者。干预措施包括结构化的以护士或治疗师为主导的指导、出院后的早期预约、激励信、性别特定的项目以及针对老年患者的中间阶段项目，但由于这些项目的异质性太大而无法进行 meta 分析。许多研究显示了采纳和坚持心脏康复的积极影响，但总体结论是，提高采纳率和依从性的有效干预措施的证据不足，更多针对患者参与和完成心脏康复相关障碍的高质量研究可能增加成功的可能性[139]。

不采纳的预测因素包括：①年龄较大；②女性，③合并症；④教育程度较低；⑤社会经济地位低；⑥种族。在美国，与白人相比，黑人参与的可能性较小，而在欧洲，其他种族的患者参加的可能性较小。框 18.3 中列出了与采纳和依从性受限相关的患者相关因素。解决结构性障碍可能会增加采纳的比例。普遍认为，对经历 MI 或血运重建的患者进行自动转诊程序可以解决其中一些障碍。医疗保健提供者的大力支持进一步起到了催化的作用[141]，应尽量减少从出院到第二阶段康复的延迟[142]并实施绩效指标。

框 18.3　心脏康复计划中转诊和登记的相关因素

1. 患者因素
   - 女性
   - 年龄较大
   - 种族 / 少数民族
   - 缺乏或有限的医疗保险
   - 社会经济地位低
   - 教育程度低
   - 自我效能低
   - 健康素养低
   - 缺乏对心脏康复或二级预防需求的认知
   - 语言
   - 文化信仰和对疾病和治疗的理解
   - 工作相关因素（失业、自主创业等）
   - 有限的社会支持
   - 家庭责任
2. 医疗因素
   - 多种合并症，包括抑郁症和肌肉骨骼问题
3. 医疗保健系统因素
   - 缺乏转诊
   - 转诊后缺乏登记
   - 接诊医生的认可度
   - 医患关系
   - 项目实用性和特征
   - 距离、公共交通，以及基础上对不同种族、年龄和性别群体的适用性

From Balady GJ，Ades PA，Bittner VA，et al. Referral，enrollment，and delivery of cardiac rehabilitation/secondary prevention programs at clinical centers and beyond：a presidential advisory from the American Heart Association. Circulation. 2011；124（25）：2951-2960.

参考文献

1. Yusuf S, Hawken S, Ounpuu S, et al.: Effect of potentially modifiable risk factors associated with myocardial infarction in 52 countries (the INTERHEART study): case-control study, *Lancet* 364(9438):937–952, 2004.
2. Ford ES, Ajani UA, Croft JB, et al.: Explaining the decrease in U.S. deaths from coronary disease, 1980–2000, *N Engl J Med* 356(23):2388–2398, 2007.
3. Chow CK, Jolly S, Rao-Melacini P, et al.: Association of diet, exercise, and smoking modification with risk of early cardiovascular events after acute coronary syndromes, *Circulation* 121(6):750–758, 2010.
4. Kotseva K, Wood D, De BD, et al.: EUROASPIRE IV: a European Society of Cardiology survey on the lifestyle, risk factor and therapeutic management of coronary patients from 24 European countries, *Eur J Prev Cardiol* 23(6):636–648, 2016.
5. *Centers for Disease Control and Prevention*. http://www.cdc.gov/tobacco/data_statistics/fact_sheets/health_effects/tobacco_related_mortality/, 2016.
6. Centers for Disease Control and Prevention: *The Health Consequences of Smoking—50 Years*

of Progress: a Report of the Surgeon General, Atlanta, GA, 2014, U.S. Department of Health and Human Services, Centers for Disease Control and Prevention, National Center for Chronic Disease Prevention and Health Promotion, Office on Smoking and Health.

7. Prescott E, Hippe M, Schnohr P, Hein HO, Vestbo J: Smoking and risk of myocardial infarction in women and men: longitudinal population study, *BMJ* 316(7137):1043–1047, 1998.
8. Law MR, Morris JK, Wald NJ: Environmental tobacco smoke exposure and ischaemic heart disease: an evaluation of the evidence, *BMJ* 315(7114):973–980, 1997.
9. He J, Vupputuri S, Allen K, et al.: Passive smoking and the risk of coronary heart disease—a meta-analysis of epidemiologic studies, *N Engl J Med* 340(12):920–926, 1999.
10. Lightwood JM, Glantz SA: Declines in acute myocardial infarction after smoke-free laws and individual risk attributable to secondhand smoke, *Circulation* 120(14):1373–1379, 2009.
11. Piepoli MF, Hoes AW, Agewall S, et al.: 2016 European guidelines on cardiovascular disease prevention in clinical practice, *Eur Heart J* 28:2375–2414, 2016.
12. Boffetta P, Straif K: Use of smokeless tobacco and risk of myocardial infarction and stroke: systematic review with meta-analysis, *BMJ* 339:b3060, 2009. http://dx.doi.org/10.1136/bmj.b3060.
13. Csordas A, Bernhard D: The biology behind the atherothrombotic effects of cigarette smoke, *Nat Rev Cardiol* 10(4):219–230, 2013.
14. Shields M, Wilkins K: *Smoking, smoking cessation and heart disease risk: a 16-year follow-up study*, 24(2):12–22, 2013.
15. National Cancer Institute U: *Changes in Cigarette-Related Disease Risks and Their Implication for Prevention and Control*. Smoking and Tobacco Control Monograph No. 8 [Bethesda, Md.]: U.S. Dept. of Health and Human Services, Public Health Service, National Institutes of Health, National Cancer Institute, 1991-; 1997.
16. Critchley J, Capewell S: Smoking cessation for the secondary prevention of coronary heart disease, *Cochrane Database Syst Rev* (1):CD003041, 2004.
17. Mohiuddin SM, Mooss AN, Hunter CB, et al.: Intensive smoking cessation intervention reduces mortality in high-risk smokers with cardiovascular disease, *Chest* 131(2):446–452, 2007.
18. Anthonisen NR, Skeans MA, Wise RA, et al.: The effects of a smoking cessation intervention on 14.5-year mortality: a randomized clinical trial, *Ann Intern Med* 142(4):233–239, 2005.
19. Eckel RH, Jakicic JM, Ard JD, et al.: 2013 AHA/ACC guideline on lifestyle management to reduce cardiovascular risk: a report of the American College of Cardiology/American Heart Association Task Force on Practice Guidelines, *Circulation* 129(25 Suppl 2):S76–S99, 2014.
20. Stead LF, Bergson G, Lancaster T: Physician advice for smoking cessation, *Cochrane Database Syst Rev* (2):CD000165, 2008. http://dx.doi.org/10.1002/14651858.CD000165.pub3.
21. Rice VH, Stead LF: Nursing interventions for smoking cessation, *Cochrane Database Syst Rev* (1):CD001188, 2008. http://dx.doi.org/10.1002/14651858.CD001188.pub3.
22. Heatherton TF, Kozlowski LT, Frecker RC, Fagerstrom KO: The Fagerstrom Test for Nicotine Dependence: a revision of the Fagerstrom Tolerance Questionnaire, *Br J Addict* 86(9):1119–1127, 1991.
23. Cahill K, Stevens S, Perera R, Lancaster T: Pharmacological interventions for smoking cessation: an overview and network meta-analysis, *Cochrane Database Syst Rev* 5:CD009329, 2013. http://dx.doi.org/10.1002/14651858.CD009329.pub2.
24. Stead LF, Perera R, Bullen C, et al.: Nicotine replacement therapy for smoking cessation, *Cochrane Database Syst Rev* 11:CD000146, 2012. http://dx.doi.org/10.1002/14651858.CD000146.pub4.
25. Rigotti NA, Clair C, Munafo MR, Stead LF: Interventions for smoking cessation in hospitalised patients, *Cochrane Database Syst Rev* 5:CD001837, 2012. http://dx.doi.org/10.1002/14651858.CD001837.pub3.
26. Chang PH, Chiang CH, Ho WC, et al.: Combination therapy of varenicline with nicotine replacement therapy is better than varenicline alone: a systematic review and meta-analysis of randomized controlled trials, *BMC Public Health* 15:689, 2015.
27. Leaviss J, Sullivan W, Ren S, et al.: What is the clinical effectiveness and cost-effectiveness of cytisine compared with varenicline for smoking cessation? A systematic review and economic evaluation, *Health Technol Assess* 18(33):1–120, 2014.
28. McRobbie H, Bullen C, Hartmann-Boyce J, Hajek P: Electronic cigarettes for smoking cessation and reduction, *Cochrane Database Syst Rev* 12:CD010216, 2014. http://dx.doi.org/10.1002/14651858.CD010216.pub2.
29. Wing RR, Bolin P, Brancati FL, et al.: Cardiovascular effects of intensive lifestyle intervention in type 2 diabetes, *N Engl J Med* 369(2):145–154, 2013.
30. Sjostrom L, Peltonen M, Jacobson P, et al.: Bariatric surgery and long-term cardiovascular events, *JAMA* 307(1):56–65, 2012.
31. Jensen MD, Ryan DH, Apovian CM, et al.: 2013 AHA/ACC/TOS guideline for the management of overweight and obesity in adults: a report of the American College of Cardiology/American Heart Association Task Force on Practice Guidelines and The Obesity Society, *Circulation* 129(25 Suppl 2):S102–S138, 2014.
32. Keys A: Coronary heart disease in seven countries, *Circulation* 41(Suppl 4):1–211, 1970.
33. Nordmann AJ, Suter-Zimmermann K, Bucher HC, et al.: Meta-analysis comparing Mediterranean to low-fat diets for modification of cardiovascular risk factors, *Am J Med* 124(9):841–851, 2011.
34. Sofi F, Abbate R, Gensini GF, Casini A: Accruing evidence on benefits of adherence to the Mediterranean diet on health: an updated systematic review and meta-analysis, *Am J Clin Nutr* 92(5):1189–1196, 2010.
35. Sofi F, Macchi C, Abbate R, Gensini GF, Casini A: Mediterranean diet and health status: an updated meta-analysis and a proposal for a literature-based adherence score, *Public Health Nutr* 17(12):2769–2782, 2014.
36. Hartley L, Igbinedion E, Holmes J, et al.: Increased consumption of fruit and vegetables for the primary prevention of cardiovascular diseases, *Cochrane Database Syst Rev* 6:CD009874, 2013. http://dx.doi.org/10.1002/14651858.CD009874.pub2.
37. Rees K, Hartley L, Flowers N, et al.: "Mediterranean" dietary pattern for the primary prevention of cardiovascular disease, *Cochrane Database Syst Rev* 8:CD009825, 2013. http://dx.doi.org/10.1002/14651858.CD009825.pub2.
38. Estruch R, Ros E, Salas-Salvado J, et al.: Primary prevention of cardiovascular disease with a Mediterranean diet, *N Engl J Med* 368(14):1279–1290, 2013.
39. Ornish D: Mediterranean diet for primary prevention of cardiovascular disease, *N Engl J Med* 369(7):675–676, 2013.
40. de Lorgeril M, Renaud S, Mamelle N, et al.: Mediterranean alpha-linolenic acid-rich diet in secondary prevention of coronary heart disease, *Lancet* 343(8911):1454–1459, 1994.
41. de Lorgeril M, Salen P, Martin JL, et al.: Mediterranean diet, traditional risk factors, and the rate of cardiovascular complications after myocardial infarction: final report of the Lyon Diet Heart Study, *Circulation* 99(6):779–785, 1999.
42. Mozaffarian D: Mediterranean diet for primary prevention of cardiovascular disease, *N Engl J Med* 369(7):673–674, 2013.
43. Kastorini CM, Milionis HJ, Esposito K, et al.: The effect of Mediterranean diet on metabolic syndrome and its components: a meta-analysis of 50 studies and 534,906 individuals, *J Am Coll Cardiol* 57(11):1299–1313, 2011.
44. Esposito K, Marfella R, Ciotola M, et al.: Effect of a Mediterranean-style diet on endothelial dysfunction and markers of vascular inflammation in the metabolic syndrome: a randomized trial, *JAMA* 292(12):1440–1446, 2004.
45. Esposito K, Maiorino MI, Ciotola M, et al.: Effects of a Mediterranean-style diet on the need for antihyperglycemic drug therapy in patients with newly diagnosed type 2 diabetes: a randomized trial, *Ann Intern Med* 151(5):306–314, 2009.
46. Esposito K, Maiorino MI, Di PC, Giugliano D: Adherence to a Mediterranean diet and glycaemic control in Type 2 diabetes mellitus, *Diabet Med* 26(9):900–907, 2009.
47. Esposito K, Maiorino MI, Bellastella G, et al.: A journey into a Mediterranean diet and type 2 diabetes: a systematic review with meta-analyses, *BMJ Open* 5(8):e008222, 2015. http://dx.doi.org/10.1136/bmjopen-2015-008222.
48. Kwok CS, Umar S, Myint PK, Mamas MA, Loke YK: Vegetarian diet, Seventh Day Adventists and risk of cardiovascular mortality: a systematic review and meta-analysis, *Int J Cardiol* 176(3):680–686, 2014.
49. Chowdhury R, Warnakula S, Kunutsor S, et al.: Association of dietary, circulating, and supplement fatty acids with coronary risk: a systematic review and meta-analysis, *Ann Intern Med* 160(6):398–406, 2014.
50. Rizos EC, Ntzani EE, Bika E, Kostapanos MS, Elisaf MS: Association between omega-3 fatty acid supplementation and risk of major cardiovascular disease events: a systematic review and meta-analysis, *JAMA* 308(10):1024–1033, 2012.
51. Chowdhury R, Kunutsor S, Vitezova A, et al.: Vitamin D and risk of cause specific death: systematic review and meta-analysis of observational cohort and randomised intervention studies, *BMJ* 348, 2014. g1903. http://dx.doi.org/10.1136/bmj.g1903.
52. Ford JA, MacLennan GS, Avenell A, et al.: Cardiovascular disease and vitamin D supplementation: trial analysis, systematic review, and meta-analysis, *Am J Clin Nutr* 100(3):746–755, 2014.
53. Manson JE, Bassuk SS: Vitamin D research and clinical practice: at a crossroads, *JAMA* 313(13):1311–1312, 2015.
54. Barton P, Andronis L, Briggs A, McPherson K, Capewell S: Effectiveness and cost effectiveness of cardiovascular disease prevention in whole populations: modelling study, *BMJ* 343, 2011. d4044. http://dx.doi.org/10.1136/bmj.d4044.
55. Holmes MV, Dale CE, Zuccolo L, et al.: Association between alcohol and cardiovascular disease: Mendelian randomisation analysis based on individual participant data, *BMJ* 349, 2014. http://dx.doi.org/10.1136/bmj.g4164. g4164.
56. Costanzo S, Di Castelnuovo A, Donati MB, Iacoviello L, de Gaetano G: Cardiovascular and overall mortality risk in relation to alcohol consumption in patients with cardiovascular disease, *Circulation* 121(17):1951–1959, 2010.
57. American Heart Association: *Alcohol and Heart Health*, 2016. http://www.heart.org/HEARTORG/HealthyLiving/HealthyEating/Nutrition/Alcohol-and-Heart-Health_UCM_305173_Article.jsp#.VsiOwvnhDIU Accessed sep 12 2016.
58. Berryman JW: Exercise is medicine: a historical perspective, *Curr Sports Med Rep* 9(4):195–201, 2010.
59. Morris JN, Heady JA, Raffle PA, Roberts CG, Parks JW: Coronary heart-disease and physical activity of work, *Lancet* 265(6795):1053–1057, 1953.
60. Kodama S, Saito K, Tanaka S, et al.: Cardiorespiratory fitness as a quantitative predictor of all-cause mortality and cardiovascular events in healthy men and women: a meta-analysis, *JAMA* 301(19):2024–2035, 2009.
61. Sofi F, Capalbo A, Cesari F, Abbate R, Gensini GF: Physical activity during leisure time and primary prevention of coronary heart disease: an updated meta-analysis of cohort studies, *Eur J Cardiovasc Prev Rehabil* 15(3):247–257, 2008.
62. Nocon M, Hiemann T, Muller-Riemenschneider F, et al.: Association of physical activity with all-cause and cardiovascular mortality: a systematic review and meta-analysis, *Eur J Cardiovasc Prev Rehabil* 15(3):239–246, 2008.
63. Samitz G, Egger M, Zwahlen M: Domains of physical activity and all-cause mortality: systematic review and dose-response meta-analysis of cohort studies, *Int J Epidemiol* 40(5):1382–1400, 2011.
64. Kohl III HW, Craig CL, Lambert EV, et al.: The pandemic of physical inactivity: global action for public health, *Lancet* 380(9838):294–305, 2012.
65. Smith Jr SC, Benjamin EJ, Bonow RO, et al.: AHA/ACCF Secondary Prevention and Risk Reduction Therapy for Patients with Coronary and Other Atherosclerotic Vascular Disease: 2011 update: a guideline from the American Heart Association and American College of Cardiology Foundation, *Circulation* 124(22):2458–2473, 2011.
66. Gulati M, Black HR, Shaw LJ, et al.: The prognostic value of a nomogram for exercise capacity in women, *N Engl J Med* 353(5):468–475, 2005.
67. Mora S, Redberg RF, Cui Y, et al.: Ability of exercise testing to predict cardiovascular and all-cause death in asymptomatic women: a 20-year follow-up of the lipid research clinics prevalence study, *JAMA* 290(12):1600–1607, 2003.
68. Schmidt MD, Cleland VJ, Thomson RJ, Dwyer T, Venn AJ: A comparison of subjective and objective measures of physical activity and fitness in identifying associations with cardiometabolic risk factors, *Ann Epidemiol* 18(5):378–386, 2008.
69. Dvorak RV, Tchernof A, Starling RD, et al.: Respiratory fitness, free living physical activity, and cardiovascular disease risk in older individuals: a doubly labeled water study, *J Clin Endocrinol Metab* 85(3):957–963, 2000.
70. Gupta S, Rohatgi A, Ayers CR, et al.: Cardiorespiratory fitness and classification of risk of cardiovascular disease mortality, *Circulation* 123(13):1377–1383, 2011.
71. Barons MJ, Turner S, Parsons N, et al.: Fitness predicts long-term survival after a cardiovascular event: a prospective cohort study, *BMJ Open* 5(10):e007772, 2015, http://dx.doi.org/10.1136/bmjopen-2015-007772.
72. Church TS, Earnest CP, Skinner JS, Blair SN: Effects of different doses of physical activity on cardiorespiratory fitness among sedentary, overweight or obese postmenopausal women with elevated blood pressure: a randomized controlled trial, *JAMA* 297(19):2081–2091, 2007.
73. Arem H, Moore SC, Patel A, et al.: Leisure time physical activity and mortality: a detailed pooled analysis of the dose-response relationship, *JAMA Intern Med* 175(6):959–967, 2015.
74. Schnohr P, O'Keefe JH, Marott JL, Lange P, Jensen GB: Dose of jogging and long-term mortality: the Copenhagen City Heart Study, *J Am Coll Cardiol* 65(5):411–419, 2015.
75. Swain D, Franklin BA: Comparison of cardioprotective benefits of vigorous versus moderate intensity aerobic exercise, *Am J Cardiol* 97(1):141–147, 2006.
76. Tanasescu M, Leitzmann MF, Rimm EB, et al.: Exercise type and intensity in relation to coronary heart disease in men, *JAMA* 288(16):1994–2000, 2002.
77. Gebel K, Ding D, Chey T, et al.: Effect of moderate to vigorous physical activity on all-cause mortality in middle-aged and older Australians, *JAMA Intern Med* 175(6):970–977, 2015.
78. Wen CP, Wai JP, Tsai MK, et al.: Minimum amount of physical activity for reduced mortality and extended life expectancy: a prospective cohort study, *Lancet* 378(9798):1244–1253, 2011.
79. Lee DC, Pate RR, Lavie CJ, et al.: Leisure-time running reduces all-cause and cardiovascular mortality risk, *J Am Coll Cardiol* 64(5):472–481, 2014.
80. Shiroma EJ, Sesso HD, Moorthy MV, Buring JE, Lee IM: Do moderate-intensity and vigorous-intensity physical activities reduce mortality rates to the same extent? *J Am Heart Assoc* 3(5):e000802, 2014, http://dx.doi.org/10.1161/JAHA.114.000802.
81. Janssen I, Ross R: Vigorous intensity physical activity is related to the metabolic syndrome independent of the physical activity dose, *Int J Epidemiol* 41(4):1132–1140, 2012.
82. Nokes N: Relationship between physical activity and aerobic fitness, *J Sports Med Phys Fitness* 49(2):136–141, 2009.
83. Elliott AD, Rajopadhyaya K, Bentley DJ, Beltrame JF, Aromataris EC: Interval training versus continuous exercise in patients with coronary artery disease: a meta-analysis, *Heart Lung Circ* 24(2):149–157, 2015.
84. Weston KS, Wisloff U, Coombes JS: High-intensity interval training in patients with lifestyle-induced cardiometabolic disease: a systematic review and meta-analysis, *Br J Sports Med* 48(16):1227–1234, 2014.
85. Wisloff U, Ellingsen O, Kemi OJ: High-intensity interval training to maximize cardiac benefits of exercise training? *Exerc Sport Sci Rev* 37(3):139–146, 2009.
86. Conraads VM, Pattyn N, De MC, et al.: Aerobic interval training and continuous training equally improve aerobic exercise capacity in patients with coronary artery disease: the SAINTEX-CAD study, *Int J Cardiol* 179:203–210, 2015.
87. Watson K, Frederick G, Harris C, Carlson S, Fulton J: U.S. adults' participation in specific activities: behavioral risk factor surveillance system—2011, *J Phys Act Health* 12(Suppl 1):S3–S10, 2015.

88. Hamer M, Chida Y: Walking and primary prevention: a meta-analysis of prospective cohort studies, *Br J Sports Med* 42(4):238–243, 2008.
89. Zheng H, Orsini N, Amin J, et al.: Quantifying the dose-response of walking in reducing coronary heart disease risk: meta-analysis, *Eur J Epidemiol* 24(4):181–192, 2009.
90. Manson JE, Greenland P, LaCroix AZ, et al.: Walking compared with vigorous exercise for the prevention of cardiovascular events in women, *N Engl J Med* 347(10):716–725, 2002.
91. Kelly P, Kahlmeier S, Gotschi T, et al.: Systematic review and meta-analysis of reduction in all-cause mortality from walking and cycling and shape of dose response relationship, *Int J Behav Nutr Phys Act* 11:132, 2014.
92. Saevereid HA, Schnohr P, Prescott E: Speed and duration of walking and other leisure time physical activity and the risk of heart failure: a prospective cohort study from the Copenhagen City Heart Study, *PLoS One* 9(3):e89909, 2014, http://dx.doi.org/10.1371/journal.pone.0089909.
93. Laursen AH, Kristiansen OP, Marott JL, Schnohr P, Prescott E: Intensity versus duration of physical activity: implications for the metabolic syndrome. A prospective cohort study, *BMJ Open* 2(5):e001711, 2012, http://dx.doi.org/10.1136/bmjopen-2012-001711.
94. Schnohr P, Scharling H, Jensen JS: Intensity versus duration of walking, impact on mortality: the Copenhagen City Heart Study, *Eur J Cardiovasc Prev Rehabil* 14(1):72–78, 2007.
95. Dumurgier J, Elbaz A, Ducimetiere P, et al.: Slow walking speed and cardiovascular death in well functioning older adults: prospective cohort study, *BMJ* 339, 2009. b4460 http://dx.doi.org/10.1136/bmj.b4460.
96. Slentz CA, Duscha BD, Johnson JL, et al.: Effects of the amount of exercise on body weight, body composition, and measures of central obesity: STRRIDE—a randomized controlled study, *Arch Intern Med* 164(1):31–39, 2004.
97. Murtagh EM, Nichols L, Mohammed MA, et al.: The effect of walking on risk factors for cardiovascular disease: an updated systematic review and meta-analysis of randomised control trials, *Prev Med* 72:34–43, 2015.
98. Qiu S, Cai X, Schumann U, et al.: Impact of walking on glycemic control and other cardiovascular risk factors in type 2 diabetes: a meta-analysis, *PLoS One* 9(10):e109767, 2014, http://dx.doi.org/10.1371/journal.pone.0109767.
99. Vanhees L, Geladas N, Hansen D, et al.: Importance of characteristics and modalities of physical activity and exercise in the management of cardiovascular health in individuals with cardiovascular risk factors: recommendations from the EACPR. Part II, *Eur J Prev Cardiol* 19(5):1005–1033, 2012.
100. Vanhees L, Rauch B, Piepoli M, et al.: Importance of characteristics and modalities of physical activity and exercise in the management of cardiovascular health in individuals with cardiovascular disease (Part III), *Eur J Prev Cardiol* 19(6):1333–1356, 2012.
101. Williams MA, Haskell WL, Ades PA, et al.: Resistance exercise in individuals with and without cardiovascular disease: 2007 update: a scientific statement from the American Heart Association Council on Clinical Cardiology and Council on Nutrition, Physical Activity, and Metabolism, *Circulation* 116(5):572–584, 2007.
102. Marzolini S, Oh PI, Brooks D: Effect of combined aerobic and resistance training versus aerobic training alone in individuals with coronary artery disease: a meta-analysis, *Eur J Prev Cardiol* 19(1):81–94, 2012.
103. Church TS, Blair SN, Cocreham S, et al.: Effects of aerobic and resistance training on hemoglobin A1c levels in patients with type 2 diabetes: a randomized controlled trial, *JAMA* 304(20):2253–2262, 2010.
104. Chomistek AK, Manson JE, Stefanick ML, et al.: Relationship of sedentary behavior and physical activity to incident cardiovascular disease: results from the Women's Health Initiative, *J Am Coll Cardiol* 61(23):2346–2354, 2013.
105. Katzmarzyk PT: Physical activity, sedentary behavior, and health: paradigm paralysis or paradigm shift? *Diabetes* 59(11):2717–2725, 2010.
106. Basterra-Gortari FJ, Bes-Rastrollo M, Gea A, et al.: Television viewing, computer use, time driving and all-cause mortality: the SUN cohort, *J Am Heart Assoc* 3(3):e000864, 2014, http://dx.doi.org/10.1161/JAHA.114.000864.
107. Warren TY, Barry V, Hooker SP, et al.: Sedentary behaviors increase risk of cardiovascular disease mortality in men, *Med Sci Sports Exerc* 42(5):879–885, 2010.
108. Pulsford RM, Stamatakis E, Britton AR, Brunner EJ, Hillsdon M: Associations of sitting behaviours with all-cause mortality over a 16-year follow-up: the Whitehall II study, *Int J Epidemiol* 44(6):1909–1916, 2015.
109. Harvey JA, Chastin SF, Skelton DA: How sedentary are older people? A systematic review of the amount of sedentary behavior, *J Aging Phys Act* 23(3):471–487, 2015.
110. Harvey JA, Chastin SF, Skelton DA: Prevalence of sedentary behavior in older adults: a systematic review, *Int J Environ Res Public Health* 10(12):6645–6661, 2013.
111. Healy GN, Matthews CE, Dunstan DW, Winkler EA, Owen N: Sedentary time and cardio-metabolic biomarkers in US adults: NHANES 2003–06, *Eur Heart J* 32(5):590–597, 2011.
112. Krogh-Madsen R, Thyfault JP, Broholm C, et al.: A 2-wk reduction of ambulatory activity attenuates peripheral insulin sensitivity, *J Appl Physiol (1985)* 108(5):1034–1040, 2010.
113. Olsen RH, Krogh-Madsen R, Thomsen C, Booth FW, Pedersen BK: Metabolic responses to reduced daily steps in healthy nonexercising men, *JAMA* 299(11):1261–1263, 2008.
114. Kavazis AN: Exercise preconditioning of the myocardium, *Sports Med* 39(11):923–935, 2009.
115. Irving BA, Nair KS, Srinivasan M: Effects of insulin sensitivity, body composition, and fitness on lipoprotein particle sizes and concentrations determined by nuclear magnetic resonance, *J Clin Endocrinol Metab* 96(4):E713–E718, 2011.
116. Kokkinos PF, Faselis C, Myers J, Panagiotakos D, Doumas M: Interactive effects of fitness and statin treatment on mortality risk in veterans with dyslipidaemia: a cohort study, *Lancet* 381(9864):394–399, 2013.
117. Durstine JL, Grandjean PW, Cox CA, Thompson PD: Lipids, lipoproteins, and exercise, *J Cardiopulm Rehabil* 22(6):385–398, 2002.
118. Ilanne-Parikka P, Laaksonen DE, Eriksson JG, et al.: Leisure-time physical activity and the metabolic syndrome in the Finnish diabetes prevention study, *Diabetes Care* 33(7):1610–1617, 2010.
119. Hassinen M, Lakka TA, Hakola L, et al.: Cardiorespiratory fitness and metabolic syndrome in older men and women: the dose responses to Exercise Training (DR's EXTRA) study, *Diabetes Care* 33(7):1655–1657, 2010.
120. Hambrecht R, Walther C, Mobius-Winkler S, et al.: Percutaneous coronary angioplasty compared with exercise training in patients with stable coronary artery disease: a randomized trial, *Circulation* 109(11):1371–1378, 2004.
121. Hughes JP, McDowell MA, Brody DJ: Leisure-time physical activity among US adults 60 or more years of age: results from NHANES 1999–2004, *J Phys Act Health* 5(3):347–358, 2008.
122. Ma J, Urizar Jr GG, Alehegn T, Stafford RS: Diet and physical activity counseling during ambulatory care visits in the United States, *Prev Med* 39(4):815–822, 2004.
123. Thompson PD, Buchner D, Pina IL, et al.: Exercise and physical activity in the prevention and treatment of atherosclerotic cardiovascular disease: a statement from the Council on Clinical Cardiology (Subcommittee on Exercise, Rehabilitation, and Prevention) and the Council on Nutrition, Physical Activity, and Metabolism (Subcommittee on Physical Activity), *Circulation* 107(24):3109–3116, 2003.
124. Thompson PD, Franklin BA, Balady GJ, et al.: Exercise and acute cardiovascular events placing the risks into perspective: a scientific statement from the American Heart Association Council on Nutrition, Physical Activity, and Metabolism and the Council on Clinical Cardiology, *Circulation* 115(17):2358–2368, 2007.
125. Lavie CJ, Thomas RJ, Squires RW, Allison TG, Milani RV: Exercise training and cardiac rehabilitation in primary and secondary prevention of coronary heart disease, *Mayo Clin Proc* 84(4):373–383, 2009.
126. O'Connor CM, Whellan DJ, Lee KL, et al.: Efficacy and safety of exercise training in patients with chronic heart failure: HF-ACTION randomized controlled trial, *JAMA* 301(14):1439–1450, 2009.
127. Lichtman JH, Bigger Jr JT, Blumenthal JA, et al.: Depression and coronary heart disease: recommendations for screening, referral, and treatment: a science advisory from the American Heart Association Prevention Committee of the Council on Cardiovascular Nursing, Council on Clinical Cardiology, Council on Epidemiology and Prevention, and Interdisciplinary Council on Quality of Care and Outcomes Research: endorsed by the American Psychiatric Association, *Circulation* 118(17):1768–1775, 2008.
128. Wood DA, Kotseva K, Connolly S, et al.: Nurse-coordinated multidisciplinary, family-based cardiovascular disease prevention programme (EUROACTION) for patients with coronary heart disease and asymptomatic individuals at high risk of cardiovascular disease: a paired, cluster-randomised controlled trial, *Lancet* 371(9629):1999–2012, 2008.
129. Piepoli MF, Corra U, Benzer W, et al.: Secondary prevention through cardiac rehabilitation: from knowledge to implementation. A position paper from the Cardiac Rehabilitation Section of the European Association of Cardiovascular Prevention and Rehabilitation, *Eur J Cardiovasc Prev Rehabil* 17(1):1–17, 2010.
130. Leon AS, Franklin BA, Costa F, et al.: Cardiac rehabilitation and secondary prevention of coronary heart disease: an American Heart Association scientific statement from the Council on Clinical Cardiology (Subcommittee on Exercise, Cardiac Rehabilitation, and Prevention) and the Council on Nutrition, Physical Activity, and Metabolism (Subcommittee on Physical Activity), in collaboration with the American Association of Cardiovascular and Pulmonary Rehabilitation, *Circulation* 111(3):369–376, 2005.
131. Heran BS, Chen JM, Ebrahim S, et al.: Exercise-based cardiac rehabilitation for coronary heart disease, *Cochrane Database Syst Rev* (7):CD001800, 2011. http://dx.doi.org/10.1002/14651858.CD001800.pub2.
132. Goel K, Pack QR, Lahr B, et al.: Cardiac rehabilitation is associated with reduced long-term mortality in patients undergoing combined heart valve and CABG surgery, *Eur J Prev Cardiol* 22(2):159–168, 2015.
133. Pack QR, Goel K, Lahr BD, et al.: Participation in cardiac rehabilitation and survival after coronary artery bypass graft surgery: a community-based study, *Circulation* 128(6):590–597, 2013.
134. Anderson L, Thompson DR, Oldridge N, et al.: Exercise-based cardiac rehabilitation for coronary heart disease, *Cochrane Database Syst Rev* 1:CD001800, 2016. http://dx.doi.org/10.1002/14651858.CD001800.pub3.
135. Taylor RS, Sagar VA, Davies EJ, et al.: Exercise-based rehabilitation for heart failure, *Cochrane Database Syst Rev* 4:CD003331, 2014. http://dx.doi.org/10.1002/14651858.CD003331.pub4.
136. Flynn KE, Pina IL, Whellan DJ, et al.: Effects of exercise training on health status in patients with chronic heart failure: HF-ACTION randomized controlled trial, *JAMA* 301(14):1451–1459, 2009.
137. Kotseva K, Wood D, De BG, et al.: EUROASPIRE III: a survey on the lifestyle, risk factors and use of cardioprotective drug therapies in coronary patients from 22 European countries, *Eur J Cardiovasc Prev Rehabil* 16(2):121–137, 2009.
138. Kotseva K, Wood D, De BG, et al.: Cardiovascular prevention guidelines in daily practice: a comparison of EUROASPIRE I, II, and III surveys in eight European countries, *Lancet* 373(9667):929–940, 2009.
139. Karmali KN, Davies P, Taylor F, et al.: Promoting patient uptake and adherence in cardiac rehabilitation, *Cochrane Database Syst Rev* 6:CD007131, 2014. http://dx.doi.org/10.1002/14651858.CD007131.pub3.
140. Gregory PC, LaVeist TA, Simpson C: Racial disparities in access to cardiac rehabilitation, *Am J Phys Med Rehabil* 85(9):705–710, 2006.
141. Lavie CJ, Arena R, Franklin BA: Cardiac rehabilitation and healthy life-style interventions. Editorial comment, *J Am Coll Cardiol* 67(1):13–15, 2016.
142. Balady GJ, Ades PA, Bittner VA, et al.: Referral, enrollment, and delivery of cardiac rehabilitation/secondary prevention programs at clinical centers and beyond: a presidential advisory from the American Heart Association, *Circulation* 124(25):2951–2960, 2011.

19 肥胖和肥胖悖论

Carl J. Lavie，Alban De Schutter，Richard V. Milani
朱 超 译

引言

在美国和大多数西方国家，肥胖可能是仅次于吸烟的第二大可预防的致死性危险因素[1-2]。据估计，美国有近 1.3 亿人超重，肥胖人数接近 8000 万，其中严重肥胖近 1000 万人[1-4]。事实上，在过去 50 年，受肥胖影响，美国人平均预期寿命减少了 1 年，部分抵消了减少吸烟和改善汽车安全性带来的益处（图 19.1）[5-6]。因此，对肥胖的预防和治疗需要特别关注。

肥胖似乎是独立于年龄、血脂水平、血压、血糖水平和左心室肥大的 CVD 危险因素[2-4]。肥胖给心血管系统带来沉重负担，对许多已明确的 CVD 和 CAD 危险因素也可产生负面影响，如升高血压、高血压患病率、血脂水平（尤其是升高甘油三酯水平和降低高密度脂蛋白胆固醇水平）、血糖和增加代谢综合征、2 型糖尿病的发生风险，以及增加炎症反应。此外，肥胖对心血管结构和功能也有不良影响。上述作用均增加了包括 CAD 在内的 CVD 发生风险。

本章回顾了肥胖对 CAD 危险因素和患病率的影响，同时概述了肥胖对 CAD 患者预后的影响，其中包括采用 PCI 和 CABG 血运重建的患者。最后，我们将讨论减轻体重对 CAD 患者的影响，特别是鉴于所谓的“肥胖悖论”。

肥胖致冠状动脉疾病风险增加的机制

框 19.1 中总结了肥胖对 CAD 危险因素及心血管结构和功能的不良影响[3-4]。超重是导致血压升高和高血压的最重要危险因素之一，也是 CAD 的主要危险因素。一项对来自 Framingham 心脏研究中 35 ～ 75 岁受试者进行的前瞻性调查分析显示，通过估测人群归因风险，34% 的男性高血压患者和 62% 的女性高血压患者是由于体重指数（BMI）

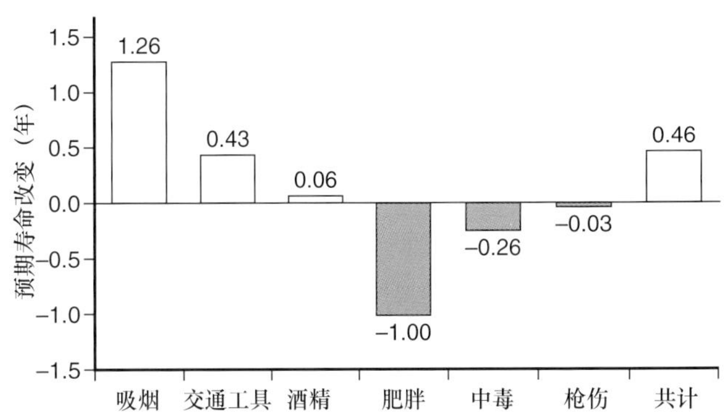

图 19.1 1960—2010 年不同行为对预期寿命的影响。（Modified from Stewart ST，Cutler DM. The contribution of behavior change and public health to improved U.S. population health. NBER Working Paper Series. Working Paper 20631. http：//www.nber.org/papers/w20631. October 2014；and from Stewart ST，Cutler DM. How behavioral changes have affected U.S. population health since 1960. NBER Working Paper Series. Working Paper 20631. http：//www.nber.org/aging health/2015no1/w20631. March 2016.）

框 19.1 肥胖的不良影响

1. 胰岛素抵抗
   - 葡萄糖耐受不良
   - 代谢综合征
   - 2 型糖尿病
2. 血脂异常
   - 总胆固醇升高
   - 甘油三酯升高
   - LDL-C 升高
   - 非 HDL-C 升高
   - 脂蛋白 B 升高
   - 小而致密的 LDL 颗粒升高
   - HDL-C 降低
   - 脂蛋白 A1 降低
3. 血流动力学
   - 血容量增加
   - 每搏量增加
   - 动脉压升高
   - 左心室壁应力增加
   - 肺动脉高压
4. 心脏结构
   - 左心室向心性重构
   - 左心室肥大（偏心性和向心性）
   - 左心房增大
   - 右心室肥大
5. 心脏功能
   - 左心室舒张功能不全
   - 左心室收缩功能不全
   - 右心室衰竭
6. 炎症反应
   - C 反应蛋白增加
   - 肿瘤坏死因子过表达
7. 神经体液
   - 胰岛素抵抗和高胰岛素血症
   - 瘦素敏感性缺乏和高瘦素血症
   - 脂联素降低
   - 交感神经系统激活
   - 肾素-血管紧张素-醛固酮系统激活
   - 过氧化物酶体增殖物激活受体过表达
   - 心房钠尿肽、脑钠肽水平降低
8. 细胞
   - 肥大
   - 细胞凋亡
   - 纤维化

Reproduced with permission from Lavie CJ，De Schutter A，Parto P，et al. Obesity and prevalence of cardiovascular diseases and prognosis：the obesity paradox updated. Prog Cardiovasc Dis http：//dx.doi.org/10.1016/j.pcad.2016.01.008（Epub ahead of print）.

≥ 25 kg/m^2[7]。在 Physicians' Health 研究中，对自我报告血压＞ 140/90 mmHg 的患者的分析表明，中位随访 14.5 年时，BMI 每增加 1 kg/m^2，高血压风险增加 8%[8]。在该研究中，虽然高血压主要与基线肥胖相关，但体重在 8 年内增加 5% 以上的基线 BMI 正常者高血压风险也显著增加。

肥胖是导致高血糖、代谢综合征和 2 型糖尿病的主要原因。在一项对 Behavioral Risk Factor Surveithance System 的数据的分析表明，1990—1998 年 2 型糖尿病的总体患病率增加了 33%，这与肥胖患病率的增加密切相关[9]。事实上，体重每增加 1 kg，2 型糖尿病的发生率就会增加 9%。肥胖可导致胰岛素抵抗和代谢综合征，从而显著增加了 2 型糖尿病和 CVD 的风险。代谢综合征定义为腹型肥胖、动脉粥样硬化性血脂异常、高血压、胰岛素抵抗、促炎症反应和血栓形成前状态，其导致 CAD 风险增加 2 倍以上，50 岁以上患者的归因风险达 37%[10-11]。Alexander 等[12] 2003 年对美国国家健康和营养检查调查（National Health and Nutrition Examination Survey）的分析指出，有 2 型糖尿病但无代谢综合征的患者 CAD 的患病率没有增加，而有代谢综合征但无 2 型糖尿病的患者发生 CAD 的风险增加。同时有代谢综合征和 2 型糖尿病的患者发生 CAD 的风险最高。较高的风险由较高的腹部脂肪造成，即临床测量的腰围（waist circumference，WC）。WC 是代谢综合征最强的独立预测因子，相关性强于 BMI[13-14]。

在肥胖人群中，致动脉粥样硬化性血脂异常和代谢综合征定义为甘油三酯升高、HDL-C 降低和小而致密的 LDL-C（比大而疏松的 LDL-C 更容易引起动脉粥样硬化）比例增加[11]。循环中增加的脂肪酸被肝吸收，导致富含甘油三酯的颗粒增多，特别是极低密度脂蛋白（VLDL）。在高甘油三酯的情况下，LDL-C 主要以小而致密的形式产生，更容易被氧化，从而导致动脉粥样硬化。

虽然肥胖与 CVD 风险增加具有独立相关性，并与其他主要危险因素（如高血压、代谢综合征、2 型糖尿病、血脂异常）相关，但肥胖（尤其是腹型肥胖）与胰岛素抵抗和其他 CVD 危险因素相关的机制尚未完全阐明[11]。脂肪相关激素和细胞因子（也称为脂肪因子）由脂肪组织中的脂肪细胞和巨噬细胞分泌。一些凝血因子（包括纤维蛋白原、von Willebrand 因子、Ⅶ和Ⅷ因子）在肥胖和胰岛素抵抗时表达增加[11]。Ⅰ型纤溶酶原激活物抑制剂水平随着 BMI 和 WC 增加而升高，这可能抑制内源性纤维蛋白溶解作用[11]。血压升高的机制与胰岛素介导的血管收缩、肾钠重吸收增加、交感神经系统激活有关。血管收缩与游离脂肪酸升高和脂肪组织产生的血管紧张素-醛固酮系统相关激素有关[11]。

肥胖也会升高瘦素水平，瘦素水平慢性升高与动脉粥样硬化、支架内再狭窄和炎症增加相关[11, 15]。IL-6、肿瘤坏死因子、脂联素和C反应蛋白（CRP）也可能升高，并参与动脉粥样硬化和CAD事件[11]。

肥胖与心血管事件的相关性

结合上述肥胖相关的多种致病机制，肥胖可导致大多数CVD风险增加，包括高血压、心力衰竭（heart failure，HF）、心房颤动（atrial fibrillation，AF）以及CAD和CAD事件[3-4, 15]。其中许多因素与炎症、血栓形成和动脉粥样硬化风险增加有关。许多大型前瞻性研究［如Framingham心脏研究、NHS（Nurses Health Study）和Manitoba研究］都表明肥胖是CVD的独立预测因子[7, 11, 16-17]。纳入110 000多例不稳定型心绞痛和非ST段抬高型心肌梗死（NSTEMI）患者的回顾性研究分析了BMI等级与NSTEMI发病率之间的潜在关系，发现肥胖是年轻患者发生NSTEMI最重要的危险因素，比吸烟的危害更大。事实上，与正常体重个体相比，超重（BMI 25～29.9 kg/m^2）、Ⅰ类肥胖（BMI 30～34.9 kg/m^2）、Ⅱ类肥胖（BMI 35～39.9 kg/m^2）和Ⅲ类肥胖（BMI ≥ 40 kg/m^2）患者发生NSTEMI的平均年龄分别提前3.5年、6.8年、9.4年和12.0年[18]。考虑到肥胖和严重肥胖的患病率增加，在未来几十年，年轻人急性心血管事件的发生率会显著增加。

多项近期研究也表明，严重的Ⅲ类肥胖是年轻患者早发心肌梗死（MI）的一个重要预测因子[19-22]。然而，肥胖（尤其是轻中度肥胖）可能对梗死面积和CAD严重程度有不同的影响。事实上，近期数据显示，在MI患者中，肥胖患者的CAD病变程度低于较瘦的患者[23]。此外，肥胖患者NSTEMI的梗死面积较大，而STEMI的梗死面积较小[24]。

肥胖对冠状动脉疾病预后的影响：肥胖悖论

超重和肥胖对主要的CVD危险因素的不利影响已达成共识，几乎所有CVD（包括CAD）在超重的情况下发生率均增加。然而令人感到意外的是，在许多对CVD（包括高血压、HF、AF以及CAD）患者的研究中，超重和肥胖患者反而具有良好的预后，这被称为肥胖悖论[3-4]。事实上，尽管肥胖患者在心血管血运重建时面临挑战，但与较瘦的患者相比，肥胖患者在PCI和CABG血运重建后以及MI后总体预后往往较好，但在稳定性CAD患者中，两者预后相似[11, 25]。

PCI血运重建术后

由于超重和肥胖患者CAD的患病率较高，常需要进行冠状动脉血运重建。实际中，人群注册和数据库统计显示接受PCI或CABG血运重建的患者中，超重和肥胖发生率高达70%[26]。各种风险分层系统均显示肥胖是血运重建后预后不良的危险因素，因为其增加伤口感染，延长住院时间，并增加术后死亡率，尽管这可能更适用于评价CABG而非PCI患者，因为肥胖可能推迟或取消CABG[11, 25]。然而，在多项研究中表明，BMI与MI和CVD死亡率以及其他发病率的相关性具有相互矛盾的结果。

肥胖患者进行PCI时经股动脉穿刺较困难，术后固定止血也较困难；近来使用桡动脉穿刺，这可能不再是一个问题[11]。大腿和骨盆血肿及急性失血相关的体征在肥胖患者中难以识别。然而，尽管肥胖患者可能出现并发症，但多项研究表明，肥胖对PCI术后出血和血管并发症具有保护作用，这与其他观察到的矛盾结果相似。多项研究表明，体重不足和BMI正常的患者比肥胖患者有更高的出血并发症。虽然BMI最低的患者出血风险最高，但BMI最高的患者并发症发生率也很高，呈双峰趋势（图19.2）[27]。随着BMI增加，患者更有可能接受桡动脉穿刺通路，肥胖和非肥胖患者采用此方法的血管并发症都较少。非桡动脉穿刺通路是肥胖患者PCI术后血管并发症的最强独立预测因子。肥胖患者出血风险低可能与年龄较轻、肾功能较好以及并非根据其体重给药的较低剂量的抗血栓药物有关。

对26项PCI患者的研究进行分析，数据包括年龄（表19.1）和主要临床事件（总死亡率、CVD死亡率和MI；表19.2）[25]。平均随访约1.7年，与正常BMI受试者相比，体重过轻患者的PCI术后死亡率、CVD死亡率、MI发生率最高，分别增加2.7、2.8和1.9倍。超重患者（BMI 25 ～ 29.9 kg/m^2）风险最低，总死亡率、CVD死亡率分别降低32%和22%，MI风险降低6%。轻度肥胖患者死亡率显著减

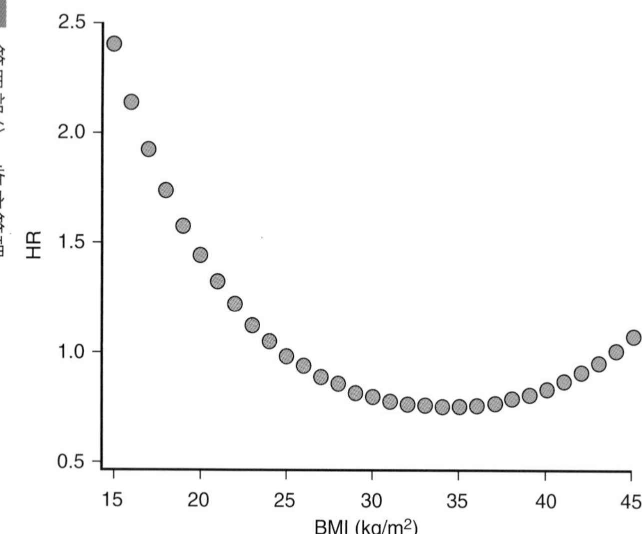

图 19.2　根据 BMI 计算 PCI 术后死亡率的风险比（HR；中位随访时间为2.1年）。（Reproduced with permission from Powell BD，Lennon RJ，Lerman A，et al. Association of body mass index with outcome after percutaneous coronary intervention. Am J Cardiol. 2003；91：472-476.）

表 19.1　不同 BMI 水平接受 PCI 和 CABG 患者的平均年龄

BMI（kg/m^2）	平均年龄（岁）PCI	平均年龄（岁）CABG
＜20	69.3	67.9
20～24.9	65.0	64.6
25～29.9	62.3	64.0
30～34.9	60.1	61.9
≥35	58.3	60.5

BMI，体重指数；CABG，冠状动脉旁路移植术；PCI，经皮冠状动脉介入治疗

Reproduced with permission from Sharma A，Vallakati A，Einstein AJ，et al. Relationship of body mass index with total mortality，cardiovascular mortality，and myocardial infarction after coronary revascularization：evidence from a metaanalysis. Mayo Clin Proc. 2014；89：1080-1100.

少 36%，CVD 死亡率降低 6%，而 BMI ≥ 35 kg/m^2 的患者死亡率有降低 19% 的趋势，但无统计学意义。

CABG 血运重建术后

在外科文献中也可观察到肥胖对血运重建后预后的矛盾影响[11，25]。对来自单中心 12 年期间的 6068 例 CABG 患者进行的早期倾向匹配分析衍生出两种倾向模型，分析基于体表面积（body surface area，BSA）和 BMI，将瘦小患者和正常体重患者比较，肥胖患者与正常体重患者比较[28]。随访期间，生存曲线显示，尽管瘦小患者胰岛素依抵抗低且应用 CABG 较多，但 BSA ＜ 1.7 m^2 的瘦小患者的死亡率高于正常体重的患者。体重稍小的患者（BSA 1.7～1.85 m^2）的死亡率也高于正常体重患者，严重肥胖患者（BMI ≥ 36 kg/m^2）亦是如此，但 BMI 为 32～36 kg/m^2 的患者生存率并不差。此外，非常瘦小的患者需要更多输血和再次手术来治疗出血、输血和肺水肿，这些都可能导致泵内血液稀释。BSA ＜ 1.85 m^2 的患者手术死亡率几乎增加两倍，但没有统计学意义。虽然严重肥胖的患者手术死亡率没有升高，但术后并发症的风险显著升高（39% *vs*. 26%，P ＜ 0.001）。与 BMI 正常的 CABG 患者相比，严重肥胖

表 19.2　不同 BMI 水平患者行冠状动脉血运重建术后的结果

	低 BMI	正常 BMI	超重	肥胖	严重肥胖
总死亡率	2.59（2.09～3.21）	1	0.72（0.66～0.78）	0.73（0.61～0.87）	0.78（0.64～0.96）
PCI	2.65（2.19～3.20）	1	0.68（0.62～0.74）	0.64（0.56～0.73）	0.81（0.61～1.07）
CABG	2.66（1.51～4.66）	1	0.83（0.67～1.02）	0.92（0.64～1.34）	0.76（0.55～1.04）
心脏性死亡率	2.67（1.63～4.39）	1	0.81（0.68～0.95）	1.03（0.69～1.55）	1.47（0.74～2.89）
PCI	2.76（1.67～4.56）	1	0.78（0.66～0.93）	0.94（0.62～1.44）	1.16（0.66～2.03）
CABG	0.98（0.06～16.97）	1	1.06（0.52～2.13）	1.57（0.49～5.1）	4.07（1.4～11.85）
心肌梗死	1.79（1.28～2.50）	1	0.92（0.84～1.01）	0.99（0.85～1.51）	0.93（0.78～1.11）
PCI	1.85（1.28～2.67）	1	0.94（0.86～1.03）	1.04（0.87～1.25）	0.96（0.77～1.19）
CABG	1.47（0.64～3.4）	1	0.85（0.64～1.14）	0.84（0.67～1.05）	0.89（0.66～1.20）

BMI，体重指数；CABG，冠状动脉旁路移植术；PCI，经皮冠状动脉介入治疗

Reproduced with permission from Sharma A，Vallakati A，Einstein AJ，et al. Relationship of body mass index with total mortality，cardiovascular mortality，and myocardial infarction after coronary revascularization：evidence from a meta-analysis. Mayo Clin Proc 2014；89：1080-1100.

的患者胸骨伤口感染、肺水肿、肺炎、行非心脏手术、急性肾衰竭、AF、胃肠道问题以及术后住院时间长的发生率更高。胸骨创伤并发症在中度肥胖患者中也更为常见。伤口感染和并发症可能继发于2型糖尿病发生率增加，而2型糖尿病发生与BMI较高以及脂肪组织灌注减少有关。

对单中心接受CABG治疗的9862例患者的回顾性分析显示，10年随访期间，肥胖与死亡率、MI、心律失常、卒中或感染增加无关[29]。然而，对于病态肥胖CABG患者（BMI ≥ 40 kg/m^2）需要更多的再探索过程。此外，与BMI正常的2型糖尿病患者相比，伴肥胖的2型糖尿病患者更容易出现房性和室性心律失常、室性心动过速、肾功能不全、呼吸衰竭和腿部伤口感染。

与对PCI术后患者的分析相似，研究者对12项关于CABG的研究共6万多例患者进行了分析[25]。结果显示，体重过轻的患者生存率最低，其死亡率是BMI正常的患者的2.7倍。超重、肥胖甚至严重肥胖患者总死亡率和MI发生率均低于BMI正常的患者，但超重和肥胖患者的心血管死亡率略高于正常BMI患者，而严重肥胖患者CABG术后的心血管死亡率是正常BMI患者的4倍以上（表19.1）[25]。

普通冠状动脉疾病

2006年，Romero-Corral等[30]对40项队列研究超过25万例CAD患者进行了meta分析，并根据BMI进行分组。在近4年的随访中，BMI低的患者死亡率最高，而肥胖患者的死亡率最低。在校正分析中，超重患者的死亡风险最低，而肥胖甚至严重肥胖患者的死亡风险没有增加。体重不足和重度肥胖患者（BMI ≥ 35 kg/m^2）的心血管死亡率均有所增加，但即使是在如此大型的meta分析中重度肥胖患者的总死亡率也没有更高。

Wang等对89项研究共130多万例CAD患者的meta分析[31]证实了以前meta分析的观察结果，但也提供了一些不同的见解，包括更长期的随访，这是迄今为止此类研究中规模最大的一项。有趣的是，肥胖悖论在早期随访中很明显，这意味着超重和肥胖患者的生存率更高，甚至这一现象出现于严重肥胖的患者。然而，5年后肥胖患者的生存率优势似乎消失，Ⅱ类和Ⅲ类肥胖患者（BMI ≥ 35 kg/m^{2}和BMI ≥ 40 kg/m^2）在长期随访中的死亡率较高。严重肥胖患者死亡率较高支持了Flegal等[32]关于非CAD人群一级预防的数据，该数据显示，超重患者的生存率最高，轻度Ⅰ类肥胖患者的生存率较高，而严重肥胖患者死亡率较高。

一方面，一些研究表明，尽管BMI可能在正常范围内，但其体脂（body fat，BF）百分比或WC均有所升高，此类“正常体重肥胖”或“正常体重中心型肥胖”患者发生CAD的风险增加[33-35]。另一方面，研究者已经证明了肥胖悖论，即使是在WC增加且心肺功能降低时（下文讨论），但心肺功能良好的患者生存率均较高[36]。

BMI作为衡量肥胖指标的挑战

BMI代表总体重且由肌肉、骨骼和BF重量组成，这可能是BMI与CAD预后相矛盾的部分原因[3-4]。很明显，观察BMI和其他评估肥胖的指标（包括BF、WC等）可能会有所差异。尽管如此，研究者已经使用BF百分比在一些研究中证明了肥胖悖论[37-40]，甚至使用WC或中心性肥胖，至少在中心性肥胖和低心肺功能状态的人群中[36]。

一些研究已提出一种可能性，即轻中度肥胖的CAD患者预后较差，体现了“瘦悖论”，而不是超重悖论或肥胖悖论[38, 41-42]。在BMI和BF较低的CAD患者中均证明了这一悖论，两者都是死亡率较高的独立预测因子[37-39]。然而，在一项对581例CAD患者平均随访3年以上的研究中，只有BMI（< 25 kg/m^2）和BF百分比（男性< 25%，女性< 35%）较低的患者死亡率较高（图19.3）[38]。此外，研究证实了570例CAD患者随访3年时，低BF和低瘦体质量（或非脂肪质量）与生存率较差有关（图19.4）[40]，而高瘦体质量和高脂肪质量CAD患者具有最好的生存率，具有其中一项的CAD患者生存率介于两者之间。许多研究表明，这更像是超重悖论，而不是真正的肥胖悖论[38, 41-42]，一般来说，BMI或BF分级为超重组的患者生存率最高（图19.5）[43]。

心肺健康对冠状动脉疾病肥胖悖论的影响

许多研究已经证明了健康对预测心血管和全因生存率的重要性，包括对CAD患者[3-4]。事实上，健康水平可能是预测CAD患者预后最有力的因素之一。此外，心肺健康是肥胖患者预后的重要预测因

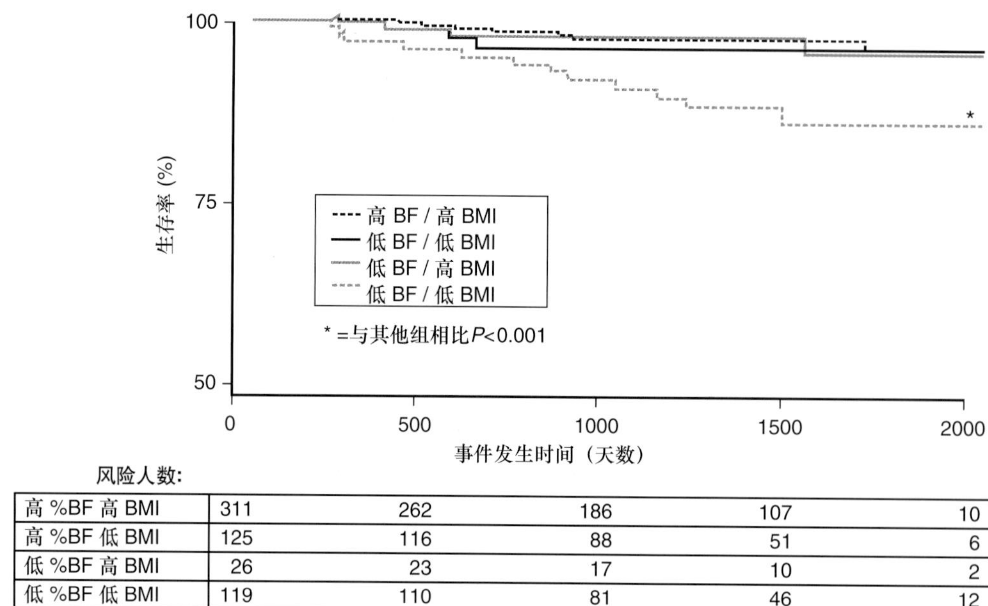

风险人数:					
高 %BF 高 BMI	311	262	186	107	10
高 %BF 低 BMI	125	116	88	51	6
低 %BF 高 BMI	26	23	17	10	2
低 %BF 低 BMI	119	110	81	46	12

图 19.3　不同体重指数（BMI）和体脂（BF）水平的 581 例患者进行心脏康复并随访 3 年全因死亡率的 Kaplan-Meier 生存曲线。 瘦小患者（即 BMI 和 BF 均较低的亚组）预后明显差于其他亚组。（Reproduced with permission from Lavie CJ, De Schutter A, Patel D, et al. Body composition and coronary heart disease mortality：an obesity or a lean paradox？ Mayo Clin Proc. 2011；86：857-864.）

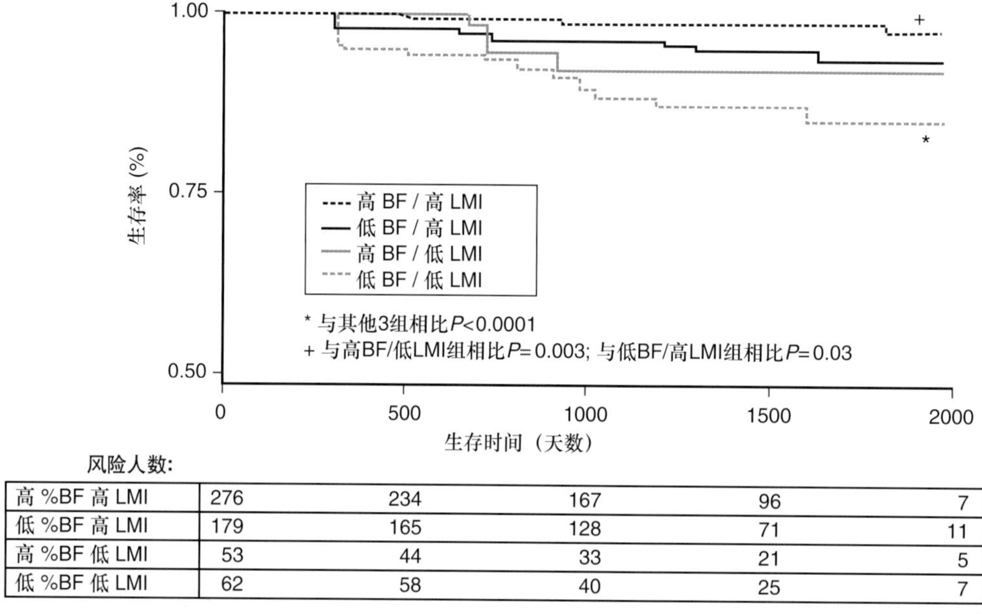

风险人数:					
高 %BF 高 LMI	276	234	167	96	7
低 %BF 高 LMI	179	165	128	71	11
高 %BF 低 LMI	53	44	33	21	5
低 %BF 低 LMI	62	58	40	25	7

图 19.4　基于不同身体成分比例的 3 年生存率：低、高体脂（BF），低、高瘦体质量指数（LMI）。 低 BF/ 低 LMI 组死亡率最高（15%，或 62 例中有 9 例），其次是高 BF/ 低 LMI 组（5.7%，或 53 例中有 3 例）、低 BF/ 高 LMI 组（4.5%，或 179 例中有 8 例）、高 BF/ 高 LMI 组（2.2%，或 270 例中有 6 例）。（Reproduced with permission from Lavie CJ，De Schutter A，Patel DA，et al. Body composition and survival in stable coronary heart disease：impact of lean mass index and body fat in the "obesity paradox." J Am Coll Cardiol. 2012；60：1374-1380.）

子，并显著改变肥胖与预后的关系[3-4, 36, 44]。

当然，与较瘦患者相比，超重和肥胖患者的健康水平通常较低[45]。一项针对 5328 例男性非吸烟者进行的运动负荷试验的分析（平均年龄 52 岁）显示，BMI 与心肺健康呈负相关[46]。与代谢当量（MET）水平为（12.7±3.0）MET 的 1370 例正常 BMI 受试者相比，2333 例超重和 1625 例肥胖受试者的健康水平较低［分别为（11.2±2.5）MET 和（9.7±2.3）MET］，表明随着 BMI 的增加，估计健康水平逐渐降低。尽管如此，通过年龄和性别相关的心肺健康水平在不同 BMI 组中预测的生存率相似。

对 9563 例 CAD 患者随访近 14 年 CVD 死亡率

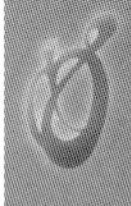

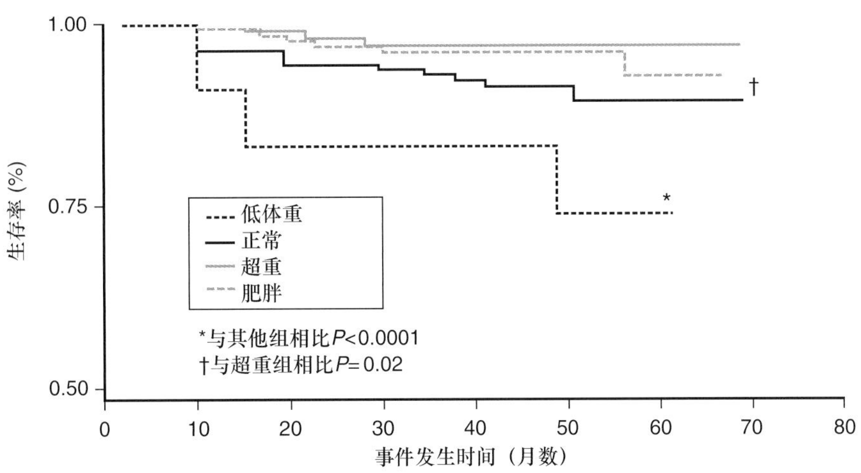

图 19.5 581 例患者按年龄和性别校正体脂（BF）分类的 Kaplan-Meier 生存曲线。低体重和正常的 BF 组预后明显差于超重组和肥胖组。在对混杂因素进行校正后，较高的 BF 与死亡率较低相关。（Reproduced with permission from De Schutter A，Lavie CJ，Patel DA，et al. Relation of body fat categories by Gallagher classification and by continuous variables to mortality in patients with coronary heart disease. Am J Cardiol. 2013；111：657-660.）

和全因死亡率的研究显示，只有年龄和性别相关心肺功能水平处于最低 1/3 的患者存在肥胖悖论，涉及肥胖所有参数，包括 BMI、WC、BF 百分比（图 19.6）[36]。然而，心肺功能不处于最低 1/3 的 CAD 患者总体预后良好，未见肥胖悖论。换句话说，无论 BMI、WC 和 BF 百分比的水平如何，健康水平不低的患者预后良好。在近期的一项研究中，通过最大平板运动试验评估了 18 000 例退伍军人，发现心肺健康、BMI 评价的肥胖状况与生存率之间也存在这种关系[47]。这些数据都支持健康水平显著改变 CAD 患者的肥胖与预后之间的关系这一结论。

冠状动脉疾病肥胖悖论的可能原因

对于 CVD 患者的肥胖悖论，有几种可能的解释（框 19.2）。最初，当认识到这一悖论时，人们认为除了一些显而易见的因素（如体重较大的患者年龄较小、吸烟较少、COPD 较轻少），一定是由于存在某些未知的混杂因素。在大多数研究中，体重较大的患者年龄仅小 2 ～ 4 岁，这在多元分析中很容易进行校正。此外，许多研究对吸烟者进行了校正，在最初几年的随访中剔除了死亡患者，只对不吸烟者进行了评估，甚至对 COPD 患者进行了校正[38，40]。肥胖患者常可能在疾病较早期出现一些非心源性临床表现，包括由于限制性肺疾病出现去适应、呼吸困难，由于静脉功能不全出现水肿，以及利尿钠肽表达降低，这可能在高血压和心力衰竭中特别重要，这两种情况经常伴随 CAD 出现[3-4，15]。在任何血压水平下，肥胖患者的血浆肾素活性水平都较低，血压水平越高，他们通常可以耐受许多高剂量心脏保护药物。然而，没有一项研究能够在入组前对非预期的体重减轻做出充分的补偿，而这种情况可能意味着预后不良。此外，没有一项研究能够针对可能与体重较轻个体更相关的遗传风险进行校正。例如，青少年期后体重明显增加的患者，体重增加导致血压升高、血脂异常、葡萄糖耐量异常和炎症，而在没有明显体重增加的情况下，其可能不先进展成 CVD，包括 CAD。然而，体重较轻的人患 CVD 可能是由于遗传易感性。虽然体重较轻的患者可能有类似的 CAD 严重程度且危险因素水平较低（包括血压较低和发生高血压较少，血脂水平正常，血糖水平和 2 型糖尿病患病率低，CRP 水平较低），但其预后可能由于遗传易感性而较差。最后，肥胖患者可能有较多的代谢储备来对抗慢性疾病，虽然肥胖患者有较高的体脂，但他们往往比较瘦的人有更大的肌力[3-4，15]。

减重对冠状动脉疾病的影响

尽管证据表明 CAD 患者存在肥胖悖论，但有目的的减重仍有潜在的好处，尤其是在增加体力活动、运动和心脏康复的情况下[3-4，48-51]。Pack 等[52]在一项 meta 分析中对 12 项非随机研究中 14 个（n ＞ 35 000）队列进行的分析发现，总体重减轻实际上与主要 CVD 事件显著增加 30% 有关。一方面，非刻意的体重减轻似乎特别有害，与主要 CVD 事件显著增加 62% 有关。另一方面，有计划的减重（特别是增加体力活动和运动训练相结合时）与主要 CVD 事件显著减少 33% 相关。虽然对 CAD 患者进行有计划的减重有待更多研究，但目前看来，有计划的减重与增加运动和心脏康复相结合似乎是有益的。减重的潜在缺点之一（尤其是在不增加运动的情况下）是体脂减少的同时肌肉质量也下降，这种情况可能与预后不良有关[53-54]。由于肌肉质量和肌力都很重要，且有益于改善 CVD 和 CAD 的危险因素和生存率，阻力训练结合有氧运动对增加心肺功能似乎特别有益，因为其在改善心肺功能的同时保存了肌肉质量和肌力[52-57]。主要 CAD 事件后，合

框 19.2 CAD 肥胖悖论的可能原因

1. 更大的代谢储备，包括：
   - 肌肉量和肌力增加
   - 恶病质较少
2. 早期临床表现，包括：
   - 由于合并症而出现早期急性临床表现，包括限制性肺病、外周水肿等
   - 一般在年龄较小时即接受医疗服务
   - 由于肥胖而加强医疗筛查
   - 由于医学筛查而使用更多的心脏药物和更高的剂量
   - 由于高血压和高脂血症发病率较高，心脏药物的使用率更高
   - 血浆肾素活性和心房钠尿肽水平较低
   - 患 CAD 的遗传易感性较低

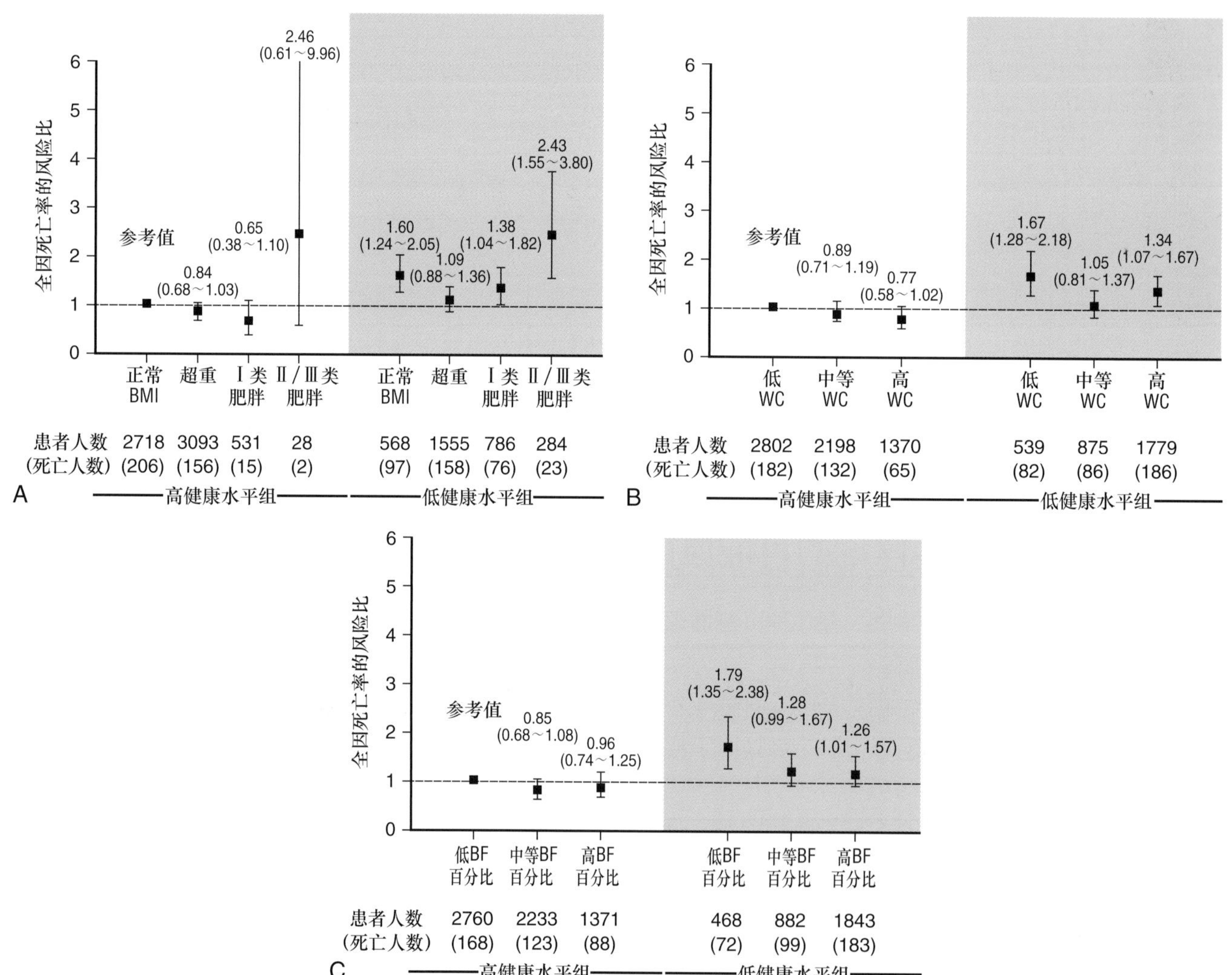

图 19.6 9563 例受试者按（**A**）体重指数（BMI）、（**B**）腰围（WC）和（**C**）体脂（BF）百分比分为 3 层，对其进行了 13 年的全因死亡率随访。在高水平组中，BMI 正常、低 WC、低 BF 为参考组。箱线图表示经过年龄、基线检查年份、体力活动、吸烟、高脂血症、糖尿病和心血管疾病家族史校正后的风险比和 95% CI。（Reproduced with permission from McAuley PA，Artero EG，Sui X，et al. The obesity paradox，cardiorespiratory fitness，and coronary heart disease. Mayo Clin Proc. 2012；87：443-451.）

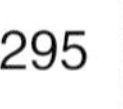

理的心脏康复训练结合运动可改善心肺功能和肌力，对肥胖的 CAD 患者可能特别适用[50-51，58-59]。

预防肥胖和体重增加

近年来，肥胖流行和一生中体重不断增加的根源一直存在相当大的争议[4，60-61]。然而，人们普遍认为体重的增加和整体肥胖水平升高是长期正能量平衡的结果（如能量消耗＜能量摄入）[62-63]。许多研究表明，能量或食物的摄入（尤其是糖的摄入）是造成肥胖流行的主要原因。西方国家的肥胖流行在很大程度上归咎于不良饮食、快餐食品、过多的碳水化合物和糖的摄入，尤其是含糖饮料[64-68]。支持这一理论的一个论据是，近几十年来，人们进行业余体力活动的时间基本上没变化，肥胖仅仅是由能量或热量摄入过多所致[62]。然而，业余体力活动在每周总时间中所占的比例相对较小，而受职业相关活动或家务活动能量消耗的影响要大得多[4]。

然而，与职业相关的体力活动[62]和家务活动的能量消耗显著下降[63]，母亲的能量消耗显著下降，尤其是有 5 岁以下孩子的母亲[69]。事实上，一位典型的女性每周的家务活动能量消耗超过 1800 卡路里，但比 50 年前要少[63]，而一位普通母亲每周的能量消耗为 1500 卡路里，也比 50 年前要少[69]。这表明，如今的女性每周必须多走或慢跑 15～18 英里（1 英里≈ 1.6 千米）才能弥补其他地方减少的能量消耗。因此，能量消耗的减少不仅会导致体重的逐渐增加，而且由于体力活动最有益于心肺健康，这些体力活动的减少会影响肥胖和整体健康，以及下一代的体重[69-72]。

为了弥补体力活动的减少，需要减少所有来源的热量摄入，低体力活动、葡萄糖和（或）甘油三酯水平高、代谢综合征和 2 型糖尿病患者应特别注意减少碳水化合物和糖的摄入。然而，增加体力活动和运动训练对治疗肥胖和防止减肥后体重反弹尤为必要[48-49，57]。

肥胖的药物治疗

目前已审查批准的减肥药物不在本章详述，尤其是当前没有对 CAD 患者安全且有效的药物[73]。除了奥利司他不需要处方可购买（作为脂肪酶抑制剂阻止脂肪吸收，且胃肠道耐受不良），其他所有药物都有心脏安全性的担忧，包括促进心脏瓣膜疾病或升高血压和（或）心率[73-74]。已上市药物见表 19.3。虽然这些药物都没有被特别批准用于 CAD 患者，但需要考虑各种药物与严重肥胖之间的利弊，尤其是对于不适合进行减重手术的患者。

减重手术

近几十年来减重手术已经取得了相当大的进展[73]。事实上，1991 年美国国家健康研究共识发展会议小组即建议 BMI ≥ 40 kg/m^2，或 BMI ≥ 35 kg/m^2 且合并高风险疾病（如心肺疾病或 2 型糖尿病）行减肥手术治疗是合理的[75]。FDA 也批准了 BMI ≥ 30 kg/m^2 或伴有合并症的患者行经腹腔镜可调节胃束带术[73]。

最常见的 3 种减重手术包括腹腔镜可调节胃束带术、腹腔镜袖状胃切除术和 Roux-en-Y 胃旁路术，

表 19.3　获得批准的减肥药物

药物名称	作用机制	优点	缺点
奥利司他	脂肪酶抑制剂，阻止肠道脂肪吸收	无心脏毒性	胃肠道副作用，体重减轻相对较小，罕有肝毒性
罗卡西林	选择性 5- 羟色胺受体激动剂，促进饱腹感	相对安全	对心脏瓣膜疾病有影响，不能与许多抗抑郁药共用
芬特明 & 托吡酯	兴奋剂 降低食欲	减肥效果好	致畸，潜在的增加心率和血压，自杀的倾向
安非他酮 & 纳曲酮	作用于下丘脑以减少饥饿感	减肥效果好	自杀倾向，心脏和心血管系统副作用
利拉鲁肽	胰高血糖素样肽 -1 激动剂。减少食欲，增加饱腹感，控制血糖	减肥效果好，可治疗 2 型糖尿病，且 2 型糖尿病用较低剂量时临床事件减少	恶心等胃肠道症状；胰腺炎，甲状腺肿瘤可能，增加心率

其 5 年内的减肥率分别为 20%～25%、25%～30% 和 30%[73]。据报道，包括 2 型糖尿病、高血压、血脂异常、阻塞性睡眠呼吸暂停、生活质量以及长期 CVD 事件在内的多种肥胖相关合并症也得到显著改善，尤其在 2 型糖尿病患者中[73, 76-78]。在改善的合并症中，预防和治疗 2 型糖尿病最受关注[79]，但 meta 分析表明死亡率也降低了 30%～45%[73, 80]。尽管尚未对包括 CAD 在内的 CVD 患者进行大规模研究，但小规模研究表明对这些患者具有一定有效性和安全性[4, 73]。

结论

肥胖对大多数 CVD 和 CAD 的危险因素有不利影响，且可能是一个独立的危险因素。很明显，肥胖患者 CVD 的进展速度加快，CAD 也是如此。虽然肥胖患者在血运重建术后早期发生一些并发症的概率增加（尤其是更严重的肥胖患者 CABG 术后），但其他并发症（如出血）的风险较低。总的来说，肥胖对血运重建后的中、短期预后是有益的，甚至比低体重、正常体重的患者预后更好。然而，长期肥胖患者［尤其是中重度肥胖患者（BMI ≥ 35 kg/m^2）］预后较差。更严重的肥胖患者需要减肥，当通过体育活动、运动训练，特别是心脏康复使心肺功能改善，即使超重和轻度肥胖患者减肥似乎也是有益的。

参考文献

1. Ogden CL, Carroll MD, Kit BK, Flegal KM: Prevalence of childhood and adult obesity in the United States, 2011–2012, *JAMA* 311:806–814, 2014.
2. Bastien M, Poirier P, Lemieux I, Després JP: Overview of epidemiology and contribution of obesity to cardiovascular disease, *Prog Cardiovasc Dis* 56:369–381, 2014.
3. Lavie CJ, De Schutter A, Parto P, et al. Obesity and prevalence of cardiovascular diseases and prognosis: the obesity paradox updated. *Prog Cardiovasc Dis*. doi: 10.1016/j.pcad.2016.01.008 [Epub ahead of print].
4. Lavie CJ, McAuley PA, Church TS, et al.: Obesity and cardiovascular diseases: implications regarding fitness, fatness, and severity in the obesity paradox, *J Am Coll Cardiol* 63:1345–1354, 2014.
5. Stewart ST, Cutler DM: The contribution of behavior change and public health to improved U.S. population health, *NBER Working Paper Series*, October 2014. Working Paper 20631. http://www.nber.org/papers/w20631.
6. Stewart ST, Cutler DM: How behavioral changes have affected U.S. population health since 1960. *NBER Working Paper Series*, March 2016. Working Paper 20631. http://www.nber.org/aging health/2015no1/w20631.
7. Wilson PWF, D'Agostino RB, Sullivan L, et al.: Overweight and obesity as determinants of cardiovascular risk: the Framingham Experience, *Arch Intern Med* 162:1867–1872, 2002.
8. Gelber RP, Gaziano JM, Manson JE, et al.: A prospective study of body mass index and the risk of developing hypertension in men, *Am J Hypertens* 20:370–377, 2007.
9. Mokdad AH, Ford ES, Bowman BA, et al.: Diabetes trends in the US: 1990–1998, *Diabetes Care* 23:1278–1283, 2000.
10. Lavie CJ, Milani RV, O'Keefe JH: Dyslipidemia intervention in metabolic syndrome: emphasis on improving lipids and clinical event reduction, *Am J Med Sci* 341:388–393, 2011.
11. Miller MT, Lavie CJ, White CJ: Impact of obesity on the pathogenesis and prognosis of coronary heart disease, *J Cardiometab Syndr* 3:162–167, 2008.
12. Alexander CM, Landsman PB, Teutsch SM, et al.: NCEP-defined metabolic syndrome, diabetes, and prevalence of coronary heart disease among NHANES III participants age 50 years and older. *Diabetes* 52:1210–1214, 2003.
13. Rader DJ: Effect of insulin resistance, dyslipidemia, and intra-abdominal adiposity on the development of cardiovascular disease and diabetes mellitus, *Am J Med* 120:S12–S18, 2007.
14. Carr DB, Utzschneider KM, Hull RL, et al.: Intra-abdominal fat is a major determinant of the National Cholesterol Education Program Adult Treatment Panel III criteria for the metabolic syndrome, *Diabetes* 53:2087–2094, 2004.
15. Lavie CJ, Milani RV, Ventura HO: Obesity and cardiovascular disease: risk factor, paradox, and impact of weight loss, *J Am Coll Cardiol* 53:1925–1932, 2009.
16. Hubert HB, Feinleib M, McNamara PM, et al.: Obesity as an independent risk factor for cardiovascular disease: a 26-year follow-up of participants in the Framingham Heart Study, *Circulation* 67:968–977, 1983.
17. Rabkin SW, Mathewson FA, Hsu PH: Relation of body weight to development of ischemic heart disease in a cohort of young North American men after a 26 year observation period: the Manitoba Study, *Am J Cardiol* 39:452–458, 1977.
18. Baker AR, Silva NF, Quinn DW, et al.: Human epicardial adipose tissue expresses a pathogenic profile of adipocytokines in patients with cardiovascular disease, *Cardiovasc Diabetol* 5:1, 2006.
19. Das SR, Alexander KP, Chen AY, et al.: Impact of body weight and extreme obesity on the presentation, treatment, and in-hospital outcomes of 50,149 patients with ST-segment elevation myocardial infarction: results from the NCDR (National Cardiovascular Data Registry), *J Am Coll Cardiol* 58:2642–2650, 2011.
20. Lavie CJ, Milani RV, Ventura HO: Impact of obesity on outcomes in myocardial infarction: combating the "obesity paradox", *J Am Coll Cardiol* 58:2651–2653, 2011.
21. Payvar S, Kim S, Rao SV, et al.: In-hospital outcomes of percutaneous coronary interventions in extremely obese and normal-weight patients: findings from the NCDR (National Cardiovascular Data Registry), *J Am Coll Cardiol* 62:692–696, 2013.
22. Buschur ME, Smith D, Share D, et al.: The burgeoning epidemic of morbid obesity in patients undergoing percutaneous coronary intervention: insight from the Blue Cross Blue Shield of Michigan Cardiovascular Consortium, *J Am Coll Cardiol* 62:685–691, 2013.
23. Cepeda-Valery B, Chaudhry K, Slipczuk L, et al.: Association between obesity and severity of coronary artery disease at the time of acute myocardial infarction: another piece of the puzzle in the "obesity paradox.", *Intl J Card* 176:247–249, 2014.
24. Cepeda-Valery B, Chaudhry K, Slipczuk L, et al.: Association between obesity and infarct size insight into the obesity paradox, *Intl J Card* 167:604–606, 2013.
25. Sharma A, Vallakati A, Einstein AJ, et al.: Relationship of body mass index with total mortality, cardiovascular mortality, and myocardial infarction after coronary revascularization: evidence from a meta-analysis, *Mayo Clin Proc* 89:1080–1100, 2014.
26. Minutello RM, Chou ET, Hong MK, et al.: Impact of body mass index on in-hospital outcomes following percutaneous coronary intervention (report from the New York State Angioplasty Registry), *Am J Cardiol* 93:1229–1232, 2004.
27. Powell BD, Lennon RJ, Lerman A, et al.: Association of body mass index with outcome after percutaneous coronary intervention, *Am J Cardiol* 91:472–476, 2003.
28. Habib RH, Zacharias A, Schwann TA, et al.: Effects of obesity and small body size on operative and long-term outcomes of coronary artery bypass surgery: a propensity-matched analysis, *Ann Thorac Surg* 79:1976–1986, 2005.
29. Pan W, Hindler K, Lee V, et al.: Obesity in diabetic patients undergoing coronary artery bypass graft surgery is associated with increased postoperative morbidity, *Anesthesiology* 104:441–447 2006.
30. Romero-Corral A, Montori VM, Somers VK, et al.: Association of bodyweight with total mortality and with cardiovascular events in coronary artery disease: a systematic review of cohort studies *Lancet* 368:666–678, 2006.
31. Wang ZJ, Zhou YJ, Galper BZ, et al.: Association of body mass index with mortality and cardiovascular events for patients with coronary artery disease: a systematic review and meta-analysis *Heart* 101:1631–1638, 2015.
32. Flegal KM, Kit BK, Orpana H, Graubard BL: Association of all-cause mortality with overweight and obesity using standard body mass index categories: a systematic review and meta-analysis, *JAMA* 309:71–82, 2013.
33. Coutinho T, Goel K, Corrêa de Sá D, et al.: Central obesity and survival in subjects with coronary artery disease: a systematic review of the literature and collaborative analysis with individual subject data, *J Am Coll Cardiol* 57:1877–1886, 2011.
34. Coutinho T, Goel K, Corrêa de Sá D, et al.: Combining body mass index with measures of central obesity in the assessment of mortality in subjects with coronary disease: role of "normal weight central obesity", *J Am Coll Cardiol* 61:553–560, 2013.
35. Goel K, Lopez-Jimenez F, De Schutter A, et al.: Obesity paradox in different populations: evidence and controversies, *Future Cardiol* 10:81–91, 2014.
36. McAuley PA, Artero EG, Sui X, et al.: The obesity paradox, cardiorespiratory fitness, and coronary heart disease, *Mayo Clin Proc* 87:443–451, 2012.
37. De Schutter A, Lavie CJ, Milani RV: The impact of obesity on risk factors and prevalence and prognosis of coronary heart disease: the obesity paradox, *Prog Cardiovasc Dis* 56:401–408, 2014.
38. Lavie CJ, De Schutter A, Patel D, et al.: Body composition and coronary heart disease mortality: an obesity or a lean paradox? *Mayo Clin Proc* 86:857–864, 2011.
39. Lavie CJ, Milani RV, Artham SM, et al.: The obesity paradox, weight loss, and coronary disease, *Am J Med* 122:1106–1114, 2009.
40. Lavie CJ, De Schutter A, Patel DA, et al.: Body composition and survival in stable coronary heart disease: impact of lean mass index and body fat in the "obesity paradox.", *J Am Coll Cardiol* 60:1374–1380, 2012.
41. Azimi A, Charlot MG, Torp-Pedersen C, et al.: Moderate overweight is beneficial and severe obesity detrimental for patients with documented atherosclerotic heart disease, *Heart* 99:655–660 2013.
42. Lavie CJ, De Schutter A, Milani RV: Is there an obesity, overweight or lean paradox in coronary heart disease? Getting to the 'fat' of the matter, *Heart* 99:596–598, 2013.
43. De Schutter A, Lavie CJ, Patel DA, et al.: Relation of body fat categories by Gallagher classification and by continuous variables to mortality in patients with coronary heart disease, *Am J Cardiol* 111:657–660, 2013.
44. Barry VW, Baruth M, Beets MW, et al.: Fitness vs. fatness on all-cause mortality: a meta-analysis *Prog Cardiovasc Dis* 56:382–390, 2014.
45. Alpert MA, Lavie CJ, Agrawal H, et al.: Cardiac effects of obesity: pathophysiologic, clinical and prognostic consequences—a review, *J Cardiopulm Rehabil Prev* 36:1–11, 2016.
46. Abudiab M, Aijaz B, Konecny T, et al.: Usefulness of function and aerobic capacity based on stress testing to predict outcomes in normal, overweight, and obese patients, *Mayo Clin Proc* 88:1427–1434, 2013.
47. Kokkinos P, Faselis C, Myers J, et al.: Cardiorespiratory fitness and the paradoxical BMI—mortality risk association in male veterans, *Mayo Clin Proc* 89:754–762, 2014.
48. Swift DL, Johannsen NM, Lavie CJ, et al.: The role of exercise and physical activity in weight loss and maintenance, *Prog Cardiovasc Dis* 56:441–447, 2014.
49. Ades PA, Savage PD: Potential benefits of weight loss in coronary heart disease, *Prog Cardiovasc Dis* 56:448–456, 2014.
50. Menezes AR, Lavie CJ, Milani RV, et al.: Cardiac rehabilitation in the United States, *Prog Cardiovasc Dis* 56:522–529, 2014.
51. Menezes AR, Lavie CJ, Forman DE, et al.: Cardiac rehabilitation in the elderly, *Prog Cardiovasc Dis* 57:152–159, 2014.
52. Pack QR, Rodriguez-Escudero JP, Thomas RJ, et al.: The prognostic importance of weight loss in coronary artery disease: a systematic review and meta-analysis, *Mayo Clin Proc* 89:1368–1377 2014.
53. Artero EG, Lee DC, Lavie CJ, et al.: Effects of muscular strength on cardiovascular risk factors and prognosis, *J Cardiopulm Rehabil Prev* 32:351–358, 2012.
54. Lavie CJ, Forman DE, Arena R. Bulking up skeletal muscle to improve heart failure prognosis *JACC Heart Fail*. doi: 10.1016/j.jchf.2015.12.005 [Epub ahead of print].
55. Jahangir E, De Schutter A, Lavie CJ: Low weight and overweightness in older adults: risk and clinical management, *Prog Cardiovasc Dis* 57:127–133, 2014.
56. Ortega FB, Lavie CJ, Blair SN: Obesity and cardiovascular disease, *Circ Res* 118:1752–1770, 2016.
57. Lavie CJ, Arena R, Swift DL, et al.: Exercise and the cardiovascular system: clinical science and cardiovascular outcomes, *Circ Res* 117:207–219, 2015.
58. Lavie CJ, Arena R, Franklin BA: Cardiac rehabilitation and healthy life-style interventions: rectifying program deficiencies to improve patient outcomes, *J Am Coll Cardiol* 67:13–15, 2016.
59. Grace SL, Bennett S, Ardern CI, et al.: Cardiac rehabilitation series: Canada, *Prog Cardiovasc Dis*

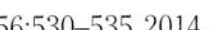

56:530–535, 2014.
60. McAllister EJ, Dhurandhar NV, Keith SW, et al.: Ten putative contributors to the obesity epidemic *Crit Rev Food Sci Nutr* 49:868–913, 2009.
61. Hebert JR, Allison DB, Archer E, Lavie CJ, Blair SN: Scientific decision making, policy decisions and the obesity pandemic, *Mayo Clin Proc* 88:593–604, 2013.
62. Church TS, Thomas DM, Tudor-Locke C, et al.: Trends over 5 decades in U.S. occupation-related physical activity and their associations with obesity, *PLoS One* 6:e19657, 2011.
63. Archer ER, Shook RP, Thomas DM, et al.: 45-Year trends in women's use of time and household management energy expenditure, *PLoS One* 8:e56620, 2013.
64. Swinburn B, Sacks G, Ravussin E: Increased food energy supply is more than sufficient to explain the US epidemic of obesity, *Am J Clin Nutr* 90:1453–1456, 2009.
65. Katan MB, Ludwig DS: Extra calories cause weight gain—but how much? *JAMA* 303:65–66, 2010.
66. Westerterp KR, Plasqui G: Physically active lifestyle does not decrease the risk of fattening, *PLoS One* 4:e4745, 2009.
67. DiNicolantonio JJ, O'Keefe JH, Lucan SC: Added fructose: a principal driver of type 2 diabetes mellitus and its consequences, *Mayo Clin Proc* 90:372–381, 2015.
68. DiNicolantonio JJ, Lucan SC, O'Keefe JH: The evidence for saturated fat and for sugar related to coronary heart disease, *Prog Cardiovasc Dis* 58:464–472, 2016.
69. Archer E, Lavie CJ, McDonald SM, et al.: Maternal inactivity: 45-year trends in mothers' use of time. *Mayo Clin Proc* 88:1368–1377, 2013.
70. Archer E: The childhood obesity epidemic as a result of nongenetic evolution: the maternal resources hypothesis, *Mayo Clin Proc* 90:77–92, 2015.

resources hypothesis, *Mayo Clin Proc* 90:77–92, 2015.
71. Archer E: In reply- Maternal, paternal, and societal efforts are needed to "cure" child obesity, *Mayo Clin Proc* 90:555–557, 2015.
72. Lavie CJ, Archer E, Jahangir E: Cardiovascular health and obesity in women: is cardiorespiratory fitness the answer? *J Womens Health* 25:657–658, 2016.
73. Kushner RF: Weight loss strategies for treatment of obesity, *Prog Cardiovasc Dis* 56:465–472, 2014.
74. Di Nicolantonio JJ, Chatterjee S, O'Keefe JH, Meier P: Lorcaserin for the treatment of obesity? A closer look at its side effects, *Open Heart* 1:e000173, 2014.
75. Gastrointestinal surgery for severe obesity: National Institutes of Health Consensus Development Conference Statement, *Am J Clin Nutr* 55:615S–619S, 1992.
76. Vest AR, Heneghan HM, Schauer PR, et al.: Surgical management of obesity and the relationship to cardiovascular disease, *Circulation* 127:945–959, 2013.
77. Buchwald H, Avidor Y, Braunwald E, et al.: Bariatric surgery: a systematic review and meta-analysis, *JAMA* 292:1724–1737, 2004.
78. Sjostrom L, Peltonen M, Jacobson P, et al.: Bariatric surgery and long-term cardiovascular events, *JAMA* 307:56–65, 2012.
79. Dixon JB, le Roux CW, Rubino F, et al.: Bariatric surgery for type 2 diabetes, *Lancet* 379:2300–2311, 2012.
80. Pontiroli AE, Morabito A: Long-term prevention of mortality in morbid obesity through bariatric surgery: a systematic review and meta-analysis of trials performed with gastric banding and gastric bypass, *Ann Surg* 253:484–487, 2011.

20 稳定型心绞痛的药物治疗

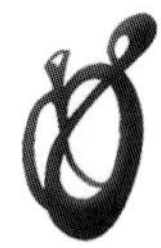

Lawrence Kwon, Clive Rosendorff
高惠宽 译

“…它是所有症状中最具代表性的、最普遍的、可能最具诊断性的，但最重要的是医生的知识储备。”

Sir James MacKenzie（1925 年）[1]

引言

概述

稳定型心绞痛的药物治疗旨在解决介导心肌缺血的关键因素：O_2 的供需不平衡。疼痛不是心肌缺血患者可能出现的唯一症状，也可能有严重的疲劳、呼吸困难、腹痛、恶心、出汗，偶尔也会有濒死感。了解心绞痛需要了解缺血、代谢和神经机制的相互作用。本章中，我们将关注缺血机制、代谢机制及其治疗。

本章不讨论稳定型心绞痛患者的临床评估、生活方式干预、抗血小板药物、抗凝药和降脂药物以及血运重建策略，这些内容均在其他章节中讨论。我们将专注于使用传统药物和新型药物减轻心绞痛症状这一较小范围。

症状性缺血的经皮冠状动脉介入治疗与最佳药物治疗

稳定性缺血性心脏病 PCI 适用性标准建议患者在考虑 PCI 之前至少服用两类抗心绞痛药物以缓解症状[2]。尽管有这些推荐，许多患者仍接受血运重建，部分原因是患者和医生的心理和情绪因素[3]。两项开创性研究，即 BARI 2D 试验[4]（Bypass Angioplasty Revascularization Investigation）及 COURAGE 试验（Clinical Outcomes Utilizing Revascularization and Aggressive Drug Evaluation）[5]，比较了最佳药物治疗加血运重建与单独最佳药物治疗降低死亡率或主要心血管事件的效果。

BARI 2D 试验比较了 2 型糖尿病患者应用 PCI 或 CABG（均联合最佳药物治疗）与单独使用最佳药物治疗。两种治疗方式的 5 年死亡率或死亡终点没有差异[4]。同样，COURAGE试验平均随访4.6年，结果显示最佳药物治疗与PCI在生存率、主要事件发生率、死亡率或5年时无心绞痛患者的百分比方面无显著差异[5]，随访延长至15年证实生存率亦无差异[6]。另一方面，一项全面的网状meta分析显示，相较于药物治疗，CABG或使用新一代药物洗脱支架进行PCI可减少死亡、MI引起的死亡及再次血运重建[7]。然而在这些研究中，并没有尝试评估"药物治疗"是否是最佳的药物治疗。

正在进行的ISCHEMIA研究（International Study of C parative Health Effectiveness with Medical and Invasive Approaches）也将探讨这个问题[8]。与此同时，仍然建议即使采用最佳药物治疗（其中包括至少两种最大耐受剂量的传统抗心绞痛药物），心绞痛症状限制日常活动的患者采用PCI或CABG是合理的。

减少心肌耗氧与增加氧供

药物预防运动时心绞痛症状通常包括使用降低心肌耗氧和（或）增加满足运动时心肌氧供的药物。重要的是，所有可用的传统抗心绞痛药对运动持续时间具有相似的作用。因此，没有明确的证据表明一种药物优于其他药物[9]。

慢性稳定型心绞痛患者的管理有两个主要目标：①缓解缺血症状；②降低心血管风险、改善预后。这两个目标由两种不同的机制调节：缺血症状是由于O_2供应/需求比降低，而急性冠脉综合征是由于易损斑块侵蚀和破裂，导致血栓性冠状动脉闭塞。

心肌需氧量的主要决定因素是心率、心肌收缩力和室壁张力，次要决定因素是基础代谢和活化能。通过减少心脏负荷或通过将心肌代谢转为产生每单位三磷酸腺苷（ATP）需要较少O_2的底物，可以减少需氧量。通过扩张冠状动脉或减慢心率来增加心脏舒张期心肌灌注的持续时间可以增加氧供。抗心绞痛药可降低心肌需氧量或增加心肌供氧，以减轻心绞痛症状和缺血表现。

传统的抗缺血药物

传统的抗缺血治疗包括3种抗心绞痛药：硝酸盐、β受体阻滞剂和钙通道阻滞剂（calcium-channel blocker，CCB）。传统药物可减少心绞痛症状并延长运动持续时间和（或）心电图出现ST段压低的间歇时间。通常，这些药物的联合对于症状控制是必要的，但缺乏关于三类药物一起使用的硬性数据。这些药物均未被证明可以改变疾病：它们不会改变MI、心脏性猝死的风险或全因死亡率。尽管在最佳药物治疗中，患有稳定性CAD和左心室功能保留的患者可能无法通过增加血管紧张素转化酶抑制剂（ACEI）来缓解症状，但有证据表明ACEI可降低心血管死亡、MI和冠状动脉血运重建。因此，我们将ACEI作为传统抗心绞痛治疗的一部分加以讨论。

尽管传统的抗缺血药物有效，但众所周知的是其不是对所有患者有效，疗效存在个体差异。首选β受体阻滞剂与硝酸盐的组合，因为两种药物均降低心肌需氧量并通过不同机制增加心内膜下血流量。β受体阻滞剂可防止硝酸盐所致低血压可能引起的反射性心动过速。此外，通过减慢心率，β受体阻滞剂可增加心脏舒张期心肌灌注的持续时间。硝酸盐是血管扩张剂，因此可增加冠状动脉灌注并阻止由β受体阻滞剂的负性肌力作用引起的左心室前负荷和舒张末期压力的升高。β受体阻滞剂联合二氢吡啶类CCB比单独使用一种药物更能延长运动持续时间，耐受性通常可以接受。但应谨慎使用β受体阻滞剂与非二氢吡啶类CCB（如维拉帕米和地尔硫䓬）的组合，且禁用于左心室功能不全或严重传导系统疾病患者。

新型抗缺血药物

不幸的是，即使接受了最大耐受剂量的两种或更多种传统药物（β受体阻滞剂、硝酸盐、CCB）的组合，许多慢性心绞痛患者仍存在症状。许多慢性心绞痛的患者有合并症，这使得难以上调药物剂量或无法使用常规抗心绞痛药物，因为可能引起剂量相关的不良反应，如低血压、心动过缓或房室传导阻滞。此外，在接受CABG和（或）PCI的患者中10%～25%出现持续性心绞痛，并且60%～80%需要在手术后1年内进行抗心绞痛治疗。

新型抗心绞痛药物包括：①雷诺嗪，一种通过作用于晚期钠电流来减轻心肌缺血的药物；②伊伐布雷定，一种选择性减慢心率的药物，可抑制窦房结起搏细胞中的I_f电流；③尼可地尔，一种烟酰胺-硝酸盐，可作为ATP敏感性钾通道开放剂，具有产生一氧化氮（NO）和抗心绞痛的特性，可直接扩张冠状动脉；④曲美他嗪，一种抑制脂肪酸β-氧化的药物，可增加心肌葡萄糖利用率，并可防止缺氧或缺血引起的 ATP 和磷酸肌酸水平降低；⑤吗多明，一种扩张容积性静脉血管的药物（降低前负荷），扩张冠状动脉，通过抑制血栓素发挥稳定血小板的作用，并具有产生 NO 的作用。

这些药物作为心绞痛的辅助治疗具有相当大的潜力，特别是对于标准治疗疗效不佳的患者，并且在某些情况下它们可能是主要的治疗选择，因为它们通常不会对血压、脉率或左心室收缩功能产生不利影响。因此，它们在常规药物可能引起症状性低血压、不适当的心动过缓或心力衰竭（HF）恶化的患者中具有优势。

正在研究中的抗缺血药物

由于目前的抗心绞痛药物无法在所有病例中最佳地控制慢性心绞痛，如严重 CAD 而无法行血运重建的患者或死亡风险高和重复入院的患者，故仍需要具有不同但互补的作用机制、没有当前治疗的局限性（没有或有较小的血流动力学影响）并可以安全地增加到当前的治疗中的新药。在本章中，除了介绍一些最新的抗心绞痛处方药物外，我们还将简要回顾目前正在研发中的用于治疗慢性心绞痛的药物。

抗心绞痛药物能否预防冠状动脉事件？

选择影响预后的改变疾病的治疗会引发一些问题。COURAGE 研究表明，所有治疗都应以最大耐受剂量使用，因其最接近已被证明可有效改善预后的剂量[5]。随着人口老龄化，患有稳定型心绞痛的患者将出现越来越多的合并症，如高血压、糖尿病和血脂异常，这些疾病易引起急性冠脉综合征。抗缺血药物的不同作用机制使得医生可根据合并症和心脏功能对患者进行个体化治疗。例如，在没有禁忌证的情况下，β 受体阻滞剂仍然是预防心绞痛发作和 MI 的二级预防的推荐治疗。最常合并的心血管危险因素是高血压，因此，二氢吡啶类 CCB 可与 β 受体阻滞剂联合治疗。

抗缺血药物的联合使用可带来相加甚至协同作用的益处。HOPE 研究（Heart Outcomes Prevention Evaluation）[10] 和 EUROPA 研究（EURopean trial On reduction of cardiac events with Perindopril in stable coronary Artery disease）[11]（下文讨论），支持在高危患者（包括稳定性心绞痛患者）中使用 ACEI 预防心血管并发症。

在所有患者中，风险分析并加强高血压、糖尿病和血脂异常等增加心血管事件风险的合并症管理以及积极改善生活方式的重要性都不容小觑。

传统的抗缺血药物

硝酸盐类药物

作用机制

内源性 NO 的产生由一氧化氮合酶（nitric oxide synthase，NOS）介导。在 CAD 中，缺血可以抑制由 NOS 产生的 NO，因为 NOS 的活性需要 O_2[12]。硝酸盐因其可生物转化为 NO 而成为抗心绞痛药。通过产生 NO，硝酸盐可扩张冠状动脉，同时扩张静脉降低前负荷，并可扩张小动脉。小动脉扩张影响从外周传至主动脉的动脉波反射，从而降低左心室后负荷。因此，其可降低主动脉收缩压，而肱动脉收缩压很少或几乎没有降低。但是，硝酸盐扩张静脉的作用强于扩张小动脉，可能是因为交感神经系统反射性激活，而这限制了小动脉的扩张。

在动物实验中，NO 还具有抗动脉粥样硬化的作用，可减少内皮细胞-白细胞相互作用、抑制平滑肌增殖和血小板黏附、聚集（图 20.1）[13，15-17]。在一项研究中，长期补充 L- 精氨酸（一种 NO 的前体）可改善人类冠状动脉小血管内皮功能[14]。

最常用的硝酸盐是硝酸甘油［三硝酸甘油酯（glyceryl trinitrate，GTN）］、硝酸异山梨酯（isosorbide dinitrate，IDN）和 5- 单硝酸异山梨酯（isosorbide-5-mononitrate，IMN）。这些药物可以通过舌下含服、口服、口服缓释型、颊部黏膜含服、口腔喷雾、透皮贴剂和静脉制剂使用。外源性硝酸盐是有机前药，其在多个步骤中经历酶促生物活化反应形成具有血管活性的 NO。GTN 通过线粒体醛脱氢酶 -2（mitochondrial aldehyde dehydrogenase-2，mtALDH-2）的作用产生 NO。IDN 经肝生物转化为 IMN。IMN 可不经 mtALDH-2 形成 NO。NO 通过激活鸟苷酸环化酶以增加环磷酸鸟苷（cGMP）来松弛血管平滑肌（cGMP 可抑制钙进入平滑肌细胞，从而引起血管扩张）。NO 还可通过抑制钾通道和使细胞膜超极化来松弛平滑肌细胞。

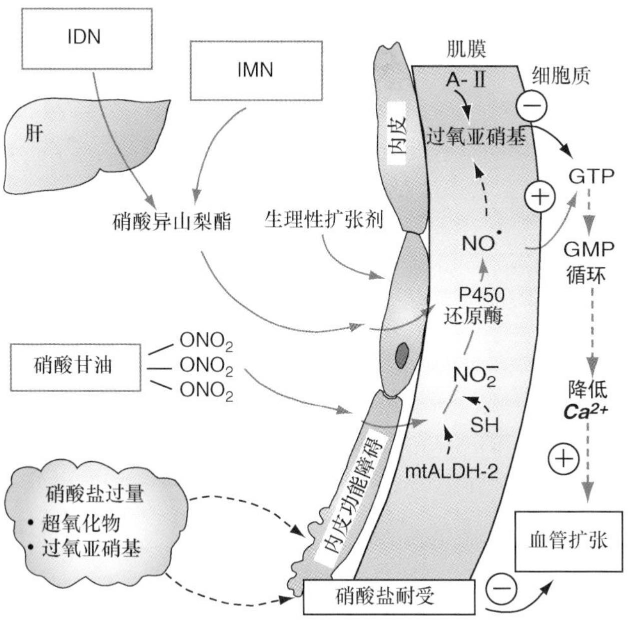

图 20.1 硝酸盐的作用机制。外源性硝酸盐是有机前药，其经历多个步骤的酶生物转化生成具有血管活性的一氧化氮（NO）。硝酸甘油（GTN）通过线粒体醛脱氢酶 -2（mtALDH-2）的作用产生 NO。硝酸异山梨酯（IDN）经肝生物转化为单硝酸异山梨酯（IMN）。IMN 绕过 mtALDH-2 步骤形成 NO。NO 通过激活鸟苷酸环化酶来松弛血管平滑肌，导致环磷酸鸟苷（cGMP）的增加，其抑制钙进入平滑肌细胞，引起血管扩张。多种机制可解释硝酸盐耐受性，包括超氧化物和过氧亚硝基的堆积。超氧化物可能是未偶联的内皮型一氧化氮合酶和血管 NO 形成过氧亚硝基的结果，其抑制可溶性鸟苷酸环化酶并激活 NO 合酶解偶联。A-Ⅱ，血管紧张素Ⅱ；GTP，鸟苷三磷酸。[From Opie LH，Horowitz，JD，eds. Drugs for the Heart. 8th ed. Philadelphia：WB Saunders；2013：38-63（Fig. 2.4）]

内皮功能障碍降低 NO 的生成（或增加 NO 失活）。有机硝酸盐通过转化为 NO 补充 CAD 患者中缺乏的 NO 水平。在这些患者中，外源性硝酸盐代替了活性降低的内皮 L- 精氨酸 /NO 通路[16，18]。

药代动力学

舌下含服 GTN 是急性心绞痛发作的首选硝酸盐。GTN 可迅速经黏膜、皮肤和胃肠道吸收，血浆半衰期仅为几分钟。GTN 被肝还原酶代谢为有生物活性的二硝酸甘油酯和无生物活性的单硝酸甘油酯。二硝酸甘油酯的消除半衰期比 GTN 长 10 倍，这可能是其抗心绞痛效应持续超过几分钟的原因。

单硝酸异山梨酯无需肝代谢而具有生物活性，而 IDN 需要在肝中转化为有活性的单硝酸盐（如 IMN），半衰期为 4 ～ 6 h。IDN 也可以舌下含服，但由于 IDN 需要肝进行生物活化，因此其抗心绞痛作用的启动比 GTN 慢。IDN 和 IMN 通常作为预防心绞痛的日常口服用药，但耐受性的产生是一个重要问题。

药物相互作用

最重要的可产生相互作用的药物是选择性磷酸二酯酶（PDE）-5 抑制剂（如西地那非、他达拉非和伐地那非）其可抑制 cGMP 的降解，用于治疗勃起功能障碍，有时用于治疗肺动脉高压。硝酸盐和 PDE-5 抑制剂联合使用有可能引起严重的低血压反应，故不应在同一天服用。酒精和其他血管扩张剂［包括一些抗高血压药物（如 CCB、α 受体阻滞剂、肼屈嗪、米诺地尔）］可能会加重低血压。

副作用

常见的副作用包括头痛、面部潮红、低血压和晕厥以及心动过速。在肥厚型心肌病中，硝酸盐可能会加重左心室流出道梗阻。由于静脉扩张导致的静脉回流减少，可能降低急性冠脉综合征、肥厚型心肌病、缩窄性心包炎和重度二尖瓣或主动脉瓣狭窄患者的心输出量。

血流动力学

硝酸盐通过增加心肌供氧和降低需氧量来缓解心绞痛症状。通过以下机制增加氧供：①扩张冠状动脉；②扩张静脉，从而降低心脏充盈压，降低左心室舒张压，增加心内膜下心肌灌注；③预防冠状动脉痉挛；④对内皮功能障碍的血管平滑肌细胞提供替代性的内源性 NO。通过以下机制降低心肌需氧量：①扩张容量性静脉血管，降低前负荷，降低收缩期室壁应力；②通过降低左心室后负荷降低收缩期室壁应力[15，18]。

有机硝酸盐在容量性静脉血管中发挥其最大的血管扩张作用。其可影响大、中型冠状动脉及其侧支血管，而直径＜ 100 mm 的小动脉受影响较小[16-17]。对有或无动脉粥样硬化性冠状动脉疾病的心外膜冠状动脉的血管扩张作用有助于缓解冠状动脉痉挛[12]。

硝酸盐的抗凝作用

GTN 通过作用于血小板 cGMP 在稳定型心绞痛患者中发挥有限的抗血栓形成和抗血小板作用。NO 是血小板鸟苷酸环化酶的强效激活剂，其可增加血小板 cGMP 水平并减少纤维蛋白原与糖蛋白Ⅱ b/ Ⅲ a 受

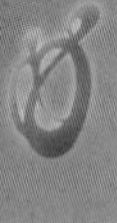

体结合。纤维蛋白原结合对于血小板聚集是必需的，抑制纤维蛋白原结合可引起血小板功能障碍[18-19]。

缺血预适应

缺血预适应是一种保护性表现，其特征是先前的缺血发作降低了对之后缺血和再灌注损伤的敏感性。来自动物和人类研究的证据表明，GTN 的使用与缺血阈值的增加有关，表现为梗死面积减小、经皮血管成形术中心电图改变减少、缺血再灌注后内皮功能障碍减少[18]。

适应证

短效硝酸盐通常用于缓解心绞痛急性发作，也可预防性用于改善运动耐量及预防运动引起的缺血。GTN 的预防性使用可能特别适合于通过运动或特定活动而出现可预测的心绞痛的患者。当患者心绞痛急性发作时，短效硝酸盐也可作为长效硝酸盐的补充。长效硝酸盐（无论是单独使用还是与 β 受体阻滞剂或 CCB 联合使用）都可用于预防或降低 CAD 患者心绞痛的发生率[18]。

如果每周仅发生几次心绞痛，一些医生建议使用短效硝酸盐；如果心绞痛发作频率较高，则推荐使用长效硝酸盐。对于运动引起心绞痛的患者，有时可首选长效硝酸盐以全天预防症状出现。众所周知，有机硝酸盐的持续应用可产生耐受性而丧失临床功效。10 ～ 12 h 的无硝酸盐间隔期可减少耐受性，因此，持续使用任何目前可用的长效硝酸盐预防心绞痛在临床上是不可行的[18]。

剂量

3 种不同的硝酸盐（GTN、IMN、IDN）有多种剂型，包括舌下、颊部黏膜、口服、喷雾、软膏和透皮贴剂。短效硝酸盐有舌下 / 颊部黏膜含服制剂，而长效制剂包括口服缓释型和缓释透皮贴剂和软膏，可延长其作用时间（表 20.1）。

在短效硝酸盐中，舌下 GTN 片剂在美国是劳力诱发性心绞痛的标准初始治疗，而舌下硝酸甘油喷雾在大多数欧洲国家是首选的短效制剂。舌下 GTN 可以通过固定剂量喷雾给药，其含有 0.4 mg 药物。可以在心绞痛开始时使用 1 ～ 2 次喷雾，并且可以在 15 min 内最多使用 3 次喷雾。

硝酸甘油透皮贴剂在 30 min 内起效，作用持续时间为 8～14 h。透皮贴剂有多种尺寸：每平方厘米每小时释放约 0.02 mg 硝酸甘油。因此，5 cm^2、10 cm^2、15 cm^2、20 cm^2、30 cm^2 和 40 cm^2 贴剂每小时分别释放约 0.1 mg、0.2 mg、0.3 mg、0.4 mg、0.6 mg 和

表 20.1 硝酸盐的给药途径、剂量和频次

硝酸盐	给药途径	剂量	频次
硝酸甘油	舌下含片	0.15～0.6 mg	按需
（三硝酸甘油酯）	舌下喷雾	0.4 mg	按需
• Nitrostat	静脉	5～400 μg/min	按需
• Nitro-Bid	舌下含片	0.3～0.6 mg	按需
• Nitro-Dur	软膏（外用）2%	0.5～2 in（7.5～30 mg）	按需
	贴剂	1 贴（2.5～15 mg）	每日 2 次
单硝酸异山梨酯	舌下 / 口服片剂	10～40 mg	每日 2 次
• 依姆多	缓释片	30～120 mg	每日 1 次
• Monoket	缓释片	5～20 mg	每日 2 次
二硝酸异山梨酯	舌下 / 口服片剂	2.5～10 mg	每 2～3 h 1 次
• Isordil	缓释片	5～40 mg	每日 2～3 次
• Dilatrate-SR	缓释片	40～160 mg	每日 2 次
戊四硝酯	舌下片	5～10	按需
• Cardilate	口服片剂	10 mg	每日 3 次

建议开具处方时要核对拟用特定剂型的硝酸盐的批准剂量。通常来说患者使用任何制剂均应从最低剂量开始，必要时上调。10～12 h 的无硝酸盐间隔期会降低耐受性

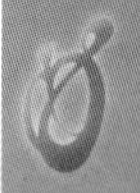

0.8 mg 硝酸甘油。每个贴剂中剩余的硝酸甘油用作储备，并且在正常使用中不释放。例如，在 12 h 后，每个贴剂仅释放约原始硝酸甘油含量的 6%。

硝酸盐抵抗和耐受性

尽管包括舌下给药在内的急性治疗是即时且有效的，但由于持续治疗可迅速形成耐受性，故硝酸甘油的益处受到限制。硝酸甘油耐受性表现为血管扩张反应降低和持续治疗后需要更高剂量的药物。耐受性是硝酸盐使用的主要限制因素。传统上，耐受性的发生机制被认为是代谢或功能效应的结果。有机硝酸盐的代谢作用在持续使用期间下降，这是由于其生物转化的 NO 减少或该过程释放的 NO 活性降低（内源性耐受）。硝酸盐治疗可能引起对 NO 的负调节机制（称为"假性耐受"）。例如，神经激素激活和血容量增加可抵消或消除硝酸盐的治疗效果[19]。

硝酸盐耐受性有多种可能的机制[20-25]：

1. 硝酸盐抵抗有时与内皮功能逐渐受损有关，主要是由于超氧阴离子（O_2^-）自由基的产生。在体内慢性持续暴露于高剂量的 GTN 有时会诱导 O_2^-代谢增强，从而产生显著的氧化还原反应。长时间硝酸盐治疗可能导致过氧亚硝基的形成，过氧亚硝基可抑制内皮 NOS，从而导致 NO 的生成减少。

2. 硝酸盐耐受

（1）硝酸盐生物活化受损。GTN 的激活由 mtALDH-2 催化，反之，硝酸甘油可以使 mtALDH-2 失活。因此，硝酸盐耐受性可反映 mtALDH-2 活性的进行性抑制。GTN 的生物活化还需要硫醇或含巯基的化合物。GTN 和含巯基的受体之间的相互作用对于血管平滑肌松弛是必需的，故反复使用 GTN 将导致巯基消耗和耐受性的形成。

（2）醛的形成。醛是高毒性化合物，其生成活性氧（reactive oxygen species，ROS），且通常受 ALDH 作用的限制。由于有机硝酸盐可使 ALDH（包括 mtALDH-2）失活过量生成的 ROS 可导致内皮功能障碍。

（3）与 GTN 和其他有机硝酸盐的血管内代谢有关的其他酶，包括谷胱甘肽硫转移酶（glutathione S-transferase，GST）、细胞色素 P3A、细胞色素 P450 其他亚型和黄嘌呤氧化还原酶（xanthine oxidoreductase，XOR）。

（4）NOS 的生物活性降低。目前有明确的证据表明，GTN 治疗对 NOS 的功能有负面影响，而 NOS 负责内皮细胞控制血管张力[23]。GTN 治疗似乎可诱导 NOS 功能失调，此时分子氧还原活化形成 O_2^-后不发生 L- 精氨酸氧化和 NO 合成，导致"NOS 解偶联"的净生成。NOS 解偶联可以分别由四氢生物蝶呤和（或）L- 精氨酸、辅因子和底物的生物利用度降低引发。

（5）过氧亚硝基的形成。作为硝酸盐的结构不稳定的异构体（NO_3^-），过氧亚硝基是一种强氧化剂，可能影响硝酸盐抵抗。过氧亚硝基浓度的增加与硝酸盐治疗时间的延长有关，并可能使硝酸甘油的代谢异构体不稳定。而这会抑制内皮 NOS，导致 NO 形成减少。

降低硝酸盐耐受性的策略

目前已尝试了各种措施来防止硝酸盐耐受性。降低耐受性的唯一有效方法是使用"间隔给药"或"间歇性治疗"，即给药方案应使每天产生低或无硝酸盐血浆浓度的时间为 10～12 h[26]。例如，间隔 12 h 使用单硝酸异山梨酯而不是标准的 7 h，或推荐停用硝酸盐的天数。然而，这种方法存在停用硝酸盐期间心绞痛发作增多的风险，并且清除了持续治疗的效果[18]。

已有一些研究（动物实验和少数临床试验）提出了其他管理硝酸盐耐受性的策略。一些临床试验表明，维生素 E[27]、维生素 C[28] 和他汀类药物[29] 是有效的。在动物研究中，普伐他汀和阿托伐他汀可预防由皮下 GTN 注射诱导的硝酸盐耐受性和血管超氧化物形成，该效应与基础 cGMP 水平升高相关，当大鼠同时注射 eNOS 抑制剂和 GTN 时，该效应被消除[25]（表 20.2）。

表 20.2　限制或逆转硝酸盐耐受性的可能药物

药物	可能的作用机制
ACEI	阻止 NAD（P）H 氧化酶活化
肼屈嗪	抑制 NAD（P）H 氧化酶
抗坏血酸	限制氧化应激
叶酸	NO 合酶的重新偶联
L- 精氨酸	增加 NO 的产生
N- 乙酰半胱氨酸	• 增强硝酸盐生物转化 • 抑制氧化应激

ACEI，血管紧张素转化酶抑制剂；NAD（P）H，还原型烟酰胺腺嘌呤二核苷酸（磷酸）；NO，一氧化氮

Modified from Table 1 in Horowitz J D：Amelioration of nitrate tolerance：matching strategies with mechanisms. J Am Coll Cardiol. 2003；41：2001.

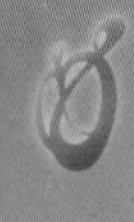

叶酸可通过恢复四氢蝶呤（NOS 的辅因子）和（或）精氨酸（其底物）的生物利用度来逆转内皮功能障碍。该研究结果表明叶酸可能在防止硝酸盐耐受性中起作用[25]。

使用 L- 精氨酸（NO 合成的底物）5～10 天可以在 GTN 透皮贴剂持续使用期间改变或防止硝酸盐耐受性的形成[30]。

肼屈嗪可通过阻止超氧化物的产生来减弱硝酸盐耐受性，这可能有助于硝酸盐-肼屈嗪联合治疗 HF 患者的疗效。肼屈嗪是一种血管扩张剂，也可以抵抗自由基形成产生的影响；实际上，硝酸盐和肼屈嗪的组合在 HF 的治疗中具有确定的疗效[31]。在心绞痛患者中，由于反射性交感神经激活，肼屈嗪应联用 β 受体阻滞剂。

硝酸盐的临床应用

1. 用于急性心绞痛的短效硝酸盐：每 5 min 舌下含服 GTN 0.15～0.6 mg，直至疼痛缓解，最多 4～5 片。副作用是头痛和体位性低血压。舌下含服 IDN 仅用于舌下含服 GTN 无效或患者不耐受时，建议每 2～3 h 使用 2.5～10 mg。这是因为二硝酸盐需要经肝转化为活性单硝酸盐，因此抗心绞痛作用比 GTN 慢 3～4 min，但是其抗心绞痛作用可持续长达 1 h。

2. 用于预防心绞痛的长效硝酸盐：口服缓释 IDN 初始剂量 5～40 mg，每日 2～3 次，维持剂量为 10～ 40 mg，每日 2～3 次。耐受性是一个主要的限制因素，并且已经提出了几种策略来降低耐受性，包括间隔剂量和无药天数。口服缓释 IMN 具有与硝酸异山梨酯类似的剂量、适应证和作用。同样，通过偏心给药（每日 2～3 次）或使用缓释制剂（依姆多；初始剂量为每天 30～60 mg，在 7 天内滴定至 120 mg）可以使耐受性最小化。罕见情况下每天可能需要 240 mg[32]。硝酸甘油透皮贴剂可使 GTN 定时释放超过 24 h，但未优于口服制剂。

硝酸盐的不良反应

常见的不良反应是低血压、晕厥、心动过速、头痛和面部潮红。少见的不良反应为高铁血红蛋白血症，可用静脉注射亚甲蓝处理。禁忌证包括肥厚型心肌病（因为硝酸盐可能增加流出道梗阻）、缩窄性心包炎（因为硝酸盐是有效的静脉扩张剂并会降低心脏充盈压），同日同时用选择性 PDE-5（如西地那非、他达拉非和伐地那非）。收缩压 < 90 mmHg 也是禁忌证。

总结

当紧急给予有机硝酸盐（如 GTN、IMN 和 IDN）时，其具有有效的血管扩张作用，可改善稳定性 CAD 患者的心绞痛症状。血管扩张的机制包括硝酸盐的细胞内生物活性（在肝中 IDN 转化至 IMN，在血管中由线粒体醛脱氢酶转化为 GTN）、NO 的释放以及可溶性鸟苷酸环化酶的活化。环鸟苷 -3',5'- 单磷酸（cGMP）的增加可激活 cGMP 依赖性激酶 I，从而通过降低细胞内钙浓度而引起血管平滑肌松弛。由于耐受性和内皮功能障碍的迅速形成，长期（低剂量）给药后，有机硝酸盐的血流动力学和抗缺血作用将迅速丧失，这在大多数情况下与 mtALDH-2 的生物活性受损和细胞内氧化应激有关。

β 受体阻滞剂

概述

β 受体是 G 蛋白偶联的跨膜蛋白。它们的主要抗心绞痛作用在于 β 受体的细胞内部分，其与 G 蛋白复合物偶联：G_s（刺激性）和 G_i（抑制性）。激动剂可与配体位点结合并刺激 β 受体（$β_1$、$β_2$ 和 $β_3$ 亚型）。这种结合触发腺苷酸环化酶（另一种跨膜酶）将 ATP 转化为 cAMP，cAMP 作为第二信使，启动一系列器官特定的事件[33-34]。通过主要与 G_s 相互作用，$β_1$ 受体激活腺苷酸环化酶介导了心肌细胞的正性肌力和正性变时功能。$β_2$ 受体与心肌细胞中的 G_s 和 G_i 相互作用；G_i 蛋白通路之一可介导 $β_2$ 受体的抗细胞凋亡作用[35]。$β_3$ 受体仅与 G_i 偶联并激活 NO 以降低血管张力，但其不通过腺苷酸环化酶通路（表 20.3）。

作用机制和药理学

β 受体阻滞剂具有多种心脏保护作用。尽管抑制 $β_1$ 受体阻断了肾上腺素能介导的冠状动脉血管舒张而可能减少冠状动脉血流，但抑制 $β_1$ 受体对于心绞痛的控制是最重要的。然而，由于几乎所有的心肌灌注均发生在心脏舒张期，因此较慢的心率和较长的舒张期充盈时间实际上可改善心肌血流量。此外，通过降低心输出量和抑制肾小球旁细胞释放肾素，β 受体阻滞剂可降低血压，从而降低收缩期室壁应力[34-35]。

选择性 $β_1$ 受体阻滞剂在较高剂量时选择性较

表 20.3 β 受体和用于心绞痛的 β 受体阻滞剂的分类和生理学作用

激活		选择性阻滞剂		非选择性阻滞剂	
β_1	β_2	β_1	β_2	β_1、β_2	α_1、β_1、β_2（血管扩张剂）。
• 窦房结：增加心率 • 心房：增强收缩力和传导速度 • 房室结：增加自律性和传导速度 • 希氏束-浦肯野系统：增加自律性和传导速度 • 心室：增加自律性、收缩性和传导速度	• 外周血管、冠状动脉和颈动脉：扩张 • 肺：支气管扩张 • 子宫：松弛平滑肌 • 其他：胰岛素释放增加；增加肝和肌肉的糖原分解	• 阿替洛尔 • 比索洛尔 • 美托洛尔 • 奈必洛尔	无	• 普萘洛尔 • 纳多洛尔 • 噻吗洛尔 • 塞利洛尔	• 卡维地洛 • 拉贝洛尔

Modified from Table 54.5 Physiologic Actions of β-Adrenergic Receptors in Douglas L. Mann MD, Douglas P. Zipes MD, et al. Braunwald's Heart Disease：A Textbook of Cardiovascular Medicine, 10th ed. Saunders, an imprint of Elsevier Inc., 2014.

低，且可能开始阻滞气管支气管树中的 β_2 受体，引起支气管痉挛。因此，支气管哮喘患者禁用 β 受体阻滞剂，甚至是选择性 β_1 受体阻滞剂。然而，在常规剂量下，除非存在显著的支气管痉挛，否则选择性 β_1 受体阻滞剂在 COPD 患者中并不是禁忌。此外，如下文所述，选择性 β_1 受体阻滞剂应在周围动脉疾病患者中慎用。

一些新一代 β 受体阻滞剂的血管扩张活性可通过两种途径实现：β 受体及 α 受体阻滞剂（如拉贝洛尔和卡维地洛）或通过激活 NOS 和 NO 释放直接扩张血管（如奈必洛尔）。卡维地洛还可以通过抑制单核细胞与内皮的黏附、清除氧自由基、保护内皮功能、直接扩张血管和抑制低密度脂蛋白的氧化来发挥改善心肌缺血的作用，从而减缓动脉粥样硬化斑块的发展。与其他 β 受体阻滞剂相比，奈必洛尔对 β_1 受体具有更高的选择性。奈必洛尔的 NO 增效、扩张血管作用在 β 受体阻滞剂中是独特的，并且在低于 10 mg/d 的剂量下不抑制运动时的心率增加[36]。

β 受体阻滞剂也可根据其亲脂性和亲水性进行分类。脂溶性 β 受体阻滞剂（如普萘洛尔、噻吗洛尔、美托洛尔、氧烯洛尔）可被小肠完全吸收，经肝代谢，并且可以通过血脑屏障。水溶性 β 受体阻滞剂（如阿替洛尔、索他洛尔和纳多洛尔）不能被肠道完全吸收，经在肾清除。一些 β 受体阻滞剂（如倍他洛尔、比索洛尔和吲哚洛尔）部分由肝清除，部分由肾清除。部分 β 受体阻滞剂有中枢神经系统副作用，如抑郁症和疲劳，这与亲脂性有关，但这方面的证据很少。

β 受体阻滞剂的副作用

β 受体阻滞剂可增加胰岛素抵抗，使患者易患糖尿病。在纳入 22 项临床试验的网状 meta 分析中，143 153 例无糖尿病的患者进行随机分组，利尿剂和 β 受体阻滞剂组新发糖尿病的风险最高（比其他类型的抗高血压药更为明显），这显示了 β 受体阻滞剂对代谢的负性作用[37]。β 受体阻滞剂可能通过增加体重（一项研究中多达 1.2 kg）、减少 β 受体介导胰岛 β 细胞释放胰岛素以及通过骨骼肌微循环减少组织中血流量导致胰岛素敏感性降低进而促进糖尿病的发生[38-39]。

在确诊的糖尿病患者中，β 受体阻滞剂也可能恶化一些患者（但非所有）的血糖控制。在 GEMINI 试验（Glycemic Effects in Diabetes Mellitus Carvedilol-Metoprolol Comparison in Hypertensives）中[39]，接受美托洛尔治疗的糖尿病患者糖化血红蛋白（HbA1c）增加，而卡维地洛治疗没有升高 HbA1c。该发现表明并非所有 β 受体阻滞剂对糖尿病控制都具有同样的不利影响。糖尿病患者需注意 β 受体阻滞剂可能会掩盖低血糖发作时的心动过速信号[40]。

运动耐量部分取决于功能正常的交感神经系统。β 受体阻滞剂可能通过拮抗这种作用而降低运动耐量。β 受体阻滞剂也可能使抑郁症状恶化及引起性功能障碍。β 受体阻滞剂与雷诺现象和周围动脉疾病的恶化有关。β_2 受体阻滞剂抑制儿茶酚胺在外周血管中的血管扩张作用，并使缩血管（α 肾上腺素能）受体无对抗激素，从而增强血管收缩。严重

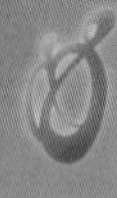

的周围动脉疾病（伴有跛行或外周灌注不良的体征）应视为使用 β 受体阻滞剂的禁忌证[40-42]。

长期给予 β 受体阻滞剂后突然停药可导致慢性稳定型心绞痛患者的总缺血事件增加。通过 2 ～ 3 周逐步缓慢减停药物可以安全地停止 β 受体阻滞剂的慢性治疗。如果需要突然停用 β 受体阻滞剂，应指导患者减少用力，并舌下含服硝酸甘油、使用 CCB 替代或联合使用两种药物治疗心绞痛发作[42]。

对于伴有三度房室传导阻滞或病态窦房结综合征或未治疗的嗜铬细胞瘤的心动过缓患者，不应使用 β 受体阻滞剂。β 受体阻滞剂可能会掩盖甲状腺功能亢进的临床症状，突然停药会引起甲状腺危象。

心肌缺血后的老年患者停用 β 受体阻滞剂的最常见合并症是 COPD 和哮喘[43]。目前已经证实了 β 受体阻滞剂在没有明显支气管痉挛的 COPD 患者中的安全性，但其在患有 COPD 的心绞痛患者中的使用率仍然很低。尽管缺乏支气管痉挛的客观证据（包括肺功能测试），但被诊断患有 COPD 的患者倾向于使用吸入剂治疗。如果患者没有明显的支气管痉挛，则不应否认使用 β 受体阻滞剂的益处。由于出现支气管收缩，可能有必要在少数患者中停药，但是，根据已发表的文献，其潜在的益处似乎足够大到足以承担这种小风险。美托洛尔是一种半衰期短的心脏选择性 β 受体阻滞剂，已被证明对 COPD 患者安全有效，可能是起始治疗首选的 β 受体阻滞剂。

β 受体阻滞剂的心脏保护作用

对于稳定性缺血性心脏病（SIHB）及射血分数降低和（或）过去 3 年内有心肌缺血或急性冠脉综合征病史的患者，建议使用 β 受体阻滞剂。

β 受体阻滞剂在治疗射血分数降低的 HF 患者中的作用已得到很好的证实。在 NYHA 心功能分级为Ⅱ～Ⅳ级的患者中，MERIT-HF 试验（Metoprolol CR/XL Randomized Intervention Trial in Heart Failure）显示，与安慰剂相比，接受琥珀酸美托洛尔治疗的患者死亡率降低了 34%[44]。COPERNICUS 试验（Carvedilol ProspEctive RaNdomIzed CUmulative Survival）入选了左心室射血分数（LVEF）＜ 25% 的患者；与安慰剂相比，卡维地洛使 12 个月时的死亡风险降低了 38%，并使死亡或 HF 住院风险降低了 31%[45]。

另一种长效 β 受体阻滞剂比索洛尔在 HF 患者的生存率方面表现出类似的长期益处。CIBIS-Ⅱ研究（Cardiac Insufficiency Bisoprolol Study）[46]显示，应用比索洛尔可使缺血性和非缺血性心肌病引起的 NYHA 心功能分级Ⅲ级或Ⅳ级 HF 患者的全因死亡率降低 32%。

虽然这 3 种药物（美托洛尔、卡维地洛和比索洛尔）对 HF 患者都有益，但 COMET 试验（Carvedilol or Metoprolol European Trial）[47]显示，与美托洛尔缓释片相比，卡维地洛组的死亡率降低了 17%，二者平均每日剂量分别为 85 mg 和 42 mg。基于这些研究的结果，β 受体阻滞剂（特别是美托洛尔、卡维地洛和比索洛尔）被推荐用于有左心室收缩功能不全的心绞痛患者的长期治疗。

另一方面，没有足够的证据支持 β 受体阻滞剂用于预防射血分数正常且无症状性心肌缺血病史的患者的冠状动脉事件。REACH 注册研究（Reduction of Atherothrombosis for Continued Health）将缺血性心脏病患者（n = 21 860）分为 3 组：陈旧性 MI 组、无 MI 的 CAD 组和仅有 CAD 危险因素组。该研究显示，在 3 个队列中，使用 β 受体阻滞剂的患者的心血管死亡、非致死性 MI 和非致死性卒中的主要复合结局与未使用 β 受体阻滞剂的患者无显著差异。仅在近期 MI（≤ 1 年）的患者中，β 受体阻滞剂的使用与次要结局（定义为主要结局加上需住院治疗的动脉粥样硬化血栓形成事件或需进行血运重建术）的发生率降低相关[48]。

β 受体阻滞剂与心房颤动

在心房颤动（AF）中，快速心室率可能与心绞痛有关。β 受体阻滞剂已成为 AF 患者控制心率的有效药物。尽管 β 受体阻滞剂已被证明能够改善射血分数减低的 HF 患者的心血管预后，但这种作用似乎在合并 AF 时会减弱。在一项纳入 HF 患者的 4 项研究的 meta 分析中，1677 例患有 AF，其中 1/2 患者用 β 受体阻滞剂治疗，1/2 患者用安慰剂治疗。在窦性心律患者中，死亡率和 HF 住院率显著降低，但在 AF 患者中则没有[49]。此外，尽管 β 受体阻滞剂主要减慢房室传导，但它们在心房中没有表现出特定的抗纤维化特性。因此，在 AF 或心房扑动转复为窦性心律方面紧急使用 β 阻滞剂没有显著效果[50]。

总结

β 受体阻滞剂的抗缺血和抗心律失常作用使其

与硝酸盐一起成为心绞痛治疗的主要方法。通常首选选择性 β_1 受体阻滞剂，如酒石酸美托洛尔（短效）或琥珀酸美托洛尔（长效）和比索洛尔。卡维地洛是一种具有 α 受阻阻滞剂活性的 β 受体阻滞剂，而奈必洛尔是一种能产生 NO 的 β 受体阻滞剂，这可以增强这类特殊药物在改善心绞痛方面的既定益处。β 受体阻滞剂在心肌缺血发作后和射血分数降低的 HF 患者中仍然是标准的治疗方法。然而，除了抗心绞痛和抗高血压作用外，尚缺乏证据支持在射血分数正常的慢性缺血性心脏病患者中使用 β 受体阻滞剂[8]。相关研究均未证实 β 受体阻滞剂相对于其他抗心绞痛药物在预防心血管不良事件改善预后方面具有优势。未来的研究应该评估 β 受体阻滞剂与其他治疗（即抗血小板药物、他汀类药物、硝酸盐、其他类型的抗高血压药物和 PCI）的联合应用。

钙通道阻滞剂

概述

CCB 对冠状动脉血流的作用是复杂的。它们诱导的血流变化取决于它们在休息时与运动时的作用、对冠状动脉灌注压的影响、心肌需氧量的变化、冠状动脉血流的自主调节以及对舒张期血流灌注时间的不同影响[9]。

分类

根据其化学结构，CCB 可分为以下几组[15]（表 20.4）：

1. 二氢吡啶类（如氨氯地平、硝苯地平、尼卡地平、非洛地平）。它们主要作用于动脉血管平滑肌细胞以扩张血管，从而降低血压。

2. 非二氢吡啶类（分为两个亚组）：

（1）苯烷基胺（如维拉帕米）主要作用于心肌细胞并具有负性肌力和负性变时作用。它们比二氢吡啶类药物具有更小的血管扩张作用，因此较少引起反射性心动过速。

（2）苯并硫氮杂䓬（如地尔硫䓬）结合了二氢吡啶类药物和苯烷基胺类药物的性质。通过发挥心脏抑制和血管扩张作用，苯并硫氮杂䓬类能够降低动脉压，而不会产生与二氢吡啶类似的反射性心脏刺激。

作用机制

跨膜钙内流通过由 4 个亚基组成的电压门控钙通道实现：α_1、$\alpha_{2\delta}$、α_β 和 α_γ。α_1 亚基是钙通道的主要成分，构成了离子传导的孔结构。已经报道了

表 20.4 用于缺血性心脏病的钙通道阻滞剂

通用名（商品名）	每日常规剂量（mg）	达峰时间（h）	药效持续时间（h）	常见副作用
二氢吡啶类				
氨氯地平（络活喜）	5～10 qd	6～12	24	头痛、面部潮红、水肿
非洛地平（波依定）	2.5 qd	2～5		
硝苯地平控释片 GITS（拜新同）	30～90 qd	4～6		
硝苯地平（心痛定）	10～30 tid	0.1	4～6	头痛、低血压、头晕、面部潮红、水肿
尼卡地平（卡地尼）	20～40 tid	0.5～2	8	
非二氢吡啶类				
地尔硫䓬（合心爽）	60～120 tid	2.5～4	8	低血压、心动过缓、头晕、面部潮红、水肿
地尔硫䓬 CD（合贝爽）	240～480 qd	10	24	
维拉帕米（卡兰、异搏定）	80～120 tid	6～8	8	
缓释维拉帕米（缓释卡兰、缓释异搏定）	120～240 bid	5	12～24	

bid，每日 2 次；CD，释放控制；GITS，胃肠治疗系统；qd，每日 1 次；tid，每日 3 次

Modified from Weir MR，Hanes DS，Klassen DK，Wasser WG：Antihypertensive therapy. In Skoreci K，editor：Brenner and Rector's The Kidney，ed10，Philadelphia，2016，Elsevier. Table 50.15.

10种不同的 α_1 亚基，每个亚基均具有特定分布和离子传导通道。这些不同的亚基表征为L型、N型、T型、P型、Q型和R型钙通道。在这些通道中，L型是CCB的主要作用目标。L型电压门控钙通道负责骨骼肌、平滑肌和心肌的兴奋-收缩偶联。L型电压门控钙通道也参与心脏中起搏信号的传导[51]。T型钙通道表现出与L型不同的性质，其参与起搏和血流的调节，但不参与心肌收缩。

所有CCB均可引起心外膜冠状血管和动脉阻力血管的扩张。心外膜冠状动脉扩张是CCB缓解血管痉挛性心绞痛的主要机制。

CCB治疗心绞痛

非二氢吡啶类CCB通过其负性肌力和负性变时作用降低心肌需氧量。二氢吡啶类CCB可改善冠状动脉NO的相对生物利用度并改善内皮依赖性的血管扩张反应。这些作用提示二氢吡啶类有助于改变动脉粥样硬化的自然病程。这种效果是CCB的直接药理作用还是继发于它们的降压作用尚不清楚。

所有CCB具有相似的抗心绞痛功效。药物的选择主要基于药效学特征，特别是是否需要负性变时效应。非二氢吡啶类可降低心率、收缩力和血压，从而降低心肌需氧量。二氢吡啶类是冠状血管扩张剂，并可通过扩张外周血管减少心肌需氧量，从而降低血压以降低心脏室壁张力[9]。

其他作用

二氢吡啶类CCB（而不是苯烷基胺CCB）可增加内源性纤维蛋白的溶解活性[52]。鉴于与动脉粥样硬化血管中正常钙转运受损相关的显著细胞变化，已经提出CCB除对血流动力学有利外还可减缓CAD的进展。血管造影试验显示，在CAD患者和动物模型中，病变的形成显著减少。在体外和体内研究中，氨氯地平可抑制氧化性脂质损伤[53]。

平滑肌细胞增殖和迁移是动脉粥样硬化的早期标志。氨氯地平可抑制胆固醇富集后的平滑肌细胞增殖，其浓度比抑制钙通道所需的浓度低几个数量级。因此，氨氯地平可能会干扰胆固醇诱导的某些不良反应，包括血管中的致动脉粥样硬化变化。此外，TNF-α是一种在动脉粥样硬化中升高的细胞因子，介导了对血管壁的炎性损伤。氨氯地平以剂量依赖的方式抑制TNF-α诱导的内皮细胞凋亡[53]。

CCB在心绞痛中疗效的临床证据

有效治疗血管痉挛性心绞痛

CCB可有效治疗血管痉挛性心绞痛。在一项研究中，地尔硫䓬（60 mg，每日2次）可将72 h内血管痉挛发作的平均频率从43次降至5次。在另一项随机对照研究中，患者每天服用10 mg氨氯地平或每日1次安慰剂治疗，使用氨氯地平治疗后，血管痉挛性心绞痛发作率和硝酸甘油消耗量明显减少[54-55]。

心脏保护作用

ACTION试验（A Coronary disease Trial Investigating Outcome with Nifedipine）[55]和CAMELOT试验（Comparison of Amlodipine vsEnalapril to Limit Occurences of Thrombosis）[56]已经证明CCB对CAD患者是安全有益的。ACTION试验否定了硝苯地平对心血管结局的有益作用。然而，对同时患心绞痛和高血压的患者的亚组分析发现，硝苯地平缓释制剂超过24 h持续释放硝苯地平（硝苯地平胃肠道治疗系统）可将全因死亡、MI、难治性心绞痛、HF、卒中和外周血运重建复合事件发生率显著降低13%[57]。

CAMELOT试验在血压正常的CAD患者（$n=1991$）中将氨氯地平或依那普利与安慰剂比较。尽管两个治疗组的血压降低程度相似，但氨氯地平组的心血管不良事件发生率低于依那普利组。在合并高血压和CAD的患者中，与阿替洛尔相比，维拉帕米引起的新发糖尿病、心绞痛发作次数、抑郁症均较少[56]。

PREVENT试验（Prospective Randomized Evaluation of the Vascular Effects of Norvasc Trial）是一项为期3年的多中心、随机对照试验，评估氨氯地平对CAD患者冠状动脉和颈动脉粥样硬化病变发生和进展的影响。氨氯地平治疗与延缓颈动脉粥样硬化进展相关（有显著统计学差异），且与血压变化无关，同时氨氯地平降低了心血管病发病率[58]。

CAPARES试验（Coronary Angioplasty Amlodipine Restenosis Study）在与PREVENT试验相似的患者群体中进行。结果显示，氨氯地平可显著降低PCI后再次行PCI和临床事件的发生率，但其不会减少管腔丢失[59]。

药代动力学

第一代CCB（包括非二氢吡啶类的维拉帕米和

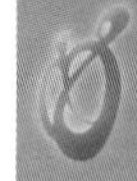

地尔硫䓬）的药代动力学相似。尽管药物服用后几乎完全被吸收，但它们的直接生物利用度被肝首过代谢所抵消。起效时间为 30 min 至 2 h，消除半衰期为 2～7 h。

另一方面，第二代 CCB（如二氢吡啶类的氨氯地平）起效较慢，作用持续时间较长，消除半衰期较长。这些特性降低了反射性心动过速和负性肌力的风险，从而使患有左心室功能不全的患者使用相对安全。氨氯地平的达峰时间（t_{max}）为 6～12 h，消除半衰期为 35～50 h。通过使用缓释制剂或使用硝苯地平胃肠治疗系统可以实现延长作用时间。

CCB 与其他药物的相互作用

非二氢吡啶类 CCB 可与其他负性变时或正性肌力药物相互作用，特别是 β 受体阻滞剂。通常不应与 β 受体阻滞剂同时使用，特别是对于左心室功能不全或左心室衰竭的患者。

CCB 抑制肝细胞色素 CYPA4 酶，可能会提高他汀类药物和许多其他药物的血药浓度。西咪替丁和葡萄柚汁可以提高 CCB 的血药浓度。镁是 Ca^{2+} 的拮抗剂，因此镁补充剂可以增强 CCB 特别是硝苯地平的作用。

CCB 的不良反应

使用作用持续时间短的 CCB［如短效硝苯地平（20 ～ 40 min）］的潜在不良反应之一是增加 CAD 患者的死亡风险。造成这种影响的原因包括血压急剧下降、反射性引起交感神经活性增加和诱发快速性心律失常。

可以将二氢吡啶类 CCB 添加至最佳剂量的 β 受体阻滞剂和硝酸盐中，且具有可接受的安全性。CCB 的常见不良反应包括外周水肿、头痛、头晕和便秘。踝部水肿并非继发于钠潴留增加，而是由小动脉扩张引起，其导致毛细血管静水压增加。对于具有显著传导障碍的患者，使用非二氢吡啶类 CCB 可引起心动过缓和心脏传导阻滞。对于存在严重收缩功能不全的患者，非二氢吡啶类 CCB 可恶化或促进充血性 HF。CCB 还可抑制食管下端括约肌收缩，加重胃食管反流病。

新型 CCB

具有持续活性的 CCB 和阻滞 T/N 型钙通道作用的 CCB 可发挥比经典 CCB 更有益的效果，故而可以增加这些药剂的临床应用。新型 CCB 包括贝尼地平、西尼地平和依福地平。

贝尼地平

贝尼地平在血管痉挛性心绞痛方面可能比其他 CCB 更有效。meta 分析比较了贝尼地平、氨氯地平、硝苯地平和地尔硫䓬单独或联合应用对血管痉挛性心绞痛患者的主要心脏不良事件（MACE）的作用。即使在校正可能影响 MACE 发生的患者特征之后，贝尼地平组 MACE 发生的风险比（HR）显著低于其他 CCB。该结果的可能解释是贝尼地平组 NO 产生较多；维持四氢生物蝶呤的水平（四氢生物蝶呤是 NOS 的必需辅因子）；更好的血管选择性[54]。

西尼地平

西尼地平是血管平滑肌中 L 型电压门控钙通道和供应血管的交感神经末梢中的 N 型钙通道的双重阻断剂。它对肾、神经系统和心脏的保护作用已在临床实践和动物研究中得到证实。纳入 2920 例高血压患者的一项研究中，西尼地平联合 ARB 可显著降低心率，尤其是对于基线心率＞ 75 次 / 分的患者。在另一项研究中，西尼地平通过拮抗钙通道舒张动脉，并通过增强人体胸廓内动脉中的内皮 NOS 来增加 NO 的产生[60]。

依福地平

依福地平可阻断 L 型和 T 型钙通道。在离体动物心肌和血管模型中，依福地平发挥有效的负性变时和血管扩张作用，但仅具有弱负性肌力作用。在动物模型和患者中，血压的降低不伴或较少伴反射性心动过速。这可改善心肌氧平衡和维持心输出量。因此，依福地平似乎是一种有前景的抗高血压和抗心绞痛药物，且对心脏和肾具有器官保护作用[61]。

血管紧张素转化酶抑制剂和血管紧张素受体拮抗剂

概述

虽然 ACEI 和 ARB 本身通常都不被视为抗心绞痛药物，但本章将它们包括在内，因为它们的抗动脉硬化、抗动脉粥样硬化和扩张血管作用会直接影响心绞痛发作的严重程度和频率。

ACEI 可有效减少高危患者的冠状动脉事件，故推荐用于高血压、糖尿病、慢性肾脏病（chronic

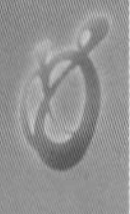

kidney disease，CKD）和心肌缺血后的患者。它们已被证明可以预防和改善缺血性 HF 和 CKD 的进展。当与噻嗪类利尿剂联合使用时，ACEI 可降低复发性卒中的发生率[62]。

药理学和药代动力学

内皮细胞是动脉粥样硬化多阶段进程的主要介质，局部血管紧张素Ⅱ和缓激肽水平对这些细胞的功能至关重要。ACE 将血管紧张素Ⅰ转化为具有血管收缩活性的血管紧张素Ⅱ，并加速缓激肽的代谢及降解。已经鉴定出了 4 种血管紧张素Ⅱ受体，即 $AT_{1\sim4}$。AT_1 受体介导血管收缩、醛固酮合成和分泌、心脏肥大和血管平滑肌增殖。AT_2 受体亚型的表征尚不清楚，但有证据表明其在胎儿组织发育、抑制细胞分化和凋亡及潜在的血管扩张中发挥作用。AT_3 和 AT_4 受体的特征更不明显，但似乎不影响血管直径，且在任何情况下都具有配体［即血管紧张素Ⅳ（血管紧张素Ⅱ的代谢产物），而不是血管紧张素Ⅱ本身］。

超过 90% 的 ACE 存在于组织中，仅有 10% 以可溶形式存在于血浆中。CAD 患者组织中的 ACE 的过表达破坏了血管紧张素Ⅱ/缓激肽平衡，导致内皮功能障碍。ACEI 可减少血管紧张素Ⅱ的产生，从而防止血管收缩，减少黏附分子和生长因子，减少氧化应激，并防止细胞凋亡。由 ACE 抑制引起的缓激肽降解的降低有助于血管扩张和抗细胞凋亡作用。

ACEI 治疗稳定性 CAD 的经典临床试验

ACEI 并不被认为是心绞痛的主要治疗方法；它们不会迅速降低心绞痛发作的频率或严重程度。然而，一些临床研究已经明确 ACEI、ARB、醛固酮拮抗剂（在治疗缺血性 HF 中）可作为许多 CAD 和心绞痛患者的必要辅助治疗。它们的作用方式是减少血管紧张素Ⅱ或醛固酮对心脏和血管的不利影响，从而改善心血管结局。

在 HOPE 试验（Heart Outcomes Prevention Evaluation）中，80% 的患者有 HF 病史，1/3 患有糖尿病，与安慰剂相比，雷米普利可使心血管死亡、心肌缺血、卒中的复合终点事件减少 22%，心绞痛恶化也显著减少（23.8% *vs*. 26.2%，HR = 0.89，95% CI 0.82～0.96，$P < 0.004$）[10]。在 EUROPA 试验中，12 218 例患者被随机分为 ACEI 培哚普利组和安慰剂组。培哚普利治疗（目标剂量每日 8 mg）与心血管死亡、心肌缺血或心脏停搏的复合终点相对风险降低 20% 相关（$P < 0.003$）[11]。

QUIET 试验（QUinapril Ischemic Event Trial）验证了每日 20 mg 喹那普利可减少无左心室收缩功能不全的 HF 患者的缺血事件（心脏性死亡、心脏停搏复苏、非致死性心肌缺血、CABG、冠状动脉血管成形术或心绞痛住院治疗）和血管造影进展。喹那普利和安慰剂组出现了类似的缺血事件发生率（38%）[63]。PEACE 试验（Prevention of Events with Angiotensin Converting Enzyme inhibition）中，患有稳定性 CAD、心绞痛（70% 的受试者）、左心室功能正常或轻微降低的患者被随机分至群多普利或安慰剂组。两组的心血管死亡、心肌缺血或冠状动脉血运重建的主要复合终点发生率没有差异。因此研究人员得出结论，对于左心室功能保留的低风险缺血性心脏病患者，特别是接受过血运重建和降脂药物强化治疗的患者，ACEI 可能不是常规治疗所必需的[64]。

因此，两项针对高心血管风险患者的大型研究（HOPE 试验和 EUROPA 试验）显示 ACEI 具有心血管保护作用，而针对低心血管风险患者的两项研究（QUIET 试验和 PEACE 试验）则显示无保护作用。在 2009 年的一项针对 ACEI 与 ARB 的 meta 分析中，Baker 等[65]回顾了 9 项试验并得出结论，在缺血性心脏病和左心室功能保留的患者中加用 ACEI 可降低总死亡率和非致死性心肌缺血，但晕厥和咳嗽会略有增加。除了两项 ACEI 的试验外，其他所有试验均很少发生复发性心脏事件。大多数试验纳入了少数女性（11% ～ 43%）和老年患者（平均年龄 57 ～ 67 岁）。与 ACEI 相关的益处是否是类效应尚不清楚。尽管这些试验存在局限性，但在患有缺血性心脏病且左心室功能保留的患者中，支持更广泛地使用 ACEI。

ACEI 对稳定性 CAD 和心绞痛患者的心血管结果有益的一种可能机制是血压的降低。然而，HOPE 试验（3/2 mmHg）和 EUROPA 试验（5/2 mmHg）的血压降低幅度非常小。目前有一些来自 EUROPA 亚组研究的证据支持 ACEI 的其他作用模式。研究发现，HF 患者血清中 eNOS 蛋白表达和活性明显下调，显著低于健康对照组（$P < 0.01$），最可能是由于组织内 ACE 上调。培哚普利治疗 1 年可上调 eNOS 蛋白的表达和活性。此外，von Willebrand 因子、内皮细胞

凋亡、组织内血管紧张素Ⅱ和肿瘤坏死因子均在HF患者中升高，并可由培哚普利逆转[66]。因此，培哚普利可使血管紧张素Ⅱ/缓激肽平衡正常化，减少炎症，并防止内皮细胞凋亡。尚不清楚这种活性是培哚普利特有的还是ACEI的类效应，以及这种作用仅见于缺血性HF患者还是在所有CAD患者和稳定型心绞痛患者中均存在。

然而，没有研究尝试将ACEI是否减轻心绞痛的频率和严重程度作为主要结果，直至QUASAR试验（Quinapril Anti-ischemia and Sympto ms of Angina Reduction）[67]，其是一项双盲、随机、安慰剂对照、平行控制的研究。患有稳定型心绞痛但没有左心室功能不全或近期MI的受试者（$n = 336$）随机接受喹那普利或安慰剂治疗16周。检查变量包括运动诱发的心电图改变、西雅图心绞痛问卷和动态心电图监测。运动平板试验中诱导ST段压低1 mm的时间、西雅图心绞痛问卷的5个分数的平均值或门诊心电图观察到的缺血性发作在喹那普利与安慰剂组的受试者之间没有差异。

因此，ACEI本身不应被视为心绞痛的主要治疗方法。然而，有大量证据支持其用于减少缺血性心脏病患者的心血管不良结局，特别是如果患者患有高血压、左心室功能不全、HF、陈旧性MI、糖尿病或CKD。

血管紧张素受体拮抗剂用于稳定性CAD

已经发现多种ARB可降低缺血性心脏病事件的发生率或严重性，以及2型糖尿病患者的肾病进展和脑血管事件。ARB通常被认为是心血管疾病患者不能耐受ACEI时的替代疗法。

ONTARGET试验（Ongoing Telmisartan Alone and In Combination with Ramipril Global Endpoint Trial）将25 620例血管疾病或高危糖尿病患者（其中74%有CAD病史）随机分至ACEI雷米普利（10 mg/d）、ARB替米沙坦（80 mg/d）或两种药物联合应用组。虽然不是预先指定的主要或次要结局，但作者记录了心绞痛恶化或新发心绞痛。雷米普利、替米沙坦和两药联合的发生率没有差异[68]。

TRANSCEND试验（Telmisartan Randomised Assessment Study in ACE Intolerant Subjects with Cardiovascular Disease）将患有心血管疾病或合并终末器官损害的糖尿病患者随机分为替米沙坦（每日80 mg）或安慰剂组。HF患者被排除在TRANSCEND研究之外。替米沙坦组有13%的患者发生心血管死亡、非致死性心肌缺血和卒中的复合事件，而安慰剂组为14.8%（$P = 0.048$），替米沙坦组患者的心血管住院率较低（30.3% *vs.* 33%，$P = 0.025$）。该试验显示，替米沙坦在心血管死亡、心肌缺血和卒中的复合终点方面有一定益处[69]。

VALIANT试验（“Valsartan” in Acute Myocardial Infarction Trial）中，ARB缬沙坦在降低心血管事件终点方面具有与ACEI卡托普利相似的作用。ARB与ACEI的联合应用将导致不良事件增加，而对心血管事件没有额外的益处[70]。VALUE试验（Valsartan Antihypertensive Long-term Use Evaluation）针对高血压和高心血管风险患者。缬沙坦治疗组患者心肌缺血和MI的复合结局发生率与CCB氨氯地平相似。然而，在VALUE试验的早期阶段血压控制存在显著差异（氨氯地平更有利），这可能使心肌缺血（尤其是卒中）的结局产生混乱[72]。

还有一些ARB试验结果为阴性。其中一项是OPTIMAAL试验（OPtimal Trial In Myocardial infarction with the Angiotensin Ⅱ Antagonist Losartan），其未显示有益的心血管结局[73]。ARB在复杂MI患者中缺乏益处可能是由于氯沙坦剂量不足。

虽然ARB是ACEI不耐受的患者的替代药物，但需要对缺血性心脏病患者使用ARB进行更多的研究。

指南对ACEI及ARB的推荐

最新的慢性稳定型心绞痛患者管理指南[73]对于ACEI和ARB在慢性稳定型心绞痛患者中的应用有以下建议：

Ⅰ类：

1. 对于所有合并高血压、糖尿病、LVEF ≤ 40%以及CKD的稳定性缺血性心脏病患者，应使用ACEI，除非有禁忌证。（证据等级A级）

2. 对于患有高血压、糖尿病、左心室收缩功能不全或CKD且有ACEI适应证的SIHD患者，若不能耐受ACEI，建议使用ARB。（证据等级A级）

Ⅱa类：

1. 对于SIHD和其他血管疾病患者，使用ACEI治疗是合理的。（证据等级B级）

2. 对于ACEI不能耐受的患者，使用ARB是合理的。（证据等级C级）

新型抗缺血药物

雷诺嗪

作用机制

雷诺嗪是一种有效的抗心绞痛和抗缺血药物，可改善左心室舒张功能，而不会改变全身血流动力学[74]。早期研究重点关注雷诺嗪对脂肪酸氧化的抑制作用，该作用发生在静息非缺血情况下。通过将ATP的产生从脂肪酸氧化（“部分脂肪酸氧化”）转向碳水化合物氧化，雷诺嗪可降低心肌需氧量而不影响心脏功能[75]。

近期的研究质疑雷诺嗪的临床获益是否与抑制脂肪酸氧化的能力有关，并提供其疗效的其他解释[76]。研究显示，在雷诺嗪浓度≤ 20 μm/L的情况下心脏功能即可得到改善，而抑制脂肪酸氧化需要更高的药物浓度（在100 μ m/L时抑制12%）。现在认为雷诺嗪的抗缺血作用是通过抑制心肌细胞膜上的晚期内向钠电流（INa^+）来介导的，导致细胞内Ca^{2+}超载减少。

细胞膜上钠通道的快速激活可引起心肌细胞去极化，导致钠在细胞内暂时累积（图20.2）。心肌收缩由肌质网内钙离子（Ca^{2+}）释放引起，其可引起肌动蛋白和肌球蛋白的结合。雷诺嗪作用于晚期INa^+通道。在正常的静息心肌细胞中，晚期内向钠电流的贡献最小，故雷诺嗪几乎不起作用[77-78]。在缺血缺氧条件下，晚期INa^+通道过表达。该药通过抑制细胞内Ca^{2+}超载来改善左心室局部舒张功能不全和节段性缺血。在心肌缺血、左心室肥大和HF等病理状态下，细胞内Ca^{2+}超载可引起细胞损伤。心肌细胞的Ca^{2+}超载会增加心律失常风险并产生更高的舒张期心肌内张力，消耗过多的O_2。较高的舒张压可压缩血管，减少血流和O_2输送至心肌[79]。

雷诺嗪的作用似乎出现在局部缺血心肌节段而不是整个心肌。通过破坏“缺血性级联”（从局部舒张功能不全开始），雷诺嗪可减少缺血细胞的耗氧量、运动诱导的ST段压低和心绞痛。通过对这种缺血级联的破坏，雷诺嗪使舒张期心肌松弛恢复正常并保持心肌氧平衡和血液灌注。

药理学

雷诺嗪的药代动力学不受性别、糖尿病或充血性HF的影响，药物浓度不受饮食的影响。口服后4～6 h出现血浆峰值水平，生物利用度为50%～55%。该药物的清除可通过肝酶CYP3A4（70%～85%）和CYP2D6（10%～15%），并且还是P-糖蛋白（一种广泛表达的膜转运蛋白）的底物。

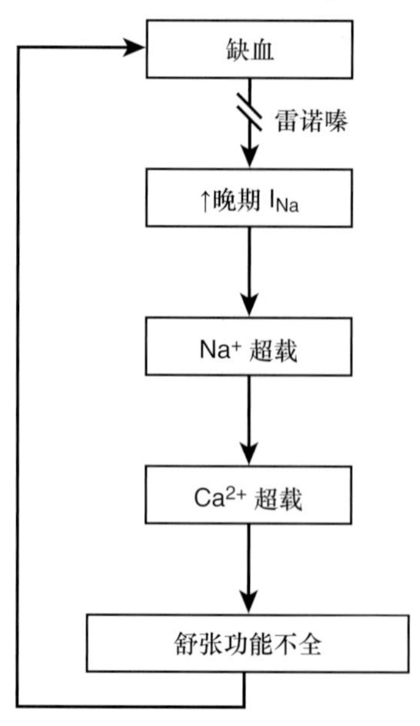

图 20.2 雷诺嗪的作用机制。目前关于心肌缺血某些作用的假设。晚期钠电流增加会引起细胞内Na^+超载，进而通过Na^+/Ca^{2+}交换蛋白增加细胞内Ca^{2+}。细胞Ca^{2+}超载可导致左心室舒张期张力增加。舒张期心肌收缩做功、心肌耗氧量和血管腔受压可能异常升高，进而加重缺血。雷诺嗪可抑制晚期INa^+电流。[References：Ju YK，Saint DA，Gage PW. Hypoxia increases persistent sodium current in rat ventricular myocytes. J Physiol. 1996；497（pt 2）：337-347；Murphy E，Perlman M，London RE，Steenbergen C. Amiloride delays the ischemia-induced rise in cytosolic free calcium. Circ Res. 1991；68：1250-1258.；Jansen MA，van Emous JG，Nederhoff MG，van Echteld CJ. Assessment of myocardial viability by intracellular 23Na magnetic resonance imaging. Circulation. 2004；110：3457-3464.]

由于雷诺嗪会延长QT间期，因此先天性或获得性长QT综合征或服用奎尼丁、索他洛尔和可延长QT间期的抗心律失常药物的患者禁用。应该在未服药和随访时复查心电图，以评估药物对QT间期的影响。这似乎不会引起心律失常；相反，一些数据表明雷诺嗪具有抗心律失常的作用。

肾功能不全患者的雷诺嗪清除率降低，应密切监测合并肾功能不全的糖尿病患者。严重肾衰竭或中重度肝功能不全是雷诺嗪的禁忌证。

已报告的最常见的不良反应是恶心、头痛、头晕和便秘。在高达 2000 mg/d 的极高剂量下，由于 α 受体阻滞，可引起晕厥和体位性低血压。

临床上重要的药物相互作用

雷诺嗪有通过细胞色素 P450 酶发生药物相互作用的风险。接受强效 CYP3A 抑制剂（如伊曲康唑、酮康唑、HIV 蛋白酶抑制剂、克拉霉素）或 CYP3A 诱导剂（利福平、利福布汀、利福喷丁、苯巴比妥、苯妥英、卡马西平、地尔硫䓬）的患者禁用该药。由于对 CYP2D6 的抑制作用，帕罗西汀可能会使雷诺嗪的血药浓度增加 1.2 倍。辛伐他汀可能使雷诺嗪浓度升高两倍，因为它可轻微抑制 CYP3A4 和 CYP2D6。维拉帕米可将雷诺嗪的水平提高 3 倍。由于雷诺嗪可竞争 P- 糖蛋白，故地高辛水平可能上升 1.4～1.6 倍。

抗心绞痛功效的证据

MARISA

MARISA 试验（Monotherapy Assessment of Ranolazine in Stable Angina）是针对雷诺嗪缓释剂的 3 种不同剂量的双盲交叉研究，分为 500 mg、1000 mg 或 1500 mg 和安慰剂组，191 例因患心绞痛导致运动能力受限的高危患者每天服药两次，共 1 周。在所有剂量下，在平板运动持续时间、心绞痛持续时间和出现 ST 段压低 1mm 的时间都有所改善，而在较高药物剂量下有更大的改善[80]。

CARISA

CARISA 试验（Combination Assessment of Ranolazine in Stable Angina）将 823 例受试者随机分为 3 组：雷诺嗪、另一种抗心绞痛药物（阿替洛尔、氨氯地平或地尔硫䓬）联用雷诺嗪、安慰剂。12 周后，雷诺嗪治疗的受试者在最小运动量下运动持续时间的增加明显大于安慰剂治疗的受试者。出现心绞痛和缺血（ST 段压低 1 mm）的时间均延长。心绞痛发作频率和舌下硝酸盐的使用也显著减少[81]。

MERLIN

在一项针对既往有慢性心绞痛的非 ST 段抬高型急性冠脉综合征患者的子研究中［即 MERLINTIMI 36 试验（Metabolic Efficiency with Ranolazine for Less Ischemia in Non-ST-Elevation Acute Coronary Syndromes）］，雷诺嗪可减轻心绞痛恶化（HR ＝ 0.77）、对新抗心绞痛药物的需求（HR ＝ 0.77）、缺血再发，并改善在标准运动耐量试验（使用 Bruce 方案）过程中的运动持续时间。但是，雷诺嗪对降低心血管死亡和 MI 的复合事件发生率无效。因此，MERLIN 试验不支持在急性冠脉综合征患者中使用雷诺嗪，但其增加了安全性数据，并为雷诺嗪作为慢性心绞痛的抗心绞痛治疗提供了额外的证据支持[82]。

ERICA

在一项随机安慰剂对照试验 ERICA（Efficacy of Ranolazine in Chronic Angina）中，研究人员招募了 565 例稳定性 CAD 和复发性心绞痛（1 周内发作少于 3 次）的患者，每天服用氨氯地平 10 mg，使用或不使用长效硝酸盐。雷诺嗪的剂量为每日 2 次，每次 500 mg，持续 1 周，然后滴定至每次 1000 mg，每日 2 次，持续 6 周。研究显示，雷诺嗪组的受试者心绞痛发作明显减少，血压或心率无明显变化，且无晕厥，耐受性良好[83]。

TERISA

TERISA 试验（Type 2 Diabetes Evaluation in Subjects with Chronic Stable Angina）评估了雷诺嗪对 949 例 2 型糖尿病、CAD 和接受治疗的慢性稳定型心绞痛患者的心绞痛发生频率和舌下硝酸甘油使用的作用。TERISA 是一项为期 8 周的随机安慰剂对照试验。在最后的 6 周内，接受雷诺嗪治疗的患者在 1 周内的心绞痛发作次数明显少于接受安慰剂的患者，雷诺嗪组和安慰剂组严重不良反应的发生率无差异[84]。

RWISE

与上述试验结果相反，RWISE 试验（Treatment With Ranolazine in Microvascular Coronary Dysfunction）表明，雷诺嗪对与心肌微血管功能障碍相关的心绞痛无效。这是一项与安慰剂作对比的研究，试验组口服雷诺嗪 500～1000 mg，每日 2 次，连续 2 周，并通过西雅图心绞痛问卷（SAQ）和 SAQ-7（主要终点）、每日心绞痛（次要终点）、负荷心肌灌注储备指数、舒张期充盈量和生活质量对心绞痛进行评估。在 128 例受试者（96% 为女性）中，除雷诺嗪与应激性心率的降低相关外，未观察到治疗效果的差异[85]。

总结

临床试验结果表明，雷诺嗪可改善运动试验参数（总持续时间、心绞痛发作时间和出现 ST 段压低的时间），并减少 CAD 导致的慢性稳定型心绞痛患者的心绞痛发作和硝酸盐的使用。雷诺嗪作为单一疗法是有效的，也可合用于传统的抗心绞痛药物作为慢性稳定型心绞痛的常规治疗方法。该药物似乎具有良好的安全性，使其成为不能耐受 β 受体阻滞剂或 CCB 的患者的具有前景的替代治疗。现有数据表明，使用传统的抗心绞痛药物后仍持续出现心绞痛症状的患者应考虑使用雷诺嗪。

伊伐布雷定

概述

伊伐布雷定是第一个特异性降低心率的药物，于 2005 年被欧洲药品管理局批准用于治疗有症状的稳定型心绞痛，2012 年被批准用于治疗心率快的慢性 HF[85]。伊伐布雷定于 2015 年获得 FDA 的批准，以减少稳定性症状性慢性 HF 患者因 HF 恶化而住院的风险。伊伐布雷定的使用仅限于 LVEF ＜ 35%、窦性心律、静息心率＞ 70 次 / 分且由于禁忌证而未接受 β 受体阻滞剂或已接受最大耐受剂量 β 受体阻滞剂的患者。

降低心率是在稳定性 CAD 患者中预防心肌缺血和心绞痛的公认策略。心率升高会增加动脉血管壁的机械负荷，并伴有内皮功能障碍和动脉僵硬度增加。心率升高的这些后果可能导致动脉粥样硬化[86]。降低心率可带来许多生理学和病理生理学益处，其中包括由于心脏负荷降低而减少的心肌需氧量，以及由于舒张期延长而增加的心肌供氧量[87-88]（图 20.3）。

药理作用

减慢心率

伊伐布雷定可阻断跨膜 f 通道并破坏 I_f 离子流，这种阻断和破坏会延长舒张期去极化和减慢窦房结放电，进而以剂量依赖性方式降低心率。在患有稳定型心绞痛的患者中，分别给予 2.5 mg、5 mg 和 10 mg 伊伐布雷定，每日 2 次，可使静息心率每分钟分别降低约 7 次、12 次和 18 次。伊伐布雷定对 I_f 电流的特异性确保其对心肌收缩力、心室复极或心内传导没有直接影响（图 20.3）[87]。

改善内皮功能和血管顺应性

伊伐布雷定已在小鼠中被证明可以降低氧化应激，保护和改善内皮功能，减少动脉粥样硬化斑块的形成并保持主动脉顺应性。尚未观察到与钙通道的功能性相互作用或调节平滑肌细胞反应性的细胞内机制。因此，在不改变肌肉细胞收缩性的情况下，其可对内皮功能发挥有益作用。一项临床试验表明，LVEF 降低的患者左心室功能和主动脉弹性显著改善[88]。

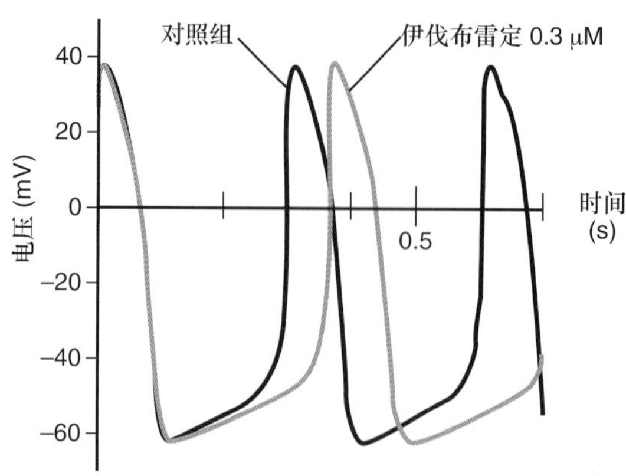

图 20.3 伊伐布雷定对窦房结的作用。伊伐布雷定可减慢窦房结的自律性。I_f 电流是内向 Na^+/K^+ 电流，可激活窦房结的起搏细胞。伊伐布雷定选择性抑制超极化激活的混合 Na^+/K^+ 内向 I_f 电流，从而降低静息和运动时的心率及反应速度。（Modified from Nawarskas JJ，et al. Ivabradine：a unique and intriguing medication for treating cardiovascular disease. Cardiol Rev. 2015；23：4：201-211.Fig. 3.）

伊伐布雷定在心绞痛治疗中的疗效

ASSOCIATE 研究（评价 If 电流抑制剂伊伐布雷定联合 β 受体阻滞剂抗心绞痛治疗的安全性和有效性）[89] 证实了稳定型心绞痛患者同时使用 β 受体阻滞剂和伊伐布雷定的安全性和有效性。伊伐布雷定显著降低了静息心率和运动心率，运动能力得到了改善（总运动时间、心绞痛发作时间、心绞痛发作和出现 ST 段压压低 1 mm 的时间，$P < 0.05$）。

在 REDUCTION 研究（伊伐布雷定在稳定型心绞痛治疗中的心率降低作用）中也报告了类似的结果。在 80 岁以上的患者中，伊伐布雷定可减少心绞痛发作[86]。

ADDITIONS 研究（β 受体阻滞剂联合伊伐布雷定在常规临床实践中的疗效和安全性评估）对在

已接受 β 受体阻滞剂治疗的稳定型心绞痛患者中使用伊伐布雷定进行了人为期 4 个月的评估。伊伐布雷定组患者的心率降低更为显著，每周心绞痛发作次数减少，硝酸盐使用频率降低。在事后亚组分析中，无论患者是否接受经皮介入治疗，伊伐布雷定均有益[88]。

长期结局

长期结局的结果不一致。在 SHIFT 研究（伊伐布雷定与慢性心力衰竭转归）中，慢性 HF 患者由 HF 恶化引起的心血管死亡和住院的风险降低，生活质量改善[90]。

BEAUTIFUL 研究（评估 If 电流抑制剂伊伐布雷定在合并左心室收缩功能不全的 CAD 患者中对发病率和死亡率的影响）[91] 记录了12 个月后左心室收缩末期容积指数的改善，发现左心室收缩功能不全的稳定性 CAD 患者心血管结局无改善，也没有主要复合终点（心血管死亡或因新发 HF 或 HF 恶化入院）的改善。关于不良反应，BEAUTIFUL Holter 子研究表明，伊伐布雷定没有明显的致心律失常作用。此外，在 SIGNIFY 研究（评估 If 电流抑制剂伊伐布雷定对不合并左心室收缩功能不全的 CAD 患者的发病率和死亡率的影响）中[92]，伊伐布雷定不仅未能显著降低主要终点（心血管死亡或非致死性 MI 的复合终点）发生率，且与症状性和无症状性心动过缓和 AF 的发生率增加有关。

不良反应

光幻视、心动过缓和 AF 是伊伐布雷定的主要不良反应，其中光幻视最为常见。光幻视是指在有限的视野范围内的瞬时亮度增强。该亮度由光强度的突然变化触发。其通常发生在伊伐布雷定治疗的前两个月。光幻视是轻微且短暂的，不会影响患者正常活动的能力。其他常见的不良反应是头痛、血压控制不良、头晕、室性期前收缩和一度房室传导阻滞[88]。

总结

临床试验已证明伊伐布雷定单独或与 β 受体阻滞剂联用治疗心绞痛的疗效。尚未一致证明主要不良心血管事件的减少。也有一些明显的不良反应，特别是心动过缓、AF 和光幻视。因此，尽管伊伐布雷定已获得 FDA 的批准，可减少射血分数减低（＜ 35%）且为窦性心律的稳定性症状性慢性 HF 患者因 HF 恶化而住院治疗的风险，但尚未获批用于治疗心绞痛。

欧洲药品管理局已批准伊伐布雷定用于治疗收缩功能不全的慢性 HF，也可用于窦性心律且心率≥ 70 次 / 分的无法耐受 β 受体阻滞剂或存在使用 β 受体阻滞剂禁忌证或最佳 β 受体阻滞剂剂量尚不能充分控制的慢性稳定型心绞痛的 CAD 患者的对症治疗或与 β 受体阻滞剂合用。

伊伐布雷定的确切治疗地位尚不清楚。尚需确定哪些人群将最受益于该药物以及与其他抗心绞痛药物的最佳组合。

曲美他嗪

概述

曲美他嗪（1-2,3,4- 三甲氧基苄基哌嗪二盐酸盐）是 3- 酮脂酰辅酶 A 硫解酶（3-ketoacyl coenzyme A thiolase，3-KAT）抑制剂的成员，它是一种代谢调节剂，可在多个水平上改善心肌供能。该药物可抑制脂肪酸的 β- 氧化；增加心肌葡萄糖利用；防止因缺氧或缺血导致 ATP 和磷酸肌酸水平降低；维持离子泵功能；减少自由基的产生；防止细胞内 Ca^{2+}超载和酸中毒。心肌缺血引起的心绞痛与儿茶酚胺释放增加和脂肪分解增加有关。这种情况还与循环中脂肪酸水平的增加、脂肪酸氧化的相对增加，继而通过“Randle 循环”导致葡萄糖氧化速率降低相关（图 20.4）[15]。

药理作用

对于慢性心绞痛患者，曲美他嗪可增加活动耐力并延缓运动过程中症状和心电图改变的出现时间。由于曲美他嗪对心率和血压没有影响，因此其可能是与经典的“血流动力学”药物联合治疗慢性心绞痛的有用药物。对于难治性或不能耐受其他药物且不适合血运重建的患者，可在标准抗心绞痛治疗中添加曲美他嗪。在接受硝苯地平或普萘洛尔的患者中加用曲美他嗪可显著改善临床状况并减少缺血发作次数。这些临床作用与运动时间的延长以及缺血症状和具有诊断价值的 ST 段改变的出现延迟有关[93]。

尽管曲美他嗪在许多国家 / 地区已被批准用于治疗稳定型心绞痛，但该药物尚未在美国批准使用。

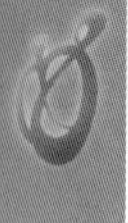

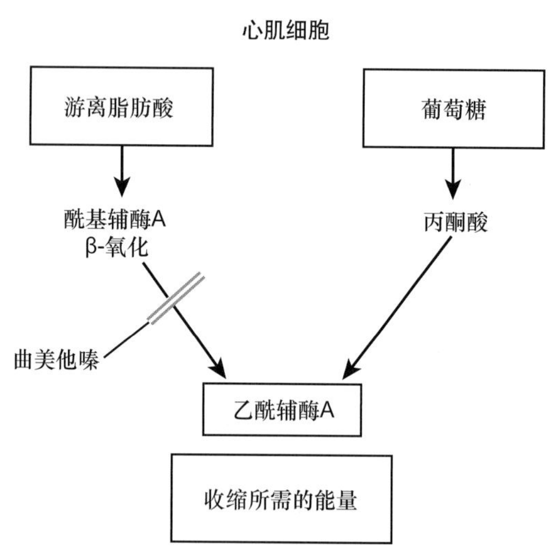

图 20.4　曲美他嗪可能的作用机制。心肌细胞通过脂肪酸和葡萄糖代谢来获取能量。在缺血期间，脂肪酸途径占主导。但是，该途径比葡萄糖途径需要更多的 O_2。从理论上讲，抑制脂肪酸氧化可促进向 O_2 效率更高的葡萄糖途径的转变。大量实验数据表明，抗心绞痛药物曲美他嗪是部分脂肪酸氧化（pFOX）的抑制剂。但是，在其他实验模型中未观察到曲美他嗪的抑制作用。因此，抑制脂肪酸氧化作为曲美他嗪主要的抗心绞痛机制仍有待确定。[References：MacInnes A，Fairman DA，Binding P，et al. The antianginal agent trimetazidine does not exert its functional benefit via inhibition of mitochondrial long-chain 3-ketoacyl coenzyme A thiolase. Circ Res. 2003；93：e26-e32；Lopaschuk GD，Barr R，Thomas PD，et al. Beneficial effects of trimetazidine in ex vivo working ischemic hearts are due to a stimulation of glucose oxidation secondary to inhibition of long-chain 3-ketoacyl coenzyme a thiolase. Circ Res. 2003；93：e33-e37；Stanley WC. Myocardial energy metabolism during ischemia and the mechanisms of metabolic therapies. J Cardiovasc Pharmacol Ther. 2004；9（suppl 1）：S31-S45；Chaitman BR，Sano J. Novel therapeutic approaches to treating chronic angina in the setting of chronic ischemic heart disease. Clin Cardiol. 2007；30（2 suppl 1）：I25-I30.]

曲美他嗪用于治疗心绞痛的有效性

多项临床试验表明，曲美他嗪在缺血性心脏病中具有潜在的益处。在一项多中心随机双盲研究中，对慢性劳力性心绞痛的 CAD 患者进行了研究，在缺血发作次数、运动时间和心绞痛发作时间、运动达峰时的最大活动量方面，曲美他嗪与普萘洛尔的组合优于硝酸盐与普萘洛尔的组合[13]。

在一项双盲研究中，将曲美他嗪与硝苯地平进行了比较。两种药物均可减少心绞痛发作的次数，增加活动耐量，且两者之间没有显著差异。但是，在恒定的劳力水平下，硝苯地平的速率-压力乘积降低，而曲美他嗪则保持恒定[15]。

在其他研究中，结果不一致。在一些 meta 分析中，与安慰剂相比，曲美他嗪可减少每周心绞痛发作，改善运动时间，延长出现 ST 段压低 1 mm 时的运动时间[15]。然而，在另一项对 23 项随机试验的 meta 分析中，曲美他嗪在改善 ST 段压低出现的时间或减少每周心绞痛发作频率方面没有比其他抗心绞痛药物更有效，并且没有显著降低死亡率或心血管事件[94]。

不良反应

曲美他嗪具有较显著的不良反应，最常见的不良反应是恶心、呕吐、疲劳、头晕和肌痛。该药物可诱发或加重帕金森症状：锥体外系强直、运动迟缓和震颤。引起这些反应的机制尚不清楚，但是曲美他嗪中哌嗪的存在提示其可涉及中枢 D_2 多巴胺受体的阻断[95]。

总结

曲美他嗪对难治性心绞痛、急性冠脉综合征、心力衰竭和肥厚型心肌病可能有益。但是，曲美他嗪既缺乏广泛的临床经验，也缺乏任何有关慢性稳定型心绞痛的治疗指南。欧洲药品管理局将曲美他嗪的适应证限制为对一线药物控制效果不佳的患者的附加治疗，并且该药物尚未获得 FDA 的批准在美国使用。

尼可地尔

概述

尼可地尔｛N-［2-（硝基-氧基）乙基］-3- 吡啶羧酰胺｝是一种烟酰胺衍生物，与硝酸盐部分偶联。它发挥 NO 供体的作用，并开放依赖 ATP 的钾通道（K_{ATP}）[96]。

作用机制

硝酸盐样特性

尼可地尔可通过对全身和冠状血管的血管扩张作用来预防心肌缺血和心绞痛症状。该分子的硝酸盐成分可通过作用于全身静脉血管而降低前负荷，并扩张心外膜冠状动脉。可溶性鸟苷酰环化酶的激活增加了 cGMP 并激活了蛋白激酶 G，从而降低了细胞内钙浓度并抑制了肌球蛋白轻链激酶的活性。这些反应导致血管平滑肌细胞松弛和血管扩张。在 CAD 患者中，尼可地尔可将冠状动脉平均扩张 10%～20%，这主要归因于其硝酸盐成分（图 20.5）[96]。

烟酰胺特性

尼可地尔可通过其烟酰胺成分开放 K_{ATP} 通道并激活内皮 NOS，从而改善内皮功能并提供心脏保护作用[97]。纤维蛋白溶解是由Ⅰ型纤溶酶原激活物（type Ⅰ plasminogen activator，PAI-1）和组织型纤溶酶原激活物（tissue type plasminogen activator，tPA）之间的平衡介导的。尼可地尔可能会抑制 PAI-1，增加内源性纤维蛋白溶解活性。在组织细胞中开放 K_{ATP} 通道会增加细胞内 Ca^{2+}，从而上调 PAI-1 的合成。尼可地尔还可以稳定血小板 α 颗粒中的 PAI-1[98]。

尼可地尔用于治疗稳定型心绞痛的有效性

许多临床试验已经评估了尼可地尔用于治疗症状性劳力诱发的心绞痛。已经发现尼可地尔与常规抗心绞痛药物具有相似的效力，且与其他抗心绞痛药物具有同等的不良反应，并且不发生耐受性。

尼可地尔的两项重要试验是 SNAPE 试验（Study of Nicorandil in Angina Pectoris in the Elderly）[97] 和 SWAN 试验（Symptomatic Stable Angina Pectoris）[99]。两者都比较了尼可地尔和氨氯地平对稳定型心绞痛患者的抗缺血和抗心绞痛作用。在一项症状限制性平板运动试验中，SNAPE 试验发现，尼可地尔和氨氯地平治疗 4 周后，在延长出现缺血和心绞痛前的时间以及最大 ST 段压低方面具有相似结果。在 SWAN 试验中，两药治疗后症状发作时间和总运动时间相似。

ATP敏感的K⁺通道的激活
• 扩张阻力性冠状动脉小血管

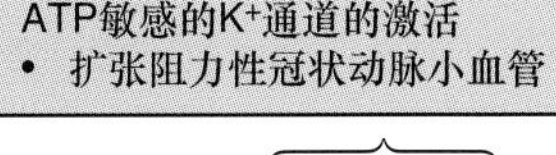

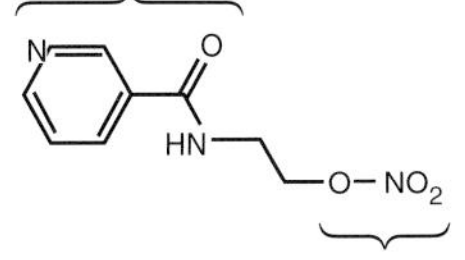

图 20.5 尼可地尔的双重作用。尼可地尔（$C_8H_9N_3O_4$）由与硝酸盐部分结合的正丁酰胺衍生物组成，两者均会引起血管舒张。[From IONA Study Group：Effect of nicorandil on coronary events in patients with stable angina：the impact of nicorandil in angina（IONA）randomised trial. Lancet. 2002；359：1269.]

IONA 试验（Impact of Nicorandil in Angina）[100] 和 JCAD 试验（Japanese Coronary Artery Disease）[101] 中评估了尼可地尔的心脏保护作用。在 IONA 试验中，稳定型心绞痛患者接受尼可地尔（每天 20 mg）治疗后心脏事件显著减少。JCAD 试验是一项多中心前瞻性观察性研究，纳入了患有缺血性心脏病和严重心外膜冠状动脉狭窄的患者。他们接受尼可地尔治疗超过 2.7 年。与对照组相比，尼可地尔治疗组的全因死亡率降低了 35%，心脏性死亡减少了 56%。

在 CESAR 2 试验（Clinical European Studies in Angina and Revascularization）中，尼可地尔与标准抗心绞痛治疗联用可使不稳定型心绞痛患者的非持续性室性和室上性心律失常减少。尼可地尔治疗组急性冠脉综合征和所有心血管事件的发生率低于安慰剂对照组。另一方面，在患有缺血性心脏病的患者中，尼可地尔和硝酸异山梨酯的联合使用可导致在 3 个月时血流介导的扩张（内皮功能的标志）受损及颈动脉内膜中层厚度明显恶化[102]。

尼可地尔不会引起快速耐受，且不会损害内皮功能或加剧心绞痛。它的双重作用方式阻止了药物耐受性的发生，且突然停药时没有反弹反应[96]。

服用皮质类固醇的患者应谨慎服用尼可地尔，因为其有较小的胃肠道穿孔的风险（该药主要在胃肠道中代谢）。磺脲类药物可以通过关闭 K_{ATP} 通道来拮抗尼可地尔的作用[96]。

总结

ESC 指南[103] 指出：二线治疗方面，建议根据心率、血压和耐受性添加长效硝酸盐或伊伐布雷定或尼可地尔或雷诺嗪（Ⅱa 类推荐，证据等级 B），并且可在患有难治性症状（Ⅱb/B）的微血管性心绞痛患者中考虑使用。NICE 也建议将尼可地尔用于这些目的[104]。尼可地尔通过了欧洲药品管理局的批准，但未通过 FDA 批准。

吗多明

概述

吗多明于 1977 年在欧洲上市。尚未获得 FDA 批准。

药理作用

吗多明的作用机制与硝酸盐相似。吗多明在肝中代谢为活性代谢物林西多明，后者是一种不稳定的化合物，在降解后会释放出内皮 NO。吗多明具有轻微的抗血小板凝集作用，但仅用于预防心绞痛发作，而不能缓解急性心绞痛的症状[105-106]。

吗多明用于治疗心绞痛的有效性

针对吗多明的最大型研究入选了 533 例患者。这些患者接受了安慰剂导入期，然后在交叉设计中随机分配至两种不同剂量的吗多明组。与安慰剂相比，两种剂量的吗多明均能显著延长总运动时间，并减少心绞痛发作次数。与导入期相比，服用任一剂量吗多明的患者每周心绞痛发作次数均显著降低[107]。

尽管尚未进行过吗多明与硝酸盐的头对头比较，但吗多明的作用机制几乎与长效硝酸盐相似，且其血流动力学特征与长效硝酸盐相似，故具有相似的正面和负面作用。在另一项研究中，吗多明在使用 14 天后显示出有效性下降 40%，表明耐受性的产生[107]。

禁忌证与不良反应

与硝酸盐一样，由于严重的低血压风险，不应对服用 PDE-5 抑制剂的患者给予吗多明。最常见的不良反应是头痛和低血压。低血压的风险随着剂量的增加而增加。

正在研究中的抗缺血治疗

概述

较新的研究中的抗心绞痛治疗可从药物到氨基酸再到激素治疗。另外，下文讨论了螯合疗法、血管生成生长因子、基因治疗和基于细胞的治疗等新疗法。大多数已经在动物模型中进行过验证，很少在临床中试验，即使已经进行过临床试验，其患者数量也很少。因此，所有这些治疗方法至多只能被视为推测性的。

别嘌醇

黄嘌呤氧化酶是 O_2^- 的主要来源，在 CAD 患者的血管内皮和血浆中具有丰富的活性。由其增加的动脉活性降低了血管 NO 的可用性，并增加了氧化应激和内皮功能障碍。相反，抑制黄嘌呤氧化酶可降低氧化应激，并改善 CAD 患者的内皮功能和心脏收缩力。别嘌醇通过抑制黄嘌呤氧化酶可增强顿抑的肌小梁的钙敏感性，并发挥正性肌力作用。在 LVEF ＜45% 且冠状动脉造影显示为稳定性 CAD 的患者中使用大剂量别嘌醇显著延长了出现 ST 段压低的时间、总运动时间和胸痛起始的时间。此外，运动时的舒张压显著下降，最大耐受速率–压力乘积显著上升[108-109]。

L- 精氨酸

L- 精氨酸（一种氨基酸）是 eNOS 酶的底物，是 NO 合成中的关键分子。L- 精氨酸理论上可通过 NO 介导的内皮依赖性血管扩张来改善冠状动脉血流量。一项研究中 26 例胸痛但无实质性 CAD 的患者被随机分配至 L- 精氨酸或安慰剂组。6 个月后，与安慰剂组相比，服用 L- 精氨酸的受试者对乙酰胆碱的反应性冠状动脉血流量增加，而两组患者的症状评分得到了类似的改善[110]。

但是，在较高程度的 eNOS 解偶联或四氢生物蝶呤缺乏的情况下，可能会产生潜在的致命作用，因为四氢生物蝶呤是通过 eNOS 合成 NO 所需的辅因子，而 eNOS 是 NO 合成所需的酶[111]。

L- 精氨酸还被证明可以在连续 GTN 透皮贴剂治疗过程中调节或阻止硝酸盐耐受性的发生[30]。

波生坦

内皮和血管平滑肌细胞中的内皮素 -1 是一种有效的血管收缩剂，可引起冠状动脉痉挛。波生坦是内皮素 A（endothelin-A，ET-A）和内皮素 B（ET-B）受体的竞争性拮抗剂。一例病例报告记录了波生坦治疗难治性血管痉挛性心绞痛的疗效[112]。

GLP-1 模拟物和类似物以及 DPP-4 抑制剂

胰高血糖素样肽 1（glucagon-like peptide-1，GLP-1）以葡萄糖依赖的方式从小肠 L 细胞释放，通过转移葡萄糖转运囊泡（GLUT-1 和 GLUT-4）来增加葡萄糖刺激的胰腺胰岛素分泌和心肌葡萄糖摄取。二肽基肽酶 -4（dipeptidyl peptidase-4，DPP-4）可以使 GLP-1 失活。DPP-4 抑制剂西他列汀在多巴酚丁胺负荷心电图试验时改善了整体和局部左心室功能，并减轻了缺血后的心肌顿抑。GLP-1 模拟物和类似物以及 DPP-4 抑制剂代表了一种改善心肌葡萄糖摄取以及改善局部和整体左心室功能的新方法[113]。

米屈肼

米屈肼可减少脂肪酸氧化，改善血管张力。研究评估了317例服用该药的患者的长期疗效。在12个月时，米屈肼将出现ST段偏移和心绞痛发作前的时间和总运动时间延长了近1 min[114]。

法舒地尔

法舒地尔在日本用于治疗与蛛网膜下腔出血相关的脑血管痉挛。它抑制细胞内信号传导酶Rho激酶，Rho激酶参与血管平滑肌的收缩。已经证明，法舒地尔可以扩张乙酰胆碱诱导的已使用硝酸甘油治疗的血管痉挛性心绞痛患者的冠状动脉痉挛，并可以预防微血管性心绞痛患者的心肌缺血[115]。

雌激素/孕激素

一项研究报告了雌二醇和醋酸炔诺酮治疗对绝经后的稳定型心绞痛女性患者的运动耐量、缺血发作频率和严重程度的影响。相较于安慰剂，雌激素/孕激素可延长出现ST段压低1 mm的时间，且总运动时间明显延长[116]。

螯合疗法

螯合疗法是静脉注射乙二胺四乙酸二钠（EDTA）联合口服维生素、矿物质、电解质和（或）肝素。尚无令人信服的证据表明稳定型心绞痛患者的运动耐量有所改善。但TACT试验（Trial to Assess Chelation Therapy）报道，与安慰剂相比，在有MI病史的稳定型心绞痛患者中，静脉注射EDTA适度降低了不良心血管事件（尤其是血运重建）的风险。研究者得出结论："这些结果……不足以支持螯合疗法作为患有MI的患者的常规治疗。"[117]

血管生长因子、基因治疗和基于细胞的治疗

在过去的10年中，研究者一直在寻求重建血管结构或侧支的治疗方法，以治疗难治性心绞痛。包括血管生长因子、基因治疗和基于细胞的治疗。

生长因子/基因治疗

在一些试验中，血管内皮生长因子（vascular endothelial growth factor，VEGF）和成纤维细胞生长因子（fibroblast growth factor，FGF）已直接作为蛋白质或通过腺病毒载体给药。尽管冠状动脉内给予生长因子被认为是安全的，但试验尚无确定性结论[118]。

血管内皮生长因子

有试验给予178例慢性心绞痛患者高剂量或低剂量的重组人VEGF注射，随后连续3天进行安慰剂或静脉内输注VEGF。90天时患者心绞痛明显改善[106, 118]。120天后，接受高剂量VEGF的患者心绞痛发作较少，但未发现对总运动时间的影响。

成纤维细胞生长因子2

在目前最大的成纤维细胞生长因子2（FGF-2）随机对照试验（$n = 337$）中，总运动时间没有改善[9]。

基于细胞的治疗

给予多能干细胞可导致治疗性血管生成。作为对缺血的应答，骨髓来源的内皮祖细胞迁移并增殖形成内皮细胞，从而导致新的血管再生。在针对难治性心绞痛患者的早期试验中，将$CD34^+$干细胞注射入心肌后，心绞痛发作频率降低、运动总持续时间增加[107]。

稳定型心绞痛的单药治疗与联合治疗的疗效比较

鉴于β受体阻滞剂在稳定型心绞痛治疗中的地位，并且其他药物（CCB、雷诺嗪、伊伐布雷定和曲美他嗪）也已被证明具有疗效，因此提出了这些药物组合是否可能比单一治疗在改善稳定型心绞痛的症状方面具有更大疗效的问题。下文将介绍一种药物与另一种药物进行比较，以及将联合治疗与单一治疗进行比较的临床试验结果。

β受体阻滞剂与CCB

在发表于1999年的一项meta分析中，使用β受体阻滞剂每周的心绞痛发作次数比CCB减少了31%[119]。Belsey等[120]近期的meta分析纳入了研究β受体阻滞剂的基础上加用CCB的28项研究和CCB的基础上加用β受体阻滞剂的8项研究。结果显示，β受体阻滞剂的基础上加用CCB可使心绞痛发作的频率降低21%，CCB的基础上加用β受体阻滞剂可降低30%。在INVEST研究（International

Verapamil-SR Trandolapril）中，对于既往有心肌缺血的患者，为达到主要终点（全因死亡率、心肌缺血和卒中的复合终点），基于降低心率的 CCB 策略（维拉帕米缓释片）等同于基于 β 受体阻滞剂（阿替洛尔）的策略[121]。

在对共 6108 例稳定型心绞痛患者的 26 项试验的另一项 meta 分析中，与未治疗组相比，β 受体阻滞剂治疗可降低死亡率和不稳定型心绞痛的发生率，但在预防稳定型心绞痛患者的心肌缺血方面似乎没有比其他抗心绞痛药物更加有效[122]。

TIBET 试验（Total Ischaemic Burden European Trial）[123] 和 APSIS 试验（Angina Prognosis Study in Stockholm）[124] 比较了慢性稳定型心绞痛患者使用 β 受体阻滞剂与 CCB（硝苯地平和维拉帕米）在心血管结局方面的差异，结果显示无显著差异。然而，硝苯地平与急性心肌缺血的发生率更高相关。

在 Belsey meta 分析[40] 中，在 β 受体阻滞剂或 CCB 基础上合用长效硝酸盐（7 项研究）可使心绞痛发生率降低 19%。

雷诺嗪

158 例接受 β 受体阻滞剂治疗的因症状限制运动的患者被入选至一项随机双盲三期交叉研究，分为 400 mg 速释雷诺嗪每日 3 次、100 mg/d 阿替洛尔或安慰剂组，给药 1 周。在每个治疗期结束时进行运动试验。与阿替洛尔治疗相比，雷诺嗪治疗组的总运动时间明显更长（平均差异 21.1 s，95% CI 6.2 ～ 36.0，$P < 0.006$）[125]。在 β 受体阻滞剂或 CCB 合用雷诺嗪的 4 项研究中，心绞痛发生率降低了 22%[40]。

伊伐布雷定

在 ASSOCIATE 试验中，除使用阿替洛尔外，889 例稳定型心绞痛患者被随机分为伊伐布雷定或安慰剂治疗组。伊伐布雷定组治疗 4 个月后，平板运动总时间增加了（24.3±65.3）s，而安慰剂组为（7.7±63.8）s（$P < 0.001$）。伊伐布雷定联合阿替洛尔的耐受性良好。研究者得出的结论是，在慢性稳定型心绞痛患者中，伊伐布雷定 7.5 mg 每日 2 次联合阿替洛尔产生了额外的疗效，对安全性或耐受性没有不良影响[126]。

对伴左心室收缩功能不全的稳定性 CAD 患者（BEAUTIFUL 试验）传统治疗（90% 的患者使用 β 受体阻滞剂）上加用伊伐布雷定疗效的事后分析也产生了积极的结果。结果显示，主要终点（心血管死亡、心肌缺血或因 HF 住院）的发生率降低了 24%，心肌缺血的住院率降低了 42%[127]。

在 INITIATIVE 试验（International Trial on the Treatment of angina with Ivabradine vs Atenolol）中，939 例稳定型心绞痛患者被随机分为阿替洛尔或伊伐布雷定治疗组。两种药物使平板运动试验结果和心绞痛发作次数得到了相似程度的改善[128]。

曲美他嗪

曲美他嗪欧洲多中心研究中比较了普萘洛尔和曲美他嗪。3 个月后，治疗组具有相似的抗心绞痛功效。动态心电图监测到普萘洛尔组中 46% 的患者缺血性事件发生更少[129]。

在 TRIMPOL Ⅱ 试验（Trimetazidine in Poland）中，有 426 例稳定性劳力性心绞痛的 CAD 患者接受了安慰剂或曲美他嗪（20 mg，每日 3 次）和美托洛尔（50 mg，每日 2 次）。与仅接受美托洛尔治疗的患者相比，曲美他嗪联合美托洛尔治疗可显著改善出现 ST 段压低 1 mm 的时间、总负荷量、心绞痛发作起始的时间、ST 段最大压低值、平均每周心绞痛的发作次数、平均每周硝酸盐消耗量以及心绞痛疼痛程度[130]。

显然，联合治疗比单药联合抗心绞痛药物能更有效地改善稳定型心绞痛患者的症状，并在许多情况下减少心血管不良结局。这已得到大多数关于稳定型心绞痛的医学管理的最新指南的认可，下文将对此进行讨论。

稳定型心绞痛的治疗指南

什么是缺血性心脏病的最佳药物治疗？使症状发作最小化、改善生活质量并降低长期发病率和死亡率的治疗。生活方式的改变和重要的干预措施（如经皮血运重建和外科手术）也是慢性缺血性心脏病患者最佳治疗的一部分。临床医生有许多药物选择。

美国指南

在美国，2012 年美国医师协会（American College of Physicians，ACP）/ 美国心脏病学基金会（American

College of Cardiology Foundation，ACCF）/AHA/ 美国胸外科协会（American Association for Thoracic Surgery，AATS）/ 预防心血管护理协会（Preventive Cardiovascular Nurses Association，PCNA）/ 胸外科医师学会（Society of Thoracic Surgeons，STS）发布的稳定性缺血性心脏病的管理：临床实践指南总结[131]包括以下内容：

Ⅰ类推荐

1. 除非有禁忌证，β 受体阻滞剂（卡维地洛、琥珀酸美托洛尔或比索洛尔）可用于所有左心室收缩功能不全（EF ≤ 40%）、HF 或陈旧性 MI 的患者（证据等级 A 级），或用于缓解心绞痛（证据等级 B 级）。

2. 对所有伴有高血压、糖尿病、左心室收缩功能不全（射血分数≤ 40%）和（或）CKD 的 SIHD 患者，应给予 ACEI 或 ARB（如果不耐受 ACEI），除非有禁忌证（证据等级 A 级）。

3. 在 SIHD 患者存在 β 受体阻滞剂禁忌证或导致无法耐受的不良反应时，CCB 或长效硝酸盐可用于缓解症状（证据等级 B 级）。

4. 当单独使用 β 受体阻滞剂效果不佳时，应给予 CCB 或长效硝酸盐与 β 受体阻滞剂联用（证据等级 B 级）。

5. 舌下硝酸甘油或硝酸甘油喷雾剂可用于立即缓解稳定性缺血性心脏病患者的心绞痛（证据等级 A 级）。

Ⅱ a 类推荐

1. 对于 SIHD 患者，使用长效非二氢吡啶 CCB（维拉帕米或地尔硫䓬）代替 β 受体阻滞剂作为缓解症状的初始治疗是合理的（证据等级 B 级）。

2. 如果最初使用 β 受体阻滞剂治疗导致不良反应或无效，或者因存在禁忌证无法使用 β 受体阻滞剂进行初始治疗，推荐使用雷诺嗪作为 β 受体阻滞剂的替代药物以减轻 SIHD 患者的症状（证据等级 B 级）。当使用 β 受体阻滞剂进行初始治疗效果不佳时，雷诺嗪与 β 受体阻滞剂联用可缓解症状（证据等级 A 级）。

欧洲指南

欧洲有更多的抗心绞痛治疗。

2013 年 ESC 指南[132]包括以下内容：

1. 建议使用短效硝酸盐（推荐类别 I 类，证据等级 B 级）。

2. β 受体阻滞剂和（或）CCB 作为一线治疗（推荐类别 I 类，证据等级 A 级）。

3. 对于二线治疗：长效硝酸盐、伊伐布雷定、尼可地尔、雷诺嗪（推荐类别Ⅱ a 类，证据等级 B 级）或曲美他嗪（推荐类别Ⅱ b 类，证据等级 B 级）。

4. 对于血管痉挛性心绞痛，应考虑使用 CCB 和硝酸盐，并避免使用 β 受体阻滞剂（推荐类别Ⅱ a 类，证据等级 B 级）。

5. 对于事件预防：如果合并 HF、高血压或糖尿病，则给予 ACEI 或 ARB（推荐类别 I 级，证据等级 A 级）。

NICE（英国）的指南[104]有不同的治疗方法（图 20.6）：

1. β 受体阻滞剂仍然是单药治疗的初始用药，但 NICE 指南制定小组未发现 β 受体阻滞剂和 CCB 之间有区别的证据（总死亡率和心血管死亡率、MI 和卒中的风险以及症状严重程度）。NICE 指南制定小组不建议任何其他一线单药治疗，包括会发生耐受性的长效硝酸盐或新型药物（如雷诺嗪、尼可地尔或伊伐布雷定）。

2. 如果一种药物使症状得到良好控制，则不建议 β 受体阻滞剂与 CCB 联合治疗。然而，运动耐量的短期改善是该联合疗法所观察到的益处。对于两种抗心绞痛药物无法控制症状并且正在等待行血运重建或因禁忌证无法进行血运重建的患者，可以考虑第三种抗心绞痛药物的试验性治疗。

3. 如果稳定型心绞痛患者对 β 受体阻滞剂或 CCB 有禁忌证或不耐受，可以考虑伊伐布雷定、尼可地尔（未经英国授权在市场上出售，但可以在知情同意的情况下加用）或雷诺嗪（或长效硝酸盐）单药治疗。临床医生应注意这些新型药物的禁忌证、患者的偏好和药物费用。对于症状未得到很好控制的患者，可以将伊伐布雷定、尼可地尔或雷诺嗪增加至 β 受体阻滞剂或 CCB 单药治疗中。

2012 年加拿大指南——雷诺嗪

加拿大心血管学会和加拿大疼痛学会关于难治性心绞痛（RFA）的主要建议中涉及雷诺嗪的内容如下[133]：

1. 在可以明确推荐雷诺嗪作为抗心绞痛药物之前，需要针对 RFA 患者进行强有力的随机临床试验（强烈推荐，证据等级中等）。

2. 雷诺嗪可能有望减轻心绞痛症状，特别是对于

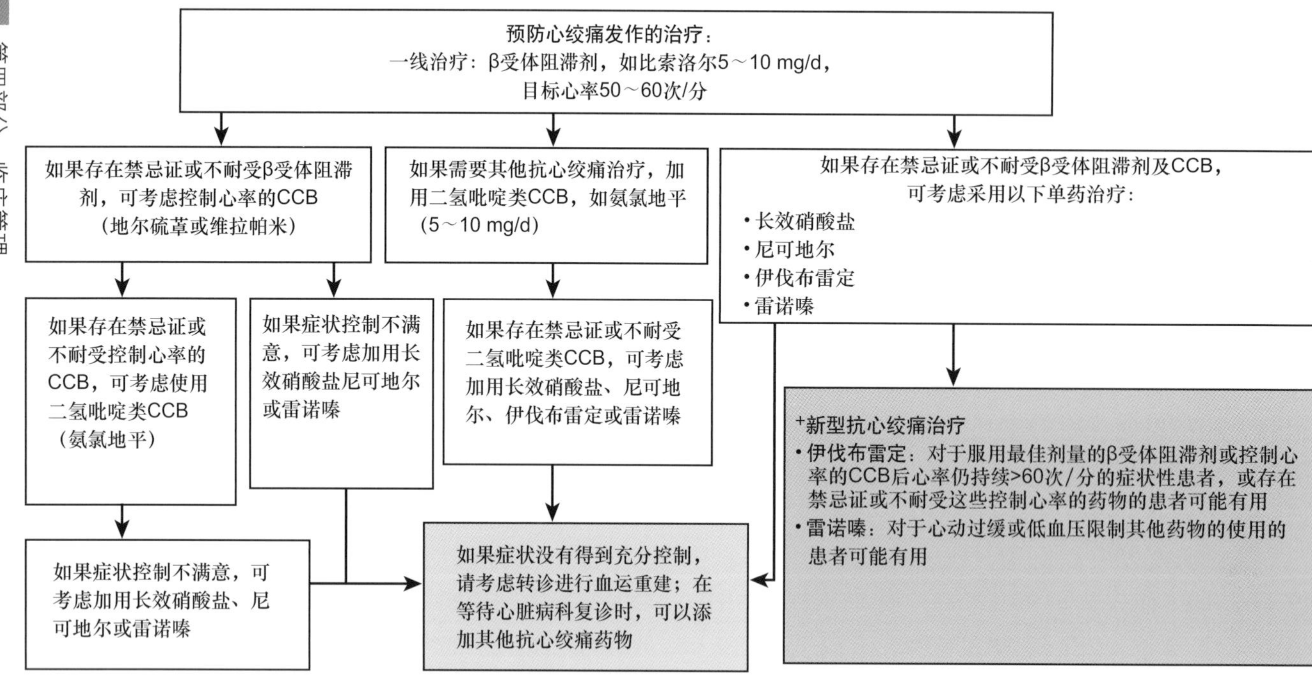

图 20.6 2011 年 NICE 慢性稳定型心绞痛的治疗指南。［Data from the National Clinical Guideline Centre，National Institute for Health and Clinical Excellence（NICE），2011. Management of Stable Angina.］

由于对心率和血压的抑制作用而无法耐受常规抗心绞痛药物加量的患者（推荐强度弱，证据等级中等）。

3. 价值和偏好：这些指南建议高度重视针对 RFA 的高质量证据，以支持未来的临床实践，以及雷诺嗪在减轻心绞痛症状方面的潜在益处，尤其是在不能耐受常规抗心绞痛药物加量的人群。

结论

正如本章所强调的，缺血性心脏病的治疗涉及传统、新型以及不断研究发展的治疗方法。目的是预防和减轻心绞痛以及减少心血管不良结局的风险。

在美国和欧洲，一线药物治疗均始于一种或两种抗心绞痛药物：β 受体阻滞剂或 CCB。可加用硝酸盐预防和治疗心绞痛。

附加治疗选择包括雷诺嗪、尼可地尔或伊伐布雷定。对于患有高血压、糖尿病、陈旧性 MI、左心室收缩功能不全（EF ≤ 40%）和（或）CKD 的患者，应加用 ACEI。

在所有患有慢性稳定型心绞痛的患者中，治疗方法的选择取决于患者的合并症、不良反应、禁忌证以及患者的生活方式和偏好。总之，选择适当的抗心绞痛治疗应基于仔细的评估，不仅是基于已发表文献的证据，还应基于每个患者的个体化需求。

参考文献

1. Mackenzie J: Angina pectoris. In *Diseases of the Heart*, ed 4, London, 1925, Oxford University Press, pp 324–350.
2. Wolk MJ, Bailey SR, Doherty JU, et al.: ACCF/AHA/ASE/ASNC/HFSA/HRS/SCAI/SCCT/SCMR/STS 2013 Multimodality appropriate use criteria for the detection and risk assessment of stable ischemic heart disease: a report of the American College of Cardiology Foundation Appropriate Use Criteria Task Force, American Heart Association, American Society of Echocardiography American Society of Nuclear Cardiology, Heart Failure Society of America, Heart Rhythm Society, Society for Cardiovascular Angiography and Interventions, Society of Cardiovascular Computed Tomography, Society for Cardiovascular Magnetic Resonance, and Society of Thoracic Surgeons, *J Am Coll Cardiol* 63:380, 2014.
3. Brown TM, Voeks JH, Bittner V, et al.: Achievement of optimal medical therapy goals for U.S adults with coronary artery disease: results from the REGARDS Study (REasons for Geographic And Racial Differences in Stroke), *J. Am. Coll. Cardiol* 63:1626, 2013.
4. Chaitman BR, Hardison RM, Adler D, et al.: Bypass Angioplasty Revascularization Investigation 2 Diabetes (BARI 2D) Study Group. The Bypass Angioplasty Revascularization Investigation 2 Diabetes randomized trial of different treatment strategies in type 2 diabetes mellitus with stable ischemic heart disease: impact of treatment strategy on cardiac mortality and myocardial infarction, *Circulation* 120(25):2529, 2009.
5. Boden WE, O'Rourke RA, Teo KK, et al.: Optimal medical therapy with or without PCI for stable coronary disease, *N Engl J Med* 356:1503, 2007.
6. Sedlis SP, Hartigan PM, Teo TT, et al.: Effect of PCI on long-term survival in patients with stable ischemic heart disease, *N Engl J Med* 373:1937, 2015.
7. Windecker S, Stortecky S, Stefanini GG, et al.: Revascularisation vs medical treatment in patients with stable coronary disease: a network meta-analysis, *Br Med J* 348:3859, 2014.
8. Stone GW, Hochman JS, Williams DO, et al.: Medical therapy with vs without revascularization in stable patients with moderate and severe ischemia: the case for community equipoise, *J Am Coll Cardiol* 67:81, 2015.
9. Parker JD, Parker JO: Stable angina pectoris: the medical management of symptomatic myocardial ischemia, *Can J Cardiol* 28:S70, 2012.
10. Yusuf S, Sleight P, Pogue J, et al.: Effects of an angiotensin-converting-enzyme inhibitor, ramipril on cardiovascular events in high-risk patients: the Heart Outcomes Prevention Evaluation Study Investigators, *N Engl J Med* 342:145, 2000.
11. Fox KM: EURopean trial On reduction of cardiac events with Perindopril in stable coronary Artery disease Investigators. Efficacy of perindopril in reduction of cardiovascular events among patients with stable coronary artery disease: randomised, double-blind, placebo-controlled, multicenter trial (the EUROPA study), *Lancet* 362:782, 2003.
12. Nossaman VE, Nossaman BD, Kadowitz PJ: Nitrates and nitrites in the treatment of ischemic cardiac disease, *Cardiol Rev* 18:190, 2010.
13. Cooke JP, Singer AH, Tsao PS, et al.: Antiatherogenic effects of L-arginine in the hypercholesterolemic rabbit, *J Clin Invest* 90:1168, 1992.
14. Lerman A, Burnett JC, Higano ST, et al.: Long-term l-arginine supplementation improves small-vessel coronary endothelial function in humans, *Circulation* 97:2123, 1998.
15. Avanzas P, Kaski JC: *Pharmacological Treatment of Chronic Stable Angina Pectoris*, Cham Switzerland, 2015, Springer International Publishing.
16. Boden WE, Padala SK, Cabral KP, et al.: Role of short-acting nitroglycerin in the management of ischemic heart disease, *Drug Des Devel Ther* 9:4793, 2015.
17. Chirkov YY, Holmes AS, Willoughby SR, et al.: Stable angina and acute coronary syndromes are associated with nitric oxide resistance in platelets, *J Am Coll Cardiol* 37:1851, 2001.
18. Siama K, Tousoulis D, Papageorgiou N, et al.: Stable angina pectoris: current medical treatment, *Curr Pharm Des* 19:1569, 2013.
19. Gori T, Parker JD: Nitrate tolerance: a unifying hypothesis, *Circulation* 106:2510, 2002.
20. Horowitz JD: Amelioration of nitrate tolerance: matching strategies with mechanisms, *J Am Coll Cardiol* 41:2001, 2003.

21. Thomas GR, DiFabio JM, Gori T, Parker JD: Once daily therapy with isosorbide-5-mononitrate causes endothelial dysfunction in humans, *J Am Coll Cardiol* 49:1289, 2007.
22. Chen C-H, Sun L, Mochly-Rosen D: Mitochondrial aldehyde dehydrogenase and cardiac diseases, *Cardiovasc Res* 88:51, 2010.
23. Daiber A, Münzel T: Organic nitrate therapy, nitrate tolerance, and nitrate-induced endothelial dysfunction: emphasis on redox biology and oxidative stress, *Antiox Redox Signal* 23:899, 2015.
24. Gori T, Parker JD: The puzzle of nitrate tolerance: pieces smaller than we thought? *Circulation* 106:2404, 2002.
25. Münzel T, Daiber A, Mülsch A: Explaining the phenomenon of nitrate tolerance, *Circ Res* 97:618, 2005.
26. Gayet J-L, Paganelli F, Cohen-Solal A: Update on the medical treatment of stable angina, *Arch Cardiovasc Dis* 104:536, 2011.
27. Watanabe H, Kakihana M, Ohtsuka S, Sugishita Y: Randomized, double-blind, placebo-controlled study of supplemental vitamin E on attenuation of the development of nitrate tolerance, *Circulation* 96:2545, 1997.
28. Bassenge E, Fink N, Skatchkov M, Fink B: Dietary supplement with vitamin C prevents nitrate tolerance, *J Clin Invest* 102:67, 1998.
29. Fontaine D, Otto A, Fontaine J, Berkenboom G: Prevention of nitrate tolerance by long-term treatment with statins, *Cardiovasc Drugs Ther* 17:123, 2003.
30. Parker JO, Parker JD, Caldwell RW, et al.: The effect of supplemental L-arginine on tolerance development during continuous transdermal nitroglycerin therapy, *J Am Coll Cardiol* 39:1199, 2002.
31. Taylor AL, Ziesche S, Yancy C, et al.: Combination of isosorbide dinitrate and hydralazine in blacks with heart failure, *N Engl J Med* 351:2049, 2004.
32. Chrysant SG, Bittar N, Shalidi FE, et al.: Efficacy and safety of extended-release isosorbide mononitrate for stable effort angina pectoris, *Am J Cardiol* 72:1249, 1993.
33. Boudonas GE: β-Blockers in coronary artery disease management, *Hippokratia* 14:231, 2010.
34. Gorre F, Vandekerckhove H: β-Blockers: focus on mechanism of action. Which β-blocker, when and why? *Acta Cardiol* 65:565, 2010.
35. Elgendy I, Mahmoud A, Conti C: Beta-blockers in the management of coronary artery disease: are we on the verge of a new paradigm shift? *Recent Pat Cardiovasc Drug Discov* 9:11, 2015.
36. Weiss R: Nebivolol: a novel β-blocker with nitric oxide-induced vasodilatation, *Vasc Health Risk Manag* 2:303, 2005.
37. Elliott WJ, Meyer PM: Incident diabetes in clinical trials of antihypertensive drugs: a network meta-analysis, *Lancet* 369:201, 2007.
38. Bangalore S, Messerli FH, Kostis JB, Pepine CJ: Cardiovascular protection using beta-blockers: a critical review of the evidence, *J Am Coll Cardiol* 50:563, 2007.
39. Bakris GL, Fonseca V, Katholi RE, et al.: Metabolic effects of carvedilol vs metoprolol in patients with type 2 diabetes mellitus and hypertension: a randomized controlled trial, *JAMA* 292:2227, 2004.
40. Belsey J, Savelieva I, Mugelli A, Camm AJ: Relative efficacy of antianginal drugs used as add-on therapy in patients with stable angina: a systematic review and meta-analysis, *Eur J Prev Cardiol* 22:837, 2015.
41. Winchester DE, Pepine CJ: Usefulness of beta blockade in contemporary management of patients with stable coronary heart disease, *Am J Cardiol* 114:1607, 2014.
42. Morrow DA, Boden WE: Stable ischemic heart disease. In Mann DL, Zipes DP, Libby P, et al, editors: *Braunwald's Heart Disease: a Textbook of Cardiovascular Medicine*, ed 10, Philadelphia, 2015, Elsevier, pp 1182–1244.
43. Egred M, Shaw S, Mohammad B, et al.: Under-use of beta-blockers in patients with ischemic heart disease and concomitant chronic obstructive pulmonary disease, *QJM* 98:493, 2005.
44. MERIT-HF Study Group: Effect of metoprolol CR/XL in chronic heart failure: metoprolol CR/XL Randomised Intervention Trial in Congestive Heart Failure (MERIT-HF), *Lancet* 353:2001, 1999.
45. Packer M, Fowler MB, Roecker EB, et al.: Carvedilol Prospective Randomized Cumulative Survival (COPERNICUS) Study Group. Effect of carvedilol on the morbidity of patients with severe chronic heart failure: results of the Carvedilol Prospective Randomized Cumulative Survival (COPERNICUS) Study, *Circulation* 106:2194, 2002.
46. The Cardiac Insufficiency Bisoprolol Study II (CIBIS-II): a randomized trial, *Lancet* 353(9146):9, 1999.
47. Poole-Wilson PA, Swedberg K, Cleland JGF, et al.: Carvedilol Or Metoprolol European Trial Investigators. Comparison of carvedilol and metoprolol on clinical outcomes in patients with chronic heart failure in the Carvedilol Or Metoprolol European Trial (COMET): a randomised controlled trial, *Lancet* 362(9377):7, 2003.
48. Bangalore S, Steg G, Deedwania P, et al.: β-Blocker use and clinical outcomes in stable outpatients with and without coronary artery disease, *JAMA* 308:1340, 2012.
49. Rienstra M, Damman K, Mulder BA: Beta-blockers and outcome in heart failure and atrial fibrillation: a meta-analysis, *JACC Heart Fail* 1(1):21, 2013.
50. Messerli FH, Bangalore S, Yao SS, Steinberg JS: Cardioprotection with beta-blockers: myths, facts and Pascal's wager, *J Intern Med* 266(3):232, 2009.
51. Catterall WA: Voltage-gated calcium channels, *Cold Spring Harb Perspect Biol* 3:a003947, 2011.
52. Vergouwen MDI, Vermeulen M, de Haan RJ, et al.: Dihydropyridine calcium antagonists increase fibrinolytic activity: a systematic review, *J Cereb Blood Flow Metab* 27:1293, 2007.
53. Mason RP: Mechanisms of plaque stabilization for the dihydropyridine calcium channel blocker amlodipine: review of the evidence, *Atherosclerosis* 165:191, 2002.
54. Nishigaki K, Inoue Y, Yamanouchi Y, et al.: Prognostic effects of calcium channel blockers in patients with vasospastic angina—a meta-analysis, *Circ. J* 74:1943, 2010.
55. Miwa Y, Masai H, Shimizu M: Differential effects of calcium-channel blockers on vascular endothelial function in patients with coronary spastic angina, *Circ J* 73:713, 2009.
56. Nissen SE, Tuzcu EM, Libby P, et al.: Effect of antihypertensive agents on cardiovascular event in patients with coronary disease and normal blood pressure: the CAMELOT study: a randomized controlled trial, *JAMA* 292:2217, 2004.
57. Lubsen J, Wagener G, Kirwan BA, et al.: Effect of long-acting nifedipine on mortality and cardiovascular morbidity in patients with symptomatic stable angina and hypertension: the ACTION trial, *JAMA* 10:2217, 2004.
58. Pitt B, Byington RP, Furberg CD, et al.: For the PREVENT Investigators. Effect of amlodipine on the progression of atherosclerosis and the occurrence of clinical events, *Circulation* 102:1503, 2000.
59. Jørgensen B, Simonsen S, Endresen K, et al.: Restenosis and clinical outcome in patients treated with amlodipine after angioplasty: results from the Coronary AngioPlasty Amlodipine REStenosis Study (CAPARES), *J Am Coll Cardiol* 35:592, 2000.
60. Chandra KS, Ramesh G: The fourth-generation calcium channel blocker: cilnidipine, *Indian Heart J* 65:691, 2013.
61. Tanaka H, Shigenobu K: Efonidipine hydrochloride: a dual blocker of L- and T-type Ca^{2+} channels, *Cardiovasc Drug Rev* 20:81, 2002.
62. Rosendorff C, Lackland DT, Allison M, et al.: Treatment of hypertension in patients with coronary artery disease. A Scientific Statement from the American Heart Association, American College of Cardiology, and American Society of Hypertension, *J Am Coll Cardiol* 65(18):1998, 2015.
63. Pfeffer MA, Braunwald E, Moye LA, et al.: The Quinapril Ischemic Event Trial (QUIET): Evaluation of chronic ACE inhibitor therapy in patients with ischemic heart disease and preserved left ventricular function, *Am J Cardiol* 87:1058, 2001.
64. Braunwald E, Domanski MJ, Fowler SE, et al.: For the PEACE Trial Investigators. Angiotensin-converting-enzyme inhibition in stable coronary artery disease, *N Engl J Med* 351:2058, 2004.
65. Baker WL, Coleman CI, Kluger J, et al.: Systematic review: comparative effectiveness of angiotensin-converting enzyme inhibitors or angiotensin II-receptor blockers for ischemic heart disease, *Ann Intern Med* 151:861, 2009.
66. Ferrari R, Fox K: Insight into the mode of action of ACE inhibition in coronary artery disease: the ultimate 'EUROPA' story, *Drugs* 69:265, 2009.
67. Pepine CJ, Rouleau J-L, Annis K, et al.: Effects of angiotensin-converting enzyme inhibition on transient ischemia: the quinapril anti-ischemia and symptoms of angina reduction (QUASAR) trial, *J Am Coll Cardiol* 42:2049, 2003.
68. Yusuf S, Teo KK, Pogue J, et al.: For the ONTARGET Investigators: telmisartan, ramipril, or both in patients at high risk for vascular events, *N Engl J Med* 358:1547, 2008.
69. Yusuf S, Teo K, Anderson C, et al.: For the Telmisartan Randomised AssessmeNt Study in ACE iNtolerant subjects with cardiovascular Disease (TRANSCEND) Investigators: effects of the angiotensin-receptor blocker telmisartan on cardiovascular events in high-risk patients intolerant to angiotensin-converting enzyme inhibitors: a randomised controlled trial, *Lancet* 372(9644):1174, 2008.
70. Pfeffer MA, McMurray JJV, Velazquez EJ, et al.: For the Valsartan in Acute Myocardial Infarction Trial Investigators: valsartan, captopril, or both in myocardial infarction complicated by heart failure, left ventricular dysfunction, or both, *N Engl J Med* 349:1893, 2003.
71. Julius S, Kjeldsen SE, Weber M, et al.: For the VALUE Trial Group: outcomes in hypertensive patients at high cardiovascular risk treated with regimens based on valsartan or amlodipine: the VALUE randomised trial, *Lancet* 363:2022, 2004.
72. Sica DA: The Valsartan Antihypertensive Long-Term Use Evaluation trial: a study in contrasts, *Hypertension* 48:362, 2006.
73. Dickstein K, Kjekshus J: For the OPTIMAAL Steering Committee of the OPTIMAAL Study Group: effects of losartan and captopril on mortality and morbidity in high-risk patients after acute myocardial infarction: the OPTIMAAL randomised trial: optimal Trial in Myocardial Infarction with Angiotensin II Antagonist Losartan, *Lancet* 360:752, 2002.
74. Scirica BM, Morrow DA: Ranolazine in patients with angina and coronary artery disease, *Curr Cardiol Rep* 9:272, 2007.
75. Conti CR: Partial fatty acid oxidation (pFOX) inhibition: a new therapy for chronic stable angina, *Clin Cardiol* 26:161, 2003.
76. Klocke FJ: Ranolazine and the myocardial demand-supply balance, *J Am Coll Cardiol Img* 11:1310, 2009.
77. Belardinelli L, Shryock JC, Fraser H: Inhibition of the late sodium current as a potential cardioprotective principle: effects of the late sodium current inhibitor ranolazine, *Heart* 92:iv6, 2006.
78. Vitulano N, Cialdella P, Gustapane M, et al.: Ranolazine: beyond the treatment of chronic stable angina pectoris, *Int J Clin Cardiol* 2:039, 2015.
79. Chaitman BR: Ranolazine for the treatment of chronic angina and potential use in other cardiovascular conditions, *Circulation* 113:2462, 2006.
80. Chaitman BR, Skettino SL, Parker JO, et al.: Anti-ischemic effects and long-term survival during ranolazine monotherapy in patients with chronic severe angina, *J Am Coll Cardiol* 43:1375, 2004.
81. Chaitman BR, Pepine CJ, Parker JO, et al.: Effects of ranolazine with atenolol, amlodipine, or diltiazem on exercise tolerance and angina frequency in patients with severe chronic angina: a randomized controlled trial, *JAMA* 291:309, 2004.
82. Wilson SR, Scirica BM, Braunwald E, et al.: Efficacy of ranolazine in patients with chronic angina observations from the randomized, double-blind, placebo-controlled MERLIN-TIMI 36 (Metabolic Efficiency with Ranolazine for Less Ischemia in Non-ST-Segment Elevation Acute Coronary Syndromes) Trial, *J Am Coll Cardiol* 53:1510, 2009.
83. Stone PH, Gratsiansky NA, Blokhin A, et al.: Antianginal efficacy of ranolazine when added to treatment with amlodipine: the ERICA (Efficacy of Ranolazine in Chronic Angina) trial, *J Am Coll Cardiol* 48:566, 2006.
84. Arnold SV, McGuire DK, Spertus JA, et al.: Glucose-lowering medications and angina burden in patients with stable coronary disease: results from the Type 2 diabetes Evaluation of Ranolazine In subjects with chronic Stable Angina (TERISA) Trial, *Am Heart J* 170:753, 2015.
85. Bairey Merz CN, Handberg EM, Shufelt CL, et al.: A randomized, placebo-controlled trial of late Na current inhibition (ranolazine) in coronary microvascular dysfunction (CMD): impact on angina and myocardial perfusion reserve, *Eur Heart J* 37:1504–1513, 2016.
86. Köster R, Kaehler J, Meinertz T: For the REDUCTION Study Group: treatment of stable angina pectoris by ivabradine in every day practice: the REDUCTION study, *Am Heart J* 158:e51, 2009.
87. Speranza L, Franceschelli S, Riccioni G: The biological effects of ivabradine in cardiovascular disease, *Molecules* 17:4924, 2012.
88. Nawarskas JJ, Bowman BN, Anderson JR: Ivabradine: a unique and intriguing medication for treating cardiovascular disease, *Cardiol Rev* 23:201, 2015.
89. Tardif JC, Ponikowski P, Kahan T, et al.: Effects of ivabradine in patients with stable angina receiving β-blockers according to baseline heart rate: an analysis of the ASSOCIATE study, *Int J Cardiol* 168:789, 2013.
90. Swedberg K, Komajda M, Böhm M, et al.: Ivabradine and outcomes in chronic heart failure (SHIFT): A randomised placebo-controlled study, *Lancet* 376:875, 2010.
91. Fox K, Ford I, Steg PG, et al.: BEAUTIFUL Investigators. Ivabradine for patients with stable coronary artery disease and left-ventricular systolic dysfunction (BEAUTIFUL): a randomised, double-blind, placebo-controlled trial, *Lancet* 372(9641):807, 2008.
92. Fox K, Ford I, Steg PG, et al.: SIGNIFY Investigators. Ivabradine in stable coronary artery disease without clinical heart failure, *N Engl J Med* 371(12):1091, 2014.
93. Lee L, Horowitz J, Frenneaux M: Metabolic manipulation in ischaemic heart disease, a novel approach to treatment, *Eur Heart J* 25:634, 2004.
94. Dvir D, Battler A: Conventional and novel drug therapeutics to relief myocardial ischemia, *Cardiovasc Drugs Ther* 24:319, 2010.
95. Sommet A, Azaïs-Vuillemin C, Bagheri H, et al.: Trimetazidine: a new cause for drug-induced parkinsonism? *Mov Disord* 20:1080, 2005.
96. Simpson D, Wellington K: Nicorandil. A review of its use in the management of stable angina pectoris, including high-risk patients, *Drugs* 64:1941, 2004.
97. Tamura YJS, Ciampricotti RJS, Schotborgh CE, de Kam P-JE: A comparison of nicorandil with isosorbide mononitrate in elderly patients with stable coronary heart disease: the SNAPE study, *Am Heart J* 139:939, 2000.
98. Sakamoto T, Kaikita K, Miyamoto S, et al.: Effects of nicorandil on endogenous fibrinolytic capacity in patients with coronary artery disease, *Circ J* 68:232, 2004.
99. The SWAN Study Group: Comparison of the anti-ischemic and antianginal effects of nicorandil and amlodipine in patients with symptomatic stable angina pectoris: the SWAN study, *J Clin Basic Cardiol* 2:213, 1999.
100. IONA Study Group: Effect of nicorandil on coronary events in patients with stable angina: the Impact Of Nicorandil in Angina (IONA) randomised trial, *Lancet* 359:1269, 2002.
101. Horinaka S, Yabe A, Yagi H, et al.: Effects of nicorandil on cardiovascular events in patients with coronary artery disease in The Japanese Coronary Artery Disease (JCAD) Study, *Circ J* 74:503, 2010.
102. Patel DJ, Purcell HJ, Fox KM: Cardioprotection by opening of the K_{ATP} channel in unstable angina. Is this a clinical manifestation of myocardial preconditioning? Results of a randomized study with nicorandil. CESAR 2 investigation. Clinical European studies in angina and revascularization, *Eur Heart J* 20:51, 1999.
103. Montalescot G, Sechtem U, Achenbach S, et al.: 2013 ESC guidelines on the management of stable coronary artery disease. The Task Force on the management of stable coronary artery disease of the European Society of Cardiology, *Eur Heart J* 34:2949, 2013.
104. National Clinical Guideline Centre: *Management of Stable Angina*, London, 2011, National Institute for Health and Clinical Excellence (NICE).
105. Messin R: Comparative short-term effect of once-daily molsidomine on chronic angina in general practitioners' vs cardiologists' coronary patient populations, *Adv Ther* 31:91, 2014.
106. Husted SE, Ohman EM: Pharmacological and emerging therapies in the treatment of chronic angina, *Lancet* 386:691, 2015.
107. Henry TD, Satran D, Jolicoeur EM: Treatment of refractory angina in patients not suitable for

revascularization, *Nat Rev Cardiol* 11:78, 2014.

108. Rajendra NS, Ireland S, George J, et al.: Mechanistic insights into the therapeutic use of high-dose allopurinol in angina pectoris, *J Am Coll Cardiol* 58:820, 2011.
109. Noman A, Ang DS, Ogston S, et al.: Effect of high-dose allopurinol on exercise in patients with chronic stable angina: a randomised, placebo controlled crossover trial, *Lancet* 375:2161, 2010.
110. Lerman A, Burnett JC, Higano ST, et al.: Long-term l-arginine supplementation improves small-vessel coronary endothelial function in humans, *Circulation* 97:2123, 1998.
111. Loscalzo J: Adverse effects of supplemental L-arginine in atherosclerosis: consequences of methylation stress in a complex catabolism? *Arterioscler Thromb Vase Biol* 23:3, 2003.
112. Krishnan U, Win W, Fisher M: First report of the successful use of bosentan in refractory vasospastic angina, *Cardiology* 116:26, 2010.
113. Davidson MH: Cardiovascular effects of glucagon-like peptide–1 agonists, *Amer J Cardiol* 108: 33B, 2001.
114. Dzerva V, Matisone D, Pozdnyakov Y, Oganov R: Mildronate improves exercise tolerance in patients with stable angina; results of a long term clinical trial, *Sem Cardiovasc Med* 16:3, 2010.
115. Vicari RM, Chaitman B, Keefe D, et al.: Efficacy and safety of fasudil in patients with stable angina: a double-blind, placebo-controlled, phase 2 trial, *J Am Coll Cardiol* 46:1803, 2005.
116. Sanderson JE, Haines CJ, Young L, et al.: Anti-ischemic action of estrogen-progestogen continuous combined hormone replacement therapy in postmenopausal women with established angina pectoris: a randomized, placebo-controlled, double-blind, parallel-group trial, *J Cardiovasc Pharmacol* 38:372, 2001.
117. Lamas GA, Goertz C, Boineau R, et al.: For the TACT Investigators. Effect of disodium EDTA chelation regimen on cardiovascular events in patients with previous myocardial infarction, *JAMA* 309(12):1241, 2013.
118. Kim MC, Kini A, Sharma SK: Refractory angina pectoris: mechanism and therapeutic options, *J Am Coll Cardiol* 39:923, 2002.
119. Heidenreich PA, McDonald KM, Hastie T, et al.: Meta-analysis of trials comparing β-blockers, calcium antagonists, and nitrates for stable angina, *JAMA* 281:1927, 1999.
120. Belsey J, Savelieva I, Mugelli A, Camm AJ: Relative efficacy of antianginal drugs used as add-on therapy in patients with stable angina: a systematic review and meta-analysis, *Eur J Prev Cardiol* 22(7):837, 2015.
121. Bangalore S, Messerli F, Cohen J, et al.: Verapamil-sustained release-based treatment strategy is equivalent to atenolol-based treatment strategy at reducing cardiovascular events in patients with prior myocardial infarction: an INternational VErapamil SR-Trandolapril (INVEST) substudy, *Am Heart J* 156:241, 2008.
122. Shu DF, Dong BR, Lin XF, et al.: Long-term beta blockers for stable angina: systematic review and meta-analysis, *Eur J of Prev Cardiol* 19:330, 2012.
123. Dargie HJ, Ford I, Fox KM: Total Ischaemic Burden European Trial (TIBET) effects of ischemia and treatment with atenolol, nifedipine SR and their combination on outcome in patients with chronic stable angina. The TIBET Study Group, *Eur Heart J* 17:104, 1996.
124. Rehnqvist N, Hjemdahl P, Billing E, et al.: Effects of metoprolol vs verapamil in patients with stable angina pectoris. The Angina Prognosis Study in Stockholm (APSIS), *Eur Heart J* 17:76, 1996.
125. Rousseau MF, Pouleur H, Cocco G, Wolff AA: Comparative efficacy of ranolazine vs atenolol for chronic angina pectoris, *Am. J. Cardiol* 95:311, 2005.
126. Tardif JC, Ponikowski P, Kahan T: ASSOCIATE Study Investigators. Efficacy of the I_f current inhibitor ivabradine in patients with chronic stable angina receiving β-blocker therapy: a 4-month, randomized, placebo-controlled trial, *Eur Heart J* 30:540, 2009.
127. Fox K, Ford I, Steg PG, et al.: Ivabradine for patients with stable coronary artery disease and left-ventricular systolic dysfunction (BEAUTIFUL): a randomised, double-blind, placebo-controlled trial, *Lancet* 372:807, 2008.
128. Tardif JC, Ford I, Tendera M, et al.: Efficacy of ivabradine, a new selective I_f inhibitor, compared with atenolol in patients with chronic stable angina, *Eur Heart J* 26:2529, 2005.
129. Detry JM, Leclercq PJ: Trimetazidine European Multicenter Study vs propranolol in stable angina pectoris: contribution of Holter electrocardiographic ambulatory monitoring, *Am J Cardiol* 76:8B, 1995.
130. Szwed H, Sadowski Z, Elikowski W, et al.: Combination treatment in stable effort angina using trimetazidine and metoprolol: results of a randomized, double-blind, multicentre study (TRIMPOL II). TRIMetazidine in POLand, *Eur Heart J* 22:2267, 2001.
131. Fihn SD, Gardin JM, Abrams J, et al.: 2012 ACCF/AHA/ACP/AATS/PCNA/SCAI/STS Guideline for the Diagnosis and Management of Patients With Stable Ischemic Heart Disease A Report of the American College of Cardiology Foundation/American Heart Association Task Force on Practice Guidelines, and the American College of Physicians, American Association for Thoracic Surgery, Preventive Cardiovascular Nurses Association, Society for Cardiovascular Angiography and Interventions, and Society of Thoracic Surgeons, *J Am Coll Cardiol* 60(24):e44–e164, 2012.
132. Montalescot G, Sechtem U, Achenbach A, et al.: 2013 ESC guidelines on the management of stable coronary artery disease. The Task Force on the management of stable coronary artery disease of the European Society of Cardiology, *Eur Heart J* 34:2949, 2013.
133. McGillion M, Arthur HM, Cook A, et al.: Management of patients with refractory Angina: canadian Cardiovascular Society/Canadian Pain Society Joint Guidelines, *Can J Cardiol* 28(2):S20, 2012.

21 抗血小板药物和抗凝药物

Gregory Ducrocq, Philippe Gabriel Steg
朱 超 译

引言

慢性 CAD 是多种疾病的总称，包括既往发生急性冠脉综合征（ACS）、曾行 PCI 或 CABG 血运重建、具有稳定型心绞痛症状、无症状心肌缺血和无心肌缺血症状但具有 CAD 影像证据的患者。尽管冠状动脉痉挛等其他机制可以引起 CAD，但最常见的病因是阻塞性动脉粥样硬化。所有情况下，抗凝和抗血小板治疗的主要作用是通过预防由于斑块侵蚀或破裂导致动脉血栓的发生和进展减少主要心血管不良事件风险，如急性心肌梗死、卒中或心血管死亡。由于斑块侵蚀或破裂在动脉粥样硬化血栓形成患者的冠状动脉中普遍存在[1]，因此抗血栓治疗是二级预防的基石。

为了预防代表高危人群的慢性 CAD 患者冠状动脉血栓形成和急性冠状动脉事件[2]，目前可选择多种不同的抗血栓药物和策略，从单药抗血小板治疗到双联甚至三联抗血栓治疗以及各种抗凝药物。

随着药物的选择和组合越来越多，目前治疗重点已经从使用更强效的药物转变为个体水平上寻找血栓和出血风险之间的最佳平衡，从而为每个患者选择最佳的药物组合、强度和持续时间。最后，合并心房颤动（AF）等各种情况的 CAD 患者需要口服抗凝剂（oral anticoagulant，OAC）治疗，因此在抗血栓药物方面具有特定获益 / 风险平衡的患者占比越来越高。

抗血小板药物

血小板介导血栓形成是冠状动脉血栓形成的主要病理生理机制[3]。黏附在破裂或侵蚀的斑块上的血小板被活化、聚集并释放第二信使，进一步造成血管收缩和血栓形成，并激活凝血级联反应（图 21.1）。因此，抑制血小板活化或聚集是预防冠状动脉血栓形成的非常有效的方法。现有的各种抗血小板药物可以在血小板的不同部位发挥作用，抑制血小板活化、扩增和聚集的级联反应。

阿司匹林

阿司匹林（乙酰水杨酸）长期以来在很大程度上仍然是慢性 CAD 患者抗血栓治疗的基石。

血栓素受体在血小板、炎症细胞、血管壁和动脉粥样硬化斑块中表达[4]。低剂量阿司匹林不可逆地阻断环氧合酶 -1（COX-1），这种酶通过乙酰化 COX-1 催化位点附近的丝氨酸残基来促进花生四烯酸合成血栓素 A_2[5-6]。当剂量增加时，阿司匹林可同时抑制 COX-1 和 COX-2，从而产生抗炎镇痛作用并抑制抗聚集性前列环素的形成。因此，低剂量的阿司匹林通常是首选。

阿司匹林可在胃和小肠上段被迅速吸收。服用无包衣的阿司匹林 30 ～ 40 min 后其血浆浓度达到峰值。相比之下，服用肠溶制剂后血浆浓度可能需要 3 h 或 4 h 才能达到峰值，且血栓素抑制可能不完全[7]。

阿司匹林在血浆中的半衰期为 15 ～ 20 min。尽管阿司匹林能迅速从血液循环中清除，但它的抗血小板作用却能持续整个血小板的生命周期。为了将其作用转化为预防血栓形成，血栓素生成的抑制率需要＞ 95%[8]。研究表明，每天服用 30 mg 阿司匹林可在 1 周后完全抑制血小板血栓素 A_2 的产生，这是通过每日连续服用阿司匹林对未乙酰化血小板 COX-1 进行持续乙酰化累积实现的[9]。因此，每日服用 75～100 mg 的阿司匹林通常会超过产生完全药效所需的最小有效剂量，从而在一定程度上适应对药物反应的个体差异。每天约有 10% 的新血小板产生，故止血功能在停用阿司匹林后 2～3 天内就可以基本恢复。据报道，在糖尿病等促炎环境下[10]，血小板更新速度更快，从而降低阿司匹林诱导的药效作用。对于糖尿病患者，每日服用 2 次阿司匹林比每日服用 1 次更能有效抑制血小板[11-12]，但其临床意义仍有待证实。

阿司匹林对 CAD 患者的益处已被广泛报道。一项纳入 287 项评估抗血小板药物（阿司匹林最具代表性）的研究共 135 000 例患者的 meta 分析表明，抗血小板治疗使非致死性 MI、非致死性卒中和血管性死亡的复合终点降低了 1/3（图 21.2A），使伴有广泛动脉疾病患者的血管死亡率降低 1/6（没有增加其他死亡风险）。在同一 meta 分析中，75～150 mg 阿司匹林似乎与较高的剂量同样有效（图 21.2B）。CURRENT-OASIS7 试验比较了 ACS 患者使用低剂量（75～100 mg/d）和高剂量（300～325 mg/d）阿司匹林的效果，发现低剂量并不会降低疗效，但可降低严重胃肠道出血的风险（0.2% *vs.* 0.4%；P = 0.04）[13]。

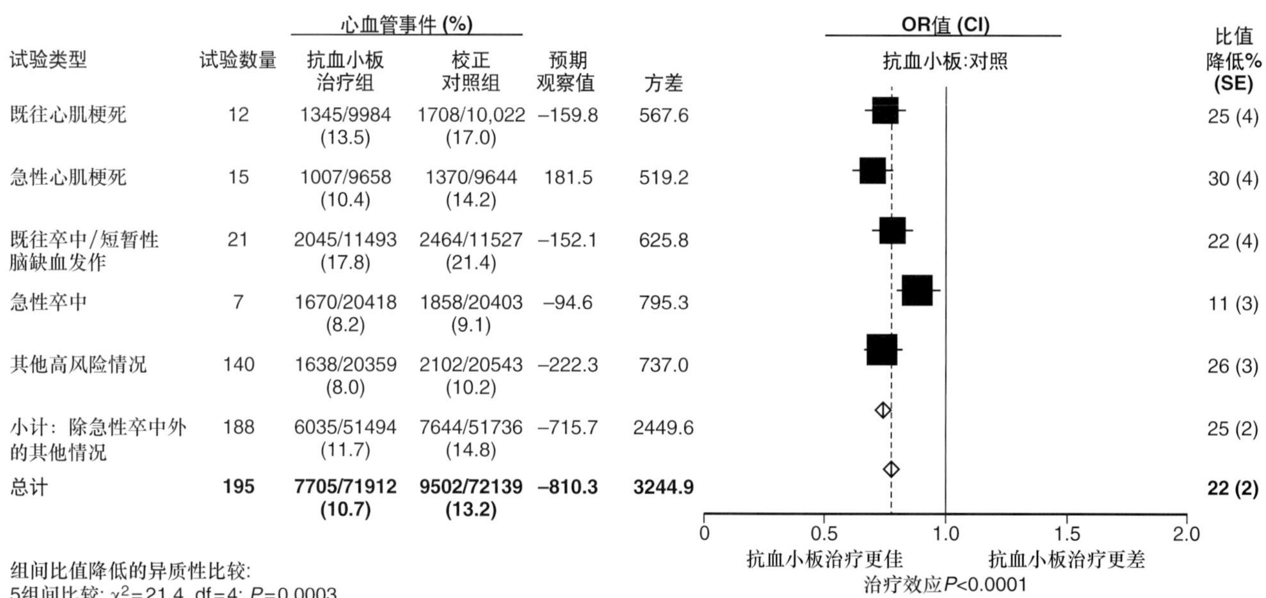

试验类型	试验数量	剂量1	剂量2	预期观察值	方差	比值降低% (SE)
高剂量*vs.*低剂量阿司匹林:						
500～1500 mg *vs.* 75～325 mg*	7	227/1608 (14.1)	231/1589 (14.5)	–3.1	93.0	3 (10)
≥75 mg *vs.* < 75 mg†	3	254/1795 (14.2)	234/1775 (13.2)	8.5	104.3	–8 (10)
总和	**10**	**481/3403 (14.1)**	**465/3364 (13.8)**	**5.4**	**197.3**	**–3 (7)**

心血管事件 (%)；OR值 (CI)：剂量1: 剂量2

B

图 21.1 （**A**）根据临床表现分析阿司匹林对动脉粥样硬化血栓患者的益处。（**B**）不同剂量阿司匹林对心血管事件的影响。* 包括一项对比阿司匹林 1400 mg/d 与 350 mg/d 的试验，另一项试验（不包括急性脑卒中患者）中对比 1000 mg/d 与 300 mg/d，这些患者同时服用了双嘧达莫。† 包括两项比较阿司匹林 75～325 mg/d 与＜ 75 mg/d 的试验，和一项对比阿司匹林 500～1500 mg/d 与＜ 75 mg/d 的试验。CI，置信区间；SE，标准误。（From Antithrombotic Trialists Collaboration：Collaborative meta-analysis of randomised trials of antiplatelet therapy for prevention of death，myocardial infarction，and stroke in high risk patients. BMJ. 2002；324：71.）

$P2Y_{12}$ 抑制剂

$P2Y_{12}$ 抑制剂是血小板腺苷二磷酸（adenosine diphosphate，ADP）受体 $P2Y_{12}$ 的拮抗剂，可抑制血小板聚集。该类药物包括噻吩并吡啶类（噻氯匹定、氯吡格雷和普拉格雷）和替卡格雷［环戊基三唑并嘧啶（CPTP）抑制剂］和坎格瑞洛（一种短效静脉用 ADP 抑制剂）。

噻氯匹定

噻氯匹定是第一个上市的 $P2Y_{12}$ 抑制剂。在一项纳入 650 例不稳定型心绞痛患者的随机试验中，与“传统治疗”相比，噻氯匹定使 MI 发生率降低了 50% 以上（5.1% *vs.* 10.9%；$P = 0.006$）[14]。但是噻氯匹定的临床应用因其起效延迟和致中性粒细胞减少症（2.4%）而受到阻碍，目前已基本被弃用。

氯吡格雷

氯吡格雷是一种需要转化为活性代谢产物的前体药。氯吡格雷被吸收后，85% 被酯酶水解成无活性羧酸，剩余 15% 通过肝细胞色素 P450 同工酶进行两步氧化过程，主要通过 CYP2C19（与这两个步骤都相关），以及作用较小的 CYP1A2、CYP2B6、CYP3A4 和 CYP3A5[15]。这些瞬时活性硫醇代谢物可与血小板 $P2Y_{12}$ 受体特异性不可逆性结合。氯吡格雷维持剂量 5～7 天后出现血小板功能抑制稳态，基于此，建议采用负荷剂量以实现更快速的抑制作用。

氯吡格雷单药抗血小板治疗

支持慢性 CAD 患者应用氯吡格雷的主要随机试验是 CAPRIE 试验[16]，该研究纳入 19 000 多例动脉粥样硬化血栓稳定的患者［既往发生缺血性卒中、陈旧性 MI 或周围动脉疾病（peripheral arterial disease，PAD）］。CAPRIE 试验比较了氯吡格雷（75 mg/d）和阿司匹林（325 mg/d）在降低复合终点（缺血性卒中、MI 或血管死亡）风险方面的作用。与阿司匹林组相比，氯吡格雷组患者的复合终点发生率相对下降 8.7%，（5.83% *vs.* 5.32%；$P = 0.043$）。不同亚组患者的获益存在一定的异质性（$P = 0.042$），其中 PAD 患者中观察到的相对获益最大（图 21.2）。鉴于氯吡格雷的优势不明显、昂贵的价格以及阿司匹林的大量证据基础，阿司匹林仍然是抗血小板治疗的首选药物，但是氯吡格雷可作为阿司匹林不耐受患者的另一种选择。

阿司匹林和氯吡格雷双联抗血小板治疗

随着冠状动脉支架置入术的出现，阿司匹林和口服 $P2Y_{12}$ 抑制剂的联合应用被认为是降低支架血栓形成风险的必要手段[17-19]，阿司匹林与氯吡格雷双联抗血小板治疗（dual antiplatelet therapy，DAPT）迅速成为行 PCI 患者的标准治疗。随后，这种组合治疗在 ACS 中进行了验证并将其扩展到了二级预防。

ACS 患者的二级预防

在 ACS 患者中，阿司匹林联合氯吡格雷 DAPT 的疗效在 CURE 随机试验[20]中得到了证实，该研究纳入了 12 000 多例非 ST 段抬高型（NSTE）ACS 患者，在阿司匹林治疗的基础上，这些患者被分为氯吡格雷组或安慰剂组进行长达 12 个月的治疗。主要终点（包括心血管死亡、非致死性 MI 或脑卒中）发生率在氯吡格雷组和安慰剂组分别为 9.3% 和 11.4%（$P < 0.001$）。有趣的是，氯吡格雷带来的获益开始较早且终点事件曲线在数月内持续分化，表明 DAPT 在二级预防中的获益持续增加（图 21.3）。

CLARITY 试验和 COMMIT 试验证实了阿司匹林联合氯吡格雷 DAPT 有益于 ST 段抬高型 MI（STEMI）[21-22]。CLARITY 试验[22]纳入症状出现 12 h 内接受溶栓治疗的 STEMI 患者，并将其随机分配

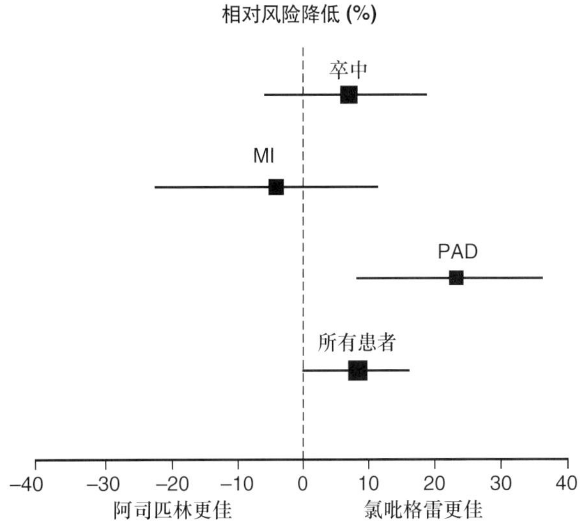

图 21.2　氯吡格雷与阿司匹林在 CAPRIE 试验中的疗效对比。MI，心肌梗死；PAD，周围动脉疾病。［From CAPRIE Steering Committee：A randomised，blinded trial of clopidogrel versus aspirin in patients at risk of is chaemic events（CAPRIE）. Lancet. 1996；348：1329.］

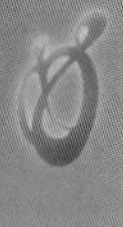

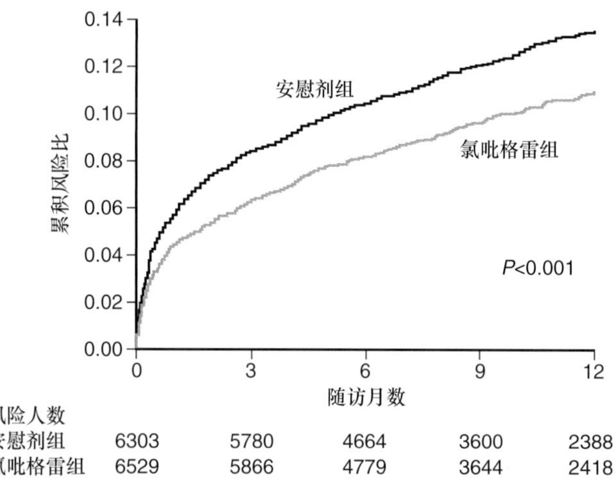

图 21.3　CURE 试验 12 个月随访期间主要终点事件累积风险比。（From Mehta SR，Yusuf S，Peters RJ，et al. Effects of pretreatment with clopidogrel and aspirin followed by long-term therapy in patients undergoing percutaneous coronary intervention：the PCI-CURE study. Lancet. 2001；358：527.）

至氯吡格雷组（300 mg 负荷剂量，随后 75 mg 每日 1 次）或安慰剂组。氯吡格雷组主要终点事件［包括梗死相关冠状动脉闭塞、冠状动脉造影显示 TIMI（心肌梗死溶栓研究）血流 0 或 1 级、死亡或血管造影前再发 MI］绝对值下降了 6.7%。COMMIT 试验[21]随机纳入了 45 000 万例疑似急性 MI 24 h 内的中国患者，随机分为氯吡格雷组或安慰剂组，同时服用阿司匹林。氯吡格雷组主要复合终点（包括死亡、再梗死或卒中）相对减少 9%［氯吡格雷组 2121 例（9.2%）*vs*. 安慰剂组 2310 例（10.1%）；$P = 0.002$］，全因死亡率［氯吡格雷组 1726 例（7.5%）*vs*. 安慰剂组 1845 例（8.1%）；$P = 0.03$］也相对降低了 7%（95% CI 1%～13%）。

尽管 CLARITY 和 COMMIT 试验的随访时间仅为 1 个月，并且缺乏关于 STEMI 后氯吡格雷与安慰剂长期疗效对比的可靠数据，但国际指南推荐 STEMI 患者需服用 DAPT 治疗 12 个月，这与非 STEMI 的指南一致。12 个月后一般减为小剂量阿司匹林单药治疗[23-24]。

稳定患者

关于稳定患者应用阿司匹林和氯吡格雷 DAPT 的相关研究主要是 CHARISMA 试验[24a]，该试验共纳入 15 603 例稳定患者，在服用阿司匹林的基础上，随机分为氯吡格雷组或安慰剂组。该试验纳入的人群有一定的异质性：入选标准包括有多种动脉粥样硬化血栓形成危险因素，以及有 CAD、心血管疾病或症状性 PAD 既往史的患者。如果患者有明确的氯吡格雷治疗指征（如近期 ACS），则不符合纳入标准。中位随访 28 个月后，两组之间的相对危险度（RR）无显著差异（RR = 0.93，95% CI 0.83～1.05；$P = 0.22$）（图 21.4）。

治疗方案与患者人群之间存在相互作用：已有动脉粥样硬化血栓形成的患者应用氯吡格雷治疗可增加获益（HR = 0.83，95% CI 0.72～0.96；$P=0.01$）（图 21.5）[25]。相反地，仅有危险因素的患者无获益（HR = 1.20，95% CI 0.91～1.59；$P=0.20$）[24a]。事后分析[25]只纳入既往发生过心血管事件（既往 MI、缺血性卒中、症状性 PDA）的患者，分析表明，氯吡格雷联合阿司匹林组的心血管死亡率、MI 或卒中发生率显著低于安慰剂联合阿司匹林组：7.3% *vs*. 8.8%（HR = 0.83，95% CI 0.72～0.96；$P=0.01$）（图 21.6）。此外，再缺血住院率降低（11.4% *vs*. 13.2%；HR = 0.86，95% CI 0.76～0.96；$P=0.008$）[25]。严重出血发生率无显著差异（1.7% *vs*. 1.5%；HR = 1.12，95% CI 0.81～1.53；$P=0.50$）。然而，这些亚组和总体结果阴性的试验的事后分析结论不足以改变临床实践，单药抗血小板治疗仍然是稳定性 CAD 患者二级预防的推荐。

氯吡格雷的局限性

氯吡格雷有明显的局限性，包括仅有中度抗血小板作用，且作用起效和消除延迟。此外，不同患者对氯吡格雷的反应存在显著差异。在 500 多例患者中，受试者对氯吡格雷的反应呈钟形分布（图 21.7）[26]。

携带特定酶的功能降低等位基因的患者（特别是常见的 CYP2C19*2 基因变异），对氯吡格雷的反应性降低。对于氯吡格雷治疗，这种基因变异携带者比非携带者的临床结局差[27-29]。功能降低的等位基因携带者对氯吡格雷的抗血小板反应降低，可以部分通过增加氯吡格雷剂量来克服[28]。然而，试验未能表明根据功能或基因检测结果调整氯吡格雷的剂量可以改善预后[30-32]。

一些试验试图根据血小板功能检测或基因型调整氯吡格雷的剂量。在 GRAVITAS 试验中，Price 等[31]随机纳入 2214 例接受 PCI 并置入至少 1 枚药物洗脱支架的稳定性 CAD 患者。所有患者最初均给予阿司匹林加氯吡格雷治疗。PCI 术后 12～24 h

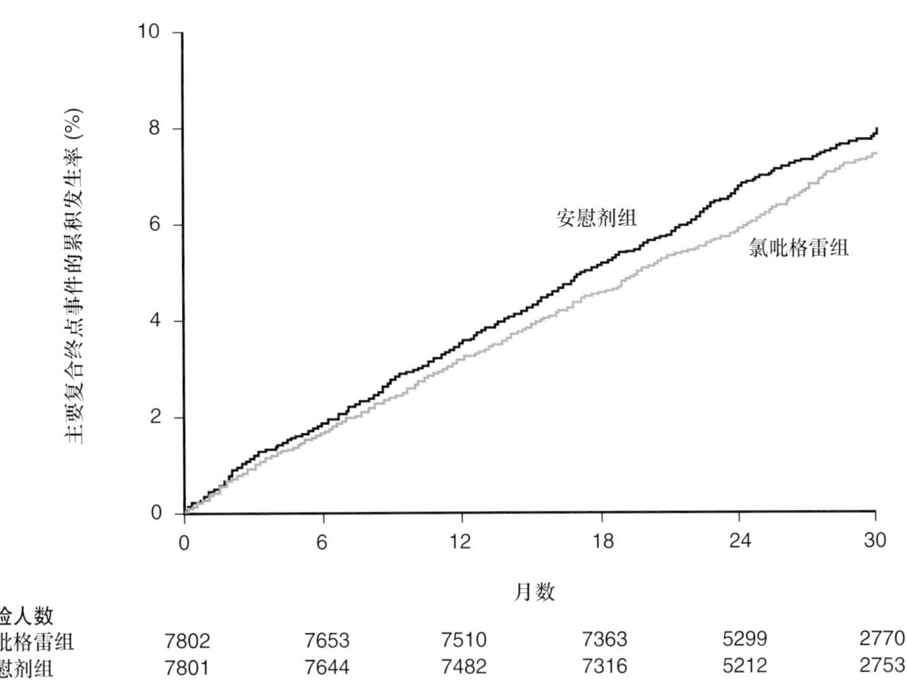

图 21.4 CHARISMA 试验中患者主要复合终点（心血管死亡、MI 或卒中）的 K-M 曲线。（From Bhatt, DL, Fox KAA, Hacke W, et al. Clopidogrel and aspirin versus aspirin alone for the prevention of atherothrombotic events. N Engl J Med. 2006；354：1706.）

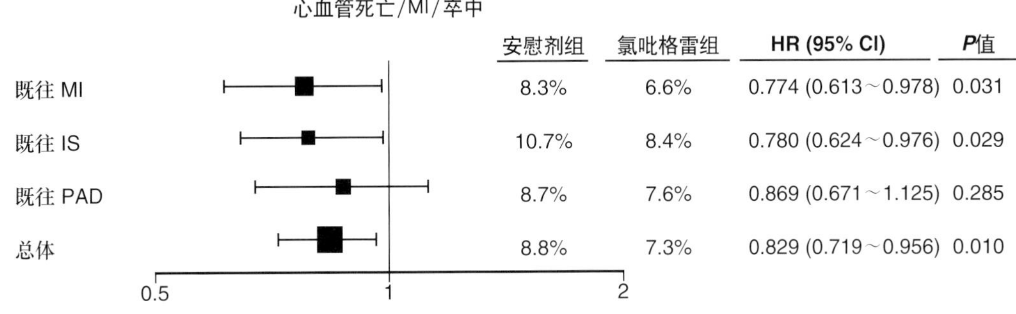

图 21.5 在 CHARISMA 试验中患者既往 MI、缺血性卒中（IS）或周围动脉疾病（PAD）的主要终点风险比（HR）。CI，置信区间。（From Bhatt DL，Flather MD，Hacke W，et al. Patients with prior myocardial infarction，stroke，or symptomatic peripheral arterial disease in the CHARISMA trial. J Am Coll Cardiol. 2007；49：19.）

采用 VerifyNow $P2Y_{12}$ 法检测血小板功能。不具有高治疗血小板反应性［血小板反应单位（platelet reactivity units，PRU）＜230］的患者维持标准氯吡格雷剂量（75 mg）。高治疗血小板反应性患者（PRU＞230）随机分为高剂量氯吡格雷组（初始剂量 600 mg，150 mg 维持）或标准剂量氯吡格雷组（无额外负荷剂量，每日 75 mg）。6 个月主要终点事件（因血管性死亡、非致死性 MI 或支架内血栓形成）在高剂量组中发生 25 例（2.3%），而标准剂量组也发生 25 例（2.3%）（HR＝1.01，95% CI 0.58～1.76；*P*＝0.97）。高剂量组未增加中重度出血。因此，使用血小板功能检测来指导氯吡格雷的剂量与标准治疗策略相比并未显示出优越性。

其他临床试验对高治疗血小板反应性的患者改用更有效的药物而非增加氯吡格雷剂量，以评估抗血小板治疗强度，结果也是阴性的（见下文）。

普拉格雷

普拉格雷是第二代噻吩吡啶类药物，与氯吡格雷一样，它需要细胞色素 P450 酶将非活性形式转化为活性代谢产物[33]。与氯吡格雷相比，普拉格雷代谢更快并可完全代谢为其活性成分。这种代谢上的差异使得普拉格雷能够更快起效，并具有更强的血小板抑制作用（图 21.8），同时减少了患者之间的个

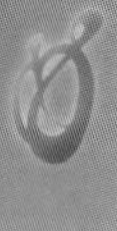

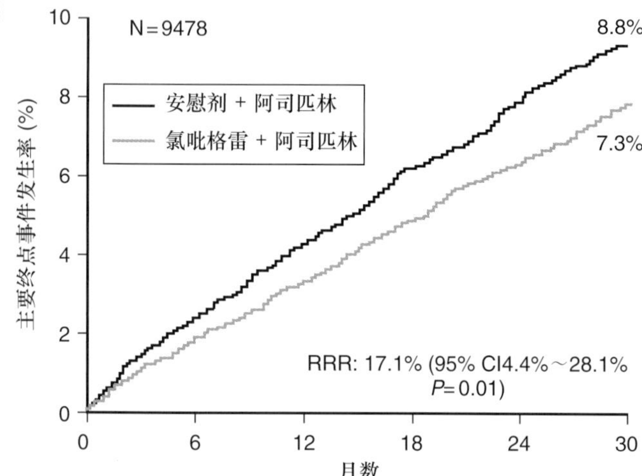

图 21.6　CHARISMA 试验中既往动脉粥样硬化血栓形成患者亚分析主要复合终点（心血管死亡、MI、卒中）的 K-M 曲线。 CI，置信区间；RRR，相对风险降低。（From Bhatt DL，Flather MD，Hacke W，et al. Patients with prior myocardial infarction，stroke，or symptomatic peripheral arterial disease in the CHARISMA trial. J Am Coll Cardiol. 2007；49：1982.）

体差异[33-34]。

在 TRITON-TIMI 38 试验中[35]，对 13 608 例拟行 PCI 的 ACS 患者（包括 STEMI 和 NSTE ACS）应用普拉格雷与氯吡格雷治疗进行了比较，治疗时间为 6～15 个月。结果显示，普拉格雷降低了包括心血管死亡、非致死性 MI 或非致死性卒中的主要有效复合终点（普拉格雷 *vs.* 氯吡格雷 HR 为 0.81，95% CI 0.73～0.90；$P < 0.001$）。相反，与 CABG 无关的大出血发生率增加了约 1/3（HR = 1.32，95% CI 1.03～1.68；$P=0.03$）（图 21.9）。不同治疗组的全因或心血管死亡率无差异。

TRITON-TIMI 38 试验事后亚组分析显示，年龄≥ 75 岁且体重＜ 60 kg 的患者应用普拉格雷没有净临床获益，而既往卒中或短暂性脑缺血发作（transient ischemic attack，TIA）患者应用普拉格雷有害（图 21.10）。因此，普拉格雷禁用于既往 TIA 或卒中患者，年龄≥ 75 岁或体重＜ 60 kg 的患者应慎用普拉格雷。

在 TRITON-TIMI38 试验中，普拉格雷在急性期开始应用并维持 15 个月。从随机分组到第 3 天和从第 3 天到试验结束分别对疗效、安全性和临床净获益进行了次要分析。试验的前 3 天和第 3 天至试验结束期间，普拉格雷可以显著降低缺血事件，包括 MI、支架血栓形成和紧急靶血管重建。在最初的 3 天内，TIMI 主要非 CABG 性出血发生率与氯吡格雷组相似，但在第 3 天至试验结束期间，使用普拉格雷的出血率更高。该试验中临床净获益评估支持早期和晚期应用普拉格雷[36]。因此，该试验支持接受 PCI 的 ACS 患者二级预防中使用普拉格雷代替氯吡格雷，使用约 1 年后减为阿司匹林单药抗血小板治疗。

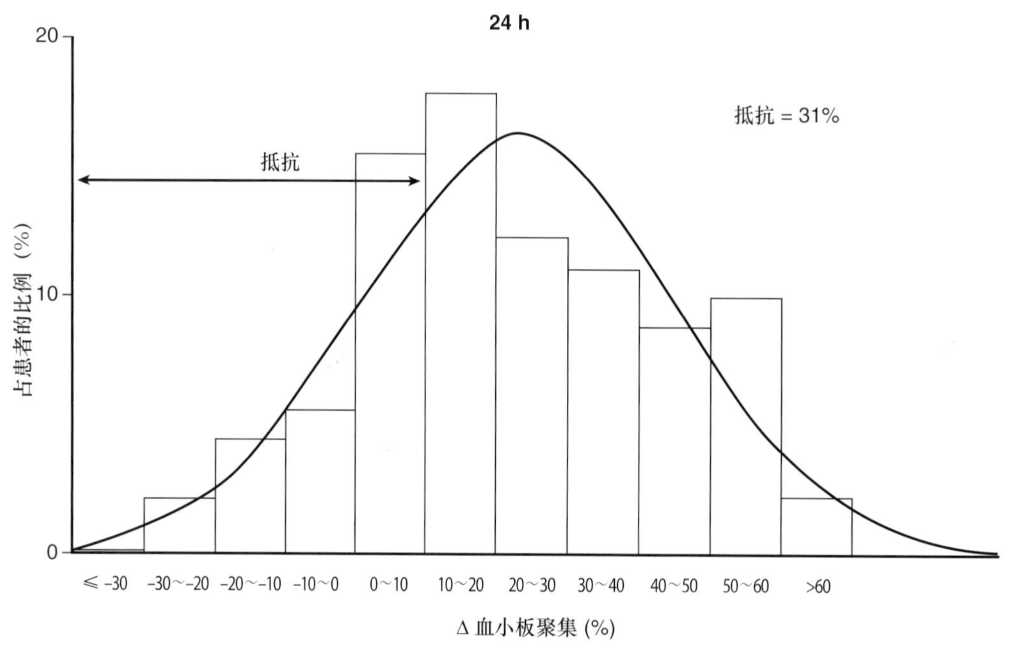

图 21.7　给予氯吡格雷 300 mg 负荷剂量 24 h 后血小板聚集对 ADP 的反应。（From Gurbel PA，Bliden KP，Hiatt BL，et al. Clopidogrel for coronary stenting：response variability，drug resistance，and the effect of pretreatment platelet reactivity. Circulation. 2003；107：2908.）

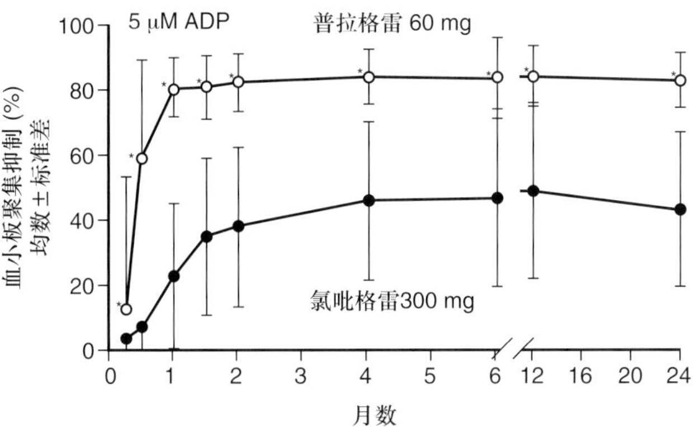

图 21.8 健康受试者接受负荷剂量普拉格雷或氯吡格雷后，5 μM ADP 对血小板聚集的抑制作用评价。$^{*}P < 0.01$。(From Brandt JT，Payne CD，Wiviott SD，et al. A comparison of prasugrel and clopidogrel loading doses on platelet function：magnitude of platelet inhibition is related to active metabolite formation. Am Heart J. 2007；153：66.e9.)

然而，TRITON-TIMI 38 试验未包括药物治疗的患者。因此，TRILOGY 试验[37]专门比较普拉格雷和氯吡格雷在未进行介入治疗的 NSTE ACS 患者中的应用。中位随访 17 个月，在年龄＞75 岁的患者中，普拉格雷组和氯吡格雷组心血管死亡、MI 或卒中的主要终点事件发生率分别为 13.9% 和 16.0%（HR＝0.91，95% CI 0.79～1.05；P＝0.21）。因此，该试验不支持 NSTE ACS 患者在急性期保守治疗或在二级预防中使用普拉格雷。

普拉格雷的应用尚未在未经选择的稳定患者中进行评估。在 TRIGGER PCI 试验中[32]，对接受 PCI 且至少植入 1 枚药物洗脱支架的稳定患者，应用 VerifyNow $P2Y_{12}$ 系统对氯吡格雷 75 mg 的血小板反应进行评价，将高血小板反应性的患者随机分为普拉格雷 10 mg/d 组或氯吡格雷 75 mg/d 组。对于 6 个月时心脏性死亡或 MI 主要疗效终点事件，普拉格雷组无患者发生，氯吡格雷组有 1 例患者发生。鉴于本试验中缺血事件的发生率低，因此，普拉格雷在稳定患者中基于血小板功能评价的临床应用尚未明确。

同样，ARCTIC 试验[30]将 2440 例拟接受冠状动脉支架置入的患者（排除 STEMI 患者）随机分为两组，一组是通过监测血小板功能提示对抗血小板药物反应差的患者进行药物调整（增加氯吡格雷或普拉格雷负荷剂量，术后每日维持剂量为 150 mg/d 氯吡格雷或 10 mg 普拉格雷），另一组是未监测血小板功能儿采用常规抗血小板治疗。主要终点事件发生率在检测组为 34.6%，而常规治疗组为 31.1%（HR＝1.13，95% CI 0.98～1.29；P＝0.10）。

TRIGGER-PCI 和 ARCTIC 试验的结果不支持在

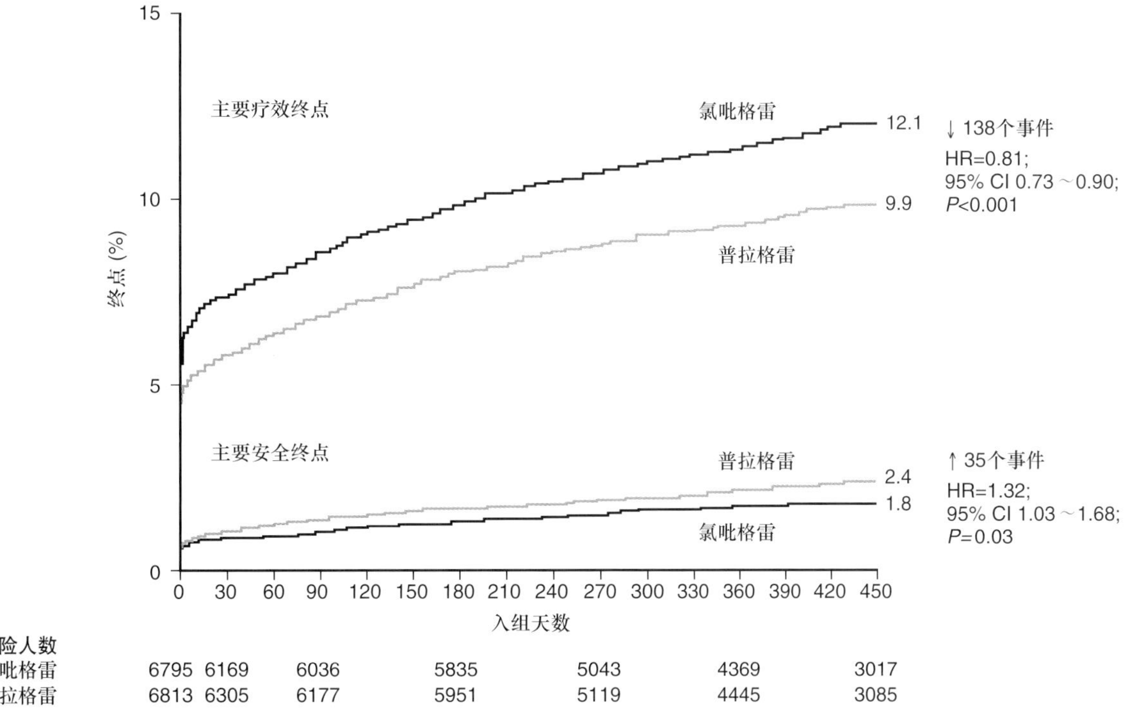

图 21.9 TRITON-TIMI 38 试验患者应用氯吡格雷或普拉格雷的主要疗效终点（心血管死亡、非致死性 MI 或非致死性卒中）和关键安全终点（大出血）的 Kaplan-Meier 曲线。CI，置信区间。(From Wiviott SD，Braunwald E，McCabe CH，et al. Prasugrel versus clopidogrel in patients with acute coronary syndromes. N Engl J Med. 2007；357：2001.)

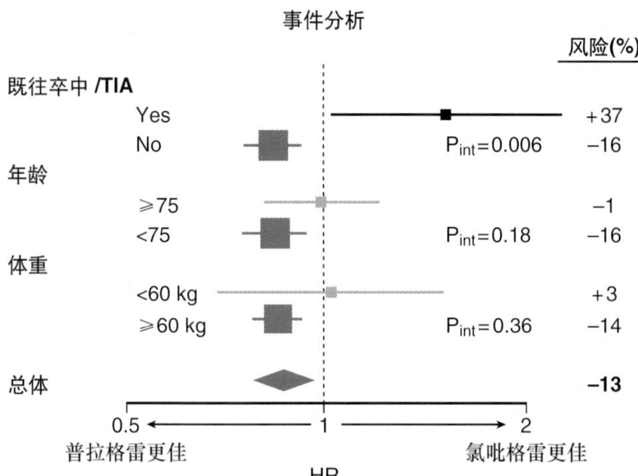

图 21.10　TRITON-TIMI 38 试验中对普拉格雷和氯吡格雷无获益或损害的不同亚组的事后分析。HR，风险比；P_{int}，交互作用 *P* 值；TIA，短暂性脑缺血发作。(From Wiviott SD, Braunwald E, McCabe CH, et al. Prasugrel versus clopidogrel in patients with acute coronary syndromes. N Engl J Med. 2007; 357: 2001.)

稳定患者中使用基于血小板功能检测指导的普拉格雷。因此，目前的指南不支持常规使用血小板功能检测来指导抗血小板治疗。

替格瑞洛

替格瑞洛是一种可逆的、直接作用于 ADP 受体的 $P2Y_{12}$ 拮抗剂。已经证明替格瑞洛比氯吡格雷具有更快起效和更强的抗血小板聚集作用[38-39]。ONSET/OFFSET 试验对比了氯吡格雷和替格瑞洛对患者血小板抑制作用的起效和消除时间。与 600 mg 氯吡格雷负荷剂量相比，替格瑞洛能更快速地抑制血小板，在维持阶段作用持续且停药后消除速度更快（图 21.11）[40]。

替格瑞洛在 ACS 患者中的应用

PLATO 试验评价了替格瑞洛在 ACS 患者中的临床疗效[41]。这项多中心双盲随机试验共纳入 18 624 例 ST 段抬高型或非 ST 段抬高型 ACS 患者，并比较替格瑞洛（180 mg 负荷剂量，然后 90 mg/d 维持）与氯吡格雷（300～600 mg 负荷剂量，然后 75 mg/d 维持）的疗效。12 个月主要临床终点事件（心血管死亡、MI 或卒中）发生率在替格瑞洛组为 9.8%，而氯吡格雷组为 11.7%（HR=0.84，95% CI 0.77～0.92；$P < 0.001$）（图 21.12）。重要的是，心血管死亡（预先确定的次要终点事件）也降低了（4.0% *vs*. 5.1%；HR=0.79，95% CI 0.69～0.91；$P=0.001$）。按照治疗目的分析时，替格瑞洛组与氯吡格雷组大出血或输血发生率无明显差异（11.6% *vs*. 11.2%；$P=0.43$），但其中包括接受 CABG 出血风险较高的患者。当分析非 CABG 相关大出血时，替格瑞洛增加出血风险（4.5% *vs*. 3.8%；HR=1.19，95% CI 1.02～1.38；$P=0.03$）。

替格瑞洛具有与腺苷代谢相关的特异性不良反应。应用替格瑞洛的患者呼吸困难的发生频率是氯吡格雷的两倍，约 1% 的患者因此而停用[41]。呼吸困难一般是轻微且短暂的（大多数发作持续不到 1 周），发生在开始服药早期并且没有任何检查或肺功能检查异常[42]。Holter 监测发现应用替格瑞洛第 1 周有较多心室停搏，但这在 30 天时并不常见，也很少与症状相关。

值得注意的是，治疗效果与入选人群的地区存在交互作用（$P = 0.045$），北美患者没有从替格瑞洛治疗中获益。这种交互作用可能是由替格瑞洛与较高剂量的阿司匹林（> 150 mg）（美国使用的剂量通常大于其他地区）之间的负性交互作用所致。基于这一观察结果，建议将替格瑞洛与低剂量阿司匹林（最高剂量 150 mg）合用[43]。

因此，本试验支持在 ACS 患者 PCI 后 1 年内的二级预防中使用替格瑞洛替代氯吡格雷，1 年后减为阿司匹林单药治疗。

替格瑞洛在稳定患者中的应用

阿司匹林预防心血管事件的有效性在糖尿病人群中不如在总体人群中确定[44]，可能是因为这些患者血小板更新更快[45-46]。THEMIS 试验（NCT01991795）的目的是比较在阿司匹林基础上联合替格瑞洛与安慰剂对 2 型糖尿病合并 CAD 或既往冠状动脉血运重建患者的疗效，排除既往 MI 或卒中的患者，因此只包含稳定患者。

双联抗血小板治疗 1 年以上

氯吡格雷、普拉格雷和替格瑞洛的相关临床试验表明，DAPT 联合阿司匹林和 $P2Y_{12}$ 阻滞剂使用 1 年可用于 CAD 二级预防。ACS 发生 1 年后 DAPT 的潜在益处尚不确定。数据来源于 PEGASUS 试验[47]和许多评估支架置入术后 DAPT 最佳持续时间的相关试验（一般包括 ACS 和非 ACS 患者）。

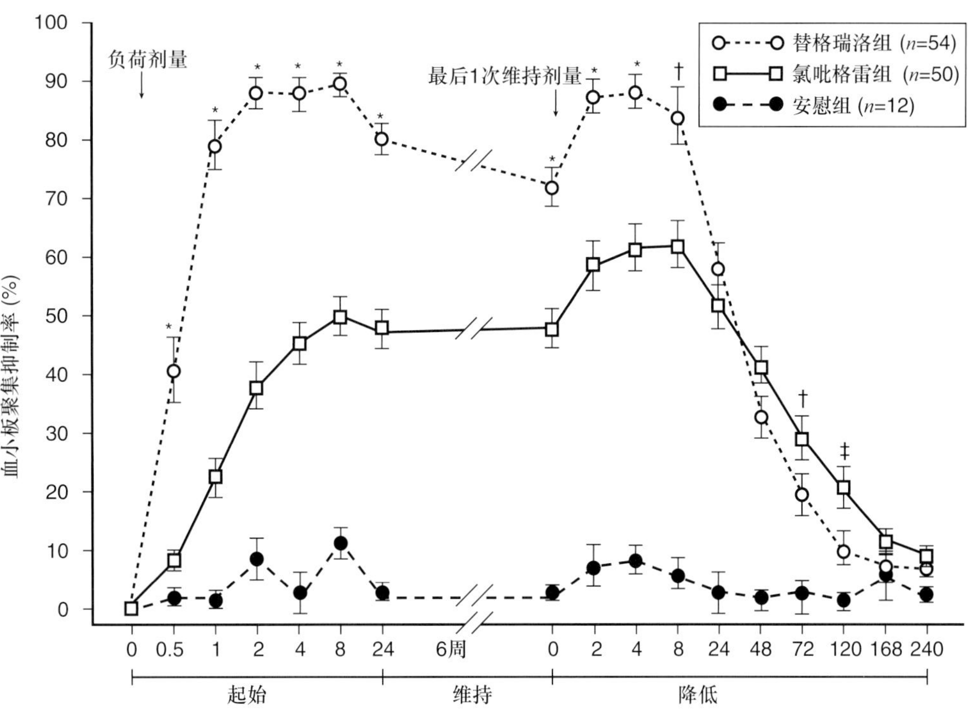

图 21.11　替格瑞洛与氯吡格雷对血小板聚集的抑制作用。 * $P < 0.0001$，† $P < 0.005$，‡ $P < 0.05$，替格瑞洛 *vs.* 氯吡格雷。（From Gurbel PA，Bliden KP，Butler K，et al. Randomized double-blind assessment of the ONSET and OFFSET of the antiplatelet effects of ticagrelor versus clopidogrel in patients with stable coronary artery disease：the ONSET/OFFSET study. Circulation. 2009；120：2577.）

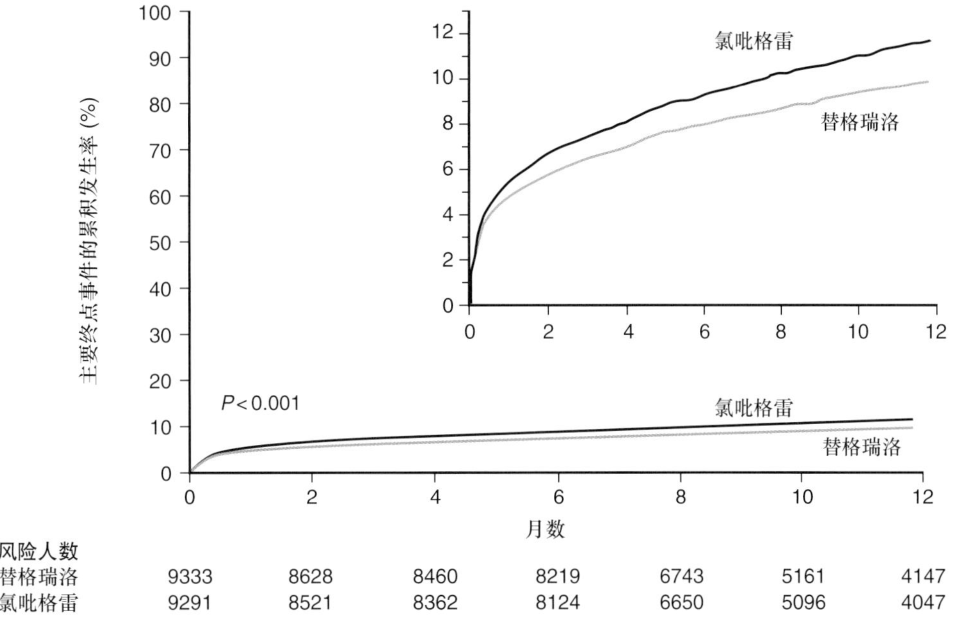

图 21.12　PLATO 试验中主要终点事件（心血管死亡、MI 或卒中）发生时间的累积 Kaplan-Meier 评估。（From Wallentin L，Becker RC，Budaj A，et al. Ticagrelor versus clopidogrel in patients with acute coronary syndromes. N Engl J Med. 2009；361：1045.）

PEGASUS 试验[47]是一项双盲随机试验，共纳入 21 162 例近 1～3 年内发生过 MI 并有动脉粥样硬化血栓形成危险因素［年龄≥ 65 岁、需要药物治疗的糖尿病、二次自发性 MI、多支血管 CAD 或慢性肾功能不全（估测肌酐清除率< 60 ml/min）］的患者，随机分为 3 组：替格瑞洛 90 mg，每日 2 次；替格瑞洛 60 mg，每日 2 次和安慰剂组。所有患者均接受低剂量阿司匹林治疗，中位随访时间为 33 个月。两种剂量替格瑞洛组主要终点事件（心血管性死亡、MI 或卒中）均有减少，3 年 K-M 率在 90 mg

替格瑞洛组为 7.85%，60 mg 替格瑞洛组为 7.77%，安慰剂组为 9.04%：90 mg 替格瑞洛组对比安慰剂组的 HR 为 0.85，95% CI 0.75～0.96（$P = 0.008$）；替格瑞洛 60 mg 组对比安慰剂组的 HR 为 0.84，95% CI 0.74～0.95（$P = 0.004$）（图 21.13）。替格瑞洛组主要安全性终点（TIMI 大出血率）（90 mg 组为 2.60%，60 mg 组为 2.30%）高于安慰剂组（1.06%）（每个剂量组与安慰剂组相比，$P < 0.001$）。3 组间全因死亡无显著差异。因此，在 ACS 后 DAPT 持续超过 1 年似乎可以通过降低缺血事件发生率使部分患者获益。但是大规模人群中出血事件的增加抵消了缺血事件减少的获益，总体死亡率没有明显降低。必须慎重筛选接受 1 年以上 DAPT 的患者，相关筛选模型工具仍有待创建。

另一项亚组分析提示了哪些患者可能从替格瑞洛治疗中得到更多获益。PEGASUS-TIMI54 试验患者按距离最后服用 $P2Y_{12}$ 抑制剂的时间（≤ 30 天、30～360 天、＞ 360 天）分类。替格瑞洛获益取决于距离最后一次给药的时间，与安慰剂组相比，替格瑞洛（总剂量）的 HR（95% CI）分别为 0.73（0.61～0.87）、0.86（0.71～1.04）和 1.01（0.80～1.27）（交互作用 P 值＝ 0.001）[47a]。因此，替格瑞洛对既往 MI 患者进行长期二级预防的获益似乎在 $P2Y_{12}$ 抑制剂持续应用或仅短暂中断后重新启动的患者中更为明显。但是仍需要更多研究进一步阐明最可能受益于持续 DAPT 的 MI 后患者的特征。

DAPT 研究是一项纳入近 10 000 例患者的大型试验，旨在解决药物洗脱支架置入后最佳 DAPT 持续时间[48]。在该试验中，应用噻吩并吡啶（氯吡格雷或普拉格雷）联合阿司匹林治疗 12 个月后，没有发生缺血和出血事件的患者被随机分配至继续噻吩并噻吩并吡啶治疗或安慰剂治疗 18 个月。在该试验中，相比于安慰剂组，继续使用噻吩并吡啶治疗降低了支架血栓形成的发生率（0.4% *vs.* 1.4%；HR =

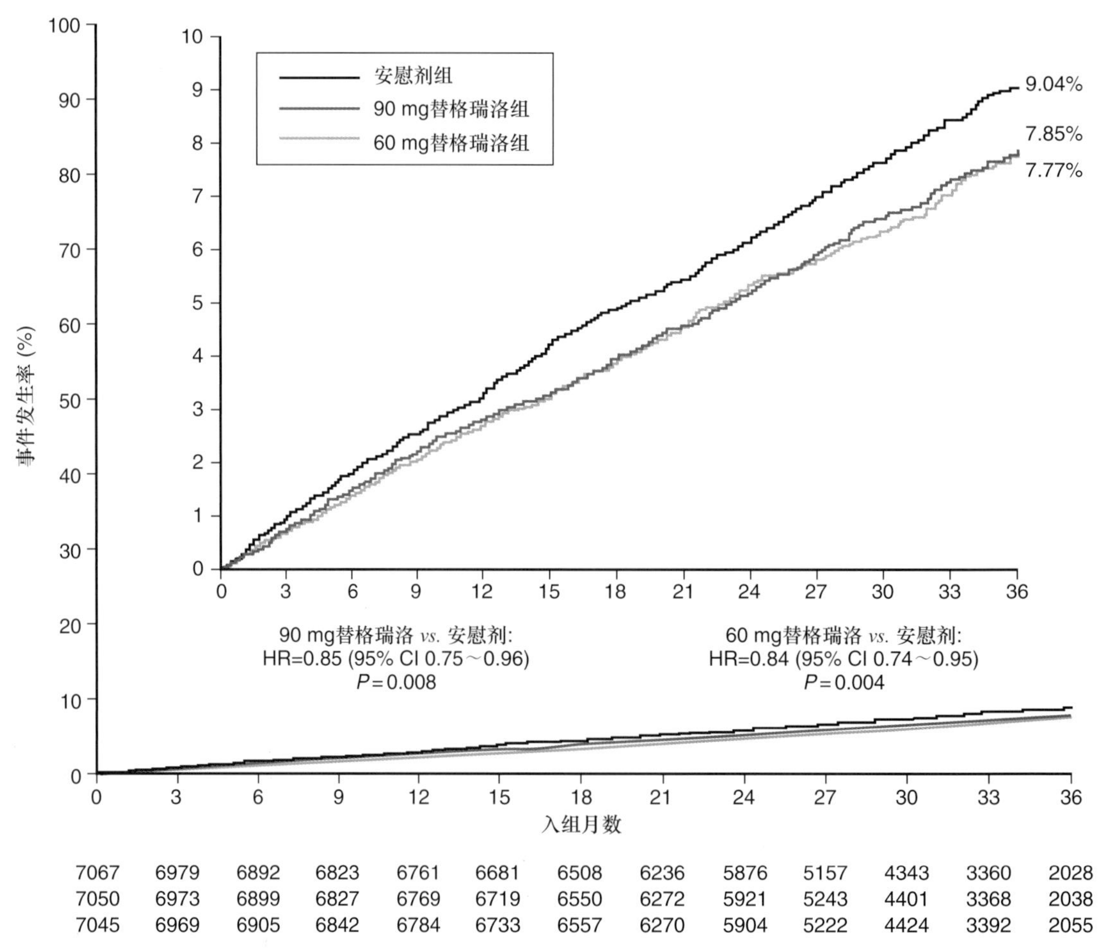

图 21.13　PEGASUS 试验中，3 年心血管疾病死亡、MI 和卒中的 Kaplan-Meier 曲线。CI，置信区间。（From Bonaca MP，Bhatt DL，Cohen M，et al. Long-term use of ticagrelor in patients with prior myocardial infarction. N Engl J Med. 2015；372：1791.）

0.29，95% CI 0.17～0.48；$P < 0.001$）和主要不良心脑血管事件发生率（4.3% *vs*. 5.9%；HR = 0.71，95% CI 0.59～0.85；$P < 0.001$）。继续使用噻吩并吡啶可增加中重度出血的发生率（2.5% *vs*. 1.6%；$P = 0.001$）。继续噻吩并吡啶治疗组全因死亡率为 2.0%，安慰剂组为 1.5%（HR = 1.36，95% CI 1.00～1.85；$P = 0.05$）。

另一项分析[49]研究了持续使用噻吩并吡啶对初发 MI 和无 MI 患者缺血和出血事件的影响。两组患者中持续使用噻吩并吡啶均可降低 MI 发生率［MI 组 2.2% *vs*. 5.2%（$P < 0.001$）；无 MI 组 2.1% *vs*. 3.5%（$P < 0.001$）；交互作用 $P = 0.15$］，但增加出血［MI 组 1.9% *vs*. 0.8%（$P = 0.005$）；无 MI 组 2.6% *vs*. 1.7%（$P = 0.007$）；交互作用 $P = 0.21$］。然而，与无 MI 患者（4.4% *vs*. 5.3%；$P = 0.08$）相比，MI 患者持续服用噻吩并吡啶对主要心脑血管不良事件的减少更显著（3.9% *vs*. 6.8%；$P < 0.001$；交互作用 $P = 0.03$）。

PEGASUS 试验和 DAPT 试验表明，延长 DAPT 可减少缺血事件，但增加出血风险，在死亡率方面没有明显获益。一些较小的试验评估了长期 DAPT 的效果，但这些试验的纳入人群通常异质性较大。一项针对既往 MI 患者亚组的 meta 分析共纳入了 33 000 多例患者[50]，表明与单独服用阿司匹林相比，延长 DAPT 可降低主要心血管不良事件的风险（6.4% *vs*. 7.5%；RR = 0.78，95% CI 0.67～0.90；$P = 0.001$），降低心血管性死亡（2.3% *vs*. 2.6%；RR = 0.85，95% CI 0.74～0.98；$P = 0.03$），而非心血管源性死亡无增加（RR = 1.03，95% CI 0.86～1.23；$P = 0.76$）（图 21.14）。

因此，延长 DAPT 应用时间似乎对既往 MI 的患者尤为有益。

新型抗血小板药物的单药治疗

目前正在进行的几项试验旨在评估 PCI 术后单独应用替格瑞洛抗血小板治疗的作用。GLOBAL LEADERS 试验[51]和 TWILIGHT 试验（NCT02270242）正在评估接受 PCI 的所有患者（包括稳定患者和 ACS 患者）使用替格瑞洛单药治疗的效果。这些试验设计将在下文中进行介绍。

沃拉帕沙

凝血酶除了在凝血级联反应中发挥作用，还是一种强效血小板聚集诱导剂。血小板对凝血酶的

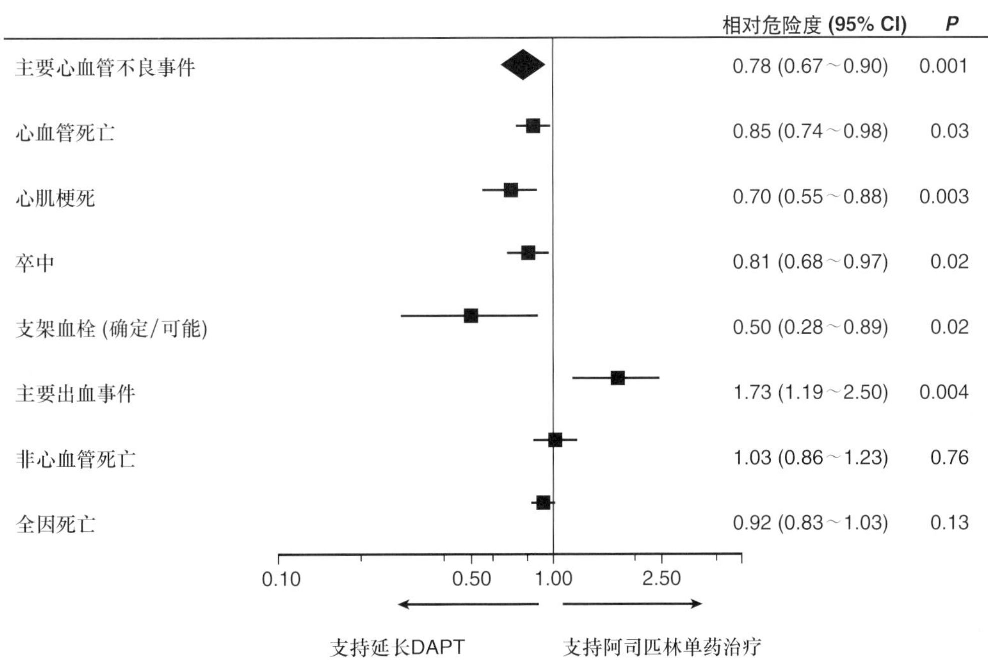

图 21.14　既往 MI 患者延长双联抗血小板治疗（DAPT）与单独使用阿司匹林治疗的心血管事件和出血终点风险。CI，置信区间。（From Udell JA，Bonaca MP，Collet JP，et al. Long-term dual antiplatelet therapy for secondary prevention of cardiovascular events in the subgroup of patients with previous myocardial infarction：a collaborative meta-analysis of randomized trials. Eur Heart J. 2016；37：390.）

反应由表面G蛋白偶联受体［即蛋白酶激活受体（protease-activated receptors，PAR）或凝血酶受体］介导。PAR-1作为人血小板的主要凝血酶受体可被沃拉帕沙选择性阻断。重要的是，沃拉帕沙阻断PAR-1可抑制凝血酶的凝血功能，从而抑制凝血酶诱导的血小板活化，其治疗指数大于抗凝药物。

沃拉帕沙是一种选择性、具有口服活性且代谢缓慢（半衰期为159～311 h）的强效竞争性PAR-1抑制剂。沃拉帕沙已在两项大型随机试验中被评估：一项为针对ACS患者的TRACER试验[52]，另一项为关于二级预防的TRA 2P-TIMI 50试验[53]。

TRACER试验[52]随机选取了近13 000例NSTE ACS患者，在DAPT（阿司匹林和氯吡格雷）基础上使用沃拉帕沙或安慰剂。该试验由于安全性问题被提前终止。沃拉帕沙没有降低心血管死亡、MI、卒中、反复缺血再入院或紧急冠状动脉血运重建相关主要终点事件发生率（18.5% *vs*. 19.9%；HR＝0.92，95% CI 0.85～1.01；P＝0.07），而出血的风险增加。沃拉帕沙组中重度出血的发生率为7.2%，安慰剂组为5.2%（HR＝1.35，95% CI 1.16～1.58；P＜0.001）。颅内出血发生率分别为1.1%和0.2%（HR＝3.39，95% CI 1.78～6.45；P＜0.001）。

在TRA 2P-TIMI 50试验[53]中，26 000例既往MI、卒中或PAD病史的患者在标准治疗的基础上被随机分配至沃拉帕沙组（2.5 mg/d）和安慰剂组。3年主要终点事件（心血管死亡、MI或卒中）在沃拉帕沙组发生1028例（9.3%），安慰剂组为1176例（10.5%）（沃拉帕沙组HR＝0.87，95% CI 0.80～0.94；P＜0.001）。中重度出血在沃拉帕沙组发生率为4.2%，而安慰剂组为2.5%（HR＝1.66，95% CI 1.43～1.93；P＜0.001）。沃拉帕沙组颅内出血发生率增加（1.0% *vs*. 0.5%；P＜0.001）。在有卒中既往史的患者中，沃拉帕沙组颅内出血发生率为2.4%，而安慰剂组为0.9%（P＜0.001），两组致死性出血发生率分别为0.5%和0.3%（P＝0.46）。采用预设定亚组分析评估沃拉帕沙在既往MI患者中的安全性和有效性[54]。沃拉帕沙组心血管死亡、MI或卒中发生率降低（HR＝0.80，95% CI 0.72～0.89；P＜0.0001）。但中重度出血更常见（HR＝1.61，95% CI 1.31～1.97；P＜0.0001）。沃拉帕沙组8880例患者中43例发生颅内出血（0.6%，3年Kaplan-Meier估计值），而安慰剂组8849例患者中有28例（0.4%，3年Kaplan-Meier估计值）发生颅内出血（P＝0.076）[54]。

另一项预设定的分析关注既往有MI史但无卒中或TIA病史且计划应用噻吩并吡啶的患者[55]。该分析结果提示，与安慰剂相比，不管是否使用噻吩并吡啶治疗，沃拉帕沙降低了心血管死亡、MI和卒中复合终点，使用噻吩并吡啶患者HR为0.80，95% CI 0.70～0.91（P＜0.001），未使用噻吩吡啶并患者HR为0.75，95% CI 0.60～0.94（P＝0.011）（交互作用P＝0.67）。沃拉帕沙增加了GUSTO评分中重度出血风险，而使用噻吩并吡啶无显著变化：应用噻吩并吡啶的HR为1.50，95% CI 1.18～1.89（P＜0.001）；未计划应用噻吩并吡啶的HR为1.90，95% CI 1.17～3.07（P＝0.009）（交互作用P＝0.37）。

综上结果，沃拉帕沙被批准用于既往MI或PAD患者的CAD二级预防。然而，考虑到既往卒中或TIA患者存在脑出血风险，因此不应将其用于该亚群患者。

抗凝药物

三联抗栓在急性冠脉综合征后二级预防中的应用

ACS后，凝血酶过多产生仍然持续[56]。因此，抗凝药物和抗血小板药物联合应用在理论上受到关注。在广泛应用PCI（以及随之而来的DAPT）之前的时代，维生素K拮抗剂与阿司匹林联合使用已被证明可以改善MI后的血管结局[57]，但代价是显著增加出血风险和由于需要监测而带来的不便。在DAPT时代，DAPT加用抗凝药物的获益风险比更加不确定。在这种情况下，已经对多种抗凝药物进行了评价。

以下6种新型口服抗凝药（OAC）已经进行了安慰剂对照Ⅱ期试验（受试者包括STEMI和NSTE ACS患者）：希美加群（ESTEEM试验[58]）、达比加群酯（RE-DEEM试验[59]）、利伐沙班（ATLAS ACS-TIMI 46试验[60]）、阿哌沙班（APPRAISE试验[60a]）、darexaban（RUBY-1试验[61]）和letaxaban（AXIOM-ACS试验[62]）。这些确定药物剂量研究的目的是评估其安全性，给予患者不同剂量药物每日

1～2次，最长使用6个月。所有试验都显示出血风险呈剂量依赖性增加。只有阿哌沙班和利伐沙班这两种药物进行了Ⅲ期试验评估。

阿哌沙班

阿哌沙班是一种Xa因子的直接抑制剂。在APPRAISE-2试验中[63]，近期发生ACS患者在标准治疗的基础上应用利伐沙班5 mg，每日2次（用于预防ACS患者血栓栓塞并发症的剂量）与安慰剂进行了比较。在这项纳入7000多例患者的研究中，加用阿哌沙班增加了大出血事件。TIMI大出血（主要安全性结局）在利伐沙班组3673例患者中发生46例（1.3%）（2.4事件/100人年），安慰剂组3642例患者中有18例患者发生（0.5%）（0.9事件/100人年）（HR = 2.59，95% CI 1.50～4.46；P = 0.001），缺血事件无显著减少。

利伐沙班

利伐沙班是一种选择性直接抑制Xa因子的OAC。ATLAS ACS2-TIMI 51试验[64]评估了在抗血小板治疗的基础上加用非常低剂量利伐沙班的效果：15 000多例近期ASC患者随机分组至接受每日两次2.5 mg或5 mg的利伐沙班组或安慰剂组，主要终点事件包括心血管死亡、MI或卒中。与安慰剂相比，利伐沙班2.5 mg每日2次（9.1% *vs*. 10.7%；P = 0.02）和5 mg每日2次（8.8% *vs*. 10.7%；P = 0.03）降低了主要终点事件（图21.15）。重要的是，2.5 mg利伐沙班可降低了心血管死亡率（2.7% *vs*. 4.1%；P = 0.002）和全因死亡率（2.9% *vs*. 4.5%；P = 0.002）。利伐沙班可增加与CABG无关的大出血发生率（2.1% *vs*. 0.6%；P < 0.001）和颅内出血发生率（0.6% *vs*. 0.2%；P = 0.009），而致死性出血事件（0.3% *vs*. 0.2%；P = 0.66）或其他不良事件无显著增加。2.5 mg组比5 mg组引起的致死性出血事件更少（0.1% *vs*. 0.4%；P = 0.04）。

基于上述结果，欧洲药物管理局批准利伐沙班仅与阿司匹林联用或利伐沙班联用阿司匹林并加用氯吡格雷或噻氯匹定用于预防心脏生物标志物升高的ACS患者的动脉粥样硬化血栓事件。但是FDA未批准利伐沙班用于此适应证，主要是因为随访时间过短，因为对停止治疗的患者仅随访30天。

尽管令人鼓舞，但该项试验仅包括了接受氯吡格雷作为$P2Y_{12}$抑制剂的患者。在新型$P2Y_{12}$抑制剂基础上加用低剂量利伐沙班尚未被评估。正在进行的GEMINI ACS1试验（NCT02293395）正在评估近期ACS患者使用利伐沙班与阿司匹林以及$P2Y_{12}$受体拮抗剂（氯吡格雷或替格瑞洛）的出血风险。因此，利伐沙班在目前抗栓药物治疗中的确切作用仍有待进一步阐明。

COMPASS试验（NCT01776424）正在评估单独

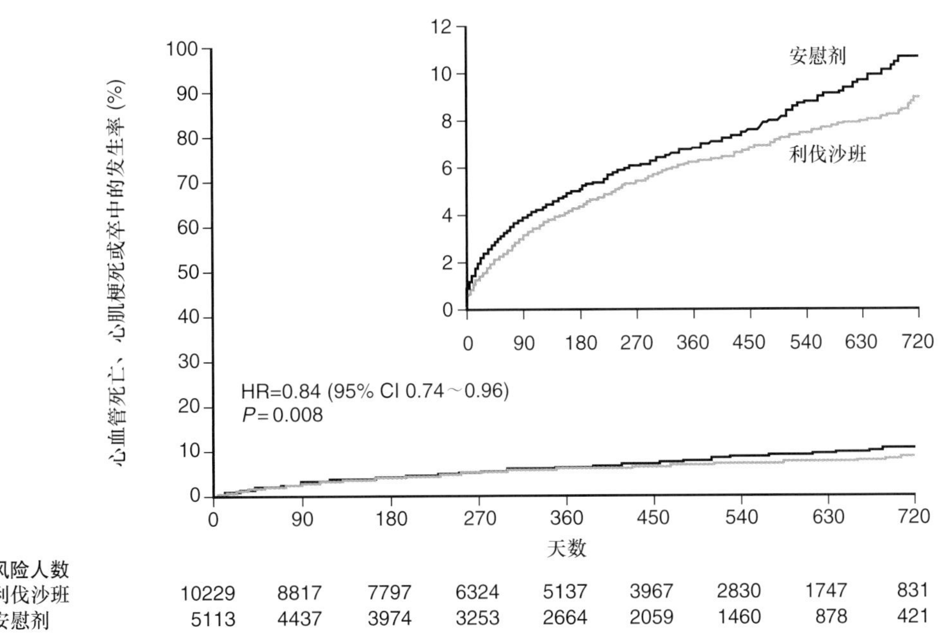

图21.15 ATLAS ACS2-TIMI 51试验中患者主要有效性终点的Kaplan-Meier曲线。CI，置信区间。（From Mega JL, Braunwald E, Wiviott SD, et al. Rivaroxaban in patients with a recent acute coronary syndrome. N Engl J Med. 2012；366：9.）

使用低剂量利伐沙班或联合低剂量阿司匹林与单独使用阿司匹林在稳定性 CAD 或 PAD 患者中的作用，这项试验估计纳入 27 400 例患者，需要 DAPT 的患者被排除在外。受试者被随机分为 3 组：利伐沙班 2.5 mg 加阿司匹林 100 mg，每日 1 次；利伐沙班 5 mg，每日 2 次；阿司匹林 100 mg，每日 1 次。未使用质子泵抑制剂的患者也被随机分为泮托拉唑组或安慰剂组。

三联抗栓在具有口服抗凝治疗适应证的患者中的应用

有 OAC 治疗适应证（如预防 AF 或机械瓣膜生物假体发生卒中）且合并 CAD 的患者面临着一个真正的难题。CAD 合并 AF 患者缺血风险增加，但抗血小板和 OAC 联合使用可显著增加出血风险[65-66]。目前可用的数据很少，但正在进行的大型试验可能提供更多的信息。

当前可用的数据

WOEST 研究[67]是一项开放性多中心随机对照试验，其将 573 例接受 OAC 治疗并接受 PCI 的患者（其中大多数患者病情稳定）随机分配至单独使用氯吡格雷（双联治疗）或氯吡格雷加阿司匹林（三联治疗）组。主要终点是 1 年内出血事件。接受双联治疗的患者 1 年内出血少于接受三联治疗的患者（19.4% *vs*. 44.4%；HR = 0.36，95% CI 0.26～0.50；$P < 0.0001$）（图 21.16）。

令人惊讶的是，接受三联治疗的患者缺血事件有所增加（图 21.17）。这可能是由于发生出血事件的患者通常需要暂时或永久停用抗血栓药物。尽管这一试验具有开创性，但仍需谨慎解读。首先，这是一项关于出血风险的规模相对较小的试验。其次，该试验纳入的大多是稳定的患者，尚不确定上述策略是否对 ACS 患者同样安全。最后，这项试验使用维生素 K 拮抗剂，并没有涉及新型 OAC，虽然后者的安全性一般与维生素 K 拮抗剂相似或者更优[68]。

ISAR-TRIPLE[69]是一项开放性随机试验，纳入了 614 例接受 OAC 治疗的药物洗脱支架置入患者，他们被分为接受 6 周或 6 个月的氯吡格雷治疗。主要终点是 9 个月死亡、MI、支架内血栓形成、卒中或 TIMI 大出血。主要终点事件在 6 周组发生 30 例（9.8%），6 个月组发生 27 例（8.8%）（HR = 1.14；

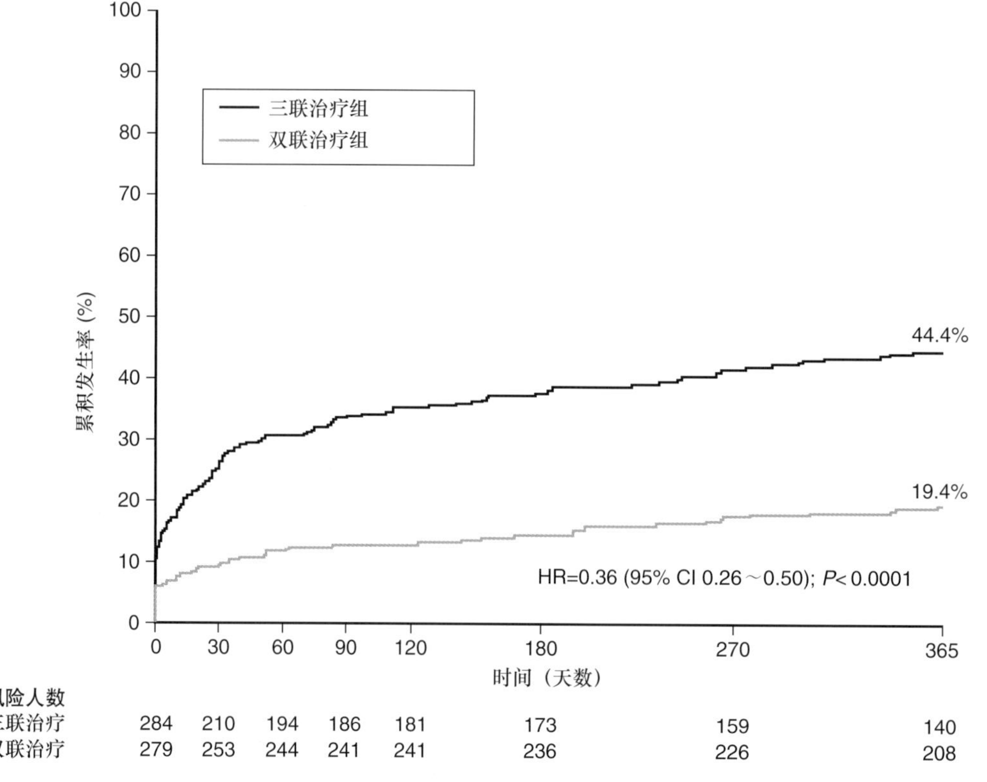

图 21.16 WOEST 试验中主要终点（任何出血）的发生率。CI，置信区间；HR，风险比。（From Dewilde WJ，Oirbans T，Verheugt FW，et al. Use of clopidogrel with or without aspirin in patients taking oral anticoagulant therapy and undergoing percutaneous coronary intervention：an open-label，randomised，controlled trial. Lancet. 2013；381：1107.）

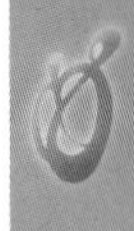

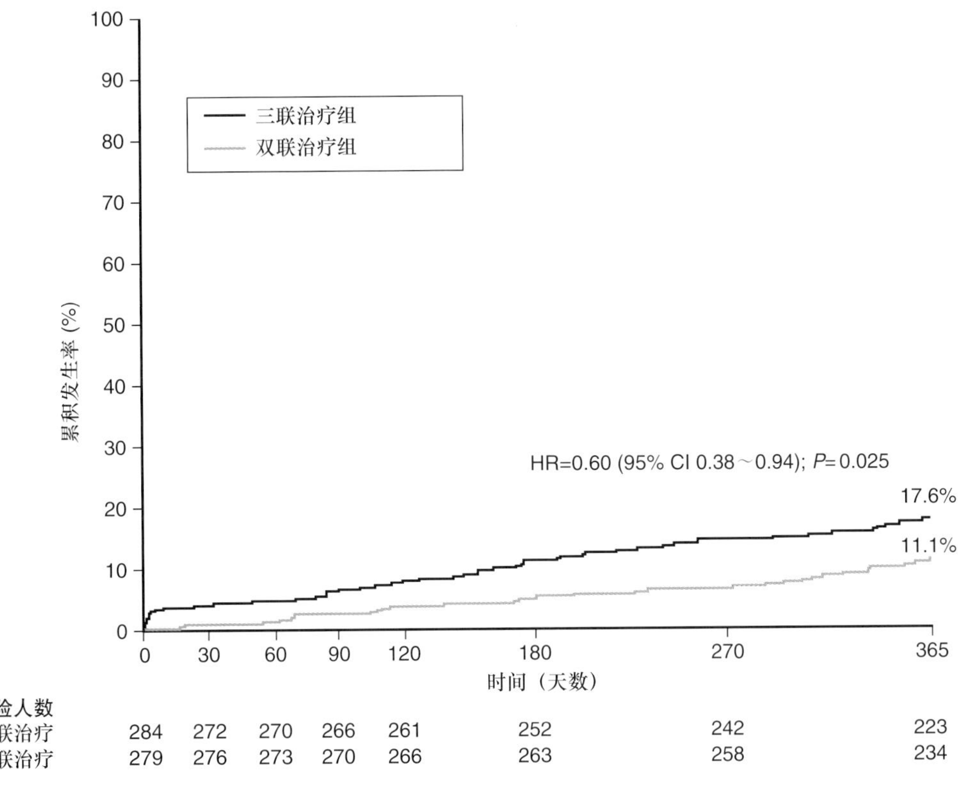

图 21.17 WOEST 试验中次要终点（死亡、MI、卒中、靶血管重建和支架血栓形成）的累积发生率。CI，置信区间；HR，风险比。（From Dewilde WJ，Oirbans T，Verheugt FW，et al. Use of clopidogrel with or without aspirin in patients taking oral anticoagulant therapy and undergoing percutaneous coronary intervention：an open-label，randomised，controlled trial. Lancet. 2013；381：1107.）

95% CI 0.68～1.91；$P=0.63$），次要终点 TIMI 大出血事件在 6 周组发生 16 例（5.3%），6 个月组发生 12 例（4.0%）（HR = 1.35，95% CI 0.64～2.84；$P=0.44$）。该试验未能证明治疗 6 周与治疗 6 个月相比的非劣效性，这可能是因为其规模较小。

即将完成的试验

由于证据不足，目前正在进行几项试验。

MUSICA-2 试验[70]是一个多中心开放性随机试验，共纳入 300 例患者，旨在验证接受 PCI 并置入支架的非瓣膜性 AF 患者（低-中度卒中风险，$CHADS_2$ 评分≤ 2）DAPT 与三联治疗相比减少出血风险，并且预防血栓栓塞效果不弱于三联治疗的假设。

PIONEER AF-PCI[71]是一项开放性探索性多中心试验，将 2100 例接受 PCI 的 AF 患者随机分为 3 个治疗组：利伐沙班 15 mg/d ＋氯吡格雷 75 mg/d 治疗 12 个月（WOEST 试验策略）；利伐沙班 2.5 mg，每日 2 次（根据风险分层预先设定 1 个月、6 个月或 12 个月 DAPT；ATLAS 试验策略）；每日 1 次剂量调整的维生素 K 拮抗剂（根据风险分层预先设定 1 个月、6 个月或 12 个月的 DAPT，传统三联治疗）。主要终点事件是 TIMI 大出血、需要治疗的出血和小出血。

RE-DUAL PCI 试验是一项多中心开放性试验，纳入非瓣膜性 AF 合并 ACS 并接受 PCI 的患者。随机分为：达比加群酯 110 mg 每日 2 次＋氯吡格雷或替格瑞洛双联治疗组；达比加群酯 150 mg 每日 2 次＋氯吡格雷或替格瑞洛；华法林＋阿司匹林≥ 100 mg ＋氯吡格雷或替格瑞洛，每日 1 次。

未来展望

阿司匹林真的是 CAD 患者抗血小板治疗的基石吗?

如前所述，PCI 术后 DAPT 的最佳持续时间仍不确定。然而由于阿司匹林被认为是抗血栓治疗的基石，新的强效抗血小板药物尚未被作为单一治疗进行评估。GLOBAL LEADERS 试验[51]纳入了 16 000 例 ACS 和稳定患者并随机分为两组，一组 90 mg 替格瑞洛每日 2 次＋阿司匹林治疗 1 个月后继续单用替格瑞洛23个月，另一组为传统的DAPT（替格瑞洛或氯吡格雷＋阿司匹林12个月后单用阿司匹林）。同样，TWILIGHT试验（NCT02270242）随机纳入9000例患者，主要目的是确定接受PCI的高危患者服用3个月阿司匹林＋替格瑞洛后，替格瑞洛单药抗血小板治疗与替格瑞洛＋阿司匹林DAPT治疗12个月对减少临床相关出血（有效性）的影响。次要目的是明确接受PCI的高危患者服用3个月阿司匹林＋替格瑞洛后，替格瑞洛单药抗血小板治疗与替格瑞洛＋阿司匹林DAPT治疗12个月内对减少主要缺血性不良事件（安全性）的影响。

支架置入术后DAPT的最佳持续时间

支架置入与支架血栓形成风险相关，这种风险可通过维持DAPT而部分降低。裸金属支架置入后血管内皮化发生较早，因此建议使用DAPT最多1个月[72]。

第一代药物洗脱支架与病理愈合[73]以及晚期或超晚期支架血栓形成[74-75]有关。因此，最初建议在置入药物洗脱支架后延长DAPT至1年[76]。然而，第二代药物洗脱支架大大改善了冠状动脉的愈合[77]，从而提高了安全性并降低了支架血栓形成的发生率[78-79]。基于此，对新一代药物洗脱支架缩短DAPT持续时间进行了研究。

在PRODIGY试验中[80]，2013例患者被随机分为置入药物洗脱支架后接受6个月和24个月DAPT两组。死亡、MI、脑血管意外和支架血栓形成的风险在两组间无差异。然而，使用24个月氯吡格雷组出血的风险始终较高。

在ITALIC试验中[81]，近2000例患者被随机分为置入药物洗脱支架后接受24个月或6个月DAPT两组。主要终点包括死亡、MI、紧急靶血管重建、卒中和支架置入术后12个月内大出血。主要终点事件两组间无显著差异（24个月组1.5% *vs.* 6个月组1.6%；$P = 0.85$）（图21.18）。6个月与24个月DAPT相比无劣效性，绝对风险差为0.11%（95% CI 1.04%～1.26%；非劣效性$P = 0.0002$）。在支架血栓形成或出血并发症方面两组间没有显著差异。

在ISAR-SAFE试验中[82]，4000例患者被随机分为置入药物洗脱支架后接受6个月或12个月DAPT两组。主要终点事件为随机分组后9个月内的死亡、MI、支架血栓形成、卒中和TIMI大出血。在该试验中，6个月DAPT不劣于12个月（观察差异＝−0.1%，单侧95% CI上限＝0.5%，非劣效性上限＝2%，非劣效性$P < 0.001$）。

因此，这些试验和其他试验表明，DAPT持续时间较短并不劣于DAPT持续时间较长（≥1年），而且与支架血栓形成增加无关。然而，这些试验规模相对较小，而且由于支架血栓的发生率＜1%，因此可能不足以解决支架血栓形成的问题。

如前所述，DAPT试验[48]纳入近10 000例患者，可用于解决冠状动脉支架置入术后最佳DAPT持续时间的问题。使用噻吩并吡啶（氯吡格雷或普拉格雷）和阿司匹林治疗12个月后，没有发生缺血性或

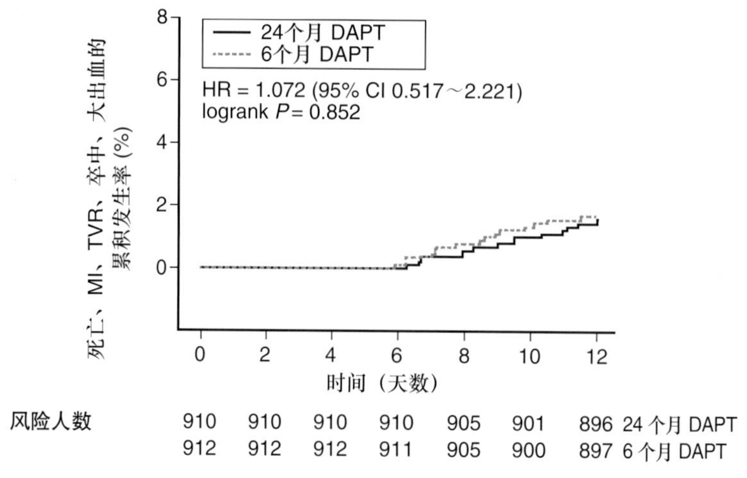

图21.18　ITALIC试验主要终点事件的Kaplan-Meier曲线。DAPT，双联抗血小板治疗；MI，心肌梗死；TVR，靶血管重建。（From Gilard M，Barragan P，Noryani AA，et al. 6-versus 24-month dual antiplatelet therapy after implantation of drug-eluting stents in patients nonresistant to aspirin：the randomized，multicenter ITALIC trial. J Am Coll Cardiol. 2015；65：777.）

出血性事件分至患者被随机分至噻吩并吡啶持续治疗组或安慰剂组，继续治疗 18 个月。共同主要有效性终点为 12～30 个月期间支架血栓形成和主要心脑血管不良事件（死亡、MI 或卒中）。主要安全性终点为中重度出血。与安慰剂相比，继续使用噻吩并吡啶治疗可降低支架血栓形成率（0.4% *vs*. 1.4%；HR ＝ 0.29，95% CI 0.17～0.48；*P* ＜ 0.001）（图 21.19）及主要心脑血管不良事件（4.3% *vs*. 5.9%；HR ＝ 0.71，95% CI 0.59～0.85；*P* ＜ 0.001）。噻吩并吡啶组 MI 发生率低于安慰剂组（2.1% *vs*. 4.1%；HR ＝ 0.47；*P* ＜ 0.001）。继续接受噻吩并吡啶治疗组全因死亡率为 2.0%，安慰剂组为 1.5%（HR ＝ 1.36，95% CI 1.00～1.85；*P* ＝ 0.05）。继续使用噻吩并吡啶可增加中重度出血的发生率（2.5% *vs*. 1.6%；*P* ＝ 0.001）。停药后 3 个月后两组患者支架血栓形成和 MI 的风险均升高。

该试验和 PEGASUS 试验表明，长期 DAPT 可能对缺血风险超过出血风险的高危患者有益，对出血风险超过缺血风险的患者有害。特别是既往 MI 的患者似乎可从延长 DAPT 中有更多获益。

在 2016 年的一项 meta 分析中[50]，纳入 33 000 多例有 MI 病史的患者，与单用阿司匹林相比，延长 DAPT 可降低重大心血管不良事件的风险（6.4% *vs*. 7.5%；RR ＝ 0.78，95% CI 0.67 ～ 0.90），降低心血管死亡率（2.3% *vs*. 2.6%；RR ＝ 0.85，95% CI 0.74～0.98）（*P* ＝ 0.03），而非心血管死亡无明显增加（RR ＝ 1.03，95% CI 0.86～1.23；*P* ＝ 0.76）。对全因死亡率的影响是 RR 为 0.92（95% CI 0.83～1.03；*P* ＝ 0.13）。延长 DAPT 也能减少 MI（RR ＝ 0.70，95% CI 0.55～0.88）、卒中（RR ＝ 0.81，95% CI 0.68～0.97；*P* ＝ 0.02）和支架血栓形成（RR ＝ 0.50，95% CI 0.28 ～ 0.89；*P* ＝ 0.02）。大出血的风险增加（1.85% *vs*. 1.09%；RR ＝ 1.73，95% CI 1.19 ～ 2.50；*P* ＝ 0.004），但致死性出血无差异（0.14% *vs*. 0.17%；RR ＝ 0.91，95% CI 0.53 ～ 1.58；*P* ＝ 0.75）。

因此，目前认为 DAPT 的持续时间应该根据患者的个人风险进行个体化调整。DAPT 评分[83]试图根据缺血和出血风险解决长期治疗的个体化问题。Yeh 等[83]已经确定了缺血和出血风险的决定因素，模型中剔除了缺血和出血共同的危险因素。最终评分包括 10 个项目，出血危险因素评分为负，缺血危险因素评分为正（表 21.1）。根据该模型，DAPT 评分＜ 2 分的患者接受延长 DAPT 的出血风险增加而缺血风险未降低，DAPT 评分≥ 2 分的患者接受延长 DAPT 的缺血风险降低而出血风险增加。

同样，PARIS 试验开发了支架置入术后缺血性和大出血事件的风险评分[83a]，并在 ADAPT-DES 注册试验中得到验证[84]。评分系统见表 21.2 和表 21.3。

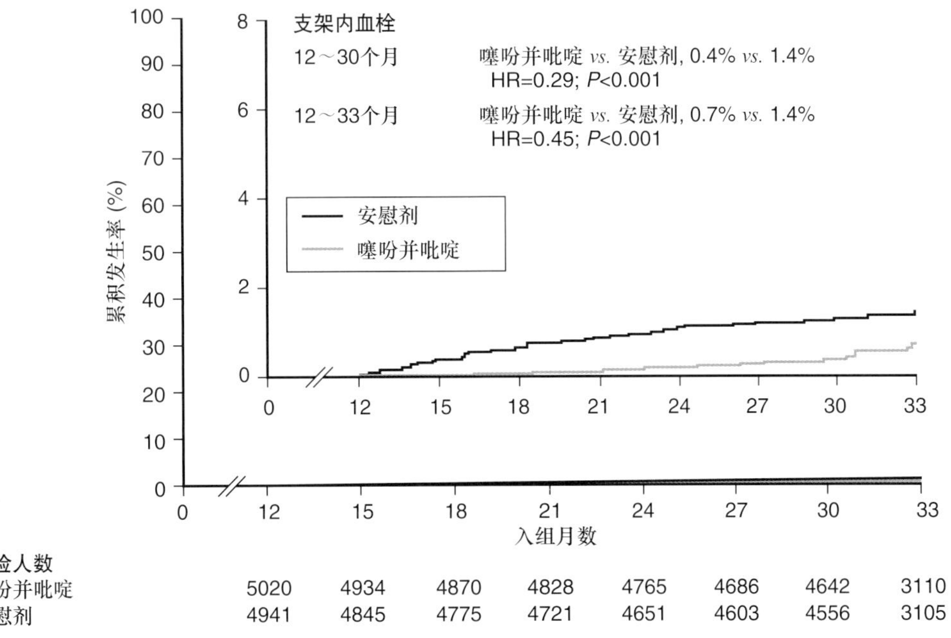

图 21.19　DAPT 试验中支架血栓形成的 Kaplan-Meier 曲线。（From Mauri L，Kereiakes DJ，Yeh RW，et al. Twelve or 30 months of dual antiplatelet therapy after drug-eluting stents. N Engl J Med. 2014；371：2155.）

表 21.1　双联抗血小板治疗（DAPT）评分

变量	评分
患者信息	
年龄（岁）	
≥ 75	－2
65～75	－1
＜ 65	0
糖尿病	1
吸烟	1
既往 PCI 或 MI	1
CHF 或 LVEF ＜ 30%	2
其他指标	
发生 MI	1
血管桥 PCI	2
支架直径＜ 3 mm	1

CHF，充血性心力衰竭；LVEF，左心室射血分数；MI，心肌梗死；PCI，经皮冠状动脉介入治疗

From Yeh RW，Secemsky EA，Kereiakes DJ，et al. Development and validation of a prediction rule for benefit and harm of dual antiplatelet therapy beyond 1 year after percutaneous coronary intervention. JAMA. 2016；315：1735.

表 21.2　PARIS 大出血风险评分

变量	评分
年龄（岁）	
＜ 50	0
50～59	＋1
60～69	＋2
70～79	＋3
≥ 80	＋4
BMI（kg/m^2）	
＜ 25	＋2
25～34.9	0
≥ 35	＋2
吸烟	
是	＋2
否	0
贫血	
是	＋3
否	0
CrCl ＜ 60 ml/min	
是	＋2
否	0
三联治疗	
是	＋2
否	0

BMI，体重指数；CrCl，肌酐清除率

From Baber U，Mehran R，Giustino G，et al. Coronary thrombosis and major bleeding After PCI with drug-eluting stents：risk scores from PARIS. J Am Coll Cardiol. 2016 May 17；67（19）：2224-34.

表 21.3　PARIS 冠状动脉血栓事件风险评分

变量	评分
糖尿病	
否	0
非胰岛素依赖	＋1
胰岛素依赖	＋3
急性冠脉综合征	
否	0
是，Tn 阴性	＋1
是，Tn 阳性	＋2
吸烟	
是	＋1
否	0
CrCl ＜ 60 ml/min	
是	＋2
否	0
既往 PCI	
是	＋2
否	0
既往 CABG	
是	＋2
否	0

CABG，冠状动脉旁路移植术；CrCl，肌酐清除率；PCI，经皮冠状动脉介入治疗；Tn，肌钙蛋白

From Baber U，Mehran R，Giustino G，et al. Coronary thrombosis and major bleeding after PCI with drug-eluting stents：risk scores from PARIS. J Am Coll Cardiol. 2016 May 17；67（19）：2224-34.

近期的美国指南[85]总结了 DAPT 持续时间的现有证据：对于稳定性 CAD 患者，氯吡格雷应至少使用 6 个月。但是对于耐受 DAPT 而无出血并发症且出血风险不高的患者，继续 DAPT 可能是合理的。相反，对于出血风险较高或发生出血的稳定性 CAD 患者，3 个月后停用 $P2Y_{12}$ 抑制剂可能是合理的。欧洲指南与美国指南相一致，建议置入药物洗脱支架后 DAPT 的持续时间为 6 个月，但建议高出血风险患者考虑缩短持续时间，而高缺血风险和低出血风险患者考虑延长持续时间。

结论

长期低剂量阿司匹林单药治疗仍是稳定性 CAD 患者抗血栓治疗的基石。对于既往 MI 或接受支架置入的患者，阿司匹林联合 $P2Y_{12}$ 抑制剂可明显获益（与氯吡格雷相比，新型口服 $P2Y_{12}$ 抑制剂更适用于 ACS 患者），但对于 DAPT 的最佳持续时间仍存在不确定性，这应该是一个基于患者缺血和出血风险比、执行程序、患者偏好的个体化决策。DAPT 或 PARIS

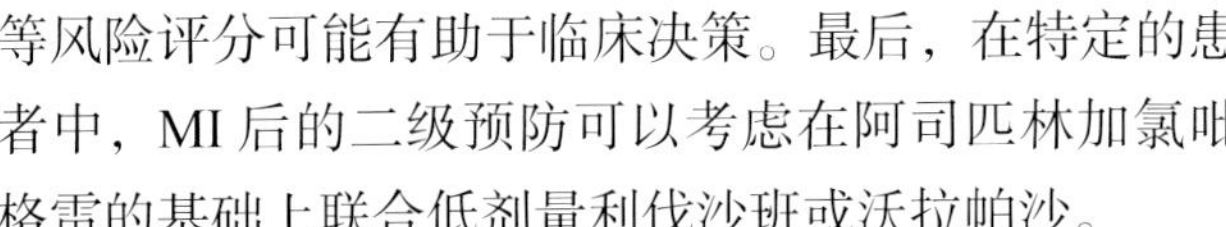
等风险评分可能有助于临床决策。最后，在特定的患者中，MI 后的二级预防可以考虑在阿司匹林加氯吡格雷的基础上联合低剂量利伐沙班或沃拉帕沙。

参考文献

1. Rioufol G, Finet G, Ginon I, et al.: Multiple atherosclerotic plaque rupture in acute coronary syndrome: a three-vessel intravascular ultrasound study, *Circulation* 106:804, 2002.
2. Steg PG, Bhatt DL, Wilson PW, et al.: One-year cardiovascular event rates in outpatients with atherothrombosis, *JAMA* 297:1197, 2007.
3. Falati S, Gross P, Merrill-Skoloff G, et al.: Real-time in vivo imaging of platelets, tissue factor and fibrin during arterial thrombus formation in the mouse, *Nat Med* 8:1175, 2002.
4. Feletou M, Vanhoutte PM, Verbeuren TJ: The thromboxane/endoperoxide receptor (TP): the common villain, *J Cardiovasc Pharmacol* 55:317, 2010.
5. Angiolillo DJ: The evolution of antiplatelet therapy in the treatment of acute coronary syndromes: from aspirin to the present day, *Drugs* 72:2087, 2012.
6. Patrono C: Aspirin as an antiplatelet drug, *N Engl J Med* 330:1287, 1994.
7. Patrono C, Garcia Rodriguez LA, Landolfi R, et al.: Low-dose aspirin for the prevention of atherothrombosis, *N Engl J Med* 353:2373, 2005.
8. Yu Y, Cheng Y, Fan J, et al.: Differential impact of prostaglandin H synthase 1 knockdown on platelets and parturition, *J Clin Invest* 115:986, 2005.
9. Patrono C, Ciabattoni G, Patrignani P, et al.: Clinical pharmacology of platelet cyclooxygenase inhibition, *Circulation* 72:1177, 1985.
10. Watala C, Golanski J, Pluta J, et al.: Reduced sensitivity of platelets from type 2 diabetic patients to acetylsalicylic acid (aspirin)—its relation to metabolic control, *Thromb Res* 113:101, 2004.
11. Capodanno D, Tamburino C, Sangiorgi GM, et al.: Impact of drug-eluting stents and diabetes mellitus in patients with coronary bifurcation lesions: a survey from the Italian Society of Invasive Cardiology, *Circ Cardiovasc Interv* 4:72, 2011.
12. Dillinger JG, Drissa A, Sideris G, et al.: Biological efficacy of twice daily aspirin in type 2 diabetic patients with coronary artery disease, *Am Heart J* 164:600, 2012.
13. Mehta SR, Bassand JP, Chrolavicius S, et al.: Dose comparisons of clopidogrel and aspirin in acute coronary syndromes, *N Engl J Med* 363:930, 2010.
14. Balsano F, Rizzon P, Violi F, et al.: Antiplatelet treatment with ticlopidine in unstable angina. A controlled multicenter clinical trial. The Studio della Ticlopidina nell'Angina Instabile Group, *Circulation* 82:17, 1990.
15. Kazui M, Nishiya Y, Ishizuka T, et al.: Identification of the human cytochrome P450 enzymes involved in the two oxidative steps in the bioactivation of clopidogrel to its pharmacologically active metabolite, *Drug Metab Dispos* 38:92, 2010.
16. CAPRIE Steering Committee: A randomised, blinded trial of clopidogrel versus aspirin in patients at risk of ischaemic events (CAPRIE), *Lancet* 348:1329, 1996.
17. Bertrand ME, Legrand V, Boland J, et al.: Randomized multicenter comparison of conventional anticoagulation versus antiplatelet therapy in unplanned and elective coronary stenting. The full anticoagulation versus aspirin and ticlopidine (FANTASTIC) study, *Circulation* 98:1597, 1998.
18. Schomig A, Neumann FJ, Kastrati A, et al.: A randomized comparison of antiplatelet and anticoagulant therapy after the placement of coronary-artery stents, *N Engl J Med* 334:1084, 1996.
19. Urban P, Macaya C, Rupprecht HJ, et al.: Randomized evaluation of anticoagulation versus antiplatelet therapy after coronary stent implantation in high-risk patients: the multicenter aspirin and ticlopidine trial after intracoronary stenting (MATTIS), *Circulation* 98:2126, 1998.
20. Fox KA, Mehta SR., Peters R, et al.: Benefits and risks of the combination of clopidogrel and aspirin in patients undergoing surgical revascularization for non-ST-elevation acute coronary syndrome: the Clopidogrel in Unstable angina to prevent Recurrent ischemic Events (CURE) Trial, *Circulation* 110:1202, 2004.
21. Chen ZM, Jiang LX, Chen YP, et al.: Addition of clopidogrel to aspirin in 45,852 patients with acute myocardial infarction: randomised placebo-controlled trial, *Lancet* 366:1607, 2005.
22. Sabatine MS, Cannon CP, Gibson CM, et al.: Addition of clopidogrel to aspirin and fibrinolytic therapy for myocardial infarction with ST-segment elevation, *N Engl J Med* 352:1179, 2005.
23. Levine GN, Bates ER, Bittl JA, et al.: 2016 ACC/AHA Guideline Focused Update on Duration of Dual Antiplatelet Therapy in Patients with Coronary Artery Disease: A Report of the American College of Cardiology/American Heart Association Task Force on Clinical Practice Guidelines: An Update of the 2011 ACCF/AHA/SCAI Guideline for Percutaneous Coronary Intervention, 2011 ACCF/AHA Guideline for Coronary Artery Bypass Graft Surgery, 2012 ACC/AHA/ACP/AATS/PCNA/SCAI/STS Guideline for the Diagnosis and Management of Patients with Stable Ischemic Heart Disease, 2013 ACCF/AHA Guideline for the Management of ST-Elevation Myocardial Infarction, 2014 AHA/ACC Guideline for the Management of Patients with Non-ST-Elevation Acute Coronary Syndromes, and 2014 ACC/AHA Guideline on Perioperative Cardiovascular Evaluation and Management of Patients Undergoing Noncardiac Surgery, *Circulation* 134:e123, 2016.
24. Roffi M, Patrono C, Collet JP, et al.: 2015 ESC Guidelines for the management of acute coronary syndromes in patients presenting without persistent ST-segment elevation: Task Force for the Management of Acute Coronary Syndromes in Patients Presenting Without Persistent ST-Segment Elevation of the European Society of Cardiology (ESC), *Eur Heart J* 37:267, 2016.

24a. Bhatt DL, Fox KA, Hacke W, et al.: Clopidogrel and aspirin versus aspirin alone for the prevention of atherothrombotic events, *N Engl J Med* 354:1706, 2006.

25. Bhatt DL, Flather MD, Hacke W, et al.: Patients with prior myocardial infarction, stroke, or symptomatic peripheral arterial disease in the CHARISMA trial, *J Am Coll Cardiol* 49:1982, 2007.
26. Gurbel PA, Bliden KP, Hiatt BL, et al.: Clopidogrel for coronary stenting: response variability, drug resistance, and the effect of pretreatment platelet reactivity, *Circulation* 107:2908, 2003.
27. Collet JP, Hulot JS, Pena A, et al.: Cytochrome P450 2C19 polymorphism in young patients treated with clopidogrel after myocardial infarction: a cohort study, *Lancet* 373:309, 2009.
28. Mega JL, Close SL, Wiviott SD, et al.: Cytochrome P-450 polymorphisms and response to clopidogrel, *N Engl J Med* 360:354, 2009.
29. Simon T, Verstuyft C, Mary-Krause M, et al.: Genetic determinants of response to clopidogrel and cardiovascular events, *N Engl J Med* 360:363, 2009.
30. Collet JP, Cuisset T, Range G, et al.: Bedside monitoring to adjust antiplatelet therapy for coronary stenting, *N Engl J Med* 367:2100, 2012.
31. Price MJ, Berger PB, Teirstein PS, et al.: Standard- vs high-dose clopidogrel based on platelet function testing after percutaneous coronary intervention: the GRAVITAS randomized trial, *JAMA* 305:1097, 2011.
32. Trenk D, Stone GW, Gawaz M, et al.: A randomized trial of prasugrel versus clopidogrel in patients with high platelet reactivity on clopidogrel after elective percutaneous coronary intervention with implantation of drug-eluting stents: results of the TRIGGER-PCI (Testing Platelet Reactivity in Patients Undergoing Elective Stent Placement on Clopidogrel to Guide Alternative Therapy with Prasugrel) study, *J Am Coll Cardiol* 59:2159, 2012.
33. Wiviott SD, Braunwald E, McCabe CH, et al.: Intensive oral antiplatelet therapy for reduction of ischaemic events including stent thrombosis in patients with acute coronary syndromes treated with percutaneous coronary intervention and stenting in the TRITON-TIMI 38 trial: a subanalysis of a randomised trial, *Lancet* 371:1353, 2008.
34. Brandt JT, Payne CD, Wiviott SD, et al.: A comparison of prasugrel and clopidogrel loading doses on platelet function: magnitude of platelet inhibition is related to active metabolite formation, *Am Heart J* 153:66.e9, 2007.
35. Wiviott SD, Braunwald E, McCabe CH, et al.: Prasugrel versus clopidogrel in patients with acute coronary syndromes, *N Engl J Med* 357:2001, 2007.
36. Antman EM, Wiviott SD, Murphy SA, et al.: Early and late benefits of prasugrel in patients with acute coronary syndromes undergoing percutaneous coronary intervention: a TRITON-TIMI 38 (TRial to Assess Improvement in Therapeutic Outcomes by Optimizing Platelet InhibitioN with Prasugrel-Thrombolysis In Myocardial Infarction) analysis, *J Am Coll Cardiol* 51:2028, 2008.
37. Roe MT, Armstrong PW, Fox KA, et al.: Prasugrel versus clopidogrel for acute coronary syndromes without revascularization, *N Engl J Med* 367:1297, 2012.
38. Husted S, Emanuelsson H, Heptinstall S, et al.: Pharmacodynamics, pharmacokinetics, and safety of the oral reversible P2Y12 antagonist AZD6140 with aspirin in patients with atherosclerosis: a double-blind comparison to clopidogrel with aspirin, *Eur Heart J* 27:1038, 2006.
39. Storey RF, Husted S, Harrington RA, et al.: Inhibition of platelet aggregation by AZD6140, a reversible oral P2Y12 receptor antagonist, compared with clopidogrel in patients with acute coronary syndromes, *J Am Coll Cardiol* 50:1852, 2007.
40. Gurbel PA, Bliden KP, Butler K, et al.: Randomized double-blind assessment of the ONSET and OFFSET of the antiplatelet effects of ticagrelor versus clopidogrel in patients with stable coronary artery disease: the ONSET/OFFSET study, *Circulation* 120:2577, 2009.
41. Wallentin L, Becker RC, Budaj A, et al.: Ticagrelor versus clopidogrel in patients with acute coronary syndromes, *N Engl J Med* 361:1045, 2009.
42. Storey RF, Becker RC, Harrington RA, et al.: Characterization of dyspnoea in PLATO study patients treated with ticagrelor or clopidogrel and its association with clinical outcomes, *Eur Heart J* 32:2945, 2011.
43. Mahaffey KW, Wojdyla DM, Carroll K, et al.: Ticagrelor compared with clopidogrel by geographic region in the Platelet Inhibition and Patient Outcomes (PLATO) trial, *Circulation* 124:544, 2011.
44. De Berardis G, Sacco M, Strippoli GF, et al.: Aspirin for primary prevention of cardiovascular events in people with diabetes: meta-analysis of randomised controlled trials, *BMJ* 339:b4531, 2009.
45. Capodanno D, Patel A, Dharmashankar K, et al.: Pharmacodynamic effects of different aspirin dosing regimens in type 2 diabetes mellitus patients with coronary artery disease, *Circ Cardiovasc Interv* 4:180, 2011.
46. Henry P, Vermillet A, Boval B, et al.: 24-hour time-dependent aspirin efficacy in patients with stable coronary artery disease, *Thromb Haemost* 105:336, 2011.
47. Bonaca MP, Bhatt DL, Cohen M, et al.: Long-term use of ticagrelor in patients with prior myocardial infarction, *N Engl J Med* 372:1791, 2015.

47a. Bonaca MP, Bhatt DL, Steg PG, et al.: Ischaemic risk and efficacy of ticagrelor in relation to time from P2Y12 inhibitor withdrawal in patients with prior myocardial infarction: insights from PEGASUS-TIMI 54, *Eur Heart J* 37:1133, 2016.

48. Mauri L, Kereiakes DJ, Yeh RW, et al.: Twelve or 30 months of dual antiplatelet therapy after drug-eluting stents, *N Engl J Med* 371:2155, 2014.
49. Yeh RW, Kereiakes DJ, Steg PG, et al.: Benefits and risks of extended duration dual antiplatelet therapy after PCI in patients with and without acute myocardial infarction, *J Am Coll Cardiol* 65:2211, 2015.
50. Udell JA, Bonaca MP, Collet JP, et al.: Long-term dual antiplatelet therapy for secondary prevention of cardiovascular events in the subgroup of patients with previous myocardial infarction: a collaborative meta-analysis of randomized trials, *Eur Heart J* 37:390, 2016.
51. Vranckx P, Valgimigli M, Windecker S, et al.: Long-term ticagrelor monotherapy versus standard dual antiplatelet therapy followed by aspirin monotherapy in patients undergoing biolimus-eluting stent implantation: rationale and design of the GLOBAL LEADERS trial, *EuroIntervention* 11, 2015. epub ahead of print.
52. Tricoci P, Huang Z, Held C, et al.: Thrombin-receptor antagonist vorapaxar in acute coronary syndromes, *N Engl J Med* 366:20, 2012.
53. Morrow DA, Braunwald E, Bonaca MP, et al.: Vorapaxar in the secondary prevention of atherothrombotic events, *N Engl J Med* 366:1404, 2012.
54. Scirica BM, Bonaca MP, Braunwald E, et al.: Vorapaxar for secondary prevention of thrombotic events for patients with previous myocardial infarction: a prespecified subgroup analysis of the TRA 2° P-TIMI 50 trial, *Lancet* 380:1317, 2012.
55. Bohula EA, Aylward PE, Bonaca MP, et al.: Efficacy and safety of vorapaxar with and without a thienopyridine for secondary prevention in patients with previous myocardial infarction and no history of stroke or transient ischemic attack: results from TRA 2° P-TIMI 50, *Circulation* 132:1871, 2015.
56. Merlini PA, Bauer KA, Oltrona L, et al.: Persistent activation of coagulation mechanism in unstable angina and myocardial infarction, *Circulation* 90:61, 1994.
57. Rothberg MB, Celestin C, Fiore LD, et al.: Warfarin plus aspirin after myocardial infarction or the acute coronary syndrome: meta-analysis with estimates of risk and benefit, *Ann Intern Med* 143:241, 2005.
58. Wallentin L, Wilcox RG, Weaver WD, et al.: Oral ximelagatran for secondary prophylaxis after myocardial infarction: the ESTEEM randomised controlled trial, *Lancet* 362:789, 2003.
59. Oldgren J, Budaj A, Granger CB, et al.: Dabigatran vs. placebo in patients with acute coronary syndromes on dual antiplatelet therapy: a randomized, double-blind, phase II trial, *Eur Heart J* 32:2781, 2011.
60. Mega JL, Braunwald E, Mohanavelu S, et al.: Rivaroxaban versus placebo in patients with acute coronary syndromes (ATLAS ACS-TIMI 46): a randomised, double-blind, phase II trial, *Lancet* 374:29, 2009.

60a. Alexander JH, Becker RC, Bhatt DL, et al.: Apixaban, an oral, direct, selective factor Xa inhibitor, in combination with antiplatelet therapy after acute coronary syndrome: results of the Apixaban for Prevention of Acute Ischemic and Safety Events (APPRAISE) trial, *Circulation* 119:2877, 2009.

61. Steg PG, Mehta SR, Jukema JW, et al.: RUBY-1: a randomized, double-blind, placebo-controlled trial of the safety and tolerability of the novel oral factor Xa inhibitor darexaban (YM150) following acute coronary syndrome, *Eur Heart J* 32:2541, 2011.
62. Goldstein S, Bates E, Bhatt D, et al.: Safety evaluation of the factor Xa inhibitor TAK-442 in subjects with acute coronary syndromes: phase 2 AXIOM-ACS trial results, *Eur Heart J* 32(abstract supplement):414, 2011. [abstract P2430].
63. Alexander JH, Lopes RD, James S, et al.: Apixaban with antiplatelet therapy after acute coronary syndrome, *N Engl J Med* 365:699, 2011.
64. Mega JL, Braunwald E, Wiviott SD, et al.: Rivaroxaban in patients with a recent acute coronary syndrome, *N Engl J Med* 366:9, 2012.
65. Lamberts M, Gislason GH, Olesen JB, et al.: Oral anticoagulation and antiplatelets in atrial fibrillation patients after myocardial infarction and coronary intervention, *J Am Coll Cardiol* 62:981, 2013.
66. Ruff CT, Bhatt DL, Steg PG, et al.: Long-term cardiovascular outcomes in patients with atrial fibrillation and atherothrombosis in the REACH Registry, *Int J Cardiol* 170:413, 2014.
67. Dewilde WJ, Oirbans T, Verheugt FW, et al.: Use of clopidogrel with or without aspirin in patients taking oral anticoagulant therapy and undergoing percutaneous coronary intervention: an open-label, randomised, controlled trial, *Lancet* 381:1107, 2013.
68. Ruff CT, Giugliano RP, Braunwald E, et al.: Comparison of the efficacy and safety of new oral anticoagulants with warfarin in patients with atrial fibrillation: a meta-analysis of randomised trials, *Lancet* 383:955, 2014.

69. Fiedler KA, Maeng M, Mehilli J, et al.: Duration of triple therapy in patients requiring oral anticoagulation after drug-eluting stent implantation: the ISAR-TRIPLE Trial, *J Am Coll Cardiol* 65:1619, 2015.
70. Sambola A, Montoro JB, Del Blanco BG, et al.: Dual antiplatelet therapy versus oral anticoagulation plus dual antiplatelet therapy in patients with atrial fibrillation and low-to-moderate thromboembolic risk undergoing coronary stenting: design of the MUSICA-2 randomized trial, *Am Heart J* 166:669, 2013.
71. Gibson CM, Mehran R, Bode C, et al.: An open-label, randomized, controlled, multicenter study exploring two treatment strategies of rivaroxaban and a dose-adjusted oral vitamin K antagonist treatment strategy in subjects with atrial fibrillation who undergo percutaneous coronary intervention (PIONEER AF-PCI), *Am Heart J* 169:472, 2015.
72. Windecker S, Kolh P, Alfonso F, et al.: 2014 ESC/EACTS Guidelines on myocardial revascularization: the Task Force on Myocardial Revascularization of the European Society of Cardiology (ESC) and the European Association for Cardio-Thoracic Surgery (EACTS) developed with the special contribution of the European Association of Percutaneous Cardiovascular Interventions (EAPCI), *Eur Heart J* 35:2541, 2014.
73. Nakazawa G, Finn AV, Vorpahl M, et al.: Coronary responses and differential mechanisms of late stent thrombosis attributed to first-generation sirolimus- and paclitaxel-eluting stents, *J Am Coll Cardiol* 57:390, 2011.
74. Camenzind E, Steg PG, Wijns W: Stent thrombosis late after implantation of first-generation drug-eluting stents: a cause for concern, *Circulation* 115:1440, 2007.
75. McFadden EP, Stabile E, Regar E, et al.: Late thrombosis in drug-eluting coronary stents after discontinuation of antiplatelet therapy, *Lancet* 364:1519, 2004.
76. Grines CL, Bonow RO, Casey Jr DE, et al.: Prevention of premature discontinuation of dual antiplatelet therapy in patients with coronary artery stents: a science advisory from the American Heart Association, American College of Cardiology, Society for Cardiovascular Angiography and Interventions, American College of Surgeons, and American Dental Association, with representation from the American College of Physicians, *J Am Coll Cardiol* 49:734, 2007.
77. Stefanini GG, Holmes Jr DR: Drug-eluting coronary-artery stents, *N Engl J Med* 368:254, 2013.
78. Serruys PW, Silber S, Garg S, et al.: Comparison of zotarolimus-eluting and everolimus-eluting coronary stents, *N Engl J Med* 363:136, 2010.
79. Stone GW, Rizvi A, Newman W, et al.: Everolimus-eluting versus paclitaxel-eluting stents in coronary artery disease, *N Engl J Med* 362:1663, 2010.
80. Valgimigli M, Campo G, Monti M, et al.: Short- versus long-term duration of dual-antiplatelet therapy after coronary stenting: a randomized multicenter trial, *Circulation* 125:2015, 2012.
81. Gilard M, Barragan P, Noryani AA, et al.: 6- versus 24-month dual antiplatelet therapy after implantation of drug-eluting stents in patients nonresistant to aspirin: the randomized, multicenter ITALIC trial, *J Am Coll Cardiol* 65:777, 2015.
82. Schulz-Schupke S, Byrne RA, Ten Berg JM, et al.: ISAR-SAFE: a randomized, double-blind, placebo-controlled trial of 6 vs. 12 months of clopidogrel therapy after drug-eluting stenting, *Eur Heart J* 36:1252, 2015.
83. Yeh RW, Secemsky EA, Kereiakes DJ, et al.: Development and validation of a prediction rule for benefit and harm of dual antiplatelet therapy beyond 1 year after percutaneous coronary intervention, *JAMA* 315:1735, 2016.
83a. Baber U, Mehran R, Giustino G, et al.: Coronary thrombosis and major bleeding after PCI with drug-eluting stents: risk scores from PARIS. *J Am Coll Cardiol*. 2016 May 17;67(19):2224-34.
84. Stone GW, Witzenbichler B, Weisz G, et al.: Platelet reactivity and clinical outcomes after coronary artery implantation of drug-eluting stents (ADAPT-DES): a prospective multicentre registry study, *Lancet* 382:614, 2013.
85. Levine GN, Bates ER, Bittl JA, et al.: 2016 ACC/AHA Guideline Focused Update on Duration of Dual Antiplatelet Therapy in Patients with Coronary Artery Disease: A Report of the American College of Cardiology/American Heart Association Task Force on Clinical Practice Guidelines, *J Am Coll Cardiol* 68:1082, 2016.

22 心脏性猝死的预防

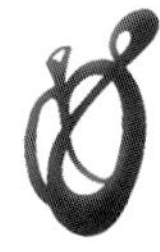

Ayman A. Hussein, Mina K. Chung
刘霄燕　译

引言

15 世纪，Leonardo Da Vinci 认识到 CAD 和心脏性猝死（SCD）之间的关系，并首次对 SCD 进行了初步描述，即亲眼目睹且经尸检证实因“心脏供血血管的干枯、萎缩、枯萎……而导致的死亡”[1]。过去 50 余年的研究使我们对 CAD 作为 SCD 基质的理解更为深入。同时认识到 CAD 中的多种病理生理学过程都具有 SCD 易感性，包括 CAD 负荷、血管病理生理学、缺血和瘢痕的作用、心肌基质的电生理异常，以及缺血性心肌病和左心室功能不全等。以上认识的深入推动了 SCD 防治中药物和介入治疗的显著进步。

定义和流行病学

SCD 是指因心血管疾病引起的、不可预知的、突发的循环衰竭而导致的死亡。一般来说，包括临床状态变化后 1 h 以内的有目击者的 SCD 事件或过去 24 h 内发生的无目击者的死亡[2-4]。因此，对社区中 SCD 发生率估计因 SCD 的定义和对事件的确定性不同而存在差异[5-6]。在美国，估计每年有 300 000 ～ 350 000 人发生 SCD[5]。

SCD 患者中 CAD 的作用尚未明确且仍是一个存在争议的问题[6]。事实上，美国的 SCD 流行病学估计主要基于对死亡证明的回顾性分析或从小样本的社区研究外推至普通人群所得[7-11]。尽管如此，人们普遍认为约 80% 的 SCD 与 CAD 相关，且 SCD 约占 CAD 患者总死亡率的 50%[12]。20 世纪 80 年代以来，随着一级和二级预防措施的改善，CAD 相关的死亡率已显著降低[13-14]，但突发的、不可预知的死亡率的降低幅度较小[15-16]。这反映了风险分层中的两个具有挑战性的方面：在相当大比例的 SCD 事件中，SCD 是 CAD 的首发症状；CAD 患者的 SCD 风险预测仍不是最理想的[12]。因此，在临床中应用目前的工具和策略进行个体化风险评估仍然十分困难。

同样，确定 CAD 相关 SCD 事件中的年龄、性别和种族差异也很困难。但由于 CAD 患者在 SCD 人群中的比例较大，可能会有相似的趋势。一般而言，无论性别或种族，SCD 的发病率随年龄增长而增加[17]。但根据年龄分组，年轻人在 SCD 中所占的比例更为显著[18]。与男性相比，女性 SCD 的发生率较低[19-20]，可反映出女性的 CAD 疾病负荷较低或发病延迟。流行病学研究显示 SCD 也存在种族差异。与美国白人相比，美国黑人的 SCD 风险更高；而与非西班牙裔美国人相比，西班牙裔美国人的 SCD 风险更低[11，17，21-22]。这些变异与遗传或社会经济差异是否相关尚不清楚。

病理生理学

SCD 的病理生理学十分复杂，但也反映了血管基质、心肌基质和系统调节之间的相互作用[23]。SCD 事件通常需要致病基质和触发因素，即导致心电不稳定和致死性室性心律失常，从而引起血流动力学紊乱甚至死亡（图 22.1）。因致病基质和触发因素的动态可变性，使其风险分层成为临床中的难题。

SCD 曾被认为是慢性 CAD 动脉粥样硬化病变严重程度的表现，但近年来逐渐认识到血管基质作为一个动态因素参与其中[24-26]。尽管冠状动脉狭窄的严重程度和部位是 SCD 中重要的发病机制，但斑块特性的动态变化、炎症或从易损性到破裂也参与 SCD。即

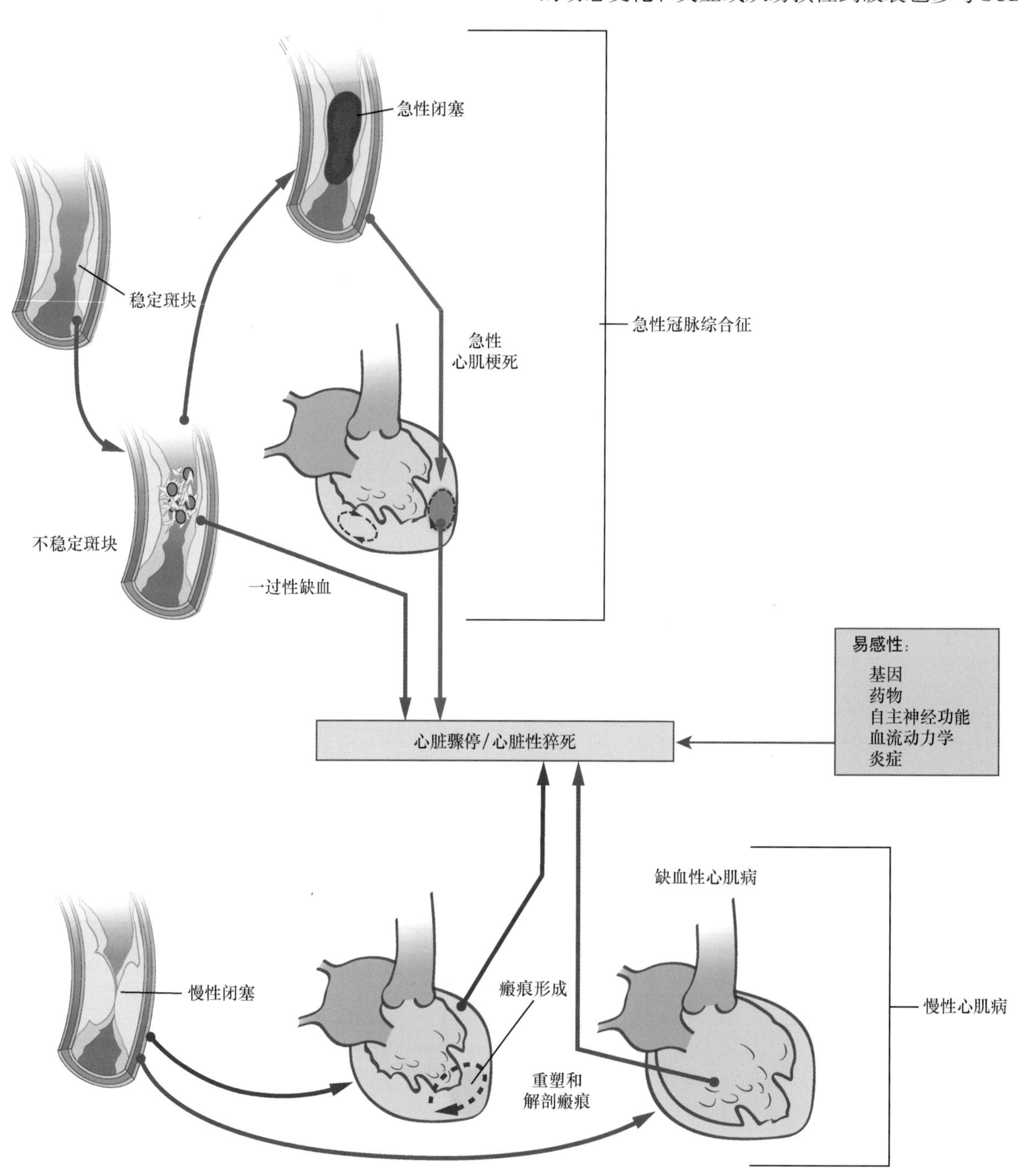

图 22.1　CAD 是心脏性猝死的基质

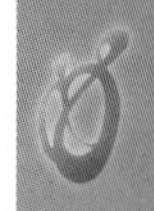

使在非管腔闭塞所致的急性冠脉综合征中，不稳定斑块也可导致血管痉挛并触发心律失常。因此，即使在血管严重狭窄的情况下，识别罪犯血管（尤其是在尸检中）并非易事。同样，与动态改变的血管基质相关的心肌基质可触发非血供依赖性室性心律失常（如瘢痕依赖性心律失常折返环）。这种心肌基质也是动态可变的，如在瞬时缺血或梗死后瘢痕重塑心肌中，尤其在瘢痕和正常心肌的交界区。影响心肌动态变化和心律失常易感性的因素包括机械应力和自主神经功能，其可导致心肌瞬时缺血或增加静息状态瘢痕的电折返易损性，并诱发心律失常[23，27-29]。

CAD对SCD的影响包括CAD疾病谱及其对作为致心律失常基质的心肌的影响。临床情况包括：① SCD为CAD的首发临床表现；②急性MI或ACS；③非梗死性急性心肌缺血；④梗死后心肌恢复期；⑤ CAD相关的结构改变，如陈旧性MI或慢性缺血所致的瘢痕形成，以及心室扩张。其中，心室扩张所致的严重左心室功能异常和心力衰竭在SCD的发病机制中发挥重要作用。

研究统计，约25%的CAD相关SCD患者尸检中发现心肌坏死[30-31]。在心搏骤停的幸存者中，约40%可检测到MI的生物标志物[32]，提示急性MI参与部分但并非全部的CAD相关SCD。在非MI的CAD相关SCD中，致病机制是由缺血或潜在疾病所触发的室性心律失常[16]。

心脏性猝死作为冠状动脉疾病的首发临床表现

对临床医生和研究人员而言，此类患者的识别最具挑战性。据估计，美国每年此类患者发生率占总SCD事件的1/3，约100 000人/年。遗憾的是，目前尚无针对普通人群的风险分层及高风险患者的识别策略。风险评估主要依赖于识别出低风险人群中的高风险群体。即使在未确诊CAD的情况下，CAD危险因素的存在也有导致SCD的风险[23，33]，这也强调了危险因素控制在普通人群SCD预防中的重要性。

急性心肌梗死或急性冠脉综合征相关的心脏性猝死

此类SCD是指MI发生后24～48 h内发生的SCD。尽管部分特点与非梗死性缺血相关的SCD相似，但梗死所致的SCD高风险以动态基质为特征，表现为血供的急剧减少、缺血和心肌细胞坏死、异常的局部电活动、梗死和梗死周围区域的再灌注损伤及电传导异质性，以及全身因素（如炎症、血流动力学改变和神经激素改变）等。这些因素共同作用可导致电传导折返环路的形成，并最终诱发室性心律失常。

早期介入干预恢复血供可逆转或至少稳定局部致心律失常基质，减少MI急性期的心律失常负荷[34]。

急性MI早期出现的室性心律失常多认为是暂时的，对长期的复发风险无影响。这可能与MI急性期致心律失常因素的多样性和动态性相关。有研究表明，急性MI早期的心脏停搏可能预示着部分长期风险[35-36]，但尚不清楚是否与个体易感性、缺血复发、重构或左心室功能进一步恶化有关。然而，埋藏式心律复律除颤器（ICD）并不适用于MI后48 h内出现的室性心律失常的二级预防。

非梗死性急性心肌缺血所致的心脏性猝死

非梗死性急性心肌缺血所致的SCD多因O_2供需不平衡导致的短暂性心肌缺血和心律失常发生风险增加。该情况包括伴有急性血栓形成的斑块破裂和血管痉挛使得血流受限，以及稳定病变需氧量突然增加等。心肌的灌注异常、缺血和再灌注区的电学特性以及细胞膜电生理学的异质性[37]均易触发异常电活动、形成折返，甚至导致SCD。

短暂性缺血状态下，缺血和再灌注阶段都具有致心律失常性，前者通过心肌和非兴奋性区之间的电梯度触发心律失常，而后者则通过影响受损区域的复极离散度[37-38]。该状态下的触发活动通常会诱发多形性室性心动过速（ventricular tachycardia，VT），并可恶化为心室颤动（ventricular fibrillation，VF）和SCD。

梗死后心肌恢复期的心脏性猝死

该阶段通常从MI后48 h开始至数周、数月甚至数年，并伴有持续的血管和心肌重塑。与MI后早期的心律失常相比，此阶段的室性心律失常与室性心律失常临床复发的风险和SCD密切相关。尽管采用了先进的治疗策略，这种风险仍因左心室功能不全的程度而进一步增加[39-40]。

值得注意的是，并非所有的MI后心肌恢复早期的SCD都由心律失常所致，许多可归因于MI所致的机械并发症，如心脏破裂[41]。尽管如此，MI后心肌恢复早期的心律失常性 SCD 发生风险仍然很高，并具有预测后续事件的价值[40]。但 DINAMIT 试验（Defbrillator in Acute Myocardial Infarction Trial）和 IRIS 试验（Immediate Risk Stratification Improves Survival Trial）均提示 MI 后早期植入除颤器并未显著改善患者的全因死亡率[42-43]。尽管这两项试验显示植入 ICD 可减少心律失常性死亡，但这种获益被更高比例的非心律失常性死亡所抵消。

MI 后心肌恢复晚期通常指 MI 事件后的数月或数年，其仍存在与缺血性心肌病、持续性重塑和心力衰竭相关的 SCD 发生风险。该风险低于 MI 后心肌恢复早期，但左心室功能不全的程度起主要作用[40]。

冠状动脉疾病相关结构改变所致的心脏性猝死

CAD 相关的结构改变包括既往 MI 或慢性缺血所致的瘢痕形成或心室扩张。虽然 SCD 中约 1/4 的病例发生于急性 MI 后的前 3 个月中，但近 1/2 的 SCD 发生于 MI 后的 1 年内[45-46]。急性 MI 后 SCD 在 STEMI 和 NSTEMI 中的发生率相似[47]。如前所述，MI 急性期的 SCD 发生风险最高，但该风险随时间推移而逐渐降低[40，48]。

既往 MI 病史可使女性和男性的 SCD 发生风险分别增加 4 倍和 10 倍[49-50]。MI 后 SCD 的发病率随时间推移而降低，在接受最佳药物治疗和血运重建的患者中，该风险约为每年 1%[48，51-52]。尽管 MI 患者的总死亡率和 SCD 率有所改善，但仍有部分患者被认为存在较高的风险[40]。慢性 CAD 中 SCD 最重要的危险因素是左心室功能不全和 NYHA 心功能分级[53]，这也是以上因素作为 ICD 临床试验纳入标准的原因，并成为影响 SCD 一级预防中除颤器植入与否的主要因素。以上因素的作用反映了其作为 CAD 负荷和心肌受损程度的临床标志物的特性。尽管这些因素可识别出 CAD 中的高风险人群，但该人群中 SCD 的病例绝对数仅占 CAD 相关 SCD 的少数。此外，以一级预防为目的植入除颤器的患者中，许多人从未接受过 ICD 治疗。这些均提示需要探索更好的风险分层策略。

风险分层仍是研究热点。迄今为止，为改善个体的风险预测水平，已对多种无创性标志物进行评估[54]，包括临床、影像学、电生理学、遗传学和生物学标志物等[54]。尽管可识别高风险标志物，但缺乏应用这些危险因素选择患者进行降低风险的治疗（如 ICD 植入），故以上标志物的临床应用受限。例如，在慢性缺血性心脏病和 MI 后患者中，信号平均心电图记录到晚电位、心率变异性降低、T 波或复极交替被认为与 SCD 密切相关，但现有数据尚不支持将这些因素纳入 ICD 植入的临床标准（表 22.1）[54]。

缺血性心肌病、心力衰竭和心脏性猝死

室性心律失常在心力衰竭患者中很常见，可表现为无症状的室性早搏、持续性 VF 或 SCD。在心力衰竭患者中，进行性泵衰竭仅占心血管总死亡率的 1/3，而 SCD 则占 2/3，其中 SCD 和心力衰竭恶化期间意外发生的 SCD 各占 1/2[55]。心力衰竭患者发生 SCD 最常见的机制是 VT 恶化为 VF。

心力衰竭的严重程度与患者较高的总死亡率和 SCD 绝对比例相关，但总死亡人数中的 SCD 比例随 NYHA 心功能分级的恶化而降低。例如，在 MERIT-HF 试验中，NYHA 心功能分级Ⅱ、Ⅲ和Ⅳ级患者的 1 年死亡率分别为 6.3%、10.5% 和 18.6%，其中 SCD 所占的比例分别为 64%、59% 和 33%[56]。此外，并非所有心力衰竭患者的猝死都因心律失常所致。在 AIRE 试验中，仅 39% 的 SCD 被认为由心律失常引起[57]。其他研究结果也表明，心律失常性 SCD 占无目击者死亡或症状发作后 1 h 内死亡患者的多数，但并非全部[58]。

心脏性猝死的二级预防

二级预防旨在预防既往发生过心搏骤停或持续性 VT 的患者发生 SCD[3]。

一过性或可逆性因素导致的心搏骤停

根据现有的研究证据[3]，专家们一致建议：对因一过性或可逆性原因导致心搏骤停的幸存者管理的主要目的是针对潜在病因的治疗。但临床实践中治疗策略的选择并非易事。例如，既往认为急性缺血所致的室性心律失常未来 SCD 的发生风险很低，故植入 ICD 患者并无获益。但现实情况是，这些患者既往有陈旧性 MI 或有严重的冠状动脉疾病，且血运重建后仍可能存在心肌瘢痕或较大范围的梗死风险区域，这可能都是室性心律失常复发的基质。研究表明，急性缺血所致室性心律失常患者的

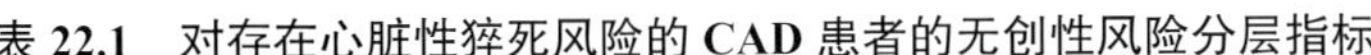

表 22.1　对存在心脏性猝死风险的 CAD 患者的无创性风险分层指标

指标	概述
影像学	
LVEF	低 LVEF 是公认的 SCD 危险因素 尽管低 LVEF 已被有效地用于选择高风险患者以进行治疗从而防止突发的心律失常性死亡，但敏感性有限：大多数 SCD 发生于 LVEF 保留的患者
ECG	
QRS 波时限	大多数回顾性研究显示 QRS 波时限延长可能是 SCD 的危险因素 尚未评估以其指导治疗策略选择的临床效用
QT 间期和 QT 离散度	回顾性研究显示，心脏复极异常可能是 SCD 的危险因素 尚未评估以其指导治疗策略选择的临床效用
SAECG	前瞻性研究显示，SAECG 异常可能是 SCD 的危险因素 已进行治疗策略选择的临床效用评估，但尚未被证实
短期 HRV	有限的数据显示，短期 HRV 受损与 SCD 风险增加有关 尚未评估以其指导治疗策略选择的临床效用
长期动态心电图（Holter）	
室性早搏和 NSVT	Holter 监测中记录到室性心律失常（VPB 和 NSVT）是公认的 SCD 危险因素 在部分人群中，NSVT 已被有效地用于选择高风险患者以进行治疗从而防止突发的心律失常性死亡，但敏感性有限
长期 HRV	低 HRV 是患者死亡率的危险因素，但无 SCD 特异性 已进行治疗策略选择的临床效用评估，但尚未被证实
心率震荡	现有数据显示异常的心率震荡可能是 SCD 的危险因素 已进行治疗策略选择的临床效用评估，但尚未被证实
运动试验 / 功能状态	
运动耐量和 NYHA 心功能分级	尽管与进行性泵衰竭的发生风险更为相关，但心力衰竭严重程度的增加亦可能是 SCD 的危险因素 尚未评估以其指导治疗策略选择的临床效用
心率恢复和恢复期心室早搏	有限的数据显示，心率恢复缓慢和恢复期的室性早搏是 SCD 的危险因素 尚未评估以其指导治疗策略选择的临床效用
T 波电交替	部分前瞻性数据显示，异常的 T 波电交替是 SCD 的危险因素 已进行治疗策略选择的临床效用评估，但结果不一致
BRS	部分数据显示，低 BRS 是 SCD 的危险因素 尚未评估以其指导治疗策略选择的临床效用

BRS，压力感受器敏感性；ECG，心电图；HRV，心率变异性；LVEF，左心室射血分数；NSVT，非持续性室性心动过速；NYHA，纽约心脏协会；SAECG：信号平均心电图；SCD，心脏性猝死；VPB，室性早搏

From Goldberger JJ，Cain ME，Hohnloser SH，et al. AHA/ACC/HRS scientific statement on noninvasive risk stratification techniques for identifying patients at risk for sudden cardiac death. J Am Coll Cardiol. 2008；52：1179-1199.

后续风险仍很高[35, 39]。此外，在随后的 AVID 试验（Antiarrhythmics Versus Implantable Defibrillators）中，与随机试验中被认为具有 VT/VF 高风险的人群相比，被纳入 AVID 注册研究但因一过性或可逆性原因所致的 VT/VF 而未被随机分组的患者死亡率并未降低，甚至更高[35]。

因此，根据具体情况进行风险分层，并正确识别可逆性和不可逆性原因，对于优化患者的临床结局十分重要。在特定的冠状动脉疾病中，瘢痕依赖性室性心律失常多为单形性 VT，而与急性缺血相关的心律失常则主要是多形性 VT 或 VF。一般而言，急性缺血相关的多形性 VT/VF 患者应进行血运重建，以降低 SCD 风险。在电解质异常或抗心律失常药物所致的持续性单形性 VT 中，应通过识别和纠正潜在

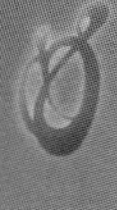

的病因进行治疗，但重要的是，应避免认为以上病因是持续性单形性 VT 的唯一原因。

埋藏式心脏复律除颤器用于心脏性猝死的二级预防

随机临床研究结果充分证实，ICD 可用于 SCD 的二级预防（表 22.2），这表明在心搏骤停幸存者或经历过持续性 VT 的患者中，与抗心律失常药物相比，植入 ICD 可减少患者的 SCD 和总死亡率[3, 60-67]。CAD 患者二级预防中的 ICD 应用如图 22.2 所示。图 22.3 和图 22.4 分别为 ICD 植入对 MI 后 40 天和冠状动脉血运重建后 90 天内患者 SCD 二级预防的策略选择。

AVID 试验

AVID[60] 试验是一项重要的二级预防随机临床研究，共纳入 1016 例患者，包括 VF 复苏、持续性 VT 伴晕厥，以及伴有左心室功能不全（LVEF ＜ 40%）、

表 22.2　ICD 用于心脏性猝死二级预防的随机临床研究（包括慢性 CAD 患者）

试验	*N*	%CAD	研究设计	入选人群	HR
AVID（1997 年）	1016	＞ 80%	ICD *vs.* Ⅲ类 AAD	VF 复苏、VT 复律、VT 伴晕厥或 VT 伴 LVEF ≤ 40% 及出现血流动力学异常的患者	0.62（$P < 0.02$）
CASH（2000 年）	288	＞ 70%	ICD *vs.* 胺碘酮 *vs.* 美托洛尔	记录到的因持续性室性心律失常所致心脏停搏的幸存者	0.77（$P = 0.08$）
CIDS（2000 年）	659	＞ 80%	ICD *vs.* 胺碘酮	VF 复苏或 VT 或未监测的晕厥患者	0.80（$P = 0.1$）

AAD，抗心律失常药物；CAD，冠状动脉疾病；HR，植入埋藏式心脏复律除颤器患者的死亡率风险比；ICD，埋藏式心脏复律除颤器；LVEF，左心室射血分数；VF，心室颤动；VT，室性心动过速

CAD患者心脏性猝死的二级预防
VF和血流动力学不稳定的持续性VT导致的心脏停搏
可逆性原因
病因治疗
非可逆性原因
自发性持续性VT
原因不明的晕厥、可诱发的影响血流动力学的持续性VT以及EPS诱发的VT
无明显心室功能异常的持续性VT
不适于射频消融的VT
可射频消融治疗VT（如OT起源或分支相关VT）
射频消融
失败或未消融
成功
再次评估LV功能：心室功能异常患者植入ICD获益更大
ICD

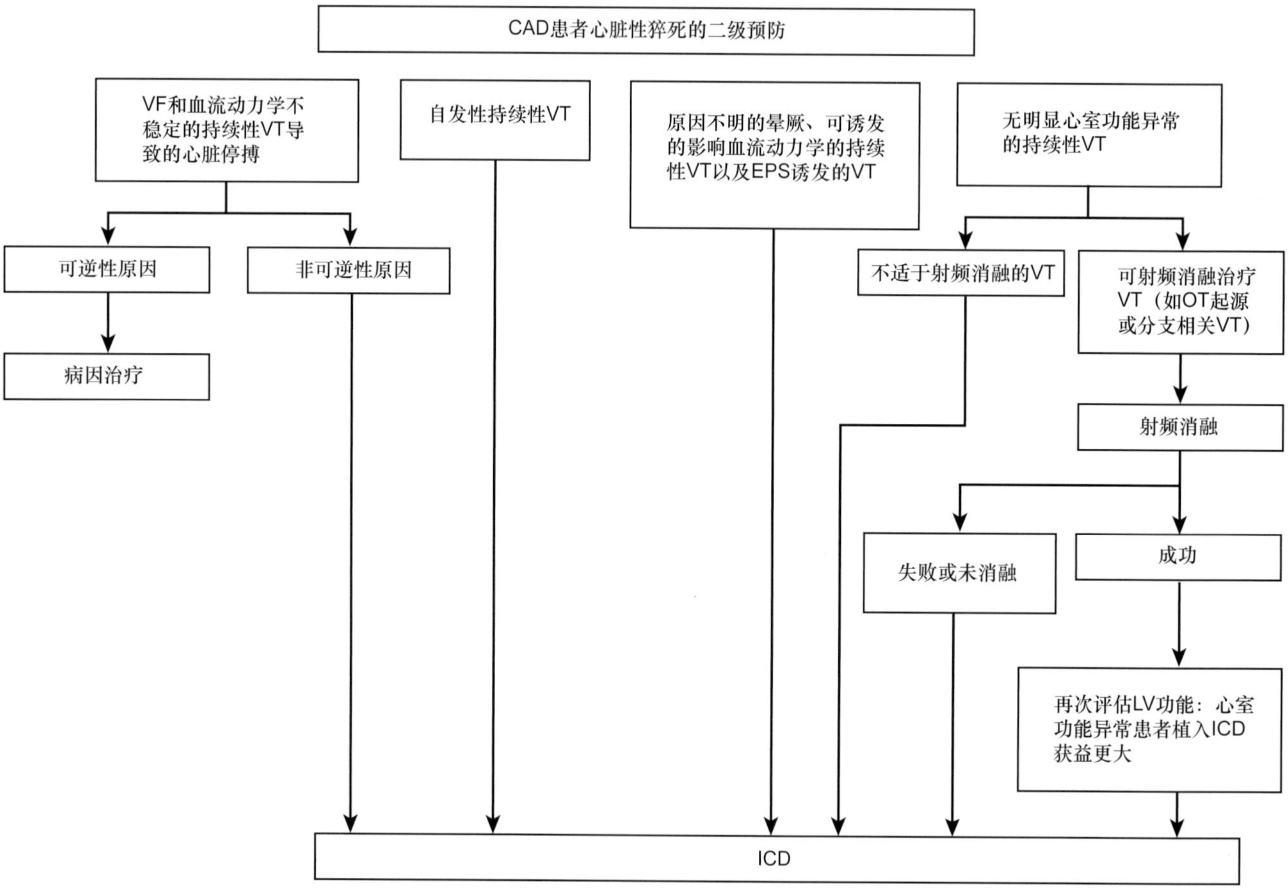

图 22.2　ICD 用于 CAD 患者心脏性猝死的二级预防。EPS，电生理检查；ICD，埋藏式心脏复律除颤器；LV，左心室；OT，流出道；VF，心室颤动；VT，室性心动过速。（Modified from Olshansky B，Chung MK，Pogwizd S，Goldschlager N. Arrhythmia Essentials. Philadelphia：Elsevier；2017.）

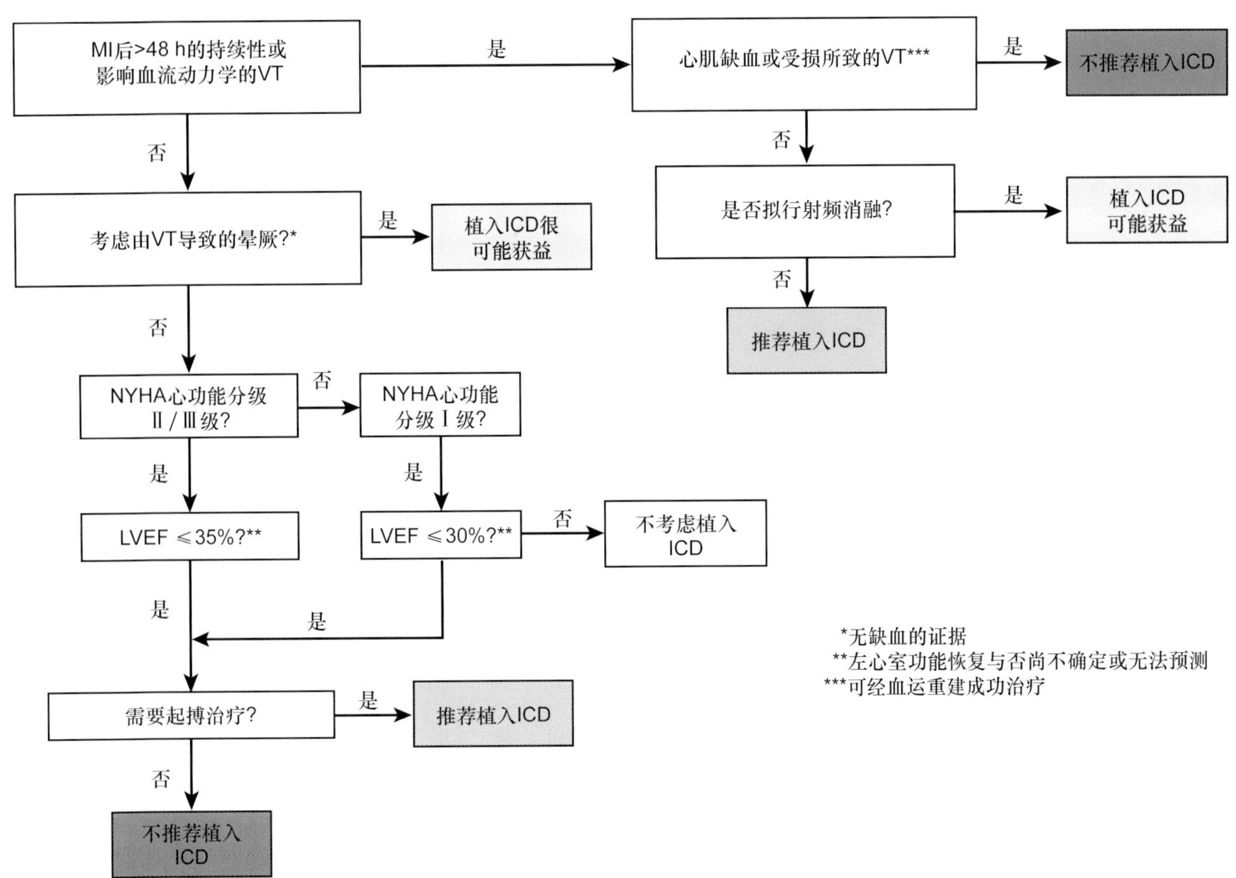

图 22.3 MI 后 40 天内植入 ICD 的策略选择。ICD，埋藏式心脏复律除颤器；LVEF，左心室射血分数；MI，心肌梗死；NYHA，纽约心脏协会；VT，室性心动过速。（Modified with permission from Kusumoto FM，et al. HRS/ACC/AHA expert consensus statement on the use of implantable cardioverter-defibrillator therapy in patients who are not included or not well represented in clinical trials. Heart Rhythm. 2014；11：1270-1313.）

血流动力学不稳定或症状性持续性 VT 患者，并将其随机分配至植入 ICD 或抗心律失常药物（索他洛尔或胺碘酮）治疗组。该研究的主要终点是全因死亡率。该研究纳入的大多数患者均有 CAD（两组均为 81%）、既往 MI（两组均为 67%）或显著的左心室功能不全（平均 LVEF 为 31%）。

ICD 植入组的总体生存率更高，1 年的未校正生存率约为 89.3%，抗心律失常药物组则为 82.3%，两组患者 2 年和 3 年的未校正生存率分别为 81.8%、74.7% 和 75.4%、64.1%（$P < 0.02$）。这相当于 1 年、2 年和 3 年的死亡率分别相对减少 39%、24% 和 31%。亚组分析显示，ICD 治疗的优势主要在于 CAD 患者 SCD 的潜在病因多为心律失常。因观察到 ICD 植入组患者的显著生存获益，该研究提前终止。与抗心律失常药相比，ICD 的主要作用是预防心律失常性死亡，但两组的非心律失常性死亡率无差异。值得注意的是，接受抗心律失常药物治疗的患者非心脏性死亡（如与肺或肾病相关的死亡）的风险更高[68]。

对 AVID 试验的进一步分析发现，在 LVEF > 35% 的患者中，两组间的终点事件发生率无差异，但在 LVEF 为 20% ～ 35% 的患者中，与药物治疗相比，ICD 植入组患者 2 年生存获益更大（83% *vs.* 72%）[69]。在 LVEF < 20% 的亚组中也观察到同样的差异，但因样本量小无法进行统计学分析。

CASH 试验

CASH 试验是一项前瞻性多中心随机临床研究，比较植入 ICD 与抗心律失常药物对继发于室性心律失常（VT 或 VF）的心脏停搏幸存者的治疗作用[65]。该研究中，349 例入选患者随机接受 ICD 植入、美托洛尔、普罗帕酮或胺碘酮治疗。因与 ICD 植入患者相比全因死亡率增加 61%，故在随访至 11.3 个月时普罗帕酮组提前终止。该研究的主要终点事件是全因死亡率，约 75% 的入选患者存在冠状动脉疾病。在平均随访 57 个月中，ICD 植入组患者的死亡率为 36.4%，胺碘酮 / 美托洛尔组则为 44.4%。ICD

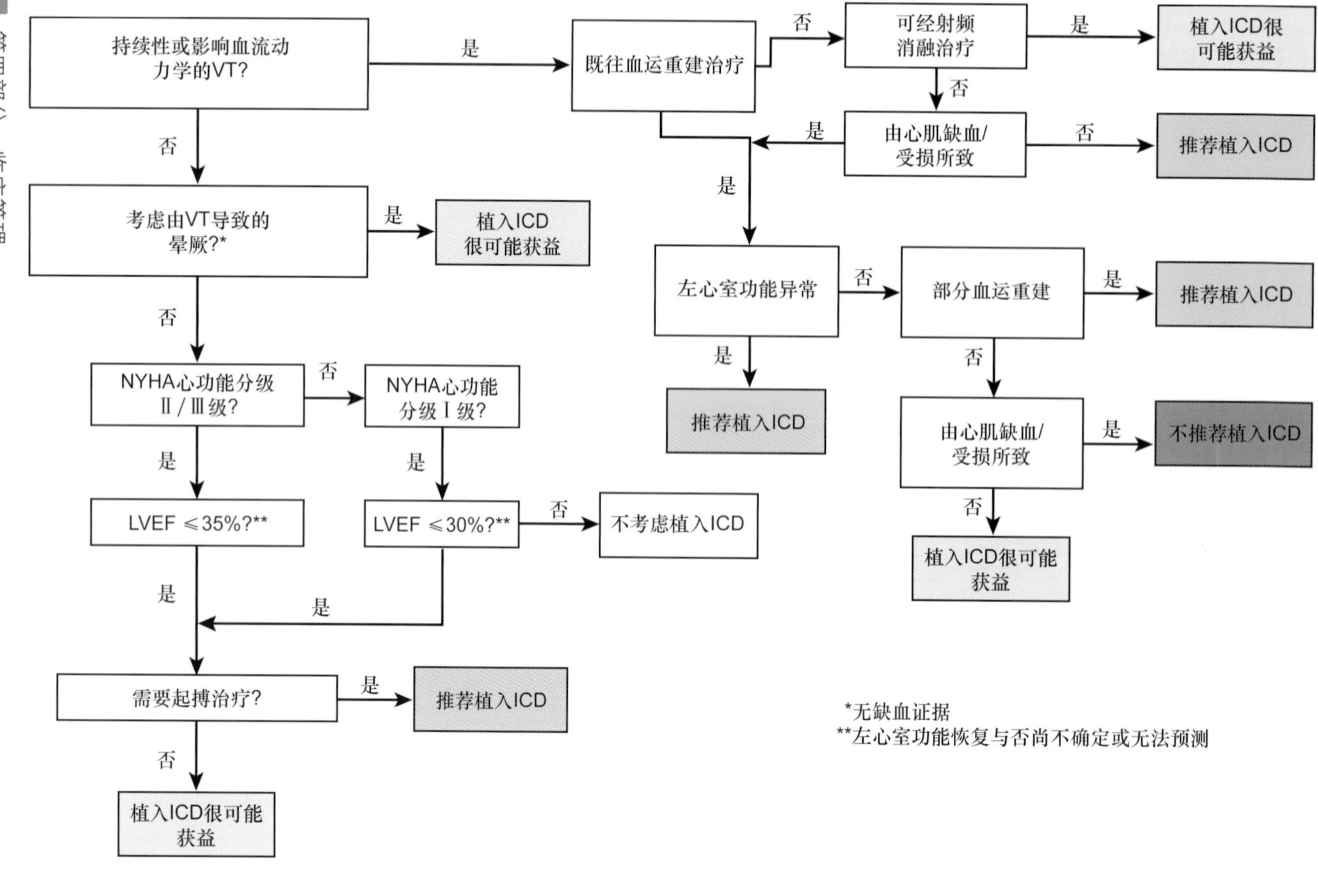

图 22.4 血运重建 90 天内植入 ICD 的策略选择。ICD，埋藏式心脏复律除颤器；LVEF，左心室射血分数；MI，心肌梗死；NYHA，纽约心脏协会；VT，室性心动过速。（Modified with permission from Kusumoto FM，et al. HRS/ACC/AHA expert consensus statement on the use of implantable cardioverter-defibrillator therapy in patients who are not included or not well represented in clinical trials. Heart Rhythm. 2014；11：1270-1313.）

植入组患者的总体生存率较高，但无统计学差异。因本研究的入选患者平均 LVEF 为 46%，这表明该人群比 AVID 研究相对更健康，因此 19.6% 的 2 年死亡率低于用于计算样本量的 1/2。而与药物治疗相比，ICD 植入患者次要终点事件 SCD 的发生率显著降低（13% *vs.* 33%）。该研究还指出，ICD 植入治疗获益似乎主要发生于 MI 出现后的 5 年之内。

CIDS 试验

该研究共纳入 659 例 VF 复苏、VT 或无监测的晕厥患者，将其随机分配至 ICD 植入或胺碘酮治疗组[61]。该研究的主要终点是全因死亡，次要终点是心律失常性死亡。两个治疗组中的 CAD 患者均超过 80%，其中大多数患者存在陈旧性 MI。在长达 5 年的随访中，该研究发现 ICD 植入治疗的死亡风险并未显著降低，其相对风险降低 19.7%；与之相似，心律失常性死亡风险也并未显著降低，仅相对风险降低了 32.8%。

重点试验的数据和结论的普遍性

尽管 AVID 试验显示，与药物治疗相比，ICD 植入患者的获益具有统计学差异，但 CIDS 和 CASH 试验并未得到显著获益，这可能是由于 β 误差和缺乏统计学效力来检测所观察到的获益的显著性、入选患者群体的差异或 CIDS 试验的随访时间较长等。该差异也可能是因为部分入选患者经主管医师评估后认为接受 ICD 治疗获益更大而被推荐入 ICD 植入组，而并非随机纳入该研究。这将产生有利于医疗干预组研究结果的偏倚。

对 3 项主要临床研究和 1 项较小型研究的 meta 分析显示：患者接受 ICD 植入治疗可获益（图 22.5）[70]。meta 分析数据显示，与药物治疗相比，植入 ICD 的患者生存率更高，相对风险降低了 25%。这主要与 SCD 发生率的正效应有关，该模式中 ICD

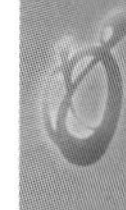

试验	ICD n/N	传统治疗 n/N	RR (95% CI)	权重 %	RR (95% CI)
Wever 1995	4/29	11/31		3.7	0.39 (0.14, 1.08)
AVID 1997	80/507	122/509		42.3	0.66 (0.51, 0.85)
CASH 2000	36/99	84/189		20.1	0.82 (0.60, 1.11)
CIDS 2000	83/328	98/331		33.9	0.85 (0.67, 1.10)
总计 (95% CI)	**203/963**	**315/1060**		**100.0**	**0.75 (0.64, 0.87)**

异质性卡方检验=3.97 df=3 P=0.26

整体效应检验 z=−3.75 P=0.26

图 22.5 关于 ICD 植入用于 SCD 二级预防的临床研究的总全因死亡率分析。CI，置信区间；df，自由度；n/N，样本量 / 总人群量；RR，相对危险度。（Reproduced with permission from Lee DS，Green LD，Liu PP，et al. Effectiveness of implantable defibrillators for preventing arrhythmic events and death：a meta-analysis. J Am Coll Cardiol. 2003；41：1573-1582.）

植入患者的死亡相对风险降低 50%。一个重要的观察性结果显示患者全因死亡的绝对风险降低 7%。

针对 AVID、CIDS 和 CASH 试验的另一项 meta 分析也得到了同样的结论，患者的全因死亡相对风险降低 28%，心律失常性猝死降低 50%，与 LVEF ＞ 35% 的患者相比，LVEF ＜ 35% 的患者获益更大[64]。通过对美国退伍军人管理局（National Veterans Administration）数据库中大量患者常规诊疗过程中 ICD 植入的有效性进行分析，研究者探讨了这些获益的普遍性[71]。该研究纳入 6996 例新发室性心律失常和既往存在缺血性心脏病及充血性心力衰竭的患者，其中 1442 例接受 ICD 植入治疗，随访时间为 3 年。研究发现，在多变量分析中，ICD 植入患者的全因死亡率（OR ＝ 0.52）和心血管死亡率（OR ＝ 0.56）较低，但非心血管死亡率无统计学差异。尽管 ACEI、β 受体阻滞剂和他汀类药物的使用频率显著降低，但患者仍有显著获益。该研究显示：3 年随访期间，每 4～5 例接受 ICD 植入的患者中即有 1 例可有效预防死亡，这一重要发现指出，ICD 植入患者的获益程度与临床研究结果相似，甚至更大。

ICD 植入患者的 SCD

接受 ICD 植入治疗的患者仍可能出现非心律失常性 SCD（如无脉性电活动、肺栓塞或主动脉夹层）或终末期心律失常所致的 SCD。在 SCD 二级预防的临床研究中，ICD 治疗组总死亡患者中高达 1/3 的患者为 SCD，其最常见的原因是 VT 或 VF，尽管可经除颤电击进行恰当的治疗，但随后出现的电-机械分离和无脉性电活动是 SCD 的主要致病基质[72]。

在植入 ICD 的终末期心力衰竭患者中，尽管 ICD 功能正常，但仍能记录到难治性心律失常。此类患者的进一步治疗包括心力衰竭高级治疗和考虑心脏移植。尽管已植入 ICD，但仍存在可能导致 SCD 的其他因素，包括低于 ICD 监测阈值的室性心律失常，以及罕见的 ICD 监测或治疗失败的心律失常。

心搏骤停幸存者的药物辅助治疗

迄今尚无药物被作为 SCD 幸存者 ICD 植入的替代治疗。尽管如此，针对具体潜在病因的药物治疗可能有助于进一步降低患者的心血管死亡率和 SCD 发生率[3]。

抗心律失常药物

在幸存于心搏骤停或持续性室性心律失常但拒绝植入 ICD 的患者中，抗心律失常药物可作为 ICD 的替代治疗，以减轻心律失常负荷。在接受 ICD 植入治疗以进行 SCD 二级预防的患者中，许多患者反复出现室性心律失常并触发恰当的除颤电击治疗。抗心律失常药物可减少这些患者对除颤电击的需求，从而改善生活质量。结构性心脏病患者的抗心律失常药物选择仅限于胺碘酮、索他洛尔或美西律[3]，与索他洛尔相比，胺碘酮因其疗效更佳和致心律失常作用更小而成为首选药物。尽管索他洛尔和美西律疗效欠佳，但长期应用胺碘酮的不良反应使得其也成为可接受的替代药物。胺碘酮可提高除颤阈值，而索他洛尔则使其降低，以上效应对高除颤阈值的患者至关重要。此外，索他洛尔强效的 β 受体阻滞

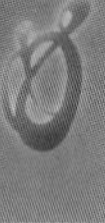

作用也限制了其在轻度或失代偿性心力衰竭患者中的应用。

在接受ICD治疗进行SCD二级预防的患者中，抗心律失常药物辅助治疗并非罕见，在AVID试验为期2年和CIDS试验为期5年的随访时间内，ICD治疗组中约22%和28%的患者接受了抗心律失常药物的辅助治疗[60-61]。

抗心律失常药物辅助治疗的主要目的是改善患者的生活质量和减少电击，但在一项纳入约6000例ICD植入患者的系统评价中，并未得出预防电击改善生存率的结论[73]。

在此类患者中，抗心律失常药物也可用于触发不恰当除颤电击的室上性心律失常（尤其是心房颤动）的治疗。尽管通过ICD程控可减少不恰当电击的发生，但无论不恰当电击是否减少，对室上性心律失常的治疗均能改善患者的生活质量。

β受体阻滞剂

β受体阻滞剂治疗可使既往MI和左心室功能不全或心力衰竭的冠状动脉疾病患者获益，其中还包括改善SCD的风险。在反复发作室性心律失常的患者中，β受体阻滞剂可抑制与心律失常相关的肾上腺素能触发活动。此外，在多数心力衰竭患者中，β受体阻滞剂还可预防反复发作的心力衰竭，这也是心律失常复发风险增加的疾病阶段。此外，β受体阻滞剂还可以减少因心房颤动或窦性心动过速所致的快速心室率而引起的不恰当电击。

在未纳入AVID试验的心搏骤停幸存者中，β受体阻滞剂的应用与患者的生存获益相关[74]。该研究也发现，这种保护性作用在已接受胺碘酮或ICD治疗的患者中并不显著。

降脂药物

CAD患者应根据相应的临床指南进行降脂药物治疗。尽管现有数据显示存在获益，但以降低SCD为目的而应用降脂药物仍存在争议[75-76]。AVID试验发现，在接受ICD治疗的CAD患者中，降脂治疗可使其VT/VF复发率相对降低60%[75]。另一项观察性研究表明，在CAD和ICD植入患者中，降脂药物的应用与室性心律失常的复发率减少相关[76]。

目前尚无临床研究数据表明他汀类药物的应用具有独立的抗心律失常作用。关于鱼油的抗心律失常作用亦是如此。一项meta分析显示鱼油或Ω-3脂肪酸并未减少ICD的放电次数[77]。

心搏骤停幸存者的非药物辅助治疗

导管消融

导管消融是室性心律失常的治疗策略之一。在幸存于心搏骤停的CAD患者中，室性心律失常的导管消融可作为触发ICD电击的频发室性心律失常的辅助治疗，并成为拒绝ICD植入患者的替代治疗方案，对于心肌病和束支折返性VT的患者，通常可通过消融右束支进行治疗。

与非缺血性基质所致的VT相比，导管消融对缺血性心脏病相关VT的治疗效果更佳。在既往MI的患者中，持续性单形性VT通常源于心肌的瘢痕基质，主要位于瘢痕的交界区中，该区域中的瘢痕组织散在于存活的心肌细胞中。以上基质可经心内膜导管消融治疗，其理想靶点位于VT折返环路的关键峡部。该领域的许多专家进行了额外的相关基质改良[78]。2015年发表的一项研究显示，在缺血性心肌病患者出现的可耐受性VT的治疗中，广泛的基质消融策略优于仅针对临床和稳定性VT的消融[79]。临床实践显示，除基质改良外，还应该针对临床VT进行标测和消融。

导管消融对由室性早搏触发的VF亦有效，尤其当二者形态一致时[80]。此时的触发活动可能源于CAD患者的希氏束–浦肯野系统，特别是左后分支。尽管局部心肌缺血可能是诱发VF的室性早搏的潜在原因，但部分情况下缺乏可识别的血运重建靶点或尽管血运重建但心律失常仍存在。针对心室过早除极触发活动的导管消融可成功治疗反复发作的VF。

导管消融也被作为既往发生过持续性VT并接受ICD植入治疗患者的预防性治疗措施。针对这些研究的meta分析显示，VT的预防性消融可减少VT复发，但并不改善死亡率[81]。

外科手术治疗

随着CAD治疗和导管介入技术的发展，外科手术目前很少用于室性心律失常的治疗，通常仅用于药物辅助治疗和导管消融失败且出现反复发作的室性心律失常和除颤电击的患者。既往MI患者室性心律失常的手术治疗策略包括伴或不伴术中标测的瘢痕基质或动脉瘤切除。

在难治性病例中，可对选定的病例考虑心脏移植。相反，对于心脏移植等待过程中出现心搏骤停或持续性室性心律失常的患者，ICD 植入可作为移植的桥接治疗，以改善患者生存率[82-86]。

心脏性猝死的一级预防

一级预防旨在预防未经历过心搏骤停或持续性 VT 的高风险患者发生 SCD[3]。

埋藏式心脏复律除颤器用于心脏性猝死的一级预防

在 CAD 患者中，缺血性心肌病和心力衰竭患者的随机临床研究已证实 ICD 植入的预防作用（表 22.3）。该人群的室性心律失常发生风险增加，而 SCD 可能是其首发临床表现[3]。随机临床研究显示，特定的高风险患者接受 ICD 植入治疗可达到 SCD 一级预防的目的，而除 β 受体阻滞剂之外的抗心律失常药物则对患者的生存率无改善。如图 22.6 所示 ICD 在 CAD 患者 SCD 一级预防中的治疗策略的选择。图 22.3 和图 22.4 分别为在 MI 后 40 天内和冠状动脉血运重建后 90 天内植入 ICD 进行中 SCD 一级预防的治疗策略选择。

MADIT 试验

MADIT 试验[87]旨在评估与常规药物治疗相比，预防性植入 ICD 是否改善高危患者的生存率。入选标准为 NYHA 心功能Ⅰ～Ⅲ级；既往 MI；LVEF ≤ 35%；记录到无症状性非持续性 VT；电生理检查中可诱发的难以终止的快速性室性心律失常[87]。该研究将 196 例患者随机纳入 ICD 植入组和常规药物治疗组。药物干预组中绝大多数患者应用胺碘酮治疗。与药物治疗相比，27 个月的随访期间内 ICD 植入使患者的总死亡率、心脏性死亡率和心律失常死亡率相对风险降低了 54%。MADIT 的事后分析表明，获益主要发生在具有高风险的特定人群中，如显著的左心室功能异常（LVEF ＜ 26%）、室内传导延迟和需要治疗的心力衰竭等[88-89]。

该研究的局限性为样本量小和主要结局事件的发生率低，同时还由于患者的纳入标准包括电生理

表 22.3　ICD 用于 SCD 一级预防的随机临床研究（包括慢性 CAD 患者）

试验	N	%CAD	研究设计	入选人群	时机	HR
MADIT（1996 年）	196	100%	ICD *vs.* 常规药物治疗	既往 MI；LVEF ≤ 35%；NSVT；EPS 中诱发的难以终止的持续性 VT/VF	MI 后＞ 3 周 CABG 后＞ 2 个月 PTCA 后＞ 3 个月	0.46（$P = 0.009$）
MUSTT（1999 年）	704	100%	EP 指导下 AAD 治疗或 ICD 或非 AAD 治疗	CAD；LVEF ≤ 40%；无症状性 NSVT；可诱发的持续性室性心律失常	MI 或血运重建后≥ 4 天	0.40（$P < 0.001$）
MADIT-Ⅱ（2002 年）	1232	100%	ICD *vs.* 常规药物治疗	既往 MI；LVEF ≤ 30%	MI 后＞ 1 个月 血运重建后＞ 3 个月	0.69（$P = 0.02$）
SCDHeFT（2005 年）	2521	52%	ICD *vs.* 胺碘酮 *vs.* 安慰剂	NYHA 心功能分级Ⅱ～Ⅲ级，LVEF ≤ 35%	心力衰竭持续＞ 3 个月	0.77（$P = 0.007$）
CABGPatch（1997 年）	900	100%	心外膜 ICD *vs.* 非 ICD	CABG，LVEF ≤ 35%，SAECG 异常	CABG 期间	1.07（NS）
DINAMIT（2004 年）	674	100%	ICD *vs.* 非 ICD	近期 MI，LVEF ≤ 35%，HRV 降低或平均心率≥ 80 次 / 分	MI 后 6 ～ 40 天	1.08（$P = 0.7$）
IRIS（2009 年）	898	100%	ICD *vs.* 非 ICD	近期 MI，LVEF ≤ 40% 以及心率＞ 90 次 / 分或 NSVT ＞ 150 次 / 分	MI 后 3 ～ 31 天	1.04（$P = 0.8$）

AAD，抗心律失常药物；CABG，冠状动脉旁路移植术；EP，电生理学；EPS，电生理检查；HR，植入 ICD 患者的死亡率风险比；HRV，心率变异性；ICD，埋藏式心脏复律除颤器；LVEF，左心室射血分数；MI，心肌梗死；NS，无统计学差异；NSVT，非持续性室性心动速；VF，心室颤动；VT，室性心动过速

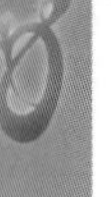

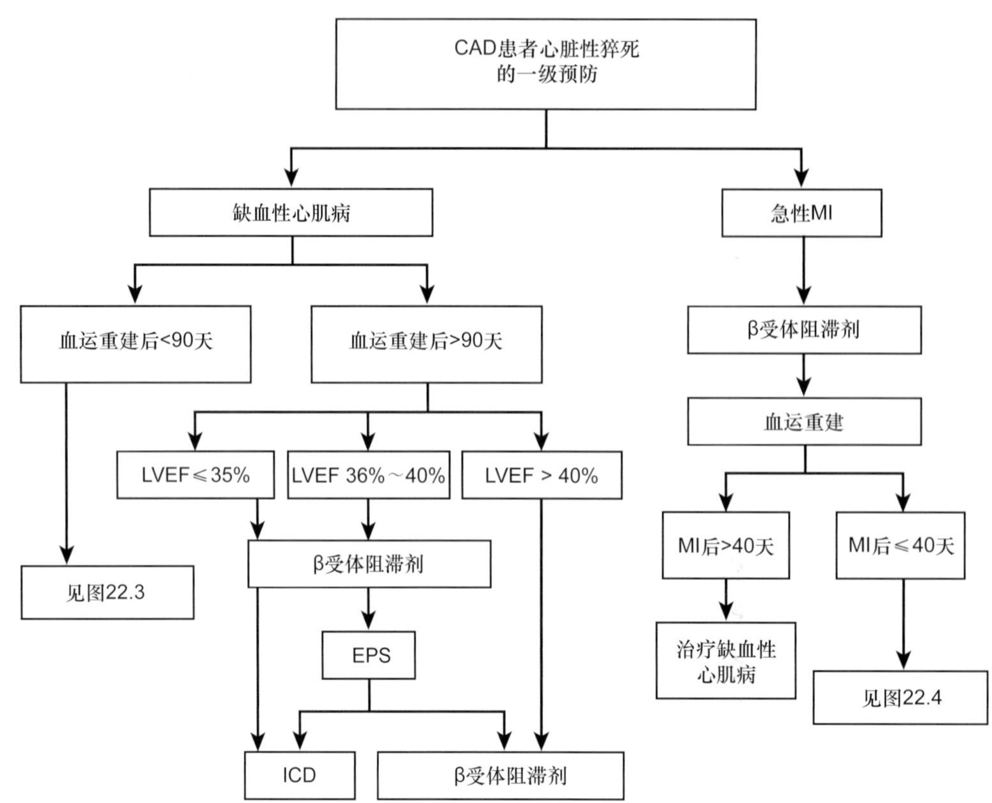

图 22.6 ICD 用于 CAD 患者心脏性猝死一级预防的策略选择。CAD，冠状动脉疾病；EPS，电生理检查；ICD，埋藏式心脏复律除颤器；LVEF，左心室射血分数；MI，心肌梗死。（Modified from Olshansky B，Chung MK，Pogwizd S，Goldschlager N. Arrhythmia Essentials. Philadelphia：Elsevier：2018.）

检查中普鲁卡因胺治疗无效，故选择对抗心律失常药物无反应的患者还可能存在转诊偏倚。此外，该研究显示，尚无证据表明胺碘酮、β 受体阻滞剂或其他任何抗心律失常治疗对观察结果有显著影响。但大多数 ICD 植入组的患者接受了 β 受体阻滞剂治疗，因此在短期或长期随访中 β 受体阻滞剂的残余混杂作用和可能的生存获益均不容忽视。尽管如此，MADIT 仍然是一项具有里程碑意义的临床研究，为后续进行的设计更为完善、风险分层更为简单的大规模临床研究奠定了基础。

MADIT- Ⅱ试验

MADIT- Ⅱ试验旨在评估 ICD 对左心室功能降低和既往 MI 患者的影响[90]。该研究纳入了 1232 例 MI 后 > 30 天（若行 CABG 则 > 90 天）、LVEF ≤ 30% 的患者，并随机分为 ICD 植入组或常规药物治疗组。与 MADIT 相反，MADIT- Ⅱ不需要经有创电生理检查进行风险分层，且纳入标准不包括记录到的非持续性 VT。MADIT- Ⅱ的主要终点是全因死亡率。平均随访 20 个月后，该研究因 ICD 植入组患者显著的生存获益而提前终止。药物治疗组患者的全因死亡率为 19.8%，而 ICD 植入组为 14.2%，相对风险降低 31%，具有统计学意义。亚组分析显示，无论是否校正年龄、性别、LVEF、NYHA 心功能分级和 QRS 间期等因素，ICD 植入治疗均有显著的生存获益，主要源于 SCD 发生率的减少（3.8% *vs.* 10.0%）。

值得注意的是，ICD 植入组中的多数患者均需要住院治疗临床心力衰竭，这可能与生存率的提高和心功能障碍的自然病程有关，也可能与额外的右心室起搏以及随之产生的心室收缩不同步相关。

CABG Patch 试验

CABG Patch 试验旨在评估具有冠状动脉疾病、左心室功能不全和信号平均心电图异常患者进行 CABG 时预防性植入 ICD 的生存获益[91]。该研究纳入 900 例接受择期旁路移植术、LVEF < 36% 且信号平均心电图异常的患者，随机分配入术中心外膜 ICD 植入组和非 ICD 植入组。在平均 32 个月的随访期间，该研究发现 ICD 植入组患者在全因死亡率和心血管死亡率方面并无获益。这可能与旁路移植术产生的生存获益相关，即无论是否接受 ICD 治疗，CABG 本身可改善患者的左心室功能，也可能与心外膜 ICD

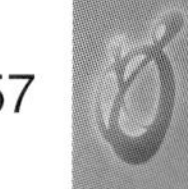

的不良反应相关。当前的临床实践指出，血运重建90天内不推荐ICD植入治疗，且与心外膜ICD相比，首选经静脉或皮下ICD植入。

MUSTT试验

MUSTT试验旨在评估电生理检查对预防高风险人群发生SCD的作用，以进一步指导患者的治疗[92]。该研究的主要目的并非为除颤器，但对特定的高危患者的管理提出了重要的意见。MUSTT的纳入标准包括：既往MI（入组前4天以上）、MI或血运重建4天后但在入组前6个月内的无症状非持续性VT、LVEF ≤ 40%，以及有创电生理检查中可诱发的持续性VT患者。纳入患者根据电生理检查结果随机接受抗心律失常治疗（包括药物和ICD植入）或非抗心律失常治疗。该研究中，ACEI和β受体阻滞剂应用于所有可耐受的患者，主要研究终点是心脏停搏或心律失常性死亡。平均随访39个月后，与标准治疗相比，电生理检查指导下的治疗可使主要终点事件的相对风险降低27%。与未接受ICD治疗的患者相比，ICD植入患者心脏停搏或心律失常性死亡的相对风险降低76%，这占整个研究结果的很大一部分。该研究发现，经电生理检查指导的ICD植入行抗心律失常治疗（而并非抗心律失常药物治疗）可降低CAD高危患者的猝死风险。

为进一步评估可诱发的心律失常的预后价值，MUSTT的后续分析显示，低射血分数和可诱发的快速性心律失常均增加CAD患者的死亡风险[93]。尽管可诱发的快速性心律失常提示患者更易发生心律失常性死亡，尤其是LVEF为30% ～ 40%的患者，但该分析指出LVEF对患者的死亡原因无预测价值。

SCD-HeFT试验

SCD-HeFT试验对胺碘酮和除颤器植入在心力衰竭患者中的疗效进行了评估[94]，其主要终点是全因死亡率。该试验纳入2521例经ACEI和β受体阻滞剂治疗后至少3个月NYHA心功能分级Ⅱ / Ⅲ级和LVEF ≤ 35%患者，随机分配至常规药物治疗＋安慰剂、常规药物治疗＋胺碘酮或常规药物治疗＋保守程控且仅有除颤功能的单极ICD治疗组。纳入的患者包括缺血性或非缺血性心肌病患者，其中冠状动脉疾病或缺血性心肌病患者为52%。在平均45.5个月的随访期间，安慰剂组、胺碘酮组和ICD组的死亡率分别为29%、28%和22%，提示胺碘酮组和安慰剂组的死亡风险相似，但与安慰剂组相比，ICD组患者获益显著，其相对风险降低23%。无论患者患缺血性或非缺血性心肌病，这一结果并未发生变化，ICD使缺血性心肌病的相对风险降低了21%。该研究中ICD植入的生存获益主要集中在NYHA心功能分级Ⅱ级的患者中，在Ⅲ级患者的亚组分析中并未得出该结论。

DINAMIT试验

MADIT试验纳入MI后至少3周或1个月的患者，DINAMIT试验旨在评估MI后早期ICD植入的患者获益[95]。该研究招募了674例近期发生MI（6～40天）、LVEF ＜ 35%且心脏自主神经功能受损（表现为心率变异性降低或Holter显示24 h平均心率升高，即≥ 80次 / 分）的患者，排除标准包括：MI后48 h内发生持续性VT、NYHA心功能分级Ⅳ级，以及MI后行CABG或三支血管PCI的患者。纳入患者随机分组接受常规药物＋ICD植入治疗或单纯药物治疗，该研究的主要终点是全因死亡率，预定的次要终点是发生心律失常性死亡。平均30个月的随访期间，该研究发现两组间的总死亡率无差异。ICD植入与心律失常性死亡的减少相关，但这种生存获益被ICD植入者的非心律失常性死亡率增加所抵消。

IRIS试验

IRIS试验是评估除颤器植入对近期发生MI的高风险患者生存获益的第二项临床研究[42]。该研究纳入898例MI后5 ～ 31天的患者，入选标准为至少满足以下条件之一：① LVEF ≤ 40%且首次心电图显示静息心率≥ 90次 / 分；② Holter记录到频率≥ 150次 / 分的非持续性VT。入选患者被随机分配至ICD植入治疗或单纯药物治疗组，平均随访37个月。研究发现，ICD组和药物治疗组的总体死亡率相似。与DINAMIT试验结论一致，与对照组相比，ICD组的SCD较少，相对风险降低69%，但其非SCD的发生率较高。

无获益的DINAMIT试验和IRIS试验

与MI后的长期研究相比，MI后早期ICD植入对SCD一级预防的研究显示患者无获益，其原因包括：①患者左心室功能的恢复可能削弱了ICD植入的获益；② ICD植入尚不能预防的缺血复发或机械并发症可能导致患者死亡[96]；③研究纳入的自主神

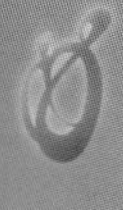

经功能异常（表现为 DINAMIT 试验中的心率变异性降低和 IRIS 试验中静息心率≥ 90 次 / 分）患者可能具有非心律失常死亡风险；④ MI 后早期 ICD 植入的其他风险等。尽管以上原因均为假设，但在当前的临床实践指南中，DINAMIT 和 IRIS 的研究结果仍是 MI 后＜ 40 天不推荐植入 ICD 用于 SCD 一级预防的主要原因。

ICD 治疗中除颤电击的避免

不恰当的 ICD 电击可能影响患者的生存获益。SCDHeFT 研究的事后分析显示：恰当和不恰当的电击均与随机接受 ICD 治疗进行 SCD 一级预防患者的预后较差相关[97]。部分研究表明，可通过适当的程控减少除颤电击[98]，其中一项具有里程碑意义的随机研究（MADIT-RIT 试验）显示，适当程控可改善患者预后[99]。2015 年专家共识声明也包括了对 ICD 心动过速检测和治疗的程控建议[98]。

附加左心室电极的除颤器

因心脏再同步化治疗（CRT）而增加左心室电极的除颤器可使部分患者（包括 LVEF ≤ 35%、心力衰竭或 QRS 波时限≥ 120 ms 的缺血性心脏病患者）获益[100-101]。其中 QRS 波时限≥ 150 ms 的左束支传导阻滞患者的获益最为显著[102-103]。已证实 CRT 通过减缓心力衰竭病程的进展或恶化，以及在较小程度上减少 SCD 来提高患者生存率[100-101，104-106]。但有限数据显示，CRT 应答者的逆向心室重构可减少患者的室性心律失常负荷[107]。

植入 ICD 的并发症

近年来与 ICD 植入相关的并发症已有所减少，尤其是经开胸手术植入心外膜导线的腹部装置过渡至经腋静脉、头静脉或锁骨下静脉植入导线的胸前装置。植入操作的总并发症发生率为 3%～6%，其中 1/2 被认为是严重并发症[108-110]。这些并发症包括植入部位出血、囊袋或全身感染、气胸、心脏穿孔或导线移位。手术相关的死亡较为罕见，估计为（2～4）/1000。

导线相关的并发症包括血管内感染、移位、导线断裂或绝缘层损害。除非将导线拔除，否则随时间延长可能发生的静脉通路闭塞会影响同一路径植入的其他导线。研究显示，导线头端的纤维化可能对起搏或除颤阈值产生负性干扰。AVID 试验显示导线相关并发症的发生率约为 10%[111]。

导线故障可导致异常的感知或起搏、不恰当电击、不恰当的起搏抑制或除颤失败。尽管罕见，但仍有导线故障导致死亡的案例报道[112]。总体而言，10 年随访期间的导线故障发生率为 5% ～ 40%[113-115]，这通常与导线的直径或设计相关。

三尖瓣反流亦是一个有争议的、罕见的导线相关并发症，可能与导线跨瓣或起搏所致的心肌收缩不同步相关。

脉冲发生器植入的相关并发症并不常见，仅为 2%，包括皮肤糜烂、感染、移位或电池提早耗竭[111]。脉冲发生器硬件或软件问题非常罕见。研究显示，植入部位疼痛、肩部运动能力下降或肌腱炎等并发症的发生率低，且很少需要重新植入设备。另一个罕见的并发症是 Twiddler 综合征，即脉冲发生器在囊袋中旋转致使导线移位或故障[116]。

皮下除颤器

全皮下除颤器（S-ICD）避免了经静脉导线植入相关的问题，包括植入时的风险、血管内感染的风险和导线故障，以及除颤器对导线完整性和性能的依赖。S-ICD 系统的脉冲发生器经皮下置于左腋中部，并与完全经皮下植入的导线相连，该导线包含 1 个位于胸骨左侧的电击线圈。目前该设备可发放高达 80 焦耳的电活动，成功除颤并相对安全的能量阈值为 65 焦耳。装置植入前需进行测试，以确保其能适当地感知心室激动并避免不恰当的电击。经测试，该装置在除颤阈值检测中可成功识别 98% ～ 100% 的室性心律失常，成功除颤率高达 95% ～ 100%[117-126]。

该装置于 2012 年 9 月获准在美国使用。其最适用于有血管内感染风险的患者和需要多次装置系统调试或升级的年轻患者。

S-ICD 的缺点是不具备起搏功能。因此，S-ICD 不适于目前存在或未来可能存在起搏适应证的患者以及需要抗心动过速起搏的患者。同样，有 CRT 指征的患者也不会从该系统中获益，而应植入经静脉装置。

可穿戴式心脏复律除颤器

可穿戴式心脏复律除颤器（wearable cardioverter defibrillators，WCD）可用于 SCD 风险增加但需延迟植入 ICD 治疗的患者，如 MI 后或血运重建后早期患者，或有活动性感染的患者等。为预防 SCD，WCD 可作为以上患者 ICD 的临时替代治疗，研究显示，

WCD 在终止 VT/VF 方面与 ICD 效果类似[127-132]。

WCD 同样缺乏起搏功能，故不能提供抗心动过速起搏或治疗缓慢性心律失常。尽管如此，它可作为永久性除颤器植入或左心室功能有望改善患者的桥接治疗。一项针对 LVEF ≤ 35% 的 MI 患者早期应用 WCD 的随机临床研究正在进行中（https：//clinicaltrials.gov/ct2/show/NCT01446965）。

心脏性猝死一级预防的辅助治疗

对于符合 ICD 植入标准的所有患者，建议在植入前针对潜在合并症进行最佳药物治疗。

β 受体阻滞剂

在急性 MI 患者中应用 β 受体阻滞剂可降低患者的全因死亡率和 SCD 风险[133-134]。同样，β 受体阻滞剂也是缺血性心肌病和心力衰竭患者中治疗的重要部分，与 SCD 减少相关[56，135]。这种获益在 ICD 植入患者中也存在。在 MADIT-Ⅱ试验中的 ICD 植入者中，β 受体阻滞剂治疗与患者的全因死亡率和室性心律失常风险降低相关，室性心律失常的相对风险降低 52%[136]。

ACEI 和 ARB

ACEI 预防心律失常性死亡的患者获益尚无定论。尽管如此，一项涉及 15 项急性 MI 研究共 15 104 例患者的 meta 分析显示，ACEI 的应用可轻度减少 SCD[137]。ARB 常用作 ACEI 不耐受患者的替代治疗，但与 ACEI 不同，尚无研究数据支持 ARB 减少患者的 SCD[138]。

醛固酮拮抗剂

研究显示，依普利酮可降低合并左心室功能不全、心力衰竭和（或）糖尿病的 MI 后患者的全因死亡率和 SCD 发生率，SCD 的相对风险降低 21%[139]。醛固酮拮抗剂具有抗室性心律失常的作用[140]。患者获益或与醛固酮拮抗剂的抗纤维化作用相关。

他汀类药物

在 CAD 患者（尤其是 MI 后的患者）中，已明确他汀类药物的治疗作用，但其对心律失常性死亡的一级预防作用尚未明确。有限的研究数据表明，这些患者应用他汀类药物的生存获益部分与 SCD 的减少相关[75，141-142]。

框 22.1　CAD 患者 ICD 植入的指南推荐意见

Ⅰ类：建议植入 ICD

- 经评估，因 VF 或血流动力学不稳定的持续性 VT 导致的心脏停搏幸存者，除外可逆性原因
- 自发的持续性 VT 患者，无论血流动力学是否稳定
- 具有临床相关性的原因未明的晕厥患者，或电生理学检查中诱发的血流动力学显著异常的持续性 VT 或 VF 患者
- 既往 MI 导致的 LVEF ≤ 35%，MI 后≥ 40 天，NYHA 心功能分级Ⅱ或Ⅲ级
- 既往 MI 导致的 LV 功能不全，MI 后≥ 40 天，LVEF ≤ 30% 以及 NYHA 心功能分级Ⅰ级患者
- 既往 MI 导致的非持续性 VT、LVEF ≤ 40%，以及电生理检查中可诱发的 VF 或持续性 VT 患者

Ⅱa 类：ICD 植入是合理的

- 持续性 VT、心室功能正常或接近正常的患者
- 等待心脏移植的晚期心肌病、非住院患者

Ⅲ类：不建议植入 ICD

- 即使符合 ICD 植入标准，对于预期生存期不满 1 年的患者，不建议植入 ICD
- 不间断的 VT/VF 患者
- 患有可能因器械植入而加重或使系统性随访受限的严重精神疾病患者
- 不适合心脏移植或 CRT-D 治疗的 NYHA 心功能分级Ⅳ级的药物难治性充血性心力衰竭患者
- 不伴有诱发性室性心动过速的原因未明的晕厥患者
- 完全可逆性原因所致的室性快速性心律失常患者

CRT-D，心脏再同步化治疗除颤器；ICD，埋藏式心脏复律除颤器；LV，左心室；LVEF，左心室射血分数；MI，心肌梗死；NYHA，纽约心脏协会；VF，心室颤动；VT，室性心动过速

Modified from Epstein AE，DiMarco JP，Ellenbogen KA，et al. ACC/AHA/HRS 2008 guidelines for device-based therapy of cardiac rhythm abnormalities. J Am Coll Cardiol. 2008；51：e1-e62；and Epstein AE，DiMarco JP，Ellenbogen KA，et al. 2012 ACCF/AHA/HRS focused update incorporated into the ACC/AHA/HRS 2008 guidelines for device-based therapy of cardiac rhythm abnormalities. J Am Coll Cardiol. 2013；61：e6-e75.

抗心律失常药物

因其无效性和潜在的致心律失常作用，临床研究尚不支持常规应用抗心律失常药物进行 SCD 的一级预防[46，143-145]。

植入埋藏式心脏复律除颤器预防心脏性猝死的指南推荐意见

目前 ACC/AHA/ 美国心律学会（Heart Rhythm Society，HRS）关于 CAD 患者 ICD 植入指南的推荐

见框 22.1。HRS/ACC/AHA 专家共识为临床研究或指南中未明确分类患者的除颤器植入提供了进一步的指南意见（图 22.3 和图 22.4）[146]。

结论

CAD 与 SCD 风险有关。针对 CAD 和相关合并症的治疗与患者的生存获益相关，这也与患者的 SCD 风险降低部分相关。多项临床研究和随后的临床实践指南均证实，在选择的 CAD 患者中，除颤器植入是 SCD 一级预防的主要治疗措施[147]。

参考文献

1. MacCurdy E: *The Notebooks of Leonardo Da Vinci*, 1954. New York: Braziller.
2. Lopshire JC, Zipes DP: Sudden cardiac death: better understanding of risks, mechanisms, and treatment, *Circulation* 114:1134–1136, 2006.
3. European Heart Rhythm Association, Heart Rhythm Society, Zipes DP, et al.: ACC/AHA/ESC 2006 guidelines for management of patients with ventricular arrhythmias and the prevention of sudden cardiac death: a report of the American College of Cardiology/American Heart Association Task Force and the European Society of Cardiology Committee for Practice Guidelines (Writing Committee to Develop Guidelines for Management of Patients With Ventricular Arrhythmias and the Prevention of Sudden Cardiac Death), *J Am Coll Cardiol* 48:e247–e346, 2006.
4. Fishman GI, Chugh SS, Dimarco JP, et al.: Sudden cardiac death prediction and prevention: report from a National Heart, Lung, and Blood Institute and Heart Rhythm Society Workshop, *Circulation* 122:2335–2348, 2010.
5. Mozaffarian D, Benjamin EJ, Go AS, et al.: Heart disease and stroke statistics—2015 update: a report from the American Heart Association, *Circulation* 131:e29–e322, 2015.
6. Kong MH, Fonarow GC, Peterson ED, et al.: Systematic review of the incidence of sudden cardiac death in the United States, *J Am Coll Cardiol* 57:794–801, 2011.
7. Gillum RF: Sudden coronary death in the United States: 1980–1985, *Circulation* 79:756–765, 1989.
8. Escobedo LG, Zack MM: Comparison of sudden and nonsudden coronary deaths in the United States, *Circulation* 93:2033–2036, 1996.
9. Chugh SS, Jui J, Gunson K, et al.: Current burden of sudden cardiac death: multiple source surveillance versus retrospective death certificate-based review in a large U.S. community, *J Am Coll Cardiol* 44:1268–1275, 2004.
10. Cobb LA, Fahrenbruch CE, Olsufka M, Copass MK: Changing incidence of out-of-hospital ventricular fibrillation, 1980–2000, *JAMA* 288:3008–3013, 2002.
11. Zheng ZJ, Croft JB, Giles WH, Mensah GA: Sudden cardiac death in the United States, 1989 to 1998, *Circulation* 104:2158–2163, 2001.
12. Myerburg RJ: Sudden cardiac death: exploring the limits of our knowledge, *J Cardiovasc Electrophysiol* 12:369–381, 2001.
13. Ford ES, Ajani UA, Croft JB, et al.: Explaining the decrease in U.S. deaths from coronary disease, 1980–2000, *N Engl J Med* 356:2388–2398, 2007.
14. Rosamond WD, Chambless LE, Folsom AR, et al.: Trends in the incidence of myocardial infarction and in mortality due to coronary heart disease, 1987 to 1994, *N Engl J Med* 339:861–867, 1998.
15. Fox CS, Evans JC, Larson MG, Kannel WB, Levy D: Temporal trends in coronary heart disease mortality and sudden cardiac death from 1950 to 1999: the Framingham Heart Study, *Circulation* 110:522–527, 2004.
16. Huikuri HV, Castellanos A, Myerburg RJ: Sudden death due to cardiac arrhythmias, *N Engl J Med* 345:1473–1482, 2001.
17. Becker LB, Han BH, Meyer PM, et al.: Racial differences in the incidence of cardiac arrest and subsequent survival. The CPR Chicago Project, *N Engl J Med* 329:600–606, 1993.
18. Krahn AD, Connolly SJ, Roberts RS, Gent M: ATMA Investigators. Diminishing proportional risk of sudden death with advancing age: implications for prevention of sudden death, *Am Heart J* 147:837–840, 2004.
19. Kannel WB, Schatzkin A: Sudden death: lessons from subsets in population studies, *J Am Coll Cardiol* 5:141B–149B, 1985.
20. Cupples LA, Gagnon DR, Kannel WB: Long- and short-term risk of sudden coronary death, *Circulation* 85:11–18, 1992.
21. Cowie MR, Fahrenbruch CE, Cobb LA, Hallstrom AP: Out-of-hospital cardiac arrest: racial differences in outcome in Seattle, *Am J Public Health* 83:955–959, 1993.
22. Gillum RF: Sudden cardiac death in Hispanic Americans and African Americans, *Am J Public Health* 87:1461–1466, 1997.
23. Myerburg RJ, Junttila MJ: Sudden cardiac death caused by coronary heart disease, *Circulation* 125:1043–1052, 2012.
24. Fuster V, Badimon L, Badimon JJ, Chesebro JH: The pathogenesis of coronary artery disease and the acute coronary syndromes (2), *N Engl J Med* 326:310–318, 1992.
25. Furukawa T, Moroe K, Mayrovitz HN, et al.: Arrhythmogenic effects of graded coronary blood flow reductions superimposed on prior myocardial infarction in dogs, *Circulation* 84:368–377, 1991.
26. Mehta D, Curwin J, Gomes JA, Fuster V: Sudden death in coronary artery disease: acute ischemia versus myocardial substrate, *Circulation* 96:3215–3223, 1997.
27. Yan AT, Shayne AJ, Brown KA, et al.: Characterization of the peri-infarct zone by contrast-enhanced cardiac magnetic resonance imaging is a powerful predictor of post-myocardial infarction mortality, *Circulation* 114:32–39, 2006.
28. Schmidt A, Azevedo CF, Cheng A, et al.: Infarct tissue heterogeneity by magnetic resonance imaging identifies enhanced cardiac arrhythmia susceptibility in patients with left ventricular dysfunction, *Circulation* 115:2006–2014, 2007.
29. Tamaki S, Yamada T, Okuyama Y, et al.: Cardiac iodine-123 metaiodobenzylguanidine imaging predicts sudden cardiac death independently of left ventricular ejection fraction in patients with chronic heart failure and left ventricular systolic dysfunction: results from a comparative study with signal-averaged electrocardiogram, heart rate variability, and QT dispersion, *J Am Coll Cardiol* 53:426–435, 2009.
30. Adelson L, Hoffman W: Sudden death from coronary disease related to a lethal mechanism arising independently of vascular occlusion or myocardial damage, *JAMA* 176:129–135, 1961.
31. Farb A, Tang AL, Burke AP, et al.: Sudden coronary death. Frequency of active coronary lesions, inactive coronary lesions, and myocardial infarction, *Circulation* 92:1701–1709, 1995.
32. Greene HL: Sudden arrhythmic cardiac death—mechanisms, resuscitation and classification: the Seattle perspective, *Am J Cardiol* 65:4B–12B, 1990.
33. Deo R, Albert CM: Epidemiology and genetics of sudden cardiac death, *Circulation* 125:620–637, 2012.
34. Goldberg RJ, Yarzebski J, Spencer FA, et al.: Thirty-year trends (1975–2005) in the magnitude, patient characteristics, and hospital outcomes of patients with acute myocardial infarction complicated by ventricular fibrillation, *Am J Cardiol* 102:1595–1601, 2008.
35. Wyse DG, Friedman PL, Brodsky MA, et al.: Life-threatening ventricular arrhythmias due to transient or correctable causes: high risk for death in follow-up, *J Am Coll Cardiol* 38:1718–1724, 2001.
36. Askari AT, Shishehbor MH, Kaminski MA, et al.: The association between early ventricular arrhythmias, renin-angiotensin-aldosterone system antagonism, and mortality in patients with ST-segment-elevation myocardial infarction: insights from Global Use of Strategies to Open coronary arteries (GUSTO) V, *Am Heart J* 158:238–243, 2009.
37. Furukawa T, Bassett AL, Furukawa N, Kimura S, Myerburg RJ: The ionic mechanism of reperfusion-induced early afterdepolarizations in feline left ventricular hypertrophy, *J Clin Invest* 91:1521–1531, 1993.
38. Myerburg RJ, Kessler KM, Mallon SM, et al.: Life-threatening ventricular arrhythmias in patients with silent myocardial ischemia due to coronary-artery spasm, *N Engl J Med* 326:1451–1455, 1992.
39. Melgarejo-Moreno A, Galcera-Tomas J, Garcia-Alberola A, et al.: Incidence, clinical characteristics, and prognostic significance of right bundle-branch block in acute myocardial infarction: a study in the thrombolytic era, *Circulation* 96:1139–1144, 1997.
40. Solomon SD, Zelenkofske S, McMurray JJ, et al.: Sudden death in patients with myocardial infarction and left ventricular dysfunction, heart failure, or both, *N Engl J Med* 352:2581–2588, 2005.
41. Pouleur AC, Barkoudah E, Uno H, et al.: Pathogenesis of sudden unexpected death in a clinical trial of patients with myocardial infarction and left ventricular dysfunction, heart failure, or both, *Circulation* 122:597–602, 2010.
42. Steinbeck G, Andresen D, Seidl K, et al.: Defibrillator implantation early after myocardial infarction, *N Engl J Med* 361:1427–1436, 2009.
43. Hohnloser SH, Kuck KH, Dorian P, et al.: Prophylactic use of an implantable cardioverter-defibrillator after acute myocardial infarction, *N Engl J Med* 351:2481–2488, 2004.
44. Piccini JP, Al-Khatib SM, Hellkamp AS, et al.: Mortality benefits from implantable cardioverter-defibrillator therapy are not restricted to patients with remote myocardial infarction: an analysis from the Sudden Cardiac Death in Heart Failure Trial (SCD-HeFT), *Heart Rhythm* 8:393–400, 2011.
45. Marchioli R, Barzi F, Bomba E, et al.: Early protection against sudden death by n-3 polyunsaturated fatty acids after myocardial infarction: time-course analysis of the results of the Gruppo Italiano per lo Studio della Sopravvivenza nell'Infarto Miocardico (GISSI)-Prevenzione, *Circulation* 105:1897–1903, 2002.
46. Torp-Pedersen C, Moller M, Bloch-Thomsen PE, et al.: Dofetilide in patients with congestive heart failure and left ventricular dysfunction. Danish Investigations of Arrhythmia and Mortality on Dofetilide Study Group, *N Engl J Med* 341:857–865, 1999.
47. Berger CJ, Murabito JM, Evans JC, Anderson KM, Levy D: Prognosis after first myocardial infarction. Comparison of Q-wave and non-Q-wave myocardial infarction in the Framingham Heart Study, *JAMA* 268:1545–1551, 1992.
48. Adabag AS, Therneau TM, Gersh BJ, Weston SA, Roger VL: Sudden death after myocardial infarction, *JAMA* 300:2022–2029, 2008.
49. Albert CM, Chae CU, Grodstein F, et al.: Prospective study of sudden cardiac death among women in the United States, *Circulation* 107:2096–2101, 2003.
50. Kannel WB, Wilson PW, D'Agostino RB, Cobb J: Sudden coronary death in women, *Am Heart J* 136:205–212, 1998.
51. Huikuri HV, Tapanainen JM, Lindgren K, et al.: Prediction of sudden cardiac death after myocardial infarction in the beta-blocking era, *J Am Coll Cardiol* 42:652–658, 2003.
52. Makikallio TH, Barthel P, Schneider R, et al.: Frequency of sudden cardiac death among acute myocardial infarction survivors with optimized medical and revascularization therapy, *Am J Cardiol* 97:480–484, 2006.
53. Stevenson WG, Stevenson LW, Middlekauff HR, Saxon LA: Sudden death prevention in patients with advanced ventricular dysfunction, *Circulation* 88:2953–2961, 1993.
54. Goldberger JJ, Cain ME, Hohnloser SH, et al.: American Heart Association/American College of Cardiology Foundation/Heart Rhythm Society scientific statement on noninvasive risk stratification techniques for identifying patients at risk for sudden cardiac death. A scientific statement from the American Heart Association Council on Clinical Cardiology Committee on Electrocardiography and Arrhythmias and Council on Epidemiology and Prevention, *J Am Coll Cardiol* 52:1179–1199, 2008.
55. Narang R, Cleland JG, Erhardt L, et al.: Mode of death in chronic heart failure. A request and proposition for more accurate classification, *Eur Heart J* 17:1390–1403, 1996.
56. Effect of metoprolol CR/XL in chronic heart failure: Metoprolol CR/XL Randomised Intervention Trial in Congestive Heart Failure (MERIT-HF), *Lancet* 353:2001–2007, 1999.
57. Cleland JG, Erhardt L, Murray G, Hall AS, Ball SG: Effect of ramipril on morbidity and mode of death among survivors of acute myocardial infarction with clinical evidence of heart failure. A report from the AIRE Study Investigators, *Eur Heart J* 18:41–51, 1997.
58. Greenberg H, Case RB, Moss AJ, et al.: Analysis of mortality events in the Multicenter Automatic Defibrillator Implantation Trial (MADIT-II), *J Am Coll Cardiol* 43:1459–1465, 2004.
59. Viskin S, Halkin A, Olgin JE: Treatable causes of sudden death: not really "treatable" or not really the cause? *J Am Coll Cardiol* 38:1725–1727, 2001.
60. A comparison of antiarrhythmic-drug therapy with implantable defibrillators in patients resuscitated from near-fatal ventricular arrhythmias. The Antiarrhythmics versus Implantable Defibrillators (AVID) Investigators, *N Engl J Med* 337:1576–1583, 1997.
61. Connolly SJ, Gent M, Roberts RS, et al.: Canadian implantable defibrillator study (CIDS): a randomized trial of the implantable cardioverter defibrillator against amiodarone, *Circulation* 101:1297–1302, 2000.
62. Wever EF, Hauer RN, van Capelle FL, et al.: Randomized study of implantable defibrillator as first-choice therapy versus conventional strategy in postinfarct sudden death survivors, *Circulation* 91:2195–2203, 1995.
63. Siebels J, Kuck KH: Implantable cardioverter defibrillator compared with antiarrhythmic drug treatment in cardiac arrest survivors (the Cardiac Arrest Study Hamburg), *Am Heart J* 127:1139–1144, 1994.
64. Connolly SJ, Hallstrom AP, Cappato R, et al.: Meta-analysis of the implantable cardioverter defibrillator secondary prevention trials. AVID, CASH and CIDS studies. Antiarrhythmics vs Implantable Defibrillator study. Cardiac Arrest Study Hamburg. Canadian Implantable Defibrillator Study, *Eur Heart J* 21:2071–2078, 2000.
65. Kuck KH, Cappato R, Siebels J, Ruppel R: Randomized comparison of antiarrhythmic drug therapy with implantable defibrillators in patients resuscitated from cardiac arrest: the Cardiac Arrest Study Hamburg (CASH), *Circulation* 102:748–754, 2000.
66. Ezekowitz JA, Armstrong PW, McAlister FA: Implantable cardioverter defibrillators in primary and secondary prevention: a systematic review of randomized, controlled trials, *Ann Intern Med* 138:445–452, 2003.
67. Lee DS, Austin PC, Rouleau JL, et al.: Predicting mortality among patients hospitalized for heart failure: derivation and validation of a clinical model, *JAMA* 290:2581–2587, 2003.
68. Causes of death in the Antiarrhythmics Versus Implantable Defibrillators (AVID) Trial, *J Am Coll Cardiol* 34:1552–1559, 1999.

69. Domanski MJ, Sakseena S, Epstein AE, et al.: Relative effectiveness of the implantable cardioverter-defibrillator and antiarrhythmic drugs in patients with varying degrees of left ventricular dysfunction who have survived malignant ventricular arrhythmias. AVID Investigators. Antiarrhythmics Versus Implantable Defibrillators, *J Am Coll Cardiol* 34:1090–1095, 1999.
70. Lee DS, Green LD, Liu PP, et al.: Effectiveness of implantable defibrillators for preventing arrhythmic events and death: a meta-analysis, *J Am Coll Cardiol* 41:1573–1582, 2003.
71. Chan PS, Hayward RA: Mortality reduction by implantable cardioverter-defibrillators in high-risk patients with heart failure, ischemic heart disease, and new-onset ventricular arrhythmia: an effectiveness study, *J Am Coll Cardiol* 45:1474–1481, 2005.
72. Mitchell LB, Pineda EA, Titus JL, Bartosch PM, Benditt DG: Sudden death in patients with implantable cardioverter defibrillators: the importance of post-shock electromechanical dissociation, *J Am Coll Cardiol* 39:1323–1328, 2002.
73. Ha AH, Ham I, Nair GM, et al.: Implantable cardioverter-defibrillator shock prevention does not reduce mortality: a systemic review, *Heart Rhythm* 9:2068–2074, 2012.
74. Exner DV, Reiffel JA, Epstein AE, et al.: Beta-blocker use and survival in patients with ventricular fibrillation or symptomatic ventricular tachycardia: the Antiarrhythmics Versus Implantable Defibrillators (AVID) trial, *J Am Coll Cardiol* 34:325–333, 1999.
75. Mitchell LB, Powell JL, Gillis AM, et al.: Are lipid-lowering drugs also antiarrhythmic drugs? An analysis of the Antiarrhythmics versus Implantable Defibrillators (AVID) trial, *J Am Coll Cardiol* 42:81–87, 2003.
76. De Sutter J, Tavernier R, De Buyzere M, Jordaens L, De Backer G: Lipid lowering drugs and recurrences of life-threatening ventricular arrhythmias in high-risk patients, *J Am Coll Cardiol* 36:766–772, 2000.
77. Jenkins DJ, Josse AR, Beyene J, et al.: Fish-oil supplementation in patients with implantable cardioverter defibrillators: a meta-analysis, *CMAJ* 178:157–164, 2008.
78. Wissner E, Stevenson WG, Kuck KH: Catheter ablation of ventricular tachycardia in ischaemic and non-ischaemic cardiomyopathy: where are we today? A clinical review, *Eur Heart J* 33:1440–1450, 2012.
79. Di Biase L, Burkhardt JD, Lakkireddy D, et al.: Ablation of Stable VTs Versus Substrate Ablation in Ischemic Cardiomyopathy: the VISTA Randomized Multicenter Trial, *J Am Coll Cardiol* 66:2872–2882, 2015.
80. Knecht S, Sacher F, Wright M, et al.: Long-term follow-up of idiopathic ventricular fibrillation ablation: a multicenter study, *J Am Coll Cardiol* 54:522–528, 2009.
81. Mallidi J, Nadkarni GN, Berger RD, Calkins H, Nazarian S: Meta-analysis of catheter ablation as an adjunct to medical therapy for treatment of ventricular tachycardia in patients with structural heart disease, *Heart Rhythm* 8:503–510, 2011.
82. Jeevanandam V, Bielefeld MR, Auteri JS, et al.: The implantable defibrillator: an electronic bridge to cardiac transplantation, *Circulation* 86:276–279, 1992.
83. Grimm M, Wieselthaler G, Avanessian R, et al.: The impact of implantable cardioverter-defibrillators on mortality among patients on the waiting list for heart transplantation, *J Thorac Cardiovasc Surg* 110:532–539, 1995.
84. Bolling SF, Deeb GM, Morady F, et al.: Automatic internal cardioverter defibrillator: a bridge to heart transplantation, *J Heart Lung Transplant* 10:562–566, 1991.
85. Saba S, Atiga WL, Barrington W, et al.: Selected patients listed for cardiac transplantation may benefit from defibrillator implantation regardless of an established indication, *J Heart Lung Transplant* 22:411–418, 2003.
86. Lorga-Filho A, Geelen P, Vanderheyden M, et al.: Early benefit of implantable cardioverter defibrillator therapy in patients waiting for cardiac transplantation, *Pacing Clin Electrophysiol* 21:1747–1750, 1998.
87. Moss AJ, Hall WJ, Cannom DS, et al.: Improved survival with an implanted defibrillator in patients with coronary disease at high risk for ventricular arrhythmia. Multicenter Automatic Defibrillator Implantation Trial Investigators, *N Engl J Med* 335:1933–1940, 1996.
88. Mushlin AI, Hall WJ, Zwanziger J, et al.: The cost-effectiveness of automatic implantable cardiac defibrillators: results from MADIT. Multicenter Automatic Defibrillator Implantation Trial, *Circulation* 97:2129–2135, 1998.
89. Moss AJ, Fadl Y, Zareba W, et al.: Survival benefit with an implanted defibrillator in relation to mortality risk in chronic coronary heart disease, *Am J Cardiol* 88:516–520, 2001.
90. Moss AJ, Zareba W, Hall WJ, et al.: Prophylactic implantation of a defibrillator in patients with myocardial infarction and reduced ejection fraction, *N Engl J Med* 346:877–883, 2002.
91. Bigger Jr JT: Prophylactic use of implanted cardiac defibrillators in patients at high risk for ventricular arrhythmias after coronary-artery bypass graft surgery. Coronary Artery Bypass Graft (CABG) Patch Trial Investigators, *N Engl J Med* 337:1569–1575, 1997.
92. Buxton AE, Lee KL, Fisher JD, et al.: A randomized study of the prevention of sudden death in patients with coronary artery disease. Multicenter Unsustained Tachycardia Trial Investigators, *N Engl J Med* 341:1882–1890, 1999.
93. Buxton AE, Lee KL, Hafley GE, et al.: Relation of ejection fraction and inducible ventricular tachycardia to mode of death in patients with coronary artery disease: an analysis of patients enrolled in the multicenter unsustained tachycardia trial, *Circulation* 106:2466–2472, 2002.
94. Bardy GH, Lee KL, Mark DB, et al.: Amiodarone or an implantable cardioverter-defibrillator for congestive heart failure, *N Engl J Med* 352:225–237, 2005.
95. Hohnloser SH, Kuck KH, Dorian P, et al.: Prophylactic use of an implantable cardioverter-defibrillator after acute myocardial infarction, *N Engl J Med* 351:2481–2488, 2004.
96. Orn S, Cleland JG, Romo M, Kjekshus J, Dickstein K: Recurrent infarction causes the most deaths following myocardial infarction with left ventricular dysfunction, *Am J Med* 118:752–758, 2005.
97. Poole JE, Johnson GW, Hellkamp AS, et al.: Prognostic importance of defibrillator shocks in patients with heart failure, *N Engl J Med* 359:1009–1017, 2008.
98. Wilkoff BL, Fauchier L, Stiles MK, et al.: 2015 HRS/EHRA/APHRS/SOLAECE expert consensus statement on optimal implantable cardioverter-defibrillator programming and testing, *Heart Rhythm*, 13:e50-86, 2016.
99. Moss AJ, Schuger C, Beck CA, et al.: Reduction in inappropriate therapy and mortality through ICD programming, *N Engl J Med* 367:2275–2283, 2012.
100. Cleland JG, Daubert JC, Erdmann E, et al.: The effect of cardiac resynchronization on morbidity and mortality in heart failure, *N Engl J Med* 352:1539–1549, 2005.
101. Bristow MR, Saxon LA, Boehmer J, et al.: Cardiac-resynchronization therapy with or without an implantable defibrillator in advanced chronic heart failure, *N Engl J Med* 350:2140–2150, 2004.
102. Stavrakis S, Lazzara R, Thadani U: The benefit of cardiac resynchronization therapy and QRS duration: a meta-analysis, *J Cardiovasc Electrophysiol* 23:163–168, 2012.
103. Sipahi I, Carrigan TP, Rowland DY, Stambler BS, Fang JC: Impact of QRS duration on clinical event reduction with cardiac resynchronization therapy: meta-analysis of randomized controlled trials, *Arch Intern Med* 171:1454–1462, 2011.
104. Linde C, Abraham WT, Gold MR, et al.: Randomized trial of cardiac resynchronization in mildly symptomatic heart failure patients and in asymptomatic patients with left ventricular dysfunction and previous heart failure symptoms, *J Am Coll Cardiol* 52:1834–1843, 2008.
105. Moss AJ, Hall WJ, Cannom DS, et al.: Cardiac-resynchronization therapy for the prevention of heart-failure events, *N Engl J Med* 361:1329–1338, 2009.
106. Tang AS, Wells GA, Talajic M, et al.: Cardiac-resynchronization therapy for mild-to-moderate heart failure, *N Engl J Med* 363:2385–2395, 2010.
107. Barsheshet A, Wang PJ, Moss AJ, et al.: Reverse remodeling and the risk of ventricular tachyarrhythmias in the MADIT-CRT (Multicenter Automatic Defibrillator Implantation Trial-Cardiac Resynchronization Therapy), *J Am Coll Cardiol* 57:2416–2423, 2011.
108. Atwater BD, Daubert JP: Implantable cardioverter defibrillators: risks accompany the life-saving benefits, *Heart* 98:764–772, 2012.
109. Dodson JA, Lampert R, Wang Y, et al.: Temporal trends in quality of care among recipients of implantable cardioverter-defibrillators: insights from the National Cardiovascular Data Registry *Circulation* 129:580–586, 2014.
110. Russo AM, Daugherty SL, Masoudi FA, et al.: Gender and outcomes after primary prevention implantable cardioverter-defibrillator implantation: findings from the National Cardiovascular Data Registry (NCDR), *Am Heart J* 170:330–338, 2015.
111. Kron J, Herre J, Renfroe EG, et al.: Lead- and device-related complications in the antiarrhythmics versus implantable defibrillators trial, *Am Heart J* 141:92–98, 2001.
112. Hauser RG, Abdelhadi R, McGriff D, Retel LK: Deaths caused by the failure of Riata and Riata ST implantable cardioverter-defibrillator leads, *Heart Rhythm* 9:1227–1235, 2012.
113. Eckstein J, Koller MT, Zabel M, et al.: Necessity for surgical revision of defibrillator leads implanted long-term: causes and management, *Circulation* 117:2727–2733, 2008.
114. van Rees JB, van Welsenes GH, Borleffs CJW, et al.: Update on small-diameter implantable cardioverter-defibrillator leads performance, *Pacing Clin Electrophysiol* 35:652–658, 2012.
115. Maisel WH, Kramer DB: Implantable cardioverter-defibrillator lead performance, *Circulation* 117:2721–2723, 2008.
116. Chaara J, Sunthorn H: Twiddler syndrome, *J Cardiovasc Electrophysiol* 25:659, 2014.
117. Bardy GH, Smith WM, Hood MA, et al.: An entirely subcutaneous implantable cardioverter-defibrillator, *N Engl J Med* 363:36–44, 2010.
118. Jarman JWE, Lascelles K, Wong T, et al.: Clinical experience of entirely subcutaneous implantable cardioverter-defibrillators in children and adults: cause for caution, *Eur Heart J* 33:1351–1359, 2012.
119. Jarman JWE, Todd DM: United Kingdom national experience of entirely subcutaneous implantable cardioverter-defibrillator technology: important lessons to learn, *Europace* 15:1158–1165, 2013.
120. Kobe J, Reinke F, Meyer C, et al.: Implantation and follow-up of totally subcutaneous versus conventional implantable cardioverter-defibrillators: a multicenter case-control study, *Heart Rhythm* 10:29–36, 2013.
121. Olde Nordkamp LRA, Dabiri Abkenari L, Boersma LVA, et al.: The entirely subcutaneous implantable cardioverter-defibrillator: initial clinical experience in a large Dutch cohort, *J Am Coll Cardiol* 60:1933–1939, 2012.
122. Lambiase PD, Barr C, Theuns DAMJ, et al.: Worldwide experience with a totally subcutaneous implantable defibrillator: early results from the EFFORTLESS S-ICD Registry, *Eur Heart J* 35:1657–1665, 2014.
123. Weiss R, Knight BP, Gold MR, et al.: Safety and efficacy of a totally subcutaneous implantable-cardioverter defibrillator, *Circulation* 128:944–953, 2013.
124. Aydin A, Hartel F, Schluter M, et al.: Shock efficacy of subcutaneous implantable cardioverter-defibrillator for prevention of sudden cardiac death: initial multicenter experience, *Circ Arrhythm Electrophysiol* 5:913–919, 2012.
125. Burke MC, Gold MR, Knight BP, et al.: Safety and efficacy of the totally subcutaneous implantable defibrillator: 2-year results from a pooled analysis of the IDE Study and EFFORTLESS Registry, *J Am Coll Cardiol* 65:1605–1615, 2015.
126. Dabiri Abkenari L, Theuns DAMJ, Valk SDA, et al.: Clinical experience with a novel subcutaneous implantable defibrillator system in a single center, *Clin Res Cardiol* 100:737–744, 2011.
127. Feldman AM, Klein H, Tchou P, et al.: Use of a wearable defibrillator in terminating tachyarrhythmias in patients at high risk for sudden death: results of the WEARIT/BIROAD, *Pacing Clin Electrophysiol* 27:4–9, 2004.
128. Reek S, Geller JC, Meltendorf U, et al.: Clinical efficacy of a wearable defibrillator in acutely terminating episodes of ventricular fibrillation using biphasic shocks, *Pacing Clin Electrophysiol* 26:2016–2022, 2003.
129. Chung MK, Szymkiewicz SJ, Shao M, et al.: Aggregate national experience with the wearable cardioverter-defibrillator: event rates, compliance, and survival, *J Am Coll Cardiol* 56:194–203, 2010.
130. Klein HU, Meltendorf U, Reek S, et al.: Bridging a temporary high risk of sudden arrhythmic death. Experience with the wearable cardioverter defibrillator (WCD), *Pacing Clin Electrophysiol* 33:353–367, 2010.
131. Epstein AE, Abraham WT, Bianco NR, et al.: Wearable cardioverter-defibrillator use in patients perceived to be at high risk early post-myocardial infarction, *J Am Coll Cardiol* 62:2000–2007, 2013.
132. Kutyifa V, Moss AJ, Klein H, et al.: Use of the wearable cardioverter defibrillator in high-risk cardiac patients: data from the Prospective Registry of Patients Using the Wearable Cardioverter Defibrillator (WEARIT-II Registry), *Circulation* 132:1613–1619, 2015.
133. Nuttall SL, Toescu V, Kendall MJ: Beta blockade after myocardial infarction. Beta blockers have key role in reducing morbidity and mortality after infarction, *BMJ* 320:581, 2000.
134. Friedman LM, Byington RP, Capone RJ, et al.: Effect of propranolol in patients with myocardial infarction and ventricular arrhythmia, *J Am Coll Cardiol* 7:1–8, 1986.
135. Packer M, Bristow MR, Cohn JN, et al.: The effect of carvedilol on morbidity and mortality in patients with chronic heart failure. U.S. Carvedilol Heart Failure Study Group, *N Engl J Med* 334:1349–1355, 1996.
136. Brodine WN, Tung RT, Lee JK, et al.: Effects of beta-blockers on implantable cardioverter defibrillator therapy and survival in the patients with ischemic cardiomyopathy (from the Multicenter Automatic Defibrillator Implantation Trial-II), *Am J Cardiol* 96:691–695, 2005.
137. Domanski MJ, Exner DV, Borkowf CB, et al.: Effect of angiotensin converting enzyme inhibition on sudden cardiac death in patients following acute myocardial infarction. A meta-analysis of randomized clinical trials, *J Am Coll Cardiol* 33:598–604, 1999.
138. Pitt B, Poole-Wilson PA, Segal R, et al.: Effect of losartan compared with captopril on mortality in patients with symptomatic heart failure: randomised trial—the Losartan Heart Failure Survival Study ELITE II, *Lancet* 355:1582–1587, 2000.
139. Pitt B, Remme W, Zannad F, et al.: Eplerenone, a selective aldosterone blocker, in patients with left ventricular dysfunction after myocardial infarction, *N Engl J Med* 348:1309–1321, 2003.
140. Ramires FJ, Mansur A, Coelho O, et al.: Effect of spironolactone on ventricular arrhythmias in congestive heart failure secondary to idiopathic dilated or to ischemic cardiomyopathy, *Am J Cardiol* 85:1207–1211, 2000.
141. Chiu JH, Abdelhadi RH, Chung MK, et al.: Effect of statin therapy on risk of ventricular arrhythmia among patients with coronary artery disease and an implantable cardioverter-defibrillator, *Am J Cardiol* 95:490–491, 2005.
142. Dickinson MG, Ip JH, Olshansky B, et al.: Statin use was associated with reduced mortality in both ischemic and nonischemic cardiomyopathy and in patients with implantable defibrillators: mortality data and mechanistic insights from the Sudden Cardiac Death in Heart Failure Trial (SCD-HeFT), *Am Heart J* 153:573–578, 2007.
143. Camm AJ, Pratt CM, Schwartz PJ, et al.: Mortality in patients after a recent myocardial infarction: a randomized, placebo-controlled trial of azimilide using heart rate variability for risk stratification, *Circulation* 109:990–996, 2004.
144. Singer I, Al-Khalidi H, Niazi I, et al.: Azimilide decreases recurrent ventricular tachyarrhythmias in patients with implantable cardioverter defibrillators, *J Am Coll Cardiol* 43:39–43, 2004.
145. Pratt CM, Eaton T, Francis M, et al.: The inverse relationship between baseline left ventricular ejection fraction and outcome of antiarrhythmic therapy: a dangerous imbalance in the risk-benefit ratio, *Am Heart J* 118:433–440, 1989.
146. Kusumoto FM, Calkins H, Boehmer J, et al.: HRS/ACC/AHA expert consensus statement on the use of implantable cardioverter-defibrillator therapy in patients who are not included or not well represented in clinical trials, *J Am Coll Cardiol* 64:1143–1177, 2014.
147. Epstein AE, DiMarco JP, Ellenbogen KA, et al.: ACC/AHA/HRS 2008 guidelines for device-based therapy of cardiac rhythm abnormalities: a report of the American College of Cardiology/American Heart Association Task Force on Practice Guidelines (Writing Committee to Revise the ACC/AHA/NASPE 2002 Guideline Update for Implantation of Cardiac Pacemakers and Antiarrhythmia Devices) developed in collaboration with the American Association for Thoracic Surgery and Society of Thoracic Surgeons, *J Am Coll Cardiol* 51:e1–e62, 2008.

23 血运重建方法

Steven P. Marso
崔贺贺 译

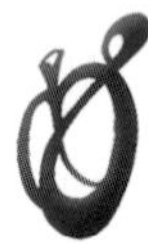

引言

慢性 CAD 患者的冠状动脉血运重建适应证随着科研数据的不断累积及技术的进步而逐渐更新。急性冠脉综合征（ACS）的患者进行直接冠状动脉血运重建以减少心血管死亡及非致死性 MI 的益处已得到广泛认可[1-2]。然而，对于稳定型心绞痛患者的血运重建却罕有临床证据来证实其硬终点获益。

临床数据以及临床专家普遍支持在慢性稳定性缺血性心脏病（SIHD）患者未来心血管事件为高风险或有限制正常生活的症状时进行血运重建是合理的[3]。临床指南[4]及冠状动脉血运重建适用性标准（AUC）对于 SIHD 患者的血运重建策略都有专门的推荐。

在美国，虽然在过去的 40 年里年龄标准化后的心脏病相关死亡率降低了近 70%[6]，然而 CAD 仍然是自 1900 年以来的主要死因[7]。据估计，死亡率的下降近 1/2 可直接归因于药物治疗的改善及血运重建手段的进步[8]，死亡风险的降低大部分应归因于药物治疗的改善而不是冠状动脉血运重建。由于社会性肥胖问题及同期糖尿病患病率升高，近年来心血管风险的改善趋势已逐渐下降。

治疗的目标

针对慢性 CAD 患者的主要治疗目标是减少症状、改善生活质量（improve the quality of life，QoL）、降低死亡和 MI 风险。改善危险因素和优化药物治疗是基本治疗策略。尽管使用有循证支持的药物治疗，患者仍会有持续的症状及残余心血管风险。根据一项来源于大规模多国家门诊患者的纵向注册研究数据估算，每 3 例患者中就有 1 例会出现发作性症状，每 4 例患者中就有 1 例存在缺血的客观证据[9]，而这些都与未来的心血管事件风险相关。

SIHD 患者行冠状动脉血运重建的决策应慎重考虑。应充分与患者及家属公开透明地讨论所有治疗方案的选择、预期获益及潜在并发症的风险。总而言之，必须与患者讨论初始药物治疗的方案，在当前的医疗环境下，公认稳定型心绞痛患者起始治疗应为循证医学推荐的药物治疗，并且随病程逐渐调整优化。这包含抗心绞痛药物治疗、生活方式干预以及降低未来心血管风险的治疗。当患者接受心导管检查发现病变解剖适合行 PCI 时，近 10 年的趋势是同期进行 PCI 而不是延期手术。在美国同期 PCI 实施率约 86%[10]。对于择期的适应证，延期 PCI 可作为医生考虑治疗策略的替代方案，尤其是在高危多支血管 CAD 中。此外，某些临床情况适合 PCI，而另一些则更适合 CABG。例如，对药物治疗依从性差的患者或消化性溃疡导致近期胃肠道出血的患者不适合长期应用抗血小板药物，他们可能是进行 CABG 的合适人选。另外，三支血管严重病变伴左心室功能受损且以及有多种临床合并症或难以耐受大手术的患者虽然预期 CABG 有生存获益，但是手术风险极高，可能更合适进行多支血管 PCI。这些类似的临床情况可通过心脏团队合作进行更好的评估。这就需要中断诊疗过程，以便多学科团队讨论，让繁忙的医疗工作者见面并讨论临床病例。心脏团队合作的诊疗方法（尤其对于复杂病例）是可取的。

共同决策

目前的指南推荐冠状动脉血运重建、经皮主动脉瓣置换以及其他高危心脏的操作都应经多学科心脏团队做出决策[11]。决策的过程应尽可能由多方参与，包括患者本人、患者家人、介入心脏病学医师、心血管外科医师、心内科医师以及初级内科医师。这种诊疗模式不仅可行，而且很有吸引力。对患者有长期了解的医师（通常是心内科医师以及初级内科医师）应在血运重建治疗方案推荐的选择（PCI或CABG）中起到重要作用。而在心脏团队的会议中，风险获益的讨论应当由介入心脏病学医师及心血管外科医师评估，他们最适合给出个体化的风险获益评估。

冠状动脉血运重建：总体意见

冠状动脉血运重建费用昂贵，在美国医疗保险体系中年花费32亿美元[12]。美国的冠状动脉血运重建治疗率不断降低。在2001—2008年，年度冠状动脉血运重建治疗率降低了14%，其主要构成为CABG率降低了28%而PCI率未变。2008年以后，美国PCI率降低了28%，且主要是在SIHD的患者中[13]（图23.1）。

美国国家“合理”冠状动脉血运重建率发布以后[14]，从2010—2013年华盛顿州临床疗效评价项目显示，PCI例数显著降低，主要是由于择期PCI数降低了43%。这种降低趋势始于全国范围内PCI适应证合理性考量的实施[15]。

美国每年估计有500 000例PCI手术，与世界其他地区PCI的数目相同。因技术的安全性和有效性在过去的40年得到提高，PCI现在被认为是成熟的治疗操作。医生报告的成功率是99%，观察到的致残率和死亡率为1%～2%。尽管复杂病变和高危临床情况逐渐增加，PCI操作的并发症率仍很低。

在2010年，美国的1488家医院参与了ACC NCDR导管室PCI的数据注册，该研究纳入了所有PCI操作的近85%。2012年来源于该注册研究的一项研究包含了110万PCI患者数据，对当前美国的PCI及冠状动脉造影提供了一个横断面的描述[10]。医院及术者PCI手术量通常作为PCI质量的替代指标。二者在不同医院中差异明显，在ACC NCDR入组医院中有近1/2每年PCI量＜400例，有13%每年＞1000例。目前，40%的患者年龄＞65岁，12%＞80岁，80%的患者存在超重，45%有肥胖，36%有糖尿病。近1/2的患者在术前完成了负荷试验，最常见为心肌灌注成像。图23.2展示了有诊断性冠状动脉造影及PCI适应证的百分比。近18%的患者因稳定型心绞痛症状而行PCI，而另有9%的患者为无症状患者。2010年经桡动脉入路占所有PCI入路的约7%。该比例在近7年中稳步上升，目前美国经桡动脉入路约20%（但在世界许多其他地区的比例更高）。临床观察到的院内死亡率为0.72%，院内卒中发生率为0.17%，最常见的非心脏并发症仍然是围术期出血。随着第3～4代药物洗脱支架（drug-eluting stents，DES）的出现，靶血管血运重建率降低至5%～7%，并且支架内血栓的发生率在新一代DES平台中更低[16]。

病变进展是PCI术后远期心血管风险的一个公认的原因。PCI后3年内有约20%的患者因非罪犯病变的进展而再次行PCI[17]。类似地，PROSPECT试验（Providing Regional Observations to Study Predictors of Events in the Coronary Tree）表明，3年时50%主要心血管不良事件的发生可完全归因于非罪犯病变的进展[18]。目前的PCI操作仅用以识别及有效治疗罪犯病变。正因如此，患者行PCI后需以最佳药物治疗行二级预防。

PCI仍然有两个主要局限性：①复杂病变相关的高于预期的不完全血运重建率；②病变进展导致的致死和致残事件相关的残余心血管风险。

CABG也是常规手术，目前美国每年共计约40万台次[19]。然而，目前美国CABG率已出现稳步下降的趋势。目前来看，该下降趋势与经皮冠状动脉血运重建的增多相关。最常用的桥血管即左乳内动脉（left internal mammary artery，LIMA）及大隐静脉。LIMA的应用目前已被看作CABG质量的指标，并且与大隐静脉桥相比，有着更持久的远期通畅率。此外，使用LIMA可使临床结局明显改善[20-22]。其他动脉桥（如桡动脉、右乳内动脉、胃网膜动脉）已被证实较大隐静脉桥有更好的通畅率，但没有在临床实践中常规应用[23-25]。

总体来说，CABG手术操作需要3～4 h，并且患者需住院5～7天，并且出院后仍需恢复6～12

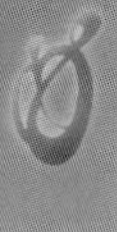

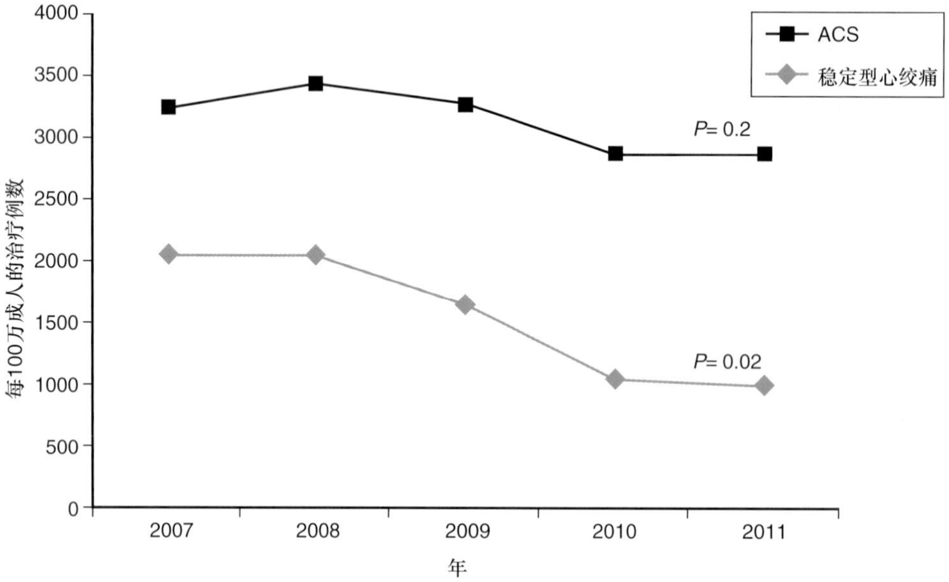

年变化率 (%)		2007–2008	2008–2009	2009–2010	2010–2011
	稳定型心绞痛	+0.6	−19.3	−36.6	−5.7
	ACS	+5.8	−4.7	−11.9	−1.5

A

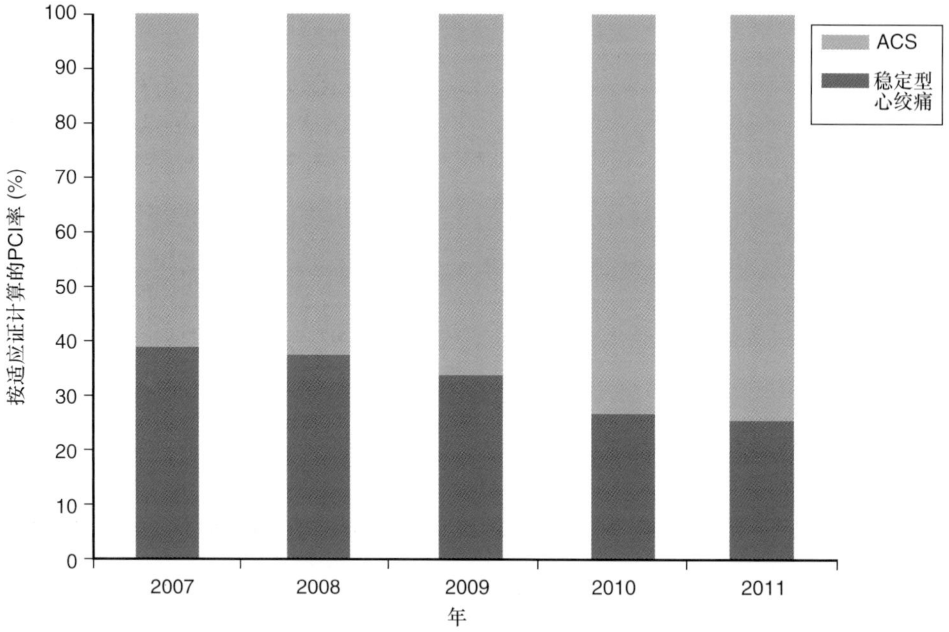

B

图 23.1 2007—2011 年冠状动脉血运重建例数随时间的变化。（A）按适应证计算的行 PCI 的比例：ACS 或稳定型心绞痛。**（B）**ACS，急性冠脉综合征。［From Kim LK，Feldman DN，Swaminathan RV，et al. Rate of percutaneous coronary intervention for the management of acute coronary syndromes and stable coronary artery disease in the United States（2007 to 2011）. Am J Cardiol. 2014；114：1003-1010.］

周。围术期死亡率和致残率随着时间延长逐渐降低。目前几乎所有 CABG 中心都参与到了美国 STS 全国成人心脏外科手术数据库中。尽管预计死亡风险并未随时间有所改变，但过去 10 年校正后的死亡率有明显降低（图 23.3）[20]。围术期卒中率有类似的趋势。

卒中仍然是 CABG 后的一个严重并发症。危险因素包括高龄、合并外周或脑血管疾病、糖尿病以及主动脉粥样硬化。神经认知功能下降在 CABG 术后人群中也有报道[26]，且与心肺旁路移植术相关。这些研究并非随机对照研究，得出的结果也各异[27-28]。因此，CABG 与认知功能降低的关系仍未确定。目前公认的是神经认知功能障碍与许多因素相关，包括外科大手术对有心血管危险因素的患者

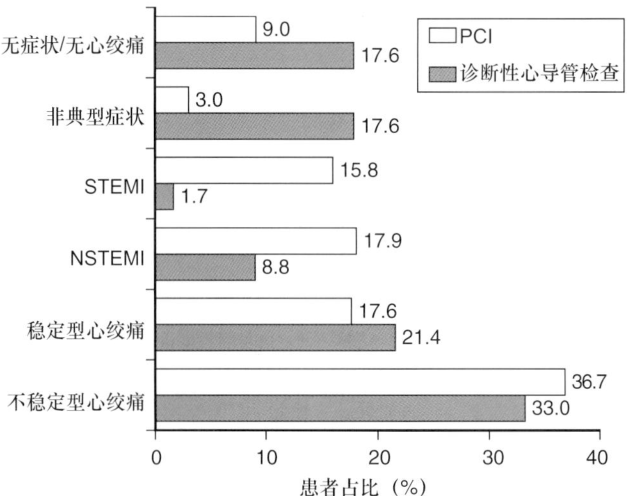

图 23.2 诊断性心导管检查及 PCI 的适应证。 NSTEMI，非 ST 段抬高型心肌梗死；STEMI，ST 段抬高型心肌梗死。［From Dehmer GJ，Weaver D，Roe MT，et al. A contemporary view of diagnostic cardiac catheterization and percutaneous coronary intervention in the United States：a report from the CathPCI Registry of the National Cardiovascular Data Registry，2010 through June 2011. J Am Coll Cardiol. 2012；60（20）：2017-2031.］

的长期影响，以及合并冠状动脉及脑血管疾病[19]。

CABG 后原发疾病进展及搭桥失败的风险仍然存在。因此，临床医师确保患者在术后坚持合适的药物治疗至关重要。2016 年的一项 AHA 科学声明明确了 CABG 术后合适的二级预防治疗（框 23.1）[29]。除此推荐之外，有研究表明 $P2Y_{12}$ 受体拮抗剂的使用与 CABG 术后桥血管远期通畅相关[30-31]。

应用微创手段维持 CABG 的获益引起了广泛关注。这些技术需要专门的培训，并且其局限性是完全血运重建通常较少。这些技术的可持续性仍然不确定。离泵外科手术也已在研究中，但是其结果并不一致，目前未发现其较有泵手术有更明确的获益[32-34]。近年来，外科和介入联合的杂交手术正在研究中。该策略允许患者行小切口对前降支进行 LIMA 搭桥，随后对回旋支或右冠状动脉进行 PCI。目前尚无对传统 CABG 与杂交手术预后进行比较的长期数据，但这种手段对于特定人群具有临床意义。多支血管病变患者行 PCI 或 CABG 的常见适应证见表 23.1[35]。

稳定性缺血性心脏病患者行冠状动脉血运重建的适应证

冠状动脉血运重建（PCI 或 CABG）的目的均为缓解症状，改善 QoL，减少未来动脉粥样硬化性 CAD 的并发症风险（如心血管死亡和非致死性 MI）。近 10 年来这些目标始终未变。然而，冠状动脉血运重建及药物治疗的循证证据在过去 10 年发生了巨大进展[4, 36]。这些新的数据为临床医师在向稳定性 CAD 患者推荐治疗时提供了额外的思路。

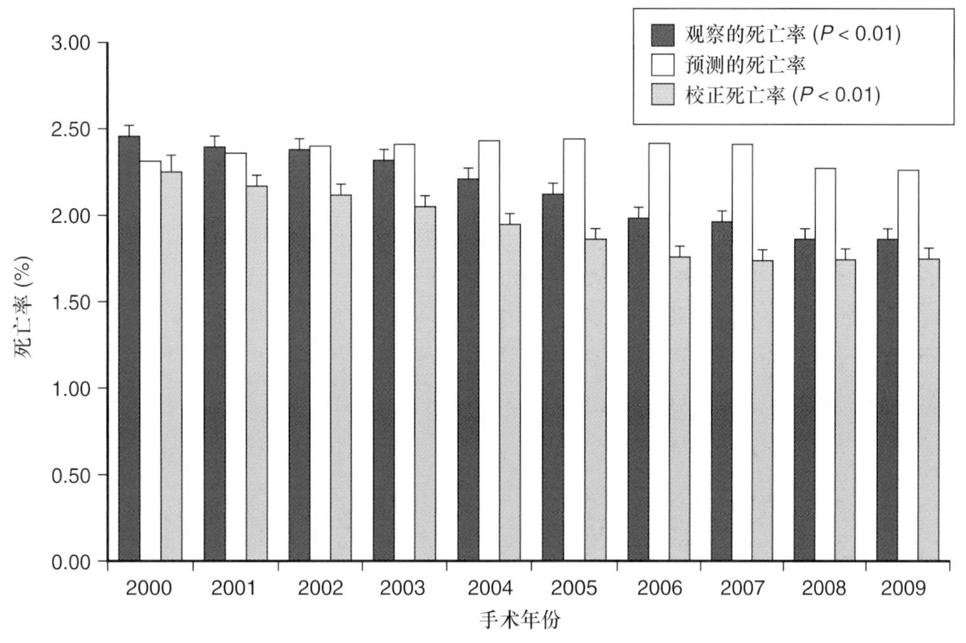

图 23.3 CABG 后死亡率随时间呈下降趋势

框 23.1　CABG 后的二级预防药物治疗

阿司匹林 81 mg
$P2Y_{12}$ 受体拮抗剂（如果在 CABG 之前就有适应证，如急性冠脉综合征或既往经皮冠状动脉介入治疗）
在既往心肌梗死、左心室收缩功能不全的患者中应用 β 受体阻滞剂
终身高强度他汀类药物治疗
在糖尿病和（或）左心室收缩功能不全的患者中使用血管紧张素转化酶抑制剂
在左心室收缩功能不全和有心力衰竭症状或体征的患者中使用醛固酮受体拮抗剂
考虑参与短期的心脏康复项目

表 23.1　多支血管病变患者常见适应证的适用性标准

	CABG	PCI
两支血管 CAD 合并 LAD 近端狭窄	A	A
三支血管 CAD 合并低 CAD 负荷（如 3 处局限狭窄、SYNTAX 评分低）	A	A
三支血管 CAD 合并中高 CAD 负荷（如多支弥漫病变、CTO 或 SYNTAX 评分高）	A	U
孤立左主干病变	A	U
左主干病变及低负荷的其他血管 CAD（如单支或双支受累、SYNTAX 评分低）	A	U
左主干病变及中高负荷的其他血管 CAD（如多支弥漫病变、CTO 或 SYNTAX 评分高）	A	I

A，适合；I，不适合；U，不确定

CABG，冠状动脉旁路移植术；CAD，冠状动脉疾病；CTO，慢性完全闭塞；LAD，左前降支；PCI，经皮冠状动脉介入治疗。（From Patel MR，Dehmer GJ，Hirshfeld JW，et al. CCF/SCAI/STS/AATS/AHA/ASNC/HFSA/SCCT 2012 appropriate use criteria for coronary revascularization focused update：a report of the American College of Cardiology Foundation Appropriate Use Criteria Task Force，Society for Cardiovascular Angiography and Interventions，Society of Thoracic Surgeons，American Association for Thoracic Surgery，American Heart Association，American Society of Nuclear Cardiology，and the Society of Cardiovascular Computed Tomography. J Am Coll Cardiol. 2012；59：857-881.）

缓解症状

缓解症状及改善 QoL 是 SIHD 患者冠状动脉血运重建的主要获益[37]。支持 SIHD 患者 PCI 后持续改善 QoL 的临床数据各不相同。研究设计从入组标准宽泛的前瞻性非随机数据的前后分析到将外科及药物治疗与 PCI 作比较的高选择随机对照研究。大量的非对照队列研究证实 PCI 术后与术前相比可改善 QoL 及运动能力[37]。许多研究（但并非全部）表明 PCI 减少了心绞痛发作和抗心绞痛药物的使用，并且改善了运动能力和健康状况。一项包含 7818 例患者的 meta 分析证实了 PCI 在减轻心绞痛发作方面优于药物治疗[38]。而这些研究结果并不一致，随访时间较短的及早期的临床试验认为 PCI 效果好，而使用循证药物治疗比例较高的研究认为药物治疗效果好。总体来说，与 PCI 后 QoL 改善有关的因素包括基础心绞痛发作频率增加、基础心肌缺血程度范围更广泛、心脏康复以及非吸烟状态。较低的社会经济地位、失业状态、临床合并症较多与 PCI 后 QoL 降低相关。

总体来说，CABG 和 PCI 都能改善 QoL。在冠状动脉血运重建的前几周内，PCI 改善 QoL 的趋势优于 CABG，但是 3 ～ 5 个月后这种差异逐渐减小[37]。在对 10 项随机临床试验的 meta 分析中比较了 PCI 和 CABG 的结果[39]，在多支血管病变的患者中，1 年后对心绞痛的缓解程度 CABG 优于 PCI。多数研究证实，CABG 在减少心绞痛发作及改善 QoL 方面优于 PCI，然而数年随访后这种优势逐渐减弱；这可能源于静脉桥闭塞及疾病进展。

冠状动脉血运重建减少死亡和非致死性心肌梗死的风险

在低风险患者中支持 PCI 减少死亡和非致死性 MI 的数据尚不充分。临床试验评估了三支病变、左主干病变、严重左心室功能不全及严重缺血的高危患者行血运重建的获益[38]。临床医师及指南推荐均采用了这些早期临床试验的结果来评估高危 SIHD 患者冠状动脉血运重建（包括 PCI 和 CABG）的获益。风险通常用非侵入性负荷试验评估。低、中、高危负荷试验结果的特征见表 23.2。

低危患者

许多临床研究已经将慢性稳定型心绞痛低危患者的药物治疗和冠状动脉血运重建进行比较。无一例外，这些研究的心血管硬终点均得出中性结果[40-41]，虽然这些研究大部分在 20 世纪 70 年代至 80 年代完成，并且目前药物治疗、介入治疗及外科手段均有了较大进展，但总体结果被认为与目前无

表 23.2 负荷试验结果

高危 年死亡率＞ 3%	中危 年死亡率 1%～3%	低危 年死亡率 < 1%
静息 LVEF ＜ 35%	静息 LVEF 35%～49%	Duke 平板运动评分≥ 5 分
Duke 平板运动评分≤－11 分	Duke 平板运动评分－10～4 分	无或有小的心肌灌注缺损
运动 LVEF ＜ 35%	负荷诱导中度灌注缺损，无左心室扩张或肺摄取增高	在负荷超声心动图显示室壁运动正常
负荷诱导大的灌注缺损	活动能力受限。更高剂量的多巴酚丁胺负荷超声心动图提示缺血或心室壁运动异常	
负荷诱导多个灌注缺损		
较大的固定的灌注缺损合并左心室扩张或肺摄取增高（^{201}Tl）		
负荷诱导中度灌注缺损合并左心室扩张或肺摄取增高		
多巴酚丁胺负荷超声心动图＞ 2 个节段室壁运动异常		
负荷超声心动图证实大量缺血		

LVEF，左心室射血分数

较大变化。简而言之，CABG 与改善症状相关，但是对于生存率及非致死性 MI 并无明显获益。

虽然许多既往研究不能证实稳定患者 PCI 或 CABG 后对于死亡或 MI 事件的长期获益[42-45]，但 COURAGE 试验（Clinical Outcomes Utilizing Revascul-arization and Aggressive Drug Evaluation）被认为是在 SIHD 患者中比较药物治疗及 PCI 的一个里程碑式的研究。COURAGE 试验在 2287 例患者中比较了 PCI 及药物治疗的有效性[46]。该研究入选了至少一支冠状动脉＞ 70% 狭窄并有客观缺血证据的患者或＞ 80% 狭窄且有典型心绞痛症状的患者。排除标准包括 CCS（Canadian Cardiovascular Society）Ⅳ级心绞痛、负荷试验结果明显异常、明显的充血性心力衰竭症状、LVEF ＜ 30% 或近 6 个月内行血运重建。在 5 年时，死亡或 MI 的主要终点事件在 PCI 和药物治疗组之间无明显差异（OR ＝ 1.05，95% CI 0.87～1.27，P ＝ 0.62）。在第一年时，与药物治疗组相比，PCI 组患者的再次行血运重建的概率及抗心绞痛药物使用较少。

COURAGE 试验的许多局限性限制了将其结果推广到更广泛的 SIHD 群体中[47]。COURAGE 试验入选的患者较预期更为低危，年心血管死亡率仅为 0.4%。并且筛选失败率很高：筛选了近 36 000 例患者，仅有 2287 例患者入选。其他的局限性包括较低的基线心绞痛负荷，以及 30% 的患者由药物治疗转至 PCI。COURAGE 试验中的 5 年药物治疗依从性较佳，阿司匹林为 94%。他汀类药物为 93%，β 受体阻滞剂为 86%，此外 70% 的患者低密度脂蛋白（LDL）达标且近 1/2 合并糖尿病的患者的糖化血红蛋白水平达标（＜ 7%）。这些比例明显高于实际日常临床实践中的比例[48]。

COURAGE 试验的亚组数据支持了既往临床研究的结果及假说，即认为基线心肌缺血高风险的患者与未来心血管风险更高相关，并且该风险可以通过充分的冠状动脉血运重建降低。在 COURAGE 试验之前的一项单中心研究连续入组了 5183 例患者，这些患者均完善了静息-负荷 SPECT，负荷灌注异常的严重程度与更高的 MI 及心血管死亡的发生率相关[49]。负荷评分总计＞ 13 分意味着 MI 的年发生率可达 4.2%，死亡率达 2.9%，而扫描结果为低危的患者的年事件发生率低于 1%。同一组研究者也证实了负荷试验后选择高危患者进行早期血运重建与心血管死亡风险降低有关（4.6% *vs.* 1.3%，P ＜ 0.01）[50]。早期冠状动脉血运重建受益人群局限于基线缺血负荷＞ 10% 的患者。

COURAGE 核素亚组研究（314/2287 例患者）也

探讨了缺血负荷假说[51]。患者进行了基线静息负荷心肌灌注成像后，于随机分组6～18个月后复查。这些患者的基线缺血负荷较小（8%）；虽然PCI和药物治疗均减少了缺血，但程度并不高，PCI组减少2.7%，药物治疗组减少0.5%。显著的基线缺血缓解定义为缺血负荷降低≥5%且基线缺血≥10%，这与更大的心绞痛缓解程度以及更低的死亡率或非致死性MI发生率有关（13.4% *vs.* 24.7%）。PCI组心肌缺血程度降低≥5%的患者更多（33% *vs.* 19%，$P=0.0004$）。近期发现对于残余缺血的程度和严重级别与未来心血管事件的发生相关。无残余缺血患者的死亡率及非致死性MI发生率为0%，而治疗后有≥10%残余缺血负荷的患者事件发生率可达39%。这些数据支持基线缺血负荷与事件风险相关，而该风险可通过完全冠状动脉血运重建降低残余缺血负荷来降低。

缺血负荷假说正在ISCHEMIA试验（International Study of Comparative Health Effectiveness with Medical and Invasive Approaches）（NCT01471522）中进行正式研究，旨在比较有创性治疗方法在降低无创性影像学检查显示为中重度缺血患者的心血管死亡或MI方面是否优于保守治疗。ISCHEMIA预计将在500个中心招募8000例患者。为了对缺血负荷假说进行正式试验，在随机分入早期血管造影组的患者中，ISCHEMIA需要非常高的完全血运重建率和最低残余缺血。

心肌肌钙蛋白浓度可用于对ACS患者进行快速血运重建的风险分层，但并未常规用于SIHD患者的风险评估。现在可以使用高灵敏度的检测方法来检测稳定性心脏病患者较低的心脏肌钙蛋白水平。这些低度升高与SIHD患者的死亡、MI和卒中密切相关[52-53]。在BARI 2D试验（Bypass Angioplasty Revascularization Investigation in Type 2 Diabetes Trial）中，基线肌钙蛋白T浓度升高（≥14 ng/L）很常见（约40%），其与5年死亡、MI和卒中的风险升高相关（HR＝1.85；95% CI 1.48～2.32；$P<0.001$），但与冠状动脉血运重建后结局的改善无相关性。目前，尽管肌钙蛋白升高与SIHD患者的风险相关，但常规冠状动脉血运重建似乎并未改善升高的风险。

复杂的患者和病变

对于严重的多血管CAD患者，已证明CABG优于药物治疗。这些临床试验可以追溯到20世纪70、80年代。超过2600例患者的大型临床数据库纳入了包括退伍军人管理局合作试验（Veterans Administration Cooperative Study）[54]、欧洲冠状动脉手术试验（European Coronary Surgery Study）[40]和冠状动脉手术试验（Coronary Artery Surgery Study）[55]在内的早期临床试验，发现与药物治疗相比，CABG与5年死亡率降低（10% *vs.* 16%，$P<0.001$）相关，且获益可延长至10年（26% *vs.* 31%，$P=0.003$）。死亡率的降低在各个亚组中总体一致。但是，绝对获益最多的是风险最大的患者，包括广泛性CAD患者和中重度左心室收缩功能不全的患者。CABG的临床获益在术后第1～2年内未实现。然而，随着时间的推移，CABG的优势变得明显并有差异。这些早期试验纳入的患者受限于当时的治疗背景，与当前的临床实践有很大不同。

对于包括NSTEMI、STEMI在内的表现为ACS的患者，以及合并症较少的SIHD患者，PCI优于药物治疗和CABG。传统上，疾病的程度通过病变血管的数量来量化。对于冠状动脉解剖非常复杂且临床风险可接受的患者，CABG已成为首选策略。近年来，一些里程碑式的临床试验为这类患者增加了临床证据，许多试验都纳入了冠状动脉解剖结构相对复杂的患者。

PCI和CABG均有其优势和劣势。在SIHD患者的终身治疗中，这两种治疗方法既不能完全治愈也不该互相排斥。CABG被认为是治疗多支血管复杂CAD的金标准，与PCI相比，CABG与更高的完全血运重建率和更低的再次血运重建率相关[45, 56-57]。CABG的主要优势是完全血运重建可能性更大，并能为相当一部分近端心外膜冠状动脉建立旁路，如果患者出现非罪犯血管近端病灶进展，可减小未来心血管发病和死亡的可能性。CABG的主要局限性是随时间推移，静脉桥的退化风险和围术期并发症的发生，尤其是合并多种临床疾病的患者。PCI的主要优点是创伤小，PCI对于ACS人群的有效性及其选择性治疗罪犯病变的能力。PCI的主要局限性是不完全血运重建的频率更高、无法预防非罪犯病灶进展的临床危害，且即使在DES时代，PCI的再次血

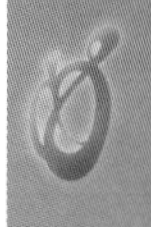

运重建率仍较高，以及PCI在解剖结构非常复杂的病变亚群中面临着技术挑战。简言之，血管造影负荷和病变复杂性限制了PCI的有效性，而临床合并症限制了CABG的安全性。

多支冠状动脉疾病患者行PCI和CABG的比较

ARTS试验（Arterial Revascularization Therapies Study）[58]、ERACI Ⅱ试验（Argentine randomized Trial of Coronary Angioplasty with Stenting Versus Coronary Bypass Surgery in Patients with Multiple Vessel Disease）、MASS-Ⅱ试验（Medicine Angioplasty or Surgery Study for Multi-Vessel Coronary Artery Disease）[59]、SoS试验（Stent or Surgery）[60]比较了CABG与裸金属支架置入术，并被纳入一项共3051例患者的meta分析中[61]。分析显示，二者5年死亡率、MI和卒中的发生率相似（16.7% *vs*. 16.9%；HR = 1.04，95% CI 0.86～1.27；P = 0.69），但PCI组患者不完全血运重建（89.4% *vs*. 62.0%；P < 0.001）和再次血运重建（29.0% *vs*. 7.9%；P < 0.001）更常见。随机分配至CABG组的糖尿病患者死亡率有改善的趋势（12.4% *vs*. 7.9%；P = 0.09）。一项涵盖了经皮腔内冠状动脉成形术（percutaneous transluminal coronary angioplasty，PTCA）时代和支架治疗时代研究的meta分析纳入了59 014例患者，研究表明，与行PCI的患者相比，接受CABG治疗的患者风险校正后的生存率有所提高[62]。

SYNTAX试验（Synergy Between Percutaneous Coronary Intervention with TAXUS and Cardiac Surgery）是一项大型、时间距当代较近的临床试验，在1800例既往未接受治疗的复杂三支血管和（或）左主干CAD的患者中比较了PCI联合DES与CABG[63]。该试验采用了地区心脏小组的方法，由心脏外科医师和心脏介入专家组成。每个成员都审阅了临床病例和冠状动脉解剖结构，且每个人都同意使用CABG或PCI作为血运重建方案。SYNTAX作为CABG和PCI的非劣效性比较，其主要终点是全因死亡率、卒中、MI或再次血运重建。12个月后，主要终点事件更常见于PCI后（17.8% *vs*. 12.4%；P = 0.002），因此无法满足PCI的非劣效性。差异主要是由PCI组患者更高的再次血运重建率引起。12个月后的MI率相似；然而，CABG组卒中发生率增加了近4倍（2.2% *vs*. 0.6%；P = 0.003）。在5年后，PCI与更高的死亡率、卒中、MI和再次血运重建相关[64]。2012年以来的非随机研究表明，进行CABG的多支血管疾病患者死亡率更低[65]。

SYNTAX的许多事后亚组分析提供了有用的信息，并影响了临床实践和正在进行的临床试验的设计。

基线SYNTAX评分

SYNTAX评分（图23.4）旨在预测PCI或血运重建后相关的风险。它是CAD负荷和复杂性的直观估计。SYNTAX评分考虑到了复杂的病变，包括分叉病变、慢性完全闭塞、血栓、钙化和细小弥漫性病变。评分范围从0到大于60（非常复杂的冠状动脉解剖病变）。在SYNTAX试验中，较高的SYNTAX评分能区分CABG和PCI患者的结局[63]。在随机分配到CABG组的患者中，不同SYNTAX评分的患者终点没有差异，而随机分配至PCI组的患者并非如此，SYNTAX评分低、中和高的患者之间的累积事件发生率存在显著差异。在基线SYNTAX评分为0～22的患者中，CABG和PCI患者的结局相当，而SYNTAX评分> 22的患者，CABG与较低的事件发生率相关。SYNTAX计算器可在www.syntaxscore.com线上使用。

无保护左主干病变

CABG已成为治疗严重无保护左主干病变患者的首选策略。近年来，这种治疗模式得到了发展。对于SYNTAX评分较低的患者，PCI已从Ⅱb类适应证转变为Ⅱa类适应证[66]。在SYNTAX试验中，有705例无保护左主干狭窄患者。这是一个预先设定的亚组，PCI组5年主要冠状动脉和脑血管不良事件（major adverse coronary and cerebrovascular events，MACCE）发生率为36.9%，CABG为31.0%（HR = 1.23；95% CI 0.95～1.59；P = 0.12）。PCI（19.0%）和CABG组（20.8%）的死亡、卒中和MI发生率相似。桥血管闭塞率（4.4%）和支架内血栓的发生率（5.1%）也相似。当根据SYNTAX评分将患者平分为两组时，SYNTAX评分在0～32的左主干病变患者，PCI组与CABG组的5年MACCE发生率相似。在SYNTAX评分较低的分组中，PCI患者的主要心脏不良事件（MACE）发生率

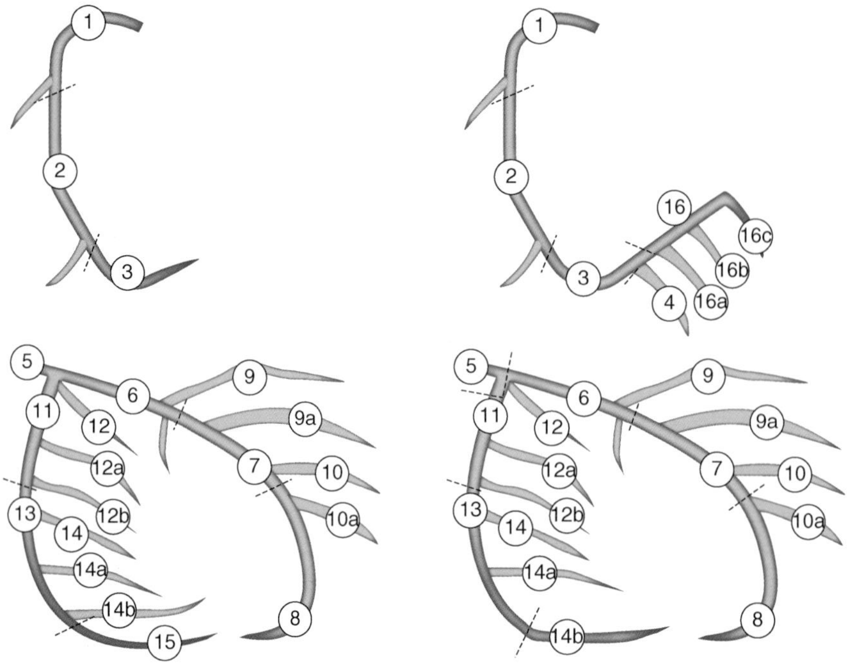
1
2
3
5
6
7
8
9
9a
10
10a
11
12
12a
12b
13
14
14a
14b
15
16
16a
16b
16c
4

左优势型　　　　右优势型

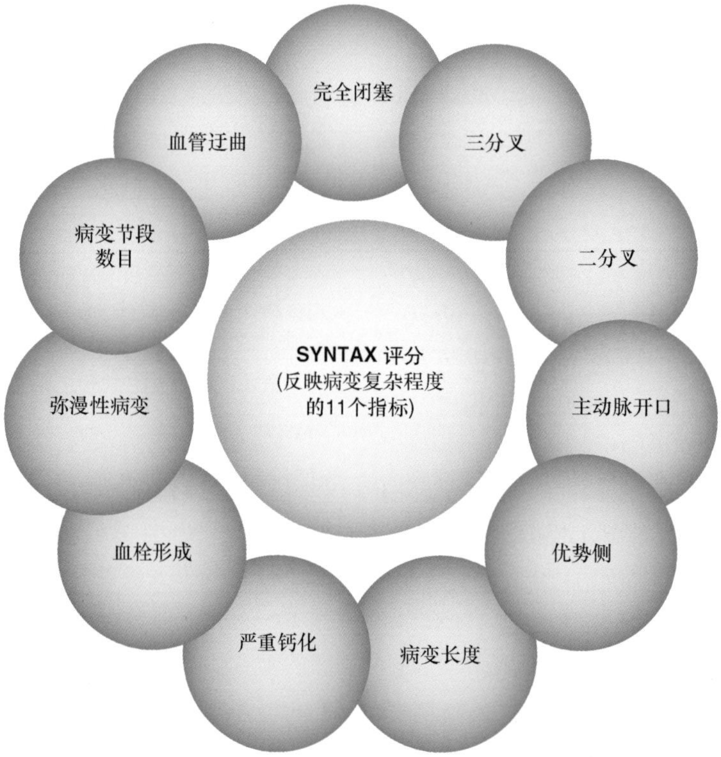
完全闭塞
血管迂曲
三分叉
病变节段
数目
二分叉
SYNTAX 评分
(反映病变复杂程度
的11个指标)
弥漫性病变
主动脉开口
血栓形成
优势侧
严重钙化
病变长度

图 23.4　SYNTAX（Synergy Between PCI with TAXUS and Cardiac Surgery）评分计算的原理图

较低（14.8% *vs*. 19.8%），死亡率显著降低（17.9% *vs*. 15.1%）。但是，在 SYNTAX 评分≥ 33 的患者中，CABG 与心血管死亡（15.8% *vs*. 5.9%）和血运重建（34.1% *vs*. 11.6%）发生率显著降低相关。基于这些数据，通常认为左主干下游病变程度和复杂性比左主干病变本身的程度和（或）复杂性与临床结局的相关性更高。

EXCEL 试验（Evaluation of Everolimus Eluting Stent System Versus Coronary Artery Bypass Surgery for Effectiveness of Left Main Revascularization）计划将 2600 例 SYNTAX 评分较低或中等的无保护左主干患者随机分为 PCI 组或 CABG 组。主要结果包括死

亡、MI 和卒中（EXCEL clinicaltrials.gov identifier NCT01205776. http//clinicaltrials.gov/ct2/show/study/NCT01205776）。

糖尿病

通常认为糖尿病患者（见第 24 章）冠状动脉解剖结构非常复杂，表现为病变血管数量更多、病变复杂、弥漫性冠状动脉病变。糖尿病通常是 PCI 和 CABG 术后预后不良的预测因子。通常，临床试验数据表明，在多支血管病变的 2 型糖尿病患者中，CABG 优于 PCI[67]。这一推荐可追溯到最早的 BARI 研究[68]。

BARI 2D 试验是将 2 型糖尿病[69]和 CCS Ⅰ型或Ⅱ型心绞痛患者中行冠状动脉血运重建（CABG 或 PCI）与药物治疗进行比较。患者是否接受 CABG 或 PCI 取决于研究者的判断。排除需要立即进行血运重建、左主干病变、严重心力衰竭或 1 年内进行过血运重建的患者。药物治疗组和冠状动脉血运重建组的 5 年全因死亡率和 MACE 发生率相似。出现两组交叉的患者接近 40%。CABG（而非 PCI）与非致死性 MI 的显著降低有关[70]。

在 SYNTAX 试验中有 296 例接受过药物治疗的糖尿病患者。在该亚组研究中，PCI 组的死亡率、MI、卒中和再次血运重建率显著升高（45.5% *vs*. 23.6%；$P < 0.001$）。这是由于全因死亡率增加了 2 倍，再次血运重建和 MI 发生率增加了 3 倍，而卒中率相当[71]。

FREEDOM 试验（Future Revascularization Evaluation in Patients with Diabetes Mellitus）是一项大型随机临床试验，比较糖尿病患者行 CABG 和 PCI 的治疗效果。该研究将 1900 例糖尿病和多支血管病变患者随机分为接受 PCI-DES 或 CABG 组[72]。PCI-DES 组的 5 年死亡率、MI 或卒中发生率更高（26.6% *vs*. 18.7%；$P = 0.005$）。CABG 组患者的非致死性 MI 发生率和全因死亡率显著降低，而 PCI 组患者的卒中发生率明显降低。2 年和 5 年的结果如图 23.5 所示。

FREEDOM 试验和 SYNTAX 试验表明，随着 CAD 患者病情复杂性的增加，CABG 组患者表现出更大的治疗获益。对于 SYNTAX 评分＞ 22 的患者，CABG 的治疗效果更好[73]。在 SYNTAX 糖尿病亚组研究中 3 年的结果也有类似的趋势。文献中一致的趋势表明，在以 SYNTAX 评分评估的糖尿病和复杂多支血管 CAD 患者中，CABG 可降低心血管并发症。

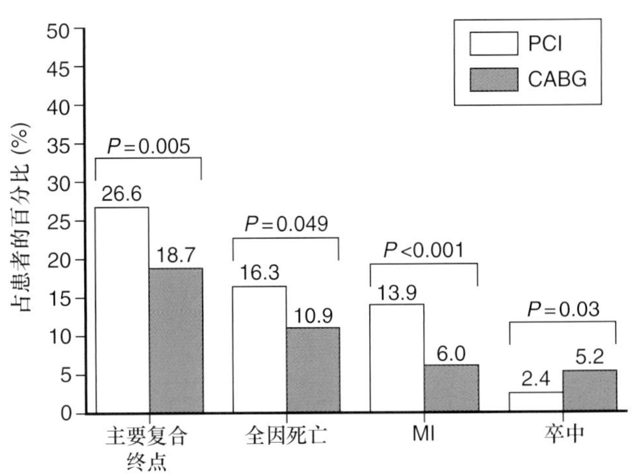

图 23.5　SYNTAX 试验（Synergy Between PCI with TAXUS and Cardiac Surgery）的 5 年结局。CABG，冠状动脉旁路移植术；PCI，经皮冠状动脉介入治疗。（Data from Farkouh ME，Domanski M，Sleeper LA，et al. Strategies for multivessel revascularization in patients with diabetes. N Engl J Med. 2012；367：2375-2384.）

根据这些临床数据，ACCF/AHA 治疗 SIHD 患者的指南中对于多支血管 CAD 伴发糖尿病的患者给出了 CABG 优于 PCI 的Ⅰ类推荐[74]。

缺血性心肌病

缺血性心肌病是一种疾病状态，其 10 年死亡率为 60%。这些患者有多种合并症，包括左心室收缩功能不全、冠状动脉血流动力学受损、心肌能量代谢异常、心肌耗氧量增加，即使没有明显 CAD 也会出现心肌乳酸代谢改变。在这类患者中，很难决定是否进行冠状动脉血运重建。

STICH 试验（Surgical Treatment for Ischemic Heart Failure）将 1212 例射血分数＜ 35% 的缺血性心肌病患者随机分配至 CABG 组或药物治疗组。这些患者人群组成复杂，糖尿病、既往 MI 病史和 NYHA 心功能分级Ⅱ～Ⅲ级心力衰竭的患病率高。中位随访 56 个月时，CABG 组与药物治疗组的心血管死亡无显著差异[75]。STITCH 延长试验为期 5 年，报告了 10 年的结局。CABG 组全因死亡这一主要结局的发生率显著低于另一组（58.9% *vs*. 66.1%；$P = 0.02$）。这是由于心血管死亡（40.5% *vs*. 49.3%；$P = 0.006$）和非心血管死亡率（76.6% *vs*. 87.0%；$P < 0.001$）都显著降低[76]。CABG 组中位生存优势为 1.44 年，需要治疗 14 例以预防 1 例死亡。

慢性肾脏病患者

患有慢性肾脏疾病（CKD）的患者通常被临床试验排除，但该人群在过去10年中大幅增长[77]。尽管CKD患者未来发生心血管事件的风险很大，但较少接受药物治疗、负荷试验、心脏介入治疗和血运重建[78]。2014年ESC和欧洲心胸外科手术协会关于心肌血运重建的指南建议，对于中重度CKD伴多支血管疾病的患者，在手术风险可接受的情况下，CABG优于PCI（Ⅱa类）[79]。这些建议基于非随机大型队列研究。但是，纽约州注册中心（2015年）的一项大型研究表明，PCI后的结局可能会更好[80]。使用倾向性评分匹配方法对5920例CKD患者进行研究，发现PCI与较低的死亡风险（HR = 0.55；95% CI 0.35～0.87）和卒中（HR = 0.2；95% CI 0.12～0.42）相关，而再次血运重建的风险更高（HR = 2.42；95% CI 2.05～2.85）。在243例接受肾脏替代治疗的患者中进行的小型亚组研究发现，与CABG相比，PCI与较高的死亡率（HR = 2.02；95% CI 1.40～2.93）和较高的再次血运重建率（HR = 2.44；95% CI 1.50～3.96）相关。这些非随机研究表明，在慢性肾脏病患者中可能更倾向于行PCI，但接受慢性肾脏替代治疗的患者可能是例外。

曾接受搭桥手术的患者

在美国，约有20%的PCI患者有既往CABG病史[81]。干预先前进行过CABG的患者时会遇到许多复杂的问题，需要治疗复杂的病变组合，包括大隐静脉桥、严重钙化、弥漫性疾病、分叉病变和慢性完全闭塞。既往CABG患者也由于高龄、多支血管疾病和LVEF低等因素而处于高风险。粥样硬化性栓塞更常发生于经大隐静脉桥进行PCI，因为一般情况下，这些静脉桥中的粥样硬化斑块更弥漫而易碎，且患者的纤维帽非常薄，很少或几乎没有天然冠状动脉粥样硬化斑块中会出现的钙化。这导致粥样硬化性栓塞、微血管阻塞、无复流、术后死亡或MI更加高发。硝普钠、维拉帕米或腺苷等动脉血管扩张剂可以治疗无复流。通常认为栓塞保护装置可有效减少大隐静脉桥PCI中粥样硬化性栓塞的并发症。目前许多操作者更愿意治疗自身阻塞性冠状动脉疾病，而不是对退行的静脉桥进行PCI，因为与对退化和（或）闭塞的大隐静脉桥进行介入治疗相比，这可能是一种更安全、有效和持久的选择。

完全闭塞的血运重建

ST段抬高型心肌梗死的近期闭塞病变

急诊PCI是STEMI的标准治疗。但是，约1/3的患者未接受及时的再灌注治疗[82]。一些观察性研究描述了晚期开通的梗死相关动脉与结局改善的相关性，而其他研究则没有[83-91]。

OAT试验（Occluded Artery Trial）纳入了2166例近期MI、射血分数＜50%且持续动脉闭塞的患者，这些患者均超过了传统的心肌抢救时间[92]。主要终点是死亡、MI或NYHA心功能分级Ⅳ级心力衰竭。PCI组和药物治疗组没有差异（17.2% *vs*. 15.6%；HR = 1.16；95% CI 0.92 ～ 1.45；P = 0.20）[92]，平均随访3年。各亚组之间均没有获益。PCI组的再梗死率在数值上有所增加，在前30天最高，并持续5年。因此，择期PCI不能减少MI后3 ～ 28天梗死相关动脉持续闭塞患者的死亡或再梗死。

TOSCA-2试验（Total Occlusion Study of Canada）是OAT的血管造影亚组研究。主要目的是研究OAT的1年血管造影开通率，PCI组约为82.7%，而药物治疗组约为25.2%（P ＜ 0.0001）[93]。梗死相关动脉的开通并未转化为左心室功能或重构指数的改善。OAT核素亚组研究也表明，基线存活状态和左心室重构程度未受影响，左心室重构程度通过检测1年时收缩末期和舒张末期容积来获得。对于无症状、1 ～ 2支血管疾病且STEMI后完全动脉闭塞超过24 h的患者，若病情稳定且无可诱发心脏缺血的证据，ACC/AHA STEMI指南对PCI的推荐类别为Ⅲ类。

慢性完全闭塞

OAT并未评估PCI治疗慢性完全闭塞（chronic total occlusions，CTO）的疗效。CTO指TIMI血流为0持续3个月或以上，见于15% ～ 40%的诊断性心导管检查[94-95]。在世界范围内，CTO PCI数量已大大增加。如今，有经验的术者使用所谓杂交方法（hybrid approach）的操作成功率接近80% ～ 90%[96]。这种方法同时利用了前向和逆向方法以及内膜下技术，如前向夹层再入、反向控制性前向和逆向寻径，以优化成功穿过闭塞病变，同时尝试将手术并发症降至最低。

CTO PCI 的主要困难是病变高度复杂，这与时间长、操作费用高相关，且操作失败率较标准 PCI 高。日本 CTO 评分通常被用于评估病变的复杂性[97]（表 23.3）。评分较高与更高的操作失败率和较差的长期结局相关。

存在发达的侧支循环通常是不建议对 CTO 段进行冠状动脉血运重建的主要理由。但研究表明，由侧支对 CTO 段供血的心肌几乎普遍有缺血。来自 Werner 等的数据提示，在 CTO 侧支段的下游，正常血流很少见。在既往无 Q 波 MI 的 59 例患者中，血流储备分数（FFR）值＜ 0.8，表明有侧支的心肌是缺血的[98]。

CTO 也与 STEMI[99] 和 NSTEMI 后的早期和晚期心血管风险增加相关[100]。包括 2015 年的 meta 分析[101-102] 在内，有许多非随机临床研究发现与 CTO PCI 失败相比，CTO PCI 成功与生存率改善有关。应该注意的是，尚无足够规模的随机对照试验数据表明 CTO PCI 与有临床意义和持久的获益相关[102]。

越来越多的研究发现，在经过恰当选择的患者中，CTO PCI 成功后健康状况可获得改善。尽管 CTO PCI 组的成功率低于非 CTO-PCI 组（85% *vs*. 95%），但其健康状况的改善不差于非 CTO PCI 组[103]。使用西雅图心绞痛问卷 (SAQ) 进行的健康状况研究表明，包括运动受限、心绞痛发作频率和治疗满意度在内的多个方面均有所改善。

与非 CTO PCI 相比，CTO PCI 与更高的手术并发症相关。最近的一项大型 meta 分析囊括了 18 000 多例 CTO 患者，CTO PCI 的死亡率为 0.2%，且与急诊 CABG（0.1%）、卒中（0.1%）、MI（2.5%）、冠状动脉穿孔（2.9%）、心包压塞（0.3%）及造影剂肾病（3.8%）相关。手术失败与更高的死亡率相关［1.5% *vs*. 0.4%（手术成功的死亡率）］，导致心包压塞的穿孔发生率为 1.7%。OPEN 注册试验（Outcomes，Patient Health Status，and Efficiency）中未发表的数据（包括系统收集了围术期并发症和重要临床结局判断的连续前瞻性实验设计，还包括并发症）显示死亡率接近 1%，且主要并发症发生率为 4%（JA Grantham，2016）。

表 23.3　日本慢性完全闭塞病变评分

项目	分值
既往介入失败	1
造影证实严重钙化	1
闭塞段内成角	1
钝性近端纤维帽	1
病变长度＞ 20 mm	1

From J Am Coll Cardiol Intv. 2011；4（2）：213-221. doi：10.1016/j.jcin.2010.09.024.

完全与不完全冠状动脉血运重建

CASS 试验（Coronary Artery Surgery Study）是较早提出完全血运重建与晚期 CAD 患者预后改善相关的研究。对于严重心绞痛和多支血管疾病，三支或多支旁路移植的患者较桥血管较少的患者生存率更高[56]。自这一早期研究发表以来，临床证据并非一致认为完全血运重建有获益，且当前的实践指南并未就完全血运重建的必要性给出肯定的建议。尽管 PCI 中不完全血运重建的发生率更高，但 CABG 也不少见。在纽约州注册中心，多支血管 CAD 患者中的比例为 45% ～ 89%[104]。比较完全和不完全血运重建患者的结局存在挑战。有许多与不完全血运重建相关的较高风险的临床合并症和技术问题。即使进行了复杂的残余混杂因素校正，直接比较也具有挑战性。

但是，不完全血运重建常与预后不良相关[64]。在 SYNTAX 试验中，CABG 组（43%）和 PCI 组（48%）患者不完全血运重建的发生率均很高。SYNTAX 试验中不完全血运重建与不良事件增加的相关性较小，主要原因是需要再次血运重建。对于 CABG 后的不完全血运重建，目前未发现其与死亡率、MI 或卒中等硬终点明确相关，但在被随机分配至 PCI 组的患者中存在一定相关性[105]。

2013 年对 PCI 和 CABG 相关研究进行的 meta 分析纳入了 35 项研究和 90 000 例患者[106]。约 50% 的患者完全血运重建，这与死亡、MI 和再次血运重建的风险更低有关。完全血运重建相关的死亡率改善与患者接受 CABG 或 PCI 无关。经过多变量校正后，完全血运重建仍是降低死亡率的重要因素。考虑到平衡性，目前已提出使用合理的不完全血运重建来替代完全（或不完全）血运重建这一说法[107]。合理的不完全血运重建这一概念假设了在冠状动脉血运重建术后有一定可接受量的病变残余，且这种残余疾病负荷

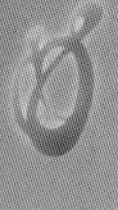

与将来的心血管疾病风险无关。这种残余疾病负荷的量化具有挑战性，且未被充分研究。

目前尚缺乏定义和量化完全血运重建的标准。残余SYNTAX评分量化了冠状动脉血运重建后“遗留”的病变数量。ACUITY亚组研究（Acute Catheterization and Urgent Intervention Triage Strategy）试图使用残余SYNTAX评分来解决此问题[108]。只有40%的患者完全血运重建，即残余SYNTAX评分为0。不完全血运重建与高龄、使用胰岛素治疗糖尿病、高血压、心脏生物标志物升高和LVEF降低有关。较高的残余SYNTAX评分（表明血运重建不完全）与病变复杂相关，包括严重钙化、慢性完全闭塞和分叉病变[108]。

但是，应该注意的是，与基线SYNTAX评分相比，残余评分不能更好地评估未来的心血管风险。这项研究表明，基线评分较高的患者残余SYNTAX评分＞8的可能性非常高，说明应考虑冠状动脉血运重建的替代治疗方法（如CABG、杂交手术方法或CTO PCI）。这项研究还表明，在基线SYNTAX评分较高的患者中，完全血运重建最为重要。目前尚不知是否有可接受的残余病变水平与低风险相关。

临界病变的血运重建

常使用血管造影评估冠状动脉病变的严重程度，血管造影也是量化CAD程度和复杂性的金标准（见第14章），因此，影响血运重建方法的临床实践和专业指南是根据冠状动脉造影所评估的解剖标准来决定的。但是，血管造影对疾病严重程度的评估能力有限。首先，血管造影显示的疾病严重程度并不总与未来的风险相关，并且临床医生通常不确定血管造影所定义的病变是否有意义。这些临界病变通常指狭窄为50%～70%。血管内超声和光学相干断层扫描等其他成像技术可进一步确定病变的严重程度。然而，这些手段都无生理学意义。

FFR是一种实用的诊断性试验，可用于评估冠状动脉狭窄的生理学意义。在临床实践中，此方法最常用于评估临界病变。越来越多的SIHD患者接受在FFR指导下的治疗，现已成为指南的Ⅰ类或Ⅱ类推荐[79，109]。

尽管有创性血管造影仍是诊断和评估CAD严重程度的金标准，但血管造影狭窄严重程度与冠状动脉血流之间的关系却很复杂。通过目测和（或）定量估计直径狭窄的百分比评估的严重程度常与无创性负荷试验或FFR评估的生理学严重程度结果不一致[110]。

当在血压生理范围内将冠状动脉阻力降至最低（通过药物扩张血管）时，灌注压力与血流之间存在近乎线性的关系[111-112]。心肌FFR的定义是存在狭窄的情况下所对应心肌的最大血流与该狭窄不存在时最大血流的比值。心肌FFR使用带有两个血流动力学压力传感器的压力敏感冠状动脉导丝来测量。该导丝的远端压力传感器置于病变的远端，近端压力传感器置于病变的近端（主动脉中）。同时记录下狭窄远端的冠状动脉压力（Pd）和主动脉压力（Pa），以此计算FFR。

评估FFR的关键是通过药物充血的方法诱导最大程度的血管扩张。标准药理学方法是使用140 μg/（kg・min）的腺苷静脉给药。腺苷给药2 min，通常在稳定充血后不久出现最小FFR值。通常，FFR使用3次心跳的平均值来评估，这样可以将心跳变化所带来的误差降至最低。

稳定性缺血性心脏病患者的FFR指导的PCI

非随机试验的数据表明，FFR指导下进行PCI的患者预后优于血管造影指导下做出治疗决策的患者[113-117]。此外，与单独使用血管造影相比，血管造影联合FFR与支架置入数量减少、MACE发生率降低和成本降低相关[118]。这些临床研究还表明，FFR＞0.8的患者推迟PCI是安全的。

FFR的使用已在其他随机对照临床试验中进行了验证。RIPCORD试验（Does Routine Pressure Wire Assessment Influence Management Strategy at Coronary Angiography for Diagnosis of Chest Pain?）旨在前瞻性评估与血管造影相比，诊断性冠状动脉造影期间的FFR测量是否与治疗决策相关[119]。在该试验中，200例慢性稳定型心绞痛患者被随机分配到10个英国医疗中心。RIPCORD试验证明，26%的患者治疗决策发生了改变（即患者是否接受药物治疗、PCI或CABG）。在法国注册中心也观察到了类似的结果[120]。

血管造影显示临界程度的冠状动脉狭窄通常无显著血流动力学意义。DEFER试验（Deferral of Percutaneous Coronary Intervention）表明，推迟干预中等严重程度且FFR值＞0.75的病变是安全的[121]。在该临床试验中，325例患者随机分配至推迟或立即

PCI 组。在立即 PCI 组中，无论 FFR 值为多少，所有患者均进行了 PCI 而随机分配到推迟 PCI 组的患者仅当 FFR ＜ 0.75 才接受 PCI。FFR ＞ 0.75 的患者推迟 PCI 不会增加 5 年死亡率和 MI 发生率。功能上无意义病变患者的年死亡或 MI 发生率小于 1%。DEFER 试验结果显示，干预功能上无意义的病变无法改善患者的症状或结局。此外，显著功能异常病变的患者死亡或 MI 的风险增加，区分这一异常是通过 FFR ＜ 0.75，与之前心肌灌注成像（MPI）相关研究的观察结果一致[122-125]。

FAME-1 和 FAME-2 试验（Fractional Flow Reserve versus Angiography for Guiding PCI in Patients with Multivessel Coronary Artery Disease）获得了额外的证据以支持在接受冠状动脉造影的特定患者中常规应用 FFR[126-127]。两项试验均表明，FFR 指导下的 PCI 优于血管造影指导下的 PCI，主要终点指标降低了约 30%。FAME-1 试验以 1∶1 的方式将 1005 例多支血管病变患者随机分配至血管造影或 FFR 指导下的 PCI 组。血管造影指导组的患者使用了更多的支架和造影剂，且医疗费用更高。在 FAME-1 试验组中，与常规治疗相比，FFR 指导下的 PCI 组的死亡、非致死性 MI 和再次血运重建的复合终点发生率更低（13.2% *vs*. 18.3%；$P = 0.02$）。复合终点的差异是因为 FFR 指导组再次血运重建和非致死性 MI 发生率的降低。两组的死亡率相似。随访中，心绞痛症状的缓解无差异。约 40% 被评估的病变没有血流动力学意义，因此延期行 PCI。FAME-1 试验的数据表明，临床医生需要使用 FFR 指导下治疗 20 例患者以防止随访中 1 例心血管不良事件。

FAME-2 试验将至少有 1 处狭窄有临床意义（FFR ≤ 0.8）的稳定性 CAD 患者随机分配至 FFR 指导下进行 PCI 联合药物治疗组或最佳药物治疗组。所有被评估的病变 FFR 均＞ 0.8 的患者进入注册组，并在指南指导下进行药物治疗。与 FAME-1 试验中一样，其主要复合终点是死亡、MI 或紧急血运重建。在招募 1220 例患者后，数据监控委员会停止了招募，因为两组主要终点指标存在显著差异。主要复合终点的发生率在 PCI 组为 4.3%，在药物治疗组为 12.7%（HR = 0.32；95% CI 0.19 ～ 0.53；$P < 0.001$）。这种差异是由于 PCI 组的紧急血运重建率较低（1.6% *vs*. 11.1%；$P < 0.001$）。很大一部分再次血运重建的原因是有紧急手术的适应证，或者是因为 MI 或出现缺血证据。被分配至注册组的患者主要终点发生率也很低。框 23.2 总结了进行 FFR 的常见适应证。

是否在 ACS 患者中测量 FFR 仍存在争议，部分原因是担心 FFR 在 ACS 患者中的诊断有效性。由于微血管阻塞，ACS 患者的罪犯动脉用药后扩张程度减小。这可能会导致假阴性率过高，从而错误地因 FFR 值而消除顾虑[128]。然而，现在正在评估 FFR 在非罪犯血管中应用的试验。FAMOUS-NSTEMI 试验（Fractional flow reserve vs angiography in guiding management to optimize outcomes in non-ST-segment elevation myocardial infarction）是一项多中心随机试验，比较 ACS 患者中常规 FFR 指导治疗与标准治疗策略[129]。主要比较了药物治疗组患者主要结局的频次和差异。最初的治疗决策是在冠状动脉造影之后 FFR 测量之前做出的。根据 FFR 结果，与血管造影指导治疗组相比，FFR 指导治疗组中接受药物治疗的患者比例更高（22.7 *vs*. 13.2%；$P = 0.02$）。尽管没有足够的效度评估临床事件，但两组之间的 MACE 发生率没有差异，且费用相似[130]。

PCI 技术的发展

自 1977 年发明冠状动脉球囊成形术以来，PCI 相关设备及技术一直在持续且快速地发展。这些进步改善了 PCI 的安全性、有效性和可持续性。目前已充分研究了血管对高压球囊充气或支架撑开的反应，总体结果显示会导致内皮破坏、血管炎症和中层牵拉引起血管平滑肌细胞损伤。对血管损伤的反应加上临床危险因素可导致严重的临床并发症，包括支架血栓形成和再狭窄。支架设计的创新和技术方法的改进使得 PCI 的安全性得到改善。

框 23.2　常见的血流储备分数（FFR）适应证[109]

当没有既往缺血证据时，采用 FFR 是Ⅰ类推荐（证据等级 A）。在多支血管 CAD 患者中，FFR 指导下 PCI 是Ⅱ a 类推荐（证据等级 B）

CAD 验前概率较高的患者进行早期侵入性冠状动脉造影时，FFR 的应用是Ⅰ类推荐（证据等级 C）

在不同的检查结果相矛盾或非侵入性检查结果诊断不确定的患者中，应考虑使用 FFR 进行风险分层（推荐类别Ⅱ a 类，证据等级 C）

对于没有缺血且 FFR ＞ 0.8 的患者，不推荐对中度病变行冠状动脉血运重建（推荐类别Ⅲ类，证据等级 B）

普通老式球囊血管成形术（plain old balloon angioplasty，POBA）彻底改变了阻塞性CAD患者的治疗方法。但是，这些早期操作有其局限性。球囊血管成形术与急性血管闭塞（由早期的弹性回缩和血栓形成造成）以及术后6个月的再狭窄有关。在早期球囊血管成形术时代，再狭窄和晚期血管闭塞的发生率非常高。冠状动脉支架旨在克服急性血管反弹并改善血管通畅性。支架的设计是覆盖夹层撕裂内膜片，增加血管刚性，以防止早期和晚期弹性回缩。WALLSTENT是一种自膨式不锈钢丝网结构，且是第一个（1986年）在人类冠状动脉中植入的支架[131]。该支架输送非常困难，因此在冠状动脉介入治疗中的使用有限。是Palmaz-Shatz（Johnson & Johnson）支架是FDA在1987年批准的第一个支架。与WALLSTENT不同，该支架位于球囊可扩张支架输送平台上，并在20世纪90年代初被广泛使用。自此以来，新的支架平台开始增多。总体来说，与球囊血管成形术相比，冠状动脉支架可减少早期弹性回缩和再狭窄。两项大规模随机临床试验证实了裸金属支架（bare metal stent，BMS）优于POBA[132-133]。这些早期支架平台的主要局限性在于输送平台的体积大、输送相关的技术挑战以及急性和亚急性支架血栓形成的发生率非常高。在接下来的几年中，冠状动脉支架的使用大量增加，2000年已有超过85%的PCI操作使用支架。

在BMS的早期应用中，急性支架内血栓形成的发生率比预期的高。使用双联抗血小板治疗和选择适当支架尺寸并在高压下释放支架可通过减少贴壁不良和膨胀不全而大大降低急性血栓形成的风险。即使在今天，限制BMS应用的主要因素仍是支架内再狭窄率接近20%～30%。

近年来，支架材料和设计出现了重大改进[134]（表23.4）。早期的支架由不锈钢制成，因为它具有生物惰性。最近，钴铬合金已经取代了不锈钢，从而可以在不影响径向强度的情况下使柱体显著变薄。一般而言，钴铬合金支架比早期的不锈钢更易于追踪和输送。新型支架包括铂铬合金支架，该合金支架的柱体更薄，同时保持较高的不透射线性和一定的径向强度。

DES通过降低支架内再狭窄的发生率极大地推动了该领域的发展。然而，最初通过用金、钻石、磷酰胆碱和肝素等物质涂覆支架以减少炎症、血小板活化、血栓形成和血管平滑肌细胞增殖的方法均失败。直到涂覆特定的抗增殖药物（如西罗莫司或紫杉醇）后，才实现了限制支架内再狭窄的临床获益[135-138]。

西罗莫司是一种免疫抑制化合物，通过抑制哺乳动物雷帕霉素受体靶蛋白（mammalian target of rapamycin，mTOR）而发挥作用，导致细胞周期停止在G1晚期向S期演变时，从而抑制血管平滑肌细胞增殖[135]。紫杉醇可通过破坏细胞微管递送来抑制细胞增殖和迁移[139]。

通常，这些抗增殖药物包埋在聚合物内并涂覆在冠状动脉内支架的表面上。洗脱动力学使抗增殖药物在植入后数天至数周内缓慢洗脱。最初的随机对照试验数据显示，在1年的随访中，新内膜形成明显减少，血管通畅性得到改善。与之前BMS的结果相似，DES植入与支架内血栓形成的风险增加有关。这些早期报道[140]已在较大的注册研究中得到确认[141]。支架内血栓形成的机制与延迟内皮化相关，而内皮化的延迟是由于抗再狭窄药物的作用和（或）对聚合物的超敏反应。随着支架设计、聚合物的改进以及长期双联抗血小板治疗的使用，支架血栓形成的风险（包括晚期支架血栓形成）已大大降低。

较新的DES平台包含了改良的抗增殖药物，包括依维莫司（PROMUS Element，Boston Scientific；Xience V，Abbot Vascular）和佐他莫司（Endeavor和Resolute，Medtronic）。依维莫司是西罗莫司的衍生物，同样抑制mTOR。总体而言，与第一代DES相比，依维莫司洗脱支架平台在安全性和有效性方面更为出色[142-144]。一项纳入11项随机对照试验的meta分析比较了依维莫司-洗脱支架与西罗莫司-洗脱支架，发现依维莫司-洗脱支架平台能减少支架内血栓形成的数量并降低再次血运重建的需求。MI或心血管死亡的风险没有差异[145]。

未来药物或支架输送平台的创新应用包括定向药物输送、生物可降解的聚合物和生物可降解的支架平台。目前已开发出定向药物递送支架平台，使得抗增殖药物仅涂覆在支架的非管腔侧，从而使腔表面仍是裸金属，或作为替代涂覆方案增加内皮化或防止血小板黏附。使用这种方案的支架平台很少。与传统DES平台相比，生物可降解聚合物可提供很多潜在的好处。通常，药物在聚合物降解期时释

表 23.4 可选用的支架

	CYPHER	TAXUS EXPRESS	ENDEAVOR	RESOLUTE	XIENCE V	PROMUS ELEMENT	BIOMATRIX
厂家	强生	波士顿科学	美敦力	美敦力	雅培血管	波士顿科学	Biosensors
平台	Bx-Velocity	Express	Driver	Driver	Vision	Omega	Gazelle
设计							
材料	SS	SS	MP35N CoCr	MP35N CoCr	L605 CoCr	PtCr	SS
支架小梁厚度（μm）	140	132	91	91	81	81	112
聚合物	PEVA、PMBA	SIBS	PC	BioLinx	PBMA、PVDF-HFP	PBMA、PVDF-HFP	PLA
聚合物厚度（μm）	12.6	16	4.1	4.1	7.6	6	10
药物	西罗莫司	紫杉醇	佐他莫司	佐他莫司	依维莫司	依维莫司	Biolimus
药物浓度（$\mu g/cm^2$）	140	100	100	100	100	100	156
4 周内药物释放（%）	80	＜10	100	70	80	80	45
晚期管腔丢失（mm）	0.17[137]	0.39[138]	0.61[148]	0.27[149]	0.16[142]	0.15[150]	0.13[151]

* 晚期管腔丢失取决于研究人群、复查造影时机，以及研究年份。这些值仅有提示意义，是基于这些支架的关键性临床试验

CoCr，钴铬合金；HFP，六氟丙烯；PC，磷酰胆碱；PEVA，聚乙烯合醋酸乙烯酯；PLA，聚乳酸；PMBA，n- 丁基甲基丙烯酸酯；PtCr，铂铬合金；PVDF，聚偏二氟乙烯；SIBS，聚合苯乙烯 -b- 异丁烯 -b- 苯乙烯；SS，不锈钢

From Iqbal J，Gunn J，Serruys PW. Coronary stents：historical development，current status and future directions. Br Med Bull. 2013；106：193-211.

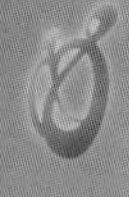

放。一旦药物完全洗脱，聚合物也完全降解，仅剩下BMS平台。已有多种使用生物可降解聚合物的支架平台。目前已在美国上市的生物可降解聚合物支架是Synergy支架（Boston Scientific）。

已有大量的研究致力于生物可吸收的支架的开发[146]。金属DES虽然非常有效，但与内皮化不完全、聚合物超敏反应、新生粥样硬化斑块和支架断裂有关。此外，每年靶血管失败率为2%～4%。完全生物可吸收支架的设计是为了提供机械支持和药物输送后支架可完全吸收，并能完全恢复其血管结构和功能。这些设计特点是对当前金属DES平台改进的尝试。因此，目标是能提供与当代的金属DES，相似的1年结局，并改善长期结局。框23.3展示了生物可吸收支架平台的优势和局限性。最早的生物可吸收支架平台是Absorb生物可吸收血管支架（Absorb Bioresorbable Vascular Scaffold，BVS；Abbott Vascular）。完全生物可吸收对血管结构和功能的完全恢复很必要。尽管吸收速率随支架平台的变化而变化，但药物洗脱通常在3个月内发生，而生物吸收发生在12～36个月内。在12～18个月时，使用BVS与内弹力膜和外弹力膜以及管腔面积增加相关。聚合物框架最终被胶原蛋白和血管平滑肌细胞所取代，它们会随着时间的推移而回退。一般而言，放置生物可吸收支架与扩张性重构相关。Absorb BSV的注册资料和随机对照试验数据表明，在1年时可出现血管舒缩恢复、管腔扩大和扩张性的适应性重构，在3年时支架可完全吸收[146]。随机对照试验比较了Absorb BVS和Xience DES，数据表明，在主要终点事件为1年时靶病变失败，Absorb的表现不劣于Xience。早期的注册研究提示，Absorb支架血栓形成的发生率高于同期DES平台的历史记录[147]。植入后前30天和小血管（＜2.5 mm，目测估计）风险最高。下一代完全生物可吸收的支架正在开发中，其目标是显著减小支架杆的直径，以提升支架性能并降低支架血栓形成的风险。

框23.3　降低血管生物可吸收支架（BRS）晚期事件发生率的可能机制

循环搏动及正常血管舒缩的恢复
- 剪切力及循环应变的正常化
- 正常血管曲率的恢复
- 极晚期聚合物反应的风险降低
- 避免/解决支架贴壁不良
- 避免/解决晚期小梁断裂
- 减少新生粥样硬化斑块
- 未拘禁边支
- 富脂斑块（新中膜）帽的形成
- 斑块回缩

血管BRS的优势
- 非拘禁覆盖边支，可恢复管腔
- 避免全金属外套，恢复晚期旁路移植术的选择
- 允许治疗支架内再狭窄，而不需要永久性的额外金属层
- 便于非侵入性成像随访，避免产生伪影
- 满足医生及患者需求，避免永久植入物

第一代血管BRS的劣势
- 某些装置需冷藏和特殊的释放技术
- 更厚/更宽的支架小梁，且需更大的通过外径（输送更困难）
- 操作技术需更多精力关注
- 较金属药物洗脱支架有更大的急性支架断裂的风险
- 管腔内支架脱载风险
- 早期支架血栓形成及靶血管相关心肌梗死风险更高，尤其是在小血管

From Kereiakes DJ，Onuma Y，Serruys PW，et al. Bioresorbable vascular scaffolds for coronary revascularization. Circulation. 2016；134（2）：168-182.

结论

尽管药物治疗取得了重大进展，但患者仍有症状残留和心血管风险。因此，冠状动脉血运重建仍然是许多患者疾病管理的重要组成部分。多学科心脏团队参与冠状动脉血运重建方法的决策是可取的，尤其是在临床风险较高或晚期/复杂CAD的情况下。减轻症状仍是SIHD患者冠状动脉血运重建的主要获益。有可靠的数据表明，恰当选择患者行PCI可改善QoL。CABG在改善QoL方面也非常有效，尽管PCI后QoL的改善比CABG早。但是，这种获益会减弱，且对于复杂多支血管CAD患者，1年后CABG在减少心绞痛和改善QoL方面优于PCI。很少有数据表明冠状动脉血运重建可减少低危患者的死亡和非致死性MI。一般认为，具有较高临床风险的患者进行冠状动脉血运重建是适当的，并可以降低未来的风险。缺血负荷假说假设冠状动脉血运重建将提高基线缺血程度高的患者的无事件生存率，目前正在ISCHEMIA临床试验中进行验证。通过基线SYNTAX评分评估的晚期CAD患者、SYNTAX评分＞32的无保护左主干疾病、糖尿病和多支血管CAD患

者及缺血性心肌病患者通常首选 CABG。一般而言，具有一或两支血管 CAD 的 ACS 患者、临床风险较高或虚弱（与术后风险非常高相关）的患者以及既往接受过旁路移植术的患者首选 PCI。SIHD 患者接受 FFR 指导下的治疗的比例越来越高，并由实践指南推荐。当对病变的严重程度不确定或患者术前未进行运动试验时，FFR 通常是有意义且适当的。慢性 SIHD 患者管理近期的主要进展将是包括 CTO PCI 在内的复杂冠状动脉手术的持续发展，以及生物可吸收支架平台的引入。

参考文献

1. Keeley EC, Boura JA, Grines CL: Primary angioplasty versus intravenous thrombolytic therapy for acute myocardial infarction: a quantitative review of 23 randomised trials, *Lancet* 361:13–20 2003.
2. Amsterdam EA, Wenger NK, Brindis RG, et al.: 2014 AHA/ACC Guideline for the Management of Patients With Non–ST-Elevation Acute Coronary Syndromes: a report of the American College of Cardiology/American Heart Association Task Force on Practice Guidelines, *Circulation* 130:e344–e426, 2014.
3. Members C, Gibbons RJ, Abrams J, et al.: ACC/AHA 2002 Guideline Update for the Management of Patients With Chronic Stable Angina—summary article: a report of the American College of Cardiology/American Heart Association Task Force on Practice Guidelines (Committee on the Management of Patients with Chronic Stable Angina), *Circulation* 107:149–158, 2003.
4. Fihn SD, Gardin JM, Abrams J, et al.: 2012 ACCF/AHA/ACP/AATS/PCNA/SCAI/STS Guideline for the Diagnosis and Management of Patients With Stable Ischemic Heart Disease: a report of the American College of Cardiology Foundation/American Heart Association Task Force on Practice Guidelines, and the American College of Physicians, American Association for Thoracic Surgery, Preventive Cardiovascular Nurses Association, Society for Cardiovascular Angiography and Interventions, and Society of Thoracic Surgeons, *Circulation* 126:e354–e471 2012.
5. GROUP CRW, Patel MR, Dehmer GJ, et al.: ACCF/SCAI/STS/AATS/AHA/ASNC 2009 Appropriateness Criteria for Coronary Revascularization: a report of the American College of Cardiology Foundation Appropriateness Criteria Task Force, Society for Cardiovascular Angiography and Interventions, Society of Thoracic Surgeons, American Association for Thoracic Surgery, American Heart Association, and the American Society of Nuclear Cardiology: Endorsed by the American Society of Echocardiography, the Heart Failure Society of America, and the Society of Cardiovascular Computed Tomography, *Circulation* 119:1330–1352, 2009.
6. Ma J, Ward EM, Siegel RL, et al.: Temporal trends in mortality in the United States, 1969–2013 *JAMA* 314:1731–1739, 2015.
7. Mozaffarian D, Benjamin EJ, Go AS, et al.: Heart disease and stroke statistics–2015 update: a report from the American Heart Association, *Circulation* 131:e29–e322, 2015.
8. Ford ES, Ajani UA, Croft JB, et al.: Explaining the decrease in U.S. deaths from coronary disease 1980–2000, *N Engl J Med* 356:2388–2398, 2007.
9. Steg PG, Greenlaw N, Tendera M, et al.: Prevalence of anginal symptoms and myocardial ischemia and their effect on clinical outcomes in outpatients with stable coronary artery disease: data from the International Observational CLARIFY Registry. *JAMA Intern Med* 174:1651–1659 2014.
10. Dehmer GJ, Weaver D, Roe MT, et al.: A contemporary view of diagnostic cardiac catheterization and percutaneous coronary intervention in the United States: a report from the CathPCI Registry of the National Cardiovascular Data Registry, 2010 through June 2011, *J Am Coll Cardiol* 60:2017–2031, 2012.
11. Fihn SD, Blankenship JC, Alexander KP, et al.: 2014 ACC/AHA/AATS/PCNA/SCAI/STS focused update of the guideline for the diagnosis and management of patients with stable ischemic heart disease: a report of the American College of Cardiology/American Heart Association Task Force on Practice Guidelines, and the American Association for Thoracic Surgery, Preventive Cardiovascular Nurses Association, Society for Cardiovascular Angiography and Interventions and Society of Thoracic Surgeons, *J Am Coll Cardiol* 64:1929–1949, 2014.
12. Epstein AJ, Polsky D, Yang F, et al.: Coronary revascularization trends in the United States, 2001–2008, *JAMA* 305:1769–1776, 2011.
13. Kim LK, Feldman DN, Swaminathan RV, et al.: Rate of percutaneous coronary intervention for the management of acute coronary syndromes and stable coronary artery disease in the United States (2007 to 2011), *Am J Cardiol* 114:1003–1010, 2014.
14. Chan PS, Patel MR, Klein LW, et al.: Appropriateness of percutaneous coronary intervention *JAMA* 306:53–61, 2011.
15. Bradley SM, Bohn CM, Malenka DJ, et al.: Temporal trends in percutaneous coronary intervention appropriateness: insights from the Clinical Outcomes Assessment Program, *Circulation* 132:20–26, 2015.
16. Palmerini T, Biondi-Zoccai G, Della Riva D, et al.: Stent thrombosis with drug-eluting stents: is the paradigm shifting? *J Am Coll Cardiol* 62:1915–1921, 2013.
17. Park MW, Seung KB, Kim PJ, et al.: Long-term percutaneous coronary intervention rates and associated independent predictors for progression of nonintervened nonculprit coronary lesions, *Am J Cardiol* 104:648–652, 2009.
18. Stone GW, Maehara A, Lansky AJ, et al.: A prospective natural-history study of coronary atherosclerosis, *N Engl J Med* 364:226–235, 2011.
19. Alexander JH, Smith PK: Coronary-artery bypass grafting, *N Engl J Med* 374:1954–1964, 2016.
20. ElBardissi AW, Aranki SF, Sheng S, et al.: Trends in isolated coronary artery bypass grafting: an analysis of the Society of Thoracic Surgeons adult cardiac surgery database, *J Thorac Cardiovasc Surg* 143:273–281, 2012.
21. Hlatky MA, Boothroyd DB, Reitz BA, et al.: Adoption and effectiveness of internal mammary artery grafting in coronary artery bypass surgery among Medicare beneficiaries, *J Am Coll Cardiol* 63:33–39, 2014.
22. Tabata M, Grab JD, Khalpey Z, et al.: Prevalence and variability of internal mammary artery graft use in contemporary multivessel coronary artery bypass graft surgery: analysis of the Society of Thoracic Surgeons National Cardiac Database, *Circulation* 120:935–940, 2009.
23. Kelly R, Buth KJ, Legare JF: Bilateral internal thoracic artery grafting is superior to other forms of multiple arterial grafting in providing survival benefit after coronary bypass surgery, *J Thorac Cardiovasc Surg* 144:1408–1415, 2012.
24. Suma H, Tanabe H, Takahashi A, et al.: Twenty years experience with the gastroepiploic artery graft for CABG, *Circulation* 116:I188–I191, 2007.
25. Acar C, Ramsheyi A, Pagny JY, et al.: The radial artery for coronary artery bypass grafting: clinical and angiographic results at five years, *J Thorac Cardiovasc Surg* 116:981–989, 1998.
26. Newman MF, Kirchner JL, Phillips-Bute B, et al.: Longitudinal assessment of neurocognitive function after coronary-artery bypass surgery, *N Engl J Med* 344:395–402, 2001.
27. Shroyer AL, Grover FL, Hattler B, et al.: On-pump versus off-pump coronary-artery bypass surgery *N Engl J Med* 361:1827–1837, 2009.
28. Hlatky MA, Bacon C, Boothroyd D, et al.: Cognitive function 5 years after randomization to coronary angioplasty or coronary artery bypass graft surgery, *Circulation* 96:II-11–14, 1997. discussion II-5.
29. Kulik A, Ruel M, Jneid H, et al.: Secondary prevention after coronary artery bypass graft surgery: a scientific statement from the American Heart Association, *Circulation* 131:927–964, 2015.
30. Gao G, Zheng Z, Pi Y, et al.: Aspirin plus clopidogrel therapy increases early venous graft patency after coronary artery bypass surgery: a single-center, randomized, controlled trial, *J Am Coll Cardiol* 56:1639–1643, 2010.
31. Deo SV, Dunlay SM, Shah IK, et al.: Dual anti-platelet therapy after coronary artery bypass grafting: is there any benefit? A systematic review and meta-analysis, *J Card Surg* 28:109–116, 2013.
32. Lamy A, Devereaux PJ, Prabhakaran D, et al.: Off-pump or on-pump coronary-artery bypass grafting at 30 days, *N Engl J Med* 366:1489–1497, 2012.
33. Lamy A, Devereaux PJ, Prabhakaran D, et al.: Effects of off-pump and on-pump coronary-artery bypass grafting at 1 year, *N Engl J Med* 368:1179–1188, 2013.
34. Diegeler A, Borgermann J, Kappert U, et al.: Off-pump versus on-pump coronary-artery bypass grafting in elderly patients, *N Engl J Med* 368:1189–1198, 2013.
35. Patel MR, Dehmer GJ, Hirshfeld JW, et al.: ACCF/SCAI/STS/AATS/AHA/ASNC/HFSA/SCCT 2012 appropriate use criteria for coronary revascularization focused update: a report of the American College of Cardiology Foundation Appropriate Use Criteria Task Force, Society for Cardiovascular Angiography and Interventions, Society of Thoracic Surgeons, American Association for Thoracic Surgery, American Heart Association, American Society of Nuclear Cardiology, and the Society of Cardiovascular Computed Tomography, *J Am Coll Cardiol* 59:857–881, 2012.
36. Fraker Jr TD, Fihn SD, Gibbons RJ, et al.: 2007 chronic angina focused update of the ACC/AHA 2002 guidelines for the management of patients with chronic stable angina: a report of the American College of Cardiology/American Heart Association Task Force on Practice Guidelines Writing Group to develop the focused update of the 2002 guidelines for the management of patients with chronic stable angina, *Circulation* 116:2762–2772, 2007.
37. Blankenship J, Naidu SS, Rao SV, et al.: Clinical expert consensus statement on best practices in the cardiac catheterization laboratory: Society for Cardiovascular Angiography and Interventions, *Catheter Cardiovasc Interv* 80:456–464, 2012.
38. Wijeysundera HC, Nallamothu BK, Krumholz HM, et al.: Meta-analysis: effects of percutaneous coronary intervention versus medical therapy on angina relief, *Ann Intern Med* 152:370–379, 2010.
39. Hlatky MA, Boothroyd DB, Bravata DM, et al.: Coronary artery bypass surgery compared with percutaneous coronary interventions for multivessel disease: a collaborative analysis of individual patient data from ten randomised trials, *Lancet* 373:1190–1197, 2009.
40. Varnauskas E: Twelve-year follow-up of survival in the randomized European Coronary Surgery Study, *N Engl J Med* 319:332–337, 1988.
41. Varnauskas E, Lorimer AR, Karlsson T: The role of early surgery following myocardial infarction. European Coronary Surgery Bypass Group, *Br J Clin Pract* 46:238–242, 1992.
42. Bavry AA, Kumbhani DJ, Rassi AN, et al.: Benefit of early invasive therapy in acute coronary syndromes: a meta-analysis of contemporary randomized clinical trials, *J Am Coll Cardiol* 48:1319–1325, 2006.
43. Henderson RA, Pocock SJ, Clayton TC, et al.: Seven-year outcome in the RITA-2 trial: coronary angioplasty versus medical therapy, *J Am Coll Cardiol* 42:1161–1170, 2003.
44. Parisi AF, Folland ED, Hartigan P: A comparison of angioplasty with medical therapy in the treatment of single-vessel coronary artery disease. Veterans Affairs ACME Investigators, *N Engl J Med* 326:10–16, 1992.
45. Hoffman SN, TenBrook JA, Wolf MP, et al.: A meta-analysis of randomized controlled trials comparing coronary artery bypass graft with percutaneous transluminal coronary angioplasty: one-to eight-year outcomes, *J Am Coll Cardiol* 41:1293–1304, 2003.
46. Boden WE, O'Rourke RA, Teo KK, et al.: Optimal medical therapy with or without PCI for stable coronary disease, *N Engl J Med* 356:1503–1516, 2007.
47. Kereiakes DJ, Teirstein PS, Sarembock IJ, et al.: The truth and consequences of the COURAGE trial, *J Am Coll Cardiol* 50:1598–1603, 2007.
48. Steinberg BA, Steg PG, Bhatt DL, et al.: Comparisons of guideline-recommended therapies in patients with documented coronary artery disease having percutaneous coronary intervention versus coronary artery bypass grafting versus medical therapy only (from the REACH International Registry), *Am J Cardiol* 99:1212–1215, 2007.
49. Hachamovitch R, Berman DS, Shaw LJ, et al.: Incremental prognostic value of myocardial perfusion single photon emission computed tomography for the prediction of cardiac death: differential stratification for risk of cardiac death and myocardial infarction, *Circulation* 97:535–543, 1998.
50. Hachamovitch R, Hayes SW, Friedman JD, et al.: Comparison of the short-term survival benefit associated with revascularization compared with medical therapy in patients with no prior coronary artery disease undergoing stress myocardial perfusion single photon emission computed tomography, *Circulation* 107:2900–2907, 2003.
51. Shaw LJ, Berman DS, Maron DJ, et al.: Optimal medical therapy with or without percutaneous coronary intervention to reduce ischemic burden: results from the Clinical Outcomes Utilizing Revascularization and Aggressive Drug Evaluation (COURAGE) trial nuclear substudy, *Circulation* 117:1283–1291, 2008.
52. Omland T, de Lemos JA, Sabatine MS, et al.: A sensitive cardiac troponin T assay in stable coronary artery disease, *N Engl J Med* 361:2538–2547, 2009.
53. de Lemos JA, Drazner MH, Omland T, et al.: Association of troponin T detected with a highly sensitive assay and cardiac structure and mortality risk in the general population, *JAMA* 304: 2503–2512, 2010.
54. Eleven-year survival in the Veterans Administration randomized trial of coronary bypass surgery for stable angina: The Veterans Administration Coronary Artery Bypass Surgery Cooperative Study Group, *N Engl J Med* 311:1333–1339, 1984.
55. Coronary Artery Surgery Study (CASS): A randomized trial of coronary artery bypass surgery. Survival data, *Circulation* 68:939–950, 1983.
56. Bell MR, Gersh BJ, Schaff HV, et al.: Effect of completeness of revascularization on long-term outcome of patients with three-vessel disease undergoing coronary artery bypass surgery. A report from the Coronary Artery Surgery Study (CASS) Registry, *Circulation* 86:446–457, 1992.
57. van den Brand MJ, Rensing BJ, Morel MA, et al.: The effect of completeness of revascularization on event-free survival at one year in the ARTS trial, *J Am Coll Cardiol* 39:559–564, 2002.
58. Serruys PW, Ong AT, van Herwerden LA, et al.: Five-year outcomes after coronary stenting versus bypass surgery for the treatment of multivessel disease: the final analysis of the Arterial Revascularization Therapies Study (ARTS) randomized trial, *J Am Coll Cardiol* 46:575–581, 2005.
59. Hueb W, Lopes NH, Gersh BJ, et al.: Five-year follow-up of the Medicine, Angioplasty, or Surgery Study (MASS II): a randomized controlled clinical trial of 3 therapeutic strategies for multivessel coronary artery disease, *Circulation* 115:1082–1089, 2007.

60. Booth J, Clayton T, Pepper J, et al.: Randomized, controlled trial of coronary artery bypass surgery versus percutaneous coronary intervention in patients with multivessel coronary artery disease: six-year follow-up from the Stent or Surgery Trial (SoS), *Circulation* 118:381–388, 2008.
61. Daemen J, Boersma E, Flather M, et al.: Long-term safety and efficacy of percutaneous coronary intervention with stenting and coronary artery bypass surgery for multivessel coronary artery disease: a meta-analysis with 5-year patient-level data from the ARTS, ERACI-II, MASS-II, and SoS trials, *Circulation* 118:1146–1154, 2008.
62. Hannan EL, Racz MJ, Walford G, et al.: Long-term outcomes of coronary-artery bypass grafting versus stent implantation, *N Engl J Med* 352:2174–2183, 2005.
63. Serruys PW, Morice MC, Kappetein AP, et al.: Percutaneous coronary intervention versus coronary-artery bypass grafting for severe coronary artery disease, *N Engl J Med* 360:961–972, 2009.
64. Head SJ, Davierwala PM, Serruys PW, et al.: Coronary artery bypass grafting vs. percutaneous coronary intervention for patients with three-vessel disease: final five-year follow-up of the SYNTAX trial, *Eur Heart J* 35:2821–2830, 2014.
65. Weintraub WS, Grau-Sepulveda MV, Weiss JM, et al.: Comparative effectiveness of revascularization strategies, *N Engl J Med* 366:1467–1476, 2012.
66. Levine GN, Bates ER, Blankenship JC, et al.: 2011 ACCF/AHA/SCAI Guideline for Percutaneous Coronary Intervention: a report of the American College of Cardiology Foundation/American Heart Association Task Force on Practice Guidelines and the Society for Cardiovascular Angiography and Interventions, *Circulation* 124:e574–e651, 2011.
67. Deb S, Wijeysundera HC, Ko DT, et al.: Coronary artery bypass graft surgery vs percutaneous interventions in coronary revascularization: a systematic review, *JAMA* 310:2086–2095, 2013.
68. Comparison of coronary bypass surgery with angioplasty in patients with multivessel disease: The Bypass Angioplasty Revascularization Investigation (BARI) Investigators, *N Engl J Med* 335:217–225, 1996.
69. Group BDS, Frye RL, August P, et al.: A randomized trial of therapies for type 2 diabetes and coronary artery disease, *N Engl J Med* 360:2503–2515, 2009.
70. Chaitman BR, Hardison RM, Adler D, et al.: The Bypass Angioplasty Revascularization Investigation 2 Diabetes randomized trial of different treatment strategies in type 2 diabetes mellitus with stable ischemic heart disease: impact of treatment strategy on cardiac mortality and myocardial infarction, *Circulation* 120:2529–2540, 2009.
71. Mohr FW, Morice MC, Kappetein AP, et al.: Coronary artery bypass graft surgery versus percutaneous coronary intervention in patients with three-vessel disease and left main coronary disease: 5-year follow-up of the randomised, clinical SYNTAX trial, *Lancet* 381:629–638, 2013.
72. Farkouh ME, Domanski M, Sleeper LA, et al.: Strategies for multivessel revascularization in patients with diabetes, *N Engl J Med* 367:2375–2384, 2012.
73. Dangas GD, Farkouh ME, Sleeper LA, et al.: Long-term outcome of PCI versus CABG in insulin and non-insulin-treated diabetic patients: results from the FREEDOM trial, *J Am Coll Cardiol* 64:1189–1197, 2014.
74. Hillis LD, Smith PK, Anderson JL, et al.: 2011 ACCF/AHA Guideline for Coronary Artery Bypass Graft Surgery. A report of the American College of Cardiology Foundation/American Heart Association Task Force on Practice Guidelines. Developed in collaboration with the American Association for Thoracic Surgery, Society of Cardiovascular Anesthesiologists, and Society of Thoracic Surgeons, *J Am Coll Cardiol* 58:e123–e210, 2011.
75. Velazquez EJ, Lee KL, Deja MA, et al.: Coronary-artery bypass surgery in patients with left ventricular dysfunction, *N Engl J Med* 364:1607–1616, 2011.
76. Velazquez EJ, Lee KL, Jones RH, et al.: Coronary-artery bypass surgery in patients with ischemic cardiomyopathy, *N Engl J Med* 374(16):1511–1520, 2016.
77. Collins AJ, Li S, Gilbertson DT, et al.: Chronic kidney disease and cardiovascular disease in the Medicare population, *Kidney Int Suppl* S24–S31, 2003.
78. Reddan DN, Szczech LA, Tuttle RH, et al.: Chronic kidney disease, mortality, and treatment strategies among patients with clinically significant coronary artery disease, *J Am Soc Nephrol* 14:2373–2380, 2003.
79. Authors/Task Force Members, Windecker S, Kolh P, et al.: 2014 ESC/EACTS guidelines on myocardial revascularization: The Task Force on Myocardial Revascularization of the European Society of Cardiology (ESC) and the European Association for Cardio-Thoracic Surgery (EACTS) developed with the special contribution of the European Association of Percutaneous Cardiovascular Interventions (EAPCI), *Eur Heart J* 35:2541–2619, 2014.
80. Bangalore S, Guo Y, Samadashvili Z, et al.: Revascularization in patients with multivessel coronary artery disease and chronic kidney disease: everolimus-eluting stents versus coronary artery bypass graft surgery, *J Am Coll Cardiol* 66:1209–1220, 2015.
81. Vora AN, Dai D, Gurm H, et al.: Temporal trends in the risk profile of patients undergoing outpatient percutaneous coronary intervention: a report from the National Cardiovascular Data Registry's CathPCI Registry, *Circ Cardiovasc Interv* 9:e003070, 2016.
82. Eagle KA, Goodman SG, Avezum A, et al.: Practice variation and missed opportunities for reperfusion in ST-segment-elevation myocardial infarction: findings from the Global Registry of Acute Coronary Events (GRACE), *Lancet* 359:373–377, 2002.
83. Topol EJ, Califf RM, Vandormael M, et al.: A randomized trial of late reperfusion therapy for acute myocardial infarction. Thrombolysis and Angioplasty in Myocardial Infarction-6 Study Group, *Circulation* 85:2090–2099, 1992.
84. Dzavik V, Beanlands DS, Davies RF, et al.: Effects of late percutaneous transluminal coronary angioplasty of an occluded infarct-related coronary artery on left ventricular function in patients with a recent (< 6 weeks) Q-wave acute myocardial infarction (Total Occlusion Post-Myocardial Infarction Intervention Study [TOMIIS]–a pilot study), *Am J Cardiol* 73:856–861, 1994.
85. Horie H, Takahashi M, Minai K, et al.: Long-term beneficial effect of late reperfusion for acute anterior myocardial infarction with percutaneous transluminal coronary angioplasty, *Circulation* 98:2377–2382, 1998.
86. Yousef ZR, Redwood SR, Bucknall CA, et al.: Late intervention after anterior myocardial infarction: effects on left ventricular size, function, quality of life, and exercise tolerance: results of the Open Artery Trial (TOAT Study), *J Am Coll Cardiol* 40:869–876, 2002.
87. Steg PG, Thuaire C, Himbert D, et al.: DECOPI (DEsobstruction COronaire en Post-Infarctus): a randomized multi-centre trial of occluded artery angioplasty after acute myocardial infarction, *Eur Heart J* 25:2187–2194, 2004.
88. Cigarroa RG, Lange RA, Hillis LD: Prognosis after acute myocardial infarction in patients with and without residual anterograde coronary blood flow, *Am J Cardiol* 64:155–160, 1989.
89. Galvani M, Ottani F, Ferrini D, et al.: Patency of the infarct-related artery and left ventricular function as the major determinants of survival after Q-wave acute myocardial infarction, *Am J Cardiol* 71:1–7, 1993.
90. Lamas GA, Flaker GC, Mitchell G, et al.: Effect of infarct artery patency on prognosis after acute myocardial infarction. The Survival and Ventricular Enlargement Investigators, *Circulation* 92:1101–1109, 1995.
91. Puma JA, Sketch Jr MH, Thompson TD, et al.: Support for the open-artery hypothesis in survivors of acute myocardial infarction: analysis of 11,228 patients treated with thrombolytic therapy, *Am J Cardiol* 83:482–487, 1999.
92. Hochman JS, Lamas GA, Buller CE, et al.: Coronary intervention for persistent occlusion after myocardial infarction, *N Engl J Med* 355:2395–2407, 2006.
93. Dzavik V, Buller CE, Lamas GA, et al.: Randomized trial of percutaneous coronary intervention for subacute infarct-related coronary artery occlusion to achieve long-term patency and improve ventricular function: the Total Occlusion Study of Canada (TOSCA)-2 trial, *Circulation* 114:2449–2457, 2006.
94. Fefer P, Knudtson ML, Cheema AN, et al.: Current perspectives on coronary chronic total occlusions: the Canadian Multicenter Chronic Total Occlusions Registry, *J Am Coll Cardiol* 59:991–997, 2012.
95. Jeroudi OM, Alomar ME, Michael TT, et al.: Prevalence and management of coronary chronic total occlusions in a tertiary Veterans Affairs hospital, *Catheter Cardiovasc Interv* 84:637–643, 2014.
96. Brilakis ES, Grantham JA, Rinfret S, et al.: A percutaneous treatment algorithm for crossing coronary chronic total occlusions, *JACC Cardiovasc Interv* 5:367–379, 2012.
97. Morino Y, Abe M, Morimoto T, et al.: Predicting successful guidewire crossing through chronic total occlusion of native coronary lesions within 30 minutes: the J-CTO (Multicenter CTO Registry in Japan) score as a difficulty grading and time assessment tool, *JACC Cardiovasc Interv* 4:213–221, 2011.
98. Werner GS, Surber R, Ferrari M, et al.: The functional reserve of collaterals supplying long-term chronic total coronary occlusions in patients without prior myocardial infarction, *Eur Heart J* 27:2406–2412, 2006.
99. Claessen BE, Dangas GD, Weisz G, et al.: Prognostic impact of a chronic total occlusion in a non-infarct-related artery in patients with ST-segment elevation myocardial infarction: 3-year results from the HORIZONS-AMI trial, *Eur Heart J* 33:768–775, 2012.
100. Gierlotka M, Tajstra M, Gasior M, et al.: Impact of chronic total occlusion artery on 12-month mortality in patients with non-ST-segment elevation myocardial infarction treated by percutaneous coronary intervention (from the PL-ACS Registry), *Int J Cardiol* 168:250–254, 2013.
101. Hoebers LP, Claessen BE, Elias J, et al.: Meta-analysis on the impact of percutaneous coronary intervention of chronic total occlusions on left ventricular function and clinical outcome, *Int J Cardiol* 187:90–96, 2015.
102. Galassi AR, Brilakis ES, Boukhris M, et al.: Appropriateness of percutaneous revascularization of coronary chronic total occlusions: an overview, *Eur Heart J*, 37:2692–2700, 2016.
103. Safley DM, Grantham JA, Hatch J, et al.: Quality of life benefits of percutaneous coronary intervention for chronic occlusions, *Catheter Cardiovasc Interv* 84:629–634, 2014.
104. Hannan EL, Wu C, Walford G, et al.: Incomplete revascularization in the era of drug-eluting stents: impact on adverse outcomes, *JACC Cardiovasc Interv* 2:17–25, 2009.
105. Head SJ, Mack MJ, Holmes Jr DR, et al.: Incidence, predictors and outcomes of incomplete revascularization after percutaneous coronary intervention and coronary artery bypass grafting: a subgroup analysis of 3-year SYNTAX data, *Eur J Cardiothorac Surg* 41:535–541, 2012.
106. Garcia S, Sandoval Y, Roukoz H, et al.: Outcomes after complete versus incomplete revascularization of patients with multivessel coronary artery disease: a meta-analysis of 89,883 patients enrolled in randomized clinical trials and observational studies, *J Am Coll Cardiol* 62:1421–1431, 2013.
107. Dauerman HL: Reasonable incomplete revascularization, *Circulation* 123:2337–2340, 2011.
108. Genereux P, Palmerini T, Caixeta A, et al.: Quantification and impact of untreated coronary artery disease after percutaneous coronary intervention: the residual SYNTAX (Synergy Between PCI with TAXUS and Cardiac Surgery) score, *J Am Coll Cardiol* 59:2165–2174, 2012.
109. Montalescot G, Sechtem U, Achenbach S, et al.: 2013 ESC guidelines on the management of stable coronary artery disease, *Eur Heart J* 34:2949, 2013.
110. De Bruyne B, Fearon WF, Pijls NH, et al.: Fractional flow reserve-guided PCI for stable coronary artery disease, *N Engl J Med* 371:1208–1217, 2014.
111. Koolen JJ, Pijls NH: Coronary pressure never lies, *Cathet Cardiovasc Interv* 72:248–256, 2008.
112. Spaan JA, Piek JJ, Hoffman JI, et al.: Physiological basis of clinically used coronary hemodynamic indices, *Circulation* 113:446–455, 2006.
113. Park SJ, Ahn JM, Park GM, et al.: Trends in the outcomes of percutaneous coronary intervention with the routine incorporation of fractional flow reserve in real practice, *Eur Heart J* 34:3353–3361, 2013.
114. Frohlich GM, Redwood S, Rakhit R, et al.: Long-term survival in patients undergoing percutaneous interventions with or without intracoronary pressure wire guidance or intracoronary ultrasonographic imaging: a large cohort study, *JAMA Int Med* 174:1360–1366, 2014.
115. Li J, Elrashidi MY, Flammer AJ, et al.: Long-term outcomes of fractional flow reserve-guided vs. angiography-guided percutaneous coronary intervention in contemporary practice, *Eur Heart J* 34:1375–1383, 2013.
116. Depta JP, Patel JS, Novak E, et al.: Outcomes of coronary stenoses deferred revascularization for borderline versus nonborderline fractional flow reserve values, *Am J Cardiol* 113:1788–1793, 2014.
117. Depta JP, Patel JS, Novak E, et al.: Risk model for estimating the 1-year risk of deferred lesion intervention following deferred revascularization after fractional flow reserve assessment, *Eur Heart J* 36:509–515, 2015.
118. Di Serafino L, De Bruyne B, Mangiacapra F, et al.: Long-term clinical outcome after fractional flow reserve- versus angio-guided percutaneous coronary intervention in patients with intermediate stenosis of coronary artery bypass grafts, *Am Heart J* 166:110–118, 2013.
119. Curzen N, Rana O, Nicholas Z, et al.: Does routine pressure wire assessment influence management strategy at coronary angiography for diagnosis of chest pain? The RIPCORD study, *Circ Cardiovasc Interv* 7:248–255, 2014.
120. Van Belle E, Rioufol G, Pouillot C, et al.: Outcome impact of coronary revascularization strategy reclassification with fractional flow reserve at time of diagnostic angiography: insights from a large French multicenter fractional flow reserve registry, *Circulation* 129:173–185, 2014.
121. Pijls NH, van Schaardenburgh P, Manoharan G, et al.: Percutaneous coronary intervention of functionally nonsignificant stenosis: 5-year follow-up of the DEFER Study, *J Am Coll Cardiol* 49:2105–2111, 2007.
122. Beller GA, Zaret BL: Contributions of nuclear cardiology to diagnosis and prognosis of patients with coronary artery disease, *Circulation* 101:1465–1478, 2000.
123. Pavin D, Delonca J, Siegenthaler M, et al.: Long-term (10 years) prognostic value of a normal thallium-201 myocardial exercise scintigraphy in patients with coronary artery disease documented by angiography, *Eur Heart J* 18:69–77, 1997.
124. Lee KL, Pryor DB, Pieper KS, et al.: Prognostic value of radionuclide angiography in medically treated patients with coronary artery disease. A comparison with clinical and catheterization variables, *Circulation* 82:1705–1717, 1990.
125. Shaw LJ, Iskandrian AE: Prognostic value of gated myocardial perfusion SPECT, *J Nucl Cardiol* 11:171–185, 2004.
126. Tonino PA, De Bruyne B, Pijls NH, et al.: Fractional flow reserve versus angiography for guiding percutaneous coronary intervention, *N Engl J Med* 360:213–224, 2009.
127. De Bruyne B, Pijls NH, Kalesan B, et al.: Fractional flow reserve-guided PCI versus medical therapy in stable coronary disease, *N Engl J Med* 367:991–1001, 2012.
128. Cuculi F, De Maria GL, Meier P, et al.: Impact of microvascular obstruction on the assessment of coronary flow reserve, index of microcirculatory resistance, and fractional flow reserve after ST-segment elevation myocardial infarction, *J Am Coll Cardiol* 64:1894–1904, 2014.
129. Layland J, Oldroyd KG, Curzen N, et al.: Fractional flow reserve vs. angiography in guiding management to optimize outcomes in non-ST-segment elevation myocardial infarction: the British Heart Foundation FAMOUS-NSTEMI randomized trial, *Eur Heart J* 36:100–111, 2015.
130. Layland J, Rauhalammi S, Watkins S, et al.: Assessment of fractional flow reserve in patients with recent non-ST-segment-elevation myocardial infarction comparative study with 3-T stress perfusion cardiac magnetic resonance imaging, *Circ Cardiovasc Interv* 8:e002207, 2015.
131. Sigwart U, Puel J, Mirkovitch V, et al.: Intravascular stents to prevent occlusion and restenosis after transluminal angioplasty, *N Engl J Med* 316:701–706, 1987.
132. Serruys PW, de Jaegere P, Kiemeneij F, et al.: A comparison of balloon-expandable-stent implantation with balloon angioplasty in patients with coronary artery disease. Benestent Study Group, *N Engl J Med* 331:489–495, 1994.
133. Fischman DL, Leon MB, Baim DS, et al.: A randomized comparison of coronary-stent placement and balloon angioplasty in the treatment of coronary artery disease. Stent Restenosis Study Investigators, *N Engl J Med* 331:496–501, 1994.
134. Morton AC, Crossman D, Gunn J: The influence of physical stent parameters upon restenosis, *Pathol Biol (Paris)* 52:196–205, 2004.

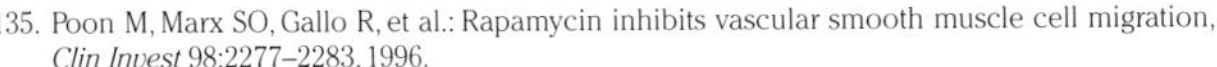

135. Poon M, Marx SO, Gallo R, et al.: Rapamycin inhibits vascular smooth muscle cell migration, *J Clin Invest* 98:2277–2283, 1996.
136. Morice MC, Serruys PW, Sousa JE, et al.: A randomized comparison of a sirolimus-eluting stent with a standard stent for coronary revascularization, *N Engl J Med* 346:1773–1780, 2002.
137. Moses JW, Leon MB, Popma JJ, et al.: Sirolimus-eluting stents versus standard stents in patients with stenosis in a native coronary artery, *N Engl J Med* 349:1315–1323, 2003.
138. Stone GW, Ellis SG, Cox DA, et al.: A polymer-based, paclitaxel-eluting stent in patients with coronary artery disease, *N Engl J Med* 350:221–231, 2004.
139. Axel DI, Kunert W, Goggelmann C, et al.: Paclitaxel inhibits arterial smooth muscle cell proliferation and migration in vitro and in vivo using local drug delivery, *Circulation* 96:636–645, 1997.
140. Laskey WK, Yancy CW, Maisel WH: Thrombosis in coronary drug-eluting stents: report from the meeting of the Circulatory System Medical Devices Advisory Panel of the Food and Drug Administration Center for Devices and Radiologic Health, December 7-8, 2006, *Circulation* 115:2352–2357, 2007.
141. Luscher TF, Steffel J, Eberli FR, et al.: Drug-eluting stent and coronary thrombosis: biological mechanisms and clinical implications, *Circulation* 115:1051–1058, 2007.
142. Stone GW, Midei M, Newman W, et al.: Comparison of an everolimus-eluting stent and a paclitaxel-eluting stent in patients with coronary artery disease: a randomized trial, *JAMA* 299:1903–1913, 2008.
143. Palmerini T, Biondi-Zoccai G, Della Riva D, et al.: Stent thrombosis with drug-eluting and bare-metal stents: evidence from a comprehensive network meta-analysis, *Lancet* 379:1393–1402, 2012.
144. Stone GW, Rizvi A, Newman W, et al.: Everolimus-eluting versus paclitaxel-eluting stents in coronary artery disease, *N Engl J Med* 362:1663–1674, 2010.
145. Park KW, Kang SH, Velders MA, et al.: Safety and efficacy of everolimus- versus sirolimus-eluting stents: a systematic review and meta-analysis of 11 randomized trials, *Am Heart J* 165, 2013. 241–50.e4.
146. Kereiakes DJ, Onuma Y, Serruys PW, et al.: Bioresorbable vascular scaffolds for coronary revascularization, *Circulation* 134:168–182, 2016.
147. Raber L, Brugaletta S, Yamaji K, et al.: Very late scaffold thrombosis: intracoronary imaging and histopathological and spectroscopic findings, *J Am Coll Cardiol* 66:1901–1914, 2015.
148. Fajadet J, Wijns W, Laarman GJ, et al.: Randomized, double-blind, multicenter study of the Endeavor zotarolimus-eluting phosphorylcholine-encapsulated stent for treatment of native coronary artery lesions: clinical and angiographic results of the ENDEAVOR-II trial, *Circulation* 114:798–806, 2006.
149. Serruys PW, Silber S, Garg S, et al.: Comparison of zotarolimus-eluting and everolimus-eluting coronary stents, *N Engl J Med* 363:136–146, 2010.
150. Meredith IT, Verheye S, Dubois CL, et al.: Primary endpoint results of the EVOLVE trial: a randomized evaluation of a novel bioabsorbable polymer-coated, everolimus-eluting coronary stent, *J Am Coll Cardiol* 59:1362–1370, 2012.
151. Windecker S, Serruys PW, Wandel S, et al.: Biolimus-eluting stent with biodegradable polymer versus sirolimus-eluting stent with durable polymer for coronary revascularisation (LEADERS): a randomised non-inferiority trial, *Lancet* 372:1163–1173, 2008.

24 慢性冠状动脉疾病病合并糖尿病患者的管理

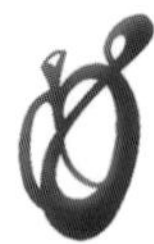

Nikolaus Marx, Sebastian Reith
朱 超 王 媛 译

引言

糖尿病患者（1 型或 2 型）的 CVD 发生风险较高，不良结局包括 MI、卒中和心力衰竭。较非糖尿病患者，糖尿病患者 CAD 的管理包括多策略降低心血管风险和多种介入治疗。此外，基于 2 型糖尿病更为普遍及全球患病率激增的流行病学现状，2 型糖尿病患者有大量临床数据，但涉及 1 型糖尿病与 CAD 相关性的数据却较少。因此，本章主要针对 2 型糖尿病进行阐述。

1 型糖尿病患者的心血管风险

相比于非糖尿病患者，1 型糖尿病患者心血管风险的特点表现为发生率高且较早发生心血管事件。1 型糖尿病患者中 CVD 的发生率为 3%～12.4%[1-4]。匹兹堡 EDC 研究指出，1 型糖尿病年轻患者（28～38 岁）的主要心血管事件发生率为每年 0.98%，> 55 岁患者的年发生率超过 3%，为该人群的首要死因[3-5]。此外，一项纳入 7400 例平均年龄 33 岁且平均糖尿病患病时间为 15 年的 1 型糖尿病患者的英国综合实践研究数据库（General Practice Research Database，GPRD）显示，随访 4.7 年期间，1 型糖尿病患者发生主要 CAD 事件的风险显著增加（男性校正 HR = 3.6，95% CI 2.8～4.6，女性校正 HR = 9.6，95% CI 6.4～14.5）。该数据与 2 型糖尿病患者的相对危险度（RR）相似[1]。

2 型糖尿病患者的心血管风险

20 世纪 90 年代末期，Haffner 团队发表的流行病学数据显示，既往无 MI 病史的糖尿病患者未来 7 年发生 MI 的风险与既往有 MI 的非糖尿病患者相当[6]。基于上述数据提出糖尿病可视为 CAD 同等风险的假设。该研究是在未进行 CVD 治疗［如使用他汀类药物和肾素-血管紧张素-醛固酮系统（renin-angiotensin-aldosterone system，RAAS）阻滞剂］的情况下进行的。此后，探究降脂策略、降压治疗和

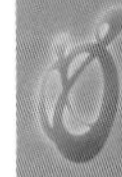

RAAS 抑制剂的大型心血管临床试验相继开展，糖尿病患者心血管相关发病率和死亡率整体下降[7]。但近期发表的研究（Emerging Risk Factor Collaboration）显示，尽管应用最先进的治疗方法进行 CVD 风险管理，糖尿病患者心血管死亡风险仍翻倍。此外，与无糖尿病或 MI 者相比，糖尿病合并既往 MI 的患者心血管死亡风险增加 4 倍，即相当于 60 岁糖尿病男性患者预期寿命缩短 6 年，而糖尿病合并既往 MI 患者预期寿命缩短 12 年[8]。上述数据均强调采取措施降低糖尿病患者心血管风险的必要性。

危险因素管理

糖尿病患者降低心血管事件风险的措施与非糖尿病患者大致相同。但考虑到糖尿病患者心血管事件绝对风险的增加，须对其采取尤为全面的管理措施。

生活方式干预

与非糖尿病患者相同，降低糖尿病患者心血管风险的基石为生活方式干预。生活方式干预已被证明可以作为防止 CVD 进展的一级预防措施，生活方式干预包括饮食、体力活动和减重，其对慢性 CAD 患者的获益尚未被充分证实。然而，AHA、美国糖尿病协会（American Diabetes Association，ADA）、ESC/ 欧洲糖尿病研究协会（European Association for the Study of Diabetes，EASD）等发布的指南涵盖了一般生活方式干预措施[9-10]：包括建议戒烟、以结构化建议为指导，以及以水果、蔬菜、橄榄油为主的地中海饮食。但减重对 CAD 患者心血管风险的降低程度尚不明确。由于缺乏临床证据，现阶段指南未推荐补充维生素或微量元素以减少此人群的心血管风险。体力活动方面，指南推荐可运动的患者每周进行至少 150 min、中高强度以上的体力活动以预防 CVD。

血糖控制

对 2 型糖尿病患者而言，强化控糖可减少视网膜病变或肾病等微血管并发症[11-13]。糖尿病对慢性 CAD 患者大血管事件的影响尚未充分证实。UKPDS 试验为首项探究强化血糖控制对大血管事件影响的大型临床研究，该研究比较了常规血糖控制与强化血糖控制对 3867 例既往无 CVD 病史的新诊断 2 型糖尿病患者的影响。强化血糖控制可显著减少肾病和视网膜病变等微血管病变事件的发生，但在 10 年的随访中，仅发现 MI 等大血管事件减少，且与常规血糖控制组无统计学差异[12]。继续随访 10 年后发现，初始强化血糖控制可显著降低大血管事件[14]。尽管研究结果存在因非预先设定随访分析研究本身带来的分析复杂性，但仍提示早期干预和严格血糖控制策略可能最终减少无心血管病史的糖尿病患者的大血管事件。

在过去 10 年中，已有多项针对高危糖尿病患者心血管事件的临床试验评估强化血糖控制与标准治疗策略对心血管事件发生率的影响[11, 15-16]。ACCORD 试验纳入 10 251 例 2 型糖尿病受试者，研究与标准治疗控制糖化血红蛋白（HbA_{1C}）目标值＜ 7.5%（58 mmol/mol）相比，强化血糖控制方法使 HbA_{1C} 目标值＜ 6.5%（46 mmol/mol）是否降低心血管事件发生率。通过胰岛素注射、口服多达 5 种降糖药物等多种强化降糖组合治疗使 HbA_{1C} 达标。随访 3.5 年后，由于强化血糖控制组死亡率较高，该研究被提前终止。尽管标准治疗组和强化血糖控制组的 HbA_{1C} 分别为 7.5% 和 6.4%，且存在显著差异，但两组间主要终点（MI、卒中和心血管死亡）无显著差异。强化治疗组死亡率升高主要见于存在多种心血管危险因素和极难降低 HbA_{1c} 的受试者。

ADVANCE 试验纳入 11 140 例患者，探究强化降糖治疗（HbA_{1C} 目标值＜ 6.5%）较常规治疗（HbA_{1C} 目标值参考当地指南）是否可降低主要复合终点，即大血管事件（MI、卒中或心血管死亡）和微血管事件（肾病或视网膜病变）[17]。该试验中降低 HbA_{1C} 程度不如 ACCORD 试验激进，经过 4.3 年随访，两组患者的 HbA_{1C} 水平分别为 7.3% 和 6.5%，具有显著差异。HbA_{1C} 的差异造成微血管事件相对危险度（RR）显著降低 10%（$P = 0.013$），但对复合大血管终点事件无显著影响。与 ACCORD 试验不同，该试验强化降糖组死亡率未见显著增加。

第三项临床研究，即 VADT 试验，是一项较小规模的临床研究，其随机纳入 1791 例 2 型糖尿病患者进行强化或常规降糖治疗，强化组 HbA_{1C} 目标值为 6.0%，常规组为 9.0%[16]。尽管常规组和强化组在血糖控制方面存在极显著差异，其 HbA_{1C} 分别为 8.5% 和 7.0%，但强化降糖组主要复合终点（MI、卒中、心血管死亡、介入治疗或截肢）未见显著降低。在这 3 项研究中，患者糖尿病病程较长，且有极高比例患者

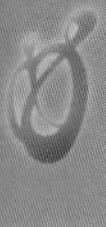

既往患 CVD 和存在 CVD 相关危险因素，如高血压、血脂异常。一项纳入 ACCORD、ADVANCE 和 VADT 试验的 meta 分析表明，HbA_{1C} 降低 1% 可使非致死性 MI 的 RR 降低 15%，但卒中和全因死亡率无获益[18]。后续分析表明，糖尿病病程短、无心血管病史、基础 HbA_{1C} 低的患者仍可受益于强化降糖治疗[19-20]。然而，只有在不增加低血糖风险的情况下，才可尽量降低 HbA_{1C} 目标值，此外，应避免体重增加和不合理联用口服降糖药物和（或）胰岛素治疗。

HbA_{1C} 的控制目标

目前，多个糖尿病和心脏病专业协会发布的指南中提出，建议根据年龄、病史、糖尿病病程、CVD 及其他合并症和发生低血糖的风险制订个体化的降 HbA_{1C} 目标。一般情况下，HbA_{1C} 应接近正常水平，即＜ 7%（53 mmol/L），以减少微血管并发症。对于糖尿病病程较短、低血糖发生风险较低的患者，严格血糖控制且目标 HbA_{1c} ＜ 6.5% 是合理的。对于高龄糖尿病患者以及既往有 CVD 的患者，建议将 HbA_{1C} 目标值放宽至≤ 8%[9-10]。

降糖药物

因二甲双胍具有减重和低血糖发生风险低的特点[21]，多数指南[9-10]推荐其作为降糖的一线治疗药物。UKDPS 试验数据支持二甲双胍在降低心血管事件方面的获益，在 753 例超重亚组患者中，二甲双胍组 MI 风险较传统治疗组显著降低 39%[13]。二甲双胍降低患者 CVD 风险也得到两项 meta 分析的支持[22-23]。大多数 2 型糖尿病患者需要联合治疗才能达到血糖目标值。二甲双胍可与磺脲类（sulfonylureas，SU）、α- 葡糖苷酶抑制剂、吡格列酮、胰高血糖素样肽 -1（GLP-1）受体激动剂、二肽基肽酶 4（DPP-4）抑制剂、SGLT2（sodium-glucose cotransporter-2，SGLT2）抑制剂和胰岛素等其他降糖药物联合使用。值得注意的是，这些药物中的任何一种都可作为单药治疗用于有二甲双胍禁忌证或不耐受的患者。

PROACTIVE 试验分析了在常规糖尿病治疗的基础上加用吡格列酮或安慰剂是否影响主要复合心血管终点，即全因死亡率、非致死性 MI、急性冠脉综合征、CABG、PCI、卒中、下肢截肢或下肢血运重建。研究显示，主要复合终点未见获益。但鉴于该终点包括仅依靠药物治疗难以减少的非心血管事件（如下肢截肢或血运重建），研究预先设定了次要终点进行分析。与安慰剂组相比，吡格列酮显著降低 MI、卒中和心血管死亡率的次要终点事件风险（HR = 0.84；95% CI 0.72～0.98；P = 0.027）[24]。而噻唑烷二酮类、罗格列酮相关试验未观察到上述情况[25-26]。PROACTIVE 试验显示心力衰竭发生率增加，这可能是胰岛素增敏剂效应[27]。STOP-NIDDM 试验结果显示，在糖耐量受损的患者中，阿卡波糖组患者较安慰剂组患者心血管事件的 RR 降低了 49%[28-29]。但这不是该研究的主要终点，且受试患者无明显糖尿病病史，因此，阿卡波糖对心血管事件的影响正在中国经由一项大型临床试验（ACE 试验）进行验证，该研究纳入对象为已确诊的 2 型糖尿病患者。

SU 对心血管事件的影响仍存有争议。UGDP 试验是 20 世纪 60 年代进行的首项相关研究，该试验对第一代 SU 甲苯磺丁脲的安全性提出担忧。该试验结果显示，与安慰剂组相比，甲苯磺丁脲治疗组患者总体死亡率和心血管死亡率显著增加[30-31]。然而，这项研究并未预先设计检验心血管安全性，且有批评指出，该研究结果未校正甲苯磺丁脲组较对照组高的基线心血管风险[32]。此外，考虑到包括多因素治疗在内的现代糖尿病管理尚未得到应用，目前尚不清楚这项研究的结果在多大程度上可应用于当前的临床实践。而且，目前尚不清楚这些结果是否适用于现代 SU 药物治疗。与 UGDP 试验结论相反，UKPDS 试验未发现甲苯磺丁脲、格列本脲和格列美脲与心血管不良事件相关[12]。其他更为长期的临床研究也指出，与其他药物（如噻唑烷二酮类、DPP-4 抑制剂、二甲双胍或 GLP-1 类似物）相比，SU 与心血管风险增加无关[33-39]。此外，一项纳入 40 项关于降糖药随机对照研究的大型 meta 分析发现，与其他口服药物或安慰剂相比，第二代口服 SU 降糖药未增加大血管事件和全因死亡风险[40]。然而，这项 meta 分析中包含的大多数研究并未设计检查心血管事件。此外，不良事件的报告不一致和研究随访时间较短，使得 SU 对心血管事件的影响难以得出最终结论。有趣的是，多项观察性研究显示，与二甲双胍单药治疗相比，SU 单药治疗或联合二甲双胍治疗的全因死亡率和心血管死亡率更高，但在其他研究中没有该发现[41-44]。总体来说，关于 SU 对心血管事件的影响尚缺乏结论性的数据。正在进行的 CAROLINA 试验可能会提供更多的临床证据[45-47]。

新的治疗方案

近年来，多种新型降糖药物已上市，FDA以及欧洲、中东和非洲管理局均已强制要求行业进行心血管结局相关研究以保证药物安全性。FDA要求证实这些药物较安慰剂具有心血管事件非劣效性，采用的非劣效界值为1.3。基于此，已开展多项以2型糖尿病和高心血管风险患者为受试者并探究心血管事件相关的大型临床试验。迄今为止，已有3项DPP-4抑制剂相关心血管事件大型临床试验，3项GLP-1受体激动剂相关大型临床试验，及基于SGLT2抑制剂的首项临床试验结果发布。其中3项DPP-4抑制剂临床试验，即SAVOUR（沙格列汀）试验[48]、EXAMINE（阿格列汀）试验[49]、TECOS（西格列汀）试验[50]针对长期糖尿病且既往有CVD和（或）存在多种危险因素的高危患者，探究与安慰剂相比上述药物是否增加心血管事件风险（表24.1）。

上述临床试验均为非劣效性设计，研究显示，DPP-4抑制剂均未增加心血管事件风险。值得注意的是，其设计是为了在两组患者之间实现血糖均衡，而非为了检验两组患者HbA_{1C}水平的差异是否会减少心血管事件。有趣的是，SAVOUR-TIMI试验显示，与安慰剂相比，使用沙格列汀治疗的患者因心力衰竭再住院率显著增加[48, 51]，而在另外两项DPP-4抑制剂相关研究中未发现该现象。另有3项基于GLP-1受体激动剂的类似研究。ELIXA试验证实了利西拉肽的心血管安全性，但没有显示出较安慰剂组的额外心血管获益[52-53]。

相比之下，LEADER心血管事件研究显示，长效GLP-1受体激动剂利拉鲁肽可显著降低主要终点（心血管死亡、MI和卒中），其结果主要归因于心血管死亡率的显著降低。此外，利拉鲁肽降低了9340例糖尿病合并心血管高危患者的全因死亡率[53a]。

SUSTAIN 6试验对3297例2型糖尿病合并心血管高危患者进行每周1次检查，结果显示，利拉鲁肽较安慰剂显著降低心血管复合终点事件（心血管死亡、非致死性MI和非致死性卒中）。有趣的是，这一结果主要归因于非致死性卒中显著减少39%。MI变化趋势无统计学意义（NEJM 2016）。与对GLP-1受体激动剂利西拉肽的研究相似，该研究证实了利拉鲁肽的安全性，但未显示出对心血管事件的额外获益[52-53]。

恩格列净

SGLT2抑制剂是一类新型降糖药物，其作用是阻断肾近端小管SGLT2受体，使尿葡萄糖和尿钠排泄增加。首项发表的关于SGLT2抑制剂相关心血管事件的临床试验为EMPA-REG试验，旨在探究恩格列净与安慰剂在心血管事件发生率上的差异。针对2型糖尿病合并既往CVD的高危人群，该研究首先以分层的方式检验了监管机构对主要心血管不良事件（如心血管事件相关死亡、MI和卒中）的非劣效性要求，然后进行该药物较安慰剂的优效性检验。对7020例长期糖尿病（57%的患者＞10年）合并CVD的患者平均随访3.1年[54]，75%的患者合并CAD[54]，约50%合并多支血管病变，46%既往有

表24.1 已发表的DPP-4抑制剂临床试验的基线特征

	SAVOUR（沙格列汀）	EXAMINE（阿格列汀）	TECOS（西格列汀）
受试者数量（N）	16 500	5400	14 724
年龄（岁）	65	61	66
糖尿病患病时间（年）	12	7.2	9.4
BMI（kg/m^2）	31	29	29
HbA_{1c}（%）	8.0	8.0	7.3
既往CVD（%）	78	约100	100
高血压（%）	81	83	86
既往胰岛素应用（%）	41	30	23
对照组	安慰剂	安慰剂	安慰剂

BMI，体重指数；CVD，心血管疾病

MI 病史，约 10% 有心力衰竭病史。EMPA-REG 试验中的患者接受了适当的药物治疗：75% 以上的患者服用他汀类药物，95% 以上的患者接受降压治疗，约 90% 的患者服用抗凝 / 抗血小板药物。这可转化为良好的危险因素管理，即维持平均血压 135/77 mmHg、平均低密度脂蛋白胆固醇（LDL-C）2.2 mmol/L。综上，该试验是在最优标准治疗和良好控制危险因素的基础上探究 SGLT2 抑制剂对 2 型糖尿病高危人群的治疗效果。出乎意料的是，研究结果显示主要复合终点事件发生率（心血管死亡、MI 和卒中）显著降低 14%，心血管死亡率显著降低 38%，总死亡率显著降低 32%，换言之，每 39 例 2 型糖尿病患者应用恩格列净 3.1 年，即可减少 1 次心血管死亡事件发生。此外，恩格列净仅在用药几周后就显著降低了心力衰竭住院率，且生存曲线发生分离，这些发现在所有的亚组中是一致的[55]。

这项研究首次通过前瞻性随机对照试验显示，一种降糖药物可降低糖尿病合并 CVD 患者的心血管事件发生率、心血管死亡及全因死亡率。这一结果的具体机制尚不清楚，由于各组间 HbA_{1C} 差异较小，因此其心血管获益不能完全由降糖作用来解释。目前正在探讨可能存在的其他潜在机制，如体重减轻、血压降低、摄入钠降低、氧化应激和动脉硬化减少，以及抑制交感神经系统激活[55a]。到目前为止，仅公布了恩格列净对心血管风险影响的数据。由于这些作用机制在其他 SGLT2 抑制剂中也有所描述，期待目前正在进行的其他 SGLT2 抑制剂（如达格列净、卡格列净、埃格列净）对心血管结局影响的临床研究结果，这有助于明确 EMPA-REG 试验中的心血管获益是类效应还是恩格列净的独有效应（表 24.2）。

低血糖相关心血管风险

胰岛素和 SU 均可导致糖尿病患者发生低血糖。严重低血糖定义为需协助干预才能恢复血糖，较轻的低血糖发作可由患者自行恢复。2 型糖尿病患者相关临床试验引起了人们对低血糖致心血管事件风险增加的担忧。上述提到的 ACCORD、ADVANCE 和 VADT 试验中，接受强化降糖治疗组的患者严重低血糖的发生率明显高于常规治疗组。ACCORD 试验中强化降糖组与对照组的严重低血糖发生率分别为 16.2% 和 5.1%，ADVANCE 试验中分别为 2.7% 和 1.5%，VADT 试验中分别为 21.2% 和 9.7%[9]。这些数据发表后，人们对严重低血糖事件可在多大程度上致心血管事件和额外死亡率进行了深入讨论。迄今为止，人们已经意识到低血糖是糖尿病治疗过程中严重且常见的并发症，与心血管事件和死亡率增加相关。低血糖致心血管事件的可能机制包括：CAD 或心脏自主神经病变等高危患者心脏复极异常致心律失常、血栓形成风险增加 / 溶栓减少、儿茶酚胺引起心血管变化，以及静息下心肌缺血等。虽然其因果关系尚不明确，但避免低血糖是糖尿病治疗的关键目标之一。由于其与死亡或心血管事件的直接因果关系尚未被证实，低血糖可作为患者易出现临床不良事件的一个标志。因此，应用 SU 或胰岛素

表 24.2　SGLT2 抑制剂心血管结局临床试验

试验	EMPA-REG OUTCOME	CANVAS	DECLARE-TIMI 58	VERTIS
Clinicaltrials.gov	NCT01131676	NCT01032629	NCT01730534	NCT01986881
干预措施	恩格列净 *vs.* 安慰剂（2∶1）	卡格列净 *vs.* 安慰剂（2∶1）	达格列净 *vs.* 安慰剂（1∶1）	埃格列净 *vs.* 安慰剂（2∶1）
主要结局事件	心血管死亡、非致死性 MI、非致死性卒中	心血管死亡、非致死性 MI、非致死性卒中	心血管死亡、非致死性 MI、非致死性缺血性卒中	心血管死亡、非致死性 MI、非致死性卒中
受试者数量（N）	7020	4417	17 276	3900
患者情况	T2D；确诊 CVD	T2D；高心血管风险	T2D；高心血管风险	T2D；确诊 CVD
随访时间（年）	3 年	6～7 年	4～5 年	5～7 年
结果公布年份	2015	2017	2019	2020

CANVAS, Canagliflozin Cardiovascular Assessment Study; DECLARE-TIMI 58, Dapagliflozin Effect on Cardiovascular Events—TIMI 58; EMPA-REG OUTCOME, Empagliflozin Cardiovascular Outcome Event Trial in Type 2 Diabetes Mellitus Patients; T2D, type 2 diabetes mellitus; VERTIS, Randomized, Double-Blind, Placebo-Controlled, Parallel Group Study to Assess Cardiovascular Outcomes Following Treatment with Ertugliflozin in Subjects with Type 2 Diabetes Mellitus and Established Vascular Disease.

治疗的患者应重视监测低血糖事件，必要时应使用其他不会导致低血糖的药物[9-10]。表 24.3 总结了 2 型糖尿病治疗药物的药理学特征。

降低血脂

糖尿病患者的血脂代谢异常

糖尿病患者表现为典型的血脂代谢异常特征，通常伴有 LDL-C 水平中度升高、甘油三酯水平升高和高密度脂蛋白胆固醇（HDL-C）降低[56]。在糖尿病患者中，总 LDL 浓度在致动脉粥样硬化方面可能具有误导性，因为糖尿病患者通常表现为小而致密的 LDL 颗粒比例较高，这些颗粒更容易发生氧化和糖基化，从而直接促进动脉粥样硬化形成。然而，到目前为止尚无数据表明改变 LDL 颗粒大小的治疗策略能减少心血管事件。

临床和流行病学研究均表明，甘油三酯升高和 HDL-C 水平降低与心血管风险增加有关，尤其是对于糖尿病患者[58-59]。尽管如此，降低甘油三酯水平或升高糖尿病患者 HDL-C 水平的治疗策略在降低心血管风险方面似乎不如降低 LDL-C 有效。几十年来，降脂纤维酸衍生物（如非诺贝特或吉非贝特）被认为是治疗糖尿病患者血脂异常的理想药物，因为这些药物可以降低甘油三酯并升高 HDL-C 水平。然而，大型临床试验结果并不支持上述假设：在 FIELD 试验中，与安慰剂相比，非诺贝特对心血管死亡和非致死性 MI 主要终点事件无显著影响，但总心血管事件 RR 降低了 10%（HR = 0.9；95% CI 0.80～0.99；P = 0.035）[60-62]。ACCORD 试验纳入 5519 例糖尿病患者，探究在辛伐他汀基础上添加非诺贝特较安慰剂组是否会减少心血管事件。总体来说，非诺贝特对心血管结局无显著影响。在一组预先设定的具有糖尿病典型血脂异常特征［甘油三酯＞ 2.3 mmol/L（＞ 204 mg/dl）和 HDL-C ＜ 0.9 mmol（＜ 34 mg/dl）］的亚组患者中，非诺贝特显著减少了 27% 的心血管事件[63]。在这两项研究中，非诺贝特可显著降低甘油三酯水平，但对 HDL-C 水平影响很小。随后对不同贝特类药物试验的 meta 分析显示，其对主要心血管事件有益，但对心血管死亡率无影响[64-65]。因此，目前指南认为，在他汀类药物的基础上联合贝特类药物治疗对心血管事件无额外获益，因此不推荐联合使用[9-10]。

降低 LDL-C 水平

过去 30 年的研究表明，降低 LDL-C 是减少糖尿

表 24.3　2 型糖尿病的药物治疗选择

药物	作用机制	体重改变	低血糖风险（单药治疗）	注释
二甲双胍	胰岛素增敏剂	无改变 / 减轻	否	胃肠道不良反应、乳酸酸中毒、维生素 B_{12} 缺乏症 禁忌证：eGFR 低、缺氧、脱水
磺酰脲类	促胰岛素分泌剂	增加	是	过敏、低血糖风险和体重增加
美格列奈	促胰岛素分泌剂	增加	是	频繁给药、低血糖风险
α - 葡糖苷酶抑制剂	葡萄糖吸收抑制剂	无改变	否	胃肠道不良反应、频繁给药
吡格列酮	胰岛素增敏剂	增加	否	心力衰竭、水肿、骨折、膀胱癌
GLP-1 激动剂	促胰岛素分泌剂	减轻	否	胃肠道不良反应、胰腺炎 可注射使用
DPP-4 抑制剂	促胰岛素分泌剂	无改变	否	胰腺炎
胰岛素	胰岛素增加	增加	是	低血糖风险和体重增加 可注射使用
SGLT2 抑制剂	阻断肾近端小管葡萄糖吸收	减轻	否	尿路感染

eGFR，估计的肾小球滤过率；GLP-1，胰高血糖素样多肽 1；SGLT2，钠-葡萄糖偶联转运体 -2

From Ryden L，Grant PJ，Anker SD，et al. ESC Guidelines on diabetes，pre-diabetes，and cardiovascular diseases developed in collaboration with the EASD：the task force on diabetes，pre-diabetes，and cardiovascular diseases of the European Society of Cardiology（ESC）and developed in collaboration with the European Association for the Study of Diabetes（EASD）. Eur Heart J. 2013；34（39）：3035-3087.

病患者心血管事件的最有效方法之一。然而，目前对这一说法仍存在争议：美国指南赞成“不需过分重视”的做法[66]，而欧洲指南则提出了“按目标治疗”的概念[67]。美国指南将糖尿病患者分为两组：年龄40～75岁且心血管风险高（经新的汇总队列评估10年心血管风险＞7.5%）的人群和10年风险＜7.5%的中危人群。高危糖尿病患者推荐强效他汀类药物治疗［如大剂量阿托伐他汀（80 mg[40]）或瑞舒伐他汀（20～40 mg）］，以强化降脂使LDL-C至少降低50%，而中危患者应该接受低强度他汀类药物治疗使LDL-C降低30%～50%（如每日应用阿托伐他汀10～20 mg，或瑞舒伐他汀5～10 mg，或辛伐他汀20～40 mg，或普伐他汀40～80 mg，或匹伐他汀2～4 mg，或洛伐他汀40 mg）。美国指南未做目标LDL-C水平推荐。美国指南仅基于他汀类药物随机对照试验，而欧洲指南的临床证据基础包括随机对照试验、人口流行病学和遗传流行病学。因此，欧洲指南建议根据心血管风险对患者进行分层，并根据患者风险推荐个体化LDL-C目标值。所有糖尿病患者都属于高危人群，ESC指南建议这些患者的LDL-C目标值＜70 mg/dl（＜1.8 mmol/L）。

自指南发布以来，另一项大型降脂心血管结局临床试验——IMPROVE-IT试验（Improved Reduction of Outcomes：Vytorin Effcacy International Trial）的结果已发表[68-69]。IMPROVE-IT试验纳入18 144例LDL-C水平高于目标值的ACS患者，研究辛伐他汀联合依折麦布（一种可降低肠道胆固醇吸收的胆固醇转运体NPC1L1抑制剂）与单用辛伐他汀相比是否影响心血管事件发生率。平均随访5.7年后，辛伐他汀联合依折麦布组LDL-C降低至53.7 mg/dl（1.4 mmol/L），而单用辛伐他汀组LDL-C仅降低至69.5 mg/dl（1.8 mmol/L）。联合用药组LDL-C水平降低使主要复合终点（心血管死亡、MI、卒中、因不稳定型心绞痛再住院或血运重建）的RR降低了6.7%，即每52例即可减少1次复合终点事件发生。对IMPROVE-IT试验进一步的亚组分析表明，总体人群的显著获益主要是由于对糖尿病患者的显著效应（European Society of Cardiology 2015 Congress. Presented August 30, 2015. Abstract 1947）。这些数据挑战了目前的降脂指南：首先，IMPROVE-IT试验表明非他汀类降脂药物可以减少高危患者的心血管事件。此外，试验还表明，当LDL-C水平进一步降低至目前推荐目标水平以下时，心血管事件可进一步减少，这就提出了一种假设，即LDL-C水平越低越好。综上，降低LDL-C是一种独立于“不需过分重视”或“按目标治疗”策略的降低糖尿病和CAD患者心血管风险的有效方法。ESC/EASD指南建议糖尿病和CAD患者的LDL-C目标值低于70 mg/dl[10]。

新的治疗药物［如抑制PCSK9的阿利库单抗或依伏库单抗等[70]（两种抗体均已在欧美获批）］已在不同患者群体中（包括糖尿病患者）表现出良好的降脂效果。对于家族性高胆固醇血症及应用目前可使用降脂药物后LDL-C水平未达标的高心血管风险患者，该抗体可有效降低LDL-C[71-72]。在糖尿病患者中，Ⅲ期试验亚组分析显示，PCSK9抑制作用与非糖尿病患者一样有效。两项大型临床研究（即ODYSSEY Outcome试验和FOURIER试验）旨在探究PCSK9抑制剂利库单抗或依伏库单抗可否通过降低LDL-C来减少心血管事件。两项试验均纳入了大量糖尿病患者，其结果将为进一步探究糖尿病合并CVD的高危人群的强化降低LDL-C效果提供更多信息。

多项临床研究表明，他汀类药物可能会增加非糖尿病患者的糖尿病发生风险。一项大型meta分析指出，他汀类药物治疗与糖尿病发生的RR轻度增加（9%）有关[73]。尽管如此，绝对风险仍为降低，且并未超过减少冠状动脉事件的相关获益。

2型糖尿病患者升高HDL-C水平的方法

目前指南不推荐升高HDL-C用于糖尿病患者的血脂管理。过去几年里，已研发出多种方式来升高HDL-C水平，但无研究表明HDL-C水平升高可显著降低心血管事件。AIM-HIGH试验对接受他汀类药物治疗的CVD患者行烟酸与安慰剂治疗进行比较，研究纳入大量糖尿病受试者（约占34%）。随访2年时，烟酸使HDL-C从35 mg/dl上升到42 mg/dl，甘油三酯从164 mg/dl下降到122 mg/dl，LDL-C从74 mg/dl下降到62 mg/dl。但AIM-HIGH试验在平均随访3年后，因无效结果而提前终止[74]。主要复合终点（心血管事件或因不稳定型心绞痛住院）无组间显著差异。在糖尿病亚组患者中也得到相似结果，即烟酸治疗对心血管事件无显著影响。此外，HPS2-THRIVE试验结果也提供了支持证据，在辛伐他汀（或依替米贝/辛伐他汀）基础上联合烟酸/拉罗培林缓释剂并未降低心血管事件风险[75]。

抑制胆固醇酯转运蛋白（CETP）为另一升高HDL水平的方法。两项大型试验结果（使用CETP抑制剂Torcetrapib和达塞曲匹）表明，尽管HDL-C升高30%～40%，但心血管事件并未减少[76-77]。临床与基础研究结果指出，上述情况可能是由于糖尿病和（或）CVD患者HDL颗粒功能异常，提示HDL功能可能比HDL水平更重要[78-80]。因此，现阶段仅推荐通过生活方式改变来改善糖尿病患者的HDL水平。

降低血压

高血压是与糖尿病相关的心血管危险因素之一，超过60%的2型糖尿病患者合并高血压[81-82]。多种病理生理机制（如高胰岛素血症引起肾钠重吸收增加、交感神经系统兴奋和RAAS激活）可能参与其中[83]。高血压和糖尿病均为CVD的累加危险因素[84]，多项研究数据表明，糖尿病患者合并高血压可使心血管风险增加4倍[6]。在过去几十年中，糖尿病患者的降压目标已发生变化，但仍存争议。首次提出糖尿病患者严格降压的临床研究为HOT试验，研究表明与目标舒张压＜100 mmHg或90 mmHg相比，目标舒张压＜80 mmHg可显著减少心血管事件风险。但后一组的平均舒张压仍超过80 mmHg，平均收缩压为144 mmHg[85]。

1998年UKPDS公布的数据显示，平均血压从154/87 mmHg下降至144/82 mmHg可使心血管事件减少24%[86]。此外，UKPDS研究事后分析数据显示，血压每下降10 mmHg，糖尿病相关死亡率降低15%。该研究最低收缩压约120 mmHg[87]。上述研究结果提示，降压相关获益可能无阈值。这些数据与ACCORD试验结果不同，ACCORD试验纳入2700例2型糖尿病患者，并将其随机分为强化降压组（试验结束时平均收缩压119 mmHg）与标准治疗（试验结束时平均收缩压134 mmHg），平均随访4.7年，研究显示，强化降压治疗对主要复合终点（非致死性MI、非致死性卒中或心血管死亡）无显著影响。但强化治疗组致死性或非致死性卒中发生率显著降低，即每98例2型糖尿病患者强化降压5年，即可减少1次卒中事件[88]。然而，强化降压方法显著增加了严重不良事件，如低血压、晕厥、心律失常、高钾血症、肾衰竭和肾小球滤过率＜30 ml/（min·1.73m^2）（8.3% *vs.* 3.3%）。ACCORD试验数据显示，由于严重不良事件的增加，不建议将收缩压降到130 mmHg以下。

一项2011年发表的meta分析纳入13项随机对照试验共37 736例糖尿病、空腹血糖受损或葡萄糖耐量异常的患者，研究结果表明，相比于标准组（收缩压≤140 mmHg），强化降压组（收缩压≤135 mmHg）使全因死亡率降低10%，卒中发生率降低17%。但该meta分析指出，强化降压可致严重不良事件增加20%[89]，与ACCORD试验结果一致。上述试验与分析为ESC指南提供了证据支持，指南推荐糖尿病患者应控制血压目标＜140/85 mmHg。对于某些亚组（如肾病和明显的蛋白尿患者），应考虑目标收缩压＜130 mmHg，但尚缺少临床证据。此外，加强血压管理的风险/获益平衡需要个体化分析，尤其对于高龄及糖尿病病程长的患者[10]。

糖尿病患者和非糖尿病患者的血压管理包括生活方式干预、限盐和减重以及药物治疗。建议所有高血压患者进行生活方式干预，但血压常无法充分控制，药物干预此时显现出其必要性。

糖尿病患者的降血压药物干预

原则上，所有降压药物均可用于糖尿病患者的降压治疗，使降压目标值＜140/85 mmHg。然而，一些纳入大的糖尿病患者亚组的随机对照的试验证明RAAS阻滞剂ACEI或ARB对减少高危患者心血管事件的益处最大，尤其是伴有明显蛋白尿的患者[90-93]。充分证据表明，初始治疗使用ACEI（而非钙通道阻滞剂）可预防或延缓微量白蛋白尿发生[94]。ONTARGET试验表明，ACEI和ARB联用较单独使用ACEI未显示出心血管获益，且不良事件增加，因此两者联用不应用于降压治疗[95]。ALTITUDE试验表明，RAAS抑制剂加用肾素抑制剂阿利吉仑未能减少高心血管风险和肾损伤风险的糖尿病患者的心血管事件，但不良事件增加，提示也应规避这种联合治疗[96-97]。

糖尿病患者降压治疗中需要考虑的其他重要因素是各种降压药的代谢动力学。因此，噻嗪类利尿剂和β受体阻滞剂与RAAS抑制剂或钙通道阻滞剂相比，可增加2型糖尿病进展的风险[98]。然而，β受体阻滞剂和（或）噻嗪类利尿剂对2型糖尿病患者是否有相似的影响尚不清楚，以及这些不良代谢作用的影响仍未明确。考虑到噻嗪类利尿剂和β受体阻滞剂的不良代谢作用，应避免将这些药物在代谢综合征或糖尿病高风险患者中作为一线治疗[10]。尽管如此，目前认为利尿剂和β受体阻滞剂对糖尿病患者的降压获益似乎大于其潜在的不良代谢影响，因此应该在应用RAAS抑制剂的基础上联合使用β受体阻滞剂进行降压治疗。

ACCOMPLISH试验对在ACEI的基础上联用钙通道阻滞剂氨氯地平或氢氯噻嗪进行了比较。该研究共纳入11 506例患者，其中包括6946例糖尿病患者，在糖尿病亚组中，氨氯地平组心血管死亡和心血管事件的主要终点发生率显著降低。这些数据表明，在应用RAAS抑制剂的基础上，钙通道阻滞剂因其无明显代谢不良作用和获益，可作为二线药物加用[99]。总体而言，仅部分糖尿病患者达标现阶段血压靶目标值，故糖尿病患者的降压治疗仍待加强。

糖尿病患者的抗血小板治疗

糖尿病患者血小板功能紊乱，导致对阈下刺激反应更频繁，血小板循环率增加，并加强高反应性血小板血栓形成[100]。多种因素（如高血糖本身与血小板膜蛋白的糖基化、氧化应激与活性氧类增加、糖基化终产物形成、内皮功能障碍释放影响血小板的活性介质等）在影响血小板功能方面可能发挥关键作用。关于阿司匹林在糖尿病一级预防中的疗效存在相互矛盾的结果：多项心血管结局试验[101-102]及大型meta分析结果[103-104]提示评估比较CV事件减少与出血风险增加时，阿司匹林在一级预防中的净获益有限。因此，目前指南并未一致建议在初级预防中使用低剂量阿司匹林。2015年ACC/AHA指南指出，低剂量阿司匹林（75～162 mg/d）在10年心血管风险≥10%且出血风险无增加的患者中应用是合理的（推荐类别Ⅱb类，证据等级B级），其在成人中危糖尿病患者（10年心血管风险5%～10%）中应用也是合理的（推荐类别Ⅱb类，证据等级C级）[9]。相反，2013年ESC和EASD指南声明糖尿病和低危患者不推荐阿司匹林抗血小板治疗（推荐类别Ⅲ类），在高危糖尿病患者中可考虑抗血小板一级预防治疗（推荐类别Ⅱb类，证据等级C级）[10]。

二级预防措施中，推荐糖尿病患者服用低剂量阿司匹林，这与非糖尿病患者相似。这一推荐的临床证据来自ACT试验，该研究表明伴或不伴糖尿病的既往CAD患者应用阿司匹林可有显著心血管获益。该研究纳入了4000余例糖尿病患者，结果显示，阿司匹林显著降低了心血管事件（非致死性MI、非致死性卒中和心血管死亡）[105]。如果阿司匹林不耐受，建议氯吡格雷作为替代抗血小板治疗。在稳定性CAD患者中，目前数据不支持使用新型抗血小板药物，如普拉格雷或替格瑞洛。

在ACT试验纳入的1000例糖尿病患者中，阿司匹林二级预防减少了42例心血管事件。此外，有趣的是，ACT试验分析表明，低剂量阿司匹林（75～150 mg/d）似乎与高剂量阿司匹林（150 mg/d）有效性相同。此外，低剂量阿司匹林较高剂量的出血风险低[106]。一项观察性研究CHARISMA试验支持上述结果，研究指出，相比于阿司匹林低剂量，高剂量（＞100 mg/d）并未增加疗效。此外，CHARISMA试验表明，阿司匹林＞100 mg/d联合氯吡格雷治疗，虽无统计学意义，但心血管死亡风险、MI、卒中（校正HR＝1.16，95% CI 0.93～1.14）以及严重或危及生命的出血风险增加（HR＝1.3，95% CI 0.83～2.04）[107]。2010年一项阿司匹林最佳剂量试验支持此结论，该试验表明，更高阿司匹林剂量对减少心血管事件无获益，但可增加出血风险[108]。表24.4总结了目前ESC/EASD对糖尿病危险因素管理的建议。

冠状动脉疾病合并糖尿病患者的冠状动脉血运重建

对糖尿病患者而言，长期葡萄糖代谢受损以及相关危险因素可影响冠状动脉血管（大血管疾病）和外周小毛细血管（微血管疾病）[109]。大血管受累可导致动脉粥样硬化进展，继而增加CAD、脑血管疾病和周围动脉疾病的风险。因此，CAD是糖尿病患者的首要致死病因[6, 109]。有症状的糖尿病合并稳定性CAD患者的主要治疗方法仍为冠状动脉血运重建，即PCI或CABG。然而，据报道，糖尿病合并CAD患者的临床结局较非糖尿病患者差。此外，如前所述，多项研究显示，无心血管事件的糖尿病患者与无糖尿病但既往有冠状动脉事件的患者发生MI的概率相同[6]。此外，糖尿病患者PCI术后复发心血管事件的风险更高，特别是支架内再狭窄、靶血管再次血运重建、MI、急性和亚急性支架血栓形成和死亡，且其发生ACS后预后较差[6, 110-112]。糖尿病患者行CABG术后易发生胸部伤口感染、急性肾

表 24.4 糖尿病或糖耐量受损（IGT）合并 CAD 患者管理的治疗目标

血压（mmHg）	＜140/85
肾病患者	收缩压＜130
血糖控制	一般＜7.0（53 mmol/mol）
HbA_{1C}（%）*	个体基础＜6.5～6.9（48～52 mmol/mol）
脂质	极高危患者＜1.8 mmol/L（＜70 mg/dl）
LDL-C	或至少减少 50%
	高危患者＜2.5 mmol/L（＜100 mg/dl）
血小板稳定	CVD 和 DM 患者：阿司匹林 75～160 mg/d
吸烟	戒烟
被动吸烟	无
体育活动	每周中等至剧烈运动≥150 min
体重	通过热量平衡来稳定超重或肥胖患者的体重，减少 IGT 患者的体重，以预防 T2DM 的发生
饮食习惯	
脂肪摄入量（占膳食能量的百分比）	
总计	＜35%
饱和脂肪酸	＜10%
单不饱和脂肪酸	＞10%
膳食纤维摄入	＞40 g/d［或 20 g/（1000 kcal·d）］

CVD，心血管疾病；DM，糖尿病；HbA_{1C}，糖化血红蛋白；LDL-C，低密度脂蛋白胆固醇；T2DM，2 型糖尿病

* 糖尿病控制和并发症试验标准

损伤、心力衰竭或死亡[113-114]。

伴稳定性 CAD 的糖尿病患者行冠状动脉血运重建的主要目的是改善症状和预后[115]。根据目前指南，一线治疗为药物治疗，包括抗缺血药物治疗。然而，最佳血运重建策略（尤其对于糖尿病高危人群）仍存有争议。因此，认真评估一般治疗的适应证及后续血管重建最佳治疗策略的选择，对糖尿病患者尤为重要。

冠状动脉血运重建与最佳药物治疗

尽管糖尿病在西方国家越来越普遍，但在过去几十年中，心血管疾病一级、二级药物预防的应用与推广使心血管死亡率降低了约 50%[116]。CAD 基础管理和辅助治疗已发生了巨大的革新与优化，血管重建技术和材料也取得了长足进步。最佳药物治疗（OMT）针对动脉粥样硬化和动脉粥样硬化血栓形成过程中涉及的不同部分，着眼于严格控制生活方式危险因素[117-118]，其中包括体重控制、戒烟、饮食计划、均衡生活节奏、高血压及高脂血症药物控制，以及进行适当糖尿病血糖控制。

然而，目前尚缺乏对糖尿病合并 CAD 患者 OMT 与血管重建策略比较的数据。在 MASS Ⅱ试验中，纳入 611 例稳定性 CAD 患者，其中包括 190 例糖尿病患者，其被随机分为 3 个治疗组：药物治疗组、PCI 组和 CABG 组，随访 5 年，虽然非糖尿病患者各组之间死亡率未见差异，但糖尿病患者采用 PCI 或 CABG 血运重建可显著降低死亡率（$P=0.039$）[119]。

在 BARI-2D 试验中，2368 例糖尿病合并 CAD 的患者随机分为两组，一组接受即刻血运重建联合 OMT［CABG（$n=347$）或 PCI（$n=765$）］，另一组仅采用 OMT。相关 CAD 定义为冠状动脉狭窄＞50% 且运动试验阳性，或冠状动脉狭窄＞70% 且具有典型胸痛症状。整个研究队列随访 5 年，在主要心脑血管不良事件（MACCE）或生存率方面，联合治疗组与 OMT 组之间无显著差异（88.3% *vs*. 87.8%，$P=0.97$）。但在晚期 CAD 行 CABG 的患者中，与单纯 OMT 组相比，CABG 组 MACCE 和死亡率明显较低（77.5% *vs*. 69.6%，$P=0.01$）。相比之下，接受 PCI 的患者与 OMT 组相比 MACCE 发生率无显著差异（77% *vs*. 78.9%，$P=0.15$）[120]。因此，BARI-2D 试验表明，对于合并或不合并缺血表现的轻型 CAD 糖尿病患者，OMT 为合理的治疗选择。此外，该试验对 CABG 和 PCI 进行了间接比较，CABG 组 5 年总死亡率（19.4% *vs*. 34.5%，$P=0.003$）和 10 年死亡率（42.1% *vs*. 54.5%，$P=0.025$）均显著低于 PCI 组[120]。这表明较广泛 CAD 且有缺血症状的患者，CABG 治疗可能是首选治疗方式，而在低风险糖尿病患者（血管造影显示轻症 CAD、临床症状稳定、左心室功能正常）和药物依从性好的患者中，保守药物治疗方法可能是合理的[120]。因此，MASS Ⅱ和 BASRI-2D 试验都显示出 CABG 联合 OMT 相对于单独 OMT 具有优越性[119-120]。在后续试验中，强调了成功 PCI 和 CABG 的重要先决条件是需要长期坚持 OMT[121]。

在当前临床实践中，尽管 OMT 已获得迅猛发展且其优势已被证实，但大量糖尿病患者未能达到预先设定的 OMT 目标。一项综合现阶段相关临床研究的 meta 分析共纳入 5034 例糖尿病患者[122]，包括 COURAGE 试验[123]、BARI-2D 试验[120]、FREEDOM 试验[124]中的糖尿病亚组，旨在对 OMT 的 4 个主要

目标实现情况进行评价，结果令人唏嘘，仅有18%的COURAGE试验患者、23%的BARI-2D试验患者和8%的FREEDOM试验患者在1年随访时达到OMT所预定的4个目标。稳定性CAD行PCI术后抗血小板治疗的作用与模式在糖尿病患者和非糖尿病患者间并无差异[125]。双联抗血小板治疗（即阿司匹林和$P2Y_{12}$抑制剂）是支架置入术后的常规治疗[126-127]。然而，糖尿病患者对氯吡格雷抗血小板反应常欠佳[128]。因此，新的强效$P2Y_{12}$抑制剂普拉格雷和替格瑞洛可能具有一定优势，尤其对于糖尿病患者而言。TRITON-TIMI 38试验已证实了ACS患者应用普拉格雷的获益。该试验的糖尿病亚组分析指出，普拉格雷可显著降低MACE[129]。在PLATO试验中，替格瑞洛较氯吡格雷在减少MACE方面具有类似优势。然而，在糖尿病患者队列中，治疗获益无统计学差异[130]。TRITON-TIMI 38和PLATO试验均针对ACS患者进行。由于对稳定性CAD、择期PCI和（或）糖尿病患者缺乏可比性数据，氯吡格雷目前仍是临床工作中推荐的抗血小板药物。

糖尿病患者行冠状动脉血运重建

多血管病变CAD合并糖尿病的患者与非糖尿病患者相比，PCI术后支架内再狭窄的风险升高，CABG后预后可能更差[131]。该情况在极大程度上取决于糖尿病侵蚀性进展、细小冠状动脉分支弥漫病变的生物学特性，因此CABG已成为糖尿病患者冠状动脉血运重建的首选治疗策略。大量试验已经证明CABG对糖尿病患者的有效性（再次血管重建较少）与安全性（死亡率更低）比PCI更佳。对糖尿病患者行CABG的优势在于可减少因非罪犯和罪犯血管病变引起的心血管事件。PCI通常主要干预病变血管，而血管造影和（或）功能上无意义的非罪犯病变通常不予治疗。然而，PROGRESS试验数据表明，尤其是那些血管造影表现较轻的病变血管，由于斑块易损性和斑块负荷增加，未来有破裂可能[135]。相比之下，CABG可通过桥血管对病变和非病变血管提供完整治疗。因此，CABG可有效预防最初血流不受限但斑块不稳定易破裂所导致的继发性心血管事件，如MI和心脏性猝死。

糖尿病患者行经皮冠状动脉介入球囊成形术与CABG

BARI试验亚组分析纳入353例糖尿病患者，对CABG与传统球囊成形术（POBA）血管重建进行了比较，CABG组比PCI组生存获益更高（80.6% *vs*. 65.5%，$P = 0.003$）[136]。最近一项meta分析纳入68项随机对照试验共24 015例糖尿病患者，对比了CABG与不同PCI术式［POBA、裸金属支架（BMS）、第一代和第二代药物洗脱支架（DES）］。整个研究队列中，CABG组死亡率（RR = 0.8，95% CI 0.55～1.23）和MI发生率（RR = 0.86，95% CI 0.28～2.86）均较低，但无统计学差异[137]。

糖尿病患者使用裸金属支架或第一代药物洗脱支架行PCI与CABG

2005年ARTS试验比较了使用BMS行PCI和CABG。然而，研究最初并未聚焦于糖尿病患者，仅208例糖尿病患者可用于评估。在这一亚组队列中，应用BMS-PCI较CABG的5年随访全因死亡率（13.4% *vs*. 8.3%，$P = 0.27$）和MI发生率（10.7% *vs*. 7.3%，$P = 0.47$）更高，但无统计学意义。然而，PCI组再次血运重建率（42.9% *vs*. 10.4%，$P < 0.001$）和MACCE发生率（54.5% *vs*. 25%，$P < 0.001$）显著高于CABG组[138]。

如前所述，BARI-2D试验探究糖尿病患者的血运重建问题，对比了单独OMT和OMT联合血运重建（CABG或PCI）。PCI组中56%使用BMS和35%使用DES。尽管试验结果提示CABG比PCI获益更大，但该试验的主要局限性在于未直接比较CABG和PCI。后续已有多项比较CABG与第一代DES-PCI的随机对照试验[132-133, 139]。CARDia试验纳入510例糖尿病患者并随机分为PCI组或CABG组。试验结果显示，两种治疗方案在主要复合终点事件（死亡率、MI）方面无差异（PCI组13.0% *vs*. CABG组10.5%，$P = 0.39$）[133]。然而，当复合终点事件包括再次血运重建时，1年随访时CABG组获益更大（CABG组11.3% *vs*. PCI组19.3%，$P = 0.016$）[137]。CARDia试验的局限性是PCI组中使用的支架包括BMS（31%）和第一代西罗莫司洗脱支架（sirolimus-eluting stent，SES）[133]。

VA CARDS试验是一项纳入198例患者的小型研究，大多数患者采用第一代DES［60% SES或紫杉醇洗脱支架（paclitaxel-eluting stent，PES）］，约20%采用第二代钴铬合金依维莫司涂层支架（cobalt-chromium everolimus-eluting stent，CoCr-EES）。因此，

VA CARDS 试验被认为是一项主要比较 CABG 和第一代 DES 的试验，其结果显示 2 年随访时，CABG 组全因死亡率显著低于 PCI 组（5% *vs*. 21%）[139]。

SYNTAX 试验纳入 452 例糖尿病合并左主干或三支血管病变的患者，亚组队列显示，PCI 应用 PES 组比 CABG 组的 1 年（26% *vs*. 14.2%，$P = 0.003$）和 5 年（46.5% *vs*. 29.6%，$P < 0.001$）MACCE 发生率高，此结果主要与 PCI 组 1 年（PCI 组 20.3% *vs*.CABG 组 6.4%，$P < 0.001$）、5 年（PCI 组 35.3% *vs*.CABG 组 14.6%，$P < 0.001$）的再次血运重建率较高有关[140-141]。根据 SYNTAX 评分评估病变解剖学严重程度时，仅糖尿病合并复杂病变（SYNTAX 评分≥ 33 分）的患者可因 CABG 获益；中危及非复杂 CAD 病变患者在复合终点方面未见显著差异[132]。然而，考虑到 SYNTAX 和 ARTS 试验并非针对糖尿病人群，有限的亚组患者数量在一定程度上导致了结论的局限性。ARTS 试验只使用了一个回顾性对照组[134]，CARDia 试验早期因低入组率而被暂停，故最终可致真实评估的统计效能不足[133]，SYNTAX 试验的糖尿病亚组分析最初并没有设计比较死亡率的差异[132]。因此，这些研究并没有提供充分的证据来明确支持哪一种血运重建策略更优[116]。此外，除了目前的临床实践外，CARDia、VA CARDS 和 SYNTAX 试验中的糖尿病亚群未使用新一代 DES，而主要使用 BMS 或第一代 DES 行 PCI 与 CABG 进行比较[132-133，139]。

基于上述局限性，开展了 FREEDOM 试验[124]。这项前瞻性多中心研究已成为一项里程碑式的试验，也是唯一一项比较 PCI 和 CABG 的证据充分的随机对照试验，该研究仅局限于糖尿病合并多支血管病变患者。然而，与既往研究相同，该试验使用的支架为第一代 DES（SES 占 51% 和 PES 占 43%）而非第二代支架，这与当前心脏介入的医疗标准不同。FREEDOM 试验纳入 1900 例糖尿病患者，CABG 组患　者 1 年（CABG 组 18.7% *vs*. PCI 组 26.6%，$P = 0.005$）[124] 和 5 年随访（CABG 组 11.8% *vs*. PCI 组 16.8%，$P = 0.004$）[142] 主要复合终点事件发生率（全因死亡率、非致死性 MI 或非致死性卒中）低于 PCI 组。值得注意的是，这与 5 年全因死亡率（CABG 组 10.9% *vs*. PCI 组 16.3%，$P = 0.049$）和 MI 发生率（CABG 组 6.0% *vs*. PCI 组 13.9%，$P < 0.001$）的显著差异有关。此外，PCI 组首次血运重建后 1 年再次血运重建发生率显著高于 CABG 组（12.6% *vs*. 4.8%，$P < 0.01$）。然而，CABG 组卒中发生率相对较高（5.2% *vs*. 2.4%，$P = 0.03$），而心脏特异性死亡率两组无差异（DES 组 10.9% *vs*. CABG 组 6.8%，$P = 0.12$）。FREEDOM 试验仍然具有一定局限性，如女性纳入率相对较低（28.6%）、射血分数＜ 40% 的患者仅占 2.5% 和 CAD 病变程度较低的患者占 35.5%，其 SYNTAX 评分＜ 22 分[124，142]。

然而，在 SYNTAX 和 FREEDOM 试验之前，病变的解剖特征鲜有描述，病变严重程度评分也尚未应用[121]。因此，根据先前描述的评估冠状动脉病变严重程度的 SYNTAX 评分系统进行患者分层，增加了 SYNTAX 糖尿病患者亚组分析和 FREEDOM 研究结果的影响力[124，132，140]。与以往试验不同，FREEDOM 试验群体的基线特征为高危糖尿病患者，且合并复杂 CAD 病变，特征表现为多支血管病变占 83.3%，平均病变数量为（5.7±2.2）个，平均病变长度为 77.6mm±33.8mm，平均 SYNTAX 评分为（26.2±8.6）分。与 SYNTAX 试验不同，FREEDOM 试验中的两组患者均对药物具有良好的依从性：特别是 PCI 组，约 90% 的患者接受了至少 12 个月的双联抗血小板治疗。此外，在 FREEDOM 试验中，各 SYNTAX 评分分层中，CABG 组均优于 PCI 组，且无显著的亚组交互作用（$P = 0.58$）[124]。表 24.5 列出了糖尿病患者血运重建随机试验的结果。

因此，FREEDOM 试验结果对临床实践和现阶段指南推荐产生了重要影响。2014 年 ACC/AHA 指南更新了既往推荐，对于糖尿病伴稳定性 CAD 的患者，首选 CABG 从Ⅱ A 类推荐更改为Ⅰ类推荐，特别是左内乳动脉可与冠状动脉左前降支吻合的患者，CABG 为首选[143]。同样，2014 ESC/EACTS 心肌血运重建指南更新了既往推荐，建议糖尿病合并多支血管病变且手术风险尚可的患者，CABG 优于 PCI 作为Ⅰ A 类推荐[141]。表 24.6 总结了对糖尿病患者血管重建的具体建议[141]。

然而，这些指南建议必须个体化慎重考虑。相关临床证据仍较缺乏，除了 FREEDOM 试验[124]外，大部分证据均来自观察性研究和注册数据，或是少数随机对照试验中的糖尿病亚组人群。此外，尽管支架技术正在飞速进展［如第二代 DES 和近期的生物可吸收血管支架（bioresorbable vascular scaffolds，BVS）］，但这些新器械尚未纳入对比 DES 和 CABG

表 24.5　糖尿病患者血运重建的随机试验

发表年份	试验	基线特征					主要终点			最长临床随访时间					
		数量	平均年龄	女性（%）	多支血管疾病（%）	平均EF（%）	终点定义	时间点	结果	年限	死亡	心血管死亡	MI	血运重建	卒中
血运重建 *vs.* MT															
2009	BARI-2D[120]	2368	62	30	31	57	死亡	5	11.7% *vs.* 12.2%	5	11.7% *vs.* 12.2%	5.9% *vs.* 5.7%	11.5% *vs.* 14.3%	—	2.6% *vs.* 2.8%
CABG *vs.* MT															
2009	BARI-2D[120]	763	63	24	52	57	死亡	5	13.6% *vs.* 16.4%	5	13.6% *vs.* 16.4%	8.0% *vs.* 9.0%	10.0% *vs.* 17.6%	—	1.9% *vs.* 2.6%
PCI *vs.* MT															
2009	BARI-2D[120]	1605	62	33	20	57	死亡	5	10.8% *vs.* 10.2%	5	10.8% *vs.* 10.2%	5.0% *vs.* 4.2%	12.3% *vs.* 12.6%	—	2.9% *vs.* 2.9%
PCI *vs.* CABG															
2013	SYNTAX[b][140]	462	65	29	100	—	死亡、MI、卒中或再入院	1	26.0% *vs.* 14.2%[a] SYNTAX 评分 0～22：20.3% *vs.* 18.3%；SYNTAX 评分 23～32：26.0% *vs.* 12.9%；SYNTAX 评分≥33：32.4% *vs.* 12.2%	5	19.5% *vs.* 12.9%	12.7% *vs.* 6.5%	9.0% *vs.* 5.4%	35.3% *vs.* 14.6%	3.0% *vs.* 4.7%
2010	CARDia[133]（DES/BMS *vs.* CABG）	510	64	26	93	—	死亡、MI 或卒中	1	13.0 % *vs.* 10.5%	1	3.2% *vs.* 3.2%	—	9.8% *vs.* 6.0%[a]	11.8% *vs.* 2.0%[a]	0.4% *vs.* 2.8%
2012	FREEDOM[124]（DES *vs.* CABG）	1900	63	29	100	66	死亡、MI 或卒中	3.8	26.6% *vs.* 18.7%[a] SYNTAX 评分 0～22：23% *vs.* 17%；SYNTAX 评分 23～32：27% *vs.* 18%[a]；SYNTAX 评分≥33：31% *vs.* 23%	3.8	16.3% *vs.* 10.9%[a]	10.9% *vs.* 6.8%	13.9% *vs.* 6.0%[a]	12.6% *vs.* 4.8%[a]（1 年）	2.4% *vs.* 5.2%
2013	VA-CARDS[139]（DES *vs.* CABG）	207	62	1	—	—	死亡或 MI	2	18.4% *vs.* 25.3%	2	21% *vs.* 5.0%	10.8% *vs.* 5.0%	6.2% *vs.* 15.0%	18.9% *vs.* 19.5%	1.0% *vs.* 1.2%

[a]$P < 0.05$；[b]亚组分析

BMS，裸金属支架；CABG，冠状动脉旁路移植术；DES，药物洗脱支架；EF，射血分数；MI，心肌梗死；MT，药物治疗；MVD，多支血管疾病；PCI，经皮冠状动脉介入治疗；Sx score，SYNTAX 评分

Adapted from Windecker S，Kolh P，Alfonso F，et al. 2014 ESC/EACTS guidelines on myocardial revascularization：the task force on myocardial revascularization of the European Society of Cardiology（ESC）and the European Association of Cardio-Thoracic Surgery（EACTS）：developed with the special contribution of the European Association of Percutaneous Interventions（EAPCI）. Eur Heart J. 2014；35（37）：2541-2619.

表 24.6 糖尿病患者血运重建的具体建议

推荐	推荐类别	证据等级
在稳定性多支血管病变 CAD 和（或）缺血的患者中，血运重建可用于减少心脏不良事件[16]	Ⅰ	B
对于有稳定性多支血管病变 CAD 和可接受手术风险的患者，建议行 CABG 而不是 PCI[20]	Ⅰ	A
对于多支血管病变 CAD 且 SYNTAX 评分稳定的患者，应考虑 PCI 作为 CABG 的替代方案[38]	Ⅱa	B
新一代 DES 优于裸金属支架[70]	Ⅰ	A
考虑双侧乳内动脉应用于桥血管移植手术[61]	Ⅱa	B
对于服用二甲双胍的患者，在冠状动脉造影后 2～3 天内应注意监测肾功能[141]	Ⅰ	C

CABG，冠状动脉旁路移植术；CAD，冠状动脉疾病；DES，药物洗脱支架；PCI，经皮冠状动脉介入治疗

Adapted from Windecker S，Kolh P，Alfonso F，et al. 2014 ESC/EACTS guidelines on myocardial revascularization：the task force on myocardial revascularization of the European Society of Cardiology（ESC）and the European Association of Cardio-Thoracic Surgery（EACTS）：developed with the special contribution of the European Association of Percutaneous Interventions（EAPCI）. Eur Heart J. 2014；35（37）：2541-2619.

的临床研究[144]。根据现有数据，最新一代 DES 较 BMS 可使支架内再狭窄和再次血管重建的发生率显著降低[145]。此外，关于支架内再狭窄逐级降低在一项主要关注 PCI 患者的大型网状 meta 分析中有所体现[137]。随着支架技术的进展，PCI 术后再次血运重建的发生率从 POBA（较 CABG 增加 341%）到 BMS（增加 218%），再到第一代 PES（增加 81%）和第一代 SES（增加 47%）逐级降低[137]。相比之下，第二代 CoCr-EES 与 CABG 在再次血运重建方面无统计学差异[137]。尽管只是间接与其他类型支架比较，但 CoCr-EES 仍是唯一一个在血运重建方面与 CABG 无统计学差异的支架[137]。因此，推测某特定支架就降低风险而言越有效，行 CABG[146] 的净获益可能越不显著。然而，由于研究设计问题，这些 meta 分析可能不能完全解释试验之间的差异，因此必须慎重对待此结果[137]。虽然如此，这种间接对比至少可提出假设，因此 CABG 和 PCI 在糖尿病患者中的疗效差距可能随着新一代 DES 的应用而缩小。这反映了有必要进行大型随机对照试验比较新一代 DES-PCI 与 CABG。

2015 年的 BEST 试验是唯一一项对新一代 DES 与 CABG 进行比较的随机试验[147]。该前瞻性非双盲随机对照试验旨在证明第二代 DES（EES）不劣于 CABG。研究最初计划纳入 1776 例患者，但在陆续纳入了 880 例患者后提前终止。因此，预先设定的主要终点事件（如死亡、MI 和再次血运重建）的统计效能不足。其次，与 CABG 组相比，PCI 组的主要终点未证明非劣效性（PCI 组 11% *vs.* CABG 组 7.9%，$P = 0.32$）。因此，所有关于 BEST 试验数据的进一步分析都只是提出假设[147-148]。对 BEST 试验中糖尿病患者（$n = 363$）的亚组分析显示，与 CABG 组相比，PCI 组的主要终点事件发生率显著升高（19.2% *vs.* 9.1%，$P = 0.007$）[147]。

一项观察性注册研究纳入 18 446 例倾向性匹配的多支血管病变患者，比较新一代 CoCr-EES（$n = 9223$）PCI 和 CABG（$n = 9223$）的差异。结果显示，PCI 组和 CABG 组在全因死亡率方面无差异（PCI 组为 3.1%，CABG 组为 2.9%，$P = 0.50$）。与既往研究一致，研究者发现 PCI 术后再次血运重建率（PCI 组 7.2% *vs.* CABG 组 3.1%，$P < 0.001$）和 MI 发生率（PCI 组 1.9%/年 *vs.* CABG 组 1.1%/年，$P < 0.001$）更高。而 CABG 组卒中发生率更高（PCI 组为 0.7%，CABG 组为 1.0%，$P < 0.001$）[149]。然而，PCI 组 MI 的高发生率在完全血运重建亚组中变为无统计学差异。上述结果证实了既往研究发现，即不完全血运重建与 MI 和死亡率显著增加有关[149-151]。在一项亚组分析中，8096 例糖尿病患者（占整个研究队列的 39.3%）被纳入并倾向性匹配评分，与 CABG 相比，短期内（30 天内），EES 组死亡风险（HR = 0.58，$P = 0.04$）和卒中风险（HR = 0.14，$P < 0.0001$）均较低，但 MI 风险较高（HR = 2.44，$P = 0.02$）。从长期结果看，与 CABG 组相比，EES 组在死亡风险方面无差异（HR = 1.12，$P = 0.16$），卒中风险较低（HR = 0.76，$P = 0.04$），而 MI 风险（HR = 1.64，$P < 0.0001$）和再次血运重建风险较高（HR = 2.42，$P < 0.0001$）。然而，与普通人群研究结果一致，MI 发生高风险仅出现在 PCI 不完全血运重建的患者中[152]。

当前正在进行的 EXCEL 试验比较了 CABG

与PCI使用CoCr-EES在无保护左主干狭窄方面的作用，可能为左主干病变患者血管再重建治疗策略提供新见解（ClinicalTrials.gov注册号：NCT01205776）。虽然这项研究并非专门针对糖尿病患者，但它可为关于稳定性CAD患者最佳血运重建方式的讨论提供新的证据[146]。

近年来CABG技术的进展包括微创直接冠状动脉旁路移植术、常规动脉桥10年通畅率超过80%及当代围术期护理[153]。值得注意的是，糖尿病似乎对乳内动脉或静脉桥血管的通畅性没有负性影响[154]。然而，糖尿病患者的桥血管选择仍然存在争议。虽然非随机研究分析显示双侧胸廓内动脉血管是糖尿病患者的较佳选择[155]，但其他研究表明其可导致胸骨创伤感染和纵隔炎的风险增加，尤其对于接受胰岛素治疗的糖尿病患者[156-157]。与非糖尿病患者相比，糖尿病患者使用桡动脉血管更易发生血管痉挛，这可能与内皮功能受损有关[158]。一项随机对照试验对CABG桡动脉桥血管或静脉桥血管进行了比较，发现糖尿病患者桡动脉旁路移植的通畅率明显低于静脉旁路移植。而在非糖尿病患者中，结果却相反[159]。此外，约50% CABG术后血糖控制不佳的患者在术前评估中没有被诊断为糖尿病。这不可避免地导致围术期血糖控制不佳，围术期血糖控制不佳是住院率和死亡率升高的预测因子[160]。尽管目前有证据支持CAD合并糖尿病患者行CABG，但日常临床工作与临床试验不同，其他因素可能会影响以患者为导向的合理决策。这些因素包括个人卒中风险、身体状况、肾功能和肺功能、患者的倾向，以及操作者和临床中心对血管重建方式的经验[116]。

糖尿病患者使用裸金属支架与使用第一、二代药物洗脱支架

已有随机对照试验、注册研究及meta分析对慢性CAD合并糖尿病患者应用PCI-BMS与第一代DES进行了对比，关注其有效性（以减少再次血管重建率为评价指标）和安全性（以死亡率、MI或支架血栓形成为评价指标）。DIABETES试验[161]和SCORPIUS试验[162]结果表明，与BMS相比，使用第一代SES具有显著的优势。在DIABETES试验中，随访270天，与BMS相比，SES组再次血运重建率较低（SES组6.3%，BMS组31.3%，$P < 0.001$）且MACCE发生率较低（SES组10.0%，BMS组36.3%，$P < 0.001$）[161]。同样，来自SCORPIUS试验的5年随访数据显示，SES组再次血运重建率（SES组12.0% *vs.* BMS组28.0%，$P = 0.005$）和MACCE发生率均较低（SES组34% *vs.* BMS组49%，$P = 0.02$）[162]。然而，在两项试验中，MACCE的减少主要归因于再次血运重建率降低，而在死亡率、心脏性死亡、MI或支架血栓形成等终点事件方面两组没有显著差异[161-162]。综上所述，SES在糖尿病合并CAD的患者中优于BMS。然而，应用SES的生存获益还没有被证明。在比较其他第一代PES与BMS时也得到相似结果。TAXUS-Ⅳ试验结果表明，与BMS相比，PES显著降低了支架内再狭窄及再次血运重建发生率（PES组7.4% *vs.* BMS 20.9%）[163]。将第二代DES应用到慢性CAD治疗标准中获得了良好的安全性和有效性，这已极大地改变了治疗策略，尤其是对于糖尿病合并多支血管疾病的患者。

一项纳入126项随机对照试验共258 544例患者的大型meta分析结果表明，与BMS相比，新一代DES［佐他莫司洗脱支架（ZES-R）、铂铬合金支架（PtCr EES）和CoCr-EES支架］可有效减少再次靶血管血运重建（target vessel revascularization，TVR）风险[164]。另一项大型汇总分析在糖尿病患者中证实了这些发现，其包括42项试验共22 844例患者：Bangalore等进行的研究证实多种第一代和第二代DES较BMS在糖尿病患者中有更好的有效性和安全性[165]。各种类型的DES未增加支架内血栓形成风险，包括晚期支架内血栓形成。研究人员发现，TVR显著降低与使用的DES类型无关；然而，这种影响的程度与不同DES支架有关。关于有效性结果，不同的DES导致TVR减少的程度不同（与BMS相比TVR减少的比例：ZES 37%，PES 53%，SES 62%，EES 69%），EES似乎是最有效DES。与BMS相比，DES未导致安全性风险增加[165]。

因此，这项针对糖尿病患者的最大规模meta分析结果与之前对3852例糖尿病患者进行的第一代DES与BMS对比的meta分析结果一致[166]，第一代DES（PES和SES）在与BMS死亡率相当的情况下，同样显示出良好的疗效。因此，Banaglore等[165]的数据将上述发现扩展至新一代DES。SPIRIT试验还证明普通人群中应用CoCr-EES较第一代PES可显著降低死亡率和MI发生率[167]。类似地，SYNTAX试验和另4项试验的汇总分析表明，

在普通人群中，EES 与 PES 相比心血管事件发生率较低[137-138]。相反，在糖尿病患者中，两种支架类型之间在安全性和有效性方面没有显著差异[168]。虽然多项随机对照试验和 meta 分析表明与第一代 DES 相比，新一代 DES 具有一定优越性，但这些试验中不同类型支架的数据为间接对比，因此这些结果需要慎重考虑[145-146]。基于这些结果，目前的观点是，在普通患者群体中，PES 不如所谓的 limus 洗脱支架。然而，对于糖尿病患者，争论仍在继续。对于此特殊人群，来自大型随机对照试验、中等规模试验、汇总分析和注册研究的数据显示，PES 的有效性和安全性与 limus 洗脱支架（如 SES、ZES 和 EES）相似[169-170]。

由于缺乏对糖尿病患者不同支架类型直接比较的大型随机对照试验，糖尿病是否可能是 limus 洗脱支架的致命弱点引起了争论[171]。这涉及 limus 洗脱支架的病理生理学基础，因为在糖尿病患者中已经观察到 mTOR 信号通路衰减。这表明支架洗脱药物雷帕霉素（即西罗莫司）或其类似物（依维莫司和佐他莫司；通常被称为 limus 洗脱支架）可能对糖尿病患者疗效欠佳。从理论上讲，PES 可能是该人群的较佳选择[172]。这个假说因不同人群接受 EES 后事件发生率逐级递增而得到巩固：非糖尿病患者事件发生率最低，非胰岛素依赖型糖尿病（non–insulin-dependent diabetes mellitus，NIDDM）患者事件发生率居中，胰岛素依赖型糖尿病（insulin-dependent diabetes mellitus，IDDM）患者事件发生率最高[168]。相比之下，置入 PES 后，事件发生率的逐级递增不显著。

然而，近期数据支持 EES 在糖尿病患者中优于 PES。Kaul 等证明，在 1830 例糖尿病患者队列中，使用 PES 行 PCI 的效果不如 EES[173]。与 PES 相比，EES 可降低 1 年随访时主要终点事件靶血管干预失败的发生率（EES 组 2.9% *vs.* PES 组 5.6%，$P = 0.005$）和次要终点事件 MI（EES 组 1.2% *vs.* PES 组 3.2%，$P = 0.004$）、支架内血栓形成（EES 组 0.4% *vs.* PES 组 2.1%，$P = 0.002$）和 TVR（EES 组 1.2% *vs.* PES 组 3.4%，$P = 0.002$）发生率。这些结果第一次在糖尿病患者中对 EES 与第一代 PES 的有效性和安全性进行了直接比较[173]。重要的是，现有的关于糖尿病患者血运重建的里程碑式试验（即 FREEDOM 试验[124]和 BARI-2D 试验[120]）主要使用的第一代 DES，即 PES 和 SES。因此，这项新研究结果可能会提出一个问题，如果 FREEDOM 试验和 BARI-2D 试验使用新一代 EES，其是否会产生不同的结果[149, 174]。

此外，近期研究热点聚焦于哪种支架是最有效的第二代 DES。到目前为止，只有两项随机对照试验头对头比较新一代 EES 和 ZES，且均在普通患者人群中进行。RESOLUTE ALL Comers[175]和 TWENTE 试验结果表明，2 年随访期间 ZES 和 EES 在有效性和安全性方面无显著差异[176]。然而，考虑到糖尿病患者在 RESOLUTE ALL Comers 试验（23.4%）和 TWENTE 试验（21.6%）中占比较小，两项研究在比较该亚组临床结局方面的证据明显不足。Park 等首次在 1855 例糖尿病患者中对 EES 和 ZES（R-ZES）进行了头对头比较[177]。两种第二代 DES（EES 和 ZES）1 年内靶病变血管失败率（EES 组 3.7% *vs.* ZES 组 3.5%，$P = 0.899$）和支架内血栓形成率（EES 组 0.8% *vs.* ZES 组 0.1%，$P = 0.1$）均较低。此外，复合终点（全因死亡率、MI 和血运重建）均相似（EES 组 9.1% *vs.* ZES 组 10.2%，$P = 0.416$）。这表明新一代 DES 对糖尿病患者具有良好的疗效和安全性[177]。目前关于心肌血运重建的欧洲指南推荐糖尿病患者优先使用 DES（推荐类别ⅠA 类）[141]，而当前美国稳定性 CAD 管理指南并未特别提及糖尿病患者血管重建的支架类型[143]。

糖尿病患者使用第二代药物洗脱支架与使用生物可吸收支架

生物可吸收血管支架（BVS）为 CAD 治疗提供了一种新的希望，其可起到临时血管支持作用并将药物贴附到血管壁上[178]。ABSORB 队列 B 试验中使用 EES BVS 系统，结果显示，普通患者人群 3 年随访时 MACE 发生率为 10% 且无支架血栓形成[179]。然而，迄今为止，关于糖尿病患者使用 BVS 的数据仍然缺乏。同样，在糖尿病患者中，各种第二代 DES、EES、ZES 和 EES BVS 的直接对比也缺乏足够的数据。Muramatsu 等对 ABSORB 试验和 SPIRIT 试验进行了汇总分析，首次对糖尿病患者 EES 和 BVS 进行了直接比较[180]。

首先，使用 BVS 治疗的糖尿病患者（$n = 136$）和非糖尿病患者（$n = 415$）在 1 年主要终点事件包括死亡、靶血管 MI 和 TVR 方面无差异（3.7% *vs.*

5.1%，$P = 0.64$）。这一结果值得慎重考虑，因为几乎所有既往的PCI研究均证实糖尿病患者的主要终点事件发生率高于非糖尿病患者[168, 181]。其次，糖尿病患者BVS治疗组和新一代EES治疗组预先设定的主要终点无差异（$n = 882$）（3.9% *vs*. 6.4%，$P = 0.38$）[180]。尽管这些试验因样本量小而需慎重考虑，但它们提示糖尿病患者合并非复杂冠状动脉病变时使用BVS治疗是可行、安全、有效的。

胰岛素依赖型或非胰岛素依赖型糖尿病患者血运重建治疗的特点

目前，尚无足够的证据证明CABG在糖尿病患者中的优越性与降糖治疗和血糖控制情况无关。在美国，约1/4的糖尿病患者使用胰岛素治疗（IDDM），与非糖尿病患者和NIDDM患者相比，其冠状动脉血管重建术后并发症的风险更高。在IDDM和NIDDM患者中，慢性高血糖被认为是其共同特征[116]。高血糖的病理生理学作用包括全身炎症、内皮功能障碍、血流异常和细胞氧化应激增加，这些均会导致大血管和微血管改变。既往数据表明，行CABG的IDDM患者住院死亡率和伤口感染风险增加[183-184]。IDDM与NIDDM相比，其PCI术后行PCI和支架相关血栓形成的风险较高，患者1年生存率降低[142]。来自两项大型试验的糖尿病患者亚组分析探讨了糖尿病患者CABG的获益情况，根据胰岛素需求进行分级及SYNTAX评分进行冠状动脉病变程度评价。上述研究得出了不一致的结论[140, 142]。SYNTAX试验亚组分析（包括452例糖尿病患者）表明，IDDM组（$n = 182$）比NIDDM组（$n = 270$）相比，CABG较PCI获益更大[140]，FREEDOM试验糖尿病患者亚组分析提示，IDDM组行CABG较PCI获益小[142]。另一项试验纳入了1850例糖尿病患者，分为IDDM组（$n = 602$，32.5%）和NIDDM组[142]。无论采用何种治疗策略［CABG（$n = 277$）或PCI-DES（$n = 325$）］，IDDM患者的临床预后均比NIDDM患者差。在IDDM亚组中，与NIDDM患者相比，5年随访MACE（死亡、MI或卒中）发生率显著升高（IDDM组28.7% *vs*. NIDDM组19.5%，$P < 0.001$）。即使对临床人口统计学、SYNTAX评分和血运重建治疗模式进行校正，结果仍未改变（校正HR = 1.35；95% CI 1.06～1.73）。两组患者卒中的风险增加情况相似[116, 142]。这些结果表明，在校正糖尿病情况、胰岛素治疗和SYNTAX评分后，CABG仍优于PCI[116, 142]。然而，两种亚组分析都不足以可靠地评估胰岛素治疗对CABG与PCI治疗效果的影响[185]。因此，由于目前缺乏强有力的数据，糖尿病患者使用胰岛素治疗不应影响血运重建策略（CABG *vs*. PCI）的选择，因为他们可能会获得与FREEDOM试验和SYNTAX试验总体人群预期治疗获益相似的结果[185]。

糖尿病患者胰岛素治疗对不同DES支架的影响是另一个值得关注的问题。Stone等[168]的研究表明，接受新一代EES的患者2年不良事件发生率呈递增趋势，即非糖尿病患者的事件发生率最低，NIDDM患者的事件发生率中等，IDDM患者的事件发生率较高。相比之下，在接受第一代PES治疗的患者中，2年不良事件发生率与糖尿病状态或胰岛素治疗无关。此外，与PES组相比，NIDDM患者缺血导致的TVR在EES组中较低（EES组3.7% *vs*. PES组6.3%，$P = 0.04$），而在IDDM患者中显示出较高的TVR率（EES组10.8% *vs*. PES组5.5%，$P = 0.08$）。因此，该试验提示在糖尿病患者中，胰岛素需求和支架类型对缺血导致的TVR有显著的交互作用（$P = 0.01$）[168]。

糖尿病患者多支血管病变的临床决策

已确立了可能影响糖尿病合并多支血管疾病患者选择最有效治疗方法的各种关键变量[145]。这些变量包括SYNTAX评分评估的CAD病变范围、解剖和病变特征；logistic EuroSCORE[186]或EuroSCORE Ⅱ[187]和STS评分[188]评估的手术风险；患者年龄；既往合并症；治疗倾向；手术医生的经验。护理水平可以通过多学科团队的日常实施而优化[189]。目前欧洲和美国指南强调治疗决策困难的患者需要多学科心脏团队，包括非介入心脏病学专家、介入心脏病学专家和心脏外科医生共同决策（推荐类别Ⅰ类，证据等级C级）[141, 143]。

糖尿病患者的临床决策更加复杂和具有挑战性。糖尿病是一种全身性疾病，对冠状动脉有弥漫性血管粥样硬化影响，其特点是血管直径较小，病变较长。由于血运重建策略通常针对特定的局部病变，故其疗

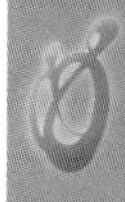

效持续时间均有限[160]。因此，必须特别注意优化血糖控制。此外，进行合理的风险分层是必要的，分为CAD低、中、高风险。因此，无症状或轻度症状的CAD患者（单支血管病变或两支血管病变未累及左前降支近端）可以选择保守的药物治疗[120]。

然而，如果经最佳的抗糖尿病和抗缺血一线药物治疗后临床症状仍持续和（或）存在复杂或三支血运病变的CAD，则必须考虑血运重建策略[143]。多学科小组应该对个体病例进行讨论，并考虑可用的治疗方案和相关的风险[189]。介入心脏病学家、非介入心脏病学家和心脏外科医生的合作是评估患者所有信息的最佳方式，为心肌血运重建提供最有效且以患者为导向的治疗选择[189]。因此，心脏小组应使用多种风险分层评估模型，如STS评分、logistic EuroSCORE或EuroSCORE Ⅱ。手术和解剖评分（SYNTAX评分）应被用于所有心肌血运重建术前的最终决策评估[189]。病变的严重程度和复杂性相关的一个主要方面是实现完全血运重建的能力。多支血管CAD患者完全血运重建的预后明显优于不完全血运重建。一项meta分析纳入37 116例多支血管疾病患者，分为完全血运重建（n = 11 596）或不完全血运重建（n = 25 520），结果表明完全血运重建组死亡率（RR = 0.82，P = 0.05）和非致死性MI（RR = 0.67，P < 0.01）发生率均较低[190]。另一项对89 883例患者的meta分析显示，PCI比CABG更容易出现不完全血运重建（56% *vs*. 25%，P < 0.001）[191]。此外，完全血运重建组具有较低的长期死亡率（RR = 0.71，P < 0.001）、较低的MI发生率（RR = 0.78，P = 0.001）以及较低的冠状动脉再次血运重建率（RR = 0.74，P < 0.001）[191]。然而，一旦实现完全血运重建，随访期间的MACCE发生率在CABG组和PCI组之间可能没有差异[192]。此外，目前尚缺乏关于完全血运重建和不完全血运重建对糖尿病患者影响的数据。

近期，所谓的功能性SYNTAX评分（通过FFR确定的缺血病变重新计算解剖SYNTAX评分）可能会挑战临床决策，因为它能更好地鉴别复杂CAD患者（特别是心血管高风险的糖尿病患者）发生不良事件的风险[193]。另一项进展是引入经重新修订和验证的SYNTAX Ⅱ评分。缺乏个体化方法和临床参数辅助决策被认为是标准SYNTAX评分的主要限制。因此，在解剖定义的SYNTAX评分的基础上，对SYNTAX Ⅱ评分进行了重新定义和验证[194]。本评分使用2个解剖参数和6个临床变量来预测CABG或PCI术后4年的死亡率。其临床变量包括患者年龄、肌酐清除率、LVEF、周围血管疾病、女性、慢性阻塞性肺病[194]。将临床变量纳入已建立的CAD严重程度的解剖评估中，可能为复杂多支血管病变患者提供更可靠的风险分层工具，这尤其适用于心血管高风险的糖尿病患者。

参考文献

1. Soedamah-Muthu SS, Fuller JH, Mulnier HE, et al.: High risk of cardiovascular disease in patients with type 1 diabetes in the U.K.: a cohort study using the general practice research database, *Diabetes Care* 29(4):798–804, 2006.
2. Soedamah-Muthu SS, Fuller JH, Mulnier HE, et al.: All-cause mortality rates in patients with type 1 diabetes mellitus compared with a non-diabetic population from the UK general practice research database, 1992-1999, *Diabetologia* 49(4):660–666, 2006.
3. Schram MT, Chaturvedi N, Fuller JH, et al.: Pulse pressure is associated with age and cardiovascular disease in type 1 diabetes: the Eurodiab Prospective Complications Study, *J Hypertens* 21(11):2035–2044, 2003.
4. Pambianco G, Costacou T, Ellis D, et al.: The 30-year natural history of type 1 diabetes complications: the Pittsburgh Epidemiology of Diabetes Complications Study experience, *Diabetes* 55(5):1463–1469, 2006.
5. Waden J, Forsblom C, Thorn LM, et al.: A1C variability predicts incident cardiovascular events, microalbuminuria, and overt diabetic nephropathy in patients with type 1 diabetes, *Diabetes* 58(11):2649–2655, 2009.
6. Haffner SM, Lehto S, Rönnemaa T, et al.: Mortality from coronary heart disease in subjects with type 2 diabetes and in nondiabetic subjects with and without prior myocardial infarction, *N Engl J Med* 339:229–234, 1998.
7. Gregg EW, Williams DE, Geiss L: Changes in diabetes-related complications in the United States, *N Engl J Med* 371(3):286–287, 2014.
8. Emerging Risk Factors Collaboration, Di Angelantonio E, Kaptoge S, et al.: Association of cardiometabolic multimorbidity with mortality, *JAMA* 314(1):52–60, 2015.
9. Fox CS, Golden SH, Anderson C, et al.: Update on prevention of cardiovascular disease in adults with type 2 diabetes mellitus in light of recent evidence: a scientific statement from the American Heart Association and the American Diabetes Association, *Circulation* 132(8):691–718, 2015.
10. Ryden L, Grant PJ, Anker SD, et al.: ESC Guidelines on diabetes, pre-diabetes, and cardiovascular diseases developed in collaboration with the EASD: the task force on diabetes, pre-diabetes, and cardiovascular diseases of the European Society of Cardiology (ESC) and developed in collaboration with the European Association for the Study of Diabetes (EASD), *Eur Heart J* 34(39):3035–3087, 2013.
11. ADVANCE Collaborative Group, Patel A, MacMahon S, et al.: Intensive blood glucose control and vascular outcomes in patients with type 2 diabetes, *N Engl J Med* 358:2560–2572, 2008.
12. Intensive blood-glucose control with sulphonylureas or insulin compared with conventional treatment and risk of complications in patients with type 2 diabetes (UKPDS 33). UK Prospective Diabetes Study (UKPDS) Group, *Lancet* 352:837–853, 1998.
13. Effect of intensive blood-glucose control with metformin on complications in overweight patients with type 2 diabetes (UKPDS 34). UK Prospective Diabetes Study (UKPDS) Group, *Lancet* 352:854–865, 1998.
14. Holman RR, Paul SK, Bethel MA, et al.: 10-year follow-up of intensive glucose control in type 2 diabetes, *N Engl J Med* 359(15):1577–1589, 2008.
15. Group AS, Buse JB, Bigger JT, et al.: Action to Control Cardiovascular Risk in Diabetes (ACCORD) trial: design and methods, *Am J Cardiol* 99(12A):21i–33i, 2007.
16. Duckworth W, Abraira C, Moritz T, et al.: Glucose control and vascular complications in veterans with type 2 diabetes, *N Engl J Med* 360(2):129–139, 2009.
17. Patel A, MacMahon S, Chalmers J, et al.: ADVANCE Collaborative Group. Intensive blood glucose control and vascular outcomes in patients with type 2 diabetes, *N Engl J Med* 358:2560–2572, 2008.
18. Control G, Turnbull FM, Abraira C, et al.: Intensive glucose control and macrovascular outcomes in type 2 diabetes, *Diabetologia* 52(11):2288–2298, 2009.
19. Kelly TN, Bazzano LA, Fonseca VA, et al.: Systematic review: glucose control and cardiovascular disease in type 2 diabetes, *Ann Intern Med* 151(6):394–403, 2009.
20. Ray KK, Seshasai SR, Wijesuriya S, et al.: Effect of intensive control of glucose on cardiovascular outcomes and death in patients with diabetes mellitus: a meta-analysis of randomised controlled trials, *Lancet* 373(9677):1765–1772, 2009.
21. Inzucchi SE, Bergenstal RM, Buse JB, et al.: Management of hyperglycemia in type 2 diabetes: a patient-centered approach: position statement of the American Diabetes Association (ADA) and the European Association for the Study of Diabetes (EASD), *Diabetes Care* 35(6):1364–1379, 2012.
22. Bennett WL, Maruthur NM, Singh S, et al.: Comparative effectiveness and safety of medications for type 2 diabetes: an update including new drugs and 2-drug combinations, *Ann Intern Med* 154(9):602–613, 2011.
23. Lamanna C, Monami M, Marchionni N, et al.: Effect of metformin on cardiovascular events and mortality: a meta-analysis of randomized clinical trials, *Diabetes Obes Metab* 13(3):221–228, 2011.
24. Dormandy JA, Charbonnel B, Eckland DJA, et al.: Secondary prevention of macrovascular events in patients with type 2 diabetes in the PROactive Study (PROspective pioglitAzone Clinical Trial In macroVascular Events): a randomised controlled trial, *Lancet* 366:1279–1289, 2005.
25. Home PD, Pocock SJ, Beck-Nielsen H, et al.: Rosiglitazone evaluated for cardiovascular outcomes in oral agent combination therapy for type 2 diabetes (RECORD): a multicentre, randomised, open-label trial, *Lancet* 373:2125–2135, 2009.
26. Home PD, Pocock SJ, Beck-Nielsen H, et al.: Rosiglitazone evaluated for cardiovascular outcomes—an interim analysis, *N Engl J Med* 357(1):28–38, 2007.
27. Erdmann E, Charbonnel B, Wilcox RG, et al.: Pioglitazone use and heart failure in patients with type 2 diabetes and preexisting cardiovascular disease: data from the PROactive study (PROactive 08), *Diabetes Care* 30(11):2773–2778, 2007.
28. Chiasson JL, Josse RG, Gomis R, et al.: Acarbose for prevention of type 2 diabetes mellitus: the

STOP-NIDDM randomised trial, *Lancet* 359(9323):2072–2077, 2002.
29. Chiasson JL, Josse RG, Gomis R, et al.: Acarbose treatment and the risk of cardiovascular disease and hypertension in patients with impaired glucose tolerance: the STOP-NIDDM trial, *JAMA* 290(4):486–494, 2003.
30. Meinert CL, Knatterud GL, Prout TE, et al.: A study of the effects of hypoglycemic agents on vascular complications in patients with adult-onset diabetes. II. Mortality results, *Diabetes* 19(Suppl):789–830, 1970.
31. A study of the effects of hypoglycemia agents on vascular complications in patients with adult-onset diabetes. VI. Supplementary report on nonfatal events in patients treated with tolbutamide, *Diabetes* 25(12):1129–1153, 1976.
32. Seltzer HS: A summary of criticisms of the findings and conclusions of the University Group Diabetes Program (UGDP), *Diabetes* 21(9):976–979, 1972.
33. Kahn SE, Haffner SM, Heise MA, et al.: Glycemic durability of rosiglitazone, metformin, or glyburide monotherapy, *N Engl J Med* 355(23):2427–2443, 2006.
34. Garber A, Henry RR, Ratner R, et al.: Liraglutide, a once-daily human glucagon-like peptide 1 analogue, provides sustained improvements in glycaemic control and weight for 2 years as monotherapy compared with glimepiride in patients with type 2 diabetes, *Diabetes Obes Metab* 13(4):348–356, 2011.
35. Seck T, Nauck M, Sheng D, et al.: Safety and efficacy of treatment with sitagliptin or glipizide in patients with type 2 diabetes inadequately controlled on metformin: a 2-year study, *Int J Clin Pract* 64(5):562–576, 2010.
36. Mazzone T, Meyer PM, Feinstein SB, et al.: Effect of pioglitazone compared with glimepiride on carotid intima-media thickness in type 2 diabetes: a randomized trial, *JAMA* 296(21):2572–2581, 2006.
37. Nissen SE, Nicholls SJ, Wolski K, et al.: Comparison of pioglitazone vs glimepiride on progression of coronary atherosclerosis in patients with type 2 diabetes: the PERISCOPE randomized controlled trial, *JAMA* 299(13):1561–1573, 2008.
38. Gerstein HC, Miller ME, Byington RP, et al.: Action to control cardiovascular risk in diabetes study group. Effects of intensive glucose lowering in type 2 diabetes, *N Engl J Med* 358:2545–2559, 2008.
39. Gallwitz B, Rosenstock J, Rauch T, et al.: 2-year efficacy and safety of linagliptin compared with glimepiride in patients with type 2 diabetes inadequately controlled on metformin: a randomised, double-blind, non-inferiority trial, *Lancet* 380(9840):475–483, 2012.
40. Selvin E, Bolen S, Yeh HC, et al.: Cardiovascular outcomes in trials of oral diabetes medications: a systematic review, *Arch Intern Med* 168(19):2070–2080, 2008.
41. Johnson JA, Majumdar SR, Simpson SH, et al.: Decreased mortality associated with the use of metformin compared with sulfonylurea monotherapy in type 2 diabetes, *Diabetes Care* 25(12):2244–2248, 2002.
42. Morgan CL, Poole CD, Evans M, et al.: What next after metformin? A retrospective evaluation of the outcome of second-line, glucose-lowering therapies in people with type 2 diabetes, *J Clin Endocrinol Metab* 97(12):4605–4612, 2012.
43. Simpson SH, Majumdar SR, Tsuyuki RT, et al.: Dose-response relation between sulfonylurea drugs and mortality in type 2 diabetes mellitus: a population-based cohort study, *CMAJ* 174(2):169–174, 2006.
44. Tzoulaki I, Molokhia M, Curcin V, et al.: Risk of cardiovascular disease and all cause mortality among patients with type 2 diabetes prescribed oral antidiabetes drugs: retrospective cohort study using UK general practice research database, *BMJ* 339, 2009. b4731.
45. Marx N, Rosenstock J, Kahn SE, et al.: Design and baseline characteristics of the CARdiovascular Outcome Trial of LINAgliptin Versus Glimepiride in Type 2 Diabetes (CAROLINA(R)), *Diab Vasc Dis Res* 12(3):164–174, 2015.
46. Rosenstock J, Marx N, Johansen OE, et al.: Cardiovascular effects of diabetes drugs: making the dark ages brighter with Carolina, *Ann Intern Med* 158(6):499, 2013.
47. Rosenstock J, Marx N, Kahn SE, et al.: Cardiovascular outcome trials in type 2 diabetes and the sulphonylurea controversy: rationale for the active-comparator CAROLINA trial, *Diab Vasc Dis Res* 10(4):289–301, 2013.
48. Scirica BM, Bhatt DL, Braunwald E, et al.: Saxagliptin and cardiovascular outcomes in patients with type 2 diabetes mellitus, *N Engl J Med* 369(14):1317–1326, 2013.
49. White WB, Cannon CP, Heller SR, et al.: Alogliptin after acute coronary syndrome in patients with type 2 diabetes, *N Engl J Med* 369(14):1327–1335, 2013.
50. Green JB, Bethel MA, Armstrong PW, et al.: Effect of sitagliptin on cardiovascular outcomes in type 2 diabetes, *N Engl J Med* 373(3):232–242, 2015.
51. Scirica BM, Braunwald E, Raz I, et al.: Heart failure, saxagliptin, and diabetes mellitus: observations from the SAVOR-TIMI 53 randomized trial, *Circulation* 130(18):1579–1588, 2014.
52. Bentley-Lewis R, Aguilar D, Riddle MC, et al.: Rationale, design, and baseline characteristics in evaluation of lixisenatide in acute coronary syndrome, a long-term cardiovascular end point trial of lixisenatide versus placebo, *Am Heart J* 169(5), 2015. 631–8e7.
53. Pfeffer MA, Claggett B, Diaz R, et al.: Lixisenatide in patients with type 2 diabetes and acute coronary syndrome, *N Engl J Med* 373(23):2247–2257, 2015.
53a. Marso SP, Daniels GH, Brown-Frandsen K, et al: Liraglutide and cardiovascular outcomes in type 2 diabetes, *N Engl J Med* 28(4):311–322, 2016.
54. Zinman B, Inzucchi SE, Lachin JM, et al.: Rationale, design, and baseline characteristics of a Randomized, Placebo-Controlled Cardiovascular Outcome Trial of Empagliflozin (EMPA-REG OUTCOME), *Cardiovasc Diabetol* 13:102, 2014.
55. Zinman B, Wanner C, Lachin JM, et al.: Empagliflozin, cardiovascular outcomes, and mortality in type 2 diabetes, *N Engl J Med* 373(22):1092–1094, 2015.
55a. McGuire DK, Marx N, Sodium-glucose cotransporter-2 inhibition for the reduction of cardiovascular events in high-risk patients with diabetes mellitus, *Eur Heart J*, 2016 May 5. pii: ehw110. [Epub ahead of print].
56. Cannon CP: Mixed dyslipidemia, metabolic syndrome, diabetes mellitus, and cardiovascular disease: clinical implications, *Am J Cardiol* 102:5L–9L, 2008.
57. Soran H, Durrington PN: Susceptibility of LDL and its subfractions to glycation, *Curr Opin Lipidol* 22(4):254–261, 2011.
58. Chapman MJ, Ginsberg HN, Amarenco P, et al.: Triglyceride-rich lipoproteins and high-density lipoprotein cholesterol in patients at high risk of cardiovascular disease: evidence and guidance for management, *Eur Heart J* 32(11):1345–1361, 2011.
59. Miller M, Stone NJ, Ballantyne C, et al.: Triglycerides and cardiovascular disease: a scientific statement from the American Heart Association, *Circulation* 123(20):2292–2333, 2011.
60. Keech A, Simes RJ, Barter P, et al.: Effects of long-term fenofibrate therapy on cardiovascular events in 9795 people with type 2 diabetes mellitus (the FIELD study): randomised controlled trial, *Lancet* 366(9500):1849–1861, 2005.
61. Keech AC, Mitchell P, Summanen PA, et al.: Effect of fenofibrate on the need for laser treatment for diabetic retinopathy (FIELD study): a randomised controlled trial, *Lancet* 370(9600):1687–1697, 2007.
62. Scott R, O'Brien R, Fulcher G, et al.: Effects of fenofibrate treatment on cardiovascular disease risk in 9,795 individuals with type 2 diabetes and various components of the metabolic syndrome: the Fenofibrate Intervention and Event Lowering in Diabetes (FIELD) study, *Diabetes Care* 32(3):493–498, 2009.
63. Group AS, Ginsberg HN, Elam MB, et al.: Effects of combination lipid therapy in type 2 diabetes mellitus, *N Engl J Med* 362(17):1563–1574, 2010.
64. Bruckert E, Labreuche J, Deplanque D, et al.: Fibrates effect on cardiovascular risk is greater in patients with high triglyceride levels or atherogenic dyslipidemia profile: a systematic review and meta-analysis, *J Cardiovasc Pharmacol* 57(2):267–272, 2011.
65. Jun M, Foote C, Lv J, et al.: Effects of fibrates on cardiovascular outcomes: a systematic review and meta-analysis, *Lancet* 375(9729):1875–1884, 2010.
66. Stone NJ, Robinson JG, Lichtenstein AH, et al.: 2013 ACC/AHA guideline on the treatment of blood cholesterol to reduce atherosclerotic cardiovascular risk in adults: a report of the American College of Cardiology/American Heart Association task force on practice guidelines, *Circulation* 129(25 Suppl 2):S1–S45, 2014.
67. Reiner Z, Catapano AL, De Backer G, et al.: ESC/EAS Guidelines for the management of dyslipidaemias, *Rev Esp Cardiol* 64(12):1168e1–e60, 2011.
68. Cannon CP, Blazing MA, Giugliano RP, et al.: Ezetimibe added to statin therapy after acute coronary syndromes, *N Engl J Med* 372(25):2387–2397, 2015.
69. Cannon CP, Giugliano RP, Blazing MA, et al.: Rationale and design of IMPROVE-IT (IMProved Reduction of Outcomes: vytorin Efficacy International Trial): comparison of ezetimbe/simvastatin versus simvastatin monotherapy on cardiovascular outcomes in patients with acute coronary syndromes, *Am Heart J* 156(5):826–832, 2008.
70. Lambert G, Charlton F, Rye KA, et al.: Molecular basis of PCSK9 function, *Atherosclerosis* 203(1):1–7, 2009.
71. Robinson JG, Farnier M, Krempf M, et al.: Efficacy and safety of alirocumab in reducing lipids and cardiovascular events, *N Engl J Med* 372(16):1489–1499, 2015.
72. Sabatine MS, Giugliano RP, Wiviott SD, et al.: Efficacy and safety of evolocumab in reducing lipids and cardiovascular events, *N Engl J Med* 372(16):1500–1509, 2015.
73. Sattar N, Preiss D, Murray HM, et al.: Statins and risk of incident diabetes: a collaborative meta-analysis of randomised statin trials, *Lancet* 375(9716):735–742, 2010.
74. Investigators A-H, Boden WE, Probstfield JL, et al.: Niacin in patients with low HDL cholesterol levels receiving intensive statin therapy, *N Engl J Med* 365(24):2255–2267, 2011.
75. Group HTC, Landray MJ, Haynes R, et al.: Effects of extended-release niacin with laropiprant in high-risk patients, *N Engl J Med* 371(3):203–212, 2014.
76. Barter PJ, Caulfield M, Eriksson M, et al.: Effects of torcetrapib in patients at high risk for coronary events, *N Engl J Med* 357(21):2109–2122, 2007.
77. Schwartz GG, Olsson AG, Abt M, et al.: Effects of dalcetrapib in patients with a recent acute coronary syndrome, *N Engl J Med* 367(22):2089–2099, 2012.
78. Landmesser U: Coronary artery disease: HDL and coronary heart disease–novel insights, *Nat Rev Cardiol* 11(10):559–560, 2014.
79. Luscher TF, Landmesser U, von Eckardstein A, et al.: High-density lipoprotein: vascular protective effects, dysfunction, and potential as therapeutic target, *Circ Res* 114(1):171–182, 2014.
80. Riwanto M, Rohrer L, von Eckardstein A, et al.: Dysfunctional HDL: from structure-function-relationships to biomarkers, *Handb Exp Pharmacol* 224:337–366, 2015.
81. Nilsson PM, Cederholm J: Diabetes, hypertension, and outcome studies: overview 2010, *Diabetes Care* 34(Suppl 2):S109–S113, 2011.
82. Nilsson PM, Cederholm J, Zethelius BR, et al.: Trends in blood pressure control in patients with type 2 diabetes: data from the Swedish National Diabetes Register (NDR), *Blood Press* 20(6):348–354, 2011.
83. Redon J, Cifkova R, Laurent S, et al.: Mechanisms of hypertension in the cardiometabolic syndrome, *J Hypertens* 27(3):441–451, 2009.
84. Hypertension in Diabetes Study (HDS): II. Increased risk of cardiovascular complications in hypertensive type 2 diabetic patients, *J Hypertens* 11:319–325, 1993.
85. Hansson L, Zanchetti A, Carruthers SG, et al.: Effects of intensive blood-pressure lowering and low-dose aspirin in patients with hypertension: principal results of the Hypertension Optimal Treatment (HOT) randomised trial. HOT Study Group, *Lancet* 351(9118):1755–1762, 1998.
86. Tight blood pressure control and risk of macrovascular and microvascular complications in type 2 diabetes: UKPDS 38. UK Prospective Diabetes Study Group, *BMJ* 317(7160):703–713, 1998.
87. Adler AI, Stratton IM, Neil HA, et al.: Association of systolic blood pressure with macrovascular and microvascular complications of type 2 diabetes (UKPDS 36): prospective observational study, *BMJ* 321(7258):412–419, 2000.
88. Group AS, Cushman WC, Evans GW, et al.: Effects of intensive blood-pressure control in type 2 diabetes mellitus, *N Engl J Med* 362(17):1575–1585, 2010.
89. Bangalore S, Kumar S, Lobach I, et al.: Blood pressure targets in subjects with type 2 diabetes mellitus/impaired fasting glucose: observations from traditional and Bayesian random-effects meta-analyses of randomized trials, *Circulation* 123(24):2799–2810, 2011.
90. Lindholm LH, Hansson L, Ekbom T, et al.: Comparison of antihypertensive treatments in preventing cardiovascular events in elderly diabetic patients: results from the Swedish Trial in Old Patients with Hypertension-2. STOP Hypertension-2 Study Group, *J Hypertens* 18(11):1671–1675, 2000.
91. Niskanen L, Hedner T, Hansson L, et al.: Reduced cardiovascular morbidity and mortality in hypertensive diabetic patients on first-line therapy with an ACE inhibitor compared with a diuretic/beta-blocker-based treatment regimen: a subanalysis of the Captopril Prevention Project, *Diabetes Care* 24(12):2091–2096, 2001.
92. Ostergren J, Poulter NR, Sever PS, et al.: The Anglo-Scandinavian Cardiac Outcomes Trial: blood pressure-lowering limb: effects in patients with type II diabetes, *J Hypertens* 26(11):2103–2111, 2008.
93. Weber MA, Bakris GL, Jamerson K, et al.: Cardiovascular events during differing hypertension therapies in patients with diabetes, *J Am Coll Cardiol* 56(1):77–85, 2010.
94. Ruggenenti P, Fassi A, Ilieva AP, et al.: Preventing microalbuminuria in type 2 diabetes, *N Engl J Med* 351(19):1941–1951, 2004.
95. ONTARGET Investigators, Yusuf S, Teo KK, et al.: Telmisartan, ramipril, or both in patients at high risk for vascular events, *N Engl J Med* 358(15):1547–1559, 2008.
96. Parving HH, Brenner BM, McMurray JJ, et al.: Cardiorenal end points in a trial of aliskiren for type 2 diabetes, *N Engl J Med* 367(23):2204–2213, 2012.
97. Parving HH, Brenner BM, McMurray JJ, et al.: Baseline characteristics in the Aliskiren Trial in Type 2 Diabetes Using Cardio-Renal Endpoints (ALTITUDE), *J Renin Angiotensin Aldosterone Syst* 13(3):387–393, 2012.
98. Allcock DM, Sowers JR: Best strategies for hypertension management in type 2 diabetes and obesity, *Curr Diab Rep* 10(2):139–144, 2010.
99. Jamerson K, Weber MA, Bakris GL, et al.: Benazepril plus amlodipine or hydrochlorothiazide for hypertension in high-risk patients, *N Engl J Med* 359(23):2417–2428, 2008.
100. Ferroni P, Basili S, Falco A, et al.: Platelet activation in type 2 diabetes mellitus, *J Thromb Haemost* 2(8):1282–1291, 2004.
101. Belch J, MacCuish A, Campbell I, et al.: The prevention of progression of arterial disease and diabetes (POPADAD) trial: factorial randomised placebo controlled trial of aspirin and antioxidants in patients with diabetes and asymptomatic peripheral arterial disease, *BMJ* 337, 2008. a1840.
102. Ogawa H, Nakayama M, Morimoto T, et al.: Low-dose aspirin for primary prevention of atherosclerotic events in patients with type 2 diabetes: a randomized controlled trial, *JAMA* 300(18):2134–2141, 2008.
103. De Berardis G, Lucisano G, D'Ettorre A, et al.: Association of aspirin use with major bleeding in patients with and without diabetes, *JAMA* 307(21):2286–2294, 2012.
104. De Berardis G, Sacco M, Strippoli GF, et al.: Aspirin for primary prevention of cardiovascular events in people with diabetes: meta-analysis of randomised controlled trials, *BMJ* 339, 2009. b4531.
105. Collaborative overview of randomised trials of antiplatelet therapy–I: prevention of death, myocardial infarction, and stroke by prolonged antiplatelet therapy in various categories of patients. Antiplatelet Trialists' Collaboration, *BMJ* 308(6921):81–106, 1994.
106. Antithrombotic Trialists C: Collaborative meta-analysis of randomised trials of antiplatelet therapy for prevention of death, myocardial infarction, and stroke in high risk patients, *BMJ* 324(7329):71–86, 2002.
107. Steinhubl SR, Bhatt DL, Brennan DM, et al.: Aspirin to prevent cardiovascular disease: the association of aspirin dose and clopidogrel with thrombosis and bleeding, *Ann Intern Med*

150(6):379–386,2009.

108. CURRENT-OASIS 7 Investigators, Mehta SR, Bassand JP, et al.: Dose comparisons of clopidogrel and aspirin in acute coronary syndromes, *N Engl J Med* 363(10):930–942, 2010.
109. Libby P, Theroux P: Pathophysiology of coronary artery disease, *Circulation* 111:3481–3488, 2005.
110. Norhammar A, Malmberg K, Diderholm E, et al.: Impact of diabetes on long-term-prognosis in patients with unstable angina and non-Q-wave myocardial infarction: results of the OASIS (Organization to Assess Strategies for Ischemic Syndromes) Registry, *Circulation* 102:1014–1019, 2000.
111. Harskamp RE, Park DW: Percutaneous coronary intervention in patients with diabetes: should choice of stents be influenced? *Expert Rev Cardiovasc Ther* 11:541–553, 2013.
112. Mehran R, Dangas GD, Kobayashi Y, et al.: Short- and long-term results after multivessel stenting in patients with diabetes, *J Am Coll Cardiol* 43:1348–1354, 2004.
113. McAlister FA, Man J, Bistritz L, et al.: Diabetes and coronary artery bypass surgery: an examination of perioperative glycemic control and outcomes, *Diab Care* 26:1518–1524, 2003.
114. Lawrie GM, Morris Jr GC, Glaeser DH, et al.: Influence of diabetes mellitus on the results of coronary bypass surgery. Follow-up of 212 diabetic patients ten to 15 years after surgery, *JAMA* 256:2967–2971, 1986.
115. Piccolo R, Giustino G, Mehran R, et al.: Stable coronary artery disease: revascularization and invasive strategy, *Lancet* 386:702–713, 2015.
116. Giustino G, Dangas GD: Surgical revascularization versus percutaneous coronary intervention and optimal medical therapy in patients with diabetes with multi-vessel coronary artery disease, *Prog Cardiovasc Dis* 306–315, 2015.
117. Brown TM, Voeks JH, Bittner V, et al.: Achievement of optimal medical therapy goals for U.S. adults with coronary artery disease: results from the REGARDS study, *J Am Coll Cardiol* 63:1626–1633, 2014.
118. Maron DJ, Boden WE, O'Routke RA, et al.: Intensive multifactorial intervention for stable coronary artery disease: optimal medical therapy in the COURAGE trial, *J Am Coll Cardiol* 55:1348–1358, 2010.
119. Soares PR, Hueb WA, Lemos PA, et al.: Coronary revascularization (surgical or percutaneous) decreases mortality after the first year in diabetic subjects but not in non-diabetic subjects with multivessel disease: an analysis from the Medicine, Angioplasty or Surgery Study (MASS II), *Circulation* 114(Suppl):1420–1424, 2006.
120. BARI 2D Study Group, Frye RL, August P, et al.: A randomized trial of therapies for type 2 diabetes and coronary artery disease, *N Engl J Med* 360(24):2503–2515, 2009.
121. Luthra S, Leiva-Juarez MM, Taggart DP: Systematic review for stable coronary artery disease in patients with diabetes, *Ann Thorac Surg* 100:2383–2397, 2015.
122. Farkouh ME, Boden WE, Bittner V, et al.: Risk factor control for coronary artery disease secondary prevention in large randomized trials, *J Am Coll Cardiol* 61(15):1607–1615, 2013.
123. Shaw LJ, Berman DS, Maron DJ, et al.: Optimal medical therapy with or without percutaneous coronary intervention to reduce ischemic burden: results from the Clinical Outcomes Utilizing Revascularization and Aggressive Drug Evaluation (COURAGE) trial, *Circulation* 117(110):1283–1291, 2008.
124. Farkouh ME, Dangas GD, Leon MB, et al.: Design of the Future Revascularization Evaluation in patients with Diabetes mellitus: optimal management of Multivessel disease (FREEDOM) trial, *Am Heart J* 155:215–223, 2008.
125. Ryden L, Grant PJ, Anker SD, et al.: ESC guidelines on diabetes, pre-diabetes and cardiovascular diseases developed in collaboration with the EASD, *Eur Heart J* 34:3035–3087, 2013.
126. Mauri L, Kereiakes DJ, Yeh RW, et al.: Twelve or 30 months of dual antiplatelet therapy after drug-eluting stents, *N Engl J Med* 371:2155–2166, 2014.
127. Giustino G, Baber U, Sartori S, et al.: Duration of dual antiplatelet therapy after drug-eluting stent implantation: a systematic review and meta-analysis of randomized controlled trials, *J Am Coll Cardiol* 65:1298–1310, 2015.
128. Wu ZK, Wang JJ, Wang T, et al.: Clopidogrel resistance in patients with coronary artery disease and metabolic syndrome: the role of hyperglycemia and obesity, *J Geriatr Cardiol* 12(4):378–382, 2015.
129. Wiviott SD, Braunwald E, Angiolillo DJ, et al.: Greater clinical benefit of more intensive oral antiplatelet therapy with prasugrel in patients with diabetes mellitus in the Trial to Assess Improvement in Therapeutic Outcomes by Optimizing Platelet Inhibition with Prasugrel-Thrombolysis in Myocardial Infarction 38, *Circulation* 118(16):1626–1636, 2008.
130. James S, Angiolillo DJ, Cornel JH, et al.: Ticagrelor versus clopidogrel in patients with acute coronary syndromes and diabetes: a substudy from the PLATelet inhibition and Outcomes (PLATO) trial, *Eur Heart J* 31(24):3006–3016, 2010.
131. Niles NW, McGrath PD, Malenka D, et al.: Survival of patients with diabetes and multivessel coronary artery disease after surgical or percutaneous coronary revascularization: results of a large regional prospective study. Northern New England Cardiovascular Disease Study Group, *J Am Coll Cardiol* 37(4):1008–1015, 2001.
132. Banning A, Westaby S, Morice MC, et al.: Diabetic and nondiabetic patients with left main and/or 3-vessel coronary artery disease: comparison of outcomes with cardiac surgery and paclitaxel-eluting stents, *J Am Coll Cardiol* 55(11):1067–1075, 2010.
133. Kapur A, Hall RJ, Malik IS, et al.: Randomized comparison of percutaneous coronary intervention with coronary artery bypass grafting in patients with diabetes. 1-year results of the CARDIa (Coronary Artery Revascularization in Diabetes) trial, *J Am Coll Cardiol* 55(5):432–440, 2010.
134. Onuma Y, Wykryzykowska JJ, Garg S, et al.: 5-year follow-up of coronary revascularization in patients with diabetes with multivessel coronary artery disease: insights from ARTS (Arterial Revascularization Therapy Study)-II and ARTS-I trials, *JACC Cardiovasc Interv* 4(3):317–323, 2011.
135. Stone GW, Maehara A, Lansky AJ, et al.: A prospective natural-history study of coronary atherosclerosis, *N Engl J Med* 364(3):226–235, 2011.
136. The Bypass Angioplasty Revascularization Investigation (BARI) Investigators: Comparison of coronary bypass surgery with angioplasty in patients with multivessel disease, *N Engl J Med* 335(4):217–225, 1996.
137. Bangalore S, Toklu B, Feit F, et al.: Outcomes with coronary artery bypass graft surgery versus percutaneous coronary intervention for patients with diabetes mellitus: can newer generation drug-eluting stents bridge the gap? *Circulation Cardiovasc Interv* 7(4):518–525, 2014.
138. Serruys PW, Ong AT, van Herwerden LA, et al.: Five-year outcomes after coronary stenting versus bypass surgery for the treatment of multivessel disease: the final analysis of the Arterial Revascularization Therapies Study (ARTS) randomized trial, *J Am Coll Cardiol* 46(4):575–581, 2005.
139. Kamalesh M, Sharp TG, Tang XC, et al.: Percutaneous coronary intervention versus coronary bypass surgery in United States veterans with diabetes, *J Am Coll Cardiol* 61(8):808–816, 2013.
140. Kappetein AP, Head SJ, Morice MC, et al.: Treatment of complex coronary artery disease in patients with diabetes: 5-year results comparing outcomes of bypass suregery and percutaneous coronary intervention in the SYNTAX trial, *Eur Cardiothorac Surg* 43(5):1006–1013, 2013.
141. Windecker S, Kolh P, Alfonso F, et al.: 2014 ESC/EACTS guidelines on myocardial revascularization: the task force on myocardial revascularization of the European Society of Cardiology (ESC) and the European Association of Cardio-Thoracic Surgery (EACTS): developed with the special contribution of the European Association of Percutaneous Interventions (EAPCI), *Eur Heart J* 35(37):2541–2619, 2014.
142. Dangas GD, Farkouh ME, Sleeper LA, et al.: Long-term outcome of PCI versus CABG in insulin and non-insulin-treated diabetic patients: results from the FREEDOM trial, *J Am Coll Cardiol* 64(12):1189–1197, 2014.
143. Fihn SD, Blankenship JC, Alexander KP, et al.: 2014 ACC/AHA/AATS/PCNA/SCAI/STS focused update of the guideline for the diagnosis and management of patients with stable ischemic heart disease: a report of the American College of Cardiology/American Heart Association task force on practice guidelines, and the American Association for Thoracic Surgery, Preventive Cardiovascular Nurses Association, Society for Cardiovascular Angiography and Interventions, and Society of Thoracic Surgeons, *Circulation* 130(19):1749–1767, 2014.
144. Toklu B, Bangalore S: Comparison of coronary artery graft surgery and percutaneous coronary intervention in patients with diabetes, *Curr Treat Options Cardiovasc Med* 17:21, 2015.
145. Bangalore S, Kumar S, Fusaro M, et al.: Short- and long-term outcomes with drug-eluting and bare metal coronary stents: a mixed-treatment comparison analysis of 117.762 patient-years of follow-up from randomized trials, *Circulation* 125:2873–2891, 2012.
146. Herbison P, Wong CK: Has the difference in mortality between percutaneous coronary intervention and coronary bypass grafting in people with heart disease and diabetes changed over the years? A systematic review and meta-regression, *BMJ Open* 5(12):e010055, 2015.
147. Park SJ, Ahn JM, Kim YH, et al.: Trial of everolimus-eluting stents or bypass surgery for coronary disease, *N Engl J Med* 372(13):1204–1212, 2015.
148. Buchanan GL, Chieffo A, Colombo A: Is there still a survival advantage to bypass surgery over percutaneous intervention in the modern era? *Prog Cardiovasc Dis* 58(3):335–341, 2015.
149. Bangalore, Guo Y, Samadashvili, et al.: Everolimus-eluting stents or bypass surgery for multivessel coronary disease, *N Engl J Med* 372:1213–1222, 2015.
150. Hannan EL, Wu C, Watford G, et al.: Incomplete revascularization in the era of drug-eluting stents: impact on adverse outcomes, *JACC Cardiovasc Interv* 2:17–25, 2009.
151. Genereux P, Palmerini T, Caixeta A, et al.: Quantification and impact of untreated coronary artery disease after percutaneous coronary intervention: the residual SYNTAX score, *J Am Coll Cardiol* 59:2165–2174, 2012.
152. Bangalore S, Guo Y, Samadashvili Z, et al.: Everolimus eluting stents versus coronary artery bypass graft surgery for patients with diabetes mellitus and multivessel disease, *Circ Cardiovasc Interv* 8(7):e002626, 2015.
153. Tector AJ, Schmahl TM, Janson B, et al.: The internal mammary artery graft. Its longevity after coronary bypass, *JAMA* 246:2181–2183, 1981.
154. Schwartz L, Kip KE, Frye RL, et al.: Coronary bypass graft patency in patients with diabetes in the Bypass Angioplasty Revascularization Investigation (BARI), *Circulation* 106:2652–2658, 2002.
155. Kinoshita T, Asai T, Nishimura O, et al.: Off-pump bilateral versus single skeletonized internal thoracic artery grafting in patients with diabetes, *Ann Thorac Surg* 90:1173–1179, 2010.
156. Dorman MJ, Kurlansky PA, Traad EA, et al.: Bilateral internal mammary artery grafting enhances survival in diabetic patients: a 30-year follow-up of propensity score-matched cohorts, *Circulation* 126:2935–2942, 2012.
157. Nakano J, Okabayashi H, Hanyu M, et al.: Risk factors for wound infection after off-pump coronary artery bypass grafting: should bilateral internal thoracic arteries be harvested in patients with diabetes? *J Thorac Cardiovasc Surg* 135:540–545, 2008.
158. Choudhary BP, Antoniades C, Brading AF, et al.: Diabetes mellitus as a predictor for radial artery vasoreactivity in patients undergoing coronary artery bypass grafting, *J Am Coll Cardiol* 50:1047–1053, 2007.
159. Goldman S, Sethi GK, Holman W, et al.: Radial artery grafts versus saphenous vein grafts in coronary artery bypass surgery: a randomized trial, *JAMA* 305:167–174, 2011.
160. Aronnson D, Edelmann ER: Coronary artery disease and diabetes mellitus, *Heart Failure Clin* 12:117–133, 2016.
161. Sabate M, Jimenez-Quevedo P, Angiolillo DJ, et al.: Randomized comparison of sirolimus-eluting stent versus standard stent for percutaneous revascularization in diabetic patients: the Diabetes and Sirolimus-Eluting Stent (DIABETES) trial, *Circulation* 112:2175–2183, 2005.
162. Sinning JM, Baumbart D, Werner N, et al.: Five-year results of the multicenter randomized controlled open-label study of the CYPHER Sirolimus-Eluting Stent in the Treatment of Diabetic Patients with DeNovo Native Coronary Artery Lesions (SCORPIUS) study: a German multicenter investigation on the effectiveness of sirolimus-eluting stents in diabetic patients, *Am Heart J* 163:446–453, 2012.
163. Hermiller JB, Raizner A, Cannon L, et al.: Outcomes with the polymer-based paclitaxel-eluting TAXUS stent in patients with diabetes mellitus: the TAXUS trial, *J Am Coll Cardiol* 45(8):1172–1179, 2005.
164. Bangalore S, Toklu B, Fusaro M, et al.: Bare metal stents, durable polymer drug eluting stents, and biodegradable polymer drug eluting stents for coronary artery disease: mixed treatment comparison meta-analysis, *BMJ* 347, f6625: 2013.
165. Bangalore S, Kumar S, Fusaro M, et al.: Outcomes with various drug eluting or bare metal stents in patients with diabetes mellitus: mixed treatment comparison analysis of 22,844 patient years of follow-up from randomized trials, *BMJ* 345:e5170, 2012.
166. Stettler C, Allemann S, Wandel S, et al.: Drug eluting and bare metal stents in people with and without diabetes: a collaborative network meta-analysis, *BMJ* 337, 2008. a1331.
167. Dangas GD, Serruys PW, Kereiakes DJ, et al.: Meta-analysis of everolimus-eluting versus paclitaxel-eluting stents bin coronary artery disease: final 3-year results of the SPIRIT clinical trials program (Clinical Evaluation of the Xience V Everolimus Eluting Coronary Stent System in the Treatment of Patients With De Novo Native Coronary Artery Lesions), *JACC Cardiovasc Interv* 6:914–922, 2013.
168. Stone GW, Kedhi E, Kereiakes DJ, et al.: Differential clinical responses to everolimus-eluting and paclitaxel-eluting coronary stents in patients with and without diabetes, *Circulation* 124(8): 893–900, 2011.
169. Daemen J, Garcia-Garcia HM, Kukreja N, et al.: The long-term value of sirolimus- and paclitaxel-eluting stents over bare metal stents in patients with diabetes mellitus, *Eur Heart J* 28:26–32, 2007.
170. Stankovic G, Cosgrave J, Chieffo A, et al.: Impact of sirolimus-eluting and paclitaxel-eluting stents on outcome in patients with diabetes mellitus and stenting in more than one coronary artery, *Am J Cardiol* 98:362–366, 2006.
171. Kastrati A, Massberg S, Ndrepepa G, et al.: Is diabetes the Achilles' heel of limus-eluting stents? *Circulation* 124:869–872, 2011.
172. Ost A, Svensson K, Ruishalme I, et al.: Attenuated mTOR signaling and enhanced autophagy in adipocytes from obese patients with type 2 diabetes, *Mol Med* 16:235–246, 2010.
173. Kaul U, Bangalore S, Ashok Seth MHA, et al.: Paclitaxel-eluting versus everolimus-eluting coronary stents in diabetes, *N Engl J Med* 373:1709–1719, 2015.
174. Bangalore S, Guo Y, Samadashvili Z, et al.: Everolimus-eluting stents versus coronary artery bypass graft surgery for patients with diabetes mellitus and multivessel disease, *Circ Cardiovasc Interv* 8(7):e002626, 2015.
175. Silber S, Windecker S, Vranckx P, et al.: Unrestricted randomized use of two new generation drug-eluting coronary stents: 2-year patient-related versus stent-related outcomes from the RESOLUTE All Comers trial, *Lancet* 377:1241–1247, 2011.
176. Tandjung K, Sen H, Lam MK, et al.: Clinical outcome following stringent discontinuation of dual antiplatelet therapy after 12 months in real-world patients treated with second-generation zotarolimus-eluting Resolute and everolimus-eluting Xience V stents: 2-year follow-up of the randomized TWENTE trial, *J Am Coll Cardiol* 61:2406–2416, 2013.
177. Park KW, Lee JM, Kang SH, et al.: Everolimus-eluting XIENCE V/PROMUS versus zotarolimus-eluting RESOLUTE stents in patients with diabetes, *JACC Cardiovasc Interv* 7:471–481, 2014.
178. Onuma Y, Serruys PW: Bioresorbable scaffold: the advent of a new era in percutaneous coronary and peripheral revascularization? *Circulation* 123:779–797, 2011.
179. Serruys PW, Onuma Y, Garcia-Garcia HM, et al.: Dynamics of the vessel wall changes following the implantation of the Absorb everolimus-eluting bioresorbable vascular scaffold: a multi-imaging modality study at 6, 12, 24 and 36 months, *EuroIntervention* 9(11):1271–1284, 2014.
180. Muramatsu T, Onuma Y, van Geuns RJ, et al.: One-year clinical outcomes of diabetic patients treated with everolimus-eluting bioresorbable vascular scaffolds: a pooled analysis of the ABSORB and the SPIRIT trials, *JACC Cardiovasc Interv* 7:482–493, 2014.
181. Schoos MM, Clemmensen P, Dangas GD: Second generation drug-eluting stents and bioresorbable vascular scaffolds in patients with diabetes, *JACC Cardiovasc Interv* 7(5):494–496, 2014.
182. Fang ZY, Prins JB, Marwick TH: Diabetic cardiomyopathy: evidence, mechanisms, and therapeutic implications, *Endocr Rev* 25:543–567, 2004.

183. Lazar HL, Fitzgerald C, Gross S, et al.: Determinants of length of stay after coronary artery bypass graft surgery, *Circulation* 92:II20–II24, 1995.
184. Carson JL, Scholz PM, Chen AY, et al.: Diabetes mellitus increases short-term-mortality and morbidity in patients undergoing coronary artery bypass graft surgery, *J Am Coll Cardiol* 40:418–423, 2002.
185. Marso SP, McGuire DK: Coronary revascularization strategies in patients with diabetes and multivessel coronary artery disease: has the final chapter been written? *J Am Coll Cardiol* 64(12):1198–1201, 2014.
186. Roques F, Michel P, Goldstone AR, et al.: The logistic EuroSCORE, *Eur Heart J* 24:881–882, 2003.
187. Nashef SA, Roques F, Sharples LD, et al.: EuroSCORE II, *Eur Cardiothorac Surg* 41:734–744, 2012.
188. Shahian DM, O'Brien SM, Filardo G, et al.: The Society of Thoracic Surgeons 2008 cardiac surgery risk models: part 1 coronary artery bypass grafting, *Ann Thorac Surg* 88:S2–S22, 2009.
189. Head SJ, Kaul S, Mack MJ, et al.: The rationale for heart team decision-making for patients with stable, complex coronary artery disease, *Eur Heart J* 34:2510–2518, 2013.
190. Aggarwal V, Rajpathak S, Singh M, et al.: Clinical outcomes based on completeness of revascularization in patients undergoing percutaneous coronary intervention: a meta-analysis of multivessel coronary artery disease studies, *EuroIntervention* 7(9):1095–1102, 2012.
191. Garcia S, Sandoval Y, Roukoz H, et al.: Outcomes after complete versus incomplete revascularization of patients with multivessel coronary artery disease: a metaanalysis of 89883 patients enrolled in randomized clinical trials and observational studies, *J Am Coll Cardiol* 62(16):1421–1431, 2013.
192. Sarno G, Garg S, Onuma Y, et al.: Impact of completeness of revascularization on the five-year outcome in percutaneous coronary intervention and coronary artery bypass graft patients (from the ARTS-II study), *Am J Cardiol* 106:1369–1375, 2010.
193. Nam CW, Mangiacapra F, Entjes R, et al.: Functional SYNTAX score for risk assessment in multivessel coronary artery disease, *J Am Coll Cardiol* 58(12):1211–1218, 2011.
194. Farooq V, van Klaveren D, Steyerberg EW, et al.: Anatomical and clinical characteristics to guide decision making between coronary artery bypass surgery and percutaneous coronary intervention for individual patients: development and validation of SYNTAX score II, *Lancet* 381:639–650, 2013.

25 有心肌缺血证据而无阻塞性冠状动脉疾病患者的心绞痛

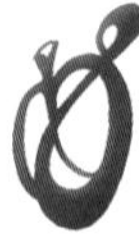

Puja K. Mehta，Janet Wei，C. Noel Bairey Merz
崔贺贺　译

引言

负荷试验显示心肌缺血证据而血管造影未见阻塞性CAD患者心绞痛的治疗是一个挑战。既往被称为心脏X综合征，该综合征被认为预后较好；然而，来自NHLBI-WISE研究和其他研究的数据表明，这些患者中患冠状动脉微血管功能障碍（coronary microvascular dysfunction，CMD）的比例高达50%，提示心血管预后不良[1-2]。CMD患者中，中年女性的可能性更大，这些患者冠状动脉血管内超声（IVUS）发现动脉粥样硬化的发生率更高，且每年心脏不良事件发生率为2.5%[3]，心脏不良事件包括MI、卒中、充血性心力衰竭和心脏性猝死。这些患者与无症状的社区对照组相比，不良事件发生率显著提高。除了WISE，欧洲和加拿大的其他研究也报告了缺血而无阻塞性CAD患者预后不良的风险升高[4-5]。尽管冠状动脉内皮功能障碍和微血管扩张储备受损在女性缺血性心脏病的病理生理学中尤为重要，但近期的一项研究表明，CMD可能在男性和女性中都非常常见，尽管这仍有待更大样本量的前瞻性试验证实。除了微血管功能障碍外，持续性心绞痛而无阻塞性CAD患者的诊断还包括冠状动脉痉挛（变异型心绞痛）伴或不伴心肌桥[7]、心脏伤害性感受异常以及非心脏原因。对于临床医生而言，重要的是要谨记胸痛而无阻塞性CAD患者广泛的鉴别诊断（图25.1）。

正电子发射断层成像（PET）[8]、负荷心脏MRI[9-10]和负荷超声心动图冠状动脉血流储备（CFR）可以无创性检测CMD，但其诊断的金标准是有创性冠状动脉反应性试验。治疗成功通常主要取决于诊断的确定性；如果没有发现阻塞性CAD，应考虑行冠状动脉反应性试验，在有缺血症状和体征的患者冠状动脉内输注腺苷、乙酰胆碱和硝酸甘油来评估微血管和大血管（心外膜）内皮和非内皮功能（表25.1）。可由有经验的操作者在导管室中安全地进行冠状动脉反应性试验[11-13]。根据内皮依赖性[12]和非内皮依赖性的[11]异常可对患者未来心血管事件风险进行分层，且代表了直接治疗的不同机制途径[1]。

无阻塞性CAD但有缺血症状的患者在诊断和最终治疗中有两个问题：①文献中用于描述这组患者的术语混淆；②缺乏标准化的诊断标准。为解决这些问题，冠状动脉血管舒缩疾病国际研究组（Coronary Vasomotion Disorders International Study Group，COVADIS）的研究人员提出了冠状动脉血管舒缩障碍诊断的国际标准，旨在促进该领域的研究并改善该

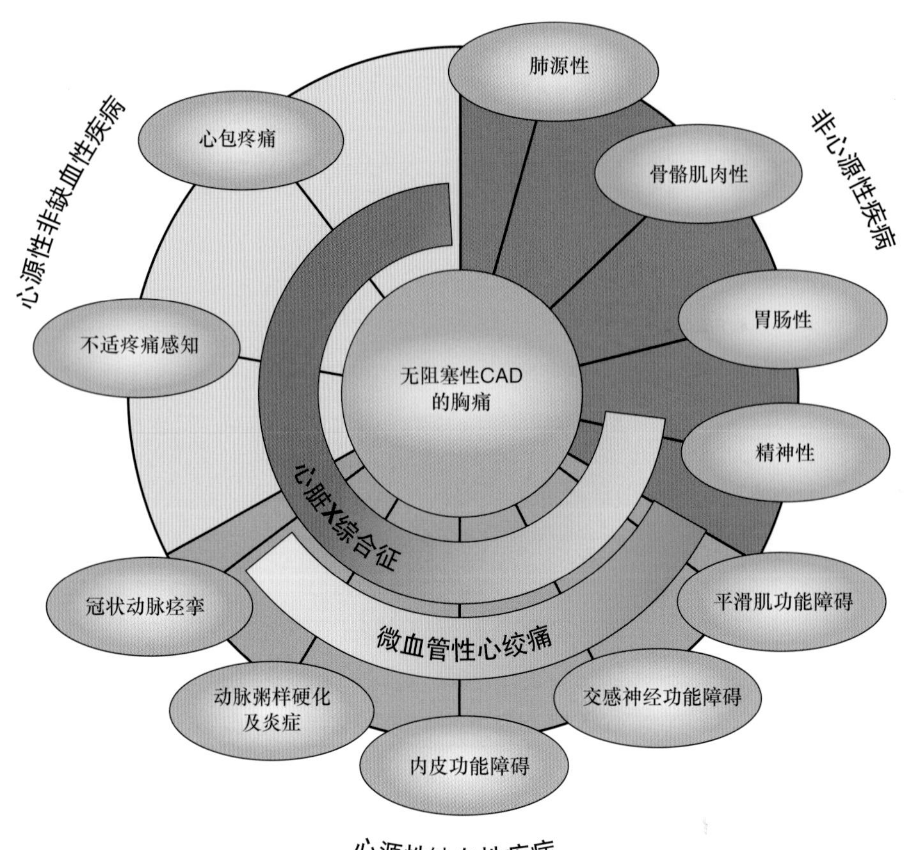

图 25.1　无阻塞性 CAD 的胸痛的鉴别诊断。对于临床医生而言，重要的是要谨记胸痛而无阻塞性 CAD 患者的广泛鉴别诊断，需注意症状可重叠。（From Marinescu MA，Löffler AI，Ouellette M，et al. Coronary microvascular dysfunction，microvascular angina，and treatment strategies. JACC Cardiovasc Imaging. 2015；8：210-220.）

表 25.1　冠状动脉反应性试验的组成

	微血管功能障碍	大血管功能障碍
非内皮依赖性	腺苷可降低 CFR（CFR ≤ 2.5）	对硝酸甘油的异常血管反应（直径百分比改变＜ 20%）
内皮依赖性	乙酰胆碱可降低 CBF（CBF 降低至≤ 50%）	对乙酰胆碱的异常血管反应（直径百分比改变＜ 5%）

CBF，冠状动脉血流；CFR，冠状脉血流储备

患者群体的管理[14]。由于缺乏大规模、随机、安慰剂对照的治疗结果试验，目前美国指南没有专门针对 CMD 的诊断和治疗推荐[15-16]。

由于冠状动脉粥样硬化的患病率高和心脏不良事件的高风险，目前建议采用治疗性的生活方式改变、低剂量阿司匹林和降脂治疗。目前来自心脏 X 综合征普通患者群体的证据表明，β 受体阻滞剂、ACEI、L- 精氨酸、硝酸盐、钙通道阻滞剂、雷诺嗪、黄嘌呤衍生物、α 受体阻滞剂、增强型体外反搏、认知行为疗法、三环类药物和神经刺激能改善症状，而对心脏负荷试验的参数和内皮功能的影响结果不一致。治疗患者应着眼于两个主要目标：①抗动脉粥样硬化和抗缺血治疗，以减少不良心脏事件风险；②缓解心绞痛，提高生活质量。

本章概述了 CMD，并讨论了目前可用于疾病检测的诊断方法，以及可用于这些患者的药物和非药物干预措施，最佳方法是根据患者的个体需求和特点制订的治疗方案。考虑到一些认识逐渐清晰，我们建议修改 AHA/ACC 关于治疗心脏 X 综合征[15]和慢性稳定型心绞痛[16]的指南，以纳入本章所回顾的治疗策略（框 25.1）。

术语

心脏 X 综合征是一个过时的术语，描述了典型心绞痛性胸痛、运动负荷试验阳性（ST 段压低≥ 0.1 mV）证实的缺血及血管造影下冠状动脉外观正常的三联征。1973 年，Harvey Kemp 在针对 Arbogast 和 Bourassa 的一篇研究的社论[17]中首次提出了“心脏 X 综合征”这一术语。Arbogast 和 Bourassa 的研究比较了两组房性起搏时出现心绞痛的患者：血管造影

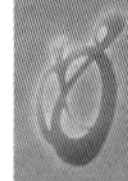

框 25.1 治疗心绞痛、心肌缺血和非阻塞性 CAD 的措施*

1. 冠状动脉微血管障碍
   - 异常内皮功能
     - ACEI
     - HMG-CoA 还原酶抑制剂（他汀类药物）
     - L- 精氨酸补充剂
     - 有氧运动
     - 难治性心绞痛采用增强型体外反搏治疗
   - 异常非内皮功能障碍
     - 具有 α 受体或 β 受体阻滞功能的 β 受体阻滞剂 / 药物
     - 硝酸酯类
   - 抗心绞痛药物
     - 雷诺嗪
     - 伊伐布雷定
     - 黄嘌呤衍生物
     - 尼可地尔
2. 异常平滑肌功能（变异型心绞痛）
   - 钙通道阻滞剂
   - 硝酸酯类
3. 异常心脏伤害性感受
   - 低剂量三环类抗抑郁药
   - 脊髓电刺激
   - 星状神经节阻滞
   - 认知行为疗法

ACEI，血管紧张素转化酶抑制剂

* 根据现有的 ACC/AHA 不稳定型及稳定型心绞痛指南建议修改

结果正常的冠状动脉组（X 组）与阻塞性冠状动脉粥样硬化组[18]。更严格的定义包括以下标准：①运动诱发的心绞痛样胸部不适；②心绞痛发作期间有心电图 ST 段压低作为缺血的证据；③血管造影显示冠状动脉外观正常；④无自发或诱发的心外膜冠状动脉痉挛的证据；⑤没有心脏结构性病变或系统性疾病，如左心室肥大、心脏瓣膜疾病、心肌病或糖尿病。

从疾病的历史角度来看，心脏 X 综合征患者是一个定义不明确的心绞痛患者亚组，曾被认为是一组良性综合征，具有良好的心血管预后，且经常认为这组患者不需要给予心脏管理。尽管在欧洲和美国已进行了几十年的研究工作，心脏 X 综合征对临床医生而言仍然是一种挑战，没有关于其治疗或主要心脏不良事件（MACE）结局的大型随机试验。部分原因是缺乏标准化的诊断标准，另一部分原因是多种机制通路在这种异质性疾病的病理生理学中发挥作用。自 2005 年以来，随着评估冠状动脉生理 / 血流及心肌灌注的诊断性影像学检查和有创性检查技术的进步，目前已知至少 50% 的心脏 X 综合征患者有 CMD。使用心脏 X 综合征来表示有心肌缺血而无阻塞性动脉粥样硬化客观证据的患者明显是过时的。

2013 年以来，当病因不明确时，使用 MINOCA 一词来描述“MI 而无阻塞性冠状动脉疾病（myocardial infarction and no obstructive coronary artery disease）”[19]。MINOCA 的标准包括 MI 的通用定义（肌钙蛋白升高和缺血症状或心电图变化），且没有明显的冠状动脉狭窄（心外膜冠状动脉 ≥ 50%）[20]。MINOCA 的患病率估计为 2% ～ 10%[19]，且与阻塞性 CAD 的患者相比，更常见于女性和较年轻的患者[21-23]。如 Pasupathy 等[20]在表 25.2 中所列出的，MINOCA 的诊断应促使临床医生考虑其他 MI 的病因，如心肌炎、心肌病、冠状动脉痉挛、CMD 或血栓性疾病。近期提议使用 ANOCA 一词来指

表 25.2 评估 MINOCA 需考虑的诊断

临床疾病	诊断性检查
非心源性疾病	
肾功能损伤	血清肌酐
肺栓塞	CTPA 或通气 / 灌注扫描
心源性疾病	
心肌疾病	
心肌病（Takotsubo、扩张性型、肥厚型）	左心室造影、超声、心脏 MRI
心肌炎	CRP、心脏 MRI、EMB
心肌创伤或损害	病史（外伤、化疗）、心脏 MRI
快速性心律失常引起的梗死	心律失常监测
冠状动脉疾病	
隐匿性冠状动脉夹层（主动脉夹层累及瓣膜、自发性冠状动脉夹层）	超声、CT 血管造影
拟交感神经性痉挛	药物筛查（如可卡因）
心外膜冠状动脉痉挛	乙酰胆碱激发试验
微血管痉挛	乙酰胆碱激发试验
微血管功能障碍	CFR
冠状动脉慢血流显像	TIMI 帧数
斑块破裂 / 冠状动脉血栓	血管内超声
冠状动脉栓塞	超声（左心室或瓣膜血栓）
血栓性疾病	
V 因子 Leiden 病	血栓形成倾向疾病筛查
蛋白 C 或蛋白 S 缺失	

MRI，磁共振成像；CRP，C 反应蛋白；CT，计算机断层扫描；CTPA，肺动脉 CT 血管成像；EMB，心内膜活检；TIMI，心肌梗死溶栓评分

From Pasupathy S，Tavella R，Beltrame JF. The what，when，who，why，how and where of Myocardial Infarction with Non-Obstructive Coronary Arteries（MINOCA）. Circ J. 2015；80：11-16.

代“心绞痛且无阻塞性冠状动脉疾病（angina and no obstructive coronary artery disease）”的患者。

流行病学

与男性相比，急性冠脉综合征（ACS）、不稳定型心绞痛和稳定性缺血性心脏病的女性患者中无阻塞性 CAD 更常见（表 25.3）[1，24-25]。CASS 试验（Coronary Artery Surgery Study）发现，25 000 例有心肌缺血症状或体征并接受冠状动脉造影的患者中，有 39% 的女性和 11% 的男性没有阻塞性 CAD。2008 年一项加拿大回顾性队列研究中，32 856 例疑诊缺血性心脏病的患者接受了冠状动脉造影，其中 23.3% 的女性与 7.1% 的男性（$P < 0.001$）冠状动脉血管造影结果正常；没有阻塞性 CAD 的女性 6 个月内再次入院治疗症状 /ACS 的可能性为男性的 4 倍多。美国国家心血管数据注册表（NCDR）中，因稳定型心绞痛接受冠状动脉造影的患者（$n = 375\ 886$）中，51.2% 的女性无阻塞性 CAD，而男性为 33.3%[27]；且根据这些 NCDR 数据，估计约有 300 万美国女性患有 CMD。在 NCDR 的 168 322 名女性中，与西班牙裔、美国原住民、亚裔和白人非西班牙裔女性相比，黑人女性明显阻塞性 CAD 的发病率最低（分别为 45.3%、55%、53% 和 50% *vs.* 41.7%）。目前已经提出了多种因素来解释缺血性心脏病中所表现出的性别差异[28]。由于斑块在动脉中沉积的弥漫性，以及动脉壁向外的正向重塑性，动脉中没有一个明确的狭窄区域，这些病变不适合经皮介入治疗，因此患者被错误地归类为“无意义的 CAD”。在 WISE 研究中，对于有缺血症状和体征但血管造影未见阻塞性 CAD 的女性患者，血管内超声示高达 80% 的女性有动脉粥样硬化斑块[29]。

症状

稳定型心绞痛是女性缺血性心脏病最常见的初始表现，而急性 MI 和猝死是男性更常见的初始表现[30-31]。报告心绞痛的女性患者多于男性[31a]，部分原因是女性对躯体感觉的意识更高[31b]。尽管男性和女性都有典型和不典型的心绞痛症状，但约 1/2 的男性患者症状典型，而约 1/3 的女性患者症状典型[31c]。最近一项针对疑诊 CAD 且有症状的男性和女性的大型多中心研究显示，无论男性还是女性，胸痛是约 3/4 患者的主要症状，尽管更多的女性将疼痛描述为压榨、压迫、挤压或紧绷感[31d]。CMD 患者可以有典型或不典型的心绞痛症状。除了运动诱发或劳力诱发的症状以外，他们还可能主诉静息时出现症状或症状长期存在。劳力性呼吸困难很常见，应被认为等同于心绞痛。由于常规的运动负荷试验旨在检测阻塞性 CAD，因此可能漏诊 CMD[31e]。鉴于症状不典型且试验结果不具有诊断性，这些患者可能被误诊为精神性因素或胃肠道原因造成的症状。内皮功能障碍、平滑肌功能障碍、微血管扩张能力受损、静息时血管舒缩张力升高和心脏伤害性感受异常可造成患者不同程度的症状[31f]。考虑到心血管危险因素和相关发病率的严重负担，如果不能进行诊断性试验以检测 CMD，经验性治疗是合理的[31e]。

对于无阻塞性 CAD 女性患者，血管造影术后 1 年持续性胸痛可以预测心血管事件，出现各种事件（非致死性 MI、卒中、心力衰竭和心血管死亡）的发

表 25.3　女性与男性无阻塞性 CAD 的患病率

急性冠脉综合征	数量 / 总数（%）		*P* 值
	女性	男性	
GUSTO	343/1768（19.4）	394/4638（8.4）	＜ 0.001
TIMI 18	95/555（17）	99/1091（9）	＜ 0.001
不稳定型心绞痛	252/826（30.5）	220/1580（13.9）	＜ 0.001
TIMI Ⅲa	30/113（26.5）	27/278（8.3）	＜ 0.001
非 ST 段抬高型心肌梗死	41/450（9.1）	55/1299（4.2）	0.001
ST 段抬高型心肌梗死	50/492（10.2）	119/1759（6.8）	0.02

GUSTO，链激酶及 t-PA 对于阻塞性冠状动脉的全球应用研究；MI，心肌梗死；TIMI，心肌梗死溶栓评分

From Bugiardini R，Bairey Merz CN. Angina with “normal” coronary arteries：a changing philosophy. JAMA. 2005；293：477-484.

病率是无持续性胸痛患者的2倍[32]。据估计，约50%因胸痛而进行评估的女性在5年后仍有症状[33]。这些患者反复门诊或急诊就诊，以寻找症状持续的病因，且由于没有明确的诊断而存在相关焦虑；她们反复进行心脏检查，导致医疗费用高昂。在WISE研究的883例女性患者中，无阻塞性CAD患者的终生医疗费用估计为人均767 288美元（95% CI为708 480～826 097美元），且费用随着CAD血管数量的增加而增加（图25.2）[33]。

抑郁和焦虑等疾病也可能导致心绞痛，需要适当治疗和处理，由于在持续性胸痛但无冠状动脉阻塞的患者中，抑郁和焦虑的患病率更高，需要精神科药物治疗的可能性更大[28]。因食管运动障碍性疾病而反复发作胸痛的患者，若其疼痛程度与缺血检查的客观证据不成比例，应考虑伴有惊恐障碍。一项针对冠状动脉造影结果正常而有缺血症状患者的研究发现，34%的患者符合《精神障碍诊断与统计手册》(Diagnostic and Statistical Manual of Mental Disorder，DSM）中惊恐障碍的诊断标准[34]。阿姆斯特丹进行的一项针对20例胸痛而冠状动脉造影未见阻塞的CAD患者的试验性研究中，患者接受了状态-特质焦虑量表中的状态量表和焦虑量表（State Scale and Trait Scale of the State-Trait Anxiety Inventory）的筛查，发现焦虑程度高的患者比焦虑程度低的患者心肌灌注成像显示的缺血程度更重[35]。Vaccarino等于2014年报道，在有MI病史的患者中，精神压力相关心肌缺血有性别差异。年轻女性（年龄≤50岁）比年龄匹配的男性患者更常见精神压力导致的缺血，且这种性别差异在年龄＞50岁的人群中并不明显[36]。精神压力与冠状动脉内皮功能障碍有关[37-39]，年轻女性可能更容易出现精神压力所致的不良心脏影响。

病理生理学

有缺血性心脏病症状但无阻塞性CAD代表了一组异质性疾病，它们的病理生理学机制不同，但也常有重叠（图25.3）。正常内皮是一种保护屏障，能抗血栓和抗炎，并且介导血管平滑肌细胞的舒张。绝大多数冠状动脉血管阻力由冠状动脉微血管决定；在正常生理情况下，只有10%的阻力由心外膜冠状动脉决定[40-41]。虽然不同的自主神经、神经激素和

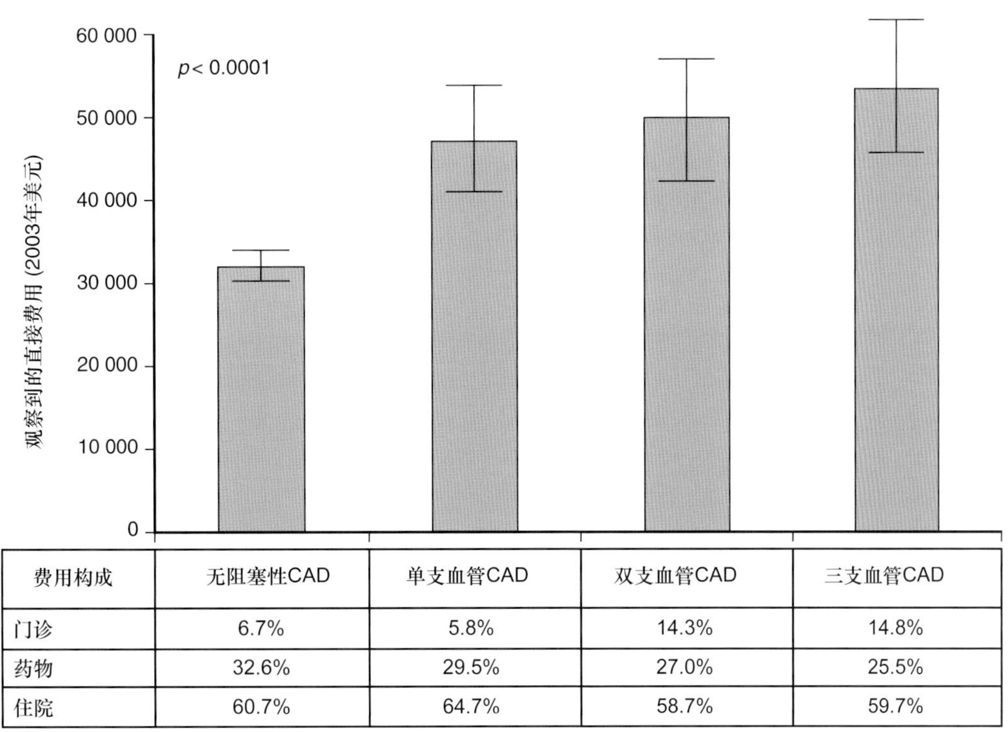

费用构成	无阻塞性CAD	单支血管CAD	双支血管CAD	三支血管CAD
门诊	6.7%	5.8%	14.3%	14.8%
药物	32.6%	29.5%	27.0%	25.5%
住院	60.7%	64.7%	58.7%	59.7%

图25.2 无阻塞性CAD与高医疗费用相关。随着CAD严重程度的增加，医疗费用增加；然而，无阻塞性CAD的医疗费用与阻塞性CAD的费用相当。CAD，冠状动脉疾病。（Shaw LJ，Merz CN，Pepine CJ，et al. The economic burden of angina in women with suspected ischemic heart disease：results from the National Institutes of Health-National Heart，Lung，and Blood Institute-sponsored Women's Ischemia Syndrome Evaluation. Circulation. 2006；114：894-904.）

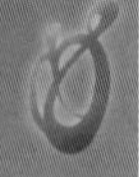

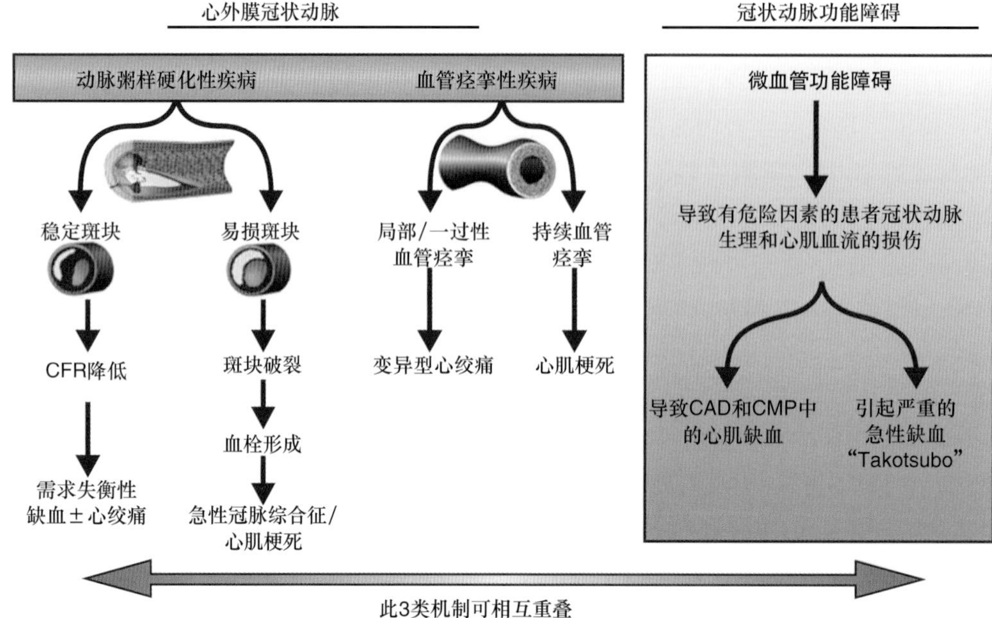

图 25.3 心肌缺血的机制。多种结构和功能的异常可导致缺血，并相互重叠。CAD，冠状动脉疾病；CFR，冠状动脉血流储备；CMP，心肌病。（From Crea F，Camici PG，Bairey Merz CN. Coronary microvascular dysfunction：an update. Eur Heart J. 2014；35：1101-1111.）

代谢机制均可影响心肌血流，但冠状动脉内皮功能障碍是冠状动脉血管扩张储备的重要影响因素[42]。冠状动脉内皮功能障碍的诊断可以指导临床医生选择针对内皮定向治疗，尽管尚缺乏在良好分型的 CMD 患者中进行的大规模随机对照证据。在有症状而无阻塞性 CAD 的女性患者中进行冠状动脉反应性试验发现，有 MI 病史的患者比没有 MI 病史的患者更常见冠状动脉内皮功能障碍[43]。除了与内皮和微血管功能障碍相关的功能性血管异常外，斑块侵蚀和微栓塞可能在女性缺血性心脏病中发挥更大的作用[28，44-45]。

内皮功能受到衰老、氧化应激、激素状态改变以及高血压和糖尿病等疾病的影响。现已证实骨髓来源的内皮祖细胞在血管修复中很重要，且这些细胞的数量或再生能力的降低可能对微血管功能障碍有影响。与普通人群相比，微血管功能障碍患者更易患高血压、胰岛素抵抗和高脂血症；在 WISE 研究中，有创性冠状动脉反应性试验或心脏 MRI 显示异常心肌灌注储备指数（myocardial perfusion reserve index，MPRI）诊断的 CMD 与传统的心血管危险因素似乎有一定相关性。在 100 例疑诊缺血性心脏病［平均年龄（54±10）岁］而无阻塞性 CAD 且血管内超声检测到粥样斑块的女性患者中，在校正了包括年龄、糖尿病、CAD 家族史、高脂血症、激素替代治疗和吸烟在内的多种因素后，腰围和收缩压与斑块的存在及严重程度呈独立相关[47]。

心脏 X 综合征患者还存在交感迷走张力失衡（由于存在心率变异性）及压力反射敏感性改变[48-49]。使用 ^{123}I- 间碘苄胍（^{123}I-meta-iodobenzylguanidine，*m*IBG）平面核素成像发现，与先前报道的正常患者相比，心脏 X 综合征患者的心脏肾上腺素能神经功能异常[50]。

据推测，CMD 可导致心内膜下灌注减少，反复发作的微血管缺血可能导致微梗死、纤维化和舒张功能障碍，并伴有进行性心肌损伤和收缩功能障碍（图 25.4）。2014 年的一项研究发现，乙酰胆碱诱导的冠状动脉微血管痉挛与无阻塞性 CAD 患者超声心动图诊断的舒张功能障碍有关[51]。有研究者发现，接受有创性冠状动脉反应性试验来诊断 CMD 的女性患者中，超过 1/3 左心室舒张末压升高＞15 mmHg[51a]。结合当前射血分数保留的心力衰竭（HFpEF）流行病学（以女性为主），研究人员提出，CMD 与 HFpEF 之间存在机制相关性，目前正在研究中[52]。

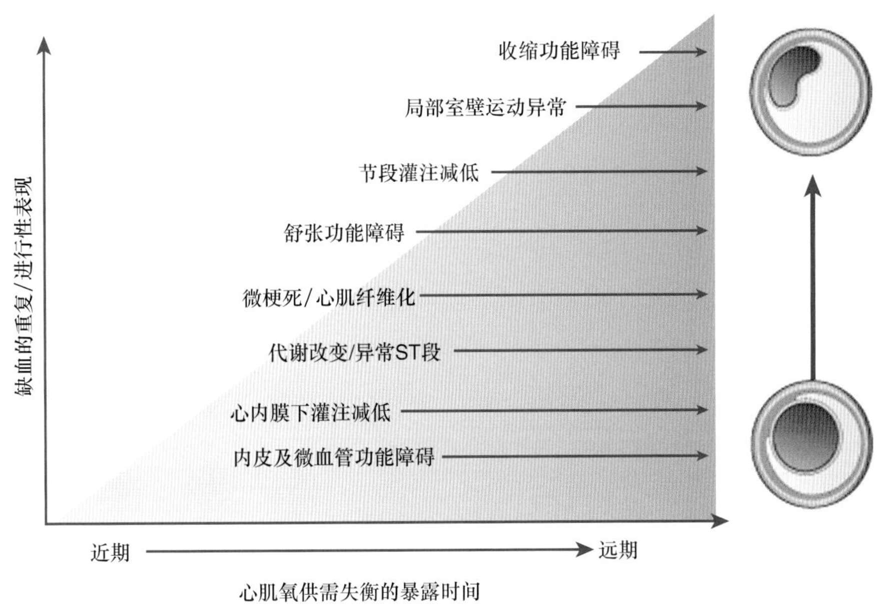

图 25.4 冠状动脉微血管功能障碍及缺血级联反应。已有假设提出，反复发作的微血管缺血和损伤会随着时间的延长引发级联事件，导致阻塞性 CAD 和（或）收缩功能障碍的临床表现。（From Shaw LJ，Bugiardini R，Merz CN. Women and ischemic heart disease：evolving knowledge. J Am Coll Cardiol. 2009；54：1561-1575.）

冠状动脉微血管功能障碍伴明显冠状动脉疾病

CMD 可伴随明显的阻塞性冠状动脉粥样硬化。当患者行 PCI 后仍有症状时，CMD 可能会显现；这种情况下，应怀疑与置入支架和（或）CMD 相关的冠状动脉痉挛。介入治疗后无复流现象与预后较差相关，且目前认为无复流的原因是微血管功能异常。不能排除 CMD 作为阻塞性 CAD 患者心绞痛的病因，因为在同一患者中，心绞痛可由心外膜血管狭窄和（或）微血管功能障碍和（或）冠状动脉痉挛引起。2013 年 ESC 关于稳定性 CAD 管理的指南强调了这一点。关于微血管性心绞痛的诊断，ESC 指南将多巴酚丁胺负荷超声心动图作为Ⅱa 类推荐，将有创性冠状动脉反应性试验作为Ⅱb 类推荐[53]。相比之下，目前美国 ACC/AHA 关于稳定性缺血性心脏病的指南并未涉及 CMD 诊断性试验的具体细节[54]。

冠状动脉微血管功能障碍伴结构性和浸润性心肌病变

关于心脏 X 综合征患者的研究经常排除结构性心脏病患者，如肥厚型心肌病（hypertrophic cardiomyopathy，HCM）或扩张型心肌病。WISE 研究也排除了结构性心脏病和（或）心肌病的患者。HCM 和浸润性心肌病（如淀粉样变性）患者中已发现存在 CMD。尽管微血管功能障碍的诊断通常除外结构性心脏病（如 HCM 等）的患者，但应该注意到，HCM 患者 CFR 较健康个体更低。与 CFR 正常的患者相比，CFR 低的 HCM 患者 3 年内不良事件发生率更高（17% *vs.* 79%，$P < 0.0001$）[55]。此外，无症状但 CFR 异常的 HCM 患者发生不良事件（包括死亡、不稳定型心绞痛、非致死性 MI、因心力衰竭住院、晕厥、心房颤动和植入 ICD）的风险增加 10 倍。大多数 HCM 患者超声心动图检查显示 CFR 异常[55]。

冠状动脉微血管功能障碍和 Takotsubo 心肌病

Takotsubo 心肌病（Takotsubo cardiomyopathy，TTC）也称为应激性心肌病或心碎综合征，女性比男性常见，大多见于绝经后女性[56]。通常与应激源（可能是情绪困扰或躯体应激）引起的儿茶酚胺激增有关，与急性冠脉综合征类似，伴有肌钙蛋白升高和心电图改变。血管造影未见阻塞性 CAD，可见特征性的室壁运动异常——基底部运动增强，心尖部无运动或运动减弱。目前已发现心尖部运动增强及基底部无运动的与 TTC 相反的形式，以及双心室受累的形式[57]。以前认为该病预后良好，因为它是一种可逆性心肌病，近期的数据显示它可能不是良性病程[58]。虽然正在研究TTC的各种机制，包括心脏肾上腺素能障碍和多血管痉挛，但目前已发现有TTC病史的患者存在冠状动脉内皮功能受损和血管反应性异常[59]。血管疾病在女性中更常见（如雷诺病和偏头痛），这些疾病与TTC有关，提示更广泛的血管内皮功能障碍[60]。

冠状动脉慢血流现象

当造影剂注入冠状动脉开口时，若冠状动脉造影剂灌注延迟，则用冠状动脉慢血流现象来描述这种微血管功能障碍相关的现象[61]，其可见于1%～3%的冠状动脉血管造影。若没有阻塞性CAD，这种现象被定义为心肌梗死溶栓（Thrombolytic In Myocardial Infarction，TIMI）血流分级2级，此时造影剂到达远端血管需要的时间是心动周期的3倍及以上。TIMI帧数[62]也可用于定义冠状动脉慢血流现象[63]，急性冠脉综合征患者行冠状动脉血管造影时，男性更常见造影剂灌注延迟。它可表现为静息时或劳累后疼痛，说明微血管阻力异常。冠状动脉慢血流患者的心内膜活检可见小血管内膜肥大、肌内膜增生和内皮异常[64]。与微血管性心绞痛相似，患者可能反复胸痛并反复入院治疗。WISE研究中无阻塞性CAD女性患者较长的TIMI帧数是心绞痛住院治疗的独立预测因子[65]。硝酸盐对慢血流没有特别的帮助，因为它们是心外膜血管扩张剂，对微血管张力几乎没有影响[66]。双嘧达莫是一种血管扩张剂，已在冠状动脉慢血流患者中进行了研究[67]，新一代β受体阻滞剂奈比洛尔已被证实可改善冠状动脉慢血流患者的CFR。奈比洛尔是一种独特的β受体阻滞剂，因为它可以增强NO的作用使得血管扩张，同时也是一种抗氧化剂。与安慰剂相比，T型钙通道阻滞剂（CCB）mibrefradil（美国未上市）可显著改善冠状动脉慢血流患者的TIMI帧数并使心绞痛发作频率降低56%，这表明这些患者中存在平滑肌功能障碍[68]。

诊断性试验

有创性冠状动脉反应性试验

持续心绞痛且有心肌缺血或损伤客观证据［如异常心脏负荷试验或非ST段抬高型心肌梗死（NSTEMI）］的患者和疑诊CMD的患者，可行有创性冠状动脉反应性试验以明确诊断、指导治疗。血管活性药物（如腺苷、乙酰胆碱和硝酸甘油）可用于检测内皮细胞和非内皮细胞、大血管和微血管的功能。可以通过冠状动脉血管造影定量评估给予乙酰胆碱和硝酸甘油后冠状动脉的直径变化。截至本书付印，尚未有评估冠状动脉微血管功能的指南推荐或标准化方案，且进行冠状动脉反应性试验的中心也各有方案。

冠状动脉反应性试验有助于解释患者出现症状的病因，这些患者有缺血的客观证据而无阻塞性CAD。简单地说，该试验将多普勒导丝置于心外膜冠状血管中，并通过冠状动脉血流速度的变化记录血管对强效血管扩张剂（通常为腺苷）的充血反应（图25.5）。在WISE研究中，冠状动脉内使用腺苷的剂量（18～36 μg）来评估心肌血流储备，以此检测非内皮依赖性微血管反应。在WISE研究的159例有症状且怀疑CMD并接受了冠状动脉反应性试验的女性患者（平均年龄52.9岁）中，47%的患者在冠状动脉内注射腺苷后CFR ≤ 2.5[69]。有研究报道冠状动脉内注射低剂量和高剂量腺苷（18 μg *vs.* 36 μg）对冠状动脉血流速度的增强效

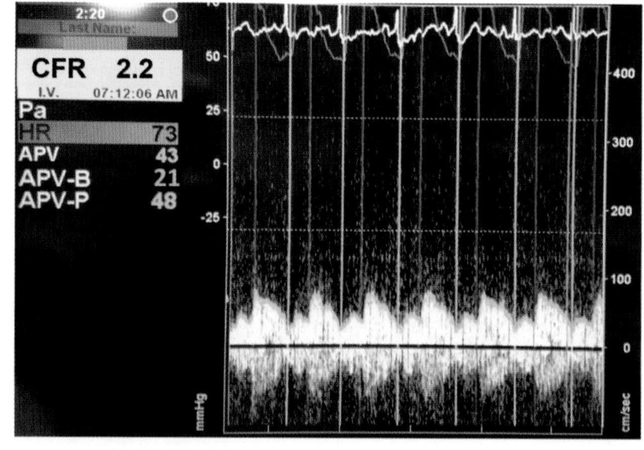

图25.5　冠状动脉内多普勒导丝检测的实例。在冠状动脉生理学研究中，多普勒导丝置于心外膜冠状血管中，获取冠状动脉血流速度的变化，以及冠状动脉血流储备（CFR）对腺苷的反应。图片描述了冠状动脉平均血流峰流速为48 cm/s，并且予以腺苷后CFR异常，为2.2[13]。APV，多普勒平均峰流速；CFR，冠状动脉血流储备；HR，心率；Pa，平均动脉压。（From Wei J，Mehta PK，Johnson BD，et al. Safety of coronary reactivity testing in women with no obstructive coronary artery disease：results from the NHLBI-sponsored WISE（Women's Ischemia Syndrome Evaluation）study. JACC Cardiovasc Interv. 2012；5：646-653.）

应类似[70]，47% 的女性表现为对腺苷的异常反应，CFR ≤ 2.5[13]。

为了检查冠状动脉内皮依赖性反应，通常在冠状动脉内使用浓度逐渐增加的乙酰胆碱，目测并通过冠状动脉血流造影定量记录冠状动脉的直径变化。乙酰胆碱刺激健康的内皮细胞可释放 NO，从而通过环磷酸鸟苷（cGMP）介导血管平滑肌细胞松弛。必须注意的是，应该评估整个心外膜血管对冠状动脉内给予乙酰胆碱的反应，因为如果仅注意近端心外膜血管，则常会忽略远端血管的收缩情况。使用乙酰胆碱后血管不能扩张，表明内皮功能受损（图 25.6）。在 WISE 研究的进行过冠状动脉反应性试验的无阻塞性 CAD 的女性患者中，58% 的患者有心外膜冠状动脉内皮功能障碍[13]。冠状动脉血流量可通过以下公式计算，该公式包含了直径变化以及因乙酰胆碱而出现的流速变化：冠状动脉血流量＝ Pi ×（血管直径 /2）^{2}×（平均峰流速 /2）^{2}。尽管内皮依赖性和非内皮依赖性反应这两个名称在概念上有助于区分，但必须认识到它们的机制通路存在显著重叠。Piek 等[71]发现，与单纯 CFR 相比，CFR 与最大充血时的平均峰流速相乘所得的冠状动脉血流容量对主要心血管不良结局的预测能力更强[71]。

在 CASPAR 试验（Coronary Artery Spasm as a Frequent Cause for Acute Coronary Syndrome）中，约 50% 无阻塞性 CAD 的急性冠脉综合征患者在冠状动脉内乙酰胆碱激发试验中出现冠状动脉痉挛[72]。Ong 等[73]还报道了微血管痉挛患者占比较高，在他们的研究中，微血管痉挛指有提示缺血的心电图变化，使用乙酰胆碱能再现症状，而血管造影中没有明显的心外膜痉挛。

Hasdai 等的一项纳入 203 例没有阻塞性 CAD 证据患者（158 例女性，45 例男性；平均年龄 51 岁）的研究发现，超过 50% 的患者冠状动脉反应性试验结果异常（11.3% 的患者腺苷反应异常，29.2% 乙酰胆碱反应异常，18% 腺苷和乙酰胆碱反应异常）[2]。

目前，冠状动脉反应性试验已在各个专业中心选择性地进行。使用的方法如图 25.7 所示。有研究报道了在左冠状动脉内注射腺苷（18 μg 和 36 μg）、乙酰胆碱（在 3 min 内逐级注射 0.364 μg 到 36.4 μg）和硝酸甘油（200 μg）的安全性。由经验丰富的实验员对 WISE 研究中的 293 例女性患者进行试验时，没有反应性试验相关死亡，有 2 例严重不良事件（0.7%；1 例夹层和 1 例痉挛所致 MI）；该研究随访 5.4 年的 MACE 率为 8.2%[13]。欧洲一项对 921 例没有阻塞性 CAD 的患者（362 例男性患者）进行冠状动脉内乙酰胆碱激发试验（3 min 内在左冠状动脉内逐级注射 2 μg、20 μg、100 μg 及 200 μg），未报道致死或严重不良事件[73]。在这项研究中，1% 的患者（n ＝ 9）有轻微的并发症，包括非持续性室性心动过速、阵发性心房颤动、有症状的心动过缓和导管引起的右侧冠状动脉痉挛[73]。

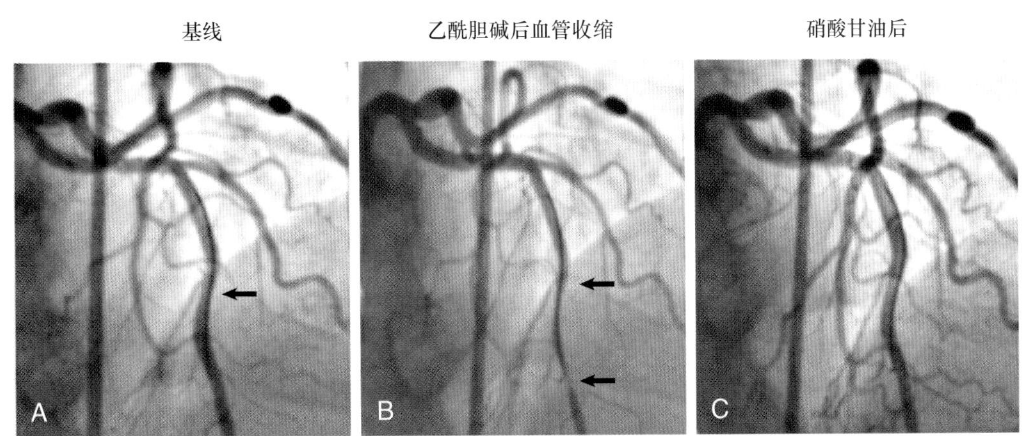

图 25.6 冠状动脉内激发试验。A 图显示了多普勒血流导丝在左前降支（箭头），在冠状动脉内注射乙酰胆碱后，发生了明显的异常血管收缩（B 图，箭头），而此现象被冠状动脉内注射硝酸甘油缓解（C 图）。[From Wei J，Mehta PK，Johnson BD，et al. Safety of coronary reactivity testing in women with no obstructive coronary artery disease：results from the NHLBI-sponsored WISE（Women's Ischemia Syndrome Evaluation）study. JACC Cardiovasc Interv. 2012；5：646-653.]

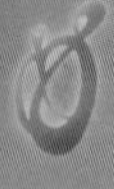

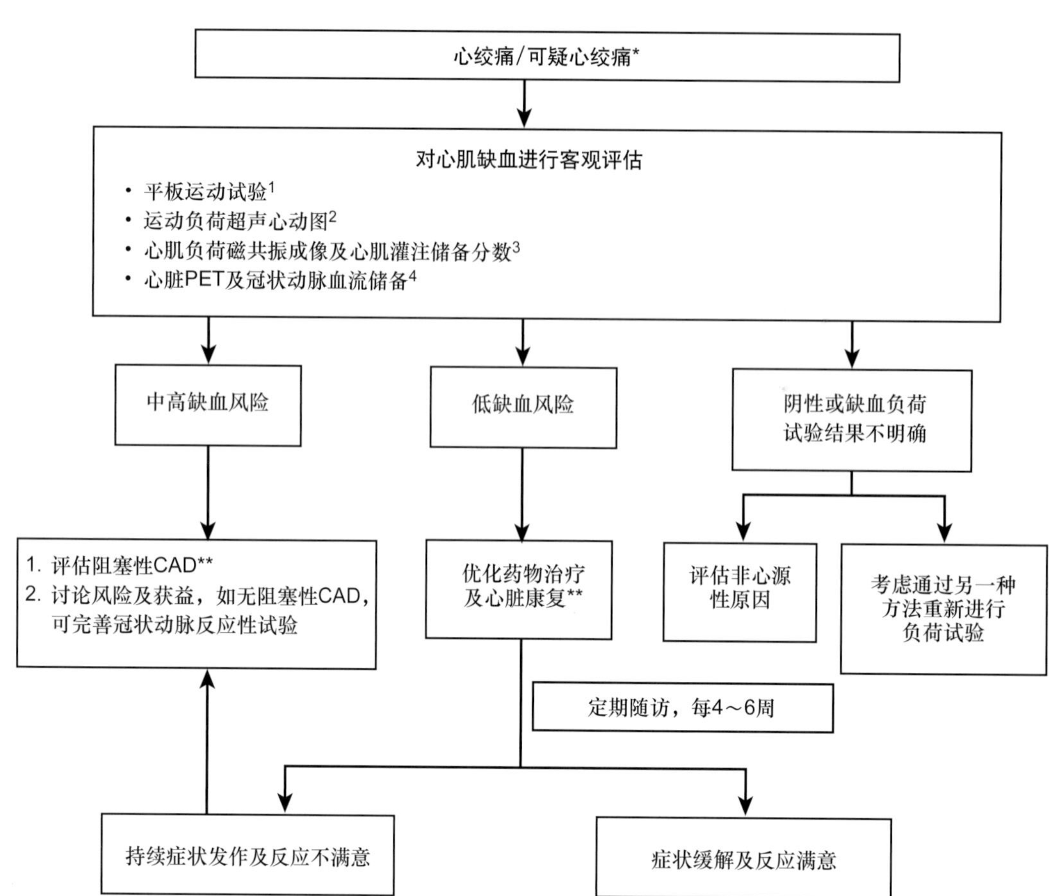

图 25.7　诊断可疑心肌缺血、射血分数保留及非结构性心脏病患者冠状动脉微血管病变的方法。这是一个流程实例，用以指导临床医生在诊断有症状患者时判断是否行冠状动脉反应性试验。目前尚无专门讨论冠状动脉微血管功能障碍及冠状动脉反应性试验的美国指南

[1] 如果患者可以运动并且无禁忌证

[2] 如果患者可以运动并且有好的声窗

[3] 如果平板运动试验（EET）以及负荷超声心动图并非优选或结果不确定时可以考虑

[4] 如果 EET 以及负荷超声心动图并非优选或结果不确定时可以考虑

* 包含不典型症状

** 按照 ACC/AHA 稳定性冠状动脉疾病指南

^ 在急性冠脉综合征发作 4 ～ 6 周内或急性情况下并不适用。仅适用于稳定性 CAD 患者

CAD，冠状动脉疾病

无创性影像学检查

平板运动试验

2014 年 AHA 评估疑诊缺血性心脏病女性患者的专家共识中，平板运动试验（exercise treadmill testing，ETT）仍为一线检查，因为它可以广泛应用、相对便宜，且能根据任务的代谢当量（MET）和功能容量提供预后信息（图 25.8）[74]。ETT 期间的症状再现对解释 ETT 很重要。运动负荷心电图检查期间或心绞痛发作期间的 ST 段压低提示阻塞性 CAD 或微血管功能障碍相关的缺血。ETT 阳性而血管造影未见阻塞性 CAD 可能认为是 ETT“假阳性”；然而，应该考虑此类患者的病因是 CMD。

负荷超声心动图

超声心动图可以测量 CFR，尽管美国的日常临床操作中通常不会使用这种方法。多巴酚丁胺负荷超声心动图试验发现 CFR 低的患者比正常患者的预后差[75]。一项在 1660 例负荷超声心动图结果正常的男性和女性患者中进行的研究利用左前降支动脉对双嘧达莫的反应来测量 CFR。结果显示 CFR 较低（≤ 2.0）的患者较 CFR ≥ 2.0 的患者年事件发生率更高（图 25.9）[76]。

心肌声学造影是检测异常心肌灌注、量化冠状

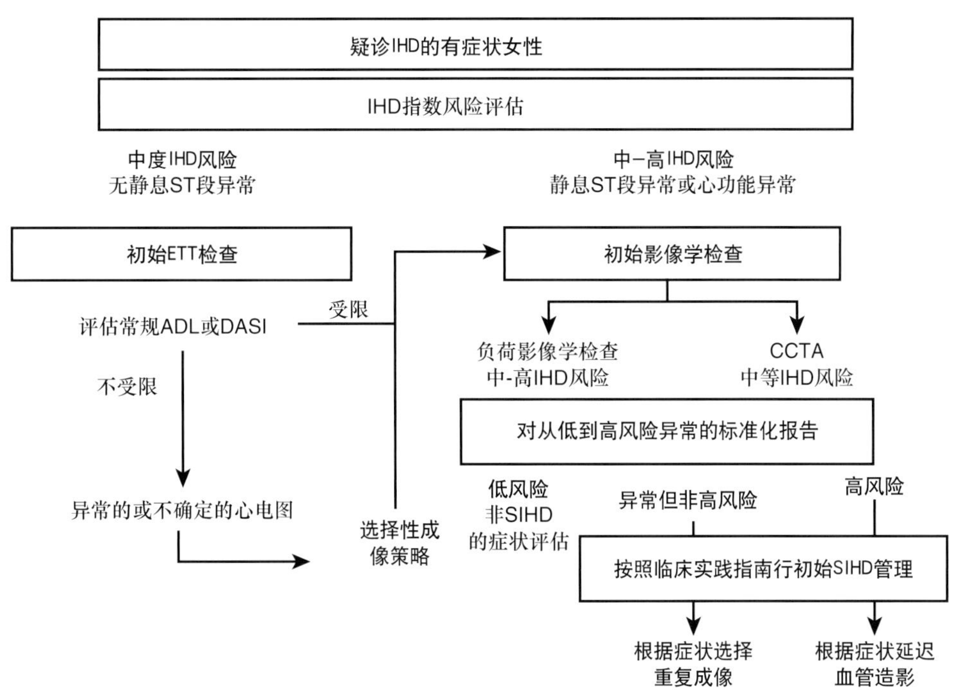

图 25.8　怀疑缺血性心脏病的女性存在中等或中高风险时的评估流程。对于中等风险并可行运动试验的女性，运动平板试验仍然是近期 AHA 专家共识中推荐的一线评估方案。ADL，日常活动；CCTA，心脏计算机断层成像血管造影；DASI，活动评分指数；ETT，平板运动试验；IHD，缺血性心脏病；SIHD，稳定性缺血性心脏病。（Reproduced with permission from Mieres JH，Gulati M，Bairey Merz N，et al. Role of noninvasive testing in the clinical evaluation of women with suspected ischemic heart disease：a consensus statement from the American Heart Association. Circulation. 2014；130：350-379. 2014，American Heart Association，Inc.）

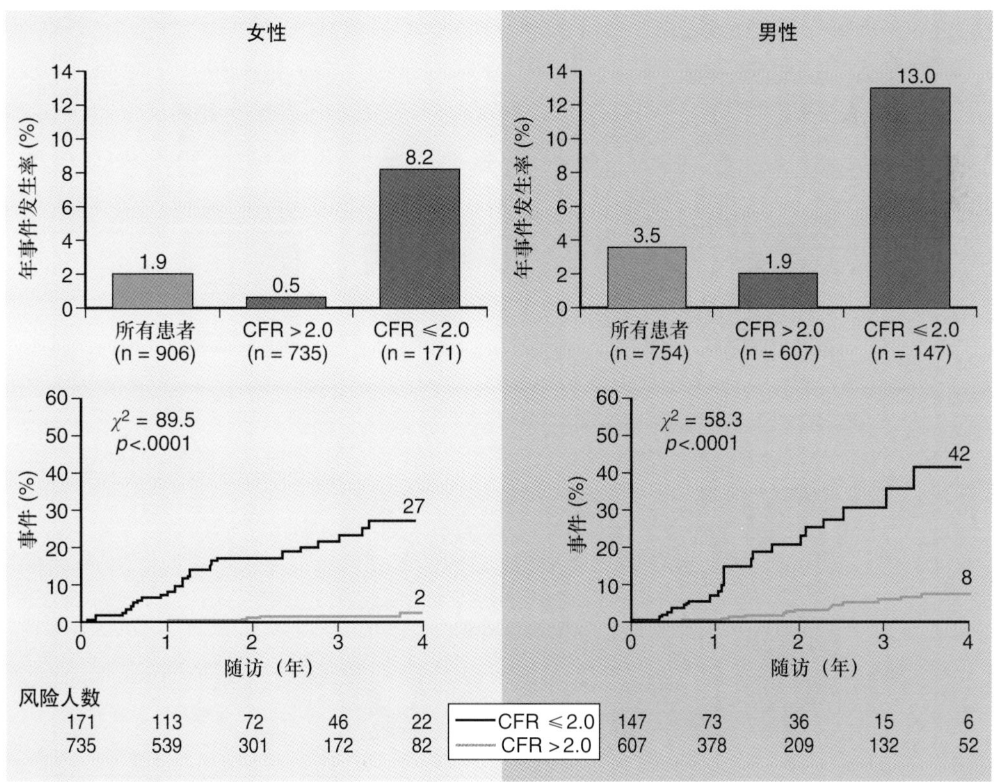

图 25.9　低冠状动脉血流储备与男性及女性高事件发生率相关。与侵入性检查所测得的异常冠状动脉血流储备及相关的不良预后类似，心脏 PET 测定的低 CFR 在男性及女性中均与不良事件发生相关。CFR，冠状动脉血流储备。（From Cortigiani，L，Rigo F，Gherardi S，et al. Prognostic effect of coronary flow reserve in women versus men with chest pain syndrome and normal dipyridamole stress echocardiography. Am J Cardiol. 2010；106：1703-1708.）

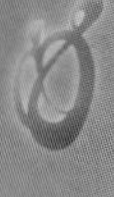

动脉血流的另一种工具，尽管其临床应用受限[77-78]。心肌声学造影使用静脉注射微气泡来产生时间-声强曲线，从而计算心肌血流速度[79]。心肌声学造影可以帮助评估 CMD 患者的微血管容量、流速和冠状动脉微血管血流储备[80]。

心脏 PET

除了检测缺血外，静息 / 负荷心脏 PET 可以定量测量心肌绝对血流量和 CFR 以检测 CMD。负荷药物包括双嘧达莫、腺苷、瑞加诺生或多巴酚丁胺，核素示踪剂包括 ^{82}Rb 或 ^{13}N 氨。结合 PET 与 CT 可以计算冠状动脉钙化积分，有助于心血管风险分层。PET-CT 在美国并不普及，且通常不在医疗保险覆盖范围内。然而，由于 PET 比 SPECT 出现衰减伪影的可能性低，对于肥胖（BMI > 40 kg/m^2）、乳房大或乳房有填充物或胸壁变形的患者，心脏 PET 可能是优选，其已被证实能增强对所有患者的预后评估，无论 BMI 如何[81]。

PET CFR 的计算方法是使用自动化图像分析工具[82]计算在充血峰值时的心肌绝对血流量与静息心肌血流量时的比值（图 25.10A）。PET CFR 已被用于改进有或无阻塞性 CAD 患者的风险分层[83-84]。在一项对 73 例接受静息 / 负荷心脏 PET 和冠状动脉 CT 血管造影患者的研究中，38% 的非阻塞性 CAD 患者局部 CFR 异常（< 2.0）[85]。目前也已发现，PET CFR 可为有或无 CAD 的男性和女性患者提供预后信息。近来一项针对接受静息 / 负荷心脏 PET 评估缺血的 405 例男性和 813 例女性患者的研究表明，微血管功能障碍（定义为 CFR < 2.0）在男性（51%）和女性（53%）中均非常普遍；CFR 低的患者较 CFR 正常的患者临床结局更差[6]。PET 计算的 CFR 也被用于评估慢性炎症性疾病（系统性红斑狼疮或类风湿性关节炎）且无阻塞性 CAD 或心血管危险因素的患者；CFR 与疾病持续时间和超敏 C 反应蛋白呈负相关，这与炎症是微血管功能障碍的危险因素这一概念一致[86]。

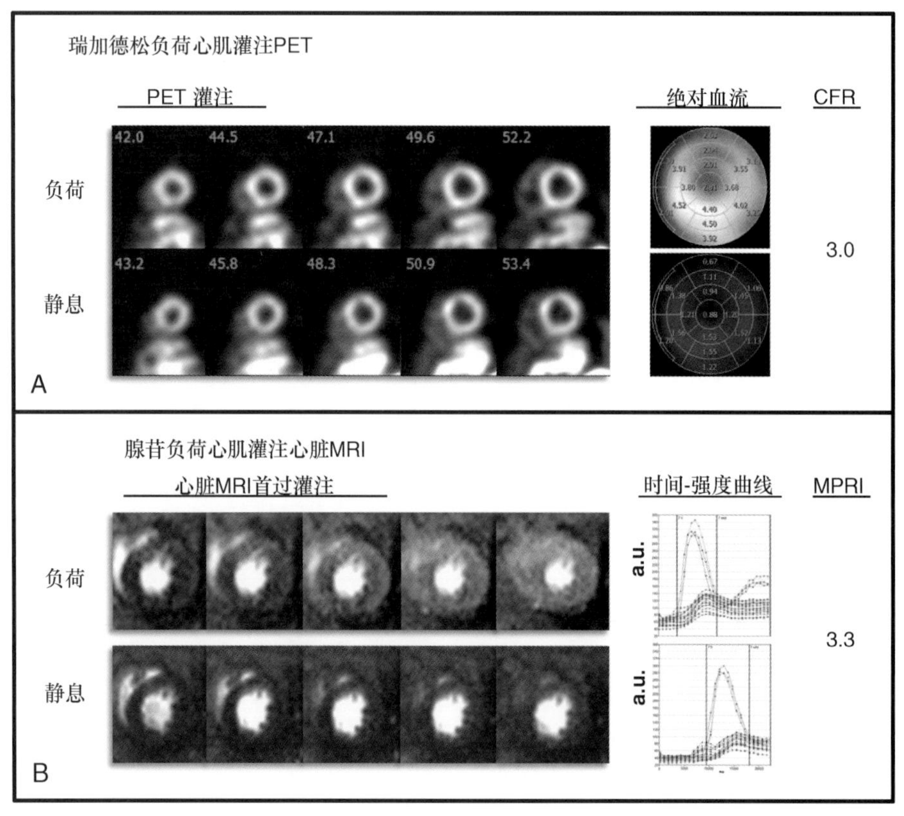

图 25.10　PET 和心脏 MRI 显示正常的心肌灌注。A 图显示了左心室短轴从心尖部到基底部的连续扫描成像，以及类伽腺苷负荷心肌灌注正电子发射检测（铷显像剂）。视觉观察灌注正常，且 CFR = 3.0（负荷血流 3.45 ml/（g · min），静息血流 1.18 ml/（g · min）。B 图显示了使用钆的腺苷负荷以及静息心脏核磁灌注扫描的左室中段首过灌注系列成像（钆显像剂）。视觉观察灌注正常，且 CFR = 3.3。CFR，冠状动脉血流储备；MPRI，心肌灌注储备指数；PET，正电子发射断层成像

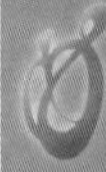

心脏 MRI

心脏 MRI 可以综合评估缺血性心脏病，包括功能、灌注和心肌存活情况，且是一种在无阻塞性 CAD 的情况下评估心绞痛的新兴方式。既往使用磷 -31 核素心脏 MRI 光谱的研究已表明，磷酸肌酸 / 三磷酸腺苷比值异常（提示缺血）能预测无阻塞性 CAD 女性患者的心血管结局。尽管使用药物负荷的首过灌注心脏 MRI 已在阻塞性 CAD 中有较高的诊断准确性[88]，但越来越多的研究表明该检查可以检测无阻塞性 CAD 患者的缺血[9-10, 89-90]。心脏 MRI 心内膜下灌注缺损常见于应激负荷试验异常而心外膜冠状动脉正常的患者[89, 91]，且是心外膜冠状动脉正常的急性冠脉综合征女性患者最常见的表现[92]。尽管在"暗环"伪影的环境下，所见到的心内膜下缺损可能难以解释，但现在的高分辨率心脏 MRI 序列能够优化该检查[93]。缺血的严重程度可以用半定量方法评估，因为与正常心肌的曲线相比，缺血心肌的时间-强度曲线表现为上升斜率减小和峰值强度降低[94-95]（图 25.10B）。在 WISE 研究中，心脏 MRIMPRI 能够预测有创性冠状动脉反应性试验异常；MPRI 结果阈值为 1.84 时预测冠状动脉反应性试验结果异常的敏感性为 73%，特异性为 74%。最近一项关于雷诺嗪在 CMD 患者中的随机、安慰剂对照试验表明，心绞痛的改善与 MPRI 的改善相关。尽管 MPRI 是一项经过证实的心肌灌注半定量评估方法，但它并不是 CFR 的直接测量方法，量化心肌绝对血流量的方法仍在研究中[97]。需要进一步研究来证实心脏 MRI 对于预后和治疗的价值。

治疗策略

抗动脉粥样硬化治疗

治疗性生活方式改变

由于[1]有缺血证据且无阻塞性 CAD 的心绞痛患者心脏危险因素和冠状动脉粥样硬化的负担较重，因此改变生活方式以积极地改变危险因素很重要。建议患者增加体育活动、戒烟和使用对心脏健康有利的饮食是完整治疗策略的基石。理想的选择是在咨询医生的情况下寻找辅助治疗师（包括营养师）的帮助，并进行心脏康复治疗；美国大多数医疗保险公司批准心绞痛作为需要心脏康复的诊断。因为患者经常限制体育活动以使症状最轻，所以应该鼓励他们参与心脏康复项目来对抗他们对心绞痛的恐惧并改善运动耐量。目前已有证据表明身体素质的调节能有效增加患者的运动能力，并缓解症状[98]。运动可改善 CAD 患者的内皮功能[99]和有 MI 病史患者的心肌灌注储备[100]。2015 年的一项纳入 70 例 CMD（定义为超声心动图下注射双嘧达莫或腺苷后 CFR 受损）非糖尿病患者的试验将患者随机分为有氧间歇训练或低卡路里饮食（800～1000 kcal/d）组，证明两种干预措施均能改善 CFR[101]。

抗血小板药

大多数 CMD 患者有内皮功能障碍，尽管血管造影未见明显的斑块负荷，IVUS 已证实在大多数患者中存在冠状动脉粥样硬化[1]。因此，推测 ACC/AHA 慢性稳定型心绞痛指南[16]将会加入阿司匹林等抗血小板药物用于有缺血证据而无阻塞性 CAD 的患者。

降脂治疗

他汀类药物可用于存在危险因素、有动脉粥样硬化或内皮功能障碍证据的患者。已证明他汀类药物可改善内皮功能障碍、运动诱发的缺血和运动耐量，且与 ACEI 联用可改善心绞痛[102-103]。由于 CMD 患者中亚临床冠状动脉粥样硬化的患病率高[28]，根据现行的 ACC/AHA[104]指南，推荐在这些患者中进行降低 LDL 的治疗；对于 ACS、有 MI 病史、稳定型心绞痛或冠状动脉血运重建的患者，建议使用中高剂量他汀类药物。此外，在 ACS 患者中，已证明使用依折麦布进一步降低 LDL-C 水平可以减少心血管事件[105]，这表明其他降低 LDL-C 的干预措施也可能对这一群患者有益。目前已证实 PCSK9 抑制剂 Alirocumab[106]和 Evolocumab[107]比他汀类药物能实现更低的 LDL-C 水平（且可在使用最大剂量他汀类药物治疗的患者中进一步降低 LDL-C），并可用于他汀类药物治疗未能足够降低 LDL 或对他汀类药物不耐受的患者。这些新型药物有望减少心血管事件，且目前正在进行长期随访以评估它们的安全性和减少心血管事件的程度。

抗心绞痛治疗

β 受体阻滞剂

对于 CMD 患者，β 受体阻滞剂可减少心绞痛的发作次数，减轻其严重程度，并改善运动耐量[108-109]。对于包括精神应激在内的交感神经活动增强引起的心绞痛，普萘洛尔可减少 ST 段压低，即减少了每天缺血发作的次数[108]。新一代 β 受体阻滞剂（卡维地洛和奈比洛尔）可刺激内皮细胞释放 NO，且由于其抗氧化的特性[110]而扩张血管并降低外周血管阻力[111]，在治疗微血管功能障碍上具有应用前景。卡维地洛可改善扩张型心肌病患者的 CFR，且奈比洛尔已被证实可改善 CAD 患者的 CFR[112-114]。Erdamar 等的研究结果显示，与美托洛尔相比，在心脏 X 综合征患者中，奈比洛尔能显著降低血清髓过氧化物酶活性，降低丙二醛浓度，并增加超氧化物歧化酶活性[111]。有趣的是，使用奈比洛尔患者的内皮功能和运动负荷试验的参数改善均优于美托洛尔。

相比之下，2016 年在有心绞痛而无阻塞性 CAD 的患者（$n = 24$）中进行的奈比洛尔与阿替洛尔随机对照试验表明，奈比洛尔并未显著改善微血管或内皮功能，尽管已知其具有抗氧化特性。令人惊讶的是，使用奈比洛尔的患者在 1 年后行血管内超声提示斑块进展和缩窄性重构，可能原因是奈比洛尔组患者通过计算流体力学测量的低剪切应力节段数量更多[115]。

ACEI

ACEI 可改善心脏 X 综合征患者的 CFR 和运动持续时间[116]。在 WISE 研究中，对微血管功能障碍的女性患者进行喹那普利与安慰剂的随机试验显示，使用喹那普利且基线血流量储备较低的患者 CFR 可得到改善，且通过西雅图心绞痛问卷（SAQ）评估的心绞痛症状也可得到改善。对于 ACEI 不耐受的患者，推测加入 ARB 治疗微血管功能障碍可有临床获益。醛固酮拮抗剂（如螺内酯和依普利酮）可能对左心室舒张末压较高的微血管功能障碍患者有益，尽管在 WISE 子研究中，在 ACEI 的基础上使用依普利酮并未改善冠状动脉微血管功能[118]。

L- 精氨酸

L- 精氨酸是 NO 的前体，使用 6 个月以上能改善无阻塞性 CAD 患者的内皮功能和症状[119]。另一项针对变异型心绞痛患者的研究中，补充 L- 精氨酸与改善心绞痛有关[120]。在加入常规临床推荐之前，需要在 CMD 患者中进行 L- 精氨酸的随机试验。

硝酸盐

硝酸盐对微循环的血管扩张作用结论不一。目前还没有大型随机对照试验探讨硝酸盐在 CMD 患者中的作用。对 99 例心脏 X 综合征患者的一项观察性研究表明[121]，40% ～ 50% 的患者使用硝酸盐抗心绞痛治疗有效；目前没有明确的数据表明某一种硝酸盐制剂优于其他。尽管难以预测在 CMD 患者中硝酸盐对心绞痛的持续时间和频率的影响，但其明显可以缓解许多患者的症状。许多患者（但不是全部）在持续用药后会产生硝酸盐耐受，重要的是要建议患者每天有至少 12 h 的无硝酸盐间隔。

钙通道阻滞剂

CCB 是变异型心绞痛的一线治疗药物，可有效降低冠状动脉血管舒缩张力和心肌需氧量。一些随机和非随机的 CCB 研究表明，地尔硫䓬、维拉帕米和硝苯地平可减少变异型心绞痛的发作[123-125]。尽管研究表明 CCB 能改善 CMD 患者的心绞痛和运动耐量[126-127]，但在一项研究中，地尔硫䓬未能改善 CFR[128]。多项比较 β 受体阻滞剂、硝酸盐和 CCB[1]的随机临床试验表明，在 CMD 患者中，β 受体阻滞剂总体最为有效。具体而言，在心脏 X 综合征患者中，与氨氯地平或异山梨醇 -5- 单硝酸酯相比，阿替洛尔能改善心绞痛，且普萘洛尔在减少心绞痛发作次数方面比维拉帕米更有效[108-109]。β 受体阻滞剂可能恶化少数心外膜冠状动脉痉挛患者的症状[15]。

雷诺嗪

雷诺嗪是一种抗心绞痛、抗缺血的药物，可改变晚期钠电流、减少心肌细胞钙过载[129]。对于其他抗心绞痛治疗无效的慢性稳定型心绞痛患者，加用雷诺嗪可减轻心绞痛、增加运动持续时间和至出现 ST 段压低的时间[130-131]。在 CMD 而无阻塞性 CAD 患者中也专门进行了雷诺嗪试验。一项小规模试验显示，与安慰剂相比，使用雷诺嗪的患者 SAQ 衡量的心绞痛得到改善[132]。然而，随后进行的更大规模的机制试验（RWISE 试验）显示，雷诺嗪对整个队列的心绞痛没有显著影响；而 CMD 更严重的患者可得到改善[96]。该研究发现，心绞痛和心脏 MRI MPRI 相关，提示应继续研究其他改善冠状动脉微血管功能的方法。RWISE 试验中阴性结果的一个可能

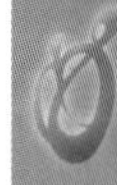

原因是患者接受了最佳二级预防和抗心绞痛药物治疗，这通常不是社区医疗标准，在社区中，这类患者常被漏诊或治疗不足。

由于没有显著的血流动力学影响，雷诺嗪可以考虑用于因血压较低而不能耐受常规剂量 β 受体阻滞剂或 CCB 的患者。

伊伐布雷定

伊伐布雷定是一种可以选择性抑制窦房结 f 通道（I_f）从而降低心率的新型抗心绞痛药物[133-135]。在美国，其被批准用于治疗正常窦性心律的慢性稳定型心绞痛患者，也可用于需要降低心率但不能耐受 β 受体阻滞剂的患者。在稳定型心绞痛患者中进行的随机双盲试验显示，其与阿替洛尔一样有效[136]。据报道，伊伐布雷定具有良好的耐受性，最常见的不良反应是视野出现闪光（光幻视）。

α 受体阻滞剂

α_1 受体阻滞剂（如多沙唑嗪）可阻断 α 受体介导的血管平滑肌细胞血管收缩。在一项多沙唑嗪与安慰剂对比的研究中，28 例心脏 X 综合征患者使用双嘧达莫后心肌血流没有改善[137]。多沙唑嗪也未能改善心绞痛或运动持续时间，心电图所示的缺血也未改善[138]。

黄嘌呤衍生物

由于黄嘌呤衍生物的磷酸二酯酶抑制作用，常用其治疗支气管哮喘，氨茶碱也是一种非选择性腺苷受体拮抗剂，其可能对心绞痛和缺血患者有益，因为腺苷可介导心脏疼痛。Emdin 等[139]的研究表明，在 8 例心脏 X 综合征患者的急性期使用氨茶碱能改善心电图所示的心绞痛和心肌缺血，尚且需要进一步的研究。

其他药物

目前已在有症状而无阻塞性 CAD 的患者中研究了各种其他药物，并且一些药物比其他药物具有更好的前景。20 例无阻塞性 CAD 患者接受了作用于中枢的 α 受体激动剂可乐定（0.1 mg 每日 2 次，持续 3 周），与安慰剂相比，其胸痛发作无明显减少[140]。尼可地尔是一种 ATP 敏感的硝酸-钾离子通道激动剂，也是一种抗心绞痛药，目前已证实其可以改善心脏 X 综合征患者的峰值运动能力，但未能显著改善运动诱发的 ST 段改变[141-142]。法舒地尔是一种 Rho 激酶抑制剂，由于具有抑制平滑肌血管收缩的能力，其已在慢性稳定型心绞痛患者中进行了研究，并证实该药可增加患者的缺血阈值和运动持续时间[143-144]；目前仅在日本和中国上市。通过阻断磷酸二酯酶而抑制 cGMP 降解的磷酸二酯酶抑制剂也在难治性心绞痛的治疗中具有潜在作用，但尚未在微血管障碍患者中进行临床试验。由于低血压这一不良反应，禁止将磷酸二酯酶抑制剂与硝酸盐和尼可地尔同时使用。哌克昔林可抑制肉毒碱棕榈酰转移酶，增加心肌碳水化合物利用率；它也是能够抗心绞痛的血管扩张剂，但在血浆浓度较高时有神经毒性和肝毒性。在治疗浓度内，它能有效抗心绞痛，也能提高运动耐量[145-146]，但主要在澳大利亚和新西兰使用[147-148]。曲美他嗪是一种抑制心肌细胞游离脂肪酸 β-氧化并促进葡萄糖氧化的药物；这种代谢的转变可减少酸中毒，也使缺血细胞能够保存能量[149]。虽然它是一种抗缺血、抗心绞痛的药物且对慢性稳定型心绞痛有益[150]，但在心脏 X 综合征患者中的结果不一[151-153]。

增强型体外反搏

增强型体外反搏（enhanced external counterpulsation，EECP）是一种获得 FDA 批准用于管理难治性心绞痛的无创性治疗方法，包括每周数次的治疗以实现最佳获益。在 CAD 患者中进行的多项研究已证明 EECP 可以改善心脏功能、心绞痛等级及运动负荷试验出现 ST 段压低的时间[154-156]，且有持续获益[157]。Kronhaus 等的一项纳入 30 例心脏 X 综合征和持续性心绞痛患者的研究表明[158]，EECP 治疗可降低加拿大心血管学会（CCS）心绞痛分级，改善局部缺血，说明 EECP 可有效减轻心绞痛。这一改善在 87% 的患者中持续了近 12 个月。EECP 治疗期间，下肢袖带充气可增加舒张期心肌血流灌注，已证实其能改善侧支血流及内皮功能，且已提出了一种神经内分泌机制[159-161]。

干细胞治疗

干细胞治疗仍在试验中，且主要针对阻塞性 CAD 和难治性心绞痛[162-163]或 MI 后左心室功能不全的患者[164]。尚未进行针对心绞痛而无阻塞性 CAD 患者的干细胞研究。然而，临床前干细胞治疗

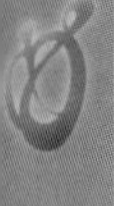

研究通常认为其重要的治疗目标是恢复受损的冠状动脉微血管功能[165]。微血管稀疏指小动脉和毛细血管的数目减少[166]，可能在冠状动脉微血管性心绞痛中发挥作用[167]，且在动物实验中证实可逆转冠状动脉内心球源性细胞[168]。

认知行为疗法和小组支持

认知行为疗法可作为治疗难治性心绞痛的辅助方式，或用于要求使用非传统、非药物方法治疗心绞痛的患者[15]。2009 年的一项研究表明，8 周的自生训练（一种认知行为方式）能改善缺血的非阻塞性 CAD 女性患者的症状频率和严重程度[169]。一项针对 49 例心脏 X 综合征患者的研究将患者被随机分为常规护理组或 12 个月的小组支持会面组，小组支持有助于减少医疗需求并为患者提供社会支持[170]。

异常心脏伤害性感受

一些持续性胸痛患者的主要原因可能是异常心脏伤害性感受，对刺激的疼痛感知增强。Cannon 等[171]发现右心导管操作、心房起搏和冠状动脉内造影剂注射可使 36 例无阻塞性 CAD 患者中的 29 例（81%）再发胸痛。在该组患者中未观察到皮肤痛阈试验和心脏敏感性之间的关系。其他研究也发现，胸痛而无阻塞性 CAD 患者的内脏疼痛感知增强[172-173]。目前尚不清楚疼痛敏感性增加的原因是心脏神经功能异常还是中枢疼痛加工的问题。

低剂量三环类抗抑郁药

尽管上文已描述了许多治疗方法，低剂量三环类抗抑郁药（丙咪嗪、阿米替林）仍可缓解一些患者的持续胸痛[140]。目前尚未完全了解三环类药物的作用机制，但它改善了心脏疼痛感觉（伤害性感受）异常患者的症状，且可能通过调节去甲肾上腺素摄取而产生影响；它还具有抗胆碱能和 α 受体拮抗剂的作用，这可能与其镇痛作用有关。

神经调控与左侧星状神经节阻滞

对于因心脏伤害性感受异常而出现难治性心绞痛的患者，神经刺激是一种替代治疗方法。尽管其机制尚未完全清楚，但已发现这种治疗方法可增加冠状动脉正常患者的静息血流量[174]。脊髓刺激可有效减少心绞痛的持续时间和频率；其抗缺血作用可能是由于减少了心肌耗氧量[175-177]。尽管尚未在无阻塞性 CAD 的微血管障碍患者中进行过研究，但已证实左侧星状神经节阻滞对于进行多次冠状动脉介入治疗后仍有难治性心绞痛的患者有效[178-179]。

绝经后激素治疗

绝经后缺血性心脏病的发病率增加，同时糖尿病、高血压和高脂血症等心血管危险因素的患病率增加。除了雌激素水平下降以外，睾酮 / 雌激素比值改变也可能与风险增加有关。大多数无阻塞性 CAD 的 CMD 患者是绝经期或绝经后女性，且雌激素与微血管功能障碍的发病机制有关。基础科研结果显示，雌激素对血管有益[180-181]，观察性研究表明，激素治疗可能对缺血性心脏病有益[182]。目前已证明经皮吸收的雌激素可改善有心绞痛而无阻塞性 CAD 的女性患者的冠状动脉血管反应性[183]，17-β 雌二醇可减轻乙酰胆碱诱导的 CAD 女性患者冠状动脉非狭窄部位的血管收缩[184]。

然而，HERS 试验（Heart and Estrogen/Progestin Replacement Study）将 2763 例绝经后 CAD 女性患者随机分为雌激素 / 孕酮组与安慰剂组，结果显示激素治疗对 MI 或心脏病死亡率没有改善，且有增加深静脉血栓形成和肺栓塞的风险。随后的 WHI 随机试验（Women’s Health Initiative）[185]比较了雌孕激素联合治疗与安慰剂，结果显示激素治疗与心血管不良结局相关。在 WISE 研究的 646 例接受冠状动脉造影且疑似心肌缺血的绝经后女性患者中，雌激素暴露时间与血管造影所示的 CAD 或主要结局之间没有独立关系[186]。KEEPS 试验（Kronos Early Estrogen Prevention Study）[187]认为，激素治疗可减少血管舒缩症状，但是治疗 4 年后女性患者的颈动脉内膜-中层厚度或冠状动脉钙化程度无差异。激素治疗的给药途径可能也很重要，因为口服雌激素在肝中代谢，而经皮雌激素绕过了首过代谢。北美绝经学会（North American Menopause Society）和其他几个组织目前的建议是，如果需要激素治疗，应在最短的时间内使用，且仅用于治疗血管舒缩症状，而不是用于 CVD 的一级预防。

结论

管理持续性心绞痛且有心肌缺血证据而无阻塞性 CAD 的患者对于临床医生而言可能是一个挑

战。心脏X综合征这一术语已不再使用，因为目前已明确这些患者中至少有1/2存在CMD。CMD与不良心血管结局相关，虽然可以通过现代的有创性检查和影像学方法检测到，但由于多种原因，它仍不能被很好地诊断。可以对症状反复的患者进行有创性冠状动脉反应性试验，以检查内皮依赖性和非内皮依赖性血管舒缩功能，帮助明确CMD的诊断，并指导治疗。由于冠状动脉粥样硬化和心脏不良事件的高发病率，建议采用治疗性生活方式改变、使用低剂量阿司匹林和进行降脂治疗。从以普通心脏X综合征为主的患者中收集到的有限证据支持使用传统抗心绞痛、抗缺血药物，以及增强型体外反搏、认知行为疗法、三环类抗抑郁药及神经刺激等改善症状的治疗。尽管有缺血而无阻塞性CAD的患者有一些间接结局的临床试验，但CMD患者仍需要大规模临床结局试验和特定的指南。

参考文献

1. Bugiardini R, Bairey Merz CN: Angina with "normal" coronary arteries: a changing philosophy, *JAMA* 293:477–484, 2005.
2. Hasdai D, Holmes Jr DR, Higano ST, Burnett Jr JC, Lerman A: Prevalence of coronary blood flow reserve abnormalities among patients with nonobstructive coronary artery disease and chest pain, *Mayo Clin Proc* 73:1133–1140, 1998.
3. Gulati M, Cooper-DeHoff RM, McClure C, et al.: Adverse cardiovascular outcomes in women with nonobstructive coronary artery disease: a report from the Women's Ischemia Syndrome Evaluation Study and the St James Women Take Heart Project, *Arch Intern Med* 169:843–850, 2009.
4. Jespersen L, Hvelplund A, Abildstrøm SZ, et al.: Stable angina pectoris with no obstructive coronary artery disease is associated with increased risks of major adverse cardiovascular events, *Eur Heart J* 33:734–744, 2012.
5. Sedlak TL, Lee M, Izadnegahdar M, et al.: Sex differences in clinical outcomes in patients with stable angina and no obstructive coronary artery disease, *Am Heart J* 166:38–44, 2013.
6. Murthy VL, Naya M, Taqueti VR, et al.: Effects of sex on coronary microvascular dysfunction and cardiac outcomes, *Circulation* 129:2518–2527, 2014.
7. Corban MT, Hung OY, Eshtehardi P, et al.: Myocardial bridging: contemporary understanding of pathophysiology with implications for diagnostic and therapeutic strategies, *J Am Coll Cardiol* 63:2346–2355, 2014.
8. Gould KL, Johnson NP, Bateman TM, et al.: Anatomic versus physiologic assessment of coronary artery disease. Role of coronary flow reserve, fractional flow reserve, and positron emission tomography imaging in revascularization decision-making, *J Am Coll Cardiol* 62:1639–1653, 2013.
9. Thomson LE, Wei J, Agarwal M, et al.: Cardiac magnetic resonance myocardial perfusion reserve index is reduced in women with coronary microvascular dysfunction. A National Heart, Lung, and Blood Institute-sponsored study from the Women's Ischemia Syndrome Evaluation, *Circ Cardiovasc Imaging* 8, 2015.
10. Shufelt CL, Thomson LEJ, Goykhman P, et al.: Cardiac magnetic resonance imaging myocardial perfusion reserve index assessment in women with microvascular coronary dysfunction and reference controls, *Cardiovasc Diagn Ther* 3:153–160, 2013.
11. Pepine CJ, Anderson RD, Sharaf BL, et al.: Coronary microvascular reactivity to adenosine predicts adverse outcome in women evaluated for suspected ischemia results from the National Heart, Lung and Blood Institute WISE (Women's Ischemia Syndrome Evaluation) study, *J Am Coll Cardiol* 55:2825–2832, 2010.
12. von Mering GO, Arant CB, Wessel TR, et al.: Abnormal coronary vasomotion as a prognostic indicator of cardiovascular events in women: results from the National Heart, Lung, and Blood Institute-Sponsored Women's Ischemia Syndrome Evaluation (WISE), *Circulation* 109:722–725, 2004.
13. Wei J, Mehta PK, Johnson BD, et al.: Safety of coronary reactivity testing in women with no obstructive coronary artery disease: results from the NHLBI-sponsored WISE (Women's Ischemia Syndrome Evaluation) study, *JACC Cardiovasc Interv* 5:646–653, 2012.
14. Beltrame JF, Crea F, Kaski JC, et al.: International standardization of diagnostic criteria for vasospastic angina, *Eur Heart J*, 2015.
15. Anderson JL, Adams CD, Antman EM, et al.: ACC/AHA 2007 guidelines for the management of patients with unstable angina/non ST-elevation myocardial infarction: a report of the American College of Cardiology/American Heart Association Task Force on Practice Guidelines (Writing Committee to Revise the 2002 Guidelines for the Management of Patients With Unstable Angina/Non ST-Elevation Myocardial Infarction): developed in collaboration with the American College of Emergency Physicians, the Society for Cardiovascular Angiography and Interventions, and the Society of Thoracic Surgeons: endorsed by the American Association of Cardiovascular and Pulmonary Rehabilitation and the Society for Academic Emergency Medicine, *Circulation* 116:e148–e304, 2007.
16. Fraker Jr TD, Fihn SD: 2002 Chronic Stable Angina Writing Committee. 2007 chronic angina focused update of the ACC/AHA 2002 Guidelines for the management of patients with chronic stable angina: a report of the American College of Cardiology/American Heart Association Task Force on Practice Guidelines Writing Group to develop the focused update of the 2002 Guidelines for the management of patients with chronic stable angina, *Circulation* 116:2762–2772, 2007.
17. Kemp Jr HG: Left ventricular function in patients with the anginal syndrome and normal coronary arteriograms, *Am J Cardiol* 32:375–376, 1973.
18. Arbogast R, Bourassa MG: Myocardial function during atrial pacing in patients with angina pectoris and normal coronary arteriograms. Comparison with patients having significant coronary artery disease, *Am J Cardiol* 32:257–263, 1973.
19. Beltrame JF: Assessing patients with myocardial infarction and nonobstructed coronary arteries (MINOCA), *J Intern Med* 273:182–185, 2013.
20. Pasupathy S, Tavella R, Beltrame JF: The what, when, who, why, how and where of Myocardial Infarction with Non-Obstructive Coronary Arteries (MINOCA), *Circ J* 80:11–16, 2015.
21. Patel MR, Chen AY, Peterson ED, et al.: Prevalence, predictors, and outcomes of patients with non-ST-segment elevation myocardial infarction and insignificant coronary artery disease: results from the Can Rapid risk stratification of Unstable angina patients Suppress ADverse outcomes with Early implementation of the ACC/AHA Guidelines (CRUSADE) initiative, *Am Heart J* 152:641–647, 2006.
22. Larsen AI, Galbraith PD, Ghali WA, et al.: Characteristics and outcomes of patients with acute myocardial infarction and angiographically normal coronary arteries, *Am J Cardiol* 95:261–263, 2005.
23. Bugiardini R, Manfrini O, De Ferrari GM: Unanswered questions for management of acute coronary syndrome: risk stratification of patients with minimal disease or normal findings on coronary angiography, *Arch Intern Med* 166:1391–1395, 2006.
24. Humphries KH, Pu A, Gao M, Carere RG, Pilote L: Angina with "normal" coronary arteries: sex differences in outcomes, *Am Heart J* 155:375–381, 2008.
25. Anderson RD, Pepine CJ: Gender differences in the treatment for acute myocardial infarction: bias or biology? *Circulation* 115:823–826, 2007.
26. Kemp HG, Kronmal RA, Vlietstra RE, Frye RL: Seven year survival of patients with normal or near normal coronary arteriograms: a CASS registry study, *J Am Coll Cardiol* 7:479–483, 1986.
27. Shaw LJ, Shaw RE, Merz CN, et al.: Impact of ethnicity and gender differences on angiographic coronary artery disease prevalence and in-hospital mortality in the American College of Cardiology-National Cardiovascular Data Registry, *Circulation* 117:1787–1801, 2008.
28. Shaw LJ, Bugiardini R, Merz CN: Women and ischemic heart disease: evolving knowledge, *J Am Coll Cardiol* 54:1561–1575, 2009.
29. Khuddus MA, Pepine CJ, Handberg EM, et al.: An intravascular ultrasound analysis in women experiencing chest pain in the absence of obstructive coronary artery disease: a substudy from the National Heart, Lung and Blood Institute–Sponsored Women's Ischemia Syndrome Evaluation (WISE), *J Interv Cardiol* 23:511–519, 2010.
30. Sullivan AK, Holdright DR, Wright CA, et al.: Chest pain in women: clinical, investigative, and prognostic features, *BMJ* 308:883–886, 1994.
31. Fihn SD, Gardin JM, Abrams J, et al.: 2012 ACCF/AHA/ACP/AATS/PCNA/SCAI/STS guideline for the diagnosis and management of patients with stable ischemic heart disease: a report of the American College of Cardiology Foundation/American Heart Association Task Force on Practice Guidelines, and the American College of Physicians, American Association for Thoracic Surgery, Preventive Cardiovascular Nurses Association, Society for Cardiovascular Angiography and Interventions, and Society of Thoracic Surgeons, *Circulation* 126:e354–e471, 2012.

31a. Davis KB, Chaitman B, Ryan T, et al.: Comparison of 15-year survival for men and women after initial medical or surgical treatment for coronary artery disease: a CASS registry study. Coronary Artery Surgery Study, *J Am Coll Cardiol* 25(5):1000–1009, 1995 Apr.

31b. Barsky AJ, Peekna HM, Borus JF: Somatic Symptom Reporting in Women and Men, *Journal of General Internal Medicine* 16(4):266–275, 2001.

31c. Alexander KP, Shaw LJ, Shaw LK, Delong ER, Mark DB, Peterson ED: Value of exercise treadmill testing in women, *J Am Coll Cardiol* 32(6):1657–1664, 1998 Nov 15. Erratum in: *J Am Coll Cardiol* 33(1):289; 1999 Jan.

31d. Hemal K, Pagidipati NJ, Coles A, et al. Sex Differences in Demographics, Risk Factors, Presentation, and Noninvasive Testing in Stable Outpatients With Suspected Coronary Artery Disease: Insights From the PROMISE Trial. *JACC Cardiovasc*

31e. Crea F, Camici PG: Bairey Merz CN. Coronary microvascular dysfunction: an update, *Eur Heart J* 35:1101–1111, 2014.

31f. Phan A, Shufelt C, Merz CN: Persistent chest pain and no obstructive coronary artery disease, *JAMA* 301(14):1468-1474; 2009 Apr 8.

32. Johnson BD, Shaw LJ, Pepine CJ, et al.: Persistent chest pain predicts cardiovascular events in women without obstructive coronary artery disease: results from the NIH-NHLBI-sponsored Women's Ischaemia Syndrome Evaluation (WISE) study, *Eur Heart J* 27:1408–1415, 2006.
33. Shaw LJ, Merz CN, Pepine CJ, et al.: The economic burden of angina in women with suspected ischemic heart disease: results from the National Institutes of Health–National Heart, Lung, and Blood Institute–sponsored Women's Ischemia Syndrome Evaluation, *Circulation* 114:894–904, 2006.
34. Beitman BD, Mukerji V, Lamberti JW, et al.: Panic disorder in patients with chest pain and angiographically normal coronary arteries, *Am J Cardiol* 63:1399–1403, 1989.
35. Vermeltfoort IA, Raijmakers PG, Odekerken DAM, et al.: Association between anxiety disorder and the extent of ischemia observed in cardiac syndrome X, *J Nucl Cardiol* 16:405–410, 2009.
36. Vaccarino V, Shah AJ, Rooks C, et al.: Sex differences in mental stress-induced myocardial ischemia in young survivors of an acute myocardial infarction, *Psychosom Med* 76:171–180, 2014.
37. Dakak N, Quyyumi AA, Eisenhofer G, Goldstein DS, Cannon 3rd RO: Sympathetically mediated effects of mental stress on the cardiac microcirculation of patients with coronary artery disease, *Am J Cardiol* 76:125–130, 1995.
38. Ramadan R, Sheps D, Esteves F, et al.: Myocardial ischemia during mental stress: role of coronary artery disease burden and vasomotion, *J Am Heart Assoc* 2:e000321, 2013. http://dx.doi.org/10.1161/JAHA.113.000321.
39. Wei J, Rooks C, Ramadan R, et al.: Meta-analysis of mental stress-induced myocardial ischemia and subsequent cardiac events in patients with coronary artery disease, *Am J Cardiol* 114:187–192, 2014.
40. Beltrame JF, Crea F, Camici P: Advances in coronary microvascular dysfunction, *Heart Lung Circ* 18:19–27, 2009.
41. Gould KL, Lipscomb K, Hamilton GW: Physiologic basis for assessing critical coronary stenosis. Instantaneous flow response and regional distribution during coronary hyperemia as measures of coronary flow reserve, *Am J Cardiol* 33:87–94, 1974.
42. Quyyumi AA, Cannon 3rd RO, Panza JA, Diodati JG, Epstein SE: Endothelial dysfunction in patients with chest pain and normal coronary arteries, *Circulation* 86:1864–1871, 1992.
43. Mian Z, Wei J, Bharadwaj M, et al.: Prior myocardial infarction is associated with coronary endothelial dysfunction in women with signs and symptoms of ischemia and no obstructive coronary artery disease, *Int J Cardiol* 207:137–139, 2016.
44. Yahagi K, Davis HR, Arbustini E, Virmani R: Sex differences in coronary artery disease: pathological observations, *Atherosclerosis* 239:260–267, 2015.
45. Falk E, Nakano M, Bentzon JF, Finn AV, Virmani R: Update on acute coronary syndromes: the pathologists' view, *Eur Heart J* 34:719–728, 2013.
46. Mohandas R, Sautina L, Li S, et al.: Number and function of bone-marrow derived angiogenic cells and coronary flow reserve in women without obstructive coronary artery disease: a substudy of the NHLBI-sponsored Women's Ischemia Syndrome Evaluation (WISE), *PLoS One* 8:e81595, 2013. http://dx.doi.org/10.1371/journal.pone.0081595.
47. Khaliq A, Johnson BD, Anderson RD, et al.: Relationships between components of metabolic syndrome and coronary intravascular ultrasound atherosclerosis measures in women without obstructive coronary artery disease: the NHLBI-Sponsored Women's Ischemia Syndrome Evaluation Study, *Cardiovasc Endocrinol* 4:45–52, 2015.
48. Adamopoulos S, Rosano GMC, Ponikowski P, et al.: Impaired baroreflex sensitivity and sympathovagal balance in syndrome X, *Am J Cardiol* 82:862–868, 1998.
49. Gulli G, Cemin R, Pancera P, et al.: Evidence of parasympathetic impairment in some patients with cardiac syndrome X, *Cardiovasc Res* 52:208–216, 2001.
50. Lanza GA, Giordano A, Pristipino C, et al.: Abnormal cardiac adrenergic nerve function in patients with syndrome X detected by [123I]metaiodobenzylguanidine myocardial scintigraphy, *Circulation* 96:821–826, 1997.
51. Arrebola-Moreno AL, Arrebola JP, Moral-Ruiz A, et al.: Coronary microvascular spasm triggers transient ischemic left ventricular diastolic abnormalities in patients with chest pain and angio-

graphically normal coronary arteries, *Atherosclerosis* 236:207–214, 2014.
51a. Wei J, Mehta PK, Shufelt C, et al.: Diastolic dysfunction measured by cardiac magnetic resonance imaging in women with signs and symptoms of ischemia but no obstructive coronary artery disease, *Int J Cardiol* 220:775–780, 2016 Oct 1.
52. Wei J, Nelson MD, Szczepaniak EW, et al.: Myocardial steatosis as a possible mechanistic link between diastolic dysfunction and coronary microvascular dysfunction in women, *Am J Physiol Heart Circ Physiol* 310:H14–H19, 2016.
53. Montalescot G, Sechtem U, Achenbach S, et al.: 2013 ESC guidelines on the management of stable coronary artery disease: the Task Force on the management of stable coronary artery disease of the European Society of Cardiology, *Eur Heart J* 34:2949–3003, 2013.
54. Fihn SD, Blankenship JC, Alexander KP, et al.: 2014 ACC/AHA/AATS/PCNA/SCAI/STS focused update of the guideline for the diagnosis and management of patients with stable ischemic heart disease: a report of the American College of Cardiology/American Heart Association Task Force on Practice Guidelines, and the American Association for Thoracic Surgery, Preventive Cardiovascular Nurses Association, Society for Cardiovascular Angiography and Interventions, and Society of Thoracic Surgeons, *Circulation* 130:1749–1767, 2014.
55. Cortigiani L, Rigo F, Gherardi S, et al.: Prognostic implications of coronary flow reserve on left anterior descending coronary artery in hypertrophic cardiomyopathy, *Am J Cardiol* 102:1718–1723, 2008.
56. Sharkey SW, Maron BJ: Epidemiology and clinical profile of Takotsubo cardiomyopathy, *Circ J* 78:2119–2128, 2014.
57. Eitel I, von Knobelsdorff-Brenkenhoff F, Bernhardt P, et al.: Clinical characteristics and cardiovascular magnetic resonance findings in stress (takotsubo) cardiomyopathy, *JAMA* 306:277–286, 2011.
58. Pelliccia F, Parodi G, Greco C, et al.: Comorbidities frequency in Takotsubo syndrome: an international collaborative systematic review including 1109 patients, *Am J Med* 128(654):e11–e19, 2015.
59. Patel SM, Lerman A, Lennon RJ, Prasad A: Impaired coronary microvascular reactivity in women with apical ballooning syndrome (Takotsubo/stress cardiomyopathy), *Eur Heart J Acute Cardiovasc Care* 2:147–152, 2013.
60. Scantlebury DC, Prasad A, Rabinstein AA, Best PJ: Prevalence of migraine and Raynaud phenomenon in women with apical ballooning syndrome (Takotsubo or stress cardiomyopathy), *Am J Cardiol* 111:1284–1288, 2013.
61. Beltrame JF, Limaye SB, Horowitz JD: The coronary slow flow phenomenon—a new coronary microvascular disorder, *Cardiology* 97:197–202, 2002.
62. Gibson CM, Cannon CP, Daley WL, et al.: TIMI frame count: a quantitative method of assessing coronary artery flow, *Circulation* 93:879–888, 1996.
63. Yaymaci B, Dagdelen S, Bozbuga N, et al.: The response of the myocardial metabolism to atrial pacing in patients with coronary slow flow, *Int J Cardiol* 78:151–156, 2001.
64. Mosseri M, Yarom R, Gotsman MS, Hasin Y: Histologic evidence for small-vessel coronary artery disease in patients with angina pectoris and patent large coronary arteries, *Circulation* 74:964–972, 1986.
65. Petersen JW, Johnson BD, Kip KE, et al.: TIMI frame count and adverse events in women with no obstructive coronary disease: a pilot study from the NHLBI-sponsored Women's Ischemia Syndrome Evaluation (WISE), *PLoS One* 9:e96630, 2014. http://dx.doi.org/10.1371/journal.pone.0096630.
66. Mangieri E, Macchiarelli G, Ciavolella M, et al.: Slow coronary flow: clinical and histopathological features in patients with otherwise normal epicardial coronary arteries, *Cathet Cardiovasc Diagn* 37:375–381, 1996.
67. Kurtoglu N, Akcay A, Dindar I: Usefulness of oral dipyridamole therapy for angiographic slow coronary artery flow, *Am J Cardiol* 87:777–779, 2001.A8.
68. Beltrame JF, Turner SP, Leslie SL, et al.: The angiographic and clinical benefits of mibefradil in the coronary slow flow phenomenon, *J Am Coll Cardiol* 44:57–62, 2004.
69. Reis SE, Holubkov R, Conrad Smith AJ, et al.: Coronary microvascular dysfunction is highly prevalent in women with chest pain in the absence of coronary artery disease: results from the NHLBI WISE study, *Am Heart J* 141:735–741, 2001.
70. Petersen JW, Mehta PK, Kenkre TS, et al.: Comparison of low and high dose intracoronary adenosine and acetylcholine in women undergoing coronary reactivity testing: results from the NHLBI-sponsored Women's Ischemia Syndrome Evaluation (WISE), *Int J Cardiol* 172:e114–e115, 2014.
71. van de Hoef TP, Echavarría-Pinto M, van Lavieren MA, et al.: Diagnostic and prognostic implications of coronary flow capacity: a comprehensive cross-modality physiological concept in ischemic heart disease, *JACC Cardiovasc Interv* 8:1670–1680, 2015.
72. Ong P, Athanasiadis A, Borgulya G, Voehringer M, Sechtem U: 3-year follow-up of patients with coronary artery spasm as cause of acute coronary syndrome: the CASPAR (coronary artery spasm in patients with acute coronary syndrome) study follow-up, *J Am Coll Cardiol* 57:147–152, 2011.
73. Ong P, Athanasiadis A, Borgulya G, et al.: Clinical usefulness, angiographic characteristics, and safety evaluation of intracoronary acetylcholine provocation testing among 921 consecutive white patients with unobstructed coronary arteries, *Circulation* 129:1723–1730, 2014.
74. Mieres JH, Gulati M, Bairey Merz N, et al.: Role of noninvasive testing in the clinical evaluation of women with suspected ischemic heart disease: a consensus statement from the American Heart Association, *Circulation* 130:350–379, 2014.
75. Ahmari SA, Bunch TJ, Modesto K, et al.: Impact of individual and cumulative coronary risk factors on coronary flow reserve assessed by dobutamine stress echocardiography, *Am J Cardiol* 101:1694–1699, 2008.
76. Cortigiani L, Rigo F, Gherardi S, et al.: Prognostic effect of coronary flow reserve in women versus men with chest pain syndrome and normal dipyridamole stress echocardiography, *Am J Cardiol* 106:1703–1708, 2010.
77. Kaul S: Myocardial contrast echocardiography: a 25-year retrospective, *Circulation* 118:291–308, 2008.
78. Thomas JD: Myocardial contrast echocardiography perfusion imaging: still waiting after all these years, *J Am Coll Cardiol* 62:1362–1364, 2013.
79. Vogel R, Indermühle A, Reinhardt J, et al.: The quantification of absolute myocardial perfusion in humans by contrast echocardiography: algorithm and validation, *J Am Coll Cardiol* 45:754–762, 2005.
80. Galiuto L, Sestito A, Barchetta S, et al.: Noninvasive evaluation of flow reserve in the left anterior descending coronary artery in patients with cardiac syndrome X, *Am J Cardiol* 99:1378–1383, 2007.
81. Chow BJ, Dorbala S, Di Carli MF, et al.: Prognostic value of PET myocardial perfusion imaging in obese patients, *JACC Cardiovasc Imaging* 7:278–287, 2014.
82. Nakazato R, Heo R, Leipsic J, Min JK: CFR and FFR assessment with PET and CTA: strengths and limitations, *Curr Cardiol Rep* 16:484, 2014.
83. Beller GA: Enhanced risk stratification with noninvasive measurement of coronary flow reserve using positron emission tomography, *Circulation* 126:1808–1811, 2012.
84. Murthy VL, Naya M, Foster CR, et al.: Improved cardiac risk assessment with noninvasive measures of coronary flow reserve, *Circulation* 124:2215–2224, 2011.
85. Naya M, Murthy VL, Blankstein R, et al.: Quantitative relationship between the extent and morphology of coronary atherosclerotic plaque and downstream myocardial perfusion, *J Am Coll Cardiol* 58:1807–1816, 2011.
86. Recio-Mayoral A, Mason JC, Kaski JC, et al.: Chronic inflammation and coronary microvascular dysfunction in patients without risk factors for coronary artery disease, *Eur Heart J* 30:1837–1843, 2009.
87. Johnson BD, Shaw LJ, Buchthal SD, et al.: Prognosis in women with myocardial ischemia in the absence of obstructive coronary disease: results from the National Institutes of Health-National Heart, Lung, and Blood Institute-Sponsored Women's Ischemia Syndrome Evaluation (WISE), *Circulation* 109:2993–2999, 2004.
88. Greenwood JP, Maredia N, Younger JF, et al.: Cardiovascular magnetic resonance and single-photon emission computed tomography for diagnosis of coronary heart disease (CE-MARC): a prospective trial, *Lancet* 379:453–460, 2012.
89. Panting JR, Gatehouse PD, Yang G-Z, et al.: Abnormal subendocardial perfusion in cardiac syndrome X detected by cardiovascular magnetic resonance imaging, *N Engl J Med* 346:1948–1953, 2002.
90. Lanza GA, Buffon A, Sestito A, et al.: Relation between stress-induced myocardial perfusion defects on cardiovascular magnetic resonance and coronary microvascular dysfunction in patients with cardiac syndrome X, *J Am Coll Cardiol* 51:466–472, 2008.
91. Pilz G, Klos M, Ali E, et al.: Angiographic correlations of patients with small vessel disease diagnosed by adenosine-stress cardiac magnetic resonance imaging, *J Cardiovasc Magn Reson* 10(8), 2008.
92. Reynolds HR, Srichai MB, Iqbal SN, et al.: Mechanisms of myocardial infarction in women without angiographically obstructive coronary artery disease, *Circulation* 124:1414–1425, 2011.
93. Motwani M, Jogiya R, Kozerke S, Greenwood JP, Plein S: Advanced cardiovascular magnetic resonance myocardial perfusion imaging: high-spatial resolution versus 3-dimensional whole-heart coverage, *Circ Cardiovasc Imaging* 6:339–348, 2013.
94. Goykhman P, Mehta PK, Agarwal M, et al.: Reproducibility of myocardial perfusion reserve - variations in measurements from post processing using commercially available software, *Cardiovasc Diagn Ther* 2:268–277, 2012.
95. Hsu LY, Groves DW, Aletras AH, Kellman P, Arai AE: A quantitative pixel-wise measurement of myocardial blood flow by contrast-enhanced first-pass CMR perfusion imaging: microsphere validation in dogs and feasibility study in humans, *JACC Cardiovasc Imaging* 5:154–166, 2012.
96. Bairey Merz CN, Handberg EM, Shufelt CL, et al.: A randomized, placebo-controlled trial of late Na current inhibition (ranolazine) in coronary microvascular dysfunction (CMD): impact on angina and myocardial perfusion reserve, *Eur Heart J* 37:1504–1513, 2015.
97. Motwani M, Kidambi A, Uddin A, et al.: Quantification of myocardial blood flow with cardiovascular magnetic resonance throughout the cardiac cycle, *J Cardiovasc Magn Reson* 17(4), 2015.
98. Eriksson BE, Tyni-Lennè R, Svedenhag J, et al.: Physical training in Syndrome X: physical training counteracts deconditioning and pain in Syndrome X, *J Am Coll Cardiol* 36:1619–1625, 2000.
99. Hambrecht R, Wolf A, Gielen S, et al.: Effect of exercise on coronary endothelial function in patients with coronary artery disease, *N Engl J Med* 342:454–460, 2000.
100. Lee BC, Chen SY, Hsu HC, et al.: Effect of cardiac rehabilitation on myocardial perfusion reserve in postinfarction patients, *Am J Cardiol* 101:1395–1402, 2008.
101. Olsen RH, Pedersen LR, Jürs A, et al.: A randomised trial comparing the effect of exercise training and weight loss on microvascular function in coronary artery disease, *Int J Cardiol* 185:229–235, 2015.
102. Pizzi C, Manfrini O, Fontana F, Bugiardini R: Angiotensin-converting enzyme inhibitors and 3-hydroxy-3-methylglutaryl coenzyme A reductase in cardiac syndrome X: role of superoxide dismutase activity, *Circulation* 109:53–58, 2004.
103. Fabian E, Varga A, Picano E, et al.: Effect of simvastatin on endothelial function in cardiac syndrome X patients, *Am J Cardiol* 94:652–655, 2004.
104. Stone NJ, Robinson JG, Lichtenstein AH, et al.: 2013 ACC/AHA guideline on the treatment of blood cholesterol to reduce atherosclerotic cardiovascular risk in adults: a report of the American College of Cardiology/American Heart Association Task Force on Practice Guidelines, *J Am Coll Cardiol* 63:2889–2934, 2014.
105. Cannon CP, Blazing MA, Giugliano RP, et al.: Ezetimibe added to statin therapy after acute coronary syndromes, *N Engl J Med* 372:2387–2397, 2015.
106. Robinson JG, Farnier M, Krempf M, et al.: Efficacy and safety of alirocumab in reducing lipids and cardiovascular events, *N Engl J Med* 372:1489–1499, 2015.
107. Sabatine MS, Giugliano RP, Wiviott SD, et al.: Efficacy and safety of evolocumab in reducing lipids and cardiovascular events, *N Engl J Med* 372:1500–1509, 2015.
108. Bugiardini R, Borghi A, Biagetti L, Puddu P: Comparison of verapamil versus propranolol therapy in syndrome X, *Am J Cardiol* 63:286–290, 1989.
109. Lanza GA, Colonna G, Pasceri V, Maseri A: Atenolol versus amlodipine versus isosorbide-5-mononitrate on anginal symptoms in syndrome X, *Am J Cardiol* 84:854–856, 1999.A8.
110. Kalinowski L, Dobrucki LW, Szczepanska-Konkel M, et al.: Third-generation beta-blockers stimulate nitric oxide release from endothelial cells through ATP efflux: a novel mechanism for antihypertensive action, *Circulation* 107:2747–2752, 2003.
111. Erdamar H, Sen N, Tavil Y, et al.: The effect of nebivolol treatment on oxidative stress and antioxidant status in patients with cardiac syndrome-X, *Coron Artery Dis* 20:238–244, 2009.
112. Sugioka K, Hozumi T, Takemoto Y, et al.: Early recovery of impaired coronary flow reserve by carvedilol therapy in patients with idiopathic dilated cardiomyopathy: a serial transthoracic Doppler echocardiographic study, *J Am Coll Cardiol* 45:318–319, 2005.
113. Xiaozhen H, Yun Z, Mei Z, Yu S: Effect of carvedilol on coronary flow reserve in patients with hypertensive left-ventricular hypertrophy, *Blood Press* 19:40–47, 2010.
114. Togni M, Vigorito F, Windecker S, et al.: Does the beta-blocker nebivolol increase coronary flow reserve? *Cardiovasc Drugs Ther* 21:99–108, 2007.
115. Hung OY, Molony D, Corban MT, et al.: Comprehensive assessment of coronary plaque progression with advanced intravascular imaging, physiological measures, and wall shear stress: a pilot double-blinded randomized controlled clinical trial of nebivolol versus atenolol in nonobstructive coronary artery disease, *J Am Heart Assoc* 5:e002764, 2016. http://dx.doi.org/10.1161/JAHA.115.002764.
116. Chen JW, Hsu NW, Wu TC, Lin SJ, Chang MS: Long-term angiotensin-converting enzyme inhibition reduces plasma asymmetric dimethylarginine and improves endothelial nitric oxide bioavailability and coronary microvascular function in patients with syndrome X, *Am J Cardiol* 90:974–982, 2002.
117. Pauly DF, Johnson BD, Anderson RD, et al.: In women with symptoms of cardiac ischemia, nonobstructive coronary arteries, and microvascular dysfunction, angiotensin-converting enzyme inhibition is associated with improved microvascular function: a double-blind randomized study from the National Heart, Lung and Blood Institute Women's Ischemia Syndrome Evaluation (WISE), *Am Heart J* 162:678–684, 2011.
118. Bavry AA, Handberg EM, Huo T, et al.: Aldosterone inhibition and coronary endothelial function in women without obstructive coronary artery disease: an ancillary study of the National Heart, Lung, and Blood Institute-sponsored Women's Ischemia Syndrome Evaluation, *Am Heart J* 167:826–832, 2014.
119. Lerman A, Burnett Jr JC, Higano ST, McKinley LJ, Holmes Jr DR: Long-term L-arginine supplementation improves small-vessel coronary endothelial function in humans, *Circulation* 97:2123–2128, 1998.
120. Glueck CJ, Valdes A, Bowe D, Munsif S, Wang P: The endothelial nitric oxide synthase T-786c mutation, a treatable etiology of Prinzmetal's angina, *Transl Res* 162:64–66, 2013.
121. Kaski JC, Rosano GM, Collins P, et al.: Cardiac syndrome X: clinical characteristics and left ventricular function. Long-term follow-up study, *J Am Coll Cardiol* 25:807–814, 1995.
122. Stone PH: Calcium antagonists for Prinzmetal's variant angina, unstable angina and silent myocardial ischemia: therapeutic tool and probe for identification of pathophysiologic mechanisms, *Am J Cardiol* 59:101B–115B, 1987.
123. Parodi O, Simonetti I, Michelassi C, et al.: Comparison of verapamil and propranolol therapy for angina pectoris at rest: a randomized, multiple-crossover, controlled trial in the coronary care unit, *Am J Cardiol* 57:899–906, 1986.
124. Pepine CJ, Feldman RL, Whittle J, Curry RC, Conti CR: Effect of diltiazem in patients with variant angina: a randomized double-blind trial, *Am Heart J* 101:719–725, 1981.
125. Yasue H, Omote S, Takizawa A, et al.: Exertional angina pectoris caused by coronary arterial spasm: effects of various drugs, *Am J Cardiol* 43:647–652, 1979.
126. Cannon 3rd RO, Watson RM, Rosing DR, Epstein SE: Efficacy of calcium channel blocker therapy for angina pectoris resulting from small-vessel coronary artery disease and abnormal vasodilator reserve, *Am J Cardiol* 56:242–246, 1985.
127. Ozcelik F, Altun A, Ozbay G: Antianginal and anti-ischemic effects of nisoldipine and ramipril in patients with syndrome X, *Clin Cardiol* 22:361–365, 1999.

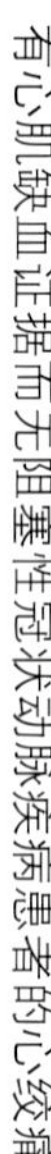

128. Sutsch G, Oechslin E, Mayer I, Hess OM: Effect of diltiazem on coronary flow reserve in patients with microvascular angina, *Int J Cardiol* 52:135–143, 1995.
129. Chaitman BR: Ranolazine for the treatment of chronic angina and potential use in other cardiovascular conditions, *Circulation* 113:2462–2472, 2006.
130. Chaitman BR, Pepine CJ, Parker JO, et al.: Effects of ranolazine with atenolol, amlodipine, or diltiazem on exercise tolerance and angina frequency in patients with severe chronic angina: a randomized controlled trial, *JAMA* 291:309–316, 2004.
131. Stone PH, Gratsiansky NA, Blokhin A, et al.: Antianginal efficacy of ranolazine when added to treatment with amlodipine: the ERICA (Efficacy of Ranolazine in Chronic Angina) trial, *J Am Coll Cardiol* 48:566–575, 2006.
132. Mehta PK, Goykhman P, Thomson LE, et al.: Ranolazine improves angina in women with evidence of myocardial ischemia but no obstructive coronary artery disease, *JACC Cardiovasc Imaging* 4:514–522, 2011.
133. Sulfi S, Timmis AD: Ivabradine–the first selective sinus node I(f) channel inhibitor in the treatment of stable angina, *Int J Clin Pract* 60:222–228, 2006.
134. Fox K, Ford I, Steg PG, et al.: Ivabradine for patients with stable coronary artery disease and left-ventricular systolic dysfunction (BEAUTIFUL): a randomised, double-blind, placebo-controlled trial, *Lancet* 372:807–816, 2008.
135. Swedberg K, Komajda M, Böhm M, et al.: Ivabradine and outcomes in chronic heart failure (SHIFT): a randomised placebo-controlled study, *Lancet* 376:875–885, 2010.
136. Tardif JC, Ford I, Tendera M, et al.: Efficacy of ivabradine, a new selective I(f) inhibitor, compared with atenolol in patients with chronic stable angina, *Eur Heart J* 26:2529–2536, 2005.
137. Rosen SD, Lorenzoni R, Kaski JC, Foale RA, Camici PG: Effect of alpha1-adrenoceptor blockade on coronary vasodilator reserve in cardiac syndrome X, *J Cardiovasc Pharmacol* 34:554–560, 1999.
138. Botker HE, Sonne HS, Schmitz O, Nielsen TT: Effects of doxazosin on exercise-induced angina pectoris, ST-segment depression, and insulin sensitivity in patients with syndrome X, *Am J Cardiol* 82:1352–1356, 1998.
139. Emdin M, Picano E, Lattanzi F, L'Abbate A: Improved exercise capacity with acute aminophylline administration in patients with syndrome X, *J Am Coll Cardiol* 14:1450–1453, 1989.
140. Cannon 3rd RO, Quyyumi AA, Mincemoyer R, et al.: Imipramine in patients with chest pain despite normal coronary angiograms, *N Engl J Med* 330:1411–1417, 1994.
141. Hongo M, Takenaka H, Uchikawa S, et al.: Coronary microvascular response to intracoronary administration of nicorandil, *Am J Cardiol* 75:246–250, 1995.
142. Chen JW, Lee WL, Hsu NW, et al.: Effects of short-term treatment of nicorandil on exercise-induced myocardial ischemia and abnormal cardiac autonomic activity in microvascular angina, *Am J Cardiol* 80:32–38, 1997.
143. Vicari RM, Chaitman B, Keefe D, et al.: Efficacy and safety of fasudil in patients with stable angina: a double-blind, placebo-controlled, phase 2 trial, *J Am Coll Cardiol* 46:1803–1811, 2005.
144. Fukumoto Y, Mohri M, Inokuchi K, et al.: Anti-ischemic effects of fasudil, a specific Rho-kinase inhibitor, in patients with stable effort angina, *J Cardiovasc Pharmacol* 49:117–121, 2007.
145. White HD, Lowe JB: Antianginal efficacy of perhexiline maleate in patients refractory to beta-adrenoreceptor blockade, *Int J Cardiol* 3:145–155, 1983.
146. Cole PL, Beamer AD, McGowan N, et al.: Efficacy and safety of perhexiline maleate in refractory angina. A double-blind placebo-controlled clinical trial of a novel antianginal agent, *Circulation* 81:1260–1270, 1990.
147. Lee L, Horowitz J, Frenneaux M: Metabolic manipulation in ischaemic heart disease, a novel approach to treatment, *Eur Heart J* 25:634–641, 2004.
148. Ashrafian H, Horowitz JD, Frenneaux MP: Perhexiline, *Cardiovasc Drug Rev* 25:76–97, 2007.
149. Kantor PF, Lucien A, Kozak R, Lopaschuk GD: The antianginal drug trimetazidine shifts cardiac energy metabolism from fatty acid oxidation to glucose oxidation by inhibiting mitochondrial long-chain 3-ketoacyl coenzyme A thiolase, *Circ Res* 86:580–588, 2000.
150. Peng S, Zhao M, Wan J, et al.: The efficacy of trimetazidine on stable angina pectoris: a meta-analysis of randomized clinical trials, *Int J Cardiol* 177:780–785, 2014.
151. Rogacka D, Guzik P, Wykretowicz A, et al.: Effects of trimetazidine on clinical symptoms and tolerance of exercise of patients with syndrome X: a preliminary study, *Coron Artery Dis* 11:171–177, 2000.
152. Nalbantgil S, Altintig A, Yilmaz H, et al.: The effect of trimetazidine in the treatment of microvascular angina, *Int J Angiol* 8:40–43, 1999.
153. Leonardo F, Fragasso G, Rossetti E, et al.: Comparison of trimetazidine with atenolol in patients with syndrome X: effects on diastolic function and exercise tolerance, *Cardiologia* 44:1065–1069, 1999.
154. Stys TP, Lawson WE, Hui JCK, et al.: Effects of enhanced external counterpulsation on stress radionuclide coronary perfusion and exercise capacity in chronic stable angina pectoris, *Am J Cardiol* 89:822–824, 2002.
155. Arora RR, Chou TM, Jain D, et al.: The multicenter study of enhanced external counterpulsation (MUST-EECP): effect of EECP on exercise-induced myocardial ischemia and anginal episodes, *J Am Coll Cardiol* 33:1833–1840, 1999.
156. Urano H, Ikeda H, Ueno T, et al.: Enhanced external counterpulsation improves exercise tolerance, reduces exercise-induced myocardial ischemia and improves left ventricular diastolic filling in patients with coronary artery disease, *J Am Coll Cardiol* 37:93–99, 2001.
157. Lawson WE, Hui JCK, Zheng ZS, et al.: Three-year sustained benefit from enhanced external counterpulsation in chronic angina pectoris, *Am J Cardiol* 75:840–841, 1995.
158. Kronhaus KD, Lawson WE: Enhanced external counterpulsation is an effective treatment for syndrome X, *Int J Cardiol* 135:256–257, 2009.
159. Beck DT, Martin JS, Casey DP, et al.: Enhanced external counterpulsation improves endothelial function and exercise capacity in patients with ischaemic left ventricular dysfunction, *Clin Exp Pharmacol Physiol* 41:628–636, 2014.
160. Loh PH, Cleland JG, Louis AA, et al.: Enhanced external counterpulsation in the treatment of chronic refractory angina: a long-term follow-up outcome from the International Enhanced External Counterpulsation Patient Registry, *Clin Cardiol* 31:159–164, 2008.
161. Lawson WE, Barsness G, Michaels AD, et al.: Effectiveness of repeat enhanced external counterpulsation for refractory angina in patients failing to complete an initial course of therapy, *Cardiology* 108:170–175, 2007.
162. Losordo DW, Schatz RA, White CJ, et al.: Intramyocardial transplantation of autologous CD34+ stem cells for intractable angina: a phase I/IIa double-blind, randomized controlled trial, *Circulation* 115:3165–3172, 2007.
163. van Ramshorst J, Bax JJ, Beeres SL, et al.: Intramyocardial bone marrow cell injection for chronic myocardial ischemia: a randomized controlled trial, *JAMA* 301:1997–2004, 2009.
164. Malliaras K, Makkar RR, Smith RR, et al.: Intracoronary cardiosphere-derived cells after myocardial infarction: evidence of therapeutic regeneration in the final 1-year results of the CADUCEUS trial (CArdiosphere-Derived aUtologous stem CElls to reverse ventricUlar dySfunction), *J Am Coll Cardiol* 63:110–122, 2014.
165. Kanazawa H, Tseliou E, Malliaras K, et al.: Cellular postconditioning: allogeneic cardiosphere-derived cells reduce infarct size and attenuate microvascular obstruction when administered after reperfusion in pigs with acute myocardial infarction, *Circ Heart Fail* 8:322–332, 2015.
166. Antonios TF, Singer DR, Markandu ND, Mortimer PS, MacGregor GA: Structural skin capillary rarefaction in essential hypertension, *Hypertension* 33:998–1001, 1999.
167. Pries AR, Badimon L, Bugiardini R, et al.: Coronary vascular regulation, remodelling, and collateralization: mechanisms and clinical implications on behalf of the working group on coronary pathophysiology and microcirculation, *Eur Heart J* 36:3134–3146, 2015.
168. Gallet R, de Couto G, Simsolo E, et al.: Cardiosphere-derived cells reverse heart failure with preserved ejection fraction (HFpEF) in rats by decreasing fibrosis and inflammation, *J Am Coll Cardiol: basic to Translational Science* 1:14–28, 2016.
169. Asbury EA, Kanji N, Ernst E, Barbir M, Collins P: Autogenic training to manage symptomology in women with chest pain and normal coronary arteries, *Menopause* 16:60–65, 2009.
170. Asbury EA, Webb CM, Collins P: Group support to improve psychosocial well-being and primary-care demands among women with cardiac syndrome X, *Climacteric* 14:100–104, 2011.
171. Cannon 3rd RO, Quyyumi AA, Schenke WH, et al.: Abnormal cardiac sensitivity in patients with chest pain and normal coronary arteries, *J Am Coll Cardiol* 16:1359–1366, 1990.
172. Chauhan A, Mullins PA, Thuraisingham SI, et al.: Abnormal cardiac pain perception in syndrome X, *J Am Coll Cardiol* 24:329–335, 1994.
173. Pasceri V, Lanza GA, Buffon A, et al.: Role of abnormal pain sensitivity and behavioral factors in determining chest pain in syndrome X, *J Am Coll Cardiol* 31:62–66, 1998.
174. Chauhan A, Mullins PA, Thuraisingham SI, et al.: Effect of transcutaneous electrical nerve stimulation on coronary blood flow, *Circulation* 89:694–702, 1994.
175. Lanza GA, Sestito A, Sgueglia GA, et al.: Effect of spinal cord stimulation on spontaneous and stress-induced angina and "ischemia-like" ST-segment depression in patients with cardiac syndrome X, *Eur Heart J* 26:983–989, 2005.
176. Borjesson M, Andrell P, Mannheimer C: Spinal cord stimulation for long-term treatment of severe angina pectoris: what does the evidence say? *Future Cardiol* 7:825–833, 2011.
177. Odenstedt J, Linderoth B, Bergfeldt L, et al.: Spinal cord stimulation effects on myocardial ischemia, infarct size, ventricular arrhythmia, and noninvasive electrophysiology in a porcine ischemia-reperfusion model, *Heart Rhythm* 8:892–898, 2011.
178. Chester M, Hammond C, Leach A: Long-term benefits of stellate ganglion block in severe chronic refractory angina, *Pain* 87:103–105, 2000.
179. Wiener L, Cox JW: Influence of stellate ganglion block on angina pectoris and the post-exercise electrocardiogram, *Am J Med Sci* 252:289–295, 1966.
180. Sudhir K, Jennings GL, Funder JW, Komesaroff PA: Estrogen enhances basal nitric oxide release in the forearm vasculature in perimenopausal women, *Hypertension* 28:330–334, 1996.
181. Haynes MP, Russell KS, Bender JR: Molecular mechanisms of estrogen actions on the vasculature, *J Nucl Cardiol* 7:500–508, 2000.
182. Grodstein F, Stampfer M: The epidemiology of coronary heart disease and estrogen replacement in postmenopausal women, *Prog Cardiovasc Dis* 38:199–210, 1995.
183. Roqué M, Heras M, Roig E, et al.: Short-term effects of transdermal estrogen replacement therapy on coronary vascular reactivity in postmenopausal women with angina pectoris and normal results on coronary angiograms, *J Am Coll Cardiol* 31:139–143, 1998.
184. Collins P, Rosano GM, Sarrel PM, et al.: 17 beta-Estradiol attenuates acetylcholine-induced coronary arterial constriction in women but not men with coronary heart disease, *Circulation* 92:24–30, 1995.
185. Manson JE, Hsia J, Johnson KC, et al.: Estrogen plus progestin and the risk of coronary heart disease, *N Engl J Med* 349:523–534, 2003.
186. Merz CN, Johnson BD, Berga SL, et al.: Total estrogen time and obstructive coronary disease in women: insights from the NHLBI-sponsored Women's Ischemia Syndrome Evaluation (WISE), *J Womens Health (Larchmt)* 18:1315–1322, 2009.
187. Wolff EF, He Y, Black DM, et al.: Self-reported menopausal symptoms, coronary artery calcification, and carotid intima-media thickness in recently menopausal women screened for the Kronos early estrogen prevention study (KEEPS), *Fertil Steril* 99:1385–1391, 2013.

26 抑郁、焦虑和应激

Lauren Wasson，Obi Emeruwa，Karina W. Davidson

蓝迪慧 译

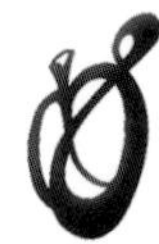

引言

许多CAD患者存在临床意义上的抑郁症，其与损害健康相关的生活质量和减少质量调整生命年（QALY）相关，是一种费用高昂、可恶化病情的合并症。抑郁症同样可增加急性冠脉综合征（ACS）事件的复发风险，使全因死亡率上升1倍并增加医疗负担。在临床上，许多患者也表现出焦虑和应激状态。基于这些观察性数据，许多咨询协会和专业学会建议对CAD患者进行负性情绪筛查，并根据检测到的负性情绪程度对患者提供相应的综合治疗。

本章的主要目的是为心脏病学专家提供以上结论的最新证据，并对CAD患者进行抑郁、焦虑和应激的筛查、咨询和治疗提供实用建议。首先，我们概述了相关专业指南和建议；其次，讨论了CAD患者负性情绪的流行病学、筛查和治疗等方面的证据；最后，我们为当前学者、临床医生和专业机构关于管理CAD患者负性情绪的有效性的争论提供了背景资料[1]。

很少有心脏病学专家或其他卫生保健服务人员执行对CAD患者进行抑郁、焦虑和应激筛查并针对筛查出的患者进行治疗的建议[2-3]。实施这些建议的最大障碍包括：缺乏评估和管理抑郁的时间、缺乏针对抑郁的教育网络及缺乏随机对照试验（randomized controlled trials，RCT）的证据来支持这些建议[4-5]。然而，仍推荐对CAD患者（或所有患者）进行强制性抑郁普查。自2014年起，美国国家质量论坛（National Quality Forum，NQF）将抑郁普查作为所有患者健康状况评估的一个质量标准[6]；在不久的将来，6个月内或12个月内成功控制抑郁将成为有效的疾病控制标准。因此，美国CAD患者很快将会接受抑郁筛查，若有相应的阳性临床表现，将会对其进行随访。面对这些即将在美国和世界上许多其他地方发生的改变，我们提供了关于这个主题的科学研究、方法和争议等内容的概述。

专业学会指南 / 建议 / 声明

抑郁

得益于有关抑郁与CAD患者预后的观察性研究的发现，许多专业学会建议对CAD患者进行常规抑郁筛查，并在必要时转诊治疗。然而值得注意的是，目前仍缺乏RCT证据支持这些推荐建议。此外，虽

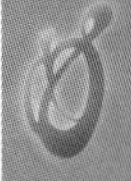

然 RCT 提示在某些情况下的治疗可以改善抑郁状态，但是尚未明确治疗可以改善 CAD 患者的预后[7]。

AHA

2008 年 AHA 发布了由美国精神病协会（American Psychiatric Association，APA）认证的科学建议，建议中推荐对 ACS 患者进行抑郁问卷筛查，并根据图 26.1 中的步骤对筛查阳性的患者进行专业评估，从而进行抑郁的诊断和治疗[8]。框 26.1 和框 26.2 详细列出了推荐的抑郁筛查问卷内容。美国预防医学工作组（United States Preventative Services Task Force，USPSTF）和 AHA/APA 指南推荐患者健康问卷 2［Patient Health Questionnaire-2（PHQ-2）］是 / 否双选题版本作为初始筛选问卷，它已被证实较 PHQ-2 多项选择筛选问卷更敏感、更容易实施[9]。该建议有效地扩大了既往关于女性心血管疾病预防的循证指南范围，既往指南对具有 CAD 风险的女性患者进行抑郁筛查并进行相应转诊 / 治疗的推荐类别为Ⅱ a 类（证据 / 观点的级别支持有用性 / 有效性）、证据等级为 B 级（来自单一随机试验或其他随机试验的有限证据）[10-11]。2008 年 AHA 的报告特别指出，截至其发布时，没有直接的证据表明抑郁的治疗与心脏预后的改善有关[8]。

在 2011 年 AHA/ACC 发布了针对 CAD 患者的二级预防指南，建议对近期发生 MI 或行 CABG 的患者进行抑郁筛查（推荐类别Ⅱ a类，证据等级

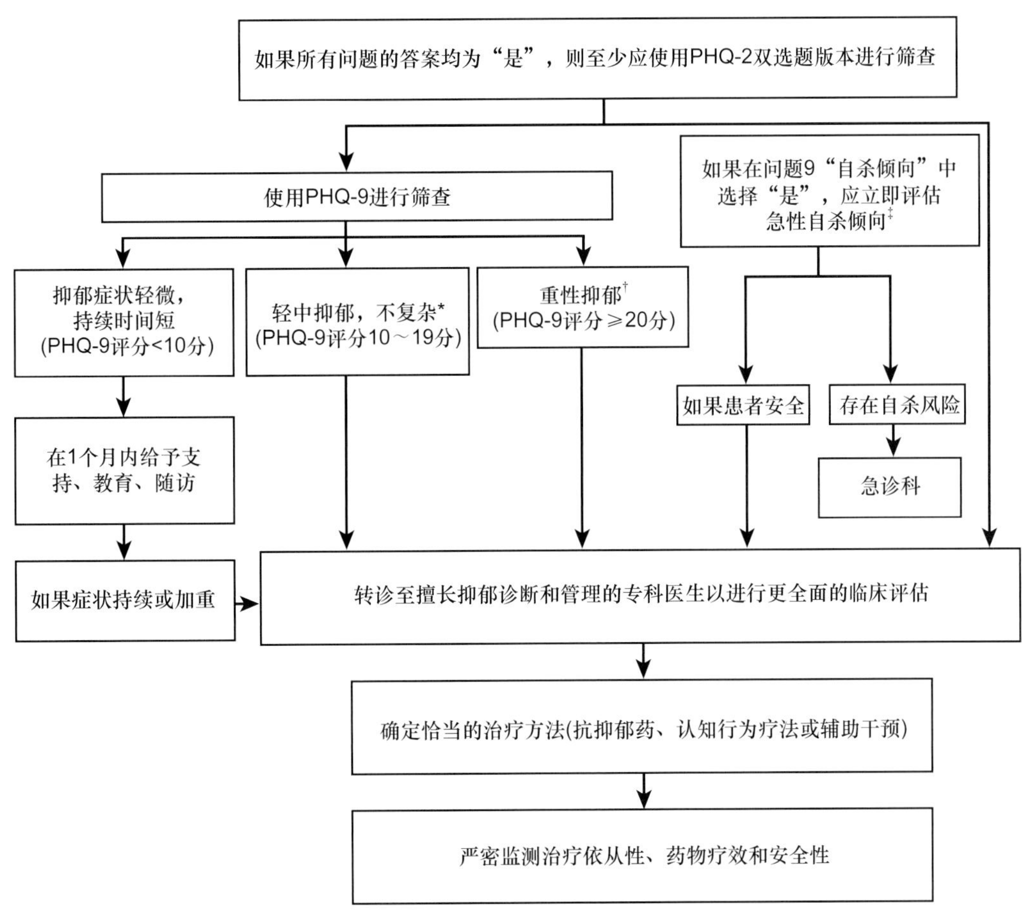

图 26.1　AHA 关于抑郁筛查和治疗的建议。 * 符合重性抑郁的诊断标准：PHQ-9 评分为 10～19 分，既往抑郁发作少于 1～2 次，双相障碍、自杀倾向、严重药物滥用或其他主要精神问题的筛查结果为阴性。† 符合重性抑郁诊断标准伴有以下至少 1 项：① PHQ-9 评分＞ 20 分；②曾有 3 次或以上抑郁发作；③双相障碍、自杀倾向、严重药物滥用或其他主要精神问题的筛查呈阳性。‡ 如果对问题 9“自杀”回答“是”，立即评估急性自杀倾向。在患者安全的前提下，寻求更全面的临床评估；如果患者存在自杀风险，应护送患者到急诊室。PHQ，患者健康问卷。（From Lichtman JH，Bigger JT Jr，Blumenthal JA，et al. Depression and coronary heart disease：recommendations for screening，referral，and treatment：a science advisory from the American Heart Association Prevention Committee of the Council on Cardiovascular Nursing，Council on Clinical Cardiology，Council on Epidemiology and Prevention，and Interdisciplinary Council on Quality of Care and Outcomes Research. Circ 118，1768?775，2008.）

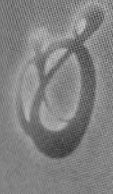

框 26.1　AHA 关于抑郁筛查和治疗的建议：PHQ-9 抑郁筛查量表

在过去的两周里，你有多少次被下列问题困扰？
1. 对任何事情都提不起精神 / 不感兴趣
2. 感到心情低落、沮丧或绝望
3. 入睡困难、无法入睡或睡眠过多
4. 感觉疲倦或没有精力
5. 食欲减退或暴饮暴食
6. 觉得自己很糟糕或很失败，或感觉让自己或家人失望
7. 无法集中注意力，如在看报或看电视时
8. 行动或说话过于缓慢以致引起旁人注意。或者过于烦躁不安，以致比平时更频繁地走动
9. 认为死了会更好或想以某种方式伤害自己

Courtesy of MacArthur Foundation Initiative on Depression and Primary Care. PRIMEMD Patient Health Questionnaire-1999 Pfizer Inc. MacArthur Toolkit 2006 3CM，LLC. Used with permission. Available at http：//www.depression-primarycare.org/.

框 26.2　PHQ-2 是 / 否双选题版本

在过去的 1 个月中，你是否经常被以下问题困扰：
1. 感到心情低落、沮丧或绝望？（是 / 否）
2. 对任何事情都提不起精神 / 不感兴趣？（是 / 否）

From Whooley MA，Avins AL，Miranda J，et al. Case-finding instruments for depression. Two questions are as good as many. J Gen Intern Med. 1997；12（7）：439-445.

B 级）[12]。指南认为，对抑郁进行治疗并未显示能够改善 CAD 患者的预后，但仍对治疗提出推荐类别Ⅱ b 类，证据等级 C 级的建议，其逻辑是除了改善 CAD 预后外，治疗抑郁可能具有其他临床益处[12]。

2014 年，AHA 公布了一份科学声明，正式指出抑郁是 ACS 患者全因死亡、心脏性死亡和复合终点（心脏性死亡率或全因死亡率和非致死性心脏事件）等不良预后的危险因素[13]。该结论基于一项系统综述，该综述明确了在前瞻性研究中观察到抑郁和 CAD 患者预后存在一致的强相关性，目前仍缺乏关于这种相关性的其他解释，也缺乏可信的生物学机制来解释这种相关性[13]。

美国家庭医师学会

2009 年，美国家庭医师学会（American Academy of Family Practitioners，AAFP）发布了 MI 患者抑郁的筛查和管理指南[14]。它在回顾现有证据的基础上发布了 4 项具体指南。第一项建议是应用标准化症状量表来筛查 MI 患者在住院期间和定期随访时的抑郁症状。第二项建议是对 MI 后抑郁患者进行治疗以改善症状。特别指出的是，这些建议的证据等级为 A 级，它们是基于显示抑郁结局有所改善但心脏结局无改善的 RCT 证据，“尽管证据尚不能排除小的心脏获益的可能性”[14]。第三和第四项指南建议应用选择性 5- 羟色胺再摄取抑制剂（selective serotonin reuptake inhibitor，SSRI）（证据等级 A 级）和（或）心理治疗（证据等级 B 级）对抑郁进行治疗。

欧洲学会

《欧洲心血管疾病预防临床实践指南》是由 ESC 和其他学会共同发布的。在 2012 年，该指南指出抑郁可引起 CAD 发病以及 CAD 预后不良。该指南建议采用临床访谈或标准化问卷对抑郁进行评估，并考虑对抑郁进行有针对性的临床管理，以改善 CAD 患者的预后和提高生活质量为目标（推荐类别Ⅱ a 类，证据等级 B 级）[15]。

英国医疗保健系统[16]通过英国国家卫生与临床优化研究所（NICE）支持对 CAD 患者进行抑郁筛查，如果发现抑郁则进行转诊治疗。

焦虑

欧洲学会

2012 年《欧洲预防指南》也指出，焦虑同样会引起 CAD 发生和 CAD 预后不良。该指南将焦虑纳入推荐类别Ⅱ a 类，证据等级 B 级，建议通过临床访谈或标准化问卷对焦虑进行筛查，并进行有针对性的临床管理，以改善 CAD 患者预后和提高生活质量[15]。

应激

欧洲学会

2012 年的指南还指出，在工作和家庭生活中出现的应激会增加 CAD 发生和不良预后的风险。为此，该指南提出推荐类别Ⅱ a 类，证据等级 B 级的建议，对应激状态进行筛查并提供针对性的临床管理，以改善 CAD 患者的预后和提高生活质量[15]。

虽然应激和焦虑不是该指南或共识声明的重点

部分，但这个话题越来越引人关注[17-18]。

流行病学

抑郁

抑郁是全球出现“伤残损失健康生命年”的主要原因，当合并慢性疾病时，抑郁会严重影响患者的生活质量和预期寿命[19]。这在 CAD 患者中尤其突出，因为抑郁会增加 CAD 发生风险并导致更差的 CAD 预后[19-21]。大型流行病学研究已证明，抑郁是 CAD 发生和复发的预测因子。抑郁症状本身也能预测 CAD 风险，而重性抑郁（major depressive disorder，MDD）比仅出现抑郁情绪具有更强的致病效应，表现出明显的剂量-效应关系[8, 19]。

抑郁和 CAD 发生

许多不同的队列研究发现，抑郁症状与增加 CAD 的发生风险相关。在不同的研究中，与非抑郁症患者相比，抑郁症患者发生 CAD 的相对危险度（RR）为 0.98 ～ 3.5，复合事件的相对危险度为 1.6 ～ 5.4[7, 21]。MDD 增加 MI 的发生风险更为显著，比值比（OR）约为 4.5[21]。抑郁症状或临床抑郁症增加的心血管病发生风险可能比传统心血管危险因素更大（图 26.2）[22-23]。

CAD 患者合并抑郁

抑郁是普通内科患者中比较常见的慢性疾病之一，患病率为 5%～15%[13, 19]。抑郁在 CAD 患者中更为普遍（图 26.3）[24]。多达 20% 的 CAD 患者符合 DSM 中对 MDD 的诊断标准，30% ～ 50% 的患者自述有抑郁症状[14, 19-20, 25]。急性 MI 后的抑郁患病率明显升高[14]。更重要的是，临床诊断的抑郁和抑郁症状都预示着心脏病风险增加。在美国，约有 700 万 CAD 患者患有临床意义上的抑郁，而且这一公共卫生负担以每年新增 50 万人的速度增长[19]。

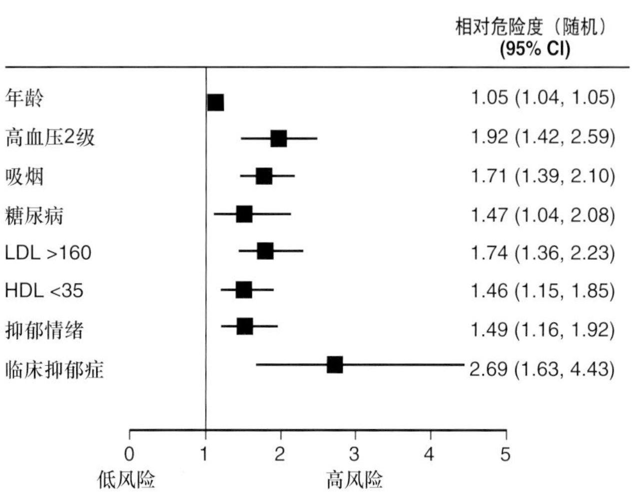

图 26.2 抑郁症状、临床抑郁症（因心脏病、MI 而死亡）与传统心血管危险因素（因心脏病、MI、冠状动脉供血不足、心绞痛进展而死亡）的相对危险度。CI，置信区间；HDL，高密度脂蛋白；LDL，低密度脂蛋白。[From Rozanski A，Blumenthal JA，Davidson KW，et al. The epidemiology，pathophysiology，and management of psychosocial risk factors in cardiac practice：the emerging field of behavioral cardiology. J Am Coll Cardiol. 2005；45（5）：637-651.]

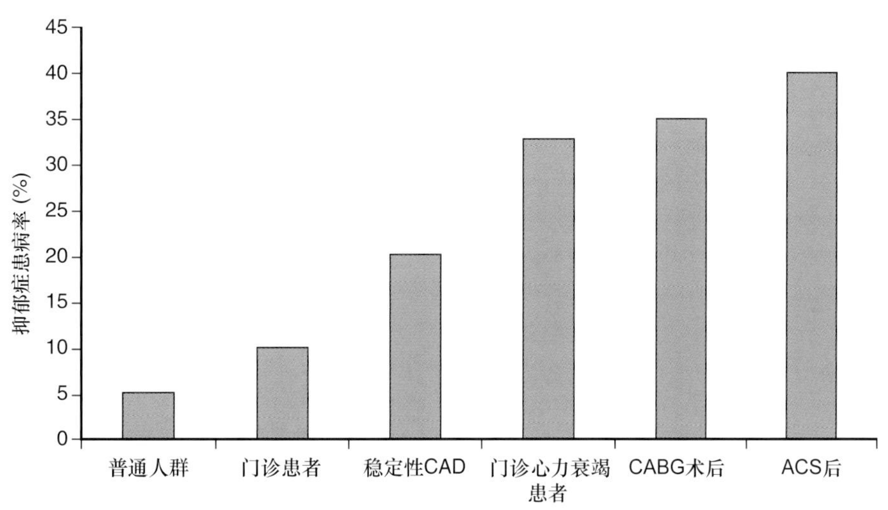

图 26.3 抑郁在不同患者中的患病率。ACS，急性冠脉综合征；CABG，冠状动脉旁路移植术。[Data from Whooley MA. Depression and cardiovascular disease：healing the broken-hearted. JAMA. 2006；295（24）：2874-2881.]

CAD 患者合并抑郁对预后的影响

与非抑郁 MI 患者相比，合并抑郁的患者的合并症、心脏并发症发生率及死亡率更高[7-8, 19, 21]。观察性研究表明，有抑郁症状的 ACS 患者 MI 的复发风险增加了两倍[8, 13, 19-20]。如图 26.4 所示，抑郁症状作为死亡和 CAD 复发的预测因子与传统的危险因素相当[19]。

根据其系统综述，AHA 正式将抑郁列为 ACS 患者预后不良的危险因素。系统综述表明，抑郁是 ACS 后患者全因死亡率、心脏性死亡率和复合终点（心脏性死亡或全因死亡率和非致死性心脏事件）发生率升高的危险因素[13]。然而有研究者质疑，抑郁可能是一个危险标志而不是一个危险因素，因为还没有试验证据表明治疗抑郁能够改善患者预后，使其更类似于高密度脂蛋白或 C 反应蛋白的作用[26]。

抑郁对健康相关生活质量的影响

与心绞痛、关节炎、哮喘或糖尿病等单一健康状况相比，抑郁与健康相关生活质量以及健康状况的相关性更强[27]。独立于传统的生活质量预测因子，抑郁能够明确预测不良的健康相关生活质量，尤其是对稳定性 CAD 和近期发生 ACS 的患者。多项关于 CAD 患者生活质量的多种预测因子的研究表明，即使评估了其他预测因子（如人口统计学和社会变量、疾病的严重程度、射血分数和缺血等），抑郁也是最重要的预测因子[19-20]。近期有抑郁病史的 ACS 患者出现心绞痛的风险增加两倍，活动受限风险增加 3 倍，而健康相关生活质量下降的风险几乎增加 3 倍。有学者呼吁应重视改善 ACS 患者的生活质量，而不应单纯关注延长生命而忽略生活质量下降[19]。一些治疗抑郁的建议恰好支持这一观点。

抑郁相关医疗费用

长期以来，抑郁一直与高昂的医疗费用、长时间劳动力损失和工作绩效下降相关。慢性疾病（如 CAD）合并抑郁的患者，门诊及急诊就诊次数、因病卧床的天数和功能障碍明显增多。与无抑郁的 MI 患者相比，即使是单纯恐惧症和非临床焦虑水平也提示风险增加，且存在分级反应关系[19-20]。

焦虑

焦虑非常普遍，约 20% 的美国人出现各种焦虑症状——这一比例可能也见于 CAD 患者[28]。一些前瞻性研究表明，有焦虑症状的患者发生心血管事件的风险增加，即使是单纯恐惧症和与分级反应相关的非临床焦虑水平同样会增加发病风险[28]。

应激

有关应激和 CAD 的研究结果模棱两可，这可能是由于对“应激”的定义和概念不同，以及研究的 CAD 结局不同[29]。然而，近期研究表明应激状态与 CAD 发病相关。患者自我报告的应激因素与 CAD 发病的风险比超过 1.6[29]。一项纳入 6 项前瞻性观察性队列研究的 meta 分析显示，患者自我报告的应激状态与 6 个月时发生 CAD 相关，总体相对危险度为 1.27（95% CI 1.12 ～ 1.45）。

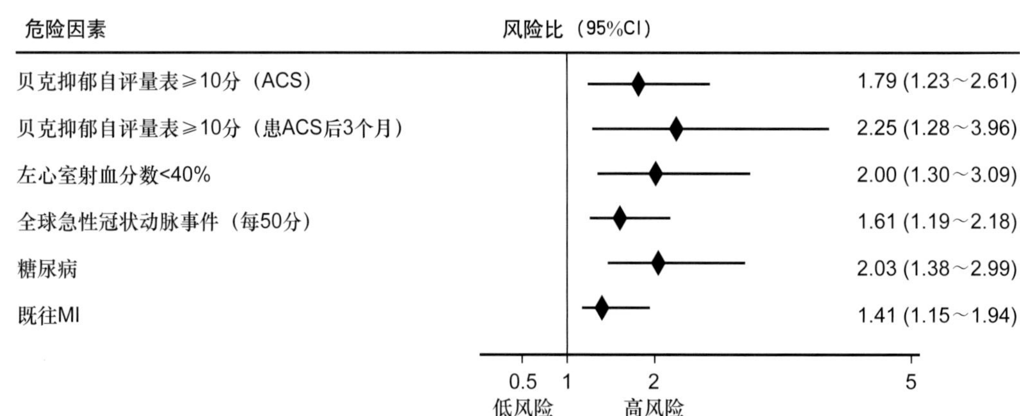

图 26.4　抑郁症状与传统心血管危险因素的风险比。ACS，急性冠脉综合征；CI，置信区间；MI，心肌梗死。（From Davidson KW. Depression and coronary heart disease. ISRN Cardiol. 2012；2012：743813.）

在独立研究中，社会孤立、工作压力和婚姻问题等特定的应激因素也与CAD的发病独立相关，风险比约为1.5。meta分析表明，工作压力和孤独/孤立也会增加CAD的发生风险[31]。感知应激不仅是CAD的危险因素，感知到应激损害个体健康也是一个危险因素[32]。

尽管证据有限，但应激可能与CAD患者预后不良有关[31]。经济负担和工作压力是CAD相关事件复发的常见应激因素[33-34]。

生物学机制

抑郁

目前，有许多生物学机制已被提出，以解释抑郁和CAD发病、CAD复发事件之间的关联（图26.5）。部分机制如下：

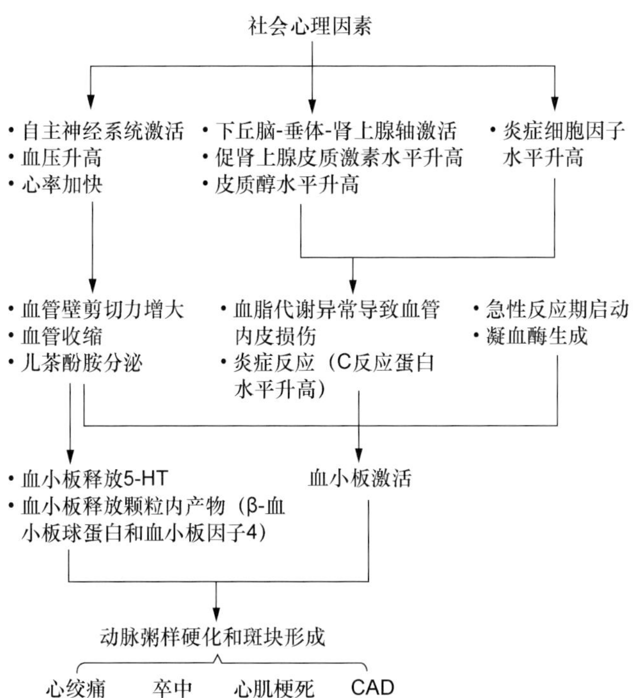

在抑郁患者中，有多种生理系统失调与抑郁-CAD关系密切，包括血小板反应、炎症、自主神经紊乱、睡眠结构紊乱、昼夜节律紊乱、合成代谢/分解代谢激素失衡等。然而，抑郁和CAD的发生是否由特定的生物学机制失衡引起尚不明确。虽然下文简述了几种可能的机制，但几乎没有直接的临床证据表明这些机制与抑郁患者发生CAD相关。最近一项针对动物研究的综述表明[35]，这些机制大部分是可靠的，但仍需通过人类相关研究才能最终确定抑郁-ACS复发之间的生物学机制[19]。

血小板反应

多项病例对照研究发现，CAD患者可出现血小板反应性增高。与非MDD的CAD患者相比，合并MDD的CAD患者血小板聚集标志物β-血小板球蛋白（β-thromboglobulin，β-TG）和血小板因子4以及血小板/内皮细胞黏附分子-1表达增加[8, 19]。

炎症

在CAD患者中，炎症标志物［C反应蛋白、可溶性细胞间黏附分子-1（soluble intercellular adhesion molecule 1，sICAM1）、可溶性血管细胞黏附分子-1和肿瘤坏死因子-α等］水平升高与心血管事件风险增加相关。多项横断面研究发现，无论是在健康受试者中还是在ACS后不久的患者中，通过检测C反应蛋白或sICAM1水平，可发现抑郁与慢性炎症相关[8, 19]。促炎症细胞因子可能导致冠状动脉粥样硬化[7]。

自主神经失调

自主神经失调的特点是交感神经系统（sympathetic nervous system，SNS）兴奋性增高，这通常与副交感神经系统（parasympathetic nervous system，PNS）兴奋性降低相一致。过度的SNS兴奋会产生许多导致CAD的因素：高血压、心肌需氧量增加、血小板活化、心肌细胞凋亡增加和心律失常。SNS兴奋性增高和PNS兴奋性降低都与抑郁发生和CAD复发有关。此外，与没有抑郁症状的CAD患者相比，有抑郁症状的CAD患者去甲肾上腺素代谢水平更高，表明SNS兴奋性更高[19]。

睡眠结构紊乱

抑郁与睡眠结构紊乱密切相关，尽管具体失调的多导睡眠图参数尚不明确。研究表明，快速眼动（rapid eye movement，REM）潜伏时间减少——从睡眠开始到第一次发生REM的时间——是最常见的睡眠失调，这可将MDD患者与非MDD患者区分开来。REM睡眠的特点是SNS明显激活，其足以促进血栓形成过程，增加对血管壁的血流动力学应力，

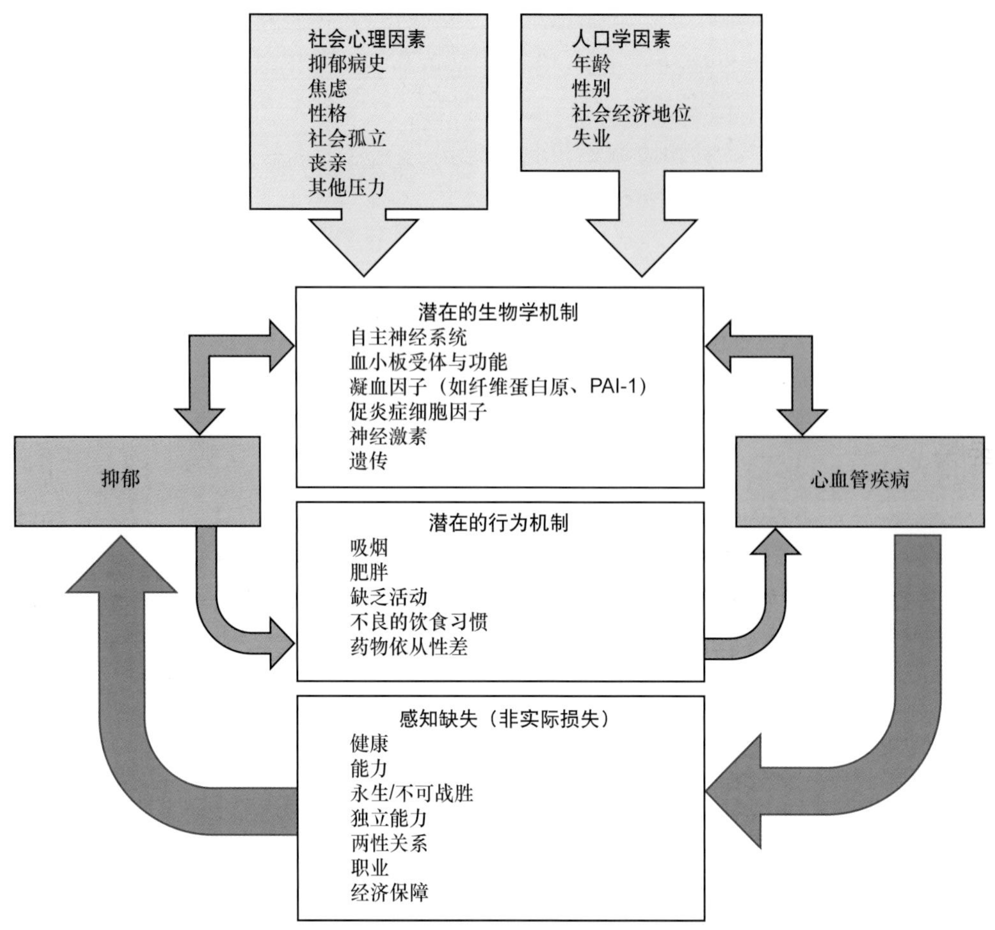

图 26.5 阐述心血管疾病与抑郁相关性的可能因素。PAI-1，纤溶酶原激活物抑制剂 1。[From Hare DL，Toukhsati SR，Johansson P，et al. Depression and cardiovascular disease：a clinical review. Eur Heart J. 2014；35（21）：1365-1372.]

从而导致斑块破裂，并改变心脏电生理特性。这些自主神经冲动很可能是引起人类 REM 时发生心脏事件的原因。更重要的是，在最近发生 MI 的患者中，REM 诱发的心脏交感神经支配作用得到了增强。此外，抑郁患者和抑郁症状易于发作的患者总睡眠时间不断减少。虽然缺乏关于睡眠结构和 CAD 复发相关性的前瞻性流行病学研究，但有流行病学数据表明，睡眠时间缩短是 ACS 的预测因子[19]。

昼夜节律紊乱

内源性昼夜节律调节大部分与抑郁和 ACS 相关的激素、生理和心理变量的日常变化。其中变化最显著的系统是体温调节系统和褪黑素分泌系统。证据表明，包括 MI 在内的大多数心血管事件都表现出明显的昼夜节律性，其事件峰值集中在上午 6 点至下午 2 点之间。然而，在经常昼夜节律失调的抑郁患者中，大多数 MI 发生在晚上 10 点到早上 6 点之间。因此，抑郁患者出现的昼夜节律紊乱现象可能有助于阐明一些与患者复发心血管事件的风险增加有关的通路[19]。

下丘脑-垂体-肾上腺轴

在抑郁患者中，下丘脑-垂体-肾上腺（hypothalamic-pituitary-adrenal，HPA）轴作为一个主要的应激轴被广泛研究，促肾上腺皮质激素（adrenocorticotropin，ACTH）通过该轴可刺激肾上腺并释放皮质醇。抑郁患者血液中的 ACTH 和皮质醇水平升高，尿皮质醇浓度增加，皮质醇昼夜分泌节律改变。对 MI 患者的前瞻性研究发现，血液中高水平的皮质醇（>2000 nmol/L）可成为死亡的预测因子。

焦虑

与抑郁不同，焦虑的神经生物学机制尚未得到广泛的研究，但一些生物学改变已经被确定，如血小板反应、炎症、自主神经失调和 HPA 系统亢进等的标志物。

血小板反应

与抑郁患者相似，在惊恐障碍患者中，血液血小板因子 4 和 β-TG 水平升高。

炎症反应

在焦虑患者中，C 反应蛋白和纤维蛋白原等炎症因子水平升高，呈剂量-效应关系，考虑炎症因子水平升高与焦虑程度相关[28]。

自主神经失调

在前瞻性队列研究中，焦虑程度的加重与高血压发生风险增加相关，这表明 SNS 过度兴奋。然而，仍需进一步的研究来阐明这种关联[28]。

HPA

与抑郁患者相似，创伤后应激障碍（post-traumatic stress disorder，PTSD）是一种特殊类型的焦虑障碍，该类患者表现出 HPA 轴功能亢进。焦虑和（或）PTSD 患者脑脊液中的促肾上腺皮质激素释放因子浓度升高[28]。惊恐障碍患者 HPA 轴的功能改变似乎与上述患者并不一致，而关于其他特定的焦虑障碍患者的 HPA 轴功能的研究数据尚不充分[28]。

应激

与抑郁和焦虑相似，应激与 CAD 预后的相关性也可能是由多种因素组成，包括血小板反应性、炎症、自主神经失调和 HPA 轴功能亢进[30-31]。鉴于急性应激反应表现为短暂性高血压，进而提出了慢性应激反应引起持续性高血压的假设[31]。

此外，急性情绪应激可引起急性心脏事件。一项 meta 分析表明，出现在 24 h 内的愤怒、压力、或抑郁情绪与 ACS 的总相对危险度将近 2.5[31]。重要的人死亡或诊断癌症等高强度情绪应激因素可进一步增加 ACS 的风险[31]。同样地，Takotsubo（或应激性）心肌病表现为短暂的左心室功能不全，已被证实与急性、既往或慢性精神疾病相关[36]。多达 42.3% 的 Takotsubo 心肌病患者存在精神疾病，其中约 1/2 是情感障碍[36]。

行为学机制

抑郁

抑郁与心脏危险因素相关，如吸烟、肥胖和久坐不动的生活方式[7]。抑郁还可能通过对患者行为的影响（如患者的用药依从性和遵守一级或二级预防建议）来影响 ACS 患者的预后[8, 19]。此外，医疗系统对于抑郁患者的处理方式可能存在差异，这些差异（如接受的治疗）可能导致更糟糕的预后。尽管现在人们普遍认为 ACS 后合并抑郁与不良预后相关，但对于这种相关性的行为学机制，我们的认识仍然不完全。如图 26.5 所示为抑郁与心血管疾病相关的行为学和生物学机制相互作用的示意图。

依从性

对于疾病管理推荐行为的依从性差已是公认的决定一系列疾病预后的一个重要因素。在一项 meta 分析中，将依从性差和依从性好的患者相比，依从性对疾病预后的影响可达 26%[19]。ACS 患者不坚持服用阿司匹林、他汀类药物和 β 受体阻滞剂等心血管疾病药物与不良疾病预后明确相关，包括心脏结局、死亡以及复合终点的风险比（HR）为 3～3.8[19]。

既往研究表明，抑郁与包括 ACS 在内的许多慢性疾病患者的依从性差相关[8]。ACS 后持续出现抑郁症状的患者，不太可能坚持定期锻炼或戒烟等 CAD 二级预防行为[19]。尽管有许多潜在的行为学机制涉及抑郁和 ACS 患者预后的相关性，但药物依从性差是解释这种相关性最受支持的机制。在门诊的 CAD 患者中，近 15% 的 MDD 患者没有按照医嘱服药，而非抑郁患者仅为 5%[19]。在 ACS 后人群中，42% 的持续抑郁患者遵医嘱服用阿司匹林的时间少于 75%，而表现为相同程度依从性差的非抑郁患者只有约 11%[19]。

羞耻感

由于精神疾病的认知、情感和社会特征，抑郁症患者可能会对自身所患疾病产生羞耻感，这可能导致心脏病的治疗率较低或对二级预防行为的沟通较差[19]。例如，与没有精神疾病的患者相比，患有精神疾病的患者接受冠状动脉血管重建的可能性更小。此外，抑郁患者往往情绪低落而难以投入治疗，因此，他们最容易受到医生偏见的影响。

焦虑

尚不清楚焦虑与服药依从性或对 CAD 二级预防行为的依从性之间的关系。一些研究指出，总体而言焦虑患者依从性更好，尤其是当其焦虑症状表现为广泛性焦虑症时。然而，其他有恐惧或恐慌症状的焦虑患者可能依从性较差。但是，能够有力支持这些小型研究发现和推测的经验性证据相对较少。

应激

通过行为学机制，应激也可能与 CAD 患者不良预后相关。例如，由应激引起的不良反应可能导致肥胖、高血糖和血脂异常（这些都是已知的心血管危险因素）[29-31]。已有研究将应激对 CAD 患者所产生的影响部分归因于高应激水平的患者患代谢综合征的风险增加。

治疗方案

抑郁

对抑郁的治疗可能包括心理治疗、运动治疗或抗抑郁药（图 26.6）。

心理治疗

3 种类型的心理治疗方法已被证明对于改善抑郁症状是有效的[37]。在治疗抑郁方面，心理治疗可以和药物治疗一样有效，对于无法耐受或不想服用抗抑郁药物的患者，心理治疗可成为首选[8, 14]。许多抑郁患者对抗抑郁药物和心理治疗［特别是认知行为疗法（cognitive behavioral therapy，CBT）］的联合治疗比单一治疗的反应更好。

最常用的心理治疗是 CBT，它通过改变患者的思维和行为来减轻抑郁症状。第二类心理治疗是人际关系疗法，侧重于冲突或角色转换等人际关系[38]。在近期关于 CAD 患者的 RCT 中发现，这两种治疗方法只能适度改善抑郁症状，而在最近关于 CABG 患者的试验中，CBT 表现出较好的治疗效果[39]。在另一项研究中，在 12 周内进行 12～16 次 CBT 有助于缓解 CAD 患者的抑郁症状[39a]。

最后，问题解决治疗可指导患者提高自己解决日常问题的能力[40-41]，当用于患者偏好设计时［指导患者了解每一种治疗的益处和局限性，然后自行选择问题解决治疗和（或）药物治疗］，可改善 CAD 患者的抑郁症状[42]。重要的是，现在可以通过电话

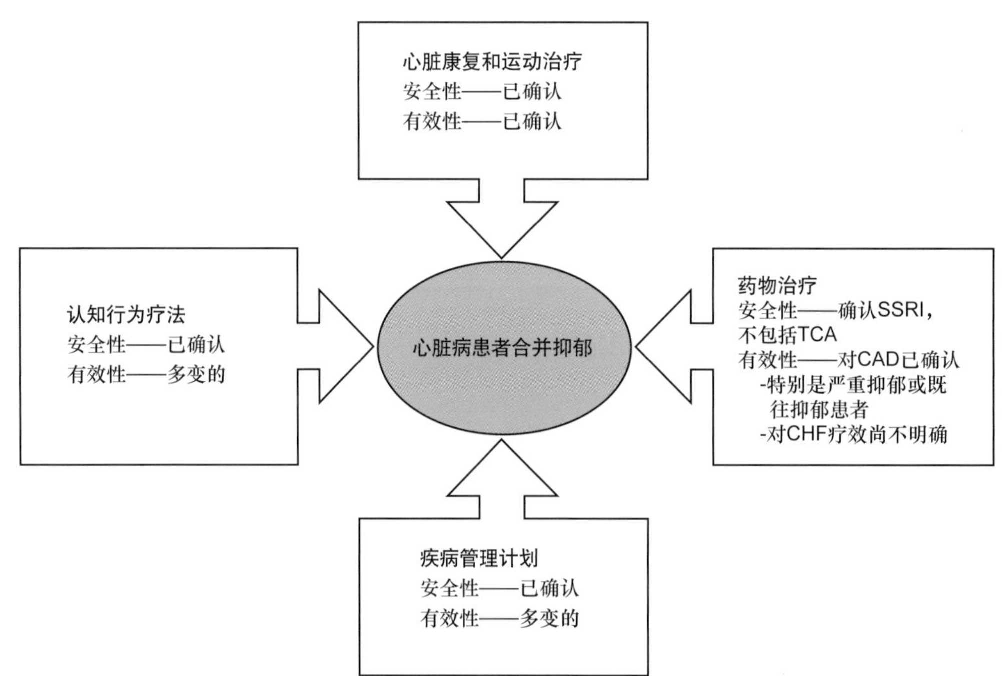

图 26.6　介入治疗对心脏病患者抑郁症的影响。CAD，冠状动脉疾病；CHF，充血性心力衰竭；SSRI，选择性 5- 羟色胺再摄取抑制剂；TCA，三环类抗抑郁药。［From Hare DL，Toukhsati SR，Johansson P，et al. Depression and cardiovascular disease：a clinical review. Eur Heart J. 2014；35（21）：1365-1372.］

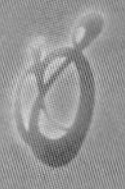

进行这些心理治疗，这不仅经济有效，还消除了行动不便或交通不便的患者进行治疗的困难[43]。

体力活动

对于有轻度抑郁症状的患者，运动可以缓解其抑郁症状[16]。运动可以改善抑郁症状和心血管健康[8]。应根据每位患者的心脏状况和运动能力而制订具体运动方案[8]。

抗抑郁药

多种抗抑郁药可用于治疗抑郁，包括SSRI、三环类抗抑郁药（tricyclic antidepressant，TCA）和单胺氧化酶抑制剂（monoamine oxidase inhibitor，MAOI）。在患者开始服用抗抑郁药的前2个月应对患者进行密切监测，此后应定期监测以确保治疗的依从性，并及时发现不良反应、监测自杀风险[8]。

由于抗抑郁药与增加及减少心脏病风险相关（未在活性对照药物试验中验证），因此对CAD患者而言，个体化的药物选择至关重要[8]。心脏病专家在制订药物治疗方案时应仔细考虑每位患者的心血管疾病和风险预测。某些抗抑郁药，特别是与某些心血管药物联合使用时，可增加心律失常、体位性低血压或高血压危象的发生风险。关于抗抑郁药的种类和心血管不良反应、与心血管药物的潜在相互作用以及药代动力学相互作用的详细信息见表26.1至表26.3。

SSRI

在一项非随机事后分析中，与未应用抗抑郁药治疗相比，应用SSRI降低了CAD合并抑郁患者死亡和复发MI的风险[8]。舍曲林和西酞普兰是治疗CAD患者的一线抗抑郁药，随机临床试验发现，它们对抑郁治疗有效，对CAD患者安全，且不会增加心血管不良事件的风险[7-8，14，44]。

TCA

与SSRI相比，TCA具有心脏毒性和更高的心血管不良反应风险，因此许多CAD患者禁用TCA[7]。例如，在MI患者中，由于该类药物具有钠通道阻断的特性，很可能导致心律失常[7]。

MAOI

由于MAOI存在心脏毒性作用（如引起体位性低血压或高血压危象），许多CAD患者禁用该类药物。由于MAOI可引起血压调节异常，该类药物尚未在CAD患者中进行临床试验。

心境稳定剂

CAD患者应谨慎应用心境稳定剂——锂。锂可能与心律失常的发生有关，常见的心血管药物（如噻嗪类利尿剂、髓袢利尿剂、保钾利尿剂以及ACEI）可使其浓度升高（表26.1）。

电休克疗法

难治性抑郁症患者可采用电休克疗法（electroconvulsive therapy，ECT）进行治疗，目的是在患者处于麻醉状态时诱发继发性全身强直痉挛发作。APA已经确认严重或不稳定性心血管疾病与ECT相关性风险增加相关[45]。同样，麻醉也有风险。此外，在强直期，患者可出现副交感神经兴奋，包括心脏传导阻滞、心动过缓和心脏停搏，可引起心律失常；在阵挛期，患者可出现儿茶酚胺分泌增多，引起心动过速和高血压。ECT可引起整体或局部室壁运动异常，出现LVEF降低，通常为短暂现象[46]。心脏病患者由ECT引起的心脏并发症的发生率较高，但大多数并发症的出现是暂时的，并不影响完成ECT[47]。

焦虑

抗焦虑药物

SSRI是焦虑障碍（惊恐障碍、强迫症和广泛性焦虑障碍）的一线治疗药物。在20年前，苯二氮䓬类药物是一线药物，但由于SSRI的延迟抗焦虑作用，目前认为更适合在患者接受SSRI治疗的前6～8周应用苯二氮䓬类药物进行桥接治疗。这可避免长期应用苯二氮䓬类药物伴随的过度镇静和生理或心理依赖的风险[44]。

心理治疗

很少有研究关注CAD患者焦虑和应激方面的治疗，因此限制了从已有证据中推断出心理治疗对焦虑和应激的有效性[48]。事实上，在大多数情况下，除了抑郁，焦虑和应激等心理状况皆被看作次要疾病，关于这些情况的改善程度并没有进行常规报告。

表 26.1　特定抗抑郁药和抗焦虑药的心血管不良反应

分类	心血管不良反应	可能的不良反应机制	其他作用及益处
三环类和相关环类抗抑郁药	体位性低血压	阻滞突触后 α_1 受体	
去甲替林（Pamelor）			体位性低血压发生率最低
丙咪嗪（妥富脑）			
阿米替林（依拉维）			
地昔帕明（诺波明）	心动过速	继发性低血压	
氯丙咪嗪（安拿芬尼）			
多塞平（神宁健）	HRV 降低	阻滞突触后胆碱能受体	尿潴留、口干、便秘、意识错乱、闭角型青光眼加重
三甲丙咪嗪（曲米帕明）			
普罗替林（Vivactil）	心室内传导减慢	奎尼丁样效应	避免在双束支传导阻滞、左束支传导阻滞、QTc 间期 > 44 ms 或 QRS 波时限 > 11 ms 的患者中应用
单胺氧化酶抑制剂	体位性低血压	抑制 5- 羟色胺和儿茶酚胺的代谢	过量可致死
苯乙肼（Nardil）	高血压危象		需要坚持无酪胺饮食，避免应用其他抗抑郁药和拟交感神经药
反苯环丙胺（百乐明）			
异卡波肼（马普兰）			
SSRI		阻滞突触后 5- 羟色胺受体	过量可致死 典型不良反应：恶心、失眠、性功能障碍、紧张
氟西汀（百忧解）	窦性心动过缓	未知	需要 8 周才能完全清除 CYP Ⅱ D6 和 CYP Ⅲ A4 酶抑制剂 FDA 也批准用于成人和儿童强迫症、暴食症、儿童抑郁症的治疗
帕罗西汀（百可舒）	无临床意义的心率减慢	未知	CYP Ⅱ D6 酶抑制剂 FDA 还推荐用于治疗社交恐惧症、惊恐障碍、OCD、GAD
舍曲林（左洛复）	未知		高剂量时为 CYP Ⅱ D6 酶抑制剂 FDA 也推荐用于治疗惊恐障碍、成人和儿童 OCD、PTSD
氟伏沙明（兰释）	未知		多种 CYP 酶的强效抑制剂 FDA 也批准用于成人和儿童 OCD 的治疗
西酞普兰（喜普妙）	未知		
艾司西酞普兰（立普能）	未知		最具选择性地与 5- 羟色胺转运蛋白结合的 SSRI
文拉法辛（郁复伸）	过量服用会导致心律失常或心脏传导阻滞 HRV 降低	未知	对 CYP 酶无明显抑制作用 FDA 也推荐用于 GAD 的治疗 不良反应与 SSRI 相似
	剂量 > 300 mg/d 时舒张压升高	突触前抑制去甲肾上腺素再摄取	

表 26.1（续） 特定抗抑郁药和抗焦虑药的心血管不良反应

分类	心血管不良反应	可能的不良反应机制	其他作用及益处
突触前 α_2 受体阻滞剂			
米氮平（瑞美隆）	未知	阻断突触后组胺 1 型受体	低剂量可起镇静作用 体重增加 性相关不良反应最小 对 CYP 酶无明显抑制作用
多巴胺和去甲肾上腺素再摄取抑制剂			
安非他酮（Wellbutrin、Zyban）	高血压患者血压显著升高（罕见）	抑制突触前去甲肾上腺素再摄取	对 CYP 酶无明显抑制作用 性相关不良反应最小 未证明能够有效治疗焦虑障碍 FDA 建议用于治疗尼古丁依赖
非典型 5- 羟色胺能药物			
曲唑酮（Desyrel）	体位性低血压 心律失常罕见	阻滞突触后 α_1 受体 未知	镇静、意识错乱、头晕 罕见阴茎异常勃起
奈法唑酮（Serzone）	窦性心动过缓	未知	与曲唑酮的不良反应相似（除了没有阴茎异常勃起） 性相关不良反应最小 多种 CYP 酶的强效抑制剂 肝衰竭罕见
精神兴奋药			
右旋安非他命（Dexedrine）	治疗剂量很少引起血压升高或心动过速	释放多巴胺和儿茶酚胺	避免应用于甲状腺功能亢进、严重高血压、严重心绞痛、快速心律失常的患者
哌醋甲酯（利他林）			
苯二氮䓬类		$GABA_A$ 受体变构体	快速缓解焦虑症状
阿普唑仑（赞安诺）			
氯硝西泮（克诺平）			
劳拉西泮（安定文）	低血压	$GABA_A$ 脊髓受体的肌肉松弛	可致疲劳、共济失调、嗜睡、健忘和行为失控
奥沙西泮（舒宁）			过量时相对安全 若剂量不逐渐减少，可产生生理、心理依赖和戒断症状
部分 $5\text{-}HT_{1A}$ 受体激动剂			
丁螺环酮（BuSpar）	未知		FDA 批准用于 GAD 的治疗 无成瘾性

表 26.1（续）　特定抗抑郁药和抗焦虑药的心血管不良反应

分类	心血管不良反应	可能的不良反应机制	其他作用及益处
ω_1 受体激动剂			
唑吡坦（安必恩）	未知	增强 $GABA_A$ 受体	镇静 无成瘾性
扎来普隆（索纳塔）	未知		
锂	窦房结功能障碍 窦房传导阻滞 T 波倒置或低平，尤其是＞60 岁的患者 心脏病患者可出现心律失常和猝死	未知	治疗窗窄（1.6 ～ 1.2 mmol/L） 许多药物会改变锂的血药浓度 * 过量可致死 双相障碍患者的心境稳定剂 ＞50 岁患者每年复查 ECG

CYP，细胞色素 P450 酶；ECG，心电图；FDA，美国食品药品监督管理局；GABA，γ- 氨基丁酸；GAD，广泛性焦虑症；HRV，心率变异性；OCD，强迫症；PTSD，创伤后应激障碍；SSRI，选择性 5- 羟色胺再摄取抑制剂

* 增加锂的血药浓度的药物：非甾体抗炎药、利尿剂（噻嗪类、依他尼酸、螺内酯、氨苯蝶呤）、血管紧张素转化酶抑制剂、甲硝唑、四环素。降低锂的血药浓度的药物：乙酰唑胺、茶碱、氨茶碱、咖啡因、渗透性利尿剂。[From Musselman DL，Evans DL，Nemeroff CB：The relationship of depression to cardiovascular disease：epidemiology，biology，and treatment，Arch Gen Psychiatry 55（7）：580-592，1998.]

表 26.2　心血管药物与抗抑郁药的相互作用

心血管情况	心血管药物 / 药物种类	抗抑郁药推荐	禁用 / 慎用的抗抑郁药		意见
高血压	β 受体阻滞剂（如普萘洛尔、美托洛尔等）	舍曲林	**禁用**	**作用**	帕罗西汀和氟西汀可抑制多沙唑嗪的代谢 米氮平和曲唑酮可拮抗可乐定的作用 未在 CVD 患者中研究度洛西汀和文拉法辛的作用 TCA（阿米替林、氯丙咪嗪、多塞平、丙咪嗪等）可引起心血管不良事件 MAOI（苯乙肼、异卡波肼和反苯环丙胺）可引起心血管不良事件
			TCA	应用索他洛尔会增加心律失常的风险	
			文拉法辛	可能恶化高血压	
			度洛西汀	可能恶化高血压	
			瑞波西汀	可能恶化高血压	
			安非他酮	可能恶化高血压	
			所有 MAOI	高血压危象发生风险	
			慎用	**作用**	
			TCA	增加体位性低血压发生风险；拉贝洛尔和普萘洛尔可升高 TCA 血药浓度	
			西酞普兰 / 艾司西酞普兰	升高美托洛尔血药浓度	
			帕罗西汀	可能升高美托洛尔血药浓度	
			氟伏沙明	升高普萘洛尔血药浓度	
			米氮平	增加体位性低血压发生风险	
			曲唑酮	增加体位性低血压发生风险	

表 26.2（续） 心血管药物与抗抑郁药的相互作用

心血管情况	心血管药物 / 药物种类	抗抑郁药推荐	禁用 / 慎用的抗抑郁药	意见
高血压	血管扩张剂（如二氮嗪、肼屈嗪、哌唑嗪、多沙唑嗪）	任意其他药物（如 SSRI）	**禁用**	**作用**
			文拉法辛	可能恶化高血压
			度洛西汀	可能恶化高血压
			瑞波西汀	可能恶化高血压
			安非他酮	可能恶化高血压
			所有 MAOI	高血压危象发生风险
			慎用	**作用**
			TCA	增加体位性低血压发生风险
			米氮平	增加体位性低血压发生风险
	中枢性降压药（如甲基多巴、可乐定等）	任意其他药物（如 SSRI）	**禁用**	**作用**
			TCA	拮抗可乐定的作用
			文拉法辛	可能恶化高血压
			度洛西汀	可能恶化高血压
			瑞波西汀	可能恶化高血压
			安非他酮	联用可乐定时可出现高血压急症
			所有 MAOI	高血压危象发生风险
			慎用	**作用**
			米氮平	增加体位性低血压发生风险
			可乐定	高血压急症
			曲唑酮	增加体位性低血压发生风险
	ACEI、血管紧张素Ⅱ受体拮抗剂：肾素抑制剂（如卡托普利、依那普利、氯沙坦、阿利吉仑）	任意其他药物（如 SSRI）	**禁用**	**作用**
			MAOI	可能增强 ACEI 和血管紧张素受体拮抗剂的降压作用
			文拉法辛	可能恶化高血压
			度洛西汀	可能恶化高血压
			瑞波西汀	可能恶化高血压
			安非他酮	可能恶化高血压
			锂	ACEI 升高其血药浓度
			慎用	**作用**
			TCA	增加体位性低血压发生风险
			米氮平	增加体位性低血压发生风险
血脂异常	胆汁酸螯合剂（如考来替泊、消胆胺）	任意药物	**禁用**	ω-3 脂肪酸可能具有抗抑郁作用
			无特殊禁忌	MAOI（苯乙肼、异卡波肼和反苯环
			慎用	丙胺）可引起心血管不良事件
			无特殊禁忌	

表 26.2（续）　心血管药物与抗抑郁药的相互作用

心血管情况	心血管药物 / 药物种类	抗抑郁药推荐	禁用 / 谨慎使用的抗抑郁药		意见
	依折麦布		**禁用** 无特殊禁忌 **慎用** 无特殊禁忌		
	贝特类（如苯扎贝特）	任意药物	**禁用** MAOI 与苯扎贝特联用	**作用** 肝毒性的风险	
血脂异常	他汀类（如阿托伐他汀、辛伐他汀）	任意其他药物（如 SSRI、TCA 或其他）	**禁用** 圣约翰草	**作用** 降低辛伐他汀的作用	
	ω-3 脂肪酸（如 MaxEPA、Omacor）	任意	**禁用** 无特殊禁忌 **慎用** 无特殊禁忌		
心绞痛	硝酸盐（如硝酸甘油异山梨酯、单硝酸盐）	任意其他药物（如 SSRI）	**禁用** MAOI **慎用** TCA	**作用** 增强降血压的作用 **作用** 口干可影响舌下含片吸收	帕罗西汀具有轻度的抗胆碱能作用 三环类抗抑郁药（阿米替林、氯丙咪嗪、多塞平、丙咪嗪等）可引起心血管不良事件 MAOI（苯乙肼、异卡波肼和反苯环丙胺）可引起心血管不良事件
心力衰竭	强心苷类（地高辛、洋地黄毒苷）	任意其他药物（如 SSRI、米氮平）	**禁用** 圣约翰草 TCA 文拉法辛 曲唑酮	**作用** 降低地高辛血药浓度 可能使心脏病患者出现心律失常 不建议具有心律失常风险的患者应用 升高地高辛血药浓度	可能会增加抗抑郁药相关性低钠血症的发生风险 氟西汀（SSRI）的半衰期较长（3～4 周），可因心力衰竭而延长 尚未在 CVD 患者中研究文拉法辛 三环类抗抑郁药（阿米替林、氯丙咪嗪、多塞平、丙咪嗪等）可引起心血管不良事件 MAOI（苯乙肼、异卡波肼和反苯环丙胺）可引起心血管不良事件
	噻嗪类利尿剂（苄氟噻嗪等）	任意其他药物（如 SSRI）	**禁用** 瑞波西汀 锂 **慎用** MAOI/ 三环类抗抑郁药 / 米氮平	**作用** 增加低钾血症风险 噻嗪类药物可增加其血药浓度 **作用** 增加体位性低血压发生风险	
	髓袢利尿剂（呋塞米、布美他尼）	任意其他药物（如 SSRI、米氮平）	**禁用** 瑞波西汀 锂 **慎用** MAOI/TCA	**作用** 增加低钙血症风险 髓袢利尿剂可增加其血药浓度 **作用** 增加体位性低血压发生风险	

表 26.2（续） 心血管药物与抗抑郁药的相互作用

心血管情况	心血管药物 / 药物种类	抗抑郁药推荐	禁用 / 慎用的抗抑郁药		意见
	其他利尿剂（阿米洛利、依普利酮等）	任意其他药物（如 SSRI）	**禁用**	**作用**	
			圣约翰草	降低依普利酮血药浓度	
心律失常	抗心律失常药物（如胺碘酮、丙吡胺、氟卡尼、利多卡因、普罗帕酮等）	舍曲林 *	**禁用**	**作用**	尚未在 CVD 患者中研究文拉法辛
心律失常	抗心律失常药物（如胺碘酮、丙吡胺、氟卡尼、利多卡因、普罗帕酮等）	米氮平 *	TCA	增加心律失常风险	三环类药物（阿米替林、氯丙咪嗪、多塞平、丙咪嗪等）可引起不良心血管事件
		吗氯贝胺 *	西酞普兰 / 艾司西酞普兰	增加氟卡尼和普罗帕特的血药浓度	
		米塞林 *			
		西酞普兰 [†]	氟西汀	增加氟卡尼和普罗帕酮的血药浓度	
		艾司西酞普兰 [†]			
		帕罗西汀	帕罗西汀	增加氟卡尼和普罗帕酮的血药浓度	
		氟西汀			
		*** 所有推荐药物需谨慎使用**	度洛西汀	增加氟卡尼的血药浓度	
			文拉法辛	可能增加心律失常的风险	
		[†] 延长 QTc 间期	**慎用**	**作用**	
			曲唑酮	可能增加心律失常的风险	
			瑞波西汀	可能会导致低钾血症	
需要抗凝的情况	肠外抗凝剂（如肝素、低分子量肝素）	任意其他药物（如曲唑酮、瑞波西汀、三环类抗抑郁药）	**禁用**	**作用**	尚未在 CVD 患者中研究文拉法辛
			SSRI	可能增加出血风险	三环类抗抑郁药（阿米替林、氯丙咪嗪、多塞平、丙咪嗪等）可引起心血管不良事件
			文拉法辛	可能增加出血风险	氟伏沙明和氟西汀可抑制华法林代谢
			度洛西汀	可能增加出血风险	在不改变 INR 的情况下抗凝作用增强
	口服抗凝药物（华法林、苯茚二酮）	瑞波西汀	**禁用**	**作用**	
		曲唑酮	SSRI	增强抗凝作用	
		米安色林	TCA	增强或减弱抗凝作用	
		所有推荐药物需谨慎使用	米氮平	增强抗凝作用	
			圣约翰草	降低华法林的血药浓度	
			慎用	**作用**	
			文拉法辛	可能会增强抗凝作用	
			度洛西汀	可能会增强抗凝作用	

ACEI，血管紧张素转化酶抑制剂；CVD，心血管疾病；INR，国际标准化比值；MAOI，单胺氧化酶抑制剂；SSRI，选择性 5- 羟色胺再摄取抑制剂；TCA，三环类抗抑郁药。[Adapted from National Institute for Health and Clinical Excellence：Depression in Adults with Chronic Physical Health Problems，London，2009，National Institute for Health and Clinical Excellence. and Bradley SM，Rumsfeld JS：Depression and cardiovascular disease，Trends Cardiovasc Med 25（7）：614-622，2015.]

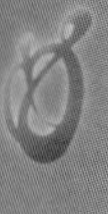

表 26.3　抗抑郁药、抗焦虑药和心血管药物的药代动力学相互作用

CYP4501A2	CYP4502 C9/19	CYP4502D6	CYP4503A4
被抑制：	被抑制：	被抑制：	被抑制：
西咪替丁	西咪替丁	氯丙嗪	安普那韦
环丙沙星	地拉韦啶	**度洛西汀**	地拉韦啶
红霉素	**氟西汀**	**氟西汀**	红霉素
氟伏沙明	**氟伏沙明**	氟奋乃静	**氟西汀**
帕罗西汀	**舍曲林**	氟哌啶醇	**氟伏沙明**
		帕罗西汀	酮康唑
		利托那韦	奈非那韦
		舍曲林	**帕罗西汀**
		三环类抗抑郁药	沙奎那韦
			舍曲林
			三环抗抑郁药
促进代谢：	促进代谢：	促进代谢：	促进代谢：
咖啡因	**地西泮**	**氯氮平**	**苯二氮草类**
氯氮平	奥美拉唑	可待因	*钙通道阻滞剂*
度洛西汀	苯妥英钠	**多奈哌齐**	卡马西平
甲苯磺丁脲	*氟卡尼*	西咪替丁	氟哌啶醇
米氮平	**三环类抗抑郁药**	**氟哌啶醇**	氯氮平
华法林	*美托洛尔*	**米氮平**	奥氮平
普萘洛尔		吩噻嗪类	多奈哌齐
茶碱		匹莫齐特	红霉素
三环类抗抑郁药		*普罗帕酮*	加兰他敏
		利培酮	美沙酮
		三环类抗抑郁药	**米氮平**
		曲马多	瑞波西汀
		曲唑酮	**利培酮**
		文拉法辛	类固醇
			特非那定
			曲唑酮
			三环类抗抑郁药
			丙戊酸钠
			文拉法辛
			Z 类催眠药

加粗标识为精神类药物，斜体标识为心血管药物。（Adapted from National Institute for Health and Clinical Excellence：Depression in Adults with Chronic Physical Health Problems，London，2009，National Institute for Health and Clinical Excellence.）

应激

关于应激的干预措施较少，因此这一领域迫切需要进一步的研究。当应激主要以主诉为主，而不合并焦虑、抑郁或其他常见的情绪失调时，没有可直接进行药物干预的方法。对于应激的心理干预手段包括 CBT 和肌肉放松技术[30]。

是否应该遵循专业学会指南 / 建议 / 声明？

当建议对一种疾病进行筛查时，足以说明这种疾病是重要的、普遍的、未经筛查不易发现的，并且治疗获益应大于 RCT 中提示的风险[25]。AHA、AAFP、欧洲学会和 NICE 建议对 CAD 患者进行抑郁、焦虑和应激的筛查。这既是一项大规模的卫生保健政策，也是一项可能花费巨大的措施，但它不是基于随机对照试验，因此，没有严密的证据能够表明其有效性或获益。

循证医学实践指南往往不同于共识实践指南或建议，前者系统回顾了关于特定主题的所有研究，并对证据级别进行分级以便提出临床建议。然而，并不是所有的研究设计都被给予同等的重视。RCT 可重复性高且偏倚最小，因此目前指南制定证据标准时更偏重于依据 RCT 结果。如果所有其他变量相同，RCT 在验证筛查或治疗是否带来净获益或净危害方面的权威性更强。

在更改治疗政策和措施之前，对 CAD 患者筛查和治疗抑郁相关的 RCT 证据进行验证是至关重要的。没有 RCT，循证医学指南就不能支持对 CAD 患者抑郁、焦虑和应激状态进行筛查、诊断和治疗。

Thomas 等[25]最近的一项系统综述和 meta 分析发现，目前尚缺乏验证抑郁筛查对 CAD 患者抑郁或心脏预后影响的 RCT。有一些 RCT 显示，在 MI 后患者和稳定性 CAD 患者中，治疗抑郁可以适度改善抑郁症状（图 26.7）[25]，但没有 RCT 数据表明治疗抑郁可以改善患者心脏预后[25]。

抑郁

治疗 CAD 患者的抑郁：随机对照试验

抑郁作为 CAD 患者危险因素的确立，促使美

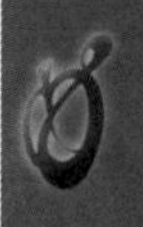

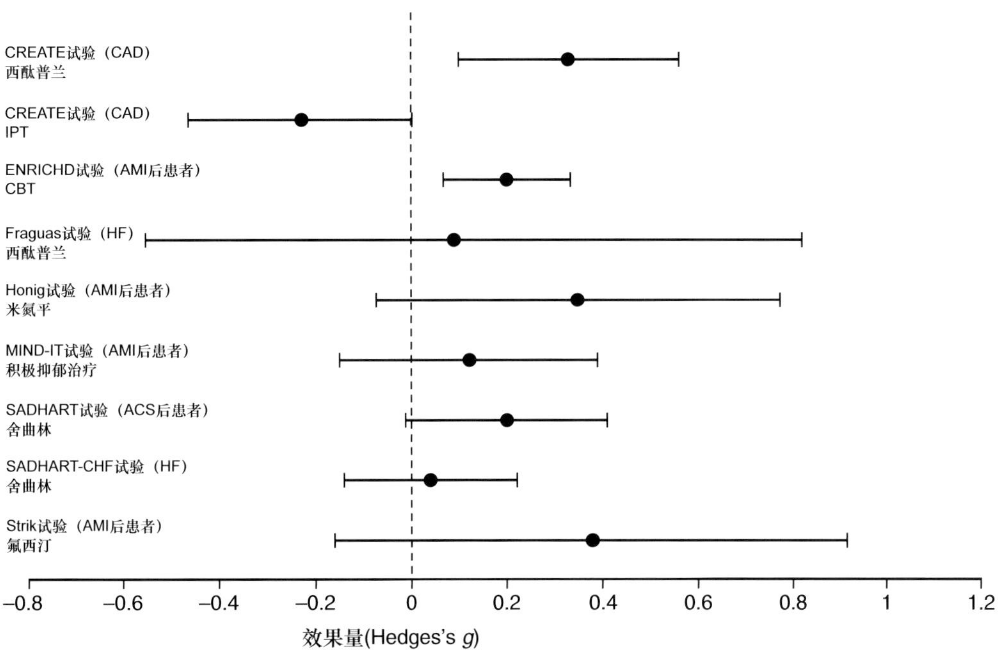

图 26.7　抑郁治疗研究效应量的森林图。 ACS，急性冠脉综合征；AMI，急性心肌梗死；CAD，冠状动脉疾病；HF，心力衰竭。[From Thombs BD，Roseman M，Coyne JC，et al. Does evidence support the American Heart Association's recommendation to screen patients for depression in cardiovascular care？ An updated systematic review. PLoS One. 2013；8（1）：e52654.]

国国家心、肺、血液研究所（National Heart，Lung，and Blood Institute）资助进行了 ENRICHD 试验（Enhancing Recovery in CHD Patients）。该试验随机纳入了近 2500 例患者，旨在探索对急性 MI 后患者进行抑郁治疗和社会孤立是否能够提高患者无事件生存率[49]。在 ENRICHD 试验中，患者全因死亡率和非致死性 MI 发生率在抑郁干预组和常规治疗组之间没有显著差异，在 SADHART 试验（Sertraline Antidepressant Heart-Attack Randomized Trial）[50] 和 MIND-IT 试验（Myocardial INfarction and Depression-Intervention Trial）[51] 等力度较弱的研究中亦发现同样结果。ENRICHD 试验和这些第一代Ⅱ期试验在治疗组和对照组之间对抑郁预后只产生了轻微影响。可能的原因包括：①干预效果不佳；②治疗方法未被很好接受；③对照组比预期更能改善抑郁；④研究人群不恰当。ENRICHD 试验的研究者表示，应等待更有效的抑郁治疗手段出现，以及对增加疾病发生率和死亡率负有最大责任的抑郁亚型得到确认时，再开展后续大型的Ⅲ期临床试验。STAR*D 试验（Sequenced Treatment Alternatives to Relieve Depression）[52] 认为积极的、基于算法的现有治疗方法可以更好地改善抑郁预后；一些Ⅱ期临床试验数据已经证实了心脏病患者更好的抑郁预后，并提高了我们对高危抑郁亚型特征的理解。

Freedland 等[53] 进行了一项 RCT，纳入了 123 例近期进行 CABG 的重度或轻度抑郁症患者。该研究的主要目的是确定两种行为疗法（CBT 和支持性应激管理）与常规治疗相比的疗效。在 3 个月时应用贝克抑郁量表（Beck depression Inventory，BDI）进行评定，CBT 治疗抑郁的效应量为 0.85（95% CI 0.41～1.32），该治疗效应可持续至研究结束后 6 个月。

Huffman 等[54] 近期完成了一项纳入 175 例心脏病合并抑郁住院患者的 RCT。他们对比了常规治疗和低强度抑郁协作治疗的疗效。该治疗在住院期间开始，并通过电话进行随访。采用 PHQ-9 的 DSM- Ⅳ MDD 标准对抑郁进行评估。治疗组的所有患者均接受行为激活，然后根据患者的偏好和（或）既往治疗给予心理治疗或药物治疗。在 3 个月（治疗结束）时，治疗组患者的病情改善程度显著高于对照组患者，但疗效未持续到 6 个月（未提供治疗时）。

COPES Ⅱ试验（Coronary Psychosocial Evaluation Studies）[42，55] 比较了 6 个月的阶梯式抑郁护理（患

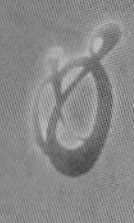

者优先驱动的阶梯式抑郁干预）的可接受程度和有效性。在这种抑郁护理中，患者完成抑郁筛查后，由医生沟通并鼓励患者开始抑郁治疗。该研究纳入了157例有抑郁症状的CAD患者，且不限于符合DSM-Ⅳ标准的MDD患者。根据近期对抑郁症和心血管结局的研究结果，这一策略针对的是死亡风险最高的ACS患者，也就是出院后出现抑郁症状的患者。COPES Ⅱ试验采用了一种积极的、分步治疗的、患者偏好的、症状驱动的方法，提高了患者对抑郁干预手段的可接受性和有效性。阶梯式抑郁治疗组对抑郁治疗的可接受性高于对照组3倍。在阶梯式治疗组中，抑郁的改善差异明显更大（HR＝0.59，95% CI 0.18～1.00）。

为验证COPES试验的方案能否在多临床中心开展，随后在CODIACS Ⅰ试验（Comparison of Depression Interventions after Acute Coronary Syndrome）中进行了实践。该研究是一项在美国5个地区进行的可行性/先锋研究，其研究结果提示，以BDI评分为标准，积极治疗组比常规治疗组显著改善患者抑郁症状[56]。该试验对COPES方案进行了精简，提高了患者筛查的效率，通过网络及电话对患者提供集中治疗。患者被随机分组为6个月的集中抗抑郁治疗［患者倾向于通过电话或互联网进行问题解决治疗和（或）药物治疗或都不进行］，每6～8周逐步强化治疗（积极治疗组，n＝73）或医生告知患者病情后在当地进行抑郁治疗（常规治疗组，n＝77）。主要终点为6个月时患者抑郁症状的变化和总医疗费用。该研究发现，积极治疗组的抑郁症状较常规治疗组显著缓解（BDI组间差异为－3.5分；95% CI －6.1～－0.7；P＝0.01）。尽管积极治疗组的精神卫生保健费用高于常规治疗组，但两组间的总费用没有显著差异（校正混杂因素差异为－325美元；95% CI －2639～－1989美元；P＝0.78）[57]。

CODIACS试验发现，积极治疗对于改善ACS后合并抑郁患者的抑郁症状有显著疗效。专家认为，可以对CAD患者进行下一阶段的Ⅲ期抑郁试验[58-61]。到目前为止，尚不能得出治疗ACS患者的抑郁改善心血管预后的结论[49, 51]，主要原因是暂缺乏大型RCT数据的支持。

为CAD患者提供AHA的抑郁筛查和治疗流程

从观察性研究或RCT中获得的关于ACS后抑郁患者的筛查和治疗的成本和收益相关信息很少。只有一项关于舍曲林的随机安慰剂对照试验（n＝369），即SADHART试验[50]，该试验旨在评估相关医疗费用，但其并不包括成本效益，也不是筛查抑郁的RCT[62]。许多相关费用并没有进行收集而无法进行评估。

一项关于RCT的meta分析发现，在进行抑郁筛查时，若仅告知初级保健提供者关于一级预防患者（非ACS患者）的抑郁严重程度，不仅无法提高抑郁的筛查和治疗，对患者健康相关的生活质量、抑郁症状、成本效益及其他预后并无帮助[63]。Cochrane综述的更新也发现了同样令人失望的结果[64]。在2001年的一项关于抑郁筛查费用的研究中发现，每个QALY的筛查成本对于每年筛查1次、终身1次或每5年1次是令人难以接受的：预期的年度成本为192 444美元/QALY[65]。在现有文献中应用非平稳马尔可夫模型发现，不进行抑郁筛查比每年进行抑郁筛查更为可取，而且在绝大多数（99%）的情况下，每个QALY的费用超过50 000美元，患者几乎没有获益[65]。这种低价值的筛查对抑郁一级预防有一定的提示意义。在一级预防中，临床预后与抑郁的相关性不及与ACS的相关性强，且抑郁的患病率较低。一项针对一级预防人群的RCT表明，一级预防的筛查和治疗对改善抑郁患者生活质量的作用微乎其微且成本效益很低。

抑郁筛查很少产生积极影响的原因包括假阳性率高、治疗效果微弱、CAD患者既往应用抗抑郁药、常规精神卫生保健质量低下。

焦虑

与治疗CAD患者合并抑郁的发现相似，针对焦虑心理干预（包括认知技术、放松训练和社会支持）有效性的RCT的汇总分析表明，在CAD患者中，治疗焦虑的效应量与在抑郁患者中观察到的效应量相同（标准化均差＝0.25）[48]。虽然有一些针对CAD患者焦虑控制的小型单中心研究，但仍缺乏系统回顾[66-67]。

应激

RCT 结果提示，尽管对应激的定义各不相同，但对应激进行干预可有效改善心脏预后。近期一项纳入 43 项研究的 meta 分析显示，以缓解应激为目的的心理干预（包括 CBT、瑜伽和肌肉放松技术）可使所有 CAD 患者的 2 年死亡率和事件复发率降低 27%[68]。目前尚无研究探索缓解应激对降低 CAD 发病率的影响。

治疗冠状动脉疾病合并抑郁、焦虑或应激时的实际考虑

抑郁、焦虑或应激的筛查

工作人员协助的抑郁治疗支持

一些接受抑郁、焦虑或应激筛查的患者会得到阳性结果。对患者进行筛查的初级保健提供者或心血管疾病专家应遵循实践特定的流程，如执行“工作人员协助的抑郁治疗支持”来诊断、治疗和随访被确定为表现出抑郁、焦虑或应激症状的患者[69]。根据 USPSTF（经 AAFP 和美国医师学会正式推荐）规定，该流程应包括转诊进行更完整的访谈和评估以在 DSM-Ⅳ的基础上确认抑郁的诊断[69，36]。

如果临床实践没有工作人员协助的抑郁治疗支持，其抑郁筛查的净效益可能很小，不推荐使用[69-70]。AHA/ACC 关于 CAD 患者二级预防指南特别建议，如果患者能够与初级保健医生和精神卫生专家合作对疾病进行管理，则应进行抑郁筛查[12]。

筛查的不良影响

筛查抑郁或焦虑的不良影响包括假阳性结果、确诊引起的羞耻感以及将治疗资源从更严重精神疾病的患者转移至轻度或暂时性抑郁或焦虑的患者。

抑郁、焦虑或应激的进一步评估

筛查自杀倾向

在一项对疑诊 CAD 的住院患者进行的为期 1 年的常规抑郁筛查研究中，2% 的患者出现自杀倾向；这些患者立即接受了精神科评估，经过正式评估后，0.5% 的患者因即将发生的伤害而需住院治疗[71]。因此，对 CAD 患者进行抑郁筛查的前提是要有相应系统来治疗或转诊那些有即将发生伤害风险的患者[22]。

筛查躁狂发作

抑郁症状通常是双相障碍临床表现的一部分。为确定恰当的精神病治疗方案，需对当前或既往躁狂或轻躁狂发作进行筛查。

评估其他精神合并症

轻微的或严重的精神病症状、共患焦虑症状、人格障碍、痴呆、非法药物或酒精依赖 / 滥用以及其他共患精神疾病均会使抑郁的管理复杂化[22]。由于以上许多情况都需要密切监测和随访，临床医生应建立一个配备精神卫生专业人员或设置的系统，以便在发现这些共患疾病时能够对患者立即进行转诊和随访。

由一般医疗情况或物质引起的抑郁

当患者的抑郁筛查结果呈阳性时，临床医生应确保该症状不是由共存的医疗情况或现有的药物或物质引起的。可能的病因包括甲状腺功能亢进或低下、睡眠呼吸暂停、维生素 B_{12} 缺乏、维生素 D 缺乏和各种处方药[22]。应在治疗这些情况后，重新评估抑郁。

β 受体阻滞剂是心脏病治疗中最重要的药物之一，既往研究显示 β 受体阻滞剂会导致更严重的抑郁症状。然而，大多数支持这一观点的研究样本量较小，设计缺乏前瞻性，或缺乏应用直接有效的抑郁检查方法[72]。在近期的一项前瞻性研究中，将服用 β 受体阻滞剂的 MI 后患者与未用药的患者进行比较，随访 1 年后应用 BDI 评分进行评定，发现两组患者的抑郁症状并没有显著差异[72]。在一项关于植入 ICD 患者的前瞻性研究中，没有发现应用 β 受体阻滞剂与抑郁症状的相关性[73]。此外，一项前瞻性研究发现，心导管术后患者应用 β 受体阻滞剂与较轻的抑郁症状存在剂量-效应关系[74]。因此，尽管既往研究结果令人担忧，但许多严格设计的研究并不支持 β 受体阻滞剂与抑郁发生相关。

正式评估

精神卫生专家应根据标准化半结构化访谈或

DSM 标准通过全面的评估来确认抑郁或焦虑的诊断。

抑郁、焦虑或应激的管理

应由具备资质和经验的专业人员通过心理治疗和（或）药物治疗对诊断为抑郁、焦虑或应激的患者进行管理。

框 26.3 列出了抑郁管理最佳实践的一些关键提示。如果患者不符合先前描述的医疗情况或风险排除，且不需要立即进行精神卫生 / 精神病学治疗，那么可以考虑循证医学指导的抑郁治疗方案。目前没有首选的治疗顺序。因此，应用改进的 IMPACT 流程（图 26.8）似乎是合理的[76]。该流程在一项纳入 157 例 ACS 后患者的 RCT 中进行了验证，结果提示患者对抑郁治疗非常满意，其抑郁症状显著缓解且心脏不良事件减少[42]。患者对心理治疗和抗抑郁药的偏好可能会影响患者对抑郁治疗方案的依从性[77]。这表明如果患者表现出偏好于心理治疗或抗抑郁药时，应尽可能尊重其想法。

药物治疗

药物治疗给患者带来获益的同时也可引发不良事件。应用药物治疗抑郁和焦虑可产生药物不良反应和药物相互作用的风险，其对心血管健康甚至全身都可能有害。临床医生应用药物时应考虑到这些实际情况，治疗抑郁或焦虑的风险可能超过潜在的获益。

精神药物的心血管不良反应

各种抗抑郁药和抗焦虑药都与增加心血管不良反应相关，包括血压升高、高血压危象、心动过缓、心动过速和恶性心律失常（表 26.1）。

框 26.3　管理抑郁的 7 个关键挑战

1. 明确诊断
2. 教育和招募患者成为治疗伙伴
3. 以最佳治疗方案启动治疗
4. 应用恰当的药物剂量
5. 疗程足够（患者通常需要 6 ～ 10 周才能有所反应）
6. 随访并及时调整治疗方案。若患者病情未好转，可以考虑会诊
7. 预防复发（1 次发作后复发风险为 50%，2 次发作后复发风险为 70%，3 次发作后复发风险为 90%）

Adapted from Unützer J，Oishi S. IMPACT Late-Life Depression Treatment Manual. Los Angeles：UCLA NPI，Center for Health Services Research；1999，2004.

过去 15 年发表的文献表明，SSRI 可通过抑制血小板中 5- 羟色胺的摄取来影响止血，从而轻微减少血小板聚集[78]。胃肠道出血一直是应用 SSRI 的常见不良反应，据一项系统综述估计，SSRI 可使胃肠道出血风险增加约两倍[7]。一项系统综述显示，SSRI 相关的出血风险在肝硬化、门静脉高压或肝衰竭时增加[79]。系统综述提示，SSRI 和非甾体抗炎药或阿司匹林同时使用会显著增加胃肠道出血的风险[78，80]。尽管缺乏 RCT，但这些综述纳入的研究均为观察性回顾性且与对照组相匹配的研究。

当 SSRI 与华法林联合用药或用于心脏病患者时，出血风险（不限于胃肠道）也会显著增加[81]。该现象是由于 SSRI 影响了肝细胞色素 P450（CYP）同工酶系统，导致华法林代谢受到抑制。氟伏沙明和氟西汀强化华法林的抗凝作用的可能性最大；帕罗西汀为中低风险；舍曲林和西酞普兰与华法林发生相互作用的可能性最小[82]。同样地，已应用华法林的患者开始服用 SSRI 后应严密监测国际标准化比值（INR）。

关于 CAD 患者应用 SSRI 引起出血风险的结果模棱两可。Kim 等[83] 发现接受 SSRI 治疗的 CABG 患者与倾向性匹配的对照组相比时，出血事件并没有增加，即使是 SSRI 与抗血小板或抗凝药物联合应用时也是如此[83]。Labos 等[84] 在一项回顾性队列研究中发现，急性 MI 患者联合应用 SSRI 和阿司匹林或双联抗血小板药物时，出血风险增加[84]。因此，这一潜在风险需引起关注；在应用抗血小板药物和（或抗凝药物）的心血管疾病患者中，加用 SSRI 可能会增加出血风险，因此需慎重用药[7]。

药物相互作用

应根据患者的心血管情况和药物治疗方案谨慎应用精神药物，避免药物不良反应或药物相互作用。表 26.2 列举了推荐的抗抑郁药以及需根据心血管情况谨慎应用或禁用的抗抑郁药。

精神药物的药代动力学相互作用主要集中在抑制肝 CYP 通路，从而影响心血管药物的代谢（表 26.3）。大部分 SSRI 抑制 CYP 通路呈剂量-效应关系，导致部分心血管药物代谢降低，从而增加药物浓度和不良反应[7，44]。

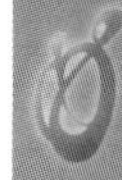

锂的药代动力学相互作用与其肾代谢相关。心血管药物（如 ACEI 或利尿剂）可通过影响肾功能减少锂的排泄，引起锂浓度增加高达 4 倍[7]。应定期监测这类患者的肾功能和锂浓度[7]。

精神药物的药效学相互作用多种多样。SSRI 会增加低钠血症的风险，尤其是当使用同样能降低血钠的利尿剂时[7]。TCA 可拮抗 α_1 肾上腺素能受体，因此可引起体位性低血压，其药物效应可与其他 α 受体阻滞剂或降压药叠加。

其他注意事项

当抑郁患者开始接受药物治疗时，其自杀的风险可能会增加。患者及其护理人员应该对该类风险有所意识，并制订当自杀意念发生或恶化时的处理方案[22]。

心理治疗

大多数类型的心理治疗需要经过专业培训才可使治疗有效。临床医生必须对患者可用的医疗资源和转诊系统进行评估。费用（缺乏医疗保险覆盖）和等待治疗是抑郁患者得到有效治疗的主要障碍。

抑郁是一种易复发、可缓解的疾病

在成功的治疗疗程结束时，应制订预防抑郁复发和定期评估病情的方案。以下 3 个步骤可以使抑郁复发最小化和部分缓解[22]：

1. 在治疗开始时（尤其是抑郁缓解时），需对患者进行教育，让每位患者都意识到抑郁是易复发的，坚持治疗和配合随访是确保治疗持续改善的必要条件。治疗初期还应告知患者，疗效通常不是立竿见影的，抑郁症状可能会反复出现，临床医生将在治疗过程中为其增加或调整药物，直到症状达到缓解。

2. 维持治疗。一项系统综述表明，持续服用抗抑郁药的患者复发的概率降低了 70%；因此，即使初始疗效良好，通常推荐 12 个月的抗抑郁治疗。

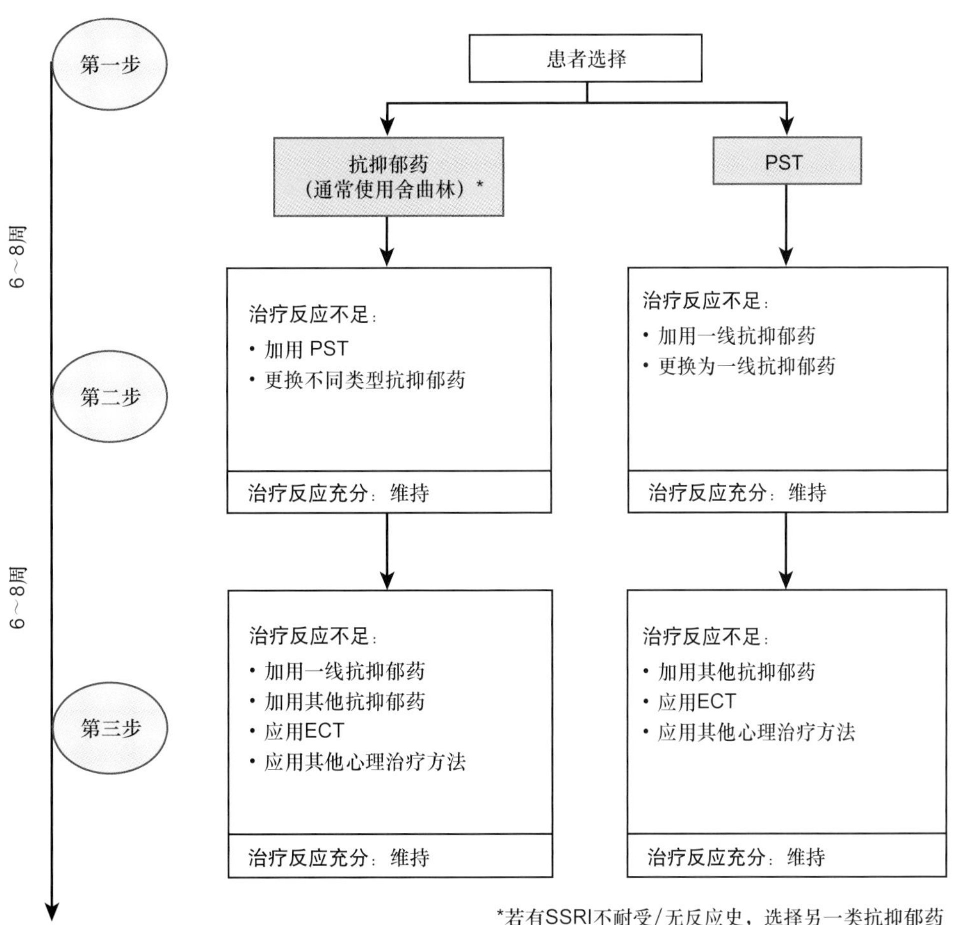

图 26.8　抑郁合并 CAD 患者的抑郁治疗流程。ECT，电休克疗法；PST，问题解决治疗；SSRI，选择性 5- 羟色胺再摄取抑制剂。（From Davidson KW. Depression and comorbid coronary heart disease. Medscape Education Psychiatry and Mental Health. 2011.）

3. 定期评估。定期抑郁评估可以确保在患者病情发展的过程中及时发现早期复发症状和部分缓解，从而对治疗进行相应的调整。对治疗缺乏初始反应可能是由于诊断错误、精神药物剂量不足、治疗时间不足、药物依从性问题以及其他复杂因素（如合并精神疾病、药物滥用或引起抑郁症状的临床情况）。

参考文献

1. Thombs BD, Jewett LR, Knafo R, et al.: Learning from history: a commentary on the American Heart Association science advisory on depression screening, *Am Heart J* 158(4):503–505, 2009.
2. Smolderen KG, Spertus JA, Reid KJ, et al.: The association of cognitive and somatic depressive symptoms with depression recognition and outcomes after myocardial infarction, *Circ Cardiovasc Qual Outcomes* 2(4):328–337, 2009.
3. Smolderen KG, Buchanan DM, Amin AA, et al.: Real-world lessons from the implementation of a depression screening protocol in acute myocardial infarction patients: implications for the American Heart Association depression screening advisory, *Circ Cardiovasc Qual Outcomes* 4(3):283–292, 2011.
4. Thombs BD, de Jonge P, Ziegelstein RC: Depression screening in patients with heart disease–reply, *JAMA* 301(13):1338, 2009.
5. Hasnain M, Vieweg WVR, Lesnefsky EJ, et al.: Depression screening in patients with coronary heart disease: a critical evaluation of the AHA guidelines, *J Psychosom Res* 71(1):6–12, 2010.
6. Centers for Medicare and Medicaid Services: *2014 Clinical Quality Measures (CQMs) Adult Recommended Core Measures*, Baltimore, 2014, Centers for Medicare and Medicaid Services.
7. National Institute for Health and Clinical Excellence: *Depression in Adults with Chronic Physical Health Problems*, London, 2009, National Institute for Health and Clinical Excellence.
8. Lichtman JH, Bigger Jr JT, Blumenthal JA, et al.: Depression and coronary heart disease: recommendations for screening, referral, and treatment. A science advisory from the American Heart Association Prevention Committee of the Council on Cardiovascular Nursing, Council on Clinical Cardiology, Council on Epidemiology and Prevention, and Interdisciplinary Council on Quality of Care and Outcomes Research, *Circulation* 118(17):1768–1775, 2008.
9. Whooley MA, Avins AL, Miranda J, et al.: Case-finding instruments for depression. Two questions are as good as many, *J Gen Intern Med* 12(7):439–445, 1997.
10. Lichtman JH, Bigger Jr JT, Blumenthal JA, et al.: Depression and coronary heart disease: recommendations for screening, referral, and treatment: a science advisory from the American Heart Association Prevention Committee of the Council on Cardiovascular Nursing, Council on Clinical Cardiology, Council on Epidemiology and Prevention, and Interdisciplinary Council on Quality of Care and Outcomes Research: endorsed by the American Psychiatric Association, *Circulation* 118(17):1768–1775, 2008.
11. Mosca L, Banka CL, Benjamin EJ, et al.: Evidence-based guidelines for cardiovascular disease prevention in women: 2007 update, *J Am Coll Cardiol* 49(11):1230–1250, 2007.
12. Smith Jr SC, Benjamin EJ, Bonow RO, et al.: AHA/ACCF secondary prevention and risk reduction therapy for patients with coronary and other atherosclerotic vascular disease: 2011 update: a guideline from the American Heart Association and American College of Cardiology Foundation, *Circulation* 124(22):2458–2473, 2011.
13. Lichtman JH, Froelicher ES, Blumenthal JA, et al.: Depression as a risk factor for poor prognosis among patients with acute coronary syndrome: systematic review and recommendations: a scientific statement from the American Heart Association, *Circulation* 129(12):1350–1369, 2014.
14. Post-Myocardial Infarction Depression Clinical Practice Guideline Panel: AAFP guideline for the detection and management of post-myocardial infarction depression, *Ann Fam Med* 7(1):71–79, 2009.
15. Perk J, De Backer G, Gohlke H, et al.: European guidelines on cardiovascular disease prevention in clinical practice (version 2012): the fifth joint task force of the European Society of Cardiology and other societies on cardiovascular disease prevention in clinical practice (constituted by representatives of nine societies and by invited experts), *Int J Behav Med* 19(4):403–488, 2012.
16. *Depression in Adults with Chronic Physical Health Problems*, London, 2009, National Institute for Health and Clinical Excellence.
17. Arri SS, Ryan M, Redwood SR, et al.: Mental stress-induced myocardial ischaemia, *Heart* 102(6):472–480, 2016.
18. Tully PJ, Turnbull DA, Beltrame J, et al.: Panic disorder and incident coronary heart disease: a systematic review and meta-regression in 1,131,612 persons and 58,111 cardiac events, *Psychol Med* 45(14):2909–2920, 2015.
19. Davidson KW: Depression and coronary heart disease, *ISRN Cardiol* 2012, 2012:743813.
20. Bradley SM, Rumsfeld JS: Depression and cardiovascular disease, *Trends Cardiovasc Med* 25(7):614–622, 2015.
21. Seligman F, Nemeroff CB: The interface of depression and cardiovascular disease: therapeutic implications, *Ann N Y Acad Sci* 1345:25–35, 2015.
22. Davidson KW: Depression and comorbid coronary heart disease, *Medscape Education Psychiatry and Mental Health*, 2011.
23. Rozanski A, Blumenthal JA, Davidson KW, et al.: The epidemiology, pathophysiology, and management of psychosocial risk factors in cardiac practice: the emerging field of behavioral cardiology, *J Am Coll Cardiol* 45(5):637–651, 2005.
24. Whooley MA: Depression and cardiovascular disease: healing the broken-hearted, *JAMA* 295(24):2874–2881, 2006.
25. Thombs BD, Roseman M, Coyne JC, et al.: Does evidence support the American Heart Association's recommendation to screen patients for depression in cardiovascular care? An updated systematic review, *PLoS One* 8(1):e52654, 2013.
26. Hare DL, Toukhsati SR, Johansson P, et al.: Depression and cardiovascular disease: a clinical review, *Eur Heart J* 35(21):1365–1372, 2014.
27. Mujica-Mota RE, Roberts M, Abel G, et al.: Common patterns of morbidity and multi-morbidity and their impact on health-related quality of life: evidence from a national survey, *Qual Life Res* 24(4):909–918, 2015.
28. Cowles MK, Musselman DL, McDonald WM, et al.: Effects of mood and anxiety disorders on the cardiovascular system. In Fuster V, Walsh RA, Harrington RA, editors: *Hurst's The Heart*, ed 13, New York, 2011, McGraw-Hill, chapter 96.
29. Kershaw KN, Roux AVD, Bertoni A, et al.: Associations of chronic individual-level and neighbourhood-level stressors with incident coronary heart disease: the multi-ethnic study of atherosclerosis, *J Epidemiol Community Health* 69(2):136–141, 2015.
30. Richardson S, Shaffer JA, Falzon L, et al.: Meta-analysis of perceived stress and its association with incident coronary heart disease, *Am J Cardiol* 110(12):1711–1716, 2012.
31. Steptoe A, Kivimaki M: Stress and cardiovascular disease: an update on current knowledge, *Annu Rev Public Health* 34:337–354, 2013.
32. Nabi H, Kivimaki M, Batty GD, et al.: Increased risk of coronary heart disease among individuals reporting adverse impact of stress on their health: the Whitehall II prospective cohort study, *Eur Heart J* 34(34):2697–2705, 2013.
33. Georgiades A, Janszky I, Blom M, et al.: Financial strain predicts recurrent events among women with coronary artery disease, *Int J Cardiol* 135(2):175–183, 2009.
34. Laszlo KD, Ahnve S, Hallqvist J, et al.: Job strain predicts recurrent events after a first acute myocardial infarction: the Stockholm heart epidemiology program, *J Intern Med* 267(6):599–611, 2010.
35. Grippo AJ: Mechanisms underlying altered mood and cardiovascular dysfunction: the value of neurobiological and behavioral research with animal models, *Neurosci Biobehav Rev* 33(2): 171–180, 2009.
36. Maurer DM: Screening for depression, *Am Fam Physician* 85(2):139–144, 2012.
37. Cuijpers P, van Straten A, van Schaik A, et al.: Psychological treatment of depression in primary care: a meta-analysis, *Br J Gen Pract* 59(559):e51–e60, 2009.
38. Evans C: Review: interpersonal psychotherapy is slightly better and supportive therapy is worse than other therapies for depression, *Evid Based Med* 14(4):116, 2009.
39. Freedland KE, Skala JA, Carney RM, et al.: Treatment of depression after coronary artery bypass surgery: a randomized controlled trial, *Arch Gen Psychiatry* 66(4):387–396, 2009.

39a. Berkman LF, Blumenthal J, Burg M, et al.: Effects of treating depression and low perceived social support on clinical events after myocardial infarction: the Enhancing Recovery in Coronary Heart Disease Patients (ENRICHD) randomized trial, *JAMA* 289:3106–3116, 2003.

40. Unutzer J, Katon W, Callahan CM, et al.: Collaborative care management of late-life depression in the primary care setting: a randomized controlled trial, *JAMA* 288(22):2836–2845, 2002.
41. Burg MM, Lesperance F, Rieckmann N, et al.: Treating persistent depressive symptoms in post-ACS patients: the project COPES phase-I randomized controlled trial, *Contemp Clin Trials* 29(2): 231–240, 2008.
42. Davidson KW, Rieckmann N, Clemow L, et al.: Enhanced depression care for patients with acute coronary syndrome and persistent depressive symptoms: coronary psychosocial evaluation studies randomized controlled trial, *Arch Intern Med* 170(7):600–608, 2010.
43. Simon GE, Ludman EJ, Rutter CM: Incremental benefit and cost of telephone care management and telephone psychotherapy for depression in primary care, *Arch Gen Psychiatry* 66(10): 1081–1089, 2009.
44. Musselman DL, Evans DL, Nemeroff CB: The relationship of depression to cardiovascular disease: epidemiology, biology, and treatment, *Arch Gen Psychiatry* 55(7):580–592, 1998.
45. Committee on Electroconvulsive Therapy: *The Practice of Electroconvulsive Therapy: Recommendations for Treatment, Training, and Privileging: A Task Force Report of the American Psychiatric Association*. In Weiner RD, editor: ed 2, Washington, DC, 2001, American Psychiatric Association.
46. McCully RB, Karon BL, Rummans TA, et al.: Frequency of left ventricular dysfunction after electroconvulsive therapy, *Am J Cardiol* 91(9):1147–1150, 2003.
47. Zielinski RJ, Roose SP, Devanand DP, et al.: Cardiovascular complications of ECT in depressed patients with cardiac disease, *Am J Psychiatry* 150(6):904–909, 1993.
48. Whalley B, Thompson DR, Taylor RS: Psychological interventions for coronary heart disease: Cochrane systematic review and meta-analysis, *Int J Behav Med* 21(1):109–121, 2014.
49. Berkman LF, Blumenthal J, Burg M, et al.: Effects of treating depression and low perceived social support on clinical events after myocardial infarction: the Enhancing Recovery in Coronary Heart Disease Patients (ENRICHD) randomized trial, *JAMA* 289(23):3106–3116, 2003.
50. Glassman AH, O'Connor CM, Califf RM, et al.: Sertraline treatment of major depression in patients with acute MI or unstable angina, *JAMA* 288(6):701–709, 2002.
51. van Melle JP, de Jonge P, Honig A, et al.: Effects of antidepressant treatment following myocardial infarction, *Br J Psychiatry* 190:460–466, 2007.
52. Rush AJ, Trivedi MH, Wisniewski SR, et al.: Acute and longer-term outcomes in depressed outpatients requiring one or several treatment steps: a STAR*D report, *Am J Psychiatry* 163(11):1905–1917, 2006.
53. Freedland KE, Skala JA, Carney RM, et al.: Treatment of depression after coronary artery bypass surgery: a randomized controlled trial, *Arch Gen Psychiatry* 66(4):387–396, 2009.
54. Huffman JC, Mastromauro CA, Sowden G, et al.: Impact of a depression care management program for hospitalized cardiac patients, *Circ Cardiovasc Qual Outcomes* 4(2):198–205, 2011.
55. Burg MM, Lesperance F, Rieckmann N, et al.: Treating persistent depressive symptoms in post-ACS patients: the project COPES phase-I randomized controlled trial, *Contemp Clin Trials* 29(2): 231–240, 2007.
56. Whang W, Burg MM, Carney RM, et al.: Design and baseline data from the vanguard of the Comparison of Depression Interventions after Acute Coronary Syndrome (CODIACS) randomized controlled trial, *Contemp Clin Trials* 33(5):1003–1010, 2012.
57. Davidson KW, Bigger JT, Burg MM, et al.: Centralized, stepped, patient preference-based treatment for patients with post-acute coronary syndrome depression: CODIACS vanguard randomized controlled trial, *JAMA Intern Med* 173(11):997–1004, 2013.
58. Whang W, Davidson KW: Is it time to treat depression in patients with cardiovascular disease? *Circulation* 120(2):99–100, 2009.
59. Davidson KW, Kupfer DJ, Bigger JT, et al.: Assessment and treatment of depression in patients with cardiovascular disease: National Heart, Lung, and Blood Institute working group report, *Psychosom Med* 68(5):645–650, 2006.
60. Rumsfeld JS, Ho PM: Depression and cardiovascular disease: a call for recognition, *Circulation* 111(3):250–253, 2005.
61. Liu SS, Ziegelstein RC: Depression in patients with heart disease: the case for more trials, *Future Cardiol* 6(4):547–556, 2010.
62. Lattanzio F, Cherubini A, Furneri G, et al.: Sertraline treatment for depression associated with acute coronary syndromes: a cost analysis from the viewpoint of the Italian Healthcare System, *Aging Clin Exp Res* 20(1):76–80, 2008.
63. Gilbody S, House AO, Sheldon TA: Screening and case finding instruments for depression, *Cochrane Database Syst Rev*(4), 2005. CD002792.
64. Gilbody S, Sheldon T, House A: Screening and case-finding instruments for depression: a meta-analysis, *CMAJ* 178(8):997–1003, 2008.
65. Valenstein M, Vijan S, Zeber JE, et al.: The cost–utility of screening for depression in primary care, *Ann Intern Med* 134(5):345–360, 2001.
66. Gulliksson M, Burell G, Vessby B, et al.: Randomized controlled trial of cognitive behavioral therapy vs standard treatment to prevent recurrent cardiovascular events in patients with coronary heart disease: Secondary Prevention in Uppsala Primary Health Care Project (SUPRIM), *Arch Intern Med* 171(2):134–140, 2011.
67. Schneider RH, Grim CE, Rainforth MV, et al.: Stress reduction in the secondary prevention of cardiovascular disease: randomized, controlled trial of transcendental meditation and health education in blacks, *Circ Cardiovasc Qual Outcomes* 5(6):750–758, 2012.
68. Linden W, Phillips MJ, Leclerc J: Psychological treatment of cardiac patients: a meta-analysis, *Eur Heart J* 28(24):2972–2984, 2007.
69. Screening for depression in adults: U.S. preventive services task force recommendation statement, *Ann Intern Med* 151(11):784–792, 2009.
70. AAFP guideline for the detection and management of post-myocardial infarction depression, *Ann Fam Med* 7(1):71–79, 2009.
71. Shemesh E, Annunziato RA, Rubinstein D, et al.: Screening for depression and suicidality in patients with cardiovascular illnesses, *Am J Cardiol* 104(9):1194–1197, 2009.
72. van Melle JP, Verbeek DE, van den Berg MP, et al.: Beta-blockers and depression after myocardial infarction: a multicenter prospective study, *J Am Coll Cardiol* 48(11):2209–2214, 2006.

73. Hoogwegt MT, Kupper N, Theuns DAMJ, et al.: Beta-blocker therapy is not associated with symptoms of depression and anxiety in patients receiving an implantable cardioverter-defibrillator, *Europace* 14(1):74–80, 2012.
74. Battes LC, Pedersen SS, Oemrawsingh RM, et al.: Beta blocker therapy is associated with reduced depressive symptoms 12 months post percutaneous coronary intervention, *J Affect Disord* 136(3):751–757, 2011.
75. Unutzer J, Katon W, Callahan CM, et al.: Collaborative care management of late-life depression in the primary care setting: a randomized controlled trial, *JAMA* 288(22):2836–2845, 2002.
76. Davidson KW, Rieckmann N, Clemow L, et al.: Enhanced depression care for patients with acute coronary syndrome and persistent depressive symptoms: coronary psychosocial evaluation studies randomized controlled trial, *Arch Intern Med* 170(7):600–608, 2010.
77. Raue PJ, Schulberg HC, Heo M, et al.: Patients' depression treatment preferences and initiation, adherence, and outcome: a randomized primary care study, *Psychiatr Serv* 60(3):337–343, 2009.
78. Andrade C, Sandarsh S, Chethan KB, et al.: Serotonin reuptake inhibitor antidepressants and abnormal bleeding: a review for clinicians and a reconsideration of mechanisms, *J Clin Psychiatry* 71(12):1565–1575, 2010.
79. Weinrieb RM, Auriacombe M, Lynch KG, et al.: A critical review of selective serotonin reuptake inhibitor-associated bleeding: balancing the risk of treating hepatitis C-infected patients, *J Clin Psychiatry* 64(12):1502–1510, 2003.
80. Yuan Y, Tsoi K, Hunt RH: Selective serotonin reuptake inhibitors and risk of upper GI bleeding: confusion or confounding? *Am J Med* 119(9):719–727, 2006.
81. Hauta-Aho M, Tirkkonen T, Vahlberg T, et al.: The effect of drug interactions on bleeding risk associated with warfarin therapy in hospitalized patients, *Ann Med* 41(8):619–628, 2009.
82. Sansone RA, Sansone LA: Warfarin and antidepressants: happiness without hemorrhaging, *Psychiatry* 6(7):24–29, 2009.
83. Kim DH, Daskalakis C, Whellan DJ, et al.: Safety of selective serotonin reuptake inhibitor in adults undergoing coronary artery bypass grafting, *Am J Cardiol* 103(10):1391–1395, 2009.
84. Labos C, Dasgupta K, Nedjar H, et al.: Risk of bleeding associated with combined use of selective serotonin reuptake inhibitors and antiplatelet therapy following acute myocardial infarction, *CMAJ* 183(16):1835–1843, 2011.
85. Geddes JR, Carney SM, Davies C, et al.: Relapse prevention with antidepressant drug treatment in depressive disorders: a systematic review, *Lancet* 361(9358):653–661, 2003.

27 难治性心绞痛

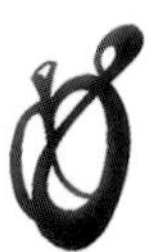

E. Marc Jolicoeur，Timothy D. Henry
刘锐锋　译

引言

心绞痛是由心脏传至大脑的疼痛信号。心绞痛通常由心肌缺血引起。除了严重 CAD 外，微血管功能障碍和血管痉挛性心绞痛也是心肌缺血药物治疗欠佳的明确原因（图 27.1）。心绞痛通常被简化为仅反映氧供需不平衡所引起的心肌缺血（图 27.2）。然而，心绞痛与冠状动脉病变程度的相关性较小，表明对于难治性心绞痛，其病因不仅是固定的心外膜冠状动脉狭窄和缺氧。当神经系统退行性病变、精神心理疾病或线粒体功能障碍与心肌组织缺血叠加时，会不适当地维持或增强持续性胸痛，导致心绞痛变得难以治愈。因此，难治性心绞痛不是单一疾病，而是不同系统功能障碍的整体反映。仅通过解决心肌缺血不可能成功治疗难治性心绞痛。相反，目前难治性心绞痛的治疗还应针对神经、精神和线粒体等方面因素引起的心绞痛和心脏疼痛的治疗（图 27.3）。

很多原因可使心绞痛被认为是难治性的。难治性心绞痛是症状、心肌灌注和冠状动脉解剖之间的复杂相互作用（图 27.4）。在某些情况下，尽管已使用 β 受体阻滞剂、钙通道阻滞剂（CCB）和长效硝酸盐的最佳剂量，但未行血运重建的严重 CAD 患者仍会出现持续性心绞痛[1]。在其他情况下，在最终确诊和有效治疗之前，微血管功能障碍或血管痉挛引起的心绞痛可能未被识别。仅在北美洲，估计多达 50 万加拿大人和 180 多万美国人患有难治性心绞痛[2]。在欧洲和美国，估计有 5% ～ 15% 接受心导管检查的患者患有难治性心绞痛[4]。难治性心绞痛患者的年死亡率为 2% ～ 4%[5]，而确诊后 3 年内的缺血终点发生率（MI、卒中、因心血管疾病再住院和血运重建）约为 50%[5a]。难治性心绞痛的治疗面临着挑战，相关研究尚不充分，且国家实践指南指导不足。本章结合难治性心绞痛治疗的过去和现在，以及将来可能会影响今后几年治疗的新认识新发现，介绍难治性心绞痛的药物治疗非侵入性治疗和介入治疗方法。

药物治疗

难治性心绞痛的治疗方法因地区不同而有所差异，它反映了当地的政策、组织机构和经济文化的差异[6]。尽管除 β 受体阻滞剂、CCB 和长效硝酸盐外，在症状持续时增加一种药物似乎是经验性用药，但有一些原则可以帮助指导新药的选择，如血压和心率、对硝酸盐不耐受以及假定导致难治性心绞痛的受损系统。在 2015 年的系统综述和 meta 分析中，Belsey 等研究在已经应用 β 受体阻滞剂或 CCB 治疗的前提下，额外增加雷诺嗪、曲美他嗪或伊伐布雷定对心绞痛患者的相对疗效（尚无关于尼可地尔的比较研究）[6]（图 27.5），结果表明，增加雷诺

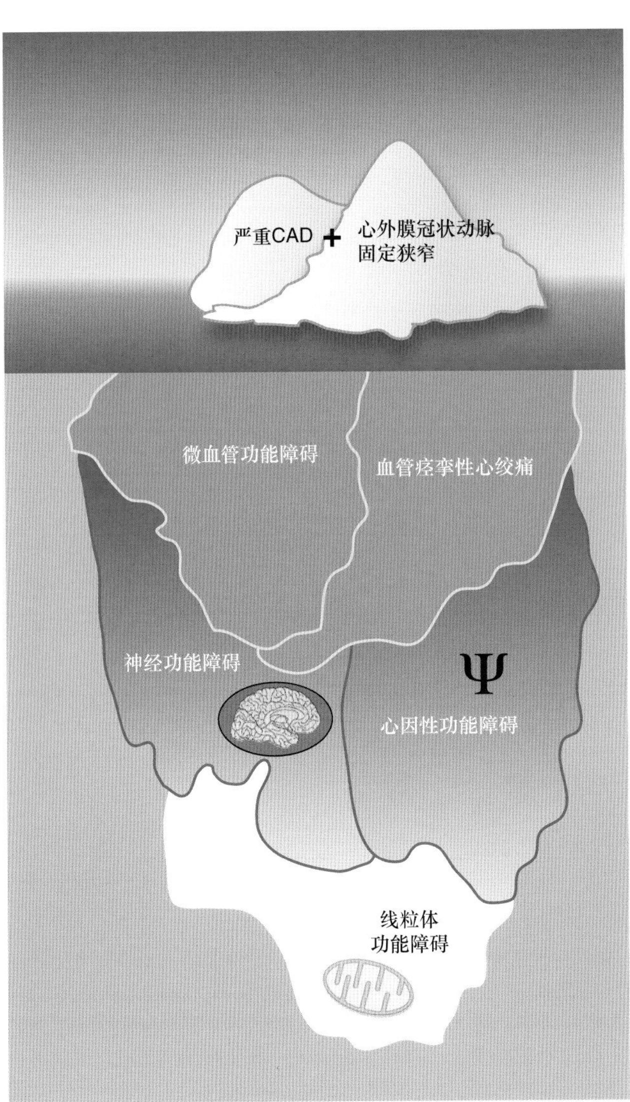

图 27.1　难治性心绞痛。由心外膜冠状动脉的固定狭窄引起的严重 CAD 是难治性心绞痛最常见的病因，但微血管功能障碍和冠状动脉血管痉挛也可导致严重的心肌缺血。神经源性因素、精神心理因素和线粒体功能障碍可能与这些缺血机制重叠，以引发或增强难治性心绞痛的心脏疼痛信号

嗪、曲美他嗪或伊伐布雷定可以延缓缺血阈值并改善心绞痛的控制。Husted 和 Ohman[7] 已经对传统治疗（β 受体阻滞剂、硝酸盐和 CCB）的使用进行了综述（见第 20 章）。本节将重点关注支持在难治性心绞痛患者中加用抗心绞痛药物的证据。

晚期钠电流抑制剂

晚期钠（Na）电流抑制剂治疗心绞痛的临床实践可以追溯到 20 世纪 60 年代，当时在欧洲使用胺碘酮治疗心绞痛[8-9]。如今，胺碘酮治疗难治性心绞痛已很少见[10]。雷诺嗪（另一种晚期 Na 电流抑制剂）已被广泛研究用于治疗阻塞性 CAD 伴稳定型心绞痛的患者，作为 β 受体阻滞剂或非二氢吡啶类 CCB 之外的二线治疗药物，其效果在世界某些地区被认为与长效硝酸盐、伊伐布雷定或尼可地尔相当[11]。若患者应用最大耐受剂量的一线抗心绞痛药物后仍持续有症状，则非常适用雷诺嗪，因为其抗缺血作用与心率或全身血压降低无关。雷诺嗪的作用机制目前尚有争议，但可能涉及改善心室水平的兴奋-收缩偶联和（或）改善线粒体水平的氧气利用[12]。在 CAD 患者的心脏中，Na^+和 Ca^{2+}过度流入心肌细胞中，妨碍心肌的松弛，这会增加舒张期僵硬度并通过阻止足够的心室灌注而引起局部缺血。雷诺嗪抑制心肌细胞中的晚期钠电流，并阻止心肌细胞中 Na^+ 的聚集[13]，继而促使 Na^+/Ca^{2+}交换体将 Ca^{2+}排出心肌细胞，以改善舒张期心肌松弛和冠状动脉灌注。在实验模型中，雷诺嗪还抑制线粒体中脂肪酸的 β-氧化[12]，这种抑制有利于葡萄糖的氧化，其结果是产生同样能量（ATP）所需要的氧气较少。

雷诺嗪可改善慢性稳定型心绞痛患者的总运动持续时间并提高缺血阈值。在 CARISA 试验中[16]，在应用氨氯地平、阿替洛尔或地尔硫䓬基础上，与安慰剂组相比，雷诺嗪（750 mg 或 1000 mg，持续 12 周）增加了总运动持续时间、运动至心绞痛出现的时间以及运动至缺血出现的时间（ST 段压低 1 mm）。雷诺嗪可以降低心绞痛的发作频率（约每周降低一次发作），并减少硝酸甘油的使用。在 ERICA 试验中观察到了类似的结果，该试验是在应用氨氯地平的基础上使用雷诺嗪（500 mg 每日 2 次）或安慰剂 1 周，随后应用雷诺嗪（1000 mg 每日 2 次）或安慰剂治疗 6 周[17]。在 TERISA 试验中，与安慰剂相比，已经接受 1～2 种抗心绞痛药物治疗但心绞痛症状仍然持续存在的 2 型糖尿病患者使用雷诺嗪可减少每周心绞痛发作次数（3.8 次 *vs.* 4.3 次发作；$P < 0.01$），并且减少舌下含服硝酸甘油的用量（1.7 片 *vs.* 2.1 片；$P < 0.01$）。

在 MERLIN-TIMI 36 试验（Metabolic Efficiency with Ranolazine for Less Ischemia in Non-ST-Segment Elevation Acute Coronary Syndromes）的一项亚组分析中[19]，纳入的 3565 例患者在出现急性冠脉综合征前均有慢性心绞痛史，与安慰剂相比，雷诺嗪可使主要终点（心血管死亡、MI 和复发性缺血）明显减少，（HR = 0.86；95% CI，0.75～0.97；$P = 0.02$）。这种减少主要是由复发性缺血次数的下降所

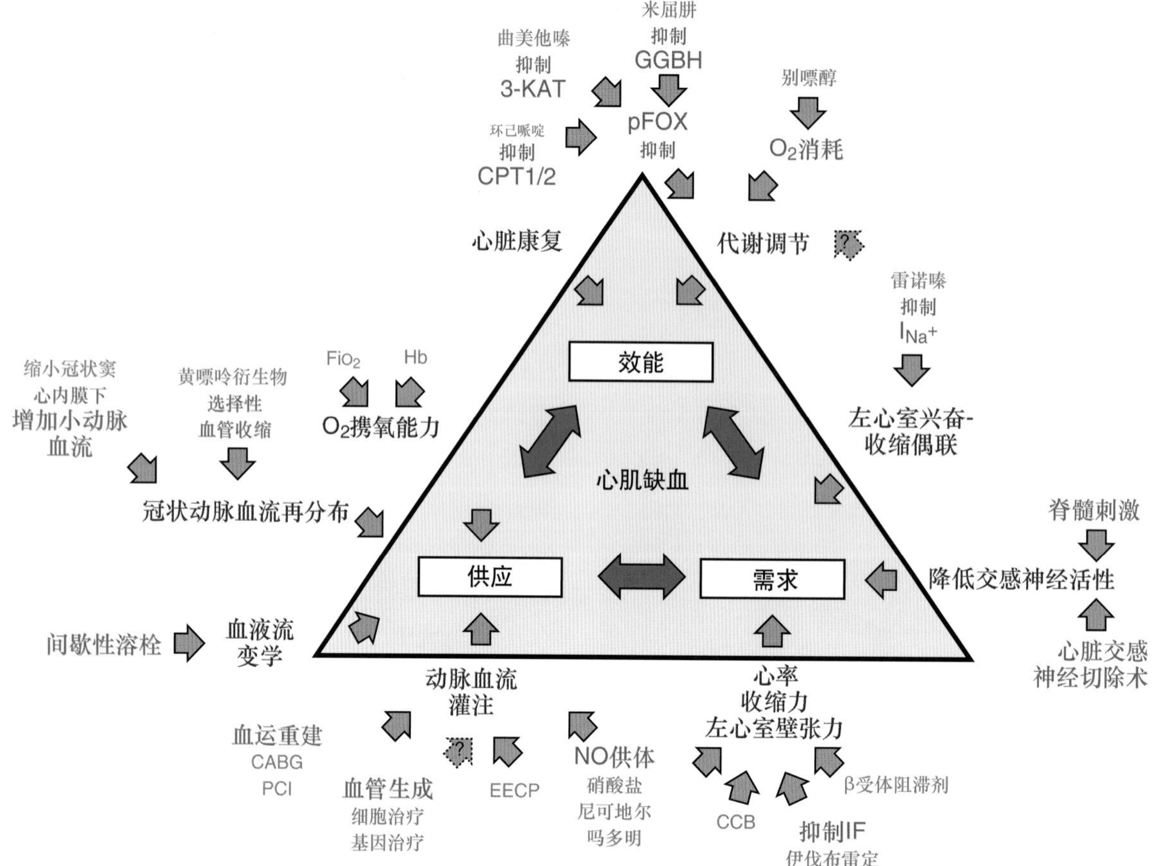

图 27.2　心肌缺血的治疗原则。一旦被简单地描述为供氧和需氧之间的不平衡，那么心肌缺血也可被理解为由病变心肌无效的氧利用和代谢障碍所致。治疗原则（以红色表示）已经在难治性心绞痛中进行了试验，并获得了不同程度的成功，旨在增加氧供、减少氧耗以及提高利用效率。具体的作用机制和治疗分别用蓝色和绿色表示。CABG，冠状动脉旁路移植术；CCB，钙通道阻滞剂；CPT1/2，肉毒碱 O- 棕榈酰转移酶 1 和 2；EECP，增强型体外反搏；FiO_2，吸入气氧浓度；GGBH，γ- 丁基甜菜碱羟化酶；Hb，血红蛋白；3-KAT，线粒体长链 3- 酮脂酰辅酶 A 硫解酶；PCI，经皮冠状动脉介入治疗；pFOX，部分脂肪酸氧化

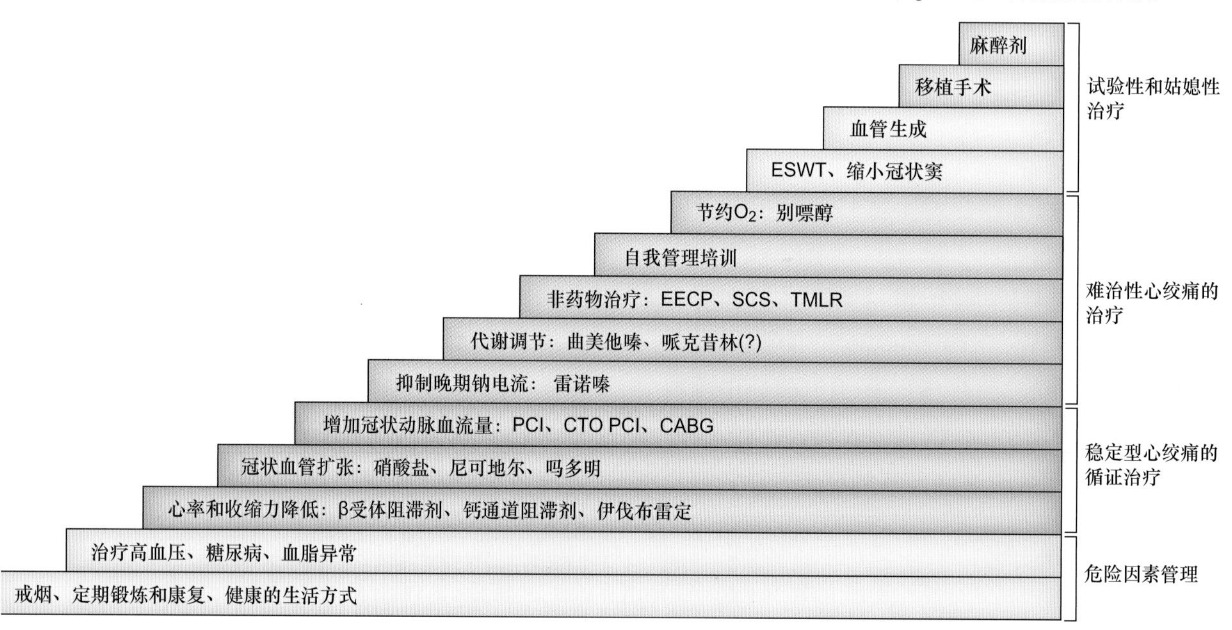

图 27.3　难治性心绞痛的治疗方案。难治性心绞痛的治疗始于危险因素（黄色标记）的管理和慢性稳定型心绞痛（粉色标记）循证治疗的实施。难治性心绞痛的可用选择包括药物治疗和器械设备治疗（绿色标记）。蓝色和橙色标记显示试验性和姑息性治疗选择，在尝试其他治疗选择后应考虑这些选项。CABG，冠状动脉旁路移植术；CTO，慢性完全闭塞；EECP，增强型体外反搏；ESWT，体外冲击波治疗；PCI，经皮冠状动脉介入治疗；SCS，脊髓刺激；TMLR，激光心肌血运重建术。（Reprinted from Henry TD，Satran D，Jolicoeur EM. Treatment of refractory angina in patients not suitable for revascularization. Nat Rev Cardiol. 2014；11：78-95，courtesy of Nature Publishing Group.）

致（HR = 0.78；95% CI 0.67～0.91；$P < 0.01$）。当仅分析入组前有中重度心绞痛史的患者时，观察到了类似结果（HR = 0.75；95% CI 0.63～0.91；$P < 0.01$），但雷诺嗪对心血管死亡或MI无影响，这种抗缺血作用可持续至30天时的界标分析，甚至长达1年（HR = 0.80；95% CI 0.67～0.96；$P = 0.02$）。值得注意的是，在整个随访期间，该亚组研究中的患者接受了平均2.9种抗心绞痛药物治疗。

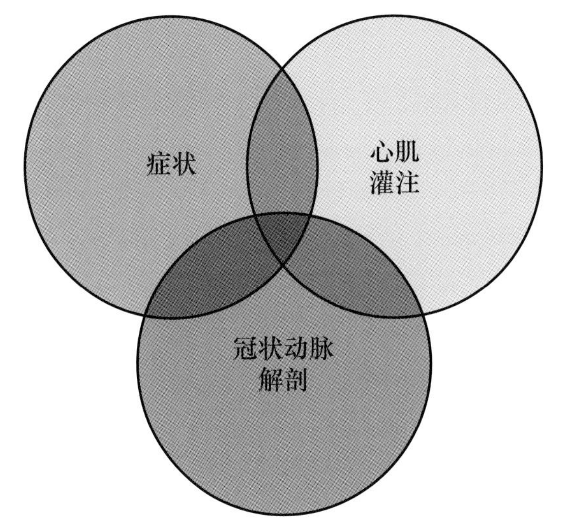

图 27.4　难治性心绞痛是症状、心肌灌注和冠状动脉解剖之间的复杂相互作用

MERLIN亚组分析中的有利结果激发了开展RIVER-PCI试验（Ranolazine in patients with incomplete revascularization after percutaneous coronary intervention）的热情[20]，该试验的研究对象是2651例有慢性心绞痛史的CAD患者，他们接受PCI，但血运重建不完全（大冠状动脉有直径狭窄≥50%的残余病变），该研究评估了雷诺嗪1000 mg每日2次在预防缺血导致的再住院（无论是否行血运重建）方面是否优于对照组。在中位数为643天的随访时间中，雷诺嗪组有345例患者（26%）出现主要终点，而安慰剂有364例患者（28%）（HR = 0.95；95%

ETT: 总时间。标准化均差。随机效应模型

研究	*N* 数目（单药治疗）	*N* 数目（双药治疗）	SMD (95% CI)
BB或CCB加用雷诺嗪			
Chaitman a	269	279	0.21 (0.20～0.22)
Chaitman b	269	275	0.20 (0.18～0.21)
合并	**538**	**554**	**0.20 (0.19～0.21)**
异质性检验：Q = 1.7; Chi² = 0.20; I² = 39.9%			
效应检验：SMD = 0.20; 95% CI = 0.19～0.21; *p*<0.0001			
BB或CCB加用曲美他嗪			
Chazov	87	90	0.31 (0.26～0.35)
Szwed	168	179	0.21 (0.19～0.23)
Danchin a	653	654	0.07 (0.07～0.08)
Danchin b	653	655	0.05 (0.05～0.06)
Manchanda	32	32	–0.04 (–0.16～0.08)
Sellier	106	117	–0.07 (–0.11～–0.04)
Levy	35	32	–0.31 (–0.43～0.19)
合并	**1734**	**1759**	**0.06 (0.02～0.11)**
异质性检验：Q = 395; Chi² <0.0001; I² = 98.5%			
效应检验：SMD = 0.06; 95% CI = 0.02～0.11; *p* = 0.006			
BB加用依伐布雷定			
Tardif	440	449	0.10 (0.09～0.11)
效应检验：SMD = 0.10; 95% CI = 0.09～0.11; *p*<0.0001			

–0.50　–0.30　–0.10　0.10　0.30　0.50　0.70　0.90

单药更好　　双药更好

图 27.5　雷诺嗪、曲美他嗪和伊伐布雷定作为附加治疗对稳定型心绞痛患者总运动持续时间的相对疗效。通过平板运动试验评估总运动持续时间。数据表示为随机效应模型和标准化均差。BB，β受体阻滞剂；CCB，钙通道阻滞剂；CI，置信区间；ETT，平板运动试验；N，人数；SMD，标准化均差。（Modified from Belsey J，Savelieva I，Mugelli A，Camm AJ. Relative efficacy of antianginal drugs used as add-on therapy in patients with stable angina：a systematic review and meta-analysis. Eur J Prev Cardiol. 2015；22：837-848.）

CI 0.82～1.10，P = 0.48）。值得注意的是，与应用2～3种抗心绞痛药相比（其中包括β受体阻滞剂、CCB或长效硝酸盐等），雷诺嗪治疗后的主要终点相似（HR = 1.04；95% CI 0.82～1.32；交互作用P = 0.36）。安全性亚组分析表明，与安慰剂相比，雷诺嗪组年龄＞75岁患者的主要心血管不良事件（MACE）发生率更高。在这一人群中，与安慰剂相比，雷诺嗪对心绞痛相关的生活质量没有额外的益处[21]，因为PCI后两组的生活质量都有明显提高。总体而言，入选RIVER-PCI试验的患者在基线和随访时心绞痛负荷较低，一旦考虑PCI和均数回归对疾病的[22]的影响，几乎没有足够的空间来评估药物治疗的改善作用。

在微血管性心绞痛的小型前期研究中，雷诺嗪有明显的效果[23-24]，推测雷诺嗪可以改善心肌缺血区域的局部冠状动脉灌注[25]。Bairey Merz等在2016年报告了存在冠状动脉微循环功能障碍但无阻塞性CAD患者的试验结果，这些患者被随机分为短期口服雷诺嗪组（500～1000 mg，每日2次，连续2周）和安慰剂组，然后两组患者交换治疗方案[26]，大多数患者为女性且应用至少1种抗心绞痛药物、ACEI和他汀类药物，所有受试者都有与心肌缺血相关的症状。与安慰剂相比，雷诺嗪没有显著改善与心绞痛相关的生活质量（通过SAQ评估）。在亚组研究中，雷诺嗪未能改善心脏MRI测量的心肌灌注储备指数（MPRI）。一个有趣的发现是，MPRI的变化与SAQ评分的变化相关，表明微血管功能障碍的调控可能是难治性心绞痛患者的新治疗途径。不完全血运重建患者和微血管疾病患者的试验结果不是很理想可能限制了在这类人群广泛使用雷诺嗪。

由于药物相互作用，雷诺嗪不应与非二氢吡啶类CCB、酮康唑或大环内酯类抗生素同时使用。

部分脂肪酸氧化抑制剂

曲美他嗪

曲美他嗪（TMZ）经常作为部分脂肪酸氧化（partial fatty acid oxidation，pFOX）抑制剂的原型。TMZ可通过阻断长链3-酮脂酰辅酶A硫解酶（ketoacyl-CoA thiolase，KAT）调节线粒体能量代谢，KAT是脂肪酸β-氧化的关键酶[27]。这种阻断被认为可以将线粒体底物利用转向糖酵解并产生相同的能量，与氧化脂肪酸相比，利用葡萄糖可消耗10%～15%的O_2。脂肪酸氧化的部分抑制有可能阻止细胞内的乳酸和H^+积聚，这两者都与缺血时心肌细胞的收缩-松弛偶联受损有关[28]。虽然这种说法有一定道理，但却面临着挑战——有证据表明，TMZ不会改变人类心肌线粒体中的代谢底物氧化过程，而是通过一种尚未明确的心内机制发挥作用[29]，可能涉及腺苷一磷酸（adenosine monophosphate，AMP）激活的蛋白激酶（AMPK）和细胞外信号调控的激酶（extracellular signal-related kinase，ERK）信号通路[30]，以及激活p38丝裂原活化蛋白激酶和Akt信号通路[31]。

在TRIMPOL Ⅱ TRIMetazidine in POLand）试验中[32]，426例稳定性CAD和运动试验结果异常的患者在应用美托洛尔50 mg每日2次的基础上被随机分为TMZ组（20 mg，每日3次，12周）或匹配的安慰剂组。与安慰剂组相比，TMZ显著改善了ST段压低的时间（＋86 s *vs.* ＋24 s；P＜0.01）。同样，TMZ减少了每周心绞痛的发作次数（－1.9次 *vs.* －0.9次；P＜0.01）。

在一项纳入1997—2013年13项随机试验共1628例患者的meta分析中，作为一种额外增加的抗心绞痛药物，TMZ在以下方面优于抗心绞痛药物：减少每周心绞痛的发作次数［加权均数差（weighted mean difference，WMD）=－0.95次；95% CI －1.30次～ －0.61次；P＜0.001］、每周硝酸甘油使用量（WMD =－0.98；95% CI －1.44～－0.52；P＜0.001），以及至出现ST段压低1 mm的时间（WMD = 0.30；95% CI 0.17 ～ 0.43；P＜0.001）。值得注意的是，该meta分析中仅4项试验采用了适当的盲法。这些结果与之前未发现获益的meta分析相矛盾[33]。重要的是，TMZ与死亡率或心血管事件的减少无关[33]。TMZ与不宁腿综合征和帕金森综合征等锥体外系不良反应有关[34]。

总之，支持使用TMZ的数据相互矛盾，需要进一步的临床试验来明确。欧洲药品管理局（EMA）已限制使用TMZ作为一线抗心绞痛治疗后仍有症状或不耐受的患者的附加治疗。ATPCI试验（efficAcy and safeth of Trimetazidine in Patients with angina pectoris having been treated by Percutaneous Coronary Intervention）（EudraCT Number：2010-022134-89）评估了曲美他嗪治疗PCI后心绞痛患者的有效性。

马来酸哌克昔林

马来酸哌克昔林是最古老的抗心绞痛药物之一，在β受体阻滞剂和CCB成为主流治疗药物之前，马来酸哌克昔林在20世纪70年代就被广泛研究[35-36]。尽管看似有效，但由于慢性治疗过程中出现的肝毒性和神经毒性病例[37]，马来酸哌克昔林在一些国家被停止使用这主要是由于CYP2D6慢代谢引起药物积聚[38-41]。

马来酸哌克昔林是一种pFOX抑制剂，可通过抑制肉毒碱O-棕榈酰转移酶（carnitine O-palmitoyltransferase，CPT）1/2来调节线粒体代谢，这些酶可以将游离脂肪酸从细胞质转移到线粒体。这些影响是全身性的，并不局限于在心脏。与TMZ类似，马来酸哌克昔林被认为可以将线粒体底物利用转向葡萄糖氧化，即需要较少的O_2即可产生相同量的ATP，因此能量利用效率更高[42]。基于化学计量模型，它可以通过完全阻断脂肪酸代谢，促进碳水化合物代谢，从而使预期能将O_2使用效率提高11%～13%[43]。在实践中，据报道，主要的线粒体碳水化合物氧化比游离脂肪酸氧化效率高30%～40%[44]。动物代谢组学研究表明，马来酸哌克昔林还可能有利于心脏对乳酸和氨基酸的摄取[45]。马来酸哌克昔林也是一种弱L型CCB[46]、钠通道阻滞剂[47]和血管扩张剂，但这些可能的抗心绞痛特性从未被完全阐明[48]。

在一项包含26项小型随机试验的系统综述中，大多数试验设计为交叉、双盲对照试验，有696例受试者，尽管存在对相关研究质量的顾虑，但这些试验中马来酸哌克昔林单药治疗组心绞痛发作频率和硝酸甘油使用量降低的现象比较一致[49]。在一项小型双盲对照交叉试验（$n = 17$）中，对于难治性心绞痛患者，尽管此前联合应用β受体阻滞剂、硝酸盐和CCB，但马来酸哌克昔林治疗组症状改善的比例（65%）（通过3个月内专门日志记录的心绞痛减少的次数来衡量）大于安慰剂组（18%，$P < 0.05$）。同样地，所有患者在平板运动试验中的表现都有所改善，而安慰剂组则没有[50]。尽管用药过程中有血药浓度监测，但17例（29%）患者中仍有5例发生了明显的副作用，包括4例短暂性共济失调。在接受足量β受体阻滞剂治疗的患者中，报告了类似的发现[51]。值得注意的是，很少有试验验证对多数患者来说是安全剂量（100～200 mg/d）的马来酸哌克昔林的疗效。一项来自两个中心为期5年的大型回顾性系列研究表明，马来酸哌克昔林与大多数难治性心绞痛的缓解有关。然而，尽管进行了谨慎的治疗性药物浓度监测，但由于不良反应或出于安全考虑，20%的患者停止了治疗[52]。

在选定的病例中，治疗性血药浓度监测为个体化的马来酸哌克昔林用药提供了指导，以避免过量的药物蓄积。其急性不良反应是短期头晕、恶心、呕吐、嗜睡和震颤。马来酸哌克昔林的安全起始剂量为100 mg，每日2次，并在第1、第4和第8周监测，以维持血药浓度在0.15～0.60 mg/L[53]。马来酸哌克昔林与偶发QT间期延长相关[54]，尤其是K^+通道突变（KCNQ1）患者，在广泛用于临床实践以前，还需要临床试验提供其更多安全信息。与慢细胞色素P450 2D6羟基化相关的等位基因变异的遗传筛选可能在未来避免对血药浓度监测的需要[40]。CYP2D6突变在高加索人群中占7%～10%，而非洲裔美国人占2%，中国和日本人不足1%。目前在澳大利亚和新西兰，马来酸哌克昔林被用于治疗难治性心绞痛。

米屈肼

米屈肼（又称meldonium）在一名知名网球运动员因服用兴奋剂而被禁赛后引起了很多关注[55]。米屈肼通过阻断γ-丁基甜菜碱羟化酶（γ-butyrobetaine hydroxylase，GGBH）间接作为pFOX抑制剂，催化肉毒碱的生物合成而发挥作用[56]。肉毒碱参与长链脂肪酸通过线粒体内膜的转移、脂肪酸氧化和ATP合成[57]。米屈肼还抑制肉毒碱乙酰转移酶（carnitine acetyltransferase，CAT）的活性，后者调节线粒体中乙酰辅酶A的水平，而乙酰辅酶A在脂肪酸代谢的多个中间环节起着关键作用，包括游离脂肪酸的氧化。在探索剂量MILSS Ⅱ期临床试验中（使用米屈肼治疗稳定型心绞痛患者剂量依赖性的运动耐量改善），研究对象是512例加拿大心血管学会（CCS）分级Ⅱ～Ⅲ级的慢性稳定型心绞痛患者，在应用β受体阻滞剂（> 94%）、长效硝酸盐（> 70%）和CCB（35%～50%）的基础上，这些患者通过盲法被随机分为米屈肼组（4种剂量中的1种：100 mg、300 mg、1000 mg或3000 mg）和安慰剂组，持续12周。在标准踏车试验时，米屈肼组显示出总运动持续时间与剂量相关的改善。与安慰剂相比，给予1000 mg米屈肼（给予500 mg每日2次）的患者获

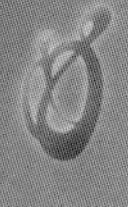

得了最佳效果（+35.2 s±53.3 s *vs.* −7.1 s±81.8 s，$P=0.002$）。两组之间未发现心绞痛起始发作时间的显著差异。米屈肼是前苏联开发的用于治疗 MI 和卒中的药物，并且从未在其他国家地区获得批准。米屈肼在概念上对于难治性心绞痛很有意义，但是没有足够的证据支持其在临床实践中的应用。

NO 供体

尼可地尔

尼可地尔是具有心脏保护作用的冠状动脉扩张剂[59]。烟酰胺-硝酸酯在线粒体水平上发挥 ATP 敏感性钾通道（K_{ATP}）开放剂的作用，模拟缺血预处理并使肌细胞免受缺血相关损伤[7]。与长效硝酸盐相似，尼可地尔是一种 NO 供体，可以直接扩张冠状动脉[60]。与硝酸盐不同，尼可地尔不会损害内皮功能，无快速抗药反应和耐受性[61]。除血管扩张外，一些证据表明尼可地尔也可能具有镇痛活性，可能会减少对心绞痛的伤害性反应[62]。同样，尼可地尔也可能改善心肌脂肪酸代谢[63]。由于这些原因，对于严重心绞痛、晚期 CAD 和血管痉挛患者，尼可地尔具有应用价值。

对于无其他基础治疗的稳定性 CAD 患者，尼可地尔可发挥类似于 β 受体阻滞剂[64-65]、长效硝酸盐[66]和 CCB[67]的作用。纳入 5126 例慢性心绞痛患者的 IONA 试验（Impact Of Nicorandil in Angina）比较了尼可地尔与安慰剂的作用，这些患者使用硝酸盐（87%），β 受体阻滞剂（57%）和 CCB（55%）后仍有慢性心绞痛，结果显示，尼可地尔可以减少心血管死亡、非致死性 MI 或因胸痛而非计划入院（13.1% *vs.* 15.5%；$P=0.02$）的发生率，该试验也确认了尼可地尔对 CAD 患者的心脏保护作用[68]。该试验没有关于尼可地尔对心绞痛症状或生活质量影响的报道。在 6 个月时，29.6% 应用尼可地尔的患者因不良反应而停止使用该药物，而安慰剂组患者则为 19.5%。尚无研究表明尼可地尔对使用最大耐受剂量的经典抗心绞痛药物无效的难治性心绞痛具有潜在治疗价值[69]。

ESC 实践指南推荐尼可地尔作为缓解心绞痛 / 心肌缺血的二线治疗（Ⅱ a 类适应证），根据心率、血压和耐受性，可以与长效硝酸盐、伊伐布雷定和雷诺嗪联合应用。令人惊讶的是，没有研究报告尼可地尔作为附加治疗在心绞痛中的有效性[6]。尼可地尔仅用于加拿大和美国监管机构进行的特别准入计划。与所有 NO 供体一样，尼可地尔可引起头痛和低血压。尼可地尔偶可诱发口腔、肛门或胃肠道溃疡，这通常会在停药时消退[70]。

吗多明

在作用机制和功效方面，吗多明类似于长效硝酸盐[71-72]。吗多明通过 NO 发挥其作用，通过扩张冠状动脉增加心肌灌注[73]，通过增加外周静脉容量、心脏前负荷和心室壁张力以减少需氧量。与长效硝酸盐一样，吗多明同样伴随着快速抗药反应和耐药性[72]。

目前尚未在难治性心绞痛患者中评估吗多明。在 533 例新发心绞痛患者的随机试验中，将两种不同的吗多明剂型（8 mg 每日 2 次 *vs.* 每日 16 mg）与安慰剂进行比较，这些患者应用 β 受体阻滞剂、CCB 和长效硝酸盐[75]，结果显示，两种吗多明剂型均优于安慰剂，可减少每周心绞痛发作的数量［（2.3±3.2）次发作 *vs.*（3.8±3.7）次发作，$P<0.001$］和减少短效硝酸盐的使用，并显著延长总运动持续时间。2015 年 MEDCORE 试验（Effect of Molsidomine on the Endothelial Dysfunction in Patients with Angina Pectoris）显示，对于接受 PCI 的稳定型心绞痛患者，与安慰剂组相比，吗多明 16 mg 每日 1 次连续 12 个月作为最佳药物治疗的附加治疗未能改善内皮细胞功能障碍[76]。在现实世界中，吗多明耐受性良好，服药 1 年内仅有 9.1% 的患者出现药物相关不良事件（主要是头痛和低血压）[77]，由于缺乏专门治疗难治性心绞痛的证据和缺乏安全性数据，因此在这一人群中需要谨慎使用吗多明。

L- 精氨酸

L- 精氨酸可以被 NO 合成酶转化为 NO，并介导内皮依赖性血管扩张[78]。口服补充 L- 精氨酸（1 g 每日 3 次）可改善健康人群冠状动脉小血管的内皮功能[79]。L- 精氨酸已被证实可以改善稳定性 CAD 患者在平板运动试验中的总运动持续时间，效果优于安慰剂[80]，但在难治性心绞痛中尚未充分研究[80]。在小型析因试验中，Ruel 等提示 L- 精氨酸（6 g/d）可能会增强晚期 CAD 患者血管内皮生长因子（VEGF）-165 质粒 DNA 的作用，PET 显示，VEGF-165 质粒 DNA 和 L- 精氨酸联合治疗可改善前壁心肌灌注[81]。

I_f 电流抑制剂

伊伐布雷定可选择性地抑制 I_f 电流，从而调节窦房结中起搏细胞的固有变时特性并降低心率。伊伐布雷定不会降低血压，也不会对心脏的兴奋性和房室传导产生负面影响[82]。

在 ASSOCIATE 试验（Efficacy and Safety of ivabradine on Top of Atenolol in Stable Angina Pectoris）中，在应用阿替洛尔的基础上应用伊伐布雷定并评估其疗效和安全性，这些患者口服阿替洛尔 50 mg/d 仍然有持续性心绞痛，与安慰剂相比，伊伐布雷定（7.5 mg，每日 2 次，连续 4 个月）能改善总运动持续时间（＋ 24.3 s ± 65.3 s *vs*. 7.7 s ± 63.8 s；$P < 0.001$）[83]。在微血管性心绞痛的患者中进行的小型探索性试验中，伊伐布雷定（5 mg，每日 2 次）可改善心绞痛相关生活质量，效果优于安慰剂[23-24]。伊伐布雷定不能改善稳定性 CAD 患者和左心室收缩功能不全患者的心血管结局[84]。研究稳定性 CAD 和左心室收缩功能不全患者使用伊伐布雷定的 BEAUTIFUL 试验中，伊伐布雷定使基线时有限制性心绞痛的亚组患者心血管死亡和需住院治疗 MI 或心力衰竭减少了 24%，这些患者大多数接受 β 受体阻滞剂和长效硝酸盐治疗。

在 SIGNIFY 试验（Study assessInG the morbidity-mortality beNefits of the I_f inhibitor ivabradine in patients with coronarY artery disease）中，纳入 19 102 例心率≥ 70 次 / 分的稳定型心绞痛患者，在指南指导的药物治疗基础上应用伊伐布雷定并调整心率至 55 ～ 60 次 / 分后，心血管死亡或 MI 的发生率并不优于安慰剂组（6.8% *vs*. 6.4%；HR ＝ 1.08；95% CI 0.96～1.20；$P = 0.20$；中位随访 27.8 个月）[85]。在症状性心绞痛（CCS Ⅱ级或更高级别）的患者亚组中，相当一部分患者在接受伊伐布雷定治疗后 CCS 心绞痛级别有所改善（24.0% *vs*. 18.8%，$P = 0.01$）。尽管有这些有利的发现，但在该亚组中，伊伐布雷定轻度增加了心血管死亡和 MI（HR ＝ 1.18；95% CI 1.03～1.35；交互作用 $P = 0.02$）。基于这些结果，对于无心功能不全的心绞痛患者，需要谨慎使用伊伐布雷定[86]。心率≥ 70 次 / 分且不能耐受 β 受体阻滞剂或存在 CCB 使用禁忌时，可考虑使用伊伐布雷定。伊伐布雷定还与新发心房颤动、心动过缓和视物模糊有关[87]。

其他药物

别嘌醇

别嘌醇可通过抑制参与氧化应激反应的黄嘌呤氧化酶来减少氧耗[88]。别嘌醇也可改善 CAD 患者的内皮功能[89]。在一项小型交叉随机试验中，将稳定性 CAD 患者分为别嘌醇（300 mg，每日 2 次）和安慰剂组，别嘌醇组的平板运动试验评估指标优于安慰剂组，从运动到出现 ST 段压低 1 mm 的时间延长（＋ 58 s；95% CI 45～77 s）和 ST 改变到胸痛出现的时间延长（＋ 43 s；95% CI 31～58 s）[90]。该试验尚不能有效评估心绞痛负荷、生活质量和临床结局的变化。这些发现尚未被独立重复过。别嘌醇是一种价格低廉的药物，在世界上某些地区可能是一种有益的选择。高剂量别嘌醇（600 mg/d）可能产生毒性作用，在慢性肾衰竭患者中应用时建议密切监测。

间歇性血栓溶解

作为改善血液流变学原理治疗心肌缺血的案例，间歇性溶栓治疗具有重要的历史意义[91]。Poiseuille 定律表明，血液黏度降低可改善冠状动脉微循环血流。由于纤维蛋白原是血浆黏度的主要决定因素，因此纤维蛋白溶解的减少理论上可以减少心肌缺血和心绞痛。在一项小型随机试验中，高剂量的间歇性尿激酶在改善每周心绞痛发作方面优于较低剂量（500 000 IU *vs*. 50 000 IU 静脉注射，每周 3 次，共 12 周）[92]。

睾酮和雌激素

睾酮的使用与心血管不良事件的风险增加有关[93]。然而，有人假设睾酮可能改善冠状动脉内皮依赖性血管扩张[94]。在小型临床研究中，睾酮可以改善慢性稳定型心绞痛男性患者的心绞痛阈值[95-97]。FDA 限制睾酮替代治疗强化了这样一种观点，即在有更多证据出现之前，高风险患者应该避免应用睾酮。类似于睾酮，尽管担心健康的绝经后美国女性患心血管风险增加，但已在稳定型心绞痛患者中进行了雌激素治疗的相关研究[98]，雌激素与内皮功能改善有关[99]。已有研究显示，雌二醇-屈螺酮激素替代治疗可以改善绝经后心绞痛患者的心肌灌注储备[100]。在一项小型随机双盲试验中，入组 74 例确诊 CAD 的中国绝经后女性，雌二醇加醋酸炔

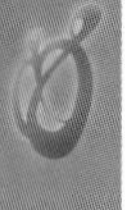

诺酮治疗 16 周优于安慰剂组，它能改善总运动时间（+32.7 s *vs.* 2.5 s，$P < 0.05$）和从运动开始到出现 ST 段压低 1 mm 的时间（+99.1 s *vs.* 22.9 s，$P < 0.05$）。睾酮和雌激素补充治疗均未在晚期 CAD 和难治性心绞痛患者中得到恰当评估。

奥马曲拉

血管肽酶抑制剂奥马曲拉可抑制血管紧张素转化酶（ACE）和中性内肽酶（neutral endopeptidase，NEP），NEP 催化利尿钠肽（心房钠尿肽、脑钠肽、C 型利尿钠肽）和缓激肽的分解。利尿钠肽可拮抗交感神经系统和肾素-血管紧张素-醛固酮系统，这可能对严重心肌缺血的患者有益。一项原理论证研究评估了 NEP 抑制剂治疗慢性心绞痛的设想，其中 348 例接受 β 受体阻滞剂单药治疗的稳定型心绞痛患者被随机分为奥马曲拉（4 周滴定至 80 mg/d）或匹配的安慰剂组[103]，与安慰剂组患者相比，奥马曲拉组患者在平板运动试验中的总运动持续时间有显著改善（76.6 s±84.2 s *vs.* 28.7 s±82.2 s，与基线有显著差异，$P < 0.001$）。同样，奥马曲拉也可显著改善从运动到 ST 段压低 1 mm 的时间（84 s±7 s *vs.* 34 s±7 s，$P < 0.001$）。奥马曲拉的抗缺血作用可能是由收缩压的钝化作用介导，因为与安慰剂相比，用该药治疗的患者在峰值运动时的心率-收缩压乘积较低（Δ-609±1254 至 36，$P = 0.06$）。由于担心血管性水肿（可能由抑制 NEP 导致过度缓激肽积聚引起），因此 FDA 未批准奥马曲拉的应用。在 PARDIGM-HFT 试验［Prospective comparison of AR（angiotensin receptor）and NI（neprilysin inhibition）with ACE Inhibition to Determine Impact on Global Mortality and morbidity in Heart Failure］中，沙库巴曲是一种中性脑啡肽酶抑制剂，当它与 ARB 联合使用时，可最大限度地减少血管性水肿，其对心力衰竭患者具有良好的效果[104]，这个结果可能会重新唤起人们对广泛血管肽酶抑制治疗心绞痛的兴趣。

中药

传统中草药可能是治疗心绞痛的有效选择。Dantonic（T89）是丹参（Radix et Rhizoma Salviae Miltiorrhizae）、三七（Radix et Rhizoma Rhogoma Notoginseng）与冰片（冰片）的水提取物，这种组合可以增强其吸收。一项正式的 FDA Ⅲ期对照试验对 Dantonic 和安慰剂进行了评估，该试验针对 CCS Ⅱ级或Ⅲ级稳定型心绞痛患者，这些患者接受了 β 受体阻滞剂或 CCB 以及短效硝酸甘油。该试验于 2015 年结束入选（NCT01659580）。目前已经提出了多种作用机制来解释 Dantonic 如何缓解心绞痛，包括改善血液流变学和抗氧化性[105-107]。除了丹参和三七外，已经在心绞痛患者中评估了其他几种中药，但结果不一致。其他非传统方法（如草药穴位敷贴[108]和针灸[109]）已被提议，但尚未经过充分评估。

介入治疗

慢性完全闭塞

慢性完全闭塞（chronic total occlusion，CTO）曾是介入心脏病学的一个前沿问题，现在已可常规再通，以期改善长期预后和症状[110]。目前的实践指南建议，存在心绞痛的症状或闭塞动脉供血区域有存活 / 缺血的客观证据[111]，患者应考虑经皮再通 CTO。如果进行了最大限度的抗缺血药物治疗，无创评估仍存在高风险特征和持续中度症状（CCS 心绞痛分级Ⅱ级或更高），或有创评估至少中度风险的持续严重症状（CCS 心绞痛分级Ⅲ级或更高）[112]，那么孤立 CTO 患者行冠状动脉血运重建再通是恰当的。观察性研究结果的汇总分析一致表明，与再通失败的患者相比，成功再通的 CTO 患者死亡率较低（OR = 0.52；95% CI 0.43～0.63），MACE 风险较低（OR = 0.59；95% CI 0.44～0.79），对后续 CABG 的需求较小（OR = 0.18；95% CI 0.14～0.22）[113]。值得注意的是，这些 CTO PCI 成功与失败的观察性比较不足以证明该操作对临床预后的有效性。

CTO PCI 与心绞痛的相关性也存在争议。在一项 meta 分析中，纳入 9 项非随机试验共 2536 例患者，试验时间跨越 25 年，与 CTO PCI 失败相比，CTO PCI 成功与残余心绞痛风险降低相关（OR = 0.38；95% CI 0.24～0.60）。这些观察性研究中很少使用适当的工具来量化 PCI 术后心绞痛，并且相当一部分证据来自支架前时代。Olivari 等报道，与 CTO PCI 失败的患者相比，CTO PCI 成功患者的缺血负荷减少，他们在 12 个月时的平板运动试验时间更可能显示正常（73% *vs.* 47%；$P < 0.001$）[114]。Jolicoeur 等发现，与 CTO PCI 失败患者相比，CTO

PCI成功的患者6个月后自我报告的心绞痛发生率未降低（20% *vs.* 24%；$P = 0.50$）和生活质量未改善（73% *vs.* 68%；$P = 0.52$）[15]。Borgia等使用SAQ连续评估302例尝试接受CTO PCI的患者，总体而言，成功的CTO PCI与体力活动限制减少和治疗满意度改善（53%）相关，而CTO PCI失败的患者为31%[16]。重要的是，在随后的随访中，前一组超过75%的患者症状得到改善。

CTO PCI是复杂的干预措施，具有解决微血管堵塞和远端血管床栓塞的潜力[117]。此外，CTO患者除了心外膜疾病外，可能有微血管功能障碍[118]，尽管成功再通，但仍可持续存在微血管功能障碍。在连续120例成功再通CTO的患者中，于PCI后即刻和PCI 5个月后重复测量由冠状动脉血流速度储备（coronary flow velocity reserve，CFVR）定量评估的微血管功能障碍[119]，平均而言，CFVR从基线时的2.01±0.58增加到随访时的2.50±0.79（$P = 0.001$）。微血管功能障碍在该研究中被定义为CFVR＜2.0，再通后46%的患者可观察到微循环障碍，并且在随访中17%的患者持续存在。糖尿病是微血管功能障碍持续的主要决定因素。

尚无比较CTO PCI与药物治疗的RCT，但至少有两项大型试验正在进行中，预计将提供重要的新数据以指导该领域的诊治，包括DECISION CTO试验（Drug-Eluting Stent Implantation Versus Optimal Medical Treatment in Patients with Chronic Total Occlusion）（$n = 1300$；NCT01078051）和EURO-CTO试验（European Study on the Utilization of Revascularization Versus Optimal Medical Therapy for the Treatment of Chronic Total Coronary Occlusions）（NCT01760083）。

缩小冠状窦

在常规进行CABG治疗心绞痛之前，Beck和Leighninger在20世纪中期提出了限制心脏静脉回流的手术[120-121]，通过手术使冠状窦（coronary sinus，CS）缩窄，有利于氧合的血液再分布进入缺血区域，这种手术具有显著疗效[122]。目前对这一概念的探索是在不适合血运重建的难治性心绞痛患者中行经皮缩小冠状窦。COSIRA Ⅱ期试验（Coronary Sinus Reducer for Treatment of Refractory Angina）的研究对象是严重难治性心绞痛患者，这些患者由于晚期CAD而不适合血运重建[123]，干预措施为一种球囊扩张型不锈钢沙漏形金属支架（称为Reducer），该装置植入CS可产生局灶性狭窄，导致CS压力增加（图27.6A）。在COSIRA试验中，与盲法假植入组相比，Reducer可使相当一部分患者的CCS心绞痛级别改善2级（35% *vs.* 15%，$P = 0.02$）[130]。

调节CS压力的其他干预措施包括在多种缺血环境中（包括在CABG[124]和STEMI期间）的压力控制的间歇性冠状窦闭塞（pressure-controlled intermittent coronary sinus occlusion，PICSO）。通过调节CS压力缓解心绞痛的机制尚不清楚。动物实验证据支持CS中的压力升高有利于向缺血心肌募集侧支血流[126]。CS的缩小被认为对小静脉和毛细血管施加了向后的压力[127-128]，这种向后的压力被认为可以为小动脉提供更多的血流，并且可以优先降低缺血心内膜内的血流阻力[129]（图27.6B）。

在健康的心脏中，由于心外膜下的生理性血管收缩，心内膜在应激期间优先获得血流灌注。在患病的心脏中，这种代偿机制受损，导致心内膜下的相对低灌注（图27.6B，红色箭头）和静脉回流量成比例减少（图27.6B，紫色箭头）。此外，左心室舒张末压（left ventricular end-diastolic pressure，LVEDP）升高会进一步影响心内膜下毛细血管血流。CS的缩窄给予小静脉和毛细血管向后的压力（图27.6B，绿色箭头）被认为可以为小动脉提供更多的血流，并且可以优先降低缺血心内膜的血流阻力[129]，从而提高了心肌灌注、心肌收缩力、降低了LVEDP并打破缺血的恶性循环[130]。

促血管生成治疗

蛋白和基因治疗

目前已经进行重组生长因子和基因治疗的相关试验，以期增强晚期CAD患者的自然血管生成过程。在大型随机安慰剂对照试验中，冠状动脉内给予血管生成蛋白VEGF和成纤维细胞生长因子（FGF）的治疗方法均未在主要终点（总运动持续时间）方面达到阳性结果，尽管次要终点得到阳性结果[131-132]。由于短半衰期蛋白质治疗缺乏疗效，因此开发了心脏基因治疗，以期能够在缺血区域中持续表达血管生成因子。AGENT试验（Angiogenic Gene Therapy）和AGENT-Ⅱ试验[133-134]通过冠状动脉

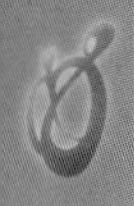

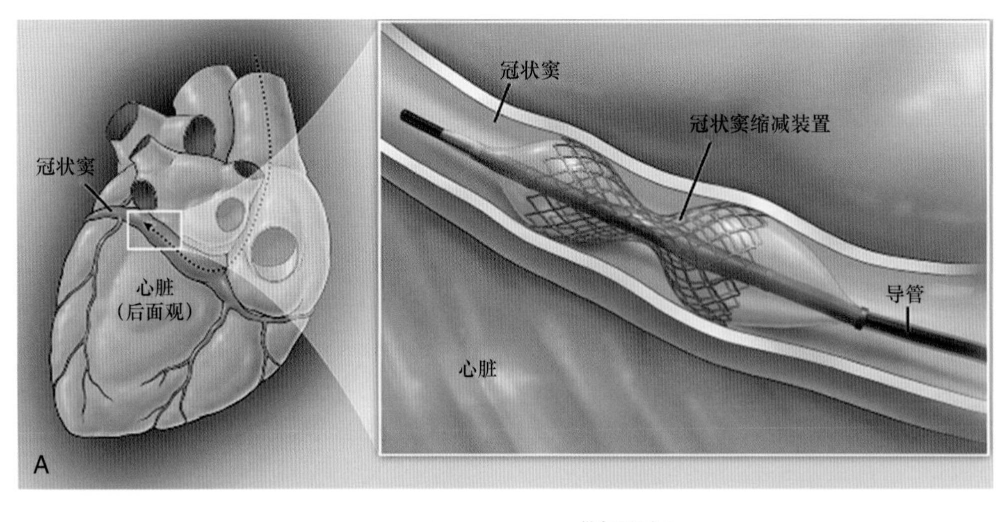

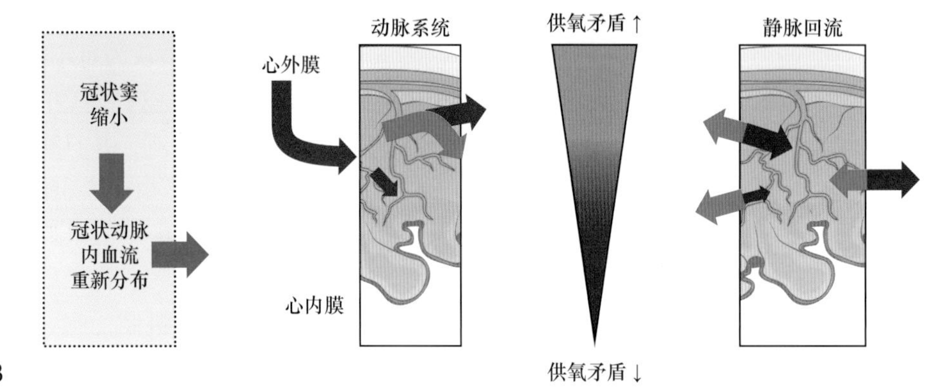

图 27.6 （A）冠状窦缩小系统。冠状窦缩减装置的完整系统由金属网装置组成，该金属网装置预先安装在球囊导管上，并且在扩张时形似沙漏。在将装置植入冠状窦后，局部血流受阻和血管反应可导致血管壁的增生性反应伴有金属网中的网眼闭塞。该装置的中心孔仍然通畅，并成为血液流过冠状窦的唯一路径，这导致上游压力梯度，从而促使血液从缺血更少的心外膜重新分布到缺血性心内膜。**（B）冠状动脉内血流再分布。**［（A）Courtesy of Verheye S，Jolicoeur EM，Behan MW，et al. Efficacy of a device to narrow the coronary sinus in refractory angina. N Engl J Med. 2015；372：519-527. Copyright © 2015 Massachusetts Medical Society.］

内给予编码 FGF5 的腺病毒（Ad5FGF），观察血管生成因子治疗的效果，这些研究推动了将不同剂量的 Ad5FGF-4（高达 1×10^{10} 病毒颗粒）与安慰剂进行比较的Ⅲ期临床试验 AGENT-Ⅲ和 AGENT-Ⅳ的进程。后两项试验（$n = 532$）的汇总分析显示，与安慰剂相比，Ad5FGF-4 治疗后 12 周的总运动持续时间没有显著变化[135]。事后分析表明，高风险的患者可能有很大的运动获益（高风险患者指年龄＞ 55 岁、心绞痛Ⅲ级或更高、基线运动持续时间＜ 300 s）。同样地，在女性中观察到显著的效果，其总运动持续时间和心功能级别均得到改善。这些发现有待在专门的试验中进行验证。在两项不同的安慰剂对照试验中，直接心肌内注射 VEGF-165 基因治疗晚期 CAD 患者未能改善缺血心肌灌注[136-137]。其他更小的开放性试验的结果并不一致[138-139]，正在进行的 KAT301 试验评估了在晚期 CAD 患者中进行心内膜 VEGF-D 的基因治疗，可能为此讨论带来额外的信息（NCT01002430）。未来基于基因的促血管生成治疗可能通过在生物支架中嵌入多种生长因子来实现。

细胞治疗

除了潜在的直接依赖于侧支循环外，细胞治疗被认为可以局部释放促血管生成细胞因子，这些细胞因子可促进血管生成并改善对缺血心肌的血液供应。细胞治疗也被认为有利于改变心肌功能、减少心肌细胞凋亡并招募常驻干细胞和循环干细胞[140]。一些与细胞治疗有关的证据表明，细胞治疗缺血性心脏病患者可长期降低死亡率并改善心功能[141]（图 27.7）。目前，已经进行了近 10 项随机安慰剂对照试验，专门用于评估顽固性或难治性心绞痛患者的细胞治疗[142-148]。对参加五项Ⅰ / Ⅱ期临床试验的 331 例受试者进行的汇总分析表明，细胞治疗（自体 CD34$^+$细胞或骨髓单核细胞）可能比安慰剂更好地减少每周心绞痛发作次数（每个星期减少 7 次发作；95% CI 1 ～ 13；P = 0.02），在平板运动试验中细胞治疗增加了总运动持续时间（61 s；95% CI 18 ～ 104 s；P = 0.005），并降低 MI 的发生率（OR = 0.37；95% CI 0.14 ～ 0.95；P = 0.04）[149]。

自体 CD34$^+$细胞是从粒细胞集落刺激因子（G-CSF）动员的外周血中分离的内皮祖细胞，自体 CD34$^+$细胞治疗可能是部分有效的。Wang 等在 112 例难治性心绞痛患者中比较了冠状动脉中给予自体 CD34$^+$细胞（平均剂量为 5.6×10^7 个细胞）与安慰剂的疗效。在 6 个月时，与安慰剂相比，接受自体 CD34$^+$细胞治疗的患者每周心绞痛次数显著减少［自体 CD34$^+$细胞组（-15.6 ± 4.0）次；安慰剂组（-3.0 ± 1.2）次；$P < 0.01$］[145]。同样，Lee 等发现冠状动脉内输注 CD34$^+$细胞在改善 LVEF 方面优于假输注组，其机制可能是通过提高新血管形成。然而，两组的运动耐量和症状仍然相似[150]，研究最多的是心肌内 CD34$^+$细胞治疗，包括Ⅰ / Ⅱ a 期试验[143]、Ⅱ b 试验[142]和Ⅲ期试验[147]。在Ⅱ b 期 ACT34$^+$试验中，与安慰剂假干预相比，心肌内 CD34$^+$细胞（1×10^5 个细胞 / 千克）改善了每周心绞痛的发作次数［（-6.8 ± 1.1）次发作 *vs.*（-10.9 ± 1.2）次发作；P = 0.02］。在平板运动试验中，总运动持续时间也有所改善（139 s ± 115 s *vs.* 69 s ± 122 s；P = 0.01）[14]。CD34$^+$细胞治疗与 2 年时心绞痛的持续改善相关。这些有利的结果推进了 RENEW Ⅲ期临床试验（Efficacy and Safety of Targeted Intramyocardial Delivery of Auto CD34$^+$ Stem Cells for Improving Exercise Capacity in Subjects with Refractory Angina）[147] 的进程，112 例受试者（最初计划的 444 例）被随机分组后，由于赞助商的财务决策而被中止。尽管 RENEW 试验权重不够，但目前得到的结果与Ⅱ期临床试验中观察到的结果一致。

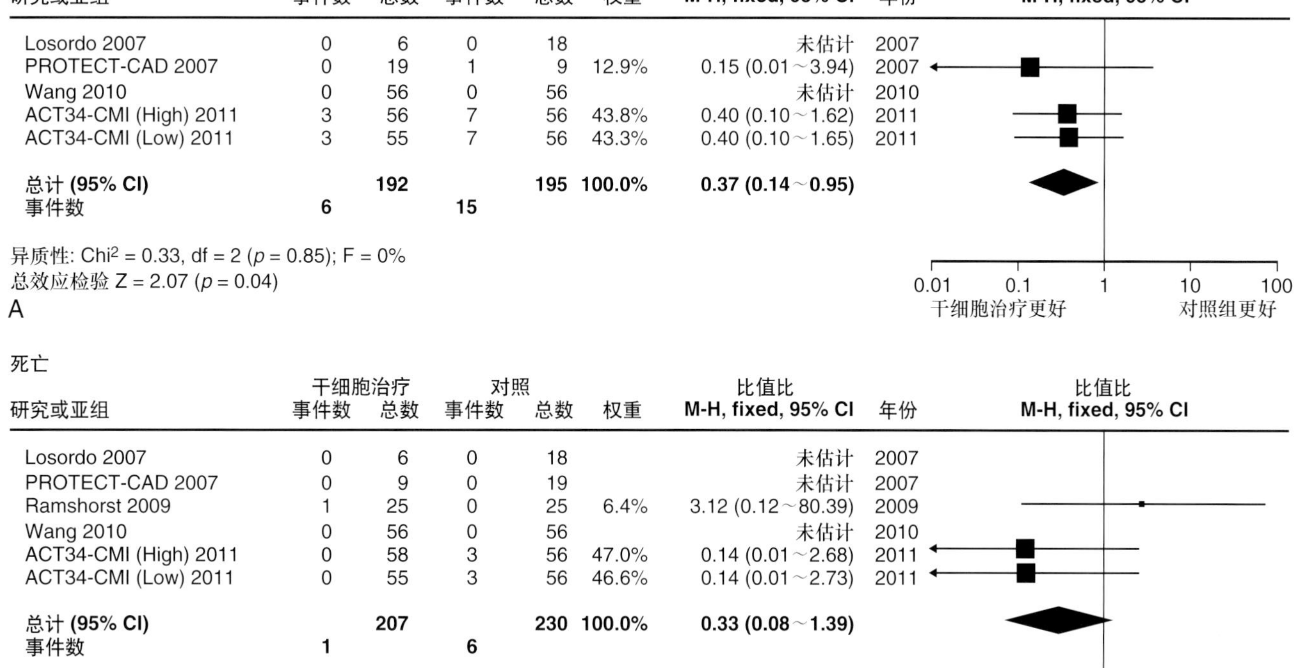

图 27.7 细胞治疗与难治性心绞痛患者的临床结局改善有关。与对照组相比，干细胞组 MI（**A**）和死亡（**B**）比值比的森林图。ACT34-CMI（High），高剂量 CD34$^+$细胞群；ACT34-CMI（Low），低剂量 CD34$^+$细胞群；CI，置信区间；df，自由度；M-H，Mantel-Haenszel。（Courtesy of Li N，Yang YJ，Zhang Q，et al. Stem cell therapy is a promising tool for refractory angina：a meta-analysis of randomized controlled trials. Can J Cardiol. 2013；29：908-914.）

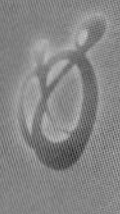

在一项非对照试验中，将自体间充质干细胞（mesenchymal stromal cell，MSC）直接注射到晚期CAD患者的缺血心肌中，总运动持续时间和心绞痛分级改善最长可达3年[153]。在Ⅰ/Ⅱ期随机对照临床试验中，与无细胞治疗相比，直接注射CD133细胞到心肌中显著减少了每月心绞痛的发作次数（−8.5次发作；95% CI −15.0～−4.0次发作）和心绞痛级别[148]。机制研究甚至显示在先前有反应者心肌内重复注射骨髓单核细胞可以进一步改善缺血并缓解心绞痛[154]。尽管结果很有前景，但细胞治疗仍是一种研究性治疗，目前其应用仍局限于正式的临床研究。

神经调节

心肌不会疼痛[155]，心绞痛的起源是一种复杂的神经源性现象，涉及交感神经和迷走神经传入通路的受体。缺血如何引发疼痛信号尚不清楚，可能是由乳酸、腺苷、缓激肽和钾等多种物质引起，这些物质会刺激无髓鞘（C）纤维和嵌入心肌的有髓鞘（Aδ）纤维的化学敏感性末端。交感神经纤维与心脏交感神经传入神经结合并到达椎旁交感神经节，形成颈交感神经链，包括星状神经节。心肌水平的交感神经传入纤维兴奋可刺激颈-胸椎节段中的脊髓丘脑束细胞，并且介导定位于胸部和手臂的心绞痛。迷走神经传入纤维兴奋介导定位于颈部和下颌的心绞痛[156]。

神经系统有多个特定信息传递的整合点（如心脏疼痛冲动）。在周围神经系统中，部分点易于进行靶向干预，如星状神经节或脊髓。然而，由于传导有害性心脏信号的传入通路的双重性，单一干预措施不太可能完全抑制心绞痛，尽管其具有针对性。心脏疼痛信号也由丘脑和皮质集中处理，丘脑发挥门控[157]的作用。皮质似乎可以通过自我管理训练或选择性5-羟色胺再摄取抑制剂（SSRI）等干预措施进行调节。

心脏神经调节涉及使用化学电学或机械手段欺骗或中断疼痛信号，这些手段可应用于从心脏到中枢神经系统传导通路中的任何水平。从概念上讲，通过调节神经缓解与神经元成分有关的心脏疼痛，这一做法具有吸引力，就像干预不适当的心脏疼痛感知一样。由于神经调节可能会改变所有心脏疼痛信号（无论病理生理学如何），神经调节可能对难治性心绞痛的患者有用。神经调节也有助于调节导致冠状动脉血管收缩的交感神经。支持神经调节的各种可能的证据仍然不理想。

脊髓刺激

将多极电极置于脊柱C7和T4椎体之间（此部位有心脏传入交感神经纤维与背角中的二级感觉神经元突触）的硬膜外腔中通过脊髓刺激（spinal cord stimulation，SCS）可实现电镇痛。电极可刺激背角并钝化通往脊髓束通路中疼痛冲动的传递。SCS的主要作用是用更易耐受的心前区感觉异常来替代心绞痛[158]。SCS如何介导其作用尚未完全阐明，但已假设SCS通过促进γ-氨基丁酸（GABA）和β-内啡肽（二者可以拮抗下行抑制性通路）释放来改变背角的化学成分，否则有利于疼痛冲动的传导[159]。除镇痛作用外，SCS可能通过下调自主神经系统而具有抗缺血作用，它可通过部分对抗交感神经[160]，随后扩张血管和改善冠状动脉微循环血流[161-162]，但这种关联在文献中并不一致。

已经在多项小型临床试验中对SCS和其他方法（如最佳药物治疗、经心肌激光治疗、甚至CABG）进行了评估和比较。由于入组率较低，这些试验常过早中断，并且由于SCS一旦激活可引起明显的感觉异常从而导致盲法失效。一项包括7项随机对照试验的meta分析（270例患者）表明，SCS明显改善总运动持续时间［标准化均差（standardized mean difference，SMD）＝0.76；95% CI 0.07～1.46；P＝0.03］和健康相关生活质量（SMD＝0.83；95% CI 0.32～1.34；P＝0.001）[164]。对于晚期CAD患者，SCS也与LVEF的改善相关[165]。目前正在验证SCS对慢性心力衰竭患者的潜在益处，但疗效尚不确定[166]。小型研究显示SCS联合药物治疗具有较好的成本效益，尽管在治疗开始时成本较高[167-168 2015-169]。自2015年以来的随机试验和现实生活观察研究[170]支持这些发现。

SCS的一个有趣的衍生技术是皮下电神经刺激（subcutaneous electrical nerve stimulation，SENS），它是在心绞痛发作时疼痛辐射胸骨节段水平的每侧皮下植入1个多极电极。在一项小型研究中，针对皮下神经末梢的SENS，可以改善心绞痛和减少舌下硝酸盐使用量[171]。

基于中等质量证据，大多数心脏病学实践指南推荐SCS的强度较低，表明可以考虑利用其改善

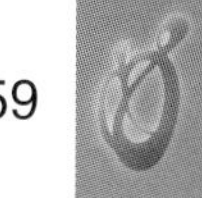

难治性心绞痛患者的运动能力[172]和生活质量[11]。当被考虑使用时，SCS需经多学科讨论，以避免硬膜外出血，包括关于停止口服抗凝剂和抗血小板药物的安全性和时间安排。SCS通常在局部麻醉下作为小手术进行。SCS能提高心绞痛阈值，但尽管有电刺激仍可能发生心绞痛如在疼痛信号特别强烈时。因此没有证实SCS能消除危及生命的缺血事件[169]。SCS脉冲发生器和ICD之间可能存在相互作用，故需要恰当的监控[173]。

心脏交感神经切除术

除了允许心脏的疼痛冲动向大脑的逆向传递外，交感神经系统还可通过促进血管收缩直接引起心肌缺血，以及间接通过促进全身体液活化，导致更高的儿茶酚胺浓度。因此，针对下调交感神经系统的干预措施将有效缓解心绞痛，这似乎是合乎逻辑的。然而，由于缺乏适当的研究，心脏交感神经切除术在心脏病学领域中并不经常使用，其使用仍然主要是经验性治疗。

星状神经节阻滞

左侧星状（颈胸）交感神经节是交感神经纤维在与胸髓中间外侧灰质柱相汇合之前的集合点。虽然从神经解剖学的角度有足够的证据表明阻滞星状神经节可以缓解心绞痛，但缺乏支持这种方法的临床证据[11, 172]。

左侧星状神经节通常位于C6水平的颈动脉和环状软骨之间，尽管存在解剖变异并可能位于右侧。可以在超声引导下安全找到左侧星状神经节，并注射各种麻醉剂，暂时阻断（理论上）痛觉信号传递到大脑[174]，在连续纳入59例患者的病例研究中，使用15 ml 0.5%布比卡因行星状神经节阻滞可导致心绞痛缓解平均3.5周，而椎旁阻滞为2.8周。这些操作可以连续进行，并发症发生率约为3%（大多数是可逆性眩晕和低血压发作，以及血肿）[175]。霍纳综合征也是该治疗可能引起的另一种并发症。目前有研究显示直接使用射频消融星状神经节可永久性治疗心绞痛[176]和其他复杂的局部疼痛综合征。

高节段胸硬膜外镇痛

在连续纳入152例难治性心绞痛患者的病例研究中，通过在胸部2～5级神经节水平植入永久性硬膜外导管并用布比卡因连续硬膜外镇痛可以改善心绞痛症状和生活质量，最长可达6年[178]，虽然没有中枢神经系统感染，但一些患者出现皮肤感染、血压暂时下降和霍纳综合征。

胸部交感神经切除术

胸交感神经切除术是一种古老的干预措施，已被报道用于治疗难治性心绞痛，其手术成功率报道不一致，但可能会导致永久性后遗症[179]。如果考虑行胸交感神经切除术，应在术前进行临时交感神经阻滞，以确定交感神经是否与心脏疼痛有关。

丙咪嗪

丙咪嗪是一种三环类抗抑郁药，已经在一项小型随机交叉安慰剂对照试验中对患者（主要是女性）进行了评估，患者冠状动脉造影正常，麦角新碱激发试验阴性，且使用β受体阻滞剂、CCB或长效硝酸盐后仍存在心脏疼痛。与用于治疗心肌缺血相关性心绞痛的其他药物不同，丙咪嗪可以降低右心室起搏或冠状动脉内腺苷（2.2 mg/min，2 min）触发的心脏疼痛的敏感性。与安慰剂相比，丙咪嗪（每晚50 mg，持续3周）不仅减少了心绞痛（−52%±25% *vs.* −1%±86%，$P = 0.03$），也更有可能改善右心室起搏/冠状动脉内腺苷重复刺激诱发的心脏疼痛敏感性（60% *vs.* 12.5%，$P = 0.01$）[180]。这些发现被一组独立研究者证实，他们也报告其对生活质量改善缺乏疗效，可能是因为与丙咪嗪相关的不良反应（主要是抗胆碱能作用）发生率很高。尽管丙咪嗪对心脏疼痛的敏感性有独特的影响，但它对晚期CAD和难治性心绞痛患者的疗效仍未得到充分研究。该药应用于神经源性成分突出的心绞痛患者，如敏感性心脏综合征患者。

心理应激诱发的心肌缺血

心理应激诱导的心肌缺血（mental stress-induced myocardial ischemia，MSIMI）描述了在精神压力下诱发心肌缺血的客观证据。心理压力测试很少在临床实践中进行，但通常包括心算、镜像跟踪和回忆引起愤怒的公共演讲等。在心理压力测试期间，应监测受试者发生的缺血标志（如心电图上的ST段压低、局部室壁运动异常或超声心动图LVEF的下降）。

现有证据表明，MSIMI可能与死亡和心脏事件风险增加两倍有关[182]。MSIMI 的潜在病理生理学机制尚不清楚，但很可能是多因素的。微血管功能障碍、心脏自主神经系统不平衡，甚至血小板聚集增强[184]均被认为是可能的因素。精神压力是冠状动脉痉挛的有效诱导因子[185]，MSIMI 被一些组织归类为血管痉挛性心绞痛的亚型[186]，除了缺血，心绞痛也是一种伤害性信号，其感知可以通过情绪由中枢神经来调节。MSIMI 通常在没有心外膜冠状动脉疾病的患者中发生（见第 25 章），但在已诊断的 CAD 患者中更为普遍。

在 REMIT 试验（Responses of Mental Stress Induced Myocardial Ischemia to Escitalopram Treatment）中，与安慰剂相比，治疗 6 周后，依他普仑治疗（5 mg/d）组中更多的患者免于心绞痛发作（34.2% *vs*. 17.5%，OR = 2.62；P = 0.04）[188]。与安慰剂相比，依他普仑与抑郁、焦虑或感知压力的症状评分的显著变化无关，也未改变运动能力。SSRI（抗抑郁药）可能通过调节下丘脑-垂体-肾上腺轴继而影响冠状动脉微血管功能。依他普仑不应与西酞普兰相混淆，后者可延长 QT 间期。依他普仑应在精神科医师的指导下应用于重性抑郁症患者，因为它的使用与自杀风险有关。

其他非药物治疗方法（如患者自我管理训练）可以帮助减轻情绪和压力对症状感知和对生活质量的影响[189]（见第 26 章）。

难治性血管痉挛性心绞痛

冠状动脉造影结果正常的复发性胸痛是难治性心绞痛专病诊所咨询的常见原因。与由固定狭窄动脉粥样硬化病变引起的心绞痛相比，血管痉挛性心绞痛通常被描述为非典型表现，但其仍可呈现自身的典型模式：心绞痛发生在休息时，特别是夜间和清晨之间，并且白天（尤其是早晨）的运动能力有相当大的变异。另外，过度通气可引起心绞痛发作[186]。血管痉挛性心绞痛常被忽视，因为在看似冠状动脉正常的情况下，大多数标准无创性诊断检查方法缺乏缺血证据。变异型心绞痛是一种急性 / 不稳定的血管痉挛性心绞痛的亚型，表现为伴短暂 ST 段抬高且对硝酸盐有反应的静息心绞痛。冠状动脉血管舒缩障碍国际研究组（COVADIS）将血管痉挛性心绞痛定义为硝酸盐反应性心绞痛伴短暂缺血性心电图改变（如 ST 段压低 1 mV 或升高或新出现负性 U 波）或冠状动脉内给予乙酰胆碱或麦角新碱诱发的冠状动脉痉挛［短暂的完全或次全（90%）冠状动脉闭塞］[191]。血管痉挛性心绞痛的定义已经细化为包括微血管痉挛的概念，即有心绞痛与短暂性缺血的心电图改变，但没有或有不完全冠状动脉痉挛（< 70% 的管腔闭塞）[192-193]，疾病分类学家尚未明确微血管痉挛和内皮依赖性微血管功能障碍之间可能存在的重叠（图 27.2）[194-195]，两种诊断都可与难治性 CAD 共存[196]。

当疑诊血管痉挛性心绞痛时，应进行有创性诱发冠状动脉痉挛检查，特别是在高风险患者或严重症状患者中[186]。确诊很重要，这是与其他患者区分的必要步骤，如敏感性心脏综合征或微血管功能障碍等疾病，这些疾病实际上可能对适当的治疗有反应。大多数血管痉挛性心绞痛病例会对短效和长效硝酸盐、CCB[197]以及避免伤害性刺激（如吸烟、酒精、β 受体阻滞剂、麦角衍生物、可卡因和其他拟交感神经药）产生反应，但估计 10% ～ 20% 的患者对一线治疗的反应较差[198-199]。除了由于复发性心绞痛导致的生活质量差外，这些患者出现心脏性死亡、晕厥和 MI 后遗症的风险增加。

缺乏对硝酸盐的即刻反应强烈提示不太可能是血管痉挛性心绞痛[186]。然而，慢性给药后仍有可能出现对硝酸盐耐受的情况[61]，但有些患者由于不良反应（如头痛、低血压）而不耐受硝酸盐类药物。根据日本循环学会对痉挛性心绞痛患者的诊断和治疗指南，尼可地尔为Ⅱa 级推荐用于治疗血管痉挛性心绞痛[186]，尼可地尔对冠状动脉有强血管扩张作用[60]，并已成功应用于小规模的联合应用 CCB 和硝酸酯类药物仍存在持续性静息心绞痛的患者中[200]。

目前尚无大规模和足够效度的临床试验对顽固性血管痉挛性心绞痛进行研究。相反，现有证据往往源于小规模病例研究和非对照试验。在难治性病例中，可以尝试高剂量 CCB（如维拉帕米或稀释液 960 mg/d、硝苯地平 100 mg/d）。非二氢吡啶和二氢吡啶类 CCB 都可以联合使用，以最大限度地发挥血管扩张作用[201]。禁用 β 受体阻滞剂，理论上它们可能加剧血管痉挛，因其阻断了 β 受体介导的血管扩张作用，导致未被拮抗的 α 受体介导的血管收缩。

法舒地尔是一种静脉注射/冠状动脉内给药的Rho激酶抑制剂，可能会降低血管平滑肌的钙敏感性，从而预防血管痉挛[202]。法舒地尔在日本以外地区的可用性受限，对需要长期口服治疗的患者的效用有限[203]。如果口服Rho激酶抑制剂具有更好的生物利用度，那么其最终可能用于治疗血管痉挛性心绞痛。

西洛他唑是磷酸二酯酶Ⅲ（phosphodiesterase Ⅲ，PDE Ⅲ）的选择性抑制剂，具有多种效应，包括血管扩张和血小板抑制。西洛他唑被认为是通过降低血管平滑肌细胞中胞质内Ca^{2+}浓度来介导血管扩张[204]。西洛他唑对有症状的周围动脉疾病患者的治疗相对成功。随机双盲STELLA试验［Study to evaluaTe the Efficacy and safety of Pletal（ciLostazoL）in subjects with vasospastic Angina］的研究对象是50例新诊断的血管痉挛性心绞痛患者，尽管接受氨氯地平治疗（5 mg/d），但他们每周至少1次心绞痛发作，这些患者被分配到西洛他唑（50 mg，每日2次，持续2周，然后100 mg，每日2次，持续2周）或安慰剂组，持续4周。结果显示西洛他唑组患者每周心绞痛计数下降更多［（-3.7 ± 0.5）次心绞痛 *vs.*（-1.9 ± 0.6）次心绞痛，$P=0.03$］[205]，头痛是最常见的不良事件。

在一项小型非随机研究（$n=73$）中，相比于单独应用CCB，过氧化物酶体增殖物激活受体γ（peroxisome proliferator-activated receptor gamma，PPAR-γ）激活剂吡格列酮（15～30 mg/d）联合CCB能更好地抑制乙酰胆碱诱发的冠状动脉痉挛（50% *vs.* 21.6%，$P<0.001$）[206]。在下午进行心脏康复和有氧间歇训练时（此时血管痉挛不太可能发作）也可能有助于改善症状[207]。

一些零星的报道其他方式曾成功用于治疗难治性心绞痛，包括雌二醇（绝经后女性）[208]、左侧星状神经节阻滞[209]、胸部交感神经切除术[210]、维生素C[211]、谷胱甘肽[212]（抗氧化剂）、胍乙啶（拮抗肾上腺素减少释放去甲肾上腺素）、可乐定[213]和皮质类固醇[144]、硫酸镁（静脉输注0.27 mmol/kg）[215-216]，以及自体移植完全心脏去神经支配[217-218]，但是这些研究的结果并不肯定。

光学相干断层扫描（OCT）研究表明，在局灶性痉挛部位更常见内膜侵蚀、纤维帽破裂和管腔不规则[219]，如果这是真的，这一观察可为痉挛性冠状动脉节段行选择性PCI打开大门，在症状明显的个体中曾进行过这种治疗[220-221]。

冠状动脉微血管功能障碍患者的难治性心绞痛

除了较易见到的心外膜冠状动脉狭窄外，冠状动脉微血管功能障碍可能是大多数严重CAD患者血流量受影响的参与因素。虽然已经提出了没有阻塞性CAD的冠状动脉微血管功能障碍的诊断方法[222-223]，但对于严重CAD患者，对冠状动脉的反应性、血管痉挛和心肌灌注的参数记录仍具有挑战性（图27.3）。患有胸痛和非阻塞性CAD的患者冠状动脉微血管异常的患病率很高[244]。认识到心绞痛、局部缺血和心脏疼痛都可能伴随非阻塞性冠状动脉病变是治疗持续性心绞痛患者的重要步骤。当使用标准的闪烁扫描诊断方法时，因为微循环灌注缺损分散分布的特征，微血管功能障碍导致的心肌缺血可能不会被检测到，并且由于非缺血性心肌组织周围的收缩功能正常，可能不会导致可检测到的功能障碍。

黄嘌呤衍生物

第5章和第25章详细评估了微血管功能障碍的治疗选择。对于有难治性症状的患者，黄嘌呤衍生物是一种具有吸引力的治疗选择，因为其可以拮抗腺苷的作用，腺苷在理论上有利于冠状动脉血液的重新分配并流向微血管功能障碍的区域[225]。腺苷实现最大的血管扩张的机制与内皮无关。但功能失调的微血管节段不能响应腺苷并发生血管扩张，而健康的微血管节段却可以。腺苷拮抗剂被认为可以选择性地限制非功能障碍的冠状动脉微循环，并防止交感神经末梢中的去甲肾上腺素再摄取[226]。腺苷拮抗剂也可通过阻止伤害性感受器上腺苷的敏化作用而发挥镇痛作用[227]。已经对患有综合征X的患者进行了己酮可可碱[228]、bamiphylline[229]和氨茶碱[230-231]应用的评估，并取得了不同程度的成功。在一项小型双盲交叉试验中，13例患者随机接受口服氨茶碱（225～350 mg，每日2次）或安慰剂治疗3周。与安慰剂相比，氨茶碱组有更好的总运动持续时间（632 s± 202 s *vs.* 522 s± 264 s），但心绞痛发作未能改善[230]。目前的证据不足以支持在难治性心绞痛中使用黄嘌呤衍生物，黄嘌呤衍生物在ESC指南中是治疗微血管性心绞痛患者的Ⅱb类推荐（证据等级B级）[11]。

内皮素 -1 受体阻滞

内皮素（ET）是一种介导血管收缩的肽。内皮素 -1（ET-1）受体阻滞已经在急性心肌梗死患者中进行了评估，该试验的前提是 ET-1 受体阻滞可以改善微血管功能[232]。试验表明，ET-1 对介导冠状动脉血管痉挛至关重要，阻断 ET-1 受体可能确实可以预防血管痉挛[233]并改善微血管功能[234]，选择性 ET-1 受体阻滞是一种很有前景的策略，但尚未在微血管功能障碍导致的心绞痛患者中进行适当的验证。

非侵入性治疗

体外冲击波治疗

体外冲击波治疗（extracorporeal shock wave therapy，ESWT）采用短暂低能量高振幅的声波脉冲输送至缺血性心脏节段局部。响应于声场，肌细胞内部和外部自然发生的微泡振荡及崩塌可产生局灶的剪切应力，有利于原位释放促血管生成细胞因子（如基质细胞衍生因子 1 和 VEGF）[236-237]，以及募集祖细胞[238-239]。在其他情况下（如骨科疾病和软组织疾病），ESWT 可能在缺血性心脏中发挥早期血管扩张作用，这可能解释 ESWT 治疗难治性心绞痛时心绞痛的早期发作可以得到缓解[240]。

通过心电图 R 波门控在舒张期使用 ESWT，以避免理论上的恶性室性心律失常，并在超声指导下无创地向缺血和健康心肌之间的边界区域靶向传递脉冲，以期促进血管生成。尽管方案各不相同，但 ESWT 通常进行 9 个疗程以上，每次持续约 20 min，3 个月以上，分为 3 个治疗期，每周 3 次，无治疗间隔为 3 周（以使新血管形成效应发生）。在每次治疗期间，多达 10 个部位被重复脉冲（最多 200 次）刺激，这些脉冲为低能量冲击波（0.09 mJ/mm^2，约为肾碎石能量的 1/10）[241]。治疗一般耐受性良好，无不适、不良反应或心肌损伤的证据[240-242]。声窗较差的患者 ESWT 的效果也可能较差，即使在高能量水平（如肾碎石术），ESWT 也被认为是安全的，因为它会在弹性和钙化组织上产生不同的效果。

在非随机研究中，ESWT 与难治性 CAD 患者的症状和住院率有关。ESWT 是否能改善心肌灌注仍存在争议[240, 242-243]。冲击波治疗的效果在难治性心绞痛方面尚未得到充分研究。2015 年的一项 meta 分析总结了缺血性心脏病的临床经验，包括 6 项随机试验（n = 307）和 8 项非随机研究（n = 209）。在该分析中，与假干预或标准治疗相比，冲击波治疗与 CCS 心绞痛级别的改善（－0.86；95% CI －1.2 ～－0.65；P < 0.001）、每周硝酸盐摄入量的减少（－0.71；95% CI －1.08 ～ －0.33；P < 0.01）有关，并可改善心绞痛相关生活质量（用 SAQ 评估；5.64，95% CI 3.12～8.15；P < 0.001）[244]。只有一项试验使用了适当的随机序列生成和盲法[245]。在这些试验中，Wang 等比较了两种 ESWT 方案（加速治疗超过 1 个月和标准治疗超过 3 个月）对 55 例难以进行血运重建的难治性心绞痛患者进行干预，与假干预组相比，加速和标准 ESWT 方案均在 12 个月时改善了平均 6 min 步行试验距离（329 m±134 m ～ 452 m±117 m *vs*. 344 m±106 m ～ 478 m±105 m *vs*. 364 m ±151 m ～ 348 m±132 m；P = 0.02），ESWT 也与 CCS 心绞痛级别的显著改善相关。在临床实践广泛采用该治疗之前，还需要更多研究证据。

增强型体外反搏

增强型体外反搏（enhanced external counterpulsation，EECP）是在下肢包绕三组气动袖带，体外模仿主动脉内球囊泵在血管内部的作用[246]，在舒张期开始时袖带的快速充盈增加冠状动脉血流量，而收缩期前立即放气可降低后负荷并增加静脉回流[247]。增加舒张期冠状动脉灌注被认为可以促发冠状动脉侧支循环[248]，并有利于释放促血管生成细胞因子[249-250]。EECP 与内皮功能和外周血管训练效果改善有关[251]。EECP 还可改善难治性心绞痛患者的收缩压[5a]。

目前已经在 MUST-EECP 多中心随机试验（Multicenter Study of Enhanced External Counterpulsation）中对 EECP 进行了评估。该研究纳入了 139 例严重 CAD 和难治性心绞痛患者，将标准 EECP（袖带充气高达 350 mmHg）与非活动性反搏（袖带充气低于 75 mmHg）进行了比较，4 ～ 7 周为 1 个治疗单元，每次 1 h，共进行 35 次治疗。非活动性反搏用作对照，以保持真实反搏的外观和感觉而不增加舒张压和冠状动脉灌注。客观上，与假干预组相比，EECP 延长了至出现 ST 段压低 1 mm 的时间（＋ 37s±11 s *vs*. －4 s±12 s；P = 0.01），但没有显著改善总运动持续时间[253]。

接受 EECP 治疗的患者每日心绞痛次数有数值上的变化，但没有统计学上的改善［（−0.11±0.21）次 *vs.*（0.13±0.22）次；P = 0.09］，两组患者短效硝酸盐的日常使用量没有显著差异。一项包括 18 项非随机前瞻性研究共 1768 例患者的 meta 分析表明，85% 接受 EECP 治疗的患者（95% CI 0.81～0.88）心绞痛 CCS 分级至少改善了 1 个级别[254]。EECP 也与生活质量的提高[255]、心肌灌注的改善[256]和 MACE 的持续减少[244]有关。由于 EECP 依赖于心电门控，因此快速心房颤动或频繁心室异位节律患者使用 EECP 可能具有挑战性。EECP 禁用于腹主动脉瘤、主动脉瓣关闭不全和失代偿性心力衰竭的患者。由于传递到心脏的增压减少，患有严重周围动脉疾病的患者可能从 EECP 中的获益较少。EECP 已在美国和加拿大获得Ⅱb 类推荐，在欧洲获得Ⅱa 类推荐用于 CCS Ⅲ级和Ⅳ级难治性心绞痛的管理。在未来，血管内反搏装置可能有助于增加严重 CAD 患者的冠状动脉血流量[257]。

心脏康复

由于担心引发缺血相关的恶性心律失常或急性冠脉综合征，对大多数临床医生来讲，对 CCS Ⅲ / Ⅳ级心绞痛患者进行心脏康复的观点似乎违反直觉。然而，心脏康复已被证明可以改善多组缺血性心脏病人群的生活质量。目前，实践指南并没有在观念上解答顽固性心绞痛患者心脏康复的问题[172, 258]，大多数难治性心绞痛患者病情稳定，不会立即发生不良事件[5, 259]。

在一项小型研究中，42 例难治性心绞痛患者被随机分配至两组，第一组接受为期 8 周的门诊心脏康复锻炼计划，第二组完全没有锻炼[260]，该计划包括在专门的中心并结合家庭锻炼进行有监督的有氧训练课程，旨在提高功能能力和肌肉力量。在运动期间，要求患者以年龄预测心率储备的 60% ～ 75%（当 LVEF 保留时）或 40% ～ 60%（当 LVEF ＜ 40% 时）为参照进行运动。随机分配到心脏康复的受试者无心绞痛发作频率和严重程度的恶化，且步行距离增加约 50 m。然而，两组组间心绞痛的严重程度或频率没有差异，可能是由于分配到康复治疗组患者的缺血阈值适应所致[261]。在心脏康复训练被广泛推荐用于难治性心绞痛患者之前，应进行心脏康复治疗的安全性验证。

在一项相关的试验中，下午有氧间歇运动训练减少了 26 例血管痉挛性心绞痛患者心绞痛发作的记录次数[207]，提示运动可通过改善内皮功能和减少氧化应激来减少冠状动脉痉挛性心绞痛。

如何治疗难治性心绞痛患者

难治性心绞痛的概念已经从严重 CAD 的概念中衍生开来，即从不能通过药物治疗、血管成形术和 CABG[3]的联合治疗来控制，衍生至由继发于严重 CAD、微血管功能障碍或痉挛的缺血引起的心脏疼痛，且由于神经、心理或线粒体功能障碍而长期存在。图 27.8 介绍了针对难治性心绞痛的治疗流程，当阻塞性 CAD 被认为是心肌缺血的主要原因时，应在最大耐受剂量的 β 受体阻滞剂、长效硝酸盐和 CCB 的基础上加用二线抗心绞痛药物（如雷诺嗪、尼可地尔或伊伐布雷定）。不适合进一步血运重建是一种动态决策，可能会随着患者特定的特征和可用药物治疗的变化而变化。如果不能合理地应用 PCI 或 CABG，或者预期不会改善灌注，应该禁用 PCI 或 CABG，该建议是由对顽固性心绞痛领域感兴趣的心脏团队的共识所确定的[196]。如果需要，即使是以前被认为不适合进行血运重建的患者中也应定期复查冠状动脉造影，因为可能出现新的冠状动脉节段病变并可以进行血运重建。这种情况经常出现于心绞痛突然恶化的患者。当无法进行血运重建时，可以考虑 EECP 和监督下的心脏康复。使用多种抗缺血治疗后症状持续存在者，用丙咪嗪、SCS 和麻醉药物可缓解神经源性心脏疼痛。

图 27.8 的一个关键信息是冠状动脉看似正常的患者可能出现难治性心绞痛。当没有明显的冠状动脉阻塞时，应正式排除血管痉挛性心绞痛和微血管功能障碍。血管痉挛性心绞痛的无创性诊断是困难的，因为大多数评估方法不能区分心外膜和微血管疾病，也不会动态记录冠状动脉的血流性质。对于冠状动脉看似正常的患者，可以尝试进行冠状动脉内麦角新碱和乙酰胆碱激发试验，以记录心外膜或微血管痉挛。根据观察到的反应（局灶性 *vs.* 弥散性），已提出不同的治疗方法。所有患者均应该戒烟，并停止使用血管痉挛药物。CCB 和硝酸盐是治疗血管痉挛性心绞痛的主要方法，但尼可地尔和西洛他唑已成功应用于特定病

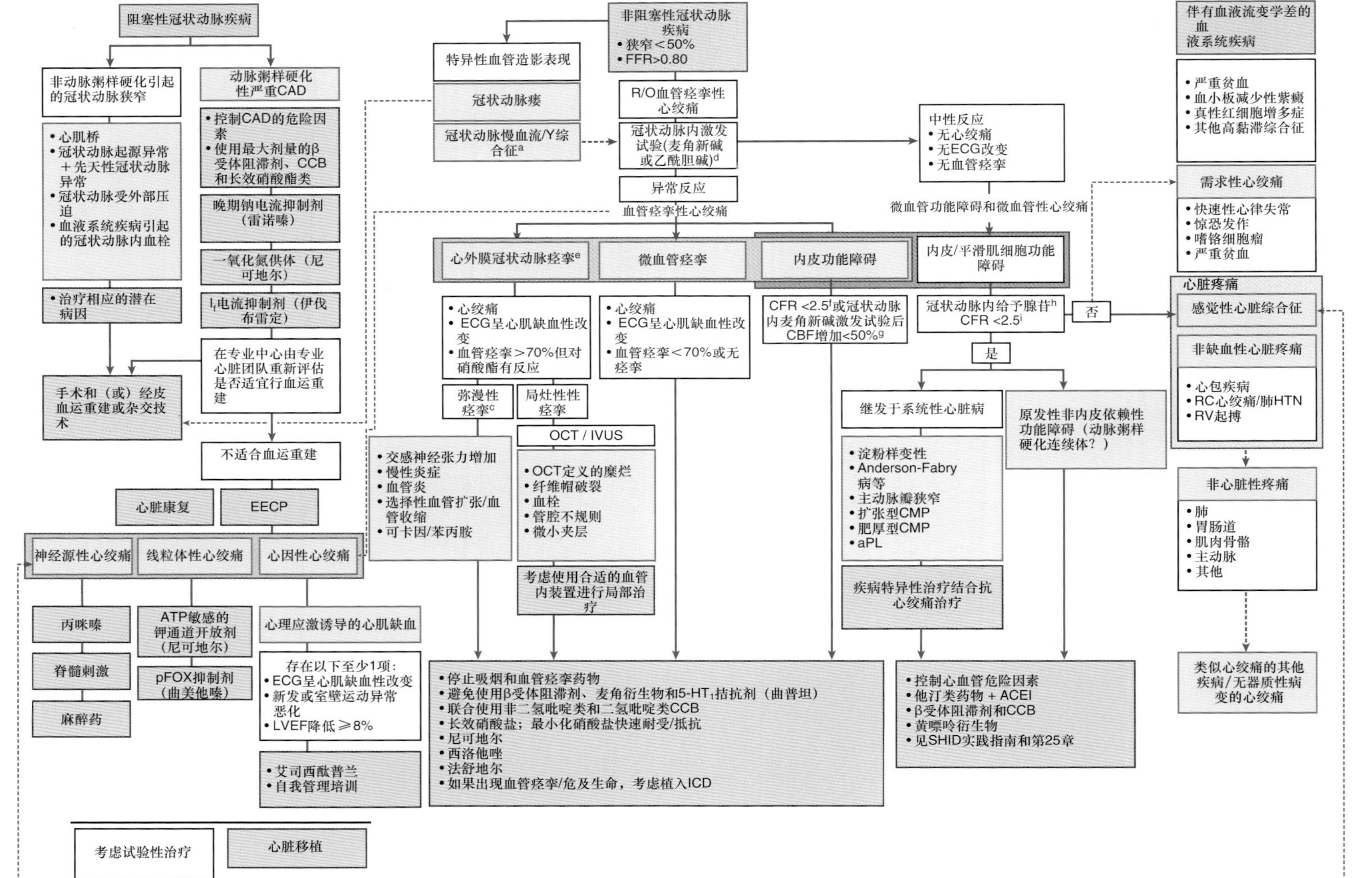

图 27.8　难治性心绞痛诊疗总览图。蓝色，临床情况；白色，诊断流程；绿色，诊断；粉色，特殊处理。

a. Y 综合征是一个有争议的临床情况，定义为存在非阻塞性冠状动脉心绞痛和远端血管系统明显的延迟显影

b. 心电图（ECG）呈缺血性变化，并可在至少两个连续导联中记录到，定义为≥ 0.1 mV 的短暂 ST 段抬高，≤ 0.1 mV 的 ST 段压低，或新的负向 U 波

c. 定义为至少在一项协作研究（冠状动脉手术冠状动脉段）中出现，或在一支以上冠状动脉中出现

d. 长效硝酸盐和钙通道阻滞剂（CCB）应停用≥ 48 h。对于高风险或有明显症状的患者，应避免冠状动脉内给予麦角新碱或乙酰胆碱。过度通气测试已被提议作为怀疑患有血管痉挛性心绞痛且发作频率低的患者的替代检查

e. 导管引起的痉挛不可诊断为血管痉挛性心绞痛

f. 文献中已经提出了各种诊断性冠状动脉血流储备（CFR）界值，≤ 2.5 敏感性更高，≤ 2.0 特异性更高。侵入性 CFR 测量（冠状动脉内多普勒热稀释法）被认为是金标准，侵入性心肌灌注储备评估也被推荐，特别是使用 PET 和心脏 MRI。无创成像不能区分心外膜和微血管疾病，并且与侵入性量化方法相关性差[224]。同样，在缺血部位比较分数且周围心肌组织的收缩功能保留时，依赖于收缩性的非侵入性检查（如超声心动图）可能不足以检测微血管灌注缺损

g. 已提出将冷加压试验作为乙酰胆碱的替代来评估内皮依赖性微血管功能障碍。然而，一般不建议进行冷加压试验来检测心外膜痉挛[186]

h. 心外膜痉挛或冠状动脉内给予硝酸盐引起的冠状动脉血流量增加< 50% 也提示大血管非内皮功能障碍

ACEI，血管紧张素转化酶抑制剂；aPL，抗磷脂综合征；ATP，三磷酸腺苷；CABG，冠状动脉旁路移植术；CAD，冠状动脉疾病；CBF，冠状动脉血流量；CCB，钙通道阻滞剂；CFR，冠状动脉血流储备；CIHD，慢性缺血性心脏病；CMP，心肌病；CTO，慢性完全闭塞；ECG，心电图；EECP，增强型体外反搏；FFR，血流储备分数；5-HT1，5- 羟色胺受体；HTN，高血压；IC，冠状动脉内；ICD，埋藏式心脏复律除颤器；IVUS，血管内超声；LVEF，左心室射血分数；MI，心肌梗死；NO，一氧化氮；OCT，光学相干断层扫描；PCI，经皮冠状动脉介入治疗；pFOX，部分脂肪酸氧化；R/O，排除；RV，右心室；SIHD，稳定性缺血性心脏病

例。在存在危及生命的血管痉挛性心绞痛的情况下，应考虑植入 ICD。

在没有血管痉挛性心绞痛和内皮功能障碍的情况下，可以通过测量冠状动脉内腺苷诱发的 CFR 的变化来诊断非内皮依赖性微血管功能障碍。无论何时，无法进行侵入性评估或不愿意进行侵入性评估时，可以考虑通过 PET 和心脏 MRI 进行无创性量化心肌灌注储备（MPR）。当检测到微血管功能障碍时，应将其视为原发性疾病，除非同时诊断为系统性心脏病（如各种贮积病或肥厚型心肌病）。

最后，当心外膜疾病和微血管功能障碍都不能被客观明确时，应考虑是否存在心脏疼痛感觉障碍和非缺血性心脏疼痛。在这种情况下，精神疾病、药物滥用和觅药行为都应作为替代诊断。处理各种复杂的表现往往需要跨学科的专业医疗机构，这些医疗机构应能提供先进的临床护理并实施心理和自我管理方法。

参考文献

1. Jolicoeur EM, Granger CB, Henry TD, et al.: Clinical and research issues regarding chronic advanced coronary artery disease: part I: contemporary and emerging therapies, *Am Heart J* 155:418–434, 2008.
2. McGillion M, L'Allier PL, Arthur H, et al.: Recommendations for advancing the care of Canadians living with refractory angina pectoris: a Canadian Cardiovascular Society position statement, *Can J Cardiol* 25:399–401, 2009.
3. Mannheimer C, Camici P, Chester MR, et al.: The problem of chronic refractory angina; report from the ESC Joint Study Group on the Treatment of Refractory Angina, *Eur Heart J* 23: 355–370, 2002.
4. Williams B, Menon M, Satran D, et al.: Patients with coronary artery disease not amenable to traditional revascularization: prevalence and 3-year mortality, *Catheter Cardiovasc Interv* 75: 886–891, 2010.
5. Henry TD, Satran D, Hodges JS, et al.: Long-term survival in patients with refractory angina, *Eur Heart J* 34:2683–2688, 2013.
5a. Campbell AR, Satran D, Zenovich AG, et al.: Enhanced external counterpulsation improves systolic blood pressure in patients with refractory angina, *Am Heart J* 156:1217–1222, 2008.
6. Belsey J, Savelieva I, Mugelli A, Camm AJ: Relative efficacy of antianginal drugs used as add-on therapy in patients with stable angina: a systematic review and meta-analysis, *Eur J Prev Cardiol* 22:837–848, 2015.
7. Husted SE, Ohman EM: Pharmacological and emerging therapies in the treatment of chronic angina, *Lancet* 386:691–701, 2015.
8. Charlier R, Deltour G, Tondeur R, Binon F: Studies in the benzofuran series. VII. Preliminary pharmacological study of 2-butyl-3-(3,5-diiodo-4-beta-N-diethylaminoethoxybenzoyl)-benzofuran, *Arch Int Pharmacodyn Ther* 139:255–264, 1962.
9. Singh BN, Vaughan Williams EM: The effect of amiodarone, a new anti-anginal drug, on cardiac muscle, *Br J Pharmacol* 39:657–667, 1970.
10. Meyer BJ, Amann FW: Additional antianginal efficacy of amiodarone in patients with limiting angina pectoris, *Am Heart J* 125:996–1001, 1993.
11. Montalescot G, Sechtem U, Achenbach S, et al.: 2013 ESC guidelines on the management of stable coronary artery disease: the Task Force on the management of stable coronary artery disease of the European Society of Cardiology, *Eur Heart J* 34:2949–3003, 2013.
12. McCormack JG, Barr RL, Wolff AA, Lopaschuk GD: Ranolazine stimulates glucose oxidation in normoxic, ischemic, and reperfused ischemic rat hearts, *Circulation* 93:135–142, 1996.
13. Antzelevitch C, Belardinelli L, Zygmunt AC, et al.: Electrophysiological effects of ranolazine, a novel antianginal agent with antiarrhythmic properties, *Circulation* 110:904–910, 2004.
14. Belardinelli L, Shryock JC, Fraser H: Inhibition of the late sodium current as a potential cardioprotective principle: effects of the late sodium current inhibitor ranolazine, *Heart* 92(Suppl 4):iv6–iv14, 2006.
15. Stanley WC, Recchia FA, Lopaschuk GD: Myocardial substrate metabolism in the normal and failing heart, *Physiol Rev* 85:1093–1129, 2005.
16. Chaitman BR, Pepine CJ, Parker JO, et al.: Effects of ranolazine with atenolol, amlodipine, or diltiazem on exercise tolerance and angina frequency in patients with severe chronic angina: a randomized controlled trial, *JAMA* 291:309–316, 2004.
17. Stone PH, Gratsiansky NA, Blokhin A, Huang IZ, Meng L: Antianginal efficacy of ranolazine when added to treatment with amlodipine: the ERICA (Efficacy of Ranolazine in Chronic Angina) trial, *J Am Coll Cardiol* 48:566–575, 2006.
18. Kosiborod M, Arnold SV, Spertus JA, et al.: Evaluation of ranolazine in patients with type 2 diabetes mellitus and chronic stable angina: results from the TERISA randomized clinical trial (Type 2 Diabetes Evaluation of Ranolazine in Subjects with Chronic Stable Angina), *J Am Coll Cardiol* 61:2038–2045, 2013.
19. Wilson SR, Scirica BM, Braunwald E, et al.: Efficacy of ranolazine in patients with chronic angina observations from the randomized, double-blind, placebo-controlled MERLIN-TIMI (Metabolic Efficiency with Ranolazine for Less Ischemia in Non-ST-Segment Elevation Acute Coronary Syndromes) 36 Trial, *J Am Coll Cardiol* 53:1510–1516, 2009.
20. Weisz G, Genereux P, Iniguez A, et al.: Ranolazine in patients with incomplete revascularisation after percutaneous coronary intervention (RIVER-PCI): a multicentre, randomised, double-blind, placebo-controlled trial, *Lancet* 387:136–145, 2016.
21. Alexander KP, Weisz G, Prather K, et al.: Effects of ranolazine on angina and quality of life after percutaneous coronary intervention with incomplete revascularization: results from the Ranolazine for Incomplete Vessel Revascularization (RIVER-PCI) Trial, *Circulation* 133: 39–47, 2016.
22. Jolicoeur EM, Ohman EM, Temple R, et al.: Clinical and research issues regarding chronic advanced coronary artery disease part II: trial design, outcomes, and regulatory issues, *Am Heart J* 155:435–444, 2008.
23. Villano A, Di FA, Nerla R, et al.: Effects of ivabradine and ranolazine in patients with microvascular angina pectoris, *Am J Cardiol* 112:8–13, 2013.
24. Mehta PK, Goykhman P, Thomson LE, et al.: Ranolazine improves angina in women with evidence of myocardial ischemia but no obstructive coronary artery disease, *JACC Cardiovasc Imaging* 4:514–522, 2011.
25. Stone PH, Chaitman BR, Stocke K, et al.: The anti-ischemic mechanism of action of ranolazine in stable ischemic heart disease, *J Am Coll Cardiol* 56:934–942, 2010.
26. Bairey Merz CN, Handberg EM, Shufelt CL, et al.: A randomized, placebo-controlled trial of late Na current inhibition (ranolazine) in coronary microvascular dysfunction (CMD): impact on angina and myocardial perfusion reserve, *Eur Heart J* 37:1504–1513, 2016.
27. Kantor PF, Lucien A, Kozak R, Lopaschuk GD: The antianginal drug trimetazidine shifts cardiac energy metabolism from fatty acid oxidation to glucose oxidation by inhibiting mitochondrial long-chain 3-ketoacyl coenzyme A thiolase, *Circ Res* 86:580–588, 2000.
28. Henry TD, Satran D, Jolicoeur EM: Treatment of refractory angina in patients not suitable for revascularization, *Nat Rev Cardiol* 11:78–95, 2014.
29. Cavar M, Ljubkovic M, Bulat C, et al.: Trimetazidine does not alter metabolic substrate oxidation in cardiac mitochondria of target patient population, *Br J Pharmacol* 173:1529–1540, 2016.
30. Liu Z, Chen JM, Huang H, et al.: The protective effect of trimetazidine on myocardial ischemia/reperfusion injury through activating AMPK and ERK signaling pathway, *Metabolism* 65:122–130, 2016.
31. Khan M, Meduru S, Mostafa M, et al.: Trimetazidine, administered at the onset of reperfusion, ameliorates myocardial dysfunction and injury by activation of p38 mitogen-activated protein kinase and Akt signaling, *Journal Pharmacol Exp Ther* 333:421–429, 2010.
32. Szwed H, Sadowski Z, Elikowski W, et al.: Combination treatment in stable effort angina using trimetazidine and metoprolol: results of a randomized, double-blind, multicentre study (TRIMPOL II). TRIMetazidine in POLand, *Eur Heart J* 22:2267–2274, 2001.
33. Ciapponi A, Pizarro R, Harrison J: Trimetazidine for stable angina, *Cochrane Database Syst Rev* CD003614, 2005.
34. Masmoudi K, Masson H, Gras V, Andrejak M: Extrapyramidal adverse drug reactions associated with trimetazidine: a series of 21 cases, *Fundam Clin Pharmacol* 26:198–203, 2012.
35. Lyon LJ, Nevins MA, Risch S, Henry S: Perhexilene maleate in treatment of angina pectoris, *Lancet* 1:1272–1274, 1971.
36. Burns-Cox CJ, Chandrasekhar KP, Ikram H, et al.: Clinical evaluation of perhexiline maleate in patients with angina pectoris, *Br Med J* 4:586–588, 1971.
37. Fraser DM, Campbell IW, Miller HC: Peripheral and autonomic neuropathy after treatment with perhexiline maleate, *Br Med J* 2:675–676, 1977.
38. Singlas E, Goujet MA, Simon P: Pharmacokinetics of perhexiline maleate in anginal patients with and without peripheral neuropathy, *Eur J Clin Pharmacol* 14:195–201, 1978.
39. Singlas E, Goujet MA, Simon P: Perhexilline maleate: relationship between side-effects, plasma concentrations and rate of metabolism (author's transl), *Nouv Presse Med* 7:1631–1632, 1978.
40. Barclay ML, Sawyers SM, Begg EJ, et al.: Correlation of CYP2D6 genotype with perhexiline phenotypic metabolizer status, *Pharmacogenetics* 13:627–632, 2003.
41. Chong CR, Drury NE, Licari G, et al.: Stereoselective handling of perhexiline: implications regarding accumulation within the human myocardium, *Eur J Clin Pharmacol* 71:1485–1491, 2015.
42. Kennedy JA, Kiosoglous AJ, Murphy GA, Pelle MA, Horowitz JD: Effect of perhexiline and oxfenicine on myocardial function and metabolism during low-flow ischemia/reperfusion in the isolated rat heart, *J Cardiovasc Pharmacol* 36:794–801, 2000.
43. Opie LH, Lopaschuck GD: Fuels, aerobic and anaerobic metabolism. In Opie LH, editor: *Heart Physiology, From Cell to Circulation*, ed 4, Philadelphia, 2004, Lippincott, Williams, Wilkins, pp 306–354.
44. Ashrafian H, Horowitz JD, Frenneaux MP: Perhexiline, *Cardiovasc Drug Rev* 25:76–97, 2007.
45. Yin X, Dwyer J, Langley SR, et al.: Effects of perhexiline-induced fuel switch on the cardiac proteome and metabolome, *J Mol Cell Cardiol* 55:27–30, 2013.
46. Barry WH, Horowitz JD, Smith TW: Comparison of negative inotropic potency, reversibility, and effects on calcium influx of six calcium channel antagonists in cultured myocardial cells, *Br J Pharmacol* 85:51–59, 1985.
47. Grima M, Velly J, Decker N, Marciniak G, Schwartz J: Inhibitory effects of some cyclohexylaralkylamines related to perhexiline on sodium influx, binding of [3H]batrachotoxinin A 20-alpha-benzoate and [3H]nitrendipine and on guinea pig left atria contractions, *Eur J Pharmacol* 147:173–185, 1988.
48. Ono H, Kimura M: Effect of Ca^{2+}-antagonistic vasodilators, diltiazem, nifedipine, perhexiline and verapamil, on platelet aggregation in vitro, *Arzneimittelforschung* 31:1131–1134, 1981.
49. Killalea SM, Krum H: Systematic review of the efficacy and safety of perhexiline in the treatment of ischemic heart disease, *Am J Cardiovasc Drugs* 1:193–204, 2001.
50. Cole PL, Beamer AD, McGowan N, et al.: Efficacy and safety of perhexiline maleate in refractory angina. A double-blind placebo-controlled clinical trial of a novel antianginal agent, *Circulation* 81:1260–1270, 1990.
51. White HD, Lowe JB: Antianginal efficacy of perhexiline maleate in patients refractory to beta-adrenoreceptor blockade, *Int J Cardiol* 3:145–155, 1983.
52. Phan TT, Shivu GN, Choudhury A, et al.: Multi-centre experience on the use of perhexiline in chronic heart failure and refractory angina: old drug, new hope, *Eur J Heart Fail* 11:881–886, 2009.
53. Gupta AK, Winchester D, Pepine CJ: Antagonist molecules in the treatment of angina, *Expert Opin Pharmacother* 14:2323–2342, 2013.
54. Drake FT, Haring O, Singer DH, Dirnberger G: Proceedings: evaluation of anti-arrhythmic efficacy of perhexiline maleate in ambulatory patients by Holter monitoring, *Postgrad Med J* 49(Suppl 3):52–63, 1973.
55. Arduini A, Zammit VA: A tennis lesson: sharp practice in the science behind the Sharapova case, *Postgrad Med J* 92:429–430, 2016.
56. Simkhovich BZ, Shutenko ZV, Meirena DV, et al.: 3-(2,2,2-Trimethylhydrazinium)propionate (THP)–a novel gamma-butyrobetaine hydroxylase inhibitor with cardioprotective properties, *Biochem Pharmacol* 37:195–202, 1988.
57. Zammit VA, Ramsay RR, Bonomini M, Arduini A: Carnitine, mitochondrial function and therapy, *Adv Drug Deliv Rev* 61:1353–1362, 2009.
58. Dzerve V: A dose-dependent improvement in exercise tolerance in patients with stable angina treated with mildronate: a clinical trial "MILSS I," *Medicina (Kaunas)* 47:544–551, 2011.
59. Treese N, Erbel R, Meyer J: Acute hemodynamic effects of nicorandil in coronary artery disease, *J Cardiovasc Pharmacol* 20(Suppl 3):S52–S56, 1992.
60. Aizawa T, Ogasawara K, Nakamura F, et al.: Effect of nicorandil on coronary spasm, *Am J Cardiol* 63:75j–79j, 1989.
61. Munzel T, Daiber A, Gori T: Nitrate therapy: new aspects concerning molecular action and tolerance, *Circulation* 123:2132–2144, 2011.
62. Dutra MM, Nascimento Junior EB, Godin AM, et al.: Opioid pathways activation mediates the

activity of nicorandil in experimental models of nociceptive and inflammatory pain, *Eur J Pharmacol* 768:160–164, 2015.
63. Nishimura M, Okamoto Y, Takatani T, et al.: Improvement of myocardial fatty acid metabolism by oral nicorandil in hemodialysis patients without coronary artery disease, *J Nephrol* 28:227–234, 2015.
64. Di SS, Liguori V, Petitto M, et al.: A double-blind comparison of nicorandil and metoprolol in stable effort angina pectoris, *Cardiovasc Drugs Ther* 7:119–123, 1993.
65. Hughes LO, Rose EL, Lahiri A, Raftery EB: Comparison of nicorandil and atenolol in stable angina pectoris, *Am J Cardiol* 66:679–682, 1990.
66. Doring G: Antianginal and anti-ischemic efficacy of nicorandil in comparison with isosorbide-5-mononitrate and isosorbide dinitrate: results from two multicenter, double-blind, randomized studies with stable coronary heart disease patients, *J Cardiovasc Pharmacol* 20(Suppl 3):S74–S81, 1992.
67. Guermonprez JL, Blin P, Peterlongo F: A double-blind comparison of the long-term efficacy of a potassium channel opener and a calcium antagonist in stable angina pectoris, *Eur Heart J* 14(Suppl B):30–34, 1993.
68. Effect of nicorandil on coronary events in patients with stable angina: the Impact Of Nicorandil in Angina (IONA) randomised trial, *Lancet* 359:1269–1275, 2002.
69. Belsey J, Savelieva I, Mugelli A, Camm AJ: Relative efficacy of antianginal drugs used as add-on therapy in patients with stable angina: a systematic review and meta-analysis, *Eur J Prev Cardiol* 22:837–848, 2015.
70. Toquero L, Briggs CD, Bassuini MM, Rochester JR: Anal ulceration associated with nicorandil: case series and review of the literature, *Colorectal Dis* 8:717–720, 2006.
71. Wagner F, Gohlke-Barwolf C, Trenk D, Jahnchen E, Roskamm H: Differences in the antiischaemic effects of molsidomine and isosorbide dinitrate (ISDN) during acute and short-term administration in stable angina pectoris, *Eur Heart J* 12:994–999, 1991.
72. Schartl M, Dougherty C, Rutsch W, Schmutzler H: Hemodynamic effects of molsidomine, isosorbide dinitrate, and nifedipine at rest and during exercise, *Am Heart J* 109:649–653, 1985.
73. Belhassen L, Carville C, Pelle G, et al.: Molsidomine improves flow-dependent vasodilation in brachial arteries of patients with coronary artery disease, *J Cardiovasc Pharmacol* 35:560–563, 2000.
74. Messin R, Boxho G, De Smedt J, Buntinx IM: Acute and chronic effect of molsidomine extended release on exercise capacity in patients with stable angina, a double-blind cross-over clinical trial versus placebo, *J Cardiovasc Pharmacol* 25:558–563, 1995.
75. Messin R, Opolski G, Fenyvesi T, et al.: Efficacy and safety of molsidomine once-a-day in patients with stable angina pectoris, *Int J Cardiol* 98:79–89, 2005.
76. Barbato E, Herman A, Benit E, et al.: Long-term effect of molsidomine, a direct nitric oxide donor as an add-on treatment, on endothelial dysfunction in patients with stable angina pectoris undergoing percutaneous coronary intervention: results of the MEDCOR trial, *Atherosclerosis* 240:351–354, 2015.
77. Messin R, Bruhwyler J, Dubois C, Famaey JP, Geczy J: Tolerability to 1-year treatment with once-daily molsidomine in patients with stable angina, *Adv Ther* 23:601–614, 2006.
78. Moncada S, Higgs A: The L-arginine-nitric oxide pathway, *N Engl J Med* 329:2002–2012, 1993.
79. Lerman A, Burnett Jr JC, Higano ST, McKinley LJ, Holmes Jr DR: Long-term L-arginine supplementation improves small-vessel coronary endothelial function in humans, *Circulation* 97:2123–2128, 1998.
80. Ceremuzynski L, Chamiec T, Herbaczynska-Cedro K: Effect of supplemental oral L-arginine on exercise capacity in patients with stable angina pectoris, *Am J Cardiol* 80:331–333, 1997.
81. Ruel M, Beanlands RS, Lortie M, et al.: Concomitant treatment with oral L-arginine improves the efficacy of surgical angiogenesis in patients with severe diffuse coronary artery disease: the Endothelial Modulation in Angiogenic Therapy randomized controlled trial, *J Thorac Cardiovasc Surg* 135:762–770, 2008. 770.e1.
82. Tardif JC, Ford I, Tendera M, Bourassa MG, Fox K: Efficacy of ivabradine, a new selective I(f) inhibitor, compared with atenolol in patients with chronic stable angina, *Eur Heart J* 26:2529–2536 2005.
83. Tardif JC, Ponikowski P, Kahan T: Efficacy of the I(f) current inhibitor ivabradine in patients with chronic stable angina receiving beta-blocker therapy: a 4-month, randomized, placebo-controlled trial, *Eur Heart J* 30:540–548, 2009.
84. Fox K, Ford I, Steg PG, Tendera M, Ferrari R: Ivabradine for patients with stable coronary artery disease and left-ventricular systolic dysfunction (BEAUTIFUL): a randomised, double-blind placebo-controlled trial, *Lancet* 372:807–816, 2008.
85. Fox K, Ford I, Steg PG, et al.: Ivabradine in stable coronary artery disease without clinical heart failure, *N Engl J Med* 371:1091–1099, 2014.
86. Ambrosio G, Komajda M, Mugelli A, et al.: Management of stable angina: a commentary on the European Society of Cardiology guidelines, *Eur J Prev Cardiol*, 23(13):1401–1412, 2016 sep.
87. Cammarano C, Silva M, Comee M, Donovan JL, Malloy MJ: Meta-analysis of ivabradine in patients with stable coronary artery disease with and without left ventricular dysfunction, *Clin Ther* 38:387–395, 2016.
88. Rajendra NS, Ireland S, George J, et al.: Mechanistic insights into the therapeutic use of high-dose allopurinol in angina pectoris, *J Am Coll Cardiol* 58:820–828, 2011.
89. George J, Carr E, Davies J, Belch JJ, Struthers A: High-dose allopurinol improves endothelial function by profoundly reducing vascular oxidative stress and not by lowering uric acid, *Circulation* 114:2508–2516, 2006.
90. Noman A, Ang DS, Ogston S, et al.: Effect of high-dose allopurinol on exercise in patients with chronic stable angina: a randomised, placebo controlled crossover trial, *Lancet* 375:2161–2167 2010.
91. Leschke M: Rheology and coronary heart disease, *Dtsch Med Wochenschr* 133(Suppl 8):S270–S273, 2008.
92. Leschke M, Schoebel FC, Mecklenbeck WG, et al.: Long-term intermittent urokinase therapy in patients with end-stage coronary artery disease and refractory angina pectoris: a randomized dose-response trial, *J Am Coll Cardiol* 27:575–584, 1996.
93. Basaria S, Coviello AD, Travison TG, et al.: Adverse events associated with testosterone administration, *N Engl J Med* 363:109–122, 2010.
94. Kloner RA, Carson 3rd C, Dobs A, Kopecky S, Mohler 3rd ER: Testosterone and cardiovascular disease, *J Am Coll Cardiol* 67:545–557, 2016.
95. English KM, Steeds RP, Jones TH, Diver MJ, Channer KS: Low-dose transdermal testosterone therapy improves angina threshold in men with chronic stable angina: a randomized, double-blind placebo-controlled study, *Circulation* 102:1906–1911, 2000.
96. Mathur A, Malkin C, Saeed B, et al.: Long-term benefits of testosterone replacement therapy on angina threshold and atheroma in men, *Eur J Endocrinol* 161:443–449, 2009.
97. Rosano GM, Leonardo F, Pagnotta P, et al.: Acute anti-ischemic effect of testosterone in men with coronary artery disease, *Circulation* 99:1666–1670, 1999.
98. Rossouw JE, Anderson GL, Prentice RL, et al.: Risks and benefits of estrogen plus progestin in healthy postmenopausal women: principal results from the Women's Health Initiative randomized controlled trial, *JAMA* 288:321–333, 2002.
99. Chandrasekar B, Nattel S, Tanguay JF: Coronary artery endothelial protection after local delivery of 17beta-estradiol during balloon angioplasty in a porcine model: a potential new pharmacologic approach to improve endothelial function, *J Am Coll Cardiol* 38:1570–1576 2001.
100. Knuuti J, Kalliokoski R, Janatuinen T, et al.: Effect of estradiol-drospirenone hormone treatment on myocardial perfusion reserve in postmenopausal women with angina pectoris, *Am J Cardiol* 99:1648–1652, 2007.
101. Sanderson JE, Haines CJ, Yeung L, et al.: Anti-ischemic action of estrogen-progestogen continuous combined hormone replacement therapy in postmenopausal women with established angina pectoris: a randomized, placebo-controlled, double-blind, parallel-group trial, *J Cardiovasc Pharmacol* 38:372–883, 2001.
102. Trippodo NC, Fox M, Natarajan V, et al.: Combined inhibition of neutral endopeptidase and angiotensin converting enzyme in cardiomyopathic hamsters with compensated heart failure *J Pharmacol Exp Ther* 267:108–116, 1993.
103. Chaitman BR, Ivleva AY, Ujda M, et al.: Antianginal efficacy of omapatrilat in patients with chronic angina pectoris, *Am J Cardiol* 95:1283–1289, 2005.
104. McMurray JJV, Packer M, Desai AS, et al.: Angiotensin–neprilysin inhibition versus enalapril in heart failure, *N Engl J Med* 371:993–1004, 2014.
105. Yao Y, Feng Y, Lin W: Systematic review and meta-analysis of randomized controlled trials comparing compound danshen dripping pills and isosorbide dinitrate in treating angina pectoris *Int J Cardiol* 182:46–47, 2015.
106. Jia Y, Huang F, Zhang S, Leung SW: Is danshen (*Salvia miltiorrhiza*) dripping pill more effective than isosorbide dinitrate in treating angina pectoris? A systematic review of randomized controlled trials, *Int J Cardiol* 157:330–340, 2012.
107. Wang G, Wang L, Xiong ZY, Mao B, Li TQ: Compound salvia pellet, a traditional Chinese medicine for the treatment of chronic stable angina pectoris compared with nitrates: a meta-analysis, *Med Sci Monit* 12:Sr1–7, 2006.
108. Ren Y, Li D, Zheng H, et al.: Acupoint application in patients with chronic stable angina pectoris: study protocol of a randomized, double-blind, controlled trial, *Evid Based Complement Alternat Med* 2014:619706, 2014. http://dx.doi.org/10.1155/2014/619706.
109. Li D, Yang M, Zhao L, et al.: Acupuncture for chronic, stable angina pectoris and an investigation of the characteristics of acupoint specificity: study protocol for a multicenter randomized controlled trial, *Trials* 15:50, 2014.
110. Azzalini L, Vo M, Dens J, Agostoni P: Myths to debunk to improve management, referral, and outcomes in patients with chronic total occlusion of an epicardial coronary artery, *Am J Cardiol* 116:1774–1780, 2015.
111. Windecker S, Kolh P, Alfonso F, et al.: 2014 ESC/EACTS guidelines on myocardial revascularization: the Task Force on Myocardial Revascularization of the European Society of Cardiology (ESC) and the European Association for Cardio-Thoracic Surgery (EACTS) Developed with the special contribution of the European Association of Percutaneous Cardiovascular Interventions (EAPCI), *Eur Heart J* 35:2541–2619, 2014.
112. Patel MR, Dehmer GJ, Hirshfeld JW, Smith PK, Spertus JA: ACCF/SCAI/STS/AATS/AHA/ASNC/HFSA/SCCT 2012 appropriate use criteria for coronary revascularization focused update: a report of the American College of Cardiology Foundation Appropriate Use Criteria Task Force, Society for Cardiovascular Angiography and Interventions, Society of Thoracic Surgeons, American Association for Thoracic Surgery, American Heart Association, American Society of Nuclear Cardiology, and the Society of Cardiovascular Computed Tomography, *J Am Coll Cardiol* 59:857–881, 2012.
113. Christakopoulos GE, Christopoulos G, Carlino M, et al.: Meta-analysis of clinical outcomes of patients who underwent percutaneous coronary interventions for chronic total occlusions, *Am J Cardiol* 115:1367–1375, 2015.
114. Olivari Z, Rubartelli P, Piscione F, et al.: Immediate results and one-year clinical outcome after percutaneous coronary interventions in chronic total occlusions: data from a multicenter, prospective, observational study (TOAST-GISE), *J Am Coll Cardiol* 41:1672–1678, 2003.
115. Jolicoeur EM, Sketch MJ, Wojdyla DM, et al.: Percutaneous coronary interventions and cardiovascular outcomes for patients with chronic total occlusions, *Catheter Cardiovasc Interv* 79:603–612, 2012.
116. Borgia FF, Viceconte NF, Ali OF, et al.: Improved cardiac survival, freedom from MACE and angina-related quality of life after successful percutaneous recanalization of coronary artery chronic total occlusions, *Int J Cardiol* 161:31–38, 2012.
117. Jaffe R, Charron T, Puley G, Dick A, Strauss BH: Microvascular obstruction and the no-reflow phenomenon after percutaneous coronary intervention, *Circulation* 117:3152–3156, 2008.
118. Ladwiniec A, Cunnington MS, Rossington J, et al.: Microvascular dysfunction in the immediate aftermath of chronic total coronary occlusion recanalization, *Catheter Cardiovasc Interv* 87:1071–1079, 2016.
119. Werner GS, Emig U, Bahrmann P, Ferrari M, Figulla HR: Recovery of impaired microvascular function in collateral dependent myocardium after recanalisation of a chronic total coronary occlusion, *Heart* 90:1303–1309, 2004.
120. Beck CS, Leighninger DS: Operations for coronary artery disease, *J Am Med Assoc* 156:1226–1233, 1954.
121. Beck CS, Leighninger DS: Scientific basis for the surgical treatment of coronary artery disease, *J Am Med Assoc* 159:1264–1271, 1955.
122. Wising PJ: The Beck-I operation for angina pectoris: medical aspects, *Acta Med Scand* 174:93–98, 1963.
123. Jolicoeur EM, Banai S, Henry TD, et al.: A phase II, sham-controlled, double-blinded study testing the safety and efficacy of the coronary sinus reducer in patients with refractory angina: study protocol for a randomized controlled trial, *Trials* 14:46, 2013.
124. Mohl W, Simon P, Neumann F, Schreiner W, Punzengruber C: Clinical evaluation of pressure-controlled intermittent coronary sinus occlusion: randomized trial during coronary artery surgery, *Ann Thorac Surg* 46:192–201, 1988.
125. van de Hoef TP, Nijveldt R, van der Ent M, et al.: Pressure-controlled intermittent coronary sinus occlusion (PICSO) in acute ST-segment elevation myocardial infarction: results of the Prepare RAMSES safety and feasibility study, *EuroIntervention* 11:37–44, 2015.
126. Mohl W, Kajgana I, Bergmeister H, Rattay F: Intermittent pressure elevation of the coronary venous system as a method to protect ischemic myocardium, *Interact Cardiovasc Thorac Surg* 4:66–69, 2005.
127. Ido A, Hasebe N, Matsuhashi H, Kikuchi K: Coronary sinus occlusion enhances coronary collateral flow and reduces subendocardial ischemia, *Am J Physiol Heart Circ Physiol* 280:H1361–H1367, 2001.
128. Beyar R, Guerci AD, Halperin HR, Tsitlik JE, Weisfeldt ML: Intermittent coronary sinus occlusion after coronary arterial ligation results in venous retroperfusion, *Circ Res* 65:695–707, 1989.
129. Konigstein M, Verheye S, Jolicoeur EM, Banai S: Narrowing of the coronary sinus: a device-based therapy for persistent angina pectoris, *Cardiology in Review* 24:238–243, 2016.
130. Verheye S, Jolicoeur EM, Behan MW, et al.: Efficacy of a device to narrow the coronary sinus in refractory angina, *N Engl J Med* 372:519–527, 2015.
131. Henry TD, Annex BH, McKendall GR, et al.: The VIVA trial: vascular endothelial growth factor in Ischemia for Vascular Angiogenesis, *Circulation* 107:1359–1365, 2003.
132. Simons M, Annex BH, Laham RJ, et al.: Pharmacological treatment of coronary artery disease with recombinant fibroblast growth factor-2: double-blind, randomized, controlled clinical trial, *Circulation* 105:788–793, 2002.
133. Grines CL, Watkins MW, Helmer G, et al.: Angiogenic Gene Therapy (AGENT) trial in patients with stable angina pectoris, *Circulation* 105:1291–1297, 2002.
134. Grines CL, Watkins MW, Mahmarian JJ, et al.: A randomized, double-blind, placebo-controlled trial of Ad5FGF-4 gene therapy and its effect on myocardial perfusion in patients with stable angina, *J Am Coll Cardiol* 42:1339–1347, 2003.
135. Henry TD, Grines CL, Watkins MW, et al.: Effects of Ad5FGF-4 in patients with angina: an analysis of pooled data from the AGENT-3 and AGENT-4 trials, *J Am Coll Cardiol* 50:1038–1046, 2007.
136. Kastrup J, Jorgensen E, Ruck A, et al.: Direct intramyocardial plasmid vascular endothelial growth factor-A165 gene therapy in patients with stable severe angina pectoris A randomized double-blind placebo-controlled study: the Euroinject One trial, *J Am Coll Cardiol* 45:982–988, 2005.
137. Stewart DJ, Kutryk MJ, Fitchett D, et al.: VEGF gene therapy fails to improve perfusion of ischemic myocardium in patients with advanced coronary disease: results of the NORTHERN trial, *Mol Ther* 17:1109–1115, 2009.
138. Giusti II, Rodrigues CG, Salles FB, et al.: High doses of vascular endothelial growth factor 165

safely, but transiently, improve myocardial perfusion in no-option ischemic disease, *Hum Gene Ther Methods* 24:298–306, 2013.

139. Favaloro L, Diez M, Mendiz O, et al.: High-dose plasmid-mediated VEGF gene transfer is safe in patients with severe ischemic heart disease (Genesis-I). A phase I, open-label, two-year follow-up trial, *Catheterization Cardiovasc Interv* 82:899–906, 2013.
140. Losordo DW, Dimmeler S: Therapeutic angiogenesis and vasculogenesis for ischemic disease. Part I: angiogenic cytokines, *Circulation* 109:2487–2491, 2004.
141. Fisher SA, Brunskill SJ, Doree C, et al.: Stem cell therapy for chronic ischaemic heart disease and congestive heart failure, *Cochrane Database Syst Rev* Cd007888, 2014. http://dx.doi.org/10.1002/14651858.CD007888.pub2.
142. Losordo DW, Henry TD, Davidson C, et al.: Intramyocardial, autologous CD34+ cell therapy for refractory angina, *Circ Res* 109:428–436, 2011.
143. Losordo DW, Schatz RA, White CJ, et al.: Intramyocardial transplantation of autologous CD34+ stem cells for intractable angina: a phase I/IIa double-blind, randomized controlled trial, *Circulation* 115:3165–3172, 2007.
144. van Ramshorst J, Bax JJ, Beeres SLMA, et al.: Intramyocardial bone marrow cell injection for chronic myocardial ischemia: a randomized controlled trial, *JAMA* 301:1997–2004, 2009.
145. Wang S, Cui J, Peng W, Lu M: Intracoronary autologous CD34+ stem cell therapy for intractable angina, *Cardiology* 117:140–147, 2010.
146. Tse HF, Thambar S, Kwong YL, et al.: Prospective randomized trial of direct endomyocardial implantation of bone marrow cells for treatment of severe coronary artery diseases (PROTECT-CAD trial). *Eur Heart J* 28:2998–3005, 2007.
147. Povsic TJ, Junge C, Nada A, et al.: A phase 3, randomized, double-blinded, active-controlled unblinded standard of care study assessing the efficacy and safety of intramyocardial autologous CD34+ cell administration in patients with refractory angina: design of the RENEW study *Am Heart J* 165:854–861.e2, 2013.
148. Jimenez-Quevedo P, Gonzalez-Ferrer JJ, Sabate M, et al.: Selected CD133(+) progenitor cells to promote angiogenesis in patients with refractory angina: final results of the PROGENITOR randomized trial, *Circ Res* 115:950–960, 2014.
149. Li N, Yang YJ, Zhang Q, et al.: Stem cell therapy is a promising tool for refractory angina: a meta-analysis of randomized controlled trials, *Can J Cardiol* 29:908–914, 2013.
150. Lee FY, Chen YL, Sung PH, et al.: Intracoronary transfusion of circulation-derived CD34+ cells improves left ventricular function in patients with end-stage diffuse coronary artery disease unsuitable for coronary intervention, *Crit Care Med* 43:2117–2132, 2015.
151. Henry TD, Schaer GL, Traverse JH, et al.: Autologous CD34+ Cell Therapy for Refractory Angina: 2-year Outcomes from the ACT34-CMI Study, *Cell Transplant* 25 :1701–1711, 2016.
152. Povsic TJ, Henry TD, Traverse JH, et al.: The RENEW Trial: efficacy and safety of intramyocardial autologous CD34+ cell administration in patients with refractory angina, *JACC Cardiovasc Interv* 9:1576–1585, 2016.
153. Mathiasen AB, Haack-Sorensen M, Jorgensen E, Kastrup J: Autotransplantation of mesenchymal stromal cells from bone-marrow to heart in patients with severe stable coronary artery disease and refractory angina—final 3-year follow-up, *Int J Cardiol* 170:246–251, 2013.
154. Mann I, Rodrigo SF, van Ramshorst J, et al.: Repeated intramyocardial bone marrow cell injection in previously responding patients with refractory angina again improves myocardial perfusion, anginal complaints, and quality of life, *Circ Cardiovasc Interv* 8, 2015. http://dx.doi.org/10.1161/CIRCINTERVENTIONS.115.002740.
155. San Mauro MP, Patronelli F, Spinelli E, et al.: Nerves of the heart: a comprehensive review with a clinical point of view, *Neuroanatomy* 8:26–31, 2009.
156. Foreman RD: Mechanisms of cardiac pain, *Annu Rev Physiol* 61:143–167, 1999.
157. Rosen SD: From heart to brain: the genesis and processing of cardiac pain, *Can J Cardiol* 28:S7–S19, 2012.
158. Deer TR, Mekhail N, Provenzano D, et al.: The appropriate use of neurostimulation of the spinal cord and peripheral nervous system for the treatment of chronic pain and ischemic diseases: the Neuromodulation Appropriateness Consensus Committee, *Neuromodulation* 17:515–550 2014. discussion 550.
159. Prager JP: What does the mechanism of spinal cord stimulation tell us about complex regional pain syndrome? *Pain Med* 11:1278–1283, 2010.
160. Latif OA, Nedeljkovic SS, Stevenson LW: Spinal cord stimulation for chronic intractable angina pectoris: a unified theory on its mechanism, *Clin Cardiol* 24:533–541, 2001.
161. Hautvast RW, Blanksma PK, DeJongste MJ, et al.: Effect of spinal cord stimulation on myocardial blood flow assessed by positron emission tomography in patients with refractory angina pectoris, *Am J Cardiol* 77:462–467, 1996.
162. de Jongste MJ, Haaksma J, Hautvast RW, et al.: Effects of spinal cord stimulation on myocardial ischaemia during daily life in patients with severe coronary artery disease. A prospective ambulatory electrocardiographic study, *Br Heart J* 71:413–418, 1994.
163. Kingma Jr JG, Linderoth B, Ardell JL, et al.: Neuromodulation therapy does not influence blood flow distribution or left-ventricular dynamics during acute myocardial ischemia, *Auton Neurosci* 91:47–54, 2001.
164. Taylor RS, De VJ, Buchser E, DeJongste MJ: Spinal cord stimulation in the treatment of refractory angina: systematic review and meta-analysis of randomised controlled trials, *BMC Cardiovasc Disord* 9:13, 2009.
165. Kujacic V, Eliasson T, Mannheimer C, et al.: Assessment of the influence of spinal cord stimulation on left ventricular function in patients with severe angina pectoris: an echocardiographic study, *Eur Heart J* 14:1238–1244, 1993.
166. Zipes DP, Neuzil P, Theres H, et al.: Determining the Feasibility of Spinal Cord Neuromodulation for the Treatment of Chronic Systolic Heart Failure: the DEFEAT-HF Study, *JACC Heart Fail* 4: 129–136, 2016.
167. Levy RM: Spinal cord stimulation for medically refractory angina pectoris: can the therapy be resuscitated? *Neuromodulation* 14:1–5, 2011.
168. Kumar K, Rizvi S: Cost-effectiveness of spinal cord stimulation therapy in management of chronic pain, *Pain Med* 14:1631–1649, 2013.
169. Tsigaridas N, Naka K, Tsapogas P, Pelechas E, Damigos D: Spinal cord stimulation in refractory angina. A systematic review of randomized controlled trials, *Acta Cardiol* 70:233–243 2015.
170. Andrell P, Yu W, Gersbach P, et al.: Long-term effects of spinal cord stimulation on angina symptoms and quality of life in patients with refractory angina pectoris—results from the European Angina Registry Link Study (EARL), *Heart* 96:1132–1136, 2010.
171. Buiten MS, DeJongste MJ, Beese U: Subcutaneous electrical nerve stimulation: a feasible and new method for the treatment of patients with refractory angina, *Neuromodulation* 14:258–265 2011.
172. McGillion M, Arthur HM, Cook A, et al.: Management of patients with refractory angina: Canadian Cardiovascular Society/Canadian Pain Society joint guidelines, *Can J Cardiol* 28(Suppl A):S20–S41, 2012.
173. Guinand A, Noble S, Frei A, et al.: Extra-cardiac stimulators: what do cardiologists need to know? *Europace* 18(9):1299–1307, 2016.
174. Dobias M, Michalek P, Neuzil P, Stritesky M, Johnston P: Interventional treatment of pain in refractory angina. A review, *Biomed Pap Med Fac Univ Palacky Olomouc Czech Repub* 158:518–527, 2014.
175. Moore R, Groves D, Hammond C, Leach A, Chester MR: Temporary sympathectomy in the treatment of chronic refractory angina, *J Pain Symptom Manage* 30:183–191, 2005.
176. Forouzanfar T, van Kleef M, Weber WE: Radiofrequency lesions of the stellate ganglion in chronic pain syndromes: retrospective analysis of clinical efficacy in 86 patients, *Clin J Pain* 16:164–168, 2000.
177. Roy C, Chatterjee N: Radiofrequency ablation of stellate ganglion in a patient with complex regional pain syndrome, *Saudi J Anaesth* 8:408–411, 2014.
178. Richter A, Cederholm I, Fredrikson M, et al.: Effect of long-term thoracic epidural analgesia on refractory angina pectoris: a 10-year experience, *J Cardiothorac Vasc Anesth* 26:822–828, 2012.
179. Gramling-Babb P, Miller MJ, Reeves ST, Roy RC, Zile MR: Treatment of medically and surgically refractory angina pectoris with high thoracic epidural analgesia: initial clinical experience, *Am Heart J* 133:648–655, 1997.
180. Cannon III RO, Quyyumi AA, Mincemoyer R, et al.: Imipramine in patients with chest pain despite normal coronary angiograms, *N Engl J Med* 330:1411–1417, 1994.
181. Cox ID, Hann CM, Kaski JC: Low dose imipramine improves chest pain but not quality of life in patients with angina and normal coronary angiograms, *Eur Heart J* 19:250–254, 1998.
182. Wei J, Rooks C, Ramadan R, et al.: Meta-analysis of mental stress-induced myocardial ischemia and subsequent cardiac events in patients with coronary artery disease, *Am J Cardiol* 114:187–192, 2014.
183. Ma H, Guo L, Huang D, et al.: The role of the myocardial microvasculature in mental stress-induced myocardial ischemia, *Clin Cardiol* 39:234–239, 2016.
184. Jiang W, Boyle SH, Ortel TL, et al.: Platelet aggregation and mental stress induced myocardial ischemia: results from the Responses of Myocardial Ischemia to Escitalopram Treatment (REMIT) study, *Am Heart J* 169:496–507.e1, 2015.
185. Yoshida K, Utsunomiya T, Morooka T, et al.: Mental stress test is an effective inducer of vasospastic angina pectoris: comparison with cold pressor, hyperventilation and master two-step exercise test, *Int J Cardiol* 70:155–163, 1999.
186. Guidelines for diagnosis and treatment of patients with vasospastic angina (coronary spastic angina) (JCS 2013), *Circ J* 78:2779–2801, 2014.
187. Dimsdale JE: Psychological stress and cardiovascular disease, *J Am Coll Cardiol* 51:1237–1246, 2008.
188. Jiang W, Velazquez EJ, Kuchibhatla M, et al.: Effect of escitalopram on mental stress-induced myocardial ischemia: results of the REMIT trial, *JAMA* 309:2139–2149, 2013.
189. McGillion M, Arthur H, Victor JC, Watt-Watson J, Cosman T: Effectiveness of psychoeducational interventions for improving symptoms, health-related quality of life, and psychological well being in patients with stable angina, *Curr Cardiol Rev* 4:1–11, 2008.
190. Prinzmetal M, Kennamer R, Merliss R, Wada T, Bor N: Angina pectoris. I. A variant form of angina pectoris; preliminary report, *Am J Med* 27:375–388, 1959.
191. Beltrame JF, Crea F, Kaski JC, et al.: International standardization of diagnostic criteria for vasospastic angina, *Eur Heart J*, 2015. http://dx.doi.org/10.1093/eurheartj/ehv351"10.1093/eurheartj/ehv351.
192. Sun H, Mohri M, Shimokawa H, et al.: Coronary microvascular spasm causes myocardial ischemia in patients with vasospastic angina, *J Am Coll Cardiol* 39:847–851, 2002.
193. Mohri M, Koyanagi M, Egashira K, et al.: Angina pectoris caused by coronary microvascular spasm, *Lancet* 351:1165–1169, 1998.
194. Ong P, Athanasiadis A, Borgulya G, et al.: Clinical usefulness, angiographic characteristics, and safety evaluation of intracoronary acetylcholine provocation testing among 921 consecutive white patients with unobstructed coronary arteries, *Circulation* 129:1723–1730, 2014.
195. Pepine CJ, Kerensky RA, Lambert CR, et al.: Some thoughts on the vasculopathy of women with ischemic heart disease, *J Am Coll Cardiol* 47:S30–S35, 2006.
196. Jolicoeur EM, Cartier R, Henry TD, et al.: Patients with coronary artery disease unsuitable for revascularization: definition, general principles, and a classification, *Can J Cardiol* 28(Suppl A):S50–S59, 2012.
197. Yasue H, Takizawa A, Nagao M, et al.: Long-term prognosis for patients with variant angina and influential factors, *Circulation* 78:1–9, 1988.
198. Taylor SH: Usefulness of amlodipine for angina pectoris, *Am J Cardiol* 73:28a–33a, 1994.
199. Beltrame JF, Crea F, Kaski JC, et al.: The who, what, why, when, how and where of vasospastic angina, *Circ J* 80:289–298, 2016.
200. Araki H, Hayata N, Matsuguchi T, Nakamura M: Effects of nicorandil on rest and effort angina unresponsive to combination therapy with a calcium antagonist and oral nitrate, *Clin Ther* 9:174–182, 1987.
201. Phaneuf DC, Waters DD, Dauwe F, et al.: Refractory variant angina controlled with combined drug therapy in a patient with a single coronary artery, *Cathet Cardiovasc Diagn* 6:413–421, 1980
202. Mohri M, Shimokawa H, Hirakawa Y, Masumoto A, Takeshita A: Rho-kinase inhibition with intracoronary fasudil prevents myocardial ischemia in patients with coronary microvascular spasm *J Am Coll Cardiol* 41:15–19, 2003.
203. Masumoto A, Mohri M, Shimokawa H, et al.: Suppression of coronary artery spasm by the Rho-kinase inhibitor fasudil in patients with vasospastic angina, *Circulation* 105:1545–1547, 2002.
204. Shiraishi Y, Kanmura Y, Itoh T: Effect of cilostazol, a phosphodiesterase type III inhibitor, on histamine-induced increase in $[Ca^{2+}]$i and force in middle cerebral artery of the rabbit, *Br J Pharmacol* 123:869–878, 1998.
205. Shin ES, Lee JH, Yoo SY, et al.: A randomised, multicentre, double blind, placebo controlled trial to evaluate the efficacy and safety of cilostazol in patients with vasospastic angina, *Heart* 100:1531–1536, 2014.
206. Morita S, Mizuno Y, Harada E, et al.: Pioglitazone, a peroxisome proliferator-activated receptor gamma activator, suppresses coronary spasm, *Coron Artery Dis* 25:671–677, 2014.
207. Morikawa Y, Mizuno Y, Harada E, et al.: Aerobic interval exercise training in the afternoon reduces attacks of coronary spastic angina in conjunction with improvement in endothelial function, oxidative stress, and inflammation, *Coron Artery Dis* 24:177–182, 2013.
208. Kawano H, Motoyama T, Hirai N, et al.: Estradiol supplementation suppresses hyperventilation-induced attacks in postmenopausal women with variant angina, *J Am Coll Cardiol* 37:735–740, 2001
209. Abbate A, Hamza M, Cassano AD, et al.: Sympathectomy as a treatment for refractory coronary artery spasm, *Int J Cardiol* 161:e7–e9, 2012.
210. Cardona-Guarache R, Pozen J, Jahangiri A, et al.: Thoracic sympathectomy for severe refractory multivessel coronary artery spasm, *Am J Cardiol* 117:159–161, 2016.
211. Kugiyama K, Motoyama T, Hirashima O, et al.: Vitamin C attenuates abnormal vasomotor reactivity in spasm coronary arteries in patients with coronary spastic angina, *J Am Coll Cardiol* 32:103–109, 1998.
212. Kugiyama K, Miyao Y, Sakamoto T, et al.: Glutathione attenuates coronary constriction to acetylcholine in patients with coronary spastic angina, *Am J Physiol Heart Circ Physiol* 280:H264–H271, 2001.
213. Frenneaux M, Kaski JC, Brown M, Maseri A: Refractory variant angina relieved by guanethidine and clonidine, *Am J Cardiol* 62:832–833, 1988.
214. Dominguez Franco AJ, Gomez Doblas JJ, Garcia Pinilla JM, et al.: Treatment of refractory vasospastic angina with corticosteroids. A case report, *Int J Cardiol* 118:e51–e53, 2007.
215. Miyagi H, Yasue H, Okumura K, et al.: Effect of magnesium on anginal attack induced by hyperventilation in patients with variant angina, *Circulation* 79:597–602, 1989.
216. Sueda S, Saeki H, Otani T, et al.: Limited efficacy of magnesium for the treatment of variant angina, *J Cardiol* 34:139–147, 1999.
217. Clark DA, Quint RA, Mitchell RL, Angell WW: Coronary artery spasm. Medical management, surgical denervation, and autotransplantation, *J Thorac Cardiovasc Surg* 73:332–339, 1977.
218. Bertrand ME, Lablanche JM, Tilmant PY, et al.: Treatment of a severe coronary artery spasm refractory to complete denervation of the heart (autotransplantation), *Arch Mal Coeur Vaiss* 75:717–723, 1982.
219. Shin ES, Ann SH, Singh GB, et al.: OCT-defined morphological characteristics of coronary artery spasm sites in vasospastic angina, *JACC Cardiovasc Imaging* 8:1059–1067, 2015.
220. Gaspardone A, Tomai F, Versaci F, et al.: Coronary artery stent placement in patients with variant angina refractory to medical treatment, *Am J Cardiol* 84:96–98, 1999. A8.
221. Chu G, Zhang G, Zhang Z, et al.: Clinical outcome of coronary stenting in patients with variant angina refractory to medical treatment: a consecutive single-center analysis, *Med Princ Pract* 22:583–587, 2013.

222. Radico F, Cicchitti V, Zimarino M, De Caterina R: Angina pectoris and myocardial ischemia in the absence of obstructive coronary artery disease: practical considerations for diagnostic tests JACC Cardiovasc Interv 7:453–463, 2014.
223. Zaya M, Mehta PK, Merz CN: Provocative testing for coronary reactivity and spasm, *J Am Coll Cardiol* 63:103–109, 2014.
224. Sara JD, Widmer RJ, Matsuzawa Y, et al.: Prevalence of coronary microvascular dysfunction among patients with chest pain and nonobstructive coronary artery disease, *JACC Cardiovasc Interv* 8:1445–1453, 2015.
225. Lanza GA, Parrinello R, Figliozzi S: Management of microvascular angina pectoris, *Am J Cardiovasc Drugs* 14:31–40, 2014.
226. Minamino T, Kitakaze M, Morioka T, et al.: Bidirectional effects of aminophylline on myocardial ischemia, *Circulation* 92:1254–1260, 1995.
227. Gaspardone A, Crea F, Tomai F, et al.: Substance P potentiates the algogenic effects of intraarterial infusion of adenosine, *J Am Coll Cardiol* 24:477–482, 1994.
228. Insel J, Halle AA, Mirvis DM: Efficacy of pentoxifylline in patients with stable angina pectoris, *Angiology* 39:514–519, 1988.
229. Lanza GA, Gaspardone A, Pasceri V, et al.: Effects of bamiphylline on exercise testing in patients with syndrome X, *G Ital Cardiol* 27:50–54, 1997.
230. Elliott PM, Krzyzowska-Dickinson K, Calvino R, Hann C, Kaski JC: Effect of oral aminophylline in patients with angina and normal coronary arteriograms (cardiac syndrome X), *Heart* 77:523–526, 1997.
231. Radice M, Giudici V, Pusineri E, et al.: Different effects of acute administration of aminophylline and nitroglycerin on exercise capacity in patients with syndrome X, *Am J Cardiol* 78:88–92, 1996.
232. Adlbrecht C, Andreas M, Redwan B, et al.: Systemic endothelin receptor blockade in ST-segment elevation acute coronary syndrome protects the microvasculature: a randomised pilot study, *EuroIntervention* 7:1386–1395, 2012.
233. Osugi T, Saitoh S, Matumoto K, et al.: Preventive effect of chronic endothelin type A receptor antagonist on coronary microvascular spasm induced by repeated epicardial coronary artery endothelial denudation in pigs, *J Atheroscler Thromb* 17:54–63, 2010.
234. Saitoh S, Matsumoto K, Kamioka M, et al.: Novel pathway of endothelin-1 and reactive oxygen species in coronary vasospasm with endothelial dysfunction, *Coron Artery Dis* 20:400–408, 2009.
235. Kothawade K, Bairey Merz CN: Microvascular coronary dysfunction in women: pathophysiology, diagnosis, and management, *Curr Probl Cardiol* 36:291–318, 2011.
236. Nishida T, Shimokawa H, Oi K, et al.: Extracorporeal cardiac shock wave therapy markedly ameliorates ischemia-induced myocardial dysfunction in pigs in vivo, *Circulation* 110:3055–3061, 2004.
237. Aicher A, Heeschen C, Sasaki K, et al.: Low-energy shock wave for enhancing recruitment of endothelial progenitor cells: a new modality to increase efficacy of cell therapy in chronic hind limb ischemia, *Circulation* 114:2823–2830, 2006.
238. Chavakis E, Koyanagi M, Dimmeler S: Enhancing the outcome of cell therapy for cardiac repair: progress from bench to bedside and back, *Circulation* 121:325–335, 2010.
239. Assmus B, Walter DH, Seeger FH, et al.: Effect of shock wave-facilitated intracoronary cell therapy on LVEF in patients with chronic heart failure: the CELLWAVE randomized clinical trial, *JAMA* 309:1622–1631, 2013.
240. Alunni G, Marra S, Meynet I, et al.: The beneficial effect of extracorporeal shockwave myocardial revascularization in patients with refractory angina, *Cardiovasc Revasc Med* 16:6–11, 2015.
241. Schmid JP, Capoferri M, Wahl A, Eshtehardi P, Hess OM: Cardiac shock wave therapy for chronic refractory angina pectoris. A prospective placebo-controlled randomized trial, *Cardiovasc Ther* 31:e1–e6, 2013.
242. Prasad M, Wan Ahmad WA, Sukmawan R, et al.: Extracorporeal shockwave myocardial therapy is efficacious in improving symptoms in patients with refractory angina pectoris—a multicenter study, *Coron Artery Dis* 26:194–200, 2015.
243. Slikkerveer J, de Boer K, Robbers LF, van Rossum AC, Kamp O: Evaluation of extracorporeal shock wave therapy for refractory angina pectoris with quantitative analysis using cardiac magnetic resonance imaging: a short communication, *Neth Heart J* 24:319–325, 2016.
244. Wang J, Zhou C, Liu L, Pan X, Guo T: Clinical effect of cardiac shock wave therapy on patients with ischaemic heart disease: a systematic review and meta-analysis, *Eur J Clin Invest* 45:1270–1285, 2015.
245. Wang Y, Guo T, Ma TK, et al.: A modified regimen of extracorporeal cardiac shock wave therapy for treatment of coronary artery disease, *Cardiovasc Ultrasound* 10:35, 2012.
246. Michaels AD, McCullough PA, Soran OZ, et al.: Primer: practical approach to the selection of patients for and application of EECP, *Nat Clin Pract Cardiovasc Med* 3:623–632, 2006.
247. Sinvhal RM, Gowda RM, Khan IA: Enhanced external counterpulsation for refractory angina pectoris, *Heart* 89:830–833, 2003.
248. Michaels AD, Raisinghani A, Soran O, et al.: The effects of enhanced external counterpulsation on myocardial perfusion in patients with stable angina: a multicenter radionuclide study, *Am Heart J* 150:1066–1073, 2005.
249. Masuda D, Nohara R, Hirai T, et al.: Enhanced external counterpulsation improved myocardial perfusion and coronary flow reserve in patients with chronic stable angina; evaluation by ^{13}N-ammonia positron emission tomography, *Eur Heart J* 22:1451–1458, 2001.
250. Kiernan TJ, Boilson BA, Tesmer L, et al.: Effect of enhanced external counterpulsation on circulating CD34+ progenitor cell subsets, *Int J Cardiol* 153:202–206, 2011.
251. Bonetti PO, Holmes Jr DR, Lerman A, Barsness GW: Enhanced external counterpulsation for ischemic heart disease: what's behind the curtain? *J Am Coll Cardiol* 41:1918–1925, 2003.
252. Deleted in proofs.
253. Arora RR, Chou TM, Jain D, et al.: The multicenter study of enhanced external counterpulsation (MUST-EECP): effect of EECP on exercise-induced myocardial ischemia and anginal episodes, *J Am Coll Cardiol* 33:1833–1840, 1999.
254. Zhang C, Liu X, Wang X, et al.: Efficacy of enhanced external counterpulsation in patients with chronic refractory angina on Canadian Cardiovascular Society (CCS) angina class: an updated meta-analysis, *Medicine* 94:e2002, 2015.
255. Shah SA, Shapiro RJ, Mehta R, Snyder JA: Impact of enhanced external counterpulsation on Canadian Cardiovascular Society angina class in patients with chronic stable angina: a meta-analysis, *Pharmacotherapy* 30:639–645, 2010.
256. Urano H, Ikeda H, Ueno T, et al.: Enhanced external counterpulsation improves exercise tolerance, reduces exercise-induced myocardial ischemia and improves left ventricular diastolic filling in patients with coronary artery disease, *J Am Coll Cardiol* 37:93–99, 2001.
257. Nussinovitch U, Shtenberg G, Roguin A, Feld Y: A novel intra-aortic device designed for coronary blood flow amplification in unrevascularizable patients, *J Cardiovasc Transl Res* 9:315–320, 2016.
258. National Clinical Guidelines Centre: National Institute for Health and Clinical Excellence: Guidance. Stable Angina: Methods, Evidence & Guidance, London, 2011, Royal College of Physicians (UK) National Clinical Guidelines Centre.
259. Povsic TJ, Broderick S, Anstrom KJ, et al.: Predictors of long-term clinical endpoints in patients with refractory angina, *J Am Heart Assoc* 4, 2015. http://dx.doi.org/10.1161/JAHA.114.001287.
260. Asbury EA, Webb CM, Probert H, et al.: Cardiac rehabilitation to improve physical functioning in refractory angina: a pilot study, *Cardiology* 122:170–177, 2012.
261. Goldman L, Cook EF, Mitchell N, et al.: Pitfalls in the serial assessment of cardiac functional status. How a reduction in "ordinary" activity may reduce the apparent degree of cardiac compromise and give a misleading impression of improvement, *J Chronic Dis* 35:763–771, 1982.
262. Eschalier R, Souteyrand G, Jean F, et al.: Should an implanted defibrillator be considered in patients with vasospastic angina? *Arch Cardiovasc Dis* 107:42–47, 2014.
263. Beltrame JF, Limaye SB, Wuttke RD, Horowitz JD: Coronary hemodynamic and metabolic studies of the coronary slow flow phenomenon, *Am Heart J* 146:84–90, 2003.

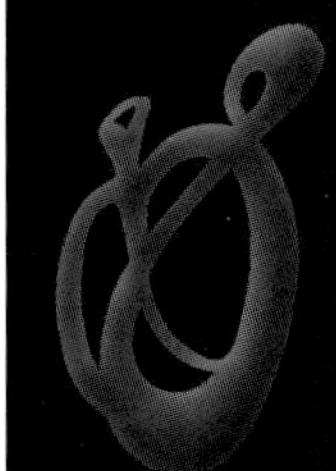

第五部分 预　防

28 动脉粥样硬化性心血管疾病的一级预防

Jennifer G. Robinson
邱北冰　译

动脉粥样硬化的进程起始于儿童时期，在成年期临床表现为急性动脉粥样硬化血栓事件（急性冠脉综合征或卒中）或症状性血管阻塞性疾病（心绞痛或间歇性跛行）（图 28.1）[1]。动脉粥样硬化性心血管疾病（ASCVD）的主要危险因素在全球人群中均具有显著特征（高龄、男性、总胆固醇及 LDL-C 升高、LDL-C 降低、吸烟、高血压和糖尿病）并且很大程度上是由不健康的生活方式所致[2-4]。

应鼓励所有儿童和成人坚持健康的生活方式。避免吸烟、采用地中海饮食、规律的体力活动和避免肥胖均与降低 ASCVD 事件的风险有关[4]。对于因高龄而为高风险的个体及家族性或遗传性高胆固醇血症的患者，推荐予以药物治疗以降低 ASCVD 事件的风险[5]。在 75 岁以后，合并症在不同个体有很大的区别，预防措施对于一些患者的重要性下降。因此，临床干预的重点随着生命周期的变化而变化（表 28.1）。

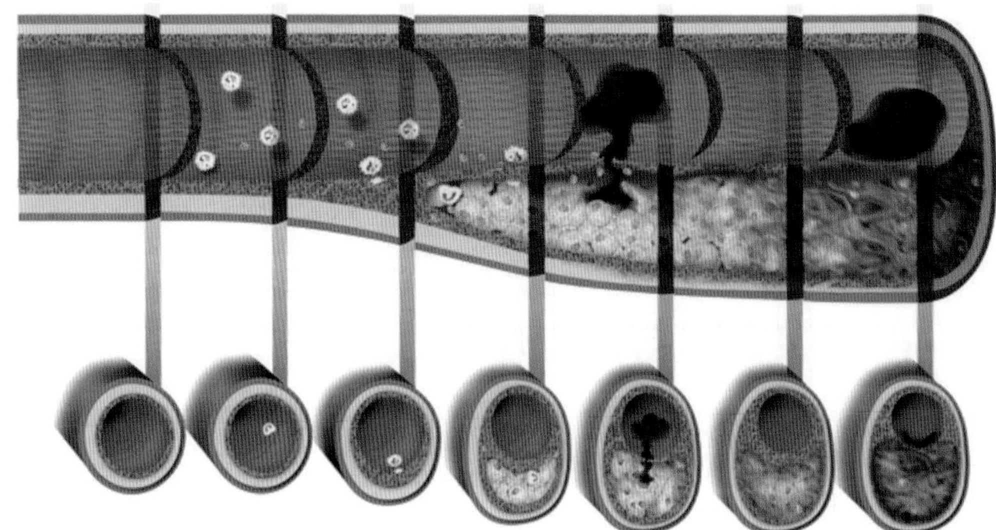

图 28.1　动脉粥样硬化斑块在整个生命周期中的进展，临床表现为急性或慢性心血管事件。（From Libby P. Circulation. 2001；104：365-372. FIG. 1.）

本章重点关注 20 岁及以上成人 ASCVD 的一级预防。2013 年 ACC/AHA 预防指南中的推荐是本章的重点，因为该指南推荐基于由美国国家、心肺和血液研究所（NHLBI）指导进行的严格的系统证据回顾[5-9]。一项相似的关于他汀类药物起始治疗的方案由美国糖尿病协会（American Diabetes Association）和英国国家卫生与临床优化研究所（NICE）现行的胆固醇治疗指南推荐[10-11]。2013 年 ACC/AHA 的推荐与 2016 年欧洲心脏病协会 / 欧洲动脉粥样硬化学会（European Atherosclerosis Society，EAS）进行了对比，而后者与 2012 年 ESC/EAS 预防指南相似。来自其他组织的推荐也在文章中进行了讨论，包括来自 CDC 及美国预防服务工作组（US Preventive Services Task Force，USPSTF）的最新指南。

对预防儿童和青少年 ASCVD 感兴趣的读者可参考 NHLBI 儿科指南[12]。然而，临床医师应意识到如果父母的 LDL-C ≥ 190 mg/dl，那么他们的后代及其他一级亲属应进行家族性高胆固醇血症的筛查。

鼓励长期坚持治疗

作为持续治疗的一部分，应在患者每次就诊时加强对坚持健康生活方式及药物治疗的宣教[5]。定期评估血压和体重指数（BMI）[9，13]。在初次就诊时应获取空腹血脂数据；作为未应用他汀类药物患者 ASCVD 风险评估的一部分，应每 4 ～ 6 年评估 1 次空腹血脂水平；对于长期口服他汀类药物的患者，每年应评估 1 次空腹血脂水平或根据需要更频繁地进行血脂水平的评估[5]。

应明确阻碍患者坚持治疗的因素。在药物治疗过程中，不良反应经常发生，应以系统的方法进行处理。

根据年龄组分层的一级预防概述

生活方式和药物治疗的重点在 20 ～ 49 岁、50 ～ 75 岁及 75 岁以上的患者中是不同的（表 28.1）。因此，来自美国和欧洲指南的推荐均根据年龄进行总结。指南推荐和随机对照试验证据将在关于胆固醇、血压及阿司匹林治疗的相应部分中进行更为详细的讨论。ASCVD 风险预测在胆固醇部分进行更为详细的讨论。

50 岁以下

生活方式

坚持健康的生活方式作为 ASCVD 预防的基石被强烈推荐。在该年龄组，生活方式的改变被证明可以减慢动脉粥样硬化的进展[14]。戒烟是必需的，在患者每一次就诊中都应该强调。

胆固醇

50 岁以上的高危患者如果有下列情况，推荐应

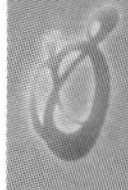

表 28.1 生活方式和药物治疗的推荐（关于药物治疗的最有力的随机试验证据用粗体突出显示）

20～49岁	50～75岁	>75岁
	健康生活方式 避免吸烟–健康饮食–规律的体育锻炼–控制肥胖 适量的钠盐摄入–适度饮酒	
他汀类药物 – LDL-C ≥ 190 mg/dl – 40～79岁的糖尿病患者 – 在有其他高危因素的患者中可考虑使用	他汀类药物 **– LDL-C ≥ 190 mg/dl** **– 50～75岁的糖尿病患者** **– 10年ASCVD风险≥ 7.5%** **– 在10年ASCVD风险为5%～7.5%的低危患者中可考虑应用**	他汀类药物 – 在筛选出的一级预防的患者中可考虑应用
降压药物 –收缩压≥ 140 mmHg或舒张压≥ 90 mmHg需考虑使用	降压药物 **– 目标血压< 140/90 mmHg** **– 在选择的患者中考虑将收缩压目标值设定为< 120 mmHg**	降压药物 **– 目标血压< 150/90 mmHg，除非出现虚弱或体位性低血压** **– 目标收缩压< 140 mmHg是合理的** **– 在选择的患者中考虑将收缩压目标值设定为< 120 mmHg**
	阿司匹林 **50～59岁：≥ 10年ASCVD出血风险较低的患者可应用低剂量阿司匹林** **60～69岁：≥ 10年ASCVD出血风险较低的患者可考虑应用**	
	关注生活方式的坚持和药物治疗	

ASCVD，动脉粥样硬化性心脏病；LDL-C，低密度脂蛋白胆固醇

用他汀类药物作为一级预防[5, 15]：

- 家族性或其他遗传性高胆固醇血症（美国临界值为 LDL-C ≥ 190 mg/dl；欧洲为总胆固醇> 8 mmol/L 或 310 mg/dl）。
- 糖尿病（美国建议年龄≥ 40 岁；欧洲取决于 LDL-C 水平）。
- 多个危险因素或严重危险因素增多（在欧洲包括中度慢性肾脏病）。

对于低危一级预防的患者，应使用适合于治疗人群的计算公式来评估 10 年心血管风险。在美国，2013 年 ACC/AHA 合并队列方程可以用来评估 40～75 岁且 LDL-C > 190 mg/dl 患者 10 年 ASCVD 风险的起点[5, 7]。对于 10 年 ASCVD 风险≥ 7.5% 的患者，应考虑给予他汀类药物治疗；对于 10 年 ASCVD 风险为 5%～7.5% 的患者，他汀类药物治疗可能是合理的。低危患者也可能从他汀类药物治疗中获益。

在欧洲，SCORE（Systematic Coronary Risk Estimation）方程应用于评估非高危白种人 10 年致死性 ASCVD 风险的起点[15]。计算得出的 10 年致死性 ASCVD 风险评分可用于 40～65 岁患者的风险分层，并用于确定 LDL-C 的治疗目标值：极高危组（风险≥ 10%；LDL-C 目标< 1.8 mmol/L 或 70 mg/dl），高危组（风险 5%～10%；LDL-C 目标< 2.6 mmol/L 或 100 mg/dl），中危组（风险≥ 1%～< 5%；LDL-C 目标< 3.0 mmol/L 或 115 mg/dl）或低危组（风险< 1%；LDL-C 目标< 3.0 mmol/L 或 115 mg/dl）。

在英国，已开发出针对主要心血管疾病的种族/民族特异性方程（QRISK2）[16-17]。

血压

高血压首先应该通过改变生活方式来解决：包括减轻体重、增加规律的体力活动，以及减少钠盐的摄入。尽管在 50 岁以下的患者中临床证据较少，但是在多种情形下测量（包括门诊内和门诊外）的收缩压持续> 140 mmHg 或舒张压持续> 90 mmHg 时（尤其是合并其他危险因素），应考虑应用降压药物治疗[6, 15]。

阿司匹林

50 岁以下的患者没有应用阿司匹林的指征[18]。

50～75 岁

生活方式

应鼓励戒烟及健康的生活方式。然而，最主要的临床关注点应转移到预防性药物治疗。预防性药物治疗的证据多来自于 50 ～ 75 岁人群的随机对照研究。在该年龄组中，动脉粥样硬化处于进展期（图 28.1），大部分患者出现广泛的纤维钙化斑块。临床事件的风险显著增高，需要更加积极地管理危险因素。药物治疗的随机试验均是在建议患者维持健康饮食和规律运动的背景下进行的[5]。然而，在该年龄组中危险因素的适度改变联合生活方式的干预并不能减少 ASCVD 事件[19-20]。

胆固醇

50 ～ 75 岁的患者合并以下情况时强烈建议行他汀类药物治疗[5, 15]：

- 家族性或其他遗传性高胆固醇血症（美国临界值为 LDL-C ≥ 190 mg/dl，欧洲为总胆固醇＞ 8 mmol/L 或 310 mg/dl）。
- 糖尿病（美国建议年龄＞ 40 岁；欧洲取决于 LDL-C 水平）。
- 多个危险因素或严重危险因素增多（在欧洲包括中度慢性肾脏病）。
- 根据风险预测方程，ASCVD 风险增加。

在美国，75 岁以下且 10 年 ASCVD 风险≥ 7.5% 的患者应考虑他汀类药物治疗，10 年 ASCVD 风险为 5% ～ 7.5% 的患者他汀类药物治疗可能是合理的[5]。50 ～ 75 岁的低危患者也可能从他汀类药物治疗中获益。

在欧洲，SCORE 评分可用于评估 40 ～ 65 岁的非高危白种人的 10 年致死性 ASCVD 风险[15]。计算得出的 10 年致死性 ASCVD 风险评分可用于 40 ～ 65 岁患者的风险分层，并用于确定 LDL-C 的治疗目标值：极高危组（风险≥ 10%；LDL-C 目标＜ 1.8 mmol/L 或 70 mg/dl），高危组（风险 5% ～ 10%；LDL-C 目 标 ＜ 2.6 mmol/L 或 100 mg/dl），中危组（风险≥ 1% ～＜ 5%；LDL-C 目标＜ 3.0 mmol/L 或 115 mg/dl）或低危组（风险＜ 1%；LDL-C 目标＜ 3.0 mmol/L 或 115 mg/dl）。

血压

对于≥ 50 岁的患者，在多种情形下测量（包括门诊内和门诊外）的收缩压持续＞ 140 mmHg 或舒张压持续＞ 90 mmHg 时，应考虑应用降压药物治疗[6, 15]。降压治疗对高危人群绝对风险的降低程度更大，而对于＜ 80 岁且无心血管危险因素的人群几乎没有相关数据。在能够耐受目前药物治疗的高危患者中，若收缩压仍大于 120 mmHg，可考虑给予另一种降压药物[22]。

阿司匹林

50 ～ 59 岁且出血风险较低的患者可考虑应用阿司匹林。≥ 10 年 ASCVD 风险低且出血风险较低的 60 ～ 69 岁患者也可以考虑应用阿司匹林治疗[18]。

75 岁以上

生活方式

应鼓励戒烟及健康的生活方式。观察性证据表明，任何年龄段的人群均可从戒烟中获益[23]。规律的体力活动虽然不能够降低 ASCVD 事件及死亡率，但是有助于提高生活质量[24]。

胆固醇

如果健康状况良好或极好，75 岁的人群很有可能至少再生活 10 ～ 15 年，因此可能受益于预防性药物治疗[25]。对于 75 岁以上的人群，他汀类药物作为一级预防的证据较少，并且现有的随机试验结果相互矛盾[5]。75 岁以后发生 ASCVD 事件的绝对风险最高，但该人群死亡率和发病率的混杂因素的高比例可能改变他汀类药物治疗的净获益。

在美国，75 岁以上的患者不再被强烈推荐他汀类药物作为一级预防治疗。患者的偏好及对于安全性的关注有助于决定是否开始（或继续）他汀类药物治疗[5]。

在欧洲，年龄超过 75 岁并不是决定是否开始他汀类药物治疗的因素。SCORE 评分不能估测 65 岁以上人群的 10 年致死性 ASCVD 风险[15]。

血压

大量随机试验评价了降压治疗对 75 岁以上人群的 ASCVD 结局、心力衰竭及死亡率的影响。对于 75 岁以上的人群来说，最强的证据支持治疗收缩压＞ 150 mmHg 或舒张压＞ 90 mmHg 患者，但近期证据表明，75 岁以上的患者将血压控制在 140/90 mmHg 以下可获益[6, 22]。

阿司匹林

关于阿司匹林在 75 岁以上人群中的随机试验数

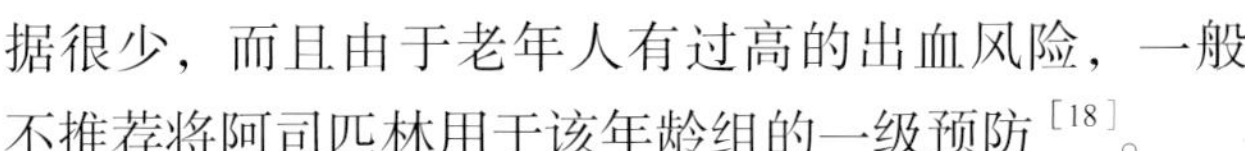

据很少，而且由于老年人有过高的出血风险，一般不推荐将阿司匹林用于该年龄组的一级预防[18]。

生活方式的建议

健康的生活方式是促进健康及疾病预防的基石，应在患者每次就诊过程中进行强调（表 28.2）[5, 8, 15]。规律的咨询以促进合理饮食或增加体力活动可改变健康行为，并与改善肥胖、高血压及血脂水平有关[27]。戒烟在第 18 章中讨论。

生活方式干预

饮食

2013 年 ACC/AHA 生活方式指南、ESC/EAS 预防指南和其他指南推荐一种富含水果、蔬菜和全谷物的饮食模式，包括低脂乳制品、家禽、鱼类、豆类、坚果和非热带植物油（表 28.2）[8, 15, 28]。应该限制甜食、含糖饮料和红肉的摄入量。饱和脂肪的摄入量应限制在热量的 5% ~ 6%，且应避免反式脂肪的摄入。饮食的热量应基于患者需要减肥、维持或增加体重的需求而定。酒精的摄入应限制在男性每天 2 杯（酒精 20 g/d），女性每天 1 杯（酒精 10 g/d）[15]。这种饮食模式可以通过以下计划获得，如治疗高血压的饮食方案（Dietary Approaches to Stop Hypertension，DASH）、美国农业部（United States Department of Agriculture，USDA）饮食模式或美国心脏协会饮食。

针对 DASH 饮食模式的随机试验表明其可降低血压，这种饮食模式的作用可通过减少钠盐的摄入而得到加强[8]。对于能从降低血压中获益的患者来说，每天钠盐的摄入应不超过 2400 mg，更严格的限制可能对某些患者有益。

体力活动

为获得重要的健康益处，CDC 和 ESC/EAS 预防指南建议每周至少 150 min 中等强度体力活动（如散步），并进行每周 2 次及以上的肌肉强化训练，包括对所有主要肌肉群的训练（腿部、背部、腹部、胸部、肩部和手臂）（表 28.2）[15, 24]。或者，可以每周进行 75 min 更剧烈的体力活动（如慢跑或跑步）。运动可在全天任何时间进行，中强度运动至少需要持续 10 min。如果将中等强度体力活动增加至每周 300 min 或剧烈体力活动增加至每周 150 min，可有更大的健康获益。

2013 年 ACC/AHA 生活方式指南建议成人进行规律的有氧运动以降低 LDL-C、非 HDL-C 及血压[8]。指南小组对随机试验进行的系统综述发现，持续 3 ~ 4 次平均 40 min 的中高强体力活动可显著减少这 3 种危险因素。减少久坐不动（独立于体力活动水平），似乎对心血管健康也有益处[15, 29]。

肥胖的预防和控制

所有一级预防指南均推荐维持健康体重[5, 9, 15]。肥胖或超重的患者可能会通过减肥来降低血压，改善血脂水平，并降低发展成为 2 型糖尿病的风险[15]。2013 年 AHA/ACC/ 美国肥胖学会（The Obesity Society，TOS）肥胖指南的建议见表 28.3[9]。

BMI 即体重（以 kg 为单位）除以身高（以 m 为单位）的平方，应每年进行评估。BMI 25.0 ~ 29.9 kg/m^2 为超重，BMI ≥ 30 kg/m^2 为肥胖。BMI > 25 kg/m^2 越多，ASCVD 风险、糖尿病发病风险及其他疾病的发病率和全因死亡率就越高。然而，BMI 的分界点对于非白人人种可能并不适用。由于非洲血统的个体肌肉质量更大，故导致 ASCVD 风险增加的 BMI 分界点可能更高，而亚洲人、太平洋岛民或美洲土著人的 BMI 分界点可能较低[30]。

腰围和腰臀比值的增加也增加了 ASCVD 的风险[9]。这些指标可能是识别高危人群的更好方法（表 28.3）。腰围分界点可能因不同的种族 / 民族而异[30]。

应建议具有心血管危险因素的超重和肥胖成人减肥，使其体重减轻 3% ~ 5%[9]。2013 年 AHA/ACC/TOS 指南小组对随机试验进行的系统综述发现，许多随机试验表明，体重减轻 3% ~ 5% 可以降低血糖、糖化血红蛋白和甘油三酯，并降低罹患 2 型糖尿病的风险。体重减轻> 5% 会导致血压进一步降低、降压药物减量、血糖和甘油三酯进一步降低以及 HDL-C 升高。

一旦确定患者可以从减肥中受益，应建议患者进行全面的生活方式计划[9]。通过卫生保健系统或社区、商业、互联网或电话提供的结构性减肥项目都已被证明是有帮助的。一旦患者达到理想的减肥效果，应鼓励他们参加体重维持计划。

与非手术治疗肥胖相比，减重手术可带来更大程度的体重减轻，2 型糖尿病和代谢综合征的缓解率

表 28.2　2013 年 ACC/AHA 生活方式指南、CDC 及 ESC/EAS 预防指南中关于降低 LDL-C、非 HDL-C、血压及一般体力活动的建议

饮食	推荐类别 / LOE
1. 采取以下饮食模式： • 强调蔬菜、水果及全谷物的摄入 • 包含低脂乳制品、家禽、鱼类、豆类、非热带植物油及坚果 • 限制甜食、含糖饮料及红肉的摄入量 • 调整适当的热量需求、个人和文化的食物偏好和针对其他疾病（包括糖尿病）的营养治疗 • 根据 DASH 饮食模式、USDA 饮食模式或 AHA 食谱制订饮食计划	Ⅰ A
2. 饮食模式的目标是从饱和脂肪中摄取总热量的 5% ～ 6%	Ⅰ A
3. 减少饱和脂肪占热量的百分比	Ⅰ A
4. 减少反式脂肪占热量的百分比	Ⅰ A
5. 对于可通过降低血压获益的人群，应减少钠盐的摄入	
建议每日摄入钠盐≤ 2400 mg 每日摄入钠盐≤ 1500 mg 可进一步降低血压 每日减少钠盐摄入至少 1000 mg 可降低血压	Ⅰ A Ⅱ aB
体力活动	
1. 为了重要的健康获益，成人应采取以下体力活动方式： • 每周至少进行 150 min 的中等强度有氧运动（如快走） • 或者，每周进行 75 min 的高强度有氧运动（如慢跑或跑步） • 每次有氧运动应至少持续 10 min • 为获得更大的健康益处，增加中等强度体力活动至每周 300 分钟或高强度体力活动至每周 150 min • 每周至少进行 2 次肌肉强化训练，涉及所有主要肌肉群	CDC
2. 一般来说，建议成人参与有氧体力活动以降低 LDL-C、非 HDL-C 及血压 • 每周 3 ～ 4 次 • 每次平均持续 40 min • 包含中高强度体力活动	Ⅱ a A

LOE，证据等级；CDC，美国疾病预防控制中心

Modified from Eckel RH，Jakicic JM，Ard JD，et al. 2013 AHA/ACC guideline on lifestyle management to reduce cardiovascular risk：a report of the American College of Cardiology/American Heart Association Task Force on practice guidelines. J Am Coll Cardiol. 2014；63：2960-2984；Physical Activity Guidelines Advisory Committee. Physical Activity Guidelines Advisory Committee Report，2008. Washington，DC：US Department of Health and Human Services. 2008；Piepoli MF，Hoes AW，Agewall S，et al. 2016 European guidelines on cardiovascular disease prevention in clinical practice：Eur Heart J. 2016；37（29）：2315-2381. pii：ehw106.

更高，尽管长期随访数据很少[31-32]。基于此，2013 年 ACC/AHA 肥胖指南建议对 BMI ≥ 40 kg/m^2 合并肥胖相关并发症，且行为治疗联合或不联合药物治疗后体重减轻不足以达到健康目标体重的患者，考虑进行减重手术[9]。对于 BMI < 40 kg/m^2 的患者，没有足够的证据支持减重手术。然而，2016 年，美国糖尿病协会建议对 BMI > 35 kg/m^2 的 2 型糖尿病成人患者进行减重手术，特别是当糖尿病难以控制或相关的合并症难以通过生活方式和药物治疗来控制时[10]。减重手术及其并发症会导致医疗费用增加，临床结局取决于外科医生的操作和经验。长期不利因素可能包括体重反弹、倾倒综合征以及维生素和矿物质缺乏。

胆固醇的管理

概述

总胆固醇和 LDL-C 水平与成人一生中 ASCVD 事件的风险增加相关[33]。家庭和遗传流行病学研究表明，LDL-C 水平高的个体有过早 ASCVD 的风险，反之，LDL-C 水平低的个体 ASCVD 终身风险较低[34-37]。孟德尔随机化研究支持 LDL-C 与 ASCVD 为因果关系，该研究表明，由于基因多态性导致 LDL-C 水平升高与 ASCVD 风险增加相关[34, 38]。长期的流行病

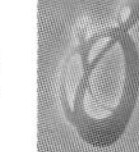

表 28.3 2013 年 ACC/AHA/TOS 肥胖指南推荐

肥胖	推荐类别 / LOE
1. 确定需要减重的患者	
a. 在每年的随访过程中至少进行 1 次身高和体重测量并计算 BMI	Ⅰ C
b. 根据 BMI 进行分层，并确认风险升高人群 ● 超重：25.0 ～ 29.9 kg/m^2——CVD 风险升高 ● 肥胖：≥ 30 kg/m^2——全因死亡风险升高	Ⅰ B
c. 超重和肥胖患者的 BMI 越大，CVD、2 型糖尿病及全因死亡风险越高	Ⅰ B
d. 在肥胖和超重的成人中，每年至少进行 1 次腰围测量 ● 超重和肥胖的患者腰围越大，CVD、2 型糖尿病及全因死亡风险越高 目前应用 NIH/NHLBI 或 WHO/IDF 分界点	Ⅱ a B
2. 治疗获益与风险特征相匹配	
建议有心血管疾病危险因素的超重和肥胖成人注意，生活方式的改变可以带来 3% ～ 5% 持续性体重减轻，这对健康有益，而且减重越多，益处越大 ● 降低血糖、糖化血红蛋白和甘油三酯 ● 降低糖尿病风险 ● ＞ 5% 的体重下降—血压下降，降压药物使用减少，LDL-C 下降，HDL-C 升高，血糖和甘油三酯进一步下降	Ⅰ A
3. 减重饮食	
a. 为给可以从减重中获益的超重和肥胖人群制订饮食方式以减少热量的摄入，并作为所有生活方式干预的一部分。以下方法均可应用： ● 女性每天摄入 1200 ～ 1500 kcal，男性每天摄入 1500 ～ 1800 kcal ● 每天有 500 ～ 750 kcal 热量亏损 ● 循证据饮食需要限制一些食物类型（如高碳水化合物饮食、低纤维饮食或高脂饮食）以达到热量的亏损	Ⅰ A
b. 饮食处方建立在患者的偏好及健康状况之上，建议咨询专业营养师	Ⅰ A
4. 生活方式的干预和咨询	
a. 建议可从减重中获益的肥胖和超重人群参加≥ 6 个月的全面的生活方式计划以帮助参与者坚持低热量饮食和增加体力活动	Ⅰ A
b. 由训练有素的专业人员以个人或小组的方式提供高强度（即 6 个月内≥ 14 部分）减重干预	Ⅰ A
c. 通过电讯方式传达的减重计划（包括电话）包含来自训练有素的干预者的个人反馈（尽管可能不如亲自干预有效）	Ⅱ a A
d. 也可选择一些提供全面的生活方式干预并具有已公布的同行评议的安全性及有效性证据的商业性减重计划	Ⅱ a A
e. 避免极低热量饮食（＜ 800 kcal/d），除非在一些特殊的情况下并且需由训练有素的医生在医疗环境下实施	Ⅱ a A
f. 建议已经减重的肥胖和超重患者执行长期的（≥ 1 年）减重维持计划	Ⅰ A
g. 为维持体重，至少每月与训练有素的干预者进行面对面或电话制订计划以帮助减重者参与高强度的体力活动（200 ～ 300 分钟 / 周），并至少每星期监测体重，并坚持低热量饮食以维持体重	Ⅰ A
5. 选择肥胖患者进行减重手术	
a. 建议 BMI ≥ 40 kg/m^2 且合并有肥胖相关并发症的成人积极减肥，若行为治疗合并或不合并药物治疗仍不能达到很好的体重下降以达到目标健康结局，减重手术可能是一种促进健康的合适选择 ● 推荐转诊至有经验的减重外科医生处进行咨询和评估	Ⅱ a A
b. 对于 BMI ＜ 35 kg/m^2 的人群，没有足够的证据推荐或反对减重手术治疗	—
c. 建议选择减重手术需要考虑患者因素，包括年龄、肥胖严重程度、肥胖相关并发症情况、其他手术危险因素、短期或长期并发症的风险、行为及社会心理因素、患者对风险的耐受程度以及手术条件（包括外科医师和设备）	Ⅱ b C

ACC，美国心脏病学会；AHA，美国心脏协会；BMI，体重指数；CVD，心血管疾病；IDF，国际糖尿病联盟；LDL-C，低密度脂蛋白胆固醇；HDL-C，高密度脂蛋白胆固醇；NHLBI，美国国家心、肺及血液研究所；NIH，美国国立卫生研究院；TOS，美国肥胖学会；WHO，世界卫生组织。From Jensen MD，Ryan DH，Apovian CM，et al. 2013 AHA/ACC/TOS guideline for the management of overweight and obesity in adults：a report of the American College of Cardiology/American Heart Association Task Force on Practice Guidelines and The Obesity Society. J Am Coll Cardiol. 2014；63：2985-3023.

学研究表明，从青年期到中年，非 HDL-C 水平保持在 130 mg/dl 以下的个体发展为晚期动脉粥样硬化的风险最小[39]。这与 LDL-C < 100 mg/dl 有关。

现在，LDL-C 的因果作用已通过采用他汀类药物治疗的心血管预后试验以及依折麦布的心血管预后试验最终确定[40-41]。尽管他汀类药物具有非 LDL-C 的作用（通常称为多效性），但这些作用与心血管风险降低无关，该心血管风险降低是指超过从 LDL-C 降低幅度中所预期的部分[42-43]。他汀类药物降低 LDL-C 是 2 ～ 5 年内降低心血管疾病风险最有效的方法[5]。但是，在确定治疗对象时，必须考虑其从他汀或非他汀类药物治疗中得到净获益的潜力。在开始药物治疗以降低 ASCVD 风险之前，必须考虑 ASCVD 风险降低的程度、不良反应、成本和患者的偏好。

关于他汀类药物用于一级预防仍有争议。但是，最近的分析绝大多数支持他汀类药物用于心血管疾病的预防，即使在低危成人中也是如此；与高危患者相比，低危成人接受他汀类药物治疗心血管事件的相对风险降低更大[44-45]。他汀类药物还可以降低高危和低危人群的总死亡率。

尽管肌肉和其他症状在接受他汀类药物治疗的患者中很常见，但在随机试验中，接受安慰剂和他汀类药物治疗的患者在肌肉、肝和其他不良反应的发生率相似。值得注意的是，双盲安慰剂对照试验显示，大多数对两种或多种他汀类药物不耐受的患者能够耐受中等强度的他汀类药物[46-47]。他汀类药物的症状管理方法见下文。

筛查

在美国，建议从 21 岁开始进行系统的心血管风险评估，包括血脂评估；欧洲建议男性在 40 岁以后进行，女性在 50 岁以后进行[5,7,15]。此后应每 4 ～ 6 年重新筛查 1 次。虽然首选空腹血脂检查，但非空腹血脂检查可识别总胆固醇> 200 mg/dl 且应进行进一步空腹血脂检查的患者。

在美国，家族性高胆固醇血症的筛查应从儿童时期开始（9 ～ 11 岁行全面筛查，17 ～ 20 岁时再次筛查；如果有早发 ASCVD 或家族性高胆固醇血症的家族史，则应在 2 岁时进行有针对性的筛查）[12, 49]。一旦发现疑似家族性高胆固醇血症或 LDL-C ≥ 190 mg/dl 的患者，家族性高胆固醇血症专家建议对其家族成员进行级联筛查[49-51]。

2013 年 ACC/AHA 胆固醇指南概述

2013 年 ACC/AHA 关于降低成人动脉粥样硬化性心血管疾病风险的胆固醇治疗指南是基于一项针对心血管结局随机药物治疗试验的严格系统综述。这些建议是基于药物治疗可减少 ASCVD 风险的净获益的强有力的证据。因此，建议将他汀类药物用于以下患者：①临床 ASCVD 患者；②未经治疗时 LDL-C ≥ 190 mg/dl 的患者；③ 40 ～ 75 岁的糖尿病患者；④ 10 年 ASCVD 风险 ≥ 7.5% 的患者（图 28.2）。中等强度证据支持在 10 年 ASCVD 风险为 5% ～ 7.5% 的人群中使用他汀类药物。

与既往仅关注 CAD 风险的指南相比，对降低非致死性和致死性 ASCVD 风险的关注是一项重要进步[48]。随着年龄的增长，卒中的风险也会增加，尤其是白人女性和非洲裔美国女性和男性[53-54]。除了减少冠状动脉事件，他汀类药物也可减少缺血性和总的卒中风险以及周围动脉疾病事件的风险[40]。

2013 年 ACC/AHA 胆固醇指南是从既往指南转变而来的范例，2016 年 ESC/EAS 指南同样如此，这两项指南均侧重于获得具体的胆固醇目标值。多重分析已经证实，相比于 NCEP ATP Ⅲ（National Cholesterol Education Program Adult Treatment Panel Ⅲ）指南和 2012 年 ESC/EAS 指南，2013 年 ACC/AHA 胆固醇指导方法更好地识别了应进行适当强度他汀类药物治疗 ASCVD 高风险的个体和应避免进行他汀类药物治疗的低风险患者[54, 56-60]。与 2016 年 ESC/EAS 指南的比较尚未进行。

既往指南中使用的 LDL-C 目标法的重要结果是这些目标值可能会成为 LDL-C 的治疗阈值。因此，尽管来自随机心血管试验的证据表明了额外降低 LDL-C 的获益，但“达到目标值”的高危患者不太可能得到治疗。（图 28.3）。

当 LDL-C 水平低于之前推荐的目标值（< 30、< 100 或< 70 mg/dl）时，使用他汀类药物治疗似乎还有额外降低 ASCVD 风险的益处（图 28.4 和图 28.5）[61-62]。因此，目前尚不清楚最佳的目标值。没有足够的数据来确定将非他汀类药物添加到最大剂量他汀类药物治疗中以达到特定的胆固醇目标的潜在净获益（如获益-不良反应）。框 28.1 提供了支持偏离 LDL-C 目标值的其他理由。

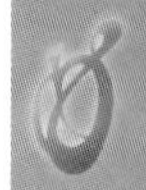

对于 LDL-C ＜ 190 mg/dl 的 40 ～ 75 岁患者的一级预防，建议评估 10 年 ASCVD 风险以决定是否开始他汀类药物治疗。2013 年 ACC/AHA 风险评估指南建议对白人和非洲裔美国男性和女性使用合并队列方程[7]。其他因素（如早发 ASCVD 的家族史、终身 ASCVD 风险、冠状动脉钙化、踝臂指数降低以及 C 反应蛋白升高、民族和种族）都可以作为风险评估的依据。

添加非他汀类药物以进一步降低 LDL-C 而获得 ASCVD 风险降低益处的潜力在 LDL-C ＜ 190 mg/dl 的低风险患者的一级预防中尤为重要，在这类患者中 ASCVD 风险降低的益处可能较小，但附加治疗的负担、费用和不良反应的风险是不变的[5]。依折麦布是首选的非他汀类药物，因为有明确的证据表明，依折麦布和他汀类药物联用可降低 ASCVD 事件，并具有极好的安全性。

2016 年 ESC/EAS 胆固醇指南概述

2016 年 ESC/EAS 预防指南继续使用先前 ESC/EAS 指南的风险分层和 LDL-C 目标模式（框 28.2）[15，63]。患者分为四组：①极高危组（已有心血管疾病）、具有靶器官损害或主要心血管危险因素的糖尿病、严重慢性肾脏病或 SCORE 评分≥ 10%；②高危组（单个危险因素明显升高，尤其是总胆固醇＞ 8 mmol/L 或＞ 310 mg/dl）、患有糖尿病、中度慢性肾脏病或 SCORE 评分 5% ～ 10%；③中危组（SCORE 评分≥ 1% 和＜ 5%）；④低危组（SCORE 评分＜ 1%）（表 28.4）。早发 ASCVD 的家族史、社会心理因素、冠状动脉钙化、颈动脉斑块、踝臂指数和存在自身免疫性疾病也可作为风险评估的一部分。

患者的风险水平确定了 LDL-C 的治疗目标：极高危组（SCORE 评分≥ 10%；LDL-C 的目标值＜ 1.8 mmol/L 或 70 mg/dl）；高危组（SCORE 评分 5% ～ 10%；LDL-C 目标值＜ 2.6 mmol/L 或 100 mg/dl）；中危组（SCORE 评分≥ 1% 至＜ 5%；LDL-C 目标值＜ 3.0 mmol/L 或 115 mg/dl）；低危组（SCORE 评分＜ 1%；LDL-C 目标值＜ 3.0 mmol/L 或 115 mg/dl）（表 28.4）。

推荐他汀类药物作为高胆固醇血症或合并高脂血症患者的首选。当最大耐受剂量的他汀不能达到特定目标时，推荐非他汀类药物与他汀类药物联合治疗。依折麦布可能基于 IMPROVE-IT 试验（Vytorin Efficacy International Trial）而作为首选。不推荐使用烟酸和胆汁酸螯合剂。非诺贝特可能在某些高甘油三酯血症患者中有用，但明确有肌病的过度风险。

尽管非 HDL-C 尚未成为心血管结局试验的终点，但仍被认为是合理的替代治疗目标。非 HDL-C 可通过从总胆固醇中减去 HDL-C 来计算，从而反映出所有循环中含载脂蛋白 B 的动脉粥样硬化脂蛋白，包括 LDL-C。非 HDL-C 对高甘油三酯血症患者特别有用，可以在甘油三酯＞ 400 mg/dl 时进行计算（与计算得出的 HDL-C 不同）。检测非 HDL-C 不需要禁食，其水平比 LDL-C 高约 0.8 mmol/L（30 mg/dl）。非 HDL-C 的治疗目标：极高危＜ 2.6 mmol/L（＜ 100 mg/dl），高危＜ 3.3 mmol/L（＜ 130 mg/dl），中低危 3.8 mmol/L（＜ 145 mg/dl）。

下文将聚焦于 2013 年 ACC/AHA 胆固醇指南的建议，并根据需要提供来自 2016 年 ESC/AHA 预防指南中较短期胆固醇治疗部分的其他信息。

他汀类药物治疗强度

2013 年 ACC/AHA 胆固醇指南建议，根据证据强度和 ASCVD 风险降低的可能性，推荐采用中等强度或高强度他汀类药物治疗。除非存在安全隐患，否则 75 岁以下的高危患者应接受高强度他汀类药物治疗。3 项试验表明，高强度他汀类药物比中等强度他汀类药物更能减少 ASCVD 事件，并且在 75 岁及以上的高危患者人群中具有良好的耐受性[64-66]。对于低危患者（＜ 7.5%）和 75 岁以上的患者，中等强度的他汀类药物治疗是首选。对于不能耐受高强度或中等强度他汀类药物治疗的患者，应使用最大耐受剂量的他汀类药物。

LDL-C ≥ 190 mg/dl 的一级预防

当首次确定患者的 LDL-C ≥ 190 mg/dl（或甘油三酯≥ 500 mg/dl）时，应排除高胆固醇血症的继发原因（表 28.5）[5]。下文将简要讨论高甘油三酯血症的治疗。读者可以参阅 AHA 甘油三酯声明，以获得更详细的信息[67]。

任何年龄的患者初次检测 LDL-C 升高至≥ 190 mg/dl 都与高胆固醇血症有很强的遗传相关性，并且患早发 ASCVD 的风险增加[5]。健康的生活方式、避免吸烟和控制血压都很重要。然而，大幅降低

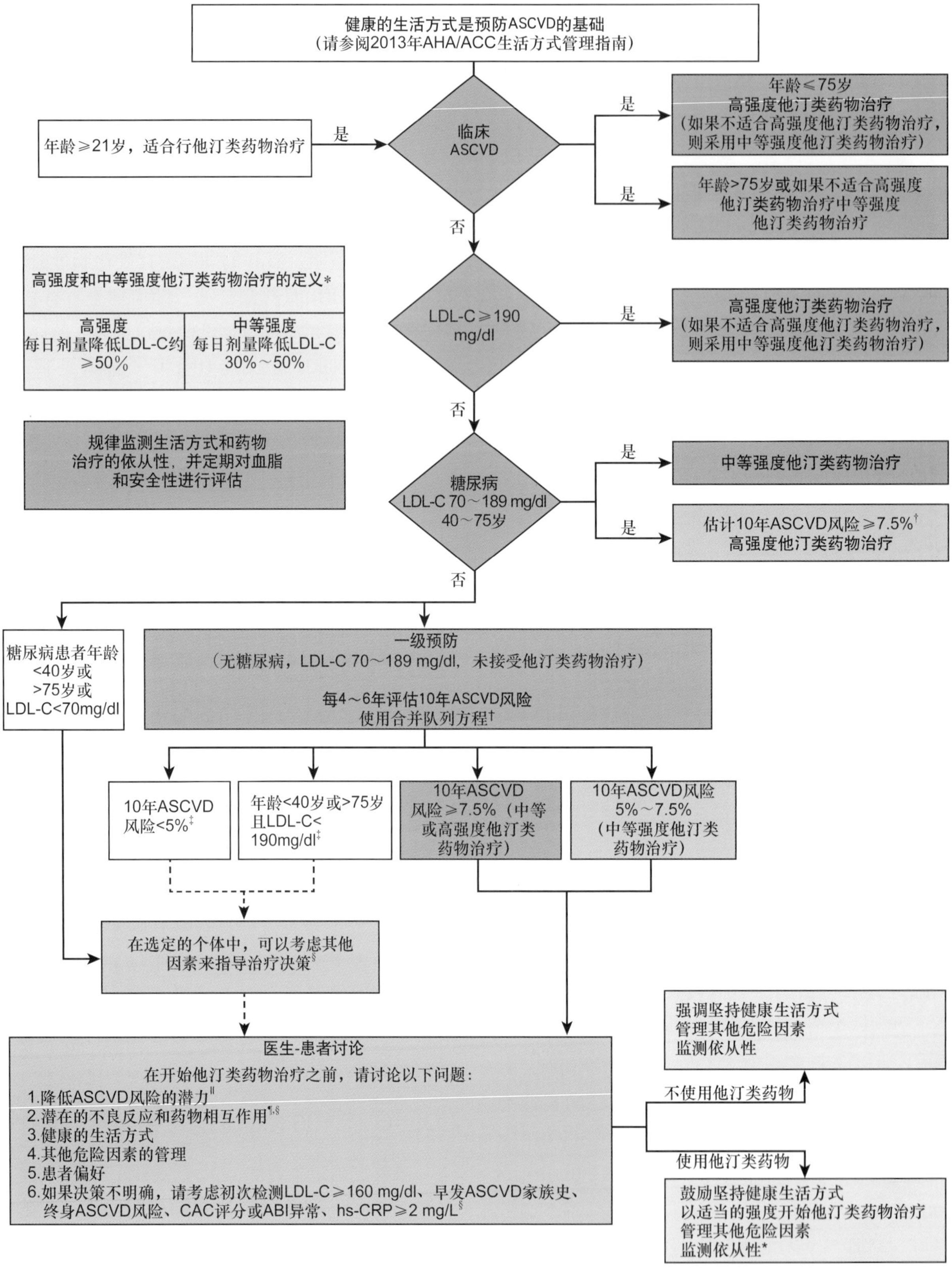

健康的生活方式是预防ASCVD的基础
（请参阅2013年AHA/ACC生活方式管理指南）

年龄≥21岁，适合行他汀类药物治疗 → 是 → 临床ASCVD

临床ASCVD → 是 → 年龄≤75岁
高强度他汀类药物治疗
（如果不适合高强度他汀类药物治疗，则采用中等强度他汀类药物治疗）

临床ASCVD → 是 → 年龄>75岁或如果不适合高强度他汀类药物治疗中等强度他汀类药物治疗

否 ↓

LDL-C≥190 mg/dl → 是 → 高强度他汀类药物治疗
（如果不适合高强度他汀类药物治疗，则采用中等强度他汀类药物治疗）

高强度和中等强度他汀类药物治疗的定义*	
高强度 每日剂量降低LDL-C约≥50%	中等强度 每日剂量降低LDL-C 30%～50%

规律监测生活方式和药物治疗的依从性，并定期对血脂和安全性进行评估

否 ↓

糖尿病
LDL-C 70～189 mg/dl
40～75岁 → 是 → 中等强度他汀类药物治疗

糖尿病 → 是 → 估计10年ASCVD风险≥7.5%[†]
高强度他汀类药物治疗

否 ↓

糖尿病患者年龄<40岁或>75岁或LDL-C<70mg/dl

一级预防
（无糖尿病，LDL-C 70～189 mg/dl，未接受他汀类药物治疗）

每4～6年评估10年ASCVD风险
使用合并队列方程[†]

- 10年ASCVD风险<5%[‡]
- 年龄<40岁或>75岁且LDL-C<190mg/dl[‡]
- 10年ASCVD风险≥7.5%（中等或高强度他汀类药物治疗）
- 10年ASCVD风险5%～7.5%（中等强度他汀类药物治疗）

在选定的个体中，可以考虑其他因素来指导治疗决策[§]

医生-患者讨论
在开始他汀类药物治疗之前，请讨论以下问题：
1.降低ASCVD风险的潜力[‖]
2.潜在的不良反应和药物相互作用[¶,§]
3.健康的生活方式
4.其他危险因素的管理
5.患者偏好
6.如果决策不明确，请考虑初次检测LDL-C≥160 mg/dl、早发ASCVD家族史、终身ASCVD风险、CAC评分或ABI异常、hs-CRP≥2 mg/L[§]

不使用他汀类药物 → 强调坚持健康生活方式
管理其他危险因素
监测依从性

使用他汀类药物 → 鼓励坚持健康生活方式
以适当的强度开始他汀类药物治疗
管理其他危险因素
监测依从性*

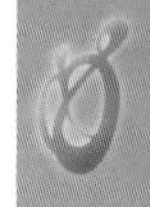

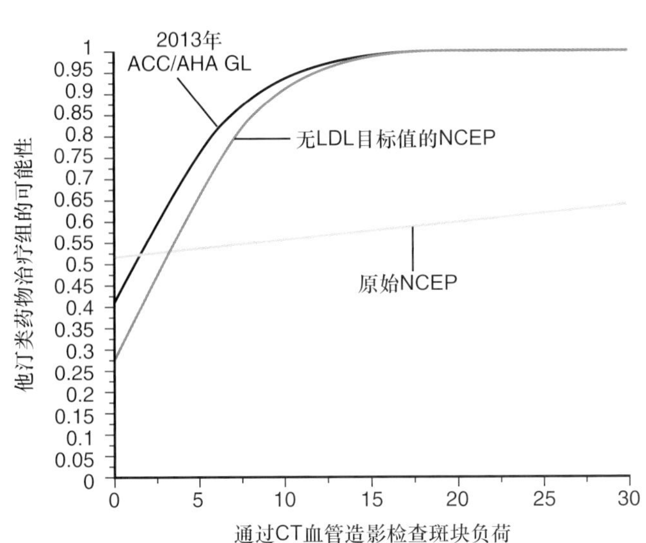

图 28.3 分配至他汀类药物治疗的概率与斑块负荷：2013 年 ACC/AHA 胆固醇指南（GL）和美国国家胆固醇教育计划（NCEP）成人治疗小组 3 指南。ACC，美国心脏病学会；AHA，美国心脏协会；CT，计算机断层扫描；LDL，低密度脂蛋白。（Adapted from Johnson KM et al. JACC 2014；64：910-919.）

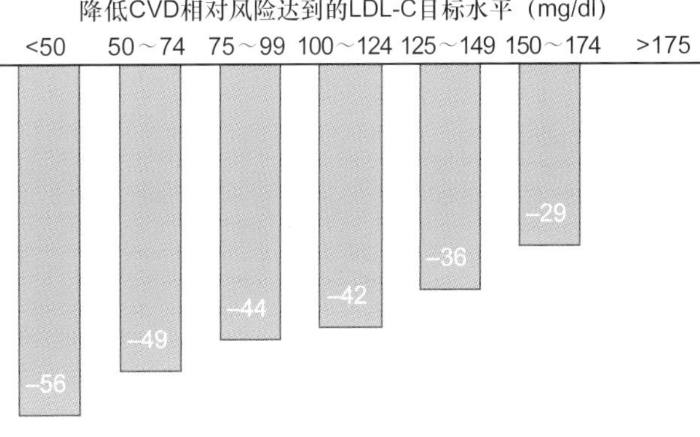

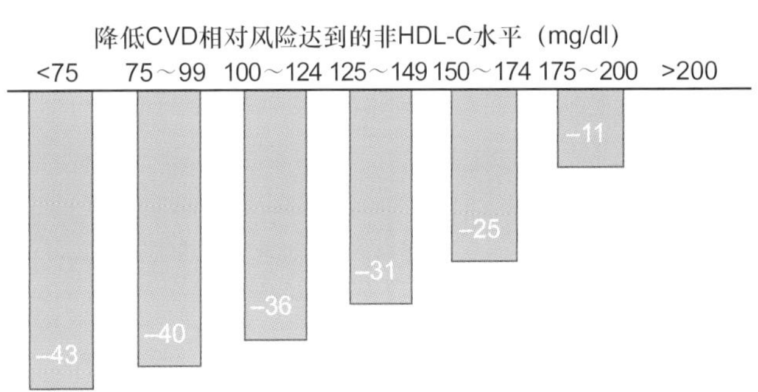

图 28.4 通过达到 LDL-C 水平降低心血管事件的相对风险——评估高强度和中等强度他汀类药物的 8 项试验的 meta 分析。CVD，心血管疾病；LDL-C，低密度脂蛋白胆固醇。（Adapted from Boekholdt SM，Hovingh GK，Mora S，et al. JACC 2014；64：485-494.）

图 28.2 2013 年 ACC/AHA 胆固醇指南对开始他汀类药物治疗的建议。颜色对应于推荐类别（Ⅰ类，深灰色；Ⅱa 类，中等灰色；Ⅱb 类，浅灰色）。* LDL-C 降低的百分比可以作为治疗反应和依从性的指标，但其本身并不是治疗目标。† 合并队列方程可用于评估糖尿病患者和非糖尿病患者的 10 年 ASCVD 风险。在未使用他汀类药物的患者的一级预防中，应使用该评估值来指导用药决策。‡ 中等强度的他汀类药物更适用于低危人群。§ 对于风险不确定的人群，应考虑如下因素：初次检测 LDL-C ≥ 160 mg/dl 或遗传性高脂血症的其他证据、一级男性亲属发病年龄＜ 55 岁或一级女性亲属发病年龄＜ 65 岁的早发 ASCVD 家族史、hs-CRP ≥ 2 mg/L、CAC 评分≥ 300 Agatston 单位，或年龄≥第 75 个百分位数、性别、种族（更多信息请参见 http://www.mesa-nhlbi.org/CACReference.aspx）、ABI ＜ 0.9 或存在 ASCVD 的终身风险。将来可能确定更多有助于个人风险评估的其他因素。‖ ASCVD 风险降低的潜在获益。中等或高强度他汀类药物治疗引起的 ASCVD 事件的绝对减少可以通过将估计的 10 年 ASCVD 风险乘以根据起始他汀类药物强度预期的相对风险降低程度来估算（中等或高强度他汀类药物治疗的相对风险减少分别约为 30% 和 45%）。ASCVD 降低风险的净获益是通过他汀类药物预防 ASCVD 潜在事件的数量与潜在过度不良反应的数量相比较进行估算的。¶ 潜在的不良反应。糖尿病的额外风险是主要的考虑因素。中等强度他汀类药物治疗 1 年和高强度他汀类药物治疗 1 年额外病例的发生率分别为 0.1/100 和 0.3/100。在随机对照试验中，他汀类药物治疗组和安慰剂治疗组受试者的肌肉症状发生率相同。在临床人群中他汀类药物相关肌肉症状的实际发生率尚不清楚。应评估归因于他汀类药物治疗引起的肌肉症状。ABI，踝臂指数；ASCVD，动脉粥样硬化性心脏病；CAC，冠状动脉钙化；hs-CRP，超敏 C 反应蛋白；LDL-C，低密度脂蛋白胆固醇；MI，心肌梗死。［Reprinted with permission of the authors of Stone NJ，Robinson JG，Lichtenstein AH，et al. 2013 ACC/AHA guideline on the treatment of blood cholesterol to reduce atherosclerotic cardiovascular risk in adults：a report of the American College of Cardiology/American Heart Association Task Force on Practice Guidelines. J Am Coll Cardiol. 2014；63（25，Part B）：2889.2934］

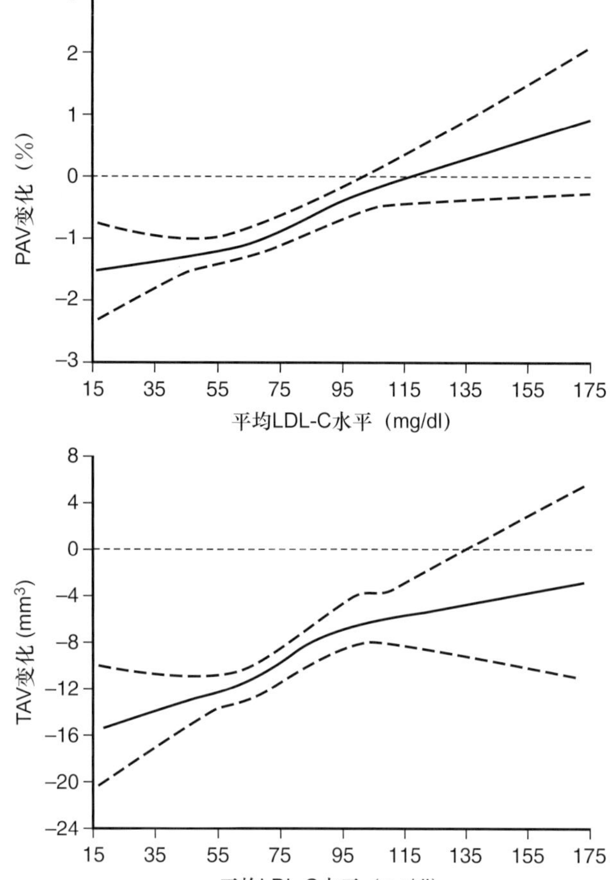

图 28.5 在冠状动脉血管内超声试验中动脉粥样硬化百分比（PAV）和总动脉粥样硬化体积（TAV）降低：瑞舒伐他汀 40 mg 或阿托伐他汀 80 mg 治疗 8 ～ 24 个月（n = 1881）。（From Puri R，Nissen SE，et al. Am J Cardiol 2014；114：1465-1472.）

LDL-C 水平是显著降低这些患者早发 ASCVD 风险的必要条件。

2013 年 ACC/AHA 胆固醇指南建议所有初次检测 LDL-C ≥ 190 mg/dl 的患者均应进行高强度他汀类药物治疗。LDL-C 至少要降低 50%。由于高强度他汀类药物比中强度他汀类药物更能降低 LDL-C 水平[64-66]，故除非存在安全考虑，否则应开始高强度他汀类药物治疗。许多未经治疗的 LDL-C 水平≥ 190 mg/dl 的患者将需要添加非他汀类药物以进一步将 LDL-C 降低至理想水平。

尽管尚无证据支持遗传性高胆固醇血症患者在他汀类药物治疗的基础上添加非他汀类药物中，但 2013 年 ACC/AHA 胆固醇指南小组认为，根据针对他汀类药物治疗的 meta 分析，这些患者进一步降低 LDL-C 的潜在益处是明显的，其中 LDL-C 每降低 1 mmol/L（39 mg/dl），就会使主要心血管事件降低 21%（图 28.6）[68a]。因此，专家建议增加非他汀类药物治疗以达到所期望的 LDL-C 水平，首选能降低 ASCVD 事件的非他汀类药物[51]。图 28.7 概述了推荐的处理策略。

2016 年 ESC/EAS 指南建议，对于总胆固醇＞ 8 mmol/L（＞ 310 mg/dl）的高危一级预防患者，应将 LDL-C 目标控制在 100 mg/dl 以下[15]。美国国家脂质协会建议这些患者的 LDL-C 水平应＜ 100 mg/dl。

家族性高胆固醇血症的诊断

家族性高胆固醇血症的患者出生时就暴露于高 LDL-C 水平，因此早发 ASCVD 的风险极高[35，51]。成年时，家族性高胆固醇血症可以被诊断，即未经治疗时 LDL-C 水平可≥ 190 mg/dl、家族性高胆固醇血症的家族史或一级亲属中早发 ASCVD 的家族史（男性 55 岁之前；女性 65 岁之前）[35]。可使 LDL-C 升高的基因缺陷（LDL 受体、载脂蛋白 B 或 PCSK9）的存在也可诊断，尽管并非所有家族性高胆固醇血症病例中都存在。一旦诊断出患有家族性高胆固醇血症的患者，应对其亲属进行级联筛查，包括 2 岁及以上的儿童。他汀类药物的早期治疗显著降低了家族性高胆固醇血症患者早发 ASCVD 的风险[50]。

糖尿病患者的一级预防

1 型或 2 型糖尿病的患者 ASCVD 事件的终身风险非常高[5]。与非糖尿病患者相比，这些患者通常具有血脂异常的特点，其特征表现为较低的 LDL-C 和 HDL-C 水平、较高的甘油三酯和非 HDL-C 水平[69]。然而，对于降低 ASCVD 风险的重点仍然是他汀类药物治疗降低 LDL-C，其降低了糖尿病患者其他脂质异常和患者特征的风险（图 28.8）[68]。糖尿病患者心血管疾病风险的一级预防与临床 ASCVD 患者相同。

基于多项临床试验的有力证据，2013 年 ACC/AHA 胆固醇指南推荐对所有 40 ～ 75 岁的糖尿病患者进行他汀类药物治疗[5]。目前只对中等强度的他汀类药物治疗在糖尿病患者的一级预防人群中进行了评估。然而，与其他患者组一样，心血管风险的降低与 LDL-C 降低的幅度成正比[68]。因此，2013 年 ACC/AHA 胆固醇指南推荐在 10 年 ASCVD 风险≥ 7.5% 的糖尿病患者中进行高强度他汀类药物治

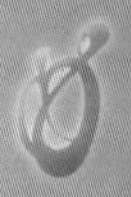

框 28.1　2013 年 ACH/AHA 胆固醇指南：LDL-C 和（或）非 HDL-C 目标的新观点

1. 在过去的 3 年里，人们广泛讨论了放弃治疗-目标模式的困难。许多临床医生将 LDL-C < 70 mg/dl 和 LDL-C < 100 mg/dl 作为二级和一级预防 ASCVD 的目标（非 HDL-C 的目标要高 30 mg/dl）。然而，RCT 证据明确显示，在有获益的人群中，使用最大耐受他汀类药物强度可减少 ASCVD 事件。经过全面的回顾，没有 RCT 显示针对特定的 LDL-C 或非 HDL-C 目标的药物治疗可以改善 ASCVD 的结局。然而，一项 RCT 显示，一旦达到 LDL-C 目标，通过添加非他汀类药物进一步治疗非 HDL-C 水平并没有额外减少 ASCVD 事件。在 AIM-HIGH 试验中[68b]，在 LDL-C 水平为 40 ～ 80 mg/dl 的患者中，烟酸治疗对非 HDL-C 水平的额外降低［以及在 HDL-C 水平增加的同时对 ApoB、Lp（a）和甘油三酯的额外降低］并没有额外降低 ASCVD 风险
2. 使用 LDL-C 目标可能会导致具有循证证据的他汀类药物使用不足或非他汀类药物过度使用，这类药物在 RCT 中尚未显示可减少 ASCVD 事件［即使该药物可能会进一步降低 LDL-C 和（或）非 HDL-C］。根据 LDL-C 的目标值进行治疗可能意味着使用了较低强度的他汀类药物，因为已经使 LDL-C 达标，或者由于安全原因增加非他汀类药物治疗以达到特定的目标会导致基于循证证据的他汀类药物强度的下降（down-titration）。但是，当有 RCT 证据表明非他汀类药物治疗添加到他汀类药物治疗后可进一步减少 ASCVD 事件时，可考虑使用非他汀类药物
3. LDL-C 和非 HDL-C 的适度生理学检查或实验室检查指标变化对动脉粥样硬化的病理生理几乎没有影响，可能会导致偏离至目标值以上或以下，从而导致治疗变化，这几乎或完全没有给患者提供额外的降低 ASCVD 风险的净获益
4. 一些示例比较了基于以下 4 个他汀类药物获益人群的策略和使用 LDL-C/ 非 HDL-C 目标的策略：
   a. 二级预防——证据支持高强度他汀类药物治疗可最大限度降低 LDL-C。不支持使用 LDL-C 目标。例如，如果 1 位二级预防患者在使用 80 mg 阿托伐他汀时 LDL-C 达到 78 mg/dl，则该患者正在接受循证治疗。截至目前，尚无数据显示在可接受的安全范围内在高强度他汀类药物治疗中添加非他汀类药物可增加额外的 ASCVD 风险降低获益。事实上，AIM-HIGH 试验[68b]证实了在低 HDL-C 和高甘油三酯的患者中添加烟酸是无效的，而 ACCORD 试验[126]证实了在糖尿病的患者中添加非诺贝特是无效的。尽管 ACCORD 试验对高甘油三酯和低 HDL-C 水平患者进行的亚组分析表明，非诺贝特可能减少糖尿病患者的 ASCVD 事件，但这只是提出一种假设，与基于证据的高强度他汀类药物的使用相比，还需要进一步验证。此外，未达到 LDL-C < 70 mg/dl 的目标意味着坚持最佳生活方式管理并接受高强度他汀类药物的患者避免了仅因为其 LDL-C 比任意分界点高而进行额外的非循证治疗。实际上，设定 LDL-C 目标值的治疗方法会使该患者产生不必要的挫败感。
   b. LDL-C ≥ 190 mg/dl 的家族性高胆固醇血症患者——在许多情况下，这些患者无法达到 LDL-C < 100 mg/dl 的目标。例如，1 位有家族性高胆固醇血症的患者，尽管使用了 3 种降低胆固醇的药物，但 LDL-C 可能仅达到 120 mg/dl。尽管该患者可能仍未达到 100 mg/dl 的目标，但其 LDL-C 已经降低了 > 50%（从未经治疗的 LDL-C 水平为 325 ～ 400 mg/dl 开始）。这些患者并不是治疗失败的患者，因为观察性数据表明，在未达到特定 LDL-C 目标的情况下，其 ASCVD 事件明显减少。
   c. 2 型糖尿病——对于有危险因素的 40 ～ 75 岁的患者，高强度他汀类药物降低 LDL-C 的潜在益处是巨大的。由于糖尿病患者的 LDL-C 目标水平通常比非糖尿病患者低，因此“目标”导向治疗通常鼓励使用比 RCT 支持剂量更低的他汀类药物，并且非他汀类药物可以应用于低 HDL-C 或高甘油三酯血脂的患者，但尚缺乏 ASCVD 事件减少的 RCT 证据。应重点强调给予最大耐受剂量的他汀类药物，因为它能最准确地反映出他汀类药物在糖尿病患者和非糖尿病患者中相似地降低了 ASCVD 事件的相对风险，有证据表明，在糖尿病患者的一级预防和二级预防中，高强度他汀类药物比中等强度的他汀类药物更能减少 ASCVD 事件
   d. 估计 10 年 ASCVD 风险≥ 7.5% 的患者——数据显示，LDL-C 水平 70 ～ 189 mg/dl 时，用于一级预防的他汀类药物可显著降低 ASCVD 风险。此外，Cochrane meta 分析[15]以及胆固醇治疗试验专家的 meta 分析证实，使用他汀类药物进行一级预防可以降低总死亡率以及非致死性 ASCVD 事件[44]

AAC，美国心脏病学会；ACCORD，Action to Control Cardiovascular Risk in Diabetes 试验；AHA，美国心脏协会；AIM-HIGH，Atherothrombosis Intervention in Metabolic Syndrome with Low HDL/High Triglycerides: Impact on Global Health Outcomes 试验；ASCVD，动脉粥样硬化性心脏病；HDL-C，高密度脂蛋白胆固醇；LDL-C，低密度脂蛋白胆固醇；RCT，随机对照试验。From Stone N，Robinson J，Lichtenstein A，et al. 2013 ACC/AHA guideline on the treatment of blood cholesterol to reduce atherosclerotic cardiovascular risk in adults. Circulation. 2014；129（suppl 2）：S1-S45. Reprinted with permission of the author JG Robinson.

框 28.2 2016 年 ESC/EAS 预防指南（门诊外血压测量的临床指征）

怀疑患有"白大衣"或隐匿性高血压

- 没有器官损害和总心血管疾病风险低的患者诊室内测量的血压较高
- 有器官损害或心血管疾病总风险高的患者诊室血压正常
- 在同一次或不同次的就诊时，诊室血压存在相当大的变异
- 自发性、体位性、餐后、午睡后和药物引起的低血压
- 孕妇的诊室血压升高或怀疑先兆子痫
- 真假难治性高血压的鉴别

ABPM 的具体适应证

- 诊室血压和家庭血压明显不一致
- 杓型血压状态的评估
- 疑似夜间高血压或非杓型，如在患有睡眠呼吸暂停、CKD 或 DM 的患者中
- 评估血压变异性

ABPM，动态血压监测；CKD，慢性肾脏病；DM，糖尿病

From Piepoli MF，Hoes AW，Agewall S，et al. 2016 European guidelines on cardiovascular disease prevention in clinical practice. Eur Heart J. 2016；37（29）：2315-2381. pii：ehw106.

疗。使用 ACC/AHA 风险计算器合并队列方程可以估算 10 年和终身的 ASCVD 风险[7]。

对于年龄＜ 40 岁或＞ 75 岁的糖尿病患者，也可以考虑使用他汀类药物治疗进行一级预防。美国糖尿病协会推荐对具有心血管疾病危险因素（定义为 LDL-C ≥ 100 mg/dl、高血压、吸烟或超重 / 肥胖）的 40 岁以下患者进行他汀类药物治疗[10]。对于 75 岁以上的糖尿病患者，也推荐使用他汀类药物治疗：如果没有危险因素，则行中等强度治疗；如果存在心血管危险因素，则行中等或高强度治疗。

无糖尿病且 LDL-C ＜ 190 mg/dl 的一级预防

ASCVD 的首次临床表现是早发型或在高龄时发生，在很大程度上取决于遗传易感性和终身危险因素负担[70-71]。不幸的是，当前可用的工具无法准确预测单个患者的风险，而必须依靠从流行病学人群数据中得出的概率估计。因此，他汀类药物作为一级

表 28.4 2016 年 ESC/EAS 预防指南：患者风险类别和血脂治疗建议

风险类别	特征	建议	推荐类别	证据等级
极高危	• 有 CVD 记录，临床或影像学明确。临床记录的 CVD 包括既往 AMI、ACS、冠状动脉血运重建和其他动脉血运重建、卒中和 TIA、主动脉瘤和 PAD。影像学上明确记录的 CVD 包括冠状动脉造影或颈动脉超声显著斑块。它不包括一些连续成像参数的增加，如颈动脉的内膜-中层厚度 • 糖尿病伴靶器官损害（如蛋白尿）或有主要危险因素（如吸烟或明显的高胆固醇血症或明显的高血压） • 严重的 CKD［GFR ＜ 30 ml/（min · 1.73 m^2）］ • SCORE 评分≥ 10%	LDL-C 目标＜ 1.8 mmol/L（＜ 70 mg/dl），如果基线在 1.8 ～ 3.5 mmol/L（70 ～ 135 mg/dl），建议至少降低 50%	Ⅰ	B
高危	• 单一危险因素显著升高，特别是胆固醇＞ 8 mmol/L（＞ 310 mg/dl）（如家族性高胆固醇血症）或血压≥ 180/110 mmHg • 大多数其他糖尿病患者（1 型糖尿病且无主要风险因素的年轻患者可能处于低或中危） • 中度 CKD［GFR 为 30 ～ 59 ml/（min · 1.73 m^2）］ • SCORE 评分≥ 5% 且＜ 10%	LDL-C 目标＜ 2.6 mmol/L（＜ 100 mg/dl），如果基线在 2.6 ～ 5.1 mmol/L（100 ～ 200 mg/dl），建议至少降低 50%	Ⅰ	B
中度危	10 年 SCORE 评分≥ 1% 且＜ 5%。许多中年人属于这一类	在其余接受降低 LDL-C 治疗的患者中，应考虑 LDL-C 目标＜ 3.0 mmol/L（＜ 115 mg/dl）	Ⅱ a	C
低危	SCORE 评分＜ 1%			

AMI，急性心肌梗死；ACS，急性冠脉综合征；CKD，慢性肾脏病；CVD，心血管疾病；GFR，肾小球滤过率；LDL-C，低密度脂蛋白胆固醇；PAD，周围动脉疾病；TIA，短暂性脑缺血发作。From Piepoli MF，Hoes AW，Agewall S，et al. 2016 European Guidelines on cardiovascular disease prevention in clinical practice. Eur Heart J. 2016；37（29）：2315-2381.

表 28.5 高脂血症的继发原因

继发因素	LDL-C 或非 HDL-C 升高	甘油三酯升高
饮食	<u>**饱和脂肪或反式脂肪、体重明显增加、**</u>厌食	<u>**体重明显增加、**</u><u>高脂肪摄入、</u><u>**高精制碳水化合物摄入、过量饮酒、**</u>精制碳水化合物含量高的低脂饮食
药物	**糖皮质激素**、环孢素、抗惊厥药、口服避孕药、合成类固醇、利尿剂、西罗莫司、胺碘酮	**糖皮质激素**、口服雌激素、合成类固醇、胆汁酸螯合剂、高效反转录病毒治疗、视黄酸（异维甲酸）、西罗莫司、他克莫司、雷洛昔芬、他莫昔芬、β 受体阻滞剂（非卡维地洛）、噻嗪类、环磷酰胺、L-门冬酰胺、第二代抗精神病药（氯氮平和奥氮平）
疾病	胆道梗阻、肾病综合征、丙种球蛋白病	**蛋白尿**、肾病综合征、慢性肾衰竭、肾小球肾炎、库欣综合征、HIV 感染、脂肪代谢障碍、丙种球蛋白病、系统性红斑狼疮、自身免疫性乳糜微粒血症、慢性特发性荨麻疹
代谢紊乱和状态改变	**肥胖**、甲状腺功能减退、妊娠 *	<u>**糖尿病（控制不佳）、肥胖、**</u>脂肪代谢障碍、甲状腺功能减退、妊娠 *、多囊卵巢综合征
继发性高脂血症的常见原因（最常见原因以**粗体**标记；主要原因以<u>下划线</u>标记） * 胆固醇和甘油三酯在整个妊娠期间会逐渐升高。		

有以下情况的患者应评估高脂血症的继发原因：
- 新发现的 LDL-C ≥ 160 mg/dl 或非 HDL-C ≥ 190 mg/dl。
- 新发现的甘油三酯≥ 500 mg/dl。
- 尽管坚持健康生活方式和药物治疗，LDL-C、非 HDL-C 或甘油三酯水平仍恶化

初步的实验室检查应包括：
- 空腹血糖或糖化血红蛋白（HbA1C）
- 促甲状腺激素（TSH）
- 碱性磷酸酶、胆红素和谷丙转氨酶（ALT）
- 肌酐 / 肾小球滤过率（GFR）
- 尿白蛋白

其他检查包括：
- 总蛋白
- 育龄期女性 β- 人绒毛膜促性腺激素（β-hCG）

Used with permission of Robinson JG. Clinical Lipid Management. Professional Communications Inc，West Islip，NY，2015.

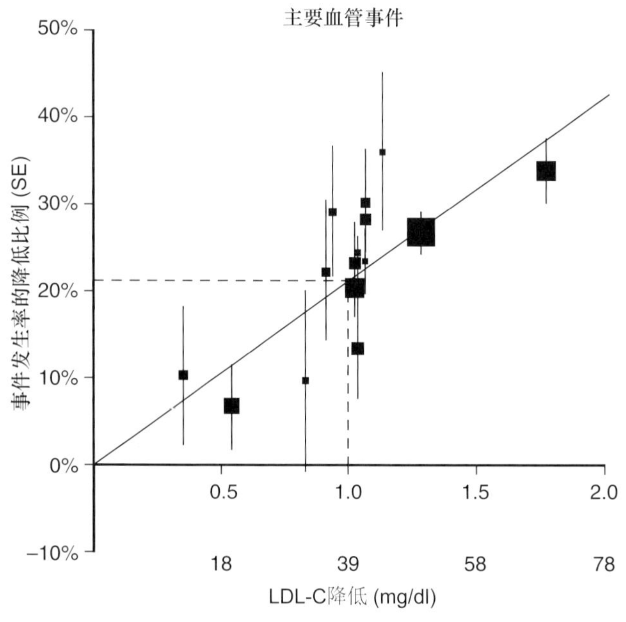

图 28.6 按年观察 LDL-C 降低与 ASCVD 事件相对减少和 ASCVD 事件相对风险降低之间的关系。（Cholesterol Treatment Trialists，C. Efficacy and safety of cholesterol-lowering treatment：prospective meta-analysis of data from 90，056 patients in 14 randomized trials of statins. Lancet 2005；366：1267-1278.）

预防的临床方法在很大程度上依赖于与 LDL-C < 190 mg/dl 的无糖尿病患者的共同决策。

临床试验证据

2013 年 ACC/AHA 胆固醇指南基于三项单纯一级预防心血管结局试验的证据，制定了一级预防建议[72-74]。强有力的证据支持 40 ～ 75 岁且 10 年 ASCVD 风险≥ 7.5% 的患者应用中等或高强度他汀类药物以降低 ASCVD 的风险。中度证据支持 40 ～ 75 岁且 10 年 ASCVD 风险为 5% ～ 7.5% 的患者使用中等强度他汀类药物治疗[74]。

针对< 40 岁和> 75 岁人群的临床试验证据不足。没有一级预防试验招募< 40 岁的人群。他汀类药物一级预防的证据在> 75 岁的人群中不确定。一项试验发现高强度他汀类药物治疗可以降低心血管疾病风险，但另一项试验发现中等强度他汀类药物治疗无益处[75-76]。因此，在这些年龄组中开始他汀类药物治疗必须个体化，并特别考虑患者的偏好。

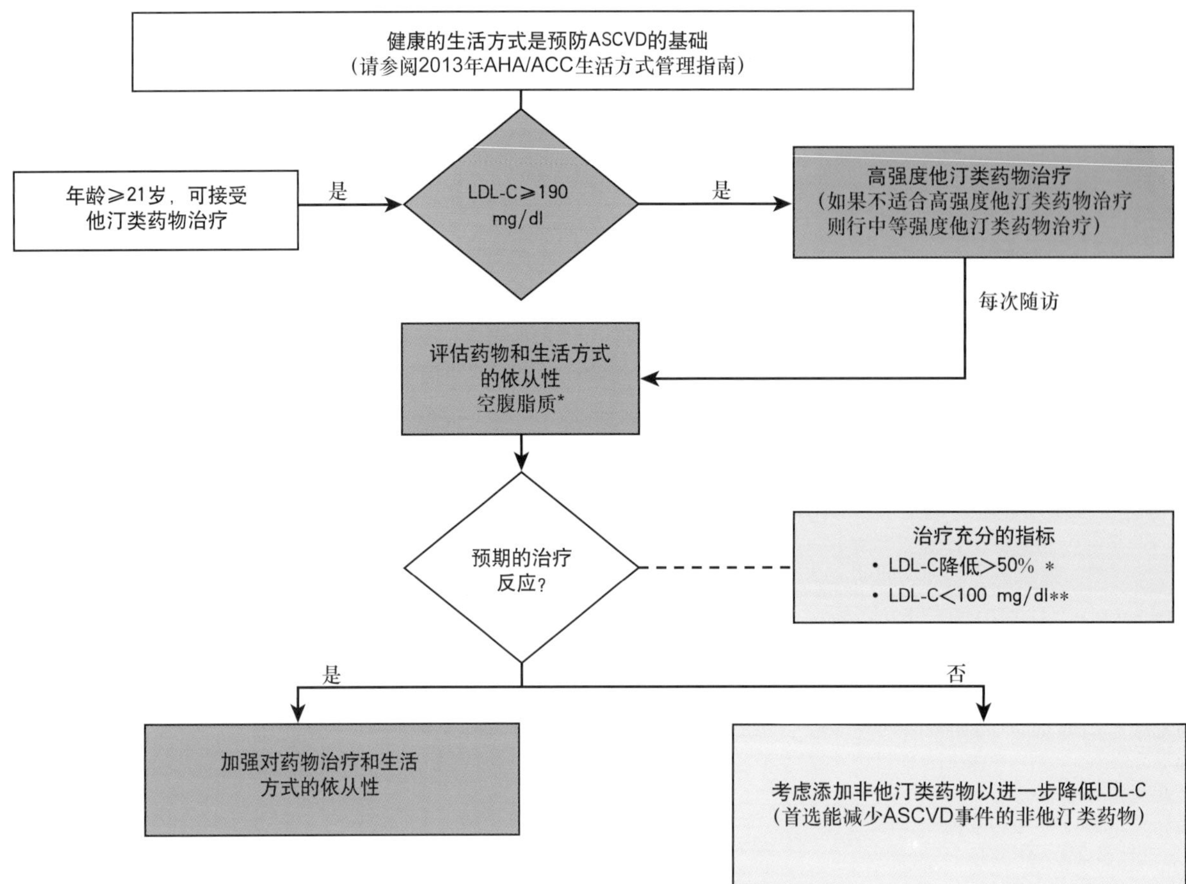

图 28.7 LDL-C ≥ 190 mg/dl 时家族性高胆固醇血症的治疗策略。（深灰色为Ⅰ类建议——“应做”；浅灰色为Ⅱa类建议——“做是合理的”）Adapted with permission of author from Stone NJ，Robinson JG，Lichtenstein AH，et al. 2013 ACC/AHA Guideline on the Treatment of Blood Cholesterol to Reduce Atherosclerotic Cardiovascular Risk in Adults：A Report of the American College of Cardiology/American Heart Association Task Force on Practice Guidelines. J Am Coll Cardiol. 2014；63（25，Part B）：2889-2934。* 对于家族性混合型高脂血症（FCH）和非 HDL-C ≥ 220 mg/dl 和（或）严重高甘油三酯血症的患者，非 HDL-C 降低 50% 和非 HDL-C ＜ 130 mg/dl 可作为治疗充分的指标。** 根据美国国家脂质协会家族性高胆固醇血症声明。（Goldberg AC，Hopkins PN，Toth PP，et al. Familial hypercholesterolemia：screening，diagnosis and management of pediatric and adult patients：clinical guidance from the National Lipid Association Expert Panel on Familial Hypercholesterolemia. J Clin Lipidol 2011；5：S1-S8.）（From Cholesterol Treatment Trialists. Efficacy and safety of cholesterol-lowering treatment：prospective meta-analysis of data from 90，056 patients in 14 randomized trials of statins. Lancet 2005；366：1267-1278.）

他汀类药物安全性

与较高风险的二级预防患者相比，安全性因素对较低风险的一级预防患者开始他汀类药物决策的影响更大，因为低风险一级预防患者 ASCVD 风险降低的获益可能更小。最严重的不良反应（严重肌病和出血性卒中）罕见[40]。

尽管他汀类药物治疗的患者经常报告肌肉症状，但在心血管结局试验中，中等强度和高强度他汀类药物治疗组患者肌肉症状的发生率并不比安慰剂组高（下文将讨论他汀类药物治疗患者的症状管理）[5]。当然，这些试验排除了可能会影响安全性的有严重合并症或需要复杂药物治疗的患者（如 HIV 感染或器官移植）。然而，应该指出的是，在两项具有Ⅱ～Ⅳ级心力衰竭患者的试验和两项接受维持性血液透析患者的试验中，中等强度他汀类药物治疗的不良事件发生率与安慰剂相当[78-81]。

在中等强度他汀类药物治疗的心血管结局试验中，观察到与他汀类药物相关的糖尿病额外风险，高强度他汀类药物治疗的发生率略高[82-83]。但是，该观察结果可能临床意义不大，因为只有具有糖尿病危险因素的患者才有他汀类药物治疗相关性糖尿病额外风险，并且接受他汀类药物治疗的患者仅比

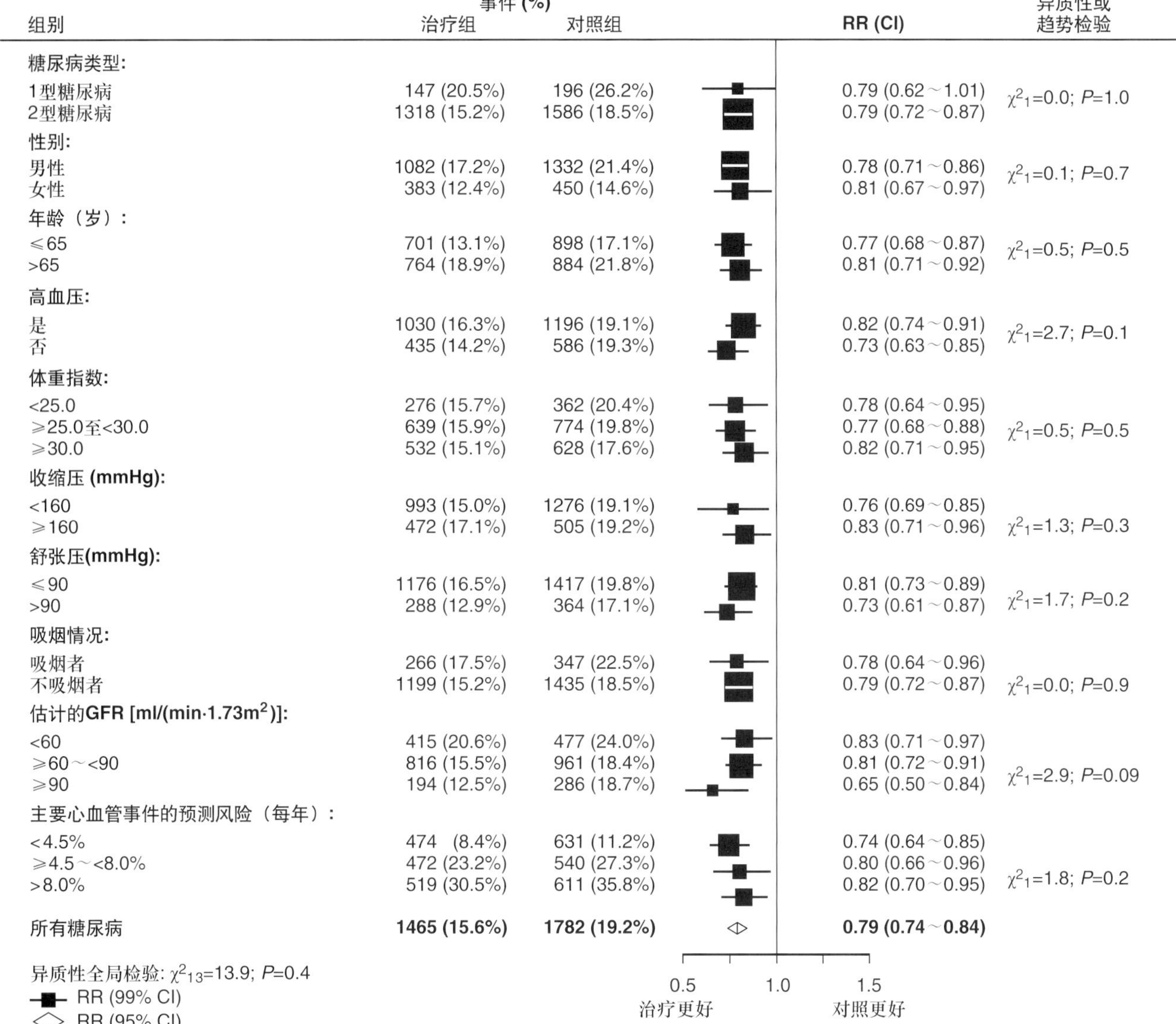

图 28.8　纳入 14 项他汀类药物试验的胆固醇治疗试验者个体水平 meta 分析——不同糖尿病患者亚组的心血管事件降低。 CI，置信区间；RR，相对危险度。（From Cholesterol Treatment Trialists Collaborators CTT，Kearney P，Blackwell L，et al. Efficacy of cholesterol-lowering therapy in 18，686 people with diabetes in 14 randomised trials of statins. Lancet 2008；371：117-125.）

安慰剂组的患者早 2 ～ 4 个月被诊断出糖尿病[84]。

2013 年 ACC/AHA 胆固醇指南评估了在 10 年 ASCVD 风险范围内预防 1 次 ASCVD 事件需要治疗的病例数（number needed to treat，NNT）和引起不良事件（危害）需要治疗的病例数（number needed to harm，NNH）[85]。考虑到发生严重肌病、出血性卒中以及他汀类药物治疗相关糖尿病的联合风险，即使对非常低风险的患者，中等强度他汀类药物治疗的 NNT 也超过了 NNH。高强度他汀类药物治疗的获益幅度较小。但是，如果将糖尿病的额外风险排除在危害计算之外，则中等强度和高强度他汀类药物的 NNH（1000）远低于 NNT[84]。这表明，将高强度他汀类药物用于一级预防可能会带来额外的益处（没有显著的过度伤害）。

他汀类药物起始治疗——40 ～ 75 岁患者

对于 40 ～ 75 岁无糖尿病的患者，2013 年 ACC/AHA 胆固醇指南建议采用多步骤的共享决策流程（图 28.2）：[5]

1. 先对未使用他汀类药物且 LDL-C ＜ 190 mg/dl 的人群进行 10 年 ASCVD 风险评估。使用 ACC/AHA 风险计算器。可登记 http://my.americanheart.org/professional/StatementsGuidelines/Prevention-Guidelines_UCM_457698_SubHomePage.jsp 或 http：//tools.acc.org/

ASCVD-Risk-Estimator 下载。

2. 确定患者是否有可能获得 ASCVD 风险降低的净获益。强有力的证据：10 年 ASCVD 风险≥ 7.5%。中等强度证据：10 年 ASCVD 风险为 5% ～ 7.5%。在风险＜ 5% 的患者中，仍可在部分患者中考虑他汀类药物治疗。

3. 考虑可能影响安全性的其他特征，包括药物相互作用。

4. 询问患者的偏好。

5. 如果决策不明确，则可以考虑其他因素来完善风险评估（见下文）。

初步风险评估

ACC/AHA 风险计算器合并队列方程仅适用于没有 ASCVD 且 LDL-C ＜ 190 mg/dl 的患者[5, 7]。可估计 40 ～ 79 岁个体的 10 年 ASCVD 风险。

ACC/AHA 风险计算器还可以评估 20 ～ 59 岁人群的终身风险。60 岁以后，10 年和终身风险趋于一致。终身风险可在临床医生-患者讨论中告知。在有危险因素的更年轻患者中，10 年 ASCVD 风险可能较低，但终身风险可能很高[7]。这些患者应该重视生活方式和危险因素控制，并可能希望开始他汀类药物治疗以降低终身 ASCVD 风险。

在美国，对 10 年 ASCVD 风险的评估应从合并队列方程开始，这是 2013 年 ACC/AHA 风险评估指南的一部分[7]。合并队列方程是由 NHLBI 支持的 5 个流行病学队列开发而来。这些人群包括从青年到老年的非西班牙裔白人和非洲裔美国人。合并队列方程可预测非致死性和致死性 MI 和卒中。通过纳入卒中，这些种族和性别特异的方程式在白人女性和非洲裔美国女性和男性中的表现优于早期胆固醇指南中使用的 Framingham 评分，后者是从白人人群中开发而来且只能预测 CAD[54]。

根据 2016 年 ESC/EAS 指南，在欧洲，应将低风险和高风险国家的 SCORE 方程用于评估 40 岁以上未被归类为高危或极高危（如临床 ASCVD、糖尿病、慢性肾脏病或显著升高的单一危险因素）的一级预防人群的 10 年致死性 ASCVD 风险（http://www.escardio.org/Guidelines-&-Education/Practice-tools/CVD-prevention-toolbox/SCORE-Risk-Charts）[15]。这些方程式在非白人中的表现尚未被评估。但是，英国已经开发了种族 / 民族特异性方程（QRISK2）（http://www.qrisk.org/）[16-17]。

修订风险评估

2013 年 ACC/AHA 风险评估指南也建议从合并队列方程开始评估，然后考虑在 ASCVD 风险较低的人群（东亚人和墨西哥裔美国人）中将风险评估值向下修订[7]。对于 ASCVD 风险较高的人群（来自印度、巴基斯坦、孟加拉国的南亚人，以及太平洋岛民、波多黎各裔西班牙人和美国土著），也应当考虑将风险评估值向上修订。

合并队列方程已经显示在低风险人群（如自愿参加临床试验的卫生专业人员、华裔或拉美裔美国人、进入研究后危险因素得到良好控制的群体、在北加州加入健康维护组织的人群或来自低风险欧洲国家的人）中高估了 ASCVD 风险[86-89]。当应用于可能被认为是他汀类药物治疗候选者的非洲裔美国人和白人男性和女性的普通美国人时，合并队列方程的效果很好[90]。因此，在修订风险评估时，社会经济状况和种族 / 民族的信息可能是有用的。

2013 年 ACC/AHA 风险评估指南还评估了其他生物标志物和患者特征，以确定他们是否能添加足够的新信息以根据危险因素水平修正初始风险评估[7]。他们确定了在开始他汀类药物治疗进行一级预防的决定尚不确定时可以考虑的多个特征。早发 ASCVD 的家族史、冠状动脉钙化增多、C 反应蛋白≥ 2 mg/L 以及踝臂指数低均可增加风险预测信息。终身风险也可能是决定开始他汀类药物治疗的一个考虑因素。2013 年 ACC/AHA 胆固醇指南增加了 LDL-C ≥ 160 mg/dl 作为一个特征，可能表明他汀类药物治疗的净获益增加，因为 LDL-C 降低的幅度更大，以及长期暴露于遗传性高 LDL-C 水平的可能性更大[91]。

新的证据表明，脂蛋白（a）[Lp（a）] 水平升高可能提高风险预测能力，尤其是在有早发 ASCVD 家族史的患者中[92-94]。非西班牙裔白人的 Lp（a）＞ 50 mg/dl 和非洲裔美国人的 Lp（a）＞ 30 mg/dl 可以提示 ASCVD 风险增加[95]。一些证据表明，冠状动脉钙化积分为零可能会适度降低 55 ～ 65 岁白人男性的 CAD 和 ASCVD 风险[96]。然而，没有足够的证据来确定这是否适用于白人女性、非白人成人和 55 岁以下的人群。

框 28.3 总结了在治疗决策不确定时可以考虑的

特征。

他汀类药物起始治疗——40 岁以下患者

健康的生活方式和避免吸烟应是 40 岁以下患者的主要重点。尽管目前尚无随机试验证据来指导 40 岁以下患者是否开始他汀类药物治疗，但仍可以在 ASCVD 风险增加的特定患者中考虑使用他汀类药物[5]。以下特征可能会影响 40 岁之前开始他汀类药物治疗来进行 ASCVD 一级预防的决定：

1. 40 岁之前 LDL-C ≥ 160 mg 表示高遗传负担，导致 ASCVD 风险增加。

2. ACC/AHA 风险计算器可用于评估 20 ～ 59 岁人群的终身 ASCVD 风险。

3. 如果危险因素保持不变，也可以使用 10 年 ASCVD 风险计算器来表示 40 岁时的风险。

4. 早发 ASCVD 的家族史（一级男性亲属在 55 岁之前发病，一级女性亲属在 65 岁之前发病）。

如前所述，Lp（a）可能有用，特别是存在早发 ASCVD 家族史时[92]。在该年龄段，冠状动脉钙化没有帮助，而评分为零可能会为 ASCVD 风险提供虚假的保证，尤其是有早发 ASCVD 家族史的患者[97]。该年龄段关于 C 反应蛋白或踝臂指数和 ASCVD 风险预测的数据很少。

框 28.3 可以考虑的细化 ASCVD 风险评估的特征

ASCVD 风险增加的推荐指标——2013 年 ACC/AHA 风险评估指南

1. 早发心血管疾病的家族史（一级亲属：男性＜ 55 岁或女性＜ 65 岁）
2. 超敏 C 反应蛋白≥ 2.0 mg/L
3. 冠状动脉钙化积分≥ 300 Agatston 单位或年龄 / 性别 / 民族处于第 75 个百分位数
4. 踝臂指数＜ 0.9

其他考虑因素——2013 年 ACC/AHA 风险评估指南

1. 可能处于较高的 ASCVD 风险——南亚血统（如印度、巴基斯坦、孟加拉国）、某些西班牙裔群体（如波多黎各）、太平洋岛民血统、美国原住民血统
2. 可能处于较低的 ASCVD 风险——东亚血统（中国、日本等）、某些西班牙裔群体（墨西哥裔美国人）

其他需要考虑的因素——2013 年 ACC/AHA 胆固醇指南

1. LDL-C ≥ 160 mg/dl
2. 终身 ASCVD 风险

其他可以考虑的因素

1. 如果是卫生专业人员、社会经济地位或教育水平高，则风险较低
2. 白人 Lp（a）≥ 50 mg/dl 或非洲裔美国人 Lp（a）≥ 30 mg/dl 时风险较高
3. 低心血管风险的欧洲国家居民

ACC，美国心脏病学会；AHA，美国心脏协会；ASCVD，动脉粥样硬化性心血管疾病

他汀类药物起始治疗——75 岁以上患者

尽管 75 岁以后发生 ASCVD 事件和死亡的绝对风险最高，但是否开始使用他汀类药物进行一级预防尚不清楚[5]。年龄增长轨迹在 75 岁之后开始分化，预防可能不是临床或患者优先考虑的[98-99]。尽管如此，即使处于平均健康水平的 75 岁患者可能存活至少 10 余年，但在这个时间段内，他汀类药物有望提供 ASCVD 风险降低的益处[25]。然而，随机试验数据对于 75 岁以上的一级预防患者并不明确，因此无法提出基于明确证据的推荐。

ACC/AHA 风险计算器可以用于评估 79 岁以下患者的风险。在 60 岁以后，10 年 ASCVD 风险与终身风险一致，因此不计算终身风险[7]。对于 75 岁以上的人群，动脉粥样硬化的无创性评估可能是有帮助的，因为冠状动脉钙化积分为零或极低可能反映 10 年 CAD 的风险很低（尽管不是零风险）[100]。然而，卒中的风险仍然可能增加，因为冠状动脉钙化与预测 CAD 风险相比是一个较弱的预测卒中风险的指标[96，100]。踝臂指数＞ 0.90 表示较高的 ASCVD 风险[101]。C 反应蛋白＞ 2 mg/L 也可能是有帮助的，因为它是一级预防 JUPITER 试验的合格标准，试验显示，高强度他汀药物治疗（瑞舒伐他汀 20 mg）可降低 70 岁以上人群的 ASCVD 风险，且不良事件发生率与安慰剂相似[75]。

女性

他汀类药物属于妊娠 X 类药物，妊娠期或哺乳期不应使用[5]。除胆汁酸螯合剂外，其他非他汀类降脂药物也应避免在这些女性中使用。这主要影响未经治疗的 LDL-C ≥ 190 mg/dl 的女性和糖尿病女性。患有家族性高胆固醇血症的女性应在 21 岁前开始他汀类药物治疗，从而在疾病早期对动脉粥样硬化进展产生最大的潜在影响，并且在妊娠期停止降脂药物治疗时使其对疾病的影响最小[35]。

最好的方法是对胎儿和婴儿造成伤害的可能性向女性及其伴侣提供咨询，并确认采取有效的避孕

措施[102]。他汀类和非他汀类药物治疗应在开始受孕前2～3个月停止。哺乳结束后可以恢复药物治疗。

与白人男性和非洲裔美国男性和女性相比，LDL-C＜190 mg/dl的非糖尿病白人女性在75岁之前ASCVD风险相对较低[4]。参加一级预防心血管结局试验的女性较少，但现有证据表明，女性的相对风险降低程度与男性相似[103]。合并队列方程对于预测白人和非洲裔美国女性的ASCVD风险尤其有效[7, 54]。

特殊人群

心力衰竭和终末期肾衰竭的患者是发生心血管事件和死亡的高危人群。然而，他汀类药物并没有显示出能减少缺血性或非缺血性的Ⅱ～Ⅳ级心力衰竭患者的ASCVD事件[78-79]，他汀类药物也不能减少接受维持性血液透析患者的ASCVD事件[80-81]。对这些患者进行他汀类药物治疗的决定需要根据个体情况进行考虑。值得注意的是，中等强度他汀类药物治疗在这些试验中耐受性良好。

在这两类高危患者中，他汀类药物治疗缺乏益处，且由于药物间的相互作用，使得在其他有严重合并症的患者中应用他汀类药物行一级预防的净ASCVD风险减少的潜力受到质疑。HIV感染患者、慢性炎症或风湿性疾病患者、器官移植患者和癌症幸存者都可能增加ASCVD风险[85, 104]。他汀类药物可以用于一级预防，但应仔细考虑他汀类药物和剂量以提高安全性。

监测

通过临床医生、患者及其家属之间持续的治疗关系，可以提高一级预防治疗的成功率。需要定期评估对生活方式和药物的依从性。2013年ACC/AHA胆固醇指南建议定期进行随访，以评估治疗反应、不良反应和依从性[5]。专家小组指出，心血管结局试验中记录的心血管事件的减少和他汀类药物的安全性良好均发生在定期临床随访中。

尽管2013年ACC/AHA胆固醇指南不再采用治疗到目标值的方法，但是它为评估疗效提供了一些基准[5]。平均而言，高强度他汀类药物治疗可使LDL-C降低至少50%，中等强度他汀类药物治疗可使LDL-C降低30%～50%。当基线LDL-C未知时，在高强度他汀类药物试验中可观察到LDL-C＜100 mg/dl。如果在多次就诊后确定患者可能受益于进一步的LDL-C降低，则可以增加他汀类药物的剂量或考虑添加非他汀类药物。

非他汀药物治疗

非他汀类药物（如烟酸、胆汁酸螯合剂和贝特类）在前他汀时代针对高选择性高危人群进行的试验中显示可减少ASCVD事件[5]。然而，很少有证据表明非他汀类药物添加到他汀类药物治疗后能进一步减少ASCVD事件。

2013年ACC/AHA胆固醇指南建议在某些可能从LDL-C进一步降低中获益的高危患者中考虑添加非他汀类药物，如LDL-C≥190 mg/dl的患者、临床ASCVD患者、40～75岁且不能耐受高强度他汀类药物的糖尿病患者或LDL-C降低＜50%的患者[5]。首选可减少ASCVD事件的非他汀类药物。根据心血管结局试验数据，依折麦布是首选的非他汀类药物，尽管随着正在进行的心血管结局试验的完成，这一情况可能会改变。2016年ESC/EAS指南建议考虑增加非他汀类药物治疗以达到基于风险的LDL-C或非HDL-C目标（表28.4）[15]。

依折麦布

当加入他汀类药物治疗后，依折麦布可使LDL-C降低15%～25%[105-106]。IMPROVE-IT试验首次提供了明确的证据，加用非他汀类药物依折麦布可进一步降低他汀类药物治疗患者的ASCVD事件[41]。该试验提供了以下支持：在极高危患者（如急性冠脉综合征）以及有其他高危特征的患者（如糖尿病）中，增加依折麦布以进一步降低LDL-C从而降低ASCVD风险。对于低危患者的一级预防，加用依折麦布不太可能有显著降低ASCVD风险的潜力，除非LDL-C水平非常高，如家族性高胆固醇血症患者或他汀类药物不耐受的高危患者[107]。

对低危患者一级预防的建议是将非他汀类药物用于最有可能获益的患者[108, 110-111]。这可能包括有家族性或其他遗传性高胆固醇血症且在最大耐受剂量他汀类药物治疗下LDL-C仍高于100 mg/dl的患者[51]。10年ASCVD风险为15%～20%或更高（伴或不伴糖尿病）的患者，如果在最大耐受剂量他汀类药物治疗下LDL-C≥130 mg/dl，则可能从添加非他汀类药物进一步降低LDL-C中获益。如果LDL-C水平＜130 mg/dl，获益的幅度可能更小。

PCSK9 抑制剂

正在进行一些针对蛋白质原转换酶枯草杆菌蛋白酶/kexin 9型（PCSK9）单克隆抗体的心血管结局试验[112-114]。这些药物可使LDL-C降低45%～70%，Lp（a）降低约25%，而对甘油三酯和HDL-C影响很小[115-116]。11～18个月的有效性/安全性试验的初步数据表明，在接受他汀类药物治疗的患者中，PCSK9单抗可以进一步降低ASCVD事件和死亡率[115-116]。然而，它们的风险降低幅度和长期安全性尚未确定。

2015年，PCSK9单克隆抗体alirocumab（阿利珠单抗）和evolocumab（依洛尤单抗）获得FDA批准用于治疗杂合子家族性高胆固醇血症患者和临床ASCVD患者，这些患者正在接受最大耐受剂量的他汀类药物治疗，需要进一步降低LDL-C[117-118]。依洛尤单抗也被批准用于治疗纯合子家族性高胆固醇血症患者。按照目前的批发价格，这些昂贵的药物被认为不具有成本效益，这限制了患者获得药物的机会[119]。

其他脂质修饰的非他汀类药物

其他可降低LDL-C的药物包括烟酸和胆汁酸螯合剂。烟酸和胆汁酸螯合剂作为单药治疗分别被证明可以减少伴或不伴CAD的高胆固醇血症男性患者的ASCVD事件[120-121]。一级预防中应避免使用烟酸。当应用他汀类药物治疗的ASCVD患者加用烟酸时，尚未证明有进一步减少ASCVD事件的作用，并且具有许多严重的不良反应而限制了其使用[68b, 122]。烟酸不应用于糖尿病患者，其甚至会增加血糖正常人群患糖尿病的风险。

没有心血管结局试验对胆汁酸螯合剂加入他汀类药物治疗进行评估。当甘油三酯≥300 mg/dl且具有多种药物相互作用时，不应使用胆汁酸螯合剂[5]。

贝特类药物并不能持续降低LDL-C，实际上，它可能会使高甘油三酯血症患者的LDL-C升高[123]。对于既往甘油三酯＞1000 mg/dl或高甘油三酯血症引起的胰腺炎，且通过生活方式干预和最大剂量他汀类药物治疗不能实现甘油三酯水平＜500 mg/dl的ASCVD风险增加的患者，应使用贝特类药物[67, 124]。非诺贝特单药治疗可减少糖尿病一级预防患者的ASCVD事件，但不是在添加到他汀类药物治疗中时[125-126]。ACCORD试验的亚组分析表明，非诺贝特可能会减少低HDL-C和高甘油三酯患者的ASCVD事件，但也会增加女性的ASCVD事件[126]吉非贝齐单药治疗可减少一级预防高胆固醇血症男性以及CAD和低LDL-C、HDL-C和高甘油三酯男性患者的ASCVD事件[127-128]。然而，吉非贝齐与他汀类药物联用会大大增加发生严重肌病的风险，应避免同时使用[129]。非诺贝特与中低强度他汀类药物联用时发生肌病的风险较低[126]。非诺贝特与高强度他汀类药物联用的安全性尚未进行评估。

高甘油三酯血症

轻中度高甘油三酯血症（150～499 mg/dl；1.7～5.6 mmol/L）很常见。高甘油三酯血症是由高甘油三酯血症基因表达与饮食、过量肥胖、缺乏运动和其他因素等环境刺激相互作用引起。≥1000 mg/dl（约＞10 mmol/L）的严重高甘油三酯血症通常由常染色体隐性单基因疾病联合环境刺激引起[130]。

在单变量分析中，甘油三酯水平＞150 mg/dl与ASCVD风险增加相关[67]。但是，在大多数研究中，一旦校正其他危险因素（包括低HDL-C水平），高甘油三酯血症似乎并未与ASCVD风险增加独立有关。

降低甘油三酯的药物治疗本身并没有显示出可以降低ASCVD风险[132]。甘油三酯水平＜500 mg/dl的高甘油三酯血症患者可通过适当强度的他汀类药物治疗以降低其ASCVD风险[5]。高强度他汀类药物治疗可以降低甘油三酯高达30%。通常对甘油三酯＞500 mg/dl（5.6 mmol/L）的患者进行治疗以降低其患胰腺炎的风险，尽管当甘油三酯＞1000 mg/dl（约＞10 mmol/L）时更有可能发生胰腺炎[15, 131]。尚未在该人群中进行心血管结局试验或胰腺炎预防试验。

无论遗传病因如何，治疗方法是相同的。生活方式和继发原因是主要因素，并应成为治疗的重点。尽管缺乏随机结局试验，但通常认为，尽最大努力改善生活方式和控制继发因素（表28.5；如糖尿病或过度饮酒或摄入过度精制碳水化合物）后甘油三酯＞500 mg/dl（5.6 mmol/L）时行降低甘油三酯的治疗是合理的[67]。所有甘油三酯＞500 mg/dl（5.6 mmol/L）的患者均应转诊至营养治疗师，以进行低脂（＜15%总脂肪）、低精制碳水化合物饮食，并建议减肥以及进行有规律的有氧运动。

贝特类被认为是降低甘油三酯以预防胰腺炎的一线治疗[15, 67, 131]。非诺贝特和吉非贝齐可以将甘油三酯降低20%～50%，对其他脂质的作用取决于脂质异常情况[111]。由于对肌毒性的考虑，吉非贝齐不应与他汀类药物一起使用。海洋 ω-3 脂肪酸、二十碳五烯酸（EPA）和二十二碳六烯酸（DHA）可以剂量依赖的方式减少甘油三酯。3.5 ～ 4 g EPA ＋ DHA 可以使甘油三酯降低约 25%[133]。ω-3 脂肪酸似乎与他汀类药物没有相互作用，因此与更高强度的他汀类药物治疗联合使用更安全。

血压

概述

高血压是全球慢性疾病负担和过早死亡的主要危险因素[134]。高血压影响 30% ～ 45% 的成人[4，134]。65 岁以后，超过 65% 的男性和女性患有高血压。收缩压和舒张压水平与 ASCVD 事件以及心力衰竭、慢性肾衰竭、心房颤动和眼部疾病的风险增加相关。在美国，尽管患者对高血压的诊断意识很高，但只有约 75% 的人接受了治疗，而在治疗的患者中，只有约 50% 或更少的人血压控制在 140/90 mmHg 以下[4]。

在一级预防和二级预防中以及有或无糖尿病或慢性肾病的患者中，多种具有不同降压机制的药物已经显示可降低卒中、CAD 和心力衰竭的风险（图 28.9）[6，15，135-137]。对于一级预防患者，利尿剂、ACEI/ARB 和钙通道阻滞剂似乎总体上比 β 受体阻滞剂或 α 受体阻滞剂更有效[138]。治疗的获益主要取决于血压降低的幅度，而不是药物的种类[15]。

血压测量

诊室血压测量可以手动进行，也可以使用自动血压计。正确的测量方案是使用患者坐位时的两次血压测量的平均值，要求在进入诊室和进行血压测量之间应间隔 5 min 或更长时间[139]。应使用合适大小的袖带，并使患者的手臂位于右心房水平。初步筛查后，动态血压和家庭血压监测可用于确诊高血压或排除“白大衣”高血压。

筛查

美国预防服务工作组（USPTF）建议对 18 岁以上的成人进行高血压筛查[139]。40 岁以上的成人和高血压风险增加的个体（包括收缩压≥ 130 mmHg 或舒张压≥ 85 mmHg）应每年进行筛查。其他人群应每 3 ～ 5 年重新筛查 1 次。随着时间的推移进行多次测量优于单次测量。可能需要在临床环境之外进行血压测量以确诊，包括动态血压和家庭血压监测。

2016 年 ESC/EAS 指南推荐诊室血压用于筛查和诊断高血压，每次就诊至少测量 2 次血压，至少 2 次就诊[15]。需要在数月内反复测量血压，以识别患者的“正常”血压和确定治疗方案。诊室外测量血压的临床指征见框 28.2。

高血压诊断

ESC/EAS 和先前的美国国家联合委员会第七次报告（JNC 7）使用相同的血压水平定义和分类，其中高血压定义为收缩压≥ 140 mmHg 和（或）舒张压≥ 90 mmHg（表 28.6）。2016 年 ESC/EAS 指南根据诊室外血压测量结果确定了用于高血压诊断的不同血压阈值（表 28.7）。

目前，随机试验证据支持中危一级预防患者的

伴或不伴ASCVD的患者

血压差试验	冠状动脉疾病事件：试验数量	事件数量	相对危险度（95% CI）	试验数量	卒中：试验数量	相对危险度（95% CI）
无血管病病史	26	3429	0.79 (0.72–0.86)	25	2843	0.54 (0.45–0.65)
冠状动脉疾病病史	37	5815	0.76 (0.68–0.86)	12	984	0.65 (0.53–0.80)
卒中病史	13	567	0.79 (0.62–1.00)	13	1593	0.66 (0.56–0.79)
所有试验	**71**	**9811**	**0.78 (0.73–0.83)**	**45**	**5420**	**0.59 (0.52–0.67)**
队列研究	**61**	**10,450**	**0.75 (0.73–0.77)**	**61**	**2939**	**0.64 (0.62–0.66)**

图 28.9 降压药物试验的 meta 分析中显示的收缩压每降低 10 mmHg 和事件减少之间的关系。（From Law M，Morris J，Wald N. Use of blood pressure lowering drugs in the prevention of cardiovascular disease：meta-analysis of 147 randomised trials in the context of expectations from prospective epidemiological studies. BMJ 2009；338：b1665.）

表 28.6 ESC/EAS 预防指南和 JNC7 高血压指南的定义和分类

类别	收缩压（mmHg）		舒张压（mmHg）
理想血压	< 120	和	< 80
正常血压	120 ～ 129	和（或）	80 ～ 84
正常高值	130 ～ 139	和（或）	85 ～ 89
1 级高血压	140 ～ 159	和（或）	90 ～ 99
2 级高血压	160 ～ 179	和（或）	100 ～ 109
3 级高血压	≥ 180	和（或）	≥ 110
单纯收缩期高血压	≥ 140	和	< 90

Modified from Piepoli MF，Hoes AW，Agewall S，et al. 2016 European guidelines on cardiovascular disease prevention in clinical practice. Eur Heart J. 2016；37（29）：2315-2381；Chobanian AV，et al. The Seventh Report of the Joint National Committee on Prevention，Detection，Evaluation，and Treatment of High Blood Pressure：The JNC 7 Report. JAMA. 2003；289：2560-2571.

表 28.7 2016 年 ESC/EAS 预防指南（通过不同类型的血压测量方法定义高血压的血压阈值）

	SBP（mmHg）	DBP（mmHg）
诊室或诊所	140	90
24 h	125 ～ 130	80
白天	130 ～ 135	85
夜间	120	70
家	130 ～ 135	85

DBP，舒张压；SBP，收缩压

From Piepoli MF，Hoes AW，Agewall S，et al. 2016 European Guidelines on cardiovascular disease prevention in clinical practice：Eur Heart J. 2016；37（29）：2315-2381. pii：ehw106.

治疗目标值< 140 mmHg。HOPE-3 试验的最新数据支持对中危且收缩压在 140 ～ 160 mmHg 的中危人群进行治疗[140]。HOPE-3 招募全球 55 岁以上男性或 65 岁以上女性，或至少有 1 个额外的危险因素（腰臀比升高、低 HDL-C、吸烟、无糖尿病的血糖异常、早发 CAD 家族史或轻度肾功能不全）。然而，对于基线收缩压< 140 mmHg 的患者，降压治疗没有任何益处，并引起过多的不良事件。

高血压治疗

表 28.8 列出了 2016 年 ESC/EAS 高血压治疗预防指南推荐。对于 60 岁以下的所有患者，可以考虑将血压目标控制在 140/90 mmHg 以下，如果生活方式干预无法降低血压，最有力的建议是在 60 岁以上或患有严重高血压［收缩压≥ 180 mmHg 和（或）舒张压≥ 110 mmHg］的患者中开始药物治疗。对于 60 岁以上收缩压≥ 160 mmHg 的患者，建议将收缩压降低至 140 ～ 150 mmHg，除非患者身体虚弱或担心安全性。

JNC 8 小组对随机心血管结局试验进行了同样严格的系统回顾。根据当时可用的试验，尽管专家建议将血压降至 140/90 mmHg 以下，但如 JNC7 指南中推荐的，尚无足够的证据支持将所有患者的血压水平降至 140/90 mmHg 以下[141]。

解读 SPRINT 试验

在 JNC 8 建议发布后，SPRINT 试验的重要数据已统计完成[22]。SPRINT 试验随机入选心血管风险增加的一级和二级预防的美国患者［年龄≥ 50 岁且无糖尿病的患者，至少合并下列情况之一：除卒中以外的临床或亚临床心血管疾病、慢性肾脏病且肾小球滤过率（GFR）20 ～ 60 ml/（min · 1.73 m^2）、根据 Framingham 评分 10 年心血管疾病风险≥ 15、年龄≥ 75 岁］，这些患者的收缩压为 130 ～ 180 mmHg，随机分至收缩压< 120 mmHg 的目标组和收缩压< 140 mmHg 的目标组，并进行两组之间的比较。由于在 3.26 年的治疗后出现了死亡获益（HR = 0.73，95% CI 0.60 ～ 0.90，P = 0.003），SPRINT 试验提前终止。< 140 mmHg 目标组的平均血压为 136 mmHg，< 120 mmHg 目标组的平均血压为 121 mmHg。这意味着在试验期间，约 1/2 随机分配到< 120 mmHg 目标组的受试者的收缩压> 120 mmHg。降压药的平均数量在< 140 mmHg 目标组是 2 种，在< 120 mmHg 目标组是 3 种。在< 120 mmHg 组中可观察到大量严重不良事件：低血压、晕厥、电解质异常和急性肾衰竭或肾损伤。两组的损伤性跌倒事件相似。

对 SPRINT 试验[22]和 HOPE-3 试验[140]的直接解释可能支持以下观点：

1. 年龄≥ 50 岁且有 1 个或多个危险因素的患者，当收缩压≥ 140 和（或）舒张压≥ 90 mmHg 时开始药物治疗。

2. 对于耐受当前降压药物治疗的患者，如果收缩压接近 140 mmHg 时（而不是 120 mmHg），则考虑加用另一种降压药物。这是因为在强化降压治疗组中，只有不足 1/2 的受试者收缩压< 120 mmHg，而> 120 mmHg 组的不良事件发生率更高。

表 28.8 2016 年 ESC/EAS 预防指南（高血压管理建议）

建议	推荐类别[a]	证据等级[b]
对于所有高血压和血压处于正常高值的患者，建议采取生活方式干预（控制体重、增加体力活动、限制饮酒，限制钠摄入以及增加水果、蔬菜和低脂乳制品的摄入量）	Ⅰ	A
所有主要的降压药物（即利尿剂、ACEI、钙通道阻滞、ARB 和 β 受体阻滞剂）在降压疗效方面无显著差异，因此推荐作为降压药物	Ⅰ	A
对于无症状且无 CVD、CKD 和 DM 的高血压患者，建议使用 SCORE 评分进行总 CV 风险分层	Ⅰ	B
无论 CV 风险如何，3 级高血压患者以及具有极高 CV 风险的 1 级或 2 级高血压患者，建议进行药物治疗	Ⅰ	B
具有高 CV 风险的 1 级或 2 级高血压患者应考虑药物治疗	Ⅱa	B
对于中低总 CV 风险的 1 或 2 级高血压患者，建议采取生活方式干预	Ⅰ	B
对于中低总 CV 风险的 1 或 2 级高血压患者，如果生活方式干预无法降低血压，可以考虑药物治疗	Ⅱb	B
所有 60 岁以下接受治疗的高血压患者，建议 SBP ＜ 140 mmHg 和 DBP ＜ 90 mmHg	Ⅰ	B
对于 60 岁以上的患者，SBP ≥ 160 mmHg，建议将 SBP 降至 150 ～ 140 mmHg	Ⅰ	B
对于 80 岁以下的健康患者，如果治疗耐受性良好，可以考虑目标 SBP ＜ 140 mmHg。在这些患者中，如果处于（极）高风险并耐受多种降压药物，则可以考虑目标 SBP ＜ 120 mmHg	Ⅱb	B
对于 80 岁以下且初始 SBP ≥ 160 mmHg 的患者，如果身体和精神状况良好，建议将 SBP 降低至 150 ～ 140 mmHg	Ⅰ	B
对于年老体弱的患者，应考虑合理的治疗强度（如降压药物的数量）和血压目标，并应仔细监测治疗的临床效果	Ⅱa	B
如果基线血压明显升高或 CV 风险高的患者可以考虑起始降压治疗即采用两种药物联合。为提高依从性，可以考虑将两种药物以固定剂量组合在一片药片中	Ⅱb	C
由于糖尿病风险增加，β 受体阻滞剂和噻嗪类利尿剂不推荐用于合并多种代谢危险因素的高血压患者[c]	Ⅲ	B

[a] 推荐类别；[b] 证据等级、[c] 超重、肥胖、血脂异常、糖耐量降低

ACEI，血管紧张素转化酶抑制剂；ARB，血管紧张素受体拮抗剂；CKD，慢性肾脏病；CV，心血管；CVD，心血管疾病；DBP，舒张压；SBP，收缩压；SCORE，系统性冠状动脉风险评估

From Piepoli MF，Hoes AW，Agewall S，et al. 2016 European guidelines on cardiovascular disease prevention in clinical practice：Eur Heart J. 2016；37（29）：2315-2381. pii：ehw106.

75 岁以上

欧洲高血压指南阐述了 75 岁以后的高血压治疗，并给出了证据充分的推荐，其中考虑了 75 岁以后年龄轨迹的差异（表 28.9）[142]。与 JNC 8 指南一样，有力的证据支持处于良好身心状态的老年患者在收缩压≥ 160 mmHg 时开始治疗，并将收缩压控制在 140 ～ 150 mmHg。SPRINT 试验建议在这些患者中将收缩压控制在 140 mmHg 以下可能是合理的[26]。然而，对体弱老年患者的高血压治疗应个体化，并仔细监测不良反应，包括体位性高血压[142]。

生活方式

建议对所有高血压（收缩压≥ 140 mmHg 或舒张压≥ 90 mmHg）或血压正常高值（收缩压 130 ～ 139 mmHg 或舒张压 85 ～ 89 mmHg）的患者采取生活方式干预[8, 15]。饮食和体力活动的建议见表 28.4。这一模式可以通过 DASH 饮食模式、AHA 饮食或美国农业部（USDA）饮食模式等计划来实现。除了控制体重和进行规律的体育锻炼外，这些生活方式的改变可能足以控制轻度的血压升高[15]。建议将钠摄入量减少至 2400 mg/d，或减少 1000 mg/d，可考虑进一步将每日钠摄入减少至 1500 mg/d[8]。

降压药物治疗的选择

JNC 8、USPTF 和 ESC/EAS 指南均建议非非洲裔美国患者在初始治疗时使用噻嗪类利尿剂、钙通

表 28.9 ESH/ASC 老年人动脉高血压治疗指南

推荐	推荐类别[a]	证据等级[b]
对于 SBP ≥ 160 mmHg 的老年高血压患者，有确凿的证据建议将 SBP 降至 140 ～ 150 mmHg	Ⅰ	A
对于＜ 80 岁的健康老年患者，如果治疗耐受性良好，可以考虑 SBP ≥ 140 mmHg 时进行降压治疗且目标 SBP ＜ 140 mmHg	Ⅱb	C
对于＞ 80 岁的患者，如果身体和精神状况良好，初始 SBP ≥ 160 mmHg 时建议将 SBP 降至 140 ～ 150 mmHg	Ⅰ	B
对于虚弱的老年患者，建议在监测治疗效果的基础上，将降压治疗的决定权交给治疗医师	Ⅰ	C
当接受治疗的患者＞ 80 岁时，应考虑继续进行耐受性良好的降压治疗	Ⅱa	C
尽管利尿剂和钙通道阻滞剂可能是单纯收缩期高血压的首选，但是所有降压药物均被推荐用于老年人	Ⅰ	A

[a] 推荐类别。[b] 证据等级。SBP，收缩压

From Mancia G，et al. Eur Heart J. 2013；31：1281-1357.

道阻滞剂、ACEI 或 ARB[6，15，139]。对于非洲裔美国患者，初始治疗为噻嗪类利尿剂或钙通道阻滞剂。对于患有慢性肾脏病的患者，应接受 ACEI 或 ARB（但不能同时使用）作为初始治疗或联合治疗。

只要耐受性良好，抗高血压治疗可持续到老年[6，139，142]。尽管所有药物均可用于老年人，但利尿剂和钙通道阻滞剂可能是单纯性收缩期高血压的首选药物。

监测

通常情况下，应持续维持降压治疗。JNC 8 建议在 1 个月内进行临床随访，并在必要时加强治疗[6]。在 SPRINT 试验中，每个月都将药物上调以使血压调整至目标值，血压值是患者安静坐 5 min 后，在诊室就诊时 3 次自动血压测量的平均值。在此基础上，2016 年加拿大高血压指南建议使用自动测量的诊室血压来指导药物治疗的强度[143]。一旦达到预期的血压水平，则每 3 ～ 6 个月就诊 1 次是合理的[15]。通过对患者的正确指导和设备校准，家庭血压监测可以改善血压控制[15]。

阿司匹林

ASCVD 仍然是美国人死亡的主要原因，而结直肠癌是第三大常见癌症[4，144]。阿司匹林降低 MI 和卒中风险的作用被认为主要是由于阿司匹林的抗血小板作用，该作用同样增加了出血的风险[145]。

阿司匹林在一级预防中的临床试验证据比支持他汀类药物在一级预防中的数据强度要弱得多，且不一致。在一项旨在支持 2016 年 USPTF 阿司匹林建议的 meta 分析中，阿司匹林将非致死性 MI 的相对风险降低了 22%，全因死亡率降低了 6%[146]。只有≤ 100 mg/d 的阿司匹林才能降低非致死性卒中的风险（－ 14%）；然而，这些剂量并没有降低全因死亡率。此外，2014 年在日本人群中进行的一项试验发现，服用阿司匹林没有获益仅增加出血风险[147]。阿司匹林在治疗的前 10 年对结直肠癌的发生率没有影响，但在连续治疗 10 年后可将结直肠癌的发生率降低 40%[148]。在所有一级预防试验中，阿司匹林使主要胃肠道出血风险增加 58%，使出血性卒中风险增加了 27%[149]。对服用阿司匹林的社区人群样本进行分析，估计每年发生重大出血事件的额外风险为 0.02%。

由于大出血的风险增加，ESC/EAS 预防指南不建议将阿司匹林作为一级预防[15]。

根据对先前所述的心血管获益和出血危害证据的系统综述，USPTF 认为，对于 50 ～ 69 岁的 10 年 ASCVD 风险≥ 10% 的成人，阿司匹林对降低非致死性 MI 和卒中风险具有中等益处[18]。阿司匹林在使用 10 年后还可以减少结直肠癌的发生率。与阿司匹林的潜在益处相抵消的是胃肠道出血和出血性卒中的风险。这些风险在 60 岁之前较低，在 60 ～ 69 岁的人群中为中低风险。在 50 岁以下或 70 岁以上的人群中，没有足够的证据支持阿司匹林用于一级预防。USPTF 风险-获益分析使用了 2013 年 ACC/AHA 风险评估指南的合并队列方程[7]。

在没有心血管疾病的美国成人中，47% 的人服

用阿司匹林进行一级预防[150]。临床医生可以考虑随访已经服用阿司匹林的一级预防患者以提供关于持续服用阿司匹林的潜在益处和危害的咨询。

50 ～ 59 岁患者

USPTF 对低剂量阿司匹林用于 50 ～ 59 岁成人 ASCVD 和结直肠癌的一级预防提出了中等强度的推荐，其预期寿命至少为 10 年，10 年 ASCVD 风险 ≥ 10%，且愿意每天服用小剂量阿司匹林至少 10 年。

60 ～ 69 岁患者

USPTF 建议在 60 ～ 69 岁，10 年 ASCVD 风险 ≥ 10%、预期寿命至少为 10 年、出血风险较低且愿意每天服用小剂量阿司匹林至少 10 年的人群中使用低剂量阿司匹林。由于获益与出血危害相比优势较弱，患者个人对获益与危害的考虑发挥了重要作用。

50 岁以下或 70 岁以上患者

因为没有足够的证据来评估其利弊，不建议 50 岁以下或 70 岁以上的人群服用阿司匹林进行一级预防。正在进行的 ASPREE 试验评估了肠溶阿司匹林（100 mg）对 65 岁以上人群的一级预防的潜在利弊[151]。

阿司匹林剂量

阿司匹林的最佳剂量尚不清楚[18]。一级预防试验已证明剂量为 75 mg/d 和 100 mg/d 剂量的益处，以及隔日 100 mg 和 325 mg 的益处。75 mg 似乎与高剂量同样有效，但出血的风险可能较低。目前实用的方法是在美国使用 81 mg/d，在美国以外的国家使用 75 mg/d，因为这些是最广泛使用的低剂量制剂。

出血的危险因素

USPTF 确定了低剂量阿司匹林引起胃肠道出血的众多危险因素：阿司匹林剂量、胃肠道溃疡或上消化道疼痛史、出血性疾病、肾衰竭、严重肝病和血小板减少症[18]。对包括慢性肾脏病患者在内的临床试验进行的 meta 分析发现，服用阿司匹林并没有降低心血管风险，而是造成了过度的伤害[152]。颅内出血的危险因素包括同时进行抗凝或非甾体抗炎药（NSAID）治疗、未控制的高血压、男性和高龄。

结论

健康的生活方式是预防心血管疾病的基础。大量的证据支持他汀类药物和降压药物可用于 50 ～ 75 岁成人的 ASCVD 一级预防。严重危险因素升高的年轻人也可从危险因素控制中获益。随着年龄的增长，患者的偏好和合并症可能会影响预防性治疗。

参考文献

1. Libby P: Current concepts of the pathogenesis of the acute coronary syndromes, *Circulation* 104(3):365–372, 2001.
2. Yusuf S, Rangarajan S, Teo K, et al.: Cardiovascular risk and events in 17 low-, middle-, and high-income countries, *N Engl J Med* 371(9):818–827, 2014.
3. Pencina MJ, D'Agostino Sr RB, Larson MG, et al.: Predicting the 30-year risk of cardiovascular disease: the Framingham Heart Study, *Circulation* 119:3078–3084, 2009.
4. Mozaffarian D, Benjamin EJ, Go AS, et al.: Heart disease and stroke statistics—2015 update: a report from the American Heart Association, *Circulation* 131(4):e29–e322, 2015.
5. Stone NJ, Robinson JG, Lichtenstein AH, et al.: 2013 ACC/AHA guideline on the treatment of blood cholesterol to reduce atherosclerotic cardiovascular risk in adults: a report of the American College of Cardiology/American Heart Association Task Force on Practice Guidelines, *J Am Coll Cardiol* 63(25, Part B):2889–2934, 2014.
6. James PA, Oparil S, Carter BL, et al.: 2014 evidence-based guideline for the management of high blood pressure in adults: report from the panel members appointed to the Eighth Joint National Committee (JNC 8), *JAMA* 311(5):507–520, 2014.
7. Goff Jr DC, Lloyd-Jones DM, Bennett G, et al.: 2013 ACC/AHA guideline on the assessment of cardiovascular risk: a report of the American College of Cardiology/American Heart Association Task Force on Practice Guidelines, *J Am Coll Cardiol* 63(25, Part B):2935–2959, 2014.
8. Eckel RH, Jakicic JM, Ard JD, et al.: 2013 AHA/ACC guideline on lifestyle management to reduce cardiovascular risk: a report of the American College of Cardiology/American Heart Association Task Force on Practice Guidelines, *J Am Coll Cardiol* 63(25, Part B):2960–2984, 2014.
9. Jensen MD, Ryan DH, Apovian CM, et al.: 2013 AHA/ACC/TOS guideline for the management of overweight and obesity in adults: a report of the American College of Cardiology/American Heart Association Task Force on Practice Guidelines and The Obesity Society, *J Am Coll Cardiol* 63(25, Part B):2985–3023, 2014.
10. American Diabetes Association: Standards of care—2016, *Diab Care* 39(Suppl 1):S1–S116, 2016.
11. National Institute for Health and Care Excellence: Lipid modification: cardiovascular risk assessment and the modification of blood lipids for the primary and secondary prevention of cardiovascular disease (Clinical guideline 181), 2014. Available from: http://www.nice.org.uk/guidance/CG181.
12. Expert Panel on Integrated Guidelines for Cardiovascular Health and Risk Reduction in Children and Adolescents: Expert Panel on Integrated Guidelines for Cardiovascular Health and Risk Reduction in Children and Adolescents: summary report, *Pediatrics* 128(Supplement 5):S213–S56, 2011.
13. Siu AL, S: Preventive Services Task Force. Screening for high blood pressure in adults: U.S. Preventive Services Task Force Recommendation Statement, *Ann Intern Med* 163(10):778–786, 2015.
14. Spring B, Moller AC, Colangelo LA, et al.: Healthy lifestyle change and subclinical atherosclerosis in young adults: Coronary Artery Risk Development in Young Adults (CARDIA) study, *Circulation* 130(1):10–17, 2014.
15. Piepoli MF, Hoes AW, Agewall S, et al.: 2016 European guidelines on cardiovascular disease prevention in clinical practice, *Eur Heart J* 37(29):2315–2381, 2016. pii: ehw106.
16. Rabar S, Harker M, O'Flynn N, et al.: Lipid modification and cardiovascular risk assessment for the primary and secondary prevention of cardiovascular disease: summary of updated NICE guidance, 2014.
17. Board J: Joint British Societies' consensus recommendations for the prevention of cardiovascular disease (JBS3), *Heart* 100(Suppl 2):ii1–ii67, 2014.
18. U.S. Preventive Services Task Force: Draft Recommendation Statement: aspirin to prevent cardiovascular disease and cancer, September 2015.
19. Howard BV, Van Horn L, Hsia J, et al.: Low-fat dietary pattern and risk of cardiovascular disease: the Women's Health Initiative randomized controlled dietary modification trial, *JAMA* 295:655–666, 2006.
20. The Look AHEAD Research Group. Cardiovascular effects of intensive lifestyle intervention in type 2 diabetes, *N Engl J Med* 369:145–154, 2013.
21. Deleted in proofs.
22. The SPRINT Investigators: A randomized trial of intensive versus standard blood-pressure control, *N Engl J Med* 373(22):2103–2116, 2015.
23. Mons U, Müezzinler A, Gellert C, et al.: Impact of smoking and smoking cessation on cardiovascular events and mortality among older adults: meta-analysis of individual participant data from prospective cohort studies of the CHANCES consortium, *BMJ* 350, 2015.
24. Physical Activity Guidelines Advisory Committee: *Physical Activity Guidelines Advisory Committee Report, 2008*, Washington, DC, 2008, US Department of Health and Human Services.
25. Holmes HM, Hayley DC, Alexander GC, et al.: Reconsidering medication appropriateness for patients late in life, *Arch Intern Med* 166:605–609, 2006.
26. Deleted in proofs.
27. Lin JS, O'Connor E, Whitlock EP, et al.: Behavioral counseling to promote physical activity and a healthful diet to prevent cardiovascular disease in adults: a systematic review for the U.S. Preventive Services Task Force, *Ann Intern Med* 153(11):736–750, 2010.
28. U.S. Department of Agriculture, Services USDoHaH: Dietary Guidelines for Americans, 2010. Available from: http://health.gov/dietaryguidelines/dga2010/dietaryguidelines2010.pdf.
29. Thorp AA, Owen N, Neuhaus M, et al.: Sedentary behaviors and subsequent health outcomes in adults: a systematic review of longitudinal studies, 1996–2011, *Am J Prev Med* 41(2):207–215, 2011.
30. Rao G, Powell-Wiley TM, Ancheta I, et al.: Identification of obesity and cardiovascular risk in ethnically and racially diverse populations: a scientific statement from the American Heart Association, *Circulation* 132(5):457–472, 2015.
31. Gloy VL, Briel M, Bhatt DL, et al.: Bariatric surgery versus non-surgical treatment for obesity: a systematic review and meta-analysis of randomised controlled trials, *BMJ* 347, 2013.

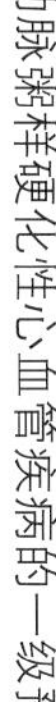

32. Puzziferri N, Roshek TB, Iii, et al.: Long-term follow-up after bariatric surgery: a systematic review, *JAMA* 312(9):934–942, 2014.
33. Prospective Studies Collaboration: Blood cholesterol and vascular mortality by age, sex, and blood pressure: a meta-analysis of individual data from 61 prospective studies with 55,000 vascular deaths, *Lancet* 370:1829–1839, 2007.
34. Ference BA, Yoo W, Alesh I, et al.: Effect of long-term exposure to lower low-density lipoprotein cholesterol beginning early in life on the risk of coronary heart disease: a Mendelian randomization analysis, *J Am Coll Cardiol* 60:2631–2639, 2012.
35. Gidding SS, Ann Champagne M, de Ferranti SD, et al.: The agenda for familial hypercholesterolemia: a scientific statement from the American Heart Association, *Circulation* 132(22):2167–2192, 2015.
36. Khera AV, Won H-H, Peloso GM, et al.: Diagnostic yield and clinical utility of sequencing familial hypercholesterolemia genes in patients with severe hypercholesterolemia, *J Am Coll Cardiol* 67(22):2578–2589, 2016.
37. Cohen JC, Boerwinkle E, Mosley Jr TH, et al.: Sequence variations in PCSK9, low LDL, and protection against coronary heart disease, *N Engl J Med* 354:1264–1272, 2006.
38. Voight BF, Peloso GM, Orho-Melander M, et al.: Plasma HDL cholesterol and risk of myocardial infarction: a Mendelian randomisation study, *Lancet* 380(9841):572–580, 2012.
39. Navar-Boggan AM, Peterson ED, D'Agostino RB, et al.: Hyperlipidemia in early adulthood increases long-term risk of coronary heart disease, *Circulation* 131(5):451–458, 2015.
40. Cholesterol Treatment Trialists Collaboration: Efficacy and safety of more intensive lowering of LDL cholesterol: a meta-analysis of data from 170,000 participants in 26 randomised trials, *Lancet* 376:1670–1681, 2010.
41. Cannon CP, Blazing MA, Giugliano RP, et al.: Ezetimibe added to statin therapy after acute coronary syndromes, *N Engl J Med* 372(25):2387–2397, 2015.
42. Robinson JG, Smith B, Maheshwari N, et al.: Pleiotropic effects of statins: benefit beyond cholesterol reduction? A meta-regression analysis, *J Am Coll Cardiol* 46:1855–1862, 2005.
43. Robinson JG: Models for describing relations among the various statin drugs, low-density lipoprotein cholesterol lowering, pleiotropic effects, and cardiovascular risk, *Am J Cardiol* 101:1009–1015, 2008.
44. Cholesterol Treatment Trialists Collaborators: The effects of lowering LDL cholesterol with statin therapy in people at low risk of vascular disease: meta-analysis of individual data from 27 randomised trials, *Lancet* 380:581–590, 2012.
45. Taylor F, Huffman M, Macedo A, et al.: Statins for the primary prevention of cardiovascular disease, *Cochrane Database Syst Rev* CD004816, 2013.
46. Moriarty PM, Jacobson TA, Bruckert E, et al.: Efficacy and safety of alirocumab, a monoclonal antibody to PCSK9, in statin-intolerant patients: design and rationale of ODYSSEY ALTERNATIVE, a randomized phase 3 trial, *J Clin Lipidol* 8(6):554–561, 2014.
47. Nissen SE, Stroes E, Dent-Acosta RE, et al.: Efficacy and tolerability of evolocumab vs ezetimibe in patients with muscle-related statin intolerance: the GAUSS-3 Randomized Clinical Trial, *JAMA* 315(15):1580–1590, 2016.
48. National Cholesterol Education Panel: Third Report of the National Cholesterol Education Program (NCEP) Expert Panel on Detection, Evaluation, and Treatment of High Blood Cholesterol in Adults (Adult Treatment Panel III) Final Report, *Circulation* 106:3143–3421, 2002.
49. Gidding SS, Ann Champagne M, de Ferranti SD, et al.: The agenda for familial hypercholesterolemia: a scientific statement from the American Heart Association, *Circulation* 132(22):2167–2192, 2015.
50. Wiegman A, Gidding SS, Watts GF, et al.: Familial hypercholesterolaemia in children and adolescents: gaining decades of life by optimizing detection and treatment, *Eur Heart J* 36(36):2425–2437, 2015.
51. Goldberg AC, Hopkins PN, Toth PP, et al.: Familial hypercholesterolemia: screening, diagnosis and management of pediatric and adult patients: clinical guidance from the National Lipid Association Expert Panel on Familial Hypercholesterolemia, *J Clin Lipidol* 5(3, Suppl 1):S1–S8, 2011.
52. Deleted in proofs.
53. Mozaffarian D, Benjamin EJ, Go AS, et al.: Heart Disease and Stroke Statistics—2016 Update: a report from the American Heart Association, *Circulation* 133(4):e38–e360, 2016.
54. Karmali KN, Goff Jr DC, Ning H, et al.: A systematic examination of the 2013 ACC/AHA pooled cohort risk assessment tool for atherosclerotic cardiovascular disease, *J Am Coll Cardiol* 64:959–968, 2014.
55. Deleted in proofs.
56. Paixao ARM, Ayers CR, Berry JD, et al.: Atherosclerotic cardiovascular prevention: a comparison between the Third Adult Treatment Panel and the New 2013 Treatment of Blood Cholesterol Guidelines, *Circulation Qual Cardiovasc Outcomes* 7:778–779, 2014.
57. Pencina MJ, Navar-Boggan AM, D'Agostino RB, et al.: Application of new cholesterol guidelines to a population-based sample, *N Engl J Med* 370:1422–1431, 2014.
58. Johnson KM, Dowe DA: Accuracy of statin assignment using the 2013 AHA/ACC Cholesterol Guideline versus the 2001 NCEP ATP III Guideline: correlation with atherosclerotic plaque imaging, *J Am Coll Cardiol* 64:910–919, 2014.
59. Pursnani A, Massaro JM, D'Agostino RB, et al.: Guideline-based statin eligibility, coronary artery calcification, and cardiovascular events, *JAMA* 314(2):134–141, 2015.
60. Mortensen M, Nordestgaard BG, Afzal S, et al.: ACC/AHA guidelines superior to ESC/EAS guidelines for primary prevention with statins in nondiabetic Europeans: the Copenhagen General Population Study, *Eur Heart J*, 2016. in press.
61. Puri R, Nissen SE, Shao M, et al.: Impact of baseline lipoprotein and C-reactive protein levels on coronary atheroma regression following high-intensity statin therapy, *Am J Cardiol* 114:1465–1472, 2014.
62. Boekholdt SM, Hovingh GK, Mora S, et al.: Very low levels of atherogenic lipoproteins and the risk for cardiovascular events: a meta-analysis of statin trials, *J Am Coll Cardiol* 64:485–494, 2014.
63. Perk J, De B, Gohlke H, et al.: European guidelines on cardiovascular disease prevention in clinical practice (version 2012). The Fifth Joint Task Force of the European Society of Cardiology and Other Societies on Cardiovascular Disease Prevention in Clinical Practice (constituted by representatives of nine societies and by invited experts). Developed with the special contribution of the European Association for Cardiovascular Prevention & Rehabilitation (EACPR), *Eur Heart J* 33(13):1635–1701, 2012.
64. LaRosa JC, Grundy SM, Waters DD, et al.: Intensive lipid lowering with atorvastatin in patients with stable coronary disease, *N Engl J Med* 352:1425–1435, 2005.
65. Pedersen TR, Faergeman O, Kastelein JJP, et al.: High-dose atorvastatin vs usual-dose simvastatin for secondary prevention after myocardial infarction: the IDEAL Study: a randomized controlled trial, *JAMA* 294:2437–2445, 2005.
66. Cannon C, Braunwald E, McCabe C, et al.: Intensive versus moderate lipid lowering with statins after acute coronary syndromes, *N Engl J Med* 350:1495–1504, 2004.
67. Miller M, Stone NJ, Ballantyne C, et al.: Triglycerides and cardiovascular disease: a scientific statement from the American Heart Association, *Circulation*, 2011.
68. Cholesterol Treatment Trialists Collaborators: Efficacy of cholesterol-lowering therapy in 18,686 people with diabetes in 14 randomised trials of statins: a meta-analysis, *Lancet* 371:117–125, 2008.
68a. Cholesterol Treatment Trialists' (CTT) Collaborators, Efficacy and safety of cholesterol-lowering treatment: prospective meta-analysis of data from 90,056 participants in 14 randomised trials of statins, *Lancet* 366:p. 1267–1278, 2005.
68b. The AIM-HIGH Investigators, Niacin in Patients with Low HDL Cholesterol Levels Receiving Intensive Statin Therapy, *N Engl J Med* 365:p. 2255–2267, 2011.
69. Taskinen M-R, Borén J: New insights into the pathophysiology of dyslipidemia in type 2 diabetes, *Atherosclerosis* 239(2):483–495, 2015.
70. Lloyd-Jones DM, Hong Y, Labarthe D, et al.: Defining and setting national goals for cardiovascular health promotion and disease reduction: the American Heart Association's strategic impact goal through 2020 and beyond, *Circulation* 121:586–613, 2010.
71. Salfati E, Nandkeolyar S, Fortmann SP, et al.: Susceptibility loci for clinical CAD and subclinical coronary atherosclerosis throughout the life-course, *Circ Cardiovasc Genet* 8(6):803–811, 2015.
72. Ridker P, Danielson E, Fonseca F, et al.: Rosuvastatin to prevent vascular events in men and women with elevated C-reactive protein, *N Engl J Med* 359:2195–2207, 2008.
73. Downs J, Clearfield M, Weis S, et al.: Primary prevention of acute coronary events with lovastatin in men and women with average cholesterol levels. Results of AFCAPS/TexCAPS, *JAMA* 279:1615–1622, 1998.
74. Nakamura H, Arakawa K, Itakura H, et al.: Primary prevention of cardiovascular disease with pravastatin in Japan (MEGA Study): a prospective randomised controlled trial, *Lancet* 368:1155–1163, 2006.
75. Glynn RJ, Koenig W, Nordestgaard BrG, et al.: Rosuvastatin for primary prevention in older persons with elevated C-reactive protein and low to average low-density lipoprotein cholesterol levels: exploratory analysis of a randomized trial, *Ann Intern Med* 152(8):488–496, 2010.
76. Shepherd J, Blauw G, Murphy M, et al.: Pravastatin in elderly individuals at risk of vascular disease (PROSPER): a randomised controlled trial, *Lancet* 360:1623–1630, 2002.
77. Deleted in proofs.
78. Kjekshus J, Apetrei E, Barrios V, et al.: Rosuvastatin in older patients with systolic heart failure, *N Engl J Med* 357:2248–2261, 2007.
79. Gissi-HF Investigators: Effect of rosuvastatin in patients with chronic heart failure (the GISSI-HF trial): a randomised, double-blind, placebo-controlled trial, *Lancet* 372:1231–1239, 2008.
80. Wanner C, Krane V, Marz W, et al.: Atorvastatin in patients with type 2 diabetes mellitus undergoing hemodialysis, *N Engl J Med* 353:238–248, 2005.
81. Fellstrom B, Jardine A, Schmieder M, et al.: Rosuvastatin and cardiovascular events in patients undergoing hemodialysis, *N Engl J Med* 360:1395–1407, 2009.
82. Ridker PM, Pradhan A, MacFadyen JG, et al.: Cardiovascular benefits and diabetes risks of statin therapy in primary prevention: an analysis from the JUPITER trial, *Lancet* 380:565–571, 2012.
83. Sattar N, Preiss D, Murray H, et al.: Statins and risk of incident diabetes: a collaborative meta-analysis of randomised statin trials, *Lancet* 375:735–742, 2010.
84. Robinson J: Statins and diabetes risk: how real is it and what are the mechanisms? *Curr Opin Lipidol* 26:228–235, 2015.
85. Stone N, Robinson J, Lichtenstein A, et al.: 2013 ACC/AHA guideline on the treatment of blood cholesterol to reduce atherosclerotic cardiovascular risk in adults, *Circulation* 129(Suppl 2):S1–S45, 2014.
86. Ridker PM, Cook NR: Statins: new American guidelines for prevention of cardiovascular disease, *Lancet* 382:1762–1765, 2013.
87. DeFilippis AP, Young R, Carrubba CJ, et al.: An analysis of calibration and discrimination among multiple cardiovascular risk scores in a modern multiethnic cohort, *Ann Intern Med* 162(4):266–275, 2015.
88. Kavousi M, Leening MG, Nanchen D, et al.: Comparison of application of the ACC/AHA guidelines, Adult Treatment Panel III guidelines, and European Society of Cardiology guidelines for cardiovascular disease prevention in a European cohort, *JAMA* 311(14):1416–1423, 2014.
89. Rana JS, Tabada GH, Solomon MD, et al.: Accuracy of the atherosclerotic cardiovascular risk equation in a large contemporary, multiethnic population, *J Am Coll Cardiol* 67(18):2118–2130, 2016.
90. Muntner P, Colantonio LD, Cushman M, et al.: Validation of the atherosclerotic cardiovascular disease pooled cohort risk equations, *JAMA* 311(14):1406–1415, 2014.
91. Soran H, Schofield JD, Durrington PN: Cholesterol, not just cardiovascular risk, is important in deciding who should receive statin treatment, *Eur Heart J* 36(43):2975–2983, 2015.
92. Nordestgaard BG, Chapman MJ, Ray K, et al.: Lipoprotein(a) as a cardiovascular risk factor: current status, *Eur Heart J* 31(23):2844–2853, 2010.
93. Kamstrup PR, Tybjærg-Hansen A, Nordestgaard BG: Extreme lipoprotein(a) levels and improved cardiovascular risk prediction, *J Am Coll Cardiol* 61(11):1146–1156, 2013.
94. Willeit P, Kiechl S, Kronenberg F, et al.: Discrimination and net reclassification of cardiovascular risk with lipoprotein(a): prospective 15-year outcomes in the Bruneck study, *J Am Coll Cardiol* 64:851–860, 2014.
95. Guan W, Cao J, Steffen BT, et al.: Race is a key variable in assigning lipoprotein(a) cutoff values for coronary heart disease risk assessment: the Multi-Ethnic Study of Atherosclerosis, *Arterioscler Thromb Vasc Biol* 35(4):996–1001, 2015.
96. Nasir K, Bittencourt MS, Blaha MJ, et al.: Implications of coronary artery calcium testing among statin candidates according to American College of Cardiology/American Heart Association Cholesterol Management Guidelines: MESA (Multi-Ethnic Study of Atherosclerosis), *J Am Coll Cardiol* 66(15):1657–1668, 2015.
97. Patel J, Al Rifai M, Blaha MJ, et al.: Coronary artery calcium improves risk assessment in adults with a family history of premature coronary heart disease: results from Multiethnic Study of Atherosclerosis, *Circ Cardiovass Imaging* 8(6):e003186, 2015.
98. Cho H, Klabunde CN, Yabroff KR, et al.: Comorbidity-adjusted life expectancy: a new tool to inform recommendations for optimal screening strategies, *Ann Intern Med* 159(10):667–676, 2013.
99. American Geriatrics Society: Patient-centered care for older adults with multiple chronic conditions: a stepwise approach from the American Geriatrics Society, *J Am Geriatr Soc*, 2012. http://dx.doi.org/10.1111/j.532-5415.2012.04187.x.
100. McClelland RL, Jorgensen NW, Budoff M, et al.: 10-Year coronary heart disease risk prediction using coronary artery calcium and traditional risk factors: derivation in the MESA (Multi-Ethnic Study of Atherosclerosis) with validation in the HNR (Heinz Nixdorf Recall) Study and the DHS (Dallas Heart Study), *J Am Coll Cardiol* 66(15):1643–1653, 2015.
101. Diehm C, Allenberg JR, Pittrow D, et al.: Mortality and vascular morbidity in older adults with asymptomatic versus symptomatic peripheral artery disease, *Circulation* 120(21):2053–2061, 2009.
102. Ito MK, McGowan MP, Moriarty PM: Management of familial hypercholesterolemias in adult patients: recommendations from the National Lipid Association Expert Panel on Familial Hypercholesterolemia, *J Clin Lipidol* 5(3, Suppl 1):S38–S45, 2011.
103. Cholesterol Treatment Trialists Collaborators: Efficacy and safety of LDL-lowering therapy among men and women: meta-analysis of individual data from 174,000 participants in 27 randomized trials, *Lancet*, 2015. http://dx.doi.org/10.1016/S0140-6736(14)61368-4.
104. Feinstein MJ, Achenbach CJ, Stone NJ, et al.: A systematic review of the usefulness of statin therapy in HIV-infected patients, *Am J Cardiol* 115(12):1760–1766, 2015.
105. Robinson J, Davidson M: Combination therapy with ezetimibe and simvastatin to acheive aggressive LDL reduction, *Expert Rev Cardiovasc Ther* 4:461–476, 2006.
106. Cannon CP, Blazing MA, Giugliano RP, et al.: Ezetimibe added to statin therapy after acute coronary syndromes, *N Engl J Med* 372(25):2387–2397, 2015.
107. Robinson JG, Ray K: Counterpoint: low-density cholesterol targets are not needed in lipid treatment guidelines, *Arterioscler Thromb Vasc Biol* 36(4):586–590, 2016.
108. Robinson JG, Stone NJ: The 2013 ACC/AHA guideline on the treatment of blood cholesterol to reduce atherosclerotic cardiovascular disease risk: a new paradigm supported by more evidence, 2015.
109. Deleted in proofs.
110. Lloyd-Jones DM, Morris PB, Ballantyne CM, et al.: 2016 ACC expert consensus decision pathway on the role of non-statin therapies for LDL-cholesterol lowering in the management of atherosclerotic cardiovascular disease risk. A report of the American College of Cardiology Task Force on Clinical Expert Consensus Documents, *J Am Coll Cardiol* 68(1):92–125, 2016.

111. Robinson JG: *Clinical Lipid Management*, ed 1, West Islip, NY, 2016, Professional Communications, Inc.
112. Amgen: Further cardiovascular outcomes research with PCSK9 inhibition in subjects with elevated risk (FOURIER), ClinicalTrials.gov. Identifier: NCT01764633, 2014. Available from: https://clinicaltrials.gov/ct2/show/NCT01764633?term=fourier+amgen&rank=1.
113. Sanofi/Regeneron: ODYSSEY Outcomes: evaluation of cardiovascular outcomes after an acute coronary syndrome during treatment with alirocumab SAR236553 (REGN727), ClinicalTrials.gov. Identifier: NCT01663402, 2015. Available from: https://clinicaltrials.gov/ct2/show/NCT01663402?term=odyssey+outcomes&rank=1.
114. Pfizer: The evaluation of bococizumab (PF-04950615; RN316) in reducing the occurrence of major cardiovascular events in high risk subjects (SPIRE-2b), ClinicalTrials.gov. Identifier: NCT01975389, 2015. Available from: https://clinicaltrials.gov/ct2/show/NCT01975389?term=pfizer+SPIRE&rank=3.
115. Sabatine MS, Giugliano RP, Wiviott SD, et al.: Efficacy and safety of evolocumab in reducing lipids and cardiovascular events, *N Engl J Med* 372(16):1500–1509, 2015.
116. Robinson JG, Farnier M, Krempf M, et al.: Efficacy and safety of alirocumab in reducing lipids and cardiovascular events, *N Engl J Med* 372(16):1489–1499, 2015.
117. Sanofi Aventis, Regeneron Pharmaceuticals Inc: Praluent (alirocumab injection) manufacturer's prescribing information. Available from: http://products.sanofi.us/praluent/praluent.pdf, 2015.
118. Amgen: Repatha (evolocumab) injection prescribing information. Available from: http://pi.amgen.com/united_states/repatha/repatha_pi_hcp_english.pdf, 2015.
119. Tice JA, Kazi DS, Pearson SD: Proprotein convertase subtilisin/kexin type 9 (PCSK9) inhibitors for treatment of high cholesterol levels: effectiveness and value, *JAMA Intern Med* 176(1):107–108, 2016.
120. Lipid Research Clinics Program: The Lipid Research Clinics Coronary Primary Prevention Trial results. I. Reduction in incidence of coronary heart disease, *JAMA* 251:351–364, 1984.
121. Coronary Drug Project: Clofibrate and niacin in coronary heart disease, *JAMA* 231:360–380, 1975.
122. The HPS2-THRIVE Collaborative Group. Effects of extended-release niacin with laropiprant in high-risk patients, *N Engl J Med* 371:203–2012, 2014.
123. Abourbih S, Filion KB, Joseph L, et al.: Effect of fibrates on lipid profiles and cardiovascular outcomes: a systematic review, *Am J Med* 122(10):962, 2009. e1-e8.
124. Berglund L, Brunzell JD, Goldberg AC, et al.: Evaluation and treatment of hypertriglyceridemia: an Endocrine Society clinical practice guideline, *J Clin Endocrinol Metab* 97(9):2969–2989, 2012.
125. The FIELD Study Investigators: Effects of long-term fenofibrate therapy on cardiovascular events in 9795 people with type 2 diabetes mellitus (the FIELD study): randomised controlled trial, *Lancet* 366:1849–1861, 2005.
126. The ACCORD Study Group: Effects of combination lipid therapy in type 2 diabetes mellitus, *N Engl J Med* 362:1563–1574, 2010.
127. Rubins H, Robins S, Collins D, et al.: Gemfibrozil for the secondary prevention of coronary heart disease in men with low levels of high-density lipoprotein cholesterol. Veterans Affairs High-Density Lipoprotein Cholesterol Intervention Trial Study Group, *N Engl J Med* 341:410–418, 1999.
128. Manninen V, Elo MO, Frick MH, et al.: Lipid alterations and decline in the incidence of coronary heart disease in the Helsinki Heart Study, *JAMA* 260:641–651, 1988.
129. Davidson MH, Armani A, McKenney JM, et al.: Safety considerations with fibrate therapy, *Am J Cardiol* 99(6, Suppl 1):S3–S18, 2007.
130. Hegele RA, Ginsberg H, Chapman J, et al.: The polygenic nature of hypertriglceridaemia: implications for definition, diagnosis, and management, *Lancet Diab Endocrinol* 655–666, 2014.
131. Miller M, Stone NJ, Ballantyne C, et al.: Triglycerides and cardiovascular disease: a scientific statement from the American Heart Association, *Circulation* 123(20):2292–2333, 2011.
132. Briel M, Ferreira-Gonzalez I, You JJ, et al.: Association between change in high density lipoprotein cholesterol and cardiovascular disease morbidity and mortality: systematic review and meta-regression analysis, *BMJ* 338:b92, 2009.
133. Deleted in proofs.
134. Tzoulaki I, Elliott P, Kontis V, et al.: Worldwide exposures to cardiovascular risk factors and associated health effects: current knowledge and data gaps, *Circulation* 133(23):2314–2333, 2016.
135. Emdin CA, Anderson SG, Callender T, et al.: Usual blood pressure, peripheral arterial disease, and vascular risk: cohort study of 4.2 million adults, *BMJ* 351, 2015.
136. Blood Pressure Lowering Treatment Trialists' Collaboration: Blood pressure lowering and major cardiovascular events in people with and without chronic kidney disease: meta-analysis of randomised controlled trials, *BMJ* 347, 2013.
137. Law M, Morris J, Wald N: Use of blood pressure lowering drugs in the prevention of cardiovascular disease: meta-analysis of 147 randomised trials in the context of expectations from prospective epidemiological studies, *BMJ* 338: b1665, 2009.
138. Fretheim A, Odgaard-Jensen J, Brors O, et al.: Comparative effectiveness of antihypertensive medication for primary prevention of cardiovascular disease: systematic review and multiple treatments meta-analysis, *BMC Med* 10(1):33, 2012.
139. Siu AL: Screening for high blood pressure in adults: U.S. Preventive Services Task Force Recommendation Statement, *Ann Intern Med* 163(10):778–786, 2015.
140. Lonn EM, Bosch J, López-Jaramillo P, et al.: Blood-pressure lowering in intermediate-risk persons without cardiovascular disease, *N Engl J Med* 374(21):2009–2020, 2016.
141. Chobanian AV, Bakris GL, Black HR, et al.: The Seventh Report of the Joint National Committee on Prevention, Detection, Evaluation, and Treatment of High Blood Pressure: the JNC 7 Report, *JAMA* 289:2560–2571, 2003.
142. Mancia G, Fagard R, Narkiewicz K, et al.: 2013 ESH/ESC guidelines for the management of arterial hypertension: the Task Force for the Management of Arterial Hypertension of the European Society of Hypertension (ESH) and of the European Society of Cardiology (ESC), *Eur Heart J* 34(28):2159–2219, 2013.
143. Padwal R, Rabi DM, Schiffrin EL: Recommendations for intensive blood pressure lowering in high-risk patients, the canadian viewpoint, *Hypertension* 68(1):3–5, 2016.
144. Siegel R, Ma J, Zou Z, et al.: Cancer statistics, 2014 *Cancer J Clin*64:9–29, 2014.
145. Patrono C: The multifaceted clinical readouts of platelet inhibition by low-dose aspirin, *J Am Coll Cardiol* 66(1):74–85, 2015.
146. Gauirguis-Blake J, Evans C, Senger A, et al.: *Aspirin for the primary prevention of cardiovascular events: a systematic evidence review for the US Preventive Services Task Force. Evidence Synthesis No 131*, Rockville (MD), 2015, Agency for Healthcare Research and Quality (US). http://www.ncbi.nlm.nih.gov/books/NBK321623/.
147. Ikeda Y, Shimada K, Teramoto T, et al.: Low-dose aspirin for primary prevention of cardiovascular events in Japanese patients 60 years and older with atherosclerotic risk factors: a randomized clinical trial, *JAMA* 312:2510–2520, 2014.
148. Chubak J, Kamineni A, Buist D, et al.: *Aspirin use for the prevention of colorectal cancer: an updated systematic evidence review for the U.S. Preventive Services Task Force*, Rockville (MD), 2015, Agency for Healthcare Research and Quality (US): U.S. Preventive Services Task Force Evidence Syntheses, formerly Systematic Evidence Reviews. http://www.ncbi.nlm.nih.gov/pubmedhealth/PMH0079342/.
149. Whitlock EP, Burda BU, Williams SB, et al.: Bleeding risks with aspirin use for primary prevention in adults: a systematic review for the U.S. Preventive Services Task Force, *Ann Intern Med* 164(12):826–835, 2016.
150. Williams CD, Chan AT, Elman MR, et al.: Aspirin use among adults in the U.S.: results of a national survey, *Am J Prev Med* 48(5):501–508, 2015.
151. Minneapolis Medical Research Foundation: Aspirin Reducing Events in the Elderly (ASPREE). ClinicalTrials.gov. Identifier: NCT01038583. Available from: http://clinicaltrials.gov/ct2/show/NCT01038583?term=aspree&rank=1.
152. Major RW, Oozeerally I, Dawson S, et al. Aspirin and cardiovascular primary prevention in non-endstage chronic kidney disease: a meta-analysis. Atherosclerosis. 251:177–182, 2016.

29 无症状个体中筛查动脉粥样硬化性心血管疾病

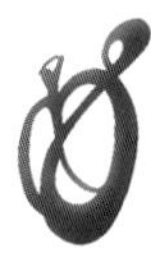

Erin D. Michos，Michael J. Blaha，Seth S. Martin，Roger S. Blumenthal
化 冰 译

引言

尽管 2001—2011 年动脉粥样硬化性心脏病（ASCVD）（即 CAD 或卒中）的死亡率下降了 31%，ASCVD 仍占美国居民死亡原因的 1/3[1]。超过 1/3 死于 ASCVD 的人的平均年龄在 75 岁以下，低于目前 79 岁的预期寿命[1]。ASCVD 患者存在一定范围，许多接受一级预防的高危患者 ASCVD 事件发生率与接受二级预防的低危患者（既往发生过 ASCVD 事件的患者）相似。

由于 1/2 以上的主要 ASCVD 事件发生在既往无症状的人群中，早期识别"高危"患者并开展预防和治疗策略至关重要。动脉粥样硬化有较长的潜伏期，故允许进行上述干预措施。事实上，通过改善生活方式和药物控制胆固醇、血压和血糖，强化干预危险因素已被证明能够一定程度上逆转和稳定已有的动脉粥样硬化斑块，最终减少 ASCVD 事件[2]。

不幸的是，在大多数人群中，不健康的生活方式和较差的危险因素控制的比例仍然很高。降低 ASCVD 风险的一些最有效的干预措施是改变生活方式。必须重视预防 ASCVD 危险因素发生（零级预防）和治疗现有危险因素（一级预防）。

1985 年，Geoffrey Rose 写了一篇具有开创性的文章，题为"Sick individuals and sick populations"。文章传达了一个关键信息，即尽管高危人群从预防措施中获益最多，但死于 ASCVD 的人多为中低危人群，原因很简单，因为更多的人属于这类人群[3]。这被称为经典的罗斯悖论，强调"高危"和"以人群为基础"的预防策略都是必要的，而且实际上是互补的[4]。因此必须采用基于人群和个体化的方法来全面预防 ASCVD（图 29.1）。个体化风险评估的目的是确定通过干预措施能够有效改变疾病进程和降低 ASCVD 发病率和（或）死亡率的患者。

在本章中，我们探讨各种用以"筛查"无症状个体 ASCVD 的试验及检查方法。我们将比较传统的基于人群的筛查和个体化风险评估在降低 ASCVD 风险和改善心血管健康方面的作用差异。在评估和管理 CAD 患者或症状疑似 CAD 患者时，还有其他常用的检查方法用于明确诊断［如超声心动图、药物负荷试验、CCTA、心脏 MRI 和冠状动脉造影］。由于我们将重点放在对无症状个体的评估上，所以这里不详细讨论这些检查。表 29.1 列出了筛查、个体化风险评估和诊断试验之间准确的概念区别。

传统筛查与个体化风险评估的差异

传统筛查的定义是对普通人群进行常规评估，目的是在没有疾病症状或体征的人群中发现疾病，而不是排除疾病[5]。1968 年，Wilson 与 Jungner 概

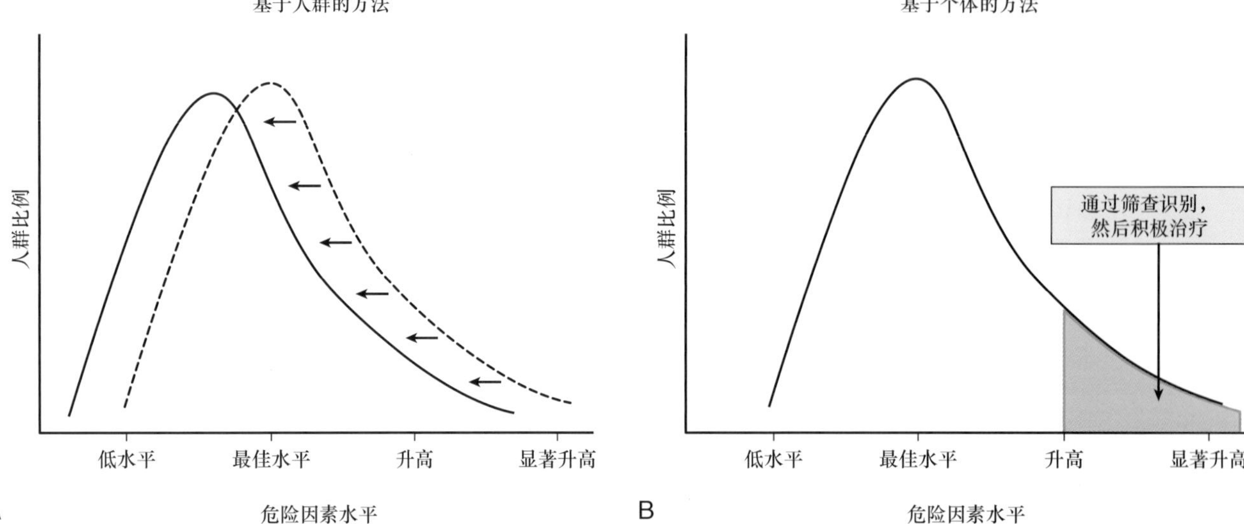

图 29.1 （**A**）基于人群的危险因素控制方法。（**B**）基于个体的危险因素控制方法。（From Blaha MJ，Gluckman T，Blumenthal RS. Chapter 1-Preventive cardiology：past，present，and future. In：Blumenthal RS，Wong N，Foody D，editors. Preventive Cardiology：A Companion to Braunwald's Heart Disease. 2011：Chapter 1.）

表 29.1　筛查 ASCVD 的相关名词解释

	目标	目标人群	筛查结果	有效性参数	潜在有效的策略实例	指南
传统筛查	早期发现隐匿疾病	健康人 普通无症状人群	识别高危患者	敏感性 特异性 PPV NPV	基于人群的总胆固醇和血压筛查	USPSTF
个体风险评估	为制订临床决策提供个体化风险评估	"中等"风险的患者 "治疗方案不确定"的患者	识别低于预期的风险（"化解风险"）与识别高于预期的风险	曲线下面积 NRI NNT NNH	总体风险评分 冠状动脉钙化积分	ACC/AHA ESC/EAS
诊断性试验	确认临床疑诊，做出诊断	有症状患者	做出临床诊断	敏感性 特异性 阴性似然比 阳性似然比	负荷超声心动图	ACC/AHA

ACC，美国心脏病学会；AHA，美国心脏协会；EAS，欧洲动脉粥样硬化学会；ESC，欧洲心脏病学会；NNH，因治疗导致 1 例不良事件发生所需要治疗的病例数；NNT，为避免 1 例不良事件发生所需要治疗的病例数；NPV，阴性预测值；NRI，净重分类改善度；PPV，阳性预测值；USPSTF，美国预防服务工作组

述了 WHO 合理筛查项目的 10 项标准（框 29.1）[5] 并沿用至今。简单地说，一个筛查项目应针对与重大健康问题相关的疾病，针对有较长潜伏期的疾病可能能早期发现疾病，使早期治疗比在晚期治疗更有获益，筛查的潜在获益大于成本。

因此，对 ASCVD 的筛查符合 WHO 的这些标准，且由于疾病有较长的潜伏期，早期筛查的新技术不断涌现，目前拥有已证实能减缓自然疾病进程的治疗方法，这使得对 ASCVD 的筛查非常必要。尽管如此，许多专家指出，由于存在检查结果呈假阳性、下游检查不当以及"假性疾病"，ASCVD 患者的筛查存在潜在问题[6]。假性疾病意味着一些亚临床动脉粥样硬

框 29.1　筛查项目的 Wilson-Jungner 标准

1. 正在筛查的疾病应是一个重大的健康问题
2. 应充分了解该疾病的自然病史
3. 疾病应有潜伏期，在这阶段可能早期发现疾病
4. 早期治疗应比后期治疗获益更大
5. 应对疾病早期制订合适的检查方案
6. 检查方案应能被大众所接受
7. 应确定重复检查的间隔时间
8. 应提供足够的卫生服务，以应对因筛查而增加的临床工作量
9. 无论是生理上还是心理上的风险，都应小于获益
10. 成本应与获益相平衡

From Wilson JMG，Jungner G. Principles and Practice of Screening for Disease. Geneva：World Health Organization；1968.

化患者可能并不一定会发生 ASCVD 事件，并且存在药物治疗过度的风险。

WHO 标准之一是成本应与潜在获益相平衡。对于 ASCVD 筛查，成本不仅包括筛查试验本身的直接成本，还包括额外检查、专业转诊和治疗的下游成本；有时筛查甚至会进行侵入性操作，如冠状动脉造影和血运重建，这些都有其相关的风险和费用[7]。此外，由于亚临床动脉粥样硬化或轻度左心室功能不全，患者产生的焦虑或被贴上“疾病”的标签也可能对他们造成心理伤害。

多个组织机构已经发布了 ASCVD 筛查指南，包括 USPSTF、ACC/AHA、ESC/EAS。有趣的是，这些指南常得出不同的结论，这在很大程度上是由于对常规临床诊疗中筛查的作用有不同理解。表 29.2 概述了现有的筛查或风险评估工具，以及这些主要指南机构对无症状个体应用这些评估工具的推荐建议。

USPSTF 一直建议除了检查传统的 ASCVD 危险因素（如总胆固醇和血压）外，避免进行常规的 ASCVD 筛查[8]。USPSTF 的建议需结合对传统筛查的定义来理解。由于目前大多数用于诊断 CAD 的试验都受到对未来 CAD 事件的低阳性预测值的限制（这样会产生假阳性试验和过度医疗的疑虑），这些临床试验无法作为符合 USPSTF 标准的广泛人群筛查试验。

ACC/AHA 指南[9-10]与 ESC 指南[11]采取不同的筛查方法，即针对个体患者提出建议而不是针对广大人群。这种方法通常被称为临床风险评估。个体化风险评估的目的是制订诊疗决策，特别是对于中危患者或治疗决策不确定的患者。传统的筛查只关注于疾病的检测，与此相反，在进行个体风险评估时，识别 ASCVD 低风险患者（不需要积极的药物预防与治疗的患者）同样重要。个体化风险评估的特点是患者在检查后风险分层级别可能会有所调整（即重新风险分层）。临床风险评估提供了使部分患者被排除在高危患者之外（以及降低预防干预程度、避免或停止药物治疗）的可能性，而这些患者原本则需要接受基于 ASCVD 风险筛查所制订的积极治疗方案。

基于人群的预防：是否需要筛查?

多项 ASCVD 的预防策略不需要任何类型的筛查。其中最重要的是单纯以人群为基础的策略，这些策略旨在降低整个人群中每个人的风险，并且这是最初 ASCVD 预防的主要工具。以人群为基础的预防策略的成功实例包括公共场所禁烟、反式脂肪禁令和在包装食品和调制食品中限盐。

一些专家主张取消正式的筛查，采用简单的“全体治疗”方法预防 ASCVD。例如，一些成本效益分析表明，使用低成本的他汀类药物治疗所有 55 岁及以上的成人，可能比目前任何可用的筛查策略所产生的成本效益都更划算[12]。一种针对医疗资源紧缺人群的治疗策略是应用复方制剂，所有老年患者都使用包括他汀类药物、阿司匹林、ACEI 或 ARB，以及噻嗪类利尿剂在内的复方制剂治疗[13]。有趣的是，2013 年 ACC/AHA 胆固醇指南[14]降低了推荐他汀类药物治疗的门槛，该指南建议对 60 岁以上的男性和 65 岁以上的女性启动他汀治疗，这已向改良的基于年龄的全体治疗策略逐步推进。作为一般原则，当治疗阈值降低，传统的基于人群的筛查的重要性会下降（因为绝大多数人已经需要药物治疗）且个人风险评估的重要性增加（确定哪些个体可能在此时和未来几年无需药物治疗）。

因此，在大多数医疗预算较高的工业化国家，越来越多地推动更加个体化的预防性治疗。个体风险评估的一个基本目标是通过将预防治疗的强度与患者的绝对风险相匹配来限制过度治疗，从而在最大限度提高获益的同时将潜在风险降到最低（图 29.2）。

始于总体风险评估的个体化筛查

筛查的典型初始方法是确定传统的 ASCVD 危险因素，并针对特定年龄组（通常不包括年轻人和老年人），评估每个人的 10 年 ASCVD 总体风险。目前已存在多种风险预测模型（表 29.3）。大多数模型纳入年龄、性别、吸烟状况、收缩压（以及降压治疗）、总胆固醇、HDL-C 和糖尿病等项目。一些模型还纳入了 ASCVD 的家族史（Reynolds 风险评分[15-16]、QRISK[17]、ASSIGN[18]、PROCAM[19]）或炎症标志物（Reynolds 风险评分），一些欧洲风险评分模型（QRISK、ASSIGN）还独特地纳入了社会剥夺程度进行评估。

ESC/EAS 指南建议使用 SCORE[20]系统评估 10 年致死性 ASCVD 风险，并对欧洲高风险和低风险地区分别进行风险评估[21]。在 ESC/EAS 指南中，药物治疗血脂异常（与生活方式干预相比）的建议是

表 29.2 潜在 ASCVD 筛查或风险评估工具及 USPSTF、ACC/AHA 和 ESC/EAS 指南的推荐使用

	USPSTF	ACC/AHA	ACC/AHA	ESC/EAS
推荐等级	A 级：推荐。很明确有显著获益 B 级：推荐。很明确有获益或可能有显著获益 C 级：可考虑应用于特定患者。对大多数人可能仅有较小获益 D 级：不推荐。可能或很明确没有获益或风险大于获益 Ⅰ级：不推荐。无足够证据平衡风险与获益	Ⅰ类：推荐。获益远大于风险 Ⅱ a 类：合理。获益一般大于风险 Ⅱ b 类：可考虑。有效性不能确定 Ⅲ类：无获益或有风险。不推荐	Ⅰ类：推荐。获益远大于风险 Ⅱ a 类：合理。获益一般大于风险 Ⅱ b 类：可考虑。有效性不能确定 Ⅲ类：无获益或有风险。不推荐	Ⅰ类：推荐。获益远大于风险 Ⅱ a 类：合理。获益一般大于风险 Ⅱ b 类：可考虑。有效性不能确定 Ⅲ类：无获益或有风险。不推荐
	USPSTF	**2010 年 ACC/AHA 风险评估** [9]	**2013 年 ACC/AHA 风险评估** [10]	**ESC/EAS**
总体风险评估	2009 [8] 临床医生应使用 Framingham 风险模型评估 CAD 风险，并基于此风险指导治疗，直到获得更多的证据	2010 总体风险评分（如 FRS）应在所有无症状且无已知 CAD 的成人中应用（Ⅰ类）	2013 应用种族/性别合并队列方程预测 40 ～ 79 岁的非西班牙裔黑人和白人 10 年 ASCVD 事件风险（Ⅰ类），并考虑将其用于其他种族/人种人群（Ⅱ b 类） 每 4 ～ 6 年评估 20 ～ 79 岁成人的 ASCVD 危险因素，每 4 ～ 6 年评估 40 ～ 79 岁无已知 ASCVD 成人 10 年 ASCVD 风险（Ⅱ a 类） 评估 20 ～ 59 岁无 ASCVD 且短期非高风险的成人 30 年或终身风险（Ⅱ b 类）	2011 [21] 建议对 ASCVD、糖尿病、高血压、吸烟、肥胖、ASCVD 家族史、血脂异常家族史、慢性炎症性疾病、慢性肾病（Ⅰ类）以及 40 岁以上男性与 50 岁以上女性（Ⅱ b 类）进行血脂筛查 2012 [11] 建议对无症状、无 ASCVD 证据的成人应用多种模型（如 SCORE）评估总体风险（Ⅰ类，证据等级 C 级）
静息心电图	2012 [83] 不推荐应用静息心电图来筛查无症状、CAD 事件低风险的成人（D 级） 没有充足证据支持使用静息心电图筛查无症状且 CAD 事件中高风险的成人（Ⅰ级）	2010 在合并高血压、糖尿病的无症状成人（Ⅱ a）或无高血压/糖尿病的成人中应用可能是合理的（Ⅱ b）	2013 未提及	
平板运动心电图	2012 [83] 不推荐应用平板运动心电图来筛查无症状且 CAD 事件低风险的成人（D 级） 没有充足证据支持使用平板运动心电图筛查无症状且 CAD 事件中高风险的成人（Ⅰ级）	2010 对无症状的中等风险成人进行风险评估可能是合理的，特别是非心电图因素被认为反映运动耐量时（Ⅱ b）	2013 不推荐或反对检测心肺运动功能	2012 [11] 平板运动心电图可用于中等风险且无症状成人的 ASCVD 风险评估（包括久坐不动的成人考虑开始进行剧烈运动时），特别是当关注非心电图标志物时，如心肺健康（Ⅱ b 类，证据等级 B 级）

表 29.2（续） 潜在 ASCVD 筛查或风险评估工具及 USPSTF、ACC/AHA 和 ESC/EAS 指南的推荐使用

	USPSTF	2010 年 ACC/AHA 风险评估[9]	2013 年 ACC/AHA 风险评估[10]	ESC/EAS
冠状动脉钙化积分（CAC）	2009[8] 没有充足证据支持使用 CAC 来筛查中等风险的成人（Ⅰ级）	2010 对中等风险成人进行风险评估可能是合理的（10% ～ 20% ATP Ⅲ FRS）（Ⅱ a 类）或可以考虑用于中低风险成人（6% ～ 10%）（Ⅱ b 类）	2013 如果基于风险的治疗决策不能确定，CAC ≥ 300 或 ≥ 同年龄 / 性别 / 种族的第 75 个百分位数时，可考虑升高风险分层等级（Ⅱ b 类）	2012[11] CAC 测定可用于中等风险且无症状成人的 ASCVD 风险评估（Ⅱ a 类，证据等级 B 级）
颈动脉内膜中层厚度（cIMT）	2014[155] 不应在普通人群中筛查颈动脉狭窄（D 级） 2009[8] 没有充足证据支持应用 cIMT 对中等风险的成人进行风险评估（Ⅰ级）	2010 对中等风险成人进行风险评估可能是合理的（Ⅱ a 类）	2013 不推荐（Ⅲ类）	2012[11] cIMT 检测和（或）筛查颈动脉斑块可用于中等风险且无症状成人的 ASCVD 风险评估（Ⅱ a 类，证据等级 B 级）
踝臂指数（ABI）	2013[164] 没有足够的证据支持或反对在普通人群中进行筛查（Ⅰ级）；如果有获益，将是在周围动脉疾病风险增加且尚未接受降低 ASCVD 风险干预措施的人群中 2009[8] 没有充足的证据支持应用 ABI 对中等风险的成人进行风险评估（Ⅰ级）	2010 对于中等风险的患者可能是合理的（Ⅱ a 类）	2013 如果基于风险的治疗决策不能确定，ABI ＜ 0.9 时可考虑升高风险分层等级（Ⅱ b 类）	2012[11] 可用于中等风险且无症状成人的 ASCVD 风险评估（Ⅱ a 类，证据等级 B 级）
超敏 C 反应蛋白（hs-CRP）	2009[8] 没有充足的证据支持应用于中等风险的成人的风险分层（Ⅰ级）	2010 对于 ≥ 50 岁的男性或 ≥ 60 岁的女性且 LDL-C ＜ 130 mg/dl 尚未服用他汀类药物（即 JUPITER 纳入标准），选择性他汀类药物治疗可能有效（Ⅱ a 类） 对于中等风险且无症状的 ≥ 50 岁男性或 ≥ 60 岁的女性进行风险评估可能是合理的（Ⅱ b 类） 不推荐应用于低风险或高风险成人（男性 ＜ 50 岁，女性 ＜ 60 岁）（Ⅲ类）	2013 如果基于风险的治疗决策不能确定，hs-CRP ≥ 2 mg/L 时可考虑升高风险分层等级（Ⅱ b 类）	2012[11] hs-CRP 可被考虑用于对异常或中等风险成人的 ASCVD 风险评估（Ⅱ b 类，证据等级 B 级） hs-CRP 不应被用于评估无症状的低风险和高风险患者的 10 年 ASCVD 风险（Ⅲ类，证据等级 B 级）
冠状动脉 CT 造影（CCTA）		2010 不推荐用于无症状成人的风险评估（Ⅲ类）	2013 未提及	2013[190] 不推荐作为非临床疑诊 CHD 的无症状个体的筛查试验（Ⅲ类）

ACC，美国心脏病学会；AHA，美国心脏协会；CHD，冠状动脉性心脏病；CT，计算机断层扫描；EAS，欧洲动脉粥样硬化学会；ESC，欧洲心脏病学会；FRS，Framingham 风险评分；LDL-C，低密度脂蛋白胆固醇；USPSTF，美国预防服务工作组

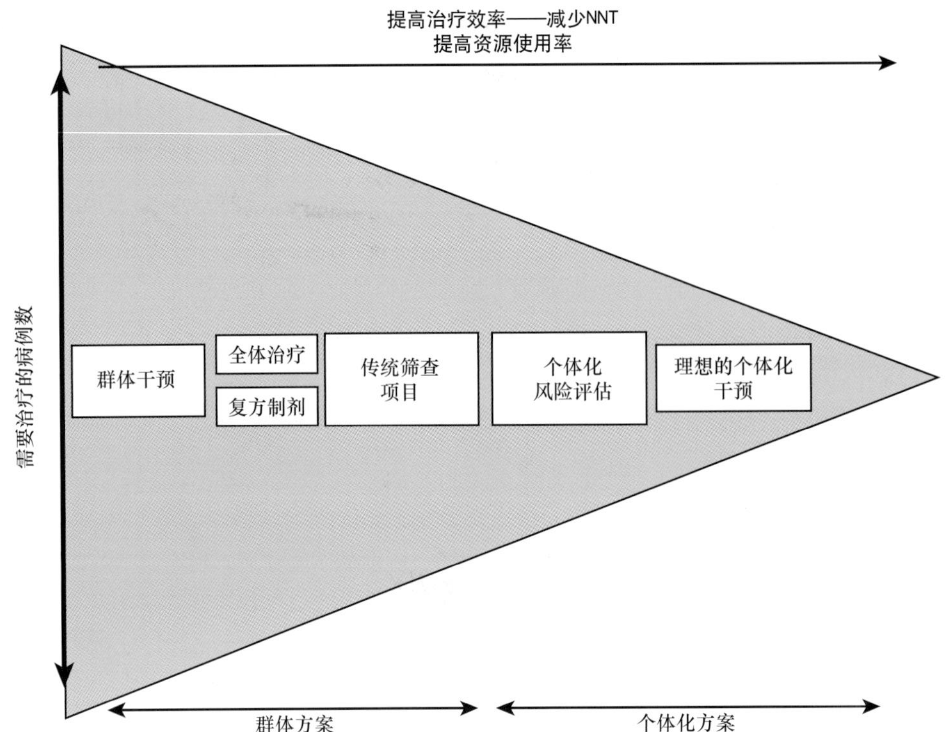

图 29.2 以群体为基础与以个体为基础的预防治疗方法：目标群体的选择。随着从基于群体的方案到基于个体化的方案的治疗范围缩小，需要治疗的病例数（NNT）减少且资源使用率提高

基于使用 SCORE（＜1% 为低危，1%～4% 为中危，5%～10% 为高危，≥10% 为极高危）和 LDL-C 水平对 10 年致死性 ASCVD 风险进行评估[21]。一般来说，推荐对预测致死性 ASCVD 风险较高的患者进行积极药物干预使 LDL-C 水平更低。

在美国，2013 年 ACC/AHA 心血管风险评估指南[10]支持每 4～6 年对 20～79 岁人群进行 1 次危险因素筛查，并将合并队列方程应用于 40～79 岁的无症状成人，以评估 10 年首次“硬终点”ASCVD 事件（MI 或卒中）风险。ACC/AHA 风险评估模型并不能用于已经接受他汀类药物治疗的患者。与既往的心血管风险评分不同，现有单独的根据不同的种族（如非西班牙裔白人和黑人）和性别进行的更精确的风险预测模型。这些指南与 ACC/AHA 胆固醇指南相关联[14]，建议高危患者（10 年 ASCVD 预测风险≥7.5%）在知情同意后使用他汀类药物[22]。此外，未来 10 年预测风险为 5%～7.4% 的患者也可以考虑在知情同意后接受中等强度的他汀类药物治疗。另外，ACC/AHA 指南支持对 20～59 岁短期（即 10 年）非高风险的患者基于传统危险因素评估 30 年或终身 ASCVD 风险。

USPSTF 还在其网站上发布了他汀类药物用于成人 ASCVD 一级预防的建议草案[23]。他们建议，在他汀类药物使用中获益最大的人群为 40～75 岁伴有至少 1 个 ASCVD 的其他危险因素，且 10 年 ASCVD 风险≥10%（B 级推荐）。他们认为 10 年风险估计在 7.5%～10% 的患者获益的可能性较小，应咨询医生是否用药（C 级推荐）。

在总体风险评估后仍然存在风险不确定性

与美国和欧洲建立的 ASCVD 风险评估模型相比，世界上许多地区如金砖国家（巴西、俄罗斯、印度、中国和南非）还没有开发出准确的模型。然而，这些国家的心血管疾病负担沉重[24]。目前的风险评估模型可能高估或低估了这些人群的风险。ACC/AHA 合并队列方程应谨慎用于美国以外的群体以及美国境内非白人或非黑人群体。其可能导致中国人 / 东亚人的 ASCVD 风险被高估，而美洲印第安人和南亚人的 ASCVD 风险被低估。

此外，流行病学趋势表明美国[25]与许多发达国家的 ASCVD 发病率逐渐降低，因而使人产生担忧，即基于历史数据得到的 ACC/AHA 合并队列方程等风险评估模型可能会系统性地高估现代人群的 ASCVD 风险[26-27]。

表 29.3　总体心血管风险预测模型的比较

	地区	变量	预测结果	亚组注释
SCORE[20]（2003）	欧洲	年龄、性别、吸烟、SBP、总胆固醇	10 年总体致死性* ASCVD 风险（MI、卒中、闭塞性动脉疾病、心脏性猝死）	欧洲低风险与高风险地区的独立方程糖尿病患者已被认为是高风险
Framingham CHD[191]（1998）	美国马萨诸塞州弗雷明汉	年龄、性别、总胆固醇或 LDL-C、HDL-C、SBP、糖尿病、吸烟	10 年总体 CAD 风险（心绞痛、不稳定型心绞痛、MI、CAD 死亡）	
Framingham 总体 CVD[192]（2008）	美国马萨诸塞州弗雷明汉	年龄、性别、总胆固醇、HDL-C、SBP、降压治疗、糖尿病、吸烟	10 年 ASCVD 硬终点与心力衰竭风险（MI、CAD 死亡、卒中、卒中死亡、心力衰竭）	
ATP Ⅲ[193]（2001）	美国马萨诸塞州弗雷明汉	年龄、性别、总胆固醇、HDL-C、SBP、降压治疗、吸烟	10 年 CAD 硬终点风险（MI 或 CAD 死亡）	糖尿病患者已被认为是高风险
Reynolds 风险评分（2008，男性[16]；162007，女性[15]）	美国	男性：年龄、总胆固醇、HDL-C、hs-CRP、SBP、吸烟、早发 CAD 家族史 女性：年龄、总胆固醇、HDL-C、hs-CRP、SBP、糖化血红蛋白、早发 CAD 家族史	包括血运重建在内的 10 年总体 CAD 风险（MI、CAD 死亡、卒中，卒中死亡，冠状动脉血运重建）	男性与女性，以及非西班牙裔白人和非西班牙裔黑人的独立方程
QRisk[17]（2007）	英国	年龄、性别、吸烟、SBP、降压治疗、总胆固醇与 HDL-C 的比值、体重指数、早发 CAD 家族史、社会剥夺	包括血运重建在内的 10 年总体 CAD 风险（心绞痛、不稳定型心绞痛、血运重建、MI、CAD 死亡、卒中、卒中死亡、TIA）	
ACC/AHA 合并队列方程[10]（2013）	美国	年龄、性别、种族、总胆固醇、HDL-C、SBP、降压治疗、吸烟、糖尿病	10 年 ASCVD 硬终点风险（MI、CAD 死亡、卒中、卒中死亡）	除白人与黑人外的种族需应用白人种族的方程
PROCAM[19]（2002）	德国	年龄、LDL-C、HDL-C、SBP、糖尿病、吸烟、CVD 家族史	10 年 ASCVD 硬终点风险（MI、CAD 死亡）	仅有应用于男性的方程
ASSIGN[18]（2007）	苏格兰	年龄、性别、邮编（地区）、社会剥夺、吸烟状态与烟草摄入量、CVD 家族史、总胆固醇、HDL-C、SBP、糖尿病	10 年 ASCVD 风险（CAD、脑血管疾病、ASCVD 死亡、血运重建）	

* 为评估非致死性＋致死性 ASCVD 风险，男性乘以 3，女性乘以 4，老年人稍减少

ASCVD，动脉粥样硬化性心脏病；CAD，冠状动脉疾病；HDL-C，高密度脂蛋白胆固醇；hs-CRP，超敏 C 反应蛋白；LDL-C，低密度脂蛋白胆固醇；MI，心肌梗死；SBP，收缩压；TIA，短暂性脑缺血发作

此外，对于所有的风险计算模型，将基于人群的评估结果应用于个体层面的临床决策可能存在问题。具体来说，这些计算模型估算了一组具有相似危险因素的个体的平均风险；然而，对该群体给定的风险评分的准确性远远高于对组内的任何个体。实际上，对于个体来说，每个评估都有一个未知的理论上的置信区间，并且可能会重叠个体化治疗的阈值[28]。

2013 年 ACC/AHA 指南的一个重要特点是，在许多情况下，在最初的 10 年风险被评估后，对患者或临床医生来说关于他汀类药物治疗的决策仍然是不确定的。指南允许在有下列情况之一时，升高患者风险分层等级：终身风险升高、早发 ASCVD 家族史、hs-CRP ≥ 2.0 mg/L，LDL-C ≥ 160 mg/dl，异常冠状动脉钙化（CAC）积分（钙化积分≥ 300 或≥同

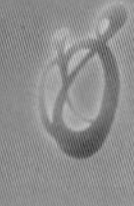

年龄与性别个体积分的第 75 百分位），或踝臂指数（ankle-brachial index，ABI）< 0.9[10, 29]。

ESC/EAS 指南以 SCORE 模型作为出发点，同时指南也承认了评估的不确定性，在指南中包含了许多重要的"限定因素"，在这些限定因素中，风险评估可能需要根据个体的预试验结果向上或向下调整风险分层[21]。这些指南指出：①在 ASCVD 死亡率下降的国家评估时，风险将被高估，而在死亡率上升的国家评估时风险将被低估；②在特定的年龄，女性的 10 年 ASCVD 预测风险将低于男性，但这可能具有误导性，因为最终死于 ASCVD 的女性人数与男性相当；③在被社会剥夺者中风险更高；④久坐不动及向心性肥胖者患病风险会更高；⑤ HDL-C 较低、甘油三酯升高、载脂蛋白 B 升高或 hs-CRP 升高的患者风险更高；⑥有亚临床动脉粥样硬化证据的无症状个体的风险更高；⑦肾功能受损者的患病风险更高；⑧有早发 ASCVD 家族病史的人患病风险更高；⑨高 HDL-C 或有长寿家族史的人患病风险较低。

尽管有这些限制，总体风险评估模型有助于为开展基于风险的早期药物治疗提供依据，我们强烈建议常规应用模型评估风险。但是，考虑到某些亚组患者风险被低估（即会造成治疗不足），其他风险被高估的患者伴随着治疗阈值降低（即会造成过度治疗），因此，进一步进行个体化风险评估变得尤为重要。

由于他汀类药物广泛的安全性数据和低成本的仿制他汀类药物的可用性，再加上较低的治疗门槛，根据 2013 年 ACC/AHA 指南，更多的患者需要接受他汀类药物治疗[30]。既往建议进行重新风险分层的患者范围（"中危"组）已变得更窄，绝对风险也更低[31]；然而，广泛的估计风险评分范围（10 年风险为 5%～15%）仍然会造成风险评估的不确定性。我们将在本章后面内容讨论如何选择性地使用附加工具以精准个体化风险评估。试验的选择将在下文详细讨论，特别强调运动负荷试验（评估心肺健康或运动耐量）和无造影剂心脏 CT（检测 CAC 的存在或数量），这似乎是长期生存率的最佳预测因子[32]。

提高风险分层的其他医疗与社会因素

在考虑进行额外的试验以精准风险评估之前，可以从详细的医疗史和社会信息中获得额外的因素，这些因素亦有助于指导风险评估。例如，合并队列方程中不包括许多 ASCVD 的危险因素，如早发或晚发 ASCVD 家族史、吸烟史、二手烟史、勃起功能障碍（erectile dysfunction，ED）史、不良妊娠事件史（即先兆子痫或妊娠期糖尿病）、胰岛素抵抗 / 糖尿病前期 / 代谢综合征、久坐不动、自身免疫性疾病、HIV 感染、慢性肾脏病、阻塞性睡眠呼吸暂停和脂肪肝。

将这些因素和其他独立的危险因素添加到一个通用的风险预测模型中既繁琐又不切实际。然而，医生需要进一步指导如何最准确地对具有独立危险因素的个体进行风险分层。特别是进一步进行风险分层时采用的个体化风险检测方法（如亚临床动脉粥样硬化的检测），可能会更好地描述最有可能受益于预防性治疗的人。

早发 CAD 家族史

无症状个体的 ASCVD 筛查应包括详细的家族史。多项流行病学研究表明，一级亲属的早发 CAD 家族史与 ASCVD 事件（包括 MI、CAD 猝死与卒中）的风险显著相关[33-38]。研究表明，有家族史的患者 CAD 的风险增加 2～7 倍，并与 60 岁以下的男性相关性最高[39]。

家族史已被纳入 2013 年 ACC/AHA 风险评估模型，几乎所有临床医生都会询问家族史。然而，它没有被纳入 ACC/AHA 合并队列方程，因为它没有充分改善模型效能，可能是因为它没有区别于早发 CAD 家族史，而早发 CAD 家族史是公认的未来 ASCVD 事件的预测因子[37]。另一方面，其他风险评分预测模型（Reynolds 风险评分、QRISK、ASSIGN、PROCAM）均纳入了早期 ASCVD 家族史。

然而，ACC/AHA 风险评估指南强调存在早发 CAD 家族史（男性一级亲属发生在 55 岁之前和女性一级亲属 65 岁之前）能够提高个体的风险分层（推荐类别Ⅱb 类，证据等级 B 级）[10]。在 2011 年 AHA 的女性心血管疾病预防指南中，专家们同样认为有早发 CAD 家族史是一个重要的危险因素[40]。此外，加拿大心血管协会指南建议，有早期 ASCVD 家族史的个体患病风险升高 1 倍[41]。在 Reynolds 风险评分模型中，父母有早发 CAD 病史是个体 ASCVD 的预测因子之一[15-16]。兄弟姐妹有 ASCVD 病史与父母的病史相比是更强的危险因素[38]。

然而，并非所有有早发 CAD 家族史者都注定会发生 ASCVD 事件，因此，对所有有家族病史的人升高风险分层等级（以及服用他汀类药物）可能是不合适的。此外，许多有早发 CAD 家族史者很少或没有其他的危险因素，因此很难准确地确定他们的风险水平。当风险不确定时，选择性地应用亚临床动脉粥样硬化成像工具（如 CAC）可能有助于指导风险评估[36]。

自身免疫性疾病

自身免疫性疾病（如系统性红斑狼疮、硬皮病、银屑病性关节炎和类风湿性关节炎）约累及 8% 的人口，其中 78% 是女性[42]。炎症是动脉粥样硬化发展的基础，自身免疫性风湿病与加速动脉粥样硬化导致的较高心血管发病率和死亡率有关。多项研究表明，类风湿性关节炎或系统性红斑狼疮与增加 ASCVD 风险相关[43-45]。因此，自身免疫性疾病的患者可能需要强化预防性治疗，如果风险不能确定，也可能需要额外的二线风险评估工具（如 CAC）。此外，生物制剂的治疗（如抗肿瘤坏死因子制剂）已被证明可以降低类风湿性关节炎患者心血管事件的风险[46]。

不良妊娠事件

妊娠并发症（如妊娠期糖尿病和子痫前期）可以有助于判断母亲的长期 ASCVD 风险[47]。因此，作为 ASCVD 风险评估的一部分，应该询问女性（甚至远超过生育年龄的女性）既往的妊娠情况。

妊娠期糖尿病与孕妇长期不良的 ASCVD 风险相关，如 2 型糖尿病、高血压和代谢综合征[48-50]。近 1/2 有妊娠期糖尿病病史的女性将在 10 年内发展为 2 型糖尿病[51]。然而，妊娠期糖尿病也是 ASCVD 的一个独立于传统危险因素的危险因素，特别是在 BMI 升高的女性中[52]。

子痫前期是妊娠 20 周后发生的一种多系统疾病，由于胎盘血管系统异常导致短期和长期内皮功能障碍以及多个血管床的异常血管收缩[53]。它表现为高血压和蛋白尿且 2% ～ 8% 的孕妇可出现并发症[54]。一些危险因素（如糖尿病和肥胖）可能使育龄期女性易患子痫前期，并增加未来 ASCVD 的风险（即妊娠“揭示”了潜在动脉粥样硬化性血管疾病的易感性）。此外，子痫前期可能直接对血管系统产生因果影响，从而导致后续出现 ASCVD。

先兆子痫与 ASCVD 事件风险升高独立相关[55]。有先兆子痫病史的女性在 10 ～ 12 年后患 CAD 和卒中的风险增加了近 1 倍，在平均 15 年的随访中，全因死亡率增加了近 50%[56]。因此，2011 年 AHA 女性预防指南认为这些不良妊娠结局是 ASCVD[40] 的重要危险因素，与吸烟和高血压等传统危险因素相当。

勃起功能障碍

ED 很常见，40% 的 40 岁以上男性和 70% 的 70 岁以上男性受 ED 影响[57]。多达 80% 的 ED 的病因来自血管。美国国家健康和营养调查报告（NHANES）的数据发现，几乎 90% 的 ED 患者有至少 1 个主要的 ASCVD 危险因素（高血压、高胆固醇血症、吸烟或糖尿病）[57]。2013 年，澳大利亚一项纳入对 9.5 万例无已知心脏问题的男性进行研究发现，与没有 ED 的男性相比，患有严重 ED 的男性患心脏病的风险升高 60%，死亡的风险几乎是前者的 2 倍[58]。其他研究也证实了上述发现。

ED 可能是血管内皮功能异常的一个标志。由于 ED 症状可以先于 ASCVD 出现，因此 ED 筛查可以作为早期标志物来识别有较高 ASCVD 风险的男性，使他们在危险因素的强化治疗和详细的心血管评估中获益[59]。超过 40% 患有 ED 和 ASCVD 危险因素的男性没有意识到他们的风险[60]。ESC 指南规定所有患有 ED 的男性均应接受 ASCVD 风险评估和风险管理（推荐类别Ⅱ a 类）[11]。

2015 年的一项研究表明，对患有 ED 的男性进行 ASCVD 风险筛查将是一种成本效益较好的策略，不仅有助于避免 ASCVD 事件，而且在未来 20 年里，仅在美国就可以节省超过 210 亿美元的医疗费用[60]。当 ASCVD 风险不能确定时，使用个体化的预后评估模型（如 CAC 评分），可能有助于心血管风险分层和血管性 ED 患者的管理[61]。

缺乏体力活动和久坐行为的评估

AHA 建议，体力活动水平的评估应该是一项重要的保健措施，类似于所有其他可控的 ASCVD 主要危险因素（即糖尿病、高血压、高脂血症、肥胖、吸烟），应定期进行筛查并长期随访[62]。超过 1/2 的美国人的体力活动量低于建议的水平[63]，在美国，每年约有 25 万人的死亡可归因于缺乏体力活动[64]。此外，从全球角度来看，估计有 31% 的世界人口没有达到推荐的体力活动水平，而缺乏体力活动已被列为全球第四大死因[65]。

AHA发布了一份声明，目标是在2020年前将所有美国人的心血管健康水平提高20%，同时将ASCVD的死亡率降低20%。在这份声明中，理想的心血管健康被定义为7个因素，其中一个是达到推荐的体力活动水平[66]。同样，WHO和其他全球倡导组织已将体力活动列为优先考虑的公共卫生事项[65]。

近期的数据着重强调了久坐行为是一项明确的危险因素[67]。缺乏体力活动是指没有达到推荐的中高强度的体力活动阈值，而久坐行为指的是因久坐而导致的≤1.5代谢当量（MET）的行为[68]。这通常包括在办公时、汽车或公共汽车上、使用电脑或看电视时的任何坐姿或仰卧姿势，一般不包括睡觉时间。因此，即使是每天早上在跑步机上锻炼的人，如果他们一天的大部分时间都在办公桌前工作、开车或晚上在家放松，则也会延长久坐行为的时间。Biswas等的研究表明，长时间久坐行为与ASCVD事件、心血管疾病死亡率、全因死亡率和其他不良健康结局独立相关[69]。

Biswas等的研究以及许多有关缺乏体力活动和久坐行为的研究文献都有一定局限性，因为它们依赖于自我报告和使用替代的测定项目（如看电视的时间）。缺乏获得更客观的行为数据也是医疗实践中的一项挑战。一个可以考虑的选项是应用标准计步器并记录步数。此外，新移动健康（mHealth）技术（即智能手机内置活动跟踪器和可穿戴的连接健康设备，配备三轴加速度测量技术）越来越受人们欢迎且较为准确[70-71]。这些装置可以使人们更易获得关于步数、各种活动形式所花费的时间和活动模式的纵向信息。它们很可能会提高未来该领域研究的质量，当数据与电子医学记录相结合时，这可能会促进将体力运动/久坐行为作为一种重要的临床体征进行管理。此外，数字化数据流使提供实时指导的自动干预措施成为可能，进而增加身体活动，减少久坐行为[72]。

慢性肾脏病

慢性肾脏病（CKD）是ASCVD的独立危险因素，传统的危险因素模型（如Framingham风险评分或2013年ACC/AHA合并队列方程）不能完全反映CKD患者的ASCVD风险[73]。超过50%CKD患者的死亡归因于ASCVD，而CKD患者更多死于ASCVD，而非进展为终末期肾病[74]。CKD患者应评估ASCVD风险，他们可能受益于与确诊CAD患者相似的强化预防性治疗。2011年AHA女性预防指南认为CKD是一种高风险疾病，类似于ASCVD和糖尿病的临床特征[40]。ESC指南也给出了Ⅰ类推荐建议CKD患者应接受与极高危ASCVD患者相似的危险因素管理[11]。在REGARDS试验中（一项自然病史研究）中，只有约8%的CKD患者（年龄50～79岁）未达到2013年ACC/AHA胆固醇指南启动他汀类药物治疗的标准[75]。

代谢综合征

代谢综合征是指由腹型肥胖、高血压前期、糖尿病前期、低HDL-C和高甘油三酯中的3种或3种以上组成的综合征，是ASCVD和新发2型糖尿病风险的重要标志，其在很大程度上是受腹型肥胖和胰岛素抵抗的影响。虽然代谢综合征本身并不是一个风险评分工具，但构建代谢综合征的临床目的是提醒人们注意某些易感患者中心脏代谢危险因素的聚集[76-77]。代谢综合征的临床诊断可以促进医生与患者的沟通，了解患者ASCVD风险的核心始动因素、患糖尿病的风险以及改变生活方式的重要性。

代谢综合征有多个附加特征，可能对确定ASCVD风险很重要。例如，美国最常见的肝功能异常是无症状性脂肪性肝病（脂肪肝），它是代谢综合征中动脉粥样硬化性血脂异常病理生理学的核心组成部分。阻塞性睡眠呼吸暂停在代谢综合征患者中也很常见，且与高于传统危险因素所预测的ASCVD风险相关。ESC指南指出，所有阻塞性睡眠呼吸暂停患者都应接受ASCVD风险评估和危险因素管理[11]。

代谢综合征的易感性是南亚血统患者ASCVD风险高于传统危险因素预测风险的原因之一。其他易患代谢综合征的患者包括HIV感染者、抑郁症患者、接受抗精神病药物治疗的患者、接受癌症治疗的幸存者和先前接受过器官移植的患者。

用于筛查或精准个体化风险评估的其他工具

静息心电图

ASCVD最简单的筛查检查之一是静息心电图；这是一种低成本检查方法，检查本身基本上没有直接风险，而且在大多数临床实践中都很容易获得。

主要的心电图异常包括提示无症状MI的Q波、左心室肥大（LVH）的证据、完全性束支传导阻滞、心房颤动或心房扑动或主要ST-T改变。轻微的心电图异常包括轻微的ST-T改变。

在多项以无症状成年人群为基础的研究中，心电图异常可预测突发CAD事件和死亡率[78-80]。在一项针对老年人（年龄70～79岁）的人群研究中，当加入传统危险因素模型时，主要的与轻微的心电图异常都与CAD事件风险升高有关（尽管加入Framingham风险评分时未升高）；其中最多的危险重新分层出现在中等风险组（14%重新分层）[81]。值得注意的是，在这项研究中重新分层净获益的主要贡献是将患者风险分层降低，而不是升高，实际上会导致更少的患者接受预防性药物治疗；如果下调重新分层不当，可能会导致预防的ASCVD事件更少而产生不利影响。静息心电图用于排除中重度CAD的敏感性不高。

尽管没有在2013年ACC/AHA风险评估指南中得到认可，但2010年ACC/AHA无症状成人心血管风险评估指南指出，在患高血压或糖尿病的无症状成人患者中检查静息心电图可能是合理的（推荐类别Ⅱa类）。即使是对于无高血压或糖尿病的人，指南也给出了一个推荐类别较低但总体上仍具有支持性的推荐（推荐类别Ⅱb类）[9]。

相反，根据一项系统综述，USPSTF并不推荐使用静息或运动心电图来筛查无症状的低CAD风险成人来预测CAD事件（D级推荐）[83]。同样，在2015年的一份声明中也支持这种观点，美国医师学会表示，临床医生不应该应用静息或运动心电图筛查无症状的低风险成人，因为心脏病的预检发现率较低，阳性结果影响治疗决策和临床结果的可能性较低，且假阳性结果可能导致不必要的检查和手术的潜在危害[7]。

静息超声心动图

静息经胸超声心动图广泛应用于评估可疑心脏症状或结构性心脏病患者，也用于诊断和患者管理。然而，其不被推荐常规用于筛查无症状的个体[84]。

大多数超声心动图是由初级保健医生而不是心脏病专科医生检查的[85]。基于人群应用超声心动图筛查无症状个体的研究发现，无症状左心室功能不全和LVH等可独立于血压与其他危险因素而预测心血管死亡率和全因死亡率[86-87]。2010年ACC/AHA无症状成人心血管风险评估指南对于选择性应用超声心动图筛查无症状高血压成人LVH和左心室功能不全给出了较低的推荐（推荐类别Ⅱb类），而对无高血压者则为Ⅲ类推荐（无获益）[9]。

值得注意的是，挪威基于人群的Tromsø试验将无症状受试者随机分配至超声心动图筛查组或对照组进行评估[88]。筛查新发现的超声心动图异常（包括黏液瘤、左心室功能不全、室壁运动异常或瓣膜病）的患者（约9%的患者）转诊至心脏病专科医生进一步评估。然而，尽管因这些超声心动图异常转诊至心脏病专科，但在15年的随访中，筛查组和非筛查组的ASCVD事件和全因死亡率没有变化。

为了应对超声心动图应用的增长（约8%的年增长率[85]），2011年美国超声心动图学会（American Society of Echocardiography，ASE）联合ACC与AHA更新了其适用性标准共识声明[89]。该文件重申，超声心动图不应用于常规筛查非特定的普通人群，包括无症状高血压患者。共识声明也不支持应用超声心动图筛查ASCVD患者的无症状家属，除非有一级亲属患有遗传性心肌病或疑似结缔组织病[89]。

虽然超声心动图无电离辐射，但静息超声心动图的正常结果并不能排除发生严重CAD的风险。因此，超声心动图“正常结果”的患者可能被漏诊，而没有遵循其他指南推荐的筛查或预防措施。轻微的异常或有疑问的检查结果可能导致进行额外的检查，产生不必要的费用与潜在的风险。

平板运动试验

一些患者和医生可能将CAD筛查等同于平板运动试验（ETT）。然而，ETT通常只能检测到阻塞性CAD，而大多数MI发生于直径＜50%的薄纤维帽粥样硬化引起的急性斑块破裂[90]。虽然ETT通常用于诊断目的而评估可能提示CAD的症状，但目前的指南不推荐绝大多数无症状个体的常规行ETT。

然而，对于特定的无症状患者亚组，ETT可能是有用的[91]。既往2010年ACC/AHA指南给出了Ⅱb类建议，即ETT可考虑用于中等风险个体的ASCVD风险分层，特别是当考虑非心电图参数[（如达到运动能力（即达到MET）]时[9]。其他更早的ACC/AHA指南认为对计划开始剧烈运动的无症状糖尿病患者筛查ETT是合理的（推荐类别Ⅱa类），但对于老年无糖尿病患者在计划开始剧烈运动前筛查ETT的推荐级别较低（推荐类别Ⅱb类）[92]。相似地，ESC指南中指出，运动心电图可考虑用于中等风险无症状成人（包括考虑开始剧烈运动的久坐的成人）的ASCVD风险评估，特别是当关注心肺健康等非心电图标志物时（推荐类别Ⅱb类）[11]。

然而，与既往ACC/AHA和ESC指南相反，鉴于在筛查无症状个体中有意义的阻塞性CAD患病率较低，USPSTF明确提出在运动训练前进行常规运动试验筛查的证据不足，不支持筛查[93]。

不幸的是，尚未有随机对照试验（RCT）重点关注ETT在无症状个体筛查中的效用，即使是对计划参加剧烈运动或体育竞赛的个体。

ETT筛查某些高危职业（如商业与军事飞行员以及竞技运动员）的作用仍然存在很大争议，但目前的证据尚不支持在这些个体中常规筛查ETT。一项使用ETT筛查无症状美国空军飞行员的研究分析发现，CAD的阳性预测值非常低，仅有16%，因此认为ETT并不是有效的筛查方法[94]。

ETT异常与MI和心脏性猝死风险升高有关，但其阳性预测值较低。许多ETT参数具有预后价值，包括ST段改变、运动能力评估、心率恢复不良、心律失常和血压反应。即使不考虑ASCVD的传统危险因素，运动能力降低（MET）和心率恢复不良仍是预测ASCVD死亡的重要因素。相反地，那些有较好活动能力的人通常有良好的长期预后[96]。

运动能力/体能是最有力的生存的整体预测因素之一。Henry Ford运动试验项目（FIT）评估了5.8万例未患CAD的患者，这些患者接受了基于临床指导的ETT检查，然后接受平均10年的随访，观察死亡率和CAD事件。除年龄和性别外，影响患者生存的主要因素为达到的MET值和达到最大预测靶心率的百分比[97]。此项FIT运动试验评分使用ETT获得的标准参数、年龄和性别，可以用来评估个体的10年死亡风险，并可能精准地校正ASCVD风险预测。该评分被定义为最大预测靶心率百分比＋12×（MET）－4×（年龄）＋43（如果是女性）。为了提示预后，FIT运动试验评分为－200～200，可以被考虑纳入所有ETT报告中用于未患ASCVD运动试验心电图为阴性的患者。

除了与CAD事件和死亡率呈负相关外，运动能力较强（用MET评估）也与其他重要事件的风险降低有关，如心房颤动[98]、糖尿病事件[96]、高血压事件[100]、心力衰竭[101]。重要的是，在第一次心脏病发作之前所达到的高体能/运动能力可能是心脏病发作后生存率的最佳预测指标[102]。而好消息是只有适度的运动水平才能显著改善冠状动脉危险因素[103]。

正如前面所讨论的，更高的体力活动水平与降低ASCVD风险密切相关。由于大多数无症状患者没有应用ETT进行风险分层，故询问体力活动水平常被用于临床实践中替代体能的信息。然而，自我报告的体力活动水平仅与直接测量的体能有较小的相关性，当不一致时，经测量的体能是更好的心脏代谢风险指标[104]。

尽管测定体能对于识别出ASCVD风险升高的个体具有很强的预后价值，但与目前的指南推荐相比，如何使用ETT风险分层结果来改变患者的临床管理仍不明确。达到高MET水平（通常为Bruce方案的第4阶段）和高FIT评分可以提供良好的预后信息；这些个体通常可消除疑虑，并被鼓励继续遵循积极健康的生活方式。然而，ETT结果不良可能会导致更有针对性和更强的干预方式，以促进高危人群的体力活动和加强危险因素控制（如强化降脂治疗[105]）。

冠状动脉钙化

ASCVD风险预测模型偏重于按时间划分的年龄，而“动脉年龄”或“生物年龄”往往与按时间划分的年龄不一致。冠状动脉钙化（CAC）的评估是一个有效检测总冠状动脉粥样硬化负荷的替代方法，即评估动脉年龄[106]。

CAC采用无造影剂的心脏门控CT扫描。CAC扫描可以在任何现代CT设备上进行，因此可以在世界各地进行相似的扫描。整个过程约需要10 min，大部分时间用于放置电极和将患者置于检查平台上。现代扫描仪器可在不到1 s内完成扫描，辐射量为0.5～2 mSv（约相当于2张双乳房X线片或10张胸部X线片）。在美国大城市的大多数医院，CAC扫描的价格为75～150美元。

CAC扫描利用了冠状动脉钙化沉积物会强烈衰减X射线的原理，因此在未增强的图像上即可以观察到。相邻像素点上约130 Hounsfield单位被认为是钙质。CAC扫描通常使用Agatston评分进行评估，

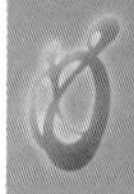

Agatston 评分是通过完整的心脏 Z 轴计算冠状动脉所有钙化病变的总分数，加权计算钙质的密度（X 线衰减）。Agatston 评分应用 120 kV 电子与基于患者体重可变的电流，以 2.5 ～ 3 mm 的固定厚度获得最多 40 张切片。CAC 扫描的理想评分方法仍存在争议，其潜在的获益在于不同程度地解释钙质的密度、钙质的分布区域以及冠状动脉外钙化。未来的发展可能会增加对微小钙盐沉积的敏感性，并可能进一步减少相关的辐射[107]。

CAC 评分不能识别孤立的非钙化斑块，尽管当冠状动脉丛中不存在钙质时其发生率较低。目前的证据不支持 CAC 在无症状的一级预防患者中检测孤立的非钙化斑块有较高的补充预测价值[108-109]。

当加入传统危险因素模型时，CAC 比任何其他有效的试验都能更好地识别风险。在以社区为基础的 MESA 试验中，与仅使用传统危险因素的模型相比，基于 CAC 的模型预测 CAD 事件的受试者操作特征曲线（receiver operating characteristic，ROC）下面积显著改善[110]。没有危险因素但 CAC 升高的个体的事件发生率明显高于有多种危险因素但没有 CAC 的个体[111-112]。在 MESA 试验中，没有危险因素且 CAC ＞ 300 的个体的事件发生率是有≥ 3 个危险因素且 CAC ＞ 0 的个体的 3.5 倍[112]。与 CAC 值为 0 的患者相比，即使是最小的 CAC（得分 1 ～ 10）也会使 CAD 风险增加 3 倍[113]。此外，随着 CAC 值的增加，风险的升高似乎没有上限[114]。

除了在存在明显 CAC 的年轻患者中提示风险"升级"或预测风险升高外[29]，现代 CAC 测定最重要的潜在作用是应用目前的风险评估可能使一位 CAC 得分为 0 且本需要接受基于年龄及风险评估模型进行药物治疗的老年患者的风险"降级"或降低其预测风险[115]。既往已经发现，当 CAC ＝ 0 时，应用高强度或中等强度的他汀类药物[116-117]、复方制剂[118]、或阿司匹林[119]对 ASCVD 事件进行一级预防的需要治疗的病例数（NNT）并不能让人满意（表 29.4）。

MESA 最近的一项分析显示，根据 2013 年 ACC/AHA 指南，推荐使用他汀类药物治疗的无症状成人组之间存在显著的异质性[120]。在 MESA 的 120 例受试者中，近 1/2（44%）在基线时的 CAC ＝ 0，其 10 年 ASCVD 事件发生率总体较低（4.2 次事件 / 1000 人年）。值得注意的是，这些事件中约有 1/2 是卒中，而且其中许多在本质上不是动脉粥样硬化，而是继发于高血压和（或）心房颤动，目前尚不清楚他汀类药物治疗在这些情况下是否有效。相比之下，CAC ＞ 0 的患者相应的 ASCVD 事件发生率为 11.2/1000 人年。

针对不愿进行预防性药物治疗的个体，最近的成本效益分析表明，当把日常预防性药物治疗轻微的不良反应考虑为治疗决策因素时，CAC 在指导治疗可测量 CAC 的患者方面有较好的成本效益[12, 121]。重要的是，CAC ＝ 0 的评分与良好的长期预后密切相关，无症状成人 15 年的年死亡率不足 1%[122-123]。相比其他"阴性"风险标志物（颈动脉内膜-中层厚度＜第 25 个百分位、无颈动脉斑块、ABI ＞ 0.9 且＜ 1.3、hs-CRP ＜ 2 mg/L、同型半胱氨酸＜ 10 μmol/L、NT-proBNP ＜ 100 pg/ml、无微量蛋白尿、无 CAD 家族史、无代谢综合征与健康的生活方式），无 CAC 能最大限度地使 ASCVD 风险降低[124]。

临床医生现在拥有一种工具可以将 CAC 评分整合到 10 年风险评估中。MESA CHD 风险评分[125]可通过在线查询（http：//www.mesa-nhlbi.org/MESACHDRisk/MesaRiskScore/RiskScore.aspx），可输入年龄、性别、种族 / 民族、传统 Framingham 危险因素、CAD 家族史、CAC 评分，可计算整合 CAC 数据前后的 10 年 CAD 风险（与 2013 年指南定义的 ASCVD 终点不同）。目前认为 MESA CHD 风险评分＞ 5% 是一个合理的阈值，即可以考虑启动更积极的预防性药物治疗，如他汀类药物和阿司匹林。

EISNER 试验[126]发现，随机进行 CAC 检测与未进行 CAC 检测相比，没有增加需要继续完善的医学检查。CAC 扫描与适度改进的危险因素控制相关。基于人群队列的研究结果表明，严重 CAC（＞ 400）的识别与重要预防性药物治疗的启动和持续比例有关，包括降脂药、降压药和阿司匹林[127]。

CAC 评分的局限性包括辐射暴露剂量（如前所述）和 4% ～ 8% 的人偶然发现的异常（最常见无钙化的肺结节）[128]，可能需要后续完善 CT 随访其稳定程度。同时，建议临床医生如何在其管理实践中使用 CAC 评分也非常必要（在 CAC 分数高的情况下开始服用阿司匹林和高强度他汀类药物治疗）；对如何使用 CAC 存在误解可能导致对无症状个体进行不必要的冠状动脉造影检查（以及由此产生的潜在并发症和费用）。

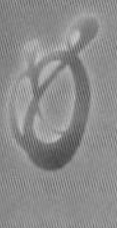

表 29.4 CAC = 0 用于降低风险的潜在应用：来自 MESA 试验的数据

研究	类似 MESA 试验的人群	治疗	CAC = 0 的比例	每 1000 人-年的事件发生率	CAC = 0 预估的 NNT	结论
Blaha[116]	JUPITER 试验-入组患者	瑞舒伐他汀	47%	**CAD** CAC = 0：0.8 CAC 1～100：4.8 CAC > 100：20.2	549（CAD）	瑞舒伐他汀治疗 CAC = 0 的 NNT 不理想
Bittencourt[118]	符合复方制剂试验标准的患者	一级预防的复方制剂	TIPS：59% Poly-IRAN：55% Wald：39% PILL：41%	**CAD** CAC = 0：1.2～1.9 CAC 1～100：4.6～5.5 CAC > 100：11.6～13.3	170～269（CAD）	CAC = 0 的患者应用复方制剂进行一级预防的风险获益比不理想
Martin[117]	未患 ASCVD 且基线未使用他汀类药物的血脂代谢异常患者	中等强度他汀类仿制药	根据血脂代谢异常的数量（LA）： 0 LA：58% 1 LA：55% 2 LA：45% 3 LA：50%	**ASCVD** CAC = 0：2.4～6.2 CAC 1～100：7.6～17.2 CAC > 100：22.2～29.2	154～267（ASCVD）	他汀类仿制药治疗 CAC = 0 的 NNT 不理想
Miedema[119]	适用阿司匹林治疗的患者	低剂量阿司匹林	56%	**CAD** CAC = 0：1.3 CAC 1～100：4.1 CAC > 100：11.6	808～2036（CAD）	应用阿司匹林治疗 CAC = 0 的患者的风险获益比不理想
Nasir[120]	2013 年 ACC/AHA 胆固醇指南推荐使用他汀类药物的患者 2013 年 ACC/AHA 胆固醇指南考虑使用他汀类药物的患者	他汀类药物治疗（假设风险降低 30%）	44%	**ASCVD** CAC = 0：5.2 CAC 1～100：8.8 CAC > 100：15.4 **ASCVD** CAC = 0：1.5 CAC 1～100：7.8 CAC > 100：6.3	 64 38 33 223 43	适用他汀类药物的人群中事件发生率存在异质性。对于 CAC = 0 的患者，NNT 值不理想

ASCVD，动脉粥样硬化心脏病；CAC，冠状动脉钙化；CAD，冠状动脉疾病；NNT，需要治疗的病例数

此外，一些人担心的是，缺乏明确的临床试验证据表明以降低 ASCVD 事件为目的的基于 CAC 的治疗决策的成本效益优于传统的总体风险评估。值得注意的是，尚无任何 ASCVD 风险评估的 RCT。由于低风险、低成本的 CAC 扫描和大型随机对照试验的成本，美国似乎不太可能在短期内资助基于 CAC 的临床试验（或任何比较在无症状个体中进行的 CAD 风险评估模式的临床试验）。然而，对 CAC 筛查与风险因素筛查的 ROBINSCA 临床试验正在荷兰进行[129]，可能会为未来提供证据。与此同时，ASCVD 风险评估的方法必须来自观察性研究的最佳证据[130]。

大多数指南建议在男性 40 岁及女性 45 岁且至少有 1 个额外的危险因素（如早发 ASCVD 家族史或预估 ASCVD 10 年风险 5% 以上）时，需考虑进行 CAC 扫描检查。2013 年 ACC/AHA 预防指南指出，Agatston 评分 ≥ 300 单位或分数超过年龄、性别和民族的第 75 个百分位，提示该患者可能处于较高的风险水平，因此应着重考虑他汀类药物治疗和强化生活方式干预。MESA 试验的其他数据显示，Agatston 评分 ≥ 100 单位预示着“等危于 CAD”的风险水平[116]。既往数据表明，相对于年龄 / 性别 / 种族的百分位数，CAC 评分绝对值是一个更好的短期风险预测指标，尽管百分位数可能对评估终身风险更有价值[131]。

尽管 CAC 进展对事件有很强的预测作用[132]，但没有必要对 CAC 评分较高的人（如> 100）进行重复扫描检查，因为临床决策可能不会发生变化。对 CAC 为 0 的患者在 4 ～ 5 年后再次进行扫描是合理的[133]。

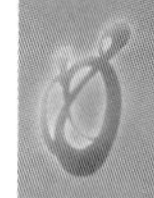

然而，在吸烟者[134]或糖尿病患者中[135]，CAC 评分为 0 并不能保证 ASCVD 事件发生率非常低；在这些患者中，这种低风险的识别需要有其他临床信息的支持，并应考虑在较短的时间间隔内重新扫描。

最后，适用性标准和一些指南提出，CAC 评分较高（> 400）的无症状患者如果计划进行剧烈体力活动，则进行 ETT 或负荷心肌灌注显像（MPI）是合理的；这有助于排除严重的阻塞性疾病。既往 AHA 指南还指出，CAC 评分> 400 的无症状糖尿病患者可以考虑采用负荷 MPI 进行更晚期的心血管风险评估（推荐类别Ⅱ b 类）[9]。然而，所有晚期亚临床冠状动脉粥样硬化患者都应接受积极的生活方式干预和针对危险因素的药物治疗。

冠状动脉 CT 造影（CCTA）

CAC 评分的一个局限性（通过非对比增强 CT 获得）是不能识别非钙化斑块或冠状动脉狭窄。它只能识别易感患者，而不是易损病变，尽管这种基于斑块的识别方法的价值仍有争议。因此，CCTA（静脉注射造影剂）最初似乎是一个有吸引力的筛查工具，因为它可以评估冠状动脉粥样硬化和解剖学并有较高的准确性[136]，且能显示高危斑块病变的特征[137]，并为患者在传统危险因素和 CAC 评分的基础上提示预后信息，至少是对有症状的患者。

然而，目前 CCTA 的最佳作用是评估有症状的已知或疑似 CAD 患者，在无症状患者中作为 CAC 的补充检查的作用尚未得到证实。在一项纳入 7500 多例无胸痛或未患 CAD 但接受 CCTA 的患者的大型研究中，CCTA 和整合 CAC 与 Framingham 危险因素的预测模型相比几乎没有增加预后价值；CCTA 的曲线下面积和净重分类指数的提高增量分别为 0.03 和 0.09，提高增量很小[108]。

虽然隐匿性冠状动脉粥样硬化在无症状个体中并不少见（一项研究中 22% 有动脉粥样硬化斑块，5% 有明显狭窄），但这些患者的短期预后仍良好[139-140]。一项韩国的研究应用以 CCTA 检查评估无症状患者，与相匹配的没有筛查 CCTA 的对照组患者相比，检查结果异常提示预防性药物（如阿司匹林和他汀类药物）的使用增加，同时也导致侵入性检查增加，而 18 个月时的 ASCVD 发生率无明显差异[141]。

CCTA 电离辐射的风险（尽管随着时间的推移在现代治疗方案中这一风险正在降低）、静脉造影剂暴露的风险、相对于无造影剂 CT 的 CAC 评分有更多的不良事件发生，以及检查成本（直接和下游检查）等原因限制了其作为筛查工具的应用。2010 年 ACC/AHA 指南不推荐使用 CCTA 筛查无症状患者（Ⅲ类）[9]。

颈动脉内膜–中层厚度

应用 B 超评估颈动脉内膜中层厚度（Carotid intima-media thickness，cIMT）是另一种检测动脉粥样硬化斑块负荷的替代方法[142]。与 CAC 相比，cIMT 有许多值得关注的优势特征，包括无辐射、能够检测非钙化斑块，甚至在年轻人中也能检测动脉粥样硬化[143]。然而，MESA 试验既往的分析发现，CAC 较 cIMT 相比是一个更好的 ASCVD 事件预测因子[144]。

限制 cIMT 评估的一个重要问题是，在不同的研究中，cIMT 的报告方式有很大的差异，包括所评估的颈动脉节段的数量和位置（即颈总动脉、颈内动脉或颈动脉球部），报告的指标（即平均或最大厚度，平均或最大厚度的均值），以及在 cIMT 评估中是否包括斑块的情况。测量颈总动脉远壁似乎是评估 cIMT 最可靠的方法[145]。在 2008 年，ASE 专家工作组就如何测量 cIMT 制定了指南[142]。

尽管一些研究发现 cIMT 是未来 CAD 事件的预测因子[146-147]，但许多研究表明在使用 Framingham 风险评分等工具进行传统危险因素评估的基础上，cIMT 未能增加提示预后的信息[148-149]。既往的系统综述和 meta 分析表明，纳入 cIMT 明确提高了传统 ASCVD 风险预测模型的效能[150]。因此，除了传统的危险因素模型外，由于 cIMT 缺乏可信的补充预测价值，2013 年 ACC/AHA 指南不推荐常规应用 cIMT 筛查无症状成人用于 ASCVD 风险评估。

这一推荐有一些需要注意的地方。从颈内动脉测量 cIMT 可能比颈总动脉更具有预测价值，但更难准确地测量[151]。重要的是，在超声检查时评估颈动脉斑块有助于预测预后，尤其是预测卒中风险[152-153]。与中膜增厚相比，斑块更能代表动脉粥样硬化的准确区域。因此，相对于 cIMT，颈动脉斑块与 ASCVD 风险有较强的相关性，不建议在不测量斑块的情况下单独测量 cIMT[154]。然而，在预测总 ASCVD 事件方面，已证实 CAC 的预测价值优于颈动脉斑块，而在预测卒中和短暂性缺血发作方面，CAC 和颈动脉斑块的预测价值相近[153]。

与2013年AHA/ACC指南相比，2012年ESC指南更倾向于应用cIMT与颈动脉斑块对ASCVD中等风险的无症状成人进行风险分层（推荐类别Ⅱa类）[11]。然而，基于人群的MESA试验发现，低cIMT和无颈动脉斑块在“降低风险”（即下调ASCVD风险等级）方面均劣于CAC[124]。

关于颈动脉超声对阻塞性颈动脉疾病（即狭窄）的检测，USPSTF还建议在没有短暂性脑缺血发作、卒中或神经系统症状病史的普通人群中，不需要筛查无症状的颈动脉狭窄[155]。

超敏C反应蛋白

CRP是一种炎症标志物，与代谢综合征相关。在一项健康女性的队列研究中，超敏C反应蛋白（hs-CRP）比LDL-C更能预测ASCVD事件的风险，并可在传统危险因素模型的基础上增加预后价值[156]。JUPITER试验支持在hs-CRP ≥ 2 mg/L和LDL-C < 130 mg/dl的老年人中使用他汀类药物[157]。2013年ACC/AHA风险评估指南明确指出，当风险不确定时，hs-CRP ≥ 2 mg/L能上调风险分层等级[10]。另一方面，ESC指南对于hs-CRP用于进一步风险评估中等ASCVD风险的无症状成人只给出了较低的推荐（推荐类别Ⅱb类），不推荐在低危和高危人群中应用hs-CRP评估10年ASCVD风险评估（推荐类别Ⅲ类）[11]。

多个问题限制了hs-CRP用于常规风险评估。与CAC相比[116, 148]，hs-CRP是一个较差的风险预测因子，它与其他代谢综合征相关特征密切相关，与其他所有检测方法一样缺乏RCT证据。由于JUPITER试验并没有纳入hs-CRP水平正常的受试者[158]，因此该试验没有提供hs-CRP用于筛查的证据支持。与CAC为0时相比，低hs-CRP不能在降低风险方面提供相同的预测价值[116, 124]。因此，与CAC扫描进行风险评估相比，hs-CRP筛查会导致过度治疗及不当治疗所带来的风险。

踝臂指数

无症状周围动脉疾病（PAD）在老年人中非常普遍。根据1999—2004年NHANES数据，估计超过12%的60岁以上成人和23%的70岁以上成人的踝臂指数（ABI）< 0.9[159]。低水平ABI不仅是PAD的检测指标，也是广义动脉粥样硬化的一个标志[160]。

与没有PAD的患者相比，无症状的PAD患者有更高的全因和血管死亡率[161]，死亡率与有症状的PAD患者相似[162]。每年约有1/5的PAD患者罹患MI、卒中、ASCVD事件住院或ASCVD死亡。因此，无症状PAD患者是一个高风险群体，需要积极的预防性治疗。

既往的meta分析显示，将ABI添加到Framingham风险评分中可以提高对心血管疾病的预测效能，使约19%的男性和36%的女性进行重新风险分层并改变原有的治疗建议[163]。2013年ACC/AHA风险指南推荐，如果ABI < 0.9，也可以将风险评估修正为更高风险级别[10]。然而，与hs-CRP相似，ABI并不优于CAC，其识别和重新风险分层的效能较低[148]，而且在评估降低风险方面，不能达到与CAC相同的效能[124]。此外，无糖尿病和（或）吸烟史的无症状患者很少出现ABI异常[148]。USPSTF的系统综述得出结论，目前没有足够的证据表明在非特定人群中应用ABI筛查PAD进行ASCVD风险评估的获益与风险[164]。

高敏感性肌钙蛋白

心肌肌钙蛋白T和肌钙蛋白I是公认的心肌损伤生物标志物，在临床上用于指导诊断和管理疑似急性冠脉综合征的患者。然而，其水平升高可能是由于慢性结构性心脏病引起的心肌损害，而不是由急性缺血引起，尤其是其水平在短期内大致保持一致时[165]。新的高敏感性检测法已经扩大了心肌肌钙蛋白作为预后指标的作用，即使在没有急性冠脉综合征的无症状个体中也能提示预后。

无已知临床ASCVD的人群中高敏感性心肌肌钙蛋白升高也提示发生CAD和心力衰竭事件的风险升高[166]。最近对21项共纳入65 000例患者的前瞻性社区队列研究的系统综述发现，在无症状人群中心肌肌钙蛋白水平升高提示全因死亡和ASCVD死亡风险接近原来的3倍[167]。因此，尽管目前在临床实践中还没有对无症状个体进行常规检测，但它也有潜力作为一种筛查工具用于使风险预测更加精准。

然而，尚需进一步研究明确是否可以通过强化预防性治疗来降低与心肌肌钙蛋白升高有关的过度风险[167]。在JUPITER一级预防RCT中，尽管高敏感性肌钙蛋白I与血管事件和死亡率增加相关，但在所有高敏感性肌钙蛋白的基线水平分组中，瑞舒伐

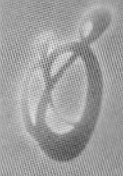

他汀降低ASCVD事件的获益是相似的；因此，肌钙蛋白水平较高的患者与低水平患者相比，并未从他汀类药物治疗中带来更多的获益[168]。此外，在BARI-2D RCT中的稳定性CAD和糖尿病患者，尽管高敏感性肌钙蛋白升高仍与较高的ASCVD事件发生率相关，但该研究没有发现哪组患者进行早期冠状动脉血运重建与单纯药物治疗相比有更多获益[169]。

因此，如何在识别高敏感性肌钙蛋白升高的基础上对患者进行不同方式的管理尚不确定，因此限制了该生物标志物作为筛查工具的作用。2013年ACC/AHA风险评估指南对高敏感性心肌肌钙蛋白作为风险评估的指标没有给出支持或反对建议。

在无症状的高危人群中筛查CAD

2013年ACC/AHA风险评估指南没有给出任何关于在高危亚组中应用影像学检查的推荐[10]。这与2010年ACC/AHA无症状成人心血管风险评估指南形成明显对比，该指南为有糖尿病或CAD家族史的无症状成人应用负荷MPI给出了Ⅱb类推荐[9]。

糖尿病

糖尿病的风险具有异质性，其已不再被认为是CAD的等危症。糖尿病的风险因发病年龄、病程时间、严重程度以及是否伴有代谢性危险因素而异[170]。

DIAD试验是一项随机多中心研究，旨在评估对无症状糖尿病患者应用核素运动试验筛查是否会影响预后[171]；1123例无CAD症状的2型糖尿病患者被随机分配到腺苷负荷放射性核素MPI组或无MPI组。该研究对于如何管理异常的负荷MPI结果没有给出关于需更积极控制危险因素的详细建议。总的来说，心脏事件发生率较低，可能是这组糖尿病患者比一般糖尿病患者更健康。在4.8年时间内，应用MPI筛查心肌缺血并没有显著降低事件发生率。

与ETT相似，负荷MPI通常只能识别血流阻塞性狭窄，约2/3的急性冠脉综合征事件源于非血流阻塞性病变。然而，任何应激性心肌缺血都可能与冠状动脉微循环疾病和内皮功能障碍引起的冠状动脉血管收缩有关[172-173]。任何筛查策略都需要针对异常检查结果制订有效的预防策略；这种策略应包括通过合理应用药物来优化血脂和血压，以及合理膳食和坚持锻炼，从而更积极地控制危险因素。

虽然负荷MPI提供了缺血的功能评估，但CCTA可以识别冠状动脉解剖，包括由于钙化、非钙化和混合动脉粥样硬化斑块而导致的非血流阻塞性狭窄。FACTOR-64试验是一项RCT，纳入同一卫生系统45个医院共900例至少3～5年病程的1型或2型糖尿病患者，受试者均无CAD症状[174]。受试者随机分为应用CCTA筛查CAD组与依据指南的糖尿病标准治疗组。根据CCTA的结果，该研究推荐了标准治疗和更积极的危险因素控制目标。

使用冠状动脉CTA筛查CAD没有明显减少这些无症状糖尿病患者4年内的主要复合终点事件，包括全因死亡率、非致死性MI或因不稳定型心绞痛住院，尽管实际事件率远低于预期。虽然主要终点的点评估与CCTA组风险降低20%相一致，但该研究没有足够的证据证实这是由于偶然还是由于应用CTA指导治疗决策。

虽然CCTA可以提供钙化斑块和非钙化斑块的信息，并确定狭窄程度，但简单的CAC评分可能足以对糖尿病患者进行风险分层。糖尿病全因死亡风险与CAC评分的严重程度成正比；糖尿病患者中CAC得分为0（40%的无症状糖尿病）的患者短期死亡风险较低，接近CAC得分0的无糖尿病患者[175]。2010年AHA指南指出，对于40岁及以上无症状的成人糖尿病患者，测量CAC评估ASCVD风险是合理的（推荐类别Ⅱa类）。

总之，现有证据不支持对无症状糖尿病患者进行MPI或CCTA筛查。值得注意的是，DIAD和FACTOR-64试验均纳入低风险糖尿病患者，因此在高风险糖尿病患者中筛查的作用仍不能确定。无论是否进行这些检查，2013年胆固醇指南仍认为糖尿病患者通常需要接受中高强度的他汀类药物治疗，同时还需要强化生活方式干预[14]。MESA试验表明，CAC＝0的糖尿病患者并没有增加短期内不良事件的风险，CAC可能有助于正在犹豫是否开始积极的药物治疗（如阿司匹林和他汀类药物治疗）的患者或正在双联降脂治疗混合性高脂血症的患者进行精确的评估风险。然而，正如前文所述，对于糖尿病患者，CAC＝0提示无事件的安全期限与可信度低于非糖尿病患者[135]。如果仍然不能确定ASCVD风险，糖尿病患者可以考虑在较短时间间隔内重新扫描CAC。

早发CAD家族史

如前所述，根据2013年ACC/AHA风险评估指南，早发 CAD 家族史可能使患者的风险等级上调。但是有早发 CAD 家族史的个体是否能从负荷显像中获益呢？一项研究评估了 1287 例有早发 CAD 家族史（60 岁以前）患者的无症状亲属，受试者接受了危险因素筛查和负荷 MPI，并对 CAD 事件进行了长达 25 年的随访[176]。该研究发现，由于负荷 MPI 诱发的缺血与预后较差相关，运动试验阴性的男性亲属仍有相对较高的 ASCVD 风险，提示无论 MPI 结果如何，40 岁以上的男性亲属均应考虑进行积极的一级预防药物治疗。对于女性来说，运动试验诱发缺血也与风险相关，但缺血的发生率较低，没有必要进行常规的负荷 MPI 筛查。

MESA 试验的数据发现，CAC 在有早发 CAD 家族史的无症状患者中是 ASCVD 绝对和相对风险增加的强有力的预测因子，而 cIMT 则不是[36]。近 1/2 有早发 CAD 家族史的患者 CAC 为 0，绝对事件率较低，因此阿司匹林和他汀类药物治疗的净获益可能很小。这些数据表明，并非所有具有早发 CAD 家族史的人都需要被提升至高风险等级。应该考虑患者所描述的家族史的可信程度，使用 CAC 可能有助于使该人群的风险评估更准确，尽管应用 CAC 重新风险分层时在中老年患者中优于年轻患者[177]。

竞技运动员

自意大利引入了一项运动前筛查计划（首先进行体格检查和心电图，必要时再进行超声心动图检查）后，运动员心脏性猝死的发生率降低[178]。这些年轻成年运动员筛查出的疾病通常不是 ASCVD，而是遗传性心肌病，如肥厚型心肌病或致心律失常型右心室心肌病，偶尔也有冠状动脉起源异常。

ESC 正式通过了对竞技运动员进行心电图筛查的倡议[179]。相比之下，在美国，AHA 不推荐对心血管检查正常且无心脏症状的竞技运动员常规进行心电图检查[180]。其中需考虑的问题包括：可能出现假阳性结果；可能导致额外的检查和不必要的焦虑和（或）丧失竞技资格；实施大规模筛查项目的成本；该人群中疾病患病率较低。同样，ASE 不支持对心血管检查结果正常的竞技运动员进行常规超声心动图筛查[89]。考虑到该人群的心脏性猝死率普遍较低，对可能健康的运动员进行心血管疾病筛查的作用仍存在很大争议。

筛查与诊疗决策相结合

筛查试验本身并不能改善患者预后。为了改善患者的医疗质量，它们必须与更准确的基于风险制订的治疗决策相结合。因此，如果检查结果不会改变诊疗决策，则不应执行上述风险评估工具。

ASCVD 风险管理的 ABCDE

所有的医疗保健提供者都应该参与创造更有益于心脏健康的环境，以便进行全民可持续的零级预防。将 ACC/AHA、加拿大和欧洲指南的很多推荐相整合对临床医生来说极具挑战性。使用“ABCDE”方法（表 29.5）[181]可以整合最新的心血管指南[10]，帮助临床医生坚持基于指南的医疗管理，并促进参与“百万心脏健康计划”[182]、AHA 2020 目标[66]、和“25×25 目标”；这些项目都旨在未来 10 年内减少卒中和心脏事件的发生，促进健康水平提高。

在本章的前几节中，我们详细讨论了第一个“A”—风险评估（Assessment of risk）。首先是总体风险评估，在风险不确定时，选择性地使用额外的风险分层工具使风险评估精确化。亚临床动脉粥样硬化的定量可为临床医生和患者提供一个危险因素暴露的综合观点。然而，此时 CAC 可能是唯一一个显著改善识别和校正能力的风险指标，并可在传统风险评估的基础上对风险进行很大程度的重新分层[148]。

由于通常推荐 CAC 评分较高的患者使用阿司匹林和高强度他汀类药物治疗，以下我们将概述抗血小板治疗（Antiplatelet therapy）和胆固醇管理（Cholesterol management）。表 29.5 中讨论了血压管理（Blood pressure management）、吸烟（Cigarettes）、饮食（Diet）、糖尿病（Diabetes）和运动（Exercise）等方面。

抗血小板治疗

阿司匹林用于一级预防

阿司匹林可以降低高风险患者发生动脉粥样硬化血栓事件的风险，但它是以增加出血风险为代价的。阿司匹林在一级预防中应用的相关数据存在争议。一项对 6 项临床试验共 95 456 例受试者分析显示，阿司匹林治疗使严重血管事件发生率轻度降低，（每年

0.51% *vs.* 0.57%；*P* = 0.0001），但同时伴有主要颅内出血和消化道出血发生率的轻度升高（每年 0.10% *vs.* 0.07%；*P* < 0.0001）[183]。自从 2009 年发表以来，其他的研究已开始关注阿司匹林在一级预防中的价值[184-185]。

在阿司匹林增加出血风险和预防 ASCVD 事件之间找到适度平衡是一个热门的研究领域。既往的阿司匹林指南推荐在 10 年 MI/CAD 死亡风险≥ 10% 且潜在获益大于出血风险的情况下使用阿司匹林。然而，2013 年的预防指南不再推荐使用 ATP Ⅲ修订后的 Framingham 风险评分来评估 MI/CAD 死亡风险；反之，现在鼓励临床医生使用的流程与他汀类药物（合并队列方程）相同，合并队列方程可用于评估 MI 或卒中的风险。

未来 ACC/AHA 是否推荐以 10% 作为 MI/CVA 风险阈值来评估阿司匹林的使用范围尚待分晓。值得注意的是，2015 年的 USPSTF 建议草案推荐（B 级推荐）阿司匹林用于 50 ～ 59 岁使用合并队列方程评估的 10 年 ASCVD 风险≥ 10% 但出血风险没有增加的成人 ASCVD 和结直肠癌的一级预防[186]。

表 29.5　ASCVD 一级预防的“ABCDE”*

	ABCDE 构成的部分	推荐
A	评估风险	从 20 岁开始，至少每 4 ～ 6 年评估 1 次 ASCVD 危险因素 将合并队列方程（或类似的总体风险评估工具）应用于 40 ～ 79 岁无症状成人（尚未使用他汀类药物），以评估首次 ASCVD 硬终点事件的 10 年风险 当基于风险评估制订的治疗决策不能确定时，考虑选择性使用 CAC 评估风险
A	抗血小板治疗	对 50 ～ 69 岁 10 年 ASCVD 风险≥ 10% 且风险评估显示潜在获益大于出血风险的患者可考虑阿司匹林 81 mg/d；双联抗血小板治疗无效
B	血压	生活方式干预（即体重管理、运动、限制钠盐摄入） 必要时进行药物治疗使血压达标 BP 目标：老年人（≥ 60 岁）< 150/90 mmHg；< 60 岁，有糖尿病和（或）有慢性肾脏病的患者 < 140/90 mmHg（近期临床试验的数据表明 50 岁以上有心脏病危险因素的患者应严格限制 SBP < 130 mmHg）
C	胆固醇	主要强调生活方式的改变 在医生 / 患者讨论后推荐 4 组他汀类药物获益人群应用他汀类药物（2013 年 ACC/AHA 血脂指南）[14] 在不属于他汀类药物获益人群或风险决策仍不能确定的人群中，存在 1 个或多个额外因素时可考虑使用他汀类药物，如 LDL-C ≥ 160 mg/dl、早发 ASCVD 家族史、高生存风险（在年轻患者中短期 ASCVD 风险较低）、异常的 CAC 评分、ABI < 0.9 及 hs-CRP ≥ 2.0 mg/L
C	戒烟	宣教 评估、咨询、药物治疗 5A 原则：询问、建议、评估、协助、规划（Ask，Advise，Assess，Assist，Arrange）
D	饮食和体重管理	建议低反式脂肪、低饱和脂肪和低钠饮食；推荐水果、蔬菜、全谷物、瘦肉蛋白和坚果；尽量少吃甜食和含糖饮料 BMI 目标：18.5 ～ 24.9 kg/m^2；腰围：男性< 40 英寸（1 英寸= 2.54 厘米），女性< 35 英寸 如果需要减重：①体重减少 3% ～ 5%；②低卡路里饮食：1200 ～ 1500 kcal/d（女性）；1500 ～ 1800 kcal/d（男性）；③通过减少热量摄入和增加体力运动而达到能量亏损；④综合生活方式干预；⑤维持减重
D	糖尿病预防与治疗	预防：生活方式干预；目标：空腹血糖正常且糖化血红蛋白< 5.7% 治疗：生活方式干预，二甲双胍、口服降糖药、胰岛素；目标：若无明显低血糖，则糖化血红蛋白 < 7%
E	运动	规律的有氧运动；目标：每周 3 ～ 4 次，每次平均持续 40 min，包括中高强度的体力活动 关于缺乏运动 / 久坐不动时间的宣教；目标：目标是步行 10 000 步 / 天

* 高危：遵循二级预防指南。

ABI，踝臂指数；BP，血压；CAC，冠状动脉钙化；hs-CRP，超敏 C 反应蛋白，LDL-C，低密度脂蛋白胆固醇；SBP，收缩压

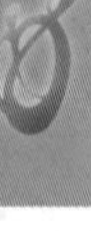

USPSTF 也支持阿司匹林用于 60 ～ 69 岁且 10 年 ASCVD 风险 ≥ 10% 而出血风险没有增加的成人的一级预防，虽然仅有较弱的 C 级推荐。

Miedema 等进行了一项有趣的分析，研究 CAC 评分在指导阿司匹林一级预防中的应用前景[119]。他们研究了 4220 例没有糖尿病的受试者，计算出能使随访事件发生率相对降低 18% 的需要治疗的病例数，并与根据大型阿司匹林 meta 分析报告的大出血风险所预计的 5 年引起不良事件需要治疗的病例数进行比较。他们的结论是，CAC ≥ 100 的受试者服用阿司匹林的风险 / 获益预计值较好，而未检测 CAC 的受试者很可能会受到阿司匹林的净损害。

总之，使用阿司匹林作为 ASCVD 的一级预防的决策需要个体化方案，包括临床医生和患者共同探讨潜在风险。这可能涉及应用模型进行进一步的风险分层，如 CAC 或生物标志物（如 hs-CRP），同时需考虑出血风险，以决定是否应推荐阿司匹林治疗。

胆固醇

他汀类药物治疗降低了二级预防和中高危一级预防人群的发病率和死亡率[187]。2013 年 ACC/AHA 胆固醇指南正式推荐绝对风险模型，即胆固醇治疗强度与估算的绝对 ASCVD 风险直接相关[14]。目前已确定 4 组患者将在他汀类药物治疗中获益：临床 ASCVD 患者；在 40～75 岁 LDL-C 70～189 mg/dl 的糖尿病患者；LDL-C ≥ 190 mg/dl 的患者；40～75 岁 LDL-C 为 70～ 189 mg/dl 且 10 年 风 险 估 计 ≥ 7.5% 的患者（10 年风险为 5%～7.5% 的患者应考虑使用中等强度的他汀类药物治疗，推荐级别为中等）。指南特别建议，在最后一组患者开始使用他汀类药物前进行临床医生-患者风险讨论[14]。他汀类药物具有良好的安全性，但随机对照试验和 meta 分析显示，他汀类药物增加了患糖尿病的风险，尤其是在糖尿病前期和代谢综合征患者中使用高强度他汀类药物治疗时[188]。

因此，患者及其临床医生之间的这种风险讨论应解决降低 ASCVD 风险、潜在的药物不良反应和患者偏好等问题，并鼓励患者坚持健康的生活方式和促进其他危险因素的管理。

他汀类药物应作为 ASCVD 一级预防的一线调脂药物。然而，一些高危患者即使在再次尝试接受他汀类药物治疗后仍然不能耐受；在这些病例中，可以考虑使用具有确切疗效和安全数据的二线药物（如依折麦布或 PCSK9 抑制剂）。此外，可能有某些极高危的人群［如有家族性高脂血症、有很强的早发 ASCVD 家族史和（或）晚期亚临床动脉粥样硬化］将受益于联合降脂治疗（即在最大剂量他汀类药物治疗的基础上加用第二种调脂药物）。这些决策应该在临床医生与患者进行风险讨论后制订。

关于筛查无症状个体的思路总结

临床医生与患者的知情讨论的关键是沟通最准确和个体化的风险信息。在不属于上述他汀类药物获益人群或治疗决策不确定的人群中［即不愿使用他汀类药物的患者或具有独特危险因素（如 ED 或自身免疫性疾病）的患者］，其他额外的因素可以指导治疗决策。这些因素包括异常的 CAC 评分或 ABI、早发 ASCVD 家族史、高 hs-CRP、LDL-C 水平 ≥ 160 mg/dl 或终身风险升高。未来可能会明确有助于个体风险评估的其他因素。

然而，许多临床医生和患者仍可能发现，这些指南致使他们接受了比自身意愿更为积极的治疗，特别是对于 LDL-C ＜ 100 mg/dl 的患者。所有药物治疗都与成本和一些负面效应有关（如每天服用药物的不良反应）。个体化的风险评估可能使我们有机会进行更复杂的以患者为中心的风险讨论，而不是接近基于年龄的全体近似一致的治疗策略，在这种讨论中，还可以考虑患者偏好、相互矛盾的医疗风险、联合用药治疗以及服用药物的不良反应。然而，目前仍然存在许多问题，包括如何最好地和何时整合个体化风险评估措施，如何最好地整合终身风险评估，以及是否基于这些措施制订治疗决策（即他汀类药物的起始或滴定）进而改善预后。

在临床实践中，我们推荐“ABCDE”方法为模式化的药物处方和个体化心血管风险管理提供一致和综合的管理方法。第一步是“A：风险评估（Assessment of risk）”。作为起始，我们推荐筛查传统 ASCVD 危险因素，并应用合并队列方程（用于尚未使用他汀类药物的 40 ～ 79 岁无症状成人），并鼓励临床医生-患者进行风险讨论。当基于风险的治疗决策仍然不确定时（这在估计 ASCVD 风险为 5% ～ 15% 的人群中很常见），可以考虑使用其他工具用于精确化地个体风险评估。我们认为，目前的证据支持选择性使用CAC作为进一步风险分层的最佳工具。同样，如果所选的检查不能改变治疗策略，那么在筛查中就没有任何意义。对“A：抗血小板治疗”“B：血压管理”“C：胆固醇管理”“C：戒烟”“D：饮食”“D：糖尿病预防或管理”和“E：锻炼”等患者管理方式的深入讨论直接来源于指南推荐和个体化风险评估[181]。

让患者参与风险讨论能使患者认识到自主的重要性和在以患者为中心的诊疗中共同决策的价值。注重医生-患者风险讨论的潜在益处包括医患关系更亲密，增加患者依从性以及使患者更严格地遵守诊疗计划。

参考文献

1. Mozaffarian D, Benjamin EJ, Go AS, et al.: Heart disease and stroke statistics–2015 update: a report from the American Heart Association, *Circulation* 131:e29–e322, 2015.
2. Robinson JG, Gidding SS: Curing atherosclerosis should be the next major cardiovascular prevention goal, *J Am Coll Cardiol* 63:2779–2785, 2014.
3. Rose G: Sick individuals and sick populations, *Int J Epidemiol* 14:32–38, 1985.
4. Cooney MT, Dudina A, Whincup P, et al.: Re-evaluating the Rose approach: comparative benefits of the population and high-risk preventive strategies, *Eur J Cardiovasc Prev Rehabil* 16:541–549, 2009.
5. Wilson JMG, Jungner G: *Principles and Practice of Screening for Disease*, Geneva, 1968, World Health Organization.
6. Lauer MS: Pseudodisease, the next great epidemic in coronary atherosclerosis? Comment on "Impact of coronary computed tomographic angiography results on patient and physician behavior in a low-risk population," *Arch Intern Med* 171:1268–1269, 2011.
7. Chou R: High Value Care Task Force of the American College of Physicians. Cardiac screening with electrocardiography, stress echocardiography, or myocardial perfusion imaging: advice for high-value care from the American College of Physicians, *Ann Intern Med* 162:438–447, 2015.
8. US Preventive Services Task Force: Using nontraditional risk factors in coronary heart disease risk assessment: U.S. Preventive Services Task Force recommendation statement, *Ann Intern Med* 151:474–482, 2009.
9. Greenland P, Alpert JS, Beller GA, et al.: 2010 ACCF/AHA guideline for assessment of cardiovascular risk in asymptomatic adults: a report of the American College of Cardiology Foundation/American Heart Association Task Force on Practice Guidelines, *J Am Coll Cardiol* 56:e50–e103, 2010.
10. Goff Jr DC, Lloyd-Jones DM, Bennett G, et al.: 2013 ACC/AHA guideline on the assessment of cardiovascular risk: a report of the American College of Cardiology/American Heart Association Task Force on Practice Guidelines, *Circulation* 129:S49–S73, 2014.
11. Perk J, De Backer G, Gohlke H, et al.: European guidelines on cardiovascular disease prevention in clinical practice (version 2012). The Fifth Joint Task Force of the European Society of Cardiology and Other Societies on Cardiovascular Disease Prevention in Clinical Practice (constituted by representatives of nine societies and by invited experts), *Eur Heart J* 33:1635–1701, 2012.
12. Pletcher MJ, Pignone M, Earnshaw S, et al.: Using the coronary artery calcium score to guide statin therapy: a cost-effectiveness analysis, *Circ Cardiovasc Qual Outcomes* 7:276–284, 2014.
13. Castellano JM, Sanz G, Penalvo JL, et al.: A polypill strategy to improve adherence: results from the FOCUS project, *J Am Coll Cardiol* 64:2071–2082, 2014.
14. Stone NJ, Robinson JG, Lichtenstein AH, et al.: 2013 ACC/AHA guideline on the treatment of blood cholesterol to reduce atherosclerotic cardiovascular risk in adults: a report of the American College of Cardiology/American Heart Association Task Force on Practice Guidelines, *Circulation* 129:S1–S45, 2014.
15. Ridker PM, Buring JE, Rifai N, et al.: Development and validation of improved algorithms for the assessment of global cardiovascular risk in women: the Reynolds risk score, *JAMA* 297:61120619, 2007.
16. Ridker PM, Paynter NP, Rifai N, et al.: C-reactive protein and parental history improve global cardiovascular risk prediction: the Reynolds risk score for men, *Circulation* 118:2243–2251, 2008.
17. Hippisley-Cox J, Coupland C, Vinogradova Y, et al.: Derivation and validation of QRISK, a new cardiovascular disease risk score for the United Kingdom: prospective open cohort study, *BMJ* 335:136, 2007.
18. Woodward M, Brindle P, Tunstall-Pedoe H, et al.: Adding social deprivation and family history to cardiovascular risk assessment: the ASSIGN score from the Scottish Heart Health Extended Cohort (SHHEC), *Heart* 93:172–176, 2007.
19. Assmann G, Cullen P, Schulte H: Simple scoring scheme for calculating the risk of acute coronary events based on the 10-year follow-up of the prospective cardiovascular Munster (PROCAM) study, *Circulation* 105:310–315, 2002.
20. Conroy RM, Pyorala K, Fitzgerald AP, et al.: Estimation of ten-year risk of fatal cardiovascular disease in Europe: the SCORE project, *Eur Heart J* 24:987–1003, 2003.
21. European Association for Cardiovascular Preventation and Rehabilitation, Reiner Z, Catapano AL, et al.: ESC/EAS Guidelines for the management of dyslipidaemias: the task force for the management of dyslipidaemias of the European Society of Cardiology (ESC) and the European Atherosclerosis Society (EAS), *Eur Heart J* 32:1769–1818, 2011.
22. Martin SS, Sperling LS, Blaha MJ, et al.: Clinician-patient risk discussion for atherosclerotic cardiovascular disease prevention: importance to implementation of the 2013 ACC/AHA Guidelines, *J Am Coll Cardiol* 65:1361–1368, 2015.
23. http://www.uspreventiveservicestaskforce.org/Page/Document/draft-recommendation-statement175/statin-use-in-adults-preventive-medication1.
24. Araujo F, Gouvinhas C, Fontes F, et al.: Trends in cardiovascular diseases and cancer mortality in 45 countries from five continents (1980–2010), *Eur J Prev Cardiol* 21:1004–1017, 2014.
25. Krumholz HM, Normand SL, Wang Y: Trends in hospitalizations and outcomes for acute cardiovascular disease and stroke, 1999–2011, *Circulation* 130:966–975, 2014.
26. Cook NR, Ridker PM: Further insight into the cardiovascular risk calculator: the roles of statins, revascularizations, and underascertainment in the Women's Health Study, *JAMA Intern Med* 174:1964–1971, 2014.
27. DeFilippis AP, Young R, Carrubba CJ, et al.: An analysis of calibration and discrimination among multiple cardiovascular risk scores in a modern multiethnic cohort, *Ann Intern Med* 162:266–275, 2015.
28. McEvoy JW, Diamond GA, Detrano RC, et al.: Risk and the physics of clinical prediction, *Am J Cardiol* 113:1429–1435, 2014.
29. Yeboah J, Polonsky TS, Young R, et al.: Utility of nontraditional risk markers in individuals ineligible for statin therapy according to the 2013 American College of Cardiology/American Heart Association cholesterol guidelines, *Circulation* 132:916–922, 2015.
30. Pencina MJ, Navar-Boggan AM, D'Agostino Sr RB, et al.: Application of new cholesterol guidelines to a population-based sample, *N Engl J Med* 370:1422–1431, 2014.
31. Blaha MJ, Dardari ZA, Blumenthal RS, et al.: The new "intermediate risk" group: a comparative analysis of the new 2013 ACC/AHA risk assessment guidelines versus prior guidelines in men, *Atherosclerosis* 237:1–4, 2014.
32. Blaha MJ, Feldman DI, Nasir K: Coronary artery calcium and physical fitness—the two best predictors of long-term survival, *Atherosclerosis* 234:93–94, 2014.
33. Myers RH, Kiely DK, Cupples LA, et al.: Parental history is an independent risk factor for coronary artery disease: the Framingham Study, *Am Heart J* 120:963–969, 1990.
34. Sesso HD, Lee IM, Gaziano JM, et al.: Maternal and paternal history of myocardial infarction and risk of cardiovascular disease in men and women, *Circulation* 104:393–398, 2001.
35. Kardia SL, Modell SM, Peyser PA: Family-centered approaches to understanding and preventing coronary heart disease, *Am J Prev Med* 24:143–151, 2003.
36. Patel J, Al Rifai M, Blaha MJ, et al.: Coronary artery calcium improves risk assessment in adults with a family history of premature coronary heart disease: results from multiethnic study of atherosclerosis, *Circ Cardiovasc Imaging* 8:e003186, 2015.
37. Lloyd-Jones DM, Nam BH, D'Agostino RB, et al.: Parental cardiovascular disease as a risk factor for cardiovascular disease in middle-aged adults: a prospective study of parents and offspring, *JAMA* 291:2204–2211, 2004.
38. Murabito JM, Pencina MJ, Nam BH, et al.: Sibling cardiovascular disease as a risk factor for cardiovascular disease in middle-aged adults, *JAMA* 294:3117–3123, 2005.
39. Jorde LB, Williams RR: Relation between family history of coronary artery disease and coronary risk variables, *Am J Cardiol* 62:708–713, 1988.
40. Mosca L, Benjamin EJ, Berra K, et al.: Effectiveness-based guidelines for the prevention of cardiovascular disease in women 2011 update: a guideline from the American Heart Association, *Circulation* 123:1243–1262, 2011.
41. Anderson TJ, Gregoire J, Hegele RA, et al.: 2012 update of the Canadian Cardiovascular Society guidelines for the diagnosis and treatment of dyslipidemia for the prevention of cardiovascular disease in the adult, *Can J Cardiol* 29:151–167, 2013.
42. Fairweather D, Frisancho-Kiss S, Rose NR: Sex differences in autoimmune disease from a pathological perspective, *Am J Pathol* 173:600–609, 2008.
43. del Rincon ID, Williams K, Stern MP, et al.: High incidence of cardiovascular events in a rheumatoid arthritis cohort not explained by traditional cardiac risk factors, *Arthritis Rheum* 44:2737–2745, 2001.
44. Manzi S, Meilahn EN, Rairie JE, et al.: Age-specific incidence rates of myocardial infarction and angina in women with systemic lupus erythematosus: comparison with the Framingham Study, *Am J Epidemiol* 145:408–415, 1997.
45. Salmon JE, Roman MJ: Subclinical atherosclerosis in rheumatoid arthritis and systemic lupus erythematosus, *Am J Med* 121:S3–S8, 2008.
46. Nurmohamed M, Bao Y, Signorovitch J, et al.: Longer durations of antitumour necrosis factor treatment are associated with reduced risk of cardiovascular events in patients with rheumatoid arthritis, *RMD Open* 1:e000080, 2015.
47. Rich-Edwards JW: The predictive pregnancy: what complicated pregnancies tell us about mother's future cardiovascular risk, *Circulation* 125:1336–1338, 2012.
48. Bellamy L, Casas JP, Hingorani AD, et al.: Type 2 diabetes mellitus after gestational diabetes: a systematic review and meta-analysis, *Lancet* 373:1773–1779, 2009.
49. Lauenborg J, Mathiesen E, Hansen T, et al.: The prevalence of the metabolic syndrome in a Danish population of women with previous gestational diabetes mellitus is three-fold higher than in the general population, *J Clin Endocrinol Metab* 90:4004–4010, 2005.
50. Pirkola J, Pouta A, Bloigu A, et al.: Prepregnancy overweight and gestational diabetes as determinants of subsequent diabetes and hypertension after 20-year follow-up, *J Clin Endocrinol Metab* 95:772–778, 2010.
51. Metzger BE, Buchanan TA, Coustan DR, et al.: Summary and recommendations of the Fifth International Workshop-Conference on Gestational Diabetes Mellitus, *Diabetes Care* 30(Suppl 2): S251–S260, 2007.
52. Fadl H, Magnuson A, Ostlund I, et al.: Gestational diabetes mellitus and later cardiovascular disease: a Swedish population based case-control study, *BJOG* 121:1530–1536, 2014.
53. Evans CS, Gooch L, Flotta D, et al.: Cardiovascular system during the postpartum state in women with a history of preeclampsia, *Hypertension* 58:57–62, 2011.
54. Ahmed R, Dunford J, Mehran R, et al.: Pre-eclampsia and future cardiovascular risk among women: a review, *J Am Coll Cardiol* 63:1815–1822, 2014.
55. Ray JG, Vermeulen MJ, Schull MJ, et al.: Cardiovascular health after maternal placental syndromes (CHAMPS): population-based retrospective cohort study, *Lancet* 366:1797–1803, 2005.
56. Bellamy L, Casas JP, Hingorani AD, et al.: Pre-eclampsia and risk of cardiovascular disease and cancer in later life: systematic review and meta-analysis, *BMJ* 335:974, 2007.
57. Selvin E, Burnett AL, Platz EA: Prevalence and risk factors for erectile dysfunction in the US, *Am J Med* 120:151–157, 2007.
58. Banks E, Joshy G, Abhayaratna WP, et al.: Erectile dysfunction severity as a risk marker for cardiovascular disease hospitalisation and all-cause mortality: a prospective cohort study, *PLoS Med* 10:e1001372, 2013.
59. Gandaglia G, Briganti A, Jackson G, et al.: A systematic review of the association between erectile dysfunction and cardiovascular disease, *Eur Urol* 65:968–978, 2014.
60. Pastuszak AW, Hyman DA, Yadav N, et al.: Erectile dysfunction as a marker for cardiovascular disease diagnosis and intervention: a cost analysis, *J Sex Med* 12:975–984, 2015.
61. Shah NP, Cainzos-Achirica M, Feldman DI, et al.: Cardiovascular disease prevention in men with vascular erectile dysfunction: the view of the preventive cardiologist, *Am J Med* 129(3):251–259, 2015.
62. Strath SJ, Kaminsky LA, Ainsworth BE, et al.: Guide to the assessment of physical activity: clinical and research applications: a scientific statement from the American Heart Association, *Circulation* 128:2259–2279, 2013.
63. Centers for Disease Control and Prevention: Adult participation in recommended levels of physical activity–United States, 2001 and 2003, *MMWR Morb Mortal Wkly Rep* 54:1208–1212, 2005.
64. Booth FW, Gordon SE, Carlson CJ, et al.: Waging war on modern chronic diseases: primary prevention through exercise biology, *J Appl Physiol (1985)* 88:774–787, 2000.
65. Kohl III HW, Craig CL, Lambert EV, et al.: The pandemic of physical inactivity: global action for public health, *Lancet* 380:294–305, 2012.
66. Lloyd-Jones DM, Hong Y, Labarthe D, et al.: Defining and setting national goals for cardiovascular health promotion and disease reduction: the American Heart Association's strategic impact goal through 2020 and beyond, *Circulation* 121:586–613, 2010.
67. Same RV, Feldman DI, Shah N, et al.: Relationship between sedentary behavior and cardiovascular risk, *Curr Cardiol Rep* 18:6, 2016.
68. Owen N, Sparling PB, Healy GN, et al.: Sedentary behavior: emerging evidence for a new health

risk, *Mayo Clin Proc* 85:1138–1141, 2010.

69. Biswas A, Oh PI, Faulkner GE, et al.: Sedentary time and its association with risk for disease incidence, mortality, and hospitalization in adults: a systematic review and meta-analysis, *Ann Intern Med* 162:123–132, 2015.
70. Burke LE, Ma J, Azar KM, Bennett GG, et al.: Current science on consumer use of mobile health for cardiovascular disease prevention: a scientific statement from the American Heart Association, *Circulation* 132:1157–1213, 2015.
71. Case MA, Burwick HA, Volpp KG, et al.: Accuracy of smartphone applications and wearable devices for tracking physical activity data, *JAMA* 313:625–626, 2015.
72. Martin SS, Feldman DI, Blumenthal RS, et al.: A randomized clinical trial of an automated mhealth intervention for physical activity promotion, *J Am Heart Assoc* 4, 2015.
73. Sarnak MJ, Levey AS, Schoolwerth AC, et al.: Kidney disease as a risk factor for development of cardiovascular disease: a statement from the American Heart Association Councils on Kidney in Cardiovascular Disease, High Blood Pressure Research, Clinical Cardiology, and Epidemiology and Prevention, *Hypertension* 42:1050–1065, 2003.
74. Briasoulis A, Bakris GL: Chronic kidney disease as a coronary artery disease risk equivalent, *Curr Cardiol Rep* 15:340, 2013.
75. Colantonio LD, Baber U, Banach M, et al.: Contrasting cholesterol management guidelines for adults with CKD, *J Am Soc Nephrol* 26:1173–1180, 2015.
76. Blaha MJ, Elasy TA: Clinical definitions of the metabolic syndrome: why the confusion? *Clinical Diabetes* 24:125–131, 2006.
77. Blaha MJ, Tota-Maharaj R. Metabolic Syndrome: From Risk Factors to Treatment. SEEd publishers, Italy. Handbook. 192 pages. May 31, 2012. ISBN-13: 978-8897419198 (Two Editions: English and Italian).
78. Kannel WB, Anderson K, McGee DL, et al.: Nonspecific electrocardiographic abnormality as a predictor of coronary heart disease: the Framingham Study, *Am Heart J* 113:370–376, 1987.
79. Menotti A, Seccareccia F: Electrocardiographic Minnesota code findings predicting short-term mortality in asymptomatic subjects. The Italian RIFLE Pooling Project (risk factors and life expectancy), *G Ital Cardiol* 27:40–49, 1997.
80. De Bacquer D, De Backer G, Kornitzer M, et al.: Prognostic value of ECG findings for total, cardiovascular disease, and coronary heart disease death in men and women, *Heart* 80:570–577, 1998.
81. Auer R, Bauer DC, Marques-Vidal P, et al.: Association of major and minor ECG abnormalities with coronary heart disease events, *JAMA* 307:1497–1505, 2012.
82. Greenland P: Should the resting electrocardiogram be ordered as a routine risk assessment test in healthy asymptomatic adults? *JAMA* 307:1530–1531, 2012.
83. Moyer VA: U.S. Preventive Services Task Force. Screening for coronary heart disease with electrocardiography: U.S. Preventive Services Task Force recommendation statement, *Ann Intern Med* 157:512–518, 2012.
84. Michos ED, Abraham TP: Echoing the appropriate use criteria: the role of echocardiography for cardiovascular risk assessment of the asymptomatic individual, *JAMA Intern Med* 173:1598–1599, 2013.
85. Pearlman AS, Ryan T, Picard MH, et al.: Evolving trends in the use of echocardiography: a study of Medicare beneficiaries, *J Am Coll Cardiol* 49:2283–2291, 2007.
86. Sundstrom J, Lind L, Arnlov J, et al.: Echocardiographic and electrocardiographic diagnoses of left ventricular hypertrophy predict mortality independently of each other in a population of elderly men, *Circulation* 103:2346–2351, 2001.
87. Wang TJ, Evans JC, Benjamin EJ, et al.: Natural history of asymptomatic left ventricular systolic dysfunction in the community, *Circulation* 108:977–982, 2003.
88. Lindekleiv H, Lochen ML, Mathiesen EB, et al.: Echocardiographic screening of the general population and long-term survival: a randomized clinical study, *JAMA Intern Med* 173:1592–1598, 2013.
89. ACCF/ASE/AHA/ASNC/HFSA/HRS/SCAI/SCCM/SCCT/SCMR 2011 Appropriate Use Criteria for Echocardiography. A Report of the American College of Cardiology Foundation Appropriate Use Criteria Task Force, American Society of Echocardiography, American Heart Association, American Society of Nuclear Cardiology, Heart Failure Society of America, Heart Rhythm Society, Society for Cardiovascular Angiography and Interventions, Society of Critical Care Medicine, Society of Cardiovascular Computed Tomography, and Society for Cardiovascular Magnetic Resonance Endorsed by the American College of Chest Physicians, *J Am Coll Cardiol* 57:1126–1166, 2011.
90. Yeghiazarians Y, Braunstein JB, Askari A, et al.: Unstable angina pectoris, *N Engl J Med* 342: 101–114, 2000.
91. Balady GJ, Arena R, Sietsema K, et al.: Clinician's guide to cardiopulmonary exercise testing in adults: a scientific statement from the American Heart Association, *Circulation* 122:191–225, 2010.
92. Gibbons RJ, Balady GJ, Bricker JT, et al.: ACC/AHA 2002 guideline update for exercise testing: summary article. A report of the American College of Cardiology/American Heart Association Task Force on Practice Guidelines (committee to update the 1997 exercise testing guidelines), *J Am Coll Cardiol* 40:1531–1540, 2002.
93. Fowler-Brown A, Pignone M, Pletcher M, et al.: Exercise tolerance testing to screen for coronary heart disease: a systematic review for the technical support for the U.S. Preventive Services Task Force, *Ann Intern Med* 140:W9–W24, 2004.
94. Davenport E, Palileo E, Kruyer W, et al.: Screening with echocardiography or stress testing in asymptomatic USAF aviators—not efficacious, *J Am Coll Cardiol* 65, 2015.
95. Mora S, Redberg RF, Cui Y, et al.: Ability of exercise testing to predict cardiovascular and all-cause death in asymptomatic women: a 20-year follow-up of the Lipid Research Clinics Prevalence Study, *JAMA* 290:1600–1607, 2003.
96. Kodama S, Saito K, Tanaka S, et al.: Cardiorespiratory fitness as a quantitative predictor of all-cause mortality and cardiovascular events in healthy men and women: a meta-analysis, *JAMA* 301:2024–2035, 2009.
97. Ahmed HM, Al-Mallah MH, McEvoy JW, et al.: Maximal exercise testing variables and 10-year survival: fitness risk score derivation from the FIT Project, *Mayo Clin Proc* 90:346–355, 2015.
98. Qureshi WT, Alirhayim Z, Blaha MJ, et al.: Cardiorespiratory fitness and risk of incident atrial fibrillation: results from the Henry Ford exercise testing (FIT) project, *Circulation* 131:1827–1834, 2015.
99. Juraschek SP, Blaha MJ, Blumenthal RS, et al.: Cardiorespiratory fitness and incident diabetes: the FIT (Henry Ford Exercise Testing) project, *Diabetes Care* 38:1075–1081, 2015.
100. Aladin AI, Al Rifai M, Rasool SH, et al.: The association of resting heart rate and incident hypertension: the Henry Ford Hospital exercise testing (FIT) project, *Am J Hypertens* 29(2):251–257, 2015.
101. Echouffo-Tcheugui JB, Butler J, Yancy CW, et al.: Association of physical activity or fitness with incident heart failure: a systematic review and meta-analysis, *Circ Heart Fail* 8:853–861, 2015.
102. Shaya GE, Al-Mallah MH, Hung RK, et al.: High exercise capacity attenuates risk of early mortality after first myocardial infarction: the Henry Ford exercise testing (FIT) project, *Mayo Clin Proc* 91(2):129–139, 2016.
103. Kokkinos PF, Holland JC, Pittaras AE, et al.: Cardiorespiratory fitness and coronary heart disease risk factor association in women, *J Am Coll Cardiol* 26:358–364, 1995.
104. Minder CM, Shaya GE, Michos ED, et al.: Relation between self-reported physical activity level, fitness, and cardiometabolic risk, *Am J Cardiol* 113:637–643, 2014.
105. Hung RK, Al-Mallah MH, Qadi MA, et al.: Cardiorespiratory fitness attenuates risk for major adverse cardiac events in hyperlipidemic men and women independent of statin therapy: the Henry Ford exercise testing project, *Am Heart J* 170:390–399, 2015.
106. McClelland RL, Nasir K, Budoff M, et al.: Arterial age as a function of coronary artery calcium (from the Multi-Ethnic Study of Atherosclerosis [MESA]), *Am J Cardiol* 103:59–63, 2009.
107. Alluri K, Joshi PH, Henry TS, et al.: Scoring of coronary artery calcium scans: history, assumptions, current limitations, and future directions, *Atherosclerosis* 239:109–117, 2015.
108. Cho I, Chang HJ, Sung JM, et al.: Coronary computed tomographic angiography and risk of all-cause mortality and nonfatal myocardial infarction in subjects without chest pain syndrome from the CONFIRM Registry (coronary CT angiography evaluation for clinical outcomes: an international multicenter registry), *Circulation* 126:304–313, 2012.
109. Joshi PH, Blaha MJ, Blumenthal RS, et al.: What is the role of calcium scoring in the age of coronary computed tomographic angiography? *J Nucl Cardiol* 19:1226–1235, 2012.
110. Polonsky TS, McClelland RL, Jorgensen NW, et al.: Coronary artery calcium score and risk classification for coronary heart disease prediction, *JAMA* 303:1610–1616, 2010.
111. Nasir K, Rubin J, Blaha MJ, et al.: Interplay of coronary artery calcification and traditional risk factors for the prediction of all-cause mortality in asymptomatic individuals, *Circ Cardiovasc Imaging* 5:467–473, 2012.
112. Silverman MG, Blaha MJ, Krumholz HM, et al.: Impact of coronary artery calcium on coronary heart disease events in individuals at the extremes of traditional risk factor burden: the Multi-Ethnic Study of Atherosclerosis, *Eur Heart J* 35:2232–2241, 2014.
113. Budoff MJ, McClelland RL, Nasir K, et al.: Cardiovascular events with absent or minimal coronary calcification: the Multi-Ethnic Study of Atherosclerosis (MESA), *Am Heart J* 158:554–561, 2009.
114. Patel J, Blaha MJ, McEvoy JW, et al.: All-cause mortality in asymptomatic persons with extensive Agatston scores above 1000, *J Cardiovasc Comput Tomogr* 8:26–32, 2014.
115. Blaha MJ, Blumenthal RS, Budoff MJ, et al.: Understanding the utility of zero coronary calcium as a prognostic test: a Bayesian approach, *Circ Cardiovasc Qual Outcomes* 4:253–256, 2011.
116. Blaha MJ, Budoff MJ, DeFilippis AP, et al.: Associations between C-reactive protein, coronary artery calcium, and cardiovascular events: implications for the JUPITER population from MESA, a population-based cohort study, *Lancet* 378:684–692, 2011.
117. Martin SS, Blaha MJ, Blankstein R, et al.: Dyslipidemia, coronary artery calcium, and incident atherosclerotic cardiovascular disease: implications for statin therapy from the Multi-Ethnic Study of Atherosclerosis, *Circulation* 129:77–86, 2014.
118. Bittencourt MS, Blaha MJ, Blankstein R, et al.: Polypill therapy, subclinical atherosclerosis, and cardiovascular events—implications for the use of preventive pharmacotherapy: MESA (Multi-Ethnic Study of Atherosclerosis), *J Am Coll Cardiol* 63:434–443, 2014.
119. Miedema MD, Duprez DA, Misialek JR, et al.: Use of coronary artery calcium testing to guide aspirin utilization for primary prevention: estimates from the Multi-Ethnic Study of Atherosclerosis, *Circ Cardiovasc Qual Outcomes* 7:453–460, 2014.
120. Nasir K, Bittencourt MS, Blaha MJ, et al.: Implications of coronary artery calcium testing among statin candidates according to American College of Cardiology/American Heart Association Cholesterol Management Guidelines: MESA (Multi-Ethnic Study of Atherosclerosis), *J Am Coll Cardiol* 66:1657–1668, 2015.
121. Roberts ET, Horne A, Martin SS, et al.: Cost-effectiveness of coronary artery calcium testing for coronary heart and cardiovascular disease risk prediction to guide statin allocation: the Multi-Ethnic Study of Atherosclerosis (MESA), *PLoS One* 10:e0116377, 2015.
122. Valenti V, Ó Hartaigh B, Heo R, et al.: A 15-year warranty period for asymptomatic individuals without coronary artery calcium: a prospective follow-up of 9,715 individuals, *JACC Cardiovasc Imaging* 8:900–909, 2015.
123. Shaw LJ, Giambrone AE, Blaha MJ, et al.: Long-term prognosis after coronary artery calcification testing in asymptomatic patients: a cohort study, *Ann Intern Med* 163:14–21, 2015.
124. Blaha MJ, Cainzos-Achirica M, Greenland P, et al.: Role of coronary artery calcium score of zero and other negative risk markers for cardiovascular disease: the Multi-Ethnic Study of Atherosclerosis (MESA), *Circulation* 133:849–858, 2016.
125. McClelland RL, Jorgensen NW, Budoff M, et al.: 10-year coronary heart disease risk prediction using coronary artery calcium and traditional risk factors: derivation in the MESA (Multi-Ethnic Study of Atherosclerosis) with validation in the HNR (Heinz Nixdorf Recall) study and the DHS (Dallas Heart Study), *J Am Coll Cardiol* 66:1643–1653, 2015.
126. Rozanski A, Gransar H, Shaw LJ, et al.: Impact of coronary artery calcium scanning on coronary risk factors and downstream testing the EISNER (Early Identification of Subclinical Atherosclerosis by Noninvasive Imaging Research) prospective randomized trial, *J Am Coll Cardiol* 57:1622–1632, 2011.
127. Nasir K, McClelland RL, Blumenthal RS, et al.: Coronary artery calcium in relation to initiation and continuation of cardiovascular preventive medications: the Multi-Ethnic Study of Atherosclerosis (MESA), *Circ Cardiovasc Qual Outcomes* 3:228–235, 2010.
128. Horton KM, Post WS, Blumenthal RS, et al.: Prevalence of significant noncardiac findings on electron-beam computed tomography coronary artery calcium screening examinations, *Circulation* 106:532–534, 2002.
129. http://www.robinsca.nl/wp-content/uploads/2014/10/82355-ErasmusMC-Robinsca-Informatiebrochure-deelnemer-Engels-def.pdf.
130. McEvoy JW, Blaha MJ: Coronary artery calcium testing: exploring the need for a randomized trial, *Circ Cardiovasc Imaging* 7:578–580, 2014.
131. Budoff MJ, Nasir K, McClelland RL, et al.: Coronary calcium predicts events better with absolute calcium scores than age-sex-race/ethnicity percentiles: MESA (Multi-Ethnic Study of Atherosclerosis), *J Am Coll Cardiol* 53:345–352, 2009.
132. Budoff MJ, Young R, Lopez VA, et al.: Progression of coronary calcium and incident coronary heart disease events: MESA (Multi-Ethnic Study of Atherosclerosis), *J Am Coll Cardiol* 61:1231–1239, 2013.
133. Min JK, Lin FY, Gidseg DS, et al.: Determinants of coronary calcium conversion among patients with a normal coronary calcium scan: what is the "warranty period" for remaining normal? *J Am Coll Cardiol* 55:1110–1117, 2010.
134. McEvoy JW, Blaha MJ, Rivera JJ, et al.: Mortality rates in smokers and nonsmokers in the presence or absence of coronary artery calcification, *JACC Cardiovasc Imaging* 5:1037–1045, 2012.
135. Valenti V, Ó Hartaigh B, Cho I, et al.: Absence of coronary artery calcium identifies asymptomatic diabetic individuals at low near-term but not long-term risk of mortality: a 15-year follow-up study of 9715 patients, *Circ Cardiovasc Imaging* 9:e003528, 2016.
136. Arbab-Zadeh A, Di Carli MF, Cerci R, et al.: Accuracy of computed tomographic angiography and single-photon emission computed tomography-acquired myocardial perfusion imaging for the diagnosis of coronary artery disease, *Circ Cardiovasc Imaging* 8:e003533, 2015.
137. Braunwald E: Progress in the noninvasive detection of high-risk coronary plaques, *J Am Coll Cardiol* 66:347–349, 2015.
138. Hou ZH, Lu B, Gao Y, et al.: Prognostic value of coronary CT angiography and calcium score for major adverse cardiac events in outpatients, *JACC Cardiovasc Imaging* 5:990–999, 2012.
139. Choi EK, Choi SI, Rivera JJ, et al.: Coronary computed tomography angiography as a screening tool for the detection of occult coronary artery disease in asymptomatic individuals, *J Am Coll Cardiol* 52:357–365, 2008.
140. Hulten E, Bittencourt MS, Ghoshhajra B, et al.: Incremental prognostic value of coronary artery calcium score versus CT angiography among symptomatic patients without known coronary artery disease, *Atherosclerosis* 233:190–195, 2014.
141. McEvoy JW, Blaha MJ, Nasir K, et al.: Impact of coronary computed tomographic angiography results on patient and physician behavior in a low-risk population, *Arch Intern Med* 171:1260–1268, 2011.
142. Stein JH, Korcarz CE, Hurst RT, et al.: Use of carotid ultrasound to identify subclinical vascular disease and evaluate cardiovascular disease risk: a consensus statement from the American Society of Echocardiography Carotid Intima-Media Thickness Task Force. Endorsed by the Society for Vascular Medicine, *J Am Soc Echocardiogr* 21:93–111, 2008. quiz 189–190.
143. Johnson HM, Douglas PS, Srinivasan SR, et al.: Predictors of carotid intima-media thickness progression in young adults: the Bogalusa Heart Study, *Stroke* 38:900–905, 2007.
144. Folsom AR, Kronmal RA, Detrano RC, et al.: Coronary artery calcification compared with carotid intima-media thickness in the prediction of cardiovascular disease incidence: the Multi-Ethnic Study of Atherosclerosis (MESA), *Arch Intern Med* 168:1333–1339, 2008.
145. Naqvi TZ, Lee MS: Carotid intima-media thickness and plaque in cardiovascular risk assessment,

JACC Cardiovasc Imaging 7:1025–1038, 2014.
146. Chambless LE, Heiss G, Folsom AR, et al.: Association of coronary heart disease incidence with carotid arterial wall thickness and major risk factors: the Atherosclerosis Risk in Communities (ARIC) study, 1987–1993, *Am J Epidemiol* 146:483–494, 1997.
147. Bots ML, Hoes AW, Koudstaal PJ, et al.: Common carotid intima-media thickness and risk of stroke and myocardial infarction: the Rotterdam Study, *Circulation* 96:1432–1437, 1997.
148. Yeboah J, McClelland RL, Polonsky TS, et al.: Comparison of novel risk markers for improvement in cardiovascular risk assessment in intermediate-risk individuals, *JAMA* 308:788–795, 2012.
149. Simon A, Megnien JL, Chironi G: The value of carotid intima-media thickness for predicting cardiovascular risk, *Arterioscler Thromb Vasc Biol* 30:182–185, 2010.
150. van den Oord SC, Sijbrands EJ, ten Kate GL, et al.: Carotid intima-media thickness for cardiovascular risk assessment: systematic review and meta-analysis, *Atherosclerosis* 228:1–11, 2013.
151. Polak JF, Pencina MJ, Pencina KM, et al.: Carotid-wall intima-media thickness and cardiovascular events, *N Engl J Med* 365:213–221, 2011.
152. Nambi V, Chambless L, He M, et al.: Common carotid artery intima-media thickness is as good as carotid intima-media thickness of all carotid artery segments in improving prediction of coronary heart disease risk in the Atherosclerosis Risk in Communities (ARIC) study, *Eur Heart J* 33:183–190, 2012.
153. Gepner AD, Young R, Delaney JA, et al.: Comparison of coronary artery calcium presence, carotid plaque presence, and carotid intima-media thickness for cardiovascular disease prediction in the Multi-Ethnic Study of Atherosclerosis, *Circ Cardiovasc Imaging* 8, 2015.
154. Nambi V, Brunner G, Ballantyne CM: Ultrasound in cardiovascular risk prediction: don't forget the plaque! *J Am Heart Assoc* 2:e000180, 2013.
155. LeFevre ML: U.S. Preventive Services Task Force. Screening for asymptomatic carotid artery stenosis: U.S. Preventive Services Task Force recommendation statement, *Ann Intern Med* 161:356–362, 2014.
156. Ridker PM, Rifai N, Rose L, et al.: Comparison of C-reactive protein and low-density lipoprotein cholesterol levels in the prediction of first cardiovascular events, *N Engl J Med* 347:1557–1565, 2002.
157. Ridker PM, Danielson E, Fonseca FA, et al.: Rosuvastatin to prevent vascular events in men and women with elevated C-reactive protein, *N Engl J Med* 359:2195–2207, 2008.
158. Kim J, McEvoy JW, Nasir K, et al.: Critical review of high-sensitivity C-reactive protein and coronary artery calcium for the guidance of statin allocation: head-to-head comparison of the JUPITER and St. Francis Heart Trials, *Circ Cardiovasc Qual Outcomes* 7:315–322, 2014.
159. Ostchega Y, Paulose-Ram R, Dillon CF, et al.: Prevalence of peripheral arterial disease and risk factors in persons aged 60 and older: data from the National Health and Nutrition Examination Survey 1999–2004, *J Am Geriatr Soc* 55:583–589, 2007.
160. Newman AB, Siscovick DS, Manolio TA, et al.: Ankle-arm index as a marker of atherosclerosis in the Cardiovascular Health Study. Cardiovascular Heart Study (CHS) collaborative research group, *Circulation* 88:837–845, 1993.
161. Hooi JD, Kester AD, Stoffers HE, et al.: Asymptomatic peripheral arterial occlusive disease predicted cardiovascular morbidity and mortality in a 7-year follow-up study, *J Clin Epidemiol* 57:294–300, 2004.
162. Diehm C, Allenberg JR, Pittrow D, et al.: Mortality and vascular morbidity in older adults with asymptomatic versus symptomatic peripheral artery disease, *Circulation* 120:2053–2061, 2009.
163. Ankle Brachial Index Collaboration, Fowkes FG, Murray GD, et al.: Ankle brachial index combined with Framingham risk score to predict cardiovascular events and mortality: a meta-analysis, *JAMA* 300:197–208, 2008.
164. Moyer VA: U.S. Preventive Services Task Force. Screening for peripheral artery disease and cardiovascular disease risk assessment with the ankle-brachial index in adults: U.S. Preventive Services Task Force recommendation statement, *Ann Intern Med* 159:342–348, 2013.
165. Jaffe AS: Chasing troponin: how low can you go if you can see the rise? *J Am Coll Cardiol* 48:1763–1764, 2006.
166. Saunders JT, Nambi V, de Lemos JA, et al.: Cardiac troponin T measured by a highly sensitive assay predicts coronary heart disease, heart failure, and mortality in the Atherosclerosis Risk in Communities Study, *Circulation* 123:1367–1376, 2011.
167. Sze J, Mooney J, Barzi F, et al.: Cardiac troponin and its relationship to cardiovascular outcomes in community populations—a systematic review and meta-analysis, *Heart Lung Circ* 25(3): 217–228, 2015.
168. Everett BM, Zeller T, Glynn RJ, et al.: High-sensitivity cardiac troponin I and B-type natriuretic peptide as predictors of vascular events in primary prevention: impact of statin therapy, *Circulation* 131:1851–1860, 2015.
169. Everett BM, Brooks MM, Vlachos HE, et al.: Troponin and cardiac events in stable ischemic heart disease and diabetes, *N Engl J Med* 373:610–620, 2015.
170. Wannamethee SG, Shaper AG, Whincup PH, et al.: Impact of diabetes on cardiovascular disease risk and all-cause mortality in older men: influence of age at onset, diabetes duration, and established and novel risk factors. *Arch Intern Med* 171:404–410, 2011.
171. Young LH, Wackers FJ, Chyun DA, et al.: Cardiac outcomes after screening for asymptomatic coronary artery disease in patients with type 2 diabetes: the DIAD study: a randomized controlled trial, *JAMA* 301:1547–1555, 2009.
172. Blumenthal RS, Becker DM, Yanek LR, et al.: Detecting occult coronary disease in a high-risk asymptomatic population, *Circulation* 107:702–707, 2003.
173. Blumenthal RS, Becker DM, Yanek LR, et al.: Comparison of coronary calcium and stress myocardial perfusion imaging in apparently healthy siblings of individuals with premature coronary artery disease, *Am J Cardiol* 97:328–333, 2006.
174. Muhlestein JB, Lappe DL, Lima JA, et al.: Effect of screening for coronary artery disease using CT angiography on mortality and cardiac events in high-risk patients with diabetes: the FACTOR-64 randomized clinical trial, *JAMA* 312:2234–2243, 2014.
175. Raggi P, Shaw LJ, Berman DS, et al.: Prognostic value of coronary artery calcium screening in subjects with and without diabetes, *J Am Coll Cardiol* 43:1663–1669, 2004.
176. Kral BG, Becker LC, Vaidya D, et al.: Silent myocardial ischaemia and long-term coronary artery disease outcomes in apparently healthy people from families with early-onset ischaemic heart disease, *Eur Heart J* 32:2766–2772, 2011.
177. Knapper JT, Khosa F, Blaha MJ, et al.: Coronary calcium scoring for long-term mortality prediction in patients with and without a family history of coronary disease, *Heart*, 2015.
178. Corrado D, Basso C, Pavei A, et al.: Trends in sudden cardiovascular death in young competitive athletes after implementation of a preparticipation screening program, *JAMA* 296:1593–1601, 2006.
179. Corrado D, Pelliccia A, Bjornstad HH, et al.: Cardiovascular pre-participation screening of young competitive athletes for prevention of sudden death: proposal for a common European protocol. Consensus Statement of the Study Group of Sport Cardiology of the Working Group of Cardiac Rehabilitation and Exercise Physiology and the Working Group of Myocardial and Pericardial Diseases of the European Society of Cardiology, *Eur Heart J* 26:516–524, 2005.
180. Maron BJ, Levine BD, Washington RL, et al.: Eligibility and disqualification recommendations for competitive athletes with cardiovascular abnormalities: Task Force 2: preparticipation screening for cardiovascular disease in competitive athletes: a scientific statement from the American Heart Association and American College of Cardiology, *Circulation* 132:e267–e272, 2015.
181. Kohli P, Whelton SP, Hsu S, et al.: Clinician's guide to the updated ABCs of cardiovascular disease prevention, *J Am Heart Assoc* 3:e001098, 2014.
182. Frieden TR, Berwick DM: The "million hearts" initiative—preventing heart attacks and strokes, *N Engl J Med* 365:e27, 2011.
183. Antithrombotic Trialists' (ATT) Collaboration, Baigent C, Blackwell L, et al.: Aspirin in the primary and secondary prevention of vascular disease: collaborative meta-analysis of individual participant data from randomised trials, *Lancet* 373:1849–1860, 2009.
184. Ogawa H, Nakayama M, Morimoto T, et al.: Low-dose aspirin for primary prevention of atherosclerotic events in patients with type 2 diabetes: a randomized controlled trial, *JAMA* 300: 2134–2141, 2008.
185. Fowkes FG, Price JF, Stewart MC, et al.: Aspirin for prevention of cardiovascular events in a general population screened for a low ankle brachial index: a randomized controlled trial, *JAMA* 303:841–848, 2010.
186. http://www.uspreventiveservicestaskforce.org/Page/Document/draft-recommendation-statement/aspirin-to-prevent-cardiovascular-disease-and-cancer.
187. Cholesterol Treatment Trialists Collaborative, Mihaylova B, Emberson J, et al.: The effects of lowering LDL cholesterol with statin therapy in people at low risk of vascular disease: meta-analysis of individual data from 27 randomised trials, *Lancet* 380:581–590, 2012.
188. Desai CS, Martin SS, Blumenthal RS: Non-cardiovascular effects associated with statins, *BMJ* 349: g3743, 2014.
189. Blaha MJ, Gluckman T, Blumenthal RS: Chapter 1–Preventive cardiology: past, present, and future. In: Blumenthal RS, Wong N, Foody D, editors. Preventive Cardiology: A Companion to Braunwald's Heart Disease. 2011: [Chapter 1].
190. Task Force Members, Montalescot G, Sechtem U, et al.: 2013 ESC guidelines on the management of stable coronary artery disease: the Task Force on the management of stable coronary artery disease of the European Society of Cardiology, *Eur Heart J* 34:2949–3003, 2013.
191. Wilson PW, D'Agostino RB, Levy D, et al.: Prediction of coronary heart disease using risk factor categories, *Circulation* 97:1837–1847, 1998.
192. D'Agostino Sr RB, Vasan RS, Pencina MJ, et al.: General cardiovascular risk profile for use in primary care: the Framingham Heart Study, *Circulation* 117:743–753, 2008.
193. Expert Panel on Detection and Treatment of High Blood Cholesterol in Adults: Executive summary of the third report of the National Cholesterol Education Program (NCEP) expert panel on detection, evaluation, and treatment of high blood cholesterol in adults (Adult Treatment Panel).

30 冠状动脉疾病的二级预防

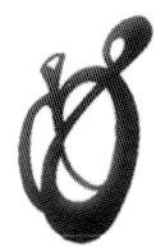

Karol E. Watson，Yuanlin Guo，Sheila Sahni
化 冰 译

引言

近几十年来，在降低心脏病发病率和死亡率方面已取得了巨大进展。尽管如此，CAD 的发病率仍然居高不下。CAD 是美国第一大独立死因[1]，降低慢性 CAD 的发病率和死亡率仍然是首要任务。CAD 一级预防的目的是预防无症状个体发生心脏事件。本章的主题是二级预防，其目的是预防 CAD 的进展和再次发生冠状动脉事件。与既往没有心血管疾病（CVD）史的个体相比，既往有心脏事件的患者未来发生心血管事件的风险增加了 20 倍以上。在二级预防临床试验中，CVD 导致的死亡超过死亡率的 80%[3]。因此，与一级预防策略相比，二级预防挽救 1 个生命或预防 1 次临床事件所需要治疗的患者数要少很多。二级预防的目标大致可分为两类：①预防心血管事件的发病率和死亡率；②改善生活质量，提高幸福感。有效的二级预防包括：①危险因素管理；②最佳药物治疗；③适当的预防策略（图 30.1）。本章将回顾当前的二级预防药物治疗和策略。每一项推荐均以“证据等级（level of evidence，LOE）”作为证据强度。这些 LOE 包括：

- LOE A 表示多项高质量研究获得一致结论，或来自 1 项高质量的大规模多中心试验的结论。
- LOE B 表示来自 1 项高质量研究或多项中等质量的研究结论。
- LOE C 表示专家共识。

危险因素管理

导致开始形成动脉粥样硬化的危险因素也会导致动脉粥样硬化的进展。非常重要的证据表明，调控危险因素（框 30.1）对预防再发心脏事件是有效的[4]。Capewell 等进行了一项分析，以确定 1980—2000 年 CAD 死亡率的降低在多大程度上可以用改善干预措施来解释，多大程度上可以用心血管危险因素的变化来解释[5]。

该研究估计，死亡率下降中约 47% 可归因于干预措施和治疗的改善，然而约 44% 可归因于主要危险因素的改善。这些数据高度阐明了危险因素调控在预防心血管事件中所发挥的重要作用。

然而，尽管有明确的证据表明二级预防可从调控危险因素中获益，但临床实践中的危险因素控制水平令人失望[6-9]。对 CAD 二级预防影响最大的危险因素是糖尿病、高血压、血脂异常和吸烟。

糖尿病

糖尿病是一个被广泛认可的重要的心血管危险因素，与加重和更严重的 CAD 相关（见第 24 章）。

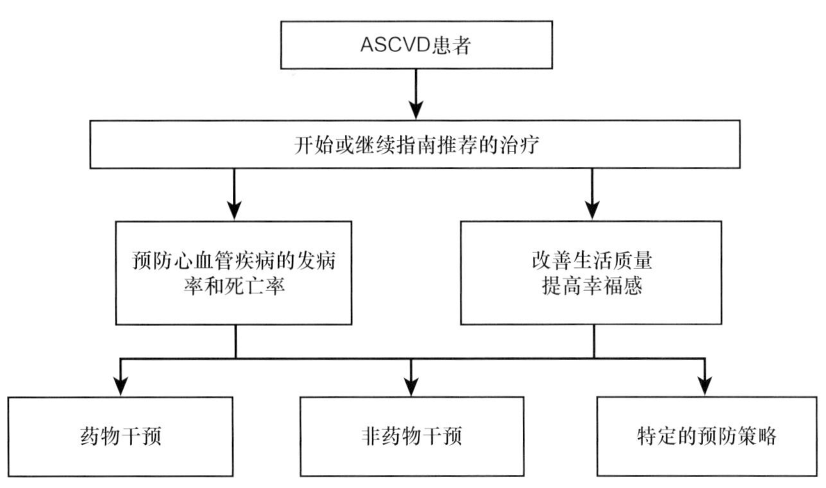

图 30.1 有效的二级预防包括药物干预、非药物干预及特定的预防策略。ASCVD，动脉粥样性心血管疾病

尽管 1 型和 2 型糖尿病在发病机制、发病年龄和降糖策略上有很多不同，但两种类型的糖尿病都能显著增加心血管事件发生率[10-12]。

由于糖尿病的特征之一是血糖水平升高，而且既往的流行病学研究表明，较低的血糖水平与心血管事件降低相关[13]，因此我们假设强化降糖对 CAD 的二级预防有益。然而，尽管有流行病学证据，但评估了糖尿病患者强化降糖以减少心血管事件的效果的随机对照临床试验没有得到令人信服的证据。ACCORD 试验[14]结果表明，强化降糖策略（糖化血红蛋白< 6% 与目标为 7%～7.9% 相比）并没有减少主要终点事件，即致死性和非致死性心血管事件的复合终点。此外，强化血糖控制的药物通常与心血管事件增加有关，尤其是心力衰竭事件。在一项纳入 14 项试验共 95 502 例患者的 meta 分析中[15]，与标准治疗相比，降糖药物或策略使体重增加 1.7 kg，并增加了心力衰竭风险（RR = 1.14，95% CI 1.01～1.30；$P = 0.041$）。

在目前应用的口服降糖药物中，对于二甲双胍的研究可能是最多的。在 UKPDS 试验中，新诊断为 2 型糖尿病的超重患者被随机分配到强化降糖策略组（包含二甲双胍）与常规治疗组[16]。虽然在整个试验中，降低血糖对心血管并发症没有显著影响，但二甲双胍致死性、非致死性 MI 和猝死的复合风险降低了 16%（无统计学意义，$P = 0.052$）。2012 年 ACCF/AHA 的稳定性缺血性心脏病（SIHD）患者诊断和管理指南推荐患缺血性心脏病（IHD）合并糖尿病的患者糖化血红蛋白的治疗目标应< 7%（LOE：B）[17]。这些指南进一步指出，罗格列酮不应作为 SIHD 患者的起始药物（LOE：C）。

口服降糖药中一个很有前景的新药类别是钠-葡萄糖偶联转运体 2（SGLT2）抑制剂。在正常的生理状态下，葡萄糖由肾从血液中滤出，然后通过肾对葡萄糖的重吸收“回收”到血液中（这已经被假定为一种旨在保存热量的进化适应）。肾 SGLT2 在近曲小管中表达，通过与钠（Na^+）的下向转运结合引起葡萄糖的主动转运（逆浓度梯度）来负责调控大部分葡萄糖（> 90%）重吸收。当抑制 SGLT2 时，重吸收的葡萄糖减少，排出的 Na^+更多[18]。对于高血压合并糖尿病的患者，该类药物与通过肾排钠的安慰剂相比在降低血压方面有额外的获益[19]。

2015 年 EMPA Reg 试验[20]结果显示，SGLT2 抑制剂恩格列净有良好获益。EMPA Reg 试验纳入 7020 例患 2 型糖尿病的高心血管风险患者，他们除了接受标准治疗外，还随机接受恩格列净或安慰剂治疗。结果显示，随机服用恩格列净的患者主要复合心血管事件发生率和全因死亡率低于随机服用安慰剂的患者。

框 30.1 二级预防策略

药物治疗策略	非药物治疗策略
• 抗血小板药物	• 戒烟（辅助）
• β 受体阻滞剂	• 体重管理
• HMG CoA 还原酶抑制剂（他汀类药物）	• 地中海饮食
	• 完成心脏康复项目
• ACEI 或 ARB	• 体力活动

ACEI，血管紧张素转化酶抑制剂；ARB，血管紧张素受体拮抗剂；HMG CoA，3- 羟基 -3 甲基戊二酰辅酶 A

高血压

多项随机对照试验表明，治疗高血压可降低患有或不患 IHD 患者的心血管事件，即使在极高龄高血压患者中也是如此[21-24]。然而，能够获益的最佳血压目标值仍存在争议。虽然人们普遍接受血压升高是一个重要的危险因素，但也需要警惕过低的血压，特别是在 CAD 患者中。根据 J 形曲线现象，过度降低舒张压可能减少冠状动脉灌注，导致心血管不良事件[25-27]。为了明确 CAD 患者治疗期间血压和心血管结局之间的关系，J 形曲线回顾研究评估了治疗新靶点试验中 10 001 例 CAD 患者。研究人员发现，血压和 CVD 事件之间存在非线性关系，血压越低（110～120/60～70 mmHg），CVD 的风险越高。低血压的不良事件发生率明显升高，包括全因死亡、心血管死亡、非致死性 MI 与心绞痛。相反，低血压能使卒中事件减少[28]。另一项纳入 22 576 例高血压合并 CAD 患者的 INVEST 试验的事后分析发现，血压与全因死亡和总 MI 的相关性呈 J 形，尤其是舒张压，其中最低点为 119/84 mmHg。对于卒中结局，研究人员没有发现 J 形曲线关系[29]。然而，其他研究人员指出，没有证据表明将血压降至 115/75 mmHg 会造成损害[30]。2012 年 ACC/AHA SIHD 指南推荐将血压目标降至 140/90 mmHg 以下（LOE：A）[17]。

尽管如此，自这些指南发布后，一项研究表明，较低的血压目标将为心血管疾病高危患者带来更好的预后[31]。SPRINT 试验随机纳入 9361 例心血管高危患者（61% 患者 Framingham10 年 CVD 风险评分≥ 15%，20% 患 CVD，28% 患慢性肾脏病和 28% ＞ 75 岁）接受标准降压治疗或强化降压治疗。共有 4678 例患者被分配到强化降压组，目标值为收缩压＜ 120 mmHg，另外 4683 例患者被分配到标准降压组，目标值为收缩压＜ 140 mmHg。试验由于显著获益而被提前终止时，受试者平均随访 3.2 年。研究人员发现，强化降压组（目标为收缩压＜ 120 mmHg）与标准降压组（目标为收缩压＜ 140 mmHg）相比，主要终点事件减少 25%（MI、心力衰竭、卒中和总死亡的复合终点），全因死亡率降低 27%。

值得注意的是，在 SPRINT 试验中有很多由于严格控制血压而出现的不良反应。强化降压治疗组患者的低血压、晕厥、电解质异常、急性肾损伤等严重不良事件的发生率高于标准降压治疗组。一个重要问题是 SPRINT 试验是一个开放标签研究，即该研究是非盲法的。此外，糖尿病患者或既往卒中患者被此项研究排除在外，所以此试验结果不能推广到这些人群中。最后，SPRINT 试验中出现的风险升高在很大程度上是由高龄和慢性肾脏病导致的。尽管有上述问题，目前的研究证据表明，在 CAD 患者中，收缩压目标控制在＜ 120 mmHg 以下可能会改善预后。与该研究发现一致，2015 年 Ettehad 等的一项 meta 分析纳入了 123 项研究共 613815 例受试者，也得出了相似的结论[32]。这些研究者发现收缩压每降低 10 mmHg，主要心血管疾病事件风险（RR = 0.80，95% CI 0.77～0.83）、CAD 风险（RR = 0.83，0.78～0.88）、卒中（RR = 0.73，0.68～0.77）及心力衰竭风险（RR = 0.72，0.67～0.78）均显著降低，并且全因死亡率也显著降低 13%（RR = 0.87，0.84～0.91）。研究者得出的结论是，强有力的证据支持应将收缩压降低到 130 mmHg 以下[32]。

在高血压合并慢性 CAD 患者中，大多数患者需要联合药物治疗以达到最佳的血压控制，其中包括噻嗪类利尿剂。ACEI 也可以改善 CAD 患者的预后，特别是合并 MI、左心室功能不全、慢性肾脏病或糖尿病的患者。ARB 可能改善同一患者人群的预后，但应避免与 ACEI 联合使用，因为联用会增加严重的不良事件。β 受体阻滞剂可改善特定人群的预后，如心绞痛、MI 史或左心室功能不全的患者。醛固酮受体拮抗剂可改善左心室功能不全和心力衰竭患者的结局，而钙通道阻滞剂可能在治疗心绞痛时有效。

血脂异常

血脂异常是 ASCVD 的重要危险因素。2013 年，ACC 和 AHA 发布了关于控制血浆胆固醇降低 ASCVD 风险的指南[33]。与既往胆固醇指南一样，这些新建议的目的是降低动脉粥样硬化性疾病的风险，但与既往推荐不同的是，这些指南仅以最高质量的证据为基础（随机对照试验或高质量的系统综述与 meta 分析）。这些证据基础用来明确哪种调脂策略在降低严重心血管事件（如 MI、卒中和心血管死亡）方面最有效并得出结论，最有力且证据基础最多的调脂策略是他汀类药物治疗。这与既往的指南不同，既往指南提供了多种降低胆固醇的药物治疗选择。该指南还强调，他汀类药物治疗的适用强度应根据个体心血管风险来确定，而不是根据

LDL-C 的绝对水平来确定推荐强度。该指南进一步明确了哪些患者可能从他汀类药物治疗中获益，这些患者被称为他汀类药物获益人群。以下 4 组为他汀类药物获益人群：

1. 临床诊断为 ASCVD 的成人。
2. LDL-C ＞ 190 mg/dl 的成人。
3. 40～75 岁，患 1 型或 2 型糖尿病且 LDL-C 水平为 70～189 mg/dl 的成人。
4. 40～75 岁，10 年 ASCVD 风险＞ 7.5% 且 LDL-C 水平为 70～189 mg/dl 的成人。

在撰写 2013 年胆固醇指南时，随机对照临床试验中还没有发现有其他调脂药物能在他汀类药物二级预防的基础上进一步降低心血管风险，而且一些治疗方法也存在潜在的危害。

AIM-HIGH 试验尝试在他汀类药物治疗中添加烟酸类药物，发现在辛伐他汀中添加烟酸没有带来临床获益[34]。HPS2-THRIVE 试验证实了相似的结果，该试验在 40 mg 辛伐他汀的基础上加用烟碱–拉罗匹仑缓释剂。结果显示，在他汀类药物治疗的基础上加用烟酸类药物治疗显著增加了严重的不良事件，如糖尿病、胃肠道和肌肉骨骼不良反应等[35]。类似地，ACCORD 试验表明，糖尿病患者在他汀类药物治疗的基础上加用非诺贝特并没有额外的获益[36]。

然而，自这些指南发布后，IMPROVE-IT 试验的结果发布[37]。IMPROVE-IT 试验表明，辛伐他汀联用依折麦布与单用辛伐他汀相比，近期患急性冠脉综合征（ACS）的患者主要复合心血管事件的绝对风险降低 2%。亚组分析显示，获益在糖尿病患者亚组中最大。这项研究用时 7 年才完成，结果也显示了联合药物治疗对于既往 ACS 患者的安全性很高。

2013 年美国 ACC/AHA 胆固醇管理指南改变了既往仅关注血脂水平的模式，转向主要关注心血管风险的新模式。相比之下，目前的欧洲高脂血症管理指南依赖于血脂水平和 CVD 风险相结合的方式，以识别需要他汀类药物治疗的成人。2011 年，ESC 和 EAS 发布了血脂异常管理指南[38]。这项 EAS/ESC 血脂异常指南推荐了一种“风险分层治疗”的方法，并将患者分为 4 个风险等级：极高危、高危、中危和低危。极高危患者为符合下列任何一种情况：①侵入性或非侵入性检查证实的 CVD；②既往 MI、ACS、PCI 术后、CABG 术后、缺血性脑卒中、周围动脉疾病；③ 2 型或 1 型糖尿病伴靶器官损害；④中重度慢性肾脏病［定义为肾小球滤过率＜ 60 ml/(min · 1.73 m^2)］；⑤ 10 年风险评分（系统性冠状动脉风险评估）≥ 10%。表 30.1 显示了 ESC 和 ACC/AHA 二级预防指南。

另一类有前景的 CAD 二级预防降胆固醇药物是蛋白质原转换酶枯草杆菌蛋白酶 /kexin 9 型（PCSK9）抑制剂单克隆抗体。目前 FDA 批准的两种 PCSK9 抑制剂是阿利库单抗[39]和依洛尤单抗[40]，它们已被证实可降低高达 73% 的 LDL-C[40-41]。虽然还在等待这两种药物的研究结果，目前还没有二级预防中常规使用这些药物的特定推荐。但是这些药物最终可能在以下方面发挥作用：① ASCVD 患者使用他汀类药物最大耐受量时 LDL-C 下降不达标；② ASCVD 患者使用他汀类药物最大耐受剂量时再发心血管事件；③患者他汀类药物不耐受[42]。指南还强调了除药物治疗外长期治疗性生活方式改变的重要性。

戒烟

烟草的使用显著增加了初发或再发心脏事件的风险。未戒烟的 CAD 患者更有可能发生梗死后心绞痛[43]，其再发 MI 可能是戒烟者的两倍[44]。观察性研究表明，在随后的几年中戒烟能使心血管死亡的风险降低高达 50%；因此，戒烟仍然是最有效的二级预防干预措施之一。2004 年一项来自 Cochrane 数据库[46]的系统综述回顾了 20 项评估戒烟对后续心脏事件影响的研究。该分析发现，与未戒烟的患者相比，戒烟患者的死亡率 RR 降低了 36%（RR = 0.64，95% CI 0.58 ～ 0.71），非致死性 MI 发生率也显著降低（RR = 0.68，95% CI 0.57 ～ 0.82）。该试验的结论是戒烟与 CAD 患者的全因死亡率大幅降低相关，并且高达 36% 的风险下降优于其他二级预防策略。

除主动戒烟外，避免暴露于二手烟（second-hand smoke，SHS）也是重要的二级预防措施。多项报告（包括近期两项分别纳入 17 项和 18 项独立研究的 meta 分析）评估了 SHS 与心脏病的关系[47-50]。两项研究均估计，吸烟者的不吸烟配偶患心脏病的风险增加约 25%（95% CI 17% ～ 32%）[49-50]。一项纳入 6 项研究的综述旨在评估工作场所 SHS 和 CVD 的关系，结果发现 6 项研究中的 5 项显示工作场所 SHS 和 CVD 呈正相关，而 SHS 的暴露强度（同事吸烟

表 30.1　ACC/AHA 与 ESC/EAS 二级预防血脂异常管理指南

ACC/AHA 指南			ESC/EAS 指南		
	建议	推荐类别，LOE		建议	推荐类别，LOE
年龄＜ 75 岁且临床诊断 ASCVD 的患者，没有他汀类药物治疗禁忌证、药物相互作用或他汀类药物不耐受	高强度他汀类药物治疗	Ⅰ，A	CV 风险极高患者（计算出的 SCORE ＞ 10%）	生活方式干预且无论 LDL-C 水平如何均考虑接受药物治疗，特别是在 MI 患者中，无论 LDL-C 水平如何均推荐他汀类药物治疗	Ⅱ a，A
年龄＞ 75 岁或安全考虑	中等强度他汀类药物治疗	Ⅱ a，B			

ACC，美国心脏病学会；AHA，美国心脏协会；ASCVD，动脉粥样硬化性心血管疾病；CV，心血管；EAS，欧洲动脉粥样硬化学会；ESC，欧洲心脏病学会；LDL-C，低密度脂蛋白胆固醇；LOE，证据等级

From Stone NJ，Robinson JG，Lichtenstein AH，et al.，members of the American College of Cardiology/American Heart Association Task Force on Practice Guidelines. 2013 ACC/AHA guideline on the treatment of blood cholesterol to reduce atherosclerotic cardiovascular risk in adults：a report of the American College of Cardiology/American Heart Association Task Force on Practice Guidelines. J Am Coll Cardiol. 2014；63：2889-2934；European Association for Cardiovascular Prevention & Rehabilitation，Reiner Z，Catapano AL，et al. ESC/EAS Guidelines for the management of dyslipidaemias：the Task Force for the management of dyslipidaemias of the European Society of Cardiology（ESC）and the European Atherosclerosis Society（EAS）. Eur Heart J. 2011；32：1769-1818.

的数量）和冠状动脉风险之间存在显著的剂量（暴露）-效应关系[51]。最终，在多个制定了全面室外禁烟令的城市，禁烟令实施前后，对冠状动脉事件发生率进行评估的研究表明，禁烟令实施后的数月内 MI 显著减少[52-54]。这些数据强烈提示，禁止在全公共环境中吸烟是一种很明智的二级预防措施（LOE：B）[55-58]。

生活方式危险因素

所有慢性 CAD 患者均应建议改变生活方式，包括戒烟、控制体重、增加体力活动、适度饮酒、减少钠盐摄入，以及强调增加新鲜水果、蔬菜和低脂乳制品的摄入（LOE：B）。

体重管理

肥胖与 CAD 发病率和死亡率增加相关（见第 19 章）[59]。肥胖的标准分类基于 BMI，以 kg/m^2 表示[60]。BMI ＜ 18.5 kg/m^2 认为是体重过低，BMI 为 18.5 ～ 24.9 kg/m^2 为正常体重，BMI 为 25.0 ～ 29.9 kg/m^2 为超重，BMI ≥ 30.0 kg/m^2 为肥胖[60]。对于 CAD 患者，推荐超重或肥胖者减重。AHA 建议在每次门诊随访时均测量 BMI，然后对减重策略提供客观的反馈和持续的建议（LOE：B）[61]。通过平衡能量消耗（基础代谢率加体力活动）和能量摄入（来自食物的热量），可达到长期体重维持[61]。虽然建议将 BMI 维持在正常范围内，即使体重轻度减少（较基线体重减少 10%）也能观察到心脏危险因素的改善[62]。虽然体重减轻已被证明能改善心血管危险因素，但没有充足的证据明确体重减轻是否能减少心血管事件。尽管如此，达到最佳的 BMI（18.5～24.9 kg/m^2），且男性腰围＜ 40 英寸（102 cm），女性腰围＜ 35 英寸（88 cm）是合适的。

饮食调控

多项试验已经验证了调控饮食对减重和心血管危险因素的作用（见第 18 章），但是鲜有研究验证特定饮食对 CAD 发病率和死亡率的影响。目前推荐的饮食通常为以下 3 种之一：①低碳水化合物饮食；②低脂肪饮食；③地中海饮食[63-68]。

低碳水化合物饮食已被证实能使体重下降并改善某些心血管危险因素，但尚缺乏心血管结局方面的研究。近期一项纳入 311 例绝经前女性的随机对照试验显示，与使用 Zone 中等限制碳水化合物饮食（平均减重 1.6 kg）、Ornish 极低脂饮食（平均减重 2.2 kg）或 LEARN（生活方式、运动、态度、人际关系和营养）限制碳水化合物饮食（平均减重 2.6 kg）等方案相比，Atkins 极低碳水化合物饮食（平均减重 4.7 kg）方案使受试者在 1 年后获得了更大的平均体

重降幅[67]。没有研究表明低碳水化合物饮食可显著改善发病率、死亡率或心血管结局，实际上，近期瑞典一项女性队列研究显示，随着蛋白质摄入量增加和碳水化合物摄入量减少，女性的总体死亡率有所上升[68]。

低脂饮食一般通过限制饮食中脂肪摄入来达到减重的目的。低脂饮食也被认为是预防CAD的策略。Ornish饮食（一种低脂饮食方案）被证明可以改善CAD[69]。这种饮食包括素食和极低脂肪的摄入（约占总能量的10%）。这个方案也整合了运动、静坐、压力管理和戒烟等因素[70]。在一项关于Ornish项目的5年研究中，48例被诊断为CAD的男性纳入生活方式心脏试验。这项研究中，Ornish饮食使LDL水平降低了约20%，而甘油三酯和HDL水平没有变化。与对照组无体重变化相比，Ornish饮食组患者的体重平均下降了5.8 kg。5年后，干预组患者的心绞痛症状减少了72%，而对照组的心绞痛症状增加了36%[71]。干预组患者的心肌灌注也有所改善，通过定量冠状动脉造影证实动脉粥样硬化的严重程度平均减少8%，而对照组则进展27%[72]。

另一种有很强证据支持的饮食类型是地中海饮食。地中海饮食有许多不同的解释，它通常被定义为一种饮食方案，以南地中海国家传统饮食为特征[73]。这些饮食包含多种基本成分，包括大量食用水果、蔬菜、豆类、谷物和未加工的谷类；大量食用橄榄油；适量或大量食用鱼类；适量食用奶类制品（奶酪及酸奶）；适量饮用葡萄酒；少食其他肉类制品，特别是红肉[73]。关于地中海饮食的研究表明，LDL-C、HDL-C、C反应蛋白和胰岛素水平均有相应程度的改善[74-75]。地中海饮食在减少和预防心脏事件方面的作用已被评估。里昂饮食心脏研究[76]是第一项证实地中海饮食心血管事件下降的研究。该研究是一项前瞻性随机对照试验，共有605例70岁以下且过去6个月患MI的患者入选。患者被随机分为两组，一组只接受常规饮食建议，另一组遵循地中海饮食方案指导。具体来说，后一组患者更多食用面包、根茎类蔬菜和绿色蔬菜；每天至少进食一份水果；食用更多吃鱼，少吃红肉（以家禽类替代）；用油菜籽油代替黄油和奶油（油菜籽油由研究方提供，富含ω-3脂肪酸和α-亚麻酸）。27个月后，地中海饮食组致死性和非致死性MI的复合终点RR降低了73%。总死亡率RR也降低了70%。心绞痛、卒中、心力衰竭、肺动脉栓塞和深静脉血栓的终点事件发生率也显著下降。这些结果独立于胆固醇水平、收缩压、性别或阿司匹林使用等因素。重要的是，人们还发现这些获益持续存在。5年后对原始研究的一项后续随访研究发现最初的获益仍然存在[77]。框30.2和表30.2列出了指南推荐的饮食方案和3种证据支持的饮食类型。

运动

多项临床对照试验已验证了有氧运动对SIHD患者的益处（见第18章）。2004年一项系统综述和meta分析调查了8940例IHD患者的48项基于运动康复计划的随机对照试验[78]。该研究显示，运动训练可使全因死亡率降低20%，心脏死亡率降低26%。非致死性MI和冠状动脉血运重建的需求也有减少的趋势。运动降低死亡率的解释可能是改善传统心血管危险因素，但这一点尚未得到证实。除了有氧运动外，阻抗运动已被证实有改善SIHD患者功能状态和生活质量的价值[79]。2012年ACC/AHA SIHD指南[17]推荐，所有SIHD患者应进行30～60 min中等强度的有氧运动（如健步走），每周至少5天最好7天（LOE：B）。该指南还推荐患者增加日常生活活动（如散步、园艺或家务劳动），并进一步推荐通过体力活动史和（或）运动试验对所有患者进行风险评估，以评估预后和制订运动处方（LOE：B）。并不是所有指南都要求SIHD患者在推荐的运动之前必须进行心脏检查，但是临床医生应该个体化评估患者参加运动

框30.2　减少心血管风险的循证饮食

1. 饱和脂肪酸的摄入占总能量摄入的10%以下，用多不饱和脂肪酸替代
2. 反式不饱和脂肪酸占总能量摄入的1%以下
3. 每日盐摄入＜5 g
4. 每日摄入膳食纤维30～45 g，来自全谷物产品、水果和蔬菜
   每日200 g水果（2～3份）
   每日200 g蔬菜（2～3份）
5. 每周至少进食2次鱼类，其中1次是油性鱼类
   酒精、饮料的摄入应限制在男性每日2杯（20 g/d酒精）和非孕妇女性每日1杯（10 g/d酒精）以内

From Task Force Members，Montalescot G，Sechtem U，et al. 2013 ESC guidelines on the management of stable coronary artery disease：the Task Force on the management of stable coronary artery disease of the European Society of Cardiology. Eur Heart J. 2013；34（38）：2949-3003；Table 25.

表 30.2 降低心血管风险的循证饮食建议

DASH	食物组成	份数（每天，除特殊标明外）
	谷物或谷类产品	6～8
	蔬菜	4～5
	水果	4～5
	低脂或脱脂乳制品	2～3
	瘦肉、鱼、家禽	≤2
	坚果、瓜子、干豆	每周 4～5
	脂肪和油	2～3
	甜食	每周≤5
	钠	1500～2300 mg
地中海	**食物组成**	**份数（每天，除特殊标明外）**
	橄榄油	≥4 勺
	坚果和花生	每周≥3
	水果	≥3
	蔬菜	≥2
	豆类	每周≥3
	海鲜 / 鱼类（特别是富含脂质的鱼类）	每周≥3
	白肉	替代红肉
	可选：配餐酒（只对嗜酒者）	每周≥7 杯
ORNISH	**营养成分**	
	脂肪	每日总卡路里 10%
	胆固醇	≤10 mg
	简制 / 精制	适量
	碳水化合物	不推荐，除了蛋清与脱脂奶制品
	动物产品	
	卡路里	不限制，除非控制体重
	钠	适量
	咖啡因	仅限绿茶—最多 2 杯
	全脂豆类	每天 1 份全脂豆类（大豆中的天然脂肪，通常＞3g）
	必需的营养补充品	（1）含矿物质与 2.4μg 维生素 B_{12} 且不含铁的复合维生素 100% 每日剂量（2）不含胆固醇的 ω-3 脂肪酸，女性与男性每日分别约 600 mg EPA 与 400 mg DHA

DASH，降压饮食方案；DHA，二十二碳六烯酸；EPA，二十碳五烯酸

From Moore TJ，Conlin PR，Ard J，Svetkey LP. DASH（Dietary Approaches to Stop Hypertension）diet is effective treatment for stage 1 isolated systolic hypertension. Hypertension. 2001；38：155-158；Estruch R，Ros E，Salas-Salvadó J，et al. Primary prevention of cardiovascular disease with a Mediterranean diet. N Engl J Med. 2013；368：1279-1290；Ornish，D. Nutrition：Spectrum Guidelines. http：//ornishspectrum.com/proven-program/nutrition/.

项目的安全性，如果有任何关于心脏安全性的问题或疑虑，应该进行额外的心脏检查。

酒精

大量流行病学研究一致表明，饮酒与 CAD 发病率呈负相关。适度酒精摄入（每天 1～2 杯或 10～30 g/d）在一级预防和二级预防人群中均可降低 CAD 的风险[80]。迄今为止，尚未有随机对照临床试验证实酒精有心脏保护作用。因此，在缺乏随机对照临床试验资料的情况下，尚不能对饮酒作为二级预防措施提出明确的建议。

Costanzo 等的 meta 分析发现，酒精摄入和死亡率的关系呈 J 形曲线，对心血管死亡发挥最大保护作用的酒精摄入量约为 26 g/d，对全因死亡发挥最大保护作用的酒精摄入范围是 5～10 g/d[82]。酒精的摄入方式和摄入量似乎比饮酒的种类更重要。

心理因素

多项观察性研究表明，抑郁与心血管事件相关（见第 26 章）[83]。约 20% 的经造影证实的 CAD 患者和相似比例的急性心肌梗死（AMI）恢复期患者合并抑郁。由于这个原因，2012 年 SIHD 指南指出，SIHD 患者应筛查抑郁并在必要时予以转诊或治疗是合理的（LOE：B）。然而，重要的是需注意，尽管已证实抑郁与心血管不良事件存在相关性，但没有临床试验证实心理咨询或抗抑郁治疗能减少心血管风险。

最佳药物治疗（框 30.1）

抗血小板药物

大量随机临床试验已证实了抗血小板药物（见第 21 章）对 CAD 患者有益[84]。这些获益在二级预防中表现显著，非致死性再梗死的发生率降低约 31%，非致死性卒中的发生率降低 42%，心血管死亡率降低 13%。研究最广泛的抗血小板药物是环氧合酶 -1 抑制剂阿司匹林（乙酰水杨酸）。因此，目前指南推荐阿司匹林应用于所有二级预防患者。各项临床试验中选用的研究剂量从 50 mg/d 到 500 mg/d 不等。在预防 CAD 事件方面，75 mg/d 剂量似乎与较高剂量同样有效，而且出血率更低；因此，指南推荐无

禁忌证的SIHD患者服用阿司匹林75～162 mg/d并终生服药（LOE：A）[17]。另一类重要的抗血小板药物是二磷酸腺苷（ADP）依赖的$P2Y_{12}$抑制剂，包括氯吡格雷、替格瑞洛和普拉格雷[85]。目前指南推荐MI后或支架置入后的患者使用阿司匹林和$P2Y_{12}$抑制剂进行12个月的双联抗血小板治疗。部分经选择的慢性CAD患者可考虑1年以上的长期双联抗血小板治疗（见第21章）；然而，双联抗血小板治疗期间必须始终平衡减少缺血事件与增加出血事件之间的获益与风险。

β 受体阻滞剂

β 受体阻滞剂已在二级预防中被广泛研究，并被证实能减少再梗死风险约25%，使猝死风险降低32%，MI后死亡风险降低23%[86]。目前尚未完全了解 β 受体阻滞剂如何发挥保护机制，但是认为减慢心率在其中发挥了作用。目前指南[17]推荐所有ACS后左心室功能正常的患者应启动 β 受体阻滞剂治疗并持续3年（LOE：B）。指南还推荐所有左心室收缩功能不全（EF < 40%）合并心力衰竭或既往MI的患者应用 β 受体阻滞剂治疗，除非存在禁忌证（LOE：A）。推荐使用卡维地洛、琥珀酸美托洛尔或比索洛尔，因为这些药物已在大规模试验中证实可改善预后[87-89]（LOE：A）。这些指南还指出，β 受体阻滞剂被认为是冠状动脉疾病或其他血管疾病患者的长期治疗（LOE：C）。然而，对于近期无MI或左心室收缩功能不全的稳定性CAD患者，目前尚不清楚 β 受体阻滞剂能否改善预后。一项使用倾向性评分匹配的纵向观察性研究分析了44 708例患者，中位随访44个月。结果显示，接受 β 受体阻滞剂治疗的患者与未接受 β 受体阻滞剂治疗的患者相比，事件发生率没有显著差异，即使是在一些既往MI的患者中。只有近期发生MI的患者（1年内）使用 β 受体阻滞剂与降低CVD发病率相关[90]。

HMG-CoA还原酶抑制剂（他汀类药物）

如前所述，他汀类药物是一类降低胆固醇的药物，有大量临床试验证据表明它能够降低冠状动脉事件。因此，应该建议所有75岁以下、临床确诊为ASCVD的成人接受高强度他汀类药物治疗（LOE：A）。中等强度他汀类药物治疗可能用于无法耐受高剂量他汀类药物的患者或75岁以上的患者（LOE：B）。

肾素-血管紧张素系统抑制剂

多项临床试验已经证明，ACEI可降低CAD患者和非CAD患者缺血性事件的风险和死亡率[91-95]。临床研究已经证实，患者MI后无论有无左心室功能不全均能获益。ARB也被证实有相似的益处[96-97]。两类药物均可降低血压，但均有血压依赖和独立于血压的效应。在一项纳入26项研究（包括高血压和心血管疾病患者的试验）的meta分析中[98]，比较了ACEI和ARB对主要血管事件的作用。该研究中，ACEI治疗方案和ARB治疗方案在同等降压幅度下对卒中、缺血性心脏病或心力衰竭风险的影响无显著差异。然而，在没有降压疗效的研究中，与ARB治疗方案相比，ACEI治疗方案有更大获益。在一项研究中，与ARB相比，ACEI与缺血性心脏病风险降低9%相关（$P = 0.004$），而卒中或心力衰竭风险方面则未观察到明显差异。2012年指南[17]推荐，在不能耐受ACEI的SIHD和高血压患者中，ARB可作为ACEI的替代（LOE：A）。指南还建议，除非有禁忌证，所有SIHD合并高血压、糖尿病、LVEF ≤ 40%或慢性肾脏病的患者，均应使用ACEI（LOE：A）。该指南还建议对SIHD合并高血压、糖尿病、左心室收缩功能不全或慢性肾脏病，且有ACEI的适应证，但不能耐受ACEI的患者应使用ARB（LOE：A）。

其他预防策略（框30.1）

心脏康复

MI后心脏康复研究（见第18章）已被证明可降低死亡率。如前所述，一项纳入8940例患者的meta分析显示，运动训练可使全因死亡率降低20%，心脏死亡率降低26%[78]。纳入10项随机试验的meta分析显示，运动组总死亡率降低24%，心血管死亡率降低25%[99]。另一项纳入22项MI后心脏康复随机试验的meta分析也发现了相似的结果，3年后总死亡率降低了20%，心血管死亡率降低了22%[100]。由于这些强有力的一致结果，目前指南推荐医学指导项目（心脏康复）、医生指导的、以家庭为基础的项目用于初诊时患有SIHD的高危患者（LOE：A）[17]。不幸的是，尽管适合参加心脏康复治疗，但许多患者从未被转诊。通过持续研究、成本效益分析和绩效改进措施，有机会帮助缩小 CAD 二级预防心脏转诊率方面的差距[101]。

疫苗

2015 年 Cochrane 系统回顾了 1028 项临床试验共 12 029 例受试者，比较了接种流行性感冒疫苗的患者与接种安慰剂或不接种疫苗的患者的临床结局。结果显示，接种流行性感冒疫苗可显著降低心血管疾病死亡率（RR = 0.45，95% CI 0.26 ~ 0.76；P = 0.003），研究者的结论是，心血管疾病患者接种流行性感冒疫苗可能降低心血管死亡率和复合心血管事件发生率。2012 年指南 17 推荐 SIHD 患者每年接受流行性感冒疫苗接种（LOE：B）。CDC 建议慢性心力衰竭或心肌病患者接种肺炎球菌多糖疫苗（Pneumovax）。肺炎球菌性肺炎与急性心脏事件有关，如心律失常、MI 和急性心力衰竭[103]。

结论

一旦患者出现心血管疾病的临床表现，他们仍然存在很高的心脏事件再发风险。应用指南推荐的药物治疗已被证实可以减少未来的心脏事件，因此对所有存在风险的患者采取二级预防措施势在必行。一项使用 Duke 心血管疾病数据库的研究[104]对持续使用指南推荐的药物治疗（guideline-directed medical therapy，GDMT）与心血管结局的相关性进行了分析。该研究中，持续使用 GDMT 与较低的校正死亡率相关，持续使用阿司匹林（HR = 0.58，95% CI 0.54～0.62）；持续使用 β 受体阻滞剂（HR = 0.63，95% CI 0.59～0.67）；持续降脂治疗（HR = 0.52，95% CI 0.42～0.65）；持续使用上述 3 种药物（HR = 0.67，95% CI 0.59～0.77）。

重要的是，二级预防的措施要求在医疗团队、患者及其家庭和其社区之间建立协作关系。这种协作关系的目的是确保有效地交换信息，分享关心的问题，提高对治疗的理解，以改善生活质量，促进健康预后。临床试验已经证实，如果采取适当的策略和药物治疗，患者的预后将得到显著改善。

参考文献

1. Mozaffarian D, Benjamin EJ, Go AS, et al. on behalf of the American Heart Association Statistics Committee and Stroke Statistics Subcommittee. Heart Disease and Stroke Statistics—2016 Update. http://circ.ahajournals.org/content/early/2015/12/16/CIR.0000000000000350.
2. Pekkanen J, Linn S, Heiss G, et al.: Ten-year mortality from cardiovascular disease in relation to cholesterol level among men with and without preexisting cardiovascular disease, *New Engl J Med* 322:1700, 1990.
3. Rossouw JE, Lewis B, Rifkind BM: The value of lowering cholesterol after myocardial infarction, *New Engl J Med* 323:1112, 1990.
4. Haskell WL, Alderman EL, Fair JM, et al.: Effects of intensive multiple risk-factor reduction on coronary atherosclerosis and clinical cardiac events in men and women with coronary artery disease, The Stanford Coronary Risk Intervention Project (SCRIP), *Circulation* 89:975, 1994.
5. Ford ES, Ajani UA, Croft JB, et al.: Explaining the decrease in U.S. deaths from coronary disease, 1980-2000, *N Engl J Med* 356:2388, 2007.
6. Wood D, De Bacquer D, De Backer G, et al.: on behalf of the EUROASPIRE Study Group. A European Society of Cardiology survey of secondary prevention of coronary heart disease: principal results, *Eur Heart J* 18:1569–1582, 1997.
7. Bhatt DL, Steg PG, Ohman EM, et al.: for the REACH Registry Investigators. International prevalence, recognition, and treatment of cardiovascular risk factors in outpatients with atherothrombosis, *JAMA* 295:180–189, 2006.
8. Farkouh ME, Boden WE, Bittner V, et al.: Risk factor control for coronary artery disease secondary prevention in large randomized trials, *J Am Coll Cardiol* 61:1607–1615, 2013.
9. Mehta RH, Bhatt DL, Steg PG, et al.: on behalf of the REACH Registry Investigators. Modifiable risk factors control and its relationship with 1 year outcomes after coronary artery bypass surgery: insights from the REACH registry, *Eur Heart J* 29:3052–3060, 2008.
10. Seshasai SR, Kaptoge S, Thompson A, et al.: on behalf of the Emerging Risk Factors Collaboration. Diabetes mellitus, fasting glucose, and risk of cause-specific death, *N Engl J Med* 364:829–841, 2011.
11. Haffner SM, Lehto S, Rönnemaa T, et al.: Mortality from coronary heart disease in subjects with type 2 diabetes and in nondiabetic subjects with and without prior myocardial infarction, *N Engl J Med* 339:229, 1998.
12. Schramm TK, Gislason GH, Køber L, et al.: Diabetes patients requiring glucose-lowering therapy and nondiabetics with a prior myocardial infarction carry the same cardiovascular risk: a population study of 3.3 million people, *Circulation* 117:1945, 2008.
13. Selvin E, Steffes MW, Zhu H, et al.: Glycated hemoglobin, diabetes, and cardiovascular risk in nondiabetic adults, *N Engl J Med* 362:800, 2010.
14. Gerstein HC, Miller ME, Byington RP, et al.: on behalf of the Action to Control Cardiovascular Risk in Diabetes Study Group. Effects of intensive glucose lowering in type 2 diabetes, *N Engl J Med* 358:2545–2559, 2008.
15. Udell JA, Cavender MA, Bhatt DL, et al.: Glucose-lowering drugs or strategies and cardiovascular outcomes in patients with or at risk for type 2 diabetes: a meta-analysis of randomised controlled trials, *Lancet Diabetes Endocrinol* 3:356–366, 2015.
16. Holman RR, Paul SK, Bethel A, et al.: 10-year follow-up of intensive glucose control in type 2 diabetes, *N Engl J Med* 359:1577–1589, 2008.
17. Fihn SD, Gardin JM, Abrams J, et al.: American College of Cardiology Foundation/American Heart Association Task Force: 2012 ACCF/AHA/ACP/AATS/PCNA/SCAI/STS guideline for the diagnosis and management of patients with stable ischemic heart disease, *Circulation* 126:e354–e471, 2012.
18. Chao EC, Henry RR: SGLT2 inhibition—a novel strategy for diabetes treatment, *Nat Rev Drug Discov* 9:551–559, 2010.
19. Weir MR, Januszewicz A, Gilbert RE, et al.: Effect of canagliflozin on blood pressure and adverse events related to osmotic diuresis and reduced intravascular volume in patients with type 2 diabetes mellitus, *Clin Hypertens (Greenwich)* 16:875, 2014.
20. Zinman B, Wanner C, Lachin JM, et al.: Empagliflozin, cardiovascular outcomes, and mortality in type 2 diabetes, *N Engl J Med* 373:2117, 2015.
21. Blood Pressure Lowering Treatment Trialists' Collaboration, Sundström J, Arima H, et al.: Blood pressure-lowering treatment based on cardiovascular risk: a meta-analysis of individual patient data, *Lancet* 384:591–598, 2014.
22. Lewington S, Clarke R, Qizilbash N, et al.: Age-specific relevance of usual blood pressure to vascular mortality: a meta-analysis of individual data for one million adults in 61 prospective studies, *Lancet* 360:1903, 2002.
23. Law MR, Morris JK, Wald NJ. Use of blood pressure lowering drugs in the prevention of cardiovascular disease: meta-analysis of 147 randomised trials in the context of expectations from prospective epidemiological studies, *BMJ* 338:B1665, 2009. http://dx.doi.org/10.1136/bmj.b1665.
24. Beckett NS, Peters R, Fletcher AE, et al.: HYVET Study Group. Treatment of hypertension in patients 80 years of age or older, *N Engl J Med* 358:1887, 2008.
25. Verdecchia P, Angeli F, Cavallini C, et al.: The optimal blood pressure target for patients with coronary artery disease, *Curr Cardiol Rep* 12:302, 2010.
26. Rabkin SW, Waheed A, Poulter RS, et al.: Myocardial perfusion pressure in patients with hypertension and coronary artery disease: implications for DBP targets in hypertension management, *J Hypertens* 31:975, 2013.
27. Bangalore S, Kumar S, Volodarskiy A, et al.: Blood pressure targets in patients with coronary artery disease: observations from traditional and Bayesian random effects meta-analysis of randomised trials, *Heart* 99:601, 2013.
28. Bangalore S, Messerli FH, Wun CC, et al.: J-curve revisited: an analysis of blood pressure and cardiovascular events in the Treating to New Targets (TNT) Trial, *Eur Heart J* 31:2897, 2010.
29. Messerli FH, Mancia G, Conti CR, et al.: Dogma disputed: can aggressively lowering blood pressure in hypertensive patients with coronary artery disease be dangerous? *Ann Intern Med* 144:884, 2006.
30. Fuchs FD, Fuchs SC: Blood pressure targets in the treatment of high blood pressure: a reappraisal of the J-shaped phenomenon, *J Hum Hypertens* 28:80, 2014.
31. SPRINT Research Group, Wright Jr JT, Williamson JD, et al.: A randomized trial of intensive versus standard blood pressure control, *N Engl J Med* 373:2103–2116, 2015.
32. Ettehad D, Emdin CA, Kiran A, et al.: Blood pressure lowering for prevention of cardiovascular disease and death: a systematic review and meta-analysis, *Lancet* 387:957–967, 2016.
33. Stone NJ, Robinson JG, Lichtenstein AH, et al, members of the American College of Cardiology/American Heart Association Task Force on Practice Guidelines. 2013 ACC/AHA guideline on the treatment of blood cholesterol to reduce atherosclerotic cardiovascular risk in adults: a report of the American College of Cardiology/American Heart Association Task Force on Practice Guidelines, *J Am Coll Cardiol* 63:2889–2934, 2014.
34. AIM-HIGH Investigators: The role of niacin in raising high-density lipoprotein cholesterol to reduce cardiovascular events in patients with atherosclerotic cardiovascular disease and optimally treated low-density lipoprotein cholesterol: baseline characteristics of study participants. The Atherothrombosis Intervention in Metabolic syndrome with low HDL/high triglycerides: Impact on Global Health outcomes (AIM-HIGH) trial, *Am Heart J* 161:538–534, 2011.
35. HPS2-THRIVE Collaborative Group, Landray MJ, Haynes R, et al.: Effects of extended-release niacin with laropiprant in high-risk patients, *N Engl J Med* 371:203, 2014.
36. Margolis KL, O'Connor PJ, Morgan TM, et al.: Outcomes of combined cardiovascular risk factor management strategies in type 2 diabetes: the ACCORD randomized trial, *Diabetes Care* 37:1721, 2014.

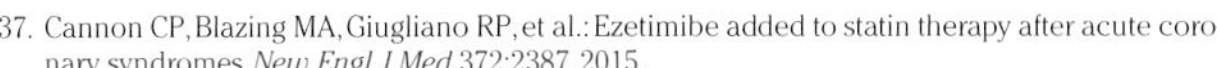

37. Cannon CP, Blazing MA, Giugliano RP, et al.: Ezetimibe added to statin therapy after acute coronary syndromes, *New Engl J Med* 372:2387, 2015.
38. European Association for Cardiovascular Prevention & Rehabilitation, Reiner Z, Catapano AL, et al.: ESC/EAS Guidelines for the management of dyslipidaemias: the Task Force for the management of dyslipidaemias of the European Society of Cardiology (ESC) and the European Atherosclerosis Society (EAS), *Eur Heart J* 32:1769–1818, 2011.
39. Schwartz GG, Bessac L, Berdan LG, et al.: Effect of alirocumab, a monoclonal antibody to PCSK9, on long-term cardiovascular outcomes following acute coronary syndromes: rationale and design of the ODYSSEY outcomes trial, *Am Heart J* 168:682, 2014.
40. Stein EA, Honarpour N, Wasserman SM, et al.: Effect of the PCSK9 monoclonal antibody, AMG 145, in homozygous familial hypercholesterolemia, *Circulation* 128:2113, 2013.
41. Raal F, Scott R, Somaratne R, et al.: Low-density lipoprotein cholesterol-lowering effects of AMG 145, a monoclonal antibody to proprotein convertase subtilisin/kexin type 9 serine protease in patients with heterozygous familial hypercholesterolemia: the Reduction of LDL-C with PCSK9 Inhibition in Heterozygous Familial Hypercholesterolemia Disorder (RUTHERFORD) randomized trial, *Circulation* 126:2408, 2012.
42. Navarese EP, Kolodziejczak M, Schulze V, et al.: Effects of proprotein convertase subtilisin/kexin type 9 antibodies in adults with hypercholesterolemia: a systematic review and meta-analysis, *Ann Intern Med* 163:40–51, 2015.
43. Daly LE, Graham IM, Hickey N, Mulcahy R: Does stopping smoking delay onset of angina after infarction? *Br Med J (Clin Res Ed)* 291:935–937, 1985.
44. Hubert HB, Holford TR, Kannel WB: Clinical characteristics and cigarette smoking in relation to prognosis of angina pectoris in Framingham, *Am J Epidemiol* 115:231, 1982.
45. Wilhelmsson C, Vedin JA, Elmfeldt D, et al.: Smoking and myocardial infarction, *Lancet* 1:415, 1975.
46. Critchley J, Capewell S: Smoking cessation for the secondary prevention of coronary heart disease, *Cochrane Database Syst Rev* 1:CD003041, 2004.
47. Glantz SA, Parmley WW: Passive smoking and heart disease: mechanisms and risk, *JAMA* 273:1047, 1995.
48. Wells AJ: Heart disease from passive smoking in the workplace, *J Am Coll Cardiol* 31:1, 1998.
49. Thun M, Henley J, Apicella L: Epidemiologic studies of fatal and nonfatal cardiovascular disease and ETS from spousal smoking, *Environ Health Perspect* 107:841, 1999.
50. He J, Vupputuri S, Allen K, et al.: Passive smoking and the risk of coronary heart disease: a meta-analysis of epidemiologic studies, *N Engl J Med* 340:920, 1999.
51. Kawachi I, Colditz GA: Workplace exposure to passive smoking and risk of cardiovascular disease: summary of epidemiologic studies, *Environ Health Perspect* 107:847, 1999.
52. Bar CD, Diez DM, Wang Y, et al.: Comprehensive smoking bans and acute myocardial infarction among Medicare enrollees in 387 US counties: 1999–2008, *Am J Epidemiol* 176:642–648, 2012.
53. Jones MR, Barnova J, Stranges S, et al.: Cardiovascular events following smoke-free legislations: an updated systematic review and meta-analysis, *Curr Environ Health Rep* 1:239, 2014.
54. Tan CE, Glantz SA: Association between smoke-free legislation and hospitalizations for cardiac, cerebrovascular, and respiratory diseases: a meta-analysis, *Circulation* 126:2177, 2012.
55. Hubbard R, Lewis S, Smith C, et al.: Use of nicotine replacement therapy and the risk of acute myocardial infarction, stroke, and death, *Tob Control* 14:416, 2005.
56. Tonstad S, Farsang C, Klaene G, et al.: Bupropion SR for smoking cessation in smokers with cardiovascular disease: a multicentre, randomised study, *Eur Heart J* 24:946, 2003.
57. Rigotti NA, Pipe AL, Benowitz NL, et al.: Efficacy and safety of varenicline for smoking cessation in patients with cardiovascular disease. A randomized trial, *Circulation* 121:221, 2010.
58. Pipe AL, Papadakis S, Reid RD: The role of smoking cessation in the prevention of coronary artery disease, *Curr Atheroscler Rep* 12:145, 2010.
59. National Institutes of Health (NIH), National Heart, Lung, and Blood Institute (NHLBI): *The Practical Guide: Identification, Evaluation, and Treatment of Overweight and Obesity in Adults*, Bethesda, National Institutes of Health, NIH publication 00-4084; 2000.
60. Smith Jr SC, Allen J, Blair SN, et al.: AHA/ACC guidelines for secondary prevention for patients with coronary and other atherosclerotic vascular disease: 2006 update: endorsed by the National Heart, Lung, and Blood Institute, *Circulation* 113:2363, 2006.
61. Yancy Jr WS, Olsen MK, Guyton JR, et al.: A low-carbohydrate, ketogenic diet versus a low-fat diet to treat obesity and hyperlipidemia: a randomized, controlled trial, *Ann Intern Med* 140:769, 2004.
62. Klein S, Burke LE, Bray GA, et al.: Clinical implications of obesity with specific focus on cardiovascular disease: a statement for professionals from the American Heart Association Council on Nutrition, Physical Activity, and Metabolism: endorsed by the American College of Cardiology Foundation, *Circulation* 110:2952, 2004.
63. Foster GD, Wyatt HR, Hill JO, et al.: A randomized trial of a low-carbohydrate diet for obesity, *N Engl J Med* 348:2082, 2003.
64. Sondike SB, Copperman N, Jacobson MS: Effects of a low-carbohydrate diet on weight loss and cardiovascular risk factor in overweight adolescents, *J Pediatr* 142:253, 2003.
65. Samaha FF, Iqbal N, Seshadri P, et al.: A low-carbohydrate as compared with a low-fat diet in severe obesity, *N Engl J Med* 348:2074, 2003.
66. Gardner CD, Kiazand A, Alhassan S, et al.: Comparison of the Atkins, Zone, Ornish, and LEARN diets for change in weight and related risk factors among overweight premenopausal women: the A to Z Weight Loss Study: a randomized trial, *JAMA* 297:969–977, 2007.
67. Dansinger ML, Gleason JA, Griffith JL, et al.: Comparison of the Atkins, Ornish, Weight Watchers, and Zone diets for weight loss and heart disease risk reduction: a randomized trial, *JAMA* 293:43, 2005.
68. Lagiou P, Sandin S, Weiderpass E, et al.: Low carbohydrate-high protein diet and mortality in a cohort of Swedish women, *J Intern Med* 261:366, 2007.
69. Ornish D: Very-low fat diets, *Circulation* 100:1013, 1999.
70. Ornish D, Scherwitz LW, Doody R, et al.: Effects of stress management training and dietary changes in treating ischemic heart disease, *JAMA* 249:54, 1983.
71. Ornish D, Scherwitz LW, Billings JH, et al.: Intensive lifestyle changes for reversal of coronary heart disease, *JAMA* 280:2001, 1998.
72. Gould KL, Ornish D, Scherwitz L, et al.: Changes in myocardial perfusion abnormalities by positron emission tomography after long-term, intense risk factor modification, *JAMA* 274:894, 1995.
73. Ferro-Luzzi A, Sette S: The Mediterranean diet: an attempt to define its present and past composition, *Eur J Clin Nutr* 43(Suppl 2):13, 1989.
74. Esposito K, Marfella R, Ciotola M, et al.: Effect of a Mediterranean-style diet on endothelial dysfunction and markers of vascular inflammation in the metabolic syndrome: a randomized trial, *JAMA* 292:1440, 2004.
75. Chrysohoou C, Panagiotakos DB, Pitsavos C, et al.: Adherence to the Mediterranean diet attenuates inflammation and coagulation process in healthy adults: the ATTICA Study, *J Am Coll Cardiol* 44:152, 2004.
76. de Lorgeril M, Salen P, Martin JL, et al.: Mediterranean diet, traditional risk factors, and the rate of cardiovascular complications after myocardial infarction: final report of the Lyon Diet Heart Study, *Circulation* 99:779, 1999.
77. de Lorgeril M, Salen P, Martin J-L, et al.: Mediterranean diet, traditional risk factors, and the rate of cardiovascular complications after myocardial infarction: final report of the Lyon Diet Heart Study, *Circulation* 99:779, 1999.
78. Taylor RS, Brown A, Ebrahim S, et al.: Exercise-based rehabilitation for patients with coronary heart disease: systematic review and meta-analysis of randomized controlled trials, *Am J Med* 116:682, 2004.
79. McCartney N, McKelvie RS, Haslam DR, et al.: Usefulness of weightlifting training in improving strength and maximal power output in coronary artery disease, *Am J Cardiol* 67:939, 1991.
80. Mukamal KJ, Maclure M, Muller JE, et al.: Prior alcohol consumption and mortality following acute myocardial infarction, *JAMA* 285:1965, 2001.
81. Deleted in proofs.
82. Di Castelnuovo A, Costanzo S, Bagnardi V, et al.: Alcohol dosing and total mortality in men and women: an updated meta-analysis of 34 prospective studies, *Arch Intern Med* 166:2437, 2006.
83. Poole L, Dickens C, Steptoe A: The puzzle of depression and acute coronary syndrome: reviewing the role of acute inflammation, *J Psychosom Res* 71:61, 2011.
84. Antiplatelet Trialists Collaboration: Collaborative overview of randomised trials of antiplatelet therapy—I: prevention of death, myocardial infarction, and stroke by prolonged antiplatelet therapy in various categories of patients, *BMJ* 308:81–106, 1994.
85. Cattaneo M: New P2Y12 Inhibitors, *Circulation* 121:171–179, 2010.
86. Freemantle N, Cleland J, Young P, et al.: Beta blockade after myocardial infarction: systematic review and meta regression analysis, *BMJ* 318:1730–1737, 1999.
87. Packer M, Bristow MR, Cohn JN, et al.: The effect of carvedilol on morbidity and mortality in patients with chronic heart failure. U.S. Carvedilol Heart Failure Study Group, *N Engl J Med* 334:1349, 1996.
88. Leizorovicz A, Lechat P, Cucherat M, et al.: Bisoprolol for the treatment of chronic heart failure: a meta-analysis on individual data of two placebo-controlled studies—CIBIS and CIBIS II. Cardiac Insufficiency Bisoprolol Study, *Am Heart J* 143:301, 2002.
89. Poole-Wilson PA, Swedberg K, Cleland JG, et al.: Comparison of carvedilol and metoprolol on clinical outcomes in patients with chronic heart failure in the Carvedilol Or Metoprolol European Trial (COMET): randomised controlled trial, *Lancet* 362:7, 2003.
90. Bangalore S, Steg G, Deedwania P, et al.: β-Blocker use and clinical outcomes in stable outpatients with and without coronary artery disease, *JAMA* 308:1340, 2012.
91. Lonn EM, Yusuf S, Jha P, et al.: Emerging role of angiotensin converting enzyme inhibitors in cardiac and vascular protection, *Circulation* 90:2056, 1994.
92. Pfeffer MA, Braunwald E, Moye LA, et al.: Effect of captopril on mortality and morbidity in patients with left ventricular dysfunction after myocardial infarction. Results of the survival and ventricular enlargement trial. The SAVE Investigators, *N Engl J Med* 327:669, 1992.
93. Al-Mallah MH, Tleyjeh IM, bdel-Latif AA, et al.: Angiotensin converting enzyme inhibitors in coronary artery disease and preserved left ventricular systolic function: a systematic review and meta-analysis of randomized controlled trials, *J Am Coll Cardiol* 47:1576, 2006.
94. Pitt B, O'Neill B, Feldman R, et al.: The QUinapril Ischemic Event Trial (QUIET): evaluation of chronic ACE inhibitor therapy in patients with ischemic heart disease and preserved left ventricular function, *Am J Cardiol* 87:1058, 2001.
95. Heart Outcomes Prevention Evaluation Study Investigators: Effects of ramipril on cardiovascular and microvascular outcomes in people with diabetes mellitus: results of the HOPE study and MICRO-HOPE substudy, *Lancet* 355:253–259, 2000.
96. ONTARGET Investigators, Yusuf S, Teo KK, Pogue J, et al.: Telmisartan, ramipril, or both in patients at high risk for vascular events, *N Engl J Med* 358:1547–1559, 2008.
97. Munger MA: Use of angiotensin receptor blockers in cardiovascular protection: current evidence and future directions, *P T* 36:22–40, 2011.
98. Turnbull F, Neal B, Pfeffer M, et al.: Blood pressure-dependent and independent effects of agents that inhibit the renin-angiotensin system, *J Hypertens* 25:951, 2007.
99. Oldridge NB, Guyatt GH, Fischer ME, Rimm AA: Cardiac rehabilitation after myocardial infarction. Combined experience of randomized clinical trials, *JAMA* 260:945, 1988.
100. O'Connor GT, Buring JE, Yusuf S, et al.: An overview of randomized trials of rehabilitation with exercise after myocardial infarction, *Circulation* 80:234, 1989.
101. Arena R, Williams M, Forman DE, et al.: Increasing referral and participation rates to outpatient cardiac rehabilitation: the valuable role of healthcare professionals in the inpatient and home health settings: a science advisory from the American Heart Association, *Circulation* 125: 1321–1329, 2012.
102. Clar C, Oseni Z, Flowers N, et al.: Influenza vaccines for preventing cardiovascular disease, *Cochrane Database Syst Rev* 5:CD005050, 2015. http://dx.doi.org/10.1002/14651858.CD005050.pub3.
103. Musher DM, Rueda AM, Kaka AS, Mapara SM: The association between pneumococcal pneumonia and acute cardiac events, *Clin Infect Dis* 45:158, 2007.
104. Newby LK, LaPointe NM, Chen AY, et al.: Long-term adherence to evidence-based secondary prevention therapies in coronary artery disease, *Circulation* 113:203, 2006.

索　引

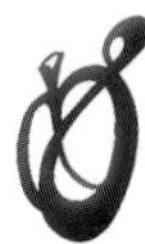

K

L

M

N

P

Q

R

S

T

W

X

Y

Z